本草纲目

百科图解

（明）李时珍 著

本草纲目彩色图解编委会 编

化学工业出版社

·北京·

内容简介

《本草纲目》全书共52卷、16部、60类，记述品种1897条，附方1万多条。该书不仅是中国古代本草学的集大成者，也是在世界上有重大影响的博物学巨著，被称为“中国古代百科全书”。本书选取《本草纲目》中经考证基本明确和尚有争议的品种1100多种，其中植物类700多种、动物类280多种、矿物及其他类120多种，以实用、可行、简便的原则对原书释名、集解、修治、性味、主治、发明、附方等栏目中的内容进行精选。为突出该书中医药价值，从“序例”中选取了22个临床用药专题，从“百病主治”中选取了95种常见病症的用药内容，摘录实用附方4000多种。为突出该书百科特点，不仅大量保留了“释名”“集解”栏目中内容，还配了能体现各品种特征的手绘彩图550多幅，动物、植物及药材实物彩色图片1000多幅，并补充了考证明确的现代对应品种的现代名称、形态特征等内容。该书适合中医药专业人士、中医药爱好者、传统文化爱好者及大自然爱好者阅读和参考。

图书在版编目（CIP）数据

本草纲目百科图解／（明）李时珍著；本草纲目彩色图解编委会编．—北京：化学工业出版社，2022.8
ISBN 978-7-122-41402-1

Ⅰ.①本…　Ⅱ.①李…②本…　Ⅲ.①《本草纲目》-图解　Ⅳ.①R281.3-64

中国版本图书馆CIP数据核字（2022）第080494号

责任编辑：赵兰江　　装帧设计：张　辉
责任校对：王　静

出版发行：化学工业出版社
（北京市东城区青年湖南街13号　邮政编码100011）
印　　装：盛大（天津）印刷有限公司
880mm×1230mm　1/32　印张26　字数1177千字
2024年2月北京第1版第1次印刷

购书咨询：010-64518888
售后服务：010-64518899
网　　址：http://www.cip.com.cn
凡购买本书，如有缺损质量问题，本社销售中心负责调换。

定　　价：138.00元

编委会名单

前 言

《本草纲目》是我国明代医学家李时珍历时27年写成的本草学巨著，全书共52卷、16部、60类，记述品种1897条，附方1万多条，总字数近200万。该书不仅是中医药学巨著，也是在世界上有重大影响的博物学巨著，在西方被称为“中国古代百科全书”。故《本草纲目》的主要价值体现为中医药和博物大百科两方面。

《本草纲目》所记载的许多品种现代仍然广泛应用于临床，如有近500种被收录入《中国药典》。特别是许多植物类药物的相关内容对当代用药和中药开发有很好的启示和参考价值。《本草纲目》收录的品种品类齐全，包括水、火、土、金石、草、谷、菜、果、木、服器、虫、鳞、介、禽、兽、人各部，对各品类的介绍全面，如《本草纲目》在“释名”“集解”“正误”等栏目中对各品种的别名、命名及名称含义、产地分布、采收、形态、辨别、真伪等内容进行了系统而全面的阐述。

为突出《本草纲目》中医药价值，《本草纲目百科图解》大量保留了“修治”“性味”“主治”“发明”等栏目中的炮炙方法、性味、宜忌、主治病症、药性理论、用药经验等内容。并从“序例”中选取了22个临床用药专题，从“百病主治”中选取了95种常见病症的用药内容，摘录实用附方4000多种。为突出《本草纲目》博物大百科的特性，从中了解古人对各种品物的认识和感知，《本草纲目百科图解》大量保留了“释名”“集解”栏目中的内容，《本草纲目百科图解》不仅插入了大量动物、植物、矿物的彩色图片和手绘彩图，还补充了有关品种的现代名称和形态特征的文字描述。

《本草纲目》所收录的品种中，有些品种记载的内容比较全面详细，有些品种记载的内容较少，有些品种名称现代不再使用，特别是植物类品种别名比较多，存在同名不同种的情况。以上这些情况使得现代对《本草纲目》中有些品种的考证比较困难。编者在参考《中华本草》《中国植物志》等权威著作及相关考证文献的基础上，将《本草纲目》中“释名”“集解”两个栏目中对相关品种特征的描述与现代矿物、植物、动物名称和特征进行比对，发现考证基本明确的品种有900多种，存在争议的品种有200多种，其他品种则难以考证。故《本草纲目百科图解》选取了考证基本明确和尚有争议的品种1100多种，其中植物类700多种、动物类280多种、矿物及其他类120多种。

本书编写过程中得到了许多专家和学者的帮助和指导，在此深表感谢。由于编者学识所限，特别是在品种的考证和配图方面，难免存在疏漏、争议及不妥之处，敬请各位读者批评指正。

编　者

2022年3月

目 录

第一卷 序例上

第二卷 序例下

第三卷 百病主治上

第四卷 百病主治下

第五卷　水部

第六卷　火部

第七卷　土部

第八卷　金石部一

第九卷　金石部二

第十五卷 草部四

第十六卷 草部五

第十七卷　草部六

第十八卷　草部七

第十九卷　草部八

第二十卷　草部九

第二十一卷　草部十

第二十二卷　谷部一

第二十三卷　谷部二

第二十四卷　谷部三

第二十五卷　谷部四

第二十六卷　菜部一

第二十七卷　菜部二

第二十八卷　菜部三

第二十九卷　果部一

第三十卷　果部二

第三十七卷 木部四

第三十八卷 服器部

第三十九卷 虫部一

第四十卷 虫部二

第四十一卷 虫部三

第四十二卷 虫部四

第四十三卷 鳞部一

第四十四卷 鳞部二

第四十五卷 介部一

第四十六卷 介部二

第四十七卷 禽部一

第四十八卷 禽部二

第四十九卷 禽部三

第五十卷 兽部一

第五十一卷 兽部二

第五十二卷 人部

第一卷　序例上

《神农本经》名例

上药一百二十种为君，主养命以应天，无毒，多服久服不伤人。欲轻身益气，不老延年者，本上经。

中药一百二十种为臣，主养性以应人，无毒有毒，斟酌其宜。欲遏病补虚羸者，本中经。

下药一百二十五种为佐使，主治病以应地，多毒，不可久服。欲除寒热邪气，破积聚愈疾者，本下经。

三品合三百六十五种，法三百六十五度，一度应一日，以成一岁。倍其数，合七百三十名也。〔陶弘景曰〕今按上品药性，亦能遣疾，但势力和厚，不为速效，岁月常服，必获大益。病既愈矣，命亦兼申，天道仁育，故曰应天。中品药性，疗病之辞渐深，轻身之说稍薄，祛患为速，延龄为缓，人怀性情，故曰应人。下品药性，专主攻击，毒烈之气，倾损中和，不可常服，疾愈即止，地体收杀，故曰应地。

药有君臣佐使，以相宣摄。合和宜一君、二臣、三佐、五使，又可一君、三臣、九佐使也。〔弘景曰〕用药犹如立人之制，若多君少臣，多臣少佐，则气力不周也。然检仙经世俗诸方，亦不必皆尔。大抵养命之药多君，养性之药多臣，疗病之药多佐，犹依本性所主，而复斟酌之。上品君中，复有贵贱；臣佐之中，亦复如之。所以门冬、远志，别有君臣；甘草国老，大黄将军，明其优劣，皆不同秩也。〔岐伯曰〕方制君臣者，主病之谓君，佐君之谓臣，应臣之谓使，非上、中、下三品之谓也，所以明善恶之殊贯也。

药有阴阳配合，子母兄弟。〔韩保升曰〕凡天地万物皆有阴阳，大小各有色类，并有法象。故羽毛之类，皆生于阳而属于阴；鳞介之类，皆生于阴而属于阳。所以空青法木，故色青而主肝；丹砂法火，故色赤而主心；云母法金，故色白而主肺；雌黄法土，故色黄而主脾；磁石法水，故色黑而主肾。余皆以此例推之。子母兄弟，若榆皮为母，厚朴为子之类是也。

根茎花实，苗皮骨肉。〔元素曰〕凡药根之在土中者，中半已上，气脉之上行也，以生苗者为根；中半已下，气脉之下行也，以入土者为梢。病在中焦与上焦者用根，在下焦者用梢，根升梢降。人之身半已上，天之阳也，用头；中焦用身；身半已下，地之阴也，用梢。乃述类象形者也。

有单行者，有相须者，有相使者，有相畏者，有相恶者，有相反者，有相杀者。凡此七情，合和视之。当用相须相使者良，勿用相恶相反者。若有毒宜制，可用相畏相杀者。不尔，勿合用也。〔时珍曰〕药有七情：独行者，单方不用辅也。相须者，同类不可离也，如人参、甘草，黄檗、知母之类。相使者，我之佐使也。相恶者，夺我之能也。相畏者，受彼之制也。相反者，两不相合也。相杀者，制彼之毒也。古方多有用相恶相反者。盖相须相使同用者，帝道也。相畏相杀同用者，王道也。相恶相反同用者，霸道也。有经有权，在用者识悟尔。

药有酸、咸、甘、苦、辛五味，又有

寒、热、温、凉四气。〔好古曰〕气者天也，味者地也。温热者天之阳，寒凉者天之阴；辛甘者地之阳，咸苦者地之阴。本草五味不言淡，四气不言凉，只言温、大温、热、大热、寒、大寒、微寒、平、小毒、大毒、有毒、无毒，何也？淡附于甘，微寒即凉也。

及有毒无毒。〔岐伯曰〕病有久新，方有大小，有毒无毒，固宜常制。大毒治病，十去其六；常毒治病，十去其七；小毒治病，十去其八；无毒治病，十去其九。谷、肉、果、菜，食养尽之，无使过之，伤其正也。〔又曰〕耐毒者以厚药，不胜毒者以薄药。

阴干暴干，采造时月生熟。〔弘景曰〕其根物多以二月八月采者，谓春初津润始萌，未充枝叶，势力淳浓也。至秋枝叶干枯，津润归流于下也。大抵春宁宜早，秋宁宜晚，花、实、茎、叶，各随其成熟尔。岁月亦有早晏，不必都依本文也。

土地所出，真伪陈新，并各有法。〔宗奭曰〕凡用药必须择土地所宜者则真，用之有据。如上党人参，川西当归，齐州半夏，华州细辛。〔杲曰〕陶隐居《本草》言狼毒、枳实、橘皮、半夏、麻黄、吴茱萸皆须陈久者良，其余须精新也。然大黄、木贼、荆芥、芫花、槐花之类，亦宜陈久，不独六陈也。凡药味须要专精。

药性有宜丸者，宜散者，宜水煮者，宜酒渍者，宜膏煎者，亦有一物兼宜者，亦有不可入汤酒者，并随药性，不得违越。〔杲曰〕汤者荡也，去大病用之。散者散也，去急病用之。丸者缓也，舒缓而治之也。凡治至高之病，加酒煎。去湿以生姜，补元气以大枣，发散风寒以葱白，去膈上痰以蜜。气味厚者，白汤调；气味薄者，煎之和滓服。炼蜜丸者，取其迟化而循经络也。蜡丸取其难化而旋旋取效，或毒药不伤脾胃也。〔元素曰〕病在头面及皮肤者，药须酒炒；在咽下脐上者，酒洗之；在下者，生用。寒药须酒浸曝干，恐伤胃也。当归酒浸，助发散之用也。〔嘉谟曰〕酒制升提，姜制发散，入盐走肾而软坚，用醋注肝而住痛。童便制，除劣性而降下；米泔制，去燥性而和中。乳制润枯生血，蜜制甘缓益元。麦麸皮制，抑酷性勿伤上膈。

欲疗病先察其原，先候病机。五脏未虚，六腑未竭，血脉未乱，精神未散，服药必活。若病已成，可得半愈。病势已过，命将难全。〔宗奭曰〕病有六失：失于不审，失于不信，失于过时，失于不择医，失于不识病，失于不知药。六失有一，即为难治。又有八要：一曰虚，二曰实，三曰冷，四曰热，五曰邪，六曰正，七曰内，八曰外也。

若用毒药疗病，先起如黍粟，病去即止，不去倍之，不去十之，取去为度。

疗寒以热药，疗热以寒药，饮食不消以吐下药，鬼疰蛊毒以毒药，痈肿疮瘤以疮药，风湿以风湿药，各随其所宜。

病在胸膈已上者，先食后服药；病在心腹已下者，先服药而后食。病在四肢血脉者，宜空腹而在旦；病在骨髓者，宜饱满而在夜。〔杲曰〕古人服药活法：病在上者，不厌频而少；病在下者，不厌顿而多。少服则滋荣于上，多服则峻补于下。凡云分再服、三服者，要令势力相及，并视人之强弱，病之轻重，以为进退增减，不必泥法。

夫大病之主，有中风伤寒，寒热温疟，中恶霍乱，大腹水肿，肠澼下痢，大小便不通，奔豚上气，咳逆呕吐，黄疸消渴，留饮癖食，坚积癥瘕，癫邪惊痫鬼疰，喉痹齿痛，耳聋目盲，金疮踒折，痈肿恶疮，痔瘘瘿瘤；男子五劳七伤，虚乏羸瘦；女子带下崩中，血闭阴蚀；虫蛇蛊毒所伤。此大略宗兆，其间变动枝叶，各宜依端绪以取之。

陶隐居《名医别录》合药分剂法则

古秤惟有铢两而无分名。今则以十黍为一铢，六铢为一分，四分成一两，十六两为一斤。虽有子谷秬黍之制，从来均之已久，依此用之。〔时珍曰〕蚕初吐丝曰忽，十忽曰丝，十丝曰厘，四厘曰累。十厘曰分，四累曰字，二分半也。十累曰铢，四分也。四字曰钱，十分也。六铢曰一分，二钱半也。四分曰两，二十四铢也。八两曰锱，二锱曰斤。二十四两曰镒，一斤半也，准官秤十二两。三十斤曰钧。四钧曰石，一百二十斤也。方中有曰少许者，些子也。今古异制，古之一两，今用一钱可也。

今方家云等分者，非分两之分，谓诸药斤两多少皆同尔，多是丸散用之。

凡散云刀圭者，十分方寸匕之一，准如梧桐子大也。方寸匕者，作匕正方一寸，抄散取不落为度。钱五匕者，即今五铢钱边五字者抄之，不落为度。一撮者，四刀圭也。匕即匙也。

药以升合分者，谓药有虚实轻重，不得用斤两，则以升平之。十撮为一勺，十勺为一合，十合为一升。升方作上径一寸，下径六分，深八分。内散药，勿按抑之，正尔微动令平尔。

凡汤酒膏药云㕮咀者，谓秤毕捣之如大豆，又吹去细末。药有易碎难碎，多末少末，今皆细切如㕮咀也。

凡丸药云如细麻者，即胡麻也，不必扁扁，略相称尔，黍粟亦然。云如大麻子者，准三细麻也。如胡豆者，即今青斑豆也，以二大麻准之。如小豆者，今赤小豆也，以三大麻准之。如大豆者，以二小豆准之。如梧子者，以二大豆准之。如弹丸及鸡子黄者，以四十梧子准之。

凡方云巴豆若干枚者，粒有大小，当去心皮秤之，以一分准十六枚。附子、乌头若干枚者，去皮毕，以半两准一枚。枳实若干枚者，去瓤毕，以一分准二枚。橘皮一分准三枚。枣大小三枚准一两。干姜一累者，以一两为正。

凡方云半夏一升者，洗毕秤五两为正。蜀椒一升，三两为正。吴茱萸一升，五两为正。菟丝子一升，九两为正。庵蕳子一升，四两为正。蛇床子一升，三两半为正。地肤子一升，四两为正。其子各有虚实轻重不可秤准者，取平升为正。

凡方云用桂一尺者，削去皮重半两为正。甘草一尺者，二两为正。云某草一束者，三两为正。云一把者，二两为正。

凡方云蜜一斤者，有七合。猪膏一斤者，有一升二合也。

凡丸散药，亦先切细暴燥乃捣之。有各捣者，有合捣者，并随方。其润湿药，如天门冬、地黄辈，皆先增分两切暴。独捣碎更暴。若逢阴雨，微火烘之，既燥，停冷捣之。〔时珍曰〕凡诸草木药及滋补药，并忌铁器，金性克木之生发之气，肝肾受伤也。惟宜铜刀、竹刀修治乃佳。亦有忌铜器者，并宜如法。丸散须用青石碾、石磨、石臼，其砂石者不良。

凡煮汤，欲微火令小沸。其水依方，大略二十两药，用水一斗，煮取四升，以此为准。然利汤欲生，少水而多取汁；补汤欲熟，多水而少取汁。不得令水多少。用新布，两人以尺木绞之，澄去垽浊，纸覆令密。温汤勿用铁器。服汤宁小沸，热则易下，冷则呕涌。〔之才曰〕汤中用酒，须临熟乃下之。〔时珍曰〕今之小小汤剂，每一两用水二瓯为准，多则加，少则减之。如剂多水少，则药味不出；剂少水多，又煎耗药力也。凡煎药并忌铜铁器，宜用银器瓦罐，洗净封固，令小心者看守，须识火候，不可太过不及。火用木炭、芦苇为佳。其水须新汲味甘者，流水、井水、沸汤等，各依方，详见水部。若发汗药，必用紧火，热服。攻下药，亦用紧火煎熟，下消、黄再煎，温服。补中药，宜慢火，温服。阴寒急病，亦宜紧火急煎服之。又有阴寒烦躁及暑月伏阴在内者，宜水中沉冷服。

凡用蜜，皆先火煎，掠去其沫，令色微黄，则丸药经久不坏。〔雷敩曰〕凡炼蜜，每一斤只得十二两半是数，火少火过，并不得用也。修合丸药，用蜜只用蜜，用饧只用饧，用糖只用糖，勿交杂用，必泻人也。

七方

岐伯曰：气有多少，形有盛衰，治有缓急，方有大小。又曰：病有远近，证有中外，治有轻重。近者奇之，远者偶之。汗不以奇，下不以偶。补上治上制以缓，补下治下制以急。近而奇偶，制小其服；远而奇偶，制大其服。大则数少，小则数多。多则九之，少则二之。奇之不去则偶之，偶之不去则反佐以取之，所谓寒热温凉，反从其病也。〔王冰曰〕单方为奇，复方为偶。心肺为近，肝肾为远，脾胃居中。〔完素曰〕方有七：大、小、缓、急、奇、偶、复也。

大方 〔岐伯曰〕君一臣二佐九，制之大也。君一臣三佐五，制之中也。君一臣二，制之小也。

小方 〔从正曰〕小方有二：有君一臣二之小方，病无兼证，邪气专一，可一二味治者宜之；有分两少而频服之小方，心肺及在上之病者宜之，徐徐细呷是也。

缓方 〔岐伯曰〕补上治上制以缓，补下治下制以急，急则气味厚，缓则气味薄，适其至所，病所远而中道气味之者，食而过之，无越其制度也。〔从正曰〕缓方有五：有甘以缓之之方，甘草、糖、蜜之属是也，病在胸膈，取其留恋也。有丸以缓之之方，比之汤散，其行迟慢也。有品件众多之缓方，药众则递相拘制，不得各骋其性也。有无毒治病之缓方，无毒则性纯功缓也。有气味俱薄之缓方，气味薄则长于补上治上，比至其下，药力已衰矣。

急方 〔从正曰〕急方有四：有急病急攻之急方，中风关格之病是也。有汤散荡涤之急方，下咽易散而行速也。有毒药之急方，毒性能上涌下泄以夺病势也。有气味俱厚之急方，气味俱厚，直趋于下而力不衰也。

奇方 〔从正曰〕奇方有二：有独用一物之奇方，病在上而近者宜之。有药合阳数一、三、五、七、九之奇方，宜下不宜汗。

偶方 〔从正曰〕偶方有三：有两味相配之偶方，有古之二方相合之偶方，古谓之复方，皆病在下而远者宜之。有药合阴数二、四、六、八、十之偶方，宜汗不宜下。王太仆言汗药不以偶，则气不足以外发；下药不以奇，则药毒攻而致过。

复方 〔从正曰〕复方有三：有二方、三方及数方相合之复方，如桂枝二越婢一汤、五积散之属是也。有本方之外别加余药，如调胃承气加连翘、薄荷、黄芩、栀子为凉膈散之属是也。有分两均齐之复方，如胃风汤各等分之属是也。

十剂

徐之才曰：药有宣、通、补、泄、轻、重、涩、滑、燥、湿十种，是药之大体，而《本经》不言，后人未述。凡用药者，审而详之，则靡所遗失矣。

宣剂 〔之才曰〕宣可去壅，生姜、橘皮之属是也。〔时珍曰〕壅者，塞也；宣者，布也，散也。郁塞之病，不升不降，传化失常。或郁久生病，或病久生郁。必药以宣布敷散之，如承流宣化之意，不独涌越为宣也。是以气郁有余，则香附、抚芎之属以开之，不足则补中益气以运之。火郁微则山栀、青黛以散之，甚则升阳解肌以发之。湿郁微则苍术、白芷之属以燥之，甚则风药以胜之。痰郁微则南星、橘皮之属以化之，甚则瓜蒂、藜芦之属以涌之。血郁微则桃仁、红花以行之，甚则或吐或利以逐之。食郁微则山楂、神麹以消之，甚则上涌下利以去之，皆宣剂也。

通剂〔之才曰〕通可去滞，通草、防己之属是也。〔从正曰〕通者，流通也。〔时珍曰〕滞，留滞也。湿热之邪留于气分，而为痛痹癃闭者，宜淡味之药上助肺气下降，通其小便，而泄气中之滞，木通、猪苓之类是也。湿热之邪留于血分，而为痹痛肿注、二便不通者，宜苦寒之药下引，通其前后，而泄血中之滞，防己之类是也。经曰味薄者通，故淡味之药谓之通剂。

补剂〔之才曰〕补可去弱，人参、羊肉之属是也。〔时珍曰〕生姜之辛补肝，炒盐之咸补心，甘草之甘补脾，五味子之酸补肺，黄檗之苦补肾。又如茯神之补心气，生地黄之补心血；人参之补脾气，白芍药之补脾血；黄芪之补肺气，阿胶之补肺血；杜仲之补肾气，熟地黄之补肾血；芎䓖之补肝气，当归之补肝血之类，皆补剂。不特人参、羊肉为补也。

泄剂〔之才曰〕泄可去闭，葶苈、大黄之属是也。〔时珍曰〕去闭当作去实。经云实者泻之，实则泻其子，是矣。五脏五味皆有泻，不独葶苈、大黄也。肝实泻以芍药之酸，心实泻以甘草之甘，脾实泻以黄连之苦，肺实泻以石膏之辛，肾实泻以泽泻之咸，是矣。

轻剂〔之才曰〕轻可去实，麻黄、葛根之属是也。〔时珍曰〕当作轻可去闭。有表闭里闭，上闭下闭。表闭者，风寒伤营，腠理闭密，阳气怫郁，不能外出，而为发热、恶寒、头痛、脊强诸病，宜轻扬之剂发其汗，而表自解也。里闭者，火热郁抑，津液不行，皮肤干闭，而为肌热、烦热、头痛、目肿、昏瞀、疮疡诸病，宜轻扬之剂以解其肌，而火自散也。上闭有二：一则外寒内热，上焦气闭，发为咽喉闭痛之证，宜辛凉之剂以扬散之，则闭自开。一则饮食寒冷抑遏阳气在下，发为胸膈痞满闭塞之证，宜扬其清而抑其浊，则痞自泰也。下闭亦有二：有阳气陷下，发为里急后重，数至圊而不行之证，但升其阳而大便自顺，所谓下者举之也。有燥热伤肺，金气膹郁，窍闭于上，而膀胱闭于下，为小便不利之证，以升麻之类探而吐之，上窍通而小便自利矣，所谓病在下取之上也。

重剂〔之才曰〕重可去怯，慈石、铁粉之属是也。〔时珍曰〕重剂凡四：有惊则气乱，而魂气飞扬，如丧神守者；有怒则气逆，而肝火激烈，病狂善怒者，并铁粉、雄黄之类以平其肝。有神不守舍，而多惊健忘，迷惑不宁者，宜朱砂、紫石英之类以镇其心。有恐则气下，精志失守而畏，如人将捕者，宜慈石、沉香之类以安其肾。大抵重剂压浮火而坠痰涎，不独治怯也。故诸风掉眩及惊痫痰喘之病，吐逆不止及反胃之病，皆浮火痰涎为害，俱宜重剂以坠之。

滑剂〔之才曰〕滑可去着，冬葵子、榆白皮之属是也。〔时珍曰〕着者，有形之邪，留着于经络脏腑之间也，便尿浊带、痰涎、胞胎、痈肿之类是矣。皆宜滑药以引去其留着之物。此与木通、猪苓通以去滞相类而不同。木通、猪苓，淡泄之物，去湿热无形之邪；葵子、榆皮，甘滑之类，去湿热有形之邪。故彼曰滞，此曰着也。大便涩者，菠薐、牵牛之属；小便涩者，车前、榆皮之属；精窍涩者，黄檗、葵花之属；胞胎涩者，黄葵子、王不留行之属；引痰涎自小便去者，则半夏、茯苓之属；引疮毒自小便去者，则五叶藤、萱草根之属，皆滑剂也。半夏、南星皆辛而涎滑，能泄湿气、通大便。盖辛能润，能走气，能化液也。或以为燥物，谬矣。湿去则土燥，非二物性燥也。

涩剂 〔之才曰〕涩可去脱，牡蛎、龙骨之属是也。〔时珍曰〕脱者，气脱也，血脱也，精脱也，神脱也。脱则散而不收，故用酸涩温平之药，以敛其耗散。汗出亡阳，精滑不禁，泄痢不止，大便不固，小便自遗，久嗽亡津，皆气脱也。下血不已，崩中暴下，诸大亡血，皆血脱也。牡蛎、龙骨、海螵蛸、五倍子、五味子、乌梅、榴皮、诃黎勒、罂粟壳、莲房、棕灰、赤石脂、麻黄根之类，皆涩药也。气脱兼以气药，血脱兼以血药及兼气药，气者血之帅也。脱阳者见鬼，脱阴者目盲，此神脱也，非涩药所能收也。

燥剂 〔之才曰〕燥可去湿，桑白皮、赤小豆之属是也。〔时珍曰〕湿有外感，有内伤。外感之湿，雨露岚雾地气水湿，袭于皮肉筋骨经络之间；内伤之湿，生于水饮酒食及脾弱肾强，固不可一例言也。故风药可以胜湿，燥药可以除湿，淡药可以渗湿，泄小便可以引湿，利大便可以逐湿，吐痰涎可以祛湿。湿而有热，苦寒之剂燥之；湿而有寒，辛热之剂燥之，不独桑皮，小豆为燥剂也。湿去则燥，故谓之燥。

润剂 〔之才曰〕湿可去枯，白石英、紫石英之属是也。〔时珍曰〕湿剂当作润剂。枯者燥也。阳明燥金之化，秋令也，风热怫甚，则血液枯涸而为燥病。上燥则渴，下燥则结，筋燥则强，皮燥则揭，肉燥则裂，骨燥则枯，肺燥则痿，肾燥则消。凡麻仁、阿胶膏润之属，皆润剂也。养血则当归、地黄之属，生津则麦门冬、栝楼根之属，益精则苁蓉、枸杞之属。苦但以石英为润药则偏矣，古人以服石为滋补故尔。

气味阴阳

《阴阳应象论》曰：积阳为天，积阴为地。阴静阳躁，阳生阴长，阳杀阴藏。阳化气，阴成形。阳为气，阴为味。味归形，形归气，气归精，精归化，精食气，形食味，化生精，气生形。味伤形，气伤精，精化为气，气伤于味。阴味出下窍，阳气出上窍。清阳发腠理，浊阴走五脏；清阳实四肢，浊阴归六腑。味厚者为阴，薄者为阴中之阳。气厚者为阳，薄者为阳中之阴。味厚则泄，薄则通；气薄则发泄，厚则发热。辛甘发散为阳，酸苦涌泄为阴；咸味涌泄为阴，淡味渗泄为阳。六者或收或散，或缓或急，或润或燥，或软或坚，以所利而行之，调其气，使之平也。〔杲曰〕味之薄者则通，酸、苦、咸、平是也。味之厚者则泄，咸、苦、酸、寒是也。气之厚者发热，辛、甘、温、热是也。气之薄者渗泄，甘、淡、平、凉是也。渗谓小汗，泄谓利小便也。〔宗奭曰〕寒气坚，故其味可用以软；热气软，故其味可用以坚；风气散，故其味可用以收；燥气收，故其味可用以散。土者冲气之所生，冲气则无所不和，故其味可用以缓。气坚则壮，故苦可以养气。脉软则和，故咸可以养脉。骨收则强，故酸可以养骨。筋散则不挛，故辛可以养筋。肉缓则不壅，故甘可以养肉。坚之而后可以软，收之而后可以散。欲缓则用甘，不欲则弗用，用之不可太过，太过亦病矣。

李杲曰：夫药有温、凉、寒、热之气，辛、甘、淡、酸、苦、咸之味也。升、降、浮、沉之相互，厚、薄、阴、阳之不同。一物之内，气味兼有；一药之中，理性具焉。或气一而味殊，或味同而气异。气象天，温热者天之阳，凉寒者天之阴。天有阴、阳，风、寒、暑、湿、燥、火，三阴、三阳上奉之也。味象地，辛、甘、淡者地之阳，酸、苦、咸者地之阴；地有阴、阳，金、木、水、火、土，生、长、化、收、藏下应之也。气味薄者，轻清成象，本乎天者亲上也。气味厚者，重浊成形，本乎地者亲下也。〔好古曰〕本草之味有五，气有四。然一味之中有四气，如辛味则石膏寒，桂、附热，半夏温，薄荷凉之类是也。夫气者天也，温热天之阳，寒凉天之阴。阳则升，阴则降。味者地也，辛、甘、淡地之阳，酸、苦、咸地之阴。阳则浮，阴则沉。有使气者，使味者，气味俱使者，先使气而后使味者，先使味而后使气者。有一物一味者，一物三味者；一物一气者，一物二气者。或生熟异气味，或根苗异气味。或温多而成热，或凉多而成寒，或寒热各半而成温。或热者多，寒者少，寒不为之寒；或寒者多，热者少，热不为之热，不可一途而取也。或寒热各半，昼服则从热之属而升，夜服则从寒之属而降。或晴则从热，阴则从寒。变化不一如此，况四时六位不同，五运六气各异，可以轻用为哉。

《六节藏象论》云：天食人以五气，地食人以五味。五气入鼻，藏于心肺，上使五色修明，音声能彰。五味入口，藏于肠胃，味有所藏，以养五气，气和而生，津液相成，神乃自生。又曰：形不足者，温之以气；精不足者，补之以味。〔王冰曰〕五气者，臊气凑肝，焦气凑心，香气凑脾，腥气凑肺，腐气凑肾也。心荣色，肺主音，故气藏于心肺，而明色彰声也。气为水之母，故味藏于肠胃而养五气。〔孙思邈曰〕精以食气，气养精以荣色；形以食味，味养形以生力。精顺五气以灵，形受五味以成。若食气相反则伤精，食味不调则损形。是以圣人先用食禁以存性，后制药物以防命，气味温补以存精形。

五味宜忌

岐伯曰：木生酸，火生苦，土生甘，金生辛，水生咸。辛散，酸收，甘缓，苦坚，咸软。毒药攻邪，五谷为养，五果为助，五畜为益，五菜为充，气味合而服之，以补精益气。此五味各有所利，四时五脏，病随所宜也。又曰：阴之所生，本在五味；阴之五宫，伤在五味。骨正筋柔，气血以流，腠理以密，骨气以精，长有天命。又曰：圣人春夏养阳，秋冬养阴，以从其根，二气常存。春食凉，夏食寒，以养阳；秋食温，冬食热，以养阴。

五欲　肝欲酸，心欲苦，脾欲甘，肺欲辛，肾欲咸，此五味合五脏之气也。

五宜　青色宜酸，肝病宜食麻、犬、李、韭。赤色宜苦，心病宜食麦、羊、杏、薤。黄色宜甘，脾病宜食粳、牛、枣、葵。白色宜辛，肺病宜食黄黍、鸡、桃、葱。黑色宜咸，肾病宜食大豆黄卷、猪、栗、藿。

五禁　肝病禁辛，宜食甘，粳、牛、枣、葵。心病禁咸，宜食酸，麻、犬、李、韭。脾病禁酸，宜食咸，大豆、豕、栗、藿。肺病禁苦，宜食麦、羊、杏、薤。肾病禁甘，宜食辛，黄黍、鸡、桃、葱。〔思邈曰〕春宜省酸增甘以养脾，夏宜省苦增辛以养肺，秋宜省辛增酸以养肝，冬宜省咸增苦以养心，四季宜省甘增咸以养肾。

五走　酸走筋，筋病毋多食酸，多食令人癃。酸气涩收，胞得酸而缩卷，故水道不通也。苦走骨，骨病毋多食苦，多食令人变呕。苦入下脘，三焦皆闭，故变呕也。甘走肉，肉病毋多食甘，多食令人悗心。甘气柔润，胃柔则缓，缓则虫动，故悗心也。辛走气，气病毋多食辛，多食令人洞心。辛走上焦，与气俱行，久留心下，故洞心也。咸走血，血病毋多食咸，多食令人渴。血与咸相得则凝，则胃汁注之，故咽路焦而舌本干。《九针论》作咸走骨，骨病毋多食咸。苦走血，血病毋多食苦。

五伤　酸伤筋，辛胜酸。苦伤气，咸胜苦。甘伤肉，酸胜甘。辛伤皮毛，苦胜辛。咸伤血，甘胜咸。

五过　味过于酸，肝气以津，脾气乃绝，肉胝胎而唇揭。味过于苦，脾气不濡，胃气乃厚，皮槁而毛拔。味过于甘，心气喘满，色黑，肾气不平，骨痛而发落。味过于辛，筋脉沮绝，精神乃失，筋急而爪枯。味过于咸，大骨气劳，短肌，心气抑，脉凝涩而变色。

五味偏胜

岐伯曰：五味入胃，各归所喜。酸先入肝，苦先入心，甘先入脾，辛先入肺，咸先入肾。久而增气，物化之常；气增而久，夭之由也。〔王冰曰〕入肝为温，入心为热，入肺为清，入肾为寒，入脾为至阴而四气兼之，皆为增其味而益其气。故各从本脏之气，久则从化。故久服黄连、苦参反热，从苦化也。余味仿此。气增不已，则脏气偏胜，必有偏绝；脏有偏绝，必有暴夭。是以药不具五味，不备四气，而久服之，虽暂获胜，久必致夭。故绝粒服饵者不暴亡，无五味资助也。〔杲曰〕一阴一阳之谓道，偏阴偏阳之谓疾。阳剂刚胜，积若燎原，为消狂痈疽之属，则天癸竭而荣涸。阴剂柔胜，积若凝水，为洞泄寒中之病，则真火微而卫散。故大寒大热之药，当从权用之，气平而止。有所偏助，令人脏气不平，夭之由也。

标本阴阳

李杲曰：夫治病者，当知标本。以身论之，外为标，内为本；阳为标，阴为本。故六腑属阳为标，五脏属阴为本；脏腑在内为本，十二经络在外为标。而脏腑阴阳气血经络又各有标本焉。以病论之，先受为本，后传为标。故百病必先治其本，后治其标。否则邪气滋甚，其病益蓄。纵先生轻病，后生重病，亦先治其轻，后治其重，则邪气乃伏。有中满及病大小便不利，则无问先后标本，必先治满及大小便，为其急也。故曰缓则治其本，急则治其标。又从前来者为实邪，后来者为虚邪。实则泻其子，虚则补其母。假如肝受心火，为前来实邪，当于肝经刺荥穴以泻心火，为先治其本；于心经刺荥穴以泻心火，为后治其标。用药则入肝之药为引，用泻心之药为君。经云本而标之，先治其本，后治其标是也。又如肝受肾水为虚邪，当于肾经刺井穴以补肝木，为先治其标；后于肝经刺合穴以泻肾水，为后治其本。用药则入肾之药为引，补肝之药为君。经云标而本之，先治其标，后治其本是也。

升降浮沉

李杲曰：药有升降浮沉化，生长收藏成，以配四时，春升夏浮，秋收冬藏，土居中化。是以味薄者升而生，气薄者降而收，气厚者浮而长，味厚者沉而藏，气味平者化而成。但言补之以辛、甘、温、热及气味之薄者，即助春夏之升浮，便是泻秋冬收藏之药也。在人之身，肝心是矣。但言补之以酸、苦、咸、寒及气味之厚者，即助秋冬之降沉，便是泻春夏生长之药也。在人之身，肺肾是矣。淡味之药，渗即为升，泄即为降，佐使诸药者也。用药者，循此则生，逆此则死，纵令不死，亦危困矣。王好古曰：升而使之降，须知抑也；沉而使之浮，须知载也。辛散也，而行之也横；甘发也，而行之也上；苦泄也，而行之也下；酸收也，其性缩；咸软也，其性舒，其不同如此。鼓掌成声，沃火成沸，二物相合，象在其间矣。五味相制，四气相和，其变可轻用哉。本草不言淡味、凉气，亦缺文也。

味薄者升　甘平、辛平、辛微温、微苦平之药是也。

气薄者降　甘寒、甘凉、甘淡寒凉、

酸温、酸平、咸平之药是也。

气厚者浮　甘热、辛热之药是也。

味厚者沉　苦寒、咸寒之药是也。

气味平者，兼四气四味　甘平、甘温、甘凉、甘辛平、甘微苦平之药是也。

李时珍曰：酸咸无升，甘辛无降，寒无浮，热无沉，其性然也。而升者引之以咸寒，则沉而直达下焦；沉者引之以酒，则浮而上至颠顶。此非窥天地之奥而达造化之权者，不能至此。一物之中，有根升梢降，生升熟降，是升降在物亦在人也。

四时用药例

李时珍曰：经云：必先岁气，毋伐天和。又曰：升降浮沉则顺之，寒热温凉则逆之。故春月宜加辛温之药，薄荷、荆芥之类，以顺春升之气；夏月宜加辛热之药，香薷、生姜之类，以顺夏浮之气；长夏宜加甘苦辛温之药，人参、白术、苍术、黄檗之类，以顺化成之气；秋月宜加酸温之药，芍药、乌梅之类，以顺秋降之气；冬月宜加苦寒之药，黄芩、知母之类，以顺冬沉之气，所谓顺时气而养天和也。经又云：春省酸增甘以养脾气，夏省苦增辛以养肺气，长夏省甘增咸以养肾气，秋省辛增酸以养肝气，冬省咸增苦以养心气。此则既不伐天和，而又防其太过，所以体天地之大德也。昧者舍本从标，春用辛凉以伐木，夏用咸寒以抑火，秋用苦温以泄金，冬用辛热以涸水，谓之时药，殊背《素问》逆顺之理。以夏月伏阴，冬月伏阳，推之可知矣。虽然月有四时，日有四时，或春得秋病，夏得冬病，神而明之，机而行之，变通权宜，又不可泥一也。王好古曰：四时总以芍药为脾剂，苍术为胃剂，柴胡为时剂，十一脏皆取决于少阳，为发生之始故也。凡用纯寒纯热之药，及寒热相杂，并宜用甘草以调和之，惟中满者禁用甘尔。

五运六淫用药式

厥阴司天（巳亥年）。风淫所胜，平以辛凉，佐以苦甘，以甘缓之，以酸泻之。清反胜之，治以酸温，佐以甘苦。

少阴司天（子午年）。热淫所胜，平以咸寒，佐以苦甘，以酸收之。寒反胜之，治以甘温，佐以苦酸辛。

太阴司天（丑未年）。湿淫所胜，平以苦热，佐以酸辛，以苦燥之，以淡泄之。湿上甚而热，治以苦温，佐以甘辛，以汗为故。热反胜之，治以苦寒，佐以苦酸。

少阳司天（寅申年）。火淫所胜，平以酸冷，佐以苦甘，以酸收之，以苦发之，以酸复之。寒反胜之，治以甘热，佐以苦辛。

阳明司天（卯酉年）。燥淫所胜，平以苦温，佐以酸辛，以苦下之。热反胜之，治以辛寒，佐以苦甘。

太阳司天（辰戌年）。寒淫所胜，平以辛热，佐以苦甘，以咸泻之。热反胜之，治以咸冷，佐以苦辛。

厥阴在泉（寅申年）。风淫于内，治以辛凉，佐以苦，以甘缓之，以辛散之。清反胜之，治以酸温，佐以苦甘，以辛平之。

少阴在泉（卯酉年）。热淫于内，治以咸寒，佐以甘苦，以酸收之，以苦发之。寒反胜之，治以甘热，佐以苦辛，以咸平之。

太阴在泉（辰戌年）。湿淫于内，治以苦热，佐以酸淡，以苦燥之，以淡泄之。热反胜之，治以苦冷，佐以咸甘，以苦平之。

少阳在泉（巳亥年）。火淫于内，治以咸冷，佐以苦辛，以酸收之，以苦发之。寒反胜之，治以甘热，佐以苦辛，以咸平之。

阳明在泉（子午年）。燥淫于内，治以苦温，佐以甘辛，以苦下之。热反胜之，治以平寒，佐以苦甘，以酸平之，以和为利。

太阳在泉（丑未年）。寒淫于内，治以甘热，佐以苦辛，以咸泻之，以辛润之，以苦坚之。热反胜之，治以咸冷，佐以甘辛，以苦平之。

六腑六脏用药气味补泻

肝、胆 温补凉泻，辛补酸泻。

心、小肠 热补寒泻，咸补甘泻。

肺、大肠 凉补温泻，酸补辛泻。

肾、膀胱 寒补热泻，苦补咸泻。

脾、胃 温热补，寒凉泻，各从其宜；甘补苦泻。

三焦、命门 同心。

张元素曰：五脏更相平也。一脏不平，所胜平之。故云：安谷则昌，绝谷则亡。水去则营散，谷消则卫亡，神无所居。故血不可不养，卫不可不温。血温气和，营卫乃行，常有天命。

五脏五味补泻

肝 苦急，急食甘以缓之，甘草。以酸泻之，赤芍药。实则泻子，甘草。欲散，急食辛以散之，川芎。以辛补之，细辛。虚则补母，地黄、黄檗。

心 苦缓，急食酸以收之，五味子，以甘泻之，甘草、参、芪。实则泻子，甘草。欲软，急食咸以软之，芒消。以咸补之，泽泻。虚则补母，生姜。

脾 苦湿，急食苦以燥之，白术，以苦泻之黄连。实则泻子，桑白皮。欲缓，急食甘以缓之，炙甘草。以甘补之，人参。虚则补母，炒盐。

肺 苦气上逆，急食苦以泄之，诃子。以辛泻之，桑白皮。实则泻子，泽泻。欲收，急食酸以收之，白芍药。以酸补之，五味子。虚则补母，五味子。

肾 苦燥，急食辛以润之，黄檗、知母。以咸泻之，泽泻。实则泻子，芍药。欲坚，急食苦以坚之，知母。以苦补之，黄檗。虚则补母，五味子。

张元素曰：凡药之五味，随五脏所入而为补泻，亦不过因其性而调之。酸入肝，苦入心，甘入脾，辛入肺，咸入肾。辛主散，酸主收，甘主缓，苦主坚，咸主软。辛能散结润燥，致津液，通气；酸能收缓敛散；甘能缓急调中；苦能燥湿坚软；咸能软坚；淡能利窍。李时珍曰：甘缓、酸收、苦燥、辛散、咸软、淡渗，五味之本性，一定而不变者也。其或补或泻，则因五脏四时而迭相施用者也。温、凉、寒、热，四气之本性也，其于五脏补泻，亦迭相施用也。此特洁古张氏因《素问》饮食补泻之义，举数药以为例耳，学者宜因意而充之。

脏腑虚实标本用药式

肝 藏血，属木，胆火寄于中，主血，主目，主筋，主呼，主怒。

本病：诸风眩运，僵仆强直惊痫，两胁肿痛，胸肋满痛，呕血，小腹疝痛痃瘕，女人经病。

标病：寒热疟，头痛吐涎，目赤面青多怒，耳闭颊肿，筋挛卵缩，丈夫㿗疝，女人少腹肿痛阴病。

有余泻之

泻子：甘草

行气：香附、芎䓖、瞿麦、牵牛、青橘皮。

行血：红花、鳖甲、桃仁、莪茂、京三棱、穿山甲、大黄、水蛭、虻虫、苏木、牡丹皮。

镇惊：雄黄、金箔、铁落、珍珠、代赭石、夜明砂、胡粉、银薄、铅丹、龙骨、石决明。

搜风：羌活、荆芥、薄荷、槐子、蔓

荆子、白花蛇、独活、防风、皂荚、乌头、白附子、僵蚕、蝉蜕。

不足补之

补母：枸杞、杜仲、狗脊、熟地黄、苦参、萆薢、阿胶、菟丝子。

补血：当归、牛膝、续断、白芍药、血竭、没药、芎䓖。

补气：天麻、柏子仁、白术、菊花、细辛、密蒙花、决明、谷精草、生姜。

本热寒之

泻木：芍药、乌梅、泽泻。

泻火：黄连、龙胆草、黄芩、苦茶、猪胆。

攻里：大黄。

标热发之

和解：柴胡、半夏。

解肌：桂枝、麻黄。

心　藏神，为君火，包络为相火，代君行令，主血，主言，主汗，主笑。

本病：诸热瞀瘛，惊惑谵妄烦乱，啼笑骂詈，怔忡健忘，自汗，诸痛痒疮疡。

标病：肌热畏寒战栗，舌不能言，面赤目黄，手心烦热，胸胁满痛，引腰背肩胛肘臂。

火实泻之

泻子：黄连、大黄。

气：甘草、人参、赤茯苓、木通、黄檗。

血：丹参、牡丹、生地黄、玄参。

镇惊：朱砂、牛黄、紫石英。

神虚补之

补母：细辛、乌梅、酸枣仁、生姜、陈皮。

气：桂心、泽泻、白茯苓、茯神、远志、石菖蒲。

血：当归、乳香、熟地黄、没药。

本热寒之

泻火：黄芩、竹叶、麦门冬、芒消、炒盐。

凉血：地黄、栀子、天竺黄。

标热发之

散火：甘草、独活、麻黄、柴胡、龙脑。

脾　藏意，属土，为万物之母，主营卫，主味，主肌肉，主四肢。

本病：诸湿肿胀，痞满噫气，大小便闭，黄疸痰饮，吐泻霍乱，心腹痛，饮食不化。

标病：身体胕肿，重困嗜卧，四肢不举，舌本强痛，足大趾不用，九窍不通。诸痉项强。

土实泻之

泻子：诃子、防风、桑白皮、葶苈。

吐：豆豉、栀子、萝卜子、常山、瓜蒂、郁金、齑汁、藜芦、苦参、赤小豆、盐汤、苦茶。

下：大黄、芒消、青礞石、大戟、甘遂、续随子、芫花。

土虚补之

补母：桂心、茯苓。

气：人参、黄芪、升麻、葛根、甘草、陈橘皮、藿香、葳蕤、缩砂仁、木香、扁豆。

血：白术、苍术、白芍药、胶饴、大枣、干姜、木瓜、乌梅、蜂蜜。

本湿除之

燥中宫：白术、苍术、橘皮、半夏、吴茱萸、南星、草豆蔻、白芥子。

洁净府：木通、赤茯苓、猪苓、藿香。

标湿渗之

开鬼门：葛根、苍术、麻黄、独活。

肺　藏魄，属金，总摄一身元气，主闻，主哭，主皮毛。

本病：诸气膹郁，诸痿喘呕，气短，咳嗽上逆，咳唾脓血，不得卧，小便数而欠，遗失不禁。

标病：洒淅寒热，伤风自汗，肩背痛冷，臑臂前廉痛。

气实泻之

泻子：泽泻、葶苈、桑白皮、地骨皮。

除湿：半夏、白矾、白茯苓、薏苡仁、木瓜、橘皮。

泻火：粳米、石膏、寒水石、知母、诃子。

通滞：枳壳、薄荷、干生姜、木香、厚朴、杏仁、皂荚、桔梗、紫苏梗。

气虚补之

补母：甘草、人参、升麻、黄芪、山药。

润燥：蛤蚧、阿胶、麦门冬、贝母、百合、天花粉、天门冬。

敛肺：乌梅、粟壳、五味子、芍药、五倍子。

本热清之

清金：黄芩、知母、麦门冬、栀子、沙参、紫苑、天门冬。

本寒温之

温肺：丁香、藿香、款冬花、檀香、白豆蔻、益智、缩砂、糯米、百部。

标寒散之

解表：麻黄、葱白、紫苏。

肾 藏志，属水，为天一之源，主听，主骨，主二阴。

本病：诸寒厥逆，骨痿腰痛，腰冷如冰，足胻肿寒，少腹满急疝瘕，大便闭泄，吐利腥秽，水液澄彻清冷不禁，消渴引饮。

标病：发热不恶热，头眩头痛，咽痛舌燥，脊股后廉痛。

水强泻之

泻子：大戟、牵牛。

泻腑：泽泻、猪苓、车前子、防己、茯苓。

水弱补之

补母：人参、山药。

气：知母、玄参、补骨脂、砂仁、苦参。

血：黄檗、枸杞、熟地黄、锁阳、肉苁蓉、山茱萸、阿胶、五味子。

本热攻之

下：伤寒少阴证，口燥咽干，大承气汤。

本寒温之

温里：附子、干姜、官桂、蜀椒、白术。

标寒解之

解表：麻黄、细辛、独活、桂枝。

标热凉之

清热：玄参、连翘、甘草、猪肤。

命门 为相火之原，天地之始，藏精生血，降则为漏，升则为铅，主三焦元气。

本病：前后癃闭，气逆里急，疝痛奔豚，消渴膏淋，精漏精寒，赤白浊，溺血，崩中带漏。

火强泻之

泻相火：黄檗、知母、牡丹皮、地骨皮、生地黄、茯苓、玄参、寒水石。

火弱补之

益阳：附子、肉桂、益智子、破故纸、沉香、川乌头、硫黄、天雄、乌药、阳起石、舶茴香、胡桃、巴戟天、丹砂、当归、蛤蚧、覆盆。

精脱固之

涩滑：牡蛎、芡实、金樱子、五味子、远志、山茱萸、蛤粉。

三焦 为相火之用，分布命门元气，主升降出入，游行天地之间，总领五脏六腑营卫经络内外上下左右之气，号中清之府。上主纳，中主化，下主出。

本病：诸热瞀瘛，暴病暴死暴喑，躁扰狂越，谵妄惊骇，诸血溢血泄，诸气逆冲上，诸疮疡痘疹瘤核。

上热则喘满，诸呕吐酸，胸痞胁痛，食饮不消，头上出汗。

中热则善饥而瘦，解㑊中满，诸胀腹大，诸病有声，鼓之如鼓，上下关格不通，霍乱吐利。

下热则暴注下迫，水液浑浊，下部肿满，小便淋沥或不通，大便闭结下痢。

上寒则吐饮食痰水，胸痹，前后引痛，食已还出。

中寒则饮食不化，寒胀，反胃吐水，湿泻不渴。

下寒则二便不禁，脐腹冷，疝痛。

标病：恶寒战栗，如丧神守，耳鸣耳聋，嗌肿喉痹，诸病胕肿，疼酸惊骇，手小指次指不用。

实火泻之

汗：麻黄、柴胡、葛根、荆芥、升麻、薄荷、羌活、石膏。

吐：瓜蒂、沧盐、齑汁。

下：大黄、芒消。

虚火补之

上：人参、天雄、桂心。

中：人参、黄芪、丁香、木香、草果。

下：附子、桂心、硫黄、人参、沉香、乌药、破故纸。

本热寒之

上：黄芩、连翘、栀子、知母、玄参、石膏、生地黄。

中：黄连、连翘、生芐、石膏。

下：黄檗、知母、生芐、石膏、牡丹、地骨皮。

标热散之

解表：柴胡、细辛、荆芥、羌活、葛根、石膏。

胆 属木，为少阳相火，发生万物，为决断之官，十一脏之主。主同肝。

本病：口苦，呕苦汁，善太息，澹澹如人将捕状，目昏不眠。

标病：寒热往来，痁疟，胸胁痛，头额痛，耳痛鸣聋，瘰疬结核马刀，足小指次指不用。

实火泻之

泻胆：龙胆、牛胆、猪胆、生蕤仁、生酸枣仁、黄连、苦茶。

虚火补之

温胆：人参、细辛、半夏、炒蕤仁、炒酸枣仁、当归、地黄。

本热平之

降火：黄芩、黄连、芍药、连翘、甘草。

镇惊：黑铅、水银。

标热和之

和解：柴胡、芍药、黄芩、半夏、甘草。

胃 属土，主容受，为水谷之海。主同脾。

本病：噎膈反胃，中满肿胀，呕吐泻痢，霍乱腹痛，消中善饥，不消食，伤饮食，胃管当心痛，支两胁。

标病：发热蒸蒸，身前热，身前寒，发狂谵语，咽痹，上齿痛，口眼㖞斜，鼻痛鼽衄赤皻。

胃实泻之

湿热：大黄、芒消。

饮食：巴豆、神麹、山楂、阿魏、硇砂、郁金、三棱、轻粉。

胃虚补之

湿热：苍术、白术、半夏、茯苓、橘皮、生姜。

寒湿：干姜、附子、草果、官桂、丁香、肉豆蔻、人参、黄芪。

本热寒之

降火：石膏、地黄、犀角、黄连。

标热解之

解肌：升麻、葛根、豆豉。

大肠 属金，主变化，为传送之官。

本病：大便闭结，泄痢下血，里急后重，疽痔脱肛，肠鸣而痛。

标病：齿痛喉痹，颈肿口干，咽中如核，鼽衄目黄，手大指次指痛，宿食发热寒栗。

肠实泻之

热：大黄、芒消、桃花、牵牛、巴豆、郁李仁、石膏。

气：枳壳、木香、橘皮、槟榔。

肠虚补之

气：皂荚。

燥：桃仁、麻仁、杏仁、地黄、乳香、松子、当归、肉苁蓉。

湿：白术、苍术、半夏、硫黄。

陷：升麻、葛根。

脱：龙骨、白垩、诃子、粟壳、乌梅、白矾、赤石脂、禹余粮、石榴皮。

本热寒之

清热：秦艽、槐角、地黄、黄芩。

本寒温之

温里：干姜、附子、肉豆蔻。

标热散之

解肌：石膏、白芷、升麻、葛根。

小肠 主分泌水谷，为受盛之官。

本病：大便水谷利，小便短，小便闭，小便血，小便自利，大便后血，小肠气痛，宿食夜热旦止。

标病：身热恶寒，嗌痛颔肿，口糜耳聋。

实热泻之

气：木通、猪苓、滑石、瞿麦、泽泻、灯草。

血：地黄、蒲黄、赤茯苓、栀子、牡丹皮。

虚寒补之

气：白术、楝实、茴香、砂仁、神麹、扁豆。

血：桂心、玄胡索。

本热寒之

降火：黄檗、黄芩、黄连、连翘、栀子。

标热散之

解肌：藁本、羌活、防风、蔓荆。

膀胱 主津液，为胞之府，气化乃能出，号州都之官，诸病皆干之。

本病：小便淋沥，或短数，或黄赤，或白，或遗失，或气痛。

标病：发热恶寒，头痛，腰脊强，鼻窒，足小指不用。

实热泻之

泄火：滑石、猪苓、泽泻、茯苓。

下虚补之

热：黄檗、知母。

寒：桔梗、升麻、益智、乌药、山茱萸。

本热利之

降火：地黄、栀子、茵陈、黄檗、牡丹皮、地骨皮。

标寒发之

发表：麻黄、桂枝、羌活、苍术、防己、黄芪、木贼。

第二卷　序例下

相须相使相畏相恶诸药

〔草之一〕

甘草　术、苦参、干漆为之使。恶远志。忌猪肉。

黄芪　茯苓为之使。恶白鲜、龟甲。

人参　茯苓、马蔺为之使。恶卤碱、溲疏。畏五灵脂。

沙参　恶防己。

桔梗　节皮为之使。畏白及、龙胆、龙眼。忌猪肉。伏砒。

黄精　忌梅实。

葳蕤　畏卤碱。

知母　得黄檗及酒良。伏蓬砂、盐。

术　防风、地榆为之使。忌桃、李、雀肉、菘菜、青鱼。

狗脊　萆薢为之使。恶莎草、败酱。

贯众　雚菌、赤小豆为之使。伏石钟乳。

巴戟天　覆盆子为之使。恶雷丸、丹参、朝生。

远志　得茯苓、龙骨、冬葵子良。畏真珠、飞廉、藜芦、齐蛤。

淫羊藿　薯蓣、紫芝为之使。得酒良。

玄参　恶黄芪、干姜、大枣、山茱萸。

地榆　得发良。恶麦门冬。伏丹砂、雄黄、硫黄。

丹参　畏碱水。

紫参　畏辛夷。

白头翁　蠡实为之使。得酒良。

白及　紫石英为之使。恶理石。畏杏仁、李核仁。

〔草之二〕

黄连　黄芩、龙骨、理石为之使。忌猪肉。畏牛膝、款冬。恶冷水、菊花、玄参、白僵蚕、白鲜、芫花。

黄芩　龙骨、山茱萸为之使。恶葱实。畏丹砂、牡丹、藜芦。

秦艽　菖蒲为之使。畏牛乳。

柴胡　半夏为之使。恶皂荚。畏女菀、藜芦。

前胡　半夏为之使。恶皂荚。畏藜芦。

防风　畏萆薢。恶干姜、藜芦、白敛、芫花。

苦参　玄参为之使。恶贝母、漏卢、菟丝子、伏汞、雌黄、焰消。

白鲜　恶桔梗、茯苓、萆薢、螵蛸。

贝母　厚朴、白微为之使。恶桃花。畏秦艽、莽草、礜石。

龙胆　贯众、赤小豆为之使。恶地黄、防葵。

细辛　曾青、枣根为之使。忌生菜、狸肉。恶黄芪、狼毒、山茱萸。畏滑石、消石。

白微　恶黄芪、干姜、大枣、山茱萸、大黄、大戟、干漆。

〔草之三〕

当归　恶蕳茹、湿面。制雄黄。畏菖蒲、生姜、海藻、牡蒙。

川芎　白芷为之使。畏黄连。伏雌黄。

蛇床　恶牡丹、贝母、巴豆。

藁本　恶蕳茹。畏青葙子。

白芷　当归为之使。恶旋覆花。制雄黄、硫黄。

牡丹　忌蒜、胡荽。伏砒。畏菟丝子、贝母、大黄。

芍药　须丸、乌药、没药为之使。恶

石斛、芒消。畏消石、鳖甲、小蓟。

补骨脂 得胡桃、胡麻良。恶甘草。忌诸血、芸薹。

缩砂蜜 白檀香、豆蔻、人参、益智、黄檗、茯苓、赤白石脂为之使。得诃子、鳖甲、白芜荑良。

蓬莪茂 得酒、醋良。

香附子 得芎䓖、苍术、醋、童子小便良。

泽兰 防己为之使。

积雪草 伏硫黄。

香薷 忌山白桃。

〔草之四〕

菊花 术、枸杞根、桑根白皮、青葙叶为之使。

艾叶 苦酒、香附为之使。

茺蔚 制三黄、砒石。

夏枯草 土瓜为之使。伏汞、砂。

红蓝花 得酒良。

续断 地黄为之使。恶雷丸。

漏卢 连翘为之使。

飞廉 得乌头良。忌麻黄。

苍耳 忌猪肉、马肉、米泔。

天名精 垣衣、地黄为之使。

芦笥 忌巴豆。

麻黄 厚朴、白微为之使。恶辛夷、石韦。

〔草之五〕

地黄 得酒、麦门冬、姜汁、缩砂良。恶贝母。畏芜荑。忌葱、蒜、萝卜、诸血。

牛膝 恶萤火、龟甲、陆英。畏白前。忌牛肉。

紫菀 款冬为之使。恶天雄、藁本、雷丸、远志、瞿麦。畏茵陈。

冬葵子 黄芩为之使。

麦门冬 地黄、车前为之使。恶款冬、苦芙、苦瓠。畏苦参、青蘘、木耳。伏石钟乳。

款冬花 杏仁为之使。得紫菀良。恶玄参、皂荚、消石。畏贝母、麻黄、辛夷、黄芩、黄芪、连翘、青葙。

决明子 蓍实为之使。恶大麻子。

瞿麦 牡丹、蘘草为之使。恶螵蛸。伏丹砂。

葶苈 榆皮为之使。得酒、大枣良。恶白僵蚕、石龙芮。

车前子 常山为之使。

女青 蛇衔为之使。

蒺藜 乌头为之使。

〔草之六〕

大黄 黄芩为之使。恶干漆。忌冷水。

商陆 得大蒜良。忌犬肉。伏硇砂、砒石、雌黄。

狼毒 大豆为之使。恶麦句姜。畏醋、占斯、密陀僧。

狼牙 芜荑为之使。恶地榆、枣肌。

蔄茹 甘草为之使。恶麦门冬。

大戟 小豆为之使。得枣良。恶薯蓣。畏菖蒲、芦苇、鼠屎。

泽漆 小豆为之使。恶薯蓣。

甘遂 瓜蒂为之使。恶远志。

莨菪 畏蟹、犀角、甘草、升麻、绿豆。

蓖麻 忌炒豆。伏丹砂、粉霜。

常山 畏玉札。忌葱、菘菜。伏砒石。

藜芦 黄连为之使。恶大黄。畏葱白。

附子 地胆为之使。得蜀椒、食盐，下达命门。恶蜈蚣，豉汁。畏防风、甘草、人参、黄芪、绿豆、乌韭、童溲、犀角。

天雄 远志为之使。恶腐婢、豉汁。

白附子 得火良。

乌头 远志、莽草为之使。恶藜芦、豉汁。畏饴糖、黑豆、冷水。伏丹砂、砒石。

天南星 蜀漆为之使。得火、牛胆良。恶莽草。畏附子、干姜、防风、生姜。伏雄黄、丹砂、焰消。

半夏 射干、柴胡为之使。恶皂荚。忌海藻、饴糖、羊血。畏生姜、干姜、秦皮、龟甲、雄黄。

羊踯躅 畏栀子。恶诸石及面。伏丹砂、硇砂、雌黄。

芫花 决明为之使。得醋良。

〔草之七〕

菟丝子 薯蓣、松脂为之使。得酒良。恶雚菌。

五味子 苁蓉为之使。恶葳蕤。胜乌头。

牵牛子 得干姜、青木香良。

栝楼根 枸杞为之使。恶干姜。畏牛膝、干漆。

天门冬 地黄、贝母、垣衣为之使。忌鲤鱼。畏曾青、浮萍。制雄黄、硇砂。

何首乌 茯苓为之使。忌葱、蒜、萝卜、诸血、无鳞鱼。

萆薢 薏苡为之使。畏前胡、柴胡、牡蛎、大黄、葵根。

土茯苓 忌茶。

白敛 代赭为之使。

威灵仙 忌茶、面汤。

茜根 畏鼠姑。制雄黄。

防己 殷蘖为之使。恶细辛。畏萆薢、女菀、卤碱。杀雄黄、消石毒。

络石 杜仲、牡丹为之使。恶铁落。畏贝母、菖蒲、杀殷蘖毒。

〔草之八〕

泽泻 畏海蛤、文蛤。

石菖蒲 秦皮、秦艽为之使。恶麻黄、地胆。忌饴糖、羊肉、铁器。

石斛 陆英为之使。恶凝水石、巴豆。畏雷丸、僵蚕。

石韦 滑石、杏仁、射干为之使。得菖蒲良。制丹砂、矾石。

〔木之一〕

柏叶、柏实 瓜子、桂心、牡蛎为之使。畏菊花、羊蹄、诸石及面麹。

桂 得人参、甘草、麦门冬、大黄、黄芩。调中益气。得柴胡、紫石英、干地黄，疗吐逆。畏生葱、石脂。

辛夷 芎䓖为之使。恶五石脂。畏菖蒲、黄连、蒲黄、石膏、黄环。

沉香、檀香 忌见火。

骐麟竭 得密陀僧良。

丁香 畏郁金。忌火。

〔木之二〕

黄檗木 恶干漆。伏硫黄。

厚朴 干姜为之使。恶泽泻、消石、寒水石。忌豆。

杜仲 恶玄参、蛇蜕皮。

干漆 半夏为之使。畏鸡子、紫苏、杉木、漆姑草、蟹。忌猪脂。

楝实 茴香为之使。

槐实 景天为之使。

秦皮 大戟为之使。恶吴茱萸、苦瓠、防葵。

皂荚 柏实为之使。恶麦门冬。畏人参、苦参、空青。伏丹砂、粉霜、硫黄、硇砂。

巴豆 芫花为之使。得火良。恶蘘草、牵牛。畏大黄、藜芦、黄连、芦笋、酱、豉、豆汁、冷水。

〔木之三〕

桑根白皮 桂心、续断、麻子为之使。

酸枣 恶防己。

山茱萸 蓼实为之使。恶桔梗、防风、防己。

五加皮 远志为之使。畏玄参，蛇皮。

牡荆实 防风为之使。恶石膏。

蔓荆子 恶乌头、石膏。

栾荆子 决明为之使。恶石膏。

石南 五加皮为之使。恶小蓟。

〔木之四〕

茯苓、茯神 马蔺为之使。得甘草、防风、芍药、麦门冬、紫石英，疗五脏。恶白敛、米醋、酸物。畏地榆、秦艽、牡蒙、龟甲、雄黄。

雷丸 厚朴、芫花、蓄根、荔实为之使。恶葛根。

桑寄生 忌火。

竹沥 姜汁为之使。

〔果部〕

杏仁 得火良。恶黄芩、黄芪、葛根。畏蘘草。

桃仁 香附为之使。

秦椒 恶栝楼、防葵。畏雌黄。

蜀椒 杏仁为之使。得盐良。畏款冬花、防风、附子、雄黄、冷水、麻仁、浆。

吴茱萸 蓼实为之使。恶丹参、消石、白垩。畏紫石英。

莲蕊须 忌地黄、葱、蒜。

荷叶 畏桐油。

〔谷部〕

麻仁 恶茯苓。畏牡蛎、白微。

小麦面 畏汉椒、萝卜。

大麦 石蜜为之使。

罂粟壳 得醋、乌梅、橘皮良。

大豆 得前胡、杏仁、牡蛎、乌喙、诸胆汁良。恶五参、龙胆、猪肉。

大豆黄卷 得前胡、杏子、牡蛎、天雄、乌喙、鼠屎、石蜜良。恶海藻、龙胆。

诸豆粉 畏杏仁。

〔菜部〕

生姜、干姜 秦椒为之使。恶黄芩、黄连、天鼠粪。杀半夏、南星、莨菪毒。

莳香 得酒良。

菥蓂子 得荆实、细辛良。恶干姜、苦参。

薯蓣 紫芝为之使。恶甘遂。

雚菌 得酒良。畏鸡子。

六芝 并薯蓣为之使。得发良。得麻子仁、牡桂、白瓜子，益人。畏扁青、茵陈蒿。

〔金石之一〕

金 恶锡。畏水银、翡翠石、余甘子、驴马脂。

生银 恶锡。畏石亭脂、慈石、荷叶、蕈灰、羚羊角、乌贼骨、黄连、甘草、飞廉、鼠尾、龟甲、生姜、地黄、羊脂、苏子油。恶羊血、马目毒公。

赤铜 畏苍术、巴豆、乳香、胡桃、慈姑、牛脂。

锡 畏五灵脂、伏龙肝、羖羊角、马鞭草、地黄、巴豆、蓖麻、姜汁、砒石、硇砂。

诸铁 制石亭脂。畏慈石、皂荚、乳香、灰炭、朴消、硇砂、盐卤、猪犬脂、荔枝。

〔金石之二〕

白石英 恶马目毒公。

紫石英 长石为之使。得茯苓、人参、芍药，主心中结气。得天雄、菖蒲，主霍乱。恶鮀甲、黄连、麦句姜。畏扁青、附子及酒。

云母 泽泻为之使。恶徐长卿。忌羊血。畏鮀甲、矾石、东流水、百草上露、茅屋漏水。制汞。伏丹砂。

〔金石之三〕

丹砂 恶慈石。畏碱水、车前、石韦、皂荚、决明、瞿麦、南星、乌头、地榆、桑葚、紫河车、地丁、马鞭草、地骨皮、阴地厥、白附子。忌诸血。

雄黄 畏南星、地黄、莴苣、地榆、黄芩、白芷、当归、地锦、苦参、五加皮、紫河车、五叶藤、鹅肠草、鸡肠草、鹅不食草、圆桑叶、猬脂。

雌黄 畏黑铅、胡粉、芎䓖、地黄、独帚、益母、羊不食草、地榆、瓦松、五加皮、冬瓜汁。

石膏 鸡子为之使。畏铁。恶莽草、巴豆、马目毒公。

理石 滑石为之使。恶麻黄。

方解石 恶巴豆。

滑石 石韦为之使。恶曾青。制雄黄。

赤石脂 恶大黄、松脂。畏芫花、豉汁。

白石脂 燕屎为之使。恶松脂。畏黄芩、黄连、甘草、飞廉、毒公。

石钟乳 蛇床为之使。恶牡丹、玄石、牡蒙、人参、术。忌羊血。畏紫石英、蘘草、韭实、独蒜、胡葱、胡荽、麦门冬、猫儿眼草。

〔金石之四〕

阳起石　桑螵蛸为之使。恶泽泻、雷丸、菌桂、石葵、蛇蜕皮。畏菟丝子。忌羊血。

慈石　柴胡为之使。恶牡丹、莽草。畏黄石脂。杀铁毒。消金。伏丹砂。养水银。

代赭石　干姜为之使。畏天雄、附子。

禹余粮　牡丹为之使。制五金、三黄。

空青、曾青　畏菟丝子。

石胆　水英为之使。畏牡桂、菌桂、辛夷、白微、芫花。

礞石　得焰消良。

〔金石之五〕

朴消　石韦为之使。畏麦句姜、京三棱。

凝水石　畏地榆。

消石　火为之使。恶曾青、苦参、苦菜。畏女菀、杏仁、竹叶、粥。

硇砂　制五金、八石。忌羊血。畏一切酸浆水、醋、乌梅、牡蛎、卷柏、萝卜、独帚、羊蹄、商陆、冬瓜、苍耳、蚕沙、海螵蛸、羊踯躅、鱼腥草、河豚、鱼胶。

蓬砂　畏知母、芸薹、紫苏、甑带、何首乌、鹅不食草。

石硫黄　曾青、石亭脂为之使。畏细辛、朴消、铁、醋、黑锡、猪肉、鸭汁、余甘子、桑灰、益母、天盐、车前、黄檗、石韦、荞麦、独帚、地骨皮、地榆、蛇床、蓖麻、菟丝、蚕沙、紫荷、菠薐、桑白皮、马鞭草。

矾石　甘草为之使。恶牡蛎，畏麻黄、红心灰藋。

绿矾　畏醋。

〔虫部〕

蜜蜡　恶芫花、齐蛤。

露蜂房　恶干姜、丹参、黄芩、芍药、牡蛎。

桑螵蛸　得龙骨止精。畏旋覆花、戴椹。

白僵蚕　恶桔梗、茯苓、茯神、萆薢、桑螵蛸。

晚蚕沙　制硇砂、焰消、粉霜。

斑蝥　马刀为之使。得糯米、小麻子良。恶曾青、豆花、甘草。畏巴豆、丹参、空青、黄连、黑豆、靛汁、葱、茶、醋。

芫青、地胆、葛上亭长　并同斑蝥。

蜘蛛　畏蔓菁、雄黄。

水蛭　畏石灰、食盐。

蛴螬　蜚蠊为之使。恶附子。

蜣螂　畏石膏、羊角、羊肉。

䗪虫　畏皂荚、菖蒲、屋游。

蜚虻　恶麻黄。

蜈蚣　畏蛞蝓、蜘蛛、白盐、鸡屎、桑白皮。

蚯蚓　畏葱、盐。

〔鳞部〕

龙骨、龙齿　得人参、牛黄、黑豆良。畏石膏、铁器。忌鱼。

蜥蜴　恶硫黄、斑蝥、芜荑。

蛇蜕　得火良。畏慈石及酒。

白花蛇、乌蛇　得酒良。

鲤鱼胆　蜀漆为之使。

乌贼鱼骨　恶白及、白敛、附子。

〔介部〕

龟甲　恶沙参、蜚蠊。畏狗胆。

鳖甲　恶矾石、理石。

牡蛎　贝母为之使。得甘草、牛膝、远志、蛇床子良。恶麻黄、吴茱萸、辛夷。伏硇砂。

蚌粉　制石亭脂、硫黄。

马刀　得火良。

海蛤　蜀漆为之使。畏狗胆、甘遂、芫花。

〔禽部〕

夜明沙　恶白敛、白微。

五灵脂　恶人参。

〔兽部〕

牛乳　制秦艽、不灰木。

马脂、驼脂　柔五金。

阿胶　得火良。薯蓣为之使。畏大黄。

牛黄　人参为之使。得牡丹、菖蒲，利耳目。恶龙骨、龙胆、地黄、常山、蜚蠊。畏牛膝、干漆。

熊胆　恶防己、地黄。

鹿茸　麻勃为之使。

鹿角　杜仲为之使。

鹿角胶　得火良。畏大黄。

麝香　忌大蒜。

猬皮　得酒良。畏桔梗、麦门冬。

相反诸药

甘草　反大戟、芫花、甘遂、海藻。

大戟　反芫花、海藻。

乌头　反贝母、栝楼、半夏、白敛、白及。

藜芦　反人参、沙参、丹参、玄参、苦参、细辛、芍药、狸肉。

河豚　反煤炲、荆芥、防风、菊花、桔梗、甘草、乌头、附子。

蜜　反生葱。

柿　反蟹。

服药食忌

甘草　忌猪肉、菘菜、海菜。

黄连、胡黄连　忌猪肉、冷水。

苍耳　忌猪肉、马肉、米泔。

桔梗、乌梅　忌猪肉。

仙茅　忌牛肉、牛乳。

半夏、菖蒲　忌羊肉、羊血、饴糖。

牛膝　忌牛肉。

阳起石、云母、钟乳、硇砂、礜石并忌羊血。

商陆　忌犬肉。

丹砂、空青、轻粉　并忌一切血。

吴茱萸　忌猪心、猪肉。

地黄、何首乌　忌一切血、葱、蒜、萝卜。

补骨脂　忌猪血、芸薹。

细辛、藜芦　忌狸肉、生菜。

荆芥　忌驴肉。反河豚、一切无鳞鱼、蟹。

紫苏、天门冬、丹砂、龙骨　忌鲤鱼。

巴豆　忌野猪肉、菰笋、芦笋、酱、豉、冷水。

苍术、白术　忌雀肉、青鱼、菘菜、桃、李。

薄荷　忌鳖肉。

麦门冬　忌鲫鱼。

常山　忌生葱、生菜。

附子、乌头、天雄　忌豉汁、稷米。

牡丹　忌蒜、胡荽。

厚朴、蓖麻　忌炒豆。

鳖甲　忌苋菜。

威灵仙、土茯苓　忌面汤、茶。

当归　忌湿面。

丹参、茯苓、茯神　忌醋及一切酸。

凡服药，不可杂食肥猪犬肉、油腻羹鲙、腥臊陈臭诸物。

凡服药，不可多食生蒜、胡荽、生葱、诸果、诸滑滞之物。

妊娠禁忌

乌头、附子、天雄、乌喙、侧子、野葛、羊踯躅、桂、南星、半夏、巴豆、大戟、芫花、藜芦、薏苡仁、薇衔、牛膝、皂荚、牵牛、厚朴、槐子、桃仁、牡丹皮、㭒根、茜根、茅根、干漆、瞿麦、蔄茹、赤箭、草三棱、䒷草、鬼箭、通草、红花、苏木、麦蘖、葵子、代赭石、常山、水银、锡粉、硇砂、砒石、芒消、硫黄、石蚕、雄黄、水蛭、虻虫、芫青、斑蝥、地胆、蜘蛛、蝼蛄、葛上亭长、蜈蚣、衣鱼、蛇蜕、蜥蜴、飞生，䗪虫、樗鸡、蚱蝉、蛴螬、猬皮、牛黄、麝香、雌黄、兔肉、蟹爪甲、犬肉、马肉、驴肉、羊肝、鲤鱼、蛤蟆、鳅鳝、龟鳖、蟹、生姜、小蒜、雀肉、马刀。

饮食禁忌

猪肉　忌生姜、荞麦、葵菜、胡荽、梅子、炒豆、牛肉、马肉、羊肝、麋鹿、龟鳖、鹌鹑、驴肉。

猪肝　忌鱼鲙、鹌鹑、鲤鱼肠子。

猪心肺　忌饴、白花菜、吴茱萸。

羊肉　忌梅子、小豆、豆酱、荞麦、鱼鲙、猪肉、醋、酪、鲊。

羊心、肝　忌梅、小豆、生椒、苦笋。

犬肉　忌菱角、蒜、牛肠、鲤鱼、鳝鱼。

驴肉　忌凫茈、荆芥茶、猪肉。

牛肉　忌黍米、韭薤、生姜、猪肉、犬肉、栗子。

牛肝　忌鲇鱼。

牛乳　忌生鱼、酸物。

马肉　忌仓米、生姜、苍耳、粳米、猪肉、鹿肉。

兔肉　忌生姜、橘皮、芥末、鸡肉、鹿肉、獭肉。

鸡肉　忌胡蒜、芥末、生葱、糯米、李子、鱼汁、犬肉、鲤鱼、兔肉、獭肉、鳖肉、野鸡。

鸡子　忌同鸡、

雉肉　忌荞麦、木耳、蘑菇、胡桃、鲫鱼、猪肝、鲇鱼、鹿肉。

野鸭　忌胡桃、木耳。

鸭子　忌李子、鳖肉。

鹌鹑　忌菌子、木耳。

雀肉　忌李子、酱、诸肝。

鲤鱼　忌猪肝、葵菜、犬肉、鸡肉。

鲫鱼　忌芥末、蒜、糖、猪肝、鸡雉、鹿肉、猴肉。

青鱼　忌豆藿。

鱼鲊　忌豆藿、麦酱、蒜、葵、绿豆。

黄鱼　忌荞麦。

鲈鱼　忌乳酪。

鲟鱼　忌干笋。

鮰鱼　忌野猪、野鸡。

鳅鳝　忌犬肉、桑柴煮。

鳖肉　忌苋菜、薄荷、芥末、桃子、鸡子、鸭肉、猪肉、兔肉。

螃蟹　忌荆芥、柿子、橘子、软枣。

虾子　忌猪肉、鸡肉。

李子　忌蜜、浆水、鸭、雀肉、鸡、獐。

橙橘　忌槟榔、獭肉。

桃子　忌鳖肉。

枣子　忌葱、鱼。

枇杷　忌热面。

杨梅　忌生葱。

银杏　忌鳗鲡。

慈姑　忌茱萸。

诸瓜　忌油饼。

沙糖　忌鲫鱼、笋、葵菜。

荞麦　忌猪肉、羊肉、雉肉、黄鱼。

黍米　忌葵菜、蜜、牛肉。

绿豆　忌榧子，杀人。鲤鱼鲊。

生葱　忌蜜、鸡、枣、犬肉、杨梅。

韭薤　忌蜜、牛肉。

胡荽　忌猪肉。

胡蒜　忌鱼鲙、鱼鲊、鲫鱼、犬肉、鸡。

苋菜　忌蕨、鳖。

梅子　忌猪肉、羊肉、獐肉。

生姜　忌猪肉、牛肉、马肉、兔肉。

芥末　忌鲫鱼、兔肉、鸡肉、鳖。

干笋　忌沙糖、鲟鱼、羊心肝。

木耳　忌雉肉、野鸭、鹌鹑。

胡桃　忌野鸭、酒、雉。

栗子　忌牛肉。

李东垣随证用药凡例

眉棱骨痛　羌活、白芷、黄芩。

风湿身痛 羌活。

肢节肿痛 羌活。

眼暴赤肿 防风、芩、连泻火，当归佐之，酒煎服。

风湿诸病 须用羌活、白术。

风热诸病 须用荆芥、薄荷。

诸咳嗽病 五味为君，痰用半夏，喘加阿胶佐之。不拘有热无热，少加黄芩。春加川芎、芍药，夏加栀子、知母，秋加防风，冬加麻黄、桂枝之类。

诸嗽有痰 半夏、白术、五味、防风、枳壳、甘草。

咳嗽无痰 五味、杏仁、贝母、生姜、防风。

气短虚喘 人参、黄芪、五味。

脾胃困倦 参、芪、苍术。

不思饮食 木香、藿香。

腹中胀满 须用姜制厚朴、木香。

宿食不消 须用黄连、枳实。

胸中烦热 须用栀子仁、茯苓。

胃脘寒痛 须加草豆蔻、吴茱萸。

脐腹疼痛 加熟苄、乌药。

小便黄涩 黄檗、泽泻。

小便不利 黄檗、知母为君，茯苓、泽泻为使。

心烦口渴 干姜、茯苓、天花粉、乌梅。禁半夏、葛根。

小便余沥 黄檗、杜仲。

虚热有汗 须用黄芪、地骨皮、知母。

虚热无汗 用牡丹皮、地骨皮。

惊悸恍惚 须用茯神。

一切气痛 调胃，香附、木香。破滞气，青皮、枳壳。泄气，牵牛、萝卜子。助气，木香、藿香。补气，人参、黄芪。冷气，草蔻、丁香。

一切血痛 活血补血，当归、阿胶、川芎、甘草。凉血，生地黄。破血，桃仁、红花、苏木、茜根、玄胡索、郁李仁。止血，发灰、棕灰。

陈藏器诸虚用药凡例

夫众病积聚，皆起于虚也，虚生百病。积者，五脏之所积，聚者，六腑之所聚，如斯等疾，多从旧方，不假增损。虚而劳者，其弊万端，宜应随病增减。

虚劳头痛复热，加枸杞、葳蕤。

虚而欲吐，加人参。

虚而不安，亦加人参。

虚而多梦纷纭，加龙骨。

虚而多热，加地黄、牡蛎、地肤子、甘草。

虚而冷，加当归、芎䓖、干姜。

虚而损，加钟乳、棘刺、苁蓉、巴戟天。

虚而大热，加黄芩、天门冬。

虚而多忘，加茯神、远志。

虚而口干，加麦门冬、知母。

虚而吸吸，加胡麻、覆盆子、柏子仁。

虚而多气兼微咳，加五味子、大枣。

虚而惊悸不安，加龙齿、沙参、紫石英、小草。若冷，则用紫石英、小草；若客热，即用沙参、龙齿；不冷不热，皆用之。

虚而身强，腰中不利，加磁石、杜仲。

虚而多冷，加桂心、吴茱萸、附子、乌头。

虚而劳，小便赤，加黄芩。

虚而客热，加地骨皮、白水黄芪。白水，地名。

虚而冷，加陇西黄芪。

虚而痰，复有气，加生姜、半夏、枳实。

虚而小肠利，加桑螵蛸、龙骨、鸡肶胵。

虚而小肠不利，加茯苓、泽泻。

虚而损，溺白，加厚朴。

髓竭不足，加生地黄，当归。

肺气不足，加天门冬、麦门冬、五

味子。

心气不足，加上党参、茯神、菖蒲。

肝气不足，加天麻、川芎劳。

脾气不足，加白术、白芍药、益智。

肾气不足，加熟地黄、远志、牡丹皮。

胆气不足，加细辛、酸枣仁、地榆。

神昏不足，加朱砂、预知子、茯神。

张子和汗吐下三法

人身不过表里，气血不过虚实。良工先治其实，后治其虚。粗工或治实，或治虚。谬工则实实虚虚。惟庸工能补其虚，不敢治其实。举世不省其误，此余所以著三法也。

天之六气，风、寒、暑、湿、燥、火，发病多在乎上；地之六气，雾、露、雨、雪、水、泥，发病多在乎下；人之六味，酸、苦、甘、辛、咸、淡，发病多在乎中，发病者三，出病者亦三。风寒之邪，结搏于皮肤之间，滞于经络之内，留而不去，或发痛注麻痹，肿痒拘挛，皆可汗而出之。痰饮宿食在胸膈为诸病，皆可涌而出之。寒湿固冷火热客下焦发为诸病，皆可泄而出之。吐中有汗，下中有补。

吐法　凡病在胸膈中脘已上者，皆宜吐之。考之本草，吐药之苦寒者，瓜蒂、栀子、豆豉、黄连、苦参、大黄、黄芩。辛苦而寒者，常山、藜芦、郁金。甘苦而寒者，地黄、人参芦。苦而温者，青木香、桔梗芦、远志、厚朴。辛苦而温者，薄荷、芫花菘萝。辛而温者，萝卜子、谷精草、杜衡、皂荚。凡用法，先宜少服，不涌渐加之，仍以鸡羽撩之；不出，以齑投之，不吐再投，且投且探，无不吐者。吐至瞑眩，慎勿惊疑，但饮冰水、新水立解。强者可一吐而安，弱者作三次吐之。吐之次日，有顿快者。有转甚者，引之未尽也，俟数日再吐之。吐后不禁物，惟忌饱食酸咸硬物干物油肥之物。吐后心火既降，阴道必强，大禁房室悲忧，病人既不自责，必归罪于吐法也。不可吐者有八：性刚暴好怒喜淫者，病势已危老弱气衰者，自吐不止者，阳败血虚者，吐血、咯血、衄血、嗽血、崩血、溺血者，病人粗知医书不辨邪正者，病人无正性反复不定者，左右多嘈杂之言者，皆不可吐，吐则转生他病，反起谤端，虽恳切求之，不可强从也。

汗法　风寒暑湿之邪，入于皮肤之间而未深，欲速去之，莫如发汗，所以开玄府而逐邪气也。然有数法：有温热发汗，寒凉发汗，熏渍发汗，导引发汗，皆所以开玄府而逐邪气也。以本草校之，荆芥、薄荷、白芷、陈皮、半夏、细辛、苍术、天麻、生姜、葱白，皆辛而温者也。蜀椒、胡椒、茱萸、大蒜，皆辛而热者也。青皮、防己、秦艽，其辛而平者乎。麻黄、人参、大枣，其甘而温者乎。葛根、赤茯苓，其甘而平者乎。桑白皮，其甘而寒者乎。防风、当归，其甘辛而温者乎。官桂、桂枝，其甘辛而大热者乎。厚朴、桔梗，其苦而温者乎。黄芩、知母、枳实、苦参、地骨皮、柴胡、前胡，其苦而寒者乎。羌活、独活，其苦辛而微温者乎。升麻，其苦甘且平者乎。芍药，其酸而微寒者乎。浮萍，其辛酸而寒者乎。凡此皆发散之属也。善择者，当热而热，当寒而寒，不善择者反此，则病有变也。发汗中病则止，不必尽剂。凡破伤风、小儿惊风、飧泄不止、酒病火病，皆宜汗之，所谓火郁则发之也。

下法　积聚陈莝于中，留结寒热于内，必用下之。陈莝去而肠胃洁，癥瘕尽而营卫通。下之者，所以补之也。庸工妄投，当寒反热，当热反寒，故谓下为害也。考以本草，下之寒者，戎盐之咸，犀角之酸咸，沧盐、泽泻之甘咸，枳实之苦酸，腻粉之辛，泽漆之苦辛，杏仁之苦甘。下之微寒者，猪胆之苦。下之大寒者，牙消之甘，大黄、牵牛、瓜蒂、苦瓠、牛胆、蓝汁、羊蹄根苗之苦，大戟、甘遂之苦甘，朴消、芒消之苦咸。下之温者，槟榔之辛，芫花之苦辛，石蜜之甘，皂角之辛咸。下之热者，巴豆之辛，下之凉者，猪羊血之咸。下之平者，郁李仁之酸，桃花之苦。皆下药也。惟巴豆性热，非寒积不可轻用，妄下则使人津液涸竭，留毒不去，胸热口燥，转生他病也。其不可下者凡四：洞泄寒中者，表里俱虚者，厥而唇青手足冷者，小儿病后慢惊者，误下必致杀人。其余大积大聚、大痞大秘、大燥大坚，非下不可，但须寒热积气用之，中病则止，不必尽剂也。

第三卷 百病主治上

诸风

有中脏、中腑、中经、中气、痰厥、痛风、破伤风、麻痹。

【吐痰】藜芦 或煎，或散。瓜蒂、赤小豆 齑汁调服。莱菔子 擂汁。豨莶 捣汁。苏方木 煎酒调乳香末二钱服，治男女中风口噤，立吐恶物出。橘红 一斤，熬逆流水一碗服，乃吐痰圣药也。

【发散】麻黄 发散贼风、风寒、风热、风湿、身热麻痹不仁。熬膏服之，治风病取汗。荆芥 散风热，祛表邪，清头目，行瘀血。主贼风、顽痹、㖞斜。同薄荷熬膏服，治偏风。研末，童尿、酒服，治产后中风，神效。薄荷 治贼风，散风热、风寒，利关节，发毒汗，为小儿风涎要药。葛根 发散肌表风寒、风热，止渴。白芷 解利阳明及肺经风寒、风热，皮肤风痹瘙痒，利九窍，表汗不可缺之。生姜 散风寒、风湿。桂枝 治一切风冷、风湿、骨节挛痛，解肌开腠理，抑肝气，扶脾土，熨阴痹。

【风寒风湿】防风 三十六般风，去上焦风邪，头目滞气，经络留湿，一身骨节痛。除风去湿仙药。豨莶 治肝肾风气，麻痹瘫缓诸病，九蒸九晒，丸服。枲耳 大风湿痹，毒在骨髓，为末水服，或丸服，百日病出。茵陈蒿 风湿挛缩，酿酒服。浴风痹。苍术 大风顽痹。筋骨软弱，散风除湿解郁。汁酿酒，治一切风湿筋骨痛。吴茱萸 煎酒，治顽风痹痒。同姜、豉煎酒，冷服取汗，治贼风口㖞不语。五加皮 名追风使，治一切风湿，痿痹挛急，宜酿酒。蚕沙 风缓顽痹不随，炒浸酒服，亦蒸熨。蝎 半身不遂，抽掣，口目㖞斜，研入麝香，酒服。

【风热湿热】甘草 泻火，利九窍百脉。黄芩、黄连、菊花、秦艽 并治风热湿热。玄参、苦参、白鲜皮、白头翁、青葙子、败酱、桔梗 并治风热。大黄 汤涤湿热，下一切风热。柴胡 治湿痹拘挛，平肝胆三焦包络相火，少阳寒热必用之药。升麻 去皮肤肌肉风热。蒺藜 诸风瘙痒，大便结。胡麻 久食不生风热，风病人宜食之。侧柏叶 凡中风不省口噤，手足亸曳，便取一握同葱白捣酒煎服，能退风和气，不成废人。竹沥 暴中风痹，大热烦闷，失音不语，子冒风痉，破伤风噤，养血清痰，并宜同姜汁饮之。竹叶 痰热，中风不语，烦热。天竹黄 诸风热痰涎，失音不语。

【痰气】旋覆花 风气湿痹，胸上痰结留饮。中风壅滞，蜜丸服。香附子 心肺虚气客热，行肝气，升降诸气。煎汤浴风疹。木香 中气不省人事，研末服之，行肝气，调诸气。苏子 治腰脚中湿气风结气，治风顺气化痰，利膈宽肠。煮粥食，治风寒湿痹，四肢挛急，不能践地。玄胡索 除风治气，活血通经络。威灵仙 治诸风，宣通五脏，去冷滞痰水，利腰膝。杏仁 头面风气，往来烦热，散风降气化痰。遂日生吞，治偏风不遂，失音不语，肺中风热。陈橘皮 理气除湿痰。麝香 入骨，治风在骨髓，中风不省，香油灌二钱。白僵蚕 散风痰。酒服七枚，治口噤发汗，并一切风疰、风疹。

【血滞】当归、芎䓖 并主一切风，一切气，一切虚。破恶血，养新血。蜜丸服，治风痰，行气解郁。丹参 除风邪留热，骨节痛，四肢不遂。破宿血，生新血。渍酒饮，治风毒足软，名奔马草。**地榆** 汁酿酒，治风痹补脑。**虎杖** 煮酒，治风在骨节间。**桃仁** 血滞风痹，大便结。酒浸作丸，治偏风。**苏方木** 男女中风口噤，同乳香服。**乳香** 中风口噤，烧烟熏，口目㖞斜，活血止痛。**蜜蜡** 暴风身冷如瘫，化贴并裹手足。

【风虚】**天麻** 主肝气不足，风虚内作，头运目旋，麻痹不仁，语言不遂，为定风神药。**黄芪** 风虚自汗。逐五脏恶血，泻阴火，去虚热。无汗则发，有汗则止。**沙参** 去皮肌浮风，宣五脏风气，养肝气。**黄精** 补中，除风湿。**葳蕤** 治中风暴热，不能动摇，虚风湿毒，风温自汗灼热，一切虚乏。**牛膝** 寒湿痿痹，拘挛膝痛，强筋，补肝脏风虚。**列当** 煮酒，去风血，补腰肾。**仙茅** 一切风气，腰脚风冷，挛痹不能行，九蒸九晒，浸酒服。**淫羊藿** 一切冷风，挛急不仁，老人昏耄。浸酒服，治偏风。**蛇床子** 男女风虚，湿痹毒风，腰胯酸痛，浴大风身痒。**补骨脂** 风虚冷痹，骨髓伤败，一切风气痛，作丸服。**石斛** 脚膝软弱，久冷风痹。酥浸蒸，服至一镒，永不骨痛。**薯蓣** 去冷风，头面游风，强筋骨，壮脾胃。**栗** 肾虚腰脚无力，日食十颗。**慈石** 周痹风湿，肢节中痛，男女风虚，同白石英浸水，煮粥食。**白石英** 风虚冷痹，诸阳不足，烧淬酒饮。

痉风

即痉病，属太阳、督脉二经。其证发热口噤如痫，身体强直，角弓反张，甚则搐搦。伤风有汗者，为柔痉。伤寒湿无汗者，为刚痉。金疮折伤，痈疽产后，俱有破伤风湿发痉之证。

【风寒风湿】**羌活** 风寒风湿，伤金疮痫痉。产后中风，口噤不知人，酒水煎服。**葛根** 金疮中风寒，发痉欲死，煮汁服，干者为末。**荆芥** 散风湿风热。产后中风口噤，四肢强直，角弓反张，或搐搦欲死，为末，豆淋酒服，入童尿尤妙。**当归** 客血内寒，中风痓，汗不出。产后中风不省，吐涎瘈疭，同荆芥末，童尿酒服，下咽即有生意。**大蒜** 产后中风，角弓反张不语，煎酒服，取汗。或煎水服。

【风热湿热】**铁落** 炒热，淬酒饮，主贼风痉。**黄连** 破伤风，煎酒入黄蜡化服。**地黄** 产后风痉，取汁同姜汁交浸焙研，酒服。**蝉蜕** 破伤风病发热，炒研，酒服一钱，仍以葱涎调涂，去恶汗。

项强

【风湿】**防风** 凡腰痛项强，不可回头，乃手足太阳症，必须用此。**荆芥** 秋后作枕及铺床下，立春去之。

癫痫

有风热，惊邪，皆兼虚与痰。

【风热惊痰】**钓藤** 卒痫，同甘草煎服。**防葵** 癫痫狂走者，研末酒服。**苦参** 童尿煎汁，酿酒饮，主三十年痫。**天门冬** 风癫发则作吐，耳鸣引胁痛，为末酒服。**卢会** 小儿癫痫。

【风虚】**石菖蒲** 开心孔，通九窍，出音声。为末，猪心汤日服，治癫痫风疾。**远志** 安心志。**天麻** 小儿风痫，善惊失志，补肝定风。**萆薢** 缓关节老血，头旋风痫。**酸石榴** 小儿痫，酿蝎五枚，泥煅研，乳服五分。**柏实** 定痫养血。

卒厥

有尸厥、气厥、火厥、痰厥、血厥、中恶、魇死、惊死。

【外治】**醋** 鬼击卒死，灌少许入鼻。**酒** 惊怖卒死，灌之，并吹两鼻。**鸡冠血** 寝死，中恶卒死，涂面及心，并纳口鼻。

【内治】**女青** 诸卒死，捣末酒灌，立活。**陈粟米** 卒得鬼打，擂水服。**白微** 妇人无故汗多，卒厥不省人事，名血厥。同当归、人参、甘草煎服。**巴豆** 鬼击，同杏仁汁服，取利。**常山** 小儿惊忤，中恶卒死，同牡蛎煎服吐痰。

伤寒热病

寒乃标，热乃本。春为温，夏为热，秋为瘅，冬为寒，四时天行为疫疠。

【发表】麻黄、羌活 太阳、少阴。**葛根、升麻、白芷** 阳明，太阴。**细辛** 少阴。**苍术** 太阴。**荆芥、薄荷、紫苏** 并发四时伤寒不正之汗。**香薷** 四时伤寒不正之气，为末，热酒服，取汗。**香附** 散时气寒疫。**艾叶** 时气温疫，煎服取汗。**天仙藤** 治伤寒，同麻黄发汗。**豆豉** 治数种伤寒，同葱白，发汗通关节。汗后不解，同盐吐之。**胡麻** 煎酒，发汗。**石膏** 阳明发热，解肌出汗。**代赭石** 伤寒无汗，同干姜末热醋调，涂掌心合定，暖卧取汗。

【攻里】大黄 阳明、太阴、少阴、厥阴，燥热满痢诸证。**栝楼实** 利热实结胸。**千里及** 主天下疫气，煮汁吐利。**桃仁** 下瘀血。**水蛭、虻虫** 下瘀血。**芒消** 下痞满燥结。

【和解】柴胡 少阳寒热诸症。伤寒作余热，同甘草煎服。**苦参** 热病狂邪，不避水火，蜜丸服。**龙胆草** 伤寒发狂，末服二钱。**青黛** 阳毒发斑，及天行头痛寒热，水研服。**地黄** 温毒发斑，熬黑膏服。同薄荷汁服，主热瘴昏迷。**芦根** 伤寒内热，时疾烦闷，煮汁服。**豆豉** 伤寒头痛，寒热瘴气，及汗后不解，身热懊侬，同栀子煎服。余毒攻手足，煎酒服。暴痢，同薤白煎服。**石膏** 伤寒头痛如裂，壮热如火，解肌发汗，阳明潮热大渴。同黄连煎服，治伤寒发狂。**滑石** 解利四时一切伤寒，同甘草末服。**海蛤** 伤寒血结，同芒消、滑石、甘草服。**文蛤** 伤寒大汗，烦热口渴，末服。

【温经】人参 伤寒厥逆发躁，脉沉，以半两煎汤，调牛胆南星末服。坏证不省人事，一两煎服，脉复即苏。夹阴伤寒，小腹痛，呕吐厥逆，脉伏，同姜、附煎服，即回阳。**黑大豆** 阴毒，炒焦投酒热服，取汗。**干姜** 阴毒，同附子用，补中有发。**葱白** 阴毒，炒热熨脐。**芥子** 阴毒，贴脐，发汗。**蜀椒** 阴毒，入汤液用。**吴茱萸** 阴毒，酒拌蒸熨足心。**松节** 炒焦投酒服，治阴毒。

【食复劳复】麦门冬 伤寒后小劳，复作发热，同甘草、竹叶、粳米煎服。**胡黄连** 劳复，同栀子丸服。**芦根** 劳复食复，煮汁服。**枳壳** 劳复发热，同栀子、豉、浆水煎服。**栀子** 食复发热，上方加大黄。

瘟疫

【辟禳】苍术 山岚瘴气，温疾恶气，弭灾沴。烧烟黑，去鬼邪。**苍耳** 为末水服，避恶邪，不染疫疾。**松叶** 细切酒服，日三，能辟五年瘟。**柏叶** 时气瘴疫，社中东南枝，为末，日服。**桃仁** 茱萸、青盐炒过，每嚼一二十枚，预辟瘴疠。**蒜** 时气温病，捣汁服。**蔓菁** 立春后庚子日，饮汁，一年免时疾。**马齿苋** 元旦食之，解疫气。

【瘴疠】升麻 吐。**葛根、大黄** 温瘴。**恒山** 吐。**芫花** 下。

暑

有受暑中暍，受凉中暑。

【清暑】香薷 解暑利小便，有彻上彻下之功。夏月解表之药，能发越阳气，消散畜水。**黄连** 酒煮丸服，主伏暑在心脾，发热吐泻痢渴诸病。**木瓜、枇杷叶、赤茯苓、厚朴、猪苓** 并主伤暑有湿热诸病。**桂心** 大解暑毒，同茯苓丸服。同蜜作渴水饮。**黄檗** 去湿热，泻阴火，滋肾水，去痿弱。

【泻火益元】黄芪 伤暑自汗，喘促肌热。**人参** 暑伤元气，大汗痿躄，同麦门冬、五味子煎服，大泻阴火，补元气，助金水。**甘草** 生泻火，熟补火，与参、芪同为泻火益气之药。**麦门冬** 清肺金，降心火，止烦渴咳嗽。**虎杖** 同甘草煎饮，压一切暑毒烦渴，利小便。苦茗 同姜煎饮，或醋同饮，主伤暑泻痢。石南叶 煎服解暑。乌梅 生津止渴。西瓜、甜瓜、椰子浆 解暑毒。

湿

有风湿、寒湿、湿热。

【风湿】羌独活、防风、细辛、麻黄、木贼、浮萍、藁本、芎䓖、蛇床子、黄芪、黄精、葳蕤、秦艽、菖蒲、漏卢、菊花、旋覆、豨莶、苍耳、忍冬、苏子、萆薢、土茯苓、葱白、薏苡、胡麻、大豆、秦椒、柏实、松叶、沉香、龙脑、蔓荆、皂荚、枸杞、五加皮、桂枝、厚朴 与苍术、橘皮同除湿病。蝎 风淫湿痹，炒研入麝香，酒服。鳝鱼 湿风恶气，作臛食。

【寒湿】苍术 除上中下三焦湿，发汗利小便，逐水功最大。湿气身重作痛，熬膏服。牛膝、山柰、红豆蔻、草果、蠡实、艾叶、木香。吴茱萸、胡椒、莲实、桂心、丁香、樟脑、乌药、山茱萸。

【湿热】黄芩、黄连、防己、连翘、白术、柴胡、苦参、龙胆草、车前、木通、泽泻、通草、白鲜、海金沙、地黄、牵牛 气分。大黄 血分。椿白皮、茯苓、猪苓、木槿、榆皮。

火热

有郁火、实火、虚火，气分热、血分热、五脏热、十二经热。

【升散】柴胡 平肝胆三焦包络相火，除肌热潮热，寒热往来，小儿骨热疳热，妇人产前产后热。虚劳发热，同人参煎服。升麻 解肌肉热，散郁火。葛根 解阳明烦热，止渴散郁火。羌活 散火郁发热。白芷 散风寒身热，浴小儿热。

【泻火】黄连 泻肝胆心脾火，退客热。黄芩 泻肺及大肠火，肌肉骨蒸诸热。肺热如火燎，烦躁咳嗽引饮，一味煎服。秦艽 阳明湿热，劳热潮热骨蒸。沙参 清肺热。龙胆 肝胆火，胃中伏热。青黛 五脏郁火。恶实 食前挼吞三枚，散诸结节筋骨烦热毒。积雪草 暴热，小儿热。茵陈 去湿热。栀子 心肺胃小肠火，解郁利小便。石膏 除三焦肺胃大肠火，解肌发汗退热，潮热骨蒸发热，为丸散服。食积痰火，为丸服。小儿壮热，同青黛丸服。

【缓火】甘草 生用，泻三焦五脏六腑火。黄芪 泻阴火，补元气，去虚热。无汗则发，有汗则止。麦门冬 降心火，清肺热虚劳客热，止渴。五味子 与人参、麦门冬三味，为清金滋水泻火止渴止汗生脉之剂。天门冬 肺劳风热，丸服。阴虚火动有痰热，同五味子丸服。妇人骨蒸，同生地黄丸服。葳蕤 五劳七伤虚热。煎服，治发热口干小便少。白术 除胃中热、肌热，止汗。妇人血虚发热，小儿脾虚骨蒸，同茯苓、甘草、芍药煎服。山药 除烦热，凉而补。梨 消痰降火，凉心肺。

【滋阴】生地黄 诸经血热，滋阴退阳。蜜丸服，治女人发热成劳。蜜煎服，治小儿壮热，烦渴昏沉。熟地黄 血虚劳热，产后虚热，老人虚燥。同生地黄为末，姜汁糊丸，治妇人劳热。玄参 烦躁骨蒸，滋阴降火，与地黄同功。治胸中氤氲之气，无根之火，为圣剂。同大黄、黄连丸服，治三焦积热。当归 血虚发热，困渴引饮，目赤面红，日夜不退，脉洪如白虎证者，同黄芪煎服。

诸气

怒则气逆，喜则气散，悲则气消，恐则气下，惊则气乱，劳则气耗，思则气结，炅则气泄、寒则气收。

【郁气】香附 心腹膀胱连胁下气妨，常日忧愁。总解一切气郁，行十二经气分，有补有泻，有升有降。苍术 消气块，解气郁。木香 心腹一切滞气。和胃气，泄肺气，行肝气。凡气郁而不舒者，宜用之。

冲脉为病，逆气里急。同补药则补，同泻药则泻。中气，竹沥、姜汁调灌。气胀，同诃子丸服。一切走注，酒磨服。藿香 快气。紫苏 顺气。薄荷 去愤气。胡荽 热气结滞，经年数发，煎饮。马齿苋 诸气不调，煮粥食。

【痰气】贝母 散心胸郁结之气，消痰。威灵仙 宣通五脏，去心腹冷滞，推陈致新。男妇气痛，同韭根、乌药、鸡子煮酒服。橘皮 痰隔气胀，水煎服。下焦冷气，蜜丸服。皂荚 一切痰气，烧研，同萝卜子、姜汁、蜜丸服。龟甲 抑结气不散，酒炙，同柏叶、香附丸服。

【血气】当归 气中之血。芎䓖 血中之气。蓬莪茂 气中之血。姜黄 血中之气。三棱 血中之气。郁金 血气。

【冷气】艾叶 心腹一切冷气恶气，捣汁服。五味子 奔豚冷气，心腹气胀。茴香 肾邪冷气，同附子制为末服。白芥子 腹中冷气，微炒为丸服。蜀椒 解郁结。其性下行通三焦。凡人食饱气上，生吞一二十枚即散。厚朴 男女气胀，饮食不下，冷热相攻，姜汁炙，研末饮服。诃黎勒 一切气疾，宿食不消，每夜嚼咽。

痰饮

痰有六：湿、热、风、寒、食、气也。饮有五：支、留、伏、溢、悬也。皆生于湿。

【风寒湿郁】白术 消痰水，燥脾胃。心下有水，同泽泻煎服。五饮酒癖，同姜、桂丸服。旋覆花 胸上痰结，唾如胶漆，及膀胱留饮，焙研蜜丸服。威灵仙 心膈痰水，宿脓久积。停痰宿饮，喘咳呕逆，同半夏，皂角水丸。薄荷 小儿风涎要药。苏子 治风顺气消痰。干姜 并主冷痰，燥湿温中。生姜 除湿去痰下气。痰厥卒风，同附子煎服。

【湿热火郁】栝楼 降火清金，涤痰结。清痰利膈，同半夏熬膏服。胸痹痰嗽，取子同薤白煎服。饮酒痰澼，胁胀呕吐腹鸣，同神麹末服。贝母 化痰降气，解郁润肺。痰胀，同厚朴丸服。桑白皮 上焦痰气。茯苓 膈中痰水，淡渗湿热。五倍子 并化顽痰，解热毒。百药煎 清金化痰，同细茶、海螵蛸丸服。牛黄 化热痰。阿胶 润肺化痰，利小便。

【气滞食积】香附子 散气郁，消饮食痰饮，利胸膈。停痰宿食，同半夏、白矾、皂角水丸服。山楂 并消食积痰。银杏 生食降痰。石膏 食积痰火，煅研醋糊丸服。

脾胃

有劳倦内伤，有饮食内伤，有湿热，有虚寒。

【劳倦】甘草 补脾胃，除邪热，益三焦元气，养阴血。人参 劳倦内伤，补中气，泻邪火。煎膏合姜、蜜服。黄芪 益脾胃，实皮毛，去肌热，止自汗。黄精、葳蕤 补中益气。白术 熬膏服良。石斛 厚脾胃，长肌肉。使君子 健脾胃，除虚热。大枣 同姜末点服。

【食滞】大黄 荡涤宿食，推陈致新。地黄 去胃中宿食。香附、三棱、莪茂、木香、柴胡 消谷。荆芥、薄荷、苏 并消鱼鲙。杏仁 停食，用巴豆炒过，末服。橘皮 为末，煎饮代茶。青皮 盐、醋、酒、汤四制为末，煎服。

【酒毒】葛花、葛根汁、白茅根汁、水萍、菰笋、秦艽、苦参、地榆、菊花 酒醉不语，为末酒服。扁豆、豆腐 烧酒醉死，切片贴身。豉 同葱白煎。麹、萝卜、蔓菁 大醉不堪，煮粥饮汁。根蒸三次研末，酒后水服二钱，不作酒气。白菘 解酒醉不醒，研子一合，井水服。新汲水 烧酒醉死，浸发及手足，仍少灌之。食盐 擦牙漱咽，解酒毒。先食一匙，饮酒不醉。鸡内金 消酒积，同豆粉丸服。五灵脂 酒积黄肿，入麝丸服。鹿茸 饮酒成泄，冲任虚寒，同狗脊、白敛丸服。

吞酸嘈杂

有痰食热证，有阳气下陷虚证。

【痰食】**苍术、香附、黄连、蓬莪茂、缩砂仁** 生食。**萝卜** 食物作酸，生食即止。**米醋** 破结气，心中酸水痰饮。**胡桃** 食物醋心，以干姜同嚼下，立止。**槟榔** 醋心吐水，同橘皮末服。**大腹皮** 痰隔醋心，同疏气药、盐、姜煎服。**厚朴** 吐酸水，温胃气。**蚬壳** 吞酸心痛，烧服。

【阳陷】**人参** 消胸中痰变酸水。妊娠吐水，心酸痛，不能饮食，同干姜丸服。**荜茇** 胃冷口酸流清水，凡连脐痛，同厚朴末、鲫鱼肉丸服。**吴茱萸** 醋心甚者，煎服。有人服之，二十年不发也。

噎膈

噎病在咽嗌，主于气，有痰有积。膈病在膈膜，主于血，有挟积、挟饮澼、挟瘀血及虫者。

【利气化痰】**山豆根** 研末，橘皮汤下。**昆布** 气噎，咽中如有物，吞吐不出，以小麦煮过，含咽。**栝楼** 胸痹咽塞，同薤白、白酒煮服。**芦根** 五噎吐逆，煎服。**橘皮** 卒气噎，去白焙研，水煎服。胸痹咽塞，习习如痒，唾沫，同枳实、生姜煎服。**槟榔** 五膈五噎，同杏仁以童尿煎服。

【开结消积】**三棱** 治气胀，破积气。反胃，同丁香末服。**蓬莪茂** 破积气，治吐酸水。**阿魏** 五噎膈气，同五灵脂丸服。**威灵仙** 噎膈，同蜜煎服，吐痰。**凤仙子** 噎食不下，酒浸晒研，酒丸服。**红蓝花** 噎膈拒食，同血竭浸酒服。**大黄** 食已即吐，大便结，同甘草煎服。**人溺、秋石** 噎病，每服一钱。

反胃

主于虚，有兼气、兼血、兼寒、兼痰、兼积者。病在中下二焦，食不能入，是有火；食入反出，是无火。

【温中开结】**白豆蔻** 脾虚反胃，同丁香、缩砂、陈廪米，姜汁丸服。**白芷** 血风反胃，猪血蘸食。**木香** 同丁香煎服，治反胃关格。**木鳖子** 三十个去皮油，牛乳、蜂蜜各半斤，石器慢熬干研，日取一匙入粥食。**三棱** 同丁香末服。**益智子** 客寒犯胃，多唾沫。**韭菜** 炸熟，盐醋吃十顿，治噎膈反胃。**生姜汁** 煮粥食。麻油煎研，软柿蘸食。**白芥子** 酒服二钱。**胡椒** 醋浸七次，酒糊丸服，或加半夏或同煨姜煎服。**毕澄茄** 吐出黑汁者，米糊丸服。**枇杷叶** 同人参、丁香煎服。**松节** 煎酒。**猬皮** 煮汁服，或炙食，或烧灰酒服。

【和胃润燥】**人参** 止反胃吐食，煎饮或煮粥食，或同半夏、生姜、蜜煎服。**白术、芍药、芦根** 止反胃五噎吐逆，去膈间客热，煮汁服。**茅根** 反胃上气，除客热在胃，同芦根煎汁饮。**山药、粟米** 作丸，醋煮吞。**马齿苋** 饮汁。**杏仁、桃仁、梨** 插丁香十五粒煨食，止反胃。**甘蔗汁** 同姜汁饮，治反胃。**干柿** 连蒂捣酒服，止反胃，开胃化痰。**干枣叶** 同丁香、藿香煎服，止反胃。

呕吐

有痰热，有虚寒，有积滞。

【痰热】**葛根** 大热呕吐，小儿呕吐，荡粉食。**香附** 妊娠恶阻，同藿香、甘草煎服。**麦门冬** 止呕吐燥渴。**前胡** 化痰止吐。**芦根** 主呕逆不食，除膈间客热，水煮服。或入童尿。**茯苓、猪苓、栀子** 止呕逆，下气。**苏方木** 人常呕吐，用水煎服。**杨梅** 止呕吐，除烦愦。**枇杷** 止吐下气。**石膏** 胃火吐逆。**蝉蜕** 胃热吐食，同滑石末水服。

【虚寒】**细辛** 虚寒呕吐，同丁香末服。**苍术** 暖胃消谷，止呕吐。**白术** 胃虚呕逆，及产后呕吐。**人参** 止呕吐，胃虚有痰，煎汁入姜汁、竹沥服。胃寒，同丁香、藿香、橘皮煎服。妊娠吐水，同干姜丸服。

艾叶 口吐清水，煎服。旋覆花 止呕逆不下食，消痰下气。苏子 止吐。香薷 伤暑呕吐。藿香 脾胃吐逆为要药。木香、当归 温中，止呕逆。白豆蔻 止吐逆，散冷气，胃冷忽恶心，嚼数枚酒下。小儿胃寒吐乳，同缩砂、甘草末饮服。芥子 胃寒吐食。橘皮 止吐消痰温中。嘈杂吐清水，去白研末，时舐之。胡椒 去胃中寒痰，食已即吐水，甚验。厚朴 痰壅呕逆不食，姜汁炙研，米饮服。诃黎勒 止呕吐不食，消痰下气，炒研糊丸服。赤石脂 饮食冷过多，成澼吐水，每酒服方寸匕，尽一斤，终身不吐痰水。

【积滞】香附子 止呕吐，下气消食。缩砂密 温中消食止吐。

呃逆

呃音噫，不平也。有寒有热，有虚有实，其气自脐下冲上，作呃呃声，乃冲脉之病，世亦呼为咳逆，与古之咳嗽气急之咳逆不同。

【虚寒】紫苏 咳逆短气，同人参煎服。缩砂 同姜皮冲酒服。麻黄 烧烟嗅之立止。细辛 卒客忤逆，口不能言，同桂安口中。旋覆花 心痞噫不息，同代赭石服。姜汁 久患咳噫，连至四五十声，以汁和蜜煎服，三次立效。亦擦背。橘皮 呃逆，二两去白煎服。或加丁香。胡椒 伤寒咳逆，日夜不止，寒气攻胃也，入麝煎酒服。毕澄茄 治上证，同高良姜末煎，入少醋服。吴茱萸 止咳逆。肾气上筑于咽喉，逆气连属不能出，或至数十声，上下不得喘息，乃寒伤胃脘，肾虚气逆，上乘于胃，与气相并也，同橘皮、附子丸服。蜀椒 呃噫，炒研糊丸，醋汤下。沉香 胃冷久呃，同紫苏、白豆蔻末，汤服。乳香 阴证呃逆，同硫黄烧烟熏之，或煎酒嗅。伏龙肝 产后咳逆，同丁香、白豆蔻末、桃仁、茱萸煎汤下。黄蜡 阴病打呃，烧烟熏之。

【湿热】大黄 伤寒阳证呃逆便闭者下之，或蜜兑导之。人参 吐利后胃虚膈热而咳逆者，同甘草、陈皮、竹茹煎服。干柿 产后咳逆心烦，水煮呷。柿蒂 煮服，止咳逆哕气。青橘皮 伤寒呃逆，末服。枳壳 伤寒呃噫，同木香末，白汤服。

泄泻

有湿热、寒湿、风暑、积滞、惊痰、虚陷。

【湿热】白术 除湿热，健脾胃。湿泄，同车前子末服。虚泄，同肉豆蔻、白芍药丸服。久泄，同茯苓、糯米丸服。小儿久泄，同半夏、丁香丸服。老人脾泄，同苍术、茯苓丸服。老小滑泄，同山药丸服。苍术 湿泄如注，同芍药、黄芩、桂心煎服。暑月暴泄，同神麴丸服。车前子 暑月暴泄，炒研服。秦艽 暴泄引饮，同甘草煎。黄连 湿热脾泄，同生姜末服。食积脾泄，同大蒜丸服。栀子 食物直出，十个微炒，煎服。黄檗 小儿热泻，焙研米汤服，去下焦湿热。茯苓、猪苓、石膏 水泄腹鸣如雷，煅研，饭丸服二十丸，二服，愈。

【虚寒】五味子 五更肾泄，同茱萸丸服。补骨脂 水泄日久，同粟壳丸服。脾胃虚泄，同豆蔻丸服。肉豆蔻 温中消食，固肠止泄。热泄，同滑石丸服。冷泄，同附子丸服。滑泄，同粟壳丸服。久泄，同木香丸服。老人虚泻，同乳香丸服。益智子 腹胀忽泄，日夜不止，诸药不效，元气脱也，浓煎二两服。荜茇 暴泄，身冷自汗脉微，同干姜、肉桂、高良姜丸服，名已寒丸。酸榴皮 一二十年久泄，焙研米饮服，便止。蜀椒 老人湿泄，小儿水泄，醋煮丸服。吴茱萸 老人脾冷泄，水煎入盐服。白垩土 水泄，同干姜、楮叶丸服。石灰 水泄，同茯苓丸服。赤石脂 滑泄疳泄，煅研米饮服。大肠寒泄遗精，同干姜、胡椒丸服。五倍子 久泄，丸服。水泄，加枯矾。龙骨 滑泄，同赤石脂丸服。

【积滞】神麴、麦蘖、荞麦粉 脾积泄，沙

糖水服三钱。**芜荑** 气泄久不止，小儿疳泄，同豆蔻、诃子丸服。

【外治】**木鳖子** 同丁香、麝香贴脐上，虚泄。**蛇床子** 同熟艾各一两，木鳖子四个，研匀，绵包安脐上，熨斗熨之。**蓖麻仁** 七个，同熟艾半两，硫黄二钱，如上法用。**猪苓** 同地龙、针砂末，葱汁和，贴脐。**大蒜** 贴两足心，亦可贴脐。**赤小豆** 酒调，贴足心。

痢

有积滞、湿热、暑毒、虚滑、冷积、蛊毒。

【积滞】**大黄** 诸痢初起，浸酒服，或同当归煎服。**莱菔** 汁和蜜服，干者嚼之，止噤口痢。**山楂** 煮服，止痢。

【湿热】**黄连** 热毒赤痢，水煎露一夜热服。小儿入蜜，或炒焦，同当归末、麝香，米汤服。下痢腹痛，酒煎服。伤寒痢，同艾水煎服。暴痢，同黄芩煎服。**白头翁** 一切毒痢，水煎服。赤痢咽肿，同黄连、木香煎服。赤痢下重，同黄连、黄檗、秦皮煎服。**柴胡** 积热痢，同黄芩，半水半酒煎服。**大青** 热病下痢困笃者，同甘草、胶、豉、赤石脂煎服。**青蒿** 冷热久痢，同艾叶、豆豉作饼，煎服。**青黛** 疳痢，末服。**益母草** 同米煮粥，止疳痢。同盐梅烧服，止杂痢。**豆豉** 炒焦酒服，入口即定。**豆腐** 休息痢，醋煎服。**葱白** 下痢腹痛，煮粥食，又煮鲫鱼鲊食。**茄根茎叶** 同榴皮末，沙糖水服。**胡荽** 炒末服。**木耳** 血痢，姜醋煮食，或烧灰水服。久痢，炒研酒服。久者加鹿角胶。

【虚寒】**甘草** 泻火止痛。久痢，煎服。**人参** 冷痢厥逆，同诃子、生姜煎服。禁口痢，同莲肉煎呷。老人虚痢，同鹿角末服。**苍术** 久痢，同川椒丸服。**肉豆蔻** 冷痢，醋面包煨研服。**缩砂仁** 赤白痢、休息痢，腹中虚痛。同干姜丸服，治冷痢。**荜茇** 虚痢呕逆。用牛羊乳汁煎服。**山药** 半生半炒末服，治禁口痢。**大蒜** 禁口痢及小儿痢，同冷水服，或丸黄丹服。**薤白** 疳痢久痢，煮粥、作饼、炒黄皆宜。**生姜** 久痢，同干姜作馄饨食。**胡椒** 赤白痢，同绿豆丸服。**吴茱萸** 燥湿热，止泻痢，同黄连丸服。同黑豆搓热吞之。**桂心** 久痢，姜汁炙紫，同黄连等分，为末服。**皂荚刺** 风入大肠，久痢脓血，同枳实、槐花丸服。**厚朴** 止泄痢，厚肠胃。水谷痢，同黄连煎服。**鸡卵** 久痢产痢，醋煮食。小儿痢，和蜡煎食。疳痢，同定粉炒食。**阿胶** 赤白虚痢，同黄连、茯苓丸服。

【止涩】**木贼** 煎水。**菝葜** 同蜡茶，白梅丸服。**粟壳** 醋炙，蜜丸服。同陈皮末服。同槟榔末服。同厚朴末服。**乌梅** 止渴，除冷热痢，水煎服。血痢，同茶、醋服。同黄连丸服。休息痢，同建茶、干姜丸服。**酸榴皮及根** 或煎，或散，或丸，或烧服。**金樱子** 久痢，同粟壳丸服，花、叶、子、根并可用。**赤石脂** 末服。冷痢，加干姜作丸。伤寒下痢，同干姜、粳米煎服。**石灰** 十年血痢，熬黄澄水，日三服。酒积下痢，水和泥裹煅研，醋糊丸服。**五倍子** 久痢，半生半烧丸服，或加枯矾。赤痢，加乌梅。**龙骨** 涩虚痢。伤寒痢、休息痢，煮汁服，或丸服。

【外治】**木鳖子** 六个研，以热面饼挖孔，安一半，热贴脐上，少顷再换即止。**芥子** 同生姜捣膏封脐。

心下痞满

痛者为结胸胸痹，不痛者为痞满。有因下而结者，从虚及阳气下陷；有不因下而痞结者，从土虚及痰饮食郁湿热治之。

【湿热气郁】**桔梗** 胸胁痛刺，同枳壳煎。**贝母** 主胸胁逆气，散心胸郁结之气，姜汁炒丸。**木香** 能升降诸气，专泄胸腹滞塞。阳衰气胀懒食，同诃子，糖和丸服。**香附子** 利三焦，解六郁，消饮食痰饮。一切气疾，同砂仁、甘草末服。同乌药末煮服。同茯神丸服。一味浸酒服之。泽泻 主痞满，渗湿热，同白术、生姜煎服。大黄 泄湿热，心下痞满。伤寒下早，心下满而不痛，同黄连煎服。草豆蔻、吴茱萸 湿热痞满，同黄连煎服。枳实 除胸膈痰澼，逐停水，破结实，消胀满，心下急，痞痛逆气，解伤寒结胸，胃中湿热。卒胸痹痛，为末，日服。胸痹结胸，同厚朴、栝楼、薤白煎服。同白术丸服。茯苓 胸胁气逆胀满，同人参煎服。

【痰食】旋覆花 汗下后，心下痞满，噫气不止。缩砂 痰气膈胀，以萝卜汁浸，焙研汤服。栝楼 胸痹痰结，痛彻心背，痞满喘咳，取子丸服，或同薤白煎酒服。神麹 同苍术丸服，除痞满食气。麦蘖 同神麹、白术、橘皮丸服，利膈消食。白芥子 冷痰痞满，同白术丸服。橘皮 痰热痞满，同白术丸服，或煎服。

【脾虚】人参 主胸胁逆满，消胸中痰，消食变酸水，泻心肺脾胃火邪。心下结硬，按之无，常觉痞满，多食则吐，气引前后，噫呃不除，由思虑郁结，同橘皮去白丸服。术 除热消食，消痰水。胸膈烦闷，白术末，汤服。消痞强胃，同枳实为丸服。心下坚大如盘，水饮所作，腹满肋鸣，实则失气，虚则遗尿，名气分，同枳实水煎服。羊肉 老人膈痞不下食，同橘皮、姜、面作臛食。

胀满

有湿热、寒湿、气积、食积、血积。

【湿热】术 除湿热，益气和中。脾胃不和，冷气客之为胀满，同陈皮丸服。黄连 去心火及中焦湿热。桔梗 腹满肠鸣，伤寒腹胀，同半夏、橘皮煎服。厚朴 消痰下气，除胀满，破宿血，化水谷，治积年冷气雷鸣。腹胀脉数，同枳实、大黄煎服。腹痛胀满，加甘草、桂、姜、枣。男女气胀，冷热相攻，久不愈，姜汁炙研，米饮日服。皂荚 主腹胀满。胸腹胀满，煨研丸服，取利甚妙。枳实 消食破积，去胃中湿热。枳壳 逐水消胀满，下气破结。老幼气胀，气血凝滞，四制丸服。

【寒湿】草豆蔻 除寒燥湿，开郁破气。缩砂密 治脾胃结滞不散，补肺醒脾。益智子 主客寒犯胃。腹胀忽泻，日夜不止，二两煎汤服，即止。胡椒 虚胀腹大，同全蝎丸服。

【气虚】甘草 除腹胀满，下气。萎蕤 主心腹结气。青木香 主心腹一切气，散滞气，调诸气。香附子 治诸气胀满，同缩砂、甘草为末服。紫苏 治一切冷气，心腹胀满。莱菔子 气胀气蛊，取汁浸缩砂炒七次，为末服。生姜 下气，消痰喘胀满，亦纳下部导之。山药 心腹虚胀，手足厥逆，或过服苦寒者，半生半炒为末，米饮服。

【积滞】蓬莪茂 治积聚诸气胀。京三棱 治气胀，破积。马鞭草 行血活血。鼓胀烦渴，身干黑瘦，锉曝，水煮服。神麹 补虚消食。三焦滞气，同莱菔子煎服。少腹坚大如盘，胸满食不消化，汤服方寸匕。蘖米 消食下气，去心腹胀满。产后腹胀，不得转气，坐卧不得，酒服一合，气转即愈。山楂 化积消食，行结气。

诸肿

有风肿、热肿、水肿、湿肿、气肿、虚肿、积肿、血肿。

【开鬼门】麻黄 主风肿、水肿，一身面目浮肿，脉浮，小便不利，同甘草煮汤服，取汗。水肿脉沉，浮者为风，虚肿者为气，皆非水也，麻黄、甘草、附子煮汤服。羌活 疗风用独活，疗水用羌活。风水浮肿，及妊娠浮肿，以萝卜子炒过研末，酒服二钱，日二。

【洁净府】泽泻 逐三焦停水，去旧水，养新水，消肿胀，渗湿热。水湿肿胀，同白术末服。鸭跖草 和小豆煮食，下水。苍耳子 大腹水肿，烧灰，同葶苈末服。苏子 消渴变水，同莱菔子服，水从小便出。

木通 利大小便，水肿，除诸经湿热。通脱木 利小便，除水肿。灯心草 除水肿癃闭。葶苈 利水道，下膀胱水，皮间邪水上出，面目浮肿，大降气，与辛酸同用，以导肿气。通身肿满，为末，枣肉丸服，神验。马鞭草 大腹水肿，同鼠尾草煮汁熬稠丸服，神效。马兰 水肿尿涩，同黑豆、小麦，酒、水煎服。海金沙 脾胃肿满，腹胀如鼓，喘不得卧，同白术、甘草、牵牛为末服。薏苡仁 水肿喘急，以郁李仁绞汁煮粥食。葫蒜 同蛤粉丸服，消水肿。同田螺、车前，贴脐，通小便。冬瓜 小腹水胀，利小便。酿赤小豆煨熟，丸服。瓜瓤淡煮汁饮，止水肿烦渴。胡瓜 水病肚胀肢浮，以醋煮食，须臾水下。桑葚 利水气，消肿。水肿胀满，以桑白皮煎水煮椹，同糯米酿酒饮。桑叶 煎饮代茶，除水肿，利大小肠。楮实 水气蛊胀，用洁净釜熬膏，和茯苓、白丁香丸服，效。矾石 却水。水肿，同青矾、白面丸服。蝼蛄 利大小便，治肿甚效。十种水病，腹满喘促，五枚焙研，汤服。海蛤 治十二种水气浮肿，利大小肠。水瘸肿病，同杏仁、防己、葶苈、枣肉丸服。水肿发热，同木通、猪苓、泽泻、滑石、葵子、桑皮煎服。石水肢瘦腹独大者，同防己、葶苈、茯苓、桑皮、橘皮、郁李丸服。田螺 利大小便，消手足浮肿，下水气。同大蒜、车前贴脐，水从小便出。鲤鱼 煮食，下水气，利小便。用醋煮食。赤小豆煮食。

【逐陈莝】商陆 主水肿胀满，疏五脏水气，泻十种水病，利大小肠。切根，同赤小豆、粳米煮饭，日食甚效。或同粟米粥食。或取汁和酒饮，利水为妙。或同羊肉煮食。泽漆 去大腹水气，四肢面目浮肿。十肿水气，取汁熬膏，酒服。大豆黄卷 除胃中热，消水病胀满，同大黄醋炒为末服。老丝瓜 巴豆炒过，入陈仓米同炒，取米去豆，丸服。郁李仁 大腹水肿，面目皆浮，酒服七七粒，能泻结气，利小便。肿满气急，和面作饼食，大便通即愈。

【调脾胃】白术 逐皮间风水结肿，脾胃湿热。四肢肿满，每用半两，同枣煎服。黄连 湿热水病，蜜丸，每服四五丸，日三服。香附子 利三焦，解六郁，消胕肿。酒肿虚肿，醋煮丸服。气虚浮肿，童尿浸焙丸服。使君子 小儿虚肿，上下皆浮，蜜炙末服。萝卜 酒肿及脾虚足肿，同皂荚煮熟，去皂荚，入蒸饼，捣丸服。柑皮 产后虚浮，四肢肿，为末酒服。

【血肿】红蓝花 捣汁服，不过三服。泽兰 产后血虚浮肿，同防己末，醋汤服。

黄疸

有五，皆属热湿。有瘀热、脾虚、食积、瘀血、阴黄。

【湿热】茵陈 治通身黄疸，小便不利。阳黄，同大黄用；阴黄，同附子用。湿热黄疸，五苓散加之。酒疸，同栀子、田螺擂烂，酒服。痫黄如金，同白鲜皮煎服。同生姜，擦诸黄病。秦艽 牛乳煎服，利大小便，疗酒黄黄疸，解酒毒，治胃热。以一两酒浸饮汁，治五疸。大黄 治湿热黄疸。伤寒瘀热发黄者，浸水煎服，取利。栝楼根 除肠胃痼热，八疸，身面黄。黑疸危疾，捣汁服，小儿加蜜。酒疸、黄疸，青栝楼焙研煎服，取利。时疾发黄，黄栝楼绞汁，入芒消服。胡黄连 小儿黄疸，同黄连末入黄瓜内，面里煨熟，捣丸服。柴胡 湿热黄疸，同甘草、茅根水煎服。茅根 利小便，解酒毒，治黄疸。五种疸疾，用汁合猪肉作羹食。葛根 酒疸，煎汤服。恶实 治急黄，身热发狂，同黄芩煎服。龙胆 除胃中伏热，时疾热黄，去目中黄，退肝经邪热。谷疸因食得，劳疸因劳得，用一两，同苦参末二两，牛胆汁丸服亦效。萹蓄 治黄疸，利小便，捣汁顿服一斤。多年者，日再服。紫花地丁 黄疸内热，酒服末三钱。蔓菁子 利小便，煮汁服。黄疸如金，生研水服。急黄便结，生捣，水绞汁服，当鼻中出水及下诸物则愈。

【脾胃】白术 主疸，除湿热，消食，利小便。泻血萎黄积年者，土炒，和熟地黄丸服。苍术亦可。当归 白黄，色枯舌缩，同白术煎服。

【食积】神麹、麦蘖、黄蒸 食黄黄汗，每夜水浸，平旦绞汁温服。矾石 黄疸水肿，同青矾、白面丸服。百草霜 消积滞，治黄疸。五灵脂 酒积黄肿，入麝香，丸服。

脚气

有风湿、寒湿、湿热、食积。

【风寒湿气】牛蒡 脚气风毒，浸酒饮。忍冬 脚气筋骨引痛，热酒服末。木鳖子 麸炒去油，同桂末，热酒服，取汗。高良姜 脚气人晚食不消，欲作吐者，煎服即消。苏子 风湿脚气，同高良姜、橘皮丸服。丹参 风痹足软，渍酒饮。胡卢巴 寒湿脚气，酒浸，同破故纸末，入木瓜蒸熟，丸服。薏苡仁 干湿脚气，煮粥食，大验。茴香 干湿脚气，为末酒服。吴茱萸 寒湿脚气，利大肠壅气。冲心，同生姜擂汁服。五加皮 风湿脚痛五缓，煮酒饮，或酒制作丸服。松节 风虚脚痹痛，酿酒饮。

【湿热流注】木通、防己、泽泻、香薷、荆芥、豨莶、车前子、海金沙、大黄、商陆 合小豆、绿豆煮饭食。威灵仙 脚气入腹，胀闷喘急，为末，酒服二钱，或为丸服，痛减药亦减。胡麻 腰脚痛痹，炒末，日服至一年，永瘥。大麻仁 脚气腹痹，浸酒服。肿渴，研汁煮小豆食。赤小豆 同鲤鱼煮食，除湿热脚气。马齿苋 脚气浮肿，尿涩，煮食。木瓜 湿痹，脚气冲心，煎服。橘皮 脚气冲心，同杏仁丸服。桃仁 脚气腰痛，为末酒服，一夜即消。郁李仁 脚气肿喘，大小便不利，同薏苡煮粥食。

【敷贴】附子 姜汁调。白芥子 同白芷末。皂荚 同小豆末。人中白 脚气成漏孔，煅水滴之。

【熨熏】麦麸 醋蒸热熨。蚕沙 蒸热熨。食盐 蒸热踏之，或擦腿膝后洗之，并良。

痿

有湿热、湿痰、瘀血。血虚属肝肾，气虚属脾肺。

【湿热】黄芩 去脾肺湿热，养阴退阳。秦艽 阳明湿热，养血荣筋。知母 泻阴火，滋肾水。黄檗 除湿热，滋肾水。益气药中加之，使膝中气力涌出，痿软即去，为痿病要药。五加皮 主痿躄，贼风伤人，软脚。

【痰湿】苍术 除湿，消痰，健脾，治筋骨软弱，为治痿要药。橘皮 利气，除湿痰。松节 酿酒，主脚弱，能燥血中之湿。桂 引经。酒调，涂足躄筋急。

【虚燥】黄芪 益元气，泻阴火，逐恶血，止自汗，壮筋骨，利阴气，补脾肺。人参 益元气，泻阴火，益肺胃，生津液，降痿痹，消痰生血。麦门冬 降心火，定肺气，主痿躄。强阴益精。知母 泻阴火，滋肾水，润心肺。甘草 泻火调元。山药 补虚羸，强筋骨，助肺胃。石斛 脚膝冷疼痹弱，逐皮肌风，壮筋骨，益气力。牛膝 痿痹，腰膝软怯冷弱，不可屈申。或酿酒服。菟丝子 益精髓，坚筋骨，腰疼膝冷，同牛膝丸服。何首乌 骨软行步不得，腰膝痛，遍身瘙痒，同牛膝丸服。萆薢 腰脚痹软，同杜仲丸服。菝葜 风毒脚弱，煮汁酿酒服。菖蒲 酿酒饮，主骨痿。

转筋

有风寒外束、血热、湿热吐泻。

【内治】木香、木瓜汁 入酒调服。桔梗、前胡、艾叶、紫苏、香薷、五味子、菖蒲、缩砂、高良姜。葱白、薤白、生姜、干姜。松节 转筋挛急，同乳香炒焦研末，木瓜酒服。桂 霍乱转筋。足躄筋急，同酒涂之。

【外治】蒜 盐捣敷脐，灸七壮。擦足心，

并食一瓣。柏叶 捣裹，并煎汁淋。枝、叶亦可。竹叶 熨。皂荚末 嗃鼻。热汤 熨之。朱砂 霍乱转筋，身冷心下温者，蜡丸烧笼中熏之，取汗。蜜蜡 脚上转筋，销化贴之。

喘逆

古名咳逆上气。有风寒、火郁、痰气、水湿、气虚、阴虚、脚气、齁䶎。

【风寒】麻黄 风寒，咳逆上气。羌活 诸风冷湿，奔喘逆气。苏叶 散风寒，行气，消痰，利肺。感寒上气，同橘皮煎服。款冬花 咳逆上气，喘息呼吸，除烦消痰。松子仁 小儿寒嗽壅喘，同麻黄、百部、杏仁丸服。

【痰气】桔梗 痰喘，为末，童尿煎服。蓬莪茂 上气喘急，五钱煎酒服。苏子 消痰利气定喘，与橘皮相宜。上气咳逆，研汁煮粥食。缩砂仁 上气咳逆，同生姜擂酒服。栝楼 痰喘气急，同白矾末，萝卜蘸食。白芥子 咳嗽支满，上气多唾，每酒吞七粒。老人痰喘，同莱菔子、苏子煎服。莱菔子 老人气喘，蜜丸服。痰气喘，同皂荚炭，蜜丸服。久嗽痰喘，同杏仁丸服。生姜 暴逆上气，嚼之屡效。茴香 肾气上冲胁痛，喘息不得卧，擂汁和酒服。橘皮、杏仁 咳逆上气喘促，炒研蜜和，含之。上气喘息，同桃仁丸服，取利。久患喘急，童尿浸换半月，焙研，每以枣许，同薄荷、蜜煎服，甚效。浮肿喘急，煮粥食。桃仁 上气咳嗽喘满，研汁煮粥食。

【火郁】知母 久嗽气急，同杏仁煎服，次以杏仁、萝卜子丸服。茅根 肺热喘急，煎水服，名如神汤。生山药 痰喘气急，捣烂，入蔗汁热服。沙糖 上气喘嗽，同姜汁煎咽。石膏 痰热喘急，同寒水石末，人参汤下。或同甘草末服。

【虚促】五味子 咳逆上气，以阿胶为佐，收耗散之气。痰嗽气喘，同白矾末，猪肺蘸食。马兜铃 肺热喘促，连连不止，清肺补肺。酥炒，同甘草末煎服。大枣 上气咳嗽，酥煎含咽。胡桃 虚寒喘嗽，润燥化痰，同生姜嚼咽。老人喘嗽，同杏仁、生姜，蜜丸服。产后气喘，同人参煎服。石钟乳 肺虚喘急，蜡丸服。阿胶 虚劳喘急，久嗽经年，同人参末，日服。

【齁䶎】石胡荽 寒䶎，擂酒服。苎根 痰䶎，豆腐蘸食。莱菔子 遇厚味即发者，蒸研，蒸饼丸服。银杏 同麻黄、甘草煎服。海螵蛸 小儿痰䶎，米饮服一钱。

咳嗽

有风寒、痰湿、火热、燥郁。

【风寒】麻黄 发散风寒，解肺经火郁。细辛 去风湿，泄肺破痰。白前 风寒上气，能保定肺气，多以温药佐使。久咳唾血，同桔梗、桑白皮、甘草煎服。百部 止暴嗽，浸酒服。三十年嗽，煎膏服。小儿寒嗽，同麻黄、杏仁丸服。款冬花 为温肺治嗽要药。生姜 寒湿嗽，烧含之。久嗽，以白饧或蜜煮食。小儿寒嗽，煎汤浴之。石灰 老小暴嗽，同蛤粉丸服。蜂房 小儿咳嗽，烧灰服。

【痰湿】葶苈 肺壅痰嗽，同知母、贝母、枣肉丸服。玄胡索 老小痰嗽，同枯矾和饧食。莱菔子 痰气咳嗽，炒研和糖含。上气痰嗽，唾脓血，煎汤服。莱菔 痨瘦咳嗽，煮食之。丝瓜 化痰止嗽，烧研，枣肉丸服。香橼 煮酒，止痰嗽。橘皮 痰嗽，同甘草丸服。经年气嗽，同神麴、生姜、蒸饼丸服。皂荚 咳嗽囊结。卒寒嗽，烧研，豉汤服。咳嗽上气，蜜炙丸服。又同桂心、干姜丸服。浮石 清金化老痰，咳嗽不止，末服或丸。

【痰火】甘草 除火伤肺咳。小儿热嗽，猪胆汁浸炙，蜜丸服。沙参 益肺气，清肺火，水煎服。麦门冬 心肺虚热，火嗽，嚼食甚妙，寒多人禁服。百部 热咳上气，火炙，酒浸服。暴咳嗽，同姜汁煎服。三十年嗽，汁和蜜炼服。小儿寒嗽，同麻黄、杏仁丸服。天花粉 虚热咳嗽，同人参末服。栝楼 润肺，降火，涤痰，为咳嗽要药。干咳，汁和蜜炼含。痰咳不止，同五倍子丸噙。热咳不止，同姜、蜜蒸含。酒痰咳嗽，同青黛丸服。妇人夜咳，同香附、青黛末服。贝母 清肺消痰止咳，沙糖丸食。又治孕嗽。小儿晬嗽，同甘草丸服。知母 消痰润肺，滋阴降火。久近痰嗽，同贝母末，姜片蘸食。石韦 气热嗽，同槟榔，姜汤服。马勃 肺热久嗽，蜜丸服。枇杷叶 并止热咳。杏仁 除肺中风热咳嗽，童尿浸，研汁熬，酒丸服。巴旦杏、梨汁 消痰降火，食之良。

【虚劳】人参 补肺气。肺虚久嗽，同鹿角胶末煎服。化痰止嗽，同明矾丸服。喘嗽有血，鸡子清五更调服。小儿喘嗽，发热自汗，有血，同天花粉服。五味子 收肺气，止咳嗽，乃火热必用之药。久咳肺胀，同粟壳丸服。久嗽不止，同甘草、五倍子、风化消末噙。又同甘草、细茶末噙。紫菀 止咳脓血，消痰益肺。肺伤咳嗽，水煎服。吐血咳嗽，同五味子丸服。久嗽，同款冬花、百部末服。小儿咳嗽，同杏仁丸服。款冬花 肺热劳咳，连连不绝，涕唾稠黏，为温肺治嗽之最。痰嗽带血，同百合丸服。以三两烧烟，筒吸之。仙灵脾 劳气，三焦咳嗽，腹满不食，同五味子、覆盆子丸服。地黄 咳嗽吐血，为末酒服。罂粟壳 久咳多汗，醋炒，同乌梅末服。桃仁 急劳咳嗽，同猪肝、童尿煮，丸服。胡桃 润燥化痰。久咳不止，同人参、杏仁丸服。诃黎勒 敛肺降火，下气消痰。久咳，含之咽汁。

肺痿肺痈

有火郁。分气虚、血虚。

【排逐】防己 肺痿咯血，同葶苈末，糯米汤服。肺痿喘咳，浆水煎呷。桔梗 肺痈，排脓养血，补内漏。仲景治胸满振寒，咽干吐浊唾，久久吐脓血，同甘草煎服，吐尽脓血愈。芦根 骨蒸肺痿，不能食，同麦门冬、地骨皮、茯苓、橘皮、生姜煎服。甘草 去肺痿之脓血。久咳肺痿，寒热烦闷，多唾，每以童尿调服一钱。肺痿吐涎沫，头眩，小便数而不咳，肺中冷也，同干姜煎服。薏苡仁 肺痈，咳脓血，水煎入酒服。煮醋服，当吐血出。夜合皮 肺痈唾浊水，煎服。竹沥 老小肺痿，咳臭脓，日服三五次。

【补益】人参 消痰，治肺痿，鸡子清调服。天门冬 肺痿，咳涎不渴，捣汁入饴、酒、紫菀末丸含。栝楼 肺痿咳血，同乌梅、杏仁末，猪肺蘸食。款冬花 劳咳肺痿，同百合末服。鲫鱼 肺痿咳血，同羊肉、莱菔煮服。羊肺 久咳肺痿，同杏仁、柿霜、豆粉、真酥、白蜜炙食。猪肺 肺痿嗽血，蘸薏苡食。

虚损

有气虚、血虚、精虚、五脏虚、虚热、虚寒。

【气虚】甘草 五劳七伤，一切虚损，补益五脏。大人羸瘦，童尿煮服。小儿羸瘦，炙焦蜜丸服。人参 五劳七伤，虚而多梦者加之，补中养营。虚劳发热，同柴胡煎服。房劳吐血，独参汤煎服。黄芪 五劳羸瘦，寒热自汗，补气实表。黄精 五劳七伤，益脾胃，润心肺，九蒸九晒食。石斛 五脏虚劳羸瘦，长肌肉，壮筋骨，锁涎。涩丈夫元气，酒浸酥蒸服满镒，永不骨痛。骨碎补 五劳六极，手足不收，上热下寒，肾虚。五味子 壮水锁阳，收耗散之气。补骨脂 五劳七伤，通命门，暖丹田，脂麻炒过丸服。同茯苓、没药丸服，补肾养心养血。大麻子 虚劳内热，大小便不利，水煎服。莲实 补虚损，交心肾，固精气，利耳目，厚肠胃，酒浸入猪肚煮丸服，或蒸熟蜜丸服，仙方也。地骨皮 去下焦肝肾虚热。虚劳客热，末服。热劳如燎，同柴胡煎服。虚劳寒热苦渴，同麦门冬煎服。**五加皮** 五劳七伤，采茎叶末服。**冬青** 风热，浸酒服。**女贞实** 虚损百病，同旱莲、桑葚丸服。**猪肚** 同人参、粳米、姜、椒煮食，补虚。

【血虚】地黄 男子五劳七伤，女子伤中失血。同人参、茯苓熬，琼玉膏。酿酒、煮粥皆良。面炒研末酒服，治男女诸虚积冷，同菟丝子丸服。**麦门冬** 五劳七伤客热。男女血虚，同地黄熬膏服。**泽兰** 妇人频产劳瘦，丈夫面黄，丸服。**黄檗** 下焦阴虚，同知母丸服，或同糯米丸服。**羊肉** 益产妇。**羊肝** 同枸杞根汁作羹食。

【精虚】肉苁蓉 五劳七伤，茎中寒热痛，强阴益精髓。同羊肉煮食。**列当、锁阳** 同上。**菟丝子** 五劳七伤，益精补阳，同杜仲丸服。**覆盆子** 益精强阴，补肝明目。每旦水服三钱，益男子精，女人有子。**何首乌** 益精血气，久服有子，服食有方。**慈石** 养胃益精，补五脏，同白石英浸水煮粥，日食。**羊肾** 虚劳精竭，作羹食。五劳七伤，同肉苁蓉煮羹食。虚损劳伤，同白术煮粥饮。**鹿茸** 虚劳洒洒如疟，四肢酸痛，腰脊痛，小便数，同当归丸服。同牛膝丸服。

寒热

有外感、内伤、火郁、虚劳、疟、疮、瘰疬。

【和解】甘草 五脏六腑寒热邪气，凡虚而多热者加之。**知母** 肾劳，憎寒烦热。**丹参** 虚劳寒热。**白头翁** 狂易寒热。**胡黄连** 小儿寒热。**黄芩** 寒热往来，及骨蒸热毒。**柴胡** 寒热邪气，推陈至新，去早辰潮热，寒热往来，妇人热入血室。**前胡** 伤寒寒热，推陈致新。**冬瓜** 泡汁饮。**厚朴** 解利风寒寒热。**石膏** 中风寒热。**滑石** 胃热寒热。**海蛤** 胸痛寒热。

【补中清肺】黄芪 虚疾寒热。**沙参、黄精、葳蕤、术** 并除寒热，益气和中。**桔梗** 除寒热，利肺。**辛夷** 五脏身体寒热。**沉香** 诸虚寒热冷痰，同附子煎服。**桑叶** 除寒热，出汗。

吐血衄血

有阳乘阴者，血热妄行；阴乘阳者，血不归经。血行清道出于鼻，血行浊道出于口。呕血出于肝，吐血出于胃，衄血出于肺。耳血曰衈，眼血曰衈，肤血曰血汗，口鼻并出曰脑衄，窍俱出曰大衄。

【逐瘀散滞】大黄 下瘀血血闭。心气不足，吐血衄血，胸胁刺胀，同芩、连煎服。亦单为散，水煎服。**杜衡** 吐血有瘀，用此吐之。**红蓝花、郁金** 破血。为末，井水服，止吐血。**茜根** 活血行血。为末，水煎服，止吐衄诸血。或加黑豆、甘草丸服。同艾叶、乌梅丸服。**三七** 吐衄诸血，米泔服三钱。**三棱** 末，醋调涂五椎上，止衄。**荷叶** 破恶血，留好血。口鼻诸血，生者擂汁服，干者末服，或烧服，或加蒲黄。**藕汁** 散瘀血，止口鼻诸血。亦注鼻止衄。**白垩土** 衄血，水服二钱，除根。**伏龙肝** 水淘汁，入蜜服，止吐血。**百草霜** 水服，并吹鼻止衄。**白瓷器末** 吐血，皂角仁汤服二钱。衄血，吹鼻。**花乳石** 能化血为水，主诸血。凡喷血出升斗者，煅研，童尿入酒服三五钱。**龙骨** 服，止吐血；吹鼻，止衄；吹耳，止衈。**乌贼骨** 末服，治卒吐血；吹鼻，止衄。**五灵脂** 吐血，同卢会丸服。同黄芪末，水服。**发灰** 散瘀血。止上下诸血，并水服方寸匕，日三。吹鼻，止衄。**人尿** 止吐衄，姜汁和服，降火散瘀血，服此者十无一死。

【滋阴抑阳】生地黄 凉血生血。治心肺损，吐血衄血，取汁和童尿煎，入白胶服。心热吐衄，取汁和大黄末丸服。同地龙、薄荷末，服之。**地榆** 止吐衄，米醋煎服。**芍药** 散恶血，逐贼血，平肝助脾。太阳鼽衄不止，赤芍药为末，服二钱。咯血，入犀角汁。**黄芩** 诸失血。积热吐衄，为末水煎服。**黄连** 吐衄不止，水煎服。**胡黄连** 吐衄，同生地黄、猪胆汁丸服。**黄药子** 凉血降火。吐血，水煎服。衄血，磨汁服，或末服。**白药子** 烧服。**蒲黄、青黛** 水服。**麦门冬** 吐衄不止，杵汁和蜜服，或同地黄煎服，即止。**马勃** 积热吐血，沙糖丸服。妊娠吐血，米饮和服。**槐花** 末服，主吐唾咯血。同乌贼骨，吹衄血。

【理气导血】香附 童尿调末服，或同乌药、甘草煎服。**乌药、沉香** 并止吐血衄血。**防风** 上部见血须用。**白芷** 破宿血，补新血。涂山根，止衄。**石菖蒲** 肺损吐血，同面，水服。**芎䓖** 同香附末服，主头风即衄。

【调中补虚】人参 补气生血，吐血后煎服一两。内伤，血出如涌泉，同荆芥灰、蒸柏叶、白面水服。**黄芪** 逐五脏恶血。同紫萍末服，止吐血。**白及** 羊肺蘸食，主肺损吐血。水服，止衄。**百合** 汁，和蜜蒸食，主肺病吐血。

【从治】益智子 热伤心系吐血，同丹砂、青皮、麝香末服。**桂心** 水服。**干姜** 童尿服。并主阴乘阳吐血衄血。**艾叶** 服汁，止吐衄。**姜汁** 服汁，仍滴鼻。**芥子** 涂囟。**葫蒜** 贴足心。并主衄血。又服蒜汁，止吐血。

【外迎】冷水 耳目鼻血不止，以水浸足、贴囟、贴顶、噀面、薄胸皆宜。

齿衄

有阳明风热、湿热、肾虚。

【除热】防风、羌活、黄连。

【清补】人参 齿缝出血成条，同茯苓、麦门冬煎服，奇效。上盛下虚，服凉药益甚者，六味地黄丸，黑锡丹。

【外治】香附 姜汁炒研，或同青盐、百草霜。**蒲黄** 炒焦。**苦参** 同枯矾。**骨碎补** 炒焦。**丝瓜藤** 灰。**寒水石** 同朱砂、甘草、片脑。**五倍子** 烧。**枯矾、百草霜** 并揩掺。

血汗

即肌衄，又名脉溢，血自毛孔出。心主血，又主汗，极虚有火也。

【内治】人参 气散血虚，红汗污衣，同归、芪诸药煎服。又建中汤、辰砂、妙香散皆宜。抓伤血络，血出不止，以一两煎服。**葎草** 产妇大喜，汗出赤色污衣，喜则气出也。捣汁一升，入醋一合，时服一杯。**黄芩** 灸疮血出不止，酒炒末下。**生姜汁** 毛窍节次血出，不出则皮胀如鼓，须臾口目皆胀合，名脉溢，以水和汁各半服。**郁李仁** 鹅梨汁调末服，止血汗。**朱砂** 血汗，入麝，水服。**人中白** 血从肤腠出，入麝，酒服二钱。

【外治】旱莲 敷灸疮血出不止。**五灵脂** 掺抓痣血出不止。

咳嗽血

咳血出于肺，嗽血出于脾，咯血出于心，唾血出于肾。有火郁，有虚劳。

【火郁】麦门冬、片黄芩、桔梗、生地黄、茅根、贝母、姜黄、牡丹皮、芎䓖、白芍药、香附子、茜根、丹参、知母、荷叶末，**藕汁、桃仁、柿霜、干柿** 入脾肺，消宿血、咯血、痰涎血。**杏仁** 肺热咳血，同青黛、黄蜡作饼，干柿夹煨，日食。**水苏** 研末饮服。**紫菀** 同五味子蜜丸服，并治吐血后咳。**白前** 久咳唾血，同桔梗、甘草、桑白皮煎服。**荆芥穗** 喉脘痰血，同甘、橘煎服。**生姜** 蘸百草霜。**黄檗、槐花** 末服。**栀子** 炒焦，清胃脘血。

【虚劳】人参、地黄、百合、紫菀、白及、黄芪、五味子、阿胶 肺损嗽血，炙研汤服。**猪肺** 肺虚咳血，蘸薏苡仁末食。**乌贼骨** 女子血枯，伤肝唾血。

诸汗

有气虚、血虚、风热、湿热。

【气虚】黄芪 泄邪火，益元气，实皮毛。**人参** 一切虚汗，同当归、猪肾煮食，止怔忡自汗。**白术** 末服，或同小麦煎服，止自汗。同黄芪、石斛、牡蛎末服，主脾虚自汗。**麻黄根** 止诸汗必用，或末，或煎，或外扑。**葳蕤、知母、地榆** 并止自汗。**何首乌** 贴脐。**郁金** 涂乳。**韭根** 四十九根煎服，止盗汗。**酸枣仁** 睡中汗出，同参、苓末服。**茯神** 虚汗盗汗，乌梅汤服。血虚心头出汗，艾汤调服。**杜仲** 产后虚汗，同牡蛎服。**五倍子** 同荞麦粉作饼，煨食，仍以唾和填脐中。**牡蛎粉** 气虚盗汗，同杜仲酒服。虚劳盗汗，同黄芪、麻黄根煎服。产后盗汗，麸炒研，猪肉汁服。阴汗，同蛇床子、干姜、麻黄根扑之。

【血虚】 **当归、地黄、白芍药、猪膏** 产后虚汗，同姜汁、蜜、酒煎服。**猪心** 心虚自汗，同参、归煮食。

【风热】 **防风** 止盗汗，同人参、芎䓖末服。自汗，为末，麦汤服。**白芷** 盗汗，同朱砂服。**荆芥** 冷风出汗，煮汁服。**龙胆** 男女小儿及伤寒一切盗汗，为末酒服，或加防风。**豉** 盗汗，熬末酒服。**椒目** 盗汗，炒研，猪唇汤服。**经霜桑叶** 除寒热盗汗，末服。**竹沥** 产后虚汗，热服。

健忘

心虚，兼痰，兼火。

【补虚】 **甘草** 安魂魄，泻火养血，主健忘。**人参** 开心益智，令人不忘，同猪肪炼过，酒服。**远志** 定心肾气，益智慧不忘，为末。酒服。**石菖蒲** 开心孔，通九窍，久服不忘不惑，为末，酒下。**仙茅** 久服通神，强记聪明。**淫羊藿** 益气强志，老人昏耄，中年健忘。**预知子** 心气不足，恍惚错忘，忪悸烦郁，同人参、菖蒲、山药、黄精等，为丸服。**山药** 镇心神，安魂魄，主健忘，开达心孔，多记事。**龙眼** 安志强魂，主思虑伤脾，健忘怔忡，自汗惊悸，归脾汤用之。**莲实** 清心宁神，末服。**乳香** 心神不足，水火不济，健忘惊悸，同沉香、茯神丸服。

【痰热】 **黄连** 降心火，令人不忘。**玄参** 补肾止忘。**麦门冬、牡丹皮、柴胡、木通** 通利诸经脉壅寒热之气，令人不忘。**牛黄** 除痰热健忘。

惊悸

有火，有痰，兼虚。

【清镇】 **黄连** 泻心肝火，去心窍恶血，止惊悸。**麦门冬、远志、丹参、牡丹皮、玄参、知母** 并定心，安魂魄，止惊悸。**甘草** 惊悸烦闷，安魂魄。伤寒心悸脉代，煎服。**柴胡** 除烦止惊，平肝胆包络相火。**龙胆** 退肝胆邪热，止惊悸。**芍药** 泻肝，除烦热惊狂。**猪心** 除惊补血，产后惊悸，煮食。**猪肾** 心肾虚损，同参、归煮食。**六畜心** 心虚作痛，惊悸恐惑。

烦躁

肺主烦，肾主躁。有痰，有火，有虫厥。

【清镇】 **黄连、黄芩、麦门冬、知母、贝母、车前子、丹参、玄参、甘草、柴胡、白前、葳蕤、龙胆草、防风、蠡实、芍药、地黄、五味子、酸浆、青黛、栝楼子、葛根、菖蒲、王不留行** 并主热烦。**胡黄连** 主心烦热，米饮末服。**款冬花** 润心肺，除烦。**白术** 烦闷，煎服。**苎麻、蒲黄** 并主产后心烦。**龙骨、文蛤、真珠** 合知母服。

不眠

有心虚、胆虚，兼火。

【清热】 **灯心草** 夜不合眼，煎汤代茶。**地黄** 助心胆气。**麦门冬** 除心肺热，安魂魄。**秫米、大豆** 日夜不眠，以新布火炙熨目，并蒸豆枕之。**干姜** 虚劳不眠，研末二钱，汤服取汗。**榆荚仁** 作糜羹食，令人多睡。**蕤核** 熟用。**酸枣** 胆虚烦心不得眠，炒熟为末，竹叶汤下，或加人参、茯苓、白术、甘草，煎服。**大枣** 烦闷不眠，同葱白煎服。**郁李仁** 因悸不得眠，为末酒服。**乳香** 治不眠，入心活血。

多眠

脾虚，兼湿热，风热。

【脾湿】木通 脾病，常欲眠。术、葳蕤、黄芪、人参、沙参、土茯苓、茯苓 并主好睡。蕤核 生用治足睡。龙骨 主多寐泄精。

【风热】苦参、营实 并除有热好眠。甘蓝及子 久食益心力，治人多睡。龙葵、酸浆 并令人少睡。当归、地黄 并主脾气痿躄嗜卧。苍耳、白微 风温灼热多眠。茶 治风热昏愦，多睡不醒。酸枣 胆热好眠，生研汤服。

消渴

上消少食，中消多食，下消小便如膏油。

【生津润燥】栝楼根 为消渴要药，煎汤、作粉、熬膏皆良。白芍药 同甘草煎服，日三，渴十年者亦愈。菰米 煮汁。青粱米、粟米、麻子仁 煮汁。乌梅 止渴生津，微研水煎，入豉再煎服。矾石、五倍子 生津止渴，为末，水服，日三。百药煎、海蛤、魁蛤、蛤蜊、真珠、牡蛎 煅研，鲫鱼汤服，二三服即止。

【降火清金】麦门冬 心肺有热，同黄连丸服。天门冬、黄连 三消，或酒煮，或猪肚蒸，或冬瓜汁浸，为丸服。小便如油者，同栝楼根丸服。浮萍 捣汁服，同栝楼根丸服。紫葛 产后烦渴，煎水服。凌霄花 水煎。苏子 消渴变水，同萝卜末，桑白皮汤，日三服，水从小便出。小麦 作粥饭食。麦麸 止烦渴。薏苡仁 煮汁。赤小豆煮汁。腐婢绿豆 煮汁。豌豆 淡煮。冬瓜 利小便，止消渴，杵汁饮。梨汁、庵罗果 煎饮。桑白皮 煮汁。地骨皮、竹沥 日饮。竹叶、茯苓 上盛下虚，火炎水涸，消渴，同黄连等分，天花粉糊丸服。浮石 煮汁服。同青黛、麝香服。同蛤粉、蝉蜕末，鲫鱼胆调服。晚蚕沙 焙研，冷水服二钱，不过数服。

【补虚滋阴】地黄、知母、葳蕤 止烦渴，煎汁饮。人参 生津液，止消渴，为末，鸡子清调服。同栝楼根，丸服。同粉草、猪胆汁，丸服。同葛粉、蜜，熬膏服。黄芪 诸虚发渴，生痈或痈后作渴，同粉草半生半炙末服。香附 消渴累年，同茯苓末。日服。牛膝 下虚消渴，地黄汁浸曝，为丸服。五味子 生津补肾。菟丝子 煎饮。

遗精梦泄

有心虚、肾虚、湿热、脱精。

【心虚】远志、益智、石菖蒲、柏子仁、人参、菟丝子 思虑伤心，遗沥梦遗，同茯苓、石莲丸服。又主茎寒精自出，溺有余沥。茯苓 阳虚有余沥，梦遗，黄蜡丸服。心肾不交，同赤茯苓熬膏，丸服。莲须 清心，通肾，固精。厚朴 心脾不调，遗沥，同茯苓，酒、水煎服。

【肾虚】巴戟天 夜梦鬼交精泄。肉苁蓉 茎中寒热痛，泄精遗沥。山药 益肾气，止泄精，为末酒服。补骨脂 主骨髓伤败，肾冷精流，同青盐末服。五味子 肾虚遗精，熬膏日服。葳蕤、蒺藜、狗脊 固精强骨，益男子，同远志、茯神、当归丸服。益智仁 梦泄，同乌药、山药丸服。覆盆子、韭子 宜肾壮阳，止泄精。为末酒服，止虚劳梦泄，亦醋煮丸服。胡桃 房劳伤肾，口渴精溢自出，大便燥，小便或赤或利，同附子、茯苓丸服。樱桃、金樱子 固精，熬膏服，或加芡实丸，或加缩砂丸服。乳香 卧时含枣许嚼咽，止梦遗。石钟乳 止精壮阳，浸酒日饮。阳起石 精滑不禁，大便溏泄，同钟乳、附子丸服。桑螵蛸 男子虚损，昼寐泄精，同龙骨末服。九肋鳖甲 阴虚梦泄，烧末酒服。龙骨 多寐泄精，小便泄精，同远志丸服，亦同韭子末服。鹿茸 男子腰肾虚冷，夜梦鬼交，精溢自出，空心酒服方寸匕，亦煮酒饮。鹿角 水磨服，止脱精梦遗。酒服，主妇人梦与鬼交，鬼精自出。

【湿热】车前草 服汁。续断、漏卢、泽泻、苏子 梦中失精，炒研服。黄檗 积热心忪梦遗，入片脑丸服。铁锈 内热遗精，冷水服一钱。牡蛎粉 梦遗便溏，醋糊丸服。

赤白浊

赤属血，白属气。有湿热，有虚损。

【湿热】猪苓 行湿热，同半夏末酒煮，羊卵丸服。黄连 思想无穷，发为白淫，同茯苓丸服。知母 赤白浊及梦遗，同黄檗、蛤粉、山药、牡蛎丸服。生地黄 心虚热赤浊，同木通、甘草煎服。大黄 赤白浊，以末入鸡子内蒸食。银杏 十枚，擂水日服，止白浊。榧子、椿白皮 同滑石等分，饭丸服。一加黄檗、干姜、白芍、蛤粉。榆白皮 水煎。楮叶 蒸饼丸服。柳叶 清明日采，煎饮代茶。厚朴 心脾不调，肾气浑浊，姜汁炒，同茯苓服。

【虚损】黄芪 气虚白浊，盐炒，同茯苓丸服。五味子 肾虚白浊脊痛，醋糊丸服。肉苁蓉 同鹿茸、山药、茯苓丸服。木香 小便浑如精状，同当归、没药丸服。萆薢 下焦虚寒，白浊茎痛，同菖蒲、益智、乌药煎服。远志 心虚赤浊，同益智、茯神丸服。芡实 白浊，同茯苓、黄蜡丸服。羊骨 虚劳白浊，为末酒服。小便膏淋，橘皮汤服。

癃淋

有热在上焦者，口渴；热在下焦者，不渴；湿在中焦，不能生肺者。前后关格者，下焦气闭也。转胞者，系了戾也。五淋者，热淋、气淋、虚淋、膏淋、沙石淋也。

【通滞利窍】瞿麦 五淋小便不通，下沙石。龙葵根 同木通、胡荽，煎服，利小便。车前汁 和蜜服。车前子 煎服，或末。泽泻、灯心草、木通 煎服。石韦 末服。通草 汁。芦根 煎。酸浆、乌敛莓 末服。苦瓠 小便不通胀急者，同蝼蛄末，冷水服，亦煮汁渍阴。

【清上泄火】桔梗 小便不通，焙研，热酒频服。葎草 膏淋，取汁和醋服，尿下如豆汁。黄芩 煮汁。鸡肠草 气淋胀痛，同石韦煎服。甘蔗、沙糖、干柿 热淋，同灯心煎服。琥珀 清肺利小肠，主五淋，同麝香服。转脬，用葱白汤下。栀子 利五淋，通小便，降火从小便出。戎盐 通小便，同茯苓、白术煎服。蚯蚓 擂水服，通小便。老人加茴香。小儿入蜜，敷茎卵上。田螺 煮食，利大小便，同盐敷脐。

【解结】寒水石 男女转脬，同葵子、滑石煮服。芒消 小便不通，茴香酒服二钱。亦破石淋。消石 小便不通，及热、气、劳、血、石五淋，生研服，随证换引。石燕 伤寒尿涩，葱汤服之。白石英 煮汁。蚕蜕 烧灰，主热淋如血。蛇蜕 通小便，烧末酒服。

【湿热】葳蕤 卒淋，以一两同芭蕉四两煎，调滑石末服。苎根 煮汁服，利小便。又同蛤粉水服，外敷脐。海金沙 小便不通，同蜡茶末，日服。热淋急痛，甘草汤调服。膏淋如油，甘草、滑石同服。

【沙石】人参 沙淋，石淋，同黄芪等分为末，以蜜炙萝卜片蘸，食盐汤下。菝葜 饮服二钱，后以地榆汤浴腰腹，即通。瞿麦 末服。车前子 煮服。虎杖 煎。瓦松 煎水熏洗。黑豆 同粉草、滑石服。胡桃 煮粥。胡椒 同朴消服，日二。

【调气】甘草梢 茎中痛，加酒煮玄胡索、苦楝子尤妙。玄胡索 小儿小便不通，同苦楝子末服。木香、黄芪 小便不通，二钱煎服。芍药 利膀胱大小肠。同槟榔末煎服，治五淋。白芷 气淋，醋浸焙末服。葱白 初生小儿尿闭，用煎乳汁服。大人炒热熨脐，或加艾灸，或加蜜捣合阴囊。大蒜 煨熟，露一夜，嚼以新水下，治淋沥。小儿气淋，同豆豉蒸饼丸服。陈橘皮 利小便五淋。产后尿闭，去白二钱，酒服即通。杏

仁 卒不小便，二七个炒研服。**苦楝子** 利水道，通小肠，主膏淋，同茴香末服。**沉香** 强忍房事，小便不通，同木香末服。

【滋阴】知母 热在下焦血分，小便不通而不渴，乃无阴则阳无以化，同黄檗酒洗各一两，入桂一钱，丸服。**牛膝** 破恶血，小便不利，茎中痛欲死，以根及叶煮酒服。或云：热淋、沙石淋，以一两水煎日饮。**菟丝子** 煎服。**恶实** 炒研煎服。**紫菀** 妇人小便卒不得出，井水服末三撮即通。有血，服五撮。**生藕汁** 同地黄、葡萄汁，主热淋。**桑螵蛸** 小便不通，及妇人转脬，同黄芩煎服。**牡蛎** 小便淋闭，服血药不效，同黄檗等分，末服。**贝子** 五癃。利小便不通，烧研酒服。

溲数遗尿

有虚热、虚寒。肺盛则小便数而欠，虚则欠咳小便遗。心虚则少气遗尿。肝实则癃闭，虚则遗尿。脬遗热于膀胱则遗尿。膀胱不约则遗，不藏则水泉不禁。脬损，则小便滴沥不禁。

【虚热】香附 小便数，为末酒服。**白微** 妇人遗尿，同白芍末酒服。**牡丹皮** 除厥阴热，止小便。**茯苓** 小便数，同矾煮山药为散服。不禁，同地黄汁熬膏，丸服。小儿尿床，同茯神、益智，末服。**黄檗** 小便频数，遗精白浊，诸虚不足，用糯米、童尿，九浸九晒，酒糊丸服。**椿白皮、石膏** 小便卒数，非淋，人瘦，煮汁服。**雌黄** 肾消尿数不禁，同盐炒干姜，丸服。

【虚寒】仙茅 丈夫虚劳，老人失尿，丸服。**补骨脂** 肾气虚寒，小便无度，同茴香丸服。小儿遗尿，为末，夜服。**益智子** 夜多小便，取二十四枚入盐煎服。心虚者，同茯苓、白术末服，或同乌梅丸服。**覆盆子** 益肾脏，缩小便，酒焙末服。**草乌头** 老人遗尿，童尿浸七日，炒盐，酒糊丸，服二十丸。**萆薢** 尿数遗尿，为末，盐汤服，或为丸服。**蒺藜** 小便滑数，为末酒服。**狗脊** 主失尿不节，利老人，益男子。**山药** 矾水煮过，同茯苓末服。**韭子** 入命门，治小便频数遗尿，同糯米煮粥食。**莲实** 小便数，入猪肚煮过，醋糊丸服。**银杏** 小便数，七生七煨食之，温肺益气。**胡桃** 小便夜多，卧时煨食，酒下。**桑螵蛸** 益精止遗尿，炮熟为末，酒服。**鹿茸** 小便数，为末服。**麝香** 止小便利水，服一钱。

【止塞】酸石榴 小便不禁，烧研，以榴白皮煎汤服二钱，枝亦可，日二。**龙骨** 同桑螵蛸为末服。**白矾** 男女遗尿，同牡蛎服。**赤石脂** 同牡蛎、盐末，丸服。

小便血

不痛者为尿血，主虚；痛者为血淋，主热。

【尿血】生地黄 汁，和姜汁、蜜服。**蒲黄** 地黄汁调服，或加发灰。**益母草** 汁。**车前草** 汁。**白芷** 同当归末服。**茅根** 煎饮。劳加干姜。**玄胡索** 同朴消煎服。**升麻** 小儿尿血，煎服。**龙胆草** 煎服。**荆芥** 同缩砂末服。**甘草** 小儿尿血，煎服。**人参** 阴虚者，同黄芪，蜜炙萝卜蘸食。**郁金** 破恶血，血淋尿血，葱白煎。**当归** 煎酒。**香附** 煎酒，服后服地榆汤。**牛膝** 煎服。**荷叶** 水煎。**地骨皮** 新者，浓煎入酒服。**柏叶** 同黄连末，酒服。**竹茹** 煎水。**琥珀** 灯心汤调服。**槐花** 同郁金末，淡豉汤服。**栀子** 水煎。

【血淋】牛膝 煎。**车前子** 末服。**海金沙** 沙糖水服一钱。**生地黄** 同车前汁温服，又同生姜汁服。**茅根** 同干姜煎服。**黑牵牛** 半生半炒，姜汤服。**香附** 同陈皮、赤茯苓煎服。**酢浆草** 汁，入五苓散服。**白微** 同芍药酒服。**桃胶** 同木通、石膏，水煎服。**莲房** 烧，入麝香，水服。**山栀子** 同滑石末，葱汤服。**藕节** 汁。**浮石** 甘草汤服。**百药煎** 同黄连、车前、滑石、木香、末服。**海螵蛸** 生地黄汁调服。又同地黄、赤茯苓，末服。

阴痿

有湿热者，属肝脾；有虚者，属肺肾。

【湿热】天门冬、麦门冬、知母、石斛 并强阴益精。车前子 男子伤中。养肺强阴，益精生子。丝瓜汁 阴茎挺长，肝经湿热也，调五倍子末敷之，内服小柴胡加黄连。枳实 阴痿有气者加之。

【虚弱】人参 益肺肾元气，熬膏。黄芪 益气利阴。甘草 益肾气内伤，令人阴不痿。熟地黄 滋肾水，益真阴。肉苁蓉 茎中寒热疼痒，强阴，益精气，多子。男子绝阳不生，女子绝阴不产，壮阳，日御过倍，同羊肉煮粥食之。锁阳 益精血，大补阴气，润燥治痿，功同苁蓉。列当 兴阳，浸酒服。狗脊 坚腰脊，利俯仰，宜老人。仙茅 丈夫虚劳，老人无子，益阳道，房事不倦。覆盆子 强阴健阳，男子精虚阴痿，酒浸为末，日服三钱，能令坚长。菟丝子 强阴，坚筋骨，茎寒精出。蛇床子 主阴痿，久服令人有子，益女人阴气，同五味、菟丝，丸服。五味子 强阴，益男子精，壮水锁阳，为末酒服，尽一斤，可御十女。补骨脂 主骨髓伤败肾冷，通命门，暖丹田，兴阳事，同胡桃诸药丸服。吴茱萸 女子阴冷，嚼细纳入，良久如火。山茱萸 补肾气，添精髓，兴阳道，坚阴茎。枸杞 补肾强阴。阳起石 男子阴痿，茎头寒，腰酸膝冷，命门不足，为末酒服。又同地肤子服。硇砂 除冷病，暖水脏，大益阳事。止小便。

强中

有肝火盛强，有金石性发。其证茎盛不衰，精出不止，多发消渴痈疽。

【伏火解毒】知母、地黄、麦门冬、黄芩、玄参、荠苨、黄连、栝楼根、大豆、黄檗、地骨皮、石膏。

【补虚】补骨脂 玉茎长硬不痿，精出，捏之则脆痒如刺针，名肾漏。韭子各一两，为末，每服三钱，水煎服，日三。山药、肉苁蓉、人参、茯神、慈石、鹿茸。

囊痒

阴汗、阴臊、阴疼皆属湿热，亦有肝肾风虚。厥阴实则挺长，虚则暴痒。

【内服】白芷、羌活、防风、柴胡、白术、麻黄根、车前子、白蒺藜、白附子、黄芩、木通、远志、藁本香、石菖蒲、生地黄、当归、细辛、山药、荆芥穗、补骨脂 男子阴囊湿痒。黄芪 阴汗，酒炒为末，猪心蘸食。苍术、龙胆草、大蒜 阴汗作痒，同淡豉丸服。栀子仁、茯苓、黄檗、五加皮 男女阴痒。杜仲、滑石、白僵蚕 男子阴痒痛。

【熏洗】蛇床子、甘草、车前子、狼牙草、莨菪子 妇人阴痒，同荆芥、牙皂煎洗。荷叶 阴肿痛及阴痿囊痒。同浮萍、蛇床煎洗。

【傅扑】五味子 阴冷。蒲黄、蛇床子、生大黄 嚼傅。麻黄根 同牡蛎、干姜扑。又同硫黄末扑之。没石子、菖蒲 同蛇床子傅。胡麻 嚼涂。吴茱萸、蜀椒 同杏仁傅，又主女人阴冷。银杏 阴上生虱作痒，嚼涂。桃仁 粉涂。密陀僧、滑石 同石膏入少矾傅。阳起石 涂湿痒臭汗。雄黄 阴痒有虫，同枯矾、羊蹄汁搽。五倍子 同茶末涂。

大便燥结

有热，有风，有气，有血，有湿，有虚，有阴，有脾约，三焦约，前后关格。

【通利】大黄、牵牛 利大小便，除三焦壅结，气秘气滞，半生半炒服，或同大黄末服，或同皂荚丸服。桃花 水服，通大便。桃叶 汁服，通大小便。郁李仁 利大小肠，破结气血燥，或末或丸，作面食。蝼蛄 二便不通欲死，同蜣螂末服。

【养血润燥】当归 同白芷末服。胡麻、胡麻油、麻子仁 老人虚人产后闭结，煮粥食之。甘蔗、桃仁 血燥，同陈皮服。产后闭，同藕节煎服。杏仁 气闭，同陈皮服。柏子仁 老人虚闷，同松子仁、麻仁，丸服。

【导气】白芷 风闭，末服。蒺藜 风闭，同皂荚末服。石莼 风闭，煮饮。萝卜子 利大小肠风闭气闭，炒，擂水服。和皂荚末服。葱白 大肠虚闭，同盐捣贴脐。二便闭，和酢敷小腹，仍灸七壮。小儿虚闭，煎汤调阿胶末服。仍蘸蜜，插肛内。生姜 蘸盐，插肛内。茴香 大小便闭，同麻仁、葱白煎汤，调五苓散服。大麦蘖 产后闭塞，为末服。枳壳 利大小肠。同甘草煎服，治小儿闭塞。枳实 下气破结。同皂荚丸服，治风气闭。陈橘皮 大便气闭，连白酒煮，焙研，酒服二钱。老人加杏仁，丸服。

【虚寒】黄芪 老人虚闭，同陈皮末，以麻仁煮，蜜煎匀和服。人参 产后闭，同枳壳、麻仁，丸服。甘草 小儿初生，大便不通，同枳壳一钱，煎服。肉苁蓉 老人虚闭，同沉香、麻仁，丸服。锁阳 虚闭，煮食。

脱肛

有泻痢、痔漏，大肠气虚也。附肛门肿痛。

【内服】防风 同鸡冠花丸服。茜根 榴皮煎酒服。蛇床子 同甘草末服。卷柏 末服。鸡冠花 同棕灰、羌活末服。槐角 同槐花炒末，猪肾蘸食。慈石 火煅醋淬末服，仍涂囟上。百药煎 同乌梅、木瓜煎服。

【外治】苎根 煎洗。苦参 同五倍子、陈壁土煎洗，木贼末敷之。香附子 同荆芥煎洗。曼陀罗子 同橡斗、朴消煎洗。酢浆草 煎洗。生萝卜 捣贴脐中，束之。胡荽 烧熏。胡荽子 痔漏脱肛，同粟糠、乳香烧烟熏。蕺菜 捣涂。榴皮 洗。枳实 蜜炙熨。皂荚 烧熏，亦炙熨。孩儿茶 同熊胆、片脑敷。石灰 炒热坐。食盐 炒坐。朴消 同地龙涂。五倍子 可敷可洗。熊胆 贴肛边肿痛极效。

痔漏

初起为痔，久则成漏。痔属酒色郁气血热或有虫，漏属虚与湿热。

【内治】黄连 煮酒丸服。大便结者，加枳壳。茜根、海苔、木贼 下血，同枳壳、干姜、大黄，炒焦服之。萹蓄 汁服。酢浆草 煮服。连翘、旱莲 捣酒服。蒲黄 酒服。萆薢 同贯众末，酒服。牵牛 痔漏有虫，为末，猪肉蘸食。赤小豆 肠痔有血，苦酒煮晒为末服。胡麻 同茯苓入蜜作炒日食。杏仁汁 煮粥，治五痔下血。槐实 五痔疮瘘，同苦参丸服，或煎膏纳窍中。槐花 外痔长寸许，日服，并洗之。

【洗渍】苦参、飞廉、苦芙、白鸡冠、白芷、连翘、酢浆草、木鳖子 洗并涂。胡麻、丁香、槐枝、柳枝 洗痔如瓜，后以艾灸。马齿苋 洗，并食之。

【涂点】白头翁 捣烂。白及、白敛、黄连汁。山豆根 汁。无名异 火煅醋淬研，塞漏孔。密陀僧 同铜青涂。石灰 点。硇砂 点。蜈蚣 痔漏作痛，焙研，入片脑敷之。或香油煎过，入五倍子末收搽之。蜣螂 焙末搽之。为末，入冰片，纸捻蘸入孔内，渐渐生肉退出。麝香 同盐涂。

【熏灸】马兜铃、粟糠烟、酒 痔瓥，掘土坑烧赤沃之，撒茱萸入内，坐之。艾叶 灸肿核上。枳壳 炙熨痔痛，煎水熏洗。

下血

血清者，为肠风，虚热生风，或兼湿气。血浊者，为脏毒，积热食毒，兼有湿热。血大下者为结阴，属虚寒。便前为近血，便后为远血。又有蛊毒虫痔。

【风湿】羌活、白芷 肠风下血，为末，米饮服。木贼 肠风下血，水煎服。肠痔下血，同枳壳、干姜、大黄，炒研末服。胡荽子 肠风下血，和生菜食，或为末服。

皂角 羊肉和丸服。同槐实为散服。里急后重，同枳壳丸服。**槐花** 炒研酒服，或加柏叶，或加栀子，或加荆芥，或加枳壳，或煮猪脏为丸服。**干蝎** 肠风下血，同白矾末，饮服半钱。

【湿热】**白术** 泻血萎黄，同地黄丸服。**苍术** 脾湿下血，同地榆煎服。肠风下血，以皂荚汁煮焙，丸服。**贯众** 肠风酒痢痔漏诸下血，焙研米饮服，或醋糊丸服。**地榆** 下部见血必用之。结阴下血，同甘草煎服。下血二十年者，同鼠尾草煎服。虚寒人勿用。**黄连** 中部见血须用之。积热下血，四制丸服。脏毒下血，同蒜丸服。酒痔下血，酒煮丸服。肠风下血，茱萸炒过，丸服。**木香** 同黄连入猪肠煮，捣丸服。**郁金** 肠毒入胃，下血频痛，同牛黄，浆水服。**香附子** 诸般下血，童尿浸，米醋炒，服二钱，或醋糊丸服。或入百草霜、麝香，尤效。**青蒿** 酒痔下血，为末服。**益母草** 痔疾下血，捣汁饮。**鸡冠** 止肠风泻血，白花并子炒煎服。结阴下血，同椿根白皮丸服。**大小蓟** 卒泻鲜血属火热，捣汁服之。**地黄** 凉血，破恶血，取汁，化牛皮胶服。肠风下血，生熟地黄、五味子丸服。小儿初生便血，以汁和酒蜜，与服数匙。**紫菀** 产后下血，水服。**王不留行** 粪后血，末服。**虎杖** 肠痔下血，焙研，蜜丸服。**车前草** 捣汁服。**蒲黄** 止泻血，水服。**黄檗** 主肠风下血，里急后重，热肿痛。小儿下血，同赤芍药丸服。**白僵蚕** 肠风泻血，同乌梅丸服。**海螵蛸** 一切下血，炙研，木贼汤下。

【虚寒】**人参** 因酒色甚下血，同柏叶、荆芥、飞面末、水服。**黄芪** 泻血，同黄连丸服。**艾叶** 止下血，及产后泻血，同老姜煎服。

【积滞】**山楂** 下血，用寒热脾胃药俱不效者，为末，艾汤服即止。**芜荑** 猪胆汁丸服，治结阴下血。**苦楝实** 蜜丸服。**水蛭** 漏血不止，炒末酒服。

【止涩】**卷柏** 大肠下血，同侧柏、棕榈烧灰酒服。生用破血，炙用止血。远年下血，同地榆煎服。**昨叶何草** 烧灰，水服一钱。**酸榴皮** 末服，亦煎服。**乌梅** 烧研，醋糊丸服。**橄榄** 烧研，米饮服。**五倍子** 半生半烧丸服，肠风加白矾。**百药煎** 半生半炒饭丸服，肠风加荆芥灰，脏毒加白芷、乌梅烧过，酒毒加槐花。

瘀血

有郁怒，有劳力，有损伤。

【破血散血】**生甘草** 行厥阴、阳阴二经污浊之血。**黄芪** 逐五脏间恶血。**白术** 利腰脐间血。**黄芩** 热入血室。**黄连** 赤目瘀血，上部见血。**败酱** 破多年凝血。**射干** 消瘀血、老血在心脾间。**萆薢** 关节老血。**桔梗** 打击瘀血，久在肠内时发动者，为末，米饮服。**大黄** 煎酒服，去妇人血癖，男女伤损瘀血，醋丸。治干血气，产后血块。**蓬莪茂** 消扑损内伤瘀血，通肝经聚血，妇人月经血气。**三棱** 通肝经积血，妇人月水，产后恶血。**牡丹皮** 瘀血留舍肠胃，女人一切血气。**芍药** 遂贼血，女人血闭，胎前产后一切血病。**红蓝花** 多用破血，少用养血。酒煮，下产后血。**玄参** 治血瘕，下寒血。**干漆** 削年深积滞老血。

积聚癥瘕

左为血，右为食，中为痰气。积系于脏，聚系于腑，癥系于气与食，瘕系于血与虫，痃系于气郁，癖系于痰饮。心为伏梁，肺为息贲，脾为痞气，肝为肥气，肾为奔豚。

【血气】**三棱** 老癖癥瘕积聚结块，破血中之气。小儿气癖，煮汁作羹与乳母食。**蓬莪茂** 破痃癖冷气，血气积块，破气中之血，酒磨服。**郁金** 破血积，专入血分。**姜黄** 癥瘕血块，入脾，兼治血中之气。**香附子** 醋炒，消积聚癥瘕。**大黄** 破癥瘕积聚留饮，老血留结。醋丸，或熬膏服，产后血块尤宜。同石灰、桂心熬醋，贴积块。男子败积，女子败血，以荞面同酒服，不动真气。米醋 并除积癥瘕，恶血癖块。醋煎生大黄，治痃癖。芜荑 嗜酒成酒鳖，多怒成气鳖，炒煎日服。石灰 同大黄、桂心熬膏，贴腹胁积块。鳖甲 癥块痃癖，坚积寒热，冷瘕劳瘦，醋炙牛乳服。血瘕，同琥珀、大黄末，酒服即下。魁蛤 冷癥血块，烧过，醋淬丸服。海马 远年积聚癥块，同大黄诸药丸服。

【食气】青木香 积年冷气痃癖，癥块胀疼。山楂 化饮食，消肉积癥瘕。子亦磨积。枳壳 五积六聚，巴豆煮过，丸服。青礞石 积年食癥攻刺，同巴豆、大黄、三棱作丸服。一切积病，消石煅过，同赤石脂丸服。五灵脂 化食消气，和巴豆、木香丸服。酒积黄肿，同麝丸服。

【痰饮】威灵仙 去冷滞痰水，久积癥瘕，痃癖气块，宿脓恶水。停痰宿饮，大肠冷积，为末，皂角熬膏丸服。或加半夏。牵牛 去痃癖气块。男妇五积，为末蜜丸服。食积，加巴豆霜。芎䓖 酒癖胁胀呕吐，腹有水声，同三棱为末，每葱汤服二钱。续随子 一切痃癖。同腻粉、青黛丸服，下涎积。大枣 并去痰癖。栗子 日食七枚，破冷癖气。橘皮 胸中瘕热，湿痰痃癖。榧子 食茶成癖，日食之。苦茗 嗜茶成癖。蜀椒 破癥癖。食茶面黄，作丸服。胡椒 虚寒积癖在两胁，喘急，久则为疸，同蝎尾、木香丸服。吴茱萸 酒煮，熨癥块。

诸虫

有蛔、白、蛲、伏、肉、肺、胃、弱、赤九种。又有尸虫、劳虫、疳虫、瘕虫。

【杀虫】术 嗜生米有虫，蒸饼丸服。鹤虱 杀蛔、蛲及五脏虫，肉汁服末。心痛，醋服。龙胆 去肠中小虫及蛔痛，煎服。白芷 浴身。艾叶 蛔痛，捣汁服，或煎水服，当吐下虫。虫食肛，烧熏之。萹蓄 小儿蛔痛，煮汁，煎醋，熬膏，皆有效。使君子 杀小儿蛔，生食煎饮，或为丸散，皆效。榧子 去三虫，食七日，虫化为水。蜀椒 蛔痛，炒淋酒服。乌梅 煎服，安蛔。柏叶 杀五脏虫，益人，不生诸虫。干漆 杀三虫，儿虫痛，烧同芜荑末服。叶亦末服。楝白皮 杀蛔虫，煎水服，或为末，或入麝香，或煮鸡子食。硫黄 杀腹脏虫、诸疮虫。气鳖、酒鳖，以酒常服。雌黄、雄黄 虫疼吐水，煎醋服。又杀诸疮虫。蜂窠灰 酒服，寸白、蛔虫皆死出。

肠鸣

有虚气、水饮、虫积。

丹参、桔梗、海藻 并主心腹邪气上下，雷鸣幽幽如走水。黄芩 主水火击搏有声。橘皮、杏仁 并主肠鸣。厚朴 积年冷气，腹内雷鸣。栀子 热鸣。硇砂 血气不调，肠鸣宿食。原蚕沙 肠鸣热中。鳝鱼 冷气肠鸣。

心腹痛

有寒气，热气，火郁，食积，死血，痰澼，虫物，虚劳，中恶，阴毒。

【温中散郁】木香 心腹一切冷痛、气痛，九种心痛，妇人血气刺痛，并磨酒服。心气刺痛，同皂角末丸服。内钓腹痛，同乳、没丸服。香附子 一切气、心腹痛，利三焦，解六郁，同缩砂仁、甘草末点服。心脾气痛，同高良姜末服。血气痛，同荔枝烧研酒服。艾叶 心腹一切冷气鬼气，捣汁饮，或末服。同香附，醋煮丸服，治心腹小腹诸痛。芎䓖 开郁行气。诸冷痛中恶，为末，烧酒服。藁本 大实心痛，已用利药，同苍术煎服，彻其毒。高良姜 腹内暴冷久冷痛，煮饮。心脾痛，同干姜丸服。苏子 一切冷气痛，同高良姜、橘皮等分，丸服。姜黄 冷气痛，同桂末，醋服。小儿胎寒，腹痛，吐乳，同乳香、没药、木香丸服。桂 秋冬冷气腹痛，非此不除。

九种心疼，及寒疝心痛，为末酒服。心腹胀痛，水煎服。产后心痛，狗胆丸服。乌药 冷痛，磨水入橘皮、苏叶煎服。乳香 冷心痛，同胡椒、姜、酒服。同茶末、鹿血丸服。丁香 暴心痛，酒服。安息香 心痛频发，沸汤泡服。

【活血流气】当归 和血，行气，止疼。心下刺疼，酒服方寸匕。女人血气，同干漆丸服。产后痛，同白蜜煎服。芍药 止痛散血，治上中腹痛。腹中虚痛，以二钱同甘草一钱煎服。恶寒加桂，恶热加黄芩。玄胡索 活血利气。心腹少腹诸痛，酒服二钱，有神。热厥心痛，同川楝末二钱服。血气诸痛，同当归、橘红丸服。蓬莪茂 破气，心腹痛，妇人血气，丈夫奔豚。一切冷气及小肠气，发即欲死，酒、醋和水煎服。一加木香末，醋汤服。女人血气，同干漆末服。小儿盘肠，同阿魏研末服。姜黄 产后血痛，同桂末酒服，血下即愈。大黄 干血气，醋熬膏服。冷热不调，高良姜丸服。没药 血气心痛，酒、水煎服。五灵脂 心腹胁肋少腹诸痛。疝痛，血气，同蒲黄煎醋服。或丸，或一味炒焦酒服。虫痛加槟榔。

【痰饮】牡荆子 炒研服。枳实 胸痹痰水痛，末服。枳壳 心腹结气痰水。矾石 诸心痛，以醋煎一皂子服。五倍子 心腹痛，炒焦，酒服立止。牡蛎粉 烦满心脾痛，煅研酒服。蛤粉 心气痛，炒研，同香附末服。

【火郁】黄连 卒热心腹烦痛，水煎服。苦参 大热腹中痛，及小腹热痛，面色青赤，煎醋服。黄芩 小腹绞痛，小儿腹痛。得厚朴、黄连，止腹痛。山豆根 卒腹痛，水研服，入口即定。青黛 心口热痛，姜汁服一钱。川楝子 入心及小肠，主上下腹痛，热厥心痛，非此不除。同玄胡索末，酒服。郁李仁 卒心痛，嚼七粒，温水下，即止。黄蜡 急心痛，烧化丸，凉水下。晚蚕沙 男女心痛，泡汤服。

【中恶】艾叶 鬼击中恶，卒然着人如刀刺状，心腹切痛，或即吐血下血，水煎服。

胁痛

有肝胆火、肺气、郁、死血、痰澼、食积、气虚。

【木实】黄连 猪胆炒，大泄肝胆之火，肝火胁痛，姜汁炒丸。柴胡 胁痛主药。黄芩、龙胆、青黛、卢会 并泻肝胆之火。生甘草 缓火。木香 散肝经滞气，升降诸气。香附子 总解诸郁，治膀胱连胁下气妨。地肤子 胁下痛，为末酒服。青橘皮 泻肝胆积气必用之药。

【痰气】香薷 心烦胁痛连胸欲死，捣汁饮。防风 泻肺实烦满胁痛。白芥子 痰在胸胁支满，每酒吞七粒。又同白术丸服。橘皮、槟榔、枳壳 心腹结气痰水，两胁胀痛。因惊伤肝，胁骨痛，同桂末服。枳实 胸胁痰澼气痛。

【血积】大黄 腹胁老血痛。凤仙花 腰胁引痛不可忍，晒研，酒服三钱，活血消积。当归、芎䓖、姜黄、玄胡索、牡丹皮、红蓝花。神麹、红麹 并主死血食积作痛。韭菜 瘀血，两胁刺痛。吴茱萸 食积。桃仁、苏木、白棘 刺腹胁刺痛，同槟榔煎酒服。五灵脂 胁痛，同蒲黄煎醋服。

【虚陷】黄芪、人参、苍术、柴胡、升麻 并主气虚下陷，两胁支痛。黑大豆 腰胁卒痛，炒焦煎酒服。茴香 胁下刺痛，同枳壳末，盐、酒服。

【外治】食盐、生姜、葱白、韭菜、艾叶 并炒熨。冬灰 醋炒熨。芥子、茱萸 并醋研傅。大黄 同石灰、桂心熬醋贴。同大蒜、朴消捣贴。

腰痛

有肾虚、湿热、痰气、瘀血、闪肭、风寒。

【虚损】补骨脂 骨髓伤败，腰膝冷。肾虚腰痛，为末酒服，或同杜仲、胡桃丸服。

妊娠腰痛，为末，胡桃、酒下。菊花 腰痛去来陶陶。艾叶 带脉为病，腰溶溶如坐水中。蒺藜 补肾，治腰痛及奔豚肾气，蜜丸服。萆薢 腰脊痛强，男子臀腰痛，久冷痹软，同杜仲末，酒服。山药 并主男子腰膝强痛，补肾益精。韭子 同安息香丸服。茴香 肾虚腰痛，猪肾煨食。腰痛如刺，角茴末，盐酒服，或加杜仲、木香，外以糯米炒熨。胡桃 肾虚腰痛，同补骨脂丸服。栗子 肾虚腰脚不遂，风干日食。山楂 老人腰痛，同鹿茸丸服。杜仲 肾虚冷臀痛，煎汁煮羊肾作羹食。浸酒服。为末酒服。青娥丸。枸杞根 同杜仲、萆薢，浸酒服。五加皮 贼风伤人，软脚臀腰，去多年瘀血。柏实 腰中重痛，肾中寒，膀胱冷脓宿水。鳖甲 卒腰痛，不可俯仰，炙研酒服。猪肾 腰虚痛，包杜仲末煨食。鹿茸 同菟丝子、茴香丸服。同山药煮酒服。鹿角 炒研酒服，或浸酒。

【湿热】知母 腰痛，泻肾火。葳蕤 湿毒腰痛。威灵仙 宿脓恶水，腰膝冷疼，酒服一钱取利，或丸服。青木香 气滞腰痛，同乳香酒服。地肤子 积年腰痛时发，为末酒服，日五六次。牵牛子 除湿热气滞，腰痛下冷脓，半生半炒，同硫黄末，白面作丸，煮食。

【风寒】羌活、麻黄 太阳病腰脊痛。藁本 十种恶风鬼注，流入腰痛。

【血滞】玄胡索 止暴腰痛，活血利气，同当归、桂心末，酒服。甘草、细辛、当归、白芷、芍药、牡丹、泽兰、鹿藿 并主女人血沥腰痛。术 利腰脐间血，补腰膝。神麹 闪挫，煅红淬酒服。莳萝 闪挫，酒服二钱。冬瓜皮 折伤，烧研酒服。

【外治】桂 反腰血痛，醋调涂。白檀香 肾气腰痛，磨水涂。芥子 痰注及扑损痛，同酒涂。天麻 半夏、细辛同煮，熨之。

疝㿗

腹病曰疝，丸病曰㿗。有寒气、湿热、痰积、血滞、虚冷。男子奔豚，女子育肠。小儿木肾。

【寒气】胡卢巴 同附子、硫黄丸服，治肾虚冷痛。得茴香、桃仁，治膀胱气。炒末，茴香酒下，治小肠气。同茴香、面丸服，治冷气疝瘕。同沉香、木香、茴香丸服，治阴㿗肿痛。马蔺子 小腹疝痛冷积，为末酒服，或拌面煮食。木香 小肠疝气，煮酒日饮。小儿阴肿，同枳壳、甘草煎服。玄胡索 散气和血，通经络，止小腹痛。同全蝎等分，盐、酒服。艾叶 一切冷气少腹痛，同香附醋煮丸服，有奇效。牡蒿 阴肿，擂酒服。茴香 疝气，膀胱育肠气，煎酒，煮粥皆良。同杏仁、葱白为末，酒服。又同蚕沙丸服。同荔枝末服。同川椒末服。炒熨脐下。荔枝核 小肠疝气，烧酒服，或加茴香、青皮。阴㿗，同硫黄丸服。胡椒 疝痛，散气开郁，同玄胡索末等分，茴香酒下。桃仁 男子阴肿，小儿卵，炒研酒服，仍傅之。楝实 癞疝肿痛，五制丸服。苏方木 偏堕肿痛，煮酒服。楮叶 疝气入囊，为末酒服。木肾，同雄黄丸服。阿魏 癞疝痛，败精恶血，结在阴囊，同硇砂诸药丸服。

【湿热】黄芩 小腹绞痛，小便如淋，同木通、甘草煎服。沙参、玄参 并主卒得疝气，小腹阴肿相引痛欲死，各酒服二钱。地肤子 膀胱疝瘕。疝危急者，炒研酒服。狐疝阴卵㿗疾，同白术、桂心末服。马鞭草 妇人疝气，酒煎热服，仍浴身取汗。代赭石 小肠疝气，火煅醋淬末服。禹余粮 育肠气痛，为末饮服。

【痰积】牵牛 肾气作痛，同川椒、茴香入猪肾煨食，取下恶物。射干 利积痰瘀血疝毒。阴疝痛刺，捣汁服，取利，赤丸服。荆芥 破结聚气，下瘀血。阴㿗肿痛，焙末酒服。蒲黄 同五灵脂，治诸疝痛。蓬莪茂 破痃癖，妇人血气，大夫奔豚。一切气痛疝痛，煨研葱、酒服。香附子 治食积痰气疝痛，同海石末，姜汁服。胡卢巴 小肠疝，同茴香、荞面丸服，取下白脓，去根。

【挟虚】甘草 缓火止痛。苍术 疝多湿热，有挟虚者，先疏涤，而后用参、术，佐以疏导。虚损偏堕，四制苍术丸。熟地黄 脐下急痛。猪脬 疝气堕痛，入诸药煮食。

【阴㿗】地肤子、野苏、槐白皮 并煎汤洗。马鞭草、大黄 和醋。白垩土 并涂傅。蒺藜 粉摩。白头翁 捣涂，一夜成疮，二十日愈。木芙蓉 同黄檗末，以木鳖子磨醋和涂。石灰 同栀子、五倍子末，醋和敷。牡蛎粉 水㿗，同干姜末敷。蜀椒 阴冷渐入囊，欲死，作袋包。

第四卷　百病主治下

痛风

属风、寒、湿、热、挟痰及血虚、污血。

【风寒风湿】**羌活** 风湿相搏，一身尽痛，非此不除。同松节煮酒，日饮。**防风** 主周身骨节尽痛，乃治风去湿仙药。**苍术** 散风，除湿，燥痰，解郁，发汗，通治上中下湿气。湿气身痛，熬汁作膏，点服。**桔梗** 寒热风痹，滞气作痛，在上者宜加之。**苍耳子** 风湿周痹，四肢拘痛，为末煎服。**薏苡仁** 久风湿痹，筋急不可屈伸。风湿身痛，日晡甚者，同麻黄、杏仁、甘草煎服。**豆豉、松节** 去筋骨痛，能燥血中之湿。历节风痛，四肢如脱，浸酒日服。**桂枝** 引诸药横行手臂。同椒、姜浸酒，絮熨阴痹。**海桐皮** 腰膝注痛，血脉顽痹，同诸药浸酒服。**五加皮** 风湿骨节挛痛，浸酒服。

【风痰湿热】**大黄** 泄脾胃血分之湿热。酥炒煎服，治腰脚风痛，取下冷脓恶物即止。**威灵仙** 治风湿痰饮，为痛风要药，上下皆宜。腰膝积年冷病诸痛，为末酒下，或丸服，以微利为效。**黄芩** 三焦湿热风热，历节肿痛。**秦艽** 除阳明风湿、湿热，养血荣筋。**龙胆草、木通** 煎服。**姜黄** 治风痹臂痛，能入手臂，破血中之滞气。**红蓝花** 活血滞，止痛，瘦人宜之。**橘皮** 下滞气，化湿痰。风痰麻木，或手木，或十指麻木，皆是湿痰死血，以一斤去白，逆流水五碗，煮烂去滓至一碗，顿服取吐，乃吐痰之圣药也。

【补虚】**牛膝** 补肝肾，逐恶血，治风寒湿痹，膝痛不可屈伸，能引诸药下行，痛在下者加之。**石斛** 脚膝冷痛痹弱，酒浸酥蒸，服满一镒，永不骨痛。**天麻** 诸风湿痹不仁，补肝虚，利腰膝。腰脚痛，同半夏、细辛袋盛，蒸热互熨，汗出则愈。**萆薢、狗脊** 寒湿膝痛腰背强，补肝肾。**锁阳** 润燥养筋。**罂粟壳** 收敛固气，能入肾，治骨痛尤宜。**松脂** 历节风酸痛，炼净，和酥煎服。**乳香** 补肾活血，定诸经之痛。

头痛

有外感、气虚、血虚、风热、湿热、寒湿、痰厥、肾厥、真痛、偏痛。右属风虚，左属痰热。

【引经】**太阳** 麻黄、藁本、羌活、蔓荆。**阳明** 白芷、葛根、升麻、石膏。**少阳** 柴胡、芎䓖。**太阴** 苍术、半夏。**少阴** 细辛。**厥阴** 吴茱萸、芎䓖。

【湿热痰湿】**黄芩** 一味酒浸晒研，茶服，治风湿、湿热、相火、偏正诸般头痛。**荆芥** 散风热，清头目。作枕，去头项风。同石膏末服，去风热头痛。**薄荷** 除风热，清头目，蜜丸服。**菊花** 头目风热肿痛，同石膏、芎䓖，末服。**蔓荆实** 头痛，脑鸣，目泪。太阳头痛，为末浸酒服。**栝楼** 热病头痛，洗瓤温服。**香附子** 气郁头痛，同芎䓖末常服。**大黄** 热厥头痛，酒炒三次，为末，茶服。**枸杞** 寒热头痛。**竹茹** 饮酒人头痛，煎服。**石膏** 阳明头痛如裂，壮热如火。并风热，同竹叶煎。风寒，同葱、茶煎。风痰，同芎䓖、甘草煎。

【风寒湿厥】**芎䓖** 风入脑户头痛，行气开郁，必用之药。风热及气虚，为末茶服。偏风，浸酒服。卒厥，同乌药末服。**防风** 头面风去来。偏正头风，同白芷，蜜丸服。**地肤子** 雷头风肿，同生姜擂酒服，取汗。通草 烧研酒服，治洗头风。胡卢巴 气攻痛，同三棱、干姜末，酒服。杏仁 时行头痛，解肌。风虚痛欲破，研汁入粥食，得大汗即解。乌药 气厥头痛，及产后头痛，同芎䓖末，茶服。皂荚 时气头痛，烧研，同姜、蜜，水服，取汗。

【外治】谷精草 为末嗃鼻，调糊贴脑，烧烟熏鼻。玄胡索 同牙皂、青黛为丸。艾叶 揉丸嗅之，取出黄水。麝香 同皂荚末，安顶上，炒盐熨之。决明子 并贴太阳穴。朴消 热痛，涂顶上。

眩运

眩是目黑，运是头旋，皆是气虚挟痰，挟火，挟风，或挟血虚，或兼外感四气。

【风虚】天麻 目黑头旋，风虚内作，非此不能除，为治风神药，名定风草。首风旋运，消痰定风，同芎䓖，蜜丸服。术 头忽眩运，瘦削食土，同面丸服。荆芥 头旋目眩。产后血运欲死，童尿调服。白芷 头风血风眩运，蜜丸服。苍耳子 诸风头运，蜜丸服。女人血风头旋，闷绝不省，为末酒服，能通顶门。辛夷 眩冒，身兀兀如在车船上。蔓荆实 脑鸣昏闷。

【痰热】大黄 湿热眩运，炒末茶服。云母 中风寒热，如在舟船上。同恒山服，吐痰饮。

眼目

有赤目传变，内障昏盲，外障翳膜，物伤眯目。

【赤肿】黄连 消目赤肿，泻肝胆心火，不可久服。赤目痛痒，出泪羞明，浸鸡子白点。蒸人乳点。同冬青煎点。同干姜、杏仁煎点。水调贴足心。烂弦风赤，同人乳、槐花、轻粉蒸熨。风热盲翳，羊肝丸服。桔梗 赤目肿痛。肝风盛，黑睛痛，同牵牛丸服。白牵牛 风热赤目，同葱白煮丸。龙胆 赤肿瘀肉高起，痛不可忍，除肝胆邪热，去目中黄，佐柴胡，为眼疾必用之药。暑月目涩，同黄连汁点。漏脓，同当归末服。葳蕤 目痛眦烂泪出，赤目涩痛，同芍药、当归、黄连煎洗。白芷 赤目努肉，头风侵目痒泪，一切目疾，同雄黄丸服。薄荷 去风热。烂弦，以姜汁浸研，泡汤洗。荆芥 头目一切风热疾，为末酒服。香附子 肝虚睛痛羞明，同夏枯草末、沙糖水服。头风睛痛，同芎䓖末，茶服。夏枯草 补养厥阴血脉，故治目痛如神。桑叶 赤目涩疼，为末，纸卷烧烟熏鼻中。炉甘石 火煅，童尿淬研，点风湿烂眼。同朴消泡，洗风眼。芒消 洗风赤眼。白矾 同铜青洗风赤眼。甘草水调，贴目胞，去赤肿。

【昏盲】人参 益气明目。酒毒目盲，苏木汤调末服。小儿惊后，瞳人不正，同阿胶煎服。黄精 补肝明目，同蔓荆子九蒸九晒为末，日服之。苍术 补肝明目，同熟地黄丸服。同茯苓丸服。青盲雀目、同猪肝或羊肝，粟米汤煮食。目昏涩，同木贼末服。小儿目涩不开，同猪胆煮丸服。玄参 补肾明目。赤脉贯瞳，猪肝蘸末服。青蒿子 目涩，为末日服，久则目明。麦门冬 明目轻身，同地黄、车前丸服。决明子 除肝胆风热，淫肤赤白膜，青盲。益肾明目，每旦吞一匙，百日后夜见物光。补肝明目，同蔓菁酒煮为末，日服。积年失明，青盲雀目，为末，米饮服。或加地肤子丸服。车前子 明目，去肝中风热毒冲眼，赤痛障翳，脑痛泪出。风热目暗，同黄连末服。目昏障翳，补肝肾，同地黄、菟丝子丸服。菊花 风热，目疼欲脱，泪出，养目去盲，作枕明目。黄檗 目暗，每旦含洗，终身无目疾。松脂 肝虚目泪，酿酒饮。芒消 逐月按日洗眼，明目。食盐 洗目，明目止泪。蛤粉 雀目，炒研，油、蜡和丸，同猪肝煮食。

【翳膜】白菊花 病后生翳，同蝉花末服。癍豆生翳，同绿豆皮、谷精草末，煮干柿食。谷精草 去翳，同防风末服。痘后翳，同猪肝丸服。天花粉 痘后目障，同蛇蜕、羊肝煮食。黄芩 肝热生翳，同淡豉末，猪肝煮食。鹅不食草 嗃鼻塞耳贴目，为去翳神药。菥蓂子 目痛泪出，益精光，去弩肉，为末，卧时点之。绿豆皮 痘后翳，同谷精、白菊花末，柿饼、粟米泔煮食，极效。龙脑香 明目，去肤翳，内外障，日点数次，或加蓬砂，并嗃鼻。密蒙花 青盲肤翳，赤肿眵多，目中赤脉，及疳气攻眼，润肝燥。同黄檗丸服，去障翳。楮实 肝热生翳，研末日服。同荆芥丸服，治目昏。叶末及白皮灰，入麝，点一切翳。炉甘石 明目去翳，退赤收湿，煅赤，童尿淬七次，入龙脑，点一切目疾。或黄连水煮过，亦良。同蓬砂、海螵蛸、朱砂，点目翳昏暗烂赤。蓬砂 点目翳弩肉瘀突，同片脑用。蝉蜕 目昏障翳，煎水服。产后翳，为末，羊肝汤服。海螵蛸 点一切浮翳及热泪。伤寒热毒攻目生翳，入片脑。赤翳攀睛贯瞳人，加辰砂，黄蜡丸，纳之。小儿疳眼流脓，加牡蛎、猪肝煮食。

【诸物眯目】食盐 尘物入目，洗之。菖蒲 塞鼻，去飞丝入目。瞿麦 眯目生翳，其物不出，同干姜末日服。

耳

耳鸣、耳聋。有肾虚，有气虚，有郁火，有风热。耳痛是风热，聤耳是湿热。

【补虚】熟地黄、当归、肉苁蓉、菟丝子、枸杞子 肾虚耳聋，诸补阳药皆可通用。黄芪、白术、人参 气虚聋鸣，诸补中药皆可通用。骨碎补 耳鸣，为末，猪肾煨食。百合 为末，日服。牡荆子 浸酒，治聋。茯苓 卒聋，黄蜡和嚼。

【解郁】香附 卒聋，炒研，莱菔子汤下。牵牛 疳气耳聋，入猪肾煨食。栝楼根 煮汁酿酒服，治聋。

【外治】木香 浸麻油煎，滴聋，日四五次。预知子 卒聋，入石榴，酿酒滴。地黄、骨碎补 并煨，塞聋。栝楼根 猪脂煎，塞耳鸣。椒目 肾虚耳鸣，如风水钟磬者，同巴豆、菖蒲、松脂塞之，一日一易，神效。胡桃 煨研热塞，食顷即通。

【耳痛】木鳖子 耳卒热肿，同小豆、大黄，油调涂。木香 以葱黄染鹅脂，蘸末内入。菖蒲 作末炒罨，甚效。郁金 浸水滴。茱萸 同大黄、乌头末，贴足心，引热下行，止耳鸣耳痛。蛇蜕 耳忽大痛，如虫在内走，或流血水，或干痛，烧灰吹入，痛立止。

【聤耳】青黛 同香附、黄檗末。胡桃 同狗胆研塞。雄黄 同雌黄、硫黄。炉甘石 同矾、麝香。浮石 同没药、麝香。

【虫物入耳】胡麻油 煎饼枕之。杏仁油 滴，并主蚁入耳。菖蒲 塞，蚤、虱入耳。

面

面肿是风热。紫赤是血热。疱是风热，即谷嘴。皻是血热，即酒皻。皯黵是风邪客于皮肤，痰饮溃于腑脏，即雀卵斑，女人名粉滓斑。

【风热】菟丝子 浸酒服。牛蒡根 汗出中风面肿，或连头项，或连手足，研烂，酒煎成膏贴之，并服三匙。黑豆 风湿面肿，麻黄汤中加入，取小汗。大黄 头面肿大疼痛，以二两，同僵蚕一两为末，姜汁和丸弹子大，服。

【皻疱皯黵】葳蕤 久服，去面上黑皯，好颜色。冬葵子 同柏仁、茯苓末服。天门冬 同蜜捣丸，日用洗面，去黑。续随子茎汁 洗皯黵，剥人皮。蒺藜、苦参、白及、零陵香、茅香 并洗面黑，去皯黵。蓖麻仁 同硫黄、密陀僧、羊髓和涂，去雀斑。同白枣、大枣、瓦松、肥皂丸洗。白牵牛 酒浸为末，涂面，去风刺粉滓。栝楼实 去手面皱，悦泽人面。同杏仁、猪胰研涂，令人面白。白敛 同杏仁研涂，去粉滓酒皻。艾灰 淋硷，点皯黶。桃花 去雀斑，同冬瓜仁研，蜜涂。粉刺如米，同丹砂末服，令面红润。同鸡血涂身面，光华鲜洁。龙

脑香 酥和，涂酒皶赤鼻。白僵蚕 蜜和擦面，灭黑黯，好颜色，或加白牵牛。牡蛎 丸服，令面白。真珠 和乳敷面，去黣，润泽。猪蹄 煎胶，涂老人面。人精 和鹰屎涂面，去黑子及瘢。人胞 妇人劳损，面皶皮黑，渐瘦，和五味食之。

【瘢痕】蒺藜 洗。葵子 涂。马齿苋 洗。真玉 摩面。禹余粮 身面瘢痕，同半夏、鸡子黄涂，一月愈。白僵蚕 同白鱼、鹰屎涂。鹰屎白 灭痕，和人精摩。

【面疮】紫草、紫菀、艾叶 醋搽之。妇人面疮，烧烟熏，定粉搽。蓖麻子 肺风面疮，同大枣、瓦松、白果、肥皂为丸，日洗。凌霄花 两颊浸淫，连及两耳，煎汤日洗。甘松 面上风疮，同香附、牵牛末，日洗。枇杷叶 茶服，治面上风疮。桃花 面上黄水疮，末服。杏仁 鸡子白和涂。银杏 和糟嚼涂。

鼻

鼻渊，流浊涕，是脑受风热。鼻鼽，流清涕，是脑受风寒，包热在内。脑崩臭秽，是下虚。鼻室，是阳明湿热，生息肉。鼻皶，是阳明风热及血热，或脏中有虫。鼻痛，是阳明风热。

【渊鼽】苍耳子 末，日服二钱，能通顶门。同白芷、辛夷、薄荷为末，葱、茶服。防风 同黄芩、川芎、麦门冬、人参、甘草，末服。川芎 同石膏、香附、龙脑，末服。藕节 鼻渊，同川芎末服。蜀椒、辛夷 辛走气，能助清阳上行通于天，治鼻病而利九窍。头风清涕，同枇杷花末，酒服。栀子、龙脑香、百草霜 鼻出臭涕，水服三钱。白芷 流涕臭水，同硫黄、黄丹吹。大蒜 同荜茇捣，安囟上，以熨斗熨之。艾叶 同细辛、苍术、川芎末，隔帕安顶门，熨之。

【窒息】白微 肺实鼻塞，不知香臭，同贝母、款冬、百部为末服。小蓟 煎服。毕澄茄 同薄荷、荆芥丸服。细辛 鼻齆，不闻香臭，时时吹之。瓜蒂 吹之。或加白矾，或同细辛、麝香，或同狗头灰。蒺藜 同黄连煎汁，灌入鼻中，嚏出瘜肉如蛹。菖蒲 同皂荚末塞。蓖麻子 同枣塞，一月闻香臭。雄黄 一块塞，不过十日，自落。

【赤皶】凌霄花 鼻上酒皶，同栀子末日服，同硫黄、胡桃、腻粉揩搽。使君子 酒皶面疮，以香油浸润，卧时嚼三五个，久久自落。栀子 鼻皶面疱，炒研，黄蜡丸服。同枇杷叶为末，酒服。黄连 鼻皶，同天仙藤灰，油调搽。蓖麻仁 同瓦松、大枣、白果、肥皂丸洗。牵牛 鸡子白调，夜涂旦洗。银杏 同酒糟嚼敷。硫黄 同枯矾末，茄汁调涂。雄黄 同硫黄、水粉，乳汁调傅，不过三五次。

【鼻疮】黄连 同大黄、麝香搽鼻中。末，傅鼻下赤䘌。

唇

脾热则唇赤或肿，寒则唇青或噤，燥则唇干或裂，风则唇动或㖞，虚则唇白无色，湿热则唇渖湿烂，风热则唇生核。狐则上唇有疮，惑则下有疮。

【唇渖】葵根 紧唇湿烂，乍瘥乍发，经年累月，又名唇渖，烧灰和脂涂。赤苋、马齿苋、蓝汁 并洗。缩砂 烧涂。西瓜皮 烧噙。橄榄 烧。黄檗 蔷薇根汁调。松脂 化。

【唇裂】昨叶何草 唇裂生疮，同姜、盐捣擦。黄连 泻火。生地黄 凉血。麦门冬 清热。人参 生津。当归 生血。芍药 润燥。

【唇肿】大黄、黄连、连翘、防风、薄荷、荆芥、桑汁、石膏、芒消 并涂。井华水 下唇肿痛，或生疮，名驴觜风，以水常润之，乃可擦药。上唇肿痛生疮，名鱼口风。

【唇动】薏苡仁 风湿入脾，口唇瞤动瘑揭，同防己、赤小豆、甘草煎服。

【唇青】青葙子、决明 并主唇口青。

【唇噤】艾叶 敷舌。荆芥、防风、秦艽、羌活、芥子 醋煎，敷舌。

【吻疮】蓝汁 洗。瓦松 烧。缩砂壳 烧。槟榔 烧。青皮、竹沥 和黄连、黄丹、黄檗涂。

口舌

舌苦是胆热，甘是脾热，酸是湿热，涩是风热，辛是燥热，咸是脾湿，淡是胃虚，麻是血虚，生胎是脾热闭，出血是心火郁，肿胀是心脾火毒，疮裂是上焦热，木强是风痰湿热，短缩是风热。舌出数寸有伤寒、产后、中毒、大惊数种。口糜是膀胱移热于小肠，口臭是胃火食郁。喉腥是肺火痰滞。

【舌胀】甘草 木强肿胀塞口，不治杀人，浓煎噙漱。芍药 同甘草煎。龙脑香 伤寒舌出数寸，掺之随消。冬青叶 舌胀出口，浓煎浸之。伏龙肝 和醋，或加牛蒡汁。蓬砂 姜片蘸，擦木舌。

【舌胎】薄荷 舌胎语涩，取汁，同姜、蜜擦。生姜 诸病舌上生胎，以青布蘸井水抹后，时时以姜擦之。

【舌衄】生地黄 同阿胶末，米饮服。汁和童尿酒服。黄药子 同青黛水服。蒲黄 同青黛水服，并敷之。同乌贼骨敷。香薷 煎汁，日服三升。大小蓟 汁，和酒服。黄檗 蜜炙，米饮服。槐花 炒服并掺。

【舌苦】柴胡、黄芩、苦参、黄连、龙胆 泻胆。麦门冬 清心。枳椇 解酒毒。

【舌甘】生地黄、芍药、黄连。

【舌酸】黄连、龙胆 泻肝。神麹、萝卜 消食，嚼。

【舌辛】黄芩、栀子 泻肺。芍药 泻脾。麦门冬 清心。

【舌淡】白术 燥脾。半夏、生姜 行水。茯苓 渗湿。

【舌咸】知母 泻肾。乌贼骨 淡胃。

【舌涩】黄芩 泻火。葛根 生津。防风、薄荷 去风热。半夏、茯苓 去痰热。

【口糜】桔梗 同甘草煎服。栗子 小儿口疮，日煮食之。蜀椒 口疮久患者，水洗面拌煮熟，空腹吞之，以饭压下，不过再服。地骨皮 口舌糜烂，同柴胡煎服。细辛 口舌生疮糜烂，同黄连或黄檗末掺之，名赴筵散。外以醋调贴脐。黄连 煎酒呷含。同干姜末掺之，名水火散。天门冬 口疮连年，同麦门冬、玄参丸噙。贝母 小儿口生白疮，如鹅口疮，为末，入蜜抹之，日五六上。乳香 白口疮，同没药、雄黄、轻粉涂。赤口疮，同没药、铜绿、枯矾涂。铜绿 同白芷掺，以醋漱之。朴消 口舌生疮，含之，亦擦小儿鹅口，或加青黛。或入寒水石，少入朱砂。

【口臭】大黄 烧研揩牙。细辛 同白豆蔻含。明矾 入麝香，擦牙。

【喉腥】知母、黄芩 并泻肺热，喉中腥气。桔梗、桑白皮、地骨皮、五味子、麦门冬。

咽喉

咽痛是君火，有寒包热。喉痹是相火，有嗌疸，俗名走马喉痹，杀人最急，惟火及针焠效速，次则拔发咬指，吐痰嗃鼻。

【降火】甘草 缓火，去咽痛，蜜炙煎服。肺热，同桔梗煎。桔梗 去肺热。利咽嗌，喉痹毒气，煎服。玄参 去无根之火。急喉痹，同鼠粘子末服。发斑咽痛，同升麻、甘草煎服。蠡实 同升麻煎服。恶实 除风热，利咽膈。喉肿，同马蔺子末服。悬痈肿痛，同甘草煎咽，名开关散。灯笼草 热咳咽痛，末服，仍醋调外涂。白头翁 下痢咽痛，同黄连、木香煎服。麦门冬 虚热上攻咽痛，同黄连丸服。栝楼皮 咽喉肿痛，语声不出，同僵蚕、甘草末服。通草 含咽，散诸结喉痹。木通 咽痛喉痹，煎水呷。豆豉 咽生息肉，刺破出血，同盐涂之，神效。

【风痰】羌活 喉闭口噤，同牛蒡子煎灌。升麻 风热咽痛，煎服，或取吐。蛇床子冬月喉痹，烧烟熏之，其痰自出。**生姜汁** 和蜜服，治食诸禽中毒，咽肿痹。**白矾** 生含，治急喉闭。同盐，点一切喉病。**蓬砂** 含咽，或同白梅丸。或同牙消含。

音声

喑有肺热，有肺痿，有风毒入肺，有虫食肺。症有寒包热，有狐惑。不语有失音，有舌强或痰迷，有肾虚喑痱。

【邪热】桔梗、沙参、知母、麦门冬 并除肺热。**木通、菖蒲** 并出音声。小儿卒喑，麻油泡汤服。**黄芩** 热病声喑，同麦门冬丸服。**人参** 肺热声症，同诃子末噙。产后不语，同菖蒲服。**牛蒡子** 热时声症，同桔梗、甘草煎服。**青黛** 同薄荷，蜜丸含。**马勃** 失声不出，同马牙消，沙糖丸服。**梨汁** 客热中风不语，卒喑风不语。同竹沥、荆沥、生地汁熬膏服。

【风痰】荆芥 诸风口噤不语，为末，童尿酒服。**黄芪** 风喑不语，同防风煎汤熏之。**红花** 男女中风，口噤不语，同乳香服。**远志** 妇人血噤失音。**白术** 风湿舌木强。**干姜** 卒风不语，安舌下。**杏仁** 润声气。卒症，同桂含之。蜜、酥煮丸噙。生含，主偏风失音不语。**白僵蚕** 中风失音，酒服。**五倍子、百药煎** 中风舌喑不语，小儿惊风不语，点舌下。

牙齿

牙痛，有风热、湿热、胃火、肾虚、虫龋。

【风热、湿热】白芷 阳明风热。同细辛掺。入朱砂掺。**黄连** 胃火湿热。牙痛恶热，揩之立止。**升麻** 阳明本经药，主牙根浮烂疳䘌。胃火，煎漱。**荆芥** 风热，同葱根、乌桕根煎服。**细辛** 和石灰掺。**缩砂仁** 嚼。**香附** 同青盐、生姜，日擦固齿。同艾叶煎漱。**胡椒** 去齿根浮热。风、虫、寒三痛，同绿豆咬之。同荜茇塞孔。**辛夷** 面肿引痛。**乳香** 风虫嚼咽。**地骨皮** 虚热上攻，同柴胡、薄荷，水煎漱。**石膏** 泻胃火。同荆芥、防风、细辛、白芷末，日揩。**白矾** 煎漱，止血，及齿碎。**食盐** 揩牙洗目，坚牙明目，止宣露。卧时封龈，止牙痛出血。

【肾虚】旱莲草 同青盐炒焦，揩牙，乌须固齿。**补骨脂** 同青盐日揩。风虫，同乳香。**蒺藜** 打动牙痛，擦漱。**骨碎补** 同乳香塞。**牛膝** 含漱。

【虫䘌】桔梗 同薏苡根，水煎服。**大黄** 同地黄贴。**荜茇** 同木鳖子嗃鼻。同胡椒塞孔。**银杏** 食后生嚼一二枚。**杏仁** 煎漱或烧烙。**胡桐泪** 为口齿要药。热湿牙痛，及风疳䘌齿骨槽风，为末，入麝，夜夜贴之。宣露臭气，同枸杞根漱。

须发

【发落】骨碎补 病后发落，同野蔷薇枝煎刷。**香薷** 小儿发迟，同猪脂涂。**茉莉花** 蒸油。**榧子** 同胡桃、侧柏叶浸水，梳发不落。**侧柏叶** 浸油，生发。烧汁，黑发。和猪脂，沐发长黑。**皂荚** 地黄、姜汁炙研，揩牙乌须。**桑葚** 浸水。并涂头，生毛发。**桑白皮** 同柏叶，沐发不落。

【发白】栝楼 同青盐、杏仁煅末，拔白易黑，亦揩牙。**百合、姜皮** 并拔白易黑。**胡桃** 和胡粉，拔白生黑。烧，同贝母，揩牙乌须。**余甘子** 合铁粉，涂头生须发。**五倍子** 炒，同赤铜屑诸药，为染须神方。

【生眉】白鲜皮 眉发脆脱。**香附** 长须眉。**苦参、仙茅** 大风，眉发脱落。**昨叶何草** 生眉发膏为要药。**半夏** 眉发堕落，涂之即生。**鳢肠汁** 涂眉发，生速。

胡臭

有体臭、腋臭、漏臭。

苏子 捣涂。**青木香** 切片，醋浸一宿夹之，数次愈。**百草灰** 水和熏洗，酥和饼夹之，干即易，疮出愈。**马齿苋** 杵团入袋成，泥裹火烧过，入蜜热夹。**生姜** 频擦。**伏龙肝** 掺。**铜屑** 热醋和掺。或炒热，袋面熨之。**密陀僧** 油和涂。**石灰** 有汗干掺，无汗醋和。**胆矾** 入少轻粉，姜汁调搽，热痛乃止。**田螺** 入巴豆一粒在内，待化水，擦腋下，绝根。

丹毒

〔内解〕**积雪草** 捣汁服。**马齿苋** 汁服。**芸薹汁** 服，并敷。

〔外涂〕**蓖麻子、大黄** 磨水。**赤小豆** 洗浴，及敷之。**榆白皮** 鸡子白和涂，煎沐。**五加皮** 洗。和铁槽水涂。**石灰** 醋调。**阳起石** 煅研，水调。**芒消** 水和。**白矾** 油和。

风瘙疹痱

〔内治〕**苍耳花、叶、子** 各等分，为末，以炒焦黑豆浸酒服二钱，治风热瘾疹，搔痒不止。**苦参** 肺风皮肤瘙痒，或生瘾疹疥癣，为末，以皂角汁熬膏丸服。

〔外治〕**白芷、浮萍、槐枝、盐汤、吴茱萸** 煎酒。**楮枝叶、蚕沙** 并洗浴。**枳壳** 炙熨风疹，肌中如麻豆。**燕窠土** 涂。**铁锈** 磨水摩。**石灰** 醋和涂，随手即消。

【痱疹】 **升麻** 洗。**菟丝** 汁抹。**绿豆粉** 同滑石扑。**石灰** 同蛤粉、甘草涂。

疬疡癜风

疬疡是汗斑，癜风是白斑片，赤者名赤疵。

〔内治〕**蒺藜** 白癜风，每酒服二三钱。**女萎、何首乌** 白癜，同苍术、荆芥等分，皂角汁煎膏，丸服。**胡麻油** 和酒服。**桑枝** 同益母草熬膏服。**牙皂** 白癜风，烧灰酒服。**白花蛇** 白癜疬疡斑点，酒浸，同蝎梢、防风末服。**乌蛇** 同天麻诸药，浸酒服。

〔外治〕**附子** 紫白癜风，同硫黄，以姜汁调，茄蒂蘸擦。**贝母** 紫白癜斑，同南星、姜汁擦。同百部、姜汁擦。同干姜，浴后擦之，取汗。**知母** 醋磨涂。**茵陈** 洗疬疡。**防己** 同浮萍煎，浴擦。**紫背萍** 并洗擦。**蜣螂** 捣涂白驳，一宿即瘥。

瘿瘤疣痣

〔内治〕**贝母** 同连翘服，主项下瘿瘤。**黄药子** 消瘿气，煮酒服。**海藻** 消瘿瘤结气，散项下硬核痛。初起，浸酒日饮，滓涂之。**海带、昆布** 蜜丸。**海苔、白头翁** 浸酒。**山药** 同蓖麻，生涂项核。**问荆** 结气瘤痛。

【疣痣】 **地肤子** 同矾洗疣目。**艾叶** 同桑灰淋汁，点疣痣瘤靥。灸痣，三壮即去。**升麻** 煎水，入蜜拭。**芫花** 同大戟、甘遂末，焦瘤瘿自去。根煮线，系瘤痣。**冬灰、石灰** 并蚀黑子疣赘瘤痣。**硫黄** 纸卷焠疣。**盐** 涂疣，频舐。

痈、疽

深为疽，浅为痈。大为痈，小为疖。

【肿疡】 **甘草** 行污浊之血，消五发之疽，消肿导毒。一切发背痈疽，用末和大麦粉，汤和热敷，未成者内消，已成者即溃。仍以水炙一两，水浸一夜，服之。或取汁熬膏。阴囊痈，水炙煎服，二十日即消。**忍冬** 痈疽，不问发背、发颐、发眉、发脑、发乳诸处，捣叶入少酒涂四围，内以五两，同甘草节一两，水煎，入酒再煎，分三服。重者一二服，大肠通利即效，功胜红内消，其滓亦可丸服。或捣汁同酒煎服。**远志** 一切痈疽、发背、疖毒恶候，死血阴毒在中不痛者，即痛，或忧怒等气在中作痛不可忍者，即止。热者即凉，溃者即敛，为末，每服三钱，温酒浸，取清服，其滓涂之。**连翘** 消肿止痛，十二经疮药，不可无此。痈肿初起，煮服取汗。

【代针】 **茅针** 酒煮服，一针一孔。**冬葵子**

水吞百粒。蜀葵子、恶实、瞿麦 并傅之。百合 同盐捣涂。皂角刺 烧灰，酒服三钱。发背不溃，同甘草、黄芪末服。硇砂 点。

【溃疡】黄芪 痈疽久败，排脓止痛，生肌内补，为疮家圣药。地黄 熬膏，贴痈疖恶血。木香 痈疽不敛臭败，同黄连、槟榔傅。松脂、枫香、苏方木 排脓止痛生肌。没药、血竭、乳香 并消肿止痛生肌。痈疽头颤，熟水研服。矾石 蚀恶肉，生好肉。凡痈疽发背人，以黄蜡丸服，能防毒护膜，托里化脓，止痛生肌。麦饭石 一切痈疽发背，火煅醋淬，同烧过鹿角末、生敛末、醋熬膏，围贴，未成即消，排脓生肌。硫黄 诸疮弩肉出数寸，涂之即消。不合，粉之即合。

【乳痈】天花粉 轻则妒乳，重则乳痈，酒服末二钱。白芷 同贝母末，酒服。丁香 奶头花裂，傅之。

【便毒】贝母 初起，同白芷煎酒服。渣傅。栝楼 同黄连煎服。忍冬 酒煎。

【解毒】败酱 除痈肿，破多年凝血，化脓为水。腹痈有脓，薏苡仁、附子为末，水服，小便当下出愈。大蓟叶 肠痈瘀血。人参 酒毒，胸生疽疮，同酒炒大黄末，姜汤服，得汗即愈。薏苡仁、冬瓜仁、甜瓜仁 肠痈已成，小腹肿痛，小便似淋，或大便下脓，同当归、蛇蜕，水煎服，利下恶物。大枣 肠痈，连核烧，同百药煎末服。

诸疮上

【丁疮】苍耳根 汁，和童尿服，或葱酒服，取汗。灰，同醋涂，拔根。山慈姑 同苍耳擂酒服，取汗。豨莶 酒服取汗，极效。大蓟 同乳香、枯矾末，酒服，取汗。白芷 同姜擂酒服，取汗。王不留行 同蟾酥服，取汗。荆芥 煮服，及醋捣涂。紫花地丁 擂水服，同葱、蜜涂。艾灰汁 和石灰点之，三遍拔根。翻白草 煎酒服，取汗。蒲公英 擂酒服，取汗。枸杞 治十三种疔，四时采根茎，同诸药服。雄黄 同蟾酥、葱、蜜插之。石灰 同半夏敷。硇砂 同雄黄贴。

【杨梅疮】土茯苓 治杨梅疮及杨梅风，并服轻粉成筋骨疼瘫痪痈疽，为必用之药。每用四两，入皂荚子七粒，煎水代茶。或加牵牛；或加苦参、五加皮；或加防风、薏苡仁、木通、木瓜、白鲜皮、金银花、皂荚子，煎服。筋骨疼，虚人，同人参丸服。天花粉 同芎䓖、槐花丸服。栝楼皮 末，酒服，先服败毒散。大黄 初起者，同皂荚刺、郁金、白牵牛末，酒服。又方同白僵蚕、全蝎末，蜜汤服，并取下恶物；同皂荚刺、轻粉末服，取下恶物，并齿出毒血，愈。黄檗 去湿热。同乳香末、槐花，水和涂。铜青 醋煮，酒调涂，极痛，出水愈。或入轻粉、冰片少许。

【疥癣】艾叶 烧烟熏，煎醋涂，烧灰搽。胡麻 生嚼，涂坐板疮。丝瓜皮 焙研，烧酒涂坐板疮。枫香 同黄檗、轻粉，涂。松脂 同轻粉擦。巴豆 擦癣；同腻粉，点疥。硫黄 鸡子油，搽疥癣。煅过，掺顽疮。

【病疮】桃花 病疮生手足间，相对生，如茱萸子，疼痒浸淫，久则生虫，有干湿二种，状如蜗牛，同盐捣敷。桃叶 同醋。荆沥、雄黄、硫黄、水银 同胡粉。燕窠土 并涂病疮及癣。

【足疮】绿矾 甲疽，因甲长侵肉，或割甲伤汤水，肿溃出水，甚则浸淫趾趺，经年不愈，盐汤洗净，煅研，厚敷之，即日汁止，十日痂落。女人甲疽肉突，煎汤洗之，并同雄黄、硫黄、乳香、没药掺之。马齿苋 并傅甲疽。

【胻疮】即臁疮。艾叶 烧烟熏出恶水，或同雄黄、布烧。或同荆叶、鸡屎，坑中烧熏，引虫出。翻白草 煎洗。百草霜 热臁口厚，同轻粉、麻油，作隔纸膏贴。百药煎 脚肚细疮，久则包脚出水，唾涂四围。马齿苋 臁疮生虫，蜜调傅，一夜虫出。同葱白、石灰捣团，阴干研敷。

诸疮下

【头疮】菖蒲 生涂。红麹 嚼涂。胡麻 嚼涂。黄檗、枳实 烧研，同醋。白矾 半生半枯，酒调。海螵蛸 同轻粉、白胶香。榆白皮 晒研，醋和绵上，贴头面疮，引虫。桃花 头上肥疮，为末水服。

【软疖】苍耳叶 同生姜杵。胡麻 烧焦，热嚼。松香 同蓖麻、铜青。石灰 鸡子白傅。五倍子 熬香油。桑螵蛸 炙研，油和。枯矾 油和。

【秃疮】桑葚汁 日服，治赤秃，先以桑灰汁洗。香薷汁 和胡粉。贯众 烧研，或入白芷。百草霜 入轻粉。胆矾 同朱砂、猪脂，入硇砂少许。丝瓜叶 汁，涂头疮生蛆。

【炼眉】即炼银癣。黄连 研末，油调涂。菟丝子 炒研。栀子 炒研。百药煎 同生矾末。麦麸 炒黑，酒调。

【疳疮】黄连 同卢会、蟾灰。桔梗 同茴香烧灰。黄矾 同白矾、青黛烧。蓝淀 并涂口鼻急疳。铜青 同人中白，敷走马疳。绿矾 煅，入麝香。五倍子 烧研。同枯矾、青黛。百药煎 同五倍、青黛煅，入铜青。升麻 煎汁。艾叶 煎汁。浮石 火煅醋淬，同金银花末服。鳗鲡 煮食。并主疳。

【䘌疮】桃仁 盐、醋煎服。蒜 并主下部䘌疮。牡丹 下部生疮已洞决者，研末，汤服。生漆 一合，入鸡子连白吞之，吐下虫出。茱萸 下部痔䘌，掘坑烧赤，以酒沃之，内萸于中，坐熏，不过三次。桃叶 同梅叶蒸熏。艾叶 烧烟熏。食盐 炒熨。

【阴疳】甘草 同槐枝、赤皮葱、大豆煎汁，日洗三次。黄连 同黄檗，敷阴疳欲断。黄檗 猪胆汁炙研，入轻粉。苦参 同蜡茶、蛤粉、密陀僧、猪脂涂。炉甘石 煅，同孩儿茶。同黄丹、轻粉。

【阴疮】甘草 煎蜜，涂阴头粟疮，神妙。青黛 地骨汤洗，同款冬、麝末涂。胡粉 杏仁或白果炒过，研涂。阴疮浸淫，同枯矾。

外伤诸疮

【漆疮】蜀椒 洗。涂鼻孔，近漆亦不生疮。韭 汁。白菘 汁。白矾 化汤。芒消 化。

【冻疮】甘草 煎水洗，涂以三黄末。茄根、茎、叶 煮汁。姜汁 熬膏。藕 蒸杵。老丝瓜 灰。

【灸疮】黄芩 灸疮血出不止，酒服二钱即止。鳢肠 并贴灸疮。薤白 煎猪脂涂。

【汤火伤疮】生萝卜 烟熏欲死，嚼汁咽。又嚼，涂火疮。当归 煎麻油、黄蜡。丹参 同羊脂。地黄 同油、蜡熬膏。甘草 蜜煎。大黄 蜜调。柏叶 止痛，灭痕。栀子 鸡子白调。赤石脂 同寒水石、大黄，水调。蜂蜜 同薤白杵。食盐 但汤火伤，先以盐掺护肉，乃用涂药。皂矾 化水洗，疼即止。蒲荷 汁。黄檗 末。并涂冬月向火，两股生疮湿痒。

跌仆折伤

【内治活血】大黄 同当归煎服。或同桃仁。玄胡索 豆淋酒服。刘寄奴 同玄胡索、骨碎补，水煎服。三七 磨酒。虎杖 煎酒。蒲黄 酒服。何首乌 同黑豆、皂角等丸服，治损宽筋。

【内治接骨】骨碎补 研汁和酒服，以滓敷之。或研入黄米粥裹之。地黄 折臂断筋损骨，研汁和酒服，一月即连续，仍炒热贴。白及 酒服二钱，不减自然铜也。自然铜 散血止痛，乃接骨要药。

【外治散瘀接骨】大黄 姜汁调涂，一夜变色。半夏 水调涂，一夜即消。白矾 泡汤熨之，止痛。闪出骨窍，同绿豆、蚕沙炒敷。五灵脂 骨折肿痛，同白及、乳、没，油调涂。接骨，同茴香，先敷乳香，次涂小米粥，乃上药，帛裹木夹，三五日效。

【杖疮】〔内治〕童尿 杖毕，即和酒服，免血攻心。三七 酒服三钱，血不冲心，仍嚼涂之。大黄 煎酒服，下去瘀血，外以姜汁或童尿调涂，一夜黑者紫，二夜紫者白。〔外治〕半夏 末破者，水调涂，一夜血散。凤仙花叶 已破者，频涂，一夜血散。冬用干。葱白 炒罯。酒糟 隔纸罯。豆腐 热贴，色淡为度。萝卜 捣贴。滑石 同大黄、赤石脂。黄瓜 六月六日瓶收，浸水扫之。

诸虫伤

【蛇、虺伤】贝母 酒服至醉，毒水自出。丝瓜根 擂生酒饮醉，立愈。白芷 水服半两，扎定两头，水出即消。或同雄黄、麝香、细辛，酒服。甘草 毒蛇伤人，目黑口噤，毒气入腹，同白矾末，冷水服二钱。蒜 一升，乳二升，煮食，仍煮童尿热渍之。雄黄 同干姜敷。并佩之，辟蛇虺。

【蜂、虿伤】雄黄 磨醋。小蓟、恶实、葵叶、鬼针 并涂蝎伤，仍取汁服。热酒 洗。葱白 隔灸。槐枝 炮熨。皂荚 炙熨。

【蜘蛛伤】醇酒 山中草蜘蛛毒人，一身生丝，饮醉并洗之。贝母 酒服。苍耳叶 煎酒。小蓟 煎糖饮，并敷之。秦皮 煎服。

【蠼螋伤】醇酒 蠼螋，状如小蜈蚣、蚰蜒，八足，背有二须，能夹人成疮，又能尿人影，成疮累累螯人，恶寒且热，但饮酒至醉，良。米醋、豆豉、茶叶、鱼腥草、马鞭草、大黄、豨莶、蒺藜、败酱草 灰。

【射工、沙虱毒】苍耳叶 煎酒。雄黄 磨酒。牛膝 煎水。马齿苋 汁。浮萍 末。知母 末。射干 末。白矾 末，同甘草。

【辟除诸虫】木鳖 同芎䓖、雄黄。浮萍 烧熏，或加羌活。茅香 同木鳖、雄黄。菖蒲 同楝花、柏子。夜明砂 单烧，或同浮萍、苦楝花。鳖甲 同夜明砂。并烧熏。

带下

艾叶 白带，煮鸡子食。石菖蒲 赤白带下，同破故纸末服。白芷 漏下赤白，能蚀脓。白带冷痛腥秽，同蜀葵根、白芍、枯矾，丸服。石灰淹过，研末酒服。莲米 赤白带，同江米、胡粉，入乌骨鸡煮食。白扁豆 炒研，米饮日服。韭子 白带白淫，醋煮丸服。芍药 同香附末，煎服。同干姜末服。沙参 七情内作，或虚冷者，为末，米饮日服。狗脊 室女白带，冲任虚损，关节重，同鹿茸丸服。亦治妇人。榆荚仁 和牛肉作食，止带下。茯苓 丸服。松香 酒煮，丸服。槐花 同牡蛎末，酒服。益母草 为末，汤服。夏枯草 为末，饮服。鸡冠花 浸酒饮，或末服。马齿苋 绞汁，和鸡子白服。大蓟根 浸酒饮。酢浆草 阴干，酒服。石灰 白带白淫，同茯苓丸服。禹余粮 赤白带，同干姜丸服。

崩中漏下

月水不止，五十行经。

【调营清热】当归 漏下绝孕，崩中诸不足。丹参 功同当归。芎䓖 煎酒。生地黄 崩中及经不止，擂汁酒服。芍药 崩中痛甚，同柏叶煎服。经水不止，同艾叶煎服。防风 炙研，面糊煮酒服一钱，经效。香附子 炒焦酒服，治血如崩山，或五色漏带，宜常服之。黄芩 主淋漏下血，养阴退阳，去脾经湿热。阳乘阴，崩中下血，研末，霹雳酒服一钱。四十九岁，月水不止，条芩醋浸七次，炒研为丸，日服。大、小蓟 煎服。或浸酒饮。菖蒲 产后崩中，煎酒服。蒲黄 止崩中，消瘀血，同五灵脂末炒，煎酒服。凌霄花 为末，酒服。茜根 止血内崩，及月经不止。五十后行经，作败血论，同阿胶、柏叶、黄芩、地黄、发灰，煎服。三七 酒服二钱。石韦 研末，酒服。淡竹茹 崩中，月水不止，微炒，水煎服。玄胡索 因损血崩，煮酒服。

【止涩】莲房 经不止，烧研，酒服。血崩，同荆芥烧服。产后崩，同香附烧服。胡桃 十五个，烧研，酒服。地榆 月经不止，血崩，漏下赤白，煎醋服。木贼 崩中赤白，月水不断，同当归、芎䓖服。漏血不止，五钱，煎水服。血崩气痛，同香附、朴消，末服。夏枯草 研末，饮服。何首乌 同甘草，煮酒服。赤石脂 月水过多，同补骨脂末，米饮服二钱。禹余粮 崩中漏下五色，同赤石脂、牡蛎、乌贼骨、伏龙肝、桂心，末服。伏龙肝 漏下，同阿胶、蚕沙末，酒服。五灵脂 血崩不止，及经水过多，半生半炒，酒服，能行血止血。为末熬膏，入神麹，丸服。烧存性，铁锤烧，淬酒服。

产后

【补虚活血】人参 血运，同紫苏、童尿，煎酒服。不语，同石菖蒲，煎服。发喘，苏木汤服末二钱。秘塞，同麻仁、枳壳，丸服。诸虚，同当归、猪肾煮食。当归 血痛，同干姜末服。自汗，同黄芪、白芍药，煎服。蒲黄 血运、血瘕、血烦、血痛、胞衣不下，并水服二钱。或煎服。苏木 血晕、血胀、血噤，及气喘欲死，并煎服。黄芪 产后一切病。杜仲 诸病，枣肉丸服。益母草 熬膏，主胎前产后诸病。茺蔚子 同上。地黄 酿酒，治产后百病。酒服，下恶血。黄雌鸡 产后宜食。或同百合、粳米，煮食。黑雌鸡 同上。马齿苋 破血，止产后虚汗及血痢。

【血运】红花 煮酒服，下恶血、胎衣。神麹 炒研，汤服。夏枯草 汁。续断 血运寒热，心下硬，煎服。百合 血运狂言。香附子 血运狂言，生研，姜、枣煎服。

【血气痛】三七 酒服。鸡冠花 煎酒。大黄 醋丸。虎杖 水煎。红蓝花 酒煎。姜黄 同桂，酒服。郁金 烧研，醋服。生姜 水煎。山楂 水煎。没药 同血竭、童尿、酒。荷叶 炒香，童尿服。枳实 同酒炒芍药，煎服。伏龙肝 酒服立下。

【下血过多】贯众 心腹痛，醋炙，研末服。艾叶 血不止，同老姜煎服，立止。感寒腹痛，焙熨脐上。紫菀 水服。石菖蒲 煎酒。百草霜 同白芷末服。旋覆花 同葱煎服。小蓟 同益母草煎服。代赭石 地黄汁和服。

【风痉】荆芥 产后中风，痉直口噤，寒热不识人，水煎入童尿、酒服。或加当归。白术 同泽泻煮服。羌活 研末，水煎。白鲜皮 余痛，中风，水煎服。

【寒热】苦参 主产后烦热。松花 壮热，同芎、归、蒲黄、红花、石膏，煎服。

【血渴】黄芩 产后血渴，同麦门冬煎服。紫葛 烦渴，煎呷。芋根 产妇宜食之，破血。饮汁，止渴。

【下乳汁】母猪蹄 同通草煮食，饮汁。羊肉 作臛食。鲍鱼汁 同麻仁、葱豉，煮羹食。胡麻 炒研，入盐食。莴苣 煎汁服。木馒头 同猪蹄煮食。通草 同上。贝母 同知母、牡蛎粉，以猪蹄汤日服。栝楼子 炒研，酒服二钱。王不留行 通血脉，下乳汁之神品也。穿山甲 炮研，酒服二钱，名涌泉散。

【回乳】神麹 产后无子饮乳，欲回转者，炒研，酒服二钱，此李濒湖自制神方也。大麦蘖 炒研，白汤服二钱。

【断产】零陵香 酒服二钱，尽一两，绝孕。薇衔 食之令人绝孕。凤仙子 产后吞之，即不受胎。

阴病

【阴寒】吴茱萸 同椒。丁香、蛇床子 并塞。硫黄 煎洗。

【阴肿痛】白敛、白垩土 并主女阴肿痛。肉苁蓉、牛膝 煮酒服。蛇床子 洗。卷柏 洗。诃黎勒 和蜡烧熏。枳实 炒煎。炒盐 熨。并主女人阴痛。防风 得当归、芍药、阳起石，主妇人子脏风。

【阴痒、阴蚀】蛇床子、小蓟、狼牙、瞿麦、荆芥 同牙皂、墙头腐草，煎洗。

【阴脱】慈石 子宫不收，名瘣疾，煅，酒淬丸服。穿山甲 妇人阴癞，硬如卵状，炙研酒服。枯矾 阴脱作痒，酒服，日三。

【产门不合】石灰 炒热，淬水洗。

惊痫

【阳证】**甘草** 泄心火，补元气。煎汁吐撮口风痰。**钓藤** 同甘草煎服，主小儿寒热，十二惊痫，胎风。**黄芩** 肺虚惊啼，同人参末服。**乳香** 同没药服。**阿魏** 同炮蒜丸服，并主盘肠痛惊。**白玉** 同寒水石涂足心。止惊啼。**老鸦蒜** 同车前子末，水调贴手足心，主急惊。

【阴证】**黄芪、人参** 同黄芪、甘草，治小儿胃虚而成慢惊，乃泄火补金、益土平木之神品。**蚤休** 惊痫，摇头弄舌，热在腹中，慢惊带阳症，同栝楼根末服。

诸疳

青黛 水服，主疳热疳痢，杀虫。**使君子** 主五疳虚热，杀虫健脾胃，治小儿百病。**卢会** 上症，同使君子丸服。**橘皮** 疳瘦，同黄连、麝香、猪胆丸服。**漏卢** 煮猪肝食。**益母草** 煮粥。**樗根皮** 丸服。

痘疮

【预解】**黑大豆** 同绿豆、赤小豆、甘草煮食饮汁。**胡麻油** 煎浓食，外同葱涎掺周身。

【内托】**升麻** 解毒，散痘疹前热。**柴胡** 退痘后热。**牛蒡子** 痘出不快，便闭，咽不利，同荆芥、甘草煎服。**贯众** 同升麻、芍药煎。**老丝瓜** 烧研，沙糖水服。**山楂** 水煎。干陷，酒煎。**黄芪** 主气虚色白不起。**甘草** 初出干淡不长，色白不行浆，不光泽，既痂而胃弱不食，痘后生痈肿，或溃后不收，皆元气不足也，并宜参、芪、甘草三味主之，以固营卫，生气血。或加糯米助肺，芎䓖行气，芍药止痛，肉桂引血化脓。**丁香** 灰白不起，脾胃虚弱。**麻黄** 风寒倒陷，蜜炒酒服。**灯心草** 烦喘，小便不利，同鳖甲煎服。**牛黄** 紫黑，谵语发狂，同丹砂、蜜服。**真珠** 痘疔，研末，水服。**桃胶** 痘后发搐，酒化服。

【外治】**沉香** 同乳香、檀香烧烟，辟恶气，托痘。**枇杷叶** 洗烂痘。**毕澄茄** 嗃鼻，治痘入目。

小儿惊痫

【阳证】**甘草** 补元气，泻心火。小儿撮口发噤，煎汁灌之，吐去痰涎。**胡黄连、黄芩** 小儿惊啼，同人参末服。**细辛** 小儿客忤，同桂心纳口中。**荆芥** 一百二十惊，同白矾丸服。**牡丹** 惊痫瘈疭。**钓藤** 小儿寒热，十二惊痫瘈疭，客忤胎风，同甘草煎服。**没药** 盘肠气痛，同乳香服。**阿魏** 盘肠痛，同蒜炮，丸服。**安息香** 烧之，辟惊。

【阴证】**黄芪** 补脉泻心。**人参** 同黄芪、甘草，治小儿胃虚而成慢惊，为泻火补金、益土平木之神剂。**桔梗** 主小儿惊痫。

第五卷　水部

水之一　天水类

雨水

【释名】〔时珍曰〕地气升为云，天气降为雨，故人之汗，以天地之雨名之。

【气味】咸，平，无毒。

立春雨水【主治】夫妻各饮一杯，还房，当获时有子，神效。藏器|宜煎发散及补中益气药。时珍【发明】〔时珍曰〕虞抟《医学正传》云：立春节雨水，其性始是春升发之气，故可以煮中气不足、清气不升之药。古方妇人无子，是日夫妇各饮一杯，还房有孕，亦取其资始发育万物之义也。

梅雨水【主治】洗疮疥，灭瘢痕，入酱易熟。藏器【发明】〔时珍曰〕梅雨或作霉雨，言其沾衣及物，皆生黑霉也。芒种后逢壬为入梅，小暑后逢壬为出梅。又以三月为迎梅雨，五月为送梅雨。此皆湿热之气，郁遏熏蒸，酿为霏雨。人受其气则生病，物受其气则生霉，故此水不可造酒醋。其土润溽暑，乃六月中气，陈氏之说误矣。

液雨水【主治】杀百虫，宜煎杀虫消积之药。时珍【发明】〔时珍曰〕立冬后十日为入液，至小雪为出液，得雨谓之液雨，亦曰药雨。百虫饮此皆伏蛰，至来春雷鸣起蛰乃出也。

露水

【释名】〔时珍曰〕露者，阴气之液也，夜气着物而润泽于道傍也。

【气味】甘，平，无毒。

【主治】秋露繁时，以盘收取，煎如饴，令人延年不饥。藏器|禀肃杀之气，宜煎润肺杀祟之药，及调疥癣虫癞诸散。虞抟

百草头上秋露：未晞时收取，愈百疾，止消渴，令人身轻不饥，肌肉悦泽。别有化云母作粉服法。藏器|八月朔日收取，摩墨点太阳穴，止头痛，点膏肓穴，治劳瘵，谓之天灸。时珍

百花上露：令人好颜色。藏器

柏叶上露、菖蒲上露：并能明目，旦旦洗之。时珍

韭叶上露：去白癜风，旦旦涂之。时珍

凌霄花上露：入目损目。时珍

明水

【释名】方诸水。〔藏器曰〕方诸，大蚌也。熟摩令热，向月取之，得水二三合，亦如朝露。阳燧向日，方诸向月，皆能致水火也。〔时珍曰〕明水者，取其清明纯洁，敬之至也。

【气味】甘，寒，无毒。

【主治】明目定心，去小儿烦热，止渴。藏器

冬霜

【释名】〔时珍曰〕阴盛则露凝为霜，霜能杀物而露能滋物，性随时异也。〔承曰〕凡取霜，以鸡羽扫之，瓶中密封阴处，久亦不坏。

【气味】甘，寒，无毒。

【主治】食之解酒热，伤寒鼻塞，酒后诸热面赤者。藏器|和蚌粉，傅暑月痱疮，及腋下赤肿，立瘥。陈承

【附方】**寒热疟疾** 秋后霜一钱半，热酒服之。

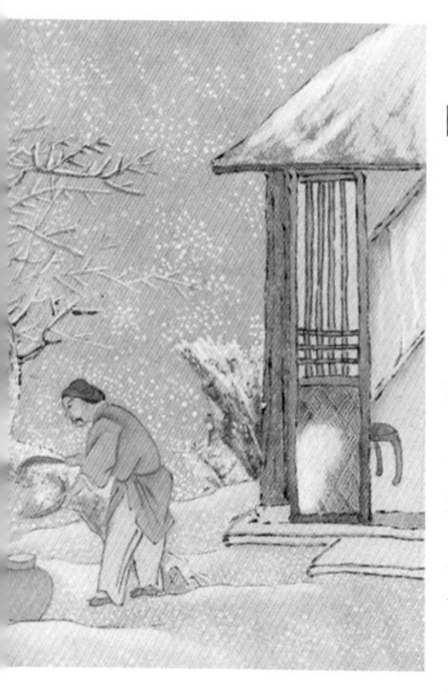

腊雪

【释名】〔时珍曰〕冬至后第三戊为腊，腊前三雪，大宜菜麦，又杀虫蝗。腊雪密封阴处，数十年亦不坏；用水浸五谷种，则耐旱不生虫；洒几席间，则蝇自去；淹藏一切果食，不蛀蠹，岂非除虫蝗之验乎。〔藏器曰〕春雪有虫，水亦易败，所以不收。

【气味】甘，冷，无毒。

【主治】解一切毒，治天行时气温疫，小儿热痫狂啼，大人丹石发动，酒后暴热，黄疸，仍小温服之。藏器|洗目，退赤。张从正|煎茶煮粥，解热止渴。吴瑞|宜煎伤寒火暍之药，抹痱亦良。时珍

雹

【释名】〔时珍曰〕曾子云：阳之专气为雹，阴之专气为霰。陆农师云：阴包阳为雹，阳包阴为霰。雪六出而成花，雹三出而成实。阴阳之辨也。《五雷经》云：雹乃阴阳不顺之气结成。

【气味】咸，冷，有毒。〔时珍曰〕按《五雷经》云：人食雹，患疫疾大风颠邪之证。〔藏器曰〕酱味不正者，当时取一二升纳瓮中，即还本味也。

夏冰

【释名】凌。〔时珍曰〕冰者，太阴之精，水极似土，变柔为则，所谓物极反兼化也。

【气味】甘，冷，无毒。

【主治】去热烦，熨人乳石发热肿。藏器|解烦渴，消暑毒。吴瑞|伤寒阳毒，热盛昏迷者，以冰一块置于膻中，良。亦解烧酒毒。时珍

【发明】〔藏器曰〕夏暑盛热食冰，应与气候相反，便作宜人，诚恐入腹冷热相激，却致诸疾也。

【附方】**灭瘢痕** 以冻凌频熨之，良。

半天河

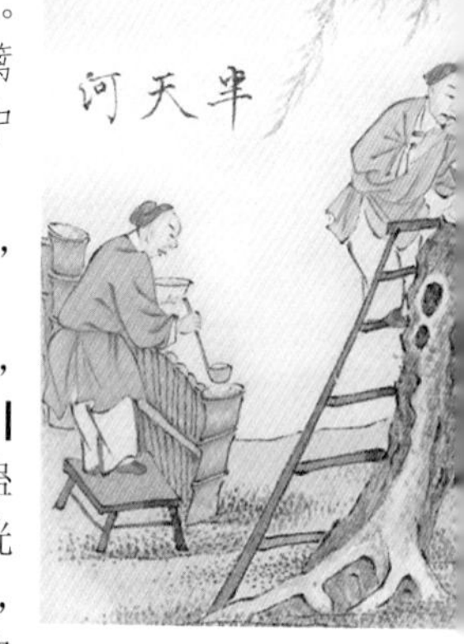

【释名】上池水。〔弘景曰〕此竹篱头水，及空树穴中水也。

【气味】甘，微寒，无毒。

【主治】鬼疰，狂，邪气，恶毒。《别录》|洗诸疮。弘景|主蛊毒。日华|杀鬼精，恍惚妄语，与饮之，勿令知之。甄权|槐树间者，主诸风及恶疮风瘙疥痒。藏器

【发明】〔宗奭曰〕半天河水，在上天泽之水也，故治心病鬼疰狂邪恶毒。

【附方】**身体白驳** 取树木孔中水洗之，捣桂末唾和傅之，日再上。

水之二 地水类

流水

【集解】〔时珍曰〕流水者，大而江河，小而溪涧，皆流水也。

千里水、东流水、甘烂水【气味】甘，平，无毒。【主治】病后虚弱，扬之万遍，煮药禁神最验。藏器|主五劳七伤，肾虚脾弱，阳盛阴虚，目不能瞑，及霍乱吐利，伤寒后欲作奔豚。时珍

逆流水【主治】中风、卒厥、头风、疟疾、咽喉诸病，宜吐痰饮。时珍

【附方】**服药过剂**烦闷，东流水饮一二升。

井泉水

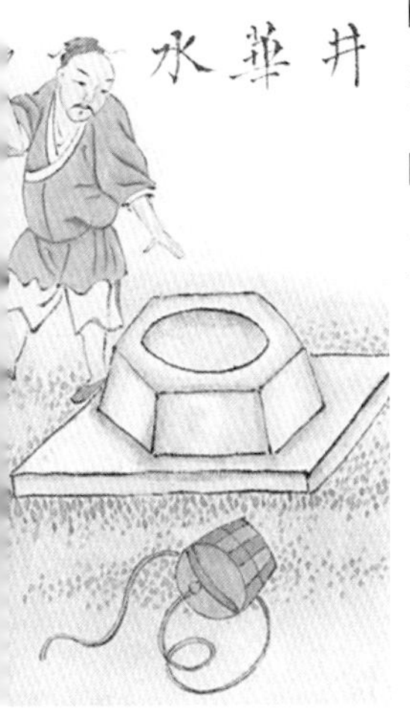

【释名】〔时珍曰〕井字象井形，泉字象水流穴中之形。

【集解】〔颖曰〕井水新汲，疗病利人。平旦第一汲，为井华水，其功极广，又与诸水不同。凡井水有远从地脉来者为上，有从近处江湖渗来者次之，其城市近沟渠污水杂入者成硷，用须煎滚，停一时，候硷澄乃用之，否则气味俱恶，不堪入药食茶酒也。

井华水【气味】甘，平，无毒。【主治】酒后热痢，洗目中肤翳，治人大惊九窍四肢指歧皆出血，以水噀面。和朱砂服，令人好颜色，镇心安神。治口臭，堪炼诸药石。投酒醋，令不腐。《嘉祐》|宜煎补阴之药。虞抟|宜煎一切痰火气血药。时珍

新汲水【主治】消渴反胃，热痢热淋，小便赤涩，却邪调中，下热气，并宜饮之。射痈肿令散，洗漆疮。治坠损肠出，冷喷其身面，则肠自入也。又解闭口椒毒，下鱼骨哽。《嘉祐》|解马刀毒。之才|解砒石、乌喙、烧酒、煤炭毒，治热闷昏瞀烦渴。时珍

【附方】**衄血不止**叶氏用新汲水，随左右洗足即止，累用有效。一方：用冷水噀面。一方：用冷水一瓶，淋射顶上及哑门上。**蝎虿螫伤**以水浸故布搨之，暖即易。**鱼骨哽咽**取水一杯，合口向水，张口取水气，哽当自下。**烧酒醉死**急以新汲水浸其发，外以故帛浸湿，贴其胸膈，仍细细灌之，至苏乃已。**饮酒齿痛**井水频含漱之。**时行火眼**患人每日于井上，视井旋匝三遍，能泄火气。**心闷汗出**不识人，新汲水和蜜饮之，甚效。

节气水

【集解】〔时珍曰〕一年二十四节气，一节主半月，水之气味，随之变迁，此乃天地之气候相感，又非疆域之限也。

立春、清明二节贮水，谓之神水。【主治】宜浸造诸风脾胃虚损诸丹丸散及药酒，久留不坏。

寒露、冬至、小寒、大寒四节，及腊日水【主治】宜浸造滋补五脏及痰火积聚虫毒诸丹丸，并煮酿药酒，与雪水同功。

立秋日五更井华水【主治】长幼各饮一杯，能却疟痢百病。

重午日午时水【主治】宜造疟痢、疮疡、金疮、百虫蛊毒诸丹丸。

小满、芒种、白露三节内水【主治】并有毒。造药，酿酒醋一应食物，皆易败坏。人饮之，亦生脾胃疾。并时珍

醴泉

【释名】甘泉。〔时珍曰〕醴，薄酒也，泉味如之，故名。

【气味】甘，平，无毒。

【主治】心腹痛，疰忤鬼气邪秽之属，并就泉空腹饮之。又止热消渴及反胃霍乱为上，亦以新汲者为佳。藏器

玉井水

【集解】〔藏器曰〕诸有玉处山谷水泉皆是也。山有玉而草木润，身有玉而毛发黑。玉既重宝，水又灵长，故有延生之望。今人近山多寿者，岂非玉石津液之功乎。太华山有玉水溜下，土人得服之，多长生。

【气味】甘，平，无毒。

【主治】久服神仙，令人体润，毛发不白。藏器

温汤

【释名】温泉、沸泉。〔藏器曰〕下有硫黄，即令水热，犹有硫黄臭。硫黄主诸疮，故水亦宜然。

【气味】辛，热，微毒。

【主治】诸风筋骨挛缩，及肌皮顽痹，手足不遂，无眉发，疥癣诸疾，在皮肤骨节者，入浴。浴讫，当大虚惫，可随病与药，及饮食补养。非有病人，不宜轻入。藏器

【发明】〔颖曰〕庐山有温泉，方士往往教患疥癣、风癞、杨梅疮者，饱食入池，久浴得汗出乃止，旬日自愈也。

碧海水

【集解】〔时珍曰〕海乃百川之会。天地四方，皆海水相通，而地在其中。其味咸，其色黑，水行之正也。

【气味】咸，小温，有小毒。

【主治】煮浴，去风瘙疥癣。饮一合，吐下宿食胪胀。藏器

盐胆水

【释名】卤水。〔时珍曰〕盐下沥水，则味苦不堪食。今人用此水，收豆腐。

【气味】咸，苦，有大毒。

【主治】䘌蚀疥癣，瘘疾虫咬，及马牛为虫蚀，毒虫入肉生子。六畜饮一合，当时死，人亦然。凡疮有血者，不可涂之。藏器|痰厥不省，灌之取吐，良。时珍

阿井水

【气味】甘、咸，平，无毒。

【主治】下膈，疏痰，止吐。时珍

【发明】〔时珍曰〕阿井在今兖州阳谷县，即古东阿县也。沈括《笔谈》云：古说济水伏流地中，今历下凡发地下皆是流水。东阿亦济水所经，取井水煮胶谓之阿胶。其性趣下，清而且重，用搅浊水则清，故以治淤浊及逆上之痰也。又青州范公泉，亦济水所注，其水用造白丸子，利膈化痰。《管子》云：齐之水，其泉青白，其人坚劲，寡有疥瘙，终无痟酲。

山岩泉水

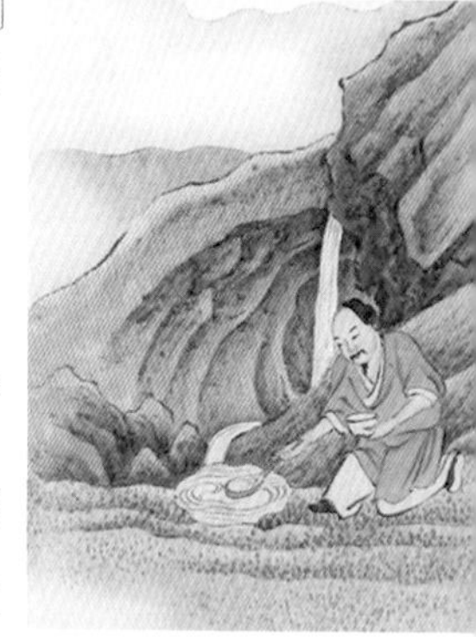

【释名】〔时珍曰〕此山岩土石间所出泉，流为溪涧者也。

【气味】甘，平，无毒。

【主治】霍乱烦闷，呕吐腹空，转筋恐入腹，宜多服之，名曰洗肠，勿令腹空，空则更服。人皆惧此，然尝试有效。但身冷力弱者，防致脏寒，当以意消息之。藏器

地浆

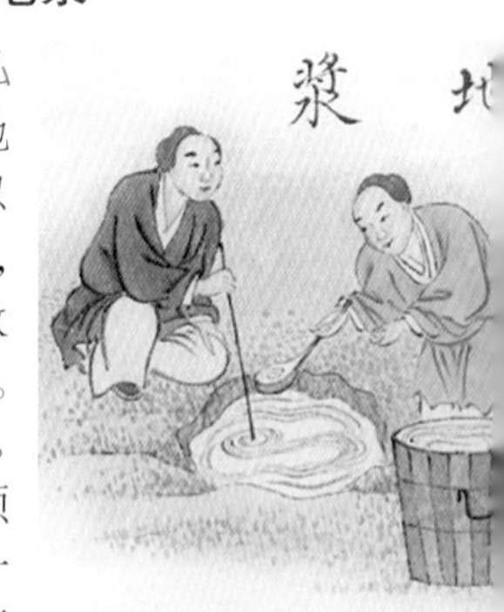

【释名】土浆。〔弘景曰〕此掘黄土地作坎，深三尺，以新汲水沃入搅浊，少顷取清用之，故曰地浆，亦曰土浆。

【气味】甘，寒，无毒。

【主治】解中毒烦闷。《别录》|解一切鱼肉果菜药物诸菌毒，疗霍乱及中暍卒死者，饮一升妙。时珍

【附方】**热渴烦闷** 地浆一盏，饮之。**服药过剂** 闷乱者。地浆饮之。**中野芋毒** 土浆饮之。

热汤

【释名】百沸汤、麻沸汤、太和汤。

【气味】甘，平，无毒。〔时珍曰〕按汪颖

云：热汤须百沸者佳。若半沸者，饮之反伤元气，作胀。或云热汤漱口损齿。病目人勿以热汤洗浴。冻僵人勿以热汤灌之，能脱指甲。铜瓶煎汤服，损人之声。

【主治】助阳气，行经络。宗奭｜熨霍乱转筋入腹及客忤死。《嘉祐》

【附方】**伤寒初起** 取热汤饮之，候吐则止。**初感风寒** 头痛憎寒者，用水七碗，烧锅令赤，投水于内，取起再烧再投，如此七次，名沸汤，乘热饮一碗，以衣被覆头取汗，神效。**火眼赤烂** 紧闭目，以热汤沃之，汤冷即止，频沃取安，妙在闭目。或加薄荷、防风、荆芥煎汤沃之，亦妙。**痈肿初起** 以热汤频沃之，即散也。**冻疮不瘥** 热汤洗之。

生熟汤

【释名】阴阳水。〔时珍曰〕以新汲水百沸汤合一钱和匀，故曰生熟，今人谓之阴阳水。

【气味】甘，咸，无毒。

【主治】调中消食。凡痰疟，及宿食毒恶之物，胪胀欲作霍乱者，即以盐投中，进一二升，令吐尽痰食，便愈。藏器｜凡霍乱及呕吐，不能纳食及药，危甚者，先饮数口即定。时珍

【发明】〔藏器曰〕凡人大醉，及食瓜果过度者，以生熟汤浸身，则汤皆为酒及瓜味。

浆水

【释名】酸浆。〔嘉谟曰〕浆，酢也。炊粟米热，投冷水中，浸五六日，味酢，生白花，色类浆，故名，若浸至败者，害人。

【气味】甘、酸，微温，无毒。〔宗奭曰〕不可同李食，令人霍乱吐利。妊妇勿食，令儿骨瘦。水浆尤不可饮，令绝产。醉后饮之，失音。

【主治】调中引气，宣和强力，通关开胃止渴，霍乱泄利，消宿食。宜作粥，薄暮啜之，解烦去睡，调理腑脏。煎令酸，止呕哕，白人肤，体如缯帛。《嘉祐》｜利小便。时珍

【附方】**霍乱吐下** 酸浆水，煎干姜屑，呷之。**滑胎易产** 酸浆水和水少许，顿服。**面上黑子** 每夜以暖浆水洗面，以布揩赤，用白檀香磨汁涂之。

甑气水

【主治】以器承取，沐头，长毛发，令黑润。朝朝用梳摩小儿头，久觉有益也。藏器

【附方】**小儿诸疳** 遍身或面上生疮，烂成孔臼，如大人杨梅疮。用蒸糯米时甑蓬四边滴下气水，以盘承取，扫疮上，不数日即效，百药不效者，用之神妙。

磨刀水

【气味】咸，寒，无毒。

【主治】利小便，消热肿。时珍

【附方】**肛门肿痛** 欲作痔疮。急取屠刀磨水服，甚效。**耳中卒痛** 磨刀铁浆，滴入即愈。

诸水有毒

水府龙宫，不可触犯。〔藏器曰〕水之怪魍魉，温峤然犀照水，为神所怒是也。

水中有赤脉，不可断之。

井水沸溢，不可饮。〔时珍曰〕但于三十步内取青石一块投之，即止。

古井智井不可入，有毒杀人。〔时珍曰〕夏月阴气在下，尤忌之。但以鸡毛投之，盘旋而舞不下者，必有毒也。以热醋数斗投之，则可入矣。古冢亦然。

古井不可塞，令人盲聋。阴地流泉有毒，二、八月行人饮之，成瘴疟，损脚力。

泽中停水，五、六月有鱼鳖精，人饮之，成瘕病。

沙河中水，饮之令人喑。两山夹水，其人多瘿。

流水有声，其人多瘿。

花瓶水，饮之杀人，腊梅尤甚。

炊汤洗面，令人无颜色；洗体，令人成癣；洗脚，令人疼痛生疮。

铜器上汗入食中，令人生疽，发恶疮。

冷水沐头，热泔沐头，并成头风，女人尤忌之。

水经宿，面上有五色者，有毒，不可洗手。

时病后浴冷水，损心胞。

盛暑浴冷水，成伤寒。

汗后入冷水，成骨痹。〔时珍曰〕顾闵远行，汗后渡水，遂成骨痹痿蹶，数年而死也。

产后洗浴，成痉风，多死。

酒中饮冷水，成手颤。

酒后饮茶水，成酒癖。

饮水便睡，成水癖。

小儿就瓢及瓶饮水，令语讷。

夏月远行，勿以冷水濯足。

冬月远行，勿以热汤濯足。

第六卷 火部

阳火、阴火

【集解】〔时珍曰〕火者五行之一，有气而无质，造化两间，生杀万物，显仁藏用，神妙无穷，火之用其至矣哉。愚尝绎而思之，五行皆一，惟火有二。二者，阴火、阳火也。其纲凡三，其目凡十有二。所谓三者，天火也，地火也，人火也。所谓十有二者，天之火四，地之火五，人之火三也。试申言之，天之阳火二：太阳，真火也；星精，飞火也。天之阴火二：龙火也，雷火也。地之阳火三：钻木之火也，击石之火也，戛金之火也。地之阴火二：石油之火也，水中之火也。人之阳火一，丙丁君火也。人之阴火二：命门相火也，三昧之火也。合而言之，阳火六，阴火亦六，共十二焉。诸阳火遇草而焫，得木而燔，可以湿伏，可以水灭。诸阴火不焚草木而流金石，得湿愈焰，遇水益炽。以水折之，则光焰诣天，物穷方止；以火逐之，以灰扑之，则灼性自消，光焰自灭。故人之善反于身者，上体于天而下验于物，则君火相火、正治从治之理，思过半矣。

燧火

【集解】〔时珍曰〕《周官·司烜氏》四时变国火以救时疾，季春出火，季秋纳火，民咸从之。盖人之资于火食者，疾病寿夭生焉。四时钻燧，取新火以为饮食之用，依岁气而使无亢不及，所以救民之时疾也。榆柳先百木而青，故春取之，其火色青。杏枣之木心赤，故夏取之，其火色赤。柞楢之木理白，故秋取之，其火色白。槐檀之木心黑，故冬取之，其火色黑。桑柘之木肌黄，故季夏取之，其火色黄。天文大火之次，于星为心。季春龙见于辰而出火，于时为暑。季秋龙伏于戌而纳火，于时为寒。顺天道而百工之作息皆因之，以免水旱灾祥之流行也。后世寒食禁火，乃季春改火遗意，而俗作介推事，谬矣。《道书》云：灶下灰火谓之伏龙屎，不可爇香事神。

桑柴火

【主治】痈疽发背不起，瘀肉不腐，及阴疮瘰疬流注，臁疮顽疮，然火吹灭，日灸二次，未溃拔毒止痛，已溃补接阳气，去腐生肌。凡一切补药诸膏，宜此火煎之。但不可点艾，伤肌。时珍

【发明】〔震亨曰〕火以畅达拔引郁毒，此从治之法也。〔时珍曰〕桑木能利关节，养津液。得火则拔引毒气，而祛逐风寒，所以能去腐生新。

炭火

【集解】〔时珍曰〕烧木为炭。木久则腐，而炭入土不腐者，木有生性，炭无生性也。古者冬至、夏至前二日，垂土炭于衡两端，轻重令匀，阴气至则土重，阳气至则炭重也。

【主治】栎炭火，宜煅炼一切金石药。时珍

白炭【主治】误吞金银铜铁在腹，烧红，急为末，煎汤呷之；甚者，刮末三钱，井水调服，未效再服。又解水银、轻粉毒。带火炭纳水底，能取水银出也。上立炭带之，辟邪恶鬼气。除夜立之户内，亦辟邪恶。时珍【附方】**卒然咽噎** 炭末蜜丸，含

咽。**汤火灼疮** 炭末，香油调涂。**白癞头疮** 白炭烧红，投沸汤中，温洗之取效。**阴囊湿痒** 麸炭、紫苏叶末，扑之。

芦火、竹火

【主治】 宜煎一切滋补药。时珍

【发明】〔时珍曰〕凡服汤药，虽品物专精，修治如法，而煎药者卤莽造次，水火不良，火候失度，则药亦无功。观夫茶味之美恶，饭味之甘餲，皆系于水火烹饪之得失，即可推矣。是以煎药须用小心老成人，以深罐密封，新水活火，先武后文，如法服之，未有不效者。火用陈芦、枯竹，取其不强，不损药力也；桑柴火取其能助药力。

艾火

【主治】 灸百病。若灸诸风冷疾，入硫黄末少许，尤良。时珍

【发明】〔时珍曰〕凡灸艾火者，宜用阳燧火珠承日，取太阳真火。其次则钻槐取火，为良。若急卒难备，即用真麻油灯，或蜡烛火，以艾茎烧点于炷，滋润灸疮，至愈不痛也。其戛金击石钻燧八木之火，皆不可用。

神针火

【主治】 心腹冷痛，风寒湿痹，附骨阴疽，凡在筋骨隐痛者，针之，火气直达病所，甚效。时珍

【发明】〔时珍曰〕神针火者，五月五日取东引桃枝，削为木针，如鸡子大，长五六寸，干之。用时以绵纸三五层衬于患处，将针蘸麻油点着，吹灭，乘热针之。又有雷火神针法，用熟蕲艾末一两，乳香、没药、穿山甲、硫黄、雄黄、草乌头、川乌头、桃树皮末各一钱，麝香五分，为末，拌艾，以厚纸裁成条，铺药艾于内，紧卷如指大，长三四寸，收贮瓶内，埋地中七七日，取出。用时，于灯上点着，吹灭，隔纸十层，乘热针于患处，热气直入病处，其效更速。并忌冷水。

火针

【释名】 燔针、焠针、烧针、煨针。〔时珍曰〕火针者，《素问》所谓燔针、焠针也，张仲景谓之烧针，川蜀人谓之煨针。其法：麻油满盏，以灯草二七茎点灯，将针频涂麻油，灯上烧令通赤用之。不赤或冷，则反损人，且不能去病也。其针须用火箸铁造之为佳。点穴墨记要明白，差则无功。

【主治】 风寒筋急挛引痹痛，或瘫缓不仁者，针下疾出，急按孔穴则疼止，不按则疼甚。癥块结积冷病者，针下慢出，仍转动，以发出污浊。痈疽发背有脓无头者，针令脓溃，勿按孔穴。凡用火针，太深则伤经络，太浅则不能去病，要在消息得中。针后发热恶寒，此为中病。凡面上及夏月湿热在两脚时，皆不可用此。时珍

【发明】〔时珍曰〕《素问》云：病在筋，调之筋，燔针劫刺其下，及筋急者。病在骨，调之骨，焠针药熨之。又《灵枢经》叙十二经筋所发诸痹痛，皆云治在燔针劫刺，以知为度，以痛为输。又云：经筋之病，寒则反折筋急，热则纵弛不收，阴痿不用。焠刺者，焠寒急也。纵缓不收者，无用燔针。观此，则燔针乃为筋寒而急者设，以热治寒，正治之法也。而后世以针积块，亦假火气以散寒涸，而发出污浊也。或又以治痈疽者，则是以从治之法，溃泄其毒气也。而昧者以治伤寒热病，则非矣。张仲景云：太阳伤寒，加温针必发惊。营气微者，加烧针则血流不行，更发热而烦躁。太阳病，下之，心下痞。表里俱虚，阴阳俱竭，复加烧针，胸烦、面色青黄、肤润者，难治。此皆用针者不知往哲设针之理，而谬用以致害人也。又凡肝虚目昏多泪，或风赤，及生翳膜顽厚，或病后生白膜失明，或五脏虚劳风热，上冲

于目生翳，并宜熨烙之法。盖气血得温则宣流，得寒则凝涩故也。其法用平头针如翳大小，烧赤，轻轻当翳中烙之，烙后翳破，即用除翳药傅点。

灯火

【主治】小儿惊风昏迷搐搦窜视诸病。又治头风胀痛，视头额太阳络脉盛处，以灯心蘸麻油点灯焠之，良。外痔肿痛者，亦焠之。油能去风解毒，火能通经也。小儿初生，因冒寒气欲绝者，勿断脐，急烘絮包之，将胎衣烘热，用灯炷于脐下往来燎之，暖气入腹内，气回自苏。又烧铜匙柄熨烙眼弦内，去风退赤，甚妙。时珍

【发明】〔时珍曰〕凡灯惟胡麻油、苏子油然者，能明目治病。其诸鱼油、诸禽兽油、诸菜子油、棉花子油、桐油、豆油、石脑油诸灯烟，皆能损目，亦不治病也。

【附方】**搅肠沙痛** 阴阳腹痛，手足冷，但身上有红点。以灯草蘸油点火，焠于点上。**百虫咬伤** 以灯火熏之，出水妙。**杨梅毒疮** 神灯照法：治杨梅疮，年久破烂坑陷者。用银朱、水粉、线香各三钱，乳香、没药各五分，片脑二分，为末，以纸卷作捻，浸油点灯照疮，日三次，七日见效。须先服通圣散数贴，临时口含椒茶，以防毒气入齿也。**年深疥癣** 遍身延蔓者。硫黄、艾叶研匀作捻，浸油点灯，于被中熏之。以油涂口鼻耳目，露之。

烛烬

【集解】〔时珍曰〕烛有蜜蜡烛、虫蜡烛、柏油烛、牛脂烛，惟蜜蜡、柏油者烬可入药。

【主治】丁肿，同胡麻、针砂等分，为末，和醋傅之。治九漏，同阴干马齿苋等分，为末，以泔水洗净，和腊猪脂傅之，日三上。时珍

第七卷　土部

白垩

【释名】白善土、白土粉、画粉。〔时珍曰〕土以黄为正色，则白者为恶色，故名垩。后人讳之，呼为白善。

【集解】〔别录曰〕白垩生邯郸山谷，采无时。〔弘景曰〕即今画家用者，甚多而贱，俗方稀用。〔宗奭曰〕白善土。京师谓之白土粉，切成方块，卖于人浣衣。〔时珍曰〕白土处处有之，用烧白瓷器坯者。

【气味】苦，温，无毒。〔别录曰〕辛，无毒。不可久服，伤五脏，令人羸瘦。

【主治】女子寒热癥瘕，月闭积聚。《本经》|阴肿痛，漏下，无子，泄痢。《别录》|疗女子血结，涩肠止痢。甄权|治鼻洪吐血，痔瘘泄精，男子水脏冷，女子子宫冷。《大明》|合王瓜等分，为末，汤点二钱服，治头痛。宗奭

【附方】**衄血不止** 白土末五钱，井华水调服，二服除根。**水泄不化** 日夜不止。白垩（煅）、干姜（炮）各一两，楮叶生研二两，为末，糊丸绿豆大，每米饮下二十丸。**翻胃吐食** 男妇皆治。白善土煅赤，以米醋一升淬之，再煅再淬，醋干为度，取一两研，干姜二钱半炮，为末。每服一钱调下，服至一斤以上为妙。**卒暴咳嗽** 白善土粉、白矾一两，为末，姜汁糊丸梧子大，临卧姜汤服二十丸。**小儿热丹** 白土一分，寒水石半两，为末，新水调涂。**代指肿痛** 猪膏和白善土傅之。**臁疮不干** 白善土煅研末，生油调搽。

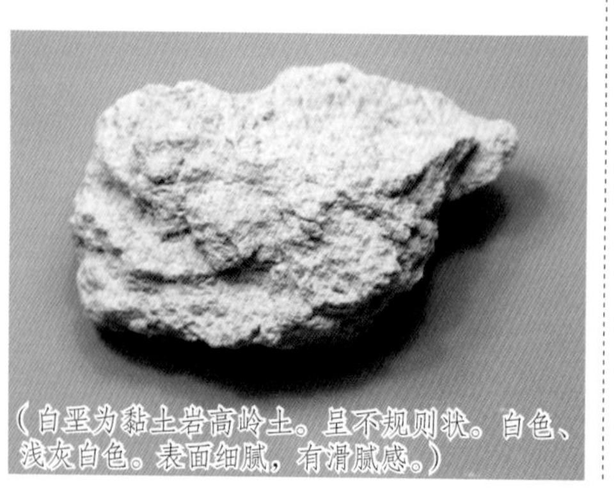

（白垩为黏土岩高岭土。呈不规则状。白色、浅灰白色。表面细腻，有滑腻感。）

赤土

【气味】甘，温，无毒。

【主治】主汤火伤，研末涂之。时珍

【附方】**风疹瘙痒** 甚不能忍者。赤土研末，空心温酒服一钱。

黄土

【释名】〔藏器曰〕张司空言：三尺以上曰粪，三尺以下曰土。凡用当去上恶物，勿令入客水。

【气味】甘，平，无毒。

【主治】泄痢冷热赤白，腹内热毒绞结痛，下血，取干土，水煮三、五沸，绞去滓，暖服一、二升。又解诸药毒，中肉毒，合口椒毒，野菌毒。藏器

【附方】**目卒无见** 黄土搅水中，澄清洗之。**内痔痛肿** 朝阳黄土、黄连末、皮消各一两，用猪胆汁同研如泥，每日旋丸枣大，纳入肛内，过一夜，随大便去之。内服乌梅、黄连二味丸药。

东壁土

【气味】甘，温，无毒。

【主治】下部疮，脱肛。《别录》|止泄痢霍乱烦闷。藏器|温疟，点目去翳。同蚬壳为末，傅豌豆疮。甄权|疗小儿风脐。弘景|摩

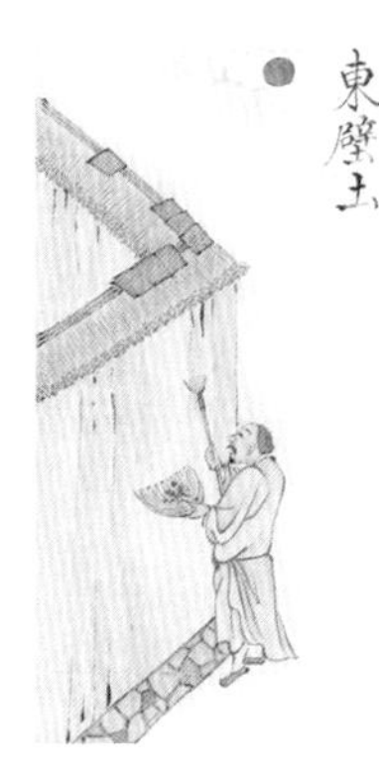

干、湿二癣，极效。苏恭

【附方】**霍乱烦闷** 向阳壁土，煮汁服。**六畜肉毒** 东壁土末，水服一钱，即安。**痱子瘙痒** 干壁土末傅之，随手愈。**诸般恶疮** 拔毒散：东墙上土、大黄等分，为末，用无根井华水调搽，干再上。

胡燕窠土

【主治】无毒。同屎作汤，浴小儿，去惊邪。弘景|主风瘙瘾疹，及恶刺疮，浸淫病疮遍身，至心者死，并水和傅之，三两日瘥。藏器|治口吻白秃诸疮。时珍

【附方】**湿病疥疮** 胡燕窠大者，用托子处土，为末，以淡盐汤洗拭，干傅之，日一上。**黄水肥疮** 燕窠土一分，麝香半分，研傅之。**浸淫湿疮** 发于心下者，不早治杀人。用胡燕窠中土，研末，水和傅。**口角烂疮** 燕窠泥傅之，良。**白秃头疮** 百年屋下燕窠泥、蠮螉窠，研末，剃后麻油调搽。**蠼螋尿疮** 绕身汁出。以燕窠中土和猪脂、苦酒傅之。**风瘙瘾疹** 胡燕窠土，水和傅之。**小儿丹毒** 向阳燕窠土，为末，鸡子白和傅。**一切恶疮** 燕窠内外泥粪，研细，油调搽。一加黄檗末。

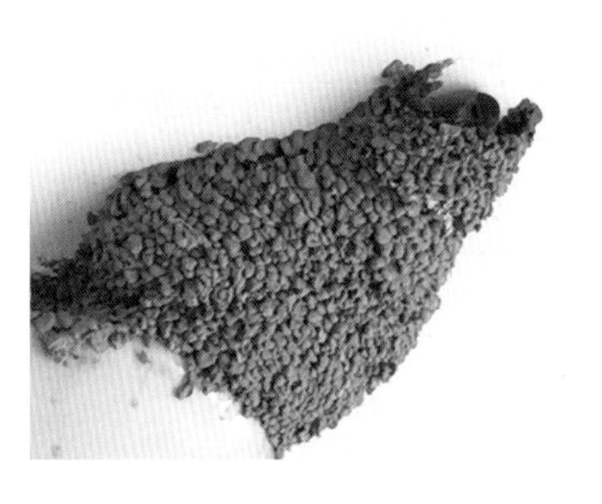

土蜂窠

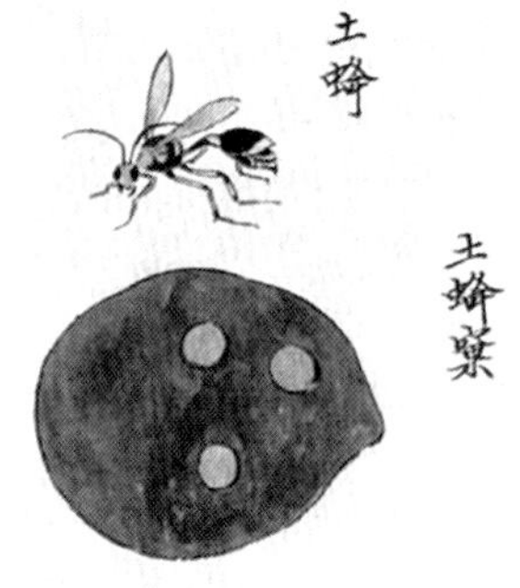

【释名】蠮螉窠。〔时珍曰〕即细腰蜂也。

【气味】甘，平，无毒。

【主治】痈肿风头。《别录》|小儿霍乱吐泻，炙研，乳汁服一钱。《圣惠》|醋调涂肿毒，及蜘蛛咬。藏器|醋调涂蜂虿毒。宗奭|治丁肿乳蛾，妇人难产。时珍

【附方】**肿毒焮痛** 用醋和泥蜂窠涂之。**丁疮肿痛** 土蜂窠煅，蛇皮烧，等分，酒服一钱。

蚯蚓泥

【释名】蚓蝼、六一泥。

【气味】甘、酸，寒，无毒。

【主治】赤白久热痢，取一升炒烟尽，沃汁半升，滤净饮之。藏器|小儿阴囊忽虚热肿痛，以生甘草汁入轻粉末调涂之。以盐研傅疮，去热毒，及蛇犬伤。日华|傅狂犬伤，出犬毛，神效。苏恭

【附方】**小便不通** 蚯蚓粪、朴消等分，水

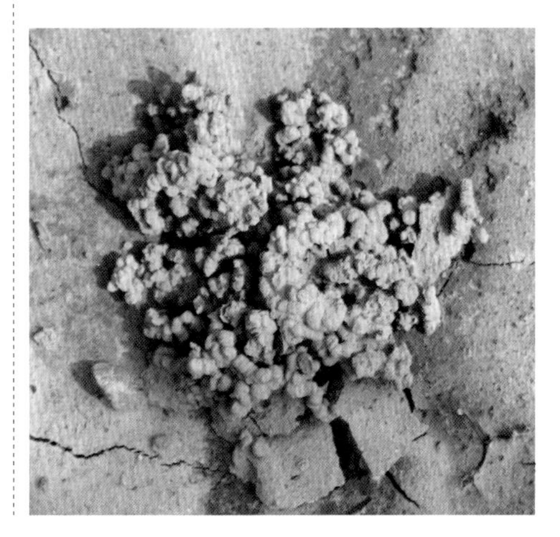

和傅脐下，即通。**妇人吹乳** 用韭地中蚯蚓屎，研细筛过，米醋调，厚傅，干则换，三次即愈。**脚心肿痛** 因久行久立致者。以水和蚯蚓粪厚傅，一夕即愈。**耳后月蚀** 烧蚯蚓粪，猪脂和傅。**聤耳出水** 成疮。蚯蚓粪为末傅之，并吹入。**蜈蚣螫伤** 蚯蚓泥傅之，效。**小儿头热** 鼻塞不通。湿地龙粪捻饼，贴囟上，日数易之。**足臁烂疮** 韭地蚯蚓泥，干研，入轻粉，清油调傅。

井底泥

【主治】 涂汤火疮。《证类》|疗妊娠热病，取傅心下及丹田，可护胎气。时珍

【附方】 **头风热痛** 井底泥和大黄、芒消末，傅之。**小儿热疖** 井底泥傅其四围。**蜈蚣螫人** 井底泥频傅之。

乌爹泥

【释名】 乌叠泥、孩儿茶。

【集解】〔时珍曰〕乌爹泥，出南番爪哇、暹罗、老挝诸国，今云南、老挝暮云场地方造之，云是细茶末入竹筒中，紧塞两头，埋污泥沟中，日久取出，捣汁熬制而成。其块小而润泽者为上，块大而焦枯者次之。

【气味】 苦、涩，平，无毒。

【主治】 清上膈热，化痰生津，涂金疮、一切诸疮，生肌定痛，止血收湿。时珍

【附方】 **鼻渊流水** 孩儿茶末吹之，良。**牙疳口疮** 孩儿茶、蓬砂等分，为末搽之。**下疳阴疮** 外科用孩儿茶末，米泔洗净，傅之神效。或加胡黄连等分。**痔疮肿痛** 孩儿茶、麝香为末，唾津调傅。**脱肛气热** 孩儿茶二分，熊胆五分，片脑一分，为末，人乳搽肛上，热汁自下而肛收也。亦治痔疮。

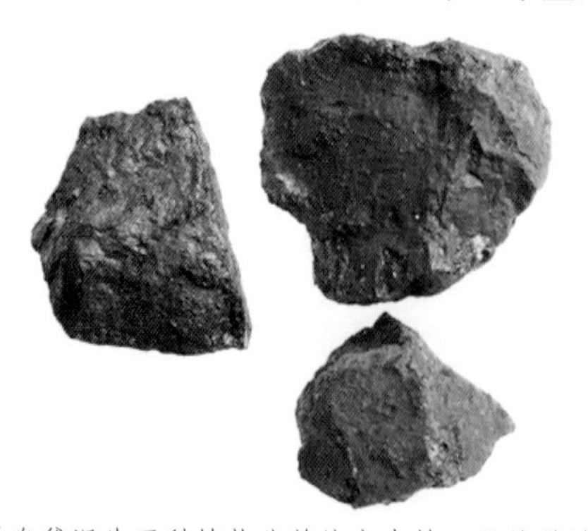

（乌爹泥为豆科植物儿茶的去皮枝、干的煎汁浓缩而成的干燥浸膏。现代中药名为儿茶。本品呈方形或不规则块状。表面棕褐色或黑褐色，光滑而稍有光泽。质硬，易碎，断面不整齐，具光泽，有细孔。）

伏龙肝

【释名】 灶心土。〔弘景曰〕此灶中对釜月下黄土也。以灶有神，故号为伏龙肝，并以迂隐其名尔。

【气味】 辛，微温，无毒。

【主治】 妇人崩中吐血，止咳逆血。醋调，涂痈肿毒气。《别录》|止鼻洪，肠风带下，尿血泄精，催生下胞，及小儿夜啼。《大明》|治心痛狂颠，风邪蛊毒，妊娠护胎，小儿脐疮重舌，风噤反胃，中恶卒魇，诸疮。时珍

【附方】 **卒中恶气** 伏龙肝末，一鸡子大，水服取吐。**重舌肿木** 伏龙肝末，牛蒡汁调涂之。**冷热心痛** 伏龙肝末。方寸匕，热以水温，冷以酒服。**反胃吐食** 灶中土年久者，为末，米饮服三钱。**卒然咳嗽** 釜月土一分，豉七分，捣丸梧桐子大。每饮下

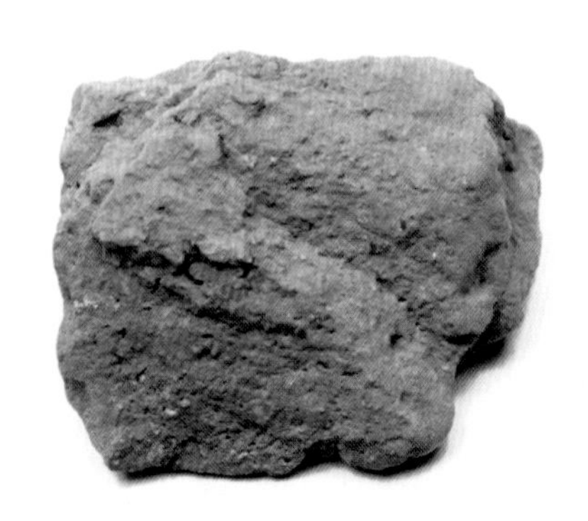

（伏龙肝为烧木柴或杂草的土灶内底部中心的焦黄土块。为不规则的块状，红褐色，质较硬，断面常有蜂窝状小孔。）

四十九。**吐血衄血** 伏龙肝末半升，新汲水一升，淘汁和蜜服。**妇人血漏** 伏龙肝半两，阿胶、蚕沙炒各一两，为末。每空肚酒服二三钱，以知为度。**产后血气** 攻心痛，恶物不下。用灶中心土研末，酒服二钱，泻出恶物，立效。**六畜肉毒** 伏龙肝末一鸡子大，水服取吐。**男阴卒肿** 釜月下土，和鸡子白傅之。**诸腋狐臭** 伏龙肝末，频傅之。**聤耳出汁** 绵裹伏龙肝末塞之，日三易。**小儿脐疮** 伏龙肝末傅之。**小儿丹毒** 多年灶下黄土末，和屋漏水傅之，新汲水亦可，鸡子白或油亦可，干即易。**小儿热疖** 釜下土、生椒末等分，醋和涂之。**一切痈肿** 伏龙肝以蒜和作泥贴之，干再易，或鸡子黄和亦可。

白瓷器

【集解】〔时珍曰〕此以白土为坯，坯烧成者，古人以代白垩用，今饶州者亦良。

【气味】平，无毒。

【主治】妇人带下白崩，止呕吐，破血止血。水磨，涂疮灭瘢。《唐本》|研末，傅痈肿，可代针。又点目，去翳。时珍

【附方】**鼻衄不止** 定州白瓷细末，吹少许，立止。**小便淋痛** 真定瓷器煅研二两，生熟地黄末各一两。每用二钱，木通煎汤服。**身面白丹** 白瓷瓦末，和猪脂涂之。

乌古瓦

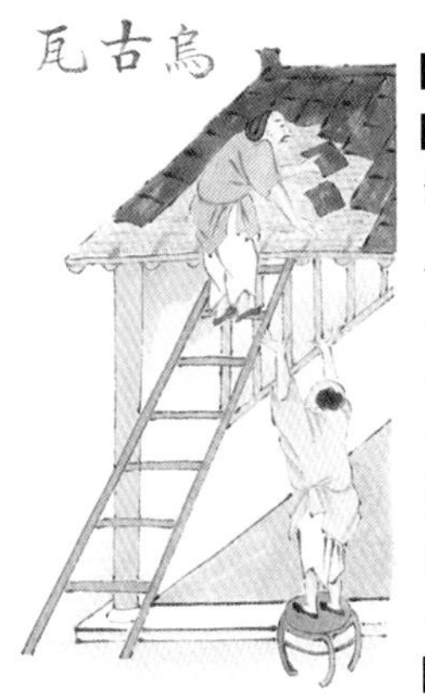

【气味】甘，寒，无毒。

【主治】以水煮及渍汁饮，止消渴，取屋上年深者良。《唐本》|煎汤服，解人心中大热。甄权|止小便，煎汁服。大明|研末，涂汤火伤。藏器|治折伤，接骨。时珍

【附方】**唇吻生疮** 新瓦为末，生油调涂。**瘢痕凸起** 热瓦频熨之。

古砖

【主治】哕气，水煮汁服之。久下白痢虚寒者，秋月小腹多冷者，并烧热，布裹坐之，令热气入腹，良。又治妇人五色带下，以面作煎饼七个，安于烧赤黄砖上，以黄栝楼傅面上，安布两重，令患者坐之，令药气入腹熏之，当有虫出如蚕子，不过三五度瘥。藏器

【附方】**寒湿脚气** 砖烧红，以陈臭米泔水淬之，乘热布包三块，用膝夹住，绵被覆之，三五次愈。**臀生湿疮** 日以新砖坐之，能去湿气。

烟胶

【集解】〔时珍曰〕此乃熏消牛皮灶上及烧瓦窑上黑土也。

【主治】头疮白秃，疥疮风癣，痒痛流水，取牛皮灶岸为末，麻油调涂。或和轻粉少许。时珍

【附方】**牛皮血癣** 烟胶三钱，寒水石三钱，白矾二钱，花椒一钱半，为末，腊猪脂调搽。**消渴引饮** 瓦窑突上黑煤，干似铁屎者，半斤，为末，入生姜四两，同捣，绢袋盛，水五升浸汁，每饮五合。

墨

【释名】乌金、陈玄、玄香、乌玉玦。〔时珍曰〕古者以黑土为墨，故字从黑土。

【集解】〔宗奭曰〕墨，松之烟也。惟远烟细者为佳，粗者不可用。〔时珍曰〕上墨，以松烟用梣皮汁解胶和造，或加香药等物。

【气味】辛，温，无毒。

【主治】止血，生肌肤，合金疮，治产后血运，崩中卒下血，醋磨服之，又止血痢，及小儿客忤，捣筛温服之。又眯目物芒入目，点摩瞳子上。《开宝》|利小便，通月经，治痈肿。时珍

【发明】〔震亨曰〕墨属金而有火，入药甚健，性又能止血。

【附方】吐血不止 金墨磨汁，同莱菔汁饮。或生地黄汁亦可。**衄血不止** 眩冒欲死。浓墨汁滴入鼻中。**大小便血** 好墨细末二钱，阿胶化汤调服。热多者尤相宜。**卒淋不通** 好墨烧一两，为末。每服一字，温水服之。**赤白下痢** 姜墨丸：用干姜、好墨各五两，为末，醋浆和丸梧子大。每服三、四十丸，米饮下，日夜六七服愈。**崩中漏下** 青黄赤白，使人无子。好墨一钱，水服，日二服。**痈肿发背** 醋磨浓墨涂四围，中以猪胆汁涂之，干又上，一夜即消。

釜脐墨

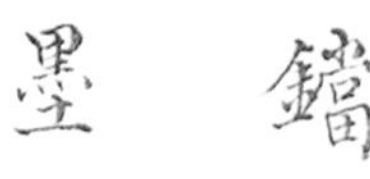

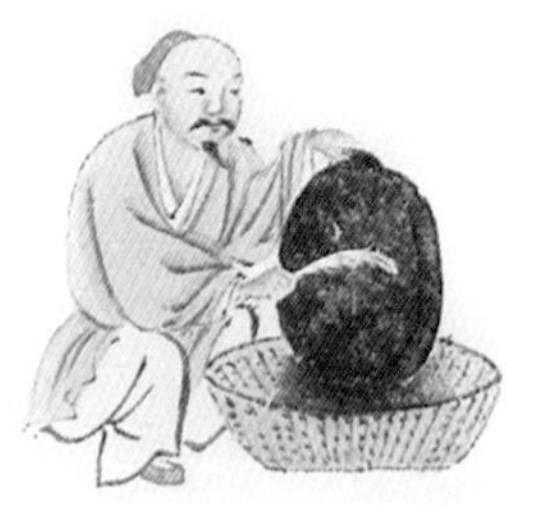

【释名】釜月中墨、铛墨、釜煤、釜炲、锅底墨。〔时珍曰〕大者曰釜、曰锅，小者曰铛。

【气味】辛，温，无毒。

【主治】中恶蛊毒，吐血血运，以酒或水温服二钱。亦涂金疮，止血生肌。《开宝》|消食积，舌肿喉痹口疮，阳毒发狂。时珍

【附方】卒心气痛 铛墨二钱，热小便调下。**中恶心痛** 铛墨五钱，盐一钱，研匀，热水一盏调下。**吐血咯血** 锅底墨炒过，研细，井华水服二钱，连进三服。**舌卒肿大** 釜墨和酒涂之。**鼻气壅塞** 水服釜墨一钱。**鼻中息肉** 方同上，三五日愈。**聤耳脓血** 月下灰吹满耳，深入无苦，即自出。**小儿口疮** 釜底墨，时时搽之。**手搔疮肿** 作脓。用锅脐墨研细，清油调搽。

百草霜

【释名】灶突墨、灶额墨。〔时珍曰〕此乃灶额及烟炉中墨烟也。其质轻细，故谓之霜。

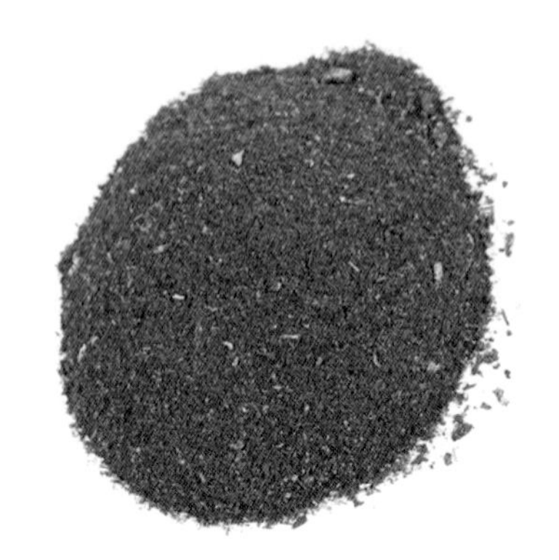

（百草霜为稻草、麦秸、杂草燃烧后附于锅底或烟囱内的黑色烟灰。）

【气味】辛，温，无毒。

【主治】消化积滞，入下食药中用。苏颂|止上下诸血，妇人崩中带下、胎前产后诸病，伤寒阳毒发狂，黄疸，疟痢，噎膈，咽喉口舌一切诸疮。时珍

【附方】衄血不止 百草霜末吹之，立止也。**妇人白带** 百草霜一两，香金墨半两，研末。每服三钱，猪肝一叶，批开入药在内，纸裹煨熟，细嚼，温酒送之。**暴作泻痢** 百草霜末，米饮调下二钱。**挟热下痢**脓血。灶突中墨、黄连各一两，为末。每酒下二钱，日二服。**咽中结块** 不通水食，危困欲死。百草霜，蜜和丸芡子大。每新汲水化一丸灌下，甚者不过二丸，名百灵丸。**鼻疮脓臭** 百草霜末，冷水服二钱。**白秃头疮** 百草霜和猪脂涂之。**头疮诸疮** 以醋汤洗净，百草霜入腻粉少许。生油调涂，立愈。

梁上尘

【释名】倒挂尘、烟珠。

【气味】辛、苦，微寒，无毒。

【主治】腹痛，噎膈，中恶，鼻衄，小儿软疮。《唐本》|食积，止金疮血出，齿断出血。时珍

【附方】小便不通 梁上尘二指撮，水服之。

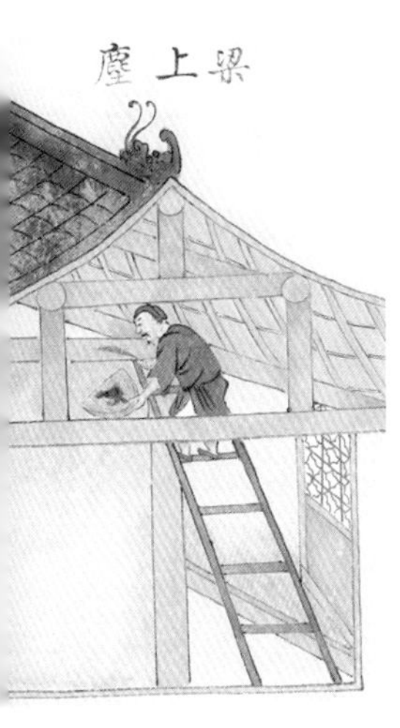

鼻中息肉 梁尘吹之。**无名恶疮** 梁上倒挂尘二条，韭地蚯蚓泥少许，生蜜和捻作饼如钱大，阴干，用蜜水调，频傅之。**小儿头疮** 浸淫成片。梁上尘和油瓶下滓，以皂荚汤洗后涂之。**小儿赤丹** 屋尘和腊猪脂傅之。

冬灰

【集解】〔恭曰〕冬灰本是藜灰，余草不真。〔时珍曰〕冬灰，乃冬月灶中所烧薪柴之灰也。专指作蒿藜之灰，亦未必然。

【气味】辛，微温，有毒。

【主治】去黑子、疣、息肉、疽，蚀疥瘙。《本经》|煮豆食，大下水肿。苏恭|醋和热灰，熨心腹冷气痛，及血气绞痛，冷即易。藏器|治犬咬，热灰傅之。又治溺死、冻死，蚀诸痈疽恶肉。时珍

【附方】**堕水冻死** 只有微气者，勿以火炙，用布袋盛热灰，放在心头，冷即换，待眼开，以温酒与之。**阴冷疼闷** 冷气入腹，肿满杀人，醋和热灰，频熨之。**汤火伤灼** 饼炉中灰，麻油调傅。不得着水，仍避风。**犬咬伤人** 苦酒和灰傅之。或热汤和之。

石硷

【释名】灰硷、花硷。

【集解】〔时珍曰〕石硷，出山东济宁诸处。彼人采蒿蓼之属，开窖浸水，漉起晒干烧灰，以原水淋汁，每百引入粉面二三斤，久则凝淀如石，连汁货之四方，浣衣发面，甚获利也。他处以灶灰淋浓汁。亦去垢发面。

【气味】辛、苦，温，微毒。

【主治】去湿热，止心痛，消痰，磨积块，去食滞，洗涤垢腻，量虚实用，过服损人。震亨|杀齿虫，去目翳，治噎膈反胃，同石灰烂肌肉，溃痈疽瘰疬，去瘀血，点痣黡疣赘痔核。神效。时珍

【附方】**消积破气** 石硷三钱，山楂三两，阿魏五钱，半夏皂荚水制过一两，为末，以阿魏化醋煮糊丸服。**一切目疾** 石硷拣去黑碎者，厚纸七层，包挂风处，四十九日取，研极细，日日点之。**拳毛倒睫** 用刀微划动，以药泥眼胞上，睫自起也。石硷一钱，石灰一钱，醋调涂之。**虫牙疼痛** 花硷填孔内，立止。**痣黡疣赘** 花硷、矿灰，以小麦秆灰汁煎二味令干，等分为末，以针刺破，水调点之，三日三上，即去，须新合乃效。

第八卷　金石部一

金石之一　金类

金

【释名】黄牙、太真。

【集解】〔时珍曰〕金有山金、沙金二种。其色七青、八黄、九紫、十赤，以赤为足色。和银者性柔，试石则色青；和铜者性硬，试石则有声。

金屑【气味】辛，平，有毒。【主治】镇精神，坚骨髓，通利五脏邪气，服之神仙。《别录》|疗小儿惊伤五脏，风痫失志，镇心安魂魄。甄权|癫痫风热，上气咳嗽，伤寒肺损吐血，骨蒸劳极作渴，并以箔入丸散服。李珣

金浆【主治】长生神仙。久服，肠中尽为金色。藏器【发明】〔时珍曰〕金乃西方之行，性能制木，故疗惊痫风热肝胆之病，而古方罕用，惟服食家言之。

【附方】**风眼烂弦** 金环烧红，掠上下睑肉，日数次，甚妙。**牙齿风痛** 火烧金钗针之，立止。

银

【释名】白金、鋈。

【集解】〔颂曰〕银在矿中与铜相杂，土人采得，以铅再三煎炼方成，故为熟银。生银则生银矿中，状如硬锡。〔时珍曰〕其生银，俗称银笋、银牙者也，亦曰出山银。

银屑【气味】辛、平，有毒。【主治】安五脏，定心神，止惊悸。除邪气，久服轻身长年。《别录》|定志，去惊痫，小儿癫疾狂走。甄权|破冷除风。青霞子|银箔坚骨，镇心明目，去风热癫痫，入丸散用。李珣

生银【气味】辛，寒，无毒。〔大明曰〕冷，微毒。畏慈石，恶锡，忌生血。【主治】热狂惊悸，发痫恍惚，夜卧不安谵语，邪气鬼祟。服之明目镇心，安神定志。小儿诸热丹毒，并以水磨服之，功胜紫雪。《开宝》|煮水入葱白、粳米作粥食，治胎动不安，漏血。时珍

【附方】**风牙疼痛** 文银一两，烧红淬烧酒一盏，热漱饮之，立止。**口鼻疳蚀** 穿唇透颊。银屑一两，水三升，铜器煎一升，日洗三四次。**身面赤疵** 常以银揩，令热，久久自消。

赤铜

【释名】红铜、赤金。

【集解】〔时珍曰〕铜有赤铜、白铜、青铜。赤铜出川、广、云、贵诸处山中，土人穴山采矿炼取之。白铜出云南，青铜出南番，惟赤铜为用最多，且可入药。人以炉甘石炼为黄铜，其色如金。砒石炼为白铜，杂锡炼为响铜。

赤铜屑【修治】〔时珍曰〕即打铜落下屑也。或以红铜火煅水淬，亦自落下。以水淘净，用好酒入沙锅内炒见火星，取研末用。【气味】苦，平，微毒。【主治】贼风反折，熬使极热，投酒中，服五合，日三。或以五斤烧赤，纳二斗酒中百遍，如上服之。又治腋臭，以醋和如麦饭，袋盛，先刺腋下脉去血，封之，神效。《唐本》|明目，治风眼，接骨焊齿，疗女人血气及心痛。大明|同五倍子，能染须发。时珍

【附方】**腋下狐臭** 崔氏方：用清水洗净，

又用清酢浆洗净，微揩破，取铜屑和酢热揩之，甚验。

自然铜

【释名】石髓铅。〔志曰〕其色青黄如铜，不从矿炼，故号自然铜。

【集解】〔志曰〕自然铜生邕州山岩间出铜处，于坑中及石间采得，方圆不定，其色青黄如铜。

【气味】辛，平，无毒。〔大明曰〕凉。

【主治】折伤，散血止痛，破积聚。《开宝》|消瘀血，排脓，续筋骨，治产后血邪，安心，止惊悸，以酒磨服。《大明》

【发明】〔时珍曰〕自然铜接骨之功，与铜屑同，不可诬也。但接骨之后，不可常服，即便理气活血可尔。

【附方】心气刺痛 自然铜，火煅醋淬九次，研末，醋调一字服，即止。**项下气瘿** 自然铜贮水瓮中，逐日饮食，皆用此水，其瘿自消。或火烧烟气，久久吸之，亦可。**暑湿瘫痪** 四肢不能动。自然铜烧红。酒浸一夜，川乌头炮、五灵脂、苍术酒浸，各一两，当归二钱酒浸，为末，酒糊丸梧子大。每服七丸，酒下，觉四肢麻木即止。

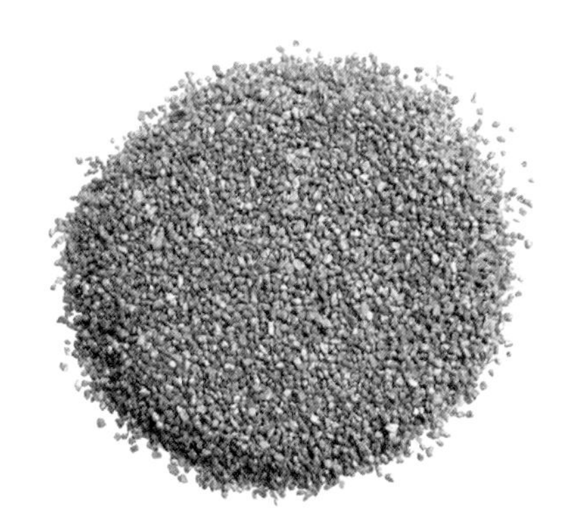

（自然铜为硫化物类矿物黄铁矿族黄铁矿。表面亮淡黄色，断面黄白色，有金属光泽。）

铜矿石

【释名】〔时珍曰〕矿，粗恶也。五金皆有

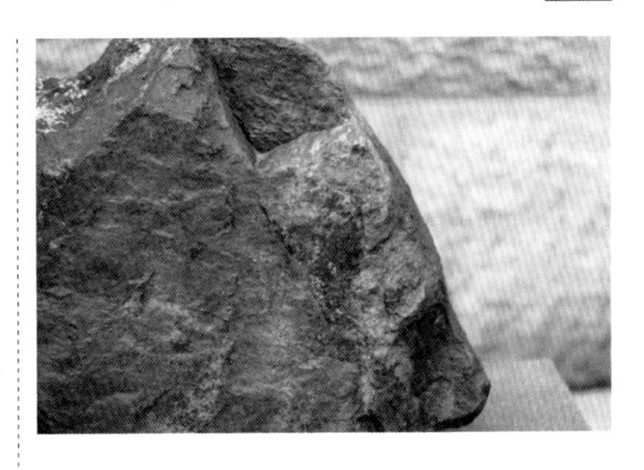

粗石衔之，故名。

【集解】〔恭曰〕铜矿石，状如姜石而有铜星，熔之取铜也，出铜山中。许慎《说文》云：矿，铜铁朴石也。

【气味】酸，寒，有小毒。

【主治】丁肿恶疮，为末傅之。驴马脊疮，臭腋，磨汁涂之。《唐本》

铜青

【释名】铜绿

【集解】〔藏器曰〕铜青则是铜器上绿色者，淘洗用之。

【气味】酸，平，微毒。

【主治】妇人血气心痛，合金疮止血，明目，去肤赤息肉。藏器|主风烂眼泪出。之才|治恶疮、疳疮，吐风痰，杀虫。时珍

【附方】烂弦风眼 铜青，水调涂碗底，以艾熏干，刮下，涂烂处。**赤发秃落** 油磨铜

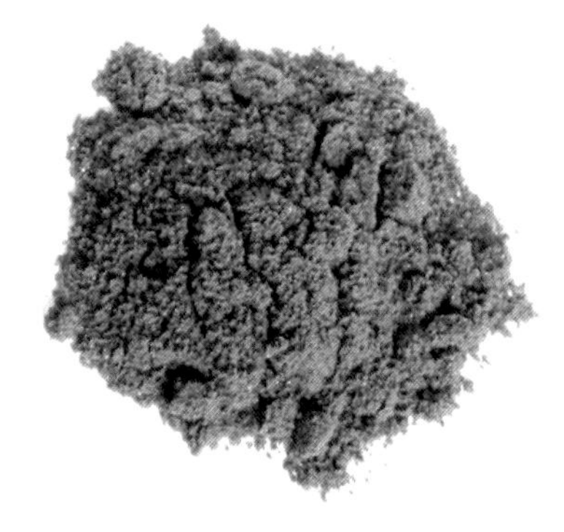

（铜青为铜器表面生成的绿色碱式碳酸铜。呈绿色或深绿色细粉。）

钱末涂之即生。**面黡黑痣** 以草划破，铜绿末傅之，三日勿洗水，自落。厚者，再上之。**口鼻疳疮** 铜青、枯矾等分，研傅之。又方：人中白一钱，铜绿三分，研傅之。**杨梅毒疮** 铜绿醋煮研末，烧酒调搽，极痛出水。次日即干。或加白矾等分，研掺。**臁疮顽癣** 铜绿七分研，黄蜡一两化熬，以厚纸拖过，表里别以纸隔贴之。出水妙。亦治杨梅疮及虫咬。**诸蛇螫毒** 铜青傅之。**百虫入耳** 生油调铜绿滴入。**头上生虱** 铜青、明矾末掺之。

铅

【释名】青金、黑锡、金公、水中金。

【集解】〔时珍曰〕铅生山穴石间，人挟油灯，入至数里，随矿脉上下曲折斫取之。其气毒人，若连月不出，则皮肤痿黄，腹胀不能食，多致疾而死。

【气味】甘，寒，无毒。〔藏器曰〕小毒。

【主治】镇心安神，治伤寒毒气，反胃呕哕，蛇蜴所咬，炙熨之。《大明》|疗瘿瘤，鬼气疰忤。错为末，和青木香，傅疮肿恶毒。藏器|消瘰疬痈肿，明目固牙，乌须发，治实女，杀虫坠痰，治噎膈消渴风痫，解金石药毒。时珍

【附方】**乌须明目** 黑铅半斤，锅内熔汁，旋入桑条灰，柳木搅成沙，筛末。每早揩牙，以水漱口洗目，能固牙明目，黑须发。**瘰疬结核** 铅三两，铁器炒取黑灰，醋和涂上，故帛贴之，频换，去恶汁。如此半月，不痛不破，内消为水而愈。

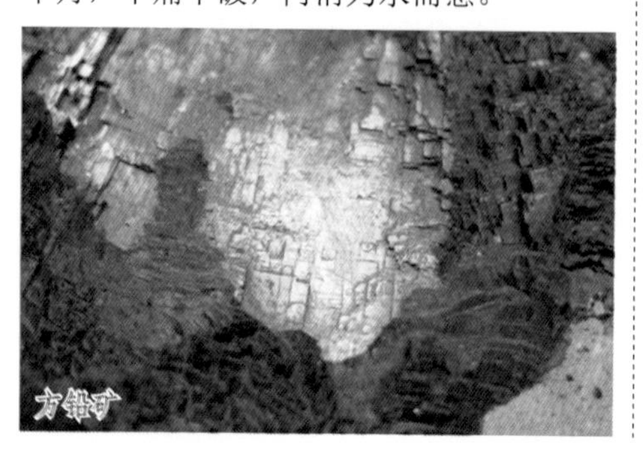

铅霜

【释名】铅白霜。

【修治】〔时珍曰〕以铅打成钱，穿成串，瓦盆盛生醋，以串横盆中，离醋三寸，仍以瓦盆覆之，置阴处，候生霜刷下，仍合住。

【气味】甘、酸，冷，无毒。〔宗奭曰〕铅霜涂木瓜，即失酸味，金克木也。

【主治】消痰，止惊悸，解酒毒，去胸膈烦闷，中风痰实，止渴。《大明》|去膈热涎塞。宗奭|治吐逆，镇惊去怯，黑须发。时珍

【发明】〔时珍曰〕铅霜乃铅汞之气交感英华所结，道家谓之神符白雪，其坠痰去热，定惊止泻，盖有奇效，但非久服常用之物尔。病在上焦者，宜此清镇。

【附方】**消渴烦热** 铅白霜、枯白矾等分，为末，蜜丸芡子大。绵裹，含化咽汁。**鼻衄不止** 铅白霜末，新汲水服一字。**痔疮肿痛** 铅白霜、白片脑各半字，酒调涂之，随手见效。**梳发令黑** 铅霜包梳，日日梳之，胜于染者。

粉锡

【释名】解锡、铅粉、铅华、胡粉、定粉、瓦粉、光粉、白粉、水粉、官粉。

【集解】〔时珍曰〕今金陵、杭州、韶州、辰州皆造之，而辰粉尤真，其色带青。彼人言造法：每铅百斤，熔化，削成薄片，卷作筒，安木甑内，甑下、甑中各安醋一瓶，外以盐泥固济，纸封甑缝。风炉安火四两，养一七，便扫入水缸内，依旧封养，次次如此，铅尽为度。不尽者，留炒作黄丹。每粉一斤，入豆粉二两，蛤粉四两，水内搅匀，澄去清水。用细灰按成沟，纸隔数层，置粉于上，将干，截成瓦定形，待干收起。

【气味】辛，寒，无毒。

【主治】伏尸毒螫，杀三虫。《本经》|去鳖

瘕，疗恶疮，止小便利，堕胎。《别录》|治积聚不消。炒焦，止小儿疳痢。甄权|治痈肿瘘烂，呕逆，疗癥瘕，小儿疳气。《大明》|止泄痢、久积痢。宗奭|治食复劳复，坠痰消胀，治疥癣狐臭，黑须发。时珍

【附方】**赤白痢下** 频数，肠痛。定粉一两，鸡子清和，炙焦为末，冷水服一钱。**身热多汗** 胡粉半斤，雷丸四两，为末粉身。**寸白蛔虫** 胡粉炒燥，方寸匕，入肉臛中，空心服，大效。**服药过剂** 闷乱者。水和胡粉服之。**染白须发** 胡粉、石灰等分，水和涂之，以油纸包，烘令温暖，候未燥间洗去，以油润之，黑如漆也。**阴股常湿** 胡粉粉之。**干湿癣疮** 方同上。**黄水脓疮** 官粉煅黄、松香各三钱，黄丹一钱，飞矾二钱，为末，香油二两，熬膏傅之。**痘疮瘢痕** 或凸或凹。韶粉一两，轻粉一定，和研，猪脂调傅。**汤火烧疮** 胡粉，羊髓和，涂之。

铅丹

【释名】黄丹、丹粉、朱粉、铅华。

【集解】〔时珍曰〕今人以作铅粉不尽者，用消石、矾石炒成丹。若转丹为铅，只用连须葱白汁拌丹慢煎，煅成金汁倾出，即还铅矣。货者多以盐消砂石杂之。凡用以水漂去消盐，飞去砂石，澄干，微火炒紫色，地上去火毒，入药。

【气味】辛，微寒，无毒。

【主治】吐逆胃反，惊痫癫疾，除热下气，炼化还成九光，久服通神明。《本经》|止小便，除毒热脐挛，金疮血溢。《别录》|惊悸狂走，消渴。煎膏用，止痛生肌。甄权|镇心安神，止吐血及嗽，傅疮长肉，及汤火疮，染须。《大明》|治疟及久积。宗奭|坠痰杀虫，去怯除忤恶，止痢明目。时珍

【附方】**消渴烦乱** 黄丹，新汲水服一钱，以荞麦粥压之。**赤白痢下** 黄丹炒紫，黄连炒，等分为末，以糊丸麻子大。每服五十丸，生姜、甘草汤下。**吐血咯血** 咳血。黄丹，新汲水服一钱。**寒热疟疾** 体虚汗多者。黄丹、百草霜等分，为末。发日，空心米饮服三钱，不过二服愈。或糊丸，或蒜丸，皆效。**腋下胡臭** 黄丹入轻粉，唾调，频掺之。**蝎虿螫人** 醋调黄丹涂之。**外痔肿痛** 黄丹、滑石等分。为末，新汲水调，日五上之。

密陀僧

【释名】没多僧、炉底。〔恭曰〕密陀、没多，并胡言也。

【集解】〔恭曰〕出波斯国，形似黄龙齿而坚重，亦有白色者、作理石文。〔时珍曰〕密陀僧原取银冶者，今既难得，乃取煎销银铺炉底用之。造黄丹者，以脚滓炼成密陀僧，其似瓶形者是也。

【修治】〔敩曰〕凡使捣细，安瓷锅中，重纸袋盛柳蛀末焙之，次下东流水浸满，火煮一伏时，去柳末、纸袋，取用。

【气味】咸、辛，平，有小毒。

【主治】久痢，五痔，金疮，面上瘢䵟，面膏药用之。《唐本》|镇心，补五脏，治惊痫咳嗽，呕逆吐痰。《大明》|疗反胃消渴，疟疾下痢。止血，杀虫，消积。治诸疮，消肿毒，除胡臭，染髭发。时珍

【发明】〔时珍曰〕密陀僧感铅银之气，其性重坠下沉，直走下焦，故能坠痰、止吐、消积，定惊痫，治疟痢，止消渴，疗疮肿。

【附方】**痰结胸中** 不散。密陀僧一两，醋、水各一盏，煎干为末。每服二钱，以酒、

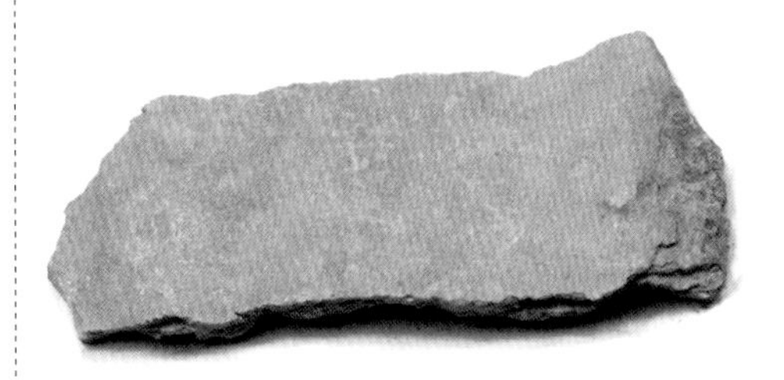

（密陀僧为粗制氧化铅。为不规则的块状，表面粗糙，断面红褐色。粉末黄色。）

水各一小盏，煎一盏，温服，少顷当吐出痰涎为妙。**赤白下痢** 密陀僧三两，烧黄色研粉。每服一钱，醋、茶下，日三服。**肠风痔瘘** 铜青、密陀僧各一钱，麝香少许，为末，津和涂之。**腋下胡臭** 浆水洗净，油调密陀僧涂。以一钱，用热蒸饼一个，切开掺末夹之。**香口去臭** 密陀僧一钱，醋调漱口。**大人口疮** 密陀僧锻研掺之。**鼻内生疮** 密陀僧、香白芷等分，为末。蜡烛油调涂之。**鼻齄赤疱** 密陀僧二两，细研。人乳调，夜涂旦洗。**痘疮瘢黡** 方同上。**鼾黯斑点** 方同上。**夏月汗斑** 如疹。用密陀僧八钱，雄黄四钱，先以姜片擦热，仍以姜片蘸末擦之，次日即焦。**阴汗湿痒** 密陀僧末傅之。戴氏加蛇床子末。

锡

【释名】白镴、鈏。

【气味】甘，寒，微毒。

【主治】恶毒风疮。《大明》

【附方】**解砒霜毒** 锡器，于粗石上磨水服之。

古镜

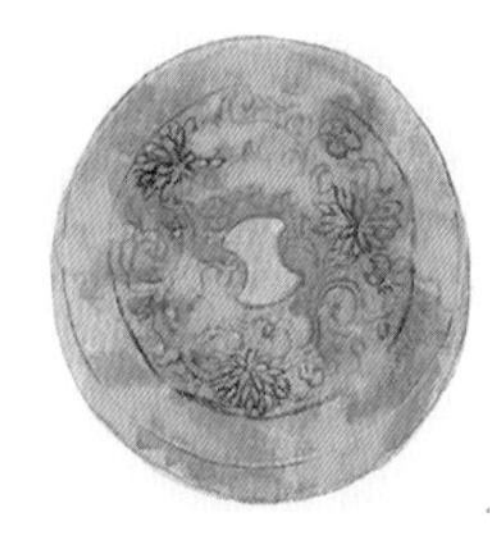

【释名】鉴、照子。〔时珍曰〕镜者景也，有光景也。鉴者监也，监于前也。

【气味】辛，无毒。

【主治】惊痫邪气，小儿诸恶，煮汁和诸药煮服，文字弥古者佳。藏器 | 辟一切邪魅，女人鬼交，飞尸蛊毒，催生，及治暴心痛，并火烧淬酒服。百虫入耳鼻中，将镜就敲之，即出。《大明》 | 小儿疝气肿硬，煮汁服。时珍

【发明】〔时珍曰〕镜乃金水之精，内明外暗。古镜如古剑，若有神明，故能辟邪魅忤恶。凡人家宜悬大镜，可辟邪魅。

古文钱

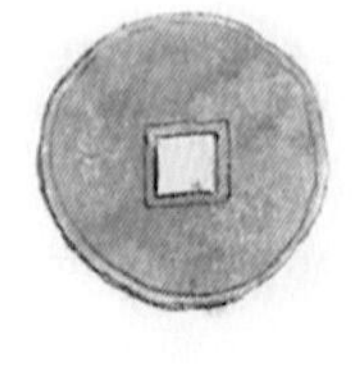

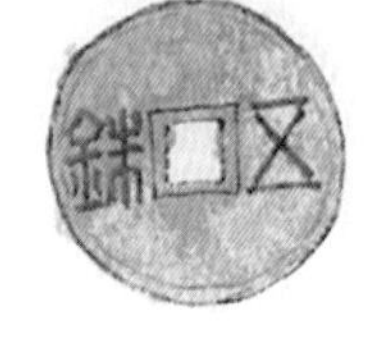

【释名】泉、孔方兄、上清童子、青蚨。〔时珍曰〕管子言禹以历山之金铸币，以救人困，此钱之始也。至周太公立九府泉法，泉体圆含方，轻重以铢，周流四方，有泉之象，故曰泉。后转为钱。

【集解】〔时珍曰〕古文钱但得五百年之外者即可用，而唐高祖所铸开元通宝，得轻重大小之中，尤为古今所重。

【气味】辛，平，有毒。

【主治】翳障，明目，疗风赤眼，盐卤浸用。妇人生产横逆，心腹痛，月膈五淋，烧以醋淬用。《大明》 | 大青钱煮汁服，通五淋；磨入目，主盲障肤赤；和薏苡根煮服，止心腹痛。藏器

【发明】〔时珍曰〕以胡桃同嚼食二三枚，能消便毒。便毒属肝，金伐木也。

【附方】**下血不止** 大古钱四百文，酒三升，煮二升，分三服。**赤白带下** 铜钱四十文，酒四升，煮取二升，分三服。**小便气淋** 比轮钱三百文，水一斗，煮取三升，温服。**腋下胡臭** 古文钱十文，铁线串烧，醋淬十次，入麝香研末，调涂。**百虫入耳** 青钱十四文，煎猪膏二合，少少滴之。

铜弩牙

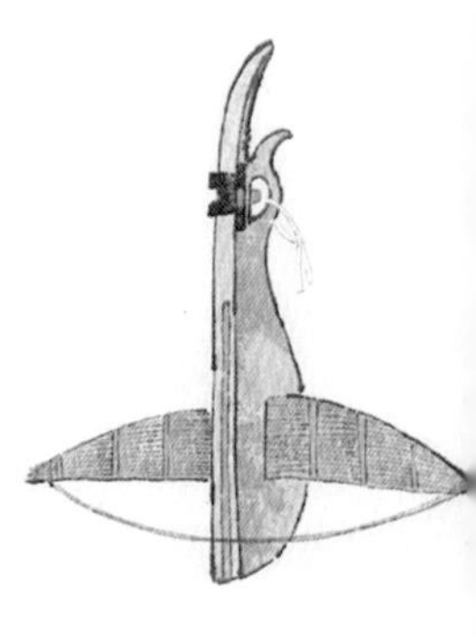

【释名】〔时珍曰〕黄帝始作弩。刘熙《释名》云：弩，怒也，有怒势也。其柄曰臂，似人臂也。钩弦者曰牙，似人牙也。牙外曰郭。下曰悬刀。合名之曰机。

【气味】平，微毒。

【主治】妇人难产，血闭，月水不通，阴阳隔塞。《别录》

【发明】〔弘景曰〕铜弩牙治诸病，烧赤纳酒中饮汁，古者弥胜。

【附方】**误吞珠钱** 哽在咽者。铜弩牙烧赤，纳水中，冷饮汁，立愈。

铁

【释名】黑金、乌金。〔时珍曰〕铁，截也，刚可截物也。于五金属水，故曰黑金。

【集解】〔颂曰〕铁今江南、西蜀有炉冶处皆有之。初炼去矿，用以铸泻器物者，为生铁。再三销拍，可以作鍱者，为鑐铁，亦谓之熟铁。以生柔相杂和，用以作刀剑锋刃者，为钢铁。锻家烧铁赤沸，砧上打下细皮屑者，为铁落。锻灶中飞出如尘，紫色而轻虚，可以莹磨铜器者，为铁精。作针家磨鑢细末者，谓之针砂。取诸铁于器中水浸之，经久色青沫出可以染皂者，为铁浆。以铁拍作片段，置醋糟中积久衣生刮取者，为铁华粉。入火飞炼者，为铁粉。又马衔、秤锤、车辖及锯、杵、刀、斧，并俗用有效。

生铁【气味】辛，微寒，微毒。【主治】下部及脱肛。《别录》|镇心安五脏，治痫疾，黑鬓发。治癣及恶疮疥，蜘蛛咬，蒜磨，生油调傅。《大明》|散瘀血，消丹毒。时珍

【附方】**脱肛历年** 不入者。生铁二斤，水一斗，煮汁五升，洗之，日再。**热甚耳聋** 烧铁投酒中饮之，仍以慈石塞耳，日易，夜去之。**小儿丹毒** 烧铁淬水，饮一合。

钢铁

【释名】跳铁。

【集解】〔时珍曰〕钢铁有三种：有生铁夹熟铁炼成者，有精铁百炼出钢者，有西南海山中生成状如紫石英者。凡刀剑斧凿诸刃，皆是钢铁。其针砂、铁粉、铁精，亦皆用钢铁者。

【气味】甘，平，无毒。

【主治】金疮，烦满热中，胸膈气塞，食不化。《别录》

铁粉【气味】咸，平，无毒。【主治】安心神，坚骨髓，除百病。变黑，润肌肤，令人不老，体健能食，久服令人身重肥黑。合和诸药，各有所主。《开宝》|化痰镇心，抑肝邪，特异。许叔微【附方】**头痛鼻塞** 铁粉二两，龙脑半分，研匀。每新汲水服一钱。**风热脱肛** 铁粉研，同白敛末傅上，按入。

铁落

【释名】铁液、铁屑、铁蛾。〔时珍曰〕生铁打铸，皆有花出，如兰如蛾，故俗谓之铁蛾，今烟火家用之。

【气味】辛，平，无毒。

【主治】风热恶疮，疡疽疮痂，疥气在皮肤中。《本经》|除胸膈中热气，食不下，止烦，去黑子，可以染皂。《别录》|治惊邪癫痫，小儿客忤，消食及冷气，并煎汁服之。《大明》|主鬼打鬼疰邪气，水渍沫出，澄清，暖饮一二杯。藏器|炒热投酒中饮，疗贼风痉。又裹以熨腋下，疗胡臭，有验。苏恭|平肝去怯，治善怒发狂。时珍

【附方】**小儿丹毒** 煅铁屎研末，猪脂和傅之。

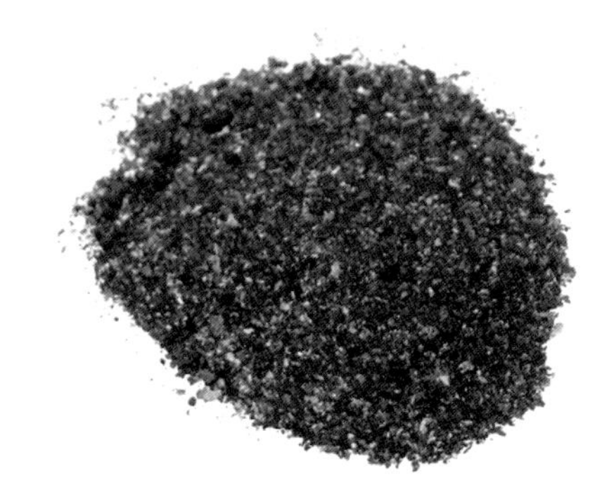

（铁落为生铁煅至红赤，外层氧化时被锤落的铁屑。）

铁精

【释名】 铁花。〔弘景曰〕铁精，铁之精华也。出煅灶中，如尘紫色，轻者为佳，亦以磨莹铜器用之。

【气味】 平，微温。

【主治】 明目，化铜。《本经》|疗惊悸，定心气，小儿风痫，阴㿉脱肛。《别录》

【附方】 **下痢脱肛** 铁精粉傅之。**女人阴脱** 铁精、羊脂，布裹炙热，熨推之。**男子阴肿** 铁精粉傅之。**疔肿拔根** 铁渣一两，轻粉一钱，麝香少许，为末。针画十字口，点药入内，醋调面糊，傅之神效。

铁华粉

【释名】 铁胤粉。

【修治】〔志曰〕作铁化粉法：取钢煅作叶，如笏或团，平面磨错，令光净，以盐水洒之，于醋瓮中，阴处埋之，一百日铁上衣生，即成粉矣。刮取细捣筛，入乳钵研如面，和合诸药为丸散，此铁之精华，功用强于铁粉也。〔大明曰〕悬于酱瓿上生霜者，名铁胤粉。淘去粗滓咸味，烘干用。

【气味】 咸，平，无毒。

【主治】 安心神，坚骨髓，强志力，除风邪，养血气，延年变白，去百病，随所冷热，和诸药用，枣膏为丸。《开宝》|止惊悸虚痫，镇五脏，去邪气，治健忘，冷气心痛，痃癖癥结，脱肛痔瘘，宿食等，及傅竹木刺入肉。《大明》

【附方】 **妇人阴挺** 铁胤粉一钱，龙脑半钱，研，水调刷产门。

铁锈

【释名】 铁衣。〔藏器曰〕此铁上赤衣也。

【主治】 恶疮疥癣，和油涂之。蜘蛛虫咬，蒜磨涂之。藏器|平肝坠热，消疮肿、口舌疮。醋磨，涂蜈蚣咬。时珍

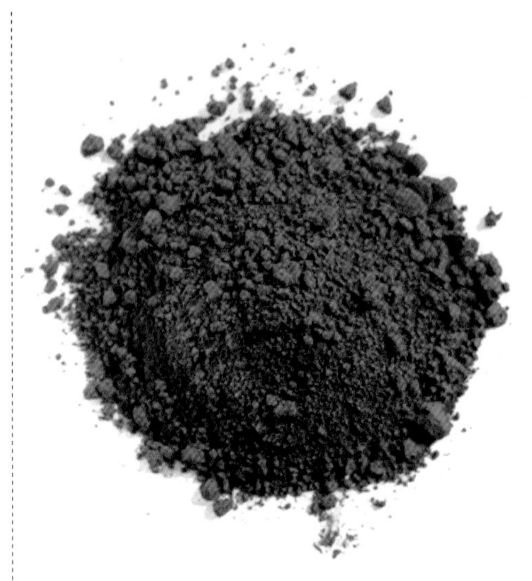

（铁锈为铁置于空气中氧化后生成的红褐色锈衣。）

【附方】 **汤火伤疮** 青竹烧油，同铁锈搽之。**脚腿红肿** 热如火炙，俗名赤游风。用铁锈水涂解之。**内热遗精** 铁锈末，冷水服一钱，三服止。

铁浆

【集解】〔藏器曰〕陶氏谓铁落为铁浆，非也。此乃取诸铁于器中，以水浸之，经久色青沫出，即堪染皂者。〔承曰〕铁浆是以生铁渍水服饵者。旋入新水，日久铁上生黄膏，则力愈胜。唐太妃所服者，乃此也。若以杂皂者为浆，其酸苦臭涩不可近，矧服食乎？

【气味】 咸，寒，无毒。

【主治】 镇心明目。主癫痫发热，急黄狂走，六畜颠狂，人为蛇、犬、虎、狼、毒虫等啮，服之毒不入内也，兼解诸毒入腹。藏器

【附方】 **时气生疮** 胸中热。铁浆饮之。**一切丁肿** 铁浆日饮一升。**发背初起** 铁浆饮二升，取利。**蛇皮恶疮** 铁浆频涂之。**漆疮作痒** 铁浆频洗，愈。

金石之二 玉类

玉

【释名】玄真。〔时珍曰〕按许慎《说文》云：玉乃石之美者。有五德：润泽以温，仁也；鳃理自外可以知中，义也；其声舒扬远闻，智也；不挠而折，勇也；锐廉而不技，洁也。其字象三玉连贯之形。

【集解】〔别录曰〕玉泉、玉屑，生蓝田山谷。采无时。〔珣曰〕《别宝经》云：凡石韫玉，但将石映灯看之，内有红光，明如初出日，便知有玉也。〔时珍曰〕按《太平御览》云：交州出白玉，夫余出赤玉，挹娄出青玉，大秦出菜玉，西蜀出黑玉。蓝田出美玉，色如蓝，故曰蓝田。

玉屑【气味】甘，平，无毒。【主治】除胃中热，喘息烦满，止渴，屑如麻豆服之，久服轻身长年。《别录》|润心肺，助声喉，滋毛发。《大明》|滋养五脏，止烦躁，宜共金、银、麦门冬等同煎服，有益。李珣

【附方】**面身瘢痕** 真玉日日磨之，久则自灭。

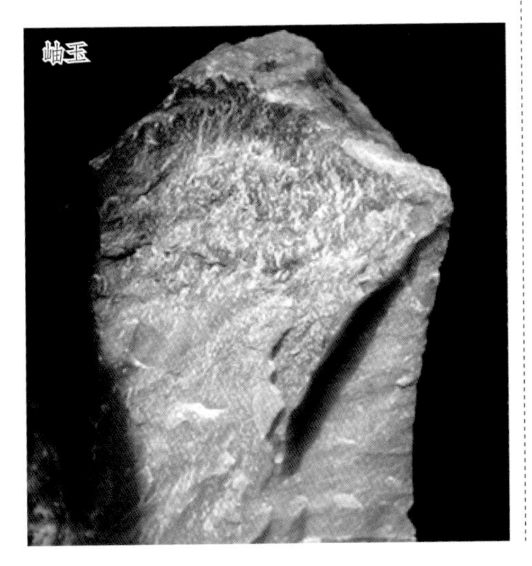
岫玉

青玉

【释名】谷玉。

【集解】〔别录曰〕生蓝田。〔时珍曰〕按《格古论》云：古玉以青玉为上，其色淡青，而带黄色。绿玉深绿者佳，淡者次之。菜玉非青非绿，如菜色，此玉之最低者。

【气味】甘，平，无毒。

【主治】妇人无子，轻身不老长年。《别录》

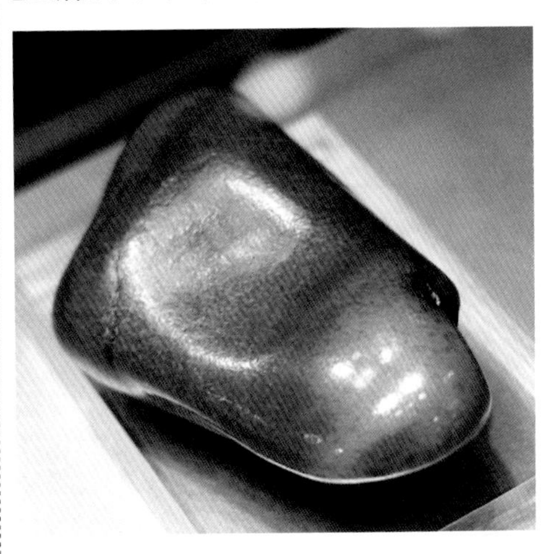

珊瑚

【集解】〔宗奭曰〕珊瑚有红油色者，细纵文可爱。有如铅丹色者，无纵文，为下品。入药用红油色者。〔时珍曰〕珊瑚生海底，五七株成林，谓之珊瑚林。居水中直而软，见风日则曲而硬，变红色者为上，汉·赵佗谓之火树是也。亦有黑色者不佳，碧色者亦良。昔人谓碧者为青琅玕，俱可作珠。

【气味】甘。平，无毒。

【主治】去目中翳，消宿血。为末吹鼻，止鼻衄。《唐本》|明目镇心，止惊痫。《大明》|点眼，去飞丝。时珍

【发明】〔珣曰〕珊瑚主治与金相似。〔宗奭曰〕今人用为点眼筋，治目翳。

【附方】**小儿麸翳** 未坚。不可乱药。宜以

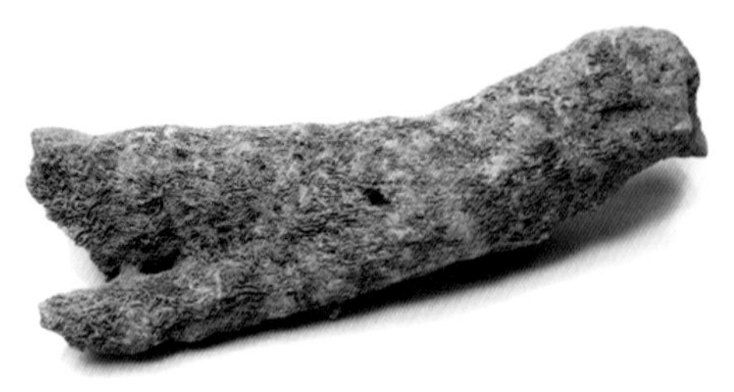

（珊瑚为红珊瑚的石灰质骨骼。）

珊瑚研如粉，日少少点之，三日愈。

马脑

【释名】玛瑙、文石、摩罗迦、隶。〔藏器曰〕赤烂红色，似马之脑，故名，亦云马脑珠。

【集解】〔宗奭曰〕马脑非玉非石，自是一类。有红、白、黑三种，亦有文如缠丝者。〔时珍曰〕马脑出西南诸国，云得自然灰即软，可刻也。

【气味】辛，寒，无毒。

【主治】辟恶，熨目赤烂。藏器|主目生障翳，为末日点。时珍

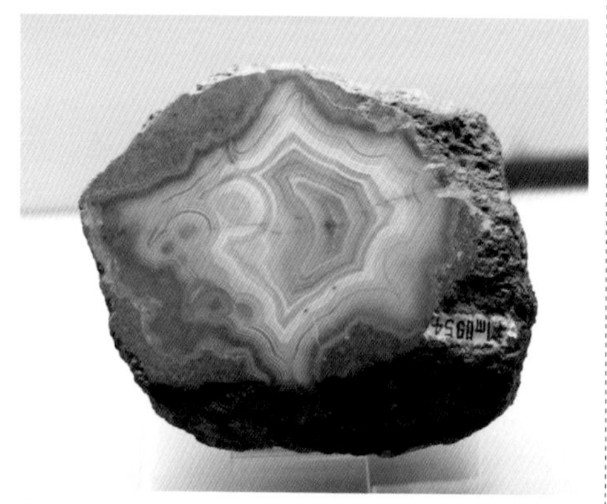

（马脑现代名为玛瑙。呈不规则块状。透明至半透明。表面平坦光滑玻璃光泽。断面可见到以受力点为圆心的同心圆波纹。）

宝石

【集解】〔时珍曰〕宝石出西番、回鹘地方诸坑井内，云南、辽东亦有之。有红、

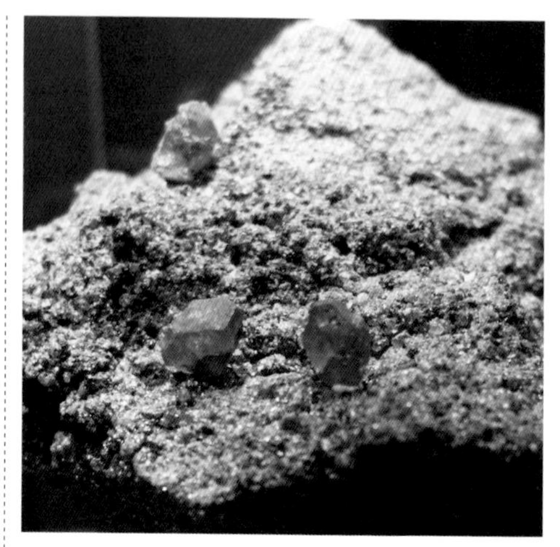

绿、碧、紫数色。红者名剌子，碧者名靛子，翠者名马价珠，黄者名木难珠，紫者名蜡子。又有鸦鹘石、猫精石、石榴子、红扁豆等名色，皆其类也。

【主治】去翳明目，入点药用之。灰尘入目，以珠拭拂即去。时珍

玻璃

【释名】颇黎、水玉。

【集解】〔时珍曰〕出南番。有酒色、紫色、白色，莹澈与水精相似，碾开有雨点花者为真。外丹家亦用之。药烧者有气眼而轻。《玄中记》云：大秦国有五色颇黎，以红色为贵，《梁四公子记》云：扶南人来卖碧颇黎镜，广一尺半，重四十斤，内外皎洁，向明视之，不见其质。蔡绦云：御库有玻璃母，乃大食所贡，状如铁滓，煅之但作珂子状，青、红、黄、白数色。

【气味】辛，寒，无毒。

【主治】惊悸心热，能安心明目，去赤眼，熨热肿。藏器|摩翳障。《大明》

水精

【释名】水晶、水玉、石英。〔时珍曰〕莹澈晶光，如水之精英，会意也。

【集解】〔时珍曰〕水精亦颇黎之属，有

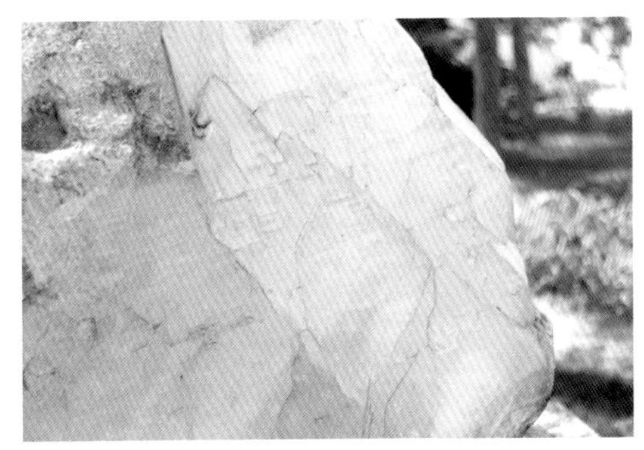

（水精现代名水晶。为石英结晶体，主要化学成分是二氧化硅。纯净时呈无色透明的晶体。）

黑、白二色。倭国多水精，第一。南水精白，北水精黑，信州、武昌水精浊。性坚而脆，刀刮不动，色澈如泉，清明而莹，置水中无瑕、不见珠者佳。

【气味】辛，寒，无毒。

【主治】熨目，除热泪。藏器 | 亦入点目药。穿串吞咽中，推引诸哽物。时珍

云母

【释名】云华、云珠、云英、云液、云砂、磷石。〔时珍曰〕按《荆南志》云：华容方台山出云母，土人候云所出之处，于下掘取，无不大获，有长五六尺可为屏风者，但掘时忌作声也。据此，则此石乃云之根，故得云母之名，而云母之根，则阳

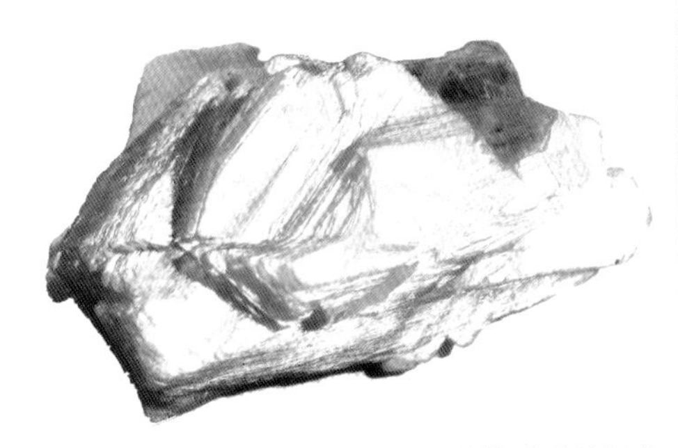

（云母为硅酸盐类矿物白云母。晶体通常呈板状或块状，外观上作六方形或菱形，柱面有明显的横条纹。解理面光滑，具玻璃样光泽或珍珠样光泽。）

起石也。

【气味】甘，平，无毒。

【主治】身皮死肌，中风寒热，如在车船上，除邪气，安五脏，益子精，明目，久服轻身延年。《本经》| 下气坚肌，续绝补中，疗五劳七伤。虚损少气，止痢，久服悦泽不老，耐寒暑，志高神仙。《别录》| 主下痢肠澼，补肾冷。甄权

【发明】〔时珍曰〕昔人言云母壅尸，亡人不朽。

【附方】**痰饮头痛** 往来寒热。云母粉二两炼过，恒山一两，为末。每服方寸匕，汤服取吐。忌生葱、生菜。**小儿下痢** 赤白及水痢。云母粉半两，煮白粥调食之。**小便淋疾** 温水和云母粉服三钱。**风疹遍身** 百计不愈。煅云母粉，清水调服二钱良。**一切恶疮** 云母粉傅之。**风热汗出** 水和云母粉服三钱，不过再服立愈。

白石英

【释名】〔时珍曰〕徐锴云：英，亦作瑛，玉光也。今五种石英，皆石之似玉而有光莹者。

【集解】〔别录曰〕白石英生华阴山谷及太山，大如指，长二三寸，六面如削，白澈

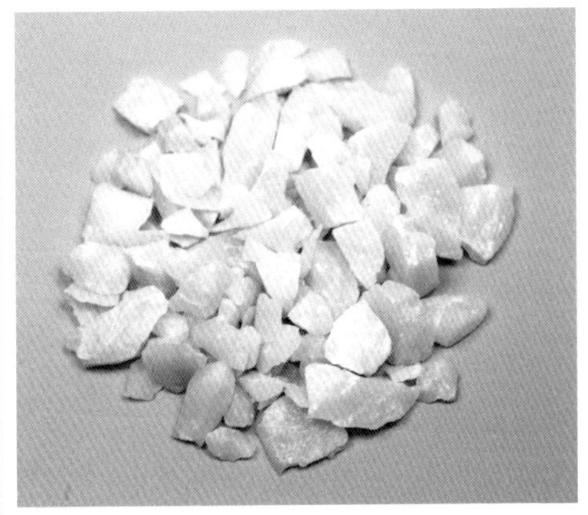

（白石英为氧化物类矿物石英的矿石。呈不规则块状，白色或淡灰白色；表面不平坦，半透明至不透明，具脂肪样光泽。）

有光，长五六寸者弥佳。其黄端白棱，名黄石英；赤端白棱，名赤石英；青端赤棱，名青石英；黑泽有光，名黑石英。二月采，亦无时。

【气味】甘，微温，无毒。

【主治】消渴，阴痿不足，咳逆，胸膈间久寒，益气，除风湿痹，久服轻身长年。《本经》|疗肺痿，下气，利小便，补五脏，通日月光，耐寒热。《别录》|治肺痈吐脓，咳逆上气，疸黄。甄权|实大肠。好古

【附方】**惊悸善忘** 心脏不安，上膈风热，化痰安神。白石英一两，朱砂一两，为散。每服半钱，食后煎金银汤下。**石水腹坚** 胀满。用白石英十两，捶豆大，瓷瓶盛好酒二斗浸之，以泥重封，将马粪及糠火烧之，常令小沸，从卯至午住火。次日暖一中盏饮之，日三度。酒尽可再烧一度。

紫石英

【集解】〔弘景曰〕今第一用太山石，色重澈下有根。次出雹零山，亦好。又有南城石，无根，又有青绵石，色亦重黑明澈。又有林邑石，腹里必有一物如眼。吴兴石，四面才有紫色，无光泽。会稽诸暨石，形色如石榴子。先时并杂用，今惟采太山最胜。仙经不正用，而俗方重之。〔禹锡曰〕按《岭表录》云：泷州山中多紫石英，其色淡紫，其质莹澈，随其大小皆五棱，两头如箭镞。煮水饮之，暖而无毒，比之北中白石英，其力倍矣。

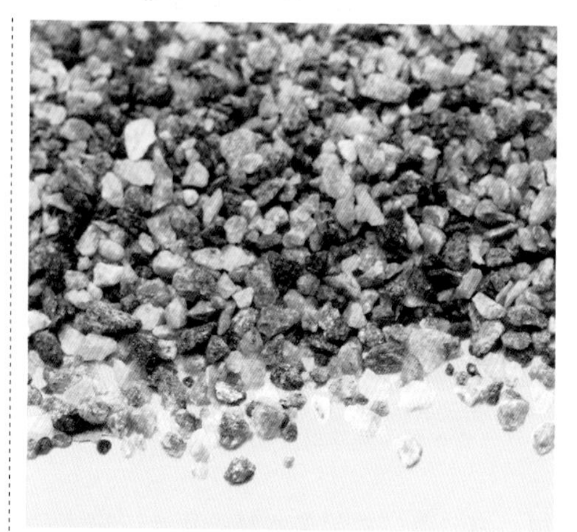

（紫石英为氟化物类矿物萤石族萤石的矿石。呈不规则块状。紫色或绿色，深浅不匀；条痕白色。半透明至透明，玻璃样光泽。表面不平滑，常有裂纹。）

【气味】甘，温，无毒。〔时珍曰〕服食紫石英，乍寒乍热者，饮酒良。

【主治】心腹咳逆邪气，补不足，女子风寒在子宫，绝孕十年无子。久服温中，轻身延年。《本经》|疗上气心腹痛，寒热邪气结气，补心气不足，定惊悸，安魂魄，填下焦，止消渴，除胃中久寒，散痈肿，令人悦泽。《别录》|养肺气，治惊痫，蚀脓。甄权

第九卷　金石部二

金石之三　石类上

丹砂

【释名】朱砂。〔时珍曰〕丹乃石名，其字从井中一点，象丹在井中之形，义出许慎《说文》。后人以丹为朱色之名，故呼朱砂。

【集解】〔时珍曰〕丹砂以辰、锦者为最。麻阳即古锦州地。佳者为箭镞砂，结不实者为肺砂，细者为末砂。色紫不染纸者为旧坑砂，为上品；色鲜染纸者为新坑砂，次之。

【气味】甘，微寒，无毒。〔权曰〕有大毒。

【主治】身体五脏百病，养精神，安魂魄，益气明目，杀精魅邪恶鬼。久服通神明不老。能化为汞。《本经》|通血脉，止烦满消渴，益精神，悦泽人面，除中恶腹痛，毒气疥瘘诸疮。轻身神仙。《别录》|镇心，主尸疰抽风。甄权|润心肺，治疮痂息肉，

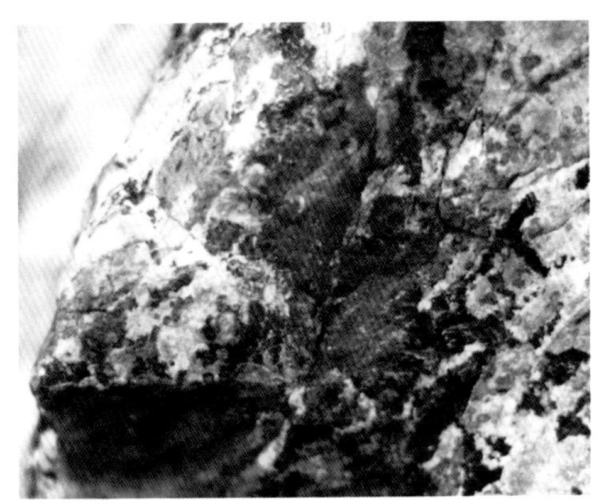

（丹砂为硫化物类矿物辰砂族辰砂。为粒状或块状，鲜红色或暗红色，具光泽。）

并涂之。《大明》|治惊痫，解胎毒痘毒，驱邪疟，能发汗。时珍

【附方】**明目轻身** 去三尸，除疮癞。美酒五升，浸朱砂五两，五宿，日干研末，蜜丸小豆大。每服二十丸，白汤下，久服见效。**预解痘毒** 初发时或未出时。以朱砂末半钱，蜜水调服。多者可少，少者可无，重者可轻也。**初生儿惊** 月内惊风欲死。朱砂磨新汲水涂五心，最验。**小儿惊热** 夜卧多啼。朱砂半两，牛黄一分，为末。每服一字，犀角磨水调下。**伤寒发汗**《外台秘要》治伤寒时气温疫，头痛壮热脉盛，始得一二日者。取真丹一两，水一斗，煮一升，顿服，覆被取汗。忌生血物。《肘后》用真丹末酒调，遍身涂之，向火坐，得汗愈。

水银

【释名】汞、澒、灵液、姹女。〔时珍曰〕其状如水似银，故名水银。

【集解】〔弘景曰〕今水银有生熟。此云生符陵平土者，是出朱砂腹中，亦有别出沙地者，青白色，最胜。出于丹砂者，是今烧粗末朱砂所得，色小白浊，不及生者。甚能消化金银，使成泥，人以镀物是也。烧时飞着釜上灰，名汞粉，俗呼为水银灰，最能去虱。〔恭曰〕水银出于朱砂，皆因热气，未闻朱砂腹中自出之者，火烧飞取，人皆解法。南人蒸取之，得水银虽少，而朱砂不损，但色少变黑尔。〔时珍曰〕汞出于砂为真汞。

【气味】辛，寒，有毒。〔权曰〕有大毒。

【主治】疥瘘痂疡白秃，杀皮肤中虱，堕胎除热，杀金银铜锡毒。熔化还复为丹，

久服神仙不死，《本经》|以傅男子阴，阴消无气。《别录》|利水道，去热毒。藏器|主天行热疾，除风，安神镇心，治恶疮瘑疥，杀虫，催生，下死胎。《大明》|治小儿惊热涎潮。宗奭|镇坠痰逆，呕吐反胃。时珍

【附方】**头上生虱** 水银和蜡烛油揩之，一夜皆死。**老小口疮** 水银一分，黄连六分，水二升，煮五合。含之，日十次。**白癜风痒** 水银数拭之，即消。**一切恶疮** 水银、黄连、胡粉熬黄，各一两，研匀傅之，干则以唾调。

水银粉

【释名】汞粉、轻粉、峭粉、腻粉。

【修治】〔时珍曰〕升炼轻粉法：用水银一两，白矾二两，食盐一两，同研不见星，铺于铁器内，以小乌盆覆之。筛灶灰，盐水和，封固盆口。以炭打二炷香取开，则粉升于盆上矣。其白如雪，轻盈可爱。一两汞，可升粉八钱。又法：水银一两，皂矾七钱，白盐五钱，同研，如上升炼。又法：先以皂矾四两，盐一两，焰消五钱，共炒黄为麹。水银一两，又麹二两，白矾二钱，研匀，如上升炼。

【气味】辛，冷，无毒。〔时珍曰〕温燥有毒，升也，浮也。

【主治】通大肠，转小儿疳并瘰疬，杀疮疥癣虫，及鼻上酒皶，风疮瘙痒。藏器|治痰涎积滞，水肿鼓胀，毒疮。时珍

【附方】**女人面脂** 太真红玉膏：轻粉、滑石、杏仁去皮等分，为末，蒸过，入脑、麝少许，以鸡子清调匀，洗面毕傅之，旬日后，色如红玉。**抓破面皮** 生姜自然汁调轻粉末搽之，更无痕迹。**小儿头疮** 葱汁调腻粉涂之。又方：鸡子黄炒出油，入麻油及腻粉末，傅之。**小儿生癣** 猪脂和轻粉抹之。**牛皮恶癣** 五更食炙牛肉一片，少刻以轻粉半钱，温酒凋下。**杨梅疮癣**《岭南卫生方》用汞粉、大风子肉等分，为末，涂之即愈。**痈疽恶疮** 杨梅诸疮。水银一两，朱砂、雄黄各二钱半，白矾、绿矾各二两半，研匀罐盛，灯盏盖定，盐泥固济，文武火炼，升罐口扫收。每以三钱，入乳香、没药各五分，洒太乙膏上贴之，绝效，名曰五宝霜。

灵砂

【释名】二气砂。

【修治】〔慎微曰〕灵砂，用水银一两，硫黄六铢，细研炒作青砂头，后入水火既济炉，抽之如束针纹者，成就也。

【气味】甘，温，无毒。

【主治】五脏百病，养神安魂魄，益气明目，通血脉，止烦满，益精神，杀精魅恶鬼气。久服通神明不老，轻身神仙，令人心灵。慎微|主上盛下虚，痰涎壅盛，头旋吐逆，霍乱反胃，心腹冷痛，升降阴阳，既济水火，调和五脏，辅助元气。研末，糯糊为丸，枣汤服，最能镇坠，神丹也。时珍

【发明】〔时珍曰〕硫黄，阳精也；水银，阴精也。以之相配夫妇之道，纯阴纯阳二

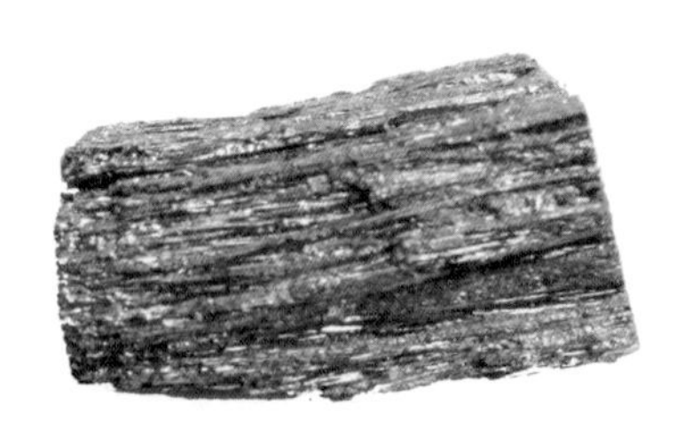

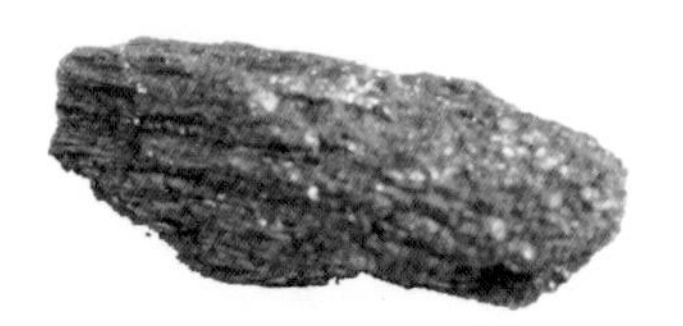

（灵砂为以水银和硫黄为原料，经人工加热升华而制成的硫化汞。呈扁平块状；侧面结晶呈直立针柱状。红色、暗红色或紫红色；条痕红色，不透明。）

体合璧。故能夺造化之妙，而升降阴阳，既济水火，为扶危拯急之神丹，但不可久服尔。苏东坡言：此药治久患反胃，及一切吐逆，小儿惊吐，其效如神，有配合阴阳之妙故也。时珍常以阴阳水送之，尤妙。

【附方】**脾疼反胃** 灵砂一两，蚌粉一两，同炒赤，丁香、胡椒各四十九粒，为末，自然姜汁煮，半夏粉糊丸梧子大。每姜汤下二十丸。**冷气心痛** 灵砂三分，五灵脂一分，为末，稀糊丸麻子大。每服二十丸，食前石菖蒲、生姜汤下。

雄黄

【释名】黄金石、石黄、熏黄。〔普曰〕雄黄生山之阳，是丹之雄，所以名雄黄也。〔时珍曰〕雄黄入点化黄金用，故名黄金石，非金苗也。

【气味】苦，平、寒，有毒。

【主治】寒热，鼠瘘恶疮，疽痔死肌，杀精物恶鬼邪气百虫毒，胜五兵。炼食之，轻身神仙。《本经》|疗疥虫䘌疮，目痛，鼻中息肉，及绝筋破骨，百节中大风，积聚癖气，中恶腹痛鬼疰，杀诸蛇虺毒，解藜芦毒，悦泽人面。饵服之者，皆飞入脑中，胜鬼神，延年益寿，保中不饥。得铜可作金。《别录》|主疥癣风邪，癫痫岚瘴，一切虫兽伤。《大明》|搜肝气，泻肝风，消涎积。好古|治疟疾寒热，伏暑泄痢，酒饮成癖惊痫，头风眩运，化腹中瘀血，杀劳虫疳虫。时珍

【附方】**伤寒咳逆** 服药无效。雄黄二钱，酒一盏，煎七分，乘热嗅其气，即止。**伤寒狐惑** 虫蚀下部，痛痒不止。雄黄半两，烧于瓶中，熏其下部。**偏头风病** 至灵散：用雄黄、细辛等分为末。每以一字吹鼻，左痛吹右，右痛吹左。**癥瘕积聚** 去三尸，益气延年却老。雄黄二两为末，水飞九度，入新竹筒内，以蒸饼一块塞口，蒸七度，用好粉脂一两，和丸绿豆

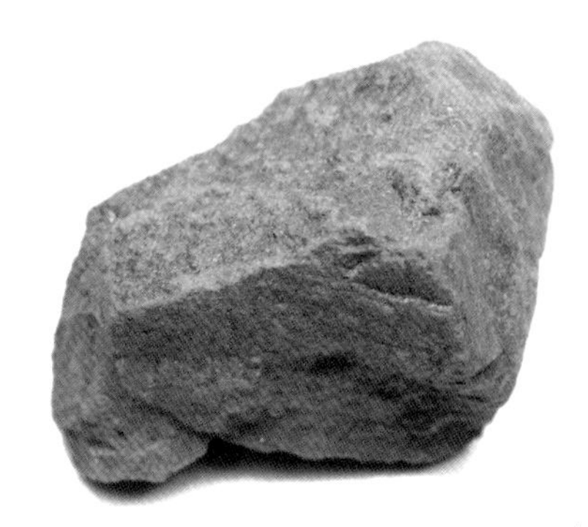

（雄黄为硫化物类矿物雄黄族雄黄的矿石。为块状或粒状，深红色或橙红色，条痕淡橘红色，晶面有金刚石样光泽。）

大。每服七丸，酒下，日三服。**阴肿如斗** 痛不可忍。雄黄、矾石各二两，甘草一尺，水五升，煮二升，浸之。**虫毒蛊毒** 雄黄、生矾等分，端午日研化，蜡丸梧子大。每服七丸，念药王菩萨七遍，熟水下。**结阴便血** 雄黄不拘多少，入枣内，线系定，煎汤。用铅一两化汁，倾入汤内同煮，自早至晚，不住添沸汤，取出为末，共枣杵如丸梧子大。每服三十丸，煎黑铅汤空心下，只三服止。**百虫入耳** 雄黄烧捻熏之，自出。**白秃头疮** 雄黄、猪胆汁和傅之。**眉毛脱落** 雄黄末一两，醋和涂之。**臁疮日久** 雄黄二钱，陈艾五钱，青布卷作大捻。烧烟熏之，热水流出，数次愈。

雌黄

【释名】〔时珍曰〕生山之阴，故曰雌黄。

【集解】〔别录曰〕雌黄生武都山谷，与雄黄同山生。其阴山有金，金精熏则生雌黄。采无时。

【气味】辛，平，有毒。

【主治】恶疮头秃痂疥，杀毒虫虱身痒邪气诸毒。炼之久服，轻身增年不老。《本经》|蚀鼻内息肉，下部䘌疮，身面白驳，散皮肤死肌，及恍惚邪气，杀蜂蛇毒。久服令人脑满。《别录》|治冷痰劳嗽，血气

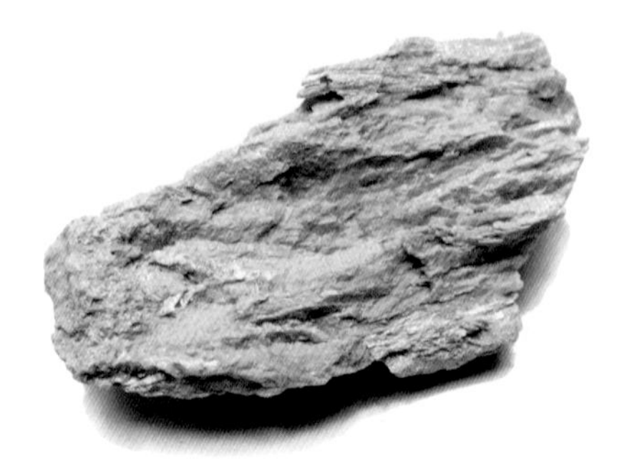

（雌黄为硫化物类矿物雌黄的矿石。为不规则的块状，呈柠檬黄色，杂有灰绿色。）

虫积，心腹痛，癫痫，解毒。时珍

【附方】**心痛吐水** 不下饮食，发止不定。雌黄二两，醋二斤，慢火煎成膏，用干蒸饼和丸梧子大，每服七丸，姜汤下。**癫痫瘛疭** 眼暗嚼舌。雌黄、黄丹炒各一两，为末，入麝香少许，以牛乳汁半升熬成膏，和杵千下，丸麻子大。每温水服三五丸。**小便不禁** 颗块雌黄一两半研，干姜半两、盐四钱同炒姜色黄，为末，水和蒸饼丸绿豆大。每服十丸至二十丸，空心盐汤下之。**乌癞虫疮** 雌黄粉，醋和鸡子黄调，涂之。**牛皮顽癣** 雌黄末，入轻粉，和猪膏傅之。

石膏

【释名】细理石、寒水石。〔时珍曰〕其文理细密，故名细理石。其性大寒如水，故名寒水石，与凝水石同名异物。

【集解】〔别录曰〕石膏生齐山山谷及齐卢山、鲁蒙山，采无时。细理白泽者良，黄者令人淋。〔时珍曰〕石膏有软、硬二种。软石膏，大块生于石中，作层如压扁米糕形，每层厚数寸。有红白二色，红者不可服，白者洁净，细文短密如束针，正如凝成白蜡状，松软易碎，烧之即白烂如粉。其中明洁，色带微青，而文长细如白丝者，名理石也。与软石膏乃一物二种，碎之则形色如一，不可辨矣。硬石膏，作块而生，直理起棱，如马齿坚白，击之则段段横解，光亮如云母、白石英，有墙壁，烧之亦易散，仍硬不作粉。其似硬石膏成块，击之块块方解，墙壁不明者，名方解石也，烧之则烢散亦不烂。与硬石膏乃一类二种，碎之则形色如一，不可辨矣。自陶弘景、苏恭、大明、雷敩、苏颂、阎孝忠皆以硬者为石膏，软者为寒水石；至朱震亨始断然以软者为石膏，而后人遵用有验，千古之惑始明矣。盖昔人所谓寒水石者，即软石膏也；所谓硬石膏者，乃长石也。石膏、理石、长石、方解石四种，性气皆寒，俱能去大热结气；但石膏又能解肌发汗为异尔。理石即石膏之类，长石即方解之类，俱可代用，各从其类也。今人以石膏收豆腐，乃昔人所不知。

【气味】辛，微寒，无毒。

【主治】中风寒热，心下逆气惊喘，口干舌焦，不能息，腹中坚痛，除邪鬼，产乳金疮。《本经》|除时气头痛身热，三焦大热，皮肤热，肠胃中结气，解肌发汗，止消渴烦逆，腹胀暴气，喘息咽热，亦可作浴汤。《别录》|治伤寒头痛如裂，壮热皮如火燥。和葱煎茶，去头痛。甄权|治天行热狂，头风旋，下乳，揩齿益齿。《大明》|除胃热肺热，散阴邪，缓脾益气。李杲|止阳明经头痛，发热恶寒，日晡潮热，大渴

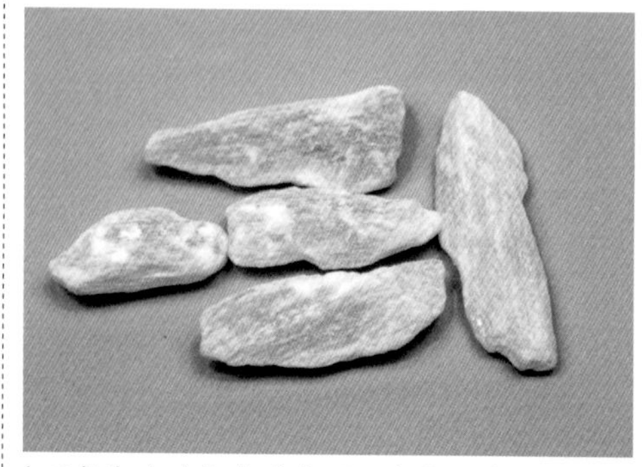

（石膏为硫酸盐类矿物硬石膏族石膏。呈长块状、板块状或不规则块状。白色、灰白色或淡黄色。）

引饮，中暑潮热，牙痛。元素

【发明】〔时珍曰〕古方所用寒水石，是凝水石；唐宋以来诸方所用寒水石，即今之石膏也，故寒水石诸方多附于后。近人又以长石、方解石为寒水石，不可不辨之。

【附方】**伤寒发狂** 逾垣上屋。寒水石二钱，黄连一钱，为末。煎甘草冷服，名鹊石散。**小儿丹毒** 寒水石末一两，和水涂之。**热盛喘嗽** 石膏二两，甘草炙半两，为末。每服三钱，生姜、蜜调下。**痰热喘嗽** 痰涌如泉。石膏、寒水石各五钱，为末。每人参汤服三钱。**胃火牙疼** 好软石膏一两，火煅，淡酒淬过，为末，入防风、荆芥、细辛、白芷五分，为末。日用揩牙，甚效。**老人风热** 内热，目赤头痛，视不见物。石膏三两，竹叶五十片，沙糖一两，粳米三合，水三大盏，煎石膏、竹叶，去滓，取二盏，煮粥入糖食。**筋骨疼痛** 因风热者。石膏三钱，飞罗面七钱，为末，水和煅红，冷定。滚酒化服，被盖取汗。连服三日，即除根。**雀目夜昏** 百治不效。石膏末每服一钱，猪肝一片薄批，掺药在上缠定，沙瓶煮熟，切食之，一日一服。**湿温多汗** 妄言烦渴。石膏、炙甘草等分为末。每服二钱匕，浆水调下。**水泻腹鸣** 如雷，有火者。石膏火煅，仓米饭和丸梧子大，黄丹为衣。米饮下二十丸。不二服，效。**妇人乳痛** 用石膏煅红，出火毒，研。每服三钱，温酒下，添酒尽醉。睡觉，再进一服。**油伤火灼** 痛不可忍。石膏末傅之，良。**疮口不敛** 生肌肉，止疼痛，去恶水。寒水石烧赤，研，二两，黄丹半两，为末，掺之。名红玉散。**口疮咽痛** 上膈有热。寒水石煅三两，朱砂三钱半，脑子半字，为末，掺之。

方解石

【释名】黄石。〔志曰〕敲破，块块方解，故以为名。

【集解】〔时珍曰〕方解石与硬石膏相似，

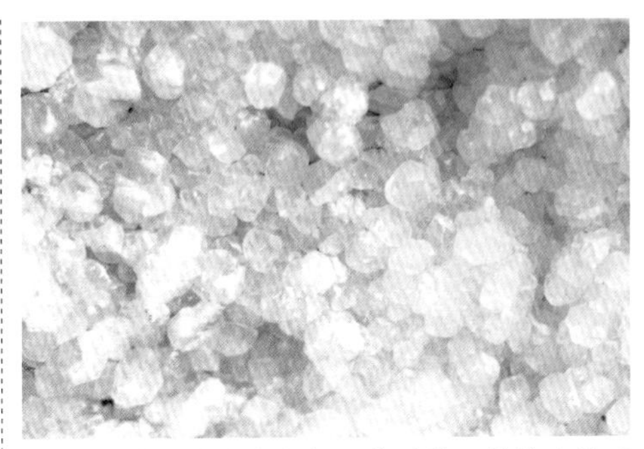

（方解石为碳酸盐类方解石族矿物。晶体为菱面体，常呈钟乳状或致密粒状集合体。多为无色或乳白色。具玻璃光泽，透明至不透明。）

皆光洁如白石英，但以敲之段段片碎者为硬石膏，块块方棱者为方解石，盖一类二种，亦可通用。

【气味】苦、辛，大寒，无毒。

【主治】胸中留热结气，黄疸，通血脉，去蛊毒。《别录》

滑石

【释名】画石、液石、䔾石、脱石、冷石、番石。〔宗奭曰〕滑石今谓之画石，因其软滑可写画也。〔时珍曰〕滑石性滑利窍，其质又滑腻，故以名之。

【集解】〔藏器曰〕始安、掖县所出二石，形质既异，所用又殊。始安者软滑而白，宜入药。东莱者硬涩而青，乃作器石也。〔时珍曰〕滑石，广之桂林各邑及瑶峒中皆出之，即古之始安也。白黑二种，功皆相似。山东蓬莱县桂府村所出者亦佳，故医方有桂府滑石，与桂林者同称也。今人亦以刻图书，不甚坚牢。滑石之根为不灰木，滑石中有光明黄子为石脑芝。

【气味】甘，寒，无毒。

【主治】身热泄澼，女子乳难癃闭，利小便，荡胃中积聚寒热，益精气。久服轻身耐饥长年。《本经》|通九窍六腑津液，去留结，止渴，令人利中。《别录》|燥湿，分水道，实大肠，化食毒，行积滞，逐凝血，

解燥渴，补脾胃，降心火，偏主石淋为要药。震亨|疗黄疸水肿脚气，吐血衄血，金疮血出，诸疮肿毒。时珍

【发明】〔时珍曰〕滑石利窍，不独小便也。上能利毛腠之窍，下能利精溺之窍。盖甘淡之味，先入于胃，渗走经络，游溢津气，上输于肺，下通膀胱。肺主皮毛，为水之上源。膀胱司津液，气化则能出。故滑石上能发表，下利水道，为荡热燥湿之剂。发表是荡上中之热，利水道是荡中下之热；发表是燥上中之湿，利水道是燥中下之湿。

【附方】 **膈上烦热** 多渴，利九窍。滑石二两捣，水三大盏，煎二盏，去滓，入粳米煮粥食。**女劳黄疸** 日晡发热恶寒，小腹急，大便溏黑，额黑。滑石、石膏等分，研末，大麦汁服方寸匕，日三，小便大利愈。腹满者难治。**伤寒衄血** 滑石末，饭丸梧子大。每服十丸，微嚼破，新水咽下，立止。**小便不通** 滑石末一升，以车前汁和，涂脐之四畔，方四寸，干即易之。冬月水和。**伏暑吐泄** 或吐，或泄，或疟，小便赤，烦渴。玉液散：用桂府滑石烧四两，藿香一钱，丁香一钱。为末。米汤服二钱。**风毒热疮** 遍身出黄水。桂府滑石末傅之，次日愈。先以虎杖、豌豆、甘草等分，煎汤洗后乃搽。**阴下湿汗** 滑石一两，

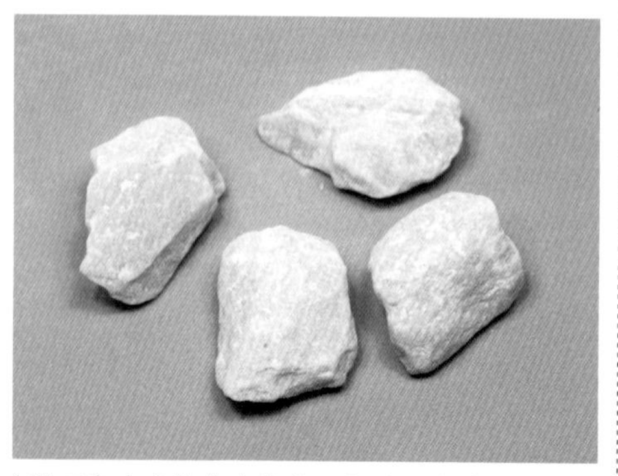

（滑石为硅酸盐类矿物滑石族滑石的矿物。呈不规则的块状，白色、黄白色或淡蓝灰色，有蜡样光泽。）

石膏煅半两，枯白矾少许，研掺之。**脚指缝烂** 方同上。**杖疮肿痛** 滑石、赤石脂、大黄等分为末。茶汤洗净，贴。

五色石脂

【释名】〔时珍曰〕膏之凝者曰脂。此物性黏，固济炉鼎甚良，盖兼体用而言也。

【集解】〔别录曰〕五色石脂生南山之阳山谷中。又曰：青石脂生齐区山及海涯。黄石脂生嵩高山，色如莺雏。黑石脂生颍川阳城。白石脂生太山之阴。赤石脂生济南、射阳，又太山之阴。并采无时。〔普曰〕五色五脂一名五色符。青符生南山或海涯。黄符生嵩山，色如㹠脑、雁雏。黑符生洛西山空地。白符生少室天娄山或太山。赤符生少室或太山，色绛滑如脂。

【气味】五种石脂，并甘、平。〔大明曰〕并温，无毒。

【主治】黄疸，泄痢肠澼脓血，阴蚀下血赤白，邪气痈肿，疽痔恶疮，头疡疥瘙。久服补髓益气，肥健不饥，轻身延年。五石脂各随五色，补五脏。《本经》|治泄痢，血崩带下，吐血衄血，涩精淋沥，除烦，疗惊悸，壮筋骨，补虚损。久服悦色。治疮疖痔漏，排脓。《大明》

青石脂【气味】酸，平，无毒。【主治】养肝胆气，明目，疗黄疸泄痢肠澼，女子带下百病，及疽痔恶疮。久服补髓益气，不饥延年。《别录》

黄石脂【气味】苦，平，无毒。【主治】养脾气，安五脏，调中，大人小儿泄痢肠澼下脓血，去白虫，除黄疸痈疽虫。久服轻身延年。《别录》

黑石脂【气味】咸，平，无毒。〔普曰〕黑符：桐君：甘，无毒。【主治】养肾气，强阴，主阴蚀疮，止肠澼泄痢，疗口疮咽痛。久服益气不饥延年。《别录》

白石脂【气味】甘、酸，平，无毒。【主治】养肺气，厚肠，补骨髓，疗五脏惊悸不足，心下烦，止腹痛下水，小儿肠澼，

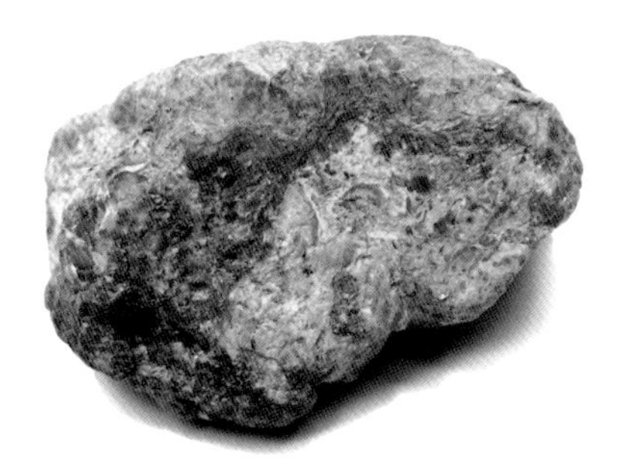

（五色石脂为硅酸盐类矿物多水高岭石族多水高岭石。现代多以赤石脂入药。赤石脂呈不规则的块状。粉红色、红色至紫红色，或有红白相间的花纹。质软，易碎。）

热溏便脓血，女子崩中漏下赤白沃，排痈疽疮痔。久服安心不饥，轻身延年。《别录》|涩大肠。甄权【附方】**小儿水痢** 形羸。不胜汤药。白石脂半两研粉，和白粥空肚食之。**小儿滑泄** 白龙丸：白石脂、白龙骨等分为末，水丸黍米大。每量大小，木瓜、紫苏汤下。**久泄久痢** 白石脂、干姜等分研，百沸汤和面为稀糊搜之，并手丸梧子大。每米饮下三十丸。**粉滓面鼾** 白石脂六两，白敛十二两，为末，鸡子白和。夜涂旦洗。

赤石脂【气味】甘、酸、辛，大温，无毒。【主治】养心气，明目益精，疗腹痛肠澼，下痢赤白，小便利，及痈疽疮痔，女子崩中漏下，产难胞衣不出。久服补髓好颜色，益智不饥，轻身延年。《别录》|补五脏虚乏。甄权|补心血，生肌肉，厚肠胃，除水湿，收脱肛。时珍【附方】**小儿疳泻** 赤石脂末，米饮调服半钱，立瘥。**大肠寒滑** 小便精出。赤石脂、干姜各一两，胡椒半两。为末，醋糊丸梧子大。每空心米饮下五、七十丸。有人病此，热药服至一斗二升，不效；或教服此，终四剂而愈。**赤白下痢** 赤石脂末，饮服一钱。**痢后脱肛** 赤石脂、伏龙肝为末，敷之。一加白矾。**反胃吐食** 绝好赤石脂为末。蜜丸梧子大。每空腹姜汤下一、二十丸。先以巴豆仁一枚，勿令破，以津吞之，后乃服药。**经水过多** 赤石脂、破故纸各一两，为末。每服二钱，米饮下。**小便不禁** 赤石脂（煅）、牡蛎（煅）各三两，盐一两，为末，糊丸梧子大。每盐汤下十五丸。

桃花石

【集解】〔珣曰〕其状亦似紫石英，色若桃花，光润而重，目之可爱。〔宗奭曰〕桃花石有赤、白二种，有赤地淡白点如桃花片者，有淡白地赤点如桃花片者。人往往镌磨为器用。人亦罕服之。〔时珍曰〕此即赤白石脂之不粘舌、坚而有花点者，非别一物也，故其气味功用皆同石脂。

【气味】甘，温，无毒。

【主治】大肠中冷脓血痢。久服令人肥悦能食。《唐本》

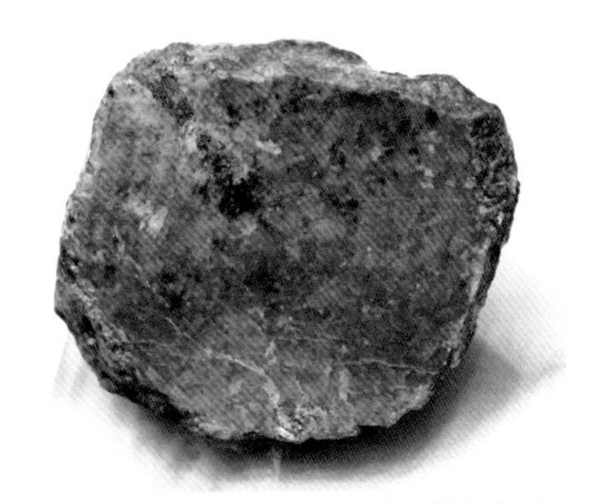

（桃花石可能是矿物蔷薇辉石中呈粉色者。）

炉甘石

【释名】炉先生。〔时珍曰〕炉火所重，其味甘，故名。

【集解】〔时珍曰〕炉甘石所在坑冶处皆有，川蜀、湘东最多，而太原、泽州、阳城、高平、灵丘、融县及云南者为胜，金银之苗也。其块大小不一，状似羊脑，松如石脂，亦粘舌。产于金坑者，其色微黄，为上。产于银坑者，其色白，或带青，或带绿，或粉红。赤铜得之，即变为

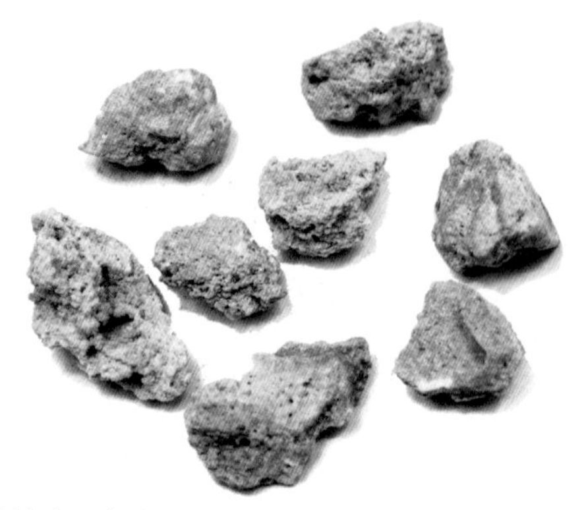

（炉甘石为碳酸盐类矿物方解石族菱锌矿。呈不规则的块状。灰白色或淡红色，表面粉性，无光泽，凹凸不平，多孔，似蜂窝状。）

黄，今之黄铜，皆此物点化也。

【气味】甘，温，无毒。

【主治】止血，消肿毒，生肌，明目去翳退赤，收湿除烂。同龙脑点，治目中一切诸病。时珍

【发明】〔时珍曰〕炉甘石，阳明经药也。受金银之气，故治目病为要药。时珍常用炉甘石煅淬、海螵蛸、蓬砂各一两，为细末，以点诸目病，甚妙。入朱砂五钱，则性不粘也。

【附方】**目暴赤肿** 炉甘石火煅尿淬，风化消等分，为末。新水化一粟点之。**诸般翳膜** 炉甘石、青矾、朴消等分，为末。每用一字，沸汤化开，温洗。日三次。**齿疏陷物** 炉甘石（煅）、寒水石等分，为末。每用少许擦牙，忌用刷牙，久久自密。**漏疮不合** 童尿制炉甘石、牡蛎粉，外塞之。内服滋补药。**下疳阴疮** 炉甘石火煅醋淬五次一两，孩儿茶三钱，为末，麻油调傅。立愈。**阴汗湿痒** 炉甘石一分，真蚌粉半分，研粉扑之。

无名异

【集解】〔颂曰〕今广州山石中及宜州南八里龙济山中亦有之。黑褐色，大者如弹丸，小者如黑石子，采无时。〔敩曰〕无名异形似石炭，味别。〔时珍曰〕生川、广深山中，而桂林极多，一包数百枚，小黑石子也，似蛇黄而色黑，近处山中亦时有之。用以煮蟹，杀腥气；煎炼桐油，收水气；涂剪剪灯，则灯自断也。

【气味】甘，平，无毒。

【主治】金疮折伤内损，止痛，生肌肉。《开宝》|消肿毒痈疽，醋磨傅之。苏颂|收湿气。时珍

【附方】**打伤肿痛** 无名异为末，酒服，赶下四肢之末，血皆散矣。**损伤接骨** 无名异、甜瓜子各一两，乳香、没药各一钱，为末。每服五钱，热酒调服，小儿三钱。服毕，以黄米粥涂纸上，掺左顾牡蛎末裹之，竹篦夹住。**临杖预服** 无名异末，临时温服三五钱，则杖不甚痛，亦不甚伤。**赤瘤丹毒** 无名异末，葱汁调涂立消。**痔漏肿痛** 无名异炭火煅红，米醋淬七次，为细末。以温水洗疮，绵裹箸头填末入疮口，数次愈。**天泡湿疮** 无名异末，井华水调服之。**臁疮溃烂** 无名异、虢丹细研，清油调搽。湿则干搽之。**脚气痛楚** 无名异末，化牛皮胶调涂之，频换。

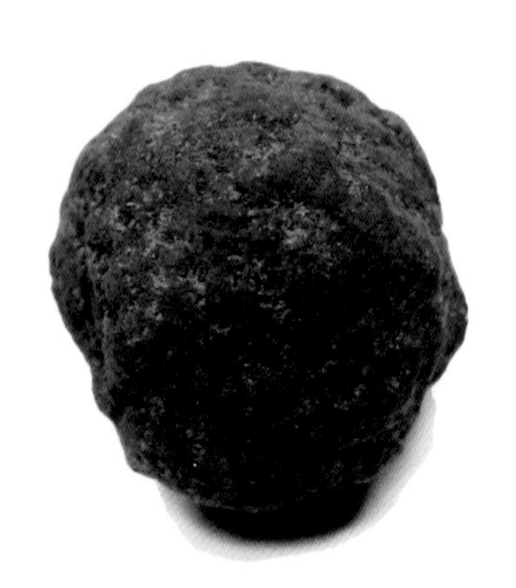

（无名异为氧化物类矿物软锰矿的矿石。呈类圆球形，或不规则块状。棕黑色或黑色，表面不平坦，常覆有黄棕色细粉。断面棕黑色或紫棕色。）

石钟乳

【释名】留公乳、虚中、芦石、鹅管石、夏石、黄石砂。〔时珍曰〕石之津气，钟聚成乳，滴溜成石，故名石钟乳。芦与鹅管，象其空中之状也。

【集解】〔普曰〕生太山山谷阴处岸下，溜汁所成，如乳汁，黄白色，空中相通，二月、三月采，阴干。〔志曰〕别本注云：凡乳生于深洞幽穴，皆龙蛇潜伏，或龙蛇毒气，或洞口阴阳不均，或通风气，雁齿涩，或黄或赤，乳无润泽，或煎炼火色不调，一煎已后不易水，则生火毒，服即令人发淋。又乳有三种：石乳者，其山洞纯石，以石津相滋，阴阳交备，蝉翼纹成，其性温；竹乳者，其山洞遍生小竹，以竹津相滋，乳如竹状，其性平；茅山之乳者，其山有土石相杂，遍生茅草，以茅津相滋为乳，乳色稍黑而滑润，其性微寒。一种之中，有上中下色，皆以光泽为好。

【气味】甘，温，无毒。

【主治】咳逆上气，明目益精，安五脏，通百节，利九窍，下乳汁。《本经》|益气，补虚损，疗脚弱疼冷，下焦伤竭，强阴。久服延年益寿，好颜色，不老，令人有子。不炼服之，令人淋。《别录》|主泄精寒嗽，壮元气，益阳事，通声。甄权|补五劳七伤。《大明》|补髓，治消渴引饮。青霞子

【附方】**一切劳嗽** 胸膈痞满。用鹅管石、雄黄、佛耳草、款冬花等分，为末。每用一钱，安香炉上焚之，以筒吸烟入喉中，日二次。**肺虚喘急** 连绵不息。生钟乳粉光明者五钱，蜡三两化和，饭甑内蒸熟，研丸梧子大。每温水下一丸。**吐血损肺** 炼成钟乳粉，每服二钱，糯米汤下，立止。**大肠冷滑** 不止。钟乳粉一两，肉豆寇煨半两，为末，煮枣肉丸梧子大。每服七十丸，空心米饮下。**乳汁不通** 气少血衰，脉涩不行，故乳少也。炼成钟乳粉二钱，浓煎漏卢汤调下。或与通草等分为末，米饮服方寸匕，日三次。

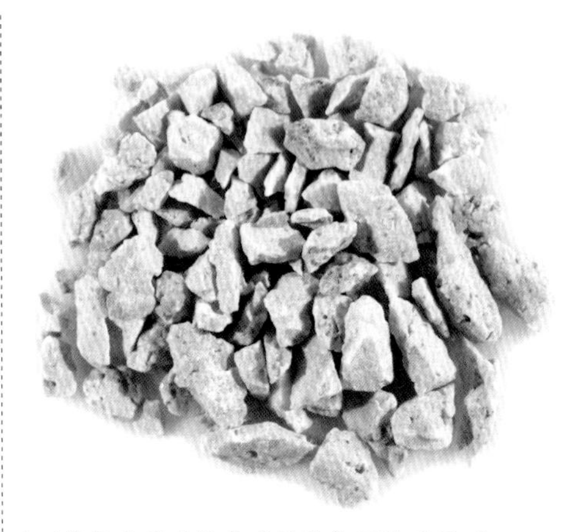

（石钟乳为碳酸盐类矿物钟乳石的矿石。）

石脑油

【释名】石油、石漆、猛火油、雄黄油、硫黄油。

【集解】〔禹锡曰〕石脑油宜以瓷器贮之。不可近金银器，虽至完密，直尔透过。道家多用，俗方不甚须。〔时珍曰〕石油自石岩流出，与泉水相杂，汪汪而出，肥如肉汁。土人以草挹入缶中，黑色颇似淳漆，作雄硫气。土人多以然灯甚明，得水愈炽，不可入食。

【气味】辛，苦，有毒。

【主治】小儿惊风，化涎，可和诸药作丸散。《嘉祐》|涂疮癣虫癞，治针、箭入肉药中用之。时珍

石炭

【释名】煤炭、石墨、铁炭、乌金石、焦石。〔时珍曰〕石炭即乌金石，上古以书字，谓之石墨，今俗呼为煤炭，煤墨音相近也。

【集解】〔时珍曰〕石炭南北诸山产处亦多，昔人不用，故识之者少。今则人以代薪炊爨，煅炼铁石，大为民利。又有一种

石墨，舐之粘舌，可书字画眉，名画眉石者，即黑石脂也。见石脂下。

【气味】甘、辛，温，有毒。〔时珍曰〕人有中煤气毒者，昏瞀至死，惟饮冷水即解。

【主治】妇人血气痛，及诸疮毒，金疮出血，小儿痰痫。时珍

【附方】**金疮出血** 急以石炭末厚傅之。疮深不宜速合者，加滑石。**月经不通** 巴豆去油，如绿豆大三丸，以乌金石末一钱，调汤送下，即通。

石灰

【释名】石垩、垩灰、希灰、锻石、白虎、矿灰。

【集解】〔别录曰〕石灰生中山川谷。〔弘景曰〕近山生石，青白色，作灶烧竟，以水沃之，即热蒸而解。俗名石垩。〔颂曰〕所在近山处皆有之，烧青石为灰也。又名石锻。有风化、水化二种：风化者，取锻了石置风中自解，此为有力；水化者，以水沃之，热蒸而解，其力差劣。〔时珍曰〕今人作窑烧之，一层柴或煤炭一层在下，上累青石，自下发火，层层自焚而散。入药惟用风化、不夹石者良。

【气味】辛，温，有毒。〔大明曰〕甘，无毒。

【主治】疽疡疥瘙，热气，恶疮癞疾，死肌堕眉，杀痔虫，去黑子息肉。《本经》|疗髓骨疽。《别录》|治病疥，蚀恶肉。止金疮血，甚良。甄权|生肌长肉，止血，白癜疬疡，瘢疵痔瘘，瘿赘疣子。妇人粉刺，产后阴不能合。解酒酸，治酒毒，暖水脏，治气。《大明》|堕胎。保升|散血定痛，止水泻血痢，白带白淫，收脱肛阴挺，消积聚结核，贴口㖞，黑须发。时珍

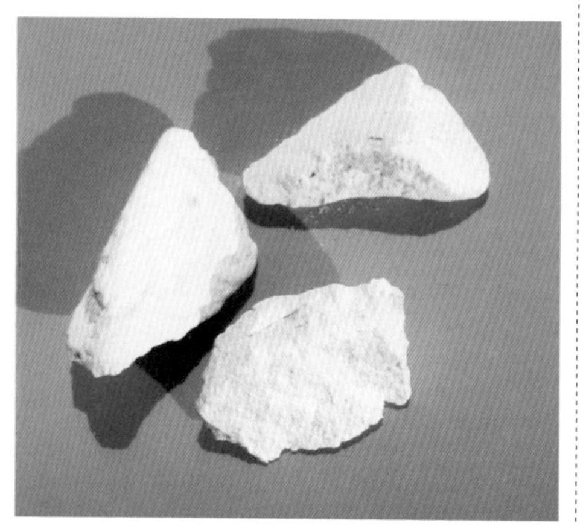

【发明】〔恭曰〕《别录》及今人用疗金疮，止血大效。若五月五日采繁缕、葛叶、鹿活草、槲叶、芍药叶、地黄叶、苍耳叶、青蒿叶，合石灰捣，为团如鸡卵，暴干末，以疗疮生肌大妙神验。〔权曰〕止金疮血，和鸡子白、败船茹甚良。不入汤饮。〔颂曰〕古方多用合百草团末，治金疮殊胜。今医家或以腊月黄牛胆汁搜和，纳入胆中风干研用，更胜草药者。古方以诸草杂石灰熬煎，点疣痣黑子，丹灶家亦用之。〔时珍曰〕石灰，止血神品也。但不可着水，着水即烂肉。

【附方】**中风口㖞** 新石灰醋炒，调如泥，涂之。左涂右，右涂左，立便牵正。**风牙肿痛** 二年石灰、细辛等分，研。搽即止。**偏坠气痛** 陈石灰炒、五倍子、山栀子等分，为末，面和醋调，敷之，一夜即消。**白带白淫** 风化石灰一两，白茯苓三两，为末，糊丸梧子大。每服二三十丸，空心米饮下，绝妙。**酒积下痢** 石灰五两，水和作团，黄泥包，煅一日夜，去泥为末，醋糊丸梧子大。每服三十丸，姜汤空心下。**虚冷脱肛** 石灰烧热，故帛裹坐，冷即易之。**产门不闭** 产后阴道不闭，或阴脱出。石灰一斗熬黄，以水二斗投之，澄清熏。**腹胁积块** 风化石灰半斤，瓦器炒极热，入大黄末一两，炒红取起，入桂末半两，略烧，入米醋和成膏，摊绢上贴之。内服消块药，甚效。**老小暴嗽** 石灰一两，蛤粉四钱，为末，蒸饼丸豌豆大，焙干。每服三十丸。温齑汁下。**卒暴吐血** 石灰于刀头

上烧研，井水下二钱。**发落不止** 乃肺有劳热，瘙痒。用石灰三升，水拌炒焦。酒三斗浸之。每服三合，常令酒气相接，则新发更生，神验。**染发乌须** 矿灰一两，水化开，七日，用铅粉一两研匀，好醋调搽，油纸包一夜。先以皂角水洗净乃用。**身面疣目** 苦酒渍石灰，六七日，取汁频滴之，自落。**面黡疣痣** 水调矿灰一盏，好糯米全者，半插灰中，半在灰外，经宿米色变如水精。先以针微拨动，点少许于上，经半日汁出，剔去药，不得着水，二日而愈也。**疣痣留赘** 石灰一两，用桑灰淋汁熬成膏。刺破点之。**痈疽瘀肉** 石灰半斤，荞麦秸灰半斤，淋汁煎成霜，密封。每以针画破涂之，自腐。**疔疮恶肿** 石灰、半夏等分，为末，傅之。**脑上痈疖** 石灰入饭内捣烂，合之。**痰核红肿** 寒热，状如瘰疬。石灰火煅为末，以白果肉同捣，贴之。蜜调亦可。**痄腮肿痛** 醋调石灰傅之。**多年恶疮** 多年石灰研末，鸡子清和成块，煅过再研，姜汁调傅。**火焰丹毒** 醋和石灰涂之。或同青靛涂。**卒发风疹** 醋浆和石灰涂之，随手灭。元希声侍郎秘方也。**夏月痱疮** 石灰煅一两，蛤粉二两，甘草一两，研，扑之。**汤火伤灼** 年久石灰傅之。或加油调。**杖疮肿痛** 新石灰，麻油调搽，甚妙。**蝼蛄咬人** 醋和石灰涂之。

浮石

【释名】 海石、水花。

【集解】〔时珍曰〕浮石，乃江海间细沙、水沫凝聚，日久结成者。状如水沫及钟乳石，有细孔如蛀窠，白色，体虚而轻。今皮作家用磨皮垢甚妙。海中者味咸，入药更良。

【气味】 咸，平，无毒。

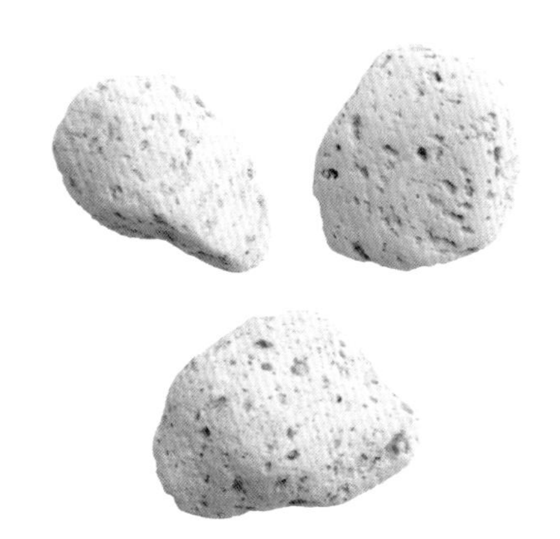

（浮石为海浮石和海石花。海浮石为火山喷发出的岩浆所形成的石块；海石花为胞孔科动物脊突苔虫或瘤苔虫的干燥骨骼。）

【主治】 煮汁饮，止渴，治淋，杀野兽毒。《大明》|止咳。弘景|去目翳。宗奭|清金降火，消积块，化老痰。震亨|消瘤瘿结核疝气，下气，消疮肿。时珍

【发明】〔时珍曰〕浮石乃水沫结成，色白而体轻，其质玲珑，肺之象也。气味咸寒，润下之用也。故入肺除上焦痰热，止咳嗽而软坚。清其上源，故又治诸淋。

【附方】 **咳嗽不止** 浮石末汤服，或蜜丸服。**消渴引饮** 浮石、舶上青黛等分，麝香少许，为末。温汤服一钱。**血淋砂淋** 小便涩痛。用黄烂浮石为末。每服二钱，生甘草煎汤调服。**石淋破血** 浮石满一手，为末，以水三升，酢一升，和煮二升，澄清。每服一升。**小肠疝气** 茎缩囊肿者。用海石、香附等分，为末。每服二钱，姜汁调下。**疳疮不愈** 海浮石烧红醋淬数次二两，金银花一两，为末。每服二钱半，水煎服。病在上食后，在下食前。一年者，半年愈。**疔疮发背** 白浮石半两，没药二钱半，为末，醋糊丸梧子大。每服六七丸，临卧，冷酒下。

第十卷　金石部三

金石之四　石类下

阳起石

【释名】羊起石、白石、石生。〔时珍曰〕以能命名。

【集解】〔颂曰〕今惟出齐州，他处不复有。齐州惟一土山，石出其中，彼人谓之阳起山。其山常有温暖气，虽盛冬大雪遍境，独此山无积白，盖石气熏蒸使然也。山惟一穴，官中常禁闭。至初冬则州发丁夫，遣人监取。岁月积久，其穴益深，镵凿他石，得之甚难。以白色明莹若狼牙者为上，亦有挟他石作块者不堪。每岁采择上供之余，州中货之，不尔无由得也。货者虽多，而精好者亦难得。旧说是云母根，其中犹带云母，今不复见此矣。古方服食不见用者，今补下药多使之。〔时珍曰〕今以云头雨脚轻松如狼牙者为佳，其铺茸茁角者不佳。

【修治】〔时珍曰〕凡用火中煅赤，酒淬七次，研细水飞过，日干。

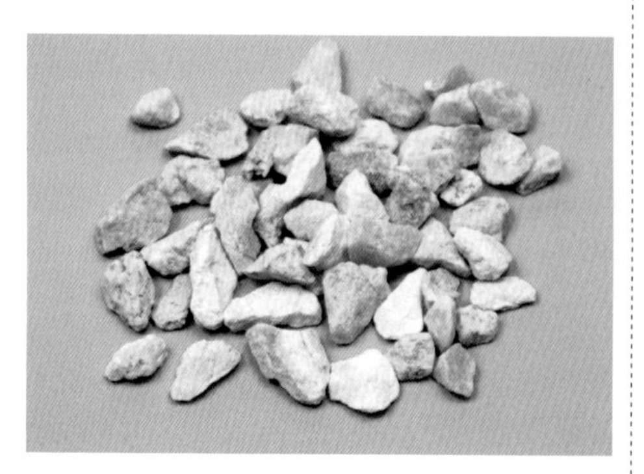

（阳起石为硅酸盐类矿物角闪石族透闪石。呈不规则块状、扁长条状或短柱状。白色、浅灰白色或淡绿白色，具丝绢样光泽。）

【气味】咸，微温，无毒。

【主治】崩中漏下，破子脏中血，癥瘕结气，寒热腹痛，无子，阴痿不起，补不足。《本经》|疗男子茎头寒，阴下湿痒，去臭汗，消水肿。久服不饥，令人有子。《别录》|补肾气精乏，腰疼膝冷湿痹，子宫久冷，冷癥寒瘕，止月水不定。甄权|治带下温疫冷气，补五劳七伤。《大明》|补命门不足。好古|散诸热肿。时珍

【发明】〔宗奭曰〕男子妇人下部虚冷，肾气乏绝，子脏久寒者，须水飞用之。凡石药冷热皆有毒，亦宜斟酌。〔时珍曰〕阳起石，右肾命门气分药也，下焦虚寒者宜用之，然亦非久服之物。

【附方】**丹毒肿痒** 阳起石煅研，新水调涂。**元气虚寒** 精滑不禁，大腑溏泄，手足厥冷。阳起石煅研、钟乳粉各等分，酒煮附子末同面糊丸梧子大，每空心米饮服五十丸，以愈为度。**阴痿阴汗** 阳起石煅为末，每服二钱，盐酒下。

慈石

【释名】玄石、处石、熁铁石、吸针石。〔藏器曰〕慈石取铁，如慈母之招子，故名。

【集解】〔弘景曰〕今南方亦有好者。能悬吸铁，虚连三为佳。〔宗奭曰〕慈石其毛轻紫，石上颇涩，可吸连铁，俗谓之熁铁石。其玄石，即慈石之黑色者，慈磨铁锋，则能指南，然常偏东，不全南也。其法取新纩中独缕，以半芥子许蜡，缀于铁腰，无风处垂之，则针常指南。以针横贯灯心，浮水上，亦指南。

【修治】〔宗奭曰〕入药须火烧醋淬，研末

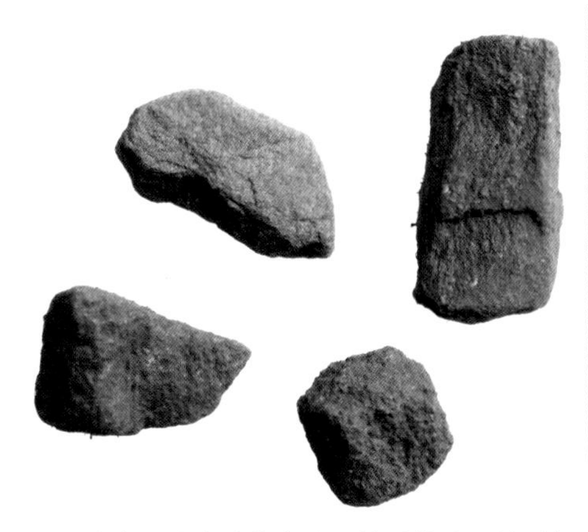

（慈石为氧化物类矿物尖晶石族磁铁矿。呈不规则块状。灰黑色或棕褐色，具金属光泽。）

水飞。或醋煮三日夜。

【气味】辛，寒，无毒。〔权曰〕咸，有小毒。〔大明曰〕甘、涩，平。

【主治】周痹风湿，肢节中痛，不可持物，洗洗酸消，除大热烦满及耳聋。《本经》|养肾脏，强骨气，益精除烦，通关节，消痈肿鼠瘘，颈核喉痛，小儿惊痫，炼水饮之。亦令人有子。《别录》|补男子肾虚风虚。身强，腰中不利，加而用之。甄权|治筋骨羸弱，补五劳七伤，眼昏，除烦躁。小儿误吞针铁等，即研细末，以筋肉莫令断，与末同吞，下之。《大明》|明目聪耳，止金疮血。时珍

【发明】〔宗奭曰〕养肾气，填精髓，肾虚耳聋目昏者皆用之。〔藏器曰〕重可去怯，慈石、铁粉之类是也。〔时珍曰〕慈石法水，色黑而入肾，故治肾家诸病而通耳明目。一士子频病目，渐觉昏暗生翳。时珍用东垣羌活胜风汤加减法与服，而以慈朱丸佐之。两月遂如故。盖慈石入肾，镇养真精，使神水不外移；朱砂入心，镇养心血，使邪火不上侵；而佐以神麹，消化滞气，生熟并用，温养脾胃发生之气，乃道家黄婆媒合婴姹之理，制方者宜窥造化之奥乎。

【附方】**耳卒聋闭** 熁铁石半钱，入病耳内，铁砂末入不病耳内，自然通透。**老人虚损** 风湿，腰肢痹痛。慈石三十两，白石英二十两，捶碎瓮盛，水二斗浸于露地。每日取水作粥食，经年气力强盛，颜如童子。**阳事不起** 慈石五斤研，清酒渍二七日。每服三合，日三夜一。**小儿惊痫** 慈石炼水饮之。**大肠脱肛** 用慈石末，面糊调涂囟上。入后洗去。**丁肿热毒** 慈石末，酢和封之，拔根立出。**诸般肿毒** 吸铁石三钱，金银藤四两，黄丹八两，香油一斤，如常熬膏，贴之。

代赭石

【释名】须丸、血师、土朱、铁朱。〔别录曰〕出代郡者名代赭，出姑幕者名须丸。〔时珍曰〕赭，赤色也。代，即雁门也。今俗呼为土朱、铁朱。

【集解】〔别录曰〕代赭生齐国山谷，赤红青色，如鸡冠有泽，染爪甲不渝者良。采无时。〔时珍曰〕赭石处处山中有之，以西北出者为良。崔昉《外丹本草》云：代赭，阳石也。与太一余粮并生山峡中。研之作朱色，可点书，又可罨金益色赤。

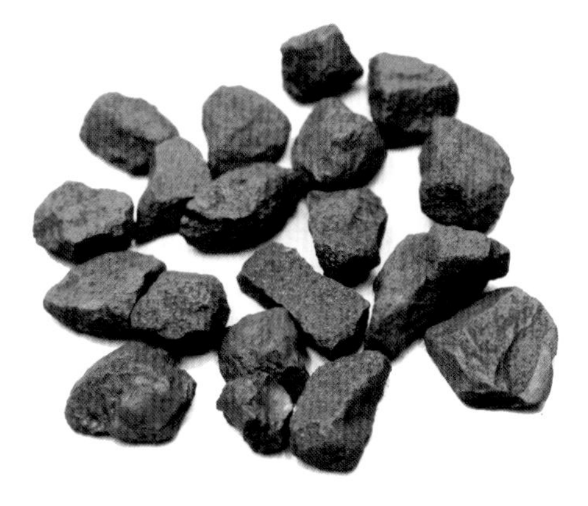

（代赭石为氧化物类矿物刚玉族赤铁矿。多呈不规则的扁平块状。暗棕红色或灰黑色，有的有金属光泽。）

【修治】〔时珍曰〕今人惟煅赤以醋淬三次或七次，研，水飞过用，取其相制，并为肝经血分引用也。

【气味】苦，寒，无毒。

【主治】鬼疰贼风蛊毒，杀精物恶鬼，腹中毒邪气，女子赤沃漏下。《本经》|带下百病，产难胞不出，堕胎，养血气，除五脏血脉中热，血痹血痢，大人小儿惊气入腹，及阴痿不起。《别录》|安胎健脾，止反胃吐血鼻衄，月经不止，肠风痔瘘，泻痢脱精，遗溺夜多，小儿惊痫疳疾，金疮长肉，辟鬼魅。《大明》

【发明】〔好古曰〕代赭入手少阴、足厥阴经。怯则气浮，重所以镇之。代赭之重，以镇虚逆。〔时珍曰〕代赭乃肝与包络二经血分药也，故所主治皆二经血分之病。

【附方】**哮呷有声** 卧睡不得。土朱末，米醋调，时时进一二服。**伤寒无汗** 代赭石、干姜等分为末，热醋调涂两手心，合掌握定，夹于大腿内侧，温覆汗出乃愈。**小肠疝气** 代赭石火煅醋淬，为末。每白汤服二钱。**妇人血崩** 赭石火煅醋淬七次，为末。白汤服二钱。**赤眼肿闭** 土朱二分，石膏一分，为末。新汲水调傅眼头尾及太阳穴。**喉痹肿痛** 紫朱煮汁饮。**诸丹热毒** 土朱、青黛各二钱，滑石、荆芥各一钱，为末。每服一钱半，蜜水调下，仍外傅之。**一切疮疖** 土朱、虢丹、牛皮胶等分为末，好酒一碗冲之，澄清服。以渣傅之，干再上。

禹余粮

【释名】白余粮。〔时珍曰〕石中有细粉如面，故曰余粮，俗呼为太一禹余粮。

【集解】〔弘景曰〕今多出东阳，形如鹅鸭卵，外有壳重叠，中有黄细末如蒲黄，无沙者佳。〔时珍曰〕禹余粮乃石中黄粉，生于池泽；其生山谷者，为太一余粮。

【修治】〔弘景曰〕凡用，细研水洮，取汁澄之，勿令有沙土也。

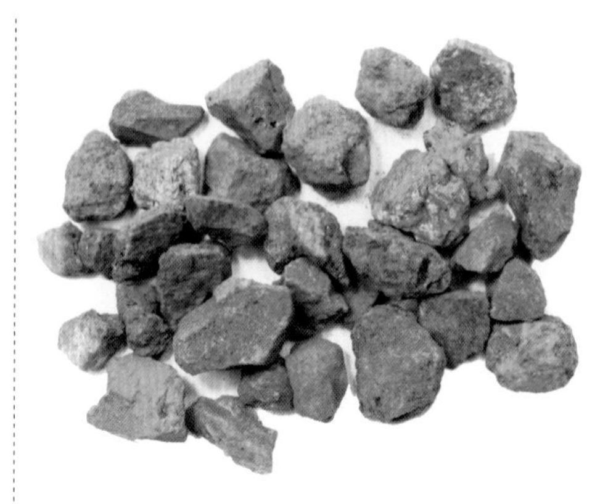

（禹余粮为氢氧化物类矿物褐铁矿。本品为块状集合体，呈不规则的斜方块状。表面红棕色、灰棕色或浅棕色，多凹凸不平或附有黄色粉末。）

【气味】甘，寒，无毒。

【主治】咳逆寒热烦满，下赤白，血闭癥瘕，大热。炼饵服之，不饥轻身延年。《本经》|疗小腹痛结烦疼。《别录》|主崩中。甄权

【发明】〔成无己曰〕重可去怯，禹余粮之重，为镇固之剂。〔时珍曰〕禹余粮手足阳明血分重剂也。其性涩，故主下焦前后诸病。

【附方】**大肠咳嗽** 咳则遗矢者，赤石脂禹余粮汤主之。方同下。**冷劳肠泄** 不止。神效太一丹：禹余粮四两，火煅醋淬，乌头一两，冷水浸一夜，去皮脐焙，为末，醋糊丸梧子大。每食前温水下五丸。**伤寒下痢** 不止，心下痞硬，利在下焦者，赤石脂禹余粮汤主之。赤石脂、禹余粮各一斤，并碎之，水六升，煮取一升，去滓，分再服。**赤白带下** 禹余粮火煅醋淬、干姜等分，赤下干姜减半，为末。空心服二钱匕。**崩中漏下** 青黄赤白，使人无子。禹余粮煅研，赤石脂煅研，牡蛎煅研，乌贼骨，伏龙肝炒，桂心，等分为末。温酒服方寸匕，日二服，忌葱、蒜。**身面瘢痕** 禹余粮、半夏等分为末，鸡子黄和傅。先以布拭赤，勿见风，日三。十日，十年者亦灭。

空青

【释名】杨梅青。〔时珍曰〕空言质，青言色，杨梅言似也。

【集解】〔恭曰〕出铜处兼有诸青，但空青为难得。今出蔚州、兰州、宣州、梓州。宣州者最好，块段细，时有腹中空者。蔚州、兰州者片块大，色极深，无空腹者。〔大明曰〕空青大者如鸡子，小者如相思子，其青厚如荔枝壳，其内有浆，酸甜。〔藏器曰〕铜之精华，大者即空绿，次即空青也。〔时珍曰〕产上饶，似钟乳者佳，大片含紫色有光采。次出蜀严道及北代山，生金坎中，生生不已，故青为之丹。有如拳大及卵形者，中空有水如油，治盲立效。出铜坑者亦佳，堪画。又有杨梅青、石青，皆是一体，而气有精粗。点化以曾青为上、空青次之，杨梅青又次之。

【气味】甘、酸，寒，无毒。

【主治】青盲耳聋，明目，利九窍，通血脉，养精神，益肝气。久服轻身延年。《本经》|疗目赤痛，去肤翳，止泪出，利水道，下乳汁，通关节，破坚积。令人不忘，志高神仙。《别录》|治头风，镇肝。瞳人破者，得再见物。甄权|钻孔取浆，点多年青盲内障翳膜，养精气。其壳摩翳。《大明》|中风口㖞不正，以豆许含咽，甚效。时珍。出《范汪方》

【附方】**黑翳覆瞳** 空青、矾石烧各一两，贝子四枚，研细，日点。**肤翳昏暗** 空青二钱，蕤仁去皮一两，片脑三钱，细研，日点。

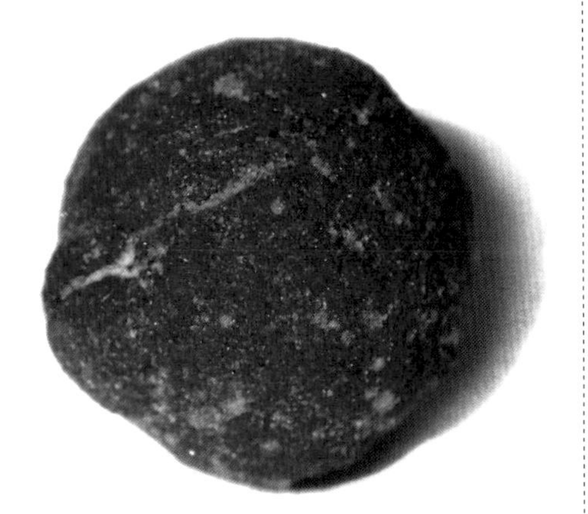

（空青为碳酸盐类矿物蓝铜矿的呈球形或中空者。）

绿青

【释名】石绿、大绿。

【集解】〔别录曰〕绿青生山之阴穴中，色青白。〔弘景曰〕此即用画绿色者，亦出空青中，相挟带。今画工呼为碧青，而呼空青作绿青，正相反矣。〔恭曰〕绿青即扁青也，画工呼为石绿。其碧青即白青也，不入画用。〔时珍曰〕石绿，阴石也。生铜坑中，乃铜之祖气也。铜得紫阳之气而生绿，绿久则成石，谓之石绿，而铜生于中，与空青、曾青同一根源也。今人呼为大绿。

【气味】酸，寒，无毒。〔时珍曰〕有小毒。

【主治】益气，止泄痢，疗鼽鼻。《别录》|吐风痰甚效。苏颂

【发明】〔颂曰〕今医家多用吐风痰。其法拣上色精好者研筛，水飞再研。如风痰眩闷，取二三钱同生龙脑三四豆许研匀，以生薄荷汁合酒温调服之。偃卧须臾，涎自

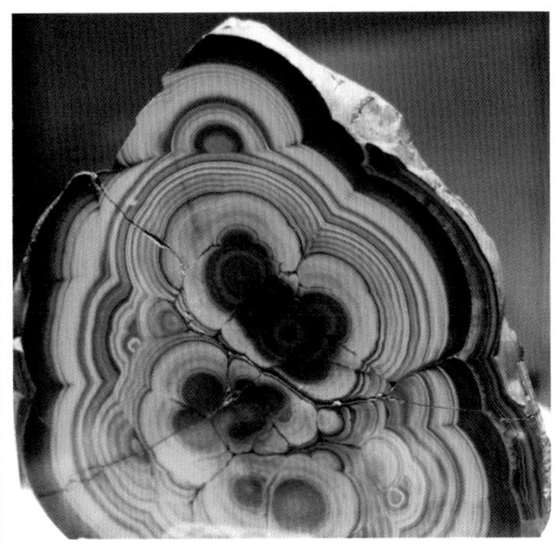

（绿青为碳酸盐类矿物孔雀石的矿石。呈不规则块状。鲜绿色、深绿色；条痕淡绿色。）

口角流出乃愈。不呕吐，其功速于他药，今人用之比比皆效，故著之。

【附方】急惊昏迷 不省人事。石绿四两，轻粉一钱，为末。薄荷汁入酒调一字服，取吐。**风痰迷闷** 碧霞丹：用石绿十两，乌头尖、附子尖、蝎梢各七十个，为末，糊丸芡子大。每服一丸，薄荷汁入酒半合化下，须臾吐出痰涎。**小儿疳疮** 肾疳鼻疳、头疮耳疮、久不瘥者。石绿、白芷等分为末。先以甘草水洗疮，拭净傅之，一日愈。**腋下胡臭** 石绿三钱，轻粉一钱，浓醋调涂。五次断根。

扁青

【释名】石青、大青。〔时珍曰〕扁以形名。

【集解】〔时珍曰〕苏恭言即绿青者非也，今之石青是矣。绘画家用之，其色青翠不渝，俗呼为大青，楚、蜀诸处亦有之。而今货石青者，有天青、大青、西夷回回青、佛头青，种种不同，而回青尤贵。本草所载扁青、层青、碧青、白青，皆其类耳。

【气味】甘，平，无毒。

【主治】目痛明目，折跌痈肿，金疮不瘳，破积聚，解毒气，利精神。久服轻身不老。《本经》|去寒热风痹，及丈夫茎中百病，益精。《别录》|治丈夫内绝，令人有子。吴普|吐风痰癫痫，平肝。时珍

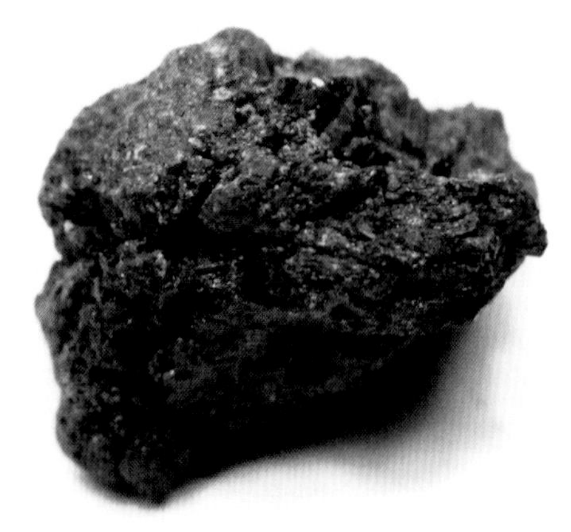

（扁青为碳酸盐类矿物蓝铜矿的矿石。为不规则块状，蓝色。）

【附方】顽痰不化 石青一两，石绿半两，并水飞为末，面糊丸绿豆大。每服十丸，温水下。吐去痰一二碗，不损人。

石胆

【释名】胆矾、黑石、毕石、君石。〔时珍曰〕胆以色味命名，俗因其似矾，呼为胆矾。

【集解】〔时珍曰〕石胆出蒲州山穴中，鸭觜色者为上，俗呼胆矾；出羌里者，色少黑次之；信州者又次之。此物乃生于石，其经煎炼者，即多伪也。但以火烧之成汁者，必伪也。涂于铁及铜上烧之红者，真也。又以铜器盛水，投少许入中，及不青碧，数日不异者，真也。

【气味】酸、辛，寒，有毒。

【主治】明目目痛，金疮诸痫痉，女子阴蚀痛，石淋寒热，崩中下血，诸邪毒气，令人有子。炼饵服之，不老。久服，增寿神仙。《本经》|散癥积，咳逆上气，及鼠瘘恶疮。《别录》|治虫牙，鼻内息肉。《大明》|带下赤白，面黄，女子脏急。苏恭|入吐风痰药最快。苏颂

【发明】〔时珍曰〕石胆气寒，味酸而辛，入少阳胆经。其性收敛上行，能涌风热痰涎，发散风木相火，又能杀虫，故治咽喉口齿疮毒有奇功也。

【附方】风痰 胆矾末一钱，小儿一字，温醋汤调下，立吐出涎，便醒。**喉痹喉风** 二圣散：用鸭觜胆矾二钱半，白僵蚕炒五钱，研。每以少许吹之，吐涎。**口舌生疮** 众疗不瘥。胆矾半两，入银锅内火煅赤，出毒一夜，细研。每以少许傅之，吐出酸涎水，二三次瘥。**走马牙疳** 北枣一枚去核，入鸭觜胆矾，纸包煅赤，出火毒，研末傅之，追涎。**赤白癜风** 胆矾、牡蛎粉各半两，生研，醋调，摩之。**甲疽肿痛** 石

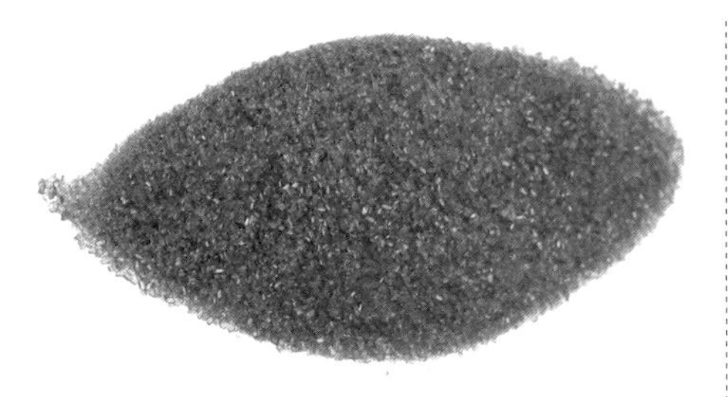

（石胆为三斜晶系胆矾的矿石。为不规则的块状结晶体，深蓝色或淡蓝色，半透明。）

胆一两，烧烟尽，研末。傅之，不过四五度瘥。**痔疮热肿** 鸭觜青胆矾煅研，蜜水调傅，可以消脱。**风眼赤烂** 用胆矾三钱，烧过，研细，泡热水中每天吸眼。

砒石

【释名】生者名砒黄，炼者名砒霜。〔时珍曰〕砒，性猛如貔，故名。

【集解】〔颂曰〕砒霜不著所出郡县，今近铜山处亦有之，惟信州者佳。其块有甚大者，色如鹅子黄，明澈不杂。〔承曰〕初烧霜时，人在上风十余丈外立，下风所近草木皆死；又以和饭毒鼠，死鼠猫犬食之亦死，毒过于射罔远矣。〔宗奭曰〕今信凿坑井下取之。其坑常封锁，坑中有浊绿水，先绞水尽，然后下凿取。生砒谓之砒黄，色如牛肉，或有淡白路，谓石非石，谓土非土。磨酒饮，治积气。有火便有毒，不可造次服也。取法：将生砒就置火上，以器覆之，令烟上飞，着器凝结。累然下垂如乳尖者入药为胜，平短者次之，大块乃是下等片，如细屑者极下也。

【气味】苦、酸，暖，有毒。〔时珍曰〕辛、酸，大热，有大毒。〔大明曰〕畏绿豆、冷水、醋。入药，醋煮杀毒用。

【主治】砒黄：治疟疾肾气，带之辟蚤虱。《大明》|冷水磨服，解热毒，治痰壅。陈承|磨服，治癖积气。宗奭|除齁喘积痢，烂肉，蚀瘀腐瘰疬。时珍|砒霜：疗诸疟，风痰在胸膈，可作吐药。不可久服，伤人。《开宝》|治妇人血气冲心痛，落胎。《大明》|蚀痈疽败肉，枯痔杀虫，杀人及禽兽。时珍

【发明】〔时珍曰〕砒乃大热大毒之药，而砒霜之毒尤烈。鼠雀食少许即死，猫犬食鼠雀亦殆，人服至一钱许亦死。虽钩吻、射罔之力，不过如此，而宋人著本草不甚言其毒，何哉？此亦古者礜石之一种也，若得酒及烧酒，则腐烂肠胃，顷刻杀人，虽绿豆冷水亦难解矣。今之收瓶酒者，往往以砒烟熏瓶，则酒不坏，其亦嗜利不仁者哉！饮酒潜受其毒者，徒归咎于酒耳。此物不入汤饮，惟入丹丸。凡痰疟及齁喘用此，真有劫病立地之效。今烟火家用少许，则爆声更大，急烈之性可知矣。

【附方】**中风痰壅** 四肢不收，昏愦若醉。砒霜如绿豆大，研，新汲水调下少许，以热水投之，大吐即愈。未吐再服。**休息下痢** 经一二年不瘥，羸瘦衰弱。砒霜成块者为末、黄蜡各半两，化蜡入砒，以柳条搅，焦则换，至七条，取起收之，每旋丸梧子大。冷水送下。小儿，黍米大。**走马牙疳** 恶疮。砒石、铜绿等分，为末，摊纸上贴之，其效如神。**项上瘰疬** 信州砒黄研末，浓墨汁丸梧子大，铫内炒干，竹筒盛之。每用针破，将药半丸贴之，自落，蚀尽为度。

礞石

【释名】青礞石。〔时珍曰〕其色濛濛然，故名。

【集解】〔时珍曰〕礞石，江北诸山往往有之，以盱山出者为佳。有青、白二种，以青者为佳。坚细而青黑，打开中有白星点，煅后则星黄如麸金。其无星点者，不入药用。通城县一山产之，工人以为器物。

【修治】〔时珍曰〕用大坩埚一个，以礞石四两打碎，入消石四两拌匀。炭火十五斤簇定，煅至消尽，其石色如金为度。取出研末，水飞去消毒，晒干用。

青礞石

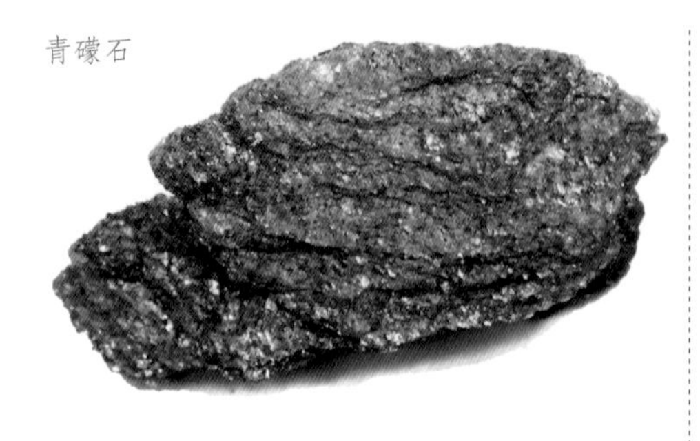

金礞石

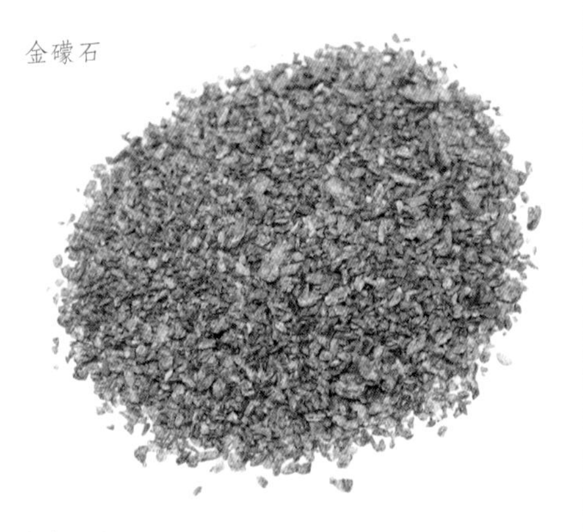

（礞石为变质岩类岩石绿泥石片岩、云母片岩的碎块。前者药材称青礞石，后者药材称金礞石。）

【气味】甘、咸，平，无毒。

【主治】食积不消，留滞脏腑，宿食癥块久不瘥。小儿食积羸瘦，妇人积年食癥，攻刺心腹。得巴豆、硇砂、大黄、荆三棱作丸服良。《嘉祐》|治积痰惊痫，咳嗽喘急。时珍

【发明】〔时珍曰〕青礞石气平味咸，其性下行，阴也沉也，乃厥阴之药。肝经风木太过，来制脾土，气不运化，积滞生痰，壅塞上中二焦，变生风热诸病，故宜此药重坠。制以消石，其性疏快，使木平气下，而痰积通利，诸证自除。

【附方】**滚痰丸** 通治痰为百病，惟水泻双娠者不可服。礞石、焰消各二两，煅过研飞晒干，一两。大黄酒蒸八两，黄芩酒洗八两，沉香五钱。为末，水丸梧子大。常服一二十丸，欲利大便则服一二百丸，温水下。**一切积病** 金宝神丹：治一切虚冷久积，滑泄久痢，癖块，血刺心腹，下痢，及妇人崩中漏下。青礞石半斤为末，消石末二两，坩埚内铺头盖底，按实。炭火二十斤，煅过取出，入赤石脂末二两，滴水丸芡子大。候干，入坩埚内，小火煅红，收之。每服一丸至二三丸，空心温水下，以少食压之。久病泻痢，加至五七丸。**急慢惊风** 夺命散：治急慢惊风，痰涎壅塞咽喉，命在须臾，服此坠下风痰，乃治惊利痰之圣药也。真礞石一两，焰消一两，同煅过为末。每服半钱或一钱。急惊痰热者，薄荷自然汁入生蜜调下；慢惊脾虚者，木香汤入熟蜜调下。亦或雪糕丸绿豆大，每服二、三丸。**小儿急惊**：青礞石磨水服。

花乳石

【释名】花蕊石。〔宗奭曰〕黄石中间有淡白点，以此得花之名。

【集解】〔禹锡曰〕花乳石出陕、华诸郡。色正黄，形之大小方圆无定。〔颂曰〕出陕州阌乡，体至坚重，色如硫黄，形块有极大者，陕西人镌为器用，采无时。

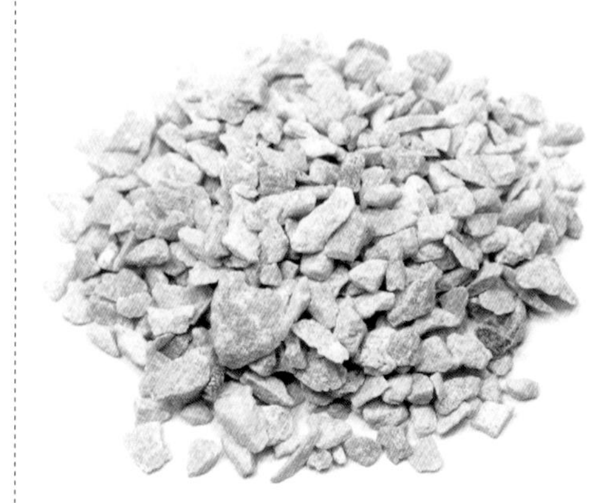

（花乳石为变质岩类岩石蛇纹大理岩。呈不规则的块状，白色或浅灰白色，其中夹有点状或条状的蛇纹石，呈浅绿色或淡黄色，习称“彩晕”，对光观察有闪星状光泽。）

【修治】〔时珍曰〕凡入丸散，以罐固济，顶火煅过，出火毒，研细水飞晒干用。

【气味】酸、涩，平，无毒。

【主治】金疮出血，刮末傅之即合，仍不作脓。又疗妇人血运恶血。《嘉祐》|治一切失血伤损，内漏目翳。时珍

【发明】〔颂曰〕花蕊石古方未有用者。近世以合硫黄同煅研末，傅金疮，其效如神。人有仓卒中金刃，不及煅治者，但刮末傅之亦效。〔时珍曰〕花蕊石旧无气味。今尝试之，其气平，其味涩而酸，盖厥阴经血分药也。其功专于止血，能使血化为水，酸以收之也。而又能下死胎，落胞衣，去恶血，恶血化则胎与胞无阻滞之患矣。东垣所谓胞衣不出，涩剂可以下之，故赤石脂亦能下胞胎，与此同义。

【附方】**花蕊石散** 治五内崩损，喷血出斗升，用此治之。花蕊石煅存性，研如粉。以童子小便一钟，男入酒一半，女入醋一半，煎温，食后调服三钱，甚者五钱。能使瘀血化为黄水，后以独参汤补之。**多年障翳** 花蕊石（水飞焙）、防风、川芎䓖、甘菊花、白附子、牛蒡子各一两，甘草炙半两，为末。每服半钱，腊茶下。**脚缝出水** 好黄丹，入花蕊石末，掺之。

越砥

【释名】磨刀石、羊肝石、砺石。〔时珍曰〕砥以细密为名，砺以粗粝为称。俗称者为羊肝石，因形色也。〔弘景曰〕越砥，今细砺石也。出临平。

【气味】甘，无毒。

【主治】目盲，止痛，除热瘙。《本经》|磨汁点目，除障翳。烧赤投酒饮，破血瘕痛切。藏器

砺石【主治】破宿血，下石淋，除结瘕，伏鬼物恶气，烧赤投酒中饮之。人言踏之患带下，未知所由。藏器

磨刀垽 一名龙白泉粉。【主治】傅蠼螋尿疮，有效。藏器|涂瘰疬结核。时珍

姜石

【释名】〔时珍曰〕姜石以形名。

【集解】〔恭曰〕姜石所在有之，生土石间，状如姜，有五种，以色白而烂不碜者良，齐州历城东者好，采无时。〔宗奭曰〕所在皆有，须不见日色旋取，微白者佳。

【气味】咸，寒，无毒。

【主治】热豌豆疮，丁毒等肿。《唐本》

【附方】**丁疮肿痛** 白姜石末，和鸡子清傅之，干即易，丁自出，神效。**乳痈肿大** 如碗肿痛。方同上。**通身水肿** 姜石烧赤，纳黑牛尿中，热服，日饮一升。

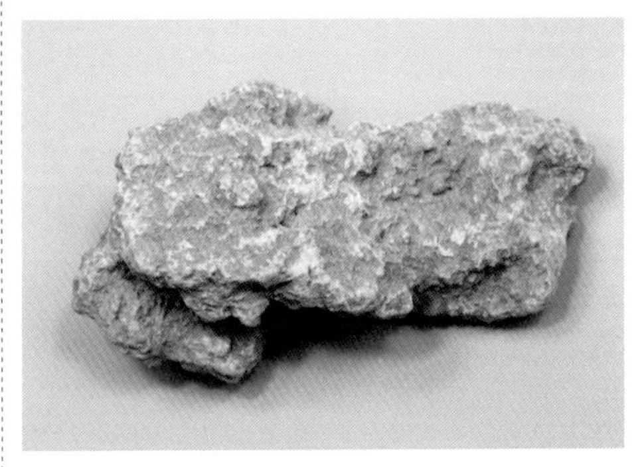

（姜石为黄土层或风化红土层中钙质结核。为不规则块状。土黄色或浅灰色，表面浅凹凸不平，并具裂隙。）

麦饭石

【释名】〔时珍曰〕象形。

【集解】〔时珍曰〕李迅云：麦饭石处处山溪中有之。其石大小不等，或如拳，或如鹅卵，或如盏，或如饼，大略状如握聚一团麦饭，有粒点如豆如米，其色黄白，但于溪间麻石中寻有此状者即是。古方云，曾作磨者佳，误矣。此石不可作磨。若无

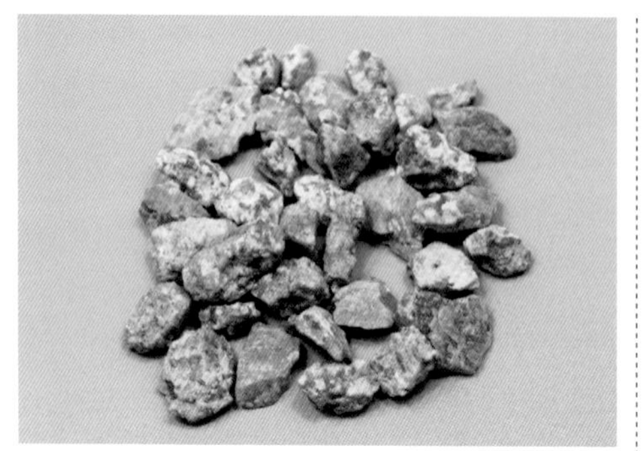

（麦饭石为中酸性火成岩类岩石石英二长斑岩。呈不规则团块状或块状，由大小不等、颜色不同的颗粒聚集而成，略似麦饭团。有斑点状花纹，呈灰白、淡褐、肉红、黄白、黑等色。）

此石，但以旧面磨近齿处石代之，取其有麦性故耳。

【气味】甘，温，无毒。

【主治】一切痈疽发背。时珍

【发明】〔颂曰〕大凡石类多主痈疽。世传麦饭石膏，治发背疮甚效，乃中岳山人吕子华秘方。裴员外啗之以名第，河南尹胁之以重刑，吕宁绝荣望，守死不传其方。取此石碎如棋子，炭火烧赤，投米醋中浸之，如此十次，研末筛细，入乳钵内，用数人更碾五七日，要细腻如面，四两。鹿角一具，要生取连脑骨者，其自脱者不堪用，每二三寸截之，炭火烧令烟尽即止，为末研细，二两。白敛生研末，二两。用三年米醋入银石器内，煎令鱼目沸，旋旋入药在内，竹杖子不住搅，熬一二时久，稀稠得所，倾在盆内，待冷以纸盖收，勿令尘入。用时，以鹅翎拂膏，于肿上四围赤处尽涂之，中留钱大泄气。如未有脓即内消，已作头即撮小，已溃即排脓如湍水。若病久肌肉烂落，见出筋骨者，即涂细布上贴之，干即易，逐日疮口收敛。但中隔不穴者，即无不瘥。已溃者，用时先以猪蹄汤洗去脓血，故帛挹干，乃用药。其疮切忌手触动，嫩肉仍不可以口气吹风，及腋气、月经、有孕人见之，合药亦忌此等。初时一日一洗一换，十日后二日一换。此药要极细，方有效；若不细，涂之即极痛也。

石燕

【集解】〔宗奭曰〕石燕如蚬蛤之状，色如土，坚重如石。既无羽翼，焉能飞出？其言近妄。〔时珍曰〕石燕有二：一种是此，乃石类也，状类燕而有文，圆大者为雄，长小者为雌；一种是钟乳穴中石燕，似蝙蝠者，食乳汁能飞，乃禽类也，见禽部。禽石燕食乳，食之补助，与钟乳同功，故方书助阳药多用之。俗人不知，往往用此石为助阳药，刊于方册，误矣。

【气味】甘，凉，无毒。

【主治】淋疾，煮汁饮之。妇人难产，两手各把一枚，立验。《唐本》|疗眼目障翳，诸般淋沥，久患消渴，脏腑频泻，肠风痔瘘，年久不瘥，面色虚黄，饮食无味，妇人月水湛浊，赤白带下多年者，每日磨汁饮之。一枚用三日，以此为准。亦可为末，水飞过，每日服半钱至一钱，米饮服。至一月，诸疾悉平。时珍

【发明】〔时珍曰〕石燕性凉，乃利窍行湿热之物。宋人修《本草》，以食钟乳禽石燕，混收入此石燕下。故世俗误传此石能助阳，不知其正相反也。

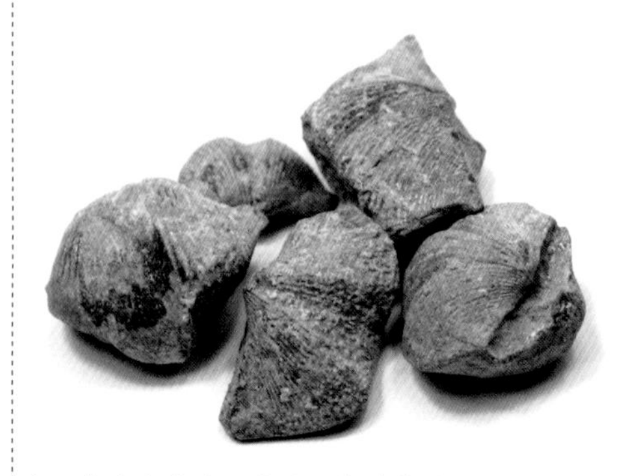

（石燕为中华弓石燕及近缘动物的化石。似瓦楞子状，青灰色至土棕色。两面均有从后端至前缘的放射状纹理。）

【附方】小便淋痛 石燕子七枚，捣黍米大，新桑根白皮三两剉，拌匀，分作七贴。每贴用水一盏，煎七分，空心、午前各一服。**牢牙止痛** 石燕三对，火煅醋淬七次，青盐、乳香各一两，细辛半两，为末。揩之，荆芥汤漱口。**血淋心烦** 石燕子、商陆、赤小豆、红花等分，为末。每服一钱，葱白汤调下。**赤白带下** 多年不止。石燕一枚，磨水服，立效。

蛇黄

【集解】〔恭曰〕蛇黄出岭南，蛇腹中得之，圆重如锡，黄黑青杂色。〔志曰〕蛇黄多赤色，有吐出者，野人或得之。〔颂曰〕今越州、信州亦有之。今医所用，云是蛇冬蛰时所含土，到春发蛰吐之而去，大如弹丸，坚如石，外黄内黑色，二月采之。与旧说不同，未知孰是。〔时珍曰〕蛇黄生腹中，正如牛黄之意。朱权《庚辛玉册》云：蛇含自是一种石，云蛇入蛰时，含土一块，起蛰时化作黄石，不稽之言也。有人掘蛇窟寻之，并无此说。

【修治】〔大明曰〕入药烧赤醋淬三四次，研末水飞用。

【气味】冷，无毒。

【主治】心痛疰忤，石淋，小儿惊痫，妇人产难，以水煮研服汁。《唐本》|镇心。《大明》|磨汁，涂肿毒。时珍

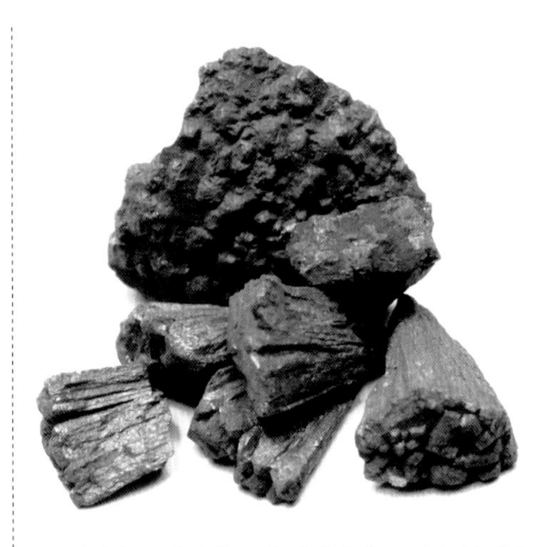

（蛇黄为氧化物矿物褐铁矿的结核。呈卵圆形或不规则的长圆形。黄棕色或深棕色，表面粗糙，凹凸不平。断面黄白色，有金属光泽，与自然铜极相似。）

【附方】暗风痫疾 忽然仆地，不知人事，良久方醒。蛇黄，火煅醋淬七次，为末。每调酒服二钱，数服愈。年深者亦效。**儿项软** 因风虚者。蛇含石一块，煅七次，醋淬七次研，郁金等分，为末，入麝香少许，白米饭丸龙眼大。每服一丸，薄荷汤化服，一日一服。**血痢不止** 蛇含石二枚，火煅醋淬，研末。每服三钱。米饮下。**肠风下血** 脱肛。蛇黄二颗，火煅醋淬七次。为末。每服三钱，陈米饮下。

第十一卷　金石部四

金石之五　卤石类

食盐

【释名】鹾。〔时珍曰〕盐字象器中煎卤之形。

【集解】〔时珍曰〕盐品甚多：海盐取海卤煎炼而成，今辽冀、山东、两淮、闽浙、广南所出是也。井盐取井卤煎炼而成，今四川、云南所出是也。池盐出河东安邑、西夏灵州，今惟解州种之。疏卤地为畦陇，而堑围之。引清水注入，久则色赤。待夏秋南风大起，则一夜结成，谓之盐南风。如南风不起，则盐失利。亦忌浊水淤淀盐脉也。海丰、深州者，亦引海水入池晒成。并州、河北所出，皆鹻盐也，刮取鹻土，煎炼而成。阶、成、凤州所出，皆崖盐也，生于土崖之间，状如白矾，亦名生盐。此五种皆食盐也，上供国课，下济民用。海盐、井盐、鹻盐三者出于人，池盐、崖盐二者出于天。

【气味】甘、咸，寒，无毒。〔别录曰〕食盐咸，温，无毒。多食伤肺，喜咳。

【主治】肠胃结热喘逆，胸中病，令人吐。《本经》|伤寒寒热，吐胸中痰癖，止心腹卒痛，杀鬼蛊邪疰毒气，下部䘌疮，坚肌骨。《别录》|除风邪，吐下恶物，杀虫，去皮肤风毒。调和脏腑，消宿物，令人壮健。藏器|助水脏，及霍乱心痛，金疮，明目，止风泪邪气，一切虫伤疮肿火灼疮，长肉补皮肤，通大小便，疗疝气，滋五味。《大明》|空心揩齿，吐水洗目，夜见小字。甄权|解毒，凉血润燥，定痛止痒，吐一切时气风热、痰饮关格诸病。时珍

【发明】〔时珍曰〕《素问》曰：水生咸。此盐之根源也。夫水周流于天地之间，润下之性无所不在，其味作咸，凝结为盐，亦无所不在。在人则血脉应之。盐之气味咸腥，人之血亦咸腥。咸走血，血病无多食咸，多食则脉凝泣而变色，从其类也。煎盐者用皂角收之，故盐之味微辛。辛走肺，咸走肾。喘嗽水肿消渴者，盐为大忌。或引痰吐，或泣血脉，或助水邪故也。然盐为百病之主，百病无不用之。故服补肾药用盐汤者，咸归肾，引药气入本脏也。补心药用炒盐者，心苦虚，以咸补之也。补脾药用炒盐者，虚则补其母，脾乃心之子也。治积聚结核用之者，咸能软坚也。诸痈疽眼目及血病用之者，咸走血也。诸风热病用之者，寒胜热也。大小便病用之者，咸能润下也。骨病齿病用之者，肾主骨，咸入骨也。吐药用之者，咸引水聚也。能收豆腐与此同义。诸蛊及虫伤用之者，取其解毒也。

【附方】**胸中痰饮** 伤寒热病疟疾须吐者，并以盐汤吐之。**下痢肛痛** 不可忍者。熬

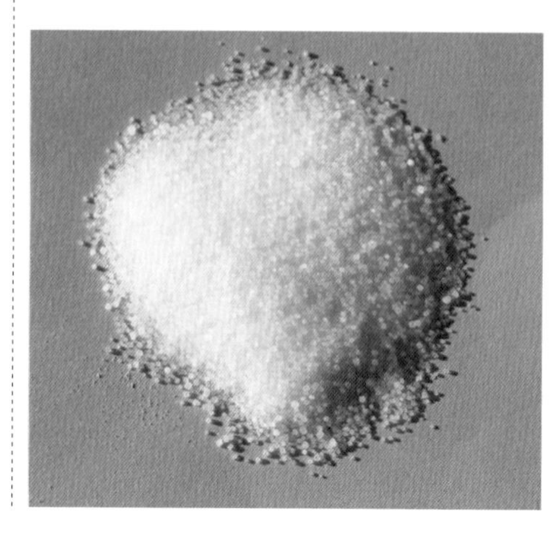

盐包坐熨之。**风热牙痛** 槐枝煎浓汤二碗，入盐一斤，煮干炒研，日用揩牙，以水洗目。**齿疼出血** 每夜盐末厚封龈上，有汁沥尽乃卧。其汁出时，叩齿勿住。不过十夜，疼血皆止。忌猪、鱼、油菜等。极验。**风病耳鸣** 盐五升蒸热，以耳枕之，冷复易之。**目中泪出** 盐点目中，冷水洗数次，瘥。**目中浮翳** 遮睛。白盐生研少许，频点屡效，小儿亦宜。**小儿目翳** 或来或去，渐大侵睛。雪白盐少许，灯心蘸点，日三五次。不痛不碍，屡用有效。**蜂虿叮螫** 嚼盐涂之。**溃痈作痒** 以盐摩其四围，即止。

戎盐

【释名】胡盐、羌盐、青盐、秃登盐、阴土盐。

【集解】〔恭曰〕戎盐即胡盐，生河崖山坂之阴土石间，大小不常，坚白似石，烧之不鸣烢也。〔时珍曰〕今宁夏近凉州地，盐井所出青盐，四方皎洁如石。山丹卫即张掖地，有池产红盐，红色。此二盐，即戎盐之青、赤二色者。医方但用青盐，而不用红盐，不知二盐皆名戎盐也。所谓南海、北海者，指西海之南北而言，非炎方之南海也。

【气味】咸，寒，无毒。

【主治】明目目痛，益气，坚肌骨，去毒蛊。《本经》|心腹前，溺血吐血，齿舌血出。《别录》|助水脏，益精气，除五脏癥结，心腹积聚，痛疮疥癣。《大明》|解芫青、斑蝥毒。时珍

【发明】〔时珍曰〕戎盐功同食盐，不经煎炼，而味咸带甘，入药似胜。《周礼》注云，饴盐味甜，即戎盐，不知果否？或云以饴拌盐也。

【附方】**小便不通** 用戎盐弹丸大一枚，茯苓半斤，白术二两，水煎，服之。**风热牙痛** 青盐一斤，槐枝半斤，水四碗，煎汁二碗，煮盐至干，炒研。日用揩牙洗目。

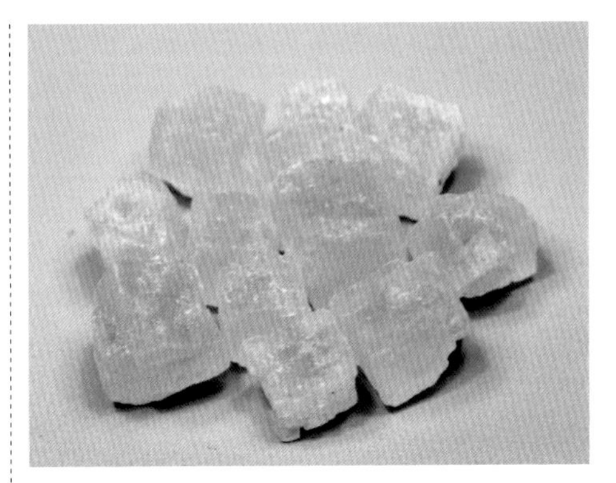

（戎盐为卤化物类矿物石盐的结晶。单晶体呈立方体状，常联结在一起，呈不规则块状。青白色或暗白色，半透明。）

牢牙明目 青盐二两，白盐四两，川椒四两，煎汁拌盐炒干。日用揩牙洗目，永无齿疾目疾。**风眼烂弦** 戎盐化水，点之。**痔疮漏疮** 白矾四两，青盐四两，为末，猪尿脬一个盛之，阴干。每服五钱，空心温水下。

卤碱

【释名】卤盐、寒石、石硷。〔时珍曰〕碱音有二：音咸者，润下之味；音减者，盐土之名，后人作硷、作鹻是矣。

【集解】〔别录曰〕卤碱生河东池泽。〔时珍曰〕山西诸州平野，及太谷、榆次高亢处，秋间皆生卤，望之如水，近之如积雪。土人刮而熬之为盐，微有苍黄色者，即卤盐也。凡盐未经滴去苦水，则不堪食，苦水即卤水也。卤水之下，澄盐凝结如石者，即卤硷也。丹溪所谓石硷者，乃灰硷也。

【气味】苦，寒，无毒。

【主治】大热消渴狂烦，除邪，及下蛊毒，柔肌肤。《本经》|去五脏肠胃留热结气，心下坚，食已呕逆喘满，明目目痛。《别录》

【附方】**风热赤眼** 虚肿涩痛。卤碱一升，青梅二十七个，古钱二十一文，新瓶盛，密封，汤中煮一炊时。三日后取点，日

三五度。**齿腐龈烂** 不拘大人小儿。用上好碱土，热汤淋取汁，石器熬干刮下，入麝香少许研，掺之。

凝水石

【释名】白水石、寒水石、凌水石、盐精石、泥精、盐枕、盐根。〔时珍曰〕拆片投水中，与水同色，其水凝动；又可夏月研末，煮汤入瓶，倒悬井底，即成凌冰，故有凝水、白水、寒水、凌水诸名。生于积盐之下，故有盐精以下诸名。石膏亦有寒水之名，与此不同。

【集解】〔别录曰〕凝水石，色如云母可析者，盐之精也。生常山山谷、中水县及邯郸。〔弘景曰〕常山即恒山，属并州。中水属河间。邯郸属赵郡。此处地皆碱卤，故云盐精，而碎之亦似朴消。此石末置水中，夏月能为冰者佳。〔时珍曰〕《别录》言凝水，盐之精也。陶氏亦云卤地所生，碎之似朴消。《范子计然》云，出河东。河东，卤地也。独孤滔《丹房镜源》云：盐精出盐池，状如水精。据此诸说，则凝水即盐精石也，一名泥精，昔人谓之盐枕，今人谓之盐根。生于卤地积盐之下，精液渗入土中，年久至泉，结而成石，大块有齿棱，如马牙消，清莹如水精，亦有带青黑色者，皆至暑月回润，入水浸久亦化。陶氏注戎盐，谓盐池泥中自有凝盐如石片，打破皆方，而色青黑者，即此也。

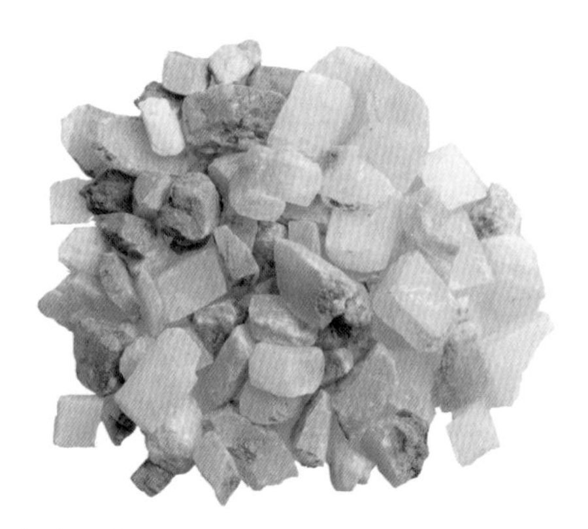

（凝水石为硫酸盐类石膏族矿物石膏或为碳酸盐类方解石族矿物方解石。）

【气味】辛，寒，无毒。

【主治】身热，腹中积聚邪气，皮中如火烧，烦满，水饮之。久服不饥。《本经》|除时气热盛，五脏伏热，胃中热，止渴，水肿，小腹痹。《别录》|压丹石毒风，解伤寒劳复。甄权。治小便白，内痹，凉血降火，止牙疼，坚牙明目。时珍

【发明】〔时珍曰〕凝水石禀积阴之气而成，其气大寒，其味辛咸，入肾走血除热之功，同于诸盐。

【附方】**牙龈出血** 有窍。寒水石粉三两，朱砂二钱，甘草脑子一字，为末。干掺。**汤火伤灼** 寒水石烧研傅之。**小儿丹毒** 皮肤热赤。寒水石半两，白土一分。为末。米醋调涂之。

朴消

【释名】消石朴、盐消、皮消。〔时珍曰〕此物见水即消，又能消化诸物，故谓之消。生于盐卤之地，状似末盐，凡牛马诸皮须此治熟，故今俗有盐消、皮消之称。煎炼入盆，凝结在下，粗朴者为朴消，在上有芒者为芒消，有牙者为马牙消。

【集解】〔时珍曰〕消有三品：生西蜀者，俗呼川消，最胜；生河东者，俗呼盐消，次之；生河北、青、齐者，俗呼土消。皆生于斥卤之地，彼人刮扫煎汁，经宿结成，状如末盐，犹有沙土猥杂，其色黄白，故《别录》云，朴消黄者伤人，赤者杀人。须再以水煎化，澄去滓脚，入萝卜数枚同煮熟，去萝卜倾入盆中，经宿则结成白消，如冰如蜡，故俗呼为盆消。齐、卫之消则底多，而上面生细芒如锋，《别录》所谓芒消者是也。川、晋之消则底少，而上面生牙如圭角，作六棱，纵横玲珑，洞澈可爱，《嘉祐本草》所谓马牙消者是也。状如白石英，又名英消。二消之底，则通名朴消也。取芒消、英消，再三

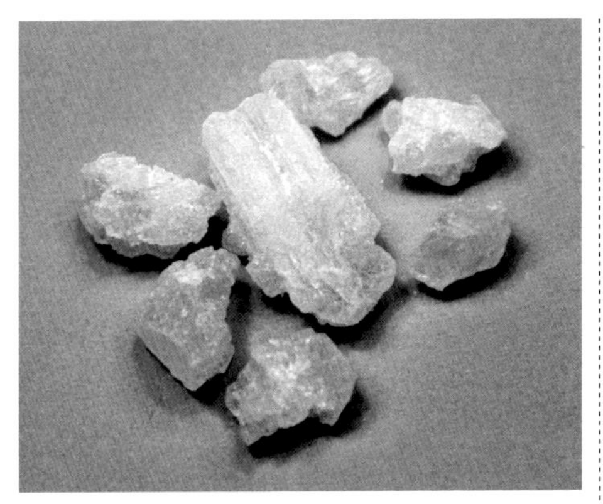

（朴消为硫酸盐类矿物芒硝经加工而得的粗制结晶。芒硝为精制结晶。）

以萝卜煎炼去咸味，即为甜消。以二消置之风日中吹去水气，则轻白如粉，即为风化消。以朴消、芒消、英消同甘草煎过，鼎罐升煅，则为玄明粉。

【气味】苦，寒，无毒。〔权曰〕苦、咸，有小毒。

【主治】百病，除寒热邪气，逐六腑积聚，结固留癖。能化七十二种石。炼饵服之，轻身神仙。《本经》|胃中食饮热结，破留血闭绝，停痰痞满，推陈致新。《别录》|疗热胀，养胃消谷。皇甫谧|治腹胀，大小便不通。女子月候不通。甄权|通泄五脏百病及癥结，治天行热疾，头痛，消肿毒，排脓，润毛发。《大明》

芒消【气味】辛、苦，大寒，无毒。**【主治】**五脏积聚，久热胃闭，除邪气，破留血，腹中痰实结搏，通经脉，利大小便及月水，破五淋，推陈致新。《别录》|下瘰疬黄疸病，时疾壅热，能散恶血，堕胎。傅漆疮。甄权

【附方】骨蒸热病 芒消末，水服方寸匕，日二，神良。**腹中痞块** 皮消一两，独蒜一个，大黄末八分，捣作饼。贴于患处，以消为度。**小便不通** 用芒消三钱，茴香酒下。**时气头痛** 朴消末二两，生油调涂顶上。**赤眼肿痛** 朴消置豆腐上蒸化，取汁收点。**风眼赤烂** 明净皮消一盏，水二碗煎化，露一夜，滤净澄清。朝夕洗目。三日其红即消，虽半世者亦愈也。**牙齿疼痛** 皂荚浓浆，同朴消煎化，淋于石上，待成霜。擦之。**喉痹肿痛** 用朴消一两，细细含咽，立效。或加丹砂一钱。气塞不通，加生甘草末二钱半，吹之。**口舌生疮** 朴消含之良。**小儿鹅口** 马牙消擦舌上，日五度。**豌豆毒疮** 未成脓者。猪胆汁和芒消末涂之。**代指肿痛** 芒消煎汤渍之。**一切风疹** 水煮芒消汤拭之。

玄明粉

【释名】白龙粉。〔时珍曰〕玄，水之色也，明，莹澈也。

【修治】〔时珍曰〕制法：用白净朴消十斤，长流水一石，煎化去滓，星月下露一夜，去水取消。每一斗，用萝卜一斤切片，同煮熟滤净，再露一夜取出。每消一斤，用甘草一两，同煎去滓，再露一夜取出。以大沙罐一个，筑实盛之，盐泥固济厚半寸，不盖口，置炉中，以炭火十斤，从文至武煅之。待沸定，以瓦一片盖口，仍前固济，再以十五斤顶火煅之。放冷一伏时，取出，隔纸安地上，盆覆三日出火毒，研末。每一斤，入生甘草末一两，炙甘草末一两，和匀，瓶收用。

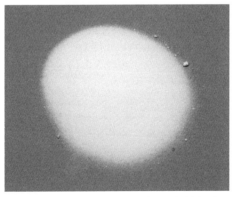

（玄明粉为芒硝经风化干燥制得的白色粉末。）

【气味】辛、甘，冷，无毒。

【主治】心热烦躁，并五脏宿滞癥结。甄权|明目，退膈上虚热，消肿毒。《大明》

【发明】〔好古曰〕玄明粉治阴毒一句，非伏阳在内不可用。若用治真阴毒，杀人甚速。〔震亨曰〕玄明粉火煅而成，其性当温。日长服久服，轻身固胎，驻颜益寿，大能补益，岂理也哉？予亲见一二朋友，不信予言而亡，故书以为戒。〔时珍曰〕《神农本草》言朴消炼饵服之，轻身神仙，盖方士窜入之言。后人因此制为玄明粉。煅炼多遍，佐以甘草，去其咸寒之毒。遇有三焦肠胃实热积滞，少年气壮者，量与服之，亦有速效。若脾胃虚冷，及阴虚火动者服之，是速其咎矣。

【附方】热厥气痛 玄明粉三钱，热童尿调下。**伤寒发狂** 玄明粉二钱，朱砂一钱，末之，冷水服。**鼻血不止** 玄明粉二钱，水服。

硇砂

【释名】狄盐、北庭砂、气砂、透骨将军。〔时珍曰〕硇砂性毒。服之使人硇乱，故曰硇砂。

【集解】〔恭曰〕硇砂出西戎，形如牙消，光净者良。〔时珍曰〕硇砂亦消石之类，乃卤液所结，出于青海，与月华相射而生，附盐而成质，虏人采取淋炼而成。状如盐块，以白净者为良。其性至透，用黝罐盛悬火上则常干，或加干姜同收亦良。若近冷及得湿，即化为水或渗失也。

【修治】〔时珍曰〕今时人多用水飞净，醋煮干如霜，刮下用之。

【气味】咸、苦、辛，温，有毒。〔恭曰〕不宜多服。柔金银，可为焊药。〔权曰〕酸、咸、有大毒。能消五金八石，腐坏人肠胃。生食之，化人心为血。中其毒者，生绿豆研汁，饮一二升解之。畏浆水，忌羊血。

【主治】积聚，破结血，止痛下气，疗咳

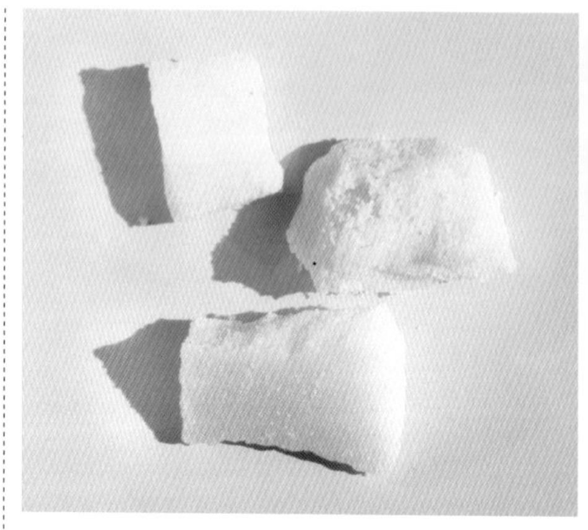

（硇砂为氯化物类卤砂族矿物卤砂。呈粒状，不规则状或粉末状，有光泽。）

嗽宿冷，去恶肉，生好肌，烂胎。亦入驴马药用。《唐本》|主妇人丈夫羸瘦积病，血气不调，肠鸣，食饮不消，腰脚痛冷，痃癖痰饮，喉中结气，反胃吐水，令人能食肥健。藏器|除冷病。大益阳事。甄权|补水脏，暖子宫，消瘀血，宿食不消，食肉饱胀，夜多小便，丈夫腰胯酸重，四肢不任，妇人血气心疼，气块痃癖，及血崩带下，恶疮息肉。傅金疮生肉。《大明》|去目翳弩肉。宗奭|消内积。好古|治噎膈癥瘕，积痢骨哽，除痣黡疣赘。时珍

【发明】〔颂曰〕此物本攻积聚，热而有毒，多服腐坏人肠胃，生用又能化人心为血，固非平居可饵者。〔宗奭曰〕金银有伪，投硇砂锅中，伪物尽消化，况人腹中有久积，岂不腐溃。〔时珍曰〕硇砂大热有毒之物，噎膈反胃积块内癥之病，用之则有神功。盖此疾皆起于七情饮食所致，痰气郁结，遂成有形，妨碍道路，吐食痛胀，非此物化消，岂能去之。其性善烂金银铜锡，庖人煮硬肉，入硇砂少许即烂，可以类推矣。所谓化人心为血者，亦甚言其不可多服尔。

【附方】积年气块 脐腹痛疼。硇砂醋煮二两，木瓜三枚切，须去瓤，入硇在内，碗

盛，于日中晒至瓜烂，研匀，以米醋五升，煎如稀饧，密收。用时旋以附子末和丸梧子大，热酒化下一丸。**喉痹口噤** 硇砂、马牙消等分，研匀，点之。**悬痈卒肿** 硇砂半两，绵裹含之，咽津即安。**损目生瘀** 赤肉弩出不退。杏仁百个，蒸熟去皮尖研，滤取净汁，入硇砂末一钱，水煮化。日点一二次自落。**鼻中息肉** 硇砂点之，即落。**鱼骨哽咽** 硇砂少许，嚼咽立下。**割甲侵肉** 久不瘥。硇砂、矾石为末裹之，以瘥为度。**蝎虿叮螫** 水调硇砂涂之，立愈。**代指肿痛** 唾和白硇砂，以面作碗子，套指入内，一日瘥。**面上疣目** 硇砂、蓬砂、铁锈、麝香等分研，搽三次自落。

蓬砂

【释名】鹏砂、盆砂。

【集解】〔颂曰〕蓬砂出南海，其状甚光莹，亦有极大块者。诸方稀用，可焊金银。〔宗奭曰〕南番者，色重褐，其味和，入药其效速；西戎者，其色白，其味焦，入药其功缓。〔时珍曰〕蓬砂生西南番，有黄白二种。西者白如明矾，南者黄如桃胶，皆进炼结成，如硇砂之类。西者柔物去垢，杀五金，与消石同功，与砒石相得也。

【气味】苦、辛、暖，无毒。

【主治】消痰止嗽，破癥结喉痹。《大明》| 上焦痰热，生津液，去口气，消障翳，除噎膈反胃，积块结瘀肉，阴㿗骨哽，恶疮及口齿诸病。时珍

【发明】〔颂曰〕今医家用蓬砂治咽喉，最为要切。〔宗奭曰〕含化咽津，治喉中肿痛，膈上痰热，初觉便治，不能成喉痹，亦缓取效可也。〔时珍曰〕蓬砂，味甘微咸而气凉，色白而质轻，故能去胸膈上焦之热。其性能柔五金而去垢腻，故治噎膈积聚、骨哽结核、恶肉阴㿗用之者，取其柔物也；治痰热、眼目障翳用之者，取其去垢也。洪迈《夷坚志》云：鄱阳汪友

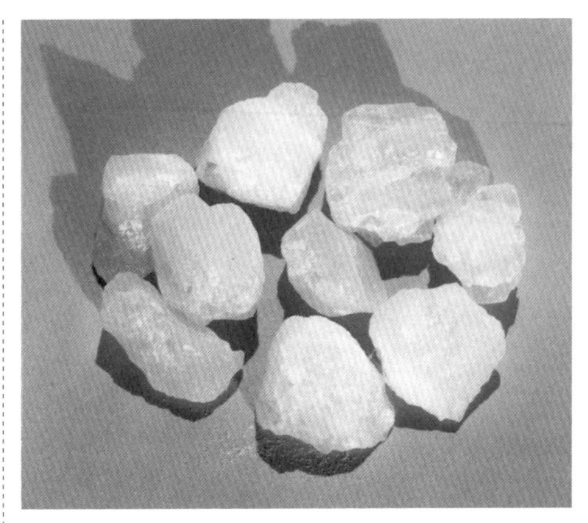

（蓬砂为单斜晶系硼砂的矿石，经精制而成的结晶。呈不整齐块状，无色透明或白色半透明，有玻璃样光泽。日久则风化成白色粉末。）

良，因食误吞一骨，哽于咽中，百计不下。恍惚梦一朱衣人曰：惟南蓬砂最妙。遂取一块含化咽汁，脱然而失。此软坚之征也。

【附方】**鼻血不止** 蓬砂一钱，水服立止。**木舌肿强** 蓬砂末，生姜片蘸揩，少时即消。**咽喉谷贼** 肿痛。蓬砂、牙消等分为末，蜜和半钱，含咽。**咽喉肿痛** 破棺丹：用蓬砂、白梅等分，捣丸芡子大。每噙化一丸。**喉痹牙疳** 盆砂末吹，并擦之。**骨哽在咽** 方见发明。**小儿阴㿗** 肿大不消。蓬砂一分，水研涂之，大有效。**饮酒不醉** 先服盆砂二钱妙。**饮食毒物** 蓬砂四两，甘草四两，真香油一斤，瓶内浸之。遇有毒者，服油一小盏。久浸尤佳。**一切恶疮** 方同上。**弩肉瘀突** 南鹏砂黄色者一钱，片脑少许，研末，灯草蘸点之。

石硫黄

【释名】硫黄、黄硇砂、黄牙、阳候、将军。〔时珍曰〕硫黄秉纯阳火石之精气而结成，性质通流，色赋中黄，含其猛毒，为七十二石之将，故药品中号为将军。外家谓之阳侯，亦曰黄牙，又曰黄硇砂。

【集解】〔时珍曰〕凡产石硫黄之处，必有

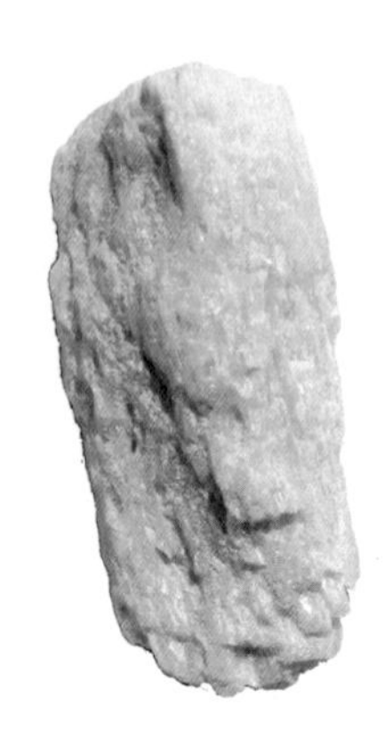

（石硫黄为自然元素类矿物硫族自然硫。呈不规则块状。黄色或略呈绿黄色。表面不平坦，呈脂肪光泽，常有多数小孔。）

温泉，作硫黄气。

【修治】〔时珍曰〕凡用硫黄，入丸散用，须以萝卜剜空，入硫在内，合定，稻糠火煨熟，去其臭气；以紫背浮萍同煮过，消其火毒；以皂荚汤淘之，去其黑浆。一法：打碎，以绢袋盛，用无灰酒煮三伏时用。

【气味】酸，温，有毒。〔别录曰〕大热。〔权曰〕有大毒，以黑锡煎汤解之，及食冷猪血。

【主治】妇人阴蚀疽痔恶血，坚筋骨，除头秃。能化金银铜铁奇物。《本经》|疗心腹积聚，邪气冷痛在胁，咳逆上气，脚冷疼弱无力，及鼻衄恶疮，下部䘌疮，止血，杀疥虫。《别录》|治妇人血结。吴普|下气，治腰肾久冷，除冷风顽痹，寒热。生用治疥癣，炼服主虚损泄精。甄权|壮阳道，补筋骨劳损，风劳气，止嗽，杀脏虫邪魅。《大明》|长肌肤，益气力，老人风秘，并宜炼服。李珣|主虚寒久痢，滑泄霍乱，补命门不足，阳气暴绝，阴毒伤寒，小儿慢惊。时珍

【发明】〔时珍曰〕硫黄秉纯阳之精，赋大热之性，能补命门真火不足，且其性虽热而疏利大肠，又与躁涩者不同，盖亦救危妙药也。但炼制久服，则有偏胜之害。

【附方】**暖益腰膝** 治腰膝，暖水脏，益颜色，其功不可具载。硫黄半斤，桑柴灰五斗，淋取汁，煮三伏时。以铁匙抄于火上试之，伏火即止。候干，以大火煅之。如未伏更煮，以伏为度。煅了研末。穿地坑一尺二寸，投水于中，待水清，取和硫末，坩埚内煎如膏。铁钱抄出，细研，饭丸麻子大。每空心盐汤下十丸，极有效验。**风毒脚气** 痹弱。硫黄末三两，钟乳五升，煮沸入水，煎至三升，每服三合。**阴证伤寒** 极冷，厥逆烦躁，腹痛无脉，危甚者。舶上硫黄为末，艾汤服三钱，就得睡汗出而愈。**气虚暴泄** 日夜三二十行，腹痛不止，夏月路行，备急最妙。用硫黄二两，枯矾半两，研细。水浸蒸饼丸梧子大，朱砂为衣。每服十五丸至二十丸，温水下，或盐汤任下。**霍乱吐泻** 硫黄一两，胡椒五钱，为末，黄蜡一两化，丸皂子大。每凉水下一丸。**老人冷秘** 风秘或泄泻，暖元脏，除积冷，温脾胃，进饮食，治心腹一切痃癖冷气。硫黄柳木槌研细，半夏汤泡七次焙研，等分，生姜自然汁调蒸饼和杵百下，丸梧子大。每服十五丸至二十丸，空心温酒或姜汤下，妇人醋汤下。**久疟不止** 用硫黄、朱砂等分为末。每服二钱，腊茶清，发日五更服。当日或大作或不作，皆其效也。寒多倍硫，热多倍砂。**肾虚头痛** 用硫黄一两，胡粉，为末，饭丸梧子大。痛时冷水服五丸，即止。**酒齄赤鼻** 生硫黄半两，杏仁二钱，轻粉一钱，夜夜搽之。**一切恶疮** 真君妙神散：用好硫黄三两，荞麦粉二两，为末，井水和捍作小饼，日干收之。临用细研，新汲水调傅之。痛者即不痛，不痛则即痛而愈。**疥疮有虫** 硫黄末，以鸡子煎香油调搽。

矾石

【释名】涅石、羽涅、羽泽，煅枯者名巴

石，轻白者名柳絮矾。〔时珍曰〕矾者，燔也。燔石而成也。

【集解】〔别录曰〕矾石生河西山谷，及陇西武都、石门，采无时。能使铁为铜。〔时珍曰〕矾石析而辨之，不止于五种也。白矾，方士谓之白君，出晋地者上，青州、吴中者次之。洁白者为雪矾；光明者为明矾，亦名云母矾；文如束针，状如粉扑者，为波斯白矾，并入药为良。黑矾，铅矾也，出晋地，其状如黑泥者，为昆仑矾；其状如赤石脂有金星者，为铁矾；其状如紫石英，火引之成金线，画刀上即紫赤色者，为波斯紫矾，并不入服饵药，惟丹灶及疮家用之。

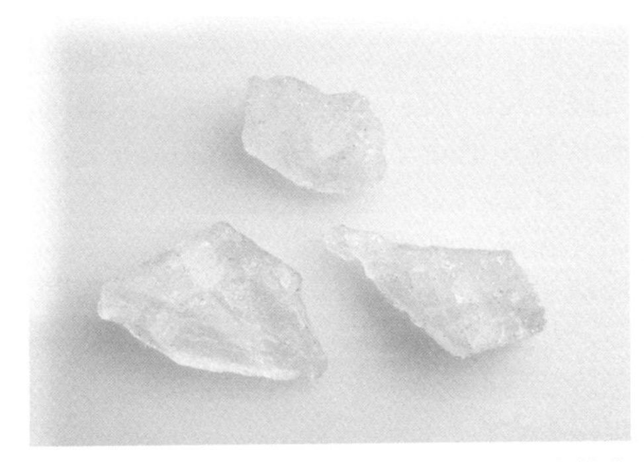

（矾石为硫酸盐类矿物明矾石。经加工提炼制成的产物名白矾。白矾呈不规则的块状或粒状。无色或淡黄白色，透明或半透明。）

【修治】〔敩曰〕凡使白矾石，以瓷瓶盛，于火中煅令内外通赤，用钳揭起盖，旋安石蜂巢入内烧之。每十两用巢六两，烧尽为度。取出放冷，研粉，以纸裹，安五寸深土坑中一宿，取用。

【气味】酸，寒，无毒。〔权曰〕涩。凉，有小毒。

【主治】寒热，泄痢白沃，阴蚀恶疮，目痛，坚骨齿。炼饵服之，轻身不老增年。《本经》|除固热在骨髓，去鼻中息肉。《别录》|除风去热，消痰止渴，暖水脏，治中风失音。和桃仁、葱汤浴，可出汗。《大明》|生含咽津，治急喉痹。疗鼻衄齆鼻，鼠漏瘰疬疥癣。甄权|枯矾贴嵌甲，牙缝中血出如衄。宗奭|吐下痰涎饮澼，燥湿解毒追涎，止血定痛，食恶肉，生好肉，治痈疽疔肿恶疮，癫痫疸疾，通大小便，口齿眼目诸病，虎犬蛇蝎百虫伤。时珍

【附方】**中风痰厥** 四肢不收，气闭膈塞者。白矾一两，牙皂角五钱，为末。每服一钱，温水调下，吐痰为度。**胸中痰厥** 头痛不欲食。矾石一两，水二升，煮一升，纳蜜半合，频服。须臾大吐，未吐，饮少热汤引之。**风痰痫病** 化痰丸：生白矾一两，细茶五钱，为末，炼蜜丸如梧子大。一岁十丸，茶汤下；大人，五十丸。久服。痰自大便中出。**喉痈乳蛾** 用白矾末盛入猪胆中，风干研末。每吹一钱入喉，取涎出妙。**咽喉谷贼** 肿痛。生矾石末少少点肿处，吐涎，以痒为度。**牙齿肿痛** 白矾一两烧灰，大露蜂房一两微炙。每用二钱，水煎含漱去涎。**口舌生疮** 下虚上壅。用白矾末、黄丹水飞炒等分研，擦之。**小儿鹅口** 满口白烂。枯矾一钱，朱砂二分，为末。每以少许傅之。日三次，神验。**衄血不止** 枯矾末吹之，妙。**鼻中息肉** 用矾烧末，猪脂和，绵裹塞之。数日息肉随药出。**赤目风肿** 甘草水磨明矾傅眼胞上效。或用枯矾频擦眉心。**烂弦风眼** 白矾煅一两，铜青三钱，研末，汤泡澄清，点洗。**风湿膝痛** 脚气风湿，虚汗，少力多痛，及阴汗。烧矾末一匙头，投沸汤，淋洗痛处。**黄肿水肿** 推车丸：用明矾二两，青矾一两，白面半斤，同炒令赤，以醋煮米粉糊为丸。枣汤下三十丸。**遗尿** 枯白矾、牡蛎粉等分，为末。每服方寸匕，温酒下，日三服。**二便不通** 白矾末填满脐中，以新汲水滴之，觉冷透腹内，即自然通。**伏暑泄泻** 玉华丹：白矾煅为末，醋糊为丸。量大小，用木瓜汤下。**老人泄泻** 不止。枯白矾一两，诃黎勒煨七钱半，为末。米饮服二钱，取愈。**赤白痢下** 白矾飞过为末，好醋、飞罗面为丸梧子大。赤痢甘草汤，白痢干姜汤下。

反胃呕吐 白矾枯三两，蒸饼丸梧子大。每空心米饮服十五丸。**化痰治嗽** 明矾二两，生参末一两，苦醋二升，熬为膏子，以油纸包收，旋丸豌豆大。每用一丸，放舌下，其嗽立止，痰即消。**牛皮癣疮** 石榴皮蘸明矾末抹之。切勿用醋。即虫沉下。**小儿风疹** 作痒。白矾烧投热酒中，马尾揾酒涂之。**鸡眼肉刺** 枯矾、黄丹、朴消等分，为末，搽之。次日浴二、三次，即愈。**丁疮肿毒** 雪白矾末五钱，葱白煨熟，捣和丸梧子大。每服二钱五分，以酒送下，未效再服。久病、孕妇不可服。

绿矾

【释名】 皂矾、青矾，煅赤者名绛矾、矾红。〔时珍曰〕绿矾可以染皂色，故谓之皂矾。

【集解】〔颂曰〕绿矾出隰州温泉县、池州铜陵县，并煎矾处生焉。初生皆石也，煎炼乃成。其形似朴消而绿色，取置铁板上，聚炭烧之，矾沸流出，色赤如金汁者，是真也。沸定时，汁尽，则色如黄丹。〔时珍曰〕绿矾晋地、河内、西安、沙州皆出之，状如焰消。其中拣出深青莹净者，即为青矾；煅过变赤，则为绛矾。入圬墁及漆匠家多用之，然货者亦杂以沙土为块。昔人往往以青矾为石胆，误矣。

【气味】 酸，凉，无毒。

【主治】 疳及诸疮。苏恭|喉痹虫牙口疮，恶疮疥癣。酿鲫鱼烧灰服，疗肠风泻血。《大明》|消积滞，燥脾湿，化痰涎，除胀满黄肿疟利，风眼口齿诸病。时珍

【附方】 **脾病黄肿** 绿矾四两，百草霜、五倍子各一两，木香二钱，为末，酒煎，飞面丸梧子大。每空心酒下五丸。**眼暴赤烂** 红枣五斤，入绿矾在内，火煨熟，以河水、井水各一碗，桃、柳心各七个，煎稠。每点少许入眦上。**少阴疟疾** 呕吐。绿矾一钱，干姜泡，半夏姜制半两，为末。每服半钱，发日早以醋汤下。**大便不通** 皂矾一钱，巴霜二个，同研，入鸡子内搅匀，封头，湿纸裹，煨熟食之，酒下，即通。**肠风下血** 积年不止，虚弱甚者，一服取效。绿矾四两，入砂锅内，新瓦盖定，盐泥固济，煅赤取出，入青盐、生硫黄各一两，研匀。再入锅中固济，煅赤取出，去火毒，研。入熟附子末一两，粟米粥糊丸梧子大。每空心米饮、温酒任下三十丸。**妇人血崩** 青矾二两，轻粉一钱，为末，水丸梧子大。每服二三十丸，新汲水下。**腹中食积** 绿矾二两研，米醋一大碗，瓷器煎之，柳条搅成膏，入赤脚乌一两研，丸绿豆大。每空心温酒下五丸。**小儿头疮** 绛矾一两，淡豉一两，炒黑，腻粉二钱，研匀。以桑灰汤洗净，掺之良。**耳生烂疮** 枣子去核，包青矾煅研，香油调傅之。**汤火伤灼** 皂矾和凉水浇之。其疼即止，肿亦消。

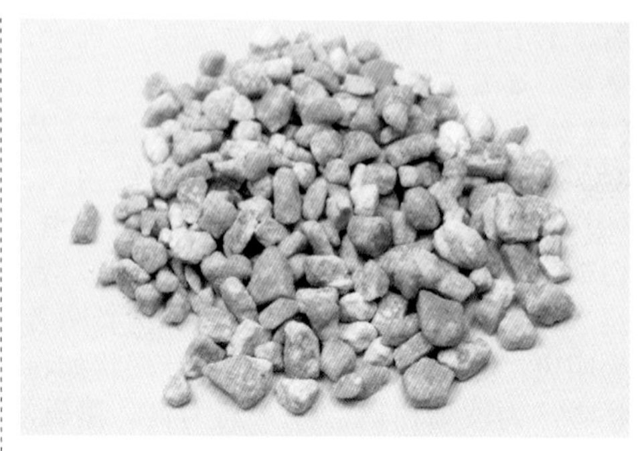

（绿矾为含硫酸亚铁的矿石。呈不规则碎块，浅绿色或黄绿色，半透明，具玻璃光泽。）

第十二卷　草部一

草之一　山草类上

甘草

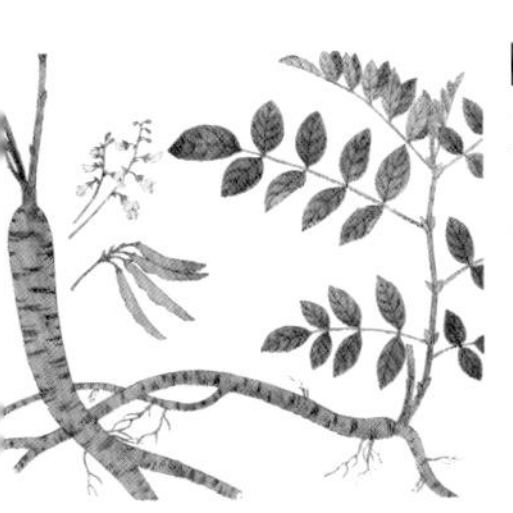

【释名】蜜甘、蜜草、美草、蕗草、灵通、国老。〔弘景曰〕此草最为众药之主，经方少有不用者，犹如香中有沉香也。国老即帝师之称，虽非君而为君所宗，是以能安和草石而解诸毒也。〔甄权曰〕诸药中甘草为君，治七十二种乳石毒，解一千二百般草木毒，调和众药有功，故有国老之号。

【集解】〔别录曰〕甘草生河西川谷积沙山及上郡。二月、八月除日采根，曝干，十日成。〔苏颂曰〕今陕西、河东州郡皆有之。春生青苗，高一二尺，叶如槐叶，七月开紫花似柰冬，结实作角子如毕豆。根长者，三四尺，粗细不定，皮赤色，上有横梁，梁下皆细根也。采得去芦头及赤皮，阴干用。今甘草有数种，以坚实断理者为佳。其轻虚纵理及细韧者，不堪，惟货汤家用之。〔李时珍曰〕甘草枝叶悉如槐，高五六尺，但叶端微尖而糙涩，似有白毛，结角如相思角，作一本生，至熟时角拆，子扁如小豆，极坚，齿啮不破，今人惟以大径寸而结紧断纹者，为佳，谓之粉草；其轻虚细小者，皆不及之。

根【修治】〔时珍曰〕方书炙甘草皆用长流水蘸湿炙之，至熟刮去赤皮，或用浆水炙熟，未有酥炙、酒蒸者。大抵补中宜炙用；泻火宜生用。【气味】甘，平，无毒。

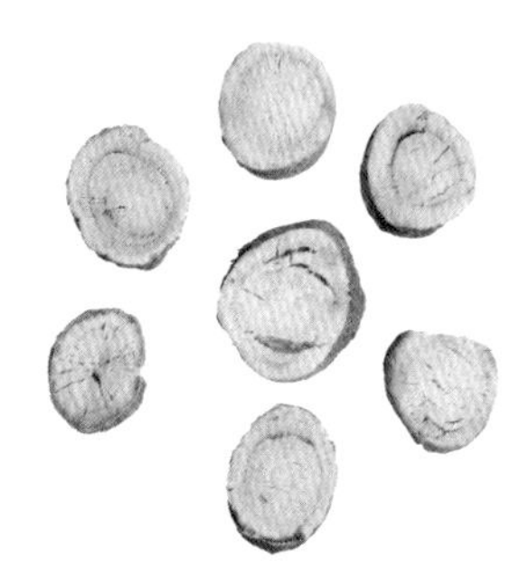

【主治】五脏六腑寒热邪气，坚筋骨，长肌肉，倍气力，金疮尰（尰，肿也），解毒。久服轻身延年。《本经》|温中下气，烦满短气，伤脏咳嗽，止渴，通经脉，利血气，解百药毒，为九土之精，安和七十二种石，一千二百种草。《别录》|主腹中冷痛，治惊痫，除腹胀满，补益五脏，养肾气内伤，令人阴不痿，主妇人血沥腰痛，凡虚而多热者，加用之。甄权|安魂定魄，补五劳七伤，一切虚损，惊悸烦闷健忘，通九窍，利百脉，益精养气，壮筋骨。《大明》|生用泻火热；熟用散表寒，去咽痛，除邪热，缓正气，养阴血，补脾胃，润肺。李杲|吐肺痿之脓血，消五发之疮疽。好古|解小儿胎毒惊痫，降火止痛。时珍

梢【主治】生用治胸中积热，去茎中痛，加酒煮玄胡索、苦楝子尤妙。元素

头【主治】生用能行足厥阴、阳明二经污浊之血，消肿导毒。震亨|主痈肿，宜入吐药。时珍

【发明】〔杲曰〕甘草气薄味厚，可升可降，阴中阳也。阳不足者，补之以甘。甘温能除大热，故生用则气平，补脾胃不足而大泻心火；炙之则气温，补三焦元气而散表寒，除邪热，去咽痛，缓正气，养阴血。凡心火乘脾，腹中急痛，腹皮急缩者，宜倍用之。其性能缓急，而又协和诸药，使之不争。故热药得之缓其热；寒药

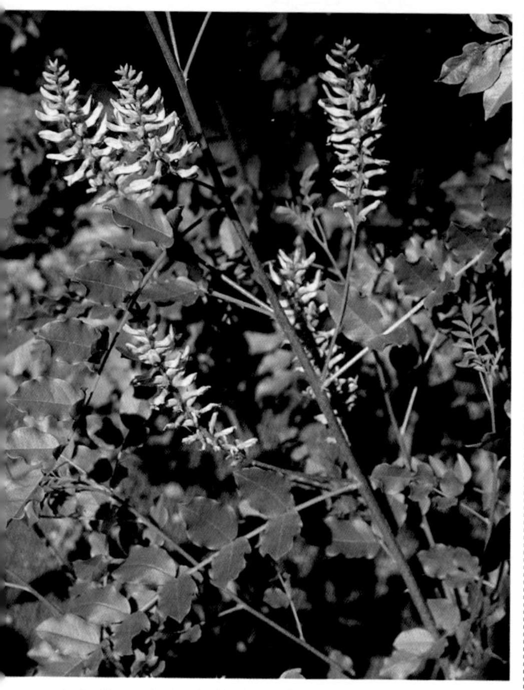

（甘草：多年生草本，高30～70cm。茎直立，单数羽状复叶，小叶9～17，小叶片卵圆形、卵状椭圆形。总状花序腋生，花冠淡紫堇色。荚果镰刀状。分布于东北、西北、华北等地。）

得之缓其寒；寒热相杂者用之得其平。

【附方】伤寒咽痛 少阴证，甘草汤主之。用甘草二两（蜜水炙），水二升，煮一升半，服五合，日二服。**肺热喉痛** 有痰热者。甘草（炒）二两，桔梗（米泔浸一夜）一两。每服五钱，水一钟半，入阿胶半片，煎服。**肺痿多涎** 肺痿吐涎沫，头眩，小便数而不咳者，肺中冷也，甘草干姜汤温之。甘草（炙）四两，干姜（炮）二两。水三升，煮一升五合，分服。**小儿热嗽** 甘草二两，猪胆汁浸五宿，炙，研末，蜜丸绿豆大。食后薄荷汤下十丸。名凉膈丸。**初生便闭** 甘草、枳壳（煨）各一钱。水半盏，煎服。**小儿撮口** 发噤。用生甘草二钱半，水一盏，煎六分，温服。令吐痰涎，后以乳汁点儿口中。**婴儿目涩** 月内目闭不开，或肿羞明，或出血者，名慢肝风。用甘草一截，以猪胆汁炙为末。每用米泔调少许，灌之。**小儿遗尿** 大甘草头，煎汤，夜夜服之。**小儿尿血** 甘草一两二钱，水六合，煎二合，一岁儿一日服尽。**小儿羸瘦** 甘草三两，炙焦为末，蜜丸绿豆大。每温水下五丸，日二服。**赤白痢下** 崔宣州衍所传方：用甘草一尺，炙，劈破，以淡浆水蘸，三二度，又以慢火炙之，后用生姜去皮半两，二味以浆水一升半，煎取八合，服之立效。梅师方：用甘草一两（炙），肉豆蔻七个（煨）剉。以水三升，煎一升，分服。**舌肿塞口** 不治杀人。甘草，煎浓汤，热漱频吐。**太阴口疮** 甘草二寸，白矾一粟大，同嚼，咽汁。**乳痈初起** 炙甘草二钱，新水煎服，仍令人咂之。**痘疮烦渴** 粉甘草（炙）、栝楼根等分，水煎服之。甘草能通血脉，发疮痘也。**阴下湿痒** 甘草，煎汤，日洗三五度。**冻疮发裂** 甘草，煎汤洗之。次以黄连、黄檗、黄芩末，入轻粉、麻油调敷。**汤火灼疮** 甘草，煎蜜涂。

黄耆

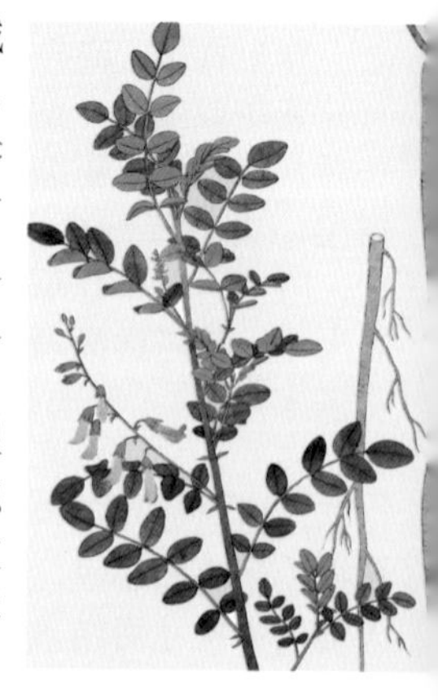

【释名】 黄芪、戴糁、戴椹、芰草、百本、王孙。〔时珍曰〕耆，长也。黄耆色黄，为补药之长，故名。今俗通作黄芪。

【集解】〔颂曰〕根长二三尺以来。独茎，或作丛生，枝干去地二三寸。其叶扶疏作羊齿状，又如蒺藜苗。七月中开黄紫花。其实作荚子，长寸许。八月中采根用。其皮折之如绵，谓之绵黄芪。今人多以苜蓿根假作黄芪，折皮亦似绵，颇能乱真。但苜蓿根坚而脆，黄芪至柔韧，皮微黄褐色，肉中白色，此为异耳。〔时珍曰〕黄芪，叶似槐叶而微尖小，又似蒺藜叶而微阔大，青白色。开黄紫花，大如槐花。结小尖角，长寸许。根长二三尺，以紧实如箭竿者为良。嫩苗亦可煠淘茹食。其子收之，十月下种，如种菜法亦可。

【修治】〔敩曰〕凡使勿用木芪草，真相似，只是生时叶短并根横也。须去头上皱皮，蒸半日，擘细，于槐砧上剉用。〔时珍曰〕今人但捶扁，以蜜水涂炙数次，以熟为度。亦有以盐汤润透，器盛，于汤瓶蒸熟切用者。

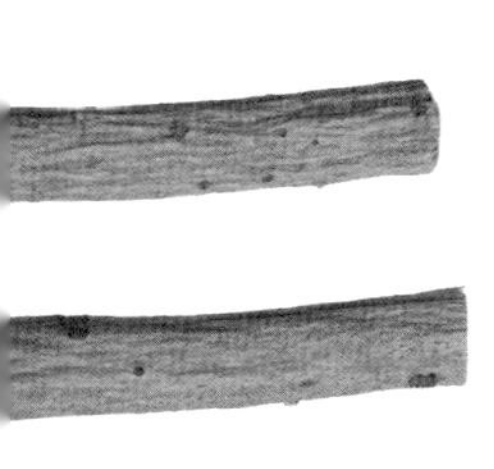

根【气味】甘，微温，无毒。【主治】痈疽久败疮，排脓止痛，大风癞疾，五痔鼠瘘，补虚，小儿百病。《本经》|妇人子脏风邪气，逐五脏间恶血，补丈夫虚损，五劳羸瘦，止渴，腹痛泄痢，益气，利阴气。《别录》|主虚喘，肾衰耳聋，疗寒热，治发背，内补。甄权|助气壮筋骨，长肉补血，破癥瘕，瘰疬瘿赘，肠风血崩，带下赤白痢，产前后一切病，月候不匀，痰嗽，头风热毒赤目。《日华》|治虚劳自汗，补肺气，泻肺火、心火，实皮毛，益胃气，去肌热及诸经之痛。元素|主太阴疟疾，阳维为病，苦寒热；督脉为病，逆气里急。好古

【发明】〔弘景曰〕出陇西者，温补；出白水者，冷补。又有赤色者，可作膏，用消痈肿。〔藏器曰〕虚而客热，用白水黄芪；虚而客冷，用陇西黄芪。〔好古曰〕黄芪，治气虚盗汗，并自汗及肤痛，是皮表之药；治咯血，柔脾胃，是中州之药；治伤寒尺脉不至，补肾脏元气，是里药。乃上、中、下、内、外、三焦之药也。〔杲曰〕防风能制黄芪，黄芪得防风其功愈大，乃相畏而相使也。〔震亨曰〕人之口通乎地，鼻通乎天。口

（黄耆为豆科植物膜荚黄芪、蒙古黄芪。膜荚黄芪：多年生草本，高0.5 ~ 1.5m，茎直立。单数羽状复叶互生，小叶13 ~ 31片，卵状披针形或椭圆形。总状花序，蝶形花冠淡黄色。荚果卵状长圆形。分布于黑龙江、吉林、辽宁、河北、山西、内蒙古、陕西、甘肃、宁夏、青海、山东、四川和西藏等地。蒙古黄芪：形似膜荚黄芪，惟其托叶呈三角状卵形，小叶较多，25 ~ 37片。花冠黄色。荚果无毛，有显著网纹。分布于黑龙江、吉林、内蒙古、河北、山西和西藏等地。）

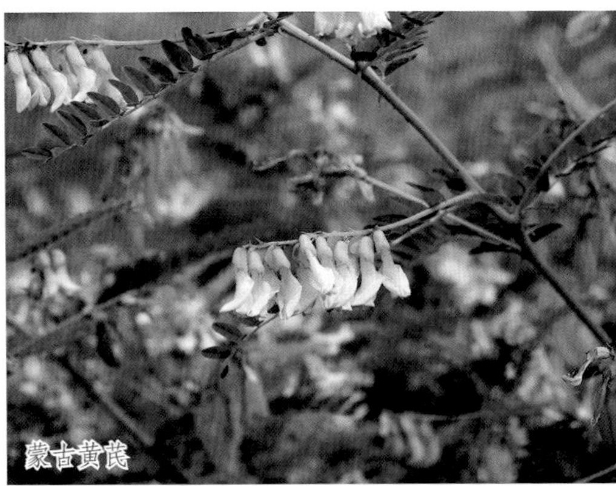

蒙古黄芪

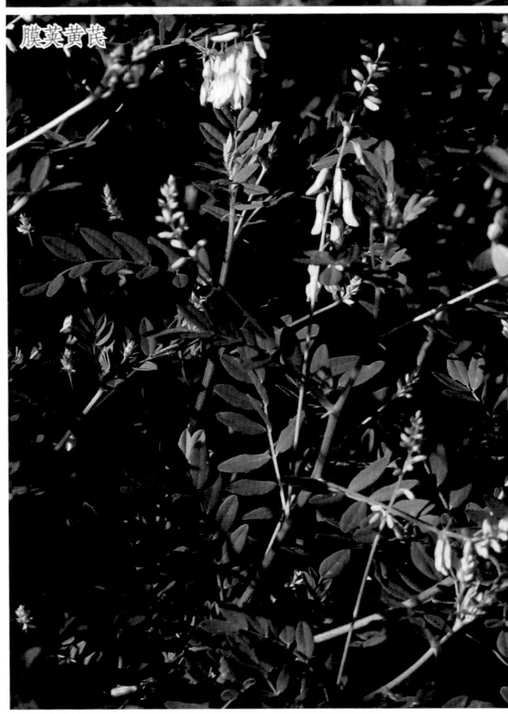

膜荚黄芪

以养阴，鼻以养阳。天主清，故鼻不受有形而受无形；地主浊，故口受有形而兼乎无形。柳太后之病不言，若以有形之汤，缓不及事；今投以二物，汤气满室，则口鼻俱受。非智者通神，不可回生也。

【附方】**小便不通** 绵黄芪二钱，水二盏，煎一盏，温服。小儿减半。**酒疸黄疾** 心下懊痛，足胫满，小便黄，饮酒发赤黑黄斑，由大醉当风，入水所致。黄芪二两，木兰一两，为末。酒服方寸匕，日三服。**气虚白浊** 黄芪（盐炒）半两，茯苓一两。为末。每服一钱，白汤下。**老人秘塞** 绵黄芪、陈皮（去白）各半两。为末。每服三钱，用大麻子一合，研烂，以水滤浆，煎至乳起，入白蜜一匙，再煎沸，调药空心服，甚者不过二服。此药不冷不热，常服无秘塞之患，其效如神。**肠风泻血** 黄芪、黄连等分，为末。面糊丸绿豆大。每服三十丸，米饮下。**尿血沙淋** 痛不可忍。黄芪、人参等分。为末，以大萝卜一个，切一指厚大，四五片，蜜二两，淹炙令尽，不令焦，点末，食无时，以盐汤下。**吐血不止** 黄芪二钱半，紫背浮萍五钱。为末。每服一钱，姜、蜜水下。**咳嗽脓血** 咽干，乃虚中有热，不可服凉药。以好黄芪四两，甘草一两。为末。每服二钱，点汤服。**肺痈得吐** 黄芪二两。为末。每服二钱，水一中盏，煎至六分，温服，日三四服。**甲疽疮脓** 生足趾甲边，赤肉突出，时常举发者。黄芪二两，蔄茹一两。醋浸一宿，以猪脂五合，微火上煎取二合，绞去滓，以封疮口上，日三度，其肉自消。**胎动不安** 腹痛，下黄汁。黄芪、川芎䓖各一两，糯米一合。水一升，煎半升，分服。**阴汗湿痒** 绵黄芪，酒炒为末，以熟猪心点吃妙。

人参

【释名】人𬞟、黄参、血参、人衔、鬼盖、神草、土精、地精、海腴、皱面还丹。〔时珍曰〕其草背阳向阴，故曰鬼盖。其在五参，色黄属土，而补脾胃，生阴血，故有黄参、血参之名。得地之精灵，故有土精、地精之名。广五行记云：隋文帝时，上党有人宅后每夜闻人呼声，求之不得。去宅一里许，见人参枝叶异常，掘之入地五尺，得人参，一如人体，四肢毕备，呼声遂绝。观此，则土精之名，尤可证也。

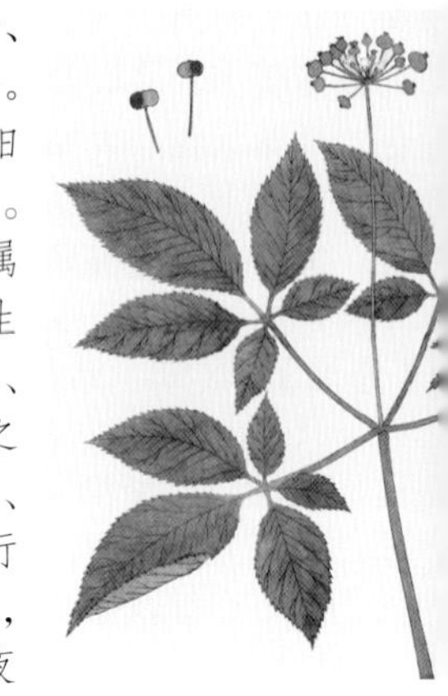

【集解】〔别录曰〕人参生上党山谷及辽东，二月、四月、八月上旬采根，竹刀刮，暴干，无令见风。根如人形者，有神。〔弘景曰〕上党在冀州西南，今来者形长而黄，状如防风，多润实而甘。俗乃重百济者，形细而坚白，气味薄于上党者。次用高丽者，高丽地近辽东，形大而虚软，不及百济，并不及上党者。其草一茎直上，四五叶相对生，花紫色。〔颂曰〕春生苗，多于深山背阴，近椵漆下湿润处。初生小者三四寸许，一桠五叶；四五年后生两桠五叶，未有花茎；至十年后生三桠；年深者生四桠，各五叶。中心生一茎，俗名百尺杵。三月、四月有花，细小如粟，蕊如丝，紫白色。秋后结子，或七八枚，如大豆，生青熟红，自落。根如人形者，神。泰山出者，叶干青，根白，殊别。江淮间出一种土人参，苗长一二尺，叶如匙而小，与桔梗相似，相对生，生五七节。根亦如桔梗而柔，味极甘美。秋生紫花，又带青色。春秋采根，土人或用之。相传欲试上党参，但使二人同走，一含人参，一空口，度走三五里许，其不含人参者，必大喘；含者气息自如，其人参乃真也。〔时珍曰〕上党，今潞州也。民以人参为地方害，不复采取。今所用者皆是辽参。其高丽、百济、新罗三国，今皆属于朝鲜矣。其参犹来中国互市。亦可收子，于十月下种，如种菜法。秋冬采者，坚实；春夏采者，虚软，非地产有虚实也。辽参，连皮者，黄润色如防风；去皮者，坚白如粉；伪者，皆以沙参、荠苨、桔梗采根造作乱之。沙参，体虚无心而味淡；荠苨，体虚无心；桔梗，体坚有心而味苦；人参，体实有心而味甘，微带苦，自有余味，俗名金井玉阑也。其似人形者，谓之孩儿参，尤多赝伪。

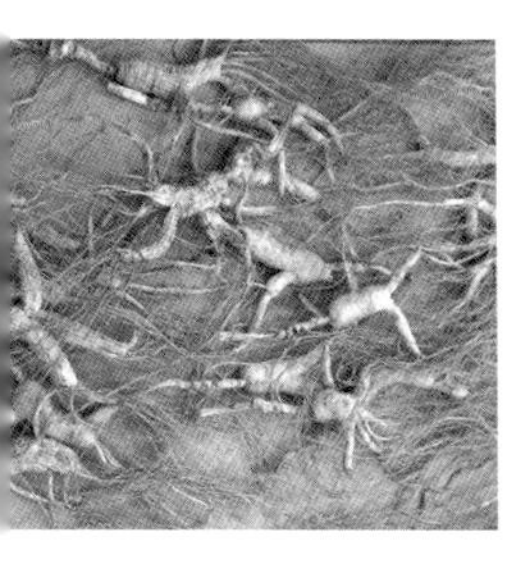

根【气味】甘，微寒，无毒。【主治】补五脏，安精神，定魂魄，止惊悸，除邪气，明目开心益智。久服轻身延年。《本经》|疗肠胃中冷，心腹鼓痛，胸胁逆满，霍乱吐逆，调中，止消渴，通血脉，破坚积，令人不忘。《别录》|主五劳七伤，虚损痰弱，止呕哕，补五脏六腑，保中守神。消胸中痰，治肺痿及痫疾，冷气逆上，伤寒不下食，凡虚而多梦纷纭者加之。甄权|止烦躁，变酸水。李珣|消食开胃，调中治气，杀金石药毒。《大明》|治肺胃阳气不足，肺气虚促，短气少气，补中缓中，泻心、肺、脾、胃中火邪，止渴生津液。元素|治男妇一切虚证，发热自汗，眩运头痛，反胃吐食，痎疟，滑泻久痢，小便频数淋沥，劳倦内伤，中风中暑，痿痹，吐血、嗽血、下血，血淋、血崩，胎前、产后诸病。时珍

【发明】〔言闻曰〕人参生用气凉，熟用气温；味甘补阳，微苦补阴。气主生物，本乎天；味主成物，本乎地。气味生成，阴阳之造化也。凉者，高秋清肃之气，天之阴也，其性降；温者，阳春生发之气，天之阳也，其性升。甘者，湿土化成之味，地之阳也，其性浮；微苦者，火土相生之味，地之阴也，其性沉。人参气味俱薄。气之薄者，生降熟升；味之薄者，生升熟降。如土虚火旺之病，则宜生参，凉薄之气，以泻火而补土，是纯用其气也；脾虚肺怯之病，则宜熟参，甘温之味，以补土而生金，是纯用其味也。东垣以相火乘脾，身热而烦，气高而喘，头痛而渴，脉洪而大者，用黄檗佐人参。孙真人治夏月热伤元气，人汗大泄，欲成痿厥，用生脉散，以泻热火而救金水。君以人参之甘

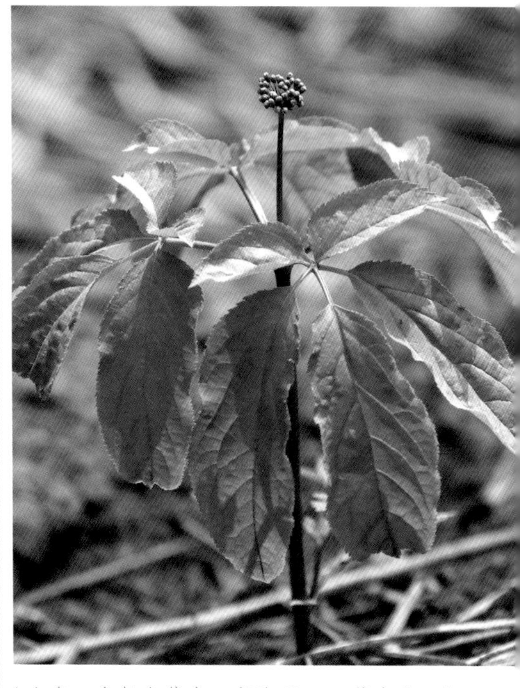

（人参：多年生草本，高达60cm。茎直立，细圆柱形。叶轮生于茎端，初生时为1枚3出复叶，二年生者为1枚5出掌状复叶，三年生者为2枚5出掌状复叶，四年生者为3枚，以后逐年增多，最后增至6枚；叶具长柄；小叶卵形或倒卵形，边缘具细锯齿，上面沿叶脉有直立刚毛。总花梗由茎端叶柄中央抽出，顶生伞形花序，有十余朵或数十朵淡黄绿色的小花。浆果状核果，肾形，成熟时鲜红色。分布于黑龙江、吉林、辽宁和河北北部的深山中。）

寒，泻火而补元气；臣以麦门冬之苦甘寒，清金而滋水源，佐以五味子之酸温，生肾精而收耗气。此皆补天元之真气，非补热火也。白飞霞云：人参炼膏服，回元气于无何有之乡。凡病后气虚及肺虚嗽者，并宜之。若气虚有火者，合天门冬膏对服之。

【附方】**阴亏阳绝** 用人参十两细切，以活水二十盏浸透，入银石器内，桑柴火缓缓煎取十盏，滤汁，再以水十盏，煎取五盏，与前汁合煎成膏，瓶收，随病作汤使。**心中痞坚** 留气结胸，胸满，胁下逆气抢心。人参、白术、干姜、甘草各三两。四味以水八升，煮三升，每服一升，日三服，随证加减。**脾胃气虚** 不思饮食，诸病气虚者。人参一钱，白术二钱，白茯苓一钱，炙甘草五分，姜三片，枣一枚。水二钟，煎一钟，食前温服。随证加减。**开胃化痰** 不思饮食，不拘大人小儿。人参（焙）二两，半夏（姜汁浸，焙）五钱。为末，飞罗面作糊，丸绿豆大。食后姜汤下三五十丸，日三服。《圣惠方》：加陈橘皮五钱。**胃寒气满** 不能传化，易饥不能食。人参（末）二钱，生附子（末）半钱，生姜二钱。水七合，煎二合，鸡子清一枚，打转空心服之。**胃虚恶心** 或呕吐有痰。人参一两。水二盏，煎一盏，入竹沥一杯，姜汁三匙，食远温服，以知为度，老人尤宜。**反胃呕吐** 饮食入口即吐，困弱无力，垂死者。上党人参三大两（拍破）。水一大升，煮取四合，热服，日再。兼以人参汁，入粟米、鸡子白、薤白，煮粥与啖。**妊娠吐水** 酸心腹痛，不能饮食。人参、干姜（炮）等分，为末，以生地黄汁和丸梧子大。每服五十丸，米汤下。**阳虚气喘** 自汗盗汗，气短头运。人参五钱，熟附子一两。分作四帖，每帖以生姜十片，流水二盏，煎一盏，食远温服。**喘急欲绝** 上气鸣息者。人参末，汤服方寸匕，日五六服效。**产后发喘** 乃血入肺窍，危症也。人参（末）一两，苏木二两。水二碗，煮汁一碗，调参末服，神效。**产后诸虚** 发热自汗。人参、当归等分，为末，用猪腰子一个，去膜，切小片，以水三升，糯米半合，葱白二茎，煮米熟，取汁一盏，入药煎至八分，食前温服。**产后秘塞** 出血多。以人参、麻子仁、枳壳（麸炒）。为末，炼蜜丸梧子大。每服五十丸，米饮下。**怔忡自汗** 心气不足也。人参半两，当归半两，用豮猪腰子二个，以水二碗，煮至一碗半，取腰子细切，人参、当归同煎至八分，空心吃腰子，以汁送下。其滓焙干为末，以山药末作糊丸绿豆大。每服五十丸，食远枣汤下，不过两服即愈。**肺虚久咳** 人参（末）二两，鹿角胶（炙，研）一两。每服三钱，用薄荷、豉汤一盏，葱少许，入铫子煎一二沸，倾入盏内。遇咳时，温呷三五口，甚佳。**喘咳嗽血** 咳喘上气，喘急，嗽血吐血，脉无力者。人参末每服三钱，鸡子清调之，五更初服便睡，去枕仰卧，只一服愈。年深者，再服。咯血者，服尽一两甚好。**咳嗽吐血** 人参、黄芪、飞罗面各一两，百合五钱。为末，水丸梧子大。每服五十丸，食前茅根汤下。**衄血不止** 人参、柳枝（寒食采者）等分，为末。每服一钱，东流水服，日三服。无柳枝，用莲子心。**阴虚尿血** 人参（焙）、黄芪（盐水炙）等分。为末。用红皮大萝卜一枚，切作四片，以蜜二两，将萝卜逐片蘸炙，令干再炙，勿令焦，以蜜尽为度。每用一片，蘸药食之，仍以盐汤送下，以瘥为度。**消渴引饮** 人参为末，鸡子清调服一钱，日三四服。**冷痢厥逆** 六脉沉细。人参、大附子各一两半。每服半两，生姜十片，丁香十五粒，粳米一撮。水二盏，煎七分，空心温服。**下痢噤口** 人参、莲肉各三钱。以井华水二盏，煎一盏，细细呷之。或加姜汁炒黄连三钱。**老人虚痢** 不止，不能饮食：上党人参一两，鹿角（去皮，炒研）五钱。为末。

每服方寸匕，米汤调下，日三服。**伤寒坏证** 凡伤寒时疫，不问阴阳，老幼妊妇，误服药饵，困重垂死，脉沉伏，不省人事，七日以后，皆可服之，百不失一。此名夺命散，又名复脉汤。人参一两，水二钟，紧火煎一钟，以井水浸冷服之，少顷鼻梁有汗出，脉复立瘥。**伤寒厥逆** 身有微热，烦躁，六脉沉细微弱，此阴极发躁也。无忧散：用人参半两，水一钟，煎七分，调牛胆南星末二钱，热服，立苏。**筋骨风痛** 人参四两（酒浸三日，晒干），土茯苓一斤，山慈姑一两。为末，炼蜜丸梧子大。每服一百丸，食前米汤下。**小儿风痫** 瘛疭。用人参、蛤粉、辰砂等分。为末，以豭猪心血和丸绿豆大。每服五十丸，金银汤下，一日二服，大有神效。**惊后瞳斜** 小儿惊后瞳人不正者。人参、阿胶（糯米炒成珠）各一钱。水一盏，煎七分，温服，日再服。愈乃止，效。**蜈蚣咬伤** 嚼人参涂之。**蜂虿螫伤** 人参末敷之。

沙参

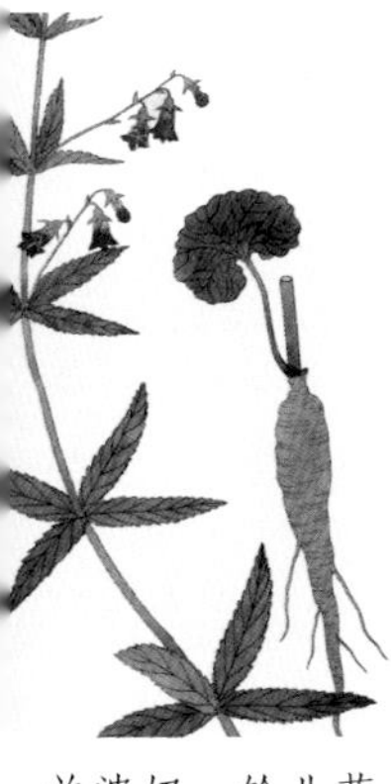

【释名】 白参、知母、羊乳、羊婆奶、铃儿草、虎须、苦心。〔弘景曰〕此与人参、玄参、丹参、苦参是为五参，其形不尽相类，而主疗颇同，故皆有参名。又有紫参，乃牡蒙也。〔时珍曰〕沙参白色，宜于沙地，故名。其根多白汁，俚人呼为羊婆奶。铃儿草，象花形也。

【集解】〔普曰〕二月生苗，如葵，叶青色，根白，实如芥，根大如芜菁，三月采。〔弘景曰〕今出近道，丛生，叶似枸杞，根白实者佳。〔颂曰〕今淄、齐、潞、随、江、淮、荆、湖州郡皆有之。苗长一二尺以来，丛生崖壁间，叶似枸杞而有叉丫，七月开紫花，根如葵根，大如指许，赤黄色，中正白实者佳。二月、八月采根。〔时珍曰〕沙参处处山原有之。二月生苗，叶如初生小葵叶，而团扁不光。八九月抽茎，高一二尺。茎上之叶，则尖长如枸杞叶，而小有细齿。秋月叶间开小紫花，长二三分，状如铃铎，五出，白蕊，亦有白花者。并结实，大如冬青实，中有细子。霜后苗枯。其根生沙地者，长尺余，大一虎口；黄土地者则短而小。根茎皆有白汁。八九月采者，白而实；春月采者，微黄而虚。

根【气味】苦，微寒，无毒。**【主治】**血积惊气，除寒热，补中，益肺气。《本经》| 疗胃痹心腹痛，结热邪气头痛，皮间邪

（沙参为桔梗科植物轮叶沙参。轮叶沙参：一年生直立草本，高可达1.5m，茎不分枝。茎生叶3～6枚轮生，叶片卵圆形至条状披针形，边缘有锯齿。狭圆锥状花序，花序分枝（聚伞花序）大多轮生，生数朵花或单花。花冠筒状细钟形，蓝色、蓝紫色。蒴果球状圆锥形或卵圆状圆锥形。花期7～9月。分布于东北、内蒙古、河北、山西、华东、广东、广西、云南、四川、贵州。）

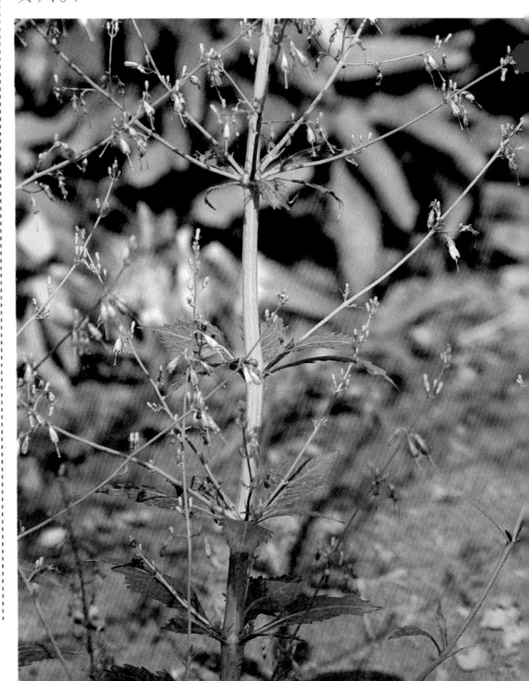

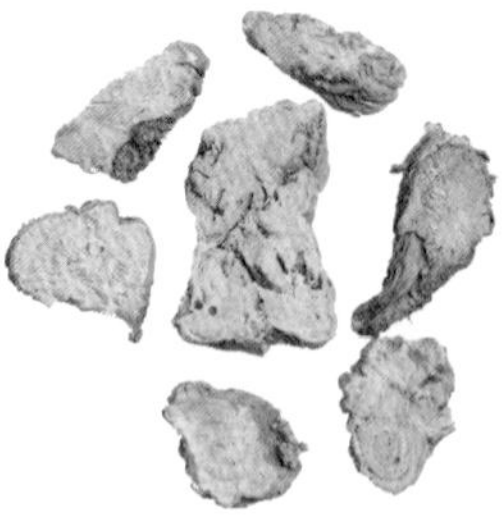

热，安五脏。久服利人。《别录》|去皮肌浮风，疝气下坠，治常欲眠，养肝气，宣五脏风气。甄权|补虚，止惊烦，益心肺，并一切恶疮疥癣及身痒，排脓，消肿毒。《大明》|清肺火，治久咳肺痿。时珍

【发明】〔时珍曰〕人参甘苦温，其体重实，专补脾胃元气，因而益肺与肾，故内伤元气者宜之。沙参甘淡而寒，其体轻虚，专补肺气，因而益脾与肾，故金能受火克者宜之。一补阳而生阴，一补阴而制阳，不可不辨之也。

【附方】**肺热咳嗽** 沙参半两。水煎服之。**卒得疝气** 小腹及阴中相引痛如绞，自汗出，欲死者。沙参，捣筛为末，酒服方寸匕，立瘥。**妇人白带** 多因七情内伤或下元虚冷所致。沙参为末，每服二钱，米饮调下。

荠苨

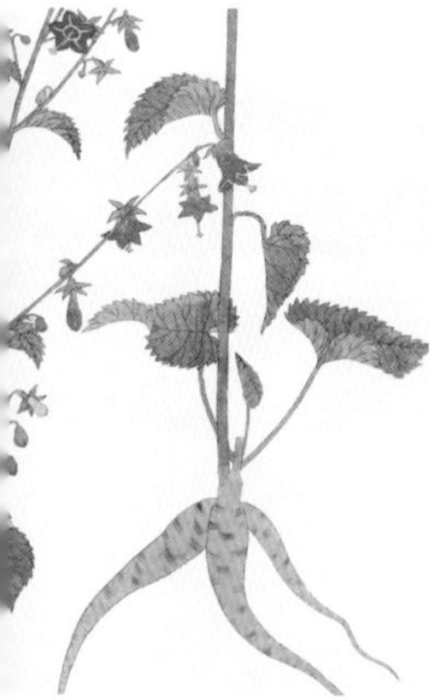

【释名】杏参、杏叶沙参、菧苨、甜桔梗、白面根。苗名隐忍。〔时珍曰〕荠苨多汁，有济苨之状，故以名之。

【集解】〔弘景曰〕荠苨根茎都似人参，而叶小异，根味甜绝，能杀毒。以其与毒药共处，毒皆自然歇，不正入方家用也。〔颂曰〕今川蜀、江浙皆有之。春生苗茎，都似人参，而叶小异，根似桔梗，但无心为异。〔时珍曰〕荠苨苗似桔梗，根似沙参，故奸商往往以沙参、荠苨通乱人参。苏颂《图经》所谓杏参，周定王《救荒本草》所谓杏叶沙参，皆此荠苨也。

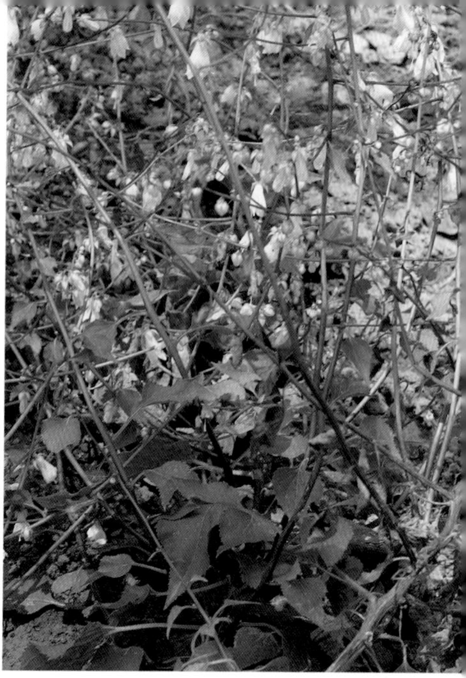

（荠苨：多年生草本，茎高约1m。叶互生；叶片卵圆形至长椭圆状卵形，边缘有锐锯齿。圆锥状总状花序，花冠上方扩张成钟形，淡青紫色，先端5裂。蒴果圆形，含有多数种子。花期8～9月，果期10月。我国各地都有分布。）

《图经》云：杏参生淄州田野，根如小菜根。土人五月采苗叶，治咳嗽上气。《救荒本草》云：杏叶沙参，一名白面根。苗高一二尺，茎色青白。叶似杏叶而小，微尖而背白，边有叉牙。杪间开五瓣白碗子花。根形如野胡萝卜，颇肥，皮色灰黪，中间白色，味甜微寒。亦有开碧花者。嫩苗煠熟水淘，油盐拌食。根换水煮，亦可食。人以蜜煎充果。

根【气味】甘，寒，无毒。【主治】解百药毒。《别录》|杀蛊毒，治蛇虫咬，热狂温疾，罯毒箭。《大明》|利肺气，和中明目止痛，蒸切作羹粥食，或作齑菹食。昝殷|食之，压丹石发动。孟诜|主咳嗽消渴强中，疮毒丁肿，辟沙虱短狐毒。时珍

【发明】〔时珍曰〕荠苨寒而利肺，甘而解毒，乃良品也，而世不知用，惜哉。按葛洪《肘后方》云：一药而兼解众毒者，惟荠苨汁浓饮二升，或煮嚼之，亦可作散

服。此药在诸药中，毒皆自解也。

【附方】**强中消渴** 猪肾荠苨汤：治强中之病，茎长兴盛，不交精液自出，消渴之后，即发痈疽。皆由恣意色欲，或饵金石所致，宜此以制肾中热也。用猪肾一具，荠苨、石膏各三两，人参、茯苓、慈石、知母、葛根、黄芩、栝楼根、甘草各二两，黑大豆一升，水一斗半，先煮猪肾、大豆，取汁一斗，去滓下药，再煮三升，分三服。又荠苨丸：用荠苨、大豆、茯神、慈石、栝楼根、熟地黄、地骨皮、玄参、石斛、鹿茸各一两，人参、沉香各半两。为末，以猪肚治净煮烂，杵和丸梧子大。每服七十丸，空心盐汤下。**丁疮肿毒** 生荠苨根捣汁，服一合，以滓敷之，不过三度。**面上皯疱** 荠苨、肉桂各一两。为末。每用方寸匕，酢浆服之，日一服。又灭瘢痣。**解钩吻毒** 钩吻叶与芹叶相似，误食之杀人。惟以荠苨八两，水六升，煮取三升，每服五合，日五服。

隐忍叶【气味】甘、苦，寒，无毒。【主治】蛊毒腹痛，面目青黄，林露骨立，煮汁一二升饮。时珍|主腹脏风壅，咳嗽上气。

桔梗

【释名】白药、梗草、荠苨。〔时珍曰〕此草之根结实而梗直，故名。桔梗、荠苨乃一类，有甜、苦二种，故《本经》桔梗一名荠苨，而今俗呼荠苨为甜桔梗也。

【集解】〔别录曰〕桔梗，生嵩高山谷及冤句。二月采根，暴干。〔普曰〕叶如荠苨，茎如笔管，紫赤色，二月生苗。〔颂曰〕今在处有之。根如小指大，黄白色。春生苗，茎高尺余。叶似杏叶而长椭，四叶相对而生，嫩时亦可煮食。夏开小花紫碧色，颇似牵牛花，秋后结子。八月采根，其根有心，若无心者为荠苨。关中所出桔梗，根黄皮，似蜀葵根。茎细，青色。叶小，青色，似菊叶也。

根【修治】〔时珍曰〕今但刮去浮皮，米泔水浸一夜，切片微炒用。【气味】辛，微温，有小毒。

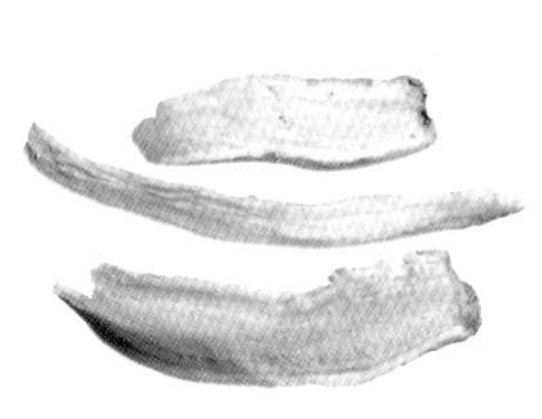

【主治】胸胁痛如刀刺，腹满肠鸣幽幽，惊恐悸气。《本经》|利五脏肠胃，补血气，除寒热风痹，温中消谷，疗喉咽痛，下蛊毒。《别录》|治下痢，破血去积气，消积聚痰涎，去肺热气促嗽逆，除腹中冷痛，主中恶及小儿惊痫。甄权|下一切气，止霍乱转筋，心腹胀痛，补五劳，养气，除邪辟温，破癥瘕肺痈，养血排脓，补内漏及喉痹。《大明》|利窍，除肺部风热，清利头目咽嗌，胸膈滞气及痛，除鼻塞。元素|治寒呕。李杲|主口舌生疮，赤目肿痛。时珍

【发明】〔时珍曰〕朱肱《活人书》治胸中痞满不痛，用桔梗、枳壳，取其通肺利膈下气也。张仲景《伤寒论》治寒实结胸，用桔梗、贝母、巴豆，取其温中消谷破积也。又治肺痈唾脓，用桔梗、甘草，取其苦辛清肺，甘温泻火，又能排脓血、补内漏也。其治少阴证二三日咽痛，亦用桔梗、甘草，取其苦辛散寒，甘平除热，合而用之，能调寒热也。后人易名甘桔汤，通治咽喉口舌诸病。宋仁宗加荆芥、防风、连翘，遂名如圣汤，极言其验也。按王好古《医垒元戎》载之颇详，云失音，加诃子；声不出，加半夏；上气，加陈皮；涎嗽，加知母、贝母；咳渴，加五味子；酒毒，加葛根；少气，加人参；呕，加半夏、生姜；唾脓血，加紫菀；肺痿，加阿胶；胸膈不利，加枳壳；心胸痞满，加枳实；目赤，加栀子、大黄；面肿，加

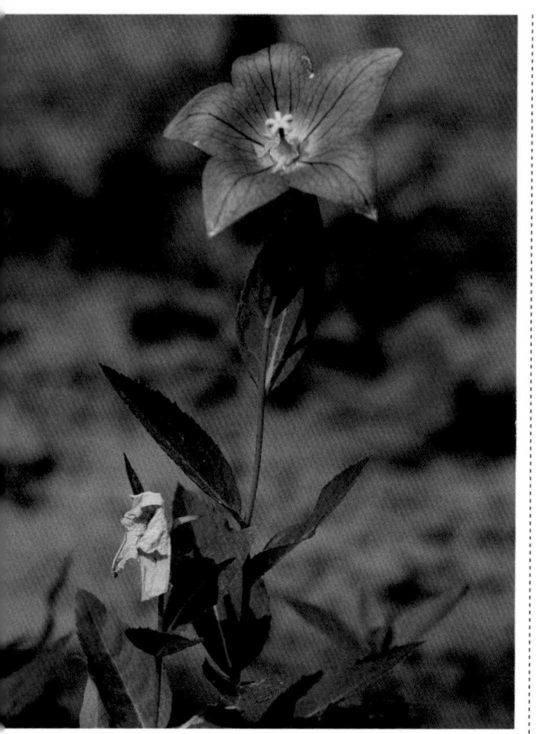

（桔梗：多年生草本，高30 ~ 120cm。叶片卵形至披针形，边缘有尖锯齿。花1朵至数朵单生茎顶或集成疏总状花序，花冠阔钟状，蓝色或蓝紫色，裂片5，三角形。蒴果倒卵圆形。花期7 ~ 9月，果期8 ~ 10月。分布于我国各地区。）

茯苓；肤痛，加黄芪；发斑，加防风、荆芥；疫毒，加鼠粘子、大黄；不得眠，加栀子。〔震亨曰〕干咳嗽，乃痰火之邪郁在肺中，宜苦梗以开之；痢疾腹痛，乃肺金之气郁在大肠，亦宜苦梗开之，后用痢药。此药能开提气血，故气药中宜用之。

【附方】 **胸满不痛** 桔梗、枳壳等分。水二钟，煎一钟，温服。**伤寒腹胀** 阴阳不和也，桔梗半夏汤主之。桔梗、半夏、陈皮各三钱，姜五片。水二钟，煎一钟服。**肺痈咳嗽** 胸满振寒，脉数咽干，不渴，时出浊唾腥臭，久久吐脓如粳米粥者，桔梗汤主之。桔梗一两，甘草二两。水三升，煮一升，分温再服。朝暮吐脓血则瘥。**喉痹毒气** 桔梗二两。水三升，煎一升，顿服。**咽痛** 可与甘草汤；不瘥者，与桔梗汤主之。桔梗一两，甘草二两。水三升，煮一升，分服。**口舌生疮** 方同上。**骨槽风痛** 牙根肿痛。桔梗为末，枣瓤和丸皂子大。绵裹咬之。仍以荆芥汤漱之。**牙疳臭烂** 桔梗、茴香等分。烧研，敷之。**肝风眼黑** 目睛痛，肝风盛也，桔梗丸主之。桔梗一斤，黑牵牛（头末）三两，为末，蜜丸梧子大。每服四十丸，温水下，日二服。**鼻出衄血** 桔梗为末，水服方寸匕，日四服。一加生犀角屑。**吐血下血** 方同上。**打击瘀血** 在肠内，久不消，时发动者。桔梗为末，米饮下一刀圭。**妊娠中恶** 心腹疼痛。桔梗一两（剉）。水一钟，生姜三片，煎六分，温服。

芦头【主治】 吐上膈风热痰实，生研末，白汤调服一二钱，探吐。时珍

黄精

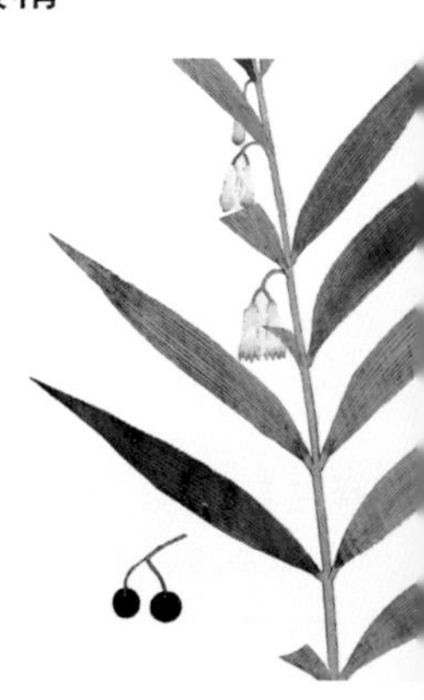

【释名】 黄芝、戊己芝、菟竹、鹿竹、仙人余粮、救穷草、米铺、野生姜、重楼、鸡格、龙衔、垂珠。〔时珍曰〕黄精为服食要药，故《别录》列于草部之首，仙家以为芝草之类，以其得坤土之精粹，故谓之黄精。〔嘉谟曰〕根如嫩姜，俗名野生姜。九蒸九曝，可以代粮，又名米铺。

【集解】 〔弘景曰〕根似萎蕤。萎蕤根如荻根及菖蒲，概节而平直；黄精根如鬼臼、黄连，大节而不平。虽燥，并柔软有脂润。〔恭曰〕黄精，肥地生者，即大如拳；薄地生者，犹如拇指。萎蕤肥根，颇类其小者，肌理形色，大都相似。黄精叶似柳及龙胆、徐长卿辈而坚。〔时珍曰〕黄精野生山中，其叶似竹而不尖，或两叶、三

叶、四五叶，俱对节而生。其根横行，状如萎蕤，俗采其苗煠熟，淘去苦味食之，名笔管菜。〔颂曰〕黄精南北皆有，以嵩山、茅山者为佳。三月生苗，高一二尺以来。叶如竹叶而短，两两相对。茎梗柔脆，颇似桃枝，本黄末赤。四月开细青白花，状如小豆花。结子白如黍粒，亦有无子者。根如嫩生姜而黄色，二月采根，蒸过暴干用。今遇八月采，山中人九蒸九暴作果卖，黄黑色而甚甘美。其苗初生时，人多采为菜茹，谓之笔菜，味极美。江南人说黄精苗叶稍类钩吻，但钩吻叶头极尖而根细，而苏恭言钩吻蔓生，恐南北所产之异耳。

根【修治】〔敩曰〕凡采得以溪水洗净蒸之，从巳至子，薄切，暴干用。**【气味】**甘，平，无毒。**【主治】**补中益气，除风湿，安五脏。久服轻身延年不饥。《别录》|补五劳七伤，助筋骨，耐寒暑，益脾胃，润心肺。单服九蒸九暴食之，驻颜断谷。《大明》|补诸虚，止寒热，填精髓，下三尸虫。时珍

【发明】〔时珍曰〕黄精受戊己之淳气，故为补黄宫之胜品。土者万物之母，母得其养，则水火既济，木金交合，而诸邪自去，百病不生矣。

【附方】补肝明目 黄精二斤，蔓菁子一斤（淘），同和，九蒸九晒，为末。空心每米饮下二钱，日二服，延年益寿。**大风癞疮** 营气不清，久风入脉，因而成癞，鼻坏色败、皮肤痒溃。用黄精根（去皮，洗净）二斤，日中曝令软，纳粟米饭中，蒸至米熟，时时食之。**补虚精气** 黄精、枸杞子等分。捣作饼，日干为末，炼蜜丸梧子大。每汤下五十丸。

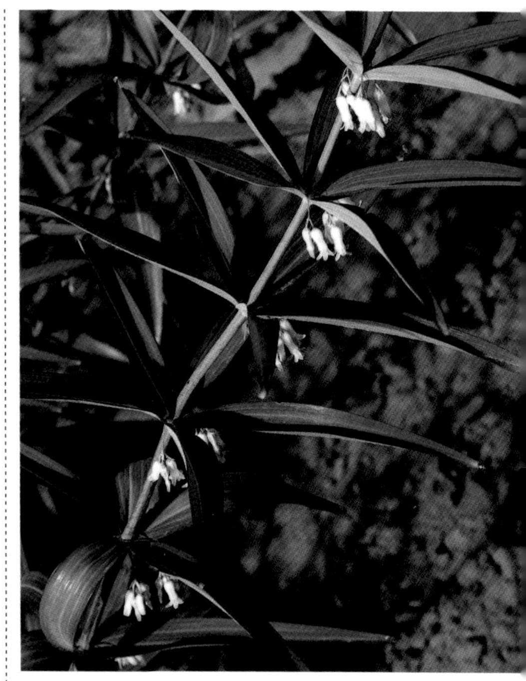

（黄精为百合科植物黄精、多花黄精、滇黄精。黄精：多年生直立草本。茎圆柱形，单一，高50～80cm。叶无柄；通常4～5枚轮生。花叶腋生，花梗先端2歧，着生花2朵；花被筒状，白色，先端6齿裂，带绿白色。浆果球形，成熟时黑色。分布于东北、华北、山东、江苏、河南、陕西等地。）

萎蕤

【释名】女萎、葳蕤、萎移、委萎、萎香、荧、玉竹、地节。〔时珍曰〕按黄公绍《古今韵会》云：葳蕤，草木叶垂之貌。此草根长多须，如冠缨下垂之緌而有威仪，故以名之。凡羽盖旌旗之缨緌，皆象葳蕤，是矣。

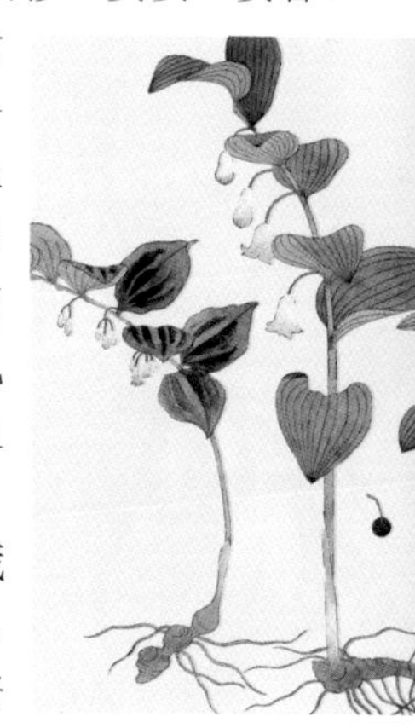

【集解】《别录》云：葳蕤生泰山山谷及丘陵，立春后采，阴干。〔普

曰〕叶青黄色，相值如姜叶，二月、七月采。〔弘景曰〕今处处有之。根似黄精，小异。服食家亦用之。〔颂曰〕今滁州、舒州及汉中、均州皆有之。茎干强直，似竹箭杆，有节。叶狭而长，表白里青，亦类黄精。根黄而多须，大如指，长一二尺。或云可啖。三月开青花，结圆实。〔时珍曰〕处处山中有之。其根横生似黄精，差小，黄白色，性柔多须，最难燥。其叶如竹，两两相值。亦可采根种之，极易繁也。嫩叶及根，并可煮淘食茹。

根【气味】甘，平，无毒。**【主治】**女萎：主中风暴热，不能动摇，跌筋结肉，诸不足。久服，去面黑䵟，好颜色润泽，轻身不老。《本经》|萎蕤：主心腹结气，虚热湿毒腰痛，茎中寒，及目痛眦烂泪出。《别录》|时疾寒热，内补不足，去虚劳客热。头痛不安，加而用之，良。甄权|补中益气。萧炳|除烦闷，止消渴，润心肺，补五劳七伤虚损，腰脚疼痛。天行热狂，服食无忌。《大明》|服诸石人不调和者，煮汁饮之。弘景|主风温自汗灼热，及劳疟寒热，脾胃虚乏，男子小便频数，失精，一切虚损。时珍

（萎蕤为百合科植物玉竹。玉竹：多年生草本。茎单一，高20～60cm。叶互生，无柄；叶片椭圆形至卵状长圆形。花通常1～3朵簇生，花被筒状，黄绿色至白色，先端6裂，裂片卵圆形。浆果球形，熟时蓝黑色。花期4～6月，果期7～9月。生于林下及山坡阴湿处。分布于东北、华北、华东及陕西、甘肃、青海、台湾、河南、湖北、湖南、广东等地。）

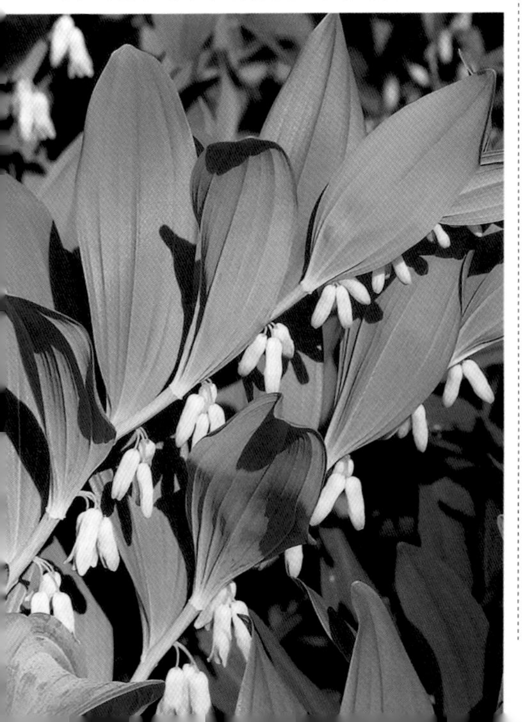

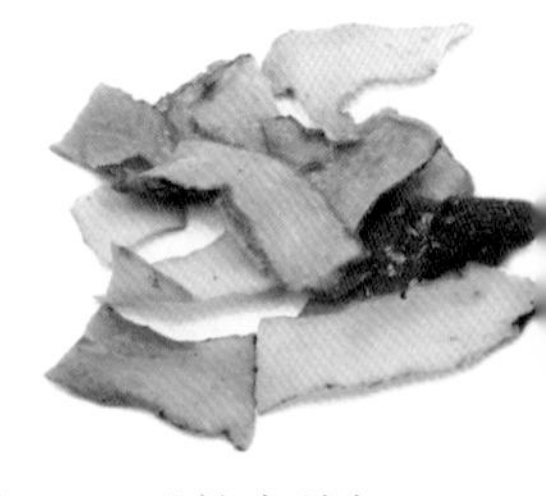

【发明】〔杲曰〕葳蕤能升能降，阳中阴也。其用有四：主风淫四末，两目泪烂，男子湿注腰痛，女子面生黑䵟。〔时珍曰〕萎蕤性平味甘，柔润可食。故朱肱《南阳活人书》，治风温自汗身重，语言难出，用萎蕤汤，以之为君药。予每用治虚劳寒热痁疟，及一切不足之证，用代参、耆，不寒不燥，大有殊功，不止于去风热湿毒而已，此昔人所未阐者也。〔时珍曰〕苏颂注黄精，疑青粘是黄精，与此说不同。今考黄精、萎蕤性味功用大抵相近，而萎蕤之功更胜。故青粘，一名黄芝，与黄精同名；一名地节，与萎蕤同名，则二物虽通用亦可。

【附方】服食法二月、九月采萎蕤根，切碎一石，以水二石煮之，从旦至夕，以手烂，布囊榨取汁，熬稠。其渣晒为末，同熬至可丸，丸如鸡头子大。每服一丸，白汤下，日三服。导气脉，强筋骨，治中风湿毒，去面皱颜色，久服延年。**赤眼涩痛** 萎蕤、赤芍药、当归、黄连等分。煎汤，熏洗。**眼见黑花** 赤痛昏暗。甘露汤：用萎蕤（焙）四两。每服二钱，水一盏，入薄荷二叶，生姜一片，蜜少许，同煎七分，卧时温服，日一服。**小便卒淋** 萎蕤一两，芭蕉根四两。水二大碗，煎一碗半，入滑

石二钱，分三服。**发热口干** 小便涩。用萎蕤五两，煎汁饮之。**乳石发热** 萎蕤三两，炙甘草二两，生犀角一两。水四升，煮一升半，分三服。**痫后虚肿** 小儿痫病瘥后，血气上虚，热在皮肤，身面俱肿。萎蕤、葵子、龙胆、茯苓、前胡等分，为末。每服一钱，水煎服。

知母

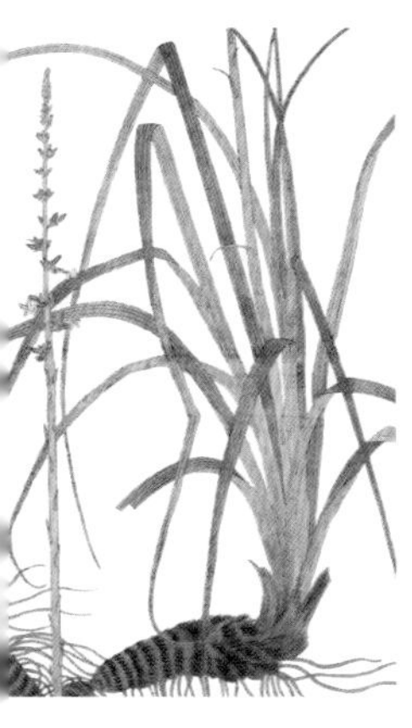

【释名】蚳母、连母、蝭母、货母、地参、水参、菧藩、苦心、儿草。〔时珍曰〕宿根之旁，初生子根，状如蚳䖟之状，故谓之蚳母，讹为知母、蝭母也。

【集解】〔别录曰〕知母，生河内川谷。二月、八月采根，暴干。〔弘景曰〕今出彭城。形似菖蒲而柔润，叶至难死，掘出随生，须枯燥乃止。〔颂曰〕今濒河怀、卫、彰、德诸郡及解州、滁州亦有之。四月开青花如韭花，八月结实。

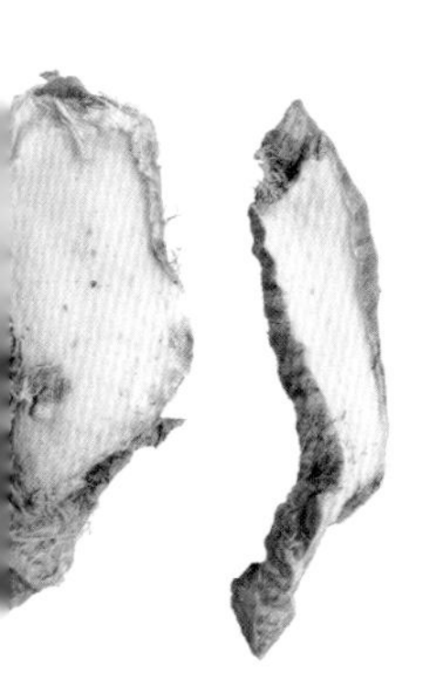

根【修治】〔时珍曰〕凡用，拣肥润里白者，去毛切。引经上行则用酒浸焙干；下行，则用盐水润焙。【气味】苦，寒，无毒。【主治】消渴热中，除邪气，肢体浮肿，下水，补不足，益气。《本经》|疗伤寒久疟烦热，胁下邪气，膈中恶，及风汗内疸。多服令人泄。《别录》|心烦躁闷，骨热劳往来，产后蓐劳，肾气劳，憎寒虚烦。甄权|热劳传尸疰病，通小肠，消痰止嗽，润心肺，安心，止惊悸。《大明》|凉心去热，治阳明火热，泻膀胱、肾经火，热厥头痛，下痢腰痛，喉中腥臭。元素|泻肺火，滋肾水，治命门相火有余。好古|安胎，止子烦，辟射工、溪毒。时珍

【发明】〔时珍曰〕肾苦燥，宜食辛以润之。肺苦逆，宜食苦以泻之。知母之辛苦寒凉，下则润肾燥而滋阴，上则清肺金而泻火，乃二经气分药也。黄檗则是肾经血分药。故二药必相须而行，昔人譬之虾与水母，必相依附。

【附方】**久近痰嗽** 自胸膈下塞停饮，至于脏腑。用知母、贝母各一两（为末），巴豆三十枚（去油，研匀）。每服一字，用姜三片，二面蘸药，细嚼咽下，便睡，次早必泻一行，其嗽立止。壮人乃用之。一方不用巴豆。**久嗽气急** 知母（去毛，切）

（知母：多年生草本。叶基生，丛出，线形。花葶直立，不分枝，高50～120cm；花2～6朵成一簇，散生在花葶上部呈总状花序；花黄白色，多于夜间开放。蒴果卵圆形。花期5～8月，果期7～9月。分布于东北、华北及陕西、宁夏、甘肃、山东、江苏等地。）

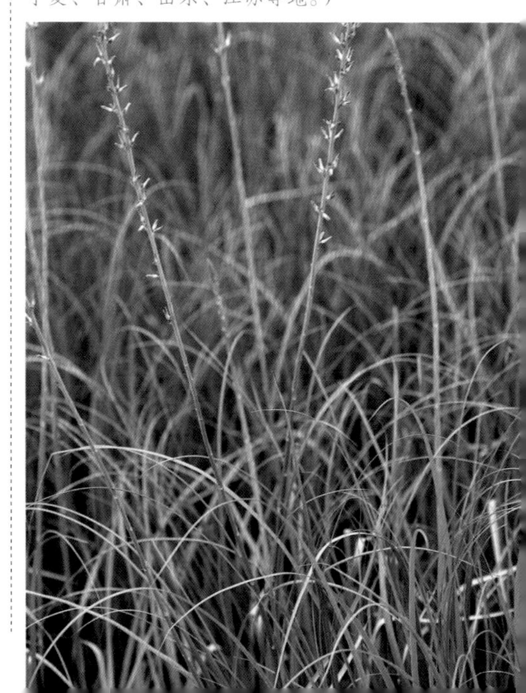

五钱（隔纸炒），杏仁（姜水泡，去皮尖，焙）五钱。以水一钟半，煎一钟，食远温服。次以萝卜子、杏仁等分。为末，米糊丸。服五十丸，姜汤下，以绝病根。**妊娠腹痛** 月未足，如欲产之状。用知母二两为末，蜜丸梧子大。每粥饮下二十丸。**紫癜风疾** 醋磨知母擦之，日三次。**嵌甲肿痛** 知母（烧存性）研，掺之。

肉苁蓉

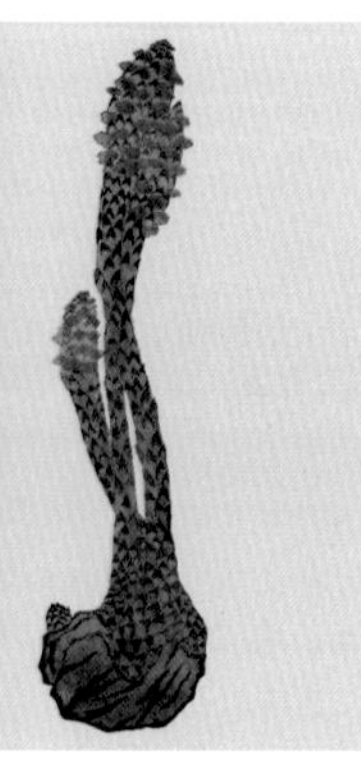

【释名】肉松容、黑司命。〔时珍曰〕此物补而不峻，故有从容之号。从容，和缓之貌。

【集解】〔别录曰〕肉苁蓉，生河西山谷及代郡雁门，五月五日采，阴干。〔弘景曰〕代郡雁门属并州，多马处便有之，言是野马精落地所生。生时似肉，以作羊肉羹补虚乏极佳，亦可生啖，河南间至多。今第一出陇西，形扁广，柔润多花而味甘。次出北地者，形短而少花。巴东建平间亦有，而不嘉也。

【气味】甘，微温，无毒。

【主治】五劳七伤，补中，除茎中寒热痛，养五脏，强阴，益精气，多子，妇人癥瘕。久服轻身。《本经》|除膀胱邪气腰痛，止痢。《别录》|益髓，悦颜色，延年，大补壮阳，日御过倍，治女人血崩。甄权|男子绝阳不兴，女子绝阴不产，润五脏，长肌肉，暖腰膝，男子泄精尿血遗沥，女子带下阴痛。《大明》

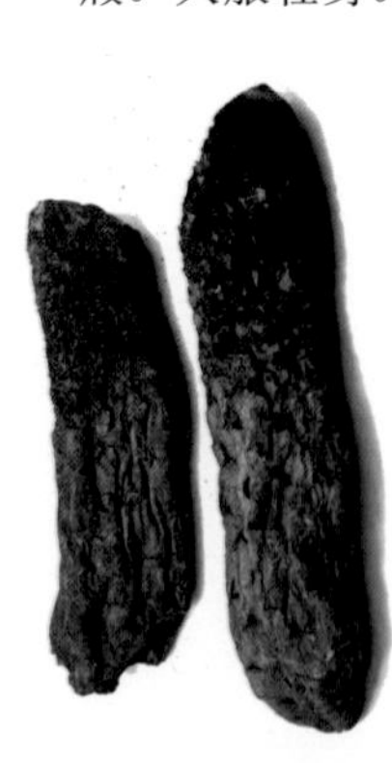

【发明】〔藏器曰〕强筋健髓，以苁蓉、鳝鱼二味为末，黄精汁丸服之，力可十倍。此说出《干宁记》。〔颂曰〕西人多用作食。只刮去鳞甲，以酒浸洗去黑汁，薄切，合山芋、羊肉作羹，极美好，益人，胜服补药。

【附方】 **补益劳伤** 精败面黑。用苁蓉四两，水煮令烂，薄切细研精羊肉，分为四度，下五味，以米煮粥空心食。**肾虚白浊** 肉苁蓉、鹿茸、山药、白茯苓等分，为末，米糊丸梧子大，每枣汤下三十丸。**汗多便秘** 老人虚人皆可用。肉苁蓉（酒浸，焙）二两，研沉香末一两。为末，麻子仁汁打糊，丸梧子大。每服七十丸，白汤下。

（肉苁蓉：多年生寄生草本，高15～40cm。茎圆柱形，被多数肉质鳞片状叶，黄色至褐黄色，覆瓦状排列。穗状花序圆柱形，花冠管状钟形，紫色。蒴果椭圆形，2裂。花期5～6月。果期6～7月。生于盐碱地、干河沟沙地、戈壁滩一带。主要寄生于梭梭及白梭梭等植物的根上。分布于内蒙古、陕西、甘肃、宁夏、新疆等地。）

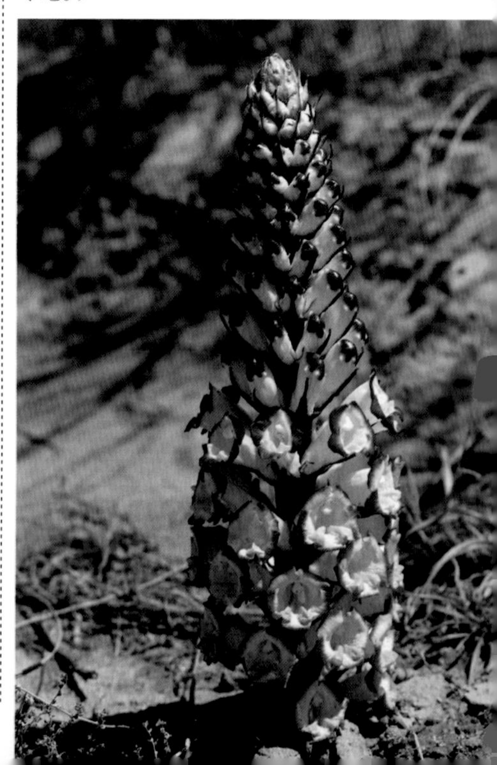

列当

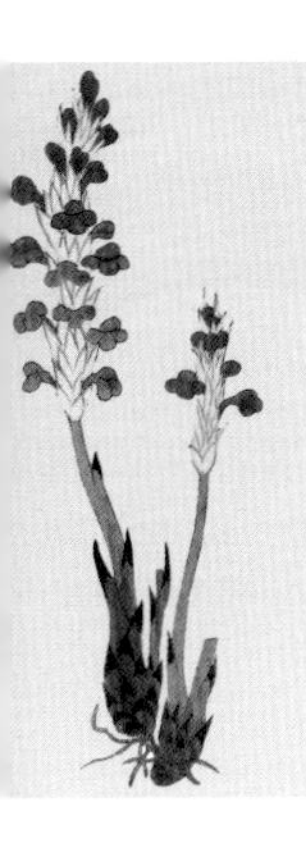

【释名】栗当、草苁蓉、花苁蓉。

【集解】〔志曰〕列当生山南岩石上，如藕根，初生掘取阴干。〔保升曰〕原州、秦州、渭州、灵州皆有之。暮春抽苗，四月中旬采取，长五六寸至一尺以来，茎圆紫色，采取压扁，日干。〔颂曰〕草苁蓉根与肉苁蓉极相类，刮去花，压扁以代肉者，功力殊劣。即列当也。

（列当：一年生寄生草本，高15～40cm，全株生白色绒毛。根茎肥厚，肉质，地上茎粗，单一，暗黄褐色。叶鳞片状，披针形。花密集成顶生穗状花序；花蓝紫色。蒴果2裂，卵状椭圆形。花、果期5～7月。生长于砂丘、山坡草地；寄生于菊科艾属植物的根上。分布于东北、华北、内蒙古、河南、山东、山西、陕西、甘肃、四川、青海、宁夏、云南等地。）

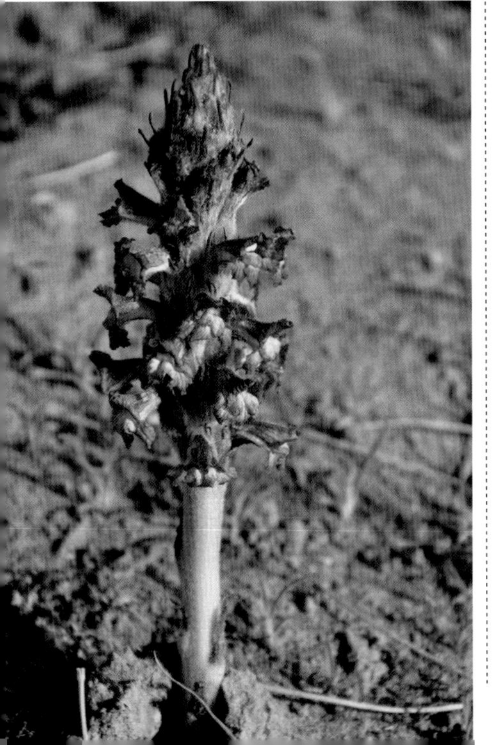

根【气味】甘，温，无毒。【主治】男子五劳七伤，补腰肾，令人有子，去风血，煮酒、浸酒服之。《开宝》

【附方】**阳事不兴** 栗当（好者）二斤（即列当）。捣筛毕，以好酒一斗浸之经宿，随性日饮之。

锁阳

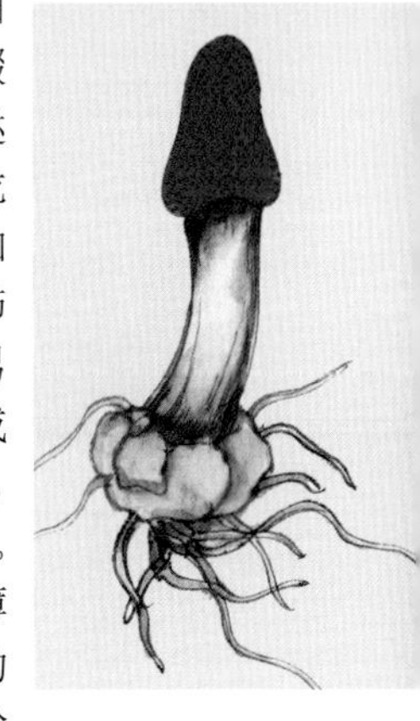

【集解】〔时珍曰〕锁阳出肃州。按陶九成《辍耕录》云：锁阳，生鞑靼田地，野马或与蛟龙遗精入地，久之发起如笋，上丰下俭，鳞甲栉比，筋脉连络，绝类男阳，即肉苁蓉之类。或谓里之淫妇，就而合之，一得阴气，勃然怒长。土人掘取洗涤，去皮薄切晒干，以充药货，功力百倍于苁蓉也。时珍疑此自有种类，如肉苁蓉、列当，亦未必尽是遗精所生也。

【气味】甘，温，无毒。

【主治】大补阴气，益精血，利大便。虚人大便燥结者，啖之可代苁蓉，煮粥弥佳。不燥结者勿用。震亨 | 润燥养筋，治痿弱。时珍

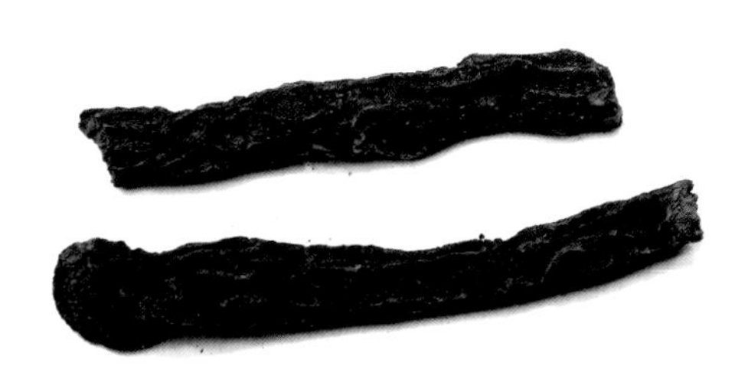

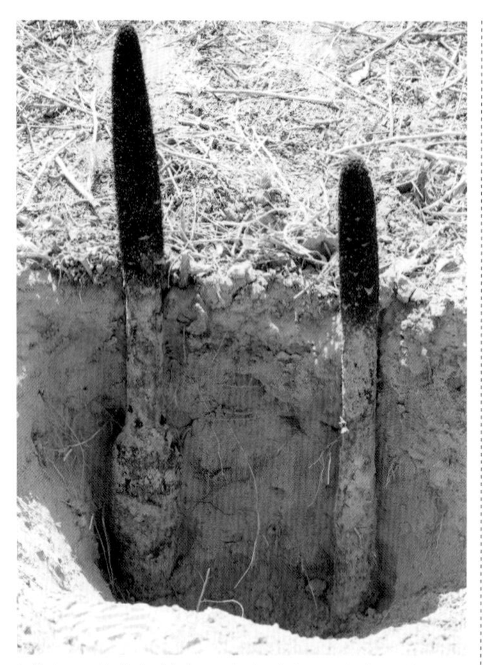

（锁阳：全株红棕色，大部分埋于沙中。茎圆柱状，直立、棕褐色。肉穗花序生于茎顶，伸出地面，棒状。小坚果近球形或椭圆形，果皮白色。花期5～7月，果期6～7月。生于荒漠地带的河边、湖边、池边等有白刺、枇杷柴生长的盐碱地区。分布于新疆、甘肃、青海、内蒙古、宁夏等地。）

赤箭、天麻

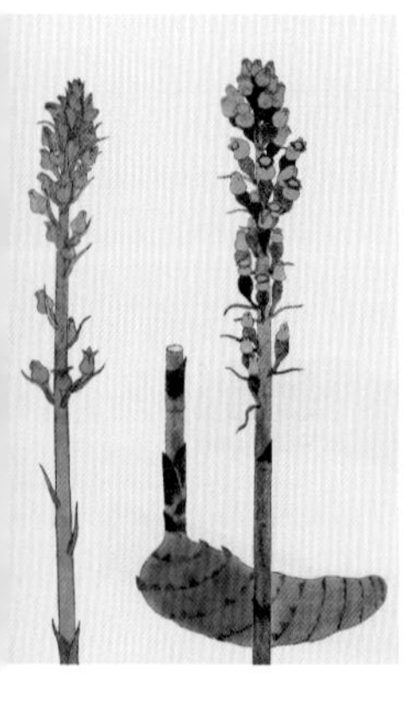

【释名】赤箭芝、独摇芝、定风草、离母、合离草、神草、鬼督邮。〔时珍曰〕赤箭，以状而名；独摇、定风，以性异而名；离母、合离，以根异而名；神草、鬼督邮，以功而名。天麻即赤箭之根。

【集解】〔别录曰〕赤箭生陈仓川谷、雍州及太山少室。三月、四月、八月采根，暴干。〔志曰〕天麻，生郓州、利州、太山、劳山诸处，五月采根暴干。叶如芍药而小，当中抽一茎，直上如箭杆。茎端结实，状若续随子。至叶枯时，子黄熟。其根连一二十枚，犹如天门冬之类。形如黄瓜，亦如芦菔，大小不定。彼人多生啖，或蒸煮食之。〔恭曰〕赤箭，是芝类。茎似箭杆，赤色。端有花，叶赤色，远看如箭有羽。四月开花，结实似枯苦楝子，核作五六棱，中有肉如面，日暴则枯萎。其根皮肉汁，大类天门冬，惟无心脉尔。去根五六寸，有十余子卫之，似芋，可生啖之，无干服之法。

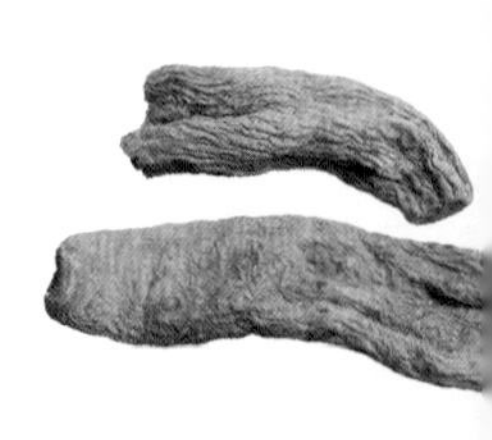

赤箭【气味】辛，温，无毒。**【主治】**杀鬼精物，蛊毒恶气。久服益气力，长阴肥健，轻身增年。《本经》|消痈肿，下支满，寒疝下血。《别录》|强筋力。久服益气，轻身长年《开宝》|治冷气𤸷痹，摊缓不随，语多恍惚，善惊失志。甄权|助阳气，补五劳七伤，鬼疰，通血脉，开窍。服食无忌。《大明》|治风虚眩运头痛。元素

【发明】〔杲曰〕肝虚不足者，宜天麻、芎䓖以补之。其用有四：疗大人风热头痛，小儿风痫惊悸，诸风麻痹不仁，风热语言不遂。〔时珍曰〕天麻，乃肝经气分之药。《素问》云：诸风掉眩，皆属于肝。故天麻入厥阴之经而治诸病。按罗天益云：眼黑头旋，风虚内作，非天麻不能治。天麻乃定风草，故为治风之神药。今有久服天麻药，遍身发出红丹者，是其祛风之验也。

【附方】**天麻丸** 消风化痰，清利头目，宽胸利膈。治心忪烦闷，头运欲倒，项急，肩背拘倦，神昏多睡，肢节烦痛，皮肤瘙痒，偏正头痛，鼻齆，面目，虚浮，并宜服之。天麻半两、芎䓖二两。为末，炼蜜丸如芡子大。每食后嚼一丸，茶、酒任下。**腰脚疼痛** 天麻、半夏、细辛各二两。绢袋二个，各盛药令匀，蒸热，交互熨痛处。汗出则愈。数日再熨。

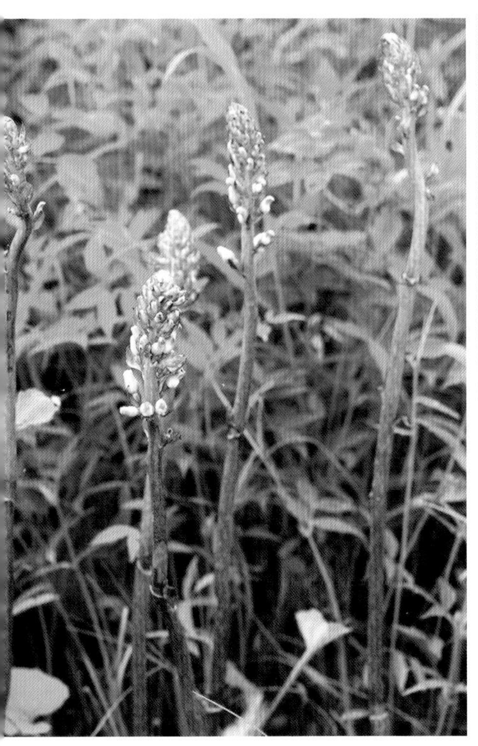

（天麻：多年生寄生草本，高60～100cm。茎直立，圆柱形，黄赤色。叶呈鳞片状。总状花序呈穗状，花黄赤色；花被管歪壶状。蒴果长圆形至长圆倒卵形。花期6～7月，果期7～8月。生于林下阴湿、腐殖质较厚的地方。分布于吉林、辽宁、河北、河南、安徽、湖北、四川、贵州、云南、陕西、西藏等地。）

术

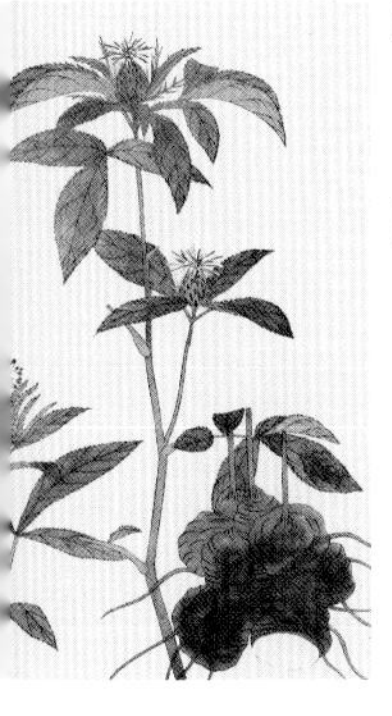

【释名】山蓟、杨桴、桴蓟、马蓟、山姜、山连、吃力伽。

【集解】〔别录曰〕术，生郑山山谷、汉中、南郑。二月、三月、八月、九月采根，曝干。〔弘景曰〕郑山，即南郑也。今处处有，以蒋山、白山、茅山者为胜。十一月、十二月采者好，多脂膏而甘。其苗可作饮，甚香美。〔颂曰〕术，今处处有之，以茅山、嵩山者为佳。春生苗，青色无桠。茎作蒿干状，青赤色，长三、二尺以来。夏开花，紫碧色，亦似刺蓟花，或有黄白色者。入伏后结子，至秋而苗枯。根似姜而旁有细根，皮黑，心黄白色，中有膏液紫色。其根干湿并通用。陶隐居言术有二种，则《尔雅》所谓桴蓟，即白术也。今白术生杭、越、舒、宣州高山岗上，叶叶相对，上有毛，方茎，茎端生花，淡紫碧红数色，根作桠生。二月、三月、八月、九月采，暴干用，以大块紫花为胜。〔宗奭曰〕苍术，长如大拇指，肥实，皮色褐，其气味辛烈，须米泔浸洗，去皮用。白术粗促，色微褐，其气亦微辛苦而不烈。古方及《本经》止言术，不分苍、白二种，亦宜两审。〔时珍曰〕苍术，山蓟也，处处山中有之。苗高二三尺，其叶抱茎而生，梢间叶似棠梨叶，其脚下叶有三五叉，皆有锯齿小刺。根如老姜之状，苍黑色，肉白有油膏。白术，桴蓟也，吴越有之。人多取根栽莳，一年即稠。嫩苗可茹，叶稍大而有毛。根如指大，状如鼓槌，亦有大如拳者。彼人剖开曝干，谓之削术，亦曰片术。

术 白术也。**【气味】**甘，温，无毒。**【主治】**风寒湿痹，死肌痉疸，止汗除热消食。作煎饵，久服，轻身延年不饥。《本经》|主大风在身面，风眩头痛，目泪出，消痰水，逐皮间风水结肿，除心下急满，霍乱吐下不止，利腰脐间血，益津液，暖胃消谷嗜食。《别录》|治心腹胀满，腹中冷痛，胃虚下利，多年气痢，除寒热，止呕逆。甄权|止反胃，利小便，主五劳七伤，补腰膝，长肌肉，治冷气，痃癖气块，妇人冷癥瘕。《大明》|除湿益气，和中补阳，消痰逐水，生津止渴，止泻痢，消足胫湿肿，除胃中热、肌热。得枳实，消痞满气分；佐黄芩，安胎清热。元素|理胃益脾，补肝

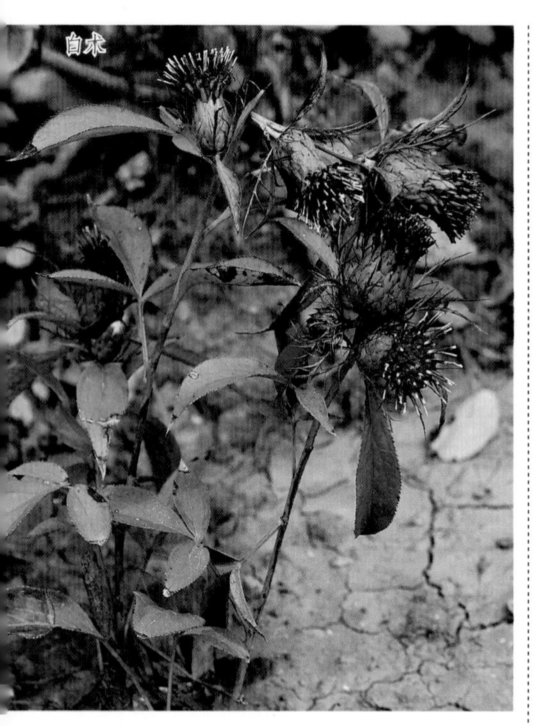

（术为菊科植物白术。白术：多年生草本，高30～80cm。茎下部叶有长柄，叶片3裂或羽状5深裂，叶缘有刺状齿；茎上部叶分裂或不分裂。总苞钟状，覆瓦状排列；花着生于平坦的花托上；花冠上部紫色，先端5裂，裂片披针形。瘦果椭圆形，密被黄白色绒毛。花期9～10月，果期10～12月。安徽、江苏、浙江、福建、江西、湖南、湖北、四川、贵州等地均有分布。）

风虚，主舌本强，食则呕，胃脘痛，身体重，心下急痛，心下水痞。冲脉为病，逆气里急，脐腹痛。好古【发明】〔元素曰〕白术除湿益燥，和中补气。其用有九：温中，一也；去脾胃中湿，二也；除胃中热，三也；强脾胃，进饮食，四也；和胃生津液，五也；止肌热，六也；四肢困倦，嗜卧，目不能开，不思饮食，七也；止渴，八也；安胎，九也。凡中焦不受湿不能下利，必须白术以逐水益脾。非白术不能去湿，非枳实不能消痞，故枳术丸以之为君。【附方】**胸膈烦闷** 白术末，水服方寸匕。**四肢肿满** 白术三两。㕮咀。每服半两，水一盏半，大枣三枚，煎九分，温服，日三四服，不拘时候。**中风口噤** 不知人事。白术四两，酒三两、煮取一升，顿服。**头忽眩运** 经久不瘥，四体渐羸，饮食无味，好食黄土。用术三斤，麴三斤。捣筛，酒和丸梧子大。每饮服二十丸，日三服。忌菘菜、桃、李、青鱼。**中湿骨痛** 术一两，酒三盏，煎一盏，顿服。不饮酒，以水煎之。**风瘙瘾疹** 白术为末，酒服方寸匕，日二服。**自汗不止** 白术末，饮服方寸匕，日二服。**脾虚盗汗** 白术四两，切片，以一两同黄芪炒，一两同牡蛎炒，一两同石斛炒，一两同麦麸炒，拣术为末。每服三钱，食远粟米汤下，日三服。**产后呕逆** 别无他疾者。白术一两二钱，生姜一两五钱。酒、水各二升，煎一升，分三服。**脾虚胀满** 脾气不和，冷气客于中，壅遏不通，是为胀满。宽中丸：用白术二两，橘皮四两。为末，酒糊丸梧子大。每食前木香汤送下三十丸，效。**脾虚泄泻** 白术五钱，白芍药一两，冬月用肉豆蔻（煨）。为末，米饭丸梧子大。每米饮下五十丸，日二。**久泻滑肠** 白术（炒）、茯苓各一两，糯米（炒）二两。为末，枣肉拌食，或丸服之。**小儿久泻** 脾虚，米谷不化，不进饮食。温白丸：用白术（炒）二钱半，半夏麴二钱半，丁香半钱，为末，姜汁面糊丸黍米大，每米饮随大小服之。**泻血萎黄** 肠风痔漏，脱肛泻血，面色萎黄，积年不瘥者。白术一斤（黄土炒过，研末），干地黄半斤。饭上蒸熟，捣和，干则入少酒，丸梧子大。每服十五丸，米饮下，日三服。**孕妇束胎** 白术、枳壳（麸炒）等分。为末，烧饭丸梧子大。入月一日，每食前温水下三十丸。胎瘦，则易产也。

苍术【释名】赤术、山精、仙术、山蓟。【修治】〔时珍曰〕苍术性燥，故以糯米泔浸去其油，切片，焙干用。亦有用脂麻同

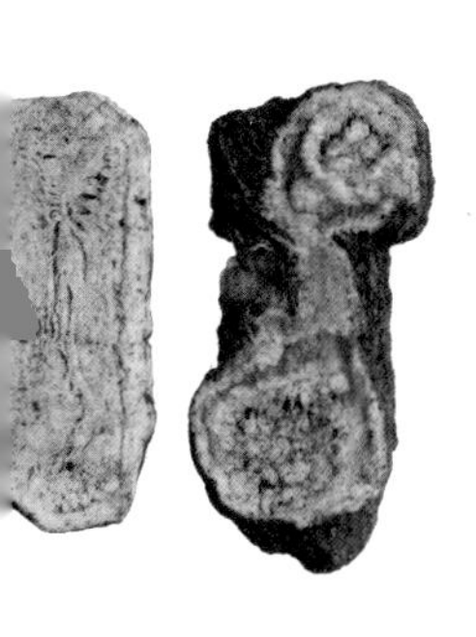

炒，以制其燥者。【气味】苦，温，无毒。【主治】风寒湿痹，死肌痉疸。作煎饵久服，轻身延年不饥。《本经》|主头痛，消痰水，逐皮间风水结肿，除心下急满及霍乱吐下不止，暖胃消谷嗜食。《别录》|除恶气，弭灾沴。弘景|主大风瘰痹，心腹胀痛，水肿胀满，除寒热，止呕逆下泄冷痢。甄权|治筋骨软弱，痃癖气块，妇人冷气癥瘕，

（苍术为菊科植物南苍术、关苍术。南苍术：多年生草本，高30～80cm。叶互生，茎下部的叶多为3裂，顶端裂片较大，无柄而略抱茎；茎上部叶卵状披针形至椭圆形，无柄，叶缘均有刺状齿。头状花序顶生，总苞片6～8层，披针形；花冠管状，白色，有时稍带红紫色，先端5裂，裂片线形。瘦果长圆形。花期8～10月，果期9～10月。分布于江苏、浙江、安徽、江西、湖北、河北、山东等地。）

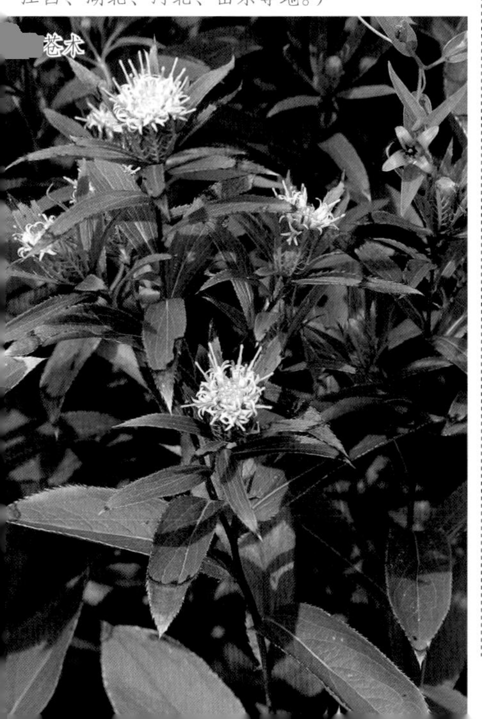

山岚瘴气温疾。《大明》|明目，暖水脏。刘完素|除湿发汗，健胃安脾，治痿要药。李杲|散风益气，总解诸郁。震亨|治湿痰留饮，或挟瘀血成窠囊，及脾湿下流，浊沥带下，滑泻肠风。时珍【发明】〔杲曰〕本草但言术，不分苍、白。而苍术别有雄壮上行之气，能除湿，下安太阴，使邪气不传入脾也。以其经泔浸、火炒，故能出汗，与白术止汗特异，用者不可以此代彼。盖有止、发之殊，其余主治则同。〔元素曰〕苍术与白术主治同，但比白术气重而体沉。若除上湿发汗，功最大；若补中焦，除脾胃湿，力少不如白术。腹中窄狭者，须用之。〔震亨曰〕苍术治湿，上、中、下皆有可用。又能总解诸郁。痰、火、湿、食、气、血六郁，皆因传化失常，不得升降。病在中焦，故药必兼升降。将欲升之，必先降之；将欲降之，必先升之。故苍术为足阳明经药，气味辛烈，强胃强脾，发谷之气，能径入诸经，疏泄阳明之湿，通行敛涩。香附乃阴中快气之药，下气最速。一升一降，故郁散而平。〔杨士瀛曰〕脾精不禁，小便漏浊淋不止，腰背酸疼，宜用苍术以敛脾精，精生于谷故也。〔颂曰〕服食多单饵术，或合白茯苓，或合石菖蒲，并捣末。旦日水服，晚再进，久久弥佳。厮取生术，去土水浸，再三煎如饴糖，酒调饮之，更善。今茅山所造术煎，是此法也。陶隐居言取其精丸之，今乃是膏煎，恐非真也。【附方】**服术法** 乌髭发，驻颜色，壮筋骨，明耳目，除风气，润肌肤，久服令人轻健。苍术不计多少，米泔水浸三日，逐日换水，取出刮去黑皮，切片暴干，慢火炒黄，细捣为末。每一斤，用蒸过白茯苓末半斤，炼蜜和丸梧子大，空心卧时热水下十五丸。别用术末六两，甘草末一两，拌和作汤点之，吞丸尤妙。忌桃、李、雀、蛤，及三白、诸血。**苍术膏** 邓才笔峰《杂兴方》：除风湿，健脾胃，变白驻颜，补

虚损，大有功效。苍术新者，刮去皮，薄切，米泔水浸二日，一日一换，取出，以井华水浸过二寸，春、秋五日，夏三日，冬七日，漉出，以生绢袋盛之，放在一半原水中，揉洗津液出，纽干。将渣又捣烂，袋盛于一半原水中，揉至汁尽为度。将汁入大砂锅中，慢火熬成膏。每一斤，入白蜜四两，熬二炷香。每膏一斤，入水澄白茯苓末半斤，搅匀瓶收。每服三匙，清早、临卧各一服，以温酒送下。忌醋及酸物、桃、李、雀、蛤、菘菜、首鱼等物。**苍术丸** 萨谦斋《瑞竹堂方》云：清上实下，兼治内外障，服。茅山苍术（洗刮净）一斤，分作四分，用酒、醋、糯泔、童尿各浸三日，一日一换；取出，洗捣晒焙，以黑脂麻同炒香，共为末，酒煮面糊丸梧子大。每空心白汤下五十丸。**苍术散** 治风湿，常服壮筋骨，明目。苍术一斤，粟米泔浸过，竹刀刮去皮。半斤以无灰酒浸，半斤以童子小便浸，春五、夏三、秋七、冬十日，取出。净地上掘一坑，炭火赤，去炭，将浸药酒，小便倾入坑内，却放术在中，以瓦器盖定，泥封一宿，取出为末。每服一钱，空心温酒或盐汤下。**固真丹**《乾坤生意》平补固真丹：治元脏久虚，遗精白浊，妇人赤白带下崩漏。金州苍术（刮净）一斤，分作四分：一分，川椒一两炒；一分，破故纸一两炒；一分，茴香、食盐各一两炒；一分，川楝肉一两炒。取净术为末，入白茯苓末二两，酒洗当归末二两，酒煮，面糊丸梧子大。每空心盐酒下五十丸。**固元丹** 治元脏久虚，遗精白浊五淋，及小肠膀胱疝气，妇人赤白带下，血崩便血等疾，以小便频数为效。好苍术（刮净）一斤，分作四分：一分，小茴香、食盐各一两，同炒；一分，川椒、补骨脂各一两，同炒；一分，川乌头、川楝子肉各一两，同炒；一分，用醇醋、老酒各半斤，同煮干焙，连同炒药通为末，用酒煮糊丸梧子大。每服五十丸，男以温酒，女以醋汤，空心下。此高司法方也。**少阳丹** 苍术（米泔浸半日，刮皮，晒干为末）一斤，地骨皮（温水洗净，去心晒研）一斤，熟桑椹二十斤（入瓷盆揉烂，绢袋压汁）。和末如糊，倾入盘内，日晒夜露，采日精月华，待干，研末，炼蜜和丸赤小豆大。每服二十丸，无灰酒下，日三服。一年变发返黑，三年面如童子。**交感丹** 补虚损，固精气，乌髭发。此铁瓮城申先生方也，久服令人有子。茅山苍术（刮净）一斤（分作四分，用酒、醋、米泔、盐汤各浸七日，晒研），川椒红、小茴香各四两（炒研），陈米糊和丸梧子大。每服四十丸，空心温酒下。**不老丹** 补脾益肾，服之，七十亦无白发。茅山苍术（刮净，米泔浸软，切片）四斤（一斤，酒浸焙；一斤，醋浸焙；一斤，盐四两炒；一斤，椒四两炒），赤、白何首乌各二斤（泔浸，竹刀刮切，以黑豆、红枣各五升，同蒸至豆烂，曝干），地骨皮（去骨）一斤。各取净末，以桑椹汁和成剂，铺盆内，汁高三指，日晒夜露，取日月精华，待干，以石臼捣末，炼蜜和丸梧子大。每空心酒服一百丸。**灵芝丸** 治脾肾气虚，添补精髓，通利耳目。苍术一斤。米泔水浸，春、夏五日，秋、冬七日，逐日换水，竹刀刮皮切晒，石臼为末，枣肉蒸，和丸梧子大。每服三、五十丸，枣汤空心服。**补脾滋肾** 生精强骨，真仙方也。苍术（去皮）五斤，为末，米泔水漂，澄取底用；脂麻二升半，去壳研烂，绢袋滤去渣。澄浆拌术，暴干。每服三钱，米汤或酒空心调服。**面黄食少** 男妇面无血色，食少嗜卧。苍术一斤，熟地黄半斤，干姜炮各一两，春秋七钱，夏五钱，为末，糊丸梧子大，每温水下五十丸。**暑月暴泻** 壮脾温胃，及疗饮食所伤。麴术丸：用神麴（炒）、苍术（米泔浸一夜，焙）等分为末，糊丸梧子大。每服三、五十丸，米饮下。**飧泻久痢** 椒术丸：用苍术二两，川椒一两。为末，醋糊丸梧子大。每服二十丸，食前温水下。恶痢久者，加桂。**湿气身痛**苍术泔浸，切，水煎，取浓汁熬膏，白汤点服。**补虚明目** 健骨和血。苍术（泔浸）四两，熟地黄（焙）二两。为末，酒糊丸梧子大。每温酒下三、五十丸，日三服。**眼目昏涩** 苍术（半斤，泔浸七日，去皮切焙）、木贼各二两。为末。每服一钱，茶、酒任下。

苗【主治】作饮甚香，去水。弘景|亦止自汗。

狗脊

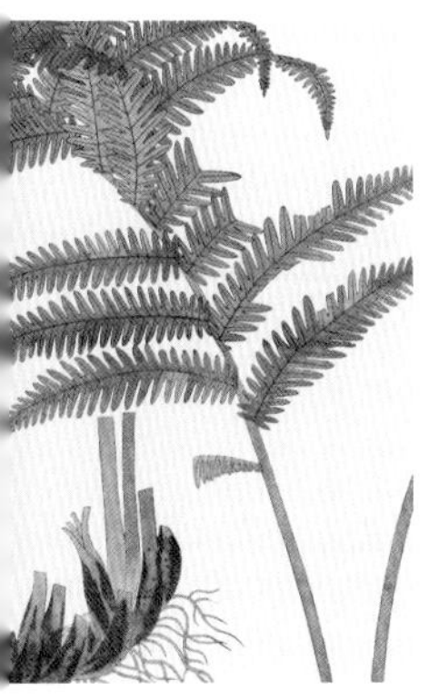

【释名】强膂、扶筋、百枝、狗青。〔恭曰〕此药苗似贯众，根长多歧，状如狗之脊骨，而肉作青绿色，故以名之。

【集解】〔别录曰〕狗脊，生常山川谷。二月、八月采根，曝干。〔普曰〕狗脊如萆薢，茎节如竹有刺，叶圆赤，根黄白，亦如竹根，毛有刺。〔颂曰〕今太行山、淄、温、眉州亦有之。苗尖细碎青色，高一尺以来，无花。其茎叶似贯众而细。其根黑色，长三四寸，多歧，似狗之脊骨，大有两指许。其肉青绿色。春秋采根，曝干。〔时珍曰〕狗脊有二种：一种根黑色，如狗脊骨，一种有金黄毛，如狗形，皆可入药。其茎细而叶、花两两对生，正似大叶蕨，比贯众叶有齿，面背皆光。其根大如拇指，有硬黑须簇之。

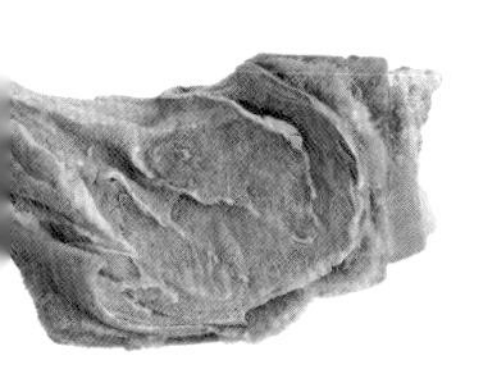

根【修治】〔敩曰〕凡修事，火燎去须，细剉了，酒浸一夜，蒸之，从巳至申，取出晒干用。〔时珍曰〕今人惟剉炒，去毛须用。**【气味】**苦，平，无毒。**【主治】**腰背强，关机缓急，周痹寒湿膝痛，颇利老人。《本经》|疗失溺不节，男子脚弱腰痛，风邪淋露，少气目暗，坚脊利俯仰，女子伤中关节重。《别录》|男子女人毒风软脚，肾气虚弱，续筋骨，补益男子。甄权|强肝肾，健骨，治风虚。时珍

【附方】男子诸风 四宝丹：用金毛狗脊（盐泥固济，煅红去毛）、苏木、萆薢、川乌头（生用）等分。为末，米醋和丸梧子大。每服二十丸，温酒、盐汤下。**室女白带** 冲任虚寒。鹿茸丸：用金毛狗脊（燎去

（狗脊为蚌壳蕨科植物金毛狗脊。金毛狗脊：多年生草本，高达2.5 ~ 3m。叶柄粗壮，褐色，基部密被金黄色长柔毛和黄色狭长披针形鳞片；叶片3回羽状分裂；小羽片羽状深裂至全裂，裂片密接，狭矩圆形或近于镰刀形。分布于华南、西南及浙江、江西、福建、台湾、湖南。）

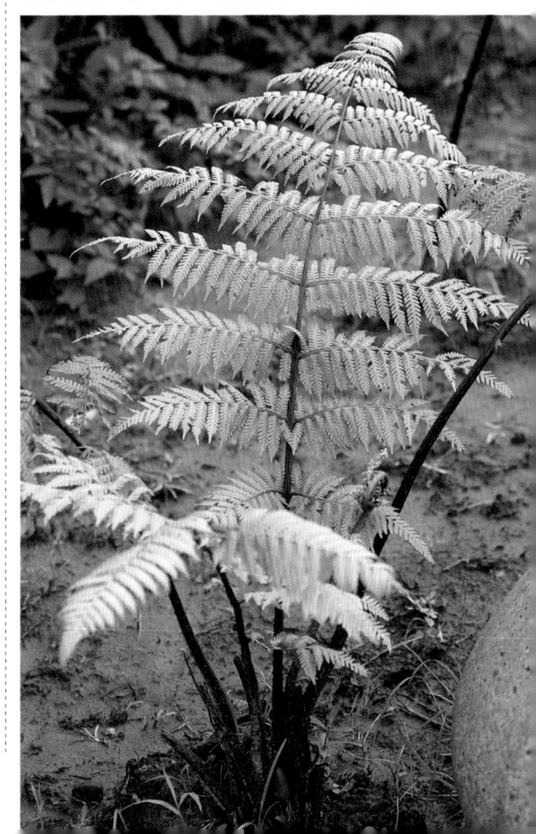

毛)、白敛各一两，鹿茸（酒蒸，焙）二两。为末，用艾煎醋汁打糯米糊丸梧子大。每服五十丸，空心温酒下。**固精强骨** 金毛狗脊、远志肉、白茯神、当归身等分。为末，炼蜜丸梧子大。每酒服五十丸。**病后足肿** 但节食以养胃气。外用狗脊，煎汤渍洗。

贯众

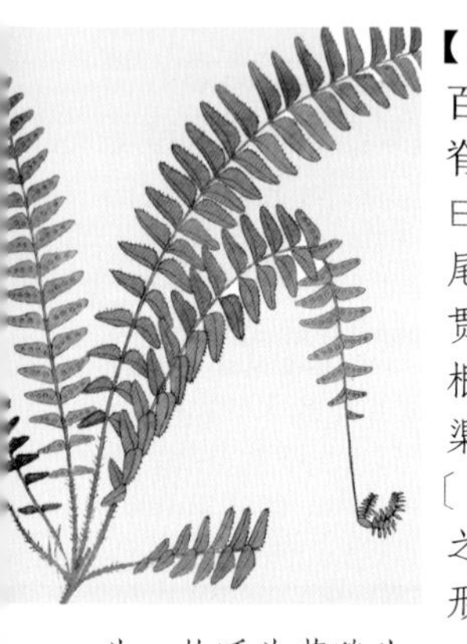

【释名】贯节、贯渠、百头、草鸱头、黑狗脊、凤尾草。〔时珍曰〕此草叶茎如凤尾，其根一本而众枝贯之，故草名凤尾，根名贯众、贯节、贯渠。渠者，魁也。〔弘景曰〕近道皆有之。叶如大蕨。其根形色毛芒，全似老鸱头，故呼为草鸱头。

【集解】〔别录曰〕二月、八月采根，阴干。〔普曰〕叶青黄色，两两相对，茎有黑毛，丛生，冬夏不死。四月花白，七月实黑，聚相连卷旁生。三月、八月采根，五月采叶。〔时珍曰〕多生山阴近水处。数根丛生，一根数茎，茎大如箸，其涎滑。其叶两两对生，如狗脊之叶而无锯齿，青黄色，面深背浅。其根曲而有尖嘴，黑须丛族，亦似狗脊根而大，状如伏鸱。

根【气味】苦，微寒，有毒。**【主治】**腹中邪热气，诸毒，杀三虫。《本经》|去寸白，破癥瘕，除头风，止金疮《别录》|为末，水服一钱，止鼻血有效。苏颂|治下血崩中带下，产后血气胀痛，斑疹毒，漆毒，骨哽。解猪病。时珍

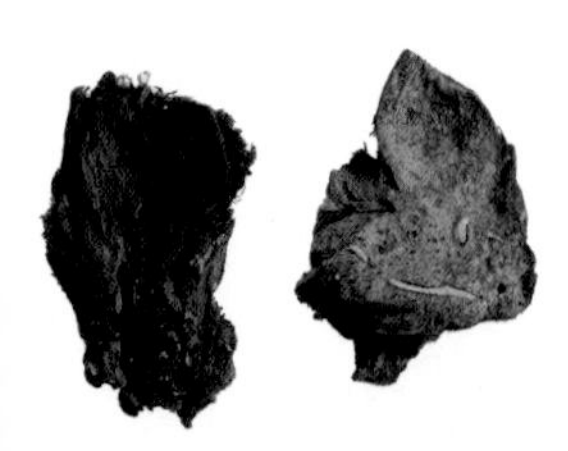

【发明】〔时珍曰〕贯众大治妇人血气，根汁能制三黄，化五金，伏钟乳，结砂制汞，且能解毒软坚。

【附方】鼻衄不止 贯众根末，水服一钱。**诸般下血** 肠风酒痢，血痔鼠痔下血。黑狗脊，黄者不用，须内肉赤色者，即本草贯也。去皮毛，剉焙为末。每服二钱，空心米饮下。或醋糊丸梧子大，每米饮下三四十丸。或烧存性，出火毒为末，入麝香少许，米饮服二钱。**女人血崩** 贯众半两，煎酒服之，立止。**产后亡血**：过多，心腹彻痛者。用贯众状如刺猬者一个，全用不剉，只揉去毛及花萼，以好醋蘸湿，慢火炙令香熟，候冷为末，米饮空心每服二钱，甚效。**年深咳嗽** 出脓血。贯众、苏方木等分，每服三钱，水一盏，生姜三片，煎服，日二服。**头疮白秃** 贯众、白芷为末，油调涂之。**漆疮作痒** 油调贯众末，涂之。

（据【集解】描述贯众可能为紫琪贯众。但现代中药贯众的原植物为粗茎鳞毛蕨。紫琪贯众：植株高30～70cm。叶簇生；叶柄长10～25cm，禾秆色，向上被疏鳞片；叶一回羽状；羽片10～20对，镰状披针形，边缘有细锯齿。孢子囊群散生于羽片背面；囊群盖圆盾形，棕色。生于林缘、山谷和田埂、路旁。分布于华东、中南、西南及河北、山西、陕西、甘肃等地。）

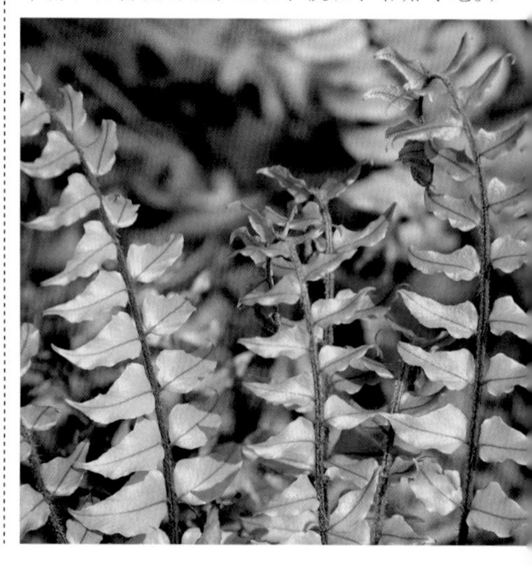

巴戟天

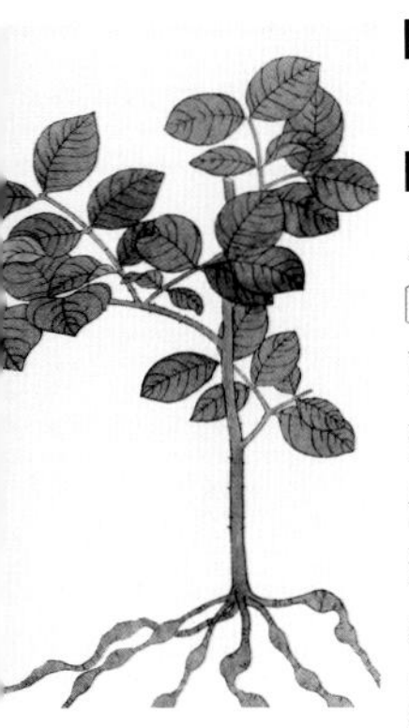

【释名】不凋草、三蔓草。

【集解】〔别录曰〕二月、八月采根，阴干。〔弘景曰〕根状如牡丹而细，外赤内黑，用之打去心。〔恭曰〕其苗俗名三蔓草。叶似茗，经冬不枯。根如连珠，宿根青色，嫩根白紫，用之亦同，以连珠多肉厚者为胜。〔颂曰〕有一种山根，正似巴戟，但色白。土人采得，以醋水煮之，乃以杂巴戟，莫能辨也。但击破视之，中紫而鲜洁者，伪也；其中虽紫，又有微白，糁有粉色，而理小暗者，真也。

【气味】辛、甘，微温，无毒。

(《本草纲目》所载巴戟天，具体为哪种植物不能确定。现代中药巴戟天为茜草科植物巴戟天的根。巴戟天：藤状灌木。根肉质肥厚，圆柱形，不规则地断续膨大，呈念珠状。茎有细纵条棱。叶对生，叶片长椭圆形，全缘。头状花序，花冠白色，肉质，多数3深裂。核果近球形。花期4～7月，果期9～10月。分布于福建、广东、海南、广西等地。)

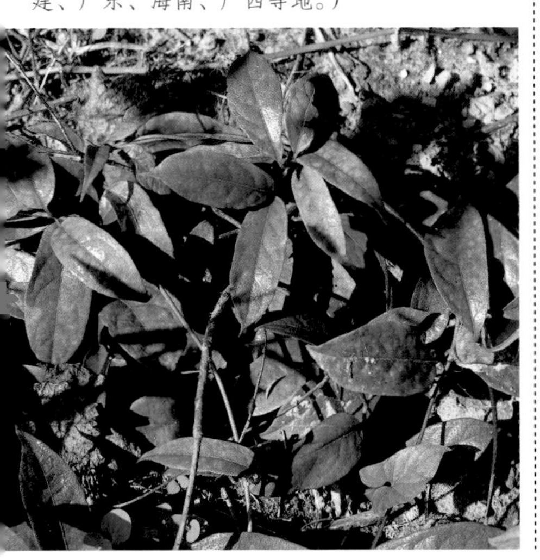

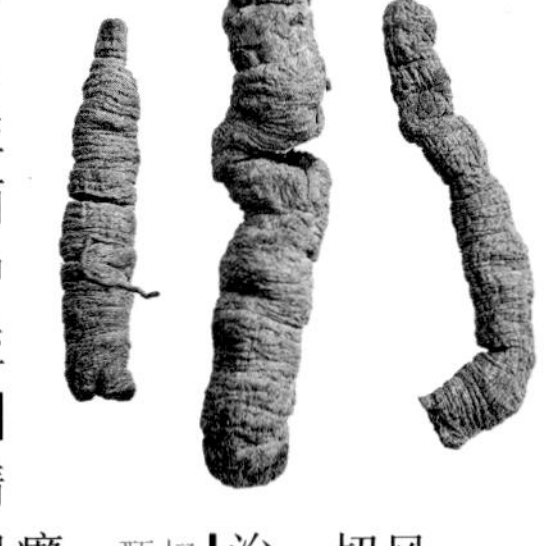

【主治】大风邪气，阴痿不起，强筋骨，安五脏，补中增志益气。《本经》|疗头面游风，小腹及阴中相引痛，补五劳，益精，利男子。《别录》|治男子夜梦鬼交精泄，强阴下气，治风癞。甄权|治一切风，疗水胀。《日华》|治脚气，去风疾，补血海。时珍。出《仙经》

【发明】〔好古曰〕巴戟天，肾经血分药也。〔宗奭曰〕有人嗜酒，日须五七杯，后患脚气甚危。或教以巴戟半两（糯米同炒，米微转色，去米不用），大黄一两（剉，炒）。同为末，熟蜜丸。温水服五、七十丸。仍禁酒，遂愈。

远志

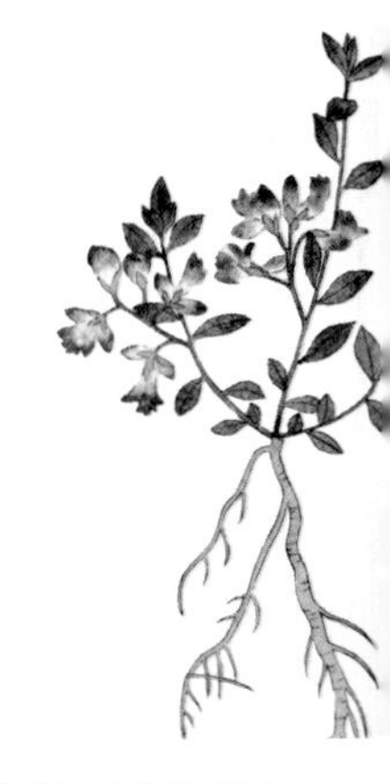

【释名】苗名小草、细草、棘菀、葽绕。〔时珍曰〕此草服之能益智强志，故有远志之称。

【集解】〔别录曰〕远志，生太山及冤句川谷。四月采根、叶，阴干。〔志曰〕茎叶似大青而小。比之麻黄，陶不识也。〔颂曰〕今河、陕、洛西州郡亦有之。根形如蒿根，黄色。苗似麻黄而青，又如毕豆。叶亦有似大青而小者。三月开白花。根长及一尺。泗州出者，花红，根叶俱大于他处。商州出者，根乃黑色。俗传夷门出者最佳。四月采根，晒干。〔时珍曰〕远志有大叶、小叶二种，陶弘景所说者，小叶也；马志所说者，大叶也。大叶者，花红。

根【修治】〔敩曰〕凡使，须去心，否则令人烦闷。仍用甘草汤浸一宿，暴干或焙

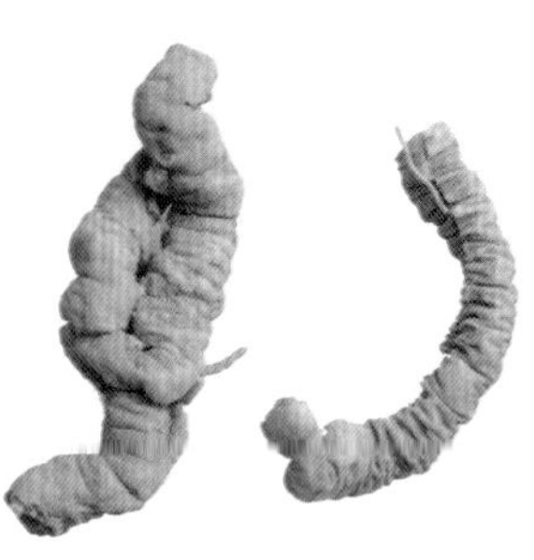

干用。【气味】苦，温，无毒。【主治】咳逆伤中，补不足，除邪气，利九窍，益智慧，耳目聪明，不忘，强志倍力。久服轻身不老。《本经》|利丈夫，定心气，止惊悸，益精，去心下膈气，皮肤中热，面目黄。《别录》|杀天雄、附子、乌头毒，煎汁饮之。之才|治健忘，安魂魄，令人不迷，坚壮阳道。甄权|长肌肉，助筋骨，妇人血噤失音，小儿客忤。《日华》|肾积奔豚。好古|治一切痈疽。时珍

叶【主治】益精补阴气，止虚损梦泄。《别录》

【发明】〔时珍曰〕远志，入足少阴肾经，非心经药也。其功专于强志益精，治善忘。盖精与志，皆肾经之所藏也。肾经不足，则志气衰，不能上通于心，故迷惑善忘。《灵枢经》云：肾藏精，精合志。肾盛怒而不止则伤志，志伤则喜忘其前言，腰脊不可以俯仰屈伸，毛悴色夭。又云：人之善忘者，上气不足，下气有余，肠胃实而心肺虚，虚则营卫留于下，久之不以时上，故善忘也。

（远志：多年生草本，高25～40cm。茎多数，由基部丛生，细柱形，上部多分枝。单叶互生，叶柄短或近于无柄；叶片线形，全缘。总状花序顶生，花小，花瓣3，淡紫色，其中1枚较大，呈龙骨瓣状，先端着生流苏状附属物。蒴果扁平，圆状倒心形，边缘狭翅状。花期5～7月，果期6～8月。分布于东北、华北、西北及山东、安徽、江西、江苏等地。）

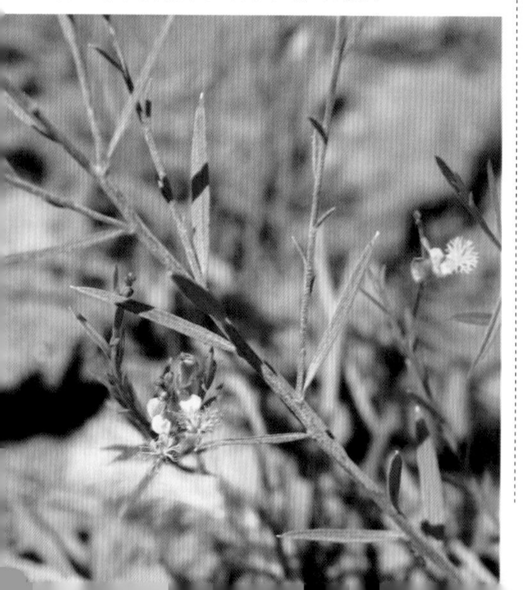

【附方】**心孔昏塞** 多忘善误。丁酉日密自至市买远志，着巾角中，还为末服之，勿令人知。**胸痹心痛** 逆气，膈中饮食不下。小草丸：用小草、桂心、干姜、细辛、蜀椒（出汗）各三分，附子二分（炮）。六物下筛，蜜和丸梧子大。先食米汁下三丸，日三服，不知稍增，以知为度。忌猪肉、冷水、生葱、生菜。**喉痹作痛** 远志肉为末，吹之。涎出为度。**脑风头痛** 不可忍。远志末嗃鼻。**吹乳肿痛** 远志焙研，酒服二钱，以滓傅之。**一切痈疽** 远志酒：治一切痈疽、发背、疖毒，恶候侵大。有死血，阴毒在中则不痛，敷之即痛。有忧怒等气积而怒攻则痛不可忍，敷之即不痛。或蕴热在内，热逼人手不可近，敷之即清凉。或气虚血冷，溃而不敛，敷之即敛。**小便为浊** 远志（甘草水煮）半斤，茯神、益智仁各二两。为末，酒糊丸梧子大。每空心枣汤下五十丸。

百脉根

【集解】〔恭曰〕出肃州、巴西。叶似苜蓿，花黄，根如远志。二月、三月采根，日干。

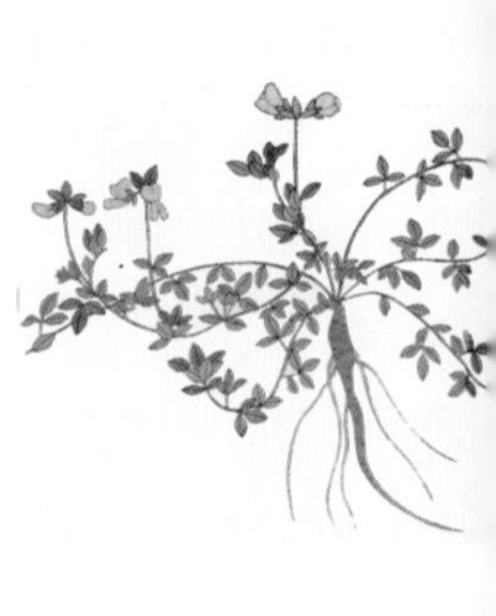

根【气味】苦，微寒，无毒。【主治】下气止渴去热，除虚劳，补不足。酒浸或水煮，丸散兼用。唐本

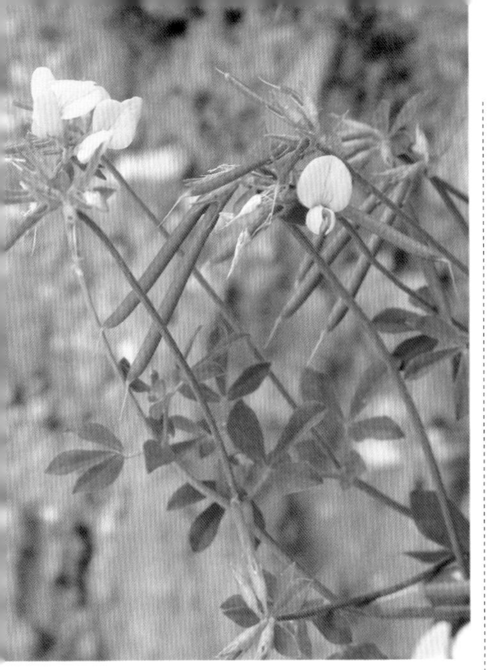

（百脉根：多年生草本，高10～60cm。茎丛生。小叶5片，3小叶生于叶柄的顶端，2小叶生于叶柄的基部；小叶柄极短；小叶片卵形或倒卵形，全缘。花3～4朵排成顶生的伞形花序，花冠蝶形，黄色。荚果长圆筒形。花期5～7月，果期8～9月。生于混交林或山坡草地、田间湿润处。分布于西南及湖北、湖南、广西、陕西、甘肃等地。）

淫羊藿

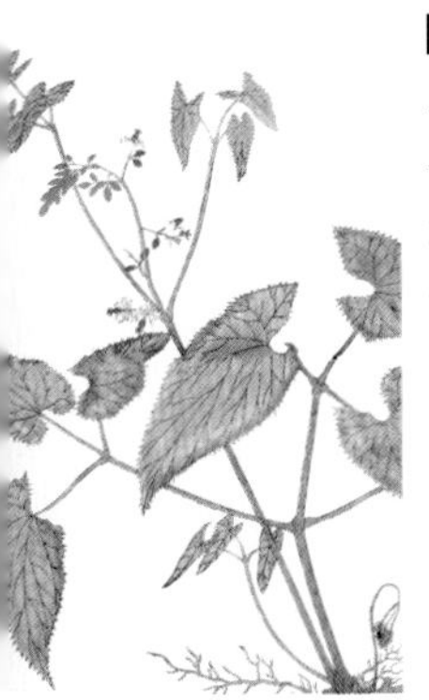

【释名】仙灵脾、放杖草、弃杖草、千两金、干鸡筋、黄连祖、三枝九叶草、刚前。〔弘景曰〕服之使人好为阴阳。西川北部有淫羊，一日百遍合，盖食此藿所致，故名淫羊藿。〔时珍曰〕豆叶曰藿，此叶似之，故亦名藿。仙灵脾、千两金、放杖、刚前，皆言其功力也。

【集解】〔恭曰〕所在皆有。叶形似小豆而圆薄，茎细亦坚，俗名仙灵脾是也。〔颂曰〕江东、陕西、泰山、汉中、湖湘间皆有之。茎如粟秆。叶青似杏，叶上有刺。根紫色有须。四月开白花，亦有紫花者，碎小，独头子。五月采叶，晒干。湖湘出者，叶如小豆，枝茎紧细，经冬不凋，根似黄连。关中呼为三枝九叶草，苗高一二尺许，根叶俱堪用。〔时珍曰〕生大山中。一根数茎，茎粗如线，高一二尺。一茎三桠，一桠三叶。叶长二三寸，如杏叶及豆藿，面光背淡，甚薄而细齿，有微刺。

根叶【气味】辛，寒，无毒。**【主治】**阴痿绝伤，茎中痛，利小便，益气力，强志。《本经》|坚筋骨，消瘰疬赤痈，下部有疮，洗出虫。丈夫久服，令人有子。《别录》。丈夫绝阳无子，女人绝阴无子，老人昏耄，中年健忘，一切冷风劳气，筋骨挛

（淫羊藿：多年生直立草本，高30～40cm。茎生叶2，有长柄；二回三出复叶，小叶9，宽卵形或近圆形，边缘有刺齿；顶生小叶基部裂片圆形，均等，两侧小叶基部裂片不对称，内侧圆形，外侧急尖。圆锥花序顶生，花白色，花瓣4。蓇葖果纺锤形，成熟时2裂。花期4～5月，果期5～6月。分布于东北、山东、江苏、江西、湖南、广西、四川、贵州、陕西、甘肃。）

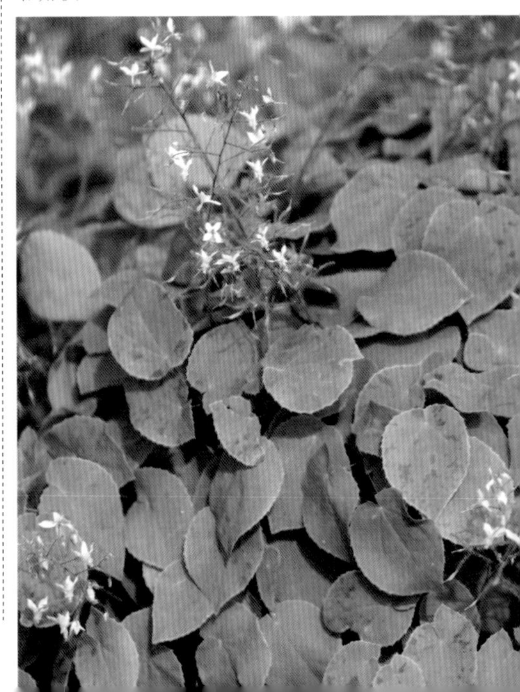

急，四肢不仁，补腰膝，强心力。《大明》

【发明】〔时珍曰〕淫羊藿，味甘气香，性温不寒，能益精气，乃手足阳明、三焦、命门药也。真阳不足者，宜之。

【附方】仙灵脾酒 益丈夫兴阳，理腰膝冷。用淫羊藿一斤，酒一斗，浸三日，逐时饮之。**偏风不遂** 皮肤不仁，宜服。仙灵脾酒：仙灵脾一斤，细剉，生绢袋盛，于不津器中，用无灰酒二斗浸之，重封，春夏三日、秋冬五日后，每日暖饮，常令醺然，不得大醉，酒尽再合，无不效验。合时，切忌鸡、犬见。**三焦咳嗽** 腹满不饮食，气不顺。仙灵脾、覆盆子、五味子（炒）各一两，为末，炼蜜丸梧子大。每姜茶下二十丸。**目昏生翳** 仙灵脾，生王瓜（即小栝楼红色者）等分，为末。每服一钱，茶下，日二服。**病后青盲** 日近者可治。仙灵脾一两，淡豆豉一百粒。水一碗半，煎一碗，顿服即瘳。**小儿雀目** 仙灵脾根、晚蚕蛾各半两，炙甘草、射干各二钱半，为末。用羊子肝一枚，切开掺药二钱，扎定，以黑豆一合，米泔一盏，煮熟，分二次食，以汁送之。**牙齿虚痛** 仙灵脾为粗末，煎汤频漱，大效。

仙茅

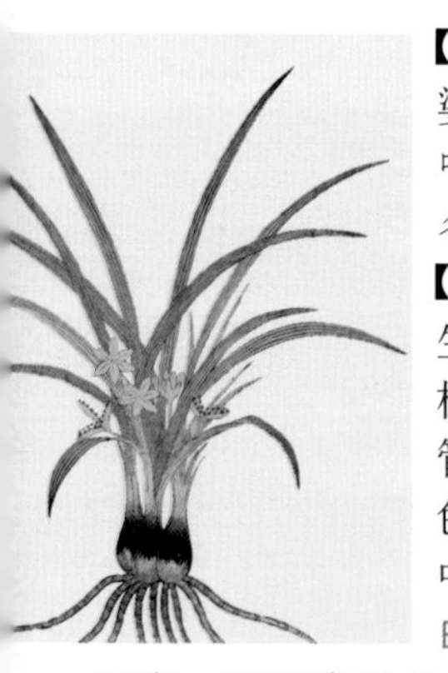

【释名】独茅、茅爪子、婆罗门参。〔珣曰〕其叶似茅，久服轻身，故名仙茅。

【集解】〔珣曰〕仙茅生西域。叶似茅。其根粗细有筋，或如笔管，有节文理。其花黄色多涎。自武城来，蜀中诸州亦皆有之。〔颂曰〕今大庾岭、蜀川、江湖、两浙诸州亦有之。叶青如茅而软，且略阔，面有纵纹。又似初生棕榈秧，高尺许。至冬尽枯，春初乃生。三月有花如栀子花，黄色，不结实。其根独茎而直，大如小指，下有短细肉根相附，外皮稍粗褐色，内肉黄白色。二月、八月采根，暴干用。衡山出者，花碧，五月结黑子。〔时珍曰〕苏颂所说详尽得之。但四五月中抽茎四五寸，开小花深黄色六出。不似栀子，处处大山中有之。

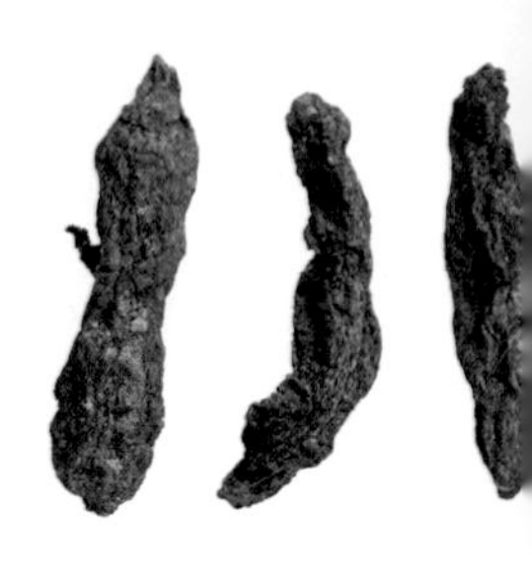

根【气味】辛，温，有毒。**【主治】**心腹冷气不能食，腰脚风冷

（仙茅：多年生草本。根茎近圆柱状，外皮褐色。地上茎不明显。叶基生，叶片线形、线状披针形或披针形，叶脉明显。花茎短，花黄色，上部6裂，裂片披针形。浆果近纺锤状。花果期4～9月。分布于江苏、浙江、江西、福建、台湾、湖南、广东、广西、四川、贵州、云南等地。）

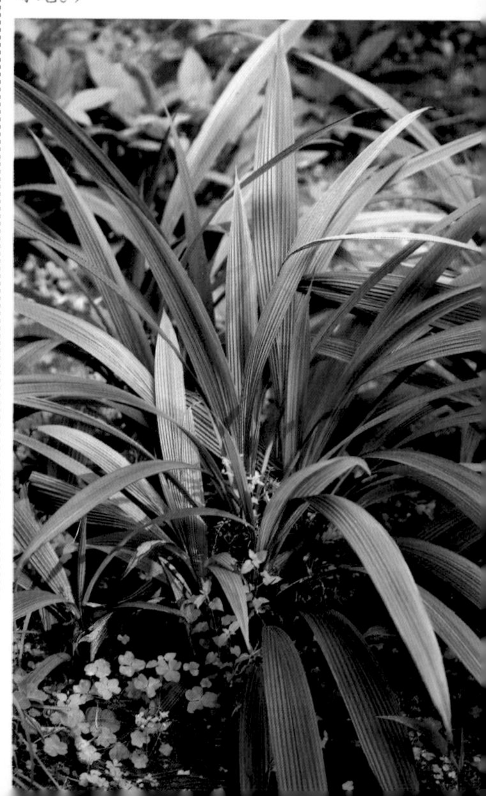

挛痹不能行，丈夫虚劳，老人失溺无子，益阳道。久服通神强记，助筋骨，益肌肤，长精神，明目。《开宝》|治一切风气，补暖腰脚，清安五脏。久服轻身，益颜色。丈夫五劳七伤，明耳目，填骨髓。李珣|开胃消食下气，益房事不倦。《大明》

【发明】〔时珍曰〕按《许真君书》云：仙茅久服长生。其味甘能养肉，辛能养节，苦能养气，咸能养骨，滑能养肤，酸能养筋，宜和苦酒服之，必效也。

【附方】仙芋丸 壮筋骨，益精神，明目，黑髭须。仙茅二斤，糯米泔浸五日，去赤水，夏月浸三日，铜刀刮剉阴干，取一斤；苍术二斤，米泔浸五日，刮皮焙干，取一斤；枸杞子一斤；车前子十二两，白茯苓（去皮）、茴香（炒）、柏子仁（去壳）各八两，生地黄（焙）、熟地黄（焙）各四两。为末，酒煮糊丸如梧子大。每服五十丸，食前温酒下，日二服。

玄参

【释名】黑参、玄台、重台、鹿肠、正马、逐马、馥草、野脂麻、鬼藏。〔时珍曰〕玄，黑色也。〔弘景曰〕其茎微似人参，故得参名。

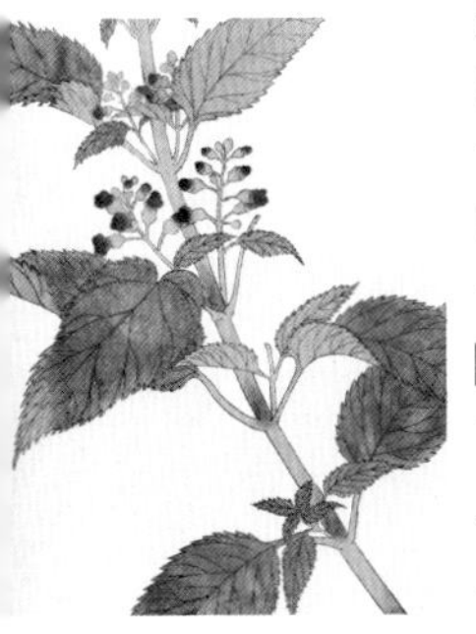

【集解】〔别录曰〕玄参，生河间川谷及冤句，三月、四月采根，暴干。〔普曰〕生冤句山阳。三月生苗。其叶有毛，四四相值，似芍药。黑茎，茎方，高四五尺。叶亦生枝间。四月实黑。〔弘景曰〕今出近道，处处有之。茎似人参而长大。根甚黑，亦微香，道家时用，亦以合香。〔颂曰〕二月生苗。叶似脂麻对生，又如槐柳而尖长有锯齿。细茎青紫色。七月开花青碧色。八月结子黑色。又有白花者，茎方大，紫赤色而有细毛；有节若竹者，高五六尺，其根一根五七枚。三月、八月采，暴干。或云蒸过日干。〔时珍曰〕今用玄参，正如苏颂所说。其根有腥气，故苏恭以为臭也。宿根多地蚕食之，故其中空。花有紫、白二种。

根【修治】〔敩曰〕凡采得后，须用蒲草重重相隔，入甑蒸两伏时，晒干用。勿犯铜器，饵之噎人喉，丧人目。

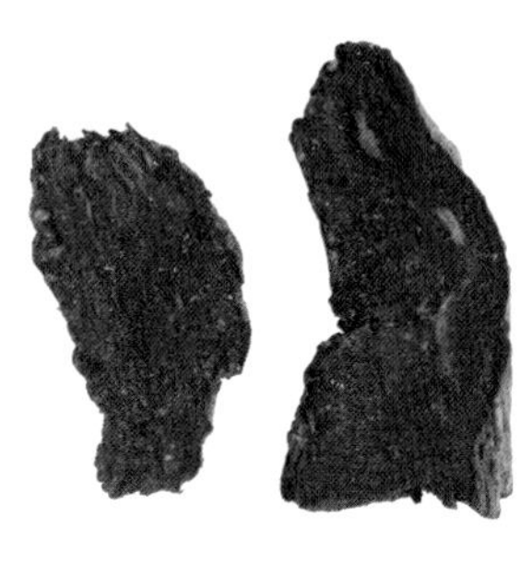

【气味】苦，微寒，无毒。**【主治】**腹中寒热积聚，女子产乳余疾，补肾气，令人目明。《本经》|主暴中风伤寒，身热支满，狂邪忽忽不知人，温疟洒洒，血瘕，下寒血，除胸中气，下水止烦渴，散颈下核，痈肿，心腹痛，坚癥，定五脏。

（玄参：多年生草本，高60～120cm。茎直立，四棱形。叶对生，卵形或卵状椭圆形，边缘具细锯齿。聚伞花序疏散开展，呈圆锥状；花冠暗紫色，管部斜壶状，先端5裂，不等大。蒴果卵圆形。花期7～8月，果期8～9月。分布于我国长江流域及陕西、福建等地。）

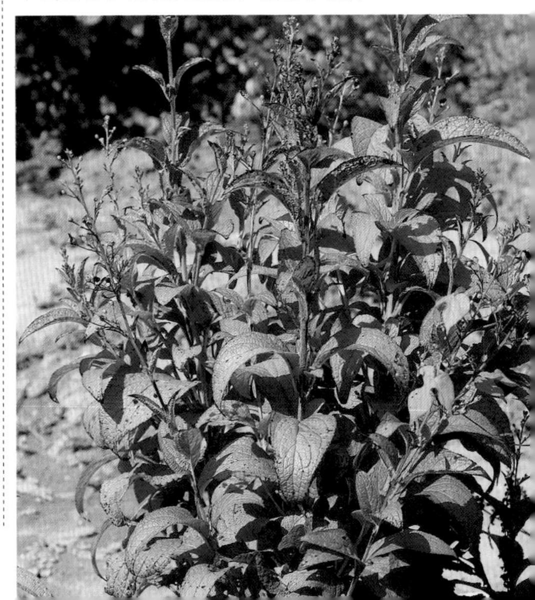

久服补虚明目，强阴益精。《别录》|热风头痛，伤寒劳复，治暴结热，散瘤瘘瘰疬。甄权|治游风，补劳损，心惊烦躁，骨蒸传尸邪气，止健忘，消肿毒。《大明》|滋阴降火，解斑毒，利咽喉，通小便血滞。时珍

【发明】〔时珍曰〕肾水受伤，真阴失守，孤阳无根，发为火病。法宜壮水以制火，故玄参与地黄同功。其消瘰疬亦是散火，刘守真言：结核是火病。

【附方】**赤脉贯瞳** 玄参为末，以米泔煮猪肝，日日蘸食之。**发斑咽痛** 玄参升麻汤：用玄参、升麻、甘草各半两。水三盏，煎一盏半，温服。**急喉痹风** 不拘大人小儿。玄参、鼠粘子（半生半炒）各一两，为末。新水服一盏，立瘥。**鼻中生疮** 玄参末涂之，或以水浸软，塞之。

地榆

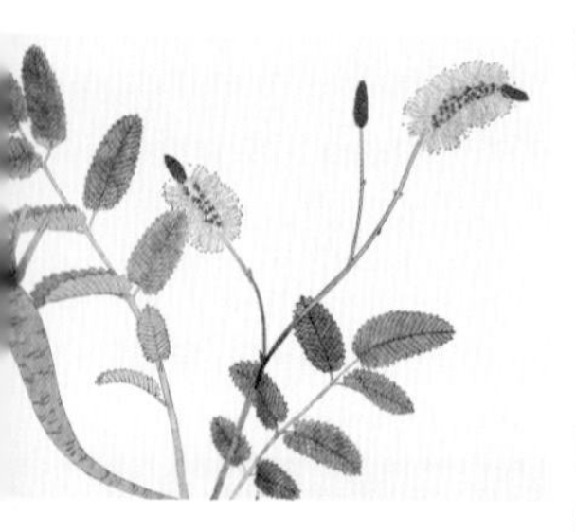

【释名】玉豉、酸赭。〔弘景曰〕其叶似榆而长，初生布地，故名。其花子紫黑色如豉，故又名玉豉。

【集解】〔别录曰〕地榆，生桐柏及冤句山谷。二月、八月采根曝干。〔颂曰〕今处处平原川泽皆有之。宿根三月内生苗，初生布地，独茎直上，高三四尺，对分出叶。叶似榆叶而稍狭，细长作锯齿状，青色。七月开花如椹子，紫黑色。根外黑里红，似柳根。〔弘景曰〕其根亦入酿酒。道方烧作灰，能烂石，故煮石方用之。其叶山人乏茗时，采作饮亦好，又可煠茹。

根【气味】苦，微寒，无毒。【主治】妇人乳产，痓痛七伤，带下五漏，止痛止汗，除恶肉，疗金疮。《本经》|止脓血，诸瘘恶疮热疮，补绝伤，产后内塞，可作金疮膏，消酒，除渴，明目。《别录》|止冷热痢疳痢，极效。《开宝》|止吐血鼻衄肠风，月经不止，血崩，产前后诸血疾，并水泻。《大明》|治胆气不足。李杲|汁酿酒治风痹，补脑。捣汁涂虎犬蛇虫伤。时珍|酸赭：味酸。主内漏，止血不足。《别录》

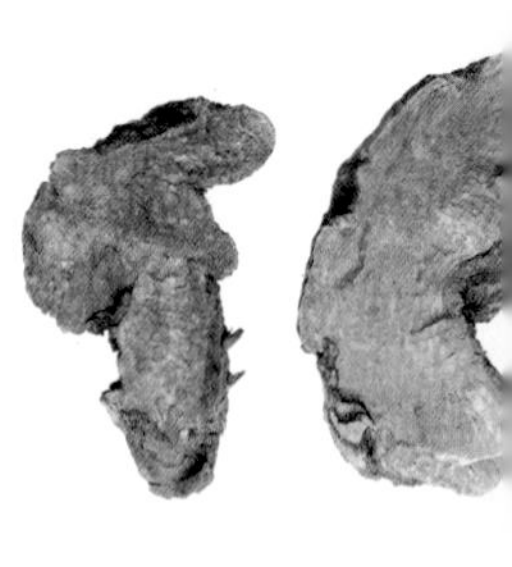

【发明】〔炳曰〕同樗皮治赤白痢。〔宗奭曰〕其性沉寒，入下焦。若热血痢则可用。若虚寒人及水泻白痢，即未可轻使。〔时珍曰〕地榆除下焦热，治大小便血证。止血取上截切片炒用。其梢则能行血，不

（地榆：多年生草本。单数羽状复叶互生，茎生叶有半圆形环抱状托叶，托叶边缘具三角状齿；小叶椭圆形至长卵圆形，边缘具尖圆锯齿。穗状花序顶生，花小，暗紫色，花被4裂。瘦果椭圆形或卵形，有4纵棱，呈狭翅状。花、果期6～9月。我国大部分地区有分布。）

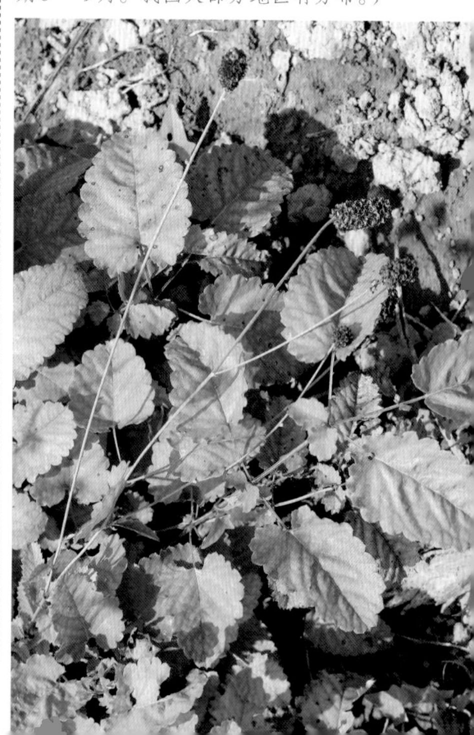

可不知。〔杨士瀛云〕诸疮，痛者，加地榆；痒者，加黄芩。

【附方】**男女吐血** 地榆三两。米醋一升，煮十余沸，去滓，食前稍热服一合。**妇人漏下** 赤白不止，令人黄瘦。方同上。**血痢不止** 地榆晒研。每服二钱，掺在羊血上，炙熟食之，以捻头煎汤送下。一方：以地榆煮汁作饮，每服三合。**赤白下痢** 骨立者。地榆一斤。水三升，煮一升半，去滓，再煎如稠饧，绞滤，空腹服三合，日再服。**下血不止** 二十年者。取地榆、鼠尾草各二两。水二升，煮一升，顿服。若不断，以水渍屋尘饮一小杯投之。**小儿疳痢** 地榆煮汁，熬如饴糖，与服便已。**毒蛇螫人** 新地榆根捣汁饮，兼以渍疮。**虎犬咬伤** 地榆煮汁饮，并为末敷之。亦可为末，白汤服，日三。忌酒。**小儿湿疮** 地榆煮浓汁，日洗二次。**小儿面疮** 焮赤肿痛。地榆八两。水一斗，煎五升，温洗之。

丹参

【释名】赤参、山参、郄蝉草、木羊乳、逐马、奔马草。〔时珍曰〕五参五色配五脏。故人参入脾，曰黄参；沙参入肺，曰白参；玄参入肾，曰黑参；牡蒙入肝，曰紫参；丹参入心，曰赤参。其苦参，则右肾命门之药也。古人舍紫参而称苦参，未达此义尔。〔炳曰〕丹参治风软脚，可逐奔马，故名奔马草。曾用，实有效。

【集解】〔别录曰〕丹参，生桐柏山川谷及太山。五月采根，暴干。〔颂曰〕今陕西、河东州郡及随州皆有之。二月生苗，高一尺许。茎方有棱，青色。叶相对，如薄荷而有毛。三月至九月开花成穗，红紫色，似苏花。根赤色，大者如指，长尺余，一苗数根。〔恭曰〕冬采者，良；夏采者，虚恶。〔时珍曰〕处处山中有之。一枝五叶，叶如野苏而尖，青色皱毛。

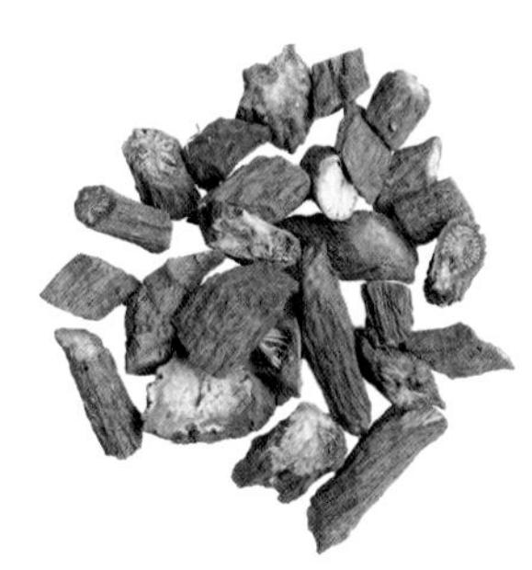

根【气味】苦，微寒，无毒。【主治】心腹邪气，肠鸣幽幽如走水，寒热积聚，破癥除瘕，止烦满，益气。《本经》|养血，去心腹痼疾结气，腰脊强脚痹，除风邪留热。久服利人。《别录》|渍酒饮，疗风痹足软。弘景|主中恶及百邪鬼魅，腹痛气作，声音鸣吼，能定精。甄权|养神定志，通利关脉，治冷热劳，骨节疼痛，四肢不遂，头痛赤眼，热温狂闷，破宿血，生新血，安生胎，落死胎，止血崩带下，调妇人经脉不匀，血邪心烦，恶疮疥癣，瘿赘肿毒丹毒，排脓止痛，生肌长肉。《大明》|活血，通心包络，治疝痛。时珍

【发明】〔时珍曰〕丹参色赤味苦，气平而降，阴中之阳也。入手少阴、厥阴之经，心与包络血分药也。按《妇人明理论》云：四物汤治妇人病，不问产前、产后，经水多少，皆可通用。惟一味丹参散，主治与之相同。盖丹参能破宿血，补新血，安生胎，落死胎，止崩中带下，调经脉，其功大类当归、地黄、芎䓖、芍药故也。

【附方】**丹参散** 治妇人经脉不调，或前或后，或多或少，产前胎不安，产后恶血不下，兼治冷热劳，腰脊痛，骨节烦疼。用丹参洗净，切晒为末。每服二钱，温酒调下。**落胎下血** 丹参十二两，酒五升，煮取三升，温服一升，一日三服。亦可水煮。**寒疝腹痛** 小腹阴中相引痛，白汗出，欲死。以丹参一两为末。每服二钱，热酒调下。**惊痫发热** 丹参摩膏：用丹参、雷丸各半两，猪膏二两。同煎七上七下，滤去滓盛之。每以摩儿身上，日三次。**妇人乳**

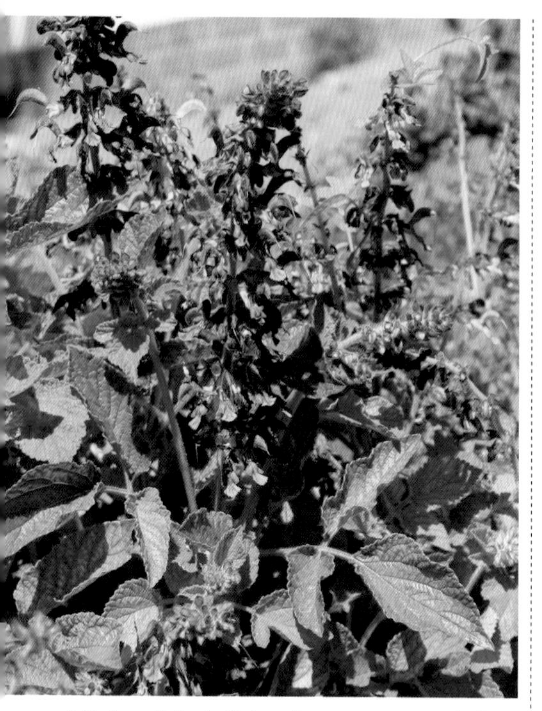

（丹参：多年生草本，高30～100cm。全株密被淡黄色柔毛及腺毛。奇数羽状复叶对生，小叶通常5，顶端小叶最大，边缘具圆锯齿。轮伞花序组成顶生或腋生的总状花序，花冠二唇形，蓝紫色。小坚果长圆形。花期5～9月，果期8～10月。分布于辽宁、河北、山西、陕西、宁夏、甘肃、山东、江苏、安徽、浙江、福建、江西、河南、湖北、湖南、四川、贵州等地。）

痈 丹参、白芷、芍药各二两。㕮咀，以醋腌一夜，猪脂半斤，微火煎成膏，去滓敷之。**热油火灼** 除痛生肌。丹参八两剉，以水微调，取羊脂二斤，煎三上三下，以涂疮上。

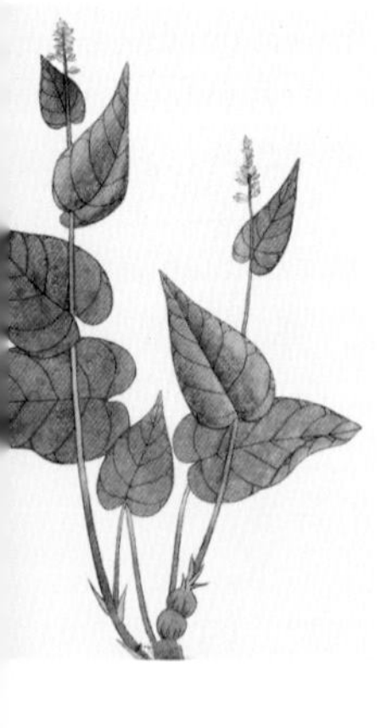

紫参

【释名】牡蒙、童肠、马行、众戎、五鸟花。

【集解】〔恭曰〕紫参叶似羊蹄，紫花青穗。其根皮紫黑，肉红白，肉浅皮深。所在有之。长安见用者，出蒲州。牡蒙乃王孙也，叶似及己而大，根长尺余，皮肉亦紫色，根苗不相似。〔颂曰〕今河中、晋、解、齐及淮、蜀州郡皆有之。苗长一二尺，茎青而细。其叶青似槐叶，亦有似羊蹄者。五月开花白色，似葱花，亦有红紫而似水荭者。根淡紫，根皮紫黑色，如地黄状，肉红白色，肉浅而皮深。〔时珍曰〕紫参根干紫黑色，肉带红白，状如小紫草。

根【气味】苦，辛，寒，无毒。**【主治】**心腹积聚，寒热邪气，通九窍，利大小便。《本经》|疗肠胃大热，唾血衄血，肠中聚血，痈肿诸疮，止渴益精。《别录》|治心腹坚胀，散瘀血，治妇人血闭不通。甄权|主狂疟瘟疟，鼽血汗出。好古|治血痢。好古|牡蒙：治金疮，破血，生肌肉，止痛，赤白痢，补虚益气，除脚肿，发阴阳。苏恭

王孙

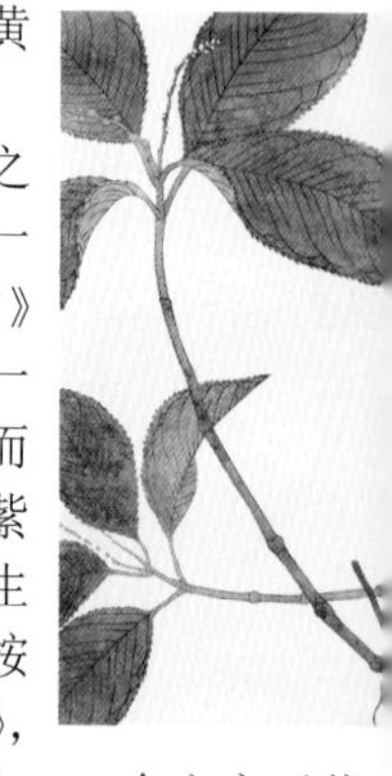

【释名】牡蒙、黄孙、黄昏、旱藕。

【集解】〔恭曰〕按陈延之《短剧方》，述本草牡蒙一名王孙。徐之才《药对》有牡蒙，无王孙。此则一物明矣。牡蒙叶似及己而大，根长尺余，皮肉皆紫色。〔时珍曰〕王孙叶生颠顶，似紫河车叶。按《神农》及《吴普本草》，紫参一名牡蒙。陶弘景亦曰：今方家呼紫参为牡蒙。其王孙并无牡蒙之名，而陶氏于王孙下乃云：又名牡蒙，且无形状。唐·苏恭始以紫参、牡蒙为二物，谓紫参叶似羊蹄，王孙叶似及己。但古方所用牡蒙，皆为紫参；后人所用牡蒙，乃王孙非紫参也。不可不辨。唐玄宗时隐民姜抚上言：终南山有旱藕，饵之延年，状类葛粉。帝取作汤饼，赐大臣。右骁骑将军甘

守诚曰：旱藕者，牡蒙也，方家久不用，抚易名以神之尔。据此牡蒙乃王孙也。盖紫参止治血证积聚疟痢；而王孙主五脏邪气痹痛，疗百病之文，自可推也。

根【气味】苦，平，无毒。【主治】五脏邪气，寒湿痹，四肢疼酸，膝冷痛。《本经》|疗百病，益气。《别录》|旱藕：主长生不饥，黑毛发。藏器

紫草

【释名】紫丹、紫芙、茈𦯀、藐、地血、鸦衔草。〔时珍曰〕此草花紫根紫，可以染紫，故名。

【集解】〔别录曰〕紫草，生砀山山谷及楚地。三月采根，阴干。〔弘景曰〕今出襄阳，多从南阳新野来，彼人种之，即是今染紫者，方药都不复用。〔时珍曰〕种紫草，三月逐垄下子，九月子熟时刈草，春社前后采根阴干，其根头有白毛如茸。未花时采，则根色鲜明；花过时采，则根色黯恶。采时，以石压扁，暴干；收时，忌人溺及驴马粪并烟气，皆令草黄色。

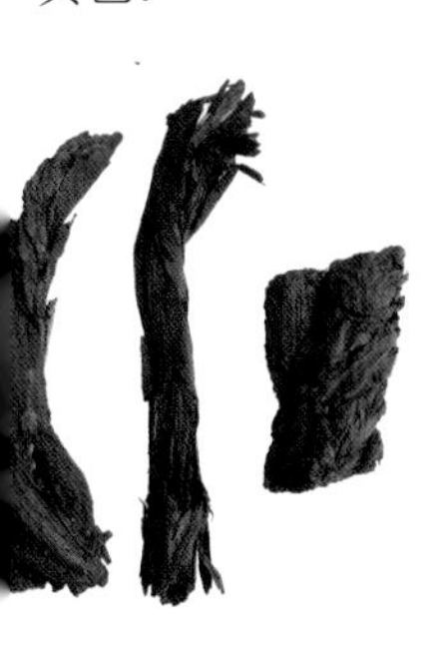

根【气味】苦，寒，无毒。【主治】心腹邪气，五疸，补中益气，利九窍，通水道。《本经》|疗腹肿胀满痛。以合膏，疗小儿疮，及面皶。《别录》|治恶疮㾓癣。甄权|治斑疹痘毒，活血凉血，利大肠。时珍

【发明】〔颂曰〕紫草古方稀用。今医家多用治伤寒时疾发疮疹不出者，以此作药，使其发出。《韦宙独行方》治豌豆疮，煮紫草汤饮，后人相承用之，其效尤速。〔时珍曰〕紫草味甘咸而气寒，入心包络及肝经血分。其功长于凉血活血，利大小肠。故痘疹欲出未出，血热毒盛，大便闭涩者，宜用之。已出而紫黑便闭者，亦可用。若已出而红活，及白陷大便利者，切宜忌之。

【附方】**消解痘毒** 紫草一钱，陈皮五分，葱白三寸。新汲水煎服。**痘毒黑疔** 紫草三钱，雄黄一钱。为末，以胭脂汁调，银簪挑破，点之极妙。**痈疽便闭** 紫草、栝楼实等分，新水煎服。**小儿白秃** 紫草煎汁涂之。**小便卒淋** 紫草一两，为散，每食前用井华水服二钱。**产后淋沥** 方同上。**恶虫咬人** 紫草煎油涂之。

（紫草：多年生草本，高达90cm。茎直立，全株被粗硬毛。叶互生，无柄；叶片长圆状披针形，全缘。聚伞花序总状，顶生；花冠白色，先端5裂。小坚果卵圆形。花期5～6月，果期7～8月。生于山野草丛中、山地阳坡及山谷。分布于黑龙江、吉林、辽宁、河北、河南、安徽、广西、贵州、江苏等地。）

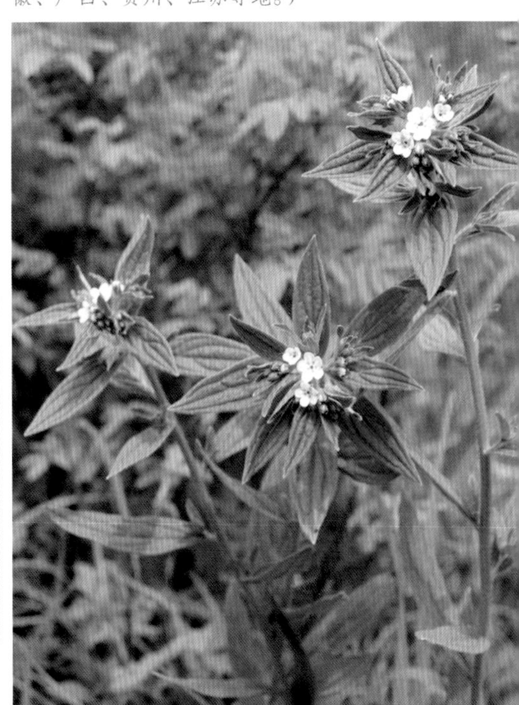

白头翁

【释名】野丈人、胡王使者、奈何草。〔弘景曰〕处处有之。近根处有白茸，状似白头老翁，故以为名。

【集解】〔别录曰〕白头翁，生高山山谷及田野。四月采。〔保升曰〕所在有之。有细毛，不滑泽，花蕊黄。二月采花，四月采实，八月采根，皆

（白头翁：多年生草本，高15～35cm，全株密被白色长柔毛。叶基生，3出复叶，小叶再分裂，裂片倒卵形，先端有1～3个不规则浅裂。花顶生，花被6，紫色，瓣状，外被白色柔毛。瘦果密集成头状，花柱宿存，长羽毛状。花期3～5月，果期5～6月。分布于东北、华北及陕西、甘肃、山东、江苏、安徽、河南、湖北、四川。）

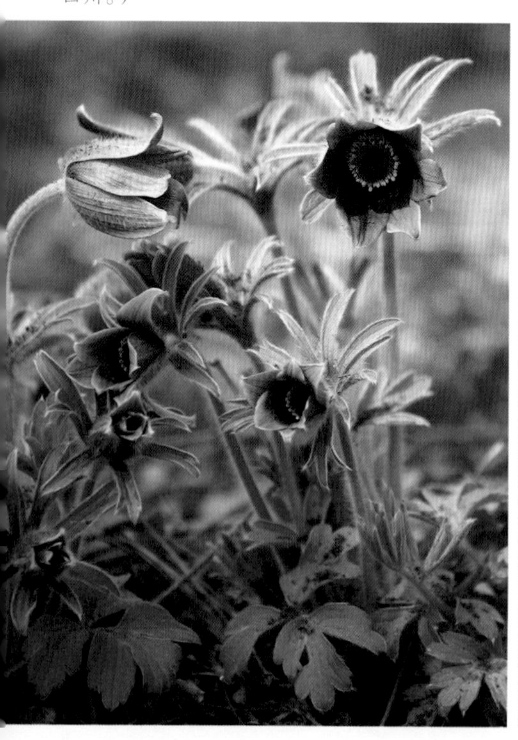

日干。〔颂曰〕处处有之。正月生苗，作丛生，状似白微而柔细稍长。叶生茎头，如杏叶，上有细白毛而不滑泽。近根有白茸。根紫色，深如蔓菁。其苗有风则静，无风而摇，与赤箭、独活同也。陶注未述茎叶，苏注言叶似芍药，实如鸡子，白毛寸余者，皆误矣。

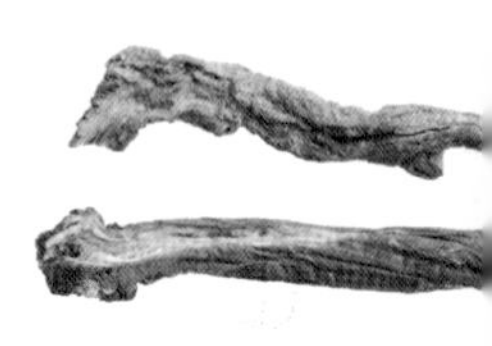

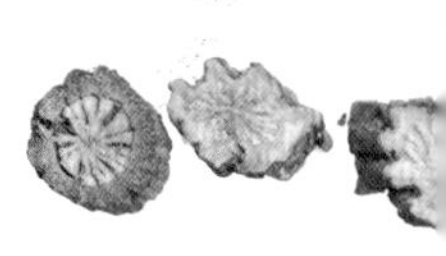

根【气味】苦，温，无毒。**【主治】**温疟，狂易寒热，癥瘕积聚瘿气，逐血，止痛，疗金疮。《本经》**|**鼻衄。《别录》**|**止毒痢。弘景**|**赤痢腹痛，齿痛，百骨节痛，项下瘤疬。甄权**|**一切风气，暖腰膝，明目消赘。《大明》

【发明】〔杲曰〕气厚味薄，可升可降，阴中阳也。张仲景治热痢下重，用白头翁汤主之。盖肾欲坚，急食苦以坚之。痢则下焦虚，故以纯苦之剂坚之。男子阴疝偏坠，小儿头秃膻腥，鼻衄无此不效，毒痢有此获功。

【附方】**热痢** 脉沉弦。用白头翁二两，黄连、黄檗、秦皮各三两。水七升，煮二升，每服一升，不愈更服。妇人产后痢虚极者，加甘草、阿胶各二两。**下痢咽肿** 春夏病此，宜用白头翁、黄连各一两，木香二两。水五升，煎一升半，分三服。**外痔肿痛** 白头翁草，一名野丈人，以根捣涂之，逐血止痛。**小儿秃疮** 白头翁根捣傅，一宿作疮，半月愈。

花【主治】疟疾寒热，白秃头疮。时珍

白及

【释名】连及草、甘根、白给。〔时珍曰〕其根白色，连及而生，故曰白及。其味苦，而曰甘根，反言也。

【集解】〔普曰〕茎叶如生姜、藜芦。十月花，直上，紫赤色。根白连。二月、八

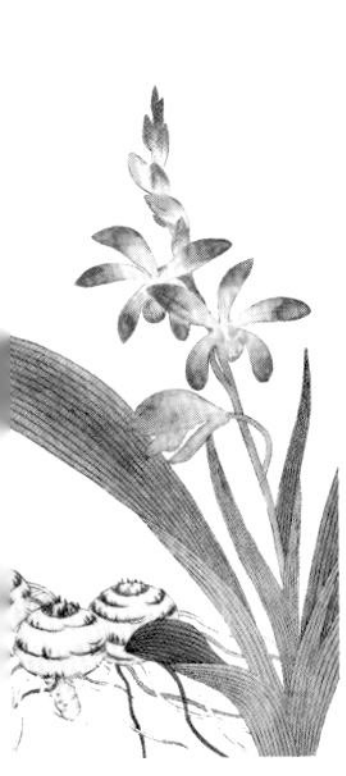

月、九月采。〔保升曰〕今出申州。叶似初生棕苗叶及藜芦。三四月抽出一苔，开紫花。七月实熟，黄黑色。冬凋。根似菱，有三角，白色，角头生芽。八月采根用。

根【气味】苦，平，无毒。

【主治】痈肿恶疮败疽，伤阴死肌，胃中邪气，贼风鬼击，痱缓不收。《本经》|除白癣疥虫。《别录》|结热不消，阴下痿，面上皯皰，令人肌滑。甄权|止惊邪血邪血痢，痫疾风痹，赤眼癥结，温热疟疾，发背瘰疬，肠风痔瘘，扑损，刀箭疮，汤火疮，生肌止痛。《大明》|止肺血。李杲|白给：主伏虫白癣肿痛。《别录》

（白及：多年生草本。茎直立。叶片披针形或宽披针形，全缘。总状花序顶生，花紫色或淡红色，唇瓣倒卵形，白色或具紫纹，上部3裂，中裂片边缘有波状齿，先端内凹，中央具5条褶片。蒴果圆柱形，具6纵肋。花期4～5月。果期7～9月。分布于华东、中南、西南及河北、山西、陕西、甘肃、台湾等地。）

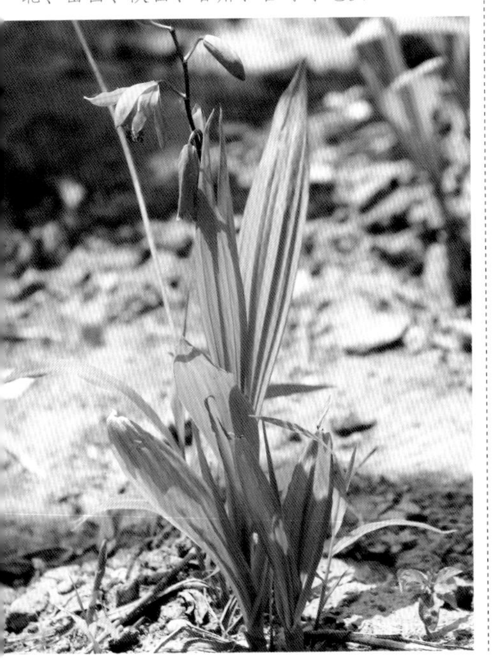

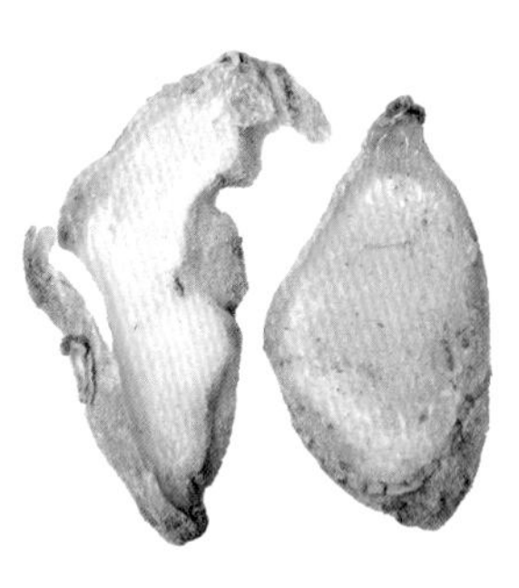

【发明】〔恭曰〕山野人患手足皲拆者，嚼以涂之，有效。为其性黏也。〔颂曰〕今医家治金疮不瘥及痈疽方，多用之。〔时珍曰〕白及性涩而收，得秋金之令，故能入肺止血，生肌治疮也。

【附方】**鼻衄不止** 津调白及末，涂山根上，仍以水服一钱，立止。**妇人阴脱** 白及、川乌头等分，为末，绢裹一钱，纳阴中，入三寸，腹内热即止，日用一次。**疔疮肿毒** 白及末半钱，以水澄之，去水，摊于厚纸上贴之。**打跌骨折** 酒调白及末二钱服，其功不减自然铜、古铢钱也。**刀斧伤损** 白及、石膏（煅）等分，为末。掺之，亦可收口。**手足皲裂** 白及末水调塞之。勿犯水。**汤火伤灼** 白及末，油调敷之。

三七

【释名】山漆、金不换。〔时珍曰〕彼人言其叶左三右四，故名三七，盖恐不然。或云本名山漆，谓其能合金疮，如漆粘物也，此说近之。金不换，贵重之称也。

【集解】〔时珍曰〕生广西、南丹诸州番峒深山中，采根暴干，黄黑色。团结者，状略似白及；长者，如老干地黄，有节。味微甘而苦，颇似人参之味。或云：试法，以末掺猪血中，血化为水者乃真。近传一种草，春生苗，夏高三四尺。叶似菊艾而劲厚，有歧尖。茎有赤棱。夏秋开黄花，蕊如金丝，盘纽可爱，而气不香。花干则吐絮如苦荬絮。根叶味甘。治金疮折伤出血，及上下血病，甚效。云是三七，而根大如牛蒡根，与南中来者不类，恐是刘寄奴之属，甚易繁衍。

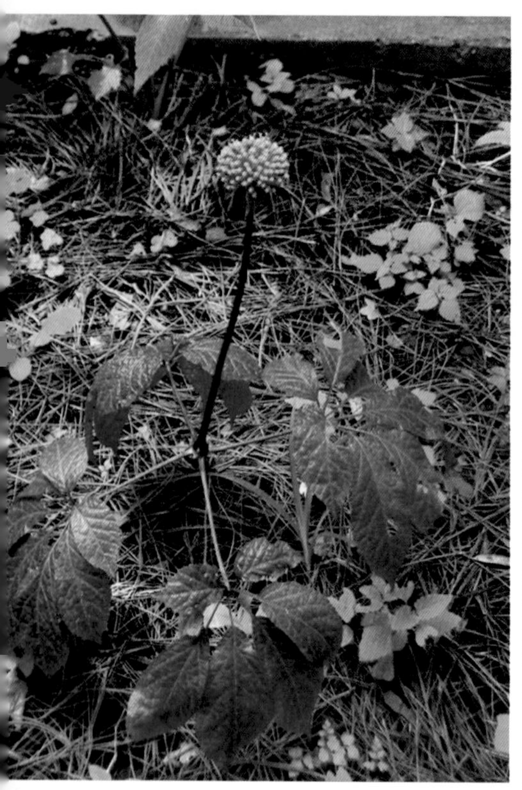

（三七：多年生草本，高达30～60cm。掌状复叶，3～4枚轮生于茎端；小叶3～7枚；小叶片椭圆形至长圆状倒卵形，中央数片较大，最下2片最小，边缘有细锯齿，表面沿脉有细刺毛。总花梗从茎端叶柄中央抽出，直立，伞形花序顶生；花瓣5，黄绿色。核果浆果状肾形。花期6～8月，果期8～10月。多为栽培。分布于江西、湖北、广东、广西、四川、云南等地。）

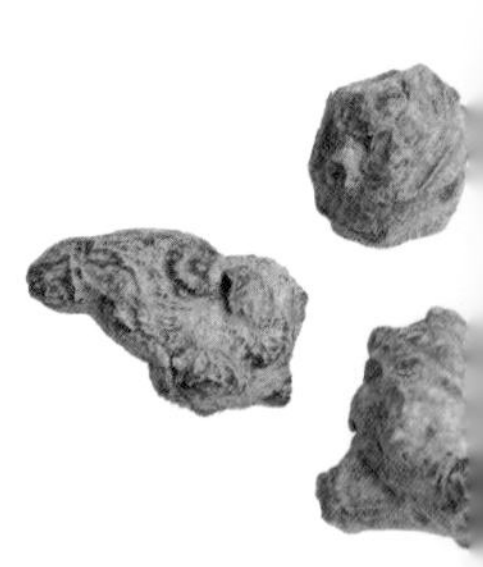

根【气味】甘、微苦，温，无毒。【主治】止血散血定痛，金刃箭伤、跌扑杖疮、血出不止者，嚼烂涂，或为末掺之，其血即止。亦主吐血衄血，下血血痢，崩中经水不止，产后恶血不下，血运血痛，赤目痈肿，虎咬蛇伤诸病。时珍

【发明】〔时珍曰〕此药近时始出，南人军中用为金疮要药，云有奇功。又云：凡杖扑伤损，瘀血淋漓者，随即嚼烂，罨之即止；青肿者，即消散。若受杖时，先服一二钱，则血不冲心；杖后，尤宜服之。产后服，亦良。大抵此药气温、味甘微苦，乃阳明、厥阴血分之药，故能治一切血病，与骐麟竭、紫矿相同。【附方】**吐血衄血** 山漆一钱，自嚼，米汤送下。或以五分，加入八核汤。**赤痢血痢** 三七三钱，研末，米泔水调服。即愈。**大肠下血** 三七研末，同淡白酒调一二钱服，三服可愈。加五分入四物汤，亦可。**妇人血崩** 方同上。**男妇赤眼** 十分重者。以三七根磨汁，涂四围。甚妙。**无名痈肿** 疼痛不止。山漆磨米醋调涂即散。已破者，研末干涂。**虎咬蛇伤** 山漆研末，米饮服三钱，仍嚼涂之。

叶【主治】折伤跌扑出血，傅之即止；青肿，经夜即散，余功同根。时珍

第十三卷　草部二

草之二　山草类下

黄连

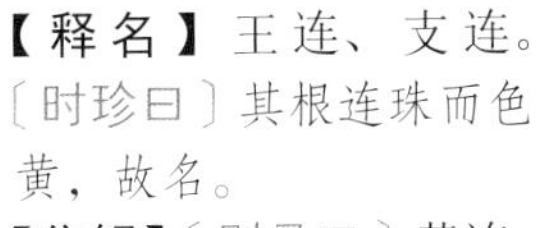

【释名】王连、支连。〔时珍曰〕其根连珠而色黄，故名。

【集解】〔别录曰〕黄连，生巫阳川谷及蜀郡太山之阳。二月、八月采根。〔保升曰〕苗似茶，丛生，一茎生三叶，高尺许，凌冬不凋，花黄色。江左者，节高若连珠；蜀都者，节下不连珠。今秦地及杭州、柳州者佳。〔颂曰〕苗高一尺以来，叶似甘菊，四月开花黄色，六月结实似芹子，色亦黄。江左者，根若连珠，其苗经冬不凋，叶如小雉尾草，正月开花作细穗，淡白微黄色。六七月根紧，始堪采。〔时珍曰〕黄连，汉末李当之本草，惟取蜀郡黄肥而坚者为善。唐时以澧州者为胜。今虽吴、蜀皆有，惟以雅州、眉州者为良。药物之兴废不同如此。大抵有二种：一种根粗无毛有珠，如鹰、鸡爪形而坚实，色深黄；一种无珠多毛而中虚，黄色稍淡。各有所宜。

根【修治】〔时珍曰〕五脏六腑皆有火，平则治，动则病，故有君火、相火之说，其实一气而已。黄连入手少阴心经，为治火之主药。治本脏之火，则生用之；治肝胆之实火，则以猪胆汁浸炒；治肝胆之虚火，则以醋浸炒；治上焦之火，则以酒炒；治中焦之火，则以姜汁炒；治下焦之火，则以盐水或朴消研细调水和炒；治气分湿热之火，则以茱萸汤浸炒；治血分块中伏

（黄连：多年生草本。叶全部基生；叶片卵状三角形，3全裂；中央裂片有细柄，卵状菱形，顶端急尖，羽状深裂，边缘有锐锯齿，侧生裂片不等2深裂。二歧或多歧聚伞花序，有花3～5朵；萼片5，黄绿色；花瓣线形或线状披针形。蓇葖果。花期2～4月，果期3～6月。分布于陕西、湖北、湖南、四川、贵州等地。）

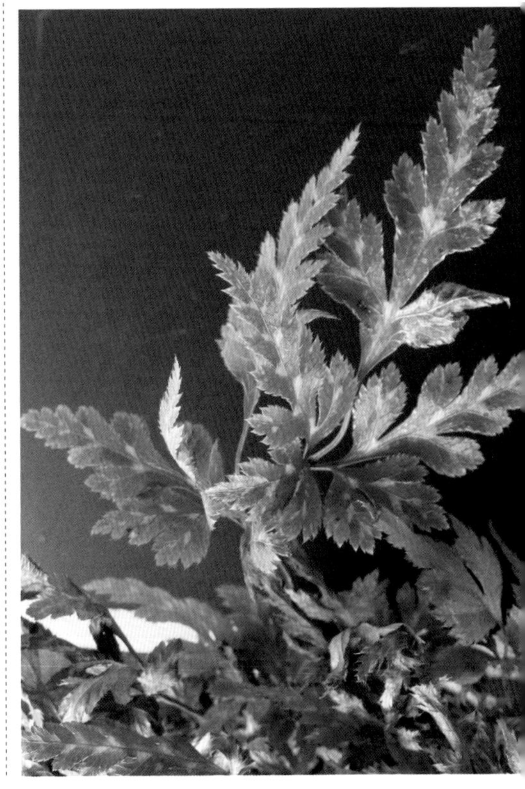

火，则以干漆末调水炒；治食积之火，则以黄土研细调水和炒。诸法不独为之引导，盖辛热能制其苦寒，咸寒能制其燥性，在用者详酌之。【气味】苦，寒，无毒。【主治】热气，目痛眦伤泣出，明目，肠腹痛下痢，妇人阴中肿痛。久服令人不忘。《本经》|主五脏冷热，久下泄澼脓血，止消渴大惊，除水利骨，调胃厚肠益胆，疗口疮。《别录》|治五劳七伤，益气，止心腹痛，惊悸烦躁，润心肺，长肉止血，天行热疾，止盗汗并疮疥。猪肚蒸为丸，治小儿疳气，杀虫。《大明》|羸瘦气急。藏器|治郁热在中，烦躁恶心，兀兀欲吐，心下痞满。元素|主心病逆而盛，心积伏梁。好古|去心窍恶血，解服药过剂烦闷及巴豆、轻粉毒。时珍

【发明】〔时珍曰〕黄连，治目及痢为要药。古方治痢：香连丸，用黄连、木香；姜连散，用干姜、黄连；变通丸，用黄连、茱萸；姜黄散，用黄连、生姜。治消渴，用酒蒸黄连；治伏暑，用酒煮黄连；治下血，用黄连、大蒜；治肝火，用黄连、茱萸；治口疮，用黄连、细辛。皆是一冷一热，一阴一阳，寒因热用，热因寒用，君臣相佐，阴阳相济，最得制方之妙，所以有成功而无偏胜之害也。

【附方】**心经实热** 泻心汤：用黄连七钱。水一盏半，煎一盏，食远温服。小儿减之。**卒热心痛** 黄连八钱。㕮咀，水煎热服。**伏暑发热** 作渴呕恶，及赤白痢，消渴，肠风酒毒，泄泻诸病，并宜酒煮黄龙丸主之。川黄连一斤（切）。以好酒二升半，煮干焙研，糊丸梧子大。每服五十丸，熟水下，日三服。**小儿疳热** 流注，遍身疮蚀，或潮热，肚胀作渴。猪肚黄连丸：用猪肚一个（洗净），宣黄连五两。切碎，水和，纳入肚中缝定，放在五升粳米上，蒸烂，石臼捣千杵，或入少饭同杵，丸绿豆大。每服二十丸，米饮下。仍服调血清心之药佐之。盖小儿之病，不出于疳，则出于热，常须识此。**消渴尿多** 《肘后方》用黄连末，蜜丸梧子大。每服三十丸，白汤下。崔氏治消渴，小便滑数如油。黄连五两，栝楼根五两，为末，生地黄汁丸梧子大。每牛乳下五十丸，日二服。忌冷水、猪肉。《总录》：用黄连末，入猪肚内蒸烂，捣丸梧子大，饭饮下。**破伤风病** 黄连五钱，酒二盏，煎七分，入黄蜡三钱，溶化热服之。**小便白淫** 因心肾气不足，思想无穷所致。黄连、白茯苓等分，为末，酒糊丸梧子大。每服三十丸，煎补骨脂汤下，日三服。**热毒血痢** 宣黄连一两。水二升，煮取半升，露一宿，空腹热服，少卧将息，一二日即止。**冷热诸痢** 胡洽九盏汤：治下痢，不问冷热赤白，谷滞休息久下，悉主之。黄连（长三寸）三十枚（重一两半），龙骨（如棋子大）四枚（重一两），大附子一枚，干姜一两半，胶一两半。细切。以水五合着铜器中，去火三寸煎沸，便取下，坐土上，沸止，又上水五合，如此九上九下。纳诸药入水内，再煎沸，辄取下，沸止又上，九上九下，度可得一升，顿服即止。**治痢香连丸** 治赤白诸痢，里急后重，腹痛。用宣黄连、青木香等分；捣筛，白蜜丸梧子大。每服二三十丸，空腹饮下，日再服，其效如神。久冷者，以煨蒜捣和丸之。不拘大人婴孺皆效。《易简方》：黄连（茱萸炒过）四两，木香（面煨）一两，粟米饭丸。刘河间治久痢，加龙骨。**痔病秘结** 用此宽肠。黄连、枳壳等分，为末，糊丸梧子大。每服五十丸，空心米饮下。**水泄脾泄** 神圣香黄散：宣连一两，生姜四两。同以文火炒至姜脆，各自拣出为末。水泄用姜末；脾泄用连末，每服二钱，空心白汤下。甚者不过二服。亦治痢疾。**吐血不止** 黄连一两捣散。每服一钱，水七分，入豉二十粒，煎至五分，去滓温服。大人、小儿皆治。**暴赤眼痛** 宣黄连剉，以鸡子清浸，置地下一夜，次早滤

过，鸡羽蘸滴目内。《海上方》：用黄连、冬青叶煎汤洗之。《选奇方》：用黄连、干姜、杏仁等分，为末，绵包浸汤，闭目乘热淋洗之。**目卒痒痛** 乳汁浸黄连，频点眦中。**泪出不止** 黄连浸浓汁，渍拭之。**牙痛恶热** 黄连末掺之，立止。**口舌生疮**《肘后》：用黄连煎酒，时含呷之。赴筵散：用黄连、干姜等分，为末掺之。**小儿口疳** 黄连、卢会等分，为末，每蜜汤服五分。走马疳，入蟾灰等分，青黛减半，麝香少许。**妊娠子烦** 口干不得卧。黄连末。每服一钱，粥饮下。或酒蒸黄连丸，亦妙。**痈疽肿毒** 已溃、未溃皆可用。黄连、槟榔等分。为末。以鸡子清调搽之。**中巴豆毒** 下利不止。黄连、干姜等分。为末。水服方寸匕。

胡黄连

【释名】割孤露泽。〔时珍曰〕其性味功用似黄连，故名。割孤露泽，胡语也！

【集解】〔恭曰〕胡黄连出波斯国，生海畔陆地。苗若夏枯草，根头似鸟嘴，折之内似鸜鹆眼者，良。八月上旬采之。〔颂曰〕今南海及秦陇间亦有之。初生似芦，干则似杨柳枯枝，心黑外黄，不拘时月收采。〔承曰〕折之尘出如烟者，乃为真也！

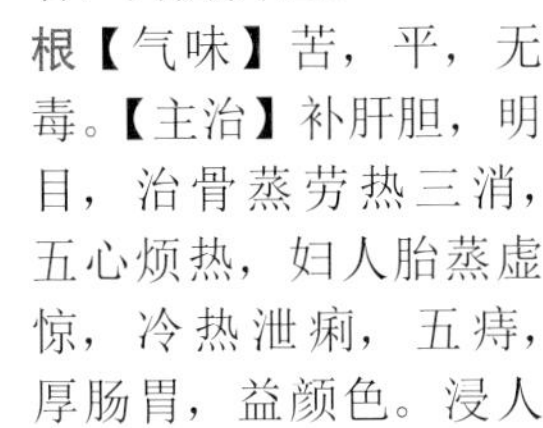

根【气味】苦，平，无毒。【主治】补肝胆，明目，治骨蒸劳热三消，五心烦热，妇人胎蒸虚惊，冷热泄痢，五痔，厚肠胃，益颜色。浸人乳汁，点目甚良。苏恭|治久痢成疳，小儿惊痫、寒热、不下食，霍乱下痢，伤寒咳嗽温疟，理腰肾，去阴汗。《开宝》|去果子积。震亨

【附方】**伤寒劳复** 身热，大小便赤如血色。用胡黄连一两，山栀子二两（去壳）。入蜜半两，拌和，炒令微焦为末，用猪胆汁和丸梧子大。每服十丸，用生姜二片，乌梅一个，童子小便三合，浸半日去滓，食后暖小便令温吞之，卧时再服，甚效。**小儿潮热** 往来盗汗。用南番胡黄连、柴胡等分。为末，炼蜜丸芡子大。每服一丸至五丸，安器中，以酒少许化开，更入水五分，重汤煮二三十沸，和滓服。**小儿疳热** 肚胀潮热发焦，不可用大黄、黄芩伤胃之药，恐生别证。以胡黄连五钱、灵脂一两，为末，雄猪胆汁和丸绿豆大。米饮服，每服一二十丸。**肥热疳疾** 胡黄连丸：用胡黄连、黄连各半两，朱砂二钱半。为末，入猪胆内扎定，以杖子钩悬于砂锅内，浆水煮一炊久，取出研烂，入卢会、麝香各一分，饭和丸麻子大。每服五七丸至一二十丸，米饮下。**五心烦热** 胡黄连末，米饮服

（胡黄连：多年生草本。高15～25cm。叶近于根生；叶片匙形，基部狭窄成有翅的具鞘叶柄，边缘有锯齿。花茎比叶长；穗状花序；花冠先端有几相等的5裂片，裂片卵形，多缘毛。蒴果长卵形，侧面略有槽；种子长圆形。生于高山草地。分布于喜马拉雅山区。）

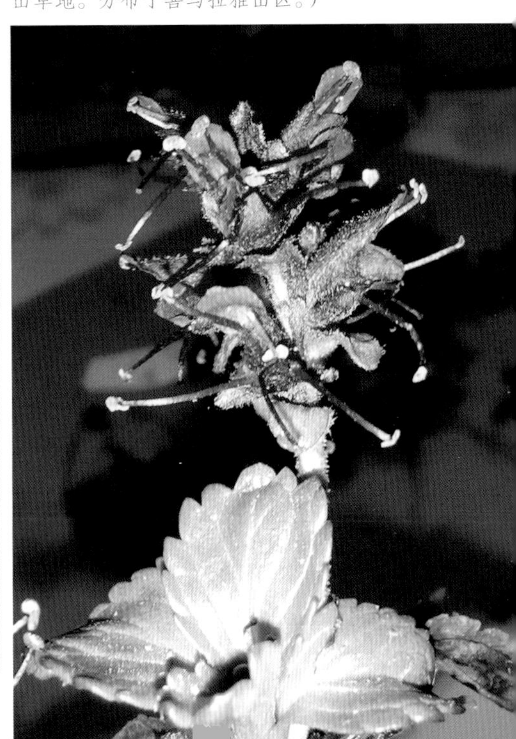

一钱。**小儿疳泻** 冷热不调。胡黄连半两，绵姜一两（炮），为末。每服半钱，甘草节汤下。**小儿自汗** 盗汗，潮热往来。胡黄连、柴胡等分，为末，蜜丸芡子大。每用一二丸，水化开，入酒少许，重汤煮一二十沸，温服。**小儿黄疸** 胡黄连、川黄连各一两。为末，用黄瓜一个，去瓤留盖，入药在内合定，面裹煨熟，去面，捣丸绿豆大。每量大小温水下。**吐血衄血** 胡黄连、生地黄等分。为末，猪胆汁丸梧子大，卧时茅花汤下五十丸。**血痢不止** 胡黄连、乌梅肉、灶下土等分，为末，腊茶清下。**热痢腹痛** 胡黄连末，饭丸梧子大，每米汤下三十丸。**婴儿赤目** 茶调胡黄连末，涂手足心，即愈。**痈疽疮肿**，已溃、未溃皆可用之。胡黄连、穿山甲（烧存性）等分为末，以茶或鸡子清调涂。**痔疮疼肿** 不可忍者。胡黄连末，鹅胆汁调搽之。

黄芩

【释名】 腐肠、空肠、内虚、妒妇、经芩、黄文、印头、苦督邮。内实者名子芩、条芩、尾芩、鼠尾芩。〔弘景曰〕圆者，名子芩；破者，名宿芩，其腹中皆烂，故名腐肠。

【集解】〔别录曰〕黄芩，生秭归川谷及冤句。三月三日采根，阴干。〔颂曰〕今川蜀、河东、陕西近郡，皆有之。苗长尺余，茎干粗如箸，叶从地四面作丛生，类紫草，高一尺许。亦有独茎者，叶细长，青色，两两相对。六月开紫花，根如知母粗细，长四五寸，二月、八月采根，暴干。《吴普本草》云：二月生赤黄叶，两两四四相值。其茎空中，或方圆，高三四尺。四月花紫红赤，五月实黑、根黄。二月至九月采，与今所说有小异也。

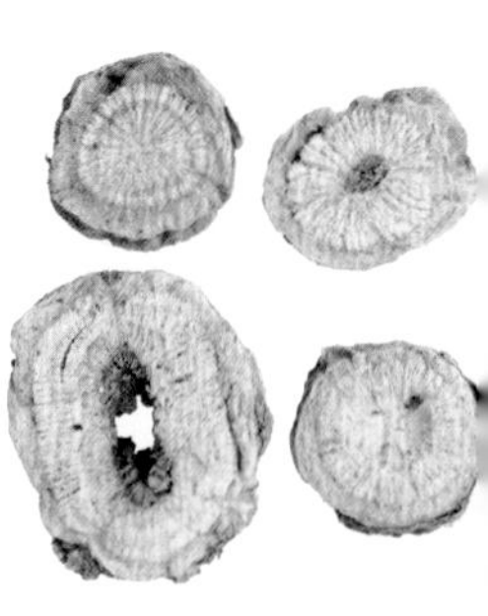

根【气味】 苦，平，无毒。〔时珍曰〕得酒，上行；得猪胆汁，除肝胆火；得柴胡，退寒热；得芍药，治下痢；得桑白皮，泻肺火；得白术，安胎。**【主治】** 诸热黄疸，肠澼泄痢，逐水，下血闭，恶疮疽蚀火疡。《本经》|疗痰热胃中热，小腹绞痛，消谷，利小肠，女子血闭，淋露下血，小儿腹痛。《别录》|治热毒骨蒸，寒热往来，肠胃不利，破拥气，治五淋，令人宣畅，去关节烦闷，解热渴。甄权|下气，主天行热疾，丁疮排脓，治乳痈发背。《大明》|凉心，治肺中湿热，泻肺火上逆，疗上热，目中肿赤，瘀血壅盛，上部积血，补膀胱寒水，安胎，养阴退阳。元素|治风热湿热头疼，奔豚热痛，火咳肺痿喉腥，诸失血。时珍

【发明】〔元素曰〕黄芩之用有九：泻肺热，一也；上焦皮肤风热风湿，二也；去诸热，三也；利胸中气，四也；消痰膈，五也；除脾经诸湿，六也；夏月须用，七也；妇人产后养阴退阳，八也；安胎，九也。酒炒上行，主上部积血，非此不能除。下痢脓血，腹痛后重，身热久不能止者，与芍药、甘草同用之。凡诸疮痛不可忍者，宜芩、连苦寒之药，详上下，分身、梢及引经药用之。

【附方】 **三黄丸** 疗男子五痨七伤，消渴不生肌肉，妇人带下，手足寒热，泻五脏火。春三月，黄芩四两，大黄三两，黄连四两；夏三月，黄芩六两，大黄一两，黄连七两；秋三月，黄芩六两，大黄二两，黄连三两；冬三月，黄芩三两，大黄五两，黄连二两。三物随时合捣下筛，蜜丸乌豆大。米饮每服五丸，日三。不知，增至七丸，服一月病愈。久服走及奔马，人

用有验。禁食猪肉。**三补丸** 治上焦积热，泻五脏火。黄芩、黄连、黄檗等分，为末，蒸饼丸梧子大。每白汤下二三十丸。**肺中有火** 清金丸：用片芩（炒）为末，水丸梧子大。每服二三十丸，白汤下。**肝热生翳** 不拘大人小儿。黄芩一两，淡豉三两。为末。每服三钱，以熟猪肝裹吃，温汤送下，日二服。忌酒、面。**吐血衄血** 或发或止，积热所致。黄芩一两（去中心黑朽者），为末。每服三钱，水一盏，煎六分，和滓温服。**血淋热痛** 黄芩一两。水煎热服。**经水不断** 芩心丸：治妇人四十九岁以后，天癸当住，每月却行，或过多不止。用条芩心二两（米醋浸七日，炙干又浸，如此七次）。为末，醋糊丸梧子大。每服七十丸，空心温酒下，日二次。**安胎清热** 条芩、白术等分。炒为末，米饮和丸梧子大。每服五十丸，白汤下。或加神麹。凡妊娠调理，以四物去地黄，加白术、黄芩为末，常服甚良。**产后血渴** 饮水不止。黄芩、麦门冬等分。水煎温服，无时。

（黄芩：多年生草本，高30～80cm。茎四棱形。叶对生，无柄或几无柄；叶片卵状披针形至线状披针形，全缘。总状花序顶生或腋生，花偏向一侧，花冠二唇形，蓝紫色或紫红色。小坚果卵球形，黑褐色。花期6～9月，果期8～10月。分布于河北、山西、内蒙古、河南、陕西等地。）

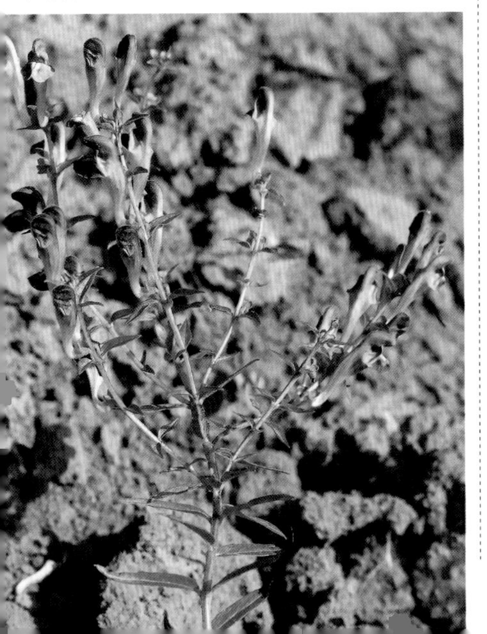

秦艽

【释名】秦纠、秦爪。〔时珍曰〕秦艽出秦中，以根作罗纹交纠者佳，故名秦艽、秦纠。

【集解】〔别录曰〕秦艽，生飞鸟山谷，二月、八月采根，暴干。〔颂曰〕今河陕州郡多有之。其根土黄色而相交纠，长一尺以来，粗细不等。枝干高五六寸。叶婆娑，连茎梗俱青色，如莴苣叶。六月中开花紫色，似葛花，当月结子。每于春秋采根，阴干。

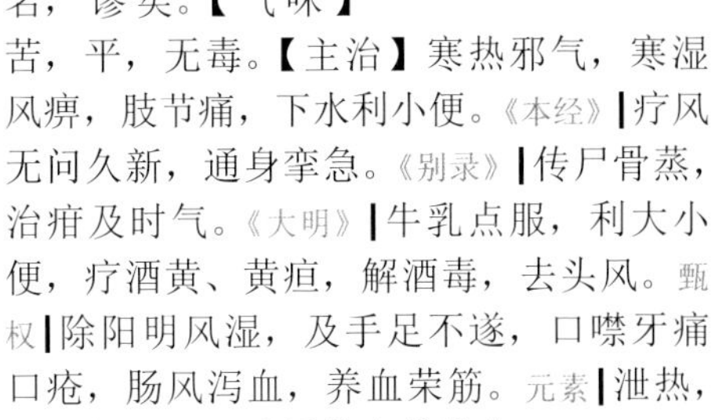

根【修治】〔时珍曰〕秦艽，但以左文者为良，分秦与艽为二名，谬矣。**【气味】**苦，平，无毒。**【主治】**寒热邪气，寒湿风痹，肢节痛，下水利小便。《本经》|疗风无问久新，通身挛急。《别录》|传尸骨蒸，治疳及时气。《大明》|牛乳点服，利大小便，疗酒黄、黄疸，解酒毒，去头风。甄权|除阳明风湿，及手足不遂，口噤牙痛口疮，肠风泻血，养血荣筋。元素|泄热，益胆气。好古|治胃热虚劳发热。时珍

【发明】〔时珍曰〕《圣惠方》治急劳烦热，身体酸疼。用秦艽、柴胡各一两，甘草五钱。为末，每服三钱，白汤调下。治小儿骨蒸潮热，减食瘦弱。用秦艽、炙甘草各一两。每用一二钱，水煎服之。钱乙加薄荷叶五钱。

【附方】五种黄疸《贞元广利方》：治黄病内外皆黄，小便赤，心烦口干者。以秦艽三两，牛乳一大升，煮取七合，分温再服。又孙真人方：加芒消六钱。**暴泻引饮** 秦艽二两，甘草（炙）半两。每服三钱，水煎服。**伤寒烦渴** 心神躁热。用秦艽

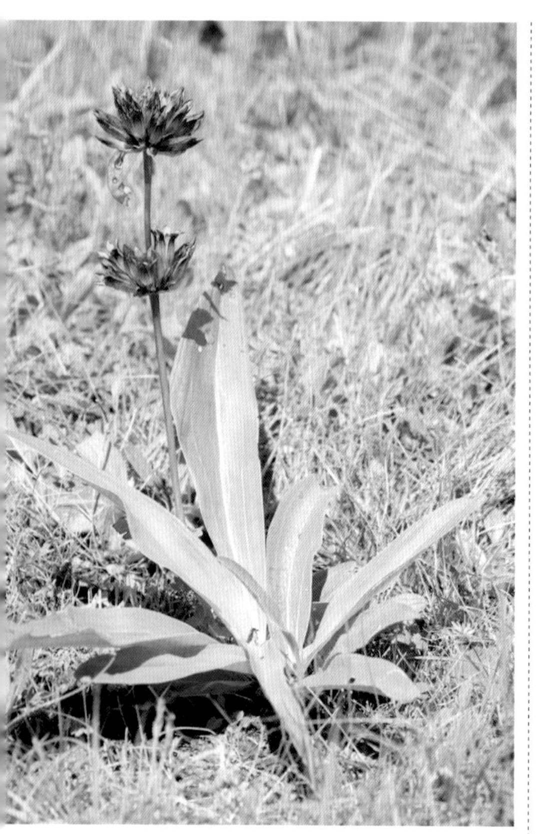

（秦艽：多年生草本。枝黄绿色。基生叶卵状椭圆形或狭椭圆形，茎生叶椭圆状披针形或狭椭圆形，边缘平滑。花簇生枝顶呈头状或腋生作轮状，花冠筒部黄绿色，冠檐蓝色或蓝紫色，壶形，裂片卵形或卵圆形，全缘。蒴果卵状椭圆形。花果期7～10月。生于河滩、路旁、水沟边、山坡草地、草甸、林下及林缘。分布于新疆、宁夏、陕西、山西、河北、内蒙古及东北地区。）

一两，牛乳一大盏，煎六分，分作二服。**急劳烦热** 方见发明下。**小便艰难** 或转胞，腹满闷，不急疗，杀人。用秦艽一两，水一盏，煎七分，分作二服。又方：加冬葵子等分，为末，酒服一匕。**胎动不安** 秦艽、甘草（炙）、鹿角胶（炒）各半两。为末。每服三钱，水一大盏，糯米五十粒，煎服。又方：秦艽、阿胶（炒）、艾叶等分，如上煎服。**疮口不合** 一切皆治。秦艽为末，掺之。

茈胡

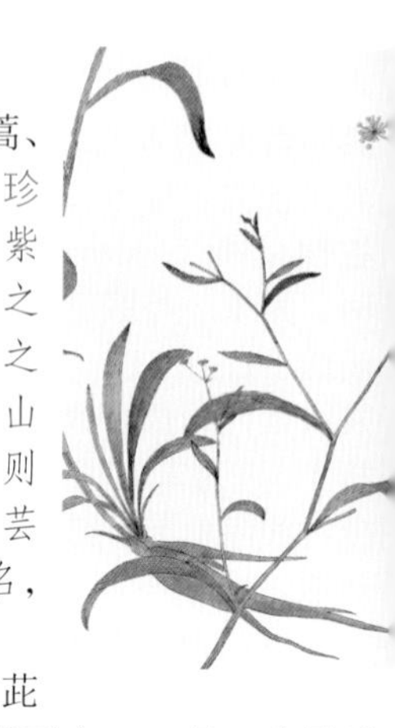

【释名】 地熏、芸蒿、山菜、茹草。〔时珍曰〕茈字，有柴、紫二音。茈姜、茈草之茈，皆音紫；茈胡之茈，音柴。茈胡生山中，嫩则可茹，老则采而为柴，故苗有芸蒿、山菜、茹草之名，而根名柴胡也。

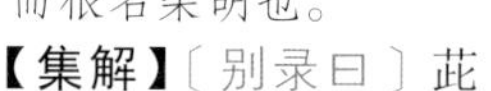

【集解】〔别录曰〕茈胡，叶名芸蒿，辛香可食。二月、八月采根，暴干。〔弘景曰〕今出近道，状如前胡而强。《博物志》云：芸蒿叶似邪蒿，春秋有白蒻，长四五寸，香美可食，长安及河内并有之。〔时珍曰〕银州，即今延安府神木县，五原城是其废迹。所产柴胡长尺余而微白且软，不易得也。北地所产者，亦如前胡而软，今人谓之北柴胡是也，入药亦良。南土所产者，不似前胡，正如蒿根，强硬不堪使用。其苗有如韭叶者、竹叶者，以竹叶者为胜。其如邪蒿者最下也。

根【气味】 苦，平，无毒。〔时珍曰〕行手、足少阳，以黄芩为佐；行手、足厥阴，以黄连为佐。

【主治】 心腹、肠胃中结气，饮食积聚，寒热邪气，推陈致新。久服轻身明目益精。《本经》|除伤寒心下烦热，诸痰热结实，胸中邪逆，五脏间游气，大肠停积水胀，及湿痹拘挛，亦可作浴汤。《别录》|治热劳骨节烦疼，热气肩背疼痛，劳乏羸瘦，下气消食，宣畅

气血，主时疾内外热不解，单煮服之良。甄权｜补五劳七伤，除烦止惊，益气力，消痰止嗽，润心肺，添精髓，健忘。《大明》｜除虚劳，散肌热，去早晨潮热，寒热往来，胆瘅，妇人产前、产后诸热，心下痞，胸胁痛。元素｜治阳气下陷，平肝胆三焦包络相火，及头痛眩运，目昏赤痛障翳，耳聋鸣，诸疟，及肥气寒热，妇人热入血室，经水不调，小儿痘疹余热，五疳羸热。时珍

【发明】〔之才曰〕茈胡，得茯苓、桔梗、大黄、石膏、麻子仁、甘草、桂。以水一斗，煮取四升入消石三方寸匕，疗伤寒寒热头痛，心下烦满。

【附方】伤寒余热 伤寒之后，邪入经络，体瘦肌热，推陈致新，解利伤寒时气伏暑，仓卒并治，不论长幼。柴胡四两，甘草一两。每用三钱，水一盏，煎服。**小儿骨热** 十五岁以下，遍身如火，日渐黄瘦，盗汗，咳嗽烦渴。柴胡四两，丹砂三两。为末，豮猪胆汁拌和，饭上蒸熟，丸绿豆大。每服一丸，桃仁、乌梅汤下，日三服。**虚劳发热** 柴胡、人参等分。每服三钱，姜、枣同水煎服。**湿热黄疸** 柴胡一两，甘草二钱半。作一剂，以水一碗，白茅根一握，煎至七分，任意时时服，一日尽。**眼目昏暗** 柴胡六铢，决明子十八铢。治筛，人乳汁和傅目上，久久夜见五色。**积热下痢** 柴胡、黄芩等分。半酒半水煎七分，浸冷，空心服之。

（茈胡为伞形科植物柴胡。柴胡：多年生草本，高40～85cm。茎直立，丛生，上部多分枝，并略作“之”字形弯曲。叶互生，茎生叶线状披针形，全缘，基部收缩成叶鞘，抱茎。复伞形花序顶生或侧生，花瓣鲜黄色。双悬果广椭圆形，棱狭翼状。花期7～9月，果期9～11月。分布于东北、华北及陕西、甘肃、山东、江苏、安徽、广西等地。）

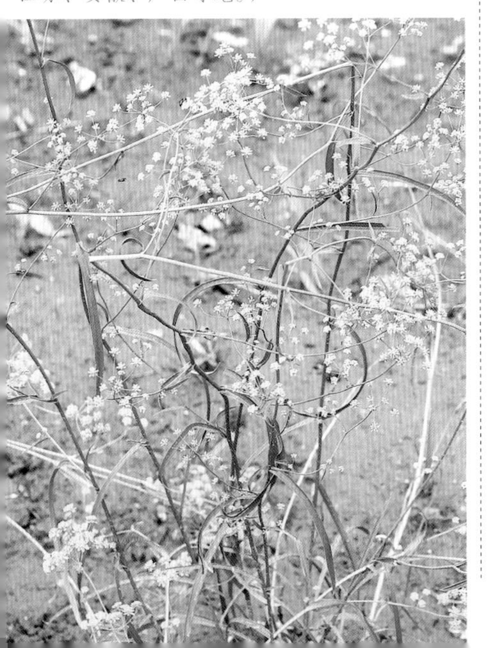

苗**【主治】**猝聋，捣汁频滴之。

前胡

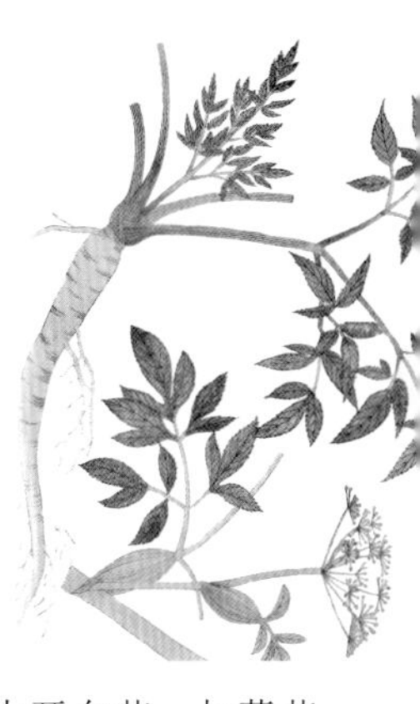

【集解】〔别录曰〕前胡，二月、八月采根，暴干。〔弘景曰〕近道皆有，生下湿地，出吴兴者为胜。根似柴胡而柔软，为疗殆欲同，而《本经》有茈胡而无此，晚来医乃用之。〔颂曰〕春生苗，青白色，似斜蒿。初出时有白芽，长三四寸，味甚香美，又似芸蒿。七月内开白花，与葱花相类。八月结实。根青紫色。今鄜延将来者，大与柴胡相似。但柴胡赤色而脆，前胡黄而柔软，为不同尔。一说：今诸方所用前胡皆不同。汴京北地者，色黄白，枯脆，绝无气味。江东乃有三四种：一种类当归，皮斑黑，肌黄而脂润，气味厚烈；一种色理黄白，似人参而细短，香味都微；一种如草乌头，肤赤而坚，有两三歧为一本，食之亦戟人咽喉，中破以姜汁渍捣服之，甚下膈解痰实。然皆非真前胡也。今最上者，出吴中。又寿春生者，皆类柴胡而大，气芳烈，味亦浓苦，疗

痰下气，最胜诸道者。〔时珍曰〕前胡有数种，惟以苗高一二尺，色似斜蒿，叶如野菊而细瘦，嫩时可食。秋月开黪白花，类蛇床子花，其根皮黑肉白，有香气为真。大抵北地者为胜，故方书称北前胡云。

根【气味】苦，微寒，无毒。**【主治】**痰满，胸胁中痞，心腹结气，风头痛，去痰实，下气，治伤寒寒热，推陈致新，明目益精。《别录》|能去热实，及时气内外俱热，单煮服之。甄权|治一切气，破癥结，开胃下食，通五脏，主霍乱转筋，骨节烦闷，反胃呕逆，气喘咳嗽，安胎，小儿一切疳气。《大明》|清肺热，化痰热，散风邪。时珍

【发明】〔时珍曰〕前胡味甘、辛，气微平，阳中之阴，降也。乃手足太阴、阳明之药，与柴胡纯阳上升入少阳、厥阴者不同也。其功长于下气，故能治痰热喘嗽、痞膈呕逆诸疾，气下则火降，痰亦降矣。所以有推陈致新之绩，为痰气要药。陶弘景言其与柴胡同功，非矣。治证虽同，而所入所主则异。

【附方】小儿夜啼 前胡捣筛，蜜丸小豆大。日服一丸，熟水下，至五六丸，以瘥为度。

（前胡为伞形科植物白花前胡。白花前胡：多年生直立草本，高30～120cm。基生叶有长柄，基部扩大成鞘状，抱茎；叶片三出或二至三回羽状分裂；茎生叶和基生叶相似，较小；茎上部叶无柄，叶片三出分裂。复伞形花序；花瓣5，白色。双悬果卵圆形。花期7～9月，果期10～11月。分布于山东、陕西、安徽、江苏、浙江、福建、广西、江西、湖南、湖北、四川等地。）

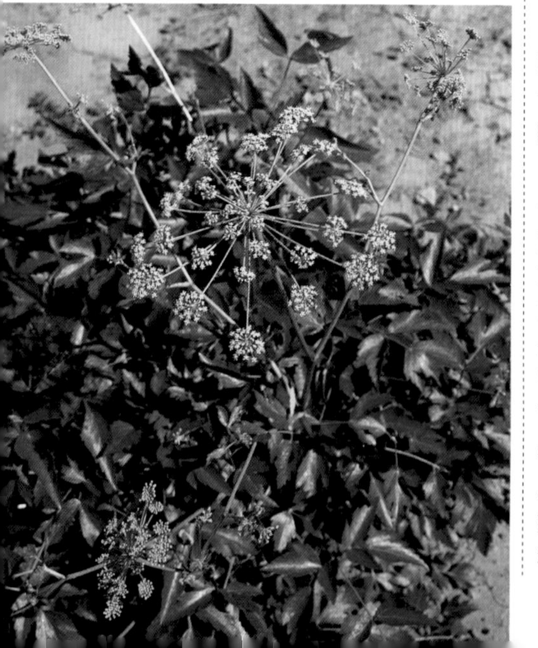

防风

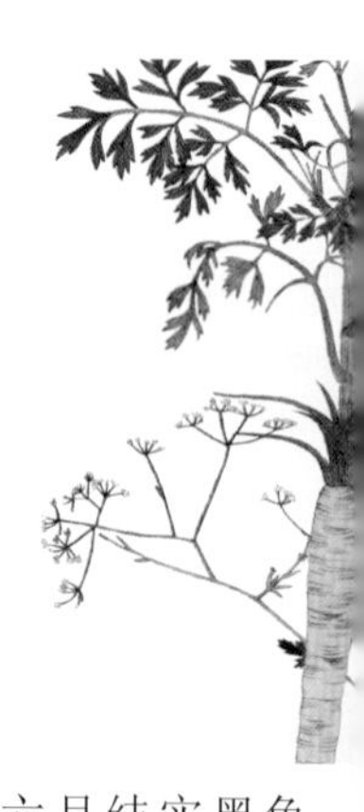

【释名】铜芸、茴芸、茴草、屏风、茼根、百枝、百蜚。〔时珍曰〕防者，御也。其功疗风最要，故名。屏风者，防风隐语也。

【集解】〔别录曰〕防风，生沙苑川泽及邯郸、琅琊、上蔡。二月、十月采根，暴干。〔普曰〕正月生叶细圆，青黑黄白。五月黄花。六月结实黑色。〔颂曰〕今汴东、淮、浙州郡皆有之。茎叶俱青绿色，茎深而叶淡，似青蒿而短小。春初时嫩紫红色，江东宋亳人采作菜茹，极爽口。五月开细白花，中心攒聚作大房，似莳萝花。实似胡荽子而大。根土黄色，与蜀葵根相类，二月、十月采之。关中生者，三月、六月采之，然轻虚不及齐州者良。又有石防风，出河中府，根如蒿根而黄，叶青花白，五月开花，六月采根暴干，亦疗头风眩痛。〔时珍曰〕江淮所产多是石防风，生于山石之间。二月采嫩苗作菜，辛甘而香，呼为珊瑚菜。其根粗丑，其子亦可种。吴绶云：凡使，以黄

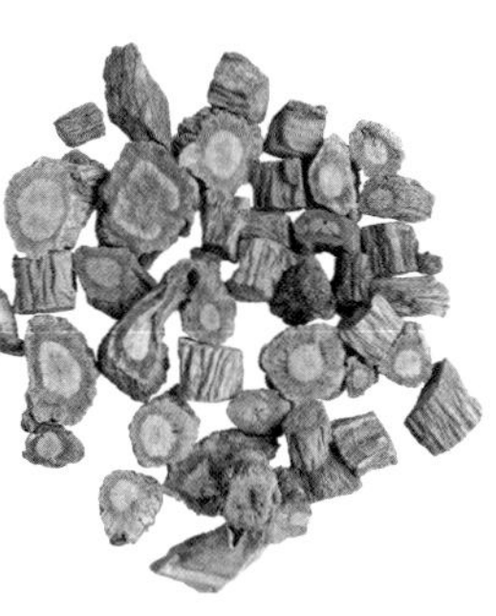

色而润者为佳，白者多沙条，不堪。

【气味】甘，温，无毒。〔杲曰〕防风能制黄芪，黄芪得防风其功愈大，乃相畏而相使者也。〔之才曰〕得葱白，能行周身；得泽泻、藁本，疗风；得当归、芍药、阳起石、禹余粮，疗妇人子脏。畏萆薢，杀附子毒，恶藜芦、白敛、干姜、芫花。

【主治】大风，头眩痛恶风，风邪目盲无所见，风行周身，骨节疼痹，烦满。久服轻身。《本经》|胁痛胁风，头面去来，四肢挛急，字乳金疮内痉。《别录》|治三十六般风，男子一切劳劣，补中益神，风赤眼，止冷泪及瘫痪，通利五脏关脉，五劳七伤，羸损盗汗，心烦体重，能安神定志，匀气脉。《大明》|治上焦风邪，泻肺实，散头目中滞气，经络中留湿，主上部见血。元素|搜肝气。好古

叶【主治】中风热汗出。《别录》

花【主治】四肢拘急，行履不得，经脉虚羸，骨节间痛，心腹痛。甄权

子【主治】疗风更优，调食之。苏恭

【发明】〔元素曰〕防风，治风通用。身半以上风邪用身，身半已下风邪，用梢，治风去湿之仙药也，风能胜湿故尔。能泻肺实，误服泻人上焦元气。

【附方】**自汗不止** 防风（去芦）为末，每服二钱，浮麦煎汤服。《朱氏集验方》：防风用麸炒，猪皮煎汤下。**睡中盗汗** 防风二两，芎藭一两，人参半两。为末。每服三钱，临卧饮下。**消风顺气** 老人大肠秘涩。防风、枳壳（麸炒）一两，甘草半两，为末，每食前白汤服二钱。**破伤中风**，牙关紧急。天南星、防风等分。为末。每服二三匙，童子小便五升，煎至四升，分二服，即止也。**小儿解颅** 防风、白及、柏子仁等分，为末。以乳汁调涂，一日一换。**妇人崩中** 独圣散：用防风（去芦头，炙赤）为末。每服一钱，以面糊酒调下，更以面糊酒投之。此药累经效验。一方：加炒黑蒲黄等分。**解乌头毒** 附子、天雄毒。并用防风煎汁饮之。**解芫花毒** 同上。**解野菌毒** 同上。**解诸药毒** 已死，只要心间温暖者，乃是热物犯之。只用防风一味，擂冷水灌之。

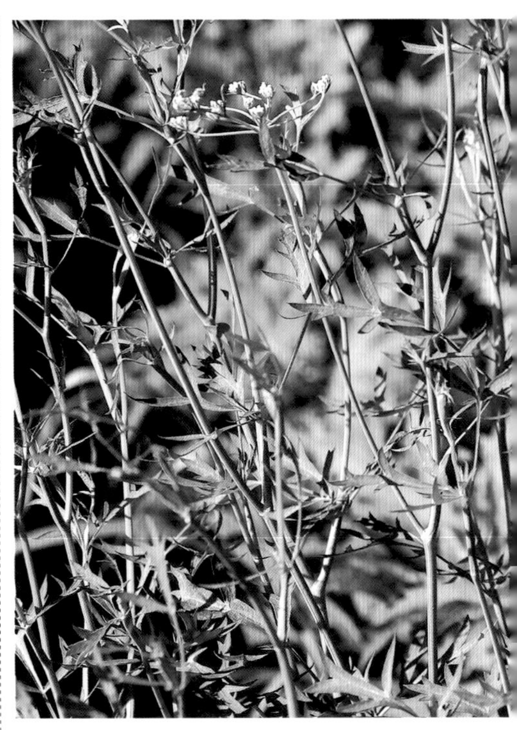

（防风：多年生草本，高30～80cm。茎单生，2歧分枝。基生叶丛生，有扁长的叶柄，三角状卵形，2～3回羽状分裂，最终裂片条形至披针形；顶生叶简化，具扩展叶鞘。复伞形花序顶生；花瓣5，白色。双悬果卵形。花期8～9月；果期9～10月。生于草原、丘陵和多石砾山坡上。分布于东北、华北及陕西、甘肃、宁夏、山东等地。）

独活

【释名】羌活、羌青、独摇草、护羌使者、胡王使者、长生草。〔弘景曰〕一茎直上，

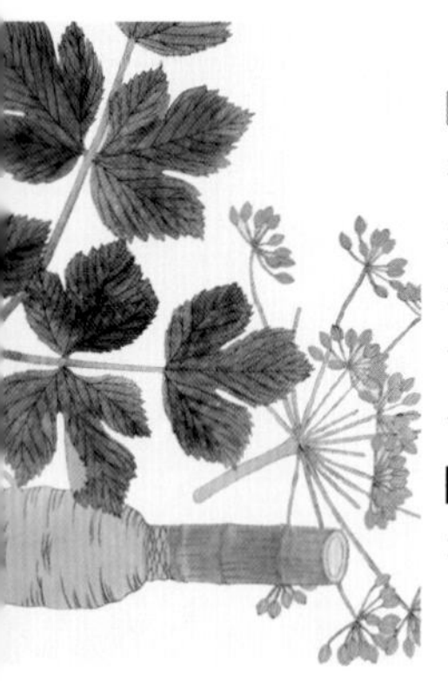

不为风摇，故曰独活。〔别录曰〕此草得风不摇，无风自动，故名独摇草。〔时珍曰〕独活以羌中来者为良，故有羌活、胡王使者诸名，乃一物二种也。

【集解】〔别录曰〕独活，生雍州川谷，或陇西南安。二月、八月采根，暴干。〔颂曰〕独活、羌活，今出蜀汉者佳。春生苗，叶如青麻。六月开花作丛，或黄或紫。结实时叶黄者，是夹石上所生；叶青者，是土脉中所生。《本经》云二物同一类。今人以紫色而节密者，为羌活；黄色而作块者，为独活。〔时珍曰〕独活、羌活乃一类二种，以中国者为独活；西羌者，为羌活，苏颂所说颇明。按王贶《全生指迷方》云：羌活，须用紫色有蚕头鞭节者。独活，是极大羌活有臼如鬼眼者，寻常皆以老宿前胡为独活者，非矣。近时江淮山中出一种土当归，长近尺许，白肉黑皮，气亦芬香，如白芷气，人亦谓之水白芷，用充独活，解散亦或用之，不可不辨。

（独活为伞形科植物重齿毛当归。重齿毛当归：多年生草本，高达1m以上。茎直立，表面淡紫色，有纵沟纹。基生叶及茎下部叶有长柄，叶柄由基部向两侧扩展成膜质叶鞘，抱茎；叶片为三出三回羽状复叶，小叶3～4对，边缘缺刻状浅裂至羽状深裂；茎上部叶简化成鞘状，近无柄，先端有羽状分裂的小叶片。复伞形花序顶生或腋生，花瓣白色，5枚。双悬果卵圆形，背棱及中棱有翅。花期8～9月，果期9～10月。分布于青海、四川、云南、甘肃等地。）

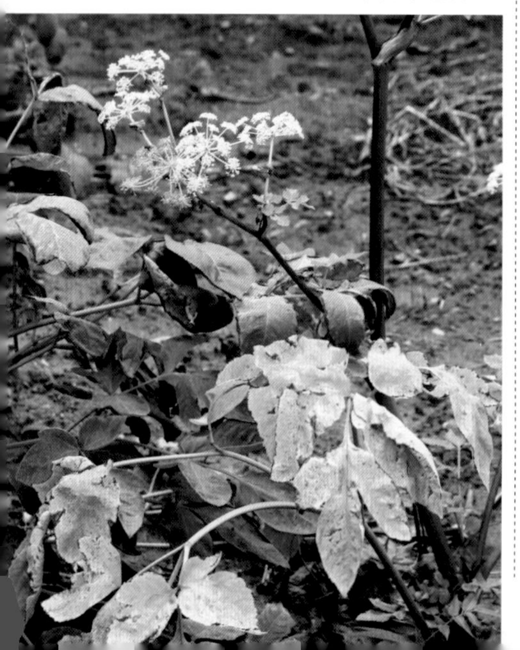

根【气味】苦、甘，平，无毒。

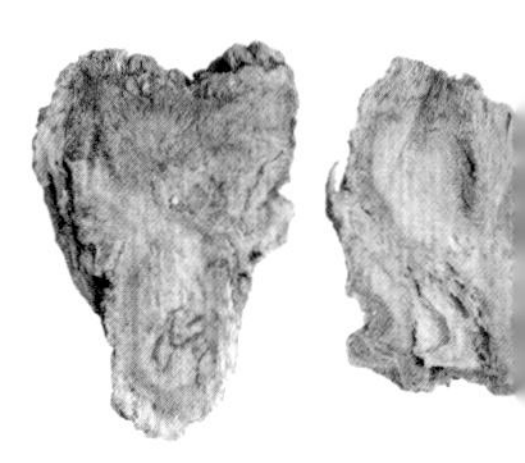

【主治】风寒所击，金疮止痛，奔豚痫痓，女子疝瘕。久服轻身耐老。《本经》|疗诸贼风，百节痛风，无问久新。《别录》|独活：治诸中风湿冷，奔喘逆气，皮肤苦痒，手足挛痛劳损，风毒齿痛。羌活：治贼风失音不语，多痒，手足不遂，口面㖞斜，遍身𤸷痹、血癞。甄权|羌、独活：治一切风并气，筋骨挛拳，骨节酸疼，头旋目赤疼痛，五劳七伤，利五脏及伏梁水气。《大明》|治风寒湿痹，酸痛不仁，诸风掉眩，颈项难伸。李杲|去肾间风邪搜肝风，泻肝气，治项强、腰脊痛。好古|散痈疽败血。元素

【发明】〔恭曰〕疗风，宜用独活；兼水，宜用羌活。〔时珍曰〕羌活、独活皆能逐风胜湿，透关利节，但气有刚、劣不同尔。

【附方】**中风口噤** 通身冷，不知人。独活四两，好酒一升，煎半升服。**热风瘫痪** 常举发者。羌活二斤，构子一升。为末。每酒服方寸匕，日三服。**产后中风** 语涩，四肢拘急。羌活三两。为末。每服五钱，酒、水各一盏，煎减半服。**妊娠浮肿** 羌活、萝卜子同炒香，只取羌活为末。每服二钱，温酒调下，一日一服，二日二服，

三日三服。乃嘉兴主簿张昌明所传。**风水浮肿** 方同上。**历节风痛** 独活、羌活、松节等分。用酒煮过，每日空心饮一杯。**风牙肿痛**《肘后方》：用独活煮酒，热漱之。文潞公《药准》：用独活、地黄各三两，为末。每服三钱，水一盏煎，和滓温服，卧时再服。**喉闭口噤** 羌活三两，牛蒡子二两，水煎一钟，入白矾少许，灌之取效。

升麻

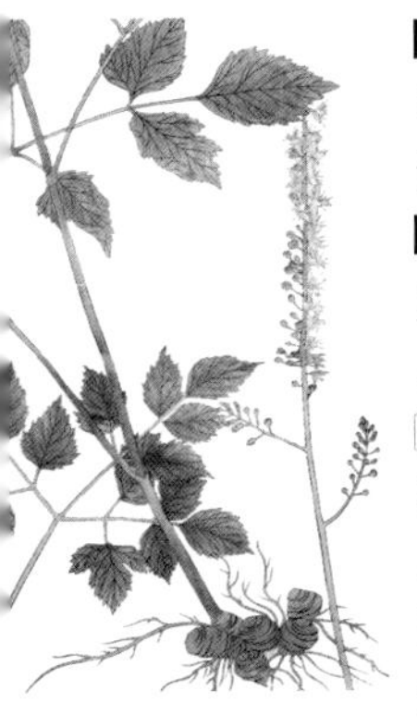

【释名】周麻。〔时珍曰〕其叶似麻，其性上升，故名。

【集解】〔别录曰〕升麻，生益州山谷。二月、八月采根，日干。〔颂曰〕今蜀汉、陕西、淮南州郡皆有之，以蜀川者为胜。春生苗，高三尺以来。叶似麻叶，并青色。四月、五月着花，似粟穗，白色。六月以后结实，黑色。根如蒿根，紫黑色，多须。

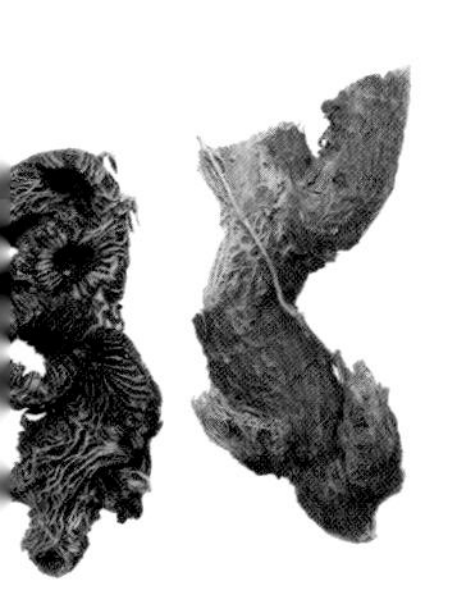

根【修治】〔时珍曰〕今人惟取里白外黑而紧实者，谓之鬼脸升麻，去须及头芦，剉用。【气味】甘、苦，平、微寒，无毒。〔杲曰〕引葱白，散手阳明风邪。引石膏，止阳明齿痛。人参、黄芪，非此引之，不能上行。〔时珍曰〕升麻，同柴胡，引生发之气上行；同葛根，能发阳明之汗。

【主治】解百毒，杀百精老物殃鬼，辟瘟疫瘴气邪气蛊毒，入口皆吐出，中恶腹痛，时气毒疠，头痛寒热，风肿诸毒，喉痛口疮。久服不夭，轻身长年。《本经》|安魂定魄，鬼附啼泣，疳䘌，游风肿毒。《大明》|小儿惊痫，热壅不通，疗痈肿豌豆疮，水煎绵沾拭疮上。甄权|治阳明头痛，补脾胃，去皮肤风邪，解肌肉间风热，疗肺痿咳唾脓血，能发浮汗。元素|牙根浮烂恶臭，太阳鼽衄，为疮家圣药。好古|消斑疹，行瘀血，治阳陷眩运，胸胁虚痛，久泄下痢，后重遗浊，带下崩中，血淋下血，阴痿足寒。时珍

【发明】〔元素曰〕补脾胃药，非此为引用不能取效。脾痹非此不能除。其用有四：手足阳明引经，一也；升阳气于至阴之下，二也；去至高之上及皮肤风邪，三也；治阳明头痛，四也。〔杲曰〕升麻，发散阳明风邪，升胃中清气，又引甘温之药上升，以补卫气之散而实其表。故元气

（升麻为毛茛科植物升麻、兴安升麻。升麻：多年生草本，高达1m。茎直立，单一。2回3出复叶，小叶片卵形至卵圆形，中央小叶片再3深裂或浅裂，边缘有深锯齿。复总状花序；萼片花瓣状，白色；花瓣无。蓇葖果5。种子多数。花期7～8月，果期9月。分布于黑龙江、吉林、辽宁、河北、湖北、四川、山西、内蒙古等地。）

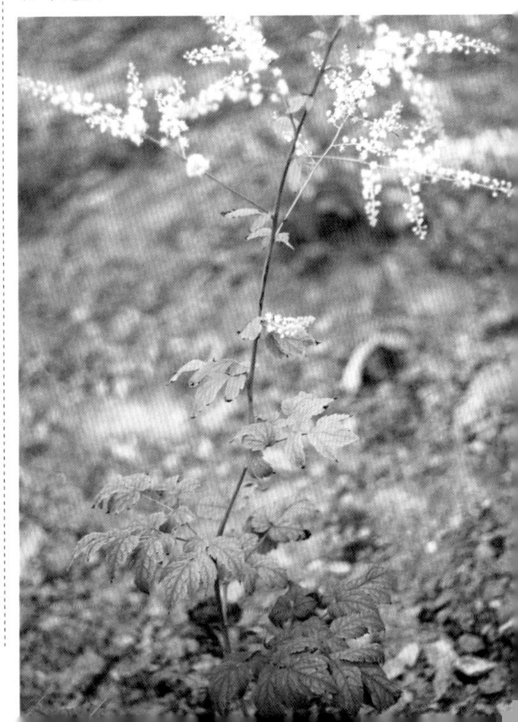

不足者，用此于阴中升阳，又缓带脉之缩急。有胃虚伤冷，郁遏阳气于脾土者，宜升麻、葛根以升散其火郁。

【附方】卒肿毒起 升麻磨醋，频涂之。**喉痹作痛** 升麻片，含咽。或以半两，煎服取吐。**胃热齿痛** 升麻煎汤，热漱咽之，解毒。或加生地黄。**口舌生疮** 升麻一两，黄连三分。为末，绵裹含咽。**热痱瘙痒** 升麻，煎汤饮，并洗之。**产后恶血不尽**，或经月半年。以升麻三两，清酒五升，煮取二升，分半再服。当吐下恶物，极良。**解莨菪毒** 升麻煮汁，多服之。**挑生蛊毒** 野葛毒。并以升麻多煎，频饮之。

苦参

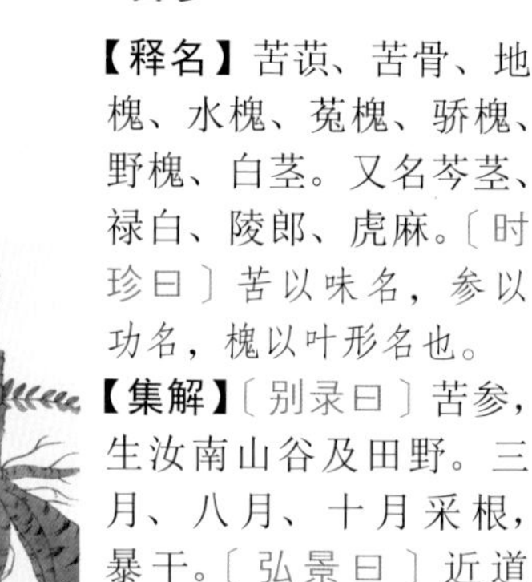

【释名】 苦蘵、苦骨、地槐、水槐、菟槐、骄槐、野槐、白茎。又名芩茎、禄白、陵郎、虎麻。〔时珍曰〕苦以味名，参以功名，槐以叶形名也。

【集解】〔别录曰〕苦参，生汝南山谷及田野。三月、八月、十月采根，暴干。〔弘景曰〕近道处处有之。叶极似槐叶，花黄色，子作荚，根味至苦恶。〔颂曰〕其根黄色，长五七寸许，两指粗细。三五茎并生，苗高三四尺以来，叶碎青色，极似槐叶，春生冬凋，其花黄白色，七月结实如小豆子。河北生者无花子。五月、六月、八月、十月采根，暴干。〔时珍曰〕七八月结角如萝卜子，角内有子二三粒，如小豆而坚。

根【气味】 苦，寒，无毒。**【主治】** 心腹结气，癥瘕积聚，黄疸，溺有余沥，逐水，除痈肿，补中，明目止泪。《本经》|养肝胆气，安五脏，平胃气，令人嗜食轻身，定志益精，利九窍，除伏热肠澼，止渴醒酒，小便黄赤，疗恶疮、下部䘌。《别录》|渍酒饮，治疥杀虫。弘景|治恶虫、胫酸。苏恭|治热毒风，皮肌烦躁生疮，赤癞眉脱，除大热嗜睡，治腹中冷痛，中恶腹痛。甄权|杀疳虫。炒存性，米饮服，治肠风泻血并热痢。《大明》

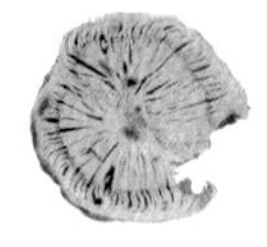
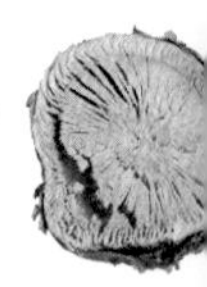
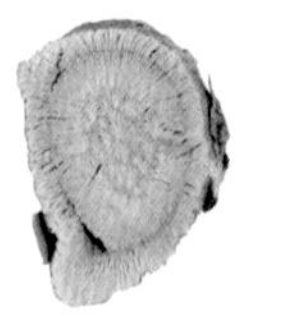
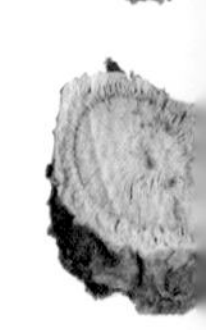

【发明】〔时珍曰〕子午乃少阴君火对化，故苦参、黄檗之苦寒，皆能补肾。盖取其苦燥湿、寒除热也。热生风，湿生虫，故又能治风杀虫。惟肾水弱而相火胜者，用之相宜。若火衰精冷，真元不足，及年高之人，不可用也。

【附方】热病狂邪 不避水火，欲杀人。苦参末，蜜丸梧子大。每服十丸，薄荷汤下。亦可为末，二钱，水煎服。**谷疸食劳** 食毕头旋，心怫郁不安而发黄。由失饥大食，胃气冲熏所致。苦参三两，龙胆一合，为末，牛胆丸梧子大。生大麦苗汁服五丸，日三服。**小儿身热** 苦参，煎汤，浴之良。**毒热足肿** 作痛欲脱者。苦参，煮酒渍之。**梦遗食减** 白色苦参三两，白术五两，牡蛎粉四两。为末。用雄猪肚一具，洗净，砂罐煮烂，石臼捣和药，干则入汁，丸小豆大。每服四十丸，米汤下，日三服。久服身肥食进，而梦遗立止。**饮食中毒**，鱼肉菜等毒。上方煎服，取吐即愈。**血痢不止** 苦参炒焦为末，水丸梧子大。每服十五丸，米饮下。**大肠脱肛** 苦参、五倍子、陈壁土等分。煎汤洗之，以木贼末傅之。**齿缝出血** 苦参一两，枯矾一钱。为末，日三揩之，立验。**鼻疮脓臭** 有虫也。苦参、枯矾一两，生地黄汁三合。水二盏，煎三合，少少滴之。**大风癞疾**《圣济总录》苦参丸：治大风癞及热毒风疮疥癣。苦参（九月末掘取，去皮暴干，

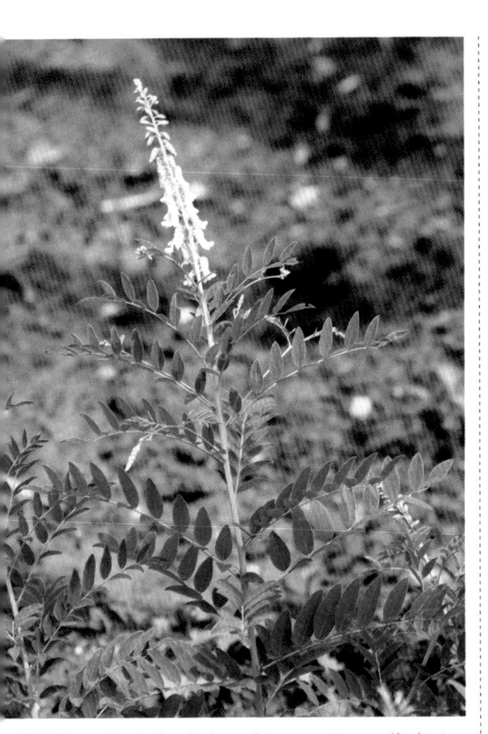

（苦参：落叶半灌木，高1.5～3m。茎直立，多分枝，具纵沟。奇数羽状复叶，互生；小叶15～29，叶片披针形至线状披针形，全缘。总状花序顶生，花冠蝶形，淡黄白色。荚果线形，呈不明显的串珠状。种子近球形，黑色。花期5～7月，果期7～9月。生于沙地或向阳山坡草丛中及溪沟边。分布于全国各地。）

取粉）一斤，枳壳（麸炒）六两。为末，蜜丸。每温酒下三十丸，日二夜一服。一方：去枳壳。**肾脏风毒** 及心肺积热，皮肤生疥癞，瘙痒时出黄水，及大风手足坏烂，一切风疾。苦参三十二两，荆芥穗一十六两。为末，水糊丸梧子大。每服三十丸，茶下。**上下诸瘘** 或在项，或在下部。用苦参五升。苦酒一斗，渍三四日服之，以知为度。**瘰疬结核** 苦参四两捣末。牛膝汁丸绿豆大。每暖水下二十丸。**汤火伤灼** 苦参末，油调傅之。**赤白带下** 苦参二两，牡蛎粉一两五钱。为末。以雄猪肚一个，水三碗煮烂，捣泥和丸梧子大。每服百丸，温酒下。

实 十月收采。【气味】同根。【主治】久服轻身不老，明目。饵如槐子法，有验。苏恭

白鲜

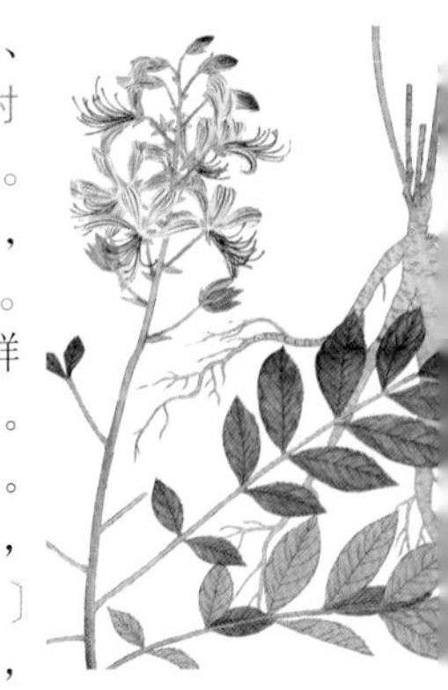

【释名】白膻、白羊鲜、地羊鲜、金雀儿椒。〔时珍曰〕鲜者，羊之气也。此草根白色，作羊膻气，其子累累如椒，故有诸名。

【集解】〔别录曰〕白鲜皮，生上谷川谷及冤句。四月、五月采根，阴干。〔弘景曰〕近道处处有，以蜀中者为良。〔恭曰〕其叶似茱萸，苗高尺余，根皮白而心实，花紫白色。根宜二月采，若四月、五月采，便虚恶矣。〔颂曰〕今河中、江宁府、滁州、润州皆有之。苗高尺余，茎青，叶稍白，如槐亦似茱萸。四月开花淡紫色，似小蜀葵花。根似小蔓菁，皮黄白而心实。山人采嫩苗为菜茹。

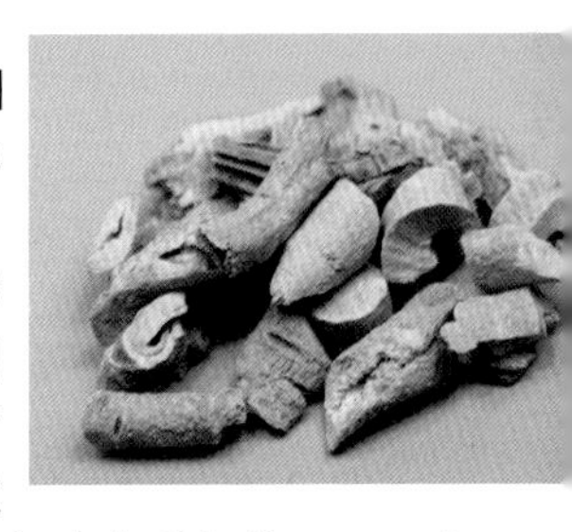

根皮【气味】苦，寒，无毒。【主治】头风黄疸，咳逆淋沥，女子阴中肿痛，湿痹死肌，不可屈伸起止行步。《本经》|疗四肢不安，时行腹中大热饮水，欲走大呼，小儿惊痫，妇人产后余痛。《别录》|治一切热毒风、恶风，风疮疥癣赤烂，眉发脱脆，皮肌急，壮热恶寒，解热黄、酒黄、急黄、谷黄、劳黄。甄权|通关节，利九窍及血脉，通小肠水气，天行时疾，头痛、眼疼。其花同功。《大明》|治肺嗽。苏颂

【发明】〔时珍曰〕白鲜皮气寒善行，味苦性燥，足太阴、阳明经去湿热药也，兼入手太阴、阳明，为诸黄风痹要药。世医止施之疮科，浅矣。

【附方】**鼠瘘已破** 出脓血者。白鲜皮煮汁，

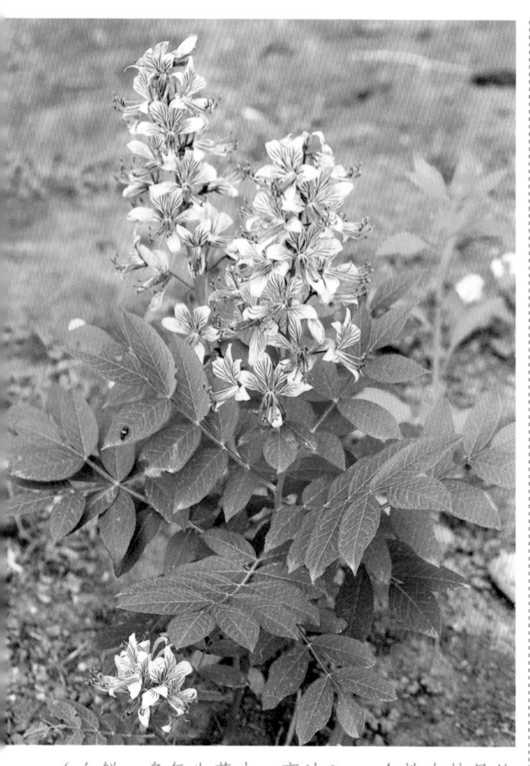

（白鲜：多年生草本，高达1m。全株有特异的香味。奇数羽状复叶互生；叶轴有狭翼，无叶柄；小叶9～13，叶片卵形至椭圆形，边缘具细锯齿。总状花序顶生，花瓣5，色淡红而有紫红色线条。蒴果，密被腺毛，成熟时5裂，每瓣片先端有一针尖。花期4～5月，果期6月。分布于辽宁、河北、四川、江苏等地。）

服一升，当吐若鼠子也。**产后中风** 人虚不可服他药者。一物白鲜皮汤，用新汲水三升，煮取一升，温服。

延胡索

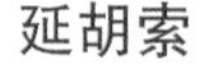

【释名】玄胡索。〔好古曰〕本名玄胡索，避宋真宗讳，改玄为延也。

【集解】〔藏器曰〕延胡索生于奚，从安东道来，根如半夏，色黄。〔时珍曰〕奚乃东北夷也。今二茅山西上龙洞种之。每年寒露后栽，立春后生苗，叶如竹叶样，三月长三寸高，根丛生如芋卵样，立夏掘起。

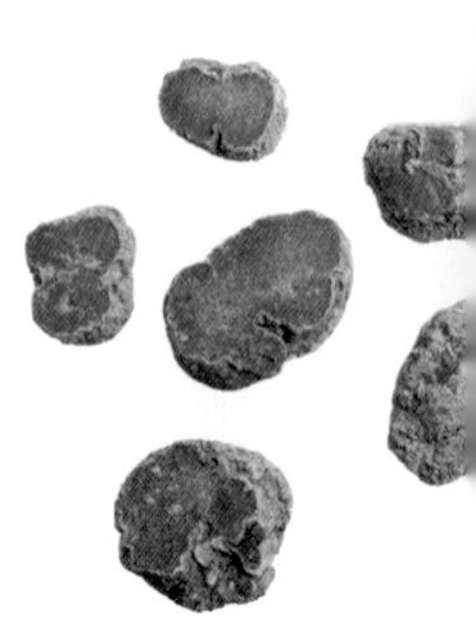

根【气味】辛，温，无毒。**【主治】**破血，妇人月经不调，腹中结块，崩中淋露，产后诸血病，血运，暴血冲上，因损下血。煮酒或酒磨服。《开宝》|除风治气，暖腰膝，止暴腰痛，破癥癖，扑损瘀血，落胎。《大明》|治心气小腹痛，有神。好古|散气，治肾气，通经络。李珣|活血利气，止痛，通小便。时珍

【发明】〔珣曰〕主肾气，及破产后恶露或儿枕。与三棱、鳖甲、大黄为散，甚良，虫蛀成末者，尤良。〔时珍曰〕玄胡索，味苦微辛，气温，入手、足太阴、厥阴四经，能行血中气滞，气中血滞，故专治一身上下诸痛，用之中的，妙不可言。荆穆王妃胡氏，因食荞麦面着怒，遂病胃脘当心痛，不可忍。医用吐下行气化滞诸药，皆入口即吐，不能奏功。大便三日不通。因思《雷公炮炙论》云：心痛欲死，速觅延胡。乃以玄胡索末三钱，温酒调下，即纳入，少顷大便行而痛遂止。又华老年五十余，病下痢腹痛垂死，已备棺木。予用此药三钱，米饮服之，痛即减十之五，调理而安。按《方勺泊宅编》云：一人病，遍体作痛，殆不可忍。都下医或云中风，或云中湿，或云脚气，药悉不效。周离亨言：是气血凝滞所致。用玄胡索、当归、桂心等分，为末，温酒服三四钱，随量频进，以止为度，遂痛止。盖玄胡索能活血化气，第一品药也。其后赵待制霆因导引失节，肢体拘挛，亦用此数服而愈。

【附方】老小咳嗽 玄胡索一两，枯矾二钱

半。为末。每服二钱，软饧一块和，含之。**鼻出衄血** 玄胡索末，绵裹塞耳内，左衄塞右，右衄塞左。**小便尿血** 玄胡索一两，朴消七钱半，为末。每服四钱，水煎服。**小便不通** 捻头散：治小儿小便不通。用玄胡索、川苦楝子等分，为末。每服半钱或一钱，白汤滴油数点调下。**热厥心痛** 或发或止，久不愈，身热足寒者。用玄胡索（去皮）、金铃子肉等分，为末，每温酒或白汤下二钱。**妇女血气** 腹中刺痛，经候不调。用玄胡索（去皮，醋炒）、当归（酒浸炒）各一两，橘红二两。为末，酒煮米糊丸梧子大。每服一百丸，空心艾醋汤下。**产后诸病** 凡产后，秽污不尽，腹满，及产后血运，心头硬，或寒热不禁，或心闷、手足烦热、气力欲绝诸病。并用玄胡索炒研，酒服一钱，甚效。**小儿盘肠**气痛。玄胡索、茴香等分，炒研，空心米饮量儿大小与服。**疝气危急** 玄胡索（盐炒）、全蝎（去毒生用）等分。为末。每服半钱，空心盐酒下。**坠落车马** 筋骨痛不止。玄胡索末。豆淋酒服二钱，日二服。

（延胡索：多年生草本，高10～20cm。茎生叶为互生，2回3出复叶，全缘。总状花序，花红紫色，花瓣4。蒴果条形，熟时2瓣裂。花期3～4月，果期4～5月。分布于河北、山东、江苏、浙江等地。）

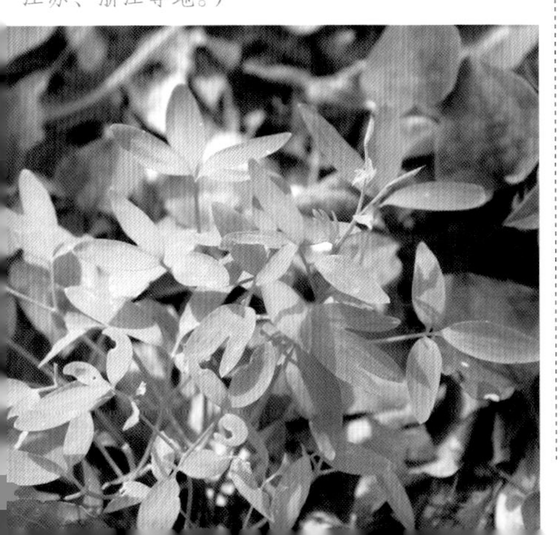

山慈姑

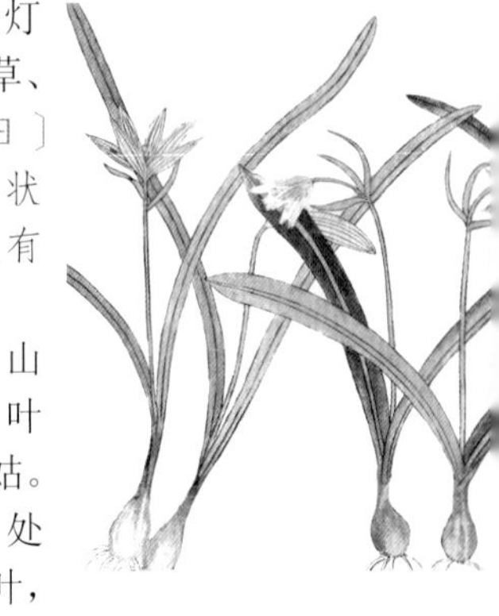

【释名】金灯、鬼灯檠、朱姑、鹿蹄草、无义草。〔时珍曰〕根状如水慈姑，花状如灯笼而朱色，故有诸名。

【集解】〔藏器曰〕山慈姑生山中湿地，叶似车前，根如慈姑。〔时珍曰〕山慈姑处处有之。冬月生叶，如水仙花之叶而狭。二月中抽一茎，如箭杆，高尺许。茎端开花白色，亦有红色、黄色者，上有黑点，其花乃众花簇成一朵，如丝纽成可爱。三月结子，有三棱。四月初苗枯，即掘取其根，状如慈姑及小蒜，迟则苗腐难寻矣。根苗与老鸦蒜极相类，但老鸦根无毛，慈姑有毛壳包裹为异尔。用之，去毛壳。

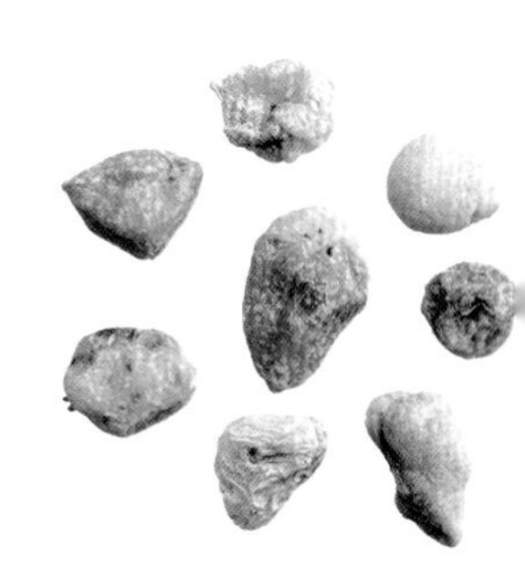

根**【气味】**甘、微辛，有小毒。**【主治】**痈肿疮瘘、瘰疬结核等，醋磨傅之。亦剥人面皮，除皯䵳。藏器|主疔肿，攻毒破皮，解诸毒蛊毒，蛇虫狂犬伤。时珍**【附方】**

粉滓面䵟 山慈姑根，夜涂旦洗。**牙龈肿痛** 红灯笼枝根，煎汤漱吐。**痈疽疔肿** 恶疮及黄疸。慈姑连根同苍耳草等分，捣烂，以好酒一钟，滤汁温服。或干之为末，每酒服三钱。**风痰痫疾** 金灯花根（似蒜者）一个，以茶清研如泥，日中时以茶调下，即卧日中，良久，吐出鸡子大物，永不发。如不吐，以热茶投之。**万病解毒丸** 一名太乙紫金丹，一名玉枢丹。解诸毒，疗诸疮，利关节，治百病，起死回生，不可尽述。凡居家远出，行兵动众，不可无此。山慈姑（去皮洗极净，焙）二两，川五倍子（洗刮，焙）二两，千金子仁（白者，研，纸压去油）一两，红芽大戟（去芦洗，焙）一两半，麝香三钱。以端午七夕重阳或天德、月德、黄道上吉日，预先斋戒盛服，精心治药，为末，陈设拜祷，乃重罗令匀，用糯米浓饮和之，木臼杵千下，作一钱一锭。病甚者连服；取利一二行，用温粥补之。凡一切饮食药毒，蛊毒瘴气，河豚、土菌、死牛马等毒，并用凉水磨服一锭，或吐或利即愈。痈疽发背，疔肿杨梅等，一切恶疮，风疹赤游，痔疮，并用凉水或酒磨涂，日数次，立消。阴阳二毒伤寒，狂乱瘟疫，喉痹喉风，并用冷水入薄荷汁数匙化下。心气痛并诸气，用淡酒化下。泄泻痢下，霍乱绞肠沙，用薄荷汤下。中风中气，口紧眼歪，五癫五痫，鬼邪鬼胎，筋挛骨痛，并暖酒下。女人经闭，红花酒化服。小儿惊风，五疳五痢，薄荷汤下。头风头痛，酒研贴两太阳上。诸腹鼓胀，麦芽汤化下。风虫牙痛，酒磨涂之，亦吞少许。打扑伤损，松节煎酒下；汤火伤，毒蛇恶犬，一切虫伤，并冷水磨涂，仍服之。

（山慈姑可能为百合科植物老鸦瓣。老鸦瓣：多年生草本。鳞茎卵形，外层皮纸质，内面密被长柔毛。叶2枚，长条形。花单朵顶生；花被片6，狭圆状披针形，白色，背面有紫红色纵条纹。蒴果近球形，有长喙。花期3～4月，果期4～5月。生于山坡草地及路旁。分布于辽宁、陕西、山东、江苏、安徽、浙江、江西、湖北、湖南。）

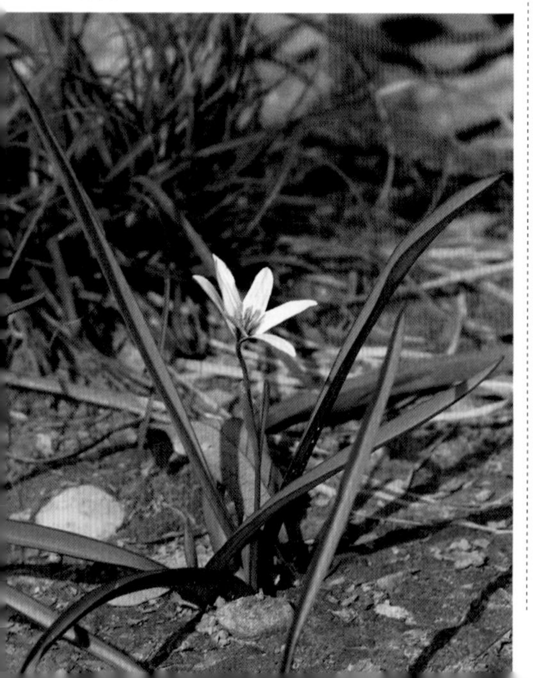

叶【主治】疮肿，入蜜捣涂疮口，候清血出，效。慎微|涂乳痈、便毒，尤妙。时珍

【附方】**中溪毒生疮** 朱菇叶捣烂涂之。生东间，叶如蒜叶。

花【主治】小便血淋涩痛，同地檗花阴干，每用三钱，水煎服。《圣惠》

贝母

【释名】莔、勤母、苦菜、苦花、空草、药实。〔弘景曰〕形似聚贝子，故名贝母。

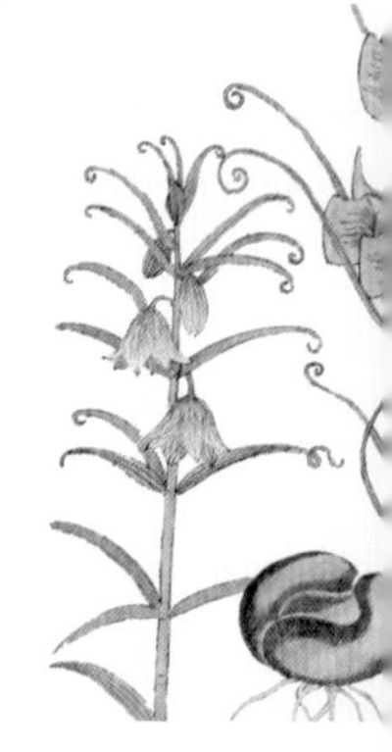

【集解】〔别录曰〕贝母，生晋地，十月采根，暴干。〔颂曰〕今河中、江陵府、郢、寿、随、郑、蔡、润、滁州皆有之。二月生苗，茎细，青色。叶亦青，似荞麦叶，随苗出。七月开花，碧绿色，形如鼓子花。八月采根，根有瓣子，黄白色，如聚贝子。〔恭曰〕其叶似大蒜。四月蒜熟时采之，良。若十月，苗枯，根亦不佳也。出润州、荆州、襄州者，最佳；江南诸州亦有。

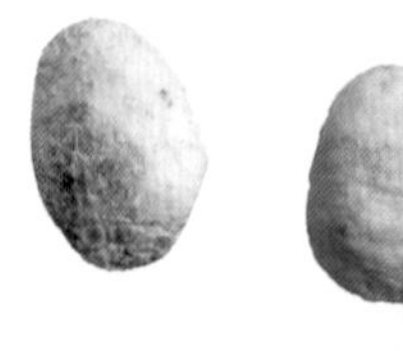

根【气味】辛，平，无毒。【主治】伤寒烦热，淋沥邪气，疝瘕，喉痹乳难，金疮风痉。《本经》|疗

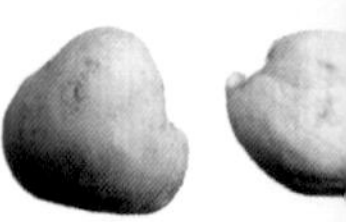

腹中结实，心下满，洗洗恶风寒，目眩项直，咳嗽上气，止烦热渴，出汗，安五脏，利骨髓。《别录》|服之不饥断谷。弘景|消痰，润心肺。末和沙糖丸含，止嗽。烧灰油调，敷人畜恶疮，敛疮口。《大明》|主胸胁逆气，时疾黄疸。研末点目，去肤翳。以七枚作末酒服，治产难及胞胞衣不出。与连翘同服，主项下瘤瘿疾。甄权

【发明】〔颂曰〕贝母治恶疮。唐人记其事云：江左尝有商人，左膊上有疮如人面，亦无他苦。商人戏以酒滴口中，其面赤色。以物食之，亦能食，多则膊内肉胀起。或不食，则一臂痹焉。有名医教其历试诸药，金石草木之类，悉无所苦，至贝

(贝母为百合科植物川贝母、浙贝母、平贝母等。浙贝母：多年生直立草本，高50～80cm。叶无柄，狭披针形至线形；茎下部的叶对生，中上部叶常轮生。花单生于茎顶或叶腋，花钟形，俯垂；花被6片，淡黄色或黄绿色，具细微平行脉，内面并有淡紫色方格状斑纹。蒴果卵圆形，有6条较宽的纵翅。花期3～4月。果期4～5月。分布于浙江、江苏、安徽、湖南等地。)

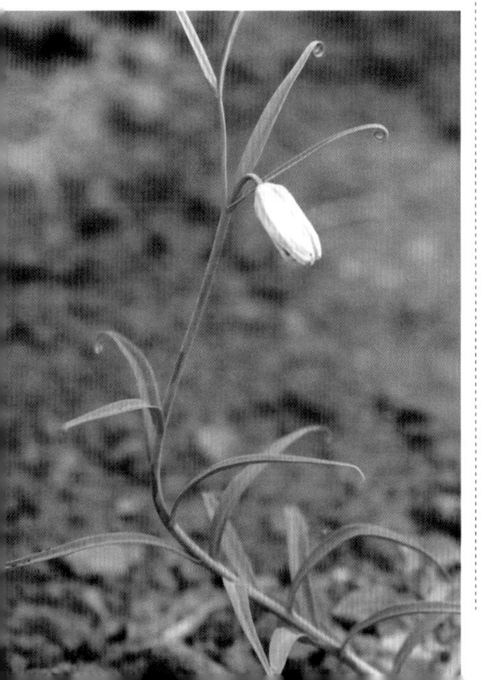

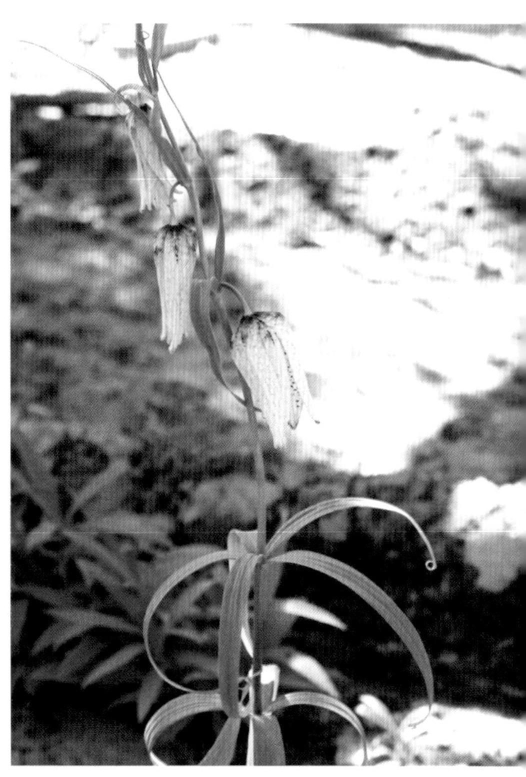

(平贝母：多年生草本，高40～60cm。叶轮生或对生，中部以上兼有少数散生；叶条形，先端不卷曲或稍卷曲。花1～3朵，顶生，俯垂，紫色而具黄色小方格；顶端的花具4～6枚叶状苞片，条状苞片先端极卷曲；花被钟状；花被片6。蒴果宽倒卵形，具圆棱。花期5～6月。生于林中肥沃土壤上。分布于我国东北地区。)

母，其疮乃聚眉闭口。商人喜，因以小苇筒毁其口灌之，数日成痂遂愈，然不知何疾也。

【附方】**忧郁不伸** 胸膈不宽。贝母去心，姜汁炒研，姜汁面糊丸。每服七十丸，征士锁甲煎汤下。**化痰降气** 止咳解郁，消食除胀，有奇效。用贝母（去心）一两，姜制厚朴半两。蜜丸梧子大。每白汤下五十丸。**小儿晬嗽** 百日内咳嗽痰壅。贝母五钱，甘草（半生半炙）二钱。为末，沙糖丸芡子大，每米饮化下一丸。**乳汁不下** 二母散：贝母、知母、牡蛎粉等分。为细

末。每猪蹄汤调服二钱，此祖传方也。**冷泪目昏** 贝母一枚，胡椒七粒。为末点之。**目生弩肉**《肘后》：用贝母、真丹等分为末，日点。《摘玄方》：用贝母、丁香等分，为末。乳汁调点。**吐血不止** 贝母炮研，温浆水服二钱。**衄血不止** 贝母（炮）研末，浆水服二钱，良久再服。**小儿鹅口**满口白烂。贝母（去心为末）半钱，水五分，蜜少许，煎三沸，缴净抹之，日四五度。**乳痈初肿** 贝母末，酒服二钱，仍令人吮之，即通。**紫白癜斑** 贝母、南星等分为末，生姜带汁擦之。

石蒜

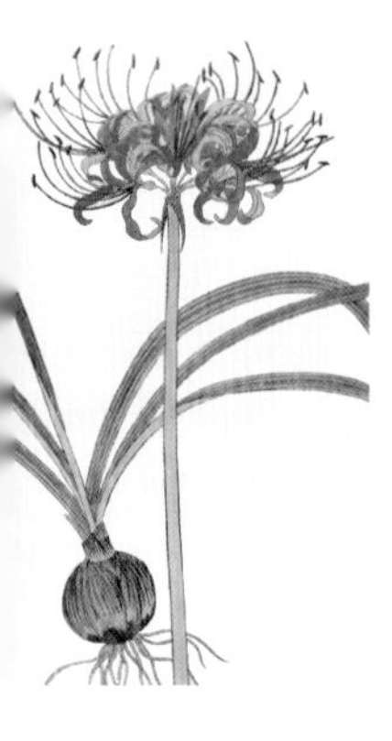

【释名】乌蒜、老鸦蒜、蒜头草、婆婆酸、一枝箭、水麻。〔时珍曰〕蒜以根状名，箭以茎状名。

【集解】〔时珍曰〕石蒜，处处下湿地有之，古谓之乌蒜，俗谓之老鸦蒜、一枝箭是也。春初生叶，如蒜秧及山慈姑叶，背有剑脊，四散布地。七月苗枯，乃于平地抽出一茎如箭杆，长尺许。茎端开花四五朵，六出红色，如山丹花状而瓣长，黄蕊长须。其根状如蒜，皮色紫赤，肉白色。此有小毒，而《救荒本草》言其可炸熟水浸过食，盖为救荒尔。

根【气味】辛、甘，温，有小毒。**【主治】**傅贴肿毒。苏颂|丁疮恶核，可水煎服取汗，及捣敷之。又中溪毒者，酒煎半升服，取吐良。时珍

【附方】便毒诸疮 一枝箭，捣烂涂之即消。若毒太甚者，洗净，以生白酒煎服，得微汗即愈。**产肠脱下** 老鸦蒜（即酸头草）一把。以水三碗，煎一碗半，去滓熏洗，神效。**小儿惊风** 大叫一声就死者，名老鸦惊。以散麻缠住胁下及手心足心，以灯火爆之。用老鸦蒜（晒干）、车前子等分，为末，水调贴手足心。仍以灯心焠手足心，及肩膊眉心鼻心，即醒也。

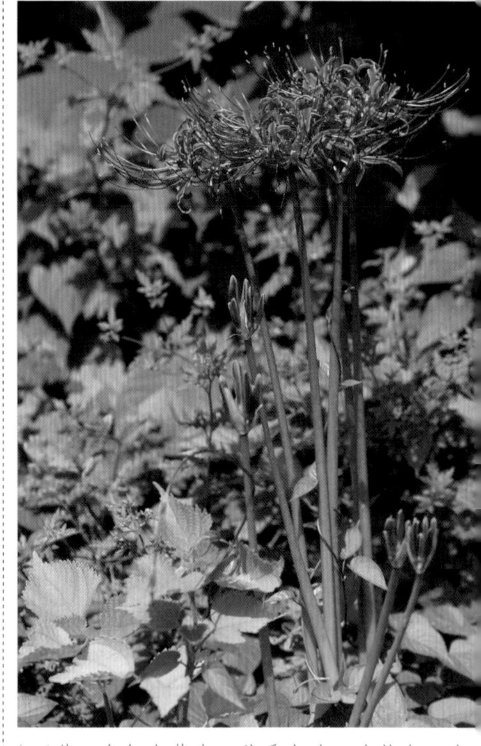

（石蒜：多年生草本。秋季出叶，叶基生；叶片狭带状，全缘。花葶在叶前抽出，实心，高25～60cm；伞形花序，有花4～7朵；花被裂片6，红色，狭倒披针形，广展而强度反卷，边缘皱波状。花期8～10月。生长于山地阴湿处或林缘、溪边、路旁，庭园亦栽培。分布于华东、中南、西南及陕西等地。）

水仙

【释名】金盏银台。

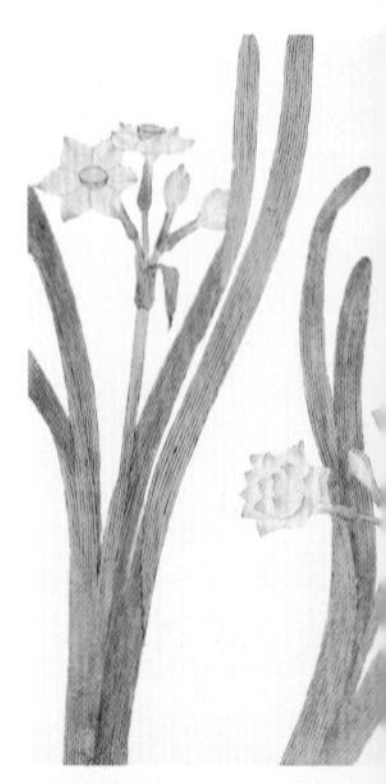

【集解】〔机曰〕水仙花叶似蒜，其花香甚清。九月初栽于肥壤，则花茂盛，瘦地则无花。五月初收根，以童尿浸一宿，晒干，悬火暖处。若不移宿根更旺。〔时珍曰〕水仙丛生下湿处。

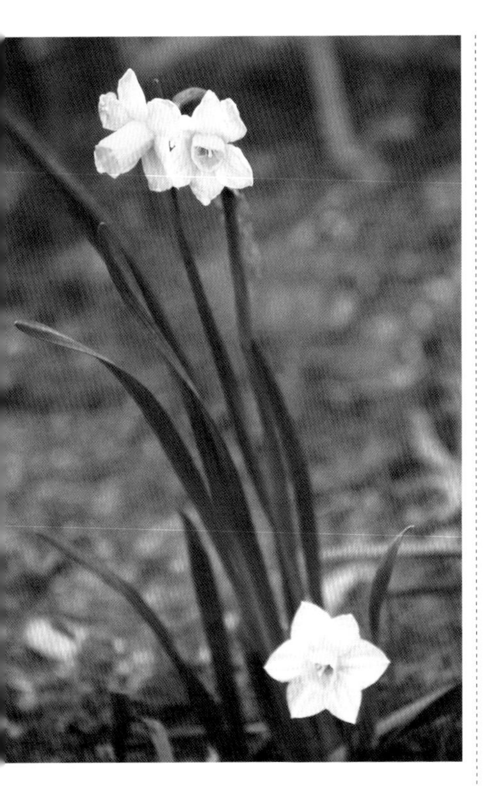

其根似蒜及薤而长，外有赤皮裹之。冬月生叶，似薤及蒜。春初抽茎，如葱头。茎头开花数朵，大如簪头，状如酒杯，五尖上承，黄心，宛然盏样，其花莹韵，其香清幽。

根【气味】苦、微辛，滑，寒，无毒。【主治】痈肿及鱼骨硬。时珍

花【主治】作香泽，涂身理发，去风气。又疗妇人五心发热，同干荷叶、赤芍药等分，为末，白汤每服二钱，热自退也。时珍，出《卫生易简方》

白茅

【释名】根名茹根、兰根、地筋。〔时珍曰〕茅叶如矛，故谓之茅。其根牵连，故谓之茹。

【集解】〔时珍曰〕茅有白茅、菅茅、黄茅、香茅、芭茅数种，叶皆相似。白茅短小，三四月开白花成穗，结细实。其根甚长，白软如筋而有节，味甘，俗呼丝茅，可以苫盖，及供祭祀苞苴之用，《本经》所用茅根是也。其根干之，夜视有光，故腐则变为萤火。菅茅只生山上，似白茅而长，入秋抽茎，开花成穗如荻花，结实尖黑，长分许，粘衣刺人。其根短硬如细竹根，无节而微甘，亦可入药，功不及白茅，《尔雅》所谓白华野菅是也。黄茅似菅茅，而茎上开叶，茎下有白粉，根头有黄毛，根亦短而细硬无节。秋深开花穗如菅，可为索绹，古名黄菅，《别录》所用菅根是也。香茅，一名菁茅，一名琼茅，生湖南及江淮间，叶有三脊，其气香芬，可以包藉及缩酒，禹贡所谓荆州苞匭菁茅是也。芭茅丛生，叶大如蒲，长六七尺，有二种，即芒也。

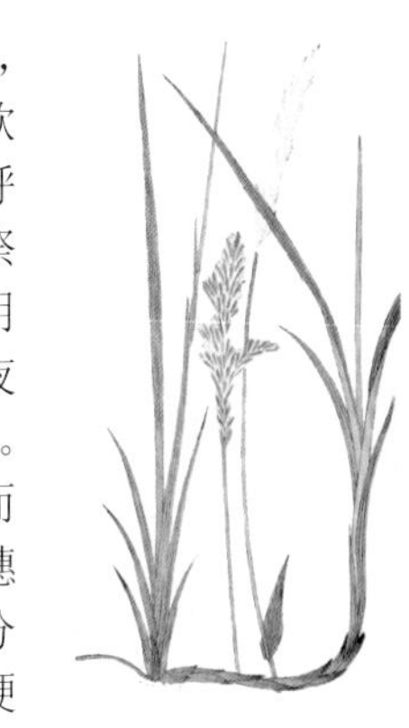

茅根【气味】甘，寒，无毒。【主治】劳伤虚羸，补中益气，除瘀血、血闭寒热，利小便。《本经》|下五淋，除客热在肠胃，止渴坚筋，妇人崩中。久服利人。《别录》|主妇人月经不匀，通血脉淋沥。《大明》|止吐衄诸血，伤寒哕逆，肺热喘急，水肿黄疸，解酒毒。时珍

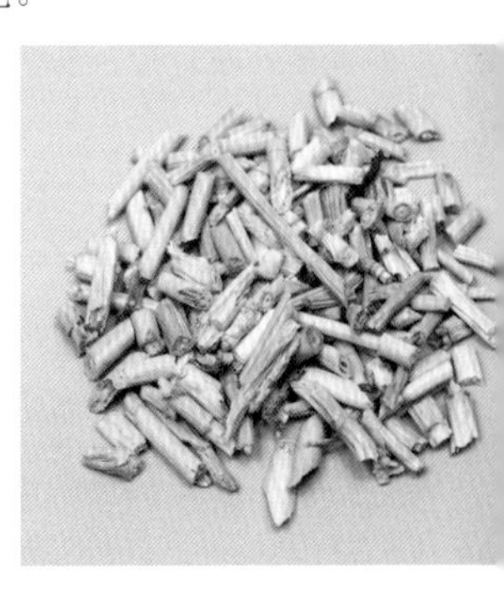

【发明】〔时珍曰〕白茅根甘，能除伏热，利小便，故能止诸血哕逆、喘急消渴，治黄疸水肿，乃良物也。世人因微而忽之，惟事苦寒之剂，致伤冲和之气，乌足知此哉？【附方】**温病热哕** 乃伏热在胃，令人胸满则气逆，逆则哕，或大下后，胃中虚冷，亦致哕也。茅根切，葛根切，各半

斤，水三升，煎一升半。每温饮一盏，哕止即停。**反胃上气** 食入即吐。茅根、芦根二两。水四升，煮二升，顿服得下，良。**肺热气喘** 生茅根一握。㕮咀，水二盏，煎一盏，食后温服。甚者三服止，名如神汤。**虚后水肿** 因饮水多，小便不利。用白茅根一大把，小豆三升。水三升，煮干，去茅食豆，水随小便下也。**五种黄病** 黄疸、谷疸、酒疸、女疸、劳疸也。黄汗者，乃大汗出入水所致，身体微肿，汗出如黄檗汁。用生茅根一把，细切，以猪肉一斤，合作羹食。**小便热淋** 白茅根四升，水一斗五升，煮取五升，适冷暖饮之，日三服。**劳伤溺血** 茅根、干姜等分。入蜜一匙，水二钟，煎一钟，日一服。**鼻衄不止** 茅根为末，米泔水服二钱。**吐血不止**《千金翼》：用白茅根一握，水煎服之。《妇人良方》：用根洗捣汁，日饮一合。**竹木入肉** 白茅根烧末，猪脂和涂之。风入成肿者，亦良。

（白茅：多年生草本。根茎白色，匍匐横走。秆从生，直立，圆柱形。叶多丛集基部，叶片线形或线状披针形，根生叶长，几与植株相等，茎生叶较短。圆锥花序柱状。颖果椭圆形，暗褐色。花期5～6月，果期6～7月。分布于东北、华北、华东、中南、西南及陕西、甘肃等地。）

茅针 即初生苗也。【气味】甘，平，无毒。【主治】下水。《别录》|治消渴，能破血。甄权|通小肠，治鼻衄及暴下血，水煮服之。恶疮痈肿、软疖未溃者，以酒煮服，一针一孔，二针二孔。生挼，傅金疮止血。藏器

花【气味】甘，温，无毒。【主治】煎饮，止吐血衄血，并塞鼻。又敷灸疮不合，署刀箭金疮，止血并痛。《大明》

芒

【释名】杜荣、笆芒、笆茅。

【集解】〔时珍曰〕芒有二种，皆丛生，叶皆如茅而大，长四五尺，甚快利，伤人如锋刃。七月抽长茎，开白花成穗，如芦苇花者，芒也；五月抽短茎，开花如芒者，石芒也。并于花将放时剥其箨皮，可为绳

（芒：多年生草本，高1～2m。叶片线形。圆锥花序扇形。花、果期7～11月。生于山坡草地或河边湿地。广布南北各地。）

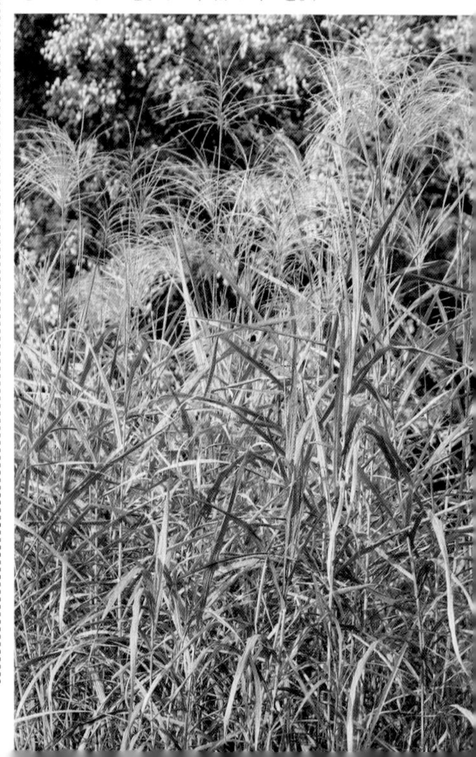

箔草履诸物，其茎穗可为扫帚也。

茎【气味】甘，平，无毒。【主治】人畜为虎野狼等伤，恐毒入内，取茎杂葛根浓煮汁服，亦生取汁服。藏器|煮汁服，散血。时珍

龙胆

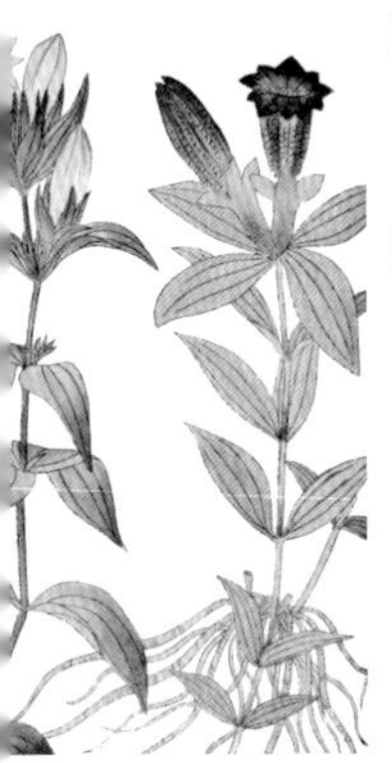

【释名】陵游。〔志曰〕叶如龙葵，味苦如胆，因以为名。

【集解】〔别录曰〕龙胆生齐朐山谷及冤句，二月、八月、十一月、十二月采根阴干。〔颂曰〕宿根黄白色，下抽根十余条，类牛膝而短。直上生苗，高尺余。四月生叶如嫩蒜，细茎如小竹枝。七月开花，如牵牛花，作铃铎状，青碧色。冬后结子，苗便枯。俗呼草龙胆。又有山龙胆，味苦涩，其叶经霜雪不凋。山人用治四肢疼痛，与此同类而别种也。

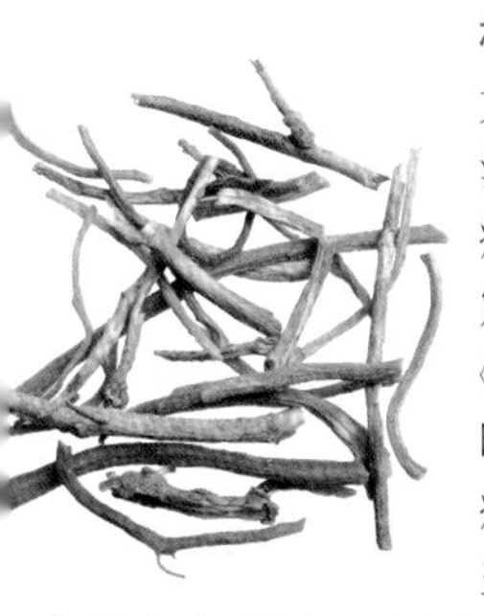

根【气味】苦、涩，大寒，无毒。【主治】骨间寒热，惊痫邪气，续绝伤，定五脏，杀蛊毒。《本经》|除胃中伏热，时气温热，热泄下痢，去肠中小虫，益肝胆气，止惊惕，久服益智不忘，轻身耐老。《别录》|治小儿壮热骨热，惊痫入心，时疾热黄，痈肿口疮。甄权|客忤疳气，热病狂语，明目止烦，治疮疥。《大明》|去目中黄及睛赤肿胀，瘀肉高起，痛不可忍。元素|退肝经邪热，除下焦湿热之肿，泻膀胱火。李杲|疗咽喉痛，风热盗汗。时珍

【发明】〔元素曰〕龙胆味苦性寒，气味俱厚，沉而降，阴也，足厥阴、少阳经气分药也。其用有四：除下部风湿，一也；及湿热，二也；脐下至足肿痛，三也；寒湿脚气，四也。下行之功与防己同，酒浸则能上行，外行以柴胡为主，龙胆为使治眼中疾必用之药。

【附方】**伤寒发狂** 草龙胆为末，入鸡子清、白蜜，化凉水服二钱。**四肢疼痛** 山龙胆根，细切，用生姜自然汁浸一宿，去其性，焙干捣末，水煎一钱匕，温服之。**谷疸劳疸** 谷疸，因食而得；劳疸，因劳而得。用龙胆一两，苦参三两。为末，牛胆汁和丸梧子大。先食以麦饮服五丸，日三服，不知稍增。劳疸，加龙胆一两，栀子

（龙胆：多年生草本，高30～60cm。花茎单生，不分枝。叶对生；无柄；中部和上部叶片卵形或卵状披针形，叶脉3～5条。花簇生枝顶和叶腋，花冠筒状钟形，蓝紫色，花冠先端5裂，裂片卵形。蒴果长圆形。花期8～9月，果期9～10月。生于山坡草丛、灌木丛中及林缘。分布于东北、华北、华东、华中及华南等地。）

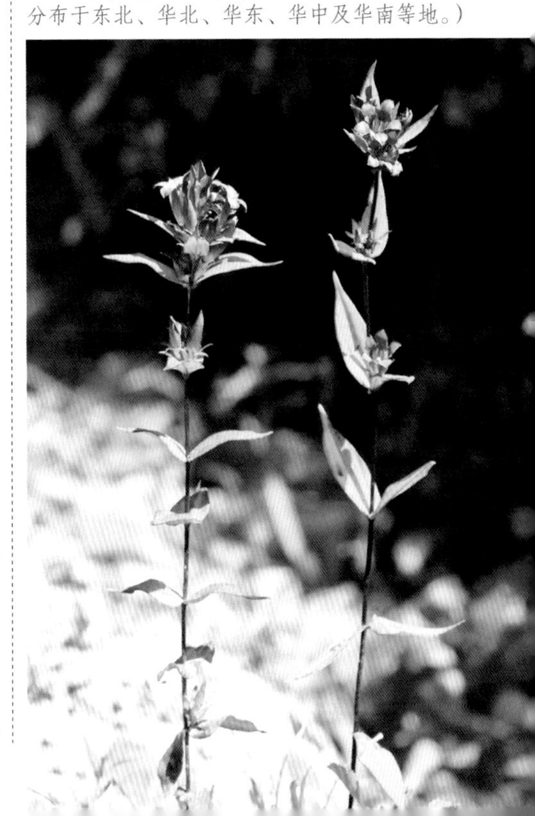

仁三七枚，以猪胆和丸。**一切盗汗** 妇人、小儿一切盗汗，又治伤寒后盗汗不止。龙胆草研末，每服一钱，猪胆汁三两，点入温酒少许调服。**咽喉热痛** 龙胆，擂水服之。**暑行目涩** 生龙胆（捣汁）一合，黄连（二寸切烂浸汁）一匙，和点之。**蛔虫攻心** 刺痛，吐清水。龙胆一两，去头剉，水二盏，煮一盏，隔宿勿食，平旦顿服之。**卒然尿血** 不止。龙胆一虎口，水五升，煮取二升半，分为五服。

细辛

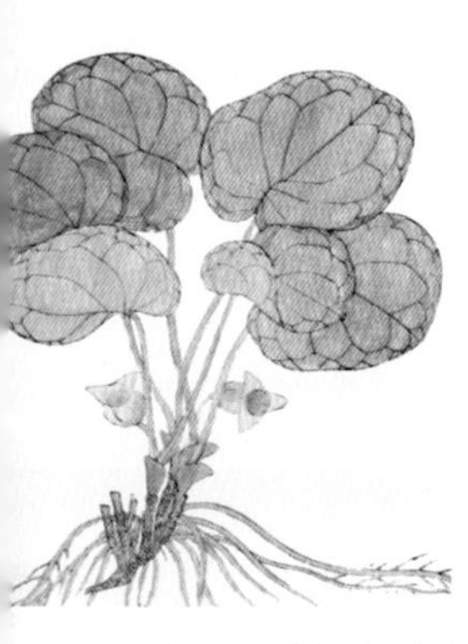

【释名】小辛、少辛。〔颂曰〕华州真细辛，根细而味极辛，故名之曰细辛。

【集解】〔别录曰〕细辛，生华阴山谷，二月、八月采根阴干。〔宗奭曰〕细辛，叶如葵，赤黑色，非此则杜衡也。杜衡叶如马蹄之下，故俗名马蹄香。盖根似白前，又似细辛。按沈括《梦溪笔谈》云：细辛出华山，极细而直，柔韧，深紫色，味极辛，嚼之习习如椒而更甚于椒。《本草》云：细辛水渍令直，是以杜衡伪为之也。东南所用细辛，皆杜衡也。杜衡黄白色，拳曲而脆，干则作团，又谓之马蹄。襄汉间又有一种细辛，极细而直，色黄白，乃是鬼督邮，亦非细辛也。〔时珍曰〕《博物志》言杜衡乱细辛，自古已然矣。沈氏所说甚详。大抵能乱细辛者，不止杜衡，皆当以根苗色味细辨之。叶似小葵，柔茎细根，直而色紫，味极辛者，细辛也。叶似马蹄，茎微粗，根曲而黄白色，味亦辛者，杜衡也。一茎直上，茎端生叶如伞，根似细辛，微粗直而黄白色，味辛微苦者，鬼督邮也。似鬼督邮而色黑者，及已也。叶似小桑，根似细辛，微粗长而黄色，味辛而有臊气者，徐长卿也。叶似柳而根似细辛，粗长黄白色而味苦者，白微也。似白微而白直味甘者，白前也。

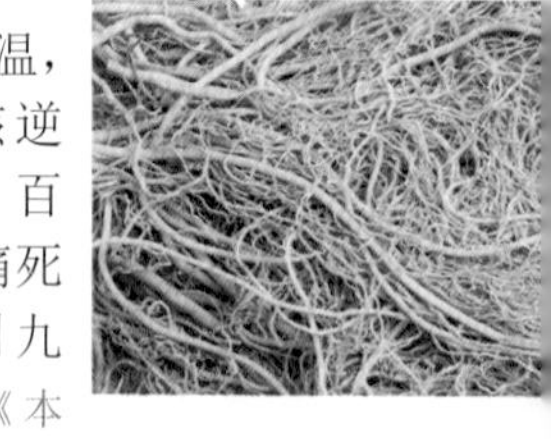

根【气味】辛，温，无毒。**【主治】**咳逆上气，头痛脑动，百节拘挛，风湿痹痛死肌。久服明目利九窍，轻身长年。《本经》|温中下气，破痰利水道，开胸中滞结，除喉痹齆鼻不闻香臭，风痫癫疾，下乳结，汗不出，血不行，安五脏，益肝胆，通精气。《别录》|添胆气、治嗽，去皮风湿痒，风眼泪下，除齿痛，血闭，妇人血沥腰痛。甄权|含之，去口臭。弘景|润肝燥，治督脉为病，脊强而厥。好古|治口舌生疮，大便燥结，起目中倒睫。时珍

【发明】〔时珍曰〕气之厚者能发热，阳中

（细辛：多年生草本。根茎直立或横走。叶通常2枚，叶片心形或卵状心形，先端渐尖或急尖，基部深心形，上面疏生短毛，脉上较密，下面仅脉上被毛。花紫黑色，花被管钟状。蒴果近球状。花期4～5月。生于林下阴湿腐植土中。分布于陕西、山东、安徽、浙江、江西、河南、湖北、四川等地。）

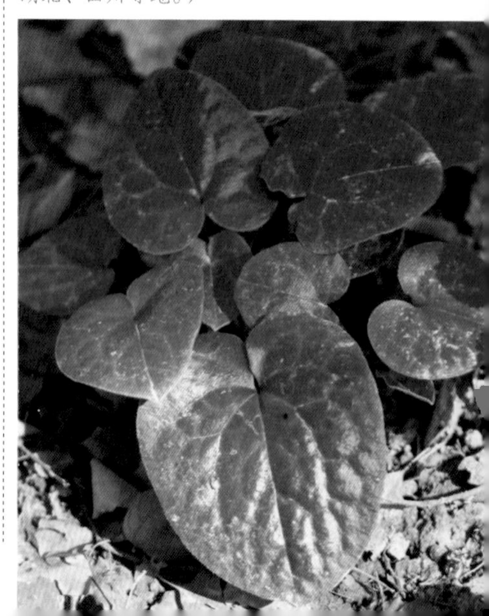

之阳也。辛温能散，故诸风寒、风湿头痛、痰饮、胸中滞气、惊痫者，宜用之。口疮、喉痹、䘌齿诸病用之者，取其能散浮热，亦火郁则发之之义也。辛能泄肺，故风寒咳嗽上气者，宜用之。辛能补肝，故胆气不足，惊痫眼目诸病，宜用之。辛能润燥，故通少阴及耳窍，便涩者宜用之。

【附方】暗风卒倒 不省人事。细辛末，吹入鼻中。**虚寒呕哕** 饮食不下。细辛（去叶）半两，丁香二钱半。为末。每服一钱，柿蒂汤下。**小儿客忤** 口不能言。细辛、桂心末等分，以少许纳口中。**口舌生疮** 细辛、黄连等分，为末掺之，漱涎甚效，名兼金散。一方用细辛、黄檗。**口臭䘌齿** 肿痛。细辛煮浓汁，热含冷吐，取瘥。**鼻中息肉** 细辛末，时时吹之。**诸般耳聋** 细辛末，溶黄蜡丸鼠屎大，绵裹一丸塞之，一二次即愈。须戒怒气，名聪耳丸。

杜衡

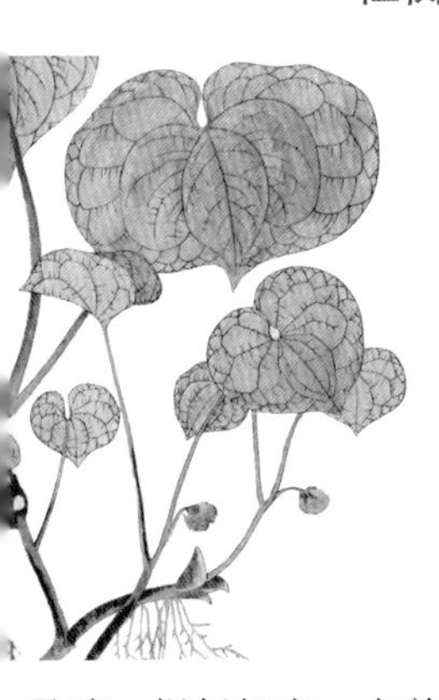

【释名】杜葵、马蹄香、土卤、土细辛。〔恭曰〕杜衡，叶似葵，形似马蹄，故俗名马蹄香。

【集解】〔别录曰〕杜衡生山谷，三月三日采根，熟洗暴干。〔恭曰〕生山之阴，水泽下湿地。叶似葵，形如马蹄。根似细辛、白前等。今俗以及己代之，谬矣。及己独茎，茎端四叶，叶间白花，殊无芳气。有毒，服之令人吐，惟疗疮疥，不可乱杜衡也。〔宗奭曰〕杜衡用根似细辛，但根色白，叶如马蹄之下。市人往往以乱细辛，将二物相对，便见真伪。况细辛惟出华州者良。杜衡色黄，拳局而脆，干则作团。

根【气味】辛，温，无毒。**【主治】**风寒咳逆。作浴汤，香人衣体。《别录》|止气奔喘促，消痰饮，破留血、项间瘿瘤之疾。甄权|下气杀虫。时珍

【发明】〔时珍曰〕古方吐药往往用杜衡者，非杜衡也，乃及己也。及己似细辛而有毒，吐人。昔人多以及己当杜衡，杜衡当细辛，故尔错误也。杜衡则无毒，不吐人，功虽不及细辛，而亦能散风寒，下气消痰，行水破血也。

【附方】风寒头痛 伤风伤寒，头痛发热，初觉者。马蹄香为末，每服一钱，热酒调下，少顷饮热茶一碗，催之出汗即愈，名香汗散。**痰气哮喘** 马蹄香焙研，每服二三

（杜衡：多年生草本。叶柄长3～15cm，叶片阔心形至肾状心形，先端钝或圆，基部心形，上面深绿色，中脉两旁有白色云斑，脉上及其近缘有短毛，下面浅绿色。花暗紫色，花被管钟状或圆筒状，内壁具明显格状网眼，花被裂片直立，卵形，平滑。花期4～5月。生于林下或沟边阴湿地。分布于江苏、安徽、浙江、江西、河南、湖北、四川等地。）

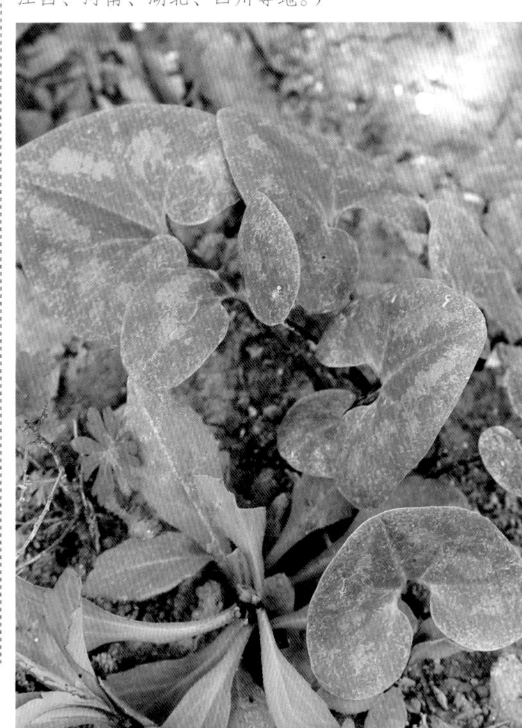

钱，正发时淡醋调下，少顷吐出痰涎为验。

及己

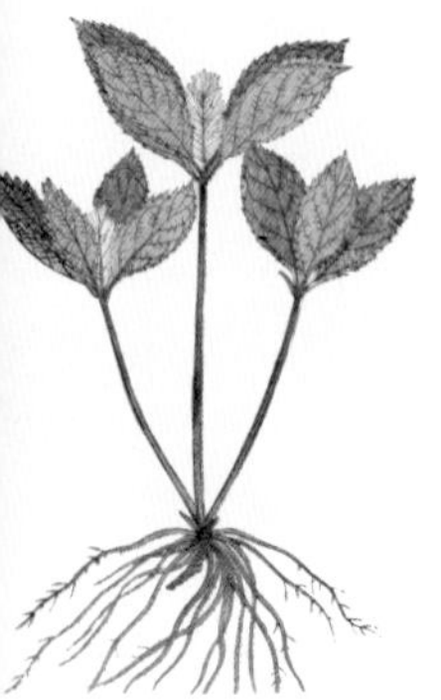

【释名】獐耳细辛。

【集解】〔恭曰〕及己生山谷阴虚软地。其草一茎，茎头四叶，隙着白花。根似细辛而黑，有毒。今人以当杜衡，非也。二月采根，日干。

根【气味】苦，平，有毒。【主治】诸恶疮疥痂瘘蚀，及牛马诸疮。《唐本》|头疮白秃风瘙，皮肤虫痒，可煎汁浸并傅之。《大明》|杀虫。时珍

【发明】〔弘景曰〕今人以合疮疥膏，甚验。〔时珍曰〕今人不知及己，往往以当杜衡，却以杜衡当细辛，故杜衡诸方多是及己也。辩见细辛、杜衡二条。

【附方】**头疮白秃** 獐耳细辛，其味香辣，为末，以槿木煎油调搽。

（及己：多年生草本，高15～50cm。茎直立，具明显的节。叶对生，4～6片生于茎上部；叶边缘具锐而密的锯齿。穗状花序顶生，花白色。核果近球形，绿色。花期4～5月，果期6～8月。生长于林下阴湿处和山谷溪边草丛中。分布于江苏、安徽、浙江、江西、湖北、福建、湖南、广东、广西、四川。）

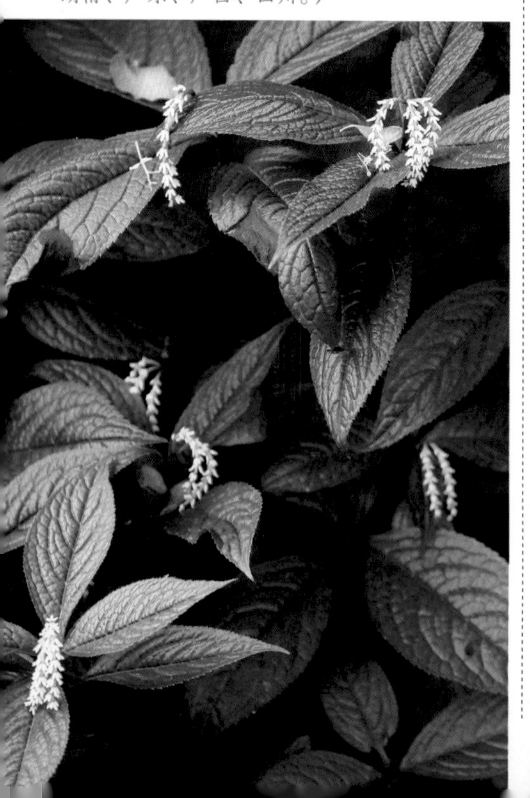

鬼督邮

【释名】独摇草。〔时珍曰〕此草独茎而叶攒其端，无风自动，故曰鬼独摇草，后人讹为鬼督邮尔。因其专主鬼病，犹司鬼之督邮也。古者传舍有督邮之官主之。徐长卿、赤箭皆治鬼病，故并有鬼督邮之名，名同而物异。

【集解】〔恭曰〕鬼督邮所在有之。有必丛生，苗惟一茎，茎端生叶若伞状，根如牛膝而细黑。今人以徐长卿代之，非也。

（鬼督邮可能为金粟兰科植物银线草。银线草：多年生草本。茎直立，通常不分枝。叶对生，通常4片生于茎顶；叶片宽椭圆形或倒卵形，缘具锐锯齿。穗状花序顶生，花小，白色。核果梨形。花期4～5月，果期5～7月。生于山谷林下阴湿处。分布于河北、山西、辽宁、吉林、山东、陕西、甘肃。）

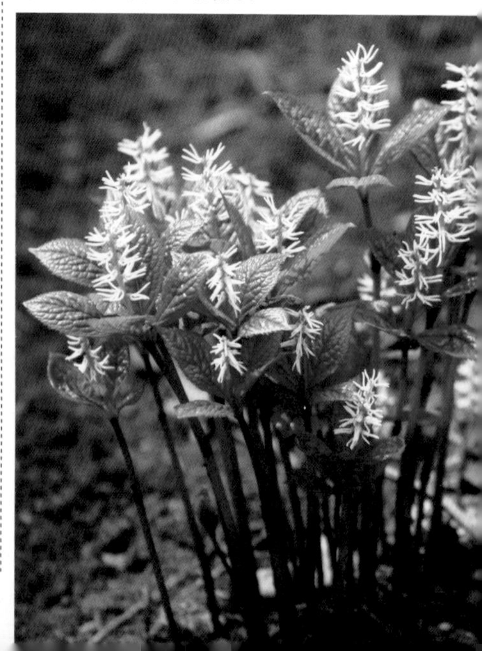

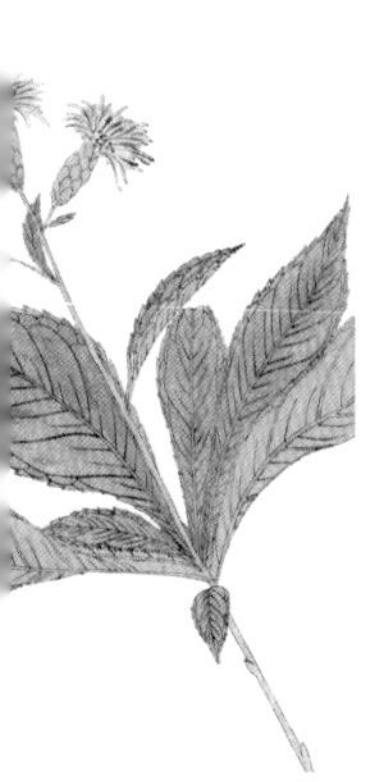

〔保升曰〕茎似细箭杆，高二尺以下。叶生茎端，状如伞。花生叶心，黄白色。根横生而无须，二月、八月采根。徐长卿、赤箭并有鬼督邮之名，而主治不同，宜审用之。〔时珍曰〕鬼督邮与及己同类，根苗皆相似。但以根如细辛而色黑者，为及己；根如细辛而色黄白者，为鬼督邮。

根【气味】辛、苦，平，无毒。〔时珍曰〕有小毒。【主治】鬼疰卒忤中恶，心腹邪气，百精毒，温疟疫疾，强腰脚，益膂力。《唐本》

徐长卿

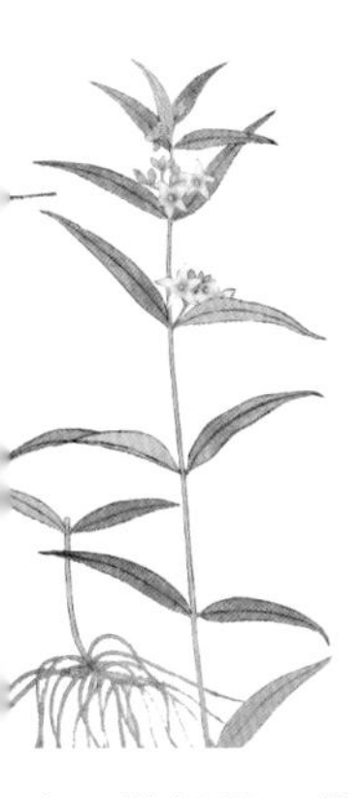

【释名】鬼督邮、别仙踪。〔时珍曰〕徐长卿，人名也，常以此药治邪病，人遂以名之。

【集解】〔别录曰〕徐长卿，生泰山山谷及陇西，三月采。又曰：石下长卿生陇西山谷池泽，三月采。〔恭曰〕所在川泽有之。叶似柳，两叶相当，有光泽。根如细辛，微粗长，黄色而有臊气。今俗以代鬼督邮，非也。鬼督邮自有本条。〔保升曰〕生下湿川泽之间。苗似小桑，两叶相对。三月苗青，七月、八月着子，似萝摩子而小。九月苗黄，十月凋。八月采根，日干。〔颂曰〕今淄、齐、淮、泗间皆有之，三月、四月采，谓之别仙踪。〔时珍曰〕鬼督邮、及己之乱杜衡，其功不同，苗亦不同也。徐长卿之乱鬼督邮，其苗不同，其功同也。杜衡之乱细辛，则根苗功用皆仿佛，乃弥近而大乱也。不可不审。

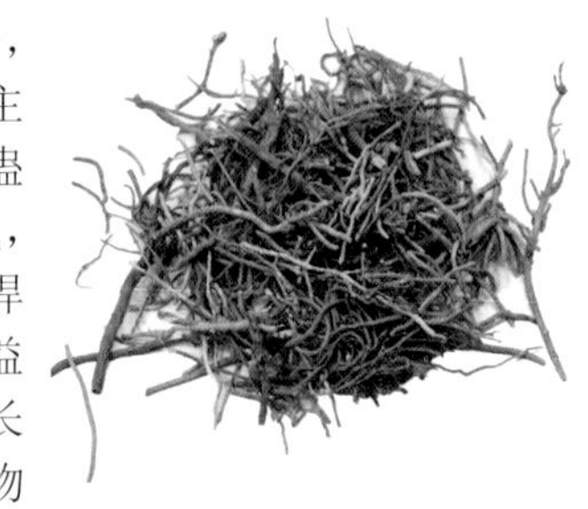

根【气味】辛，温，无毒。【主治】鬼物百精蛊毒，疫疾邪恶气，温疟。久服强悍轻身。《本经》|益气延年。石下长卿：主鬼疰精物邪恶气，杀百精蛊毒，老魅注易，亡走啼哭，悲伤恍惚。《别录》

【发明】〔时珍曰〕《抱朴子》言：上古辟瘟疫有徐长卿散，良效。今人不知用此。

【附方】**小便关格** 徐长卿汤：治气壅关格不通，小便淋结，脐下妨闷。徐长卿（炙）半两，茅根三分，木通、冬葵子一

（徐长卿：多年生直立草本，高达1m。根细呈须状，形如马尾，具特殊香气。茎细而刚直，不分枝。叶对生，无柄，叶片披针形至线形。圆锥聚伞花序，花冠黄绿色，5深裂。蓇葖果呈角状。花期5～7月，果期9～12月。生于阳坡草丛中。分布于东北、华东、中南、西南及内蒙古、河北、陕西、甘肃。）

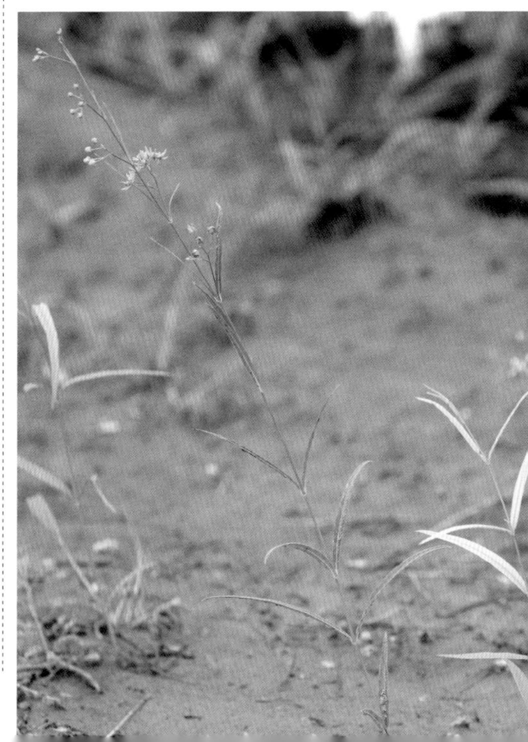

两，滑石二两，槟榔 分，瞿麦穗半两。每服五钱，水煎，入朴消一钱，温服，日二服。**注车注船** 凡人登车船烦闷，头痛欲吐者。宜用徐长卿、石长生、车前子、车下李根皮各等分。捣碎，以方囊系半合于衣带及头上，则免此患。

白微

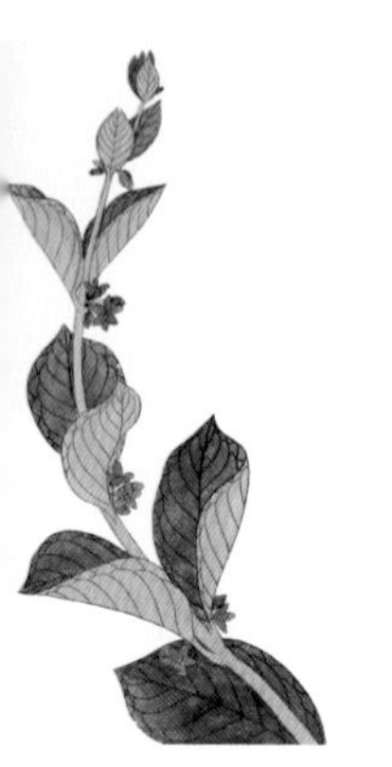

【释名】薇草、白幕、春草、薤、骨美。〔时珍曰〕微，细也。其根细而白也。

【集解】〔别录曰〕白微生平原川谷。三月三日采根阴干。〔弘景曰〕近道处处有之。〔颂曰〕今陕西诸郡及舒、滁、润、辽州亦有之。茎叶俱青，颇类柳叶。六七月开红花，八月结实。其根黄白色，类牛膝而短小，今人八月采之。

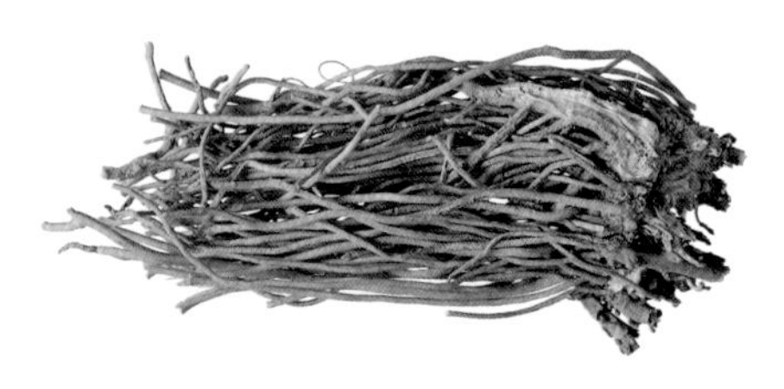

根**【气味】**苦、咸，平，无毒。**【主治】**暴中风身热肢满，忽忽不知人，狂惑邪气，寒热酸疼，温疟洗洗，发作有时。《本经》|疗伤中淋露，下水气，利阴气，益精。久服利人。《别录》|治惊邪风狂痓病，百邪鬼魅。弘景|风温灼热多眠，及热淋遗尿，金疮出血。时珍

【发明】〔时珍曰〕白微古人多用，后世罕能知之。按张仲景治妇人产中虚烦呕逆，安中益气，竹皮丸方中，用白微同桂枝各一分，竹皮、石膏各三分，甘草七分。枣肉为大丸，每以饮化一丸服。云有热者，倍白微，则白微性寒，乃阳明经药也

【附方】肺实鼻塞 不知香臭。白微、贝母、款冬花各一两，百部二两。为末。每服一钱，米饮下。**妇人遗尿** 不拘胎前产后。白微、芍药各一两。为末。酒服方寸匕，日三服。**妇人血厥** 人平居无疾苦，忽如死人，身不动摇，目闭口噤，或微知人，眩冒，移时方寤，此名血厥，亦名郁冒。出汗过多，血少，阳气独上，气塞不行，故身如死。气过血还，阴阳复通，故移时方寤。妇人尤多此证。宜服白微汤：用白微、当归各一两，人参半两，甘草二钱半。每服五钱，水二盏，煎一盏，温服。**金疮血出** 白微为末，贴之。

（白薇：多年生直立草本，高达50cm。叶卵形或卵状长圆形，对生，两面均被有白色绒毛。伞形状聚伞花序，无总花梗，生在茎的四周；花深紫色，花冠辐状；副花冠5裂，裂片盾状。蓇葖果角状，纺锤形。种子卵圆形，有狭翼，先端有白色长绵毛。花期5～7月，果期8～10月。生长于河边、干荒地及草丛中，我国各省区均有分布。）

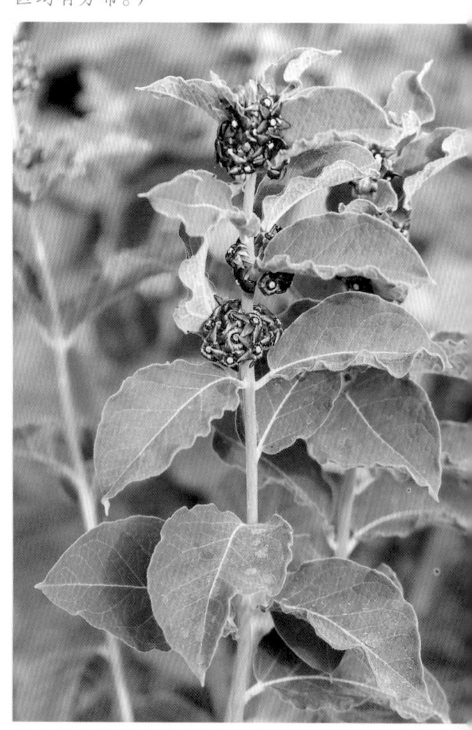

白前

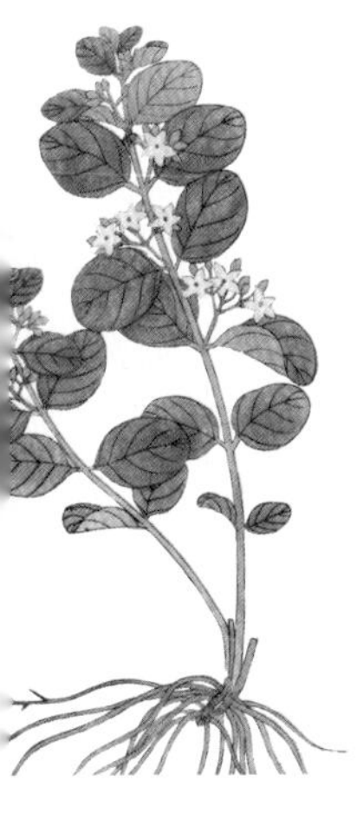

【释名】石蓝、嗽药。

【集解】〔弘景曰〕白前出近道，根似细辛而大，色白不柔易折，气嗽方多用之。〔志曰〕根似白微、牛膝辈，二月、八月采，阴干用。〔嘉谟曰〕似牛膝，粗长坚直易断者，白前也。似牛膝，短小柔软能弯者，白微也。近道俱有，形色颇同，以此别之，不致差误。

（白前为萝藦科植物柳叶白前、芫花叶白前。柳叶白前：多年生草本，高30～60cm。单叶对生，具短柄；叶片披针形或线状披针形，全缘。伞形聚伞花序腋生，花冠辐状，5深裂，裂片线形，紫红色。蓇葖果单生，窄长披针形。花期5～8月，果期9～10月。分布于浙江、江苏、安徽、江西、湖南、湖北、广西、广东、贵州、云南、四川等地。）

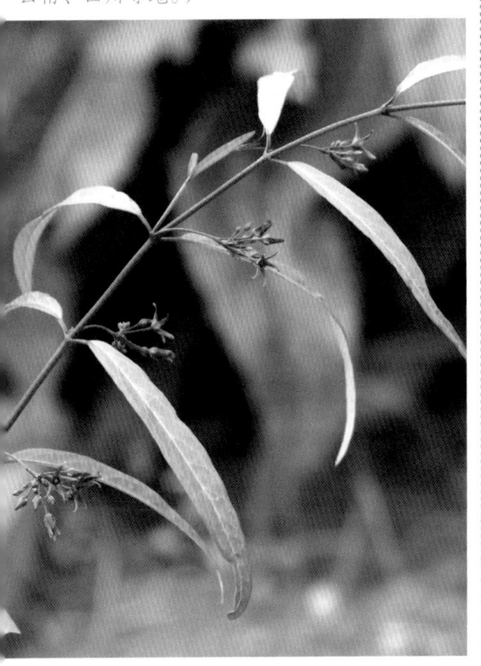

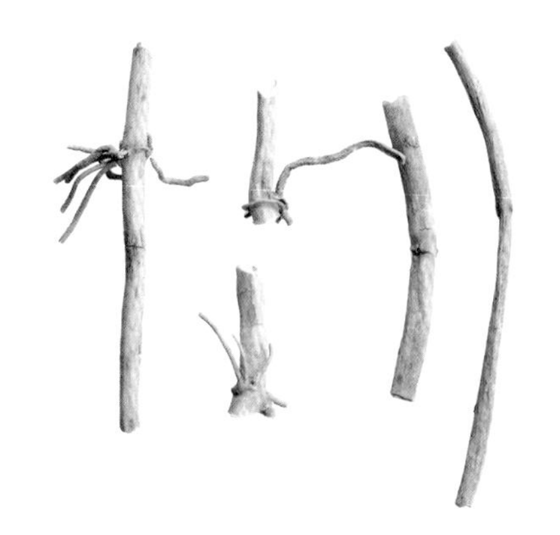

根【气味】甘，微温，无毒。**【主治】**胸胁逆气，咳嗽上气，呼吸欲绝。《别录》| 主一切气，肺气烦闷，贲豚肾气。《大明》| 降气不痰。时珍

【发明】〔时珍曰〕白前色白而味微辛甘，手太阴药也。长于降气，肺气壅实而有痰者宜之。若虚而长哽气者，不可用也。张仲景治嗽而脉浮，泽漆汤中亦用之。其方见《金匮要略》，药多不录。

【附方】久嗽唾血 白前、桔梗、桑白皮三两（炒），甘草一两（炙）。水六升，煮一升，分三服。忌猪肉、菘菜。**久咳上气** 体肿，短气胀满，昼夜倚壁不得卧，常作水鸡声者，白前汤主之。白前二两，紫菀、半夏各三两，大戟七合。以水一斗，渍一宿，煮取三升，分作三服。禁食羊肉、饧糖大佳。**久患暇呷** 咳嗽，喉中作声，不得眠。取白前焙捣为末，每温酒服二钱。

钗子股

【释名】金钗股。〔时珍曰〕石斛名金钗花，此草状似之，故名。

【集解】〔藏器曰〕金钗股生岭南及南海山谷，根如细辛，每茎三四十根。〔珣曰〕忠州、万州者亦佳，草茎功力相似。缘岭南多毒，家家贮之。〔时珍曰〕按《岭表录》云：广中多蛊毒，彼人以草药金钗股

治之，十救八九，其状如石斛也。又忍冬藤解毒，亦号金钗股，与此同名云。

根【气味】苦，平，无毒。【主治】解毒痈疽神验，以水煎服。李珣|解诸药毒，煮汁服。亦生研，更烈，必大吐下。如无毒，亦吐去热痰。疟瘴天行，蛊毒喉痹。藏器

（钗子股：常绿气生植物，高约30cm。茎丛生。叶互生，圆柱形或线状披针形，肉质，浓绿色。总状花序，腋生，盖片绿色，舌瓣有暗红色的斑纹。蒴果棒状纺锤形。花期初夏。生于高山阴湿处或林间老树上。分布于福建、广东及西南一带。）

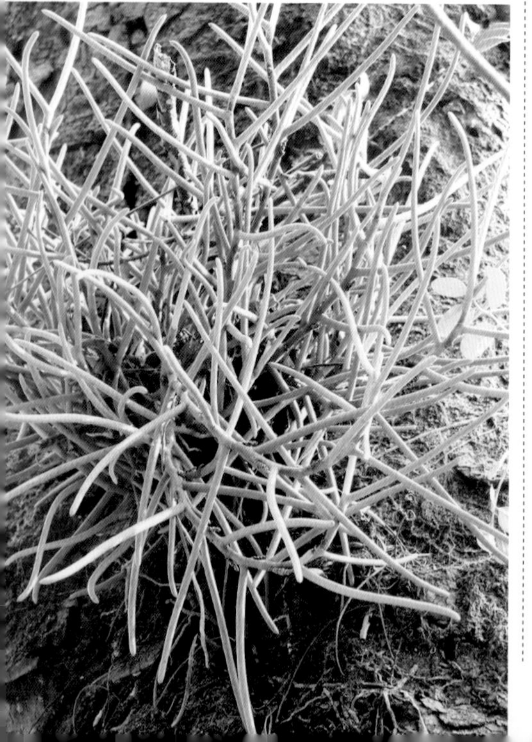

朱砂根

【集解】〔时珍曰〕朱砂根生深山中，今惟太和山人采之。苗高尺许，叶似冬青叶，背甚赤，夏月长茂。根大如箸，赤色，此与百两金仿佛。

根【气味】苦，凉，无毒。【主治】咽喉肿痹，磨水或醋咽之，甚良。时珍

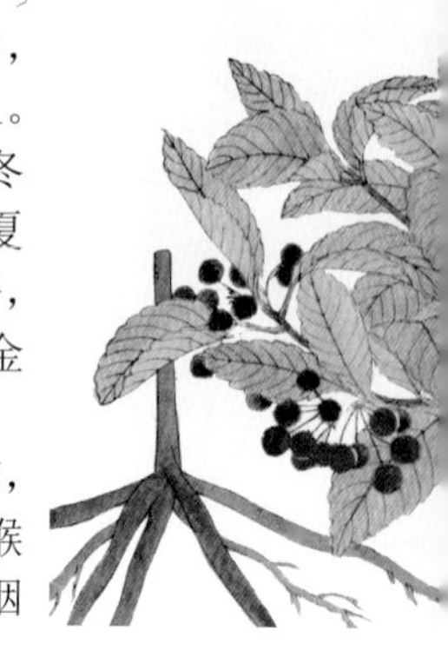

（朱砂根：灌木，高1～2m；茎粗壮。叶片革质或坚纸质，椭圆形、椭圆状披针形至倒披针形，边缘具皱波状或波状齿。伞形花序或聚伞花序，着生于侧生特殊花枝顶端。花瓣白色，盛开时反卷，卵形。果球形鲜红色，具腺点。花期5～6月，果期10～12月。生于阴湿的灌木丛中。分布于我国东南部及台湾、湖北等地。）

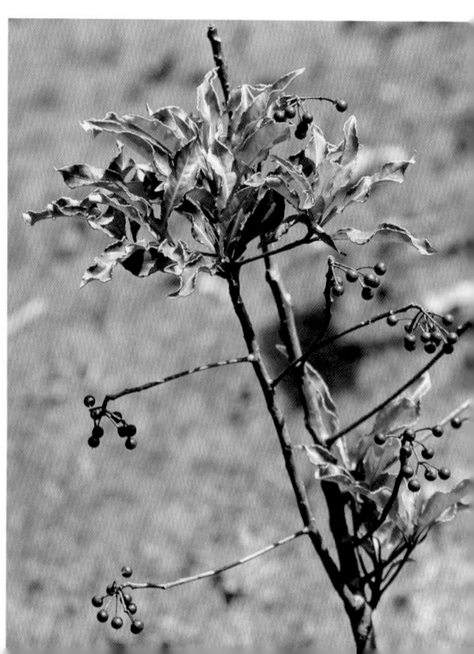

紫金牛

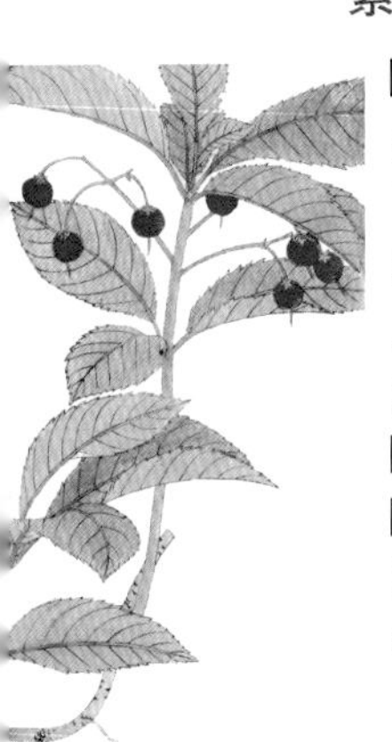

【集解】〔颂曰〕生福州。叶如茶叶，上绿下紫。结实圆，红色如丹朱。根微紫色，八月采根，去心暴干，颇似巴戟。

【气味】辛，平，无毒。

【主治】时疾膈气，去风痰。苏颂|解毒破血。时珍

（紫金牛：常绿小灌木，高10～30cm。茎单一，圆柱形，紫褐色。叶互生，通常3～4叶集生于茎梢，呈轮生状；叶片椭圆形，边缘具细锯齿，上面绿色，下面淡紫色。花着生于茎梢或顶端叶腋，2～6朵集成伞形；花冠白色或淡红色，5深裂。核果球形，熟时红色。花期7～8月。分布于福建、江西、湖南、四川、江苏、浙江、贵州、广西、云南等地。）

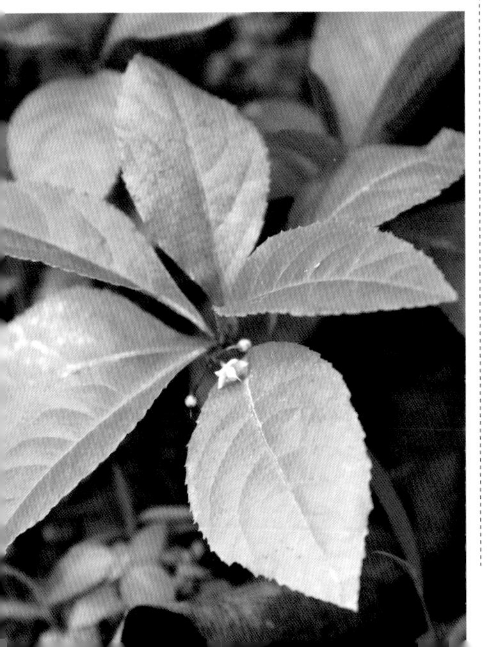

拳参

【集解】〔颂曰〕生淄州田野，叶如羊蹄，根似海虾，黑色，土人五月采之。

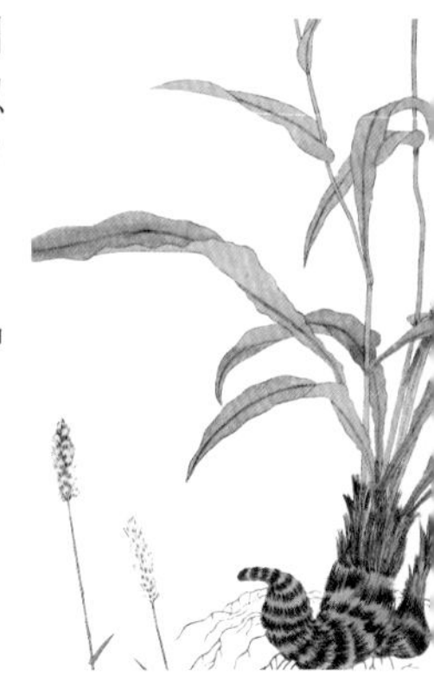

【气味】缺。

【主治】为末，淋渫肿气。苏颂

（拳参：多年生直立草本，高35～90cm。茎不分枝。根生叶丛生，有长柄，叶片椭圆形至卵状披针形；茎生叶互生，向上叶柄渐短至抱茎。总状花序呈穗状顶生，小花密集，花淡红色或白色。瘦果三棱状椭圆形。花期6～9月，果期9～11月。分布于华北、西北及河南、湖北、山东、江苏、浙江。）

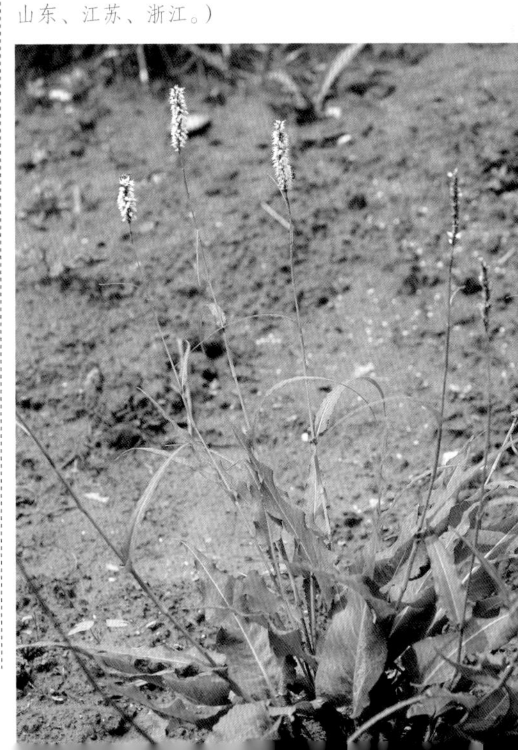

第十四卷 草部三

草之三 芳草类

当归

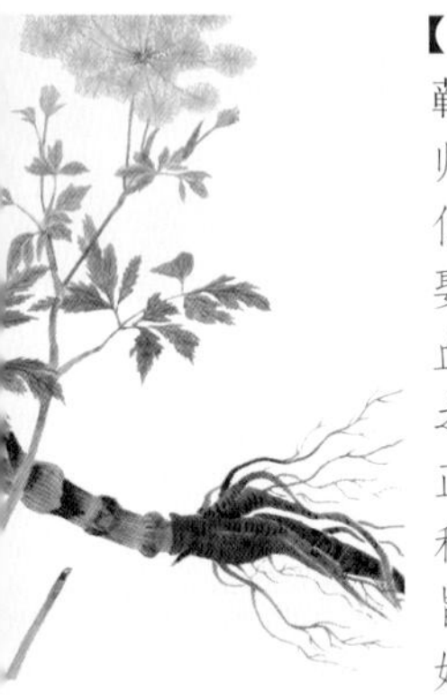

【释名】乾归、山蕲、白蕲、文无。〔时珍曰〕当归本非芹类，特以花叶似芹，故得芹名。古人娶妻为嗣续也，当归调血为女人要药，有思夫之意，故有当归之名，正与唐诗胡麻好种无人种，正是归时又不归之旨相同。〔承曰〕当归治妊妇产后恶血上冲，仓卒取效。气血昏乱者，服之即定。能使气血各有所归，恐当归之名必因此出也。

【集解】〔别录曰〕当归生陇西川谷，二月、八月采根，阴干。〔颂曰〕今川蜀、陕西诸郡及江宁府、滁州皆有之，以蜀中者为胜。春生苗，绿叶有三瓣。七八月开花似莳萝，浅紫色。根黑黄色，以肉厚而不枯者为胜。

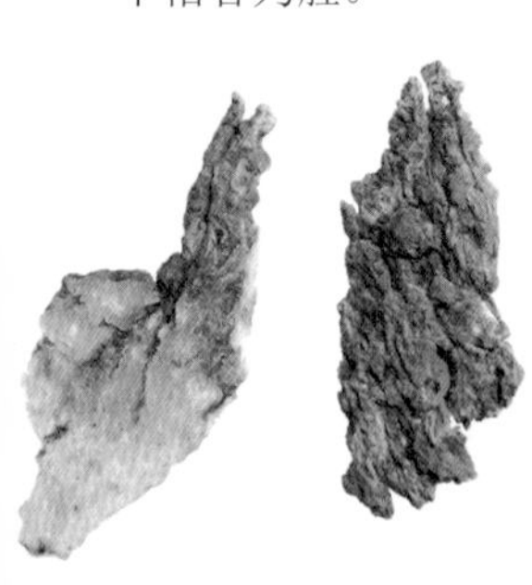

根【修治】〔敩曰〕凡用去芦头，以酒浸一宿入药。止血破血，头尾效各不同。若要破血，即使头一节硬实处。若要止痛止血，即用尾。若一并用，服食无效，不如不使，惟单使妙也。〔元素曰〕头止血；尾破血；身和血；全用，即一破一止也。先以水洗净土。治上，酒浸；治外，酒洗过，或火干、晒干入药。〔杲曰〕头，止血而上行；身，养血而中守；梢，破血而下流；全，活血而不走。〔时珍曰〕雷、张二氏所说头尾功效各异。凡物之根，身半已上，气脉上行，法乎天；身半已下，气脉下行，法乎地。人身法象天地，则治

（当归：多年生草本。茎带紫色，有明显的纵直槽纹。叶2～3回单数羽状分裂，小叶3对，叶片卵形，近顶端的一对无柄，呈1～2回分裂，裂片边缘有缺刻。复伞形花序顶生，花瓣5，白色，呈长卵形。双悬果椭圆形。花期6～7月，果期7～8月。分布于甘肃、四川、云南、陕西、贵州、湖北等地。）

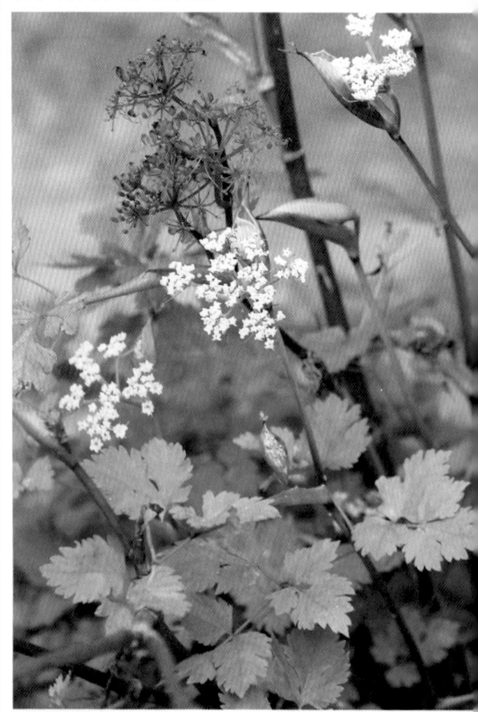

上当用头，治中当用身，治下当用尾，通治则全用，乃一定之理也。当以张氏之说为优。凡晒干乘热纸封瓮收之，不蛀。

【气味】甘，温，无毒。〔别录曰〕辛，大温。〔杲曰〕甘、辛，温，无毒。气厚味薄，可升可降，阳中微阴，入手少阴、足太阴、厥阴经血分。【主治】咳逆上气，温疟寒热，洗洗在皮肤中，妇人漏下绝子，诸恶疮疡金疮，煮汁饮之。《本经》|温中止痛，除客血内塞，中风痓汗不出，湿痹中恶，客气虚冷，补五脏，生肌肉。《别录》|止呕逆，虚劳寒热，下痢腹痛齿痛，女人沥血腰痛，崩中，补诸不足。甄权|治一切风，一切血，补一切劳，破恶血，养新血，及癥癖，肠胃冷。《大明》|治头痛，心腹诸痛，润肠胃筋骨皮肤，治痈疽，排脓止痛，和血补血。时珍|主痿癖嗜卧，足下热而痛。冲脉为病，气逆里急。带脉为病，腹痛，腰溶溶如坐水中。好古

【发明】〔元素曰〕其用有三：一，心经本药；二，和血；三，治诸病夜甚。凡血受病，必须用之。血壅而不流则痛，当归之甘温能和血，辛温能散内寒，苦温能助心散寒，使气血各有所归。〔好古曰〕入手少阴，以其心生血也。入足太阴，以其脾裹血也。入足厥阴，以其肝藏血也。头，能破血；身，能养血，尾能行血。全用，同人参、黄芪，则补气而生血；同牵牛、大黄则行气而破血。〔机曰〕治头痛，酒煮服清，取其浮而上也。治心痛，酒调末服，取其浊而半沉半浮也。治小便出血，用酒煎服，取其沉入下极也。

【附方】**失血眩运** 凡伤胎去血，产后去血，崩中去血，金疮去血，拔牙去血，一切去血过多，心烦眩运，闷绝不省人事。当归二两，芎䓖一两。每用五钱，水七分，酒三分，煎七分，热服，日再。**衄血不止** 当归（焙）研末，每服一钱，米饮调下。**小便出血** 当归四两（剉），酒三升，煮取一升，顿服。**头痛欲裂** 当归二两，酒一升，煎取六合，饮之，日再服。**手臂疼痛** 当归三两（切），酒浸三日，温饮之。饮尽，别以三两再浸，以瘥为度。**久痢不止** 当归二两，吴茱萸一两，同炒香，去萸不用，为末，蜜丸吾子大。每服三十丸，米饮下，名胜金丸。**大便不通** 当归、白芷等分，为末服二钱，米汤下。**妇人百病** 诸虚不足者。当归四两，地黄二两，为末，蜜丸梧子大。每食前，米饮下十五丸。**月经逆行** 从口鼻出。先以京墨磨汁服，止之。次用当归尾、红花各三钱。水一钟半，煎八分，温服，其经即通。**室女经闭** 当归尾、没药各一钱。为末，红花浸酒，面北饮之，一日一服。**妇人血气**，脐下气胀，月经不利，血气上攻欲呕，不得睡。当归四钱，干漆（烧存性）二钱，为末，炼蜜丸梧子大。每服十五丸，温酒下。**堕胎下血** 不止。当归（焙）一两，葱白一握。每服五钱，酒一盏半，煎八分，温服。**妊娠胎动** 神妙。佛手散：治妇人妊娠伤动，或子死腹中，血下疼痛，口噤欲死。服此探之，不损则痛止，已损便立下，此乃徐王神验方也。当归二两，芎一两。为粗末。每服三钱，水一盏，煎令泣泣欲干，投酒一盏，再煎一沸，温服，或灌之。如人行五里，再服。不过三五服，便效。**产后血胀** 腹痛引胁。当归二钱，干姜（炮）五分。为末。每服三钱，水一盏，煎八分，入盐、酢少许，热服。**产后腹痛** 如绞。当归末五钱，白蜜一合，水一盏，煎一盏，分为二服。未效再服。**产后自汗** 壮热，气短，腰脚痛不可转。当归三钱，黄芪合芍药（酒炒）各二钱，生姜五片。水一盏半，煎七分，温服。**产后中风** 不省人事，口吐涎沫，手足瘛疭。当归、荆芥穗等分，为末。每服二钱，水一盏，酒少许，童尿少许，煎七分，灌之，下咽即有生意，神效。**小儿胎寒** 好啼，昼夜不止，因此成痫。当归末一小豆大，以乳汁灌之，日夜三四度。**小儿脐湿** 不早治，成脐风。

或肿赤，或出水。用当归末傅之。一方，入麝香少许。一方，用胡粉等分。试之最验。若愈后因尿入复作，再傅即愈。**汤火伤疮** 焮赤溃烂，用此生肌，拔热止痛。当归、黄蜡各一两，麻油四两。以油煎当归焦黄，去滓，纳蜡搅成膏，出火毒，摊贴之。

芎䓖

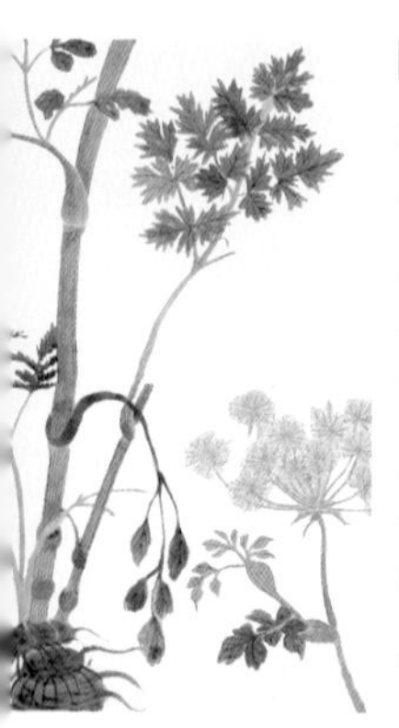

【释名】 胡䓖、川芎、香果、山鞠穷。〔时珍曰〕芎本作营，名义未详。或云：人头穹窿穷高，天之象也。此药上行，专治头脑疾，故有芎䓖之名。以胡戎者为佳，故曰胡䓖。古人因其根节状如马衔，谓之马衔芎䓖。后世因其状如雀脑，谓之雀脑芎。其出关中者，呼为京芎，亦曰西芎；出蜀中者，为川芎；出天台者，为台芎；出江南者，为抚芎，皆因地而名也。

【集解】〔别录曰〕芎䓖叶名蘼芜，生武功川谷、斜谷西岭。三月、四月采根，暴干。〔颂曰〕关陕、川蜀、江东山中多有之，而以蜀川者为胜。四五月生叶，似水芹、胡荽、蛇床辈，作丛而茎细。其叶倍香，江东、蜀人采叶作饮。七八月开碎白花，如蛇床子花。根坚瘦，黄黑色。关中出者形块重实，作雀脑状者为雀脑芎，最有力。〔时珍曰〕蜀地少寒，人多栽莳，深秋茎叶亦不萎也。清明后宿根生苗，分其枝横埋之，则节节生根。八月根下始结芎䓖，乃可掘取，蒸暴货之。《救荒本草》云：叶似芹而微细窄，有丫叉，又似白芷，叶亦细，又似胡荽叶而微壮，一种似蛇床叶而亦粗。嫩叶可煠食。〔宗奭曰〕凡用，以川中大块，里色白，不油，嚼之微辛甘者佳。他种不入药，止可为末，煎汤沐浴而已。

根【气味】 辛，温，无毒。**【主治】** 中风入脑头痛，寒痹筋挛缓急，金疮，妇人血闭无子。《本经》|除脑中冷动，面上游风去来，目泪出，多涕唾，忽忽如醉，诸寒冷气，心腹坚痛，中恶卒急肿痛，胁风痛，温中内寒。《别录》|腰脚软弱，半身不遂，胞衣不下。甄权|一切风，一切气，一切劳损，一切血。补五劳，壮筋骨，调众脉，破癥结宿血，养新血，吐血鼻血溺血，脑痈发背，瘰疬瘿赘，痔瘘疮疥，长肉排脓，消瘀血。《大明》|搜肝气，补肝血，润肝燥，补风虚。好古|燥湿，止泻痢，行气开郁。时珍|蜜和大丸，夜服，治风痰殊效。苏颂|齿根出血，含之多瘥。弘景

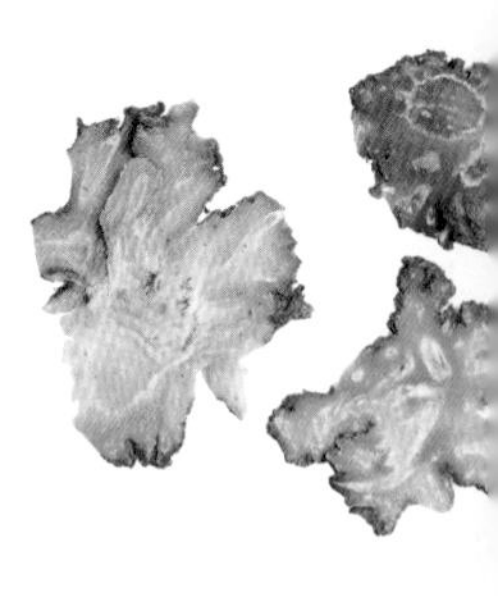

【发明】〔宗奭曰〕今人用此最多，头面风不可缺也，然须以他药佐之。〔杲曰〕头痛必用川芎。如不愈，加各引经药：太阳羌活，阳明白芷，少阳柴胡，太阴苍术，厥阴吴茱萸，少阴细辛，是也。〔虞抟曰〕骨蒸多汗，及气弱之人，不可久服。其性辛散，令真气走泄，而阴愈虚也。

【附方】 **气虚头痛** 真川芎䓖为末，腊茶调服二钱，甚捷。曾有妇人产后头痛，一服即愈。**产后头痛** 川芎䓖、天台乌药等分，为末。每服二钱，葱茶调下。《御药院方》：加白术，水煎服。**风热头痛** 川芎䓖一钱，茶叶二钱，水一钟，煎五分，食前热服。**偏头风痛** 京芎细剉，浸酒日饮之。**风热上冲** 头目运眩，或胸中不利。川芎䓖、槐子各一两。为末。每服三钱，用茶清调下。胸中不利，以水煎服。**损动胎气** 因跌扑举重，损胎不安，或子死腹中者。芎䓖为末，酒服方寸匕，须臾一二服。立出。**崩中下血** 昼夜不止。《千金方》：用芎䓖一两，清酒一大盏，煎取五分，徐徐进之。《圣惠》：加生地黄汁二合，同煎。**小**

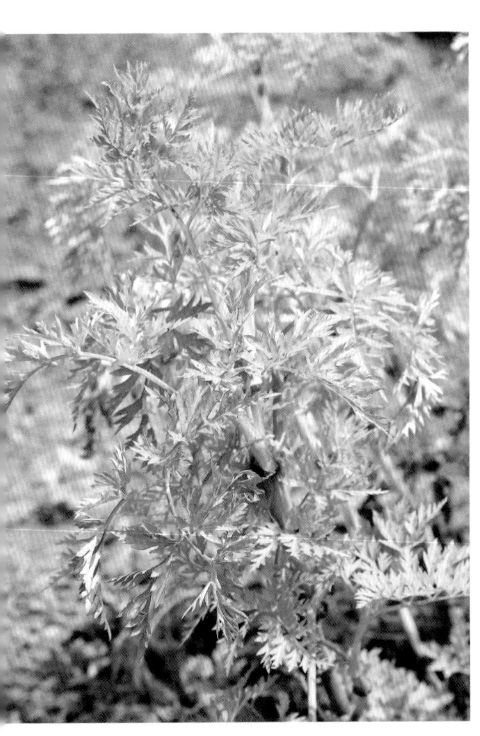

（芎䓖为伞形科植物川芎。川芎：多年生直立草本，高40～70cm，全株有浓烈香气。茎下部的节膨大成盘状。茎下部叶具柄，基部扩大成鞘；叶片三至四回三出式羽状全裂，羽片4～5对，卵状披针形，末回裂片线状披针形至长卵形，顶端有小尖头，茎上部叶渐简化。复伞形花序，花瓣白色，倒卵形至椭圆形。花期7～8月，幼果期9～10月。多为栽培。分布于四川、贵州、云南。）

儿脑热 好闭目，或太阳痛，或目赤肿。川芎䓖、薄荷、朴消各二钱，为末，以少许吹鼻中。**齿败口臭** 水煎芎䓖，含之。**牙齿疼痛** 大川芎䓖一个，入旧糟内藏一月，取焙，入细辛同研末，揩牙。**诸疮肿痛** 抚芎煅研，入轻粉，麻油调涂。**产后乳悬** 妇人产后，两乳忽长，细小如肠，垂过小肚，痛不可忍，危亡须臾，名曰乳悬。将芎䓖、当归各一斤。以半斤剉散，于瓦石器内，用水浓煎，不拘多少频服；仍以一斤半剉块，于病人桌下烧烟，令将口鼻吸烟。用尽未愈，再作一料。

蛇床

【释名】蛇粟、蛇米、虺床、马床、墙蘼。又名思益、绳毒、枣棘。〔时珍曰〕蛇虺喜卧于下食其子，故有蛇床、蛇粟诸名。其叶似蘼芜，故曰墙蘼。

【集解】〔弘景曰〕田野墟落甚多，花叶正似蘼芜。〔保升曰〕叶似小叶芎䓖，花白，子如黍粒，黄白色。生下湿地，所在皆有，以扬州、襄州者为良。〔时珍曰〕其花如碎米攒簇。其子两片合成，似莳罗子而细，亦有细棱。

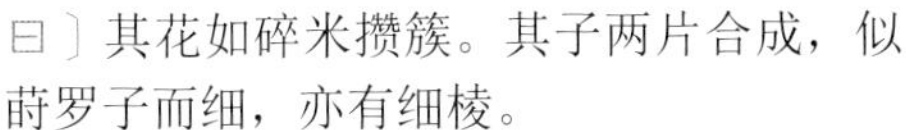

子**【修治】**〔敩曰〕凡使，须用浓蓝汁并百部草根自然汁，同浸一伏时，漉出日干。却用生地黄汁相拌蒸之，从巳至亥，取出日干用。〔大明曰〕凡服食，即挼去皮壳，取仁微炒杀毒，即不辣也。作汤洗浴，则生用之。**【气味】**苦，平，无毒。〔别录曰〕辛、甘，无毒。〔权曰〕有小毒。**【主治】**妇人阴中肿痛，男子阴痿湿痒，除痹气，利关节，癫痫恶疮。久服轻身。《本经》|温中下气，令妇人子脏热，男子阴强。久服好颜色，令人有子。《别录》|治男子女人虚湿痹，毒风瘰痛，去男子腰痛，浴男子阴，去风冷，大益阳事。甄权|暖丈夫阳气，助女人阴气，治腰胯酸疼，四肢顽痹，缩小便，去阴汗湿癣齿痛，赤白带下，小儿惊痫，扑损瘀血，煎汤浴大风身痒。《大明》

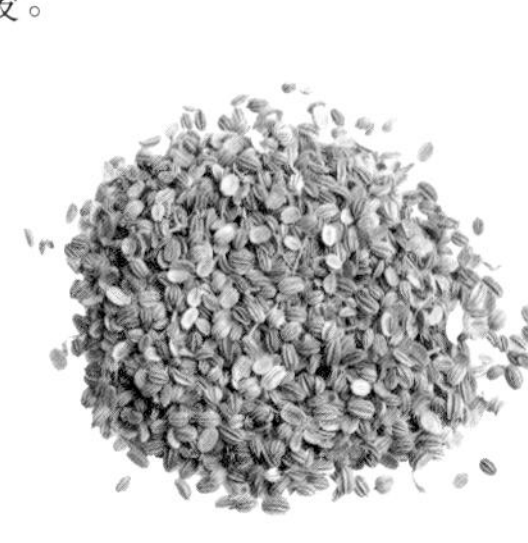

【发明】〔时珍曰〕蛇床乃右肾命门、少阳三焦气分之药，神农列之上品，不独辅助男子，而又有益妇人。世人舍此而求补药

于远域，岂非贱目贵耳乎？

【附方】阳事不起 蛇床子、五味子、菟丝子等分，为末，蜜丸梧子大。每服三十丸，温酒下，日三服。**赤白带下 月水不来**。用蛇床子、枯白矾等分，为末，醋面糊丸弹子大，胭脂为衣，绵裹纳入阴户。如热极，再换，日一次。**妇人阴痒** 蛇床子一两，白矾二钱。煎汤频洗。**产后阴脱** 绢盛蛇床子，蒸热熨之。又法：蛇床子五两，乌梅十四个。煎水，日洗五六次。**妇人阴痛** 方同上。**大肠脱肛** 蛇床子、甘草各一两，为末。每服一钱，白汤下，日三服。并以蛇床末敷之。**小儿癣疮** 蛇床子杵末，和猪脂涂之。**小儿甜疮** 头面耳边连引，流水极痒，久久不愈者。蛇床子一两，轻粉三钱。为细末，油调搽之。**风虫牙痛**《千金》：用蛇床子、烛烬。同研，涂之。《集简方》：用蛇床子煎汤，乘热漱数次，立止。**冬月喉痹** 肿痛，不可下药者。蛇床子烧烟于瓶中，口含瓶嘴吸烟，其痰自出。**痔疮**：蛇床子煎汤熏洗。

（蛇床：一年生直立草本，高20～80cm，茎表面具深纵条纹。根生叶二至三回三出式羽状全裂；末回裂片线形至线状披针形，茎上部的叶和根生叶相似，但叶柄较短。复伞形花序顶生或侧生，花瓣5，白色，倒卵形。双悬果椭圆形，果棱成翅状。花期4～6月，果期5～7月。生于低山坡、田野、路旁、沟边、河边湿地。分布几遍全国各地。）

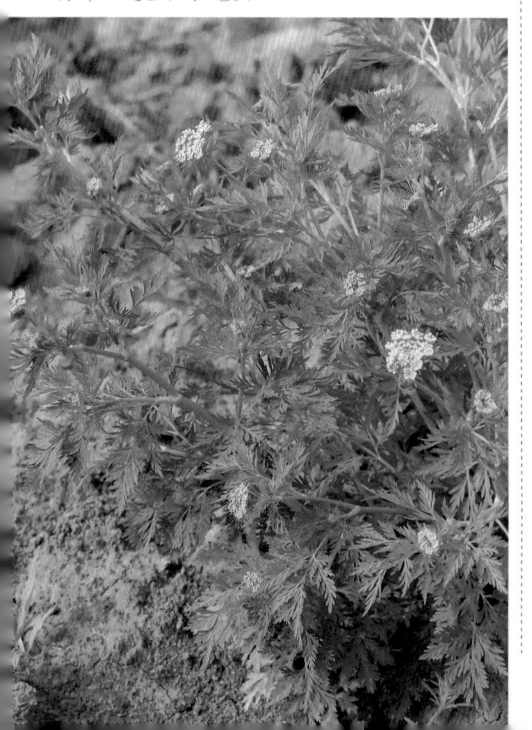

藁本

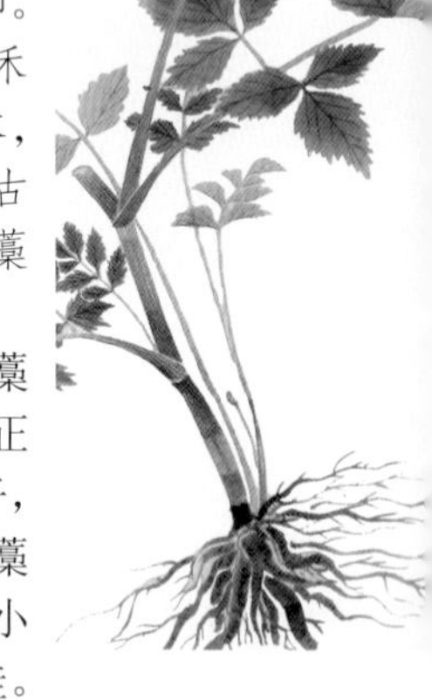

【释名】 藁茇、鬼卿。〔恭曰〕根上苗下似禾藁，故名藁本。本，根也。〔时珍曰〕古人香料用之，呼为藁本香。

【集解】〔别录曰〕藁本，生崇山山谷。正月、二月采根暴干，三十日成。〔恭曰〕藁本茎叶根味与芎䓖小别。今出宕州者佳。〔颂曰〕今西川、河东州郡及兖州、杭州皆有之。叶似白芷香，又似芎䓖，但芎䓖似水芹 而大，藁本叶细尔。五月有白花，七八月结子。根紫色。〔时珍曰〕江南深山中皆有之。根似芎䓖而轻虚，味麻，不堪作饮也。

根【气味】 辛，温，无毒。〔别录曰〕微寒。〔权曰〕微温。〔元素曰〕气温，味苦、大辛，无毒。气厚味薄，升也，阳也。足太阳本经药。**【主治】** 妇人疝瘕，阴中寒肿痛，腹中急，除风头痛，长肌肤，悦颜色。《本经》| 辟雾露润泽，疗风邪亸曳金疮，可作沐药面脂。《别录》| 治一百六十种恶风鬼疰，流入腰痛冷，能化小便，通血，去头风䵟疱。甄权| 治皮肤疵皯，酒齇

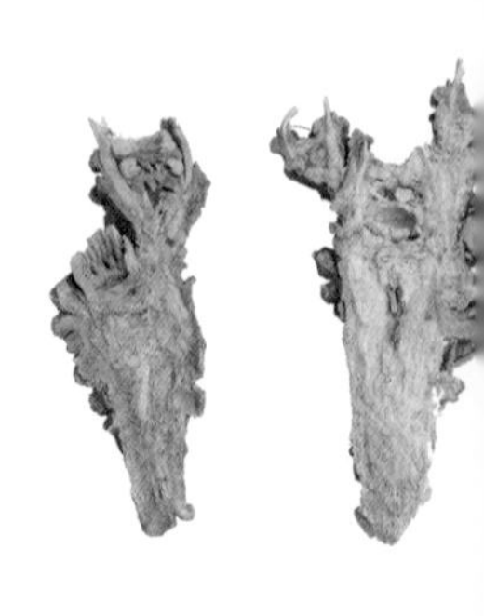

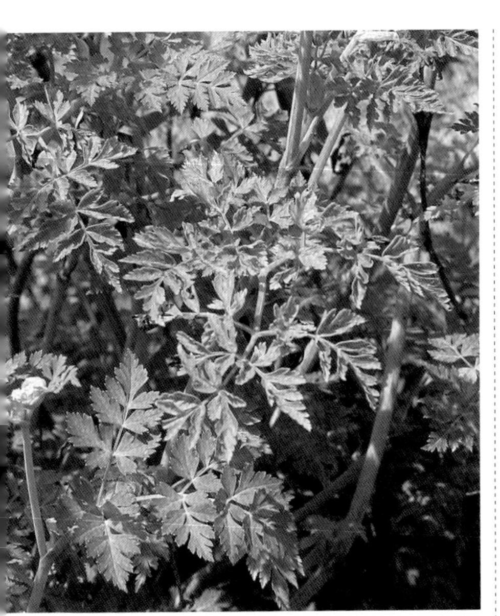

（藁本：多年生直立草本。茎表面有纵直沟纹。叶互生，2回羽状全裂，最终裂片3～4对，卵形，边缘具不整齐的羽状深裂，茎上部的叶具扩展叶鞘。复伞形花序；花小，花瓣5，白色。双悬果广卵形，分果具5条果棱。花期7～8月，果期9～10月。野生于向阳山坡草丛中或润湿的水滩边。分布于河南、陕西、甘肃、江西、湖北、湖南、四川、山东、云南等地。）

粉刺，痫疾。《大明》|治太阳头痛巅顶痛，大寒犯脑，痛连齿颊。元素|头面身体皮肤风湿。李杲|督脉为病，脊强而厥。好古|治痈疽，排脓内塞。时珍

【发明】〔元素曰〕藁本乃太阳经风药，其气雄壮，寒气郁于本经，头痛必用之药。巅顶痛非此不能除。与木香同用，治雾露之清邪中于上焦；与白芷同作面脂。既治风，又治湿，亦各从其类也。〔时珍曰〕《邵氏闻见录》云：夏英公病泄，太医以虚治不效。霍翁曰：风客于胃也。饮以藁本汤而止。盖藁本能去风湿故耳。**【附方】** **大实心痛** 以用利药，用此彻其毒。藁本半两，苍术一两。作二服。水二钟，煎一钟，温服。**干洗头屑** 藁本、白芷等分。为末，夜擦旦梳，垢自去也。**小儿疥癣** 藁本煎汤浴之，并以浣衣。

实【主治】风邪流入四肢。《别录》

蜘蛛香

【集解】〔时珍曰〕蜘蛛香，出蜀西茂州松潘山中，草根也。黑色有粗须，状如蜘蛛

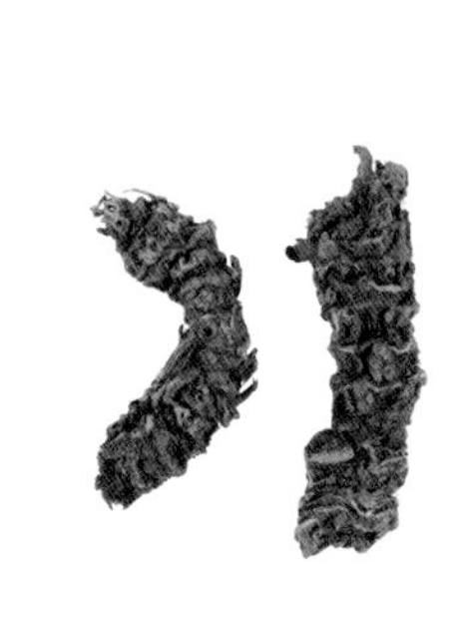

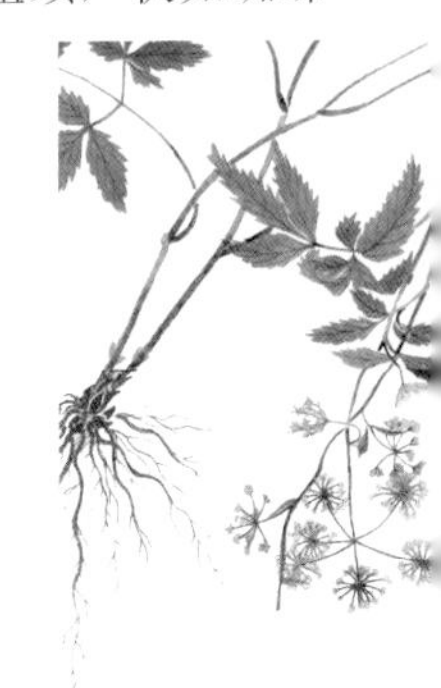

（蜘蛛香：多年生草本，高30～70cm。茎通常数枝丛生，密被短柔毛。基生叶发达，叶片心状圆形至卵状心形，边缘微波状或具稀疏小齿，基出脉5～9条；茎生叶不发达，每茎2对，下部的心状圆形，近无柄，上部的常羽裂，无柄。顶生伞房状聚伞花序；花小，白色或微带红色，花冠筒状，先端5裂。瘦果长柱状。花期5～7月，果期6～9月。分布于陕西、河南、湖北、湖南、四川、贵州、云南和西藏。）

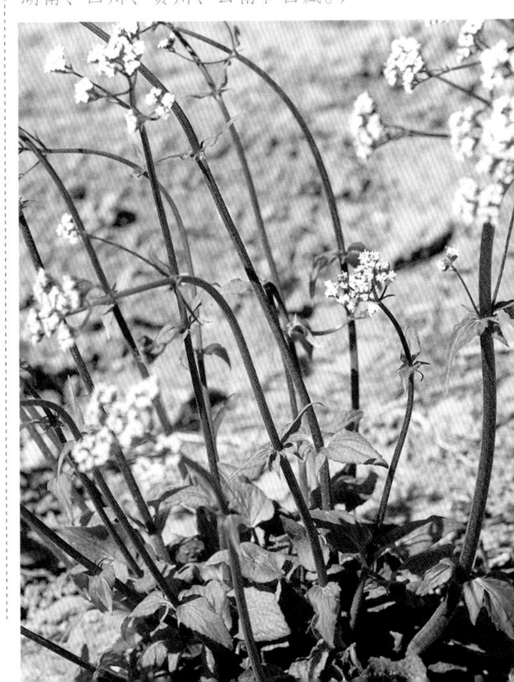

及藁本、芎藭，气味芳香，彼人亦重之。或云猫喜食之。

根【气味】辛，温，无毒。【主治】辟瘟疫，中恶邪精，鬼气尸疰。时珍

白芷

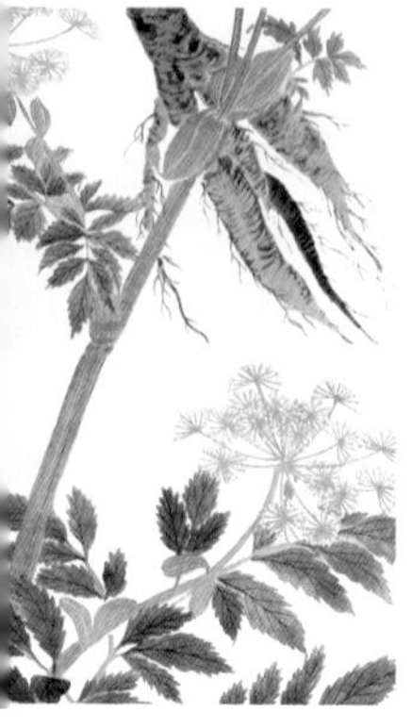

【释名】白茝、芳香、泽芬、苻蓠、莞。〔时珍曰〕徐锴云：初生根干为芷，则白芷之义取乎此也。

【集解】〔别录曰〕白芷生河东川谷下泽，二月、八月采根暴干。〔弘景曰〕今处处有之，东间甚多。叶可合香。〔颂曰〕所在有之，吴地尤多。根长尺余，粗细不等，白色。枝干去地五寸以上。春生叶，相对婆娑，紫色，阔三指许。花白微黄。入伏后结子，立秋后苗枯。二月、八月采根曝干。以黄泽者为佳。

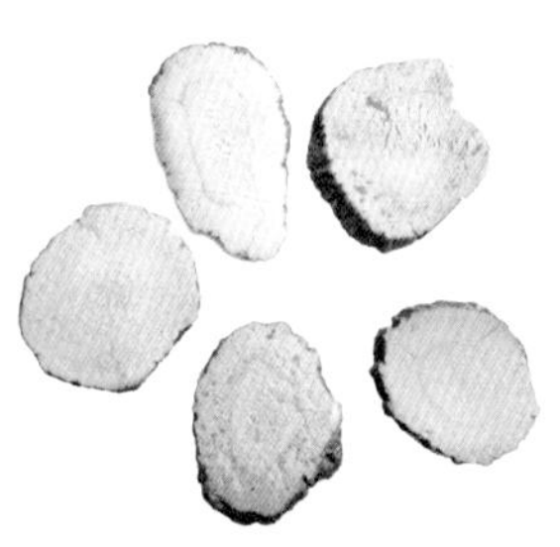

根【修治】〔敩曰〕采得刮去土皮，细剉，以黄精片等分，同蒸一伏时，晒干去黄精用。〔时珍曰〕今人采根洗刮寸截，以石灰拌匀，晒收，为其易蛀，并欲色白也。入药微焙。【气味】辛，温，无毒。〔元素曰〕气温，味苦、大辛。气味俱轻，阳也。手阳明引经本药，同升麻则通行手、足阳明经，亦入手太阴经。【主治】女人漏下赤白，血闭阴肿，寒热，头风侵目泪出，长肌肤，润泽颜色，可作面脂。《本经》|疗风邪，久渴吐呕，两胁满，头眩目痒。可作膏药。《别录》|治目赤胬肉，去面皯疵瘢，补胎漏滑落，破宿血，补新血，乳痈发背瘰疬，肠风痔瘘，疮痍疥癣，止痛排脓。《大明》|能蚀脓，止心腹血刺痛，女人沥血腰痛，血崩。甄权|解利手阳明头痛，中风寒热，及肺经风热，头面皮肤风痹燥痒。元素|治鼻渊鼻衄，齿痛，眉棱骨痛，大肠风秘，小便去血，妇人血风眩运，翻胃吐食，解砒毒蛇伤，刀箭金疮。时珍

【发明】〔时珍曰〕按王璆《百一选方》云：王定国病风头痛，至都梁求名医杨介治之，连进三丸，即时病失。恳求其方，则用香白芷一味，洗晒为末，炼蜜丸弹子大。每嚼一丸，以茶清或荆芥汤化下。遂命名都梁丸。其药治头风眩运，女人胎前产后，伤风头痛，血风头痛，皆效。

（白芷：多年生高大草本，高1～1.5m。基生叶一回羽状分裂，茎上部叶二至三回羽状分裂，叶柄下部为囊状膨大的膜质叶鞘，边缘有不规则的白色软骨质粗锯齿；花序下方的叶筒化成显著膨大的囊状叶鞘。复伞形花序顶生或腋生；花白色；花瓣倒卵形。果实长圆形至卵圆形，背棱扁。花期7～8月，果期8～9月。栽培于江苏、安徽、浙江、江西、湖北、湖南、四川等地。）

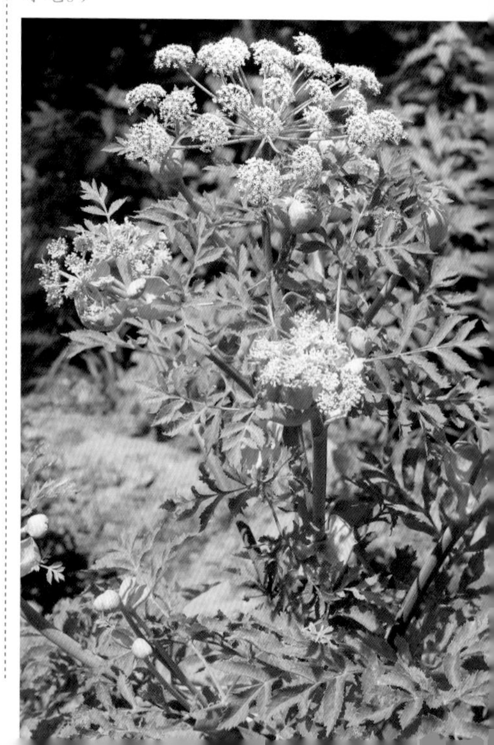

【附方】**一切伤寒** 神白散，又名圣僧散。治时行一切伤寒，不问阴阳轻重、老少男女孕妇，皆可服之。用白芷一两，生甘草半两，姜三片，葱白三寸，枣一枚，豉五十粒。水二碗，煎服取汗。不汗再服。病至十余日未得汗者，皆可服之。此药可卜人之好恶也。如煎得黑色，或误打翻，即难愈；如煎得黄色，无不愈者。煎时要至诚，忌妇人鸡犬见。**一切风邪** 方同上。**风寒流涕** 香白芷一两，荆芥穗一钱。为末，蜡茶点服二钱。**小儿流涕** 是风寒也。白芷末、葱白。捣丸小豆大。每茶下二十丸。仍以白芷末，姜汁调，涂太阳穴，乃食热葱粥取汗。**偏正头风**，百药不治，一服便可，天下第一方也。香白芷（炒）二两五钱，川芎（炒）、甘草（炒）、川乌头（半生半熟）各一两，为末。每服一钱，细茶、薄荷汤调下。**头风眩运** 都梁丸，见发明下。**风热牙痛** 香白芷一钱，朱砂五分。为末，蜜丸芡子大。频用擦牙。**一切眼疾** 白芷、雄黄为末，炼蜜丸龙眼大，朱砂为衣。每服一丸，食后茶下，日二服。名还睛丸。**口齿气臭**《百一选方》：用香白芷七钱。为末。食后井水服一钱。济生方：用白芷、川芎等分。为末，蜜丸芡子大，日噙之。

叶【主治】作浴汤，去尸虫。《别录》|浴丹毒瘾疹风瘙。时珍【附方】**小儿身热**：白芷苗、苦参等分。煎浆水，入盐少许洗之。

芍药

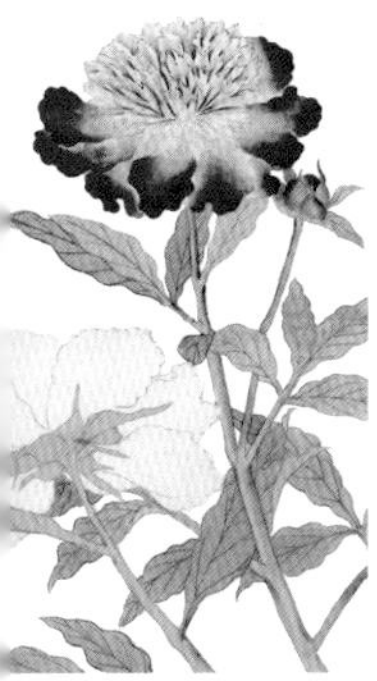

【释名】将离、犁食、白术、余容、铤，白者名金芍药。〔时珍曰〕芍药，犹绰约也。绰约，美好貌。此草花容绰约，故以为名。

【集解】〔别录曰〕芍药生中岳川谷及丘陵，二月、八月采根，暴干。〔弘景曰〕今出白山、蒋山、茅山最好，白而长尺许。余处亦有而多赤，赤者小利。〔颂曰〕今处处有之，淮南者胜。春生红芽作丛，茎上三枝五叶，似牡丹而狭长，高一二尺。夏初开花，有红白紫数种，结子似牡丹子而小。秋时采根。〔时珍曰〕昔人言洛阳牡丹、扬州芍药甲天下。今药中所用，亦多取扬州者。十月生芽，至春乃长，三月开花。其品凡三十余种，有千叶、单叶、楼子之异。入药宜单叶之根，气味全厚。根之赤白，随花之色也。

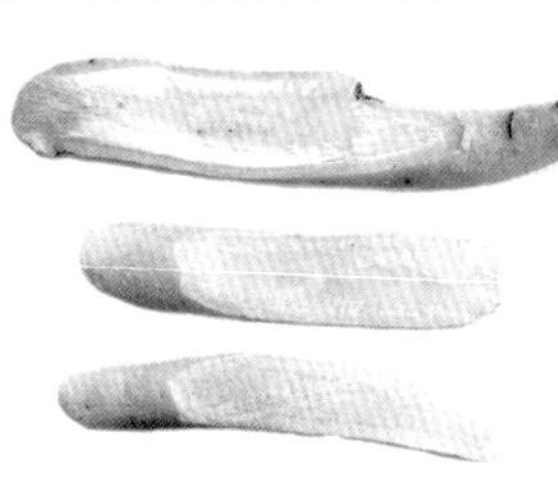

根【修治】〔敩曰〕凡采得，竹刀刮去皮并头土，剉细，以蜜水拌蒸，从巳至未，晒干用。〔时珍曰〕今人多生用，惟避中寒者以酒炒，入女人血药以醋炒耳。

【气味】苦，平，无毒。〔元素曰〕性寒，味酸，气厚味薄，升而微降，阳中阴也。〔杲曰〕白芍药酸，平，有小毒，可升可降，阴也。〔好古曰〕味酸而苦，气薄味厚，阴也，降也，为手足太阴行经药，入肝脾血分。〔时珍曰〕同白术补脾，同芎䓖泻肝，同人参补气，同当归补血，以酒炒补阴，同甘草止腹痛，同黄连止泻痢，同防风发痘疹，同姜、枣温经散湿。【主治】邪气腹痛，除血痹，破坚积，寒热疝瘕，止痛，利小便，益气。《本经》|通顺血脉，缓中，散恶血，逐贼血，去水气，利膀胱大小肠，消痈肿，时行寒热，中恶腹痛腰痛。《别录》|治脏腑拥气，强五脏，补肾气，治时疾骨热，妇人血闭不通，能蚀脓。甄权|女人一切病，胎前产后诸疾，治风补劳，退热除烦，发背疮疥。《大明》|泻肝，安脾肺，收胃气，止泻利，固腠理，和血脉，收阴气，敛逆气。元素|理中气，治脾虚中满，心下痞，胁下痛，善噫，肺急胀逆喘咳，太阳鼽衄目涩，肝血

不足，阳维病苦寒热，带脉病苦腹痛满，腰溶溶如坐水中。好古|止下痢腹痛后重。时珍

【发明】〔时珍曰〕白芍药益脾，能于土中泻木。赤芍药散邪，能行血中之滞。

【附方】腹中虚痛 白芍药三钱，炙甘草一钱。夏月，加黄芩五分；恶寒，加肉桂一钱；冬月大寒，再加桂一钱。水二盏，煎一半，温服。**风毒骨痛** 在髓中。芍药二分，虎骨一两（炙），为末，夹绢袋盛，酒三升，渍五日。每服三合，日三服。**脚气肿痛** 白芍药六两，甘草一两。为末，白汤点服。**消渴引饮** 白芍药、甘草等分。为末。每用一钱，水煎服，日三服。**衄血不止** 赤芍药为末，水服二钱匕。**衄血咯血** 白芍药一两，犀角末二钱半。为末。新水服一钱匕，血止为限。**崩中下血** 小腹痛甚者。芍药一两，炒黄色，柏叶六两，微炒。每服二两，水一升，煎六合，入酒五合，再煎七合，空心分为两服。亦可为末，酒服二钱。**经水不止** 白芍药、香附子、熟艾叶各一钱半。水煎服之。**赤白带下** 年深月久不瘥者。取白芍药三两，并干姜半两。剉熬令黄，捣末。空心水饮服二钱匕，日再服。《广济方》：只用芍药炒黑，研末，酒服之。**金疮血出** 白芍药一两。熬黄为末。酒或米饮服二钱，渐加之。仍以末傅疮上即止，良验。

（芍药：多年生草本，高40～70cm。茎直立，上部分枝。叶互生，茎下部叶为二回三出复叶，上部叶为三出复叶；小叶狭卵形、椭圆形或披针形，边缘具白色软骨质细齿。花数朵生茎顶和叶腋，花瓣9～13，倒卵形，白色，栽培品花瓣各色并具重瓣。蓇葖果卵形或卵圆形。花期5～6月，果期6～8月。全国大部分地区有分布。）

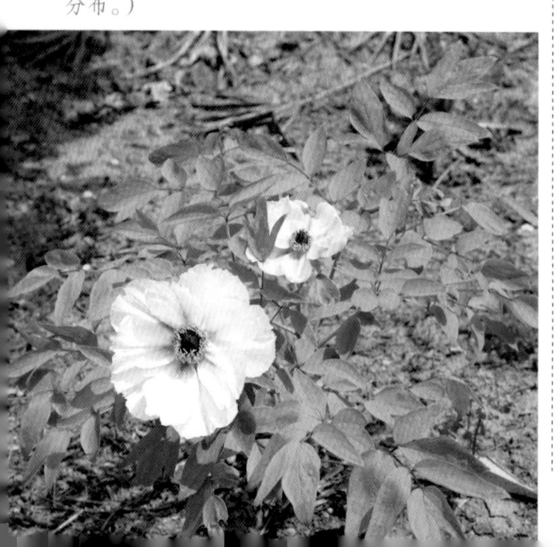

牡丹

【释名】鼠姑、鹿韭、百两金、木芍药、花王。〔时珍曰〕牡丹，以色丹者为上，虽结子而根上生苗，故谓之牡丹。唐人谓之木芍药，以其花似芍药，而宿干似木也。群花品中，以牡丹第一，芍药第二，故世谓牡丹为花王，芍药为花相。

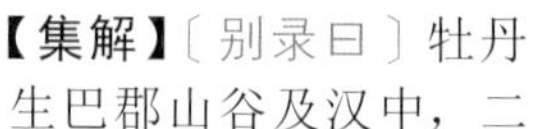

【集解】〔别录曰〕牡丹生巴郡山谷及汉中，二月、八月采根阴干。〔颂曰〕今丹、延、青、越、滁、和州山中皆有，但花有黄紫红白数色。此当是山牡丹，其茎梗枯燥，黑白色。二月于梗上生苗叶，三月开花。其花叶与人家所种者相似，但花瓣止五六叶尔。五月结子黑色，如鸡头子大。根黄白色，可长五七寸，大如笔管。近世人多贵重，欲其花之诡异，皆秋冬移接，培以壤土，至春盛开，其状百变。故其根性殊失本真，药中不可用此，绝无力也。〔时珍曰〕牡丹，惟取红白单瓣者入药。其千叶异品，皆人巧所致，气味不纯，不可用。

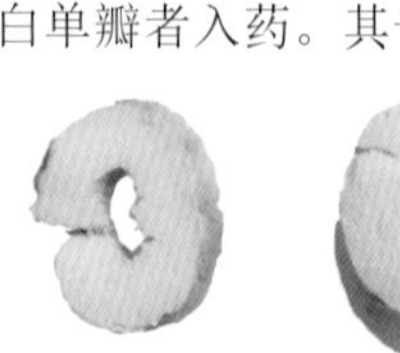

根皮【修治】〔敩曰〕凡采得根晒干，以铜刀劈破去骨，剉如大豆许，用清酒拌蒸，从巳至未，晒干用。

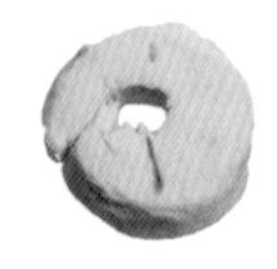

【气味】辛，寒，无毒。〔别录曰〕苦，微寒。〔好古曰〕气寒，味苦、辛，阴中微阳，入手厥阴、足少阴经。【主治】寒热，中风瘛疭，惊痫邪气，除症坚瘀血留舍肠胃，安五脏，疗痈疮。《本经》|除时气头痛，客热五劳，劳气头腰痛，风噤癫疾。《别录》|久服轻身益寿。吴普|治冷气，散诸痛，女子经脉不通，血沥腰痛。甄权|通关腠血脉，排脓，消扑损瘀血，续筋骨，除风痹，落胎下胞，产后一切冷热血气。《大明》|治神志不足，无汗之骨蒸，衄血吐血。元素|和血生血凉血，治血中伏火，除烦热。时珍

【发明】〔时珍曰〕牡丹皮治手、足少阴、厥阴四经血分伏火。盖伏火即阴火也，阴火即相火也。古方惟以此治相火，故仲景肾气丸用之。后人乃专以黄檗治相火，不知牡丹之功更胜也。此乃千载秘奥，人所不知，今为拈出。

（牡丹：落叶小灌木，高1～2m。茎直立。叶互生，纸质；叶通常为二回三出复叶，近枝顶的叶为三小叶，顶生小叶常深3裂。花单生枝顶，花瓣5，或为重瓣，紫色、红色、粉红色、玫瑰色或白色。蓇葖果长圆形。花期4～5月，果期6～7月。全国各地均有栽培。）

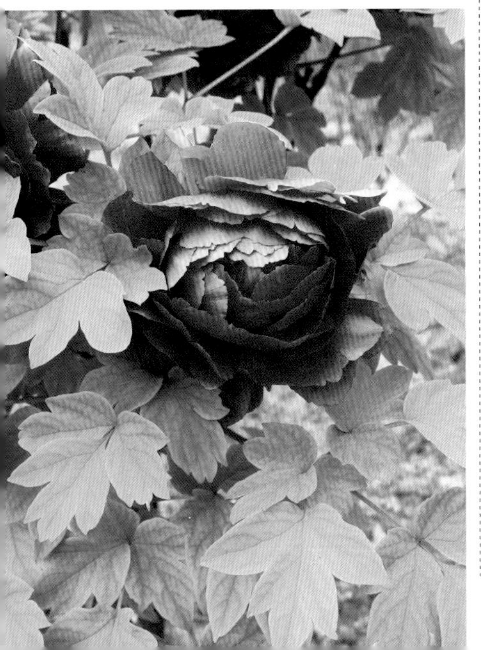

【附方】**疝偏坠** 气胀不能动者。牡丹皮、防风等分。为末，酒服二钱，甚效。**妇人恶血** 攻聚上面多怒。牡丹皮半两，干漆烧烟尽半两，水二钟，煎一钟服。**伤损瘀血** 牡丹皮二两，虻虫二十一枚（熬过同捣末）每旦温酒服方寸匕，血当化为水下。**金疮内漏** 牡丹皮为末，水服三指撮，立尿出血也。**下部生疮** 已决洞者。牡丹末，汤服方寸匕，日三服。

木香

【释名】蜜香、青木香。〔时珍曰〕木香，草类也。本名蜜香，因其香气如蜜也。缘沉香中有蜜香，遂讹此为木香尔。昔人谓之青木香。后人因呼马兜铃根为青木香，乃呼此为南木香、广木香以别之。

【集解】〔权曰〕《南州异物志》云：青木香出天竺，是草根，状如甘草也。〔颂曰〕今惟广州舶上来，他无所出。根窠大类茄子，叶似羊蹄而长大，亦有叶如山药而根大开紫花者。不拘时月，采根芽为药。以其形如枯骨，味苦粘牙者为良。江淮间亦有此种，名土青木香，不堪药用。〔宗奭曰〕常自岷州出塞，得青木香，持归西洛。叶如牛蒡，但狭长，茎高二三尺，花黄一如金钱，其根即香也。生嚼极辛香，尤行气。

根【修治】〔时珍曰〕凡入理气药，只生用，不见火。若实大肠，宜面煨熟用。【气味】辛，温，无毒。【主治】邪气，辟毒疫温鬼，强志，主淋露。久服不梦寤魇寐。《本经》|消毒，杀鬼精物，温疟蛊毒，气劣气不足，肌中偏寒，引药之精。《别录》|治心腹一切气，膀胱冷痛，

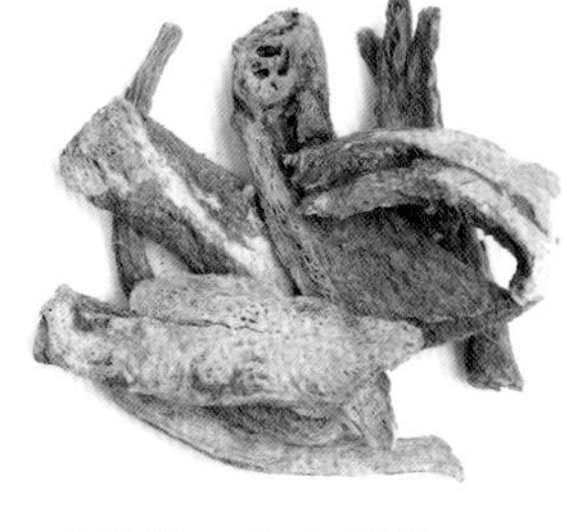

呕逆反胃，霍乱泄泻痢疾，健脾消食，安胎。《大明》|九种心痛，积年冷气，痃癖癥块胀痛，壅气上冲，烦闷羸劣，女人血气刺心，痛不可忍，末酒服之。甄权|散滞气，调诸气，和胃气，泄肺气。元素|行肝经气。煨熟，实大肠。震亨|治冲脉为病，逆气里急，主脬渗小便秘。好古

【发明】〔宗奭曰〕木香专泄决胸腹间滞塞冷气，他则次之。得橘皮、肉豆蔻、生姜相佐使绝佳，效尤速。〔震亨曰〕调气用木香，其味辛，气能上升，如气郁不达者宜之。若阴火冲上者，则反助火邪，当用黄檗、知母，而少以木香佐之。〔机曰〕与补药为佐则补，与泄药为君则泄也。

（木香：多年生高大直立草本，高1.5～2m。叶片三角状卵形，基部心形或阔楔形，下延直达叶柄基部或一规则分裂的翅状，叶缘呈不规则浅裂或波状，疏生短刺。头状花序顶生及腋生，花全部管状，暗紫色。瘦果线形。花期5～8月，果期9～10月。我国云南、广西、四川有栽培。）

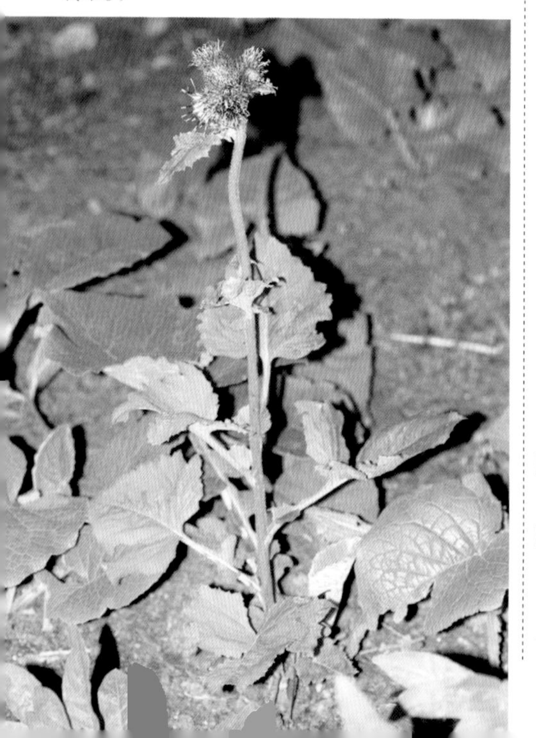

【附方】**中气不省** 闭目不语，如中风状。南木香为末，冬瓜子煎汤灌下三钱。痰盛者，加竹沥、姜汁。**气胀懒食** 即青木香丸，见发明下。热者牛乳下，冷者酒下。**心气刺痛** 青木香一两，皂角（炙）一两。为末，糊丸梧子大。每汤服五十丸，甚效。**小肠疝气** 青木香四两，酒三斤。煮过，每日饮三次。**气滞腰痛** 青木香、乳香各二钱。酒浸，饭上蒸，均以酒调服。**耳卒聋闭** 昆仑真青木香一两（切）。以苦酒浸一夜，入胡麻油一合，微火煎，三上三下，以绵滤去滓，日滴三四次，以愈为度。**霍乱转筋** 腹痛。木香末一钱，木瓜汁一盏。入热酒调服。**一切下痢** 不拘丈夫妇人小儿。木香一块（方圆一寸），黄连半两。二味用水半升同煎干，去黄连，薄切木香，焙干为末。分作三服：第一服橘皮汤下，二服陈米饮下，三服甘草汤下。**小便浑浊** 如精状。木香、没药、当归等分，为末，以刺棘心自然汁和丸梧子大，每食前盐汤下三十丸。**小儿阴肿** 小儿阳明经风热湿气相搏，阴茎无故肿，或痛缩，宜宽此一经自愈。广木香、枳壳（麸炒）二钱半，炙甘草二钱。水煎服。**一切痈疽** 疮疖、痔瘘恶疮、下疰臁疮溃后，外伤风寒，恶汁臭败不敛，并主之。木香、黄连、槟榔等分，为末油调频涂之，取效。**恶蛇虺伤** 青木香不拘多少，煎水服，效不可述。**腋臭阴湿** 凡腋下、阴下湿臭，或作疮。青木香以好醋浸，夹于腋下、阴下。为末傅之。**牙齿疼痛** 青木香末，入麝香少许，揩牙，盐汤漱之。

甘松香

【释名】苦弥哆。〔时珍曰〕产于川西松州，其味甘，故名。

【集解】〔志曰〕《广志》云：甘松出姑臧、凉州诸山，细叶，引蔓丛生。〔颂曰〕今黔、蜀州郡及辽州亦有之。丛生山野，叶细如茅草，根极繁密，八月采之，作汤浴

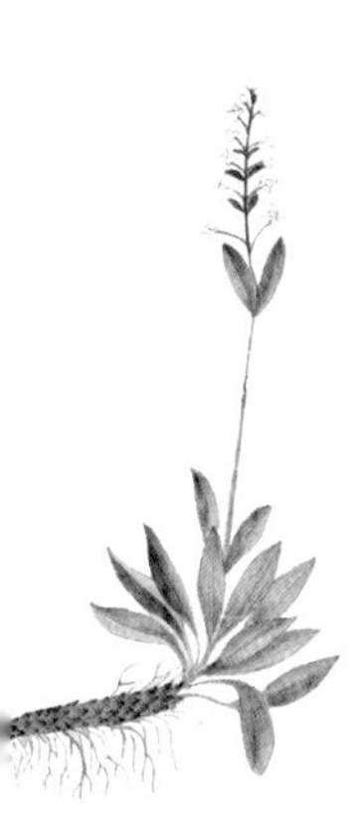

令人身香。

根【气味】甘，温，无毒。【主治】恶气，卒心腹痛满，下气。《开宝》|黑皮䵟䵳，风疳齿䘌，野鸡痔。得白芷、附子良。藏器|理元气，去气郁。好古|脚气膝浮，煎汤淋洗。时珍

【发明】〔时珍曰〕甘松芳香能开脾郁，少加入脾胃药中，甚醒脾气。杜宝《拾遗录》云：寿禅师妙医术，作五香饮。更加别药，止渴兼补益最妙。一沉香饮；二丁香饮；三檀香饮；四泽兰饮；五甘松饮也。

【附方】**劳瘵熏法** 甘松六两，玄参一斤。为末。每日焚之。**风疳虫牙** 蚀肉至尽。甘松、腻粉各二钱半，卢会半两，猪肾一对（切，炙）。为末。夜漱口后贴之，有涎吐出。**肾虚齿痛** 甘松、硫黄等分。为末。泡汤漱之。神效。**面䵟风疮** 香附子、甘松各四两，黑牵牛半斤，为末。日用洗面。

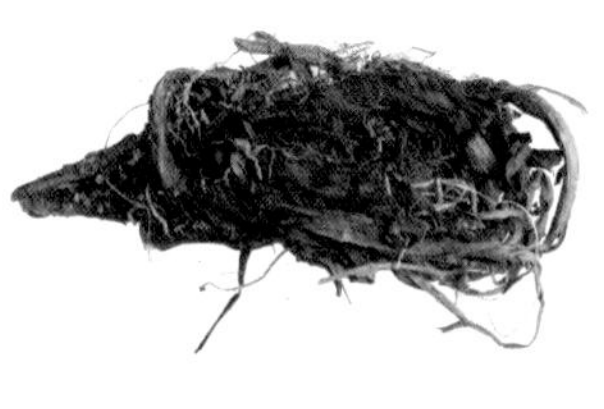

（甘松：多年生草本。叶丛生，长匙形或线状倒披针形，主脉平行三出，全缘。花茎旁出，茎生叶1～2对。花序为聚伞形头状，花冠紫红色、钟形，裂片5。瘦果倒卵形，被毛。花期6～8月。生于海拔2600～5000m高山灌丛、草地。分布于四川、云南、西藏。）

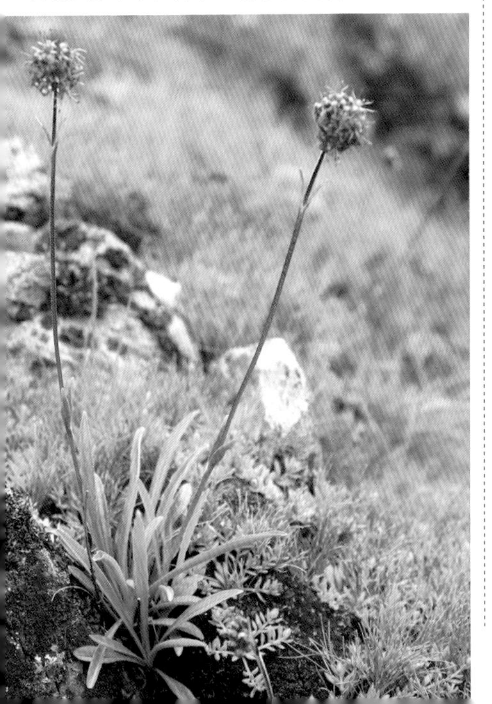

山柰

【释名】山辣、三柰。〔时珍曰〕山柰俗讹为三柰，又讹为三赖，皆土音也。

【集解】〔时珍曰〕山柰生广中，人家栽之。根叶皆如生姜，作樟木香气。土人食其根如食姜，切断暴干，则皮赤黄色，肉白色。古之所谓廉姜，恐其类也。段成式《酉阳杂俎》云：柰只出拂林国，苗长三四尺，根大如鸭卵，叶似蒜，中心抽条甚长，茎端有花六出，红白色，花心黄赤，不结子，其草冬生夏死。取花压油，涂身去风气。

根【气味】辛，温，无毒。【主治】暖中，辟瘴疠恶气，治心腹冷气痛，寒湿霍乱，风虫牙痛。入合诸香用。时珍

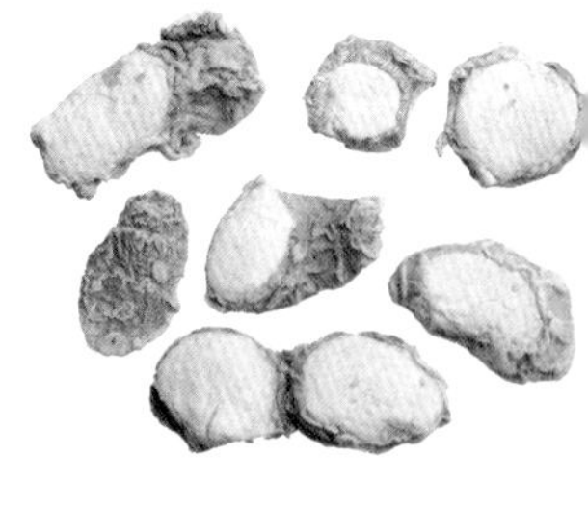

【附方】**一切牙痛** 三柰子一钱（面包煨熟），入麝香二字。为末。随左右㗜一字入鼻内，口含温水漱去，神效。名海上一字散。**风虫牙痛**《仁存方》：用山柰为末，铺纸上卷作筒，烧灯吹灭，乘热和药吹入鼻内，痛即止。《摄生方》：用肥皂一个去穰，入山柰、甘松各三分，花椒、食盐不拘多少，填满，面包煅红，取研，日用擦牙漱去。**心腹冷痛** 三柰、丁香、当归、甘草等分为末，醋糊丸梧子大。每服三十丸，酒下。

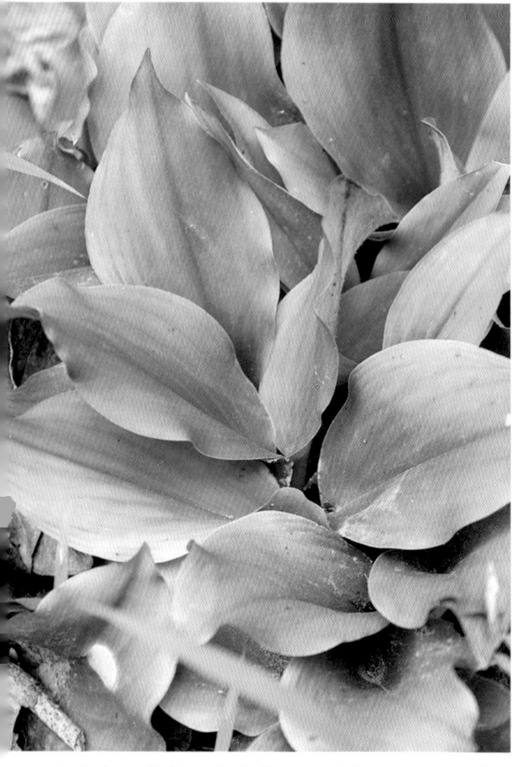

（山柰：多年生宿根草本。无地上茎。叶2枚，几无柄，平卧地面上；圆形或阔卵形。穗状花序自叶鞘中生出，具花4～12朵，芳香；花冠裂片狭披针形，白色，唇瓣阔大，中部深裂，2裂瓣顶端微凹白色，喉部紫红色。果实为蒴果。花期8～9月。分布于福建、台湾、广东、海南、广西、云南等地。）

杜若

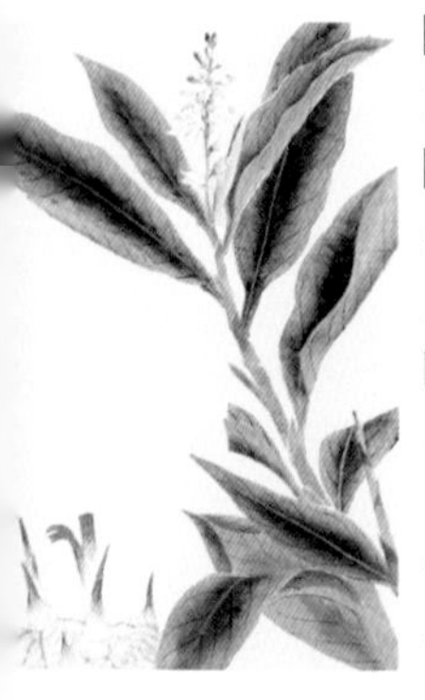

【释名】杜衡、杜莲、若芝、楚衡、獴子姜、山姜。

【集解】〔别录曰〕杜若，生武陵川泽及冤句，二月、八月采根，暴干。〔弘景曰〕今处处有之。叶似姜而有纹理，根似高良姜而细，味辛香。又绝似旋覆根，殆欲相乱，叶小异尔。《楚辞》云：山中人兮芳杜若，是矣。〔颂曰〕卫州一种山姜，茎叶如姜，开紫花，不结子，八月采根入药。〔时珍曰〕杜若人无识者，今楚地山中时有之。山人亦呼为良姜，根似姜，味亦辛。甄权注豆蔻所谓獴子姜，苏颂《图经》外类所谓山姜，皆此物也。或又以大者为高良姜，细者为杜若。唐时峡州贡之。

根【气味】辛，微温，无毒。【主治】胸胁下逆气，温中，风入脑户，头肿痛，多涕泪出。久服益精明目轻身。令人不忘。《本经》|治眩倒目䀮䀮，止痛，除口臭气。《别录》|山姜：去皮间风热，可作煠汤。又主暴冷，及胃中逆冷，霍乱腹痛。苏颂

【发明】〔时珍曰〕杜若乃神农上品，治足少阴、太阳诸证要药，而世不知用，惜哉。

山姜

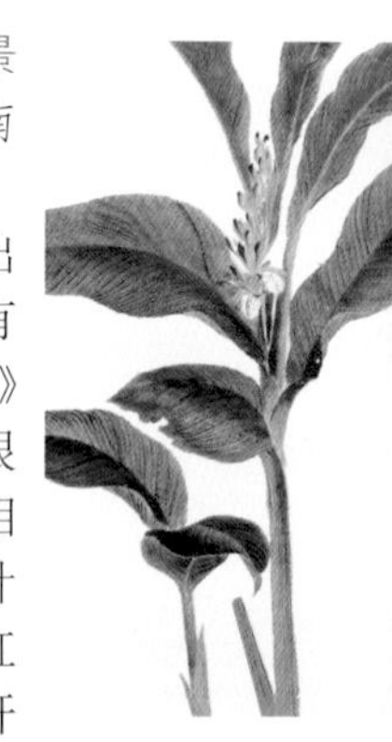

【释名】美草。〔弘景曰〕东人呼为山姜，南人呼为美草。

【集解】〔颂曰〕山姜出九真交趾，今闽广皆有之。刘恂《岭表录异》云：茎叶皆姜也，但根不堪食。亦与豆蔻花相似，而微小尔。花生叶间，作穗如麦粒，嫩红色。南人取其未大开者，谓之含胎花，以盐水淹藏入甜糟中，经冬如琥珀色，辛香可爱，用为鲙，无以加矣。又以盐杀治暴干者，煎汤服之，极除冷气，甚佳。〔时珍曰〕山姜生南方，叶似姜，花赤色甚辛，子似草豆蔻，根如杜若及高良姜。今人以其子伪充草豆蔻，然其气甚猛烈。

根【气味】辛，热，无毒。【主治】腹中冷痛，煮服甚效。作丸散服，辟谷止饥。弘景|去恶气，温中，中恶霍乱，心腹冷痛，功用如姜。藏器

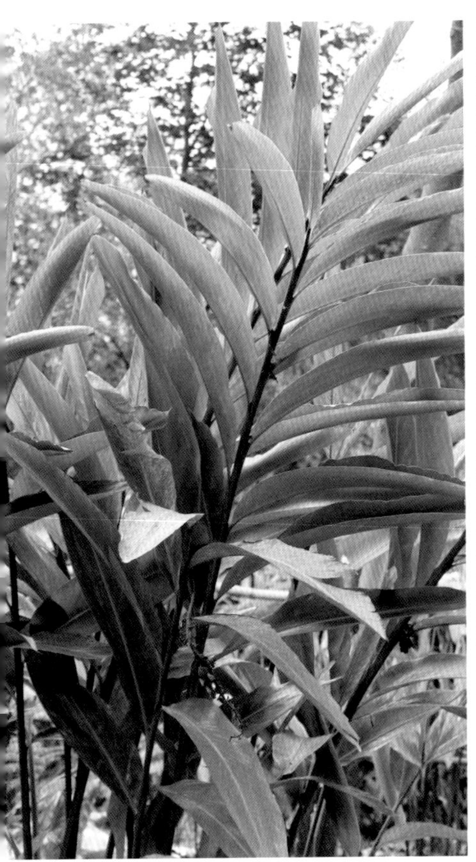

（山姜：多年生草本，高35～70cm。叶片通常2～5片；叶片披针形或狭长椭圆形。总状花序顶生，花序轴密生绒毛；总苞片披针形；花通常2朵聚生，花冠裂片长圆形；唇瓣卵形，白色而具红色脉纹，先端2裂，边缘具不整齐缺刻。果球形或椭圆形，被短柔毛，熟时红色。花期4～8月，果期7～12月。分布于浙江、江西、福建、台湾、湖北、湖南、广东、广西、四川、贵州和云南等地。）

花及子【气味】辛，温，无毒。【主治】调中下气，破冷气作痛，止霍乱，消食，杀酒毒。《大明》

高良姜

【释名】蛮姜。子名红豆蔻。〔时珍曰〕陶隐居言此姜始出高良郡，故得此名。

【集解】〔弘景曰〕出高良郡，二月、三月采根。形气与杜若相似，而叶如山姜。〔颂曰〕今岭南诸州及黔、蜀皆有之，内郡虽有而不堪入药。春生茎叶如姜苗而大，高一二尺许。花红紫色，如山姜花。〔珣曰〕红豆蔻生南海诸谷，高良姜子也。其苗如芦，其叶如姜，花作穗，嫩叶卷之而生，微带红色。嫩者入盐，累累作朵不散落，须以朱槿花染令色深。善醒醉，解酒毒，无他要使也。〔时珍曰〕按范成大《桂海志》云：红豆蔻花丛生，叶瘦如碧芦。春末始发，初开花抽一干，有大箨包之，箨拆花见。一穗数十蕊，淡红鲜妍，如桃杏花色。蕊重则下垂如葡萄，又如火齐璎珞及剪彩鸾枝之状。每蕊有心两瓣，人比之连理也。其子亦似草豆蔻。

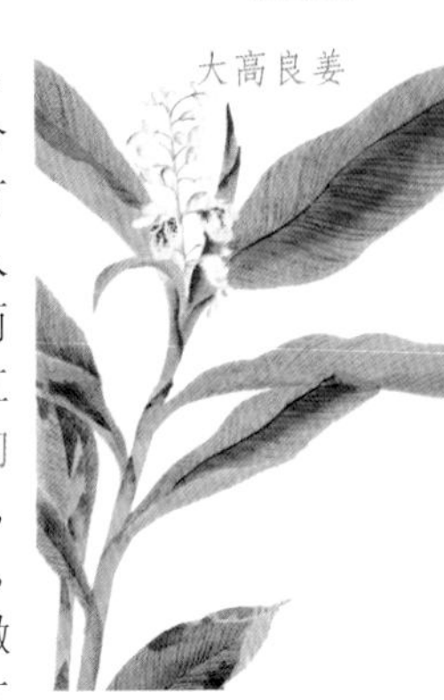

根【气味】辛，大温，无毒。【主治】暴冷，胃中冷逆，霍乱腹痛。《别录》|下气益声，好颜色。煮饮服之，止痢。藏器|治风破气，腹内久冷气痛，去风冷痹弱。甄权|转筋泻痢，反胃呕食，解酒毒，消宿食。《大明》|含块咽津，治忽然恶心，呕清水，逡巡即瘥。若口臭者，同草豆蔻为末，煎饮。苏颂|健脾胃，宽噎膈，破冷癖，除瘴疟。时珍【附方】**霍乱吐利** 火炙高良姜令焦香。每用五两，以酒一升，煮三四沸，顿服。亦治腹痛中恶。**脚气欲吐**〔苏恭曰〕凡患脚气人，每旦饱食，午后少食，日晚不食。若饥，可食豉粥。若觉不消，欲致霍乱者。即以高良姜一两，水三升，煮一升，顿服尽，即消。若卒无者，以母姜一两代之，清酒煎服。虽不及高良姜，亦甚

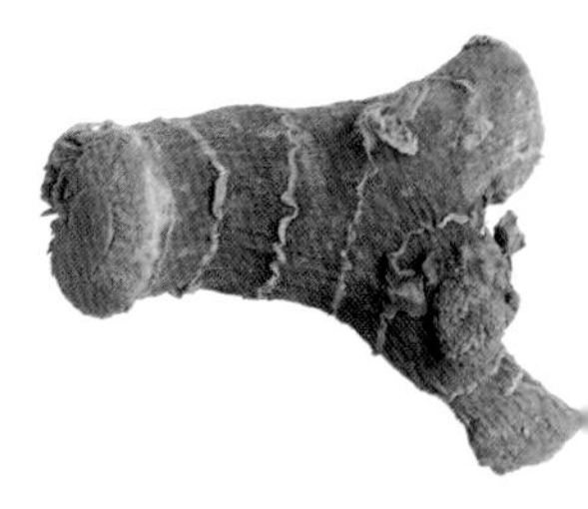

效也。**心脾冷痛** 高良姜丸：用高良姜四两（切片，分作四分：一两用陈廪米半合，炒黄去米；一两用陈壁土半两，炒黄去土；一两用巴豆三十四个，炒黄去豆；一两，用斑蝥三十四个，炒黄去蝥），吴茱萸一两（酒浸一夜，同姜再炒）。为末，以浸茱酒打糊丸梧子大，每空心姜汤下五十丸。《永类钤方》：用高良姜三钱，五灵脂六钱，为末。每服三钱，醋汤调下。**养脾温胃** 去冷消痰，宽胸下气，大治心脾疼及一切冷物所伤。用高良姜、干姜等分。炮研末，面糊丸梧子大，每食后橘皮汤下十五丸。妊妇勿服。**暴赤眼痛** 以管吹良姜末入鼻取嚏，或弹出鼻血，即散。**风牙痛肿** 高良姜二寸，全蝎（焙）一枚。为末掺之，吐涎，以盐汤漱口。

（高良姜：多年生草本，高30～110cm。茎丛生，直立。叶片线状披针形，叶鞘抱茎。总状花序顶生，直立；花冠管漏斗状，花冠裂片3，长圆形，唇瓣卵形，白色而有红色条纹。蒴果球形，熟时橙红色。花期4～9月，果期8～11月。分布于台湾、海南、广东、广西、云南等地。）

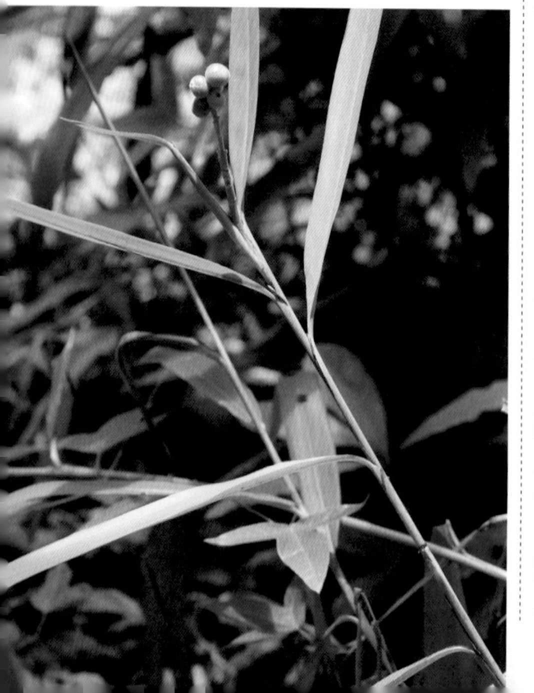

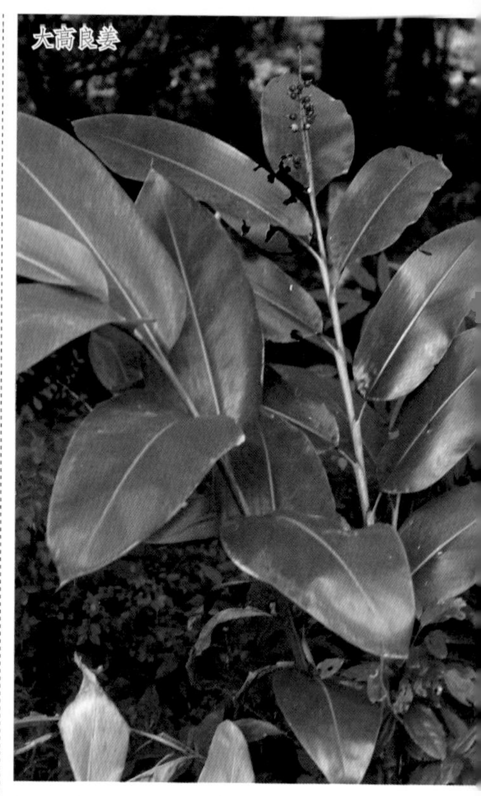

（红豆蔻为姜科植物大高良姜果实。大高良姜：多年生丛生草本，高1.5～2.5m。叶2列，叶片长圆形或宽披针形。圆锥花序顶生，直立；花绿白色；花冠管与萼管略等长，裂片3，长圆形，唇瓣倒卵形至长圆形，基部成爪状，有红色条纹。蒴果长圆形，熟时橙红色。花期6～7月，果期7～10月。分布于广东、海南、广西、云南。）

红豆蔻【气味】辛，温，无毒。【主治】肠虚水泻，心腹绞痛，霍乱呕吐酸水，解酒毒。藏器|冷气腹痛，消瘴雾毒气，去宿食，温腹肠，吐泻痢疾。甄权|治噎膈反胃，虚疟寒胀，燥湿散寒。时珍【发明】〔时珍曰〕红豆蔻，李东垣脾胃药中常用之，亦取其辛热芳香，能醒脾温肺、散寒燥湿、消食之功尔。若脾肺素有伏火者，切不宜用。【附方】**风寒牙痛** 红豆蔻为末，随左右以少许嗃鼻中，并掺牙取涎。或加麝香。

豆蔻

【释名】草豆蔻、漏蔻。〔宗奭曰〕豆蔻，草豆蔻也。此是对肉豆蔻而名。

【集解】〔别录曰〕豆蔻生南海。〔恭曰〕苗似山姜，花黄白色，苗根及子亦似杜若。〔颂曰〕草豆蔻，今岭南皆有之。苗似芦，其叶似山姜、杜若辈，根似高良姜。二月开花作穗房，生于茎下，嫩叶卷之而生，初如芙蓉花，微红，穗头深红色。其叶渐展，花渐出，而色渐淡，亦有黄白色者。南人多采花以当果，尤贵其嫩者。并穗入盐同腌治，叠叠作朵不散。又以木槿花同浸，欲其色红尔。其结实若龙眼子而锐，皮无鳞甲，皮中子如石榴瓣，夏月熟时采之暴干。根苗微作樟木香，根茎子并辛香。〔时珍曰〕草豆蔻、草果虽是一物，然微有不同。今建宁所产豆蔻，大如龙眼而形微长，其皮黄白薄而棱峭，其仁大如缩砂仁而辛香气和。滇广所产草果，长大如诃子，其皮黑厚而棱密，其子粗而辛臭，正如斑蝥之气。彼人皆用芼茶及作食料，恒用之物。广人取生草蔻入梅汁，盐渍令红，曝干荐酒，名红盐草果。其初结小者，名鹦哥舌。

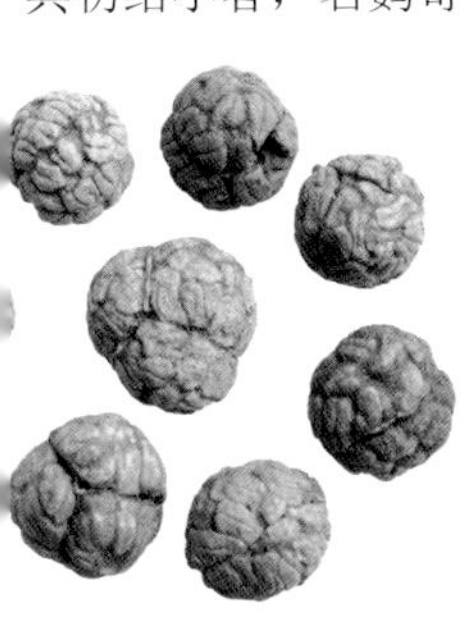

仁**【气味】**辛，温，涩，无毒。**【主治】**温中，心腹痛，呕吐，去口臭气。《别录》|下气，止霍乱，一切冷气，消酒毒。《开宝》|调中补胃，健脾消食，去客寒，心与胃痛。李杲|治瘴疠寒疟，伤暑吐下泄痢，噎膈反胃，痞满吐酸，痰饮积聚，妇人恶阻带下，除寒燥湿，开郁破气，杀鱼肉毒。制丹砂。时珍**【发明】**〔时珍曰〕豆蔻治病，取其辛热浮散，能入太阴阳明，除寒燥湿，开郁化食之力而已。南地卑下，山岚烟瘴，饮啖酸咸，脾胃常多寒湿郁滞之病。故食料必用，与之相宜。然过多亦能助脾热伤肺损目。或云：与知母同用，治瘴疟寒热，取其一阴一阳无偏胜之害。盖草果治太阴独胜之寒，知母治阳明独胜之火也。**【附方】****心腹胀满**短气。用草豆蔻一两，去皮为末，以木瓜生姜汤，调服半钱。**胃弱呕逆**不食。用草豆蔻仁二枚，高良姜半两，水一盏，煮取汁，入生姜汁半合，和白面作拨刀，以羊肉臛汁煮熟，空心食之。**霍乱烦渴**草豆蔻、黄连各一钱半，乌豆五十粒，生姜三片。水煎服之。**虚疟自汗**不止。用草果一枚（面裹煨熟，连面研），入平胃散二钱。水煎服。**气虚瘴疟**热少寒多，或单寒不热，或虚热不寒。用草果

（豆蔻为姜科植物草果。草果：多年生草本，高2～2.5m。全株有辛辣气味。茎基部膨大。叶2列，叶舌带紫色，叶鞘具条纹；叶片长圆状披针形至卵形，先端长渐尖，基部楔形，全缘。花葶从茎基部抽出；穗状花序，苞片淡红色，长圆形；花浅橙色。蒴果成熟时暗紫色，近球形。花期4～5月，果期8～9月。分布于广西和云南南部。）

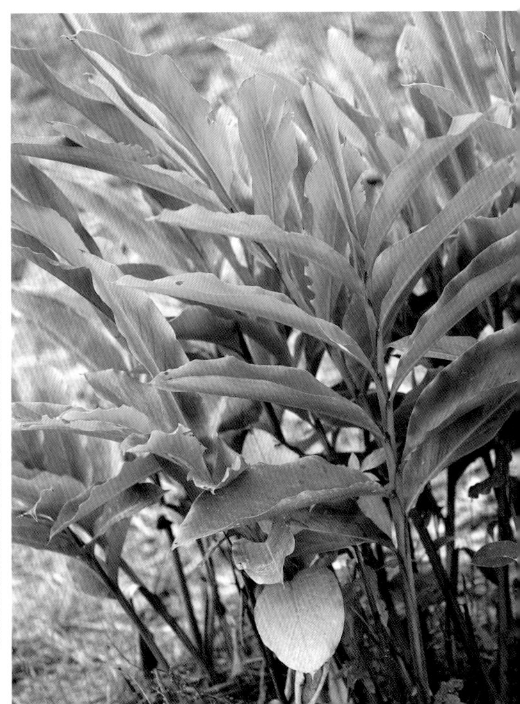

仁、熟附子等分，水一盏，姜七片，枣一枚，煎半盏服。名果附汤。**赤白带下** 连皮草果一枚，乳香一小块。面裹煨焦黄，同面研细。每米饮服二钱，日二服。**香口辟臭** 豆蔻、细辛为末，含之。**脾痛胀满** 草果仁二个。酒煎服之。

花【气味】辛，热，无毒。【主治】下气，止呕逆，除霍乱，调中补胃气，消酒毒。《大明》

白豆蔻

【释名】多骨。

【集解】〔志曰〕白豆蔻，出伽古罗国，呼为多骨。其草形如芭蕉，叶似杜若，长八九尺而光滑，冬夏不凋，花浅黄色，子作朵如葡萄，初出微青，熟则变白，七月采之。〔颂曰〕今广州、宜州亦有之，不及番舶来者佳。〔时珍曰〕白豆蔻子圆大如白牵牛子，其壳白厚，其仁如缩砂仁。入药，去皮炒用。

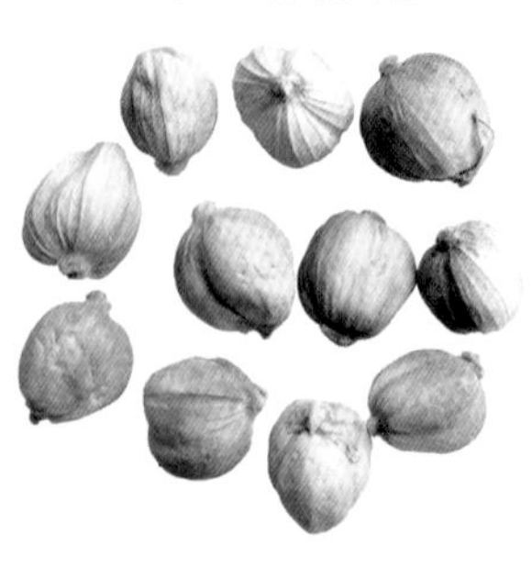

仁【气味】辛，大温，无毒。【主治】积冷气，止吐逆反胃，消谷下气《开宝》|散肺中滞气，宽膈进食，去白睛翳膜。李杲|补肺气，益脾胃，理元气，收脱气。好古|治噎膈，除疟疾寒热，解酒毒。时珍

【发明】〔时珍曰〕按杨士瀛云：白豆蔻治脾虚疟疾，呕吐寒热，能消能磨，流行三焦，营卫一转，诸证自平。

【附方】**胃冷恶心** 凡食即欲吐。用白豆蔻子三枚。捣细。好酒一盏，温服，并饮数服佳。**人忽恶心** 多嚼白豆蔻子，最佳。**脾虚反胃** 白豆蔻、缩砂仁各二两，丁香一两，陈廪米一升，黄土炒焦，去土研细，姜汁和丸梧子大。每服百丸，姜汤下。名太仓丸。**产后呃逆** 白豆蔻、丁香各半两。研细，桃仁汤服一钱，少顷再服。

缩砂密

【释名】〔时珍曰〕名义未详。藕下白蒻多蔤，取其密藏之意。此物实在根下，仁藏壳内，亦或此意欤。

【集解】〔颂曰〕今惟岭南山泽间有之。苗茎似高良姜，高三四尺。叶青，长八九寸，阔半寸以来。三月、四月开花在根下，五六月成实，五七十枚作一穗，状似益智而圆，皮紧厚而皱，有粟纹，外有细刺，黄赤色。皮间细子一团，八隔，可四十余粒，如大黍米，外微黑色，内白而香，似白豆蔻仁。七月、八月采之，辛香

（缩砂密为姜科植物阳春砂。阳春砂：茎直立，圆柱形。叶2列，叶片狭长椭圆形或披针形。花葶从根茎上抽出；穗状花序椭圆形；花冠管细长，白色，唇瓣圆匙形，白色，中央部分稍加厚，呈现淡黄色或黄绿色，间有红色斑点，先端2浅裂，反卷。蒴果椭圆形，具不分枝的软刺，棕红色。花期3～5月，果期7～9月。分布于广东、广西、云南等地。）

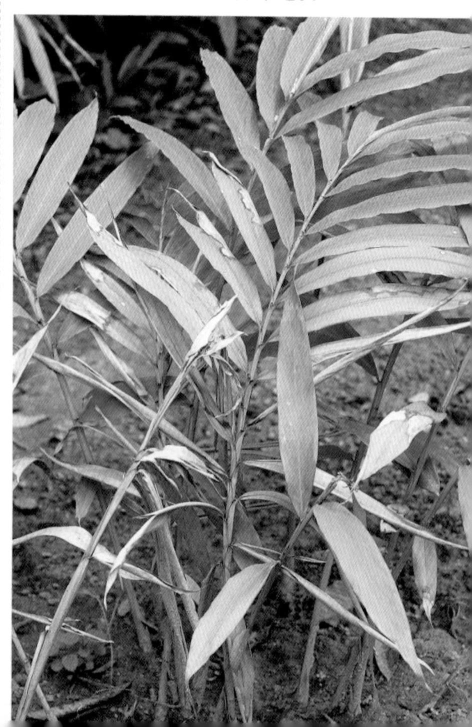

可调食味，及蜜煎糖缠用。

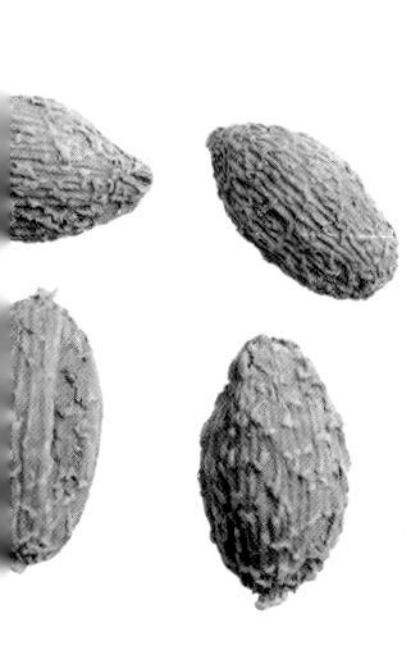

仁【气味】辛，温，涩，无毒。【主治】虚劳冷泻，宿食不消，赤白泄痢，腹中虚痛下气。《开宝》|主冷气腹痛，止休息气痢劳损，消化水谷，温暖脾胃。甄权|上气咳嗽，奔豚鬼疰，惊痫邪气。藏器|一切气，霍乱转筋。能起酒香味。《大明》|补肺醒脾，养胃益肾，理元气，通滞气，散寒饮胀痞，噎膈呕吐，止女子崩中，除咽喉口齿浮热。化铜铁骨哽。时珍

【发明】〔时珍曰〕按韩䄙《医通》云：肾恶燥，以辛润之。缩砂仁之辛，以润肾燥。

【附方】**上气咳逆** 砂仁（洗净，炒研）、生姜（连皮）等分。捣烂，热酒食远泡服。**妇人血崩** 新缩砂仁，新瓦焙研末。米饮服三钱。**牙齿疼痛** 缩砂常嚼之良。**口吻生疮** 缩砂壳煅研，擦之即愈。**鱼骨入咽** 缩砂、甘草等分。为末，绵裹含之咽汁，当随痰出矣。**误吞诸物** 金银铜钱等物不化者，浓煎缩砂汤饮之，即下。**一切食毒** 缩砂仁末，水服一二钱。

益智子

【释名】〔时珍曰〕脾主智，此物能益脾胃故也，与龙眼名益智义同。

【集解】〔藏器曰〕益智出昆仑及交趾国，今岭南州郡往往有之。顾微《广州记》云：其叶似蘘荷，长丈余。其根上有小枝，高八九寸，无华萼。茎如竹箭，子从心出。一枝有十子丛生，大如小枣。其中核黑而皮白，核小者佳，含之摄涎秽。或四破去核，取外皮蜜煮为粽食，味辛。晋卢循遗刘裕益智粽，是此也。〔时珍曰〕按嵇含《南方草木状》云：益智二月花，连着实，五六月熟。其子如笔头而两头尖，长七八分，杂五味中，饮酒芬芳，亦可盐曝及作粽食。

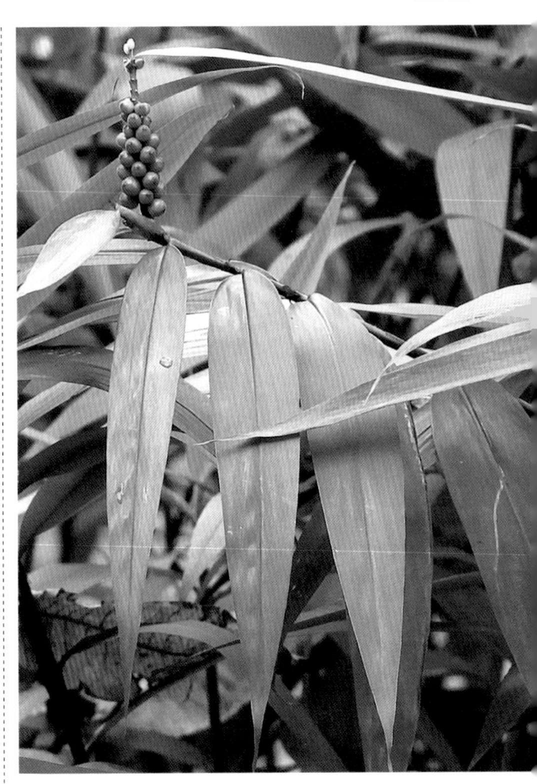

（益智：多年生草本，高1～3m。叶片披针形。总状花序顶生，花冠管裂片3，长圆形，先端略呈兜状，白色，外被短柔毛；唇瓣倒卵形，粉红色，并有红色条纹，先端边缘皱波状。蒴果球形或椭圆形。花期2～4月，果期5～8月。生于林下阴湿处。分布于广东和海南，福建、广西、云南亦有栽培。）

仁【气味】辛，温，无毒。【主治】遗精虚漏，小便余沥，益气安神，补不足，安三焦，调诸气。夜多小便者，取二十四枚碎，入盐同煎服，有奇验。藏器|治客寒犯胃，和中益气，及人多唾。李杲|益脾胃，理元气，补肾虚滑

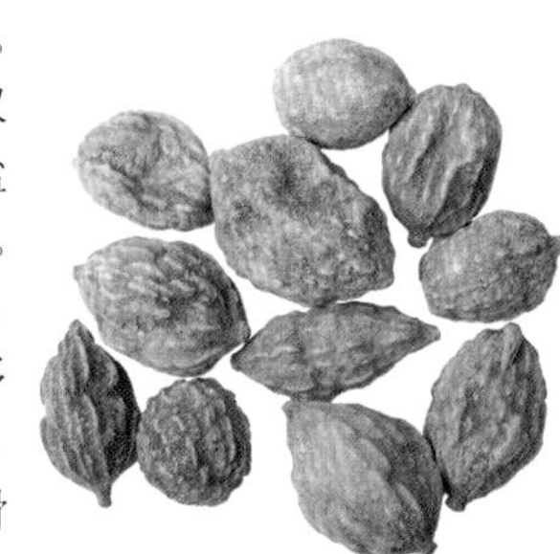

沥。好古|冷气腹痛，及心气不足，梦泄赤浊，热伤心系，吐血血崩诸证。时珍

【发明】〔时珍曰〕按洪迈《夷坚志》云：秀川进士陆迎，忽得吐血不止，气蹶惊颤，狂躁直视，至深夜欲投户而出。如是两夕，遍用方药弗瘳。夜梦观音授一方，命但服一料，永除病根。梦觉记之，如方治药，其病果愈。其方：用益智子仁一两，生朱砂二钱，青橘皮五钱，麝香一钱。碾为细末。每服一钱，空心灯心汤下。

【附方】**小便频数** 脬气不足也。雷州益智子（盐炒，去盐）、天台乌药等分，为末，酒煮山药粉为糊，丸如梧子大。每服七十丸，空心盐汤下。名缩泉丸。**心虚尿滑** 及赤白二浊。益智子仁、白茯苓、白术等分，为末。每服三钱，白汤调下。**白浊腹满** 不拘男妇。用益智仁（盐水浸炒）、厚朴（姜汁炒）等分，姜三片，枣一枚，水煎服。**腹胀忽泻** 日夜不止，诸药不效，此气脱也。用益智子仁二两，浓煎饮之，立愈。**妇人崩中** 益智子炒碾细。米饮入盐，服一钱。**香口辟臭** 益智子仁一两，甘草二钱。碾粉舐之。**漏胎下血** 益智仁半两，缩砂仁一两。为末。每服三钱，空心白汤下，日二服。

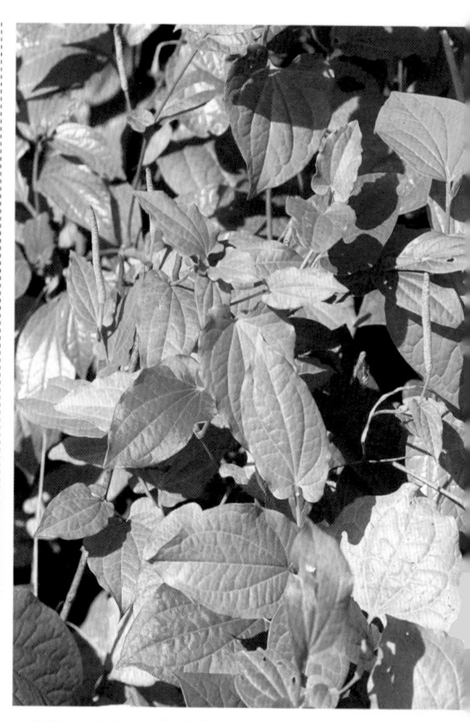

（荜拔：多年生草质藤本。茎下部匍匐，枝横卧，质柔软。叶互生，纸质，叶片长圆形或卵形，全缘，掌状叶脉通常5～7条。穗状花序与叶对生，苞片近圆形，盾状。浆果下部与花序轴合生，先端有脐状凸起，直径约2mm。花期春季，果期7～10月。分布于云南东南至西南部。）

荜茇

【释名】荜拔。

【集解】〔恭曰〕荜茇生波斯国。丛生，茎叶似蒟酱，其子紧细，味辛烈于蒟酱。胡人将来，入食味用也。〔藏器曰〕其根名毕勃没，似柴胡而黑硬。〔颂曰〕今岭南有之，多生竹林内。正月发苗作丛，高三四尺，其茎如箸。叶青圆如蕺菜，阔二三寸如桑，面光而厚。三月开花白色在表。七月结子如小指大，长二寸以来，青黑色，类椹子而长。九月收采，灰杀曝干。南人爱其辛香，或取叶生茹之。复有舶上来者，更辛香。〔时珍曰〕段成式言：青州防风子可乱荜茇，盖亦不然。荜茇气味正如胡椒，其形长一二寸，防风子圆如胡荽子，大不相侔也。

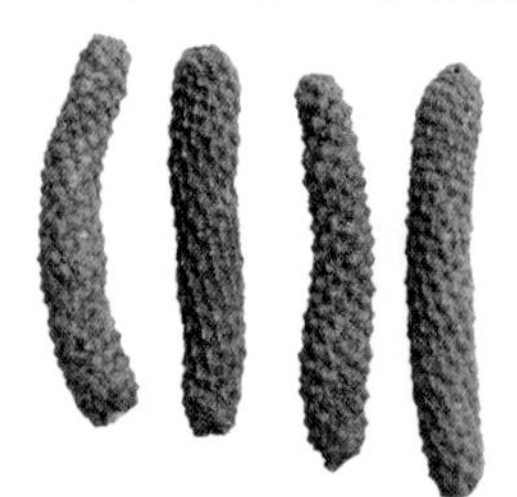

【气味】辛，大温，无毒。〔时珍曰〕气热味辛，阳也，浮也。入手足阳明经。然辛热耗散，能动脾肺之火。多用令人目昏，食料尤不宜之。

【主治】温中下气，补腰脚，杀腥气，消食，除胃冷，阴疝痃癖。藏器|霍乱冷气，心痛血气。《大明》|水泻虚痢，呕逆醋心，产后泄痢，与阿魏和合良。得诃子、人参、桂心、干姜，治脏腑虚冷肠鸣泄痢，

神效。李珣|治头痛鼻渊牙痛。时珍

【发明】〔颂曰〕按《唐太宗实录》云：贞观中，上以气痢久未痊，服名医药不应，因诏访求其方。有卫士进黄牛乳煎荜茇方，御用有效。刘禹锡亦记其事云，后累试于虚冷者必效。〔时珍曰〕牛乳煎详见兽部牛乳下。荜茇为头痛、鼻渊、牙痛要药，取其辛热，能入阳经散浮热也。

【附方】**冷痰恶心** 荜茇一两，为末，食前用米汤服半钱。**暴泄身冷** 自汗，甚则欲呕，小便清，脉微弱，宜已寒丸治之。荜茇、肉桂各二钱半，高良姜、干姜各三钱半。为末，糊丸梧子大。每服三十丸，姜汤下。**胃冷口酸** 流清水，心下连脐痛。用荜茇半两，厚朴（姜汁浸炙）一两。为末，入热鲫鱼肉，研和丸绿豆大。每米饮下二十丸，立效。**瘴气成块** 在腹不散。用荜茇一两，大黄一两，并生为末，入麝香少许，炼蜜丸梧子大，每冷酒服三十丸。**妇人血气** 作痛，及下血无时，月水不调。用荜茇（盐炒）、蒲黄（炒）等分为末，炼蜜丸梧子大。每空心温酒服三十丸，两服即止。名二神丸。**偏头风痛** 荜茇为末，令患者口含温水，随左右痛，以左右鼻吸一字，有效。**风虫牙痛** 荜茇末揩之，煎苍耳汤漱去涎。

荜勃没【气味】辛，温，无毒。【主治】五劳七伤，冷气呕逆，心腹胀满，食不消化，阴汗寒疝核肿，妇人内冷无子，治腰肾冷，除血气。藏器

蒟酱

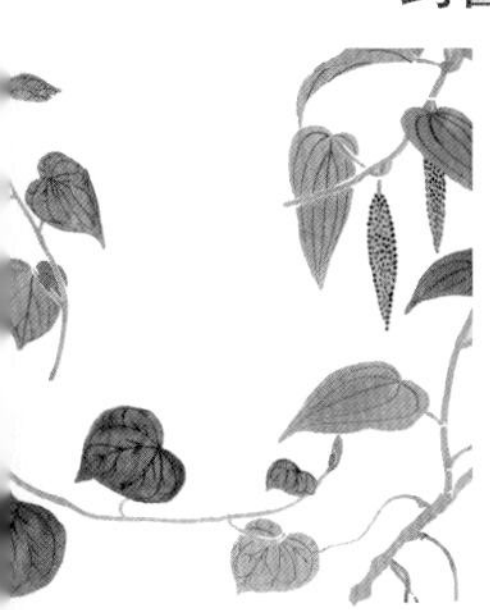

【释名】蒟子、土荜茇。

【集解】〔恭曰〕蒟酱生巴蜀中，《蜀都赋》所谓流味于番禺者。蔓生，叶似王瓜而厚大光泽，味辛香，实似

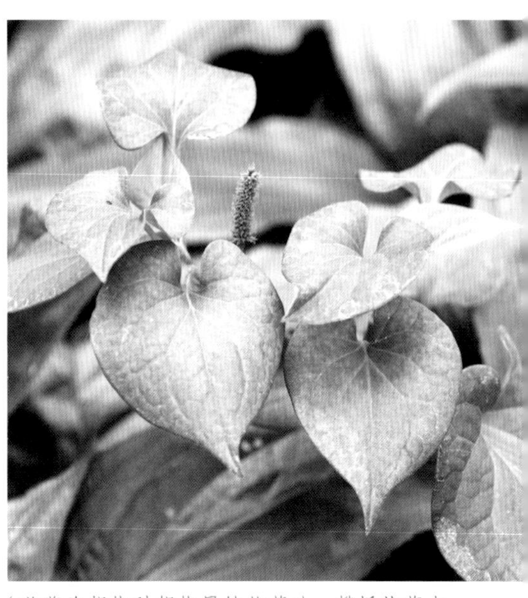

（蒟酱为胡椒科胡椒属植物蒌叶。攀援状藤本，长可达10m。枝稍带木质，节上常生不定根。单叶互生，具长柄；叶片纸质或近革质，宽卵形或心形而两侧对称，或卵状长圆形两侧稍不对称而偏斜，先端渐尖，基部心形有极窄的弯缺，或浅心形而有很不等长的两耳。夏季开花，穗状花序。浆果，与花序轴合成一柱状，肉质，带红色的果穗。分布于台湾、广西、广东及云南等地。）

桑椹，而皮黑肉白。西戎亦时将来，细而辛烈。交州、爱州人家多种之，蔓生，其子长大，苗名浮留藤。取叶合槟榔食之，辛而香也。〔时珍曰〕蒟酱，今两广、滇南及川南、渝、泸、威、茂、施诸州皆有之。其苗谓之蒌叶，蔓生依树，根大如箸。彼人食槟榔者，以此叶及蚌灰少许同嚼食之，云辟瘴疠，去胸中恶气。故谚曰：槟榔浮留，可以忘忧。其花实即子也。按嵇含《草木状》云：蒟酱即荜茇也。生于番国者大而紫，谓之荜茇。生于番禺者小而青，谓之蒟子。本草以蒟为蒌子，非矣。蒌子一名扶留，其草形全不相同。时珍窃谓蒟子蔓生，荜茇草生，虽同类而非一物，然其花实气味功用则一也。嵇氏以二物为一物，谓蒟子非扶留，盖不

知扶留非一种也。

根、叶、子【气味】辛，温，无毒。【主治】下气温中，破痰积。《唐本》|咳逆上气，心腹虫痛，胃弱虚泻，霍乱吐逆，解酒食味。李珣|散结气，心腹冷痛，消谷。孟诜|解瘴疠，去胸中恶邪气，温脾燥热。时珍

【附方】**牙疼** 蒟酱、细辛各半两，大皂荚五铤（去子，每孔入青盐烧存性）。同研末。频掺吐涎。

肉豆蔻

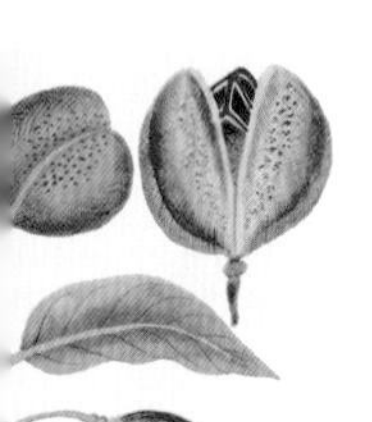

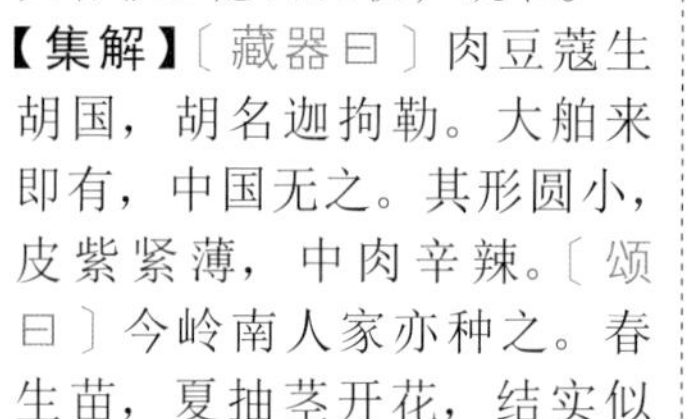

【释名】肉果、迦拘勒。〔宗奭曰〕肉豆蔻对草豆蔻为名，去壳只用肉。肉油色者佳，枯白瘦虚者劣。〔时珍曰〕花实皆似豆蔻而无核，故名。

【集解】〔藏器曰〕肉豆蔻生胡国，胡名迦拘勒。大舶来即有，中国无之。其形圆小，皮紫紧薄，中肉辛辣。〔颂曰〕今岭南人家亦种之。春生苗，夏抽茎开花，结实似豆蔻，六月、七月采。〔时珍曰〕肉豆蔻花及实状虽似草豆蔻，而皮肉之颗则不同。颗外有皱纹，而内有斑缬纹，如槟榔纹。最易生蛀，惟烘干密封，则稍可留。

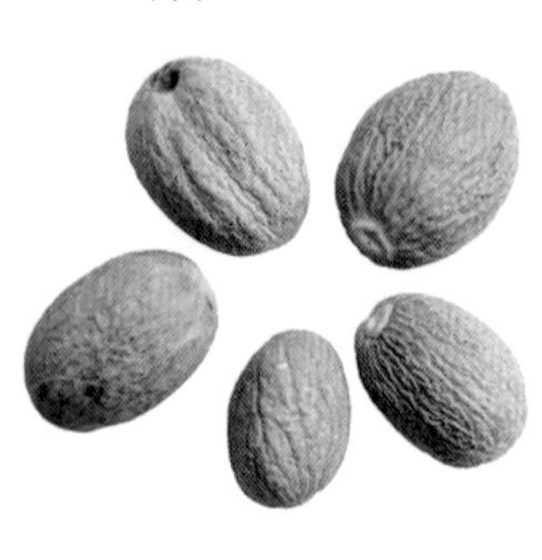

实【气味】辛，温，无毒。【主治】温中，消食止泄，治积冷心腹胀痛，霍乱中恶，鬼气冷疰，呕沫冷气，小儿乳霍。《开宝》|调中下气，开胃，解酒毒，消皮外络下气。《大明》|治宿食痰饮，止小儿吐逆，不下乳，腹痛。甄权|主心腹虫痛，脾胃虚冷，气并冷热，虚泄赤白痢，研末粥饮服之。李珣|暖脾胃，固大肠。时珍

【发明】〔震亨曰〕属金与土，为丸温中补脾。〔时珍曰〕土爱暖而喜芳香，故肉豆蔻之辛温，理脾胃而治吐利。

【附方】**暖胃除痰** 进食消食。肉豆蔻二个，半夏（姜汁炒）五钱，木香二钱半，为末，蒸饼丸芥子大，每食后津液下五丸、十丸。**霍乱吐利** 肉豆蔻为末，姜汤服一钱。**久泻不止** 肉豆蔻（煨）一两，木香二钱半，为末，枣肉和丸，米饮服四五十丸。又方：肉豆蔻（煨）一两，熟附子七钱。为末糊丸。米饮服四五十丸。又方：肉豆蔻（煨）、粟壳（炙）等分为末，醋糊丸，米饮服四五十丸。**老人虚泻** 肉豆蔻三钱（面裹煨熟，去面研），乳香一两，为末，陈米粉糊丸梧子大。每服五七十丸，米饮下。此乃常州侯教授所传方。**小儿泄泻** 肉豆蔻五钱，乳香二钱半，生姜五片。

（肉豆蔻：常绿乔木。单叶互生；椭圆状披针形或长圆状披针形，革质，全缘。花疏生，黄白色，椭圆形或壶形。果实梨形或近于圆球形，下垂，淡红色或黄色，成熟后纵裂成2瓣，显出绯红色假种皮。热带地区广为栽培。）

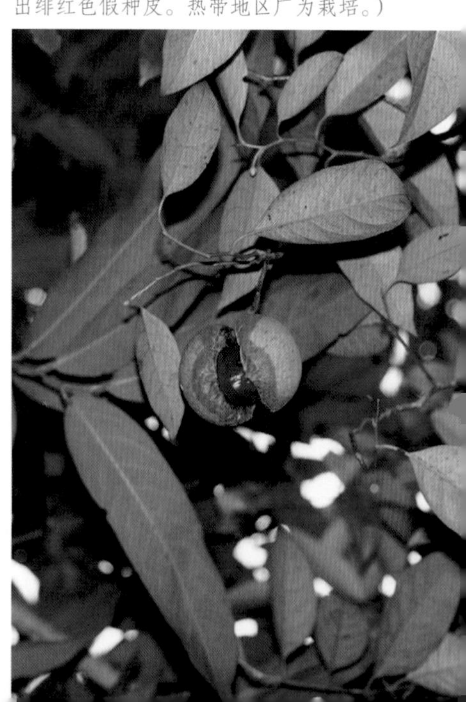

同炒黑色，去姜，研为膏收，旋丸绿豆大。每量大小，米饮下。**脾泄气痢** 豆蔻一颗米醋调面裹，煨令焦黄，和面研末，更以榄子（炒研末）一两，相和。又以陈廪米炒焦，为末和匀。每以二钱煎作饮，调前二味三钱，旦暮各一服，便瘥。**冷痢腹痛** 不能食者。肉豆蔻一两（去皮）。醋和面裹煨，捣末。每服一钱，粥饮调下。

补骨脂

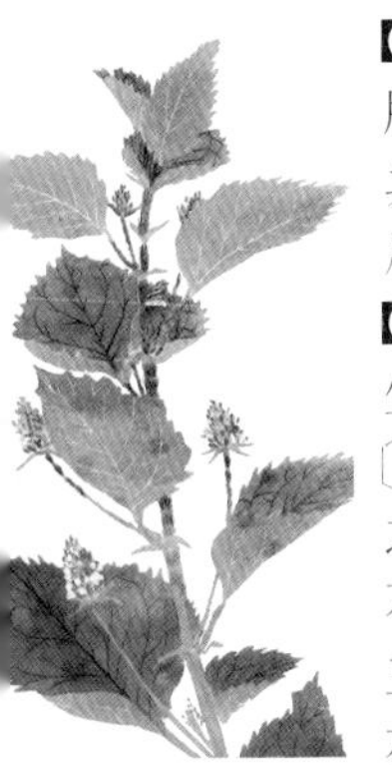

【释名】破故纸、婆固脂。〔时珍曰〕补骨脂言其功也。胡人呼为婆固脂，而俗讹为破故纸也。

【集解】〔志曰〕补骨脂生岭南诸州及波斯国。〔颂曰〕今岭外山间多有之，四川合州亦有，皆不及番舶者佳。茎高三四尺，叶小似薄荷，花微紫色，实如麻子，圆扁而黑，九月采。〔大明曰〕徐表《南州记》云，是胡韭子也。南番者，色赤；广南者色绿，入药微炒用。

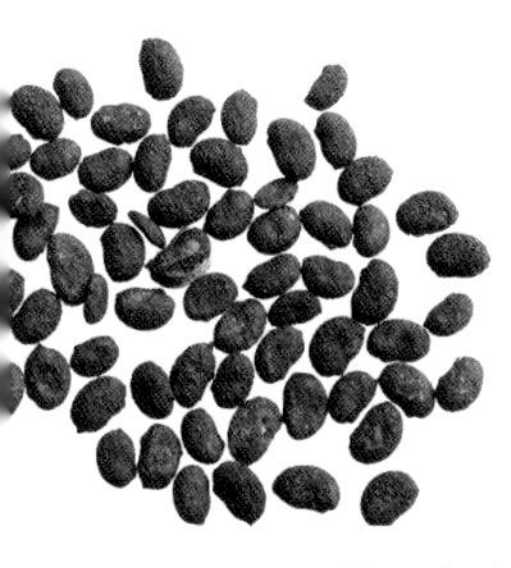

子**【气味】**辛，大温，无毒。**【主治】**五劳七伤，风虚冷，骨髓伤败，肾冷精流，及妇人血气堕胎。《开宝》|男子腰疼，膝冷囊湿，逐诸冷痹顽，止小便，利腹中冷。甄权|兴阳事，明耳目。《大明》|治肾泄，通命门，暖丹田，敛精神。时珍

【发明】〔颂曰〕破故纸今人多以胡桃合服，此法出于唐郑相国。自叙云：予为南海节度，年七十有五。越地卑湿，伤于内外，众疾俱作，阳气衰绝，服乳石补药，百端不应。元和七年，有诃陵国舶主李摩诃，知予病状，遂传此方并药。予初疑而未服，摩诃稽首固请，遂服之。经七八日而觉应验。自尔常服，其功神效。十年二月，罢郡归京，录方传之。用破故纸十两（净择去皮，洗过曝，捣筛令细），胡桃瓤二十两（汤浸去皮，细研如泥），更以好蜜和，令如饴糖，瓷器盛之。旦日以暖酒二合，调药一匙服之，便以饭压。如不饮酒人，以暖熟水调之。弥久则延年益气，悦心明目，补添筋骨。但禁芸薹、羊血，余无所忌。

【附方】补骨脂丸 治下元虚败，脚手沉重，夜多盗汗，纵欲所致。此药壮筋骨，益元气。补骨脂四两（炒香），菟丝子四两（酒蒸），胡桃肉一两（去皮），乳香、没药、沉香各研二钱半，炼蜜丸如梧子大。每服二三十丸，空心盐汤、温酒任下。自夏至起冬至止，日一服。**男女虚劳** 男子女人五劳七伤，下元久冷，一切风病，四肢疼痛，驻颜壮气，乌髭须。补骨脂一斤，酒浸一宿，晒干，却用乌油麻一升和炒，令麻子声绝，簸去，只取补骨脂为末，醋煮面糊丸如梧子大。每服二三十丸，空心温酒、盐汤任下。**肾虚腰痛**《经验后方》：用破故纸一两，炒为末，温酒服三钱，神妙。或加木香一钱。**妊娠腰痛** 通气散：用破故纸二两，炒香为末。先嚼胡桃肉半个，空心温酒调下二钱。此药神妙。**定心补肾** 养血返精丸：破故纸（炒）二两，白茯苓一两（为末），没药五钱，以无灰酒浸高一指，煮化和末，丸梧子大。每服三十丸，白汤下。**精气不固** 破故纸、青盐等分同炒为末。每服二钱，米饮下。**小便无度** 肾气虚寒。破故纸十两（酒蒸），茴香十两（盐炒），为末，酒糊丸梧子大。每服百丸，盐酒下。或以末糁猪肾煨食之。**小儿遗尿** 膀胱冷也。夜属阴，故小便不禁。破故纸炒为末，每夜热汤服五分。**玉茎不痿** 精滑无歇，时时如针刺，捏之则脆，此名肾漏。用破故纸、韭子各一两，

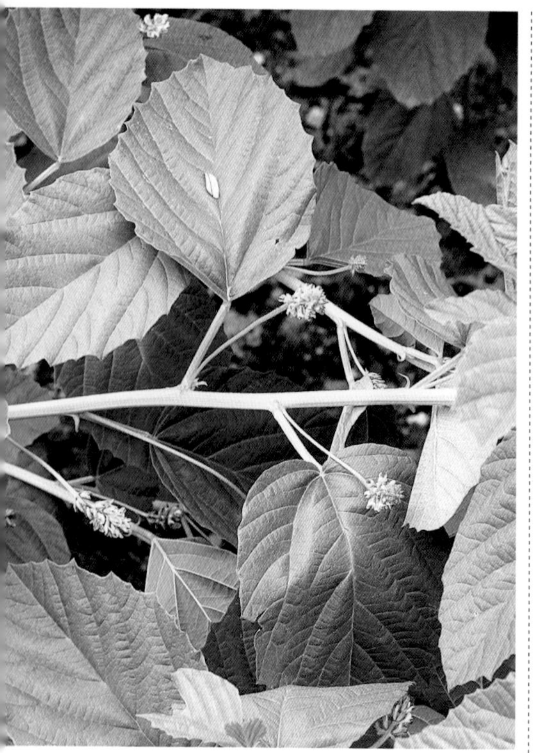

（补骨脂：一年生草本，高60～150cm。单叶互生，叶片阔卵形，边缘具粗锯齿。总状花序，腋生；花冠蝶形，淡紫色或黄色。荚果椭圆形。花期7～8月，果期9～10月。分布于山西、陕西、安徽、浙江、江西、河南、湖北、广东、四川、贵州、云南。）

为末。每用三钱，水二盏，煎六分服，日三次，愈则止。**脾肾虚泻** 二神丸：用破故纸（炒）半斤，肉豆蔻（生用）四两，为末，肥枣肉研膏，和丸梧子大，每空心米饮服五七十丸。《本事方》：加木香二两，名三神丸。**水泻久痢** 破故纸（炒）一两，粟壳（炙）四两，为末，炼蜜丸弹子大。每服一丸，姜、枣同水煎服。**牙痛日久** 肾虚也。补骨脂二两，青盐半两，炒研擦之。**风虫牙痛** 上连头脑。补骨脂（炒）半两，乳香二钱半。为末擦之。或为丸塞孔内。自用有效。**打坠腰痛** 瘀血凝滞。破故纸（炒）、茴香（炒）、辣桂等分，为末，每热酒服二钱。

姜黄

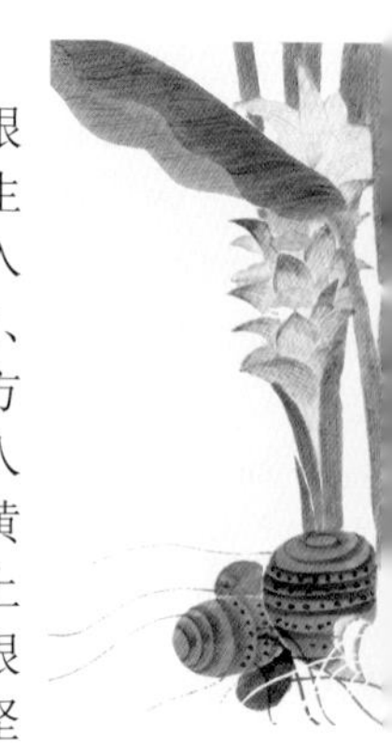

【释名】蒁、宝鼎香。

【集解】〔恭曰〕姜黄根叶都似郁金。其花春生于根，与苗并出，入夏花烂无子。根有黄、青、白三色。其作之方法，与郁金同。西戎人谓之蒁。〔藏器曰〕姜黄真者，是经种三年以上老姜，能生花。花在根际，一如蘘荷。根节坚硬，气味辛辣。种姜处有之，终是难得。西番亦有来者。与郁金、蒁药相似。如苏恭所说，即是蒁药而非姜黄。又言姜黄是蒁，郁金是胡蒁。如此则三物无别，递相连名，总称为蒁，则功状当不殊。而今郁金味苦寒，色赤，主马热病；姜黄味辛温，色黄；蒁味苦色青。三物不同，所用各别。〔大明曰〕海南生者，即蓬莪蒁；江南生者，即为姜黄。〔颂曰〕姜黄今江、广、蜀川多有之。叶青绿，长一二尺许，阔三四寸，有斜文如红蕉叶而小。花红白色，至中秋渐凋。春末方生，其花先生，次方生叶，不结实。根盘屈黄色，类生姜而圆，有节。八月采根，片切曝干。按郁金、姜黄、蒁药三物相近，苏恭不能分别，乃如一物。陈藏器以色味分别三物，又言姜黄是三年老姜所生。近年汴都多种姜，往往有姜黄生卖乃是老姜。市人买啖，云治气为最。大方亦时用之。又有廉姜，亦是其类，而自是一物。〔时珍曰〕近时以扁如干姜形者为片子姜黄；圆如蝉腹形者，为蝉肚郁金，并可浸水染色。蒁形虽似郁金，而色不黄也。

根【气味】辛、苦，大寒，无毒。**【主治】**心腹结积疰忤，下气破血，除风热，消痈肿，功力烈于郁金。《唐本》|治癥瘕血块，

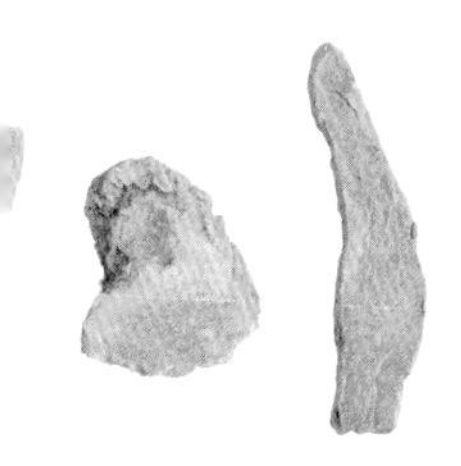

通月经，治扑损瘀血，止暴风痛冷气，下食。《大明》|祛邪辟恶，治气胀，产后败血攻心。苏颂|治风痹臂痛。时珍

【发明】〔时珍曰〕姜黄、郁金、莪药三物，形状功用皆相近。但郁金入心治血；而姜黄兼入脾，兼治气；莪药则入肝，兼治气中之血，为不同尔。古方五痹汤用片子姜黄，治风寒湿气手臂痛。

【附方】**心痛难忍** 姜黄一两，桂三两。为末。醋汤服一钱。**胎寒腹痛** 啼哭吐乳，大便泻青，状若惊搐，出冷汗。姜黄一钱，没药、木香、乳香二钱。为末，蜜丸芡子大。每服一丸，钩藤煎汤化下。**产后血痛有块**。用姜黄、桂心等分，为末，酒服方寸匕。血下尽即愈。**疮癣初生** 姜黄末掺之妙。

（姜黄：多年生草本。叶5～7片基生，叶片长圆形或窄椭圆形。花葶由叶鞘中抽出，穗状花序圆柱状，上部无花的苞片粉红色或淡红紫色，中下部有花的苞片嫩绿色或绿白色；花萼筒绿白色；花冠管漏斗形，淡黄色。蒴果球形，3瓣裂。花期8月。分布于福建、广东、广西、云南、四川、湖北、陕西、江西、台湾等地。）

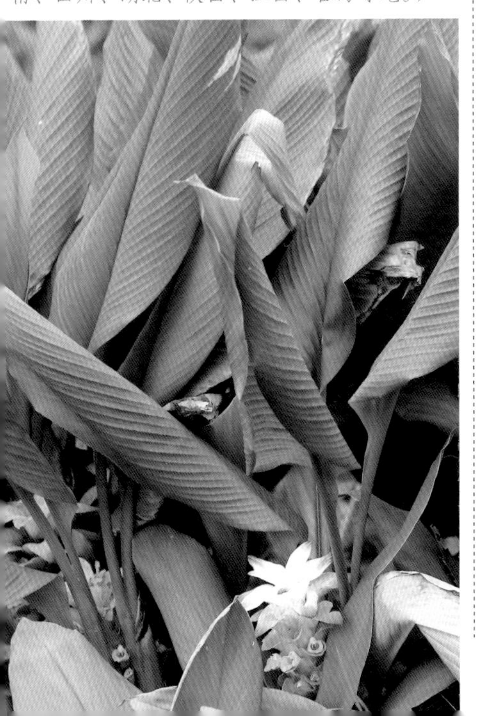

郁金

【释名】马蒁。

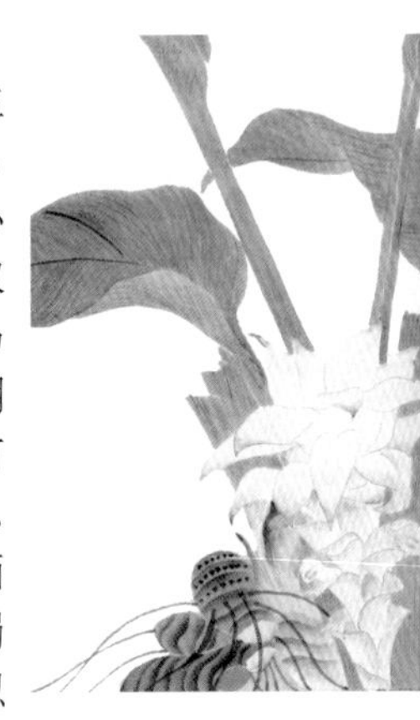

【集解】〔恭曰〕郁金生蜀地及西戎。苗似姜黄，花白质红，末秋出茎心而无实。其根黄赤，取四畔子根去皮火干，马药用之，破血而补，胡人谓之马蒁。岭南者有实似小豆蔻，不堪啖。〔颂曰〕今广南、江西州郡亦有之，然不及蜀中者佳。四月初生苗似姜黄，如苏恭所说。〔宗奭曰〕郁金不香。今人将染妇人衣最鲜明，而不耐日炙，微有郁金之气。

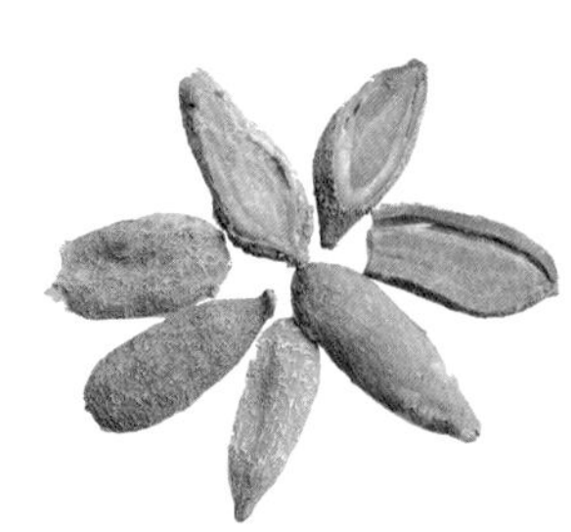

根【气味】辛、苦，寒，无毒。【主治】血积下气，生肌止血，破恶血，血淋尿血，金疮。《唐本》|单用，治女人宿血气心痛，冷气结聚，温醋摩服之。亦治马胀。甄权|凉心。元素|治阳毒入胃，下血频痛。李杲|治血气心腹痛，产后败血冲心欲死，失心颠狂蛊毒。时珍

【发明】〔震亨曰〕郁金，属火、属土与水，其性轻扬上行，治吐血衄血，唾血血腥，及经脉逆行，并宜郁金末加韭汁、姜汁、童尿同服，其血自清。痰中带血者，加竹沥。又鼻血上行者，郁金、韭汁加四物汤服之。〔时珍曰〕《经验方》治失心颠狂，用真郁金七两，明矾三两，为末，薄糊丸梧子大，每服五十丸，白汤下。

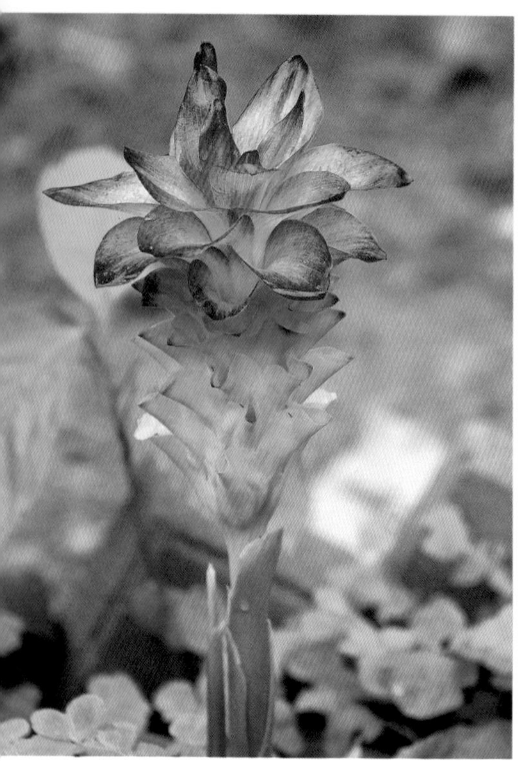

（郁金为姜科植物温郁金。温郁金：多年生草本。叶基生，叶片宽椭圆形。穗状花序圆柱状，先叶于根茎处抽出，上部无花的苞片长椭圆形，蔷薇红色，中下部有花的苞片长椭圆形，绿白色；花萼筒白色；花冠管漏斗状，白色。花期4～6月。分布于江苏、浙江、福建、广东、广西、江西、四川、云南等地。）

【附方】失心颠狂 方见发明下。**厥心气痛** 不可忍。郁金、附子、干姜等分，为末，醋糊丸梧子大，朱砂为衣。每服三十丸，男酒女醋下。**产后心痛** 血气上冲欲死。郁金（烧存性，为末）二钱，米醋一呷，调灌即苏。**自汗不止** 郁金末，卧时调涂于乳上。**衄血吐血** 川郁金为末，井水服二钱。甚者再服。**阳毒下血** 热气入胃，痛不可忍。郁金五大个，牛黄一皂荚子。为散。每服用醋浆水一盏，同煎三沸，温服。**尿血不定** 郁金末一两，葱白一握，水一盏，煎至三合，温服，日三服。

蓬莪茂

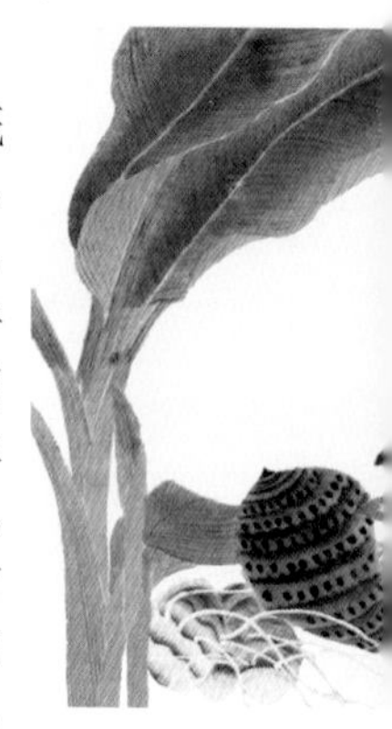

【释名】蒁药。

【集解】〔志曰〕蓬莪茂生西戎及广南诸州。叶似蘘荷，子似干椹，茂在根下并生，一好一恶，恶者有毒。西戎人取之，先放羊食，羊不食者弃之。〔颂曰〕今江浙或有之，三月生苗，在田野中。其茎如钱大，高二三尺。叶青白色，长一二尺，大五寸以来，颇类蘘荷。五月有花作穗，黄色，头微紫。根如生姜，而茂在根下，似鸡鸭。

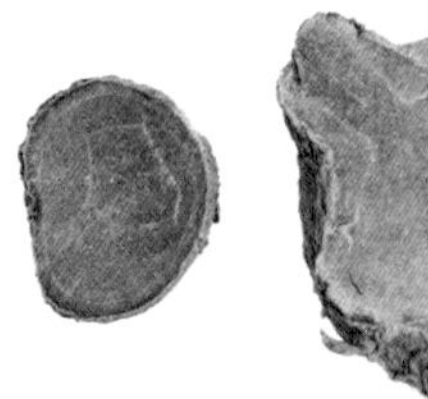

根【修治】〔时珍曰〕今人多以醋炒或煮熟入药，取其引入血分也。**【气味】**苦、辛，温，无毒。**【主治】**心腹痛，中恶疰忤鬼气，霍乱冷气，吐酸水，解毒，食饮不消，酒研服之。又疗妇人血气结积，丈夫奔豚。《开宝》|破痃癖冷气，以酒醋磨服。甄权|治一切气，开胃消食，通月经，消瘀血，止扑损痛下血，及内损恶血。《大明》|通肝经聚血。好古

【发明】〔时珍曰〕郁金入心，专治血分之病；姜黄入脾，兼治血中之气；蒁入肝，治气中之血，稍为不同。

【附方】一切冷气 抢心切痛，发即欲死。久患心腹痛时发者，此可绝根。蓬莪茂二两（醋煮），木香一两（煨）。为末。每服半钱，淡醋汤下。**妇人血气** 游走作痛，及腰痛。蓬莪茂、干漆二两，为末，酒服二钱。腰痛，核桃酒下。**小儿气痛** 蓬莪茂炮熟为末。热酒服一大钱。**上气喘急** 蓬莪茂五钱，酒一盏半，煎八分服。**气短不**

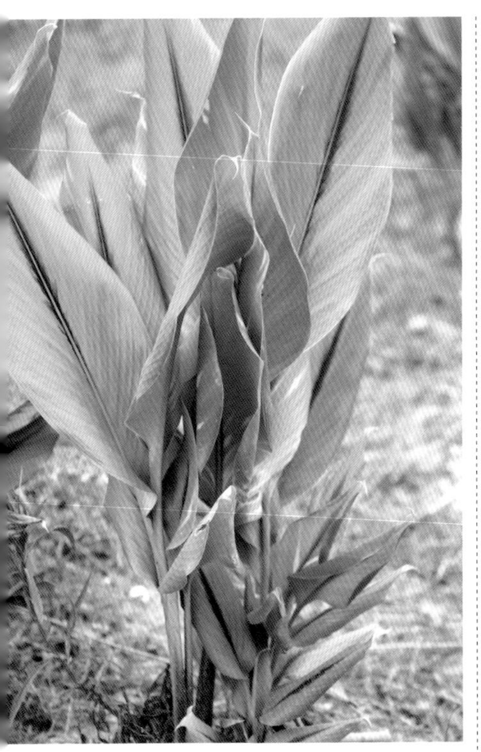

（蓬莪茂为姜科植物莪术、广西莪术。蓬莪术：多年生草本。叶基生，4～7片，叶片长圆状椭圆形，上面沿中脉两侧有1～2cm宽的紫色晕。穗状花序圆柱状，从根茎中抽出，上部苞片长椭圆形，粉红色；中下部苞片近圆形，淡绿色至白色。花冠黄色。花期4～6月。分布于广东、广西、四川、云南等地。）

接 正元散：治气不接续，兼治滑泄，及小便数。王丞相服之有验。用蓬莪茂一两，金铃子（去核）一两，为末，入蓬砂一钱，炼过研细。每服二钱，温酒或盐汤空心服。

荆三棱

【释名】京三棱、草三棱、鸡爪三棱、黑三棱、石三棱。〔颂曰〕三棱，叶有三棱也。生荆楚地，故名荆三棱以著其地。

【集解】〔藏器曰〕三棱总有三四种。京三棱，黄色体重，状若鲫鱼而小。又有黑三棱，状如乌梅而稍大，体轻有须，相连蔓延，作漆色，蜀人以织为器，一名葧者，是也。疗体并同。〔时珍曰〕三棱多生荒废陂池湿地。春时丛生，夏秋抽高茎，茎端复生数叶，开花六七枝，花皆细碎成穗，黄紫色，中有细子。其叶茎花实俱有三棱，并与香附苗叶花实一样，但长大尔。其茎光滑三棱，如棕之叶茎。茎中有白穰，剖之织物，柔韧如藤。其根多黄黑须，削去须皮，乃如鲫状，非本根似鲫也。

根【修治】〔时珍曰〕消积须用醋浸一日，炒或煮熟焙干，入药乃良。**【气味】**苦，平，无毒。**【主治】**老癖癥瘕，积聚结块，产后恶血血结，通月水，堕胎，止痛利气。《开宝》|治气胀，破积气，消扑损瘀血，妇人血脉不调，心腹痛，产后腹痛血运。《大明》|心膈痛，饮食不消。元素|通肝经积血，治疮肿坚硬。好古|下乳汁。时珍

【发明】〔时珍曰〕三棱能破气散结，故能治诸病。其功可近于香附而力峻，故难久服。

【附方】反胃恶心 药食不下。京三棱（炮）一两半，丁香三分，为末。每服一钱，沸汤点服。**乳汁不下** 京三棱三个，水二碗，煎汁一碗，洗奶取汁出为度，极妙。**癥瘕鼓胀** 三棱煎：用三棱根（切）一石。水五石，煮三石，去滓更煎，取三斗汁入锅中，重汤煎如稠糖，密器收之。每旦酒服一匕，日二服。**痃癖气块** 草三棱、荆三棱、石三棱、青橘皮、陈橘皮、木香各半两，肉豆蔻、槟榔各一两，硇砂二钱，为末，糊丸梧子大，每姜汤服三十丸。**痞气胸满** 口干，肌瘦食减，或时壮热。石三棱、京三棱、鸡爪三棱各一分（并炮），蓬莪茂三枚，槟榔一枚，青橘皮五十片（醋浸去白），陈仓米一合（醋浸淘过），

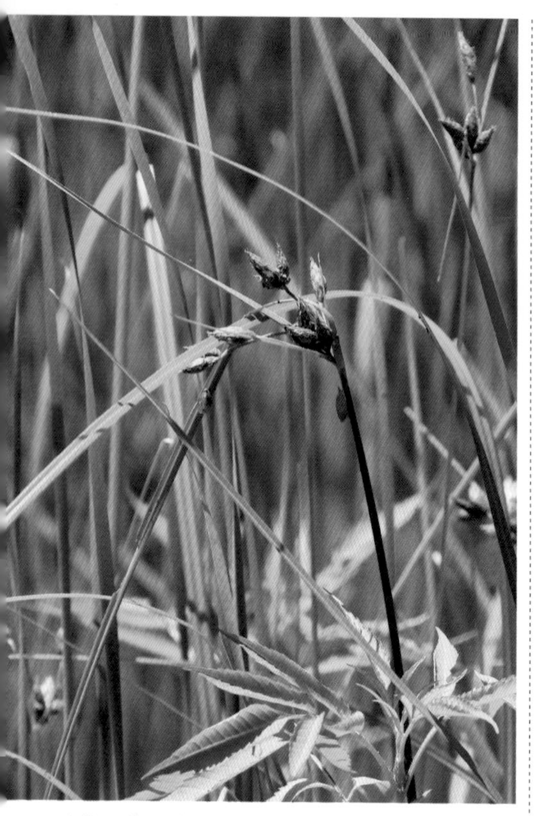

（荆三棱：多年生草本，高70～120cm。秆锐三棱形。叶秆生；叶片线形。叶状苞片3～5，长于花序；聚伞花序不分枝；小穗卵状长圆形，锈褐色，密生多数花。小坚果三棱状倒卵形。花、果期5～7月。生于湖、河浅水中和水湿地。分布于东北、华北、华东、西南及陕西、甘肃、青海、新疆、河南、湖北等地。）

巴豆五十个（去皮，同青皮、仓米炒干，去豆）。为末，糊丸绿豆大。每米饮下三丸，日一服。

莎草、香附子

【释名】雀头香、草附子、水香棱、水巴戟、水莎、侯莎、莎结、夫须、续根草、地藾根、地毛。

【集解】〔别录曰〕莎草生田野，二月、八月采。〔恭曰〕此草根名香附子，一名雀头香，所在有之，茎叶都似三棱，合和香用之。〔颂曰〕今处处有之。苗叶如薤而瘦，根如箸头大。〔宗奭曰〕香附子今人多用。虽生于莎草根，然根上或有或无。有薄皲皮，紫黑色，非多毛也。刮去皮则色白。若便以根为之，则误矣。〔时珍曰〕莎叶如老韭叶而硬，光泽有剑脊棱。五六月中抽一茎，三棱中空，茎端复出数叶。开青花成穗如黍，中有细子。其根有须，须下结子一二枚，转相延生，子上有细黑毛，大者如羊枣而两头尖。采得燎去毛，暴干货之。

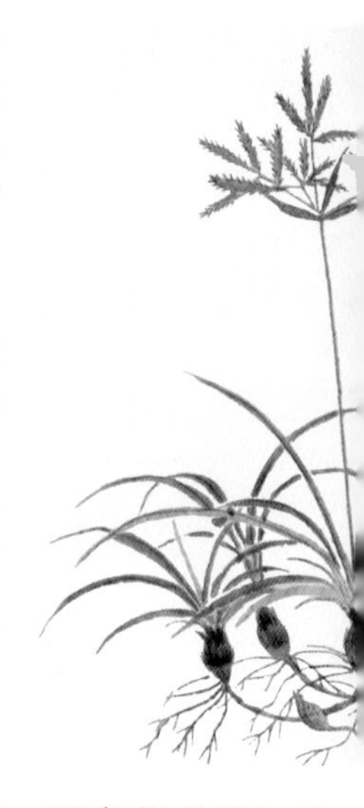

根【修治】〔时珍曰〕凡采得连苗暴干，以火燎去苗及毛。用时以水洗净，石上磨去皮，用童子小便浸透，洗晒捣用。或生或炒，或以酒醋盐水浸，诸法各从本方，详见于下。又稻草煮之，味不苦。**【气味】**甘，微寒，无毒。

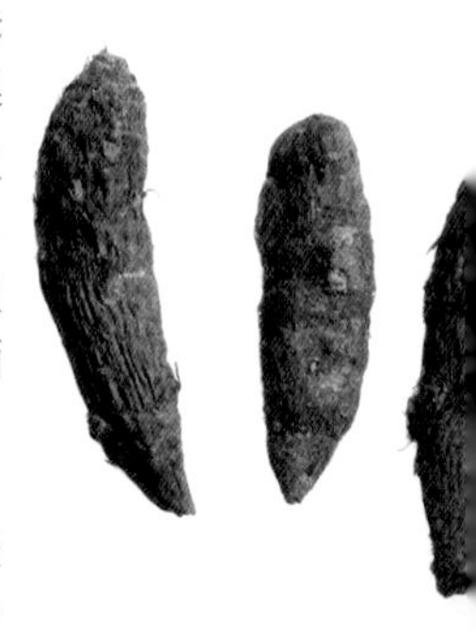

【主治】除胸中热，充皮毛，久服利人，益气，长须眉。《别录》|治心中客热，膀胱间连胁下气妨。常日忧愁不乐，兼心忪者。苏颂|治一切气，霍乱吐泻腹痛，肾气膀胱冷气。李杲|散时气寒疫，利三焦，解六郁，消饮食积聚，痰饮痞满，胕肿腹胀，脚气，止心腹肢体头目齿耳诸痛，痈疽疮疡，吐血下血尿血，妇人崩漏带下，月候不调，胎前产后百病。时珍

苗及花【主治】丈夫心肺中虚风及客热，膀胱连胁下时有气妨，皮肤瘙痒瘾疹，饮食不多，日渐瘦损，常有忧愁心忪少气等证。并收苗花二十余斤剉细，以水二石五斗，煮一石五斗，斛中浸浴，令汗出五六度，其瘙痒即止。四时常用，瘾疹风永除。《天宝单方图》|煎饮散气郁，利胸膈，降痰热。时珍

【发明】〔时珍曰〕香附之气平而不寒，香而能窜。其味多辛能散，微苦能降，微甘能和。乃足厥阴肝、手少阳三焦气分主药，而兼通十二经气分。生则上行胸膈，外达皮肤；熟则下走肝肾，外彻腰足。炒黑则止血，得童溲浸炒则入血分而补虚，盐水浸炒则入血分而润燥，青盐炒则补肾气，酒浸炒则行经络，醋浸炒则消积聚，姜汁炒则化痰饮。得参、术，则补气；得归、苄，则补血；得木香，则疏滞和中；得檀香则理气醒脾，得沉香则升降诸气，得芎䓖、苍术则总解诸郁，得栀子、黄连则能降火热，得茯神则交济心肾，得茴香、破故纸则引气归元，得厚朴、半夏则决壅消胀，得紫苏、葱白则解散邪气，得三棱、莪茂则消磨积块，得艾叶则治血气暖子宫，乃气病之总司，女科之主帅也。

【附方】一品丸 治气热上攻，头目昏眩，及治偏正头痛。大香附子去皮，水煮一时，捣晒焙研为末，炼蜜丸弹子大。每服一丸，水一盏，煎八分服。女人，醋汤煎之。**一切气疾** 心腹胀满，胸膈噎塞，噫气吞酸，痰逆呕恶，及宿酒不解。香附子一斤，缩砂仁八两，甘草（炙）四两，为末，每白汤入盐点服。为粗末煎服亦可。名快气汤。**调中快气** 心腹刺痛。小乌沉汤：香附子（擦去毛，焙）二十两，乌药十两，甘草（炒）一两为末。每服二钱，盐汤随时点服。**心脾气痛** 白飞霞《方外奇方》云：凡人胸膛软处一点痛者，多因气及寒起，或致终身，或子母相传。俗名心气痛，非也，乃胃脘有滞尔。惟此独步散，治之甚妙。香附（米醋浸，略炒为末），高良姜（酒洗七次，略炒为末）。俱各封收。因寒者，姜二钱，附一钱；因气者，附二钱，姜一钱；因气与寒者，各等分，和匀。以热米汤入姜汁一匙，盐一捻，调下立止。不过七八次除根。**心腹诸病** 艾附丸：治男女心气痛、腹痛、少腹痛、血气痛，不可忍者。香附子二两，蕲艾叶半两，以醋汤同煮熟，去艾炒为末，米醋糊丸梧子大，每白汤服五十丸。**酒肿虚肿** 香附子去皮，米醋煮干，焙研为末，米醋糊丸服。久之败水从小便出，神效。**癞疝胀痛** 及小肠气。香附末二钱，以海藻一钱煎酒，空心调下，并食海藻。**腰痛揩牙** 香附子五两，生姜二两，取自然汁浸一宿，炒黄为末，入青盐二钱，擦牙数次，其痛即止。**女人诸病** 大香附子（擦去毛）一斤，分作四分：四两醇酒浸，四两醇醋浸，四两盐水浸，四两童子小便浸。春三、秋五、夏一、冬七日。淘洗净，晒干捣烂，微焙为末，醋煮面糊丸梧子大，每酒下七十丸。瘦人加泽兰、赤茯苓末二两，气虚加四君子料，血虚加四物料。**安胎顺气** 铁罩散：香附子炒为末，浓煎紫苏汤服一二钱。一加砂仁。**妊娠恶阻** 胎气不安，气不升降，呕吐酸水，起坐不便，饮食不进。二香散：用香附子一两，藿香叶、甘草各二钱，为末。每服二钱，沸汤入盐调下。**临产顺胎** 九月、十月服此，永无惊恐。福胎饮：用香附子四两，缩砂仁（炒）三两，甘草（炙）一两，为末。每服二钱，米饮下。**产后狂言** 血运，烦渴不止。生香附子去毛为末，每服二钱，姜、枣水煎服。**小便血淋** 痛不可忍。香附子、陈皮、赤茯苓等分水煎服。**诸般下血** 香附，童子小便浸一日，捣碎，米醋拌焙为末。每服二钱，米饮下。**老小脱肛** 香附子、荆芥穗等分，为末。每用三匙，水一大碗，煎十数沸淋洗。**偏正头风** 香附子（炒）一斤，乌头（炒）一两，甘草二两，为末，炼蜜丸弹子大。每

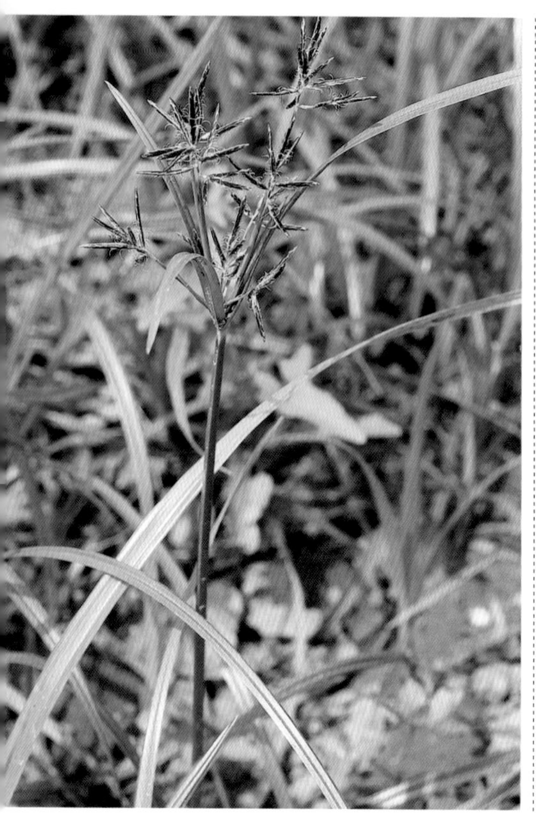

（莎草：多年生直立草本，茎三棱形；叶丛生于茎基部，叶片线形，全缘，具平行脉，主脉于背面隆起。花序复穗状，3～6个在茎顶排成伞状，每个花序具3～10个小穗，线形。小坚果长圆状倒卵形，三棱状。花期5～8月，果期7～11月。生于山坡草地、耕地、路旁水边潮湿处。全国大部分地区均有分布。）

服一丸，葱茶嚼下。**气郁头痛**《澹寮方》：用香附子（炒）四两，川芎䓖二两。为末。每服二钱，腊茶清调下。常服除根明目。华佗《中藏经》加甘草一两，石膏二钱半。**肝虚睛痛** 冷泪羞明。补肝散：用香附子一两，夏枯草半两，为末。每服一钱，茶清下。**耳卒聋闭** 香附子瓦炒研末，萝卜子煎汤，早夜各服二钱。忌铁器。**诸般牙痛** 香附、艾叶煎汤漱之，仍以香附末擦之，去涎。**消渴累年** 不愈。莎草根一两，白茯苓半两，为末。每陈粟米饮服三钱，日二。**蜈蚣咬伤** 嚼香附涂之，立效。

瑞香

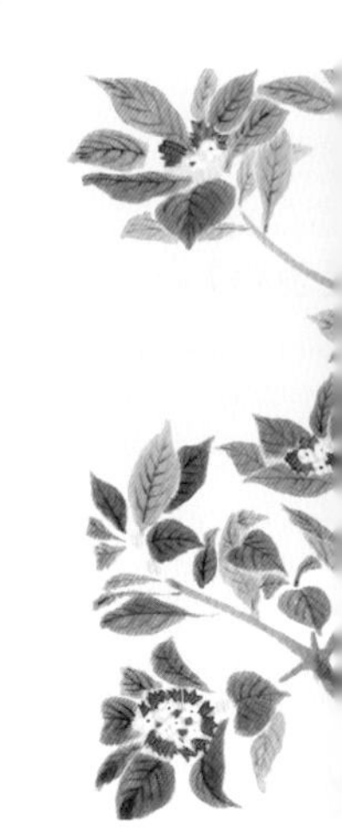

【集解】〔时珍曰〕南方处处山中有之。枝干婆娑，柔条厚叶，四时不凋。冬春之交，开花成簇，长三四分，如丁香状，有黄、白、紫三色。《格古论》云：瑞香高者三四尺，有数种：有枇杷叶者，杨梅叶者，柯叶者，毬子者，挛枝者。惟挛枝者花紫香烈，枇杷叶者结子。其始出于庐山，宋时人家栽之，始著名。挛枝者其节挛曲，如断折之状也。其根绵软而香。

根【气味】甘、咸，无毒。**【主治】**急喉风，用白花者研水灌之。时珍。出《医学集成》

茉莉

【释名】柰花。

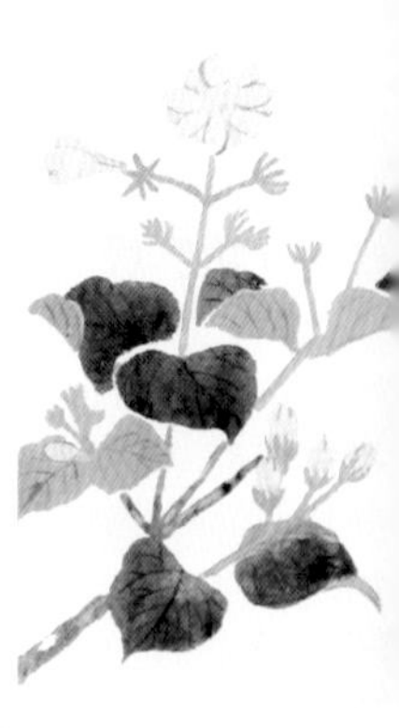

【集解】〔时珍曰〕末利原出波斯，移植南海，今滇、广人栽莳之。其性畏寒，不宜中土。弱茎繁枝，绿叶团尖。初夏开小白花，重瓣无蕊，秋尽乃止，不结实。有千叶者，红色者，蔓生者。其花皆夜开，芬香可爱。女人穿为首饰，或合面脂。亦可熏茶，或蒸取液以代蔷薇水。又有似茉莉而瓣大，其香清绝者，谓之狗牙，亦名雪瓣，海南有之。

花【气味】辛，热，无毒。**【主治】**蒸油

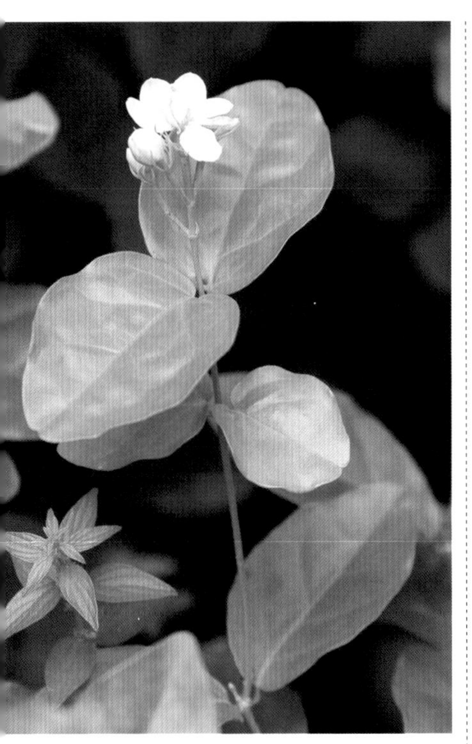

（茉莉：直立或攀援灌木。单叶对生，叶片纸质，圆形、卵状椭圆形或倒卵形。聚伞花序顶生，通常有花3朵；花极芳香，花冠白色。果球形，呈紫黑色。花期5～8月，果期7～9月。我国南方各地广为栽培。）

取液，作面脂头泽，长发润燥香肌，亦入茗汤。时珍

根【气味】热，有毒。【主治】以酒磨一寸服，则昏迷一日乃醒；二寸二日，三寸三日。凡跌损骨节脱臼、接骨者用此，则不知痛也。汪机

郁金香

【释名】郁金、红蓝花、紫述香、草麝香、茶矩摩。

【集解】〔藏器曰〕郁金香生大秦国，二月、三月有花，状如红蓝，四月、五月采花，即香也。

【气味】苦，温，无毒。【主治】蛊野诸

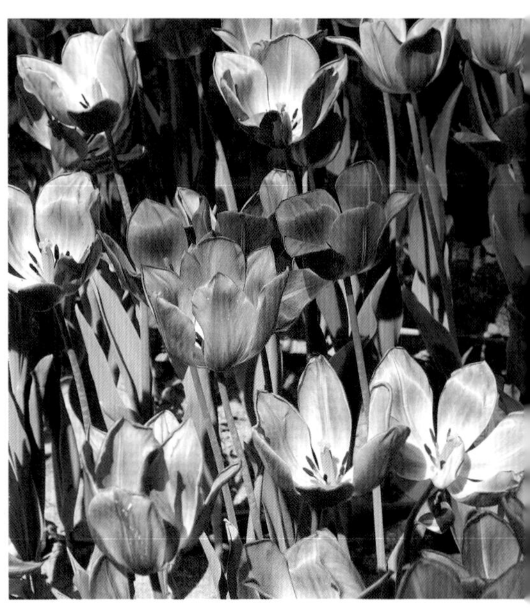

（郁金香：鳞茎皮纸质。叶3～5枚，条状披针形至卵状披针形。花单朵顶生，大型而艳丽；花被片红色或杂有白色和黄色，有时为白色或黄色。花期4～5月。各地广泛栽培。）

毒，心腹间恶气鬼疰，鸦鹘等一切臭。入诸香药用。藏器

茅香

【释名】唱尸罗、香麻。

【集解】〔志曰〕茅香生剑南道诸州，其茎叶黑褐色，花白色，即非白茅香也。〔颂曰〕今陕西、河东、汴东州郡亦有之，辽、泽州充贡。三月生苗，似大麦。五月开白花，亦有黄花者。有结实者，有无实者。并正月、二月采根，五月采花，八月采苗。〔时珍曰〕茅香凡有二：此是一种香茅也；其白茅香，别是南番一种香草。

花【气味】苦，温，无毒。【主治】中恶，温胃止呕吐，疗心腹冷痛。《开宝》【附方】

冷劳久病 茅香花、艾叶四两，烧存性，研末，粟米饭丸梧子大。初以蛇床子汤下二十丸至三十丸，微吐不妨，后用枣汤下，立效。

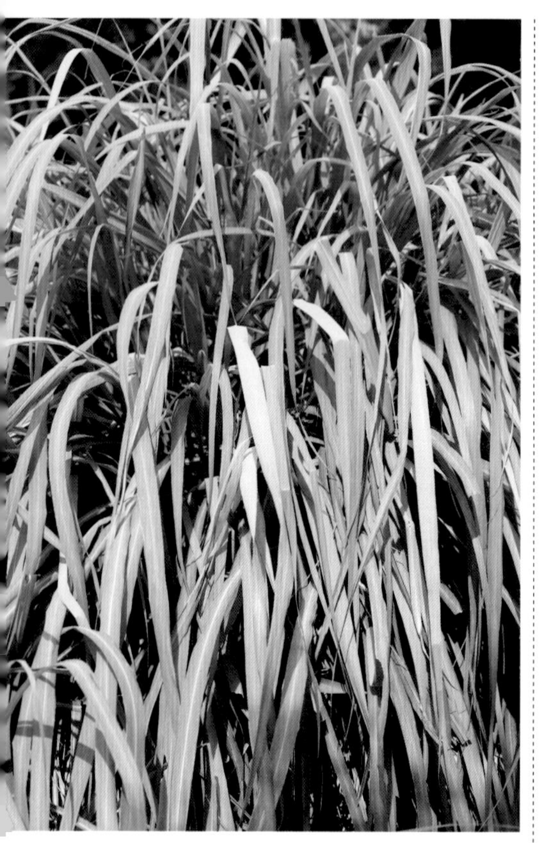

（茅香为禾本科植物柠檬草。柠檬草：多年生草本，有柠檬香味，秆高2m。叶片长条形。总状花序，具3～4节或5～6节。无柄小穗线状披针形。花果期夏季。我国华南、西南、福建、台湾地区有栽培。）

苗、叶【主治】作浴汤，辟邪气，令人身香。《开宝》

排草香

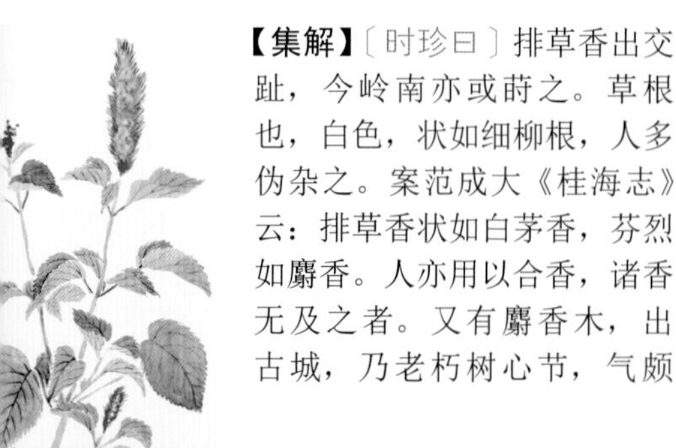

【集解】〔时珍曰〕排草香出交趾，今岭南亦或莳之。草根也，白色，状如细柳根，人多伪杂之。案范成大《桂海志》云：排草香状如白茅香，芬烈如麝香。人亦用以合香，诸香无及之者。又有麝香木，出古城，乃老朽树心节，气颇类麝。

根【气味】辛，温，无毒。

【主治】辟臭，去邪恶气。时珍

迷迭香

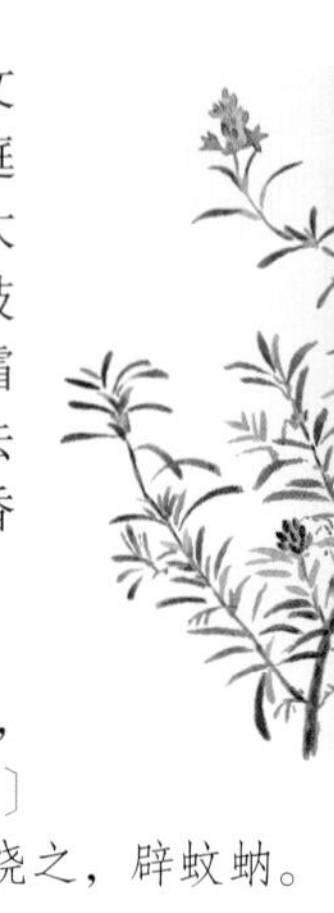

【集解】〔时珍曰〕魏文帝时，自西域移植庭中，同曹植等各有赋。大意其草修干柔茎，细枝弱根。繁花结实，严霜弗凋。收采幽杀，摘去枝叶。入袋佩之，芳香甚烈。

【气味】辛，温，无毒。

【主治】恶气，令人衣香，烧之去鬼。藏器。〔珣曰〕性平不温。合羌活为丸，烧之，辟蚊蚋。

（迷迭香：灌木。茎及老枝圆柱形，幼枝四棱形。叶常在枝上丛生；叶片草质，线形，全缘。花聚集在短枝的顶端组成总状花序，花唇形，花冠蓝紫色。花期11月。我国引种栽培于园圃中。）

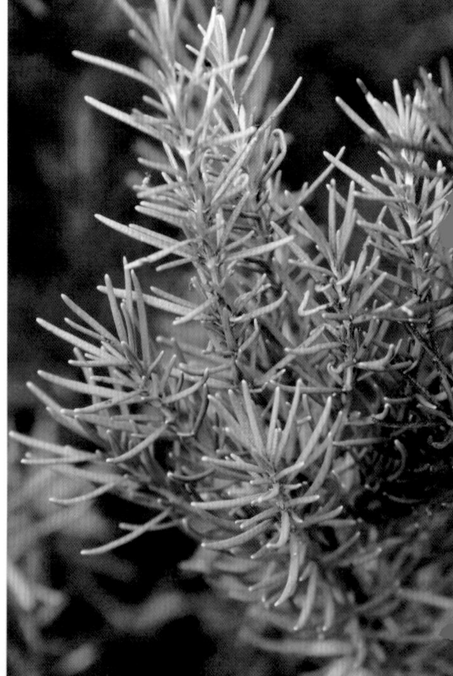

艾纳香

【集解】〔志曰〕《广志》云：艾纳出西国，似细艾。又有松树皮上绿衣，亦名艾纳，可以和合诸香，烧之能聚其烟，青白不散，而与此不同。

【气味】甘，温、平，无毒。

【主治】去恶气杀虫，主腹冷泄痢。志|伤寒五泄，心腹注气，止肠鸣，下寸白，烧之辟瘟疫，合蜂窠浴脚气良。珣|治癣辟蛇。藏器

（艾纳香为菊科植物大风艾。大风艾：多年生大草本或灌木，全株密被黄白色绒毛，具香气。茎直立，木质化。单叶互生，叶片椭圆形或椭圆状披针形，边缘具不整齐锯齿，上面绿色有短柔毛，下面密被银白色绒毛。4～5月开花，头状花序排列成伞房状；花黄色。瘦果有10棱。分布于广西、广东、贵州、云南等地。）

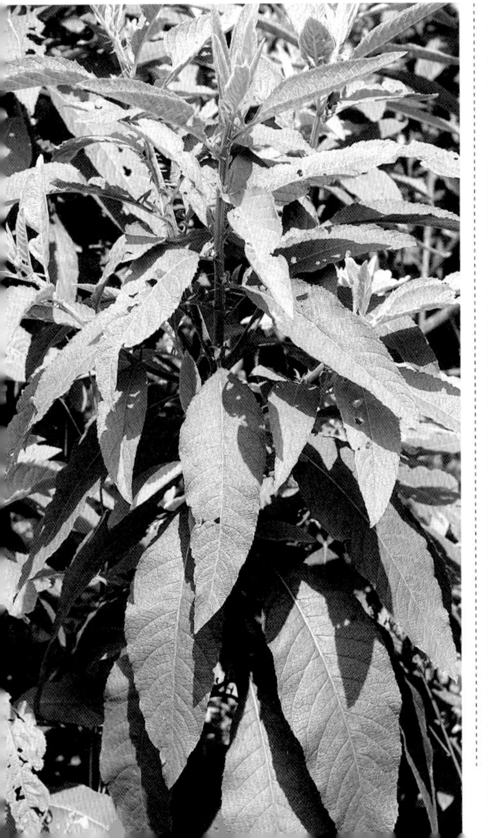

藿香

【释名】兜娄婆香。〔时珍曰〕豆叶曰藿，其叶似之，故名。

【集解】〔禹锡曰〕按《南州异物志》云：藿香出海边国，形如都梁，叶似水苏，可着衣服中。嵇含《南方草木状》云：出交趾、九真、武平、兴古诸地，吏民自种之，榛生，五六月采，晒干乃芬香。〔颂曰〕藿香岭南多有之，人家亦多种。二月生苗，茎梗甚密，作丛，叶似桑而小薄，六月、七月采之，须黄色乃可收。〔时珍曰〕藿香方茎有节中虚，叶微似茄叶。洁古、东垣惟用其叶，不用枝梗。今人并枝梗用之，因叶多伪故耳。

枝叶【气味】辛，微温，无毒。**【主治】**

（藿香为唇形科植物广藿香。广藿香：一年生草本，高30～60cm。茎直立，分枝。叶对生，揉之有清淡的特异香气；叶片卵圆形或长椭圆形，叶缘具不整齐的粗钝齿，两面皆被毛茸。轮伞花序密集成假穗状花序；花萼筒状；花冠唇形。小坚果近球形。花期4月。我国福建、台湾、广东、海南与广西有栽培。）

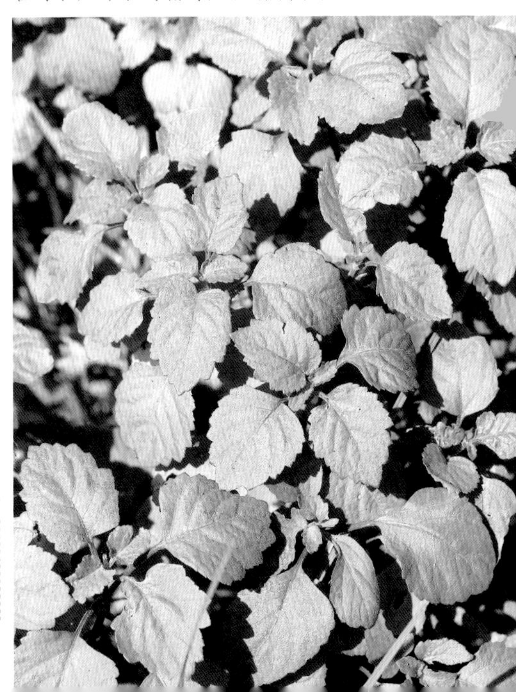

风水毒肿，去恶气，止霍乱心腹痛。《别录》|脾胃吐逆为要药。苏颂|助胃气，开胃口，进饮食。元素|温中快气，肺虚有寒，上焦壅热，饮酒口臭，煎汤漱口。好古

【发明】〔杲曰〕芳香之气助脾胃，故藿香能止呕逆，进饮食。〔好古曰〕手、足太阴之药。故入顺气乌药散，则补肺；入黄芪、四君子汤，则补脾也。

【附方】升降诸气 藿香一两，香附（炒）五两，为末，每以白汤点服一钱。**霍乱吐泻** 垂死者，服之回生。用藿香叶、陈皮各半两，水二盏，煎一盏，温服。**暑月吐泻** 滑石（炒）二两，藿香二钱半，丁香五分为末。每服一二钱，淅米泔调服。**胎气不安** 气不升降，呕吐酸水。香附、藿香、甘草二钱。为末。每服二钱，入盐少许，沸汤调服之。**香口去臭** 藿香洗净，煎汤，时时噙漱。**冷露疮烂** 藿香叶、细茶等分，烧灰，油调涂叶上，贴之。

薰草、零陵香

【释名】蕙草、香草。〔时珍曰〕古者烧香草以降神，故曰薰，曰蕙。薰者熏也，蕙者和也。

【集解】〔别录曰〕薰草，一名蕙草，生下湿地，三月采阴干，脱节者良。〔弘景曰〕《桐君药录》：薰草叶如麻，两两相对。《山海经》云：浮山有草，麻叶而方茎，赤华而黑实，气如蘼芜，名曰薰草，可以已疠。〔颂曰〕零陵香今湖岭诸州皆有之，多生下湿地，叶如麻，两两相对，茎方，常以七月中旬开花至香，古云薰草是也。岭南人皆作窑灶，以火炭焙干，令黄色乃佳。江淮亦有土生者，亦可作香，但不及湖岭者，至枯槁香尤芬熏耳。古方但用薰草，不用零陵香。今合香家及面脂、澡豆诸法皆用之。都下市肆货之甚便。

薰草【气味】甘，平，无毒。**【主治】**明目止泪，疗泄精，去臭恶气，伤寒头痛，上气腰痛。《别录》|单用，治鼻中息肉，鼻齆。甄权|零陵香：主恶气疰心腹痛满，下气，令体香，和诸香作汤丸用，得酒良。《开宝》|主风邪冲心，虚劳疳䘌。得升麻、细辛煎饮，治牙齿肿痛善。李珣|治血气腹胀，茎叶煎酒服。《大明》|妇人浸油饰发，香无以加。宗奭

【发明】〔时珍曰〕薰草芳馨，其气辛散上达，故心腹恶气齿痛鼻塞皆用之。脾胃喜芳香，芳香可以养鼻是也。多服作喘，为能耗散真气也。

【附方】伤寒下痢 蕙草汤：用蕙草、当归各二两，黄连四两，水六升，煮二升服，日三服。**头风旋运** 痰逆恶心懒食。真零陵香、霍香叶、莎草根（炒）等分，为末。每服二钱，茶下，日三服。**小儿鼻塞** 头热。用薰草一两，羊髓三两。铫内慢火熬成膏，去滓，日摩背上三四次。**头风白屑** 零陵香、白芷等分，水煎汁，入鸡子白搅匀，敷数十次，终身不生。**牙齿疼痛** 零陵香梗叶煎水，含漱之。**梦遗失精** 薰草汤：用薰草、人参、白术、白芍药、生地黄各二两，茯神、桂心、甘草（炙）各二两，大枣十二枚，水八升，煮三升，分二服。**妇人断产** 零陵香为末，酒服二钱。每服至一两，即一年绝孕。盖血闻香即散也。**五色诸痢** 返魂丹：用零陵香草去根，以盐酒浸半月，炒干。每两入广木香一钱半，为末。里急腹痛者，用冷水服一钱半，通了三四次，用热米汤服一钱半，止痢。只忌生梨一味。

兰草

【释名】蕑、水香、香水兰、女兰、香草、燕尾香、大泽兰、煎泽草、兰泽草、省头草、都梁香、孩儿菊、千金草。

【集解】〔别录曰〕兰草生太吴池泽，四月、五月采。〔保升曰〕生下湿地，

叶似泽兰，尖长有歧，花红白色而香。〔时珍曰〕兰草、泽兰一类二种也。俱生水旁下湿处。二月宿根生苗成丛，紫茎素枝，赤节绿叶，叶对节生，有细齿。但以茎圆节长，而叶光有歧者，为兰草；茎微方，节短而叶有毛者，为泽兰。嫩时并可挼而佩之，八九月后渐老，高者三四尺，开花成穗，如鸡苏花，红白色，中有细子。雷敩《炮炙论》所谓大泽兰，即兰草也；小泽兰，即泽兰也。

叶【气味】辛，平，无毒。**【主治】**利水道，杀蛊毒，辟不祥。久服益气轻身不老，通神明。《本经》|除胸中痰癖。《别录》|生血，调气，养营。雷敩|其气清香，生津止渴，润肌肉，治消渴胆瘅。李杲|煮水，浴风病。马志|消痈肿，调月经。煎水，解中牛马毒。时珍|主恶气，香泽可作膏涂发。藏器

【发明】〔时珍曰〕按《素问》云：五味入口，藏于脾胃，以行其精气。津液在脾，令人口甘，此肥美所发也。其气上溢，转为消渴。治之以兰，除陈气也。王冰注云：辛能发散故也。李东垣治消渴生津饮，用兰叶，盖本于此，详见泽兰下。又此草浸油涂发，去风垢，令香润。《史记》所谓罗襦襟解，微闻香泽者是也。崔寔《四时月令》作香泽法：用清油浸兰香、藿香、鸡舌香、苜蓿叶四种，以新绵裹，浸胡麻油，和猪脂纳铜铛中，沸定，下少许青蒿，以绵幂瓶，铛嘴泻出，瓶收用之。

【附方】食牛马毒 杀人者。省头草（连根叶），煎水服，即消。

(兰草为菊科植物佩兰。佩兰：多年生直立草本，高40～100cm。中部茎叶较大，叶对生，常3全裂或3深裂；上部的叶较小，常不分裂，或全部茎叶不分裂，边缘有粗齿或不规则细齿。头状花序，紫红色；花白色或带微红色。瘦果圆柱形。花、果期7～11月。分布于河北、山东、江苏、广东、广西、四川等地。)

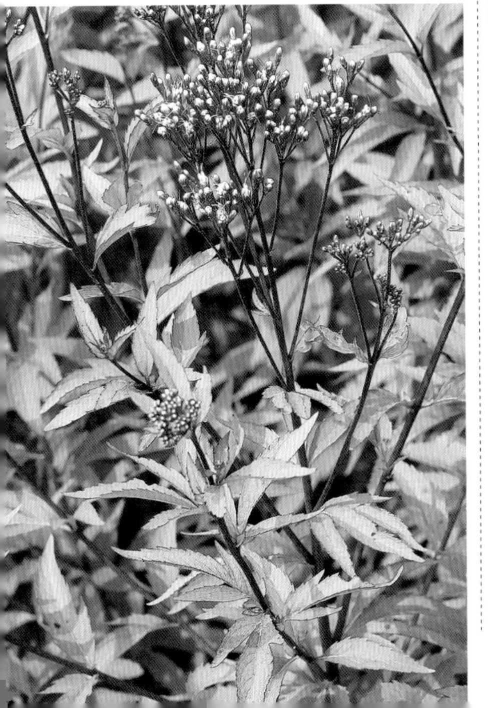

泽兰

【释名】水香、都梁香、虎兰、虎蒲、龙枣、孩儿菊、风药，根名地笋。

【集解】〔别录曰〕泽兰生汝南诸大泽旁，三月三日采，阴干。〔普曰〕生下地水旁，叶如兰，二月生苗，赤节，四叶相值枝节间。〔恭曰〕泽兰茎方节紫，叶似兰草而不甚香，今京下用者是也。陶说乃是兰草，茎圆紫萼白花，殊非泽兰也。〔弘景曰〕今处处有之。多生下湿地。叶微香，可煎油及作浴汤。人家多种之，而叶小异。今山中又有一种甚相似，茎方，叶小强，不甚香。既云泽兰，则山中者为非，而药家乃采用之。

叶【气味】苦，微温，无毒。**【主治】**乳妇内衄，中风余疾，大腹水肿，身面四肢浮肿，骨节中水，金疮，痈肿疮脓。《本经》|产后金疮内塞。《别录》|产后腹痛，频产血气衰冷，成劳瘦羸，妇人血沥腰痛。甄权|产前产后百病，通九窍，利关节，养血气，破宿血，消癥瘕，通小肠，

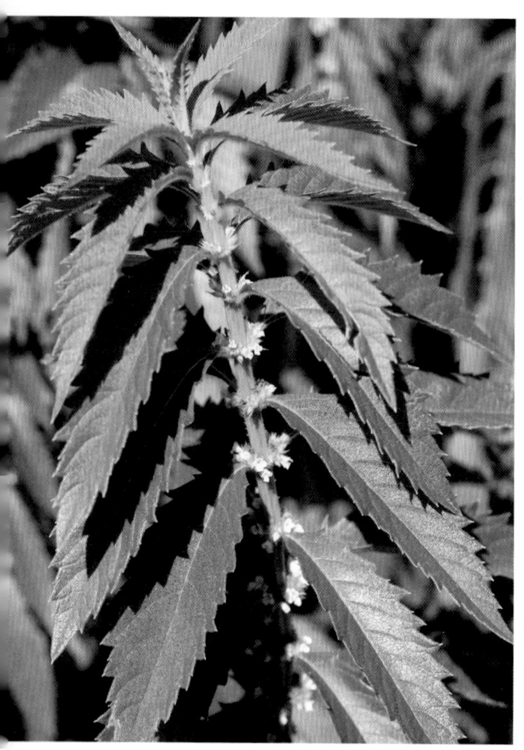

（泽兰为唇形科植物地笋。地笋：多年生直立草本，高40～100cm。叶交互对生；狭披针形至广披针形，边缘有粗锐锯齿。轮伞花序腋生，花小，花冠白色，钟形。小坚果扁平，暗褐色。花期7～9月，果期9～10月。分布于黑龙江、吉林、辽宁、河北、陕西、贵州、云南、四川等地。）

长肌肉，消扑损瘀血，治鼻血吐血，头风目痛，妇人劳瘦，丈夫面黄。《大明》【发明】〔时珍曰〕兰草、泽兰气香而温，味辛而散，阴中之阳，足太阴、厥阴经药也。脾喜芳香，肝宜辛散。脾气舒，则三焦通利而正气和；肝郁散，则营卫流行而病邪解。兰草走气道，故能利水道，除痰癖，杀蛊辟恶，而为消渴良药；泽兰走血分，故能治水肿，涂痈毒，破瘀血，消癥瘕，而为妇人要药。虽是一类而功用稍殊，正如赤白茯苓、芍药，补泻皆不同也。

【附方】**产后水肿** 血虚浮肿。泽兰、防己等分，为末。每服二钱，醋汤下。**疮肿初起** 泽兰，捣封之，良。**损伤瘀肿** 方同上。**产后阴翻** 产后阴户燥热，遂成翻花。泽兰四两，煎汤熏洗二三次，再入枯矾煎洗之，即安。

地笋【气味】甘、辛，温，无毒。【主治】利九窍，通血脉，排脓治血。藏器｜止鼻洪吐血，产后心腹痛。产妇可作蔬菜食，佳。《大明》

马兰

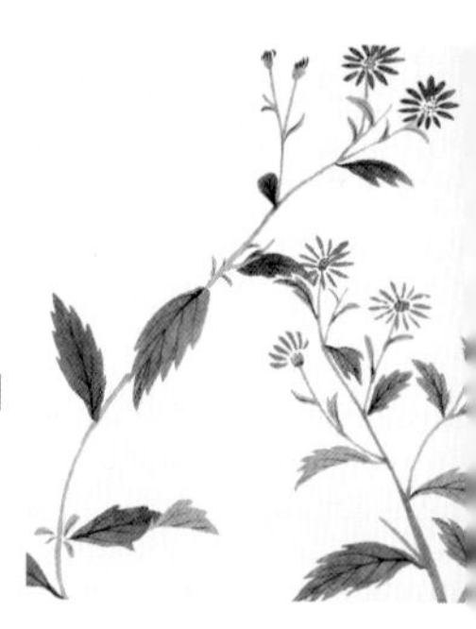

【释名】紫菊。〔时珍曰〕其叶似兰而大，其花似菊而紫，故名。俗称物之大者，为马也。

【集解】〔藏器曰〕马兰生泽旁，如泽兰而气臭。〔时珍曰〕马兰，湖泽卑湿处甚多。二月生苗，赤茎白根，长叶有刻齿，状似泽兰，但不香尔。南人多采晒干，为蔬及馒馅。入夏高二三尺，开紫花，花罢有细子。

根、叶【气味】辛，平，无毒。【主治】破宿血，养新血，止鼻衄吐血，合金疮，断血痢，解酒疸及诸菌毒、蛊毒。生捣，涂蛇咬。《大明》｜主诸疟及腹中急痛，痔疮。时珍

【发明】〔时珍曰〕马兰辛平，能入阳明血分，故治血与泽兰同功。近人用治痔漏云有效，春夏取生，秋冬取干者，不用盐醋，白水煮食，并饮其汁。或以酒煮焙研，糊丸，米饮日日服之。仍用煎水入盐少许，日日熏洗之。

【附方】**诸疟寒热** 赤脚马兰捣汁，入水少许，发日早服，或入少糖亦可。**绞肠沙痛** 马兰根叶，细嚼咽汁，立安。**打伤出血** 竹节草即马兰，同旱莲草、松香、皂子叶（即柜子叶，冬用皮）。为末。搽入刀口。

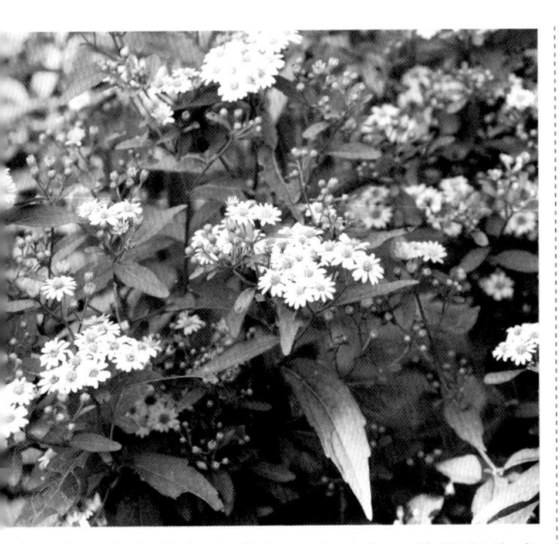

（马兰：多年生直立草本。叶互生，基部渐狭成具翅的长柄，叶片倒披针形或倒卵状长圆形，边缘从中部以上具有小尖头的钝齿或尖齿，或有羽状裂片。头状花序，舌状花1层，舌片浅紫色。瘦果倒卵状长圆形。花期5～9月，果期8～10月。生于路边、田野、山坡上。分布于全国各地。）

喉痹口紧 用地白根即马兰根，或叶捣汁，入米醋少许，滴鼻孔中，或灌喉中，取痰自开。**水肿尿涩** 马兰菜一虎口，黑豆、小麦各一撮。酒、水各一钟，煎一钟，食前温服以利小水，四五日愈。**缠蛇丹毒** 马兰、甘草擂醋搽之。

香薷

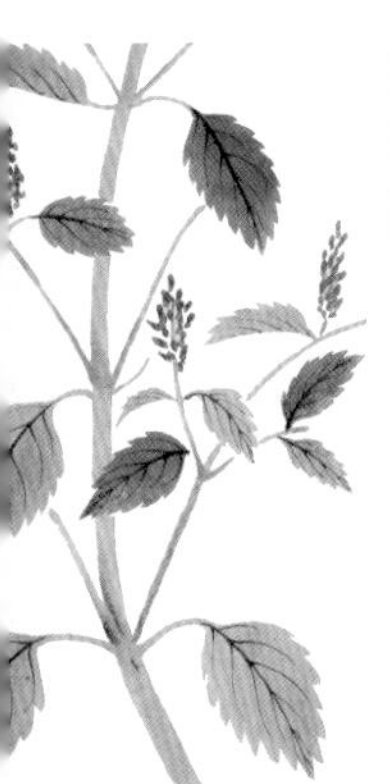

【释名】香菜、香茸、香菜、蜜蜂草。

【集解】〔宗奭曰〕香薷生山野间，荆湖南北、二川皆有之，汴、洛作圃种之，暑月亦作菜蔬。叶如茵陈，花茸紫，连边成穗，凡四五十房为一穗，如荆芥穗，别是一种香气。〔时珍曰〕香薷有野生，有家莳。中州人三月种之，呼为香菜，以充蔬品。丹溪朱氏惟取大叶者为良，而细叶者香烈更甚，今人多用之。方茎，尖叶有刻缺，颇似黄荆叶而小，九月开紫花成穗。有细子细叶者，仅高数寸，叶如落帚叶，即石香薷也。

【修治】〔时珍曰〕八九月开花着穗时，采之阴干，入用。

【气味】辛，微温，无毒。

【主治】霍乱腹痛吐下，散水肿。《别录》|去热风，卒转筋者。煮汁顿服半升，即止。为末水服，止鼻衄。孟诜|下气，除烦热，疗呕逆冷气。《大明》|春月煮饮代茶，可无热病，调中温胃。含汁漱口，去臭气。汪颖|主脚气寒热。时珍

（香薷可能为唇形科植物土香薷。土香薷：一年生草本。茎直立，棱形，紫褐色。叶对生，叶片卵形或椭圆状披针形，边缘具锯齿。轮伞花序；花冠二唇形，淡紫色。小坚果长圆形，棕黄色。花期7～10月，果期8～10月。生于山地、林内、河岸和路旁。除青海、新疆外，全国各地均有分布。）

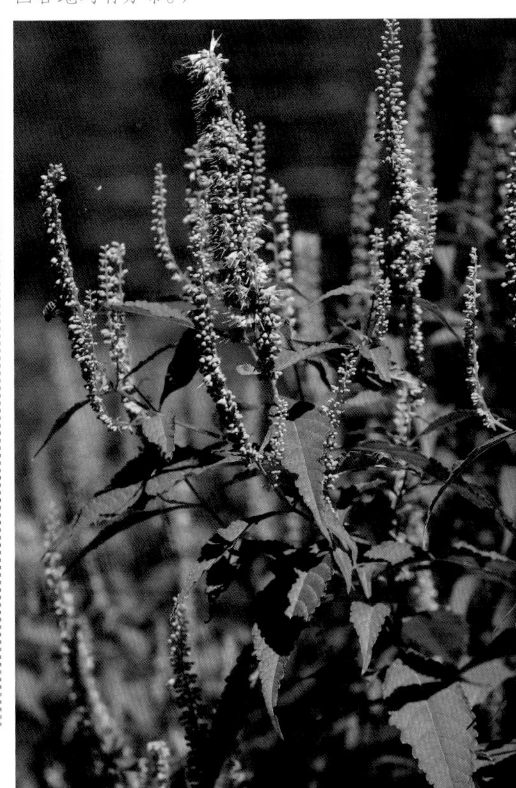

【发明】〔震亨曰〕香薷属金与水，有彻上彻下之功。解暑利小便，又治水甚捷，以大叶者浓煎丸服。肺得之，清化行而热自降也。

【附方】**伤暑**《和剂局方》香薷饮：治暑月卧湿当风，或生冷不节，真邪相干，便致吐利，或发热头痛体痛，或心腹痛，或转筋，或干呕，或四肢逆冷，或烦闷欲死，并主之。用香薷一斤，厚朴（姜汁炙）、白扁豆（微炒）各半斤，剉散。每服五钱，水二盏，酒半盏，煎一盏，水中沉冷，连进二服立效。**水病洪肿** 胡洽居士香薷煎：用干香薷五十斤（剉）。入釜中，以水淹过三寸，煮使气力都尽，去滓澄之，微火煎至可丸，丸如梧子大。一服五丸，日三服，日渐增之，以小便利则愈。**心烦胁痛** 连胸欲死者。香薷捣汁一二升服。**鼻衄不止** 香薷研末，水服一钱。

石香菜

【释名】石苏。

【集解】〔志曰〕石香菜，生蜀郡陵、荣、资、简州，及南中诸处，生山岩石缝中。二月、八月采，苗茎花实俱可用。〔宗奭曰〕处处有之，但山中临水附崖处或有之，不必山岩石缝也。九月、十月尚有花〔时珍曰〕香薷、石香薷，一物也，但随所生而名尔。生平地者，叶大；崖石者叶细，可通用之。

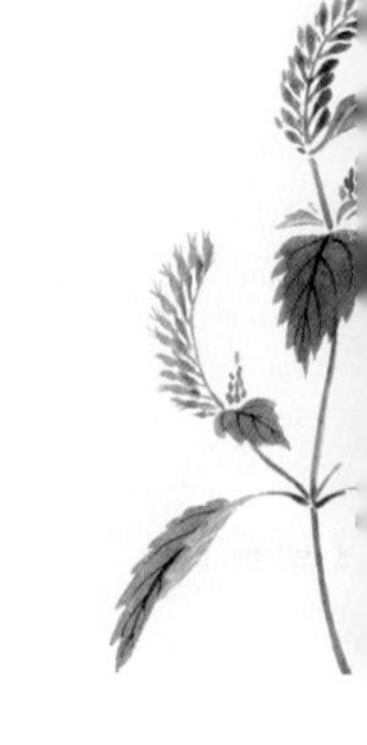

【气味】辛香，温，无毒。

【主治】调中温胃，止霍乱吐泻，心腹胀满，脐腹痛肠鸣。《开宝》|功比香薷更胜。萧炳|制硫黄。时珍

（石香菜为唇形科植物石香薷。石香薷：直立草本。茎纤细，被白色疏柔毛。叶对生，线状长圆形至线状披针形，边缘具疏而不明显的浅锯齿。总状花序头状，苞片覆瓦状排列。花冠二唇形，紫红、淡红至白色。花期6～9月，果期7～11月。生于草坡或林下。分布于山东、江苏、浙江、安徽、江西、湖南、湖北、贵州、四川、广西、广东、福建及台湾。）

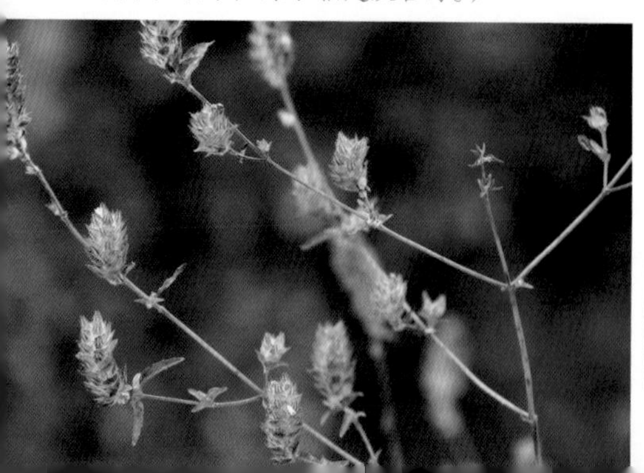

爵床

【释名】爵麻、香苏、赤眼、老母草。

【集解】〔别录曰〕爵床生汉中川谷及田野。〔恭曰〕此草生平泽熟田近道旁，似香菜，叶长而大，或如荏且细，俗名赤眼老母草。〔时珍曰〕原野甚多。方茎对节，

（爵床：一年生匍匐草本。茎方形，表面被灰白色细柔毛，节稍膨大。单叶对生，全缘。穗状花序顶生或腋生，花冠二唇形，淡红色或带紫红色。蒴果线形。花期8～11月。生于旷野草地和路旁的阴湿处。分布于山东、浙江、江苏、江西、湖北、四川、云南、广东、福建及台湾等地。）

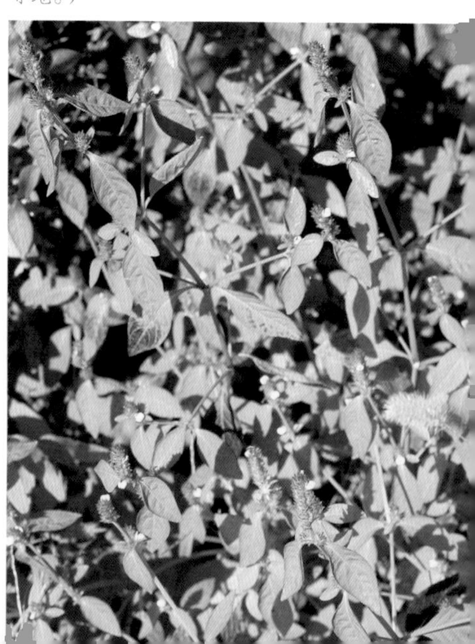

与大叶香薷一样。但香薷搓之气香，而爵床搓之不香微臭，以此为别。

茎、叶【气味】咸，寒，无毒。【主治】腰脊痛，不得着床，俯仰艰难，除热，可作浴汤。《本经》|疗血胀下气。治杖疮，捣汁涂之立瘥。苏恭

赤车使者

【释名】小锦枝。

【集解】〔恭曰〕赤车使者，苗似香菜、兰香，叶茎赤，根紫赤色，八月、九月采根，晒干。〔保升曰〕生荆州、襄州，根紫如茜根，二月、八月采。〔时珍曰〕此与爵床相类，但以根色紫赤为别尔。

根【气味】辛、苦，温，有毒。【主治】风冷邪疰，蛊毒癥瘕，五脏积气。苏恭|治恶风冷气。服之悦泽肌皮，好颜色。甄权

【发明】〔颂曰〕古方治大风风痹，有赤车使者酒。今人稀用，鲜有识者。〔时珍曰〕上古辟瘟疫邪气，有赤车使者丸。此药不怪，苟加询采，必能得之，但古今名称或不同耳。

（赤车使者为荨麻科植物赤车。赤车：多年生草本。茎肉质，上部渐升，下部铺地生不定根。叶具短柄或无柄，不对称；叶片狭卵形或卵形，基部在较狭一侧楔形，在较宽一侧耳形，边缘在基部或中部以上疏生浅牙齿；雄花序分枝稀疏，花被片5，倒卵形；雌花序近球形，具多数密集的花。瘦果卵形，有小疣点。花期4～7月，果期7～8月。生于山谷沟边或林下阴湿草丛中。分布于华南及安徽、浙江、江西、福建、台湾、湖北、湖南、贵州等地。）

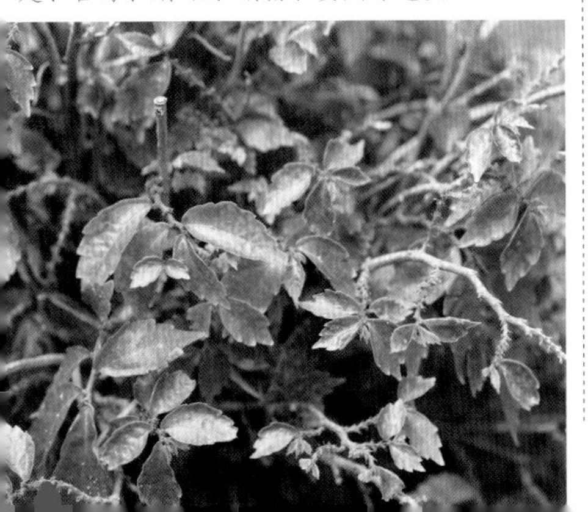

假苏

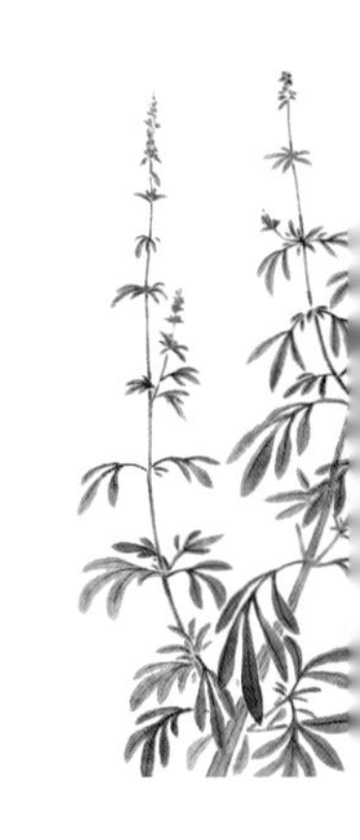

【释名】姜芥、荆芥、鼠蓂。

【集解】〔别录曰〕假苏生汉中川泽。〔颂曰〕今处处有之，叶似落藜而细，初生香辛可啖，人取作生菜。〔时珍曰〕荆芥原是野生，今为世用，遂多栽莳。二月布子生苗，炒食辛香。方茎细叶，似独帚叶而狭小，淡黄绿色。八月开小花，作穗成房，房如紫苏房，内有细子如葶苈子状，黄赤色，连穗收采用之。

茎、穗【气味】辛，温，无毒。【主治】寒热鼠瘘，瘰疬生疮，破结聚气，下瘀血，除湿痹。《本经》|去邪，除劳渴冷风，出汗，煮汁服之。捣烂醋和，傅丁肿肿毒。藏器|单用治恶风贼风，口面㖞斜，遍身痛痹，心虚忘事，益力添精，辟邪毒气，通利血脉，传送五脏不足气，助脾胃。甄权|主血劳，风气壅满，背脊疼痛，虚汗，理丈夫脚气，筋骨烦疼，及阴阳毒伤寒头痛，头旋目眩，手足筋急。士良|利五脏，消食下气，醒酒。作菜生熟皆可食，并煎茶饮之。以豉汁煎服，治暴伤寒，能发汗。《日华》|治妇人血风及疮疥，为要药。苏颂|产后中风身强直，研末酒服。孟诜|散风热，清头目，利咽喉，消疮肿，治项强，目中黑花，及生疮阴癞，吐血衄血，下血血痢，崩中痔漏。时珍

【发明】〔时珍曰〕荆芥入足厥阴经气分，其功长于祛风邪，散瘀血，破结气，消疮毒。盖厥阴乃风木也，主血，而相火寄之，故风病血病疮病为要药。其治风也，贾丞相称为再生丹，许学士谓有神圣功，戴院使许为产后要药，萧存敬呼为一捻金，陈无择隐为举卿古拜散，夫岂无故而得此隆誉哉？

【附方】**风热头痛** 荆芥穗、石膏等分，为

末。每服二钱，茶调下。**风热牙痛** 荆芥根、乌根、葱根等分煎汤频含漱之。**小儿惊痫** 一百二十种。用荆芥穗二两，白矾（半生半枯）一两，为末，糊丸黍米大，朱砂为衣。每姜汤下二十丸，日二服。**一切偏风** 口眼㖞斜。用青荆芥一斤，青薄荷一斤，同入砂盆内研烂，生绢绞汁，于瓷器中煎成膏，漉去滓三分之一，将二分晒干，为末，以膏和丸梧子大。每服三十丸，白汤下，早暮各一服。忌动风物。**中风口噤** 荆芥穗为末，酒服二钱，立愈，名荆芥散。**产后中风** 华佗愈风散：治妇人产后中风口噤，手足瘛疭如角弓，或产后血运，不省人事，四肢强直，或筑心眼倒，

（假苏为唇形科植物裂叶荆芥。裂叶荆芥：一年生直立草本，高60～100cm，具强烈香气。叶对生，羽状深裂，裂片3～5，裂片披针形，全缘。轮伞花序，密集于枝端成穗状，花冠二唇形，浅红紫色。小坚果长圆状三棱形，棕褐色，表面光滑。花期7～9月，果期9～11月。全国大部分地区有分布。）

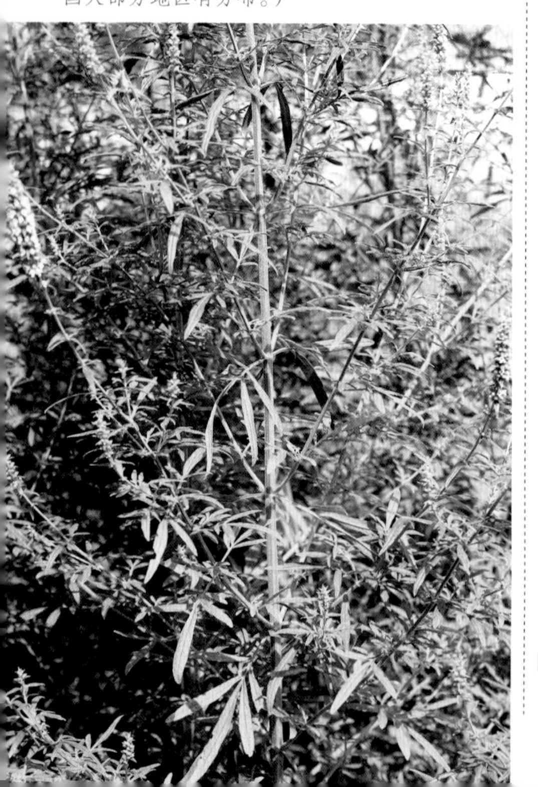

吐泻欲死。用荆芥穗子，微焙为末。每服三钱，豆淋酒调服，或童子小便服之。口噤则挑齿灌之，龂噤则灌入鼻中，其效如神。大抵产后太暖，则汗出而腠理疏，则易于中风也。〔时珍曰〕此方诸书盛称其妙。**产后血运** 筑心眼倒，风缩欲死者。取干荆芥穗捣筛末。每用二钱匕，童子小便一酒盏，调匀，热服。立效。口噤者挑齿，口闭者灌鼻中，皆效。近世名医用之，无不如神也。**产后血眩** 风虚，精神昏冒。荆芥穗一两三钱，桃仁五钱（去皮尖）。炒为末。水服三钱。若喘加杏仁（去皮尖，炒）、甘草（炒）各三钱。**产后下痢** 大荆芥四五穗（于盏内烧存性，不得犯油火），入麝香少许。以沸汤些须调下。此药虽微，能愈大病，不可忽之。**口鼻出血** 如涌泉，因酒色太过者。荆芥烧研，陈皮汤服二钱，不过二服也。**吐血不止**《经验方》：用荆芥（连根，洗），捣汁半盏服。干穗为末亦可。《圣惠方》：用荆芥穗为末。生地黄汁调服二钱。**小便尿血** 荆芥、缩砂等分，为末。糯米饮下三钱，日三服。**崩中不止** 荆芥穗（于麻油灯上烧焦，为末）。每服二钱，童子小便服。此夏太君娘娘方也。**痔漏肿痛** 荆芥煮汤，日日洗之。**大便下血**《经验方》：用荆芥（炒）为末，每米饮服二钱，妇人用酒下，亦可拌面作馄饨食之。《简便方》：用荆芥二两，槐花一两，同炒紫为末。每服三钱，清茶送下。**丁肿诸毒** 荆芥一握（切）。以水五升，煮取二升，分二服冷饮。**一切疮疥** 荆芥末，以地黄自然汁熬膏，和丸梧子大。每服三五十丸，茶酒任下。**脚桠湿烂** 荆芥叶捣敷之。**头目诸疾** 一切眼疾，血劳，风气头痛，头旋目眩。荆芥穗为末，每酒服三钱。

薄荷

【释名】菝蔺、蕃荷菜、吴菝蔺、南薄荷、金钱薄荷。

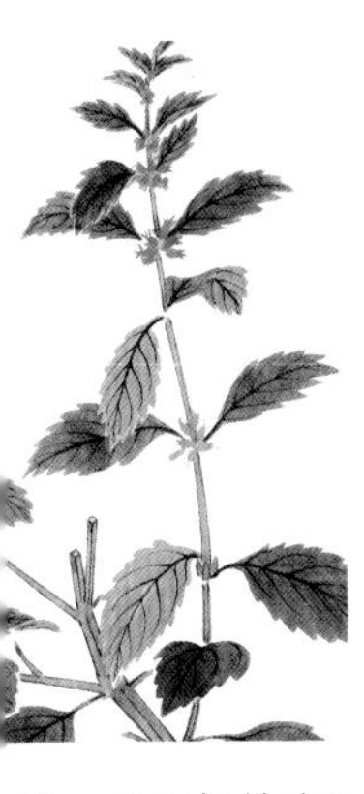

【集解】〔颂曰〕薄荷处处有之。茎叶似荏而尖长，经冬根不死，夏秋采茎叶曝干。古方稀用，或与薤作齑食。近世治风寒为要药，故人家多莳之。又有胡薄荷，与此相类，但味少甘为别。生江浙间，彼人多以作茶饮之，欲呼新罗薄荷。近汴洛僧寺或植一二本者，《天宝单方》所谓连钱草者是也。又有石薄荷，生江南山石间，叶微小，至冬紫色，不闻有别功用。〔时珍曰〕薄荷，人多栽莳。二月宿根生苗，清明前后分之。方茎赤色，其叶对生，初时形长而头圆，及长则尖。吴、越、川、湖人多以代茶。苏州所莳者，茎小而气芳，江西者，稍粗，川蜀者更粗，入药以苏产为胜。

茎、叶【气味】辛，温，无毒。【主治】贼风伤寒发汗，恶气心腹胀满，霍乱，宿食不消，下气，煮汁服之，发汗，大解劳乏，亦堪生食。《唐本》|作菜久食，却肾气，辟邪毒，除劳气，令人口气香洁。煎汤洗漆疮。思邈|通利关节，发毒汗，去愤气，破血止痢。甄权|疗阴阳毒，伤寒头痛，四季宜食。士良|治中风失音吐痰。《日华》|主伤风头脑风，通关格，及小儿风涎，为要药。苏颂|杵汁服，去心脏风热。孟诜|清头目，除风热。李杲|利咽喉口齿诸病，治瘰疬疮疥，风瘙瘾疹。捣汁含漱，去舌苔语涩。挼叶塞鼻，止衄血。涂蜂螫蛇伤。时珍

【发明】〔时珍曰〕戴原礼氏治猫咬，取其汁涂之有效，盖取其相制也。

【附方】**清上化痰** 利咽膈，治风热。以薄荷末，炼蜜丸芡子大。每噙一丸。白沙糖和之亦可。**眼弦赤烂** 薄荷，以生姜汁浸一宿，晒干为末。每用一钱，沸汤炮洗。**瘰疬结核** 或破未破。以新薄荷二斤（取汁），

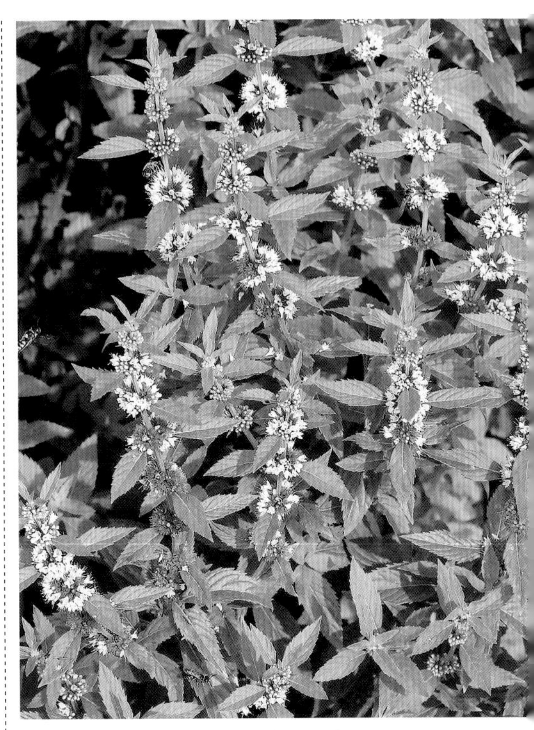

（薄荷：多年生芳香直立草本，高30～80cm。单叶对生，叶片长卵形至椭圆状披针形，边缘具细尖锯齿，密生缘毛。轮伞花序腋生；花冠二唇形，淡紫色至白色。小坚果长卵球形。花期8～10月，果期9～11月。分布于华北、华东、华南、华中及西南各地。）

皂荚一挺（水浸去皮，捣取汁）。同于银石器内熬膏。入连翘末半两，连白青皮、陈皮，黑牵牛（半生半炒）各一两，皂荚仁一两半，同捣和丸梧子大。每服三十丸，煎连翘汤下。**衄血不止** 薄荷汁滴之。或以干者水煮，绵裹塞鼻。**血痢不止** 薄荷叶煎汤常服。**火毒生疮** 冬间向火，火气入内，两股生疮，汁水淋漓者。用薄荷煎汁频涂，立愈。

积雪草

【释名】胡薄荷、地钱草、连钱草、海苏。

【集解】〔恭曰〕此草叶圆大如钱，茎细而劲，蔓生溪涧侧，生处亦稀。〔颂曰〕

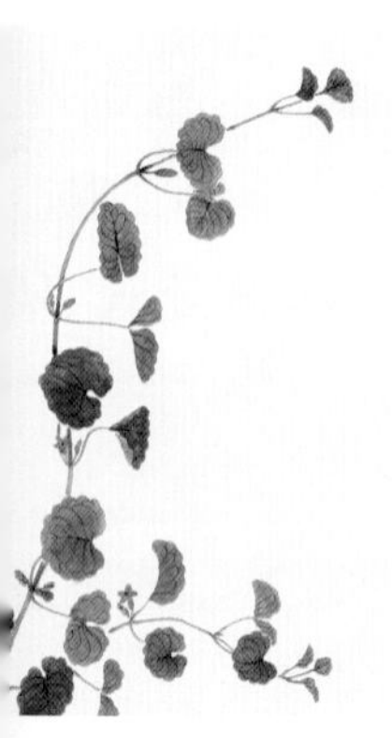

今处处有之，八九月采苗叶，阴干用。段成式《酉阳杂俎》云：地钱叶圆茎细，有蔓延地，一曰积雪草，一曰连钱草。谨按《天宝单行方》云：连钱草生咸阳下湿地，亦生临淄郡、济阳郡池泽中，甚香。俗间或云圆叶似薄荷，江东吴越丹阳郡极多，彼人常充生菜食之。河北柳城郡尽呼为海苏，好近水生，经冬不死，咸阳、洛阳亦有之。或名胡薄荷，所在皆有。单服疗女子小腹疼。〔时珍曰〕按苏恭注薄荷云：一种蔓生，功用相似。苏颂《图经》云：胡薄荷与薄荷相类，但味少甘，生江浙间，彼人多以作茶饮，俗呼为新罗薄荷，《天宝方》所用连钱草是也。据二说，则积雪草即胡薄荷，乃薄荷之蔓生者尔。又《仙庚辛玉册》云：地钱，阴草也。生荆、楚、江、淮、闽、浙间，多在宫院寺庙砖砌间，叶圆似钱，引蔓铺地，香如细辛，不见开花也。

（积雪草：多年生草本，茎匍匐，细长，节上生根。叶片草质，圆形、肾形或马蹄形，边缘有钝锯齿。伞形花序；花紫红色或乳白色。果实圆球形，两侧扁平。花果期4～10月。分布于陕西、江苏、湖南、湖北、福建、台湾、广东、广西、四川、云南等地。）

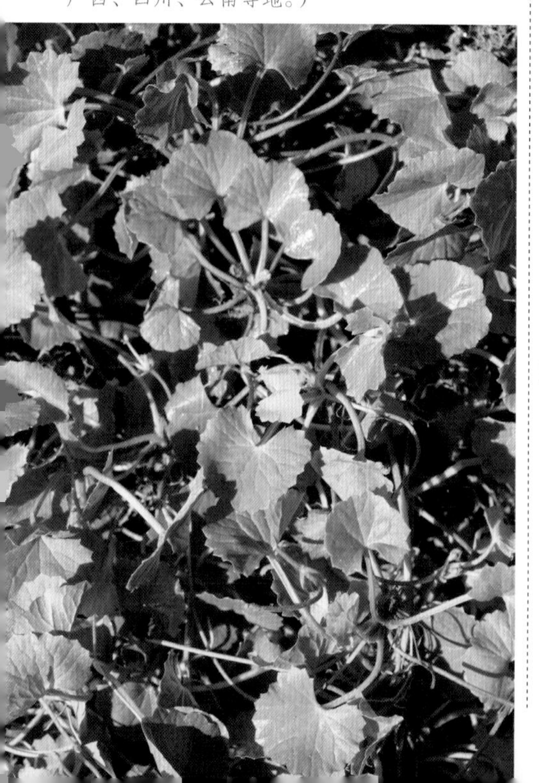

茎、叶【气味】苦，寒，无毒。**【主治】**大热，恶疮痈疽，浸淫赤熛，皮肤赤，身热。《本经》|捣敷热肿丹毒。苏恭|主暴热，小儿寒热，腹内热结，捣汁服之。藏器|单用治瘰疬鼠漏，寒热时节来往。甄权|以盐挼贴肿毒，并风疹疥癣。《日华》|胡菝蔄：主风气壅并攻胸膈，作汤饮之立效。士良|研汁，点暴赤眼，良。时珍

【附方】热毒痈肿 秋后收连钱草。阴干为末。水调傅之。生捣亦可。**女子少腹痛** 其药夏五月正放花时，即采暴干，捣筛为散。每服二方寸匕，和好醋二小合，搅匀，平旦空腹顿服之。每旦一服，以知为度。

苏

【释名】紫苏、赤苏、桂荏。〔时珍曰〕苏从稣，音酥，舒畅也。苏性舒畅，行气和血，故谓之苏。曰紫苏者，以别白苏也。

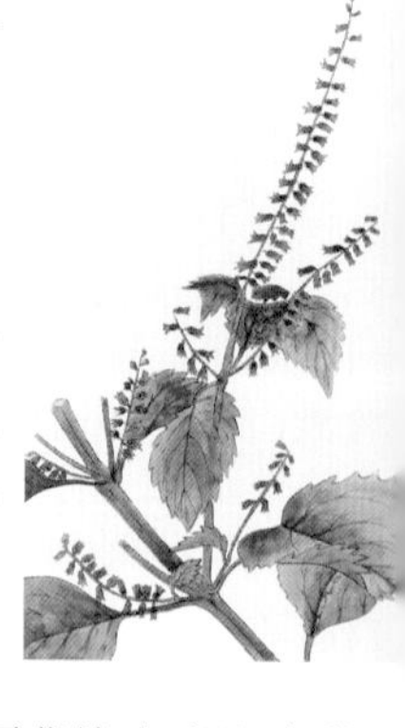

【集解】〔时珍曰〕紫苏、白苏，皆以二三月下种，或宿子在地自生。其茎方，其叶团而有尖，四围有巨齿，肥地者面背皆紫，瘠地者面青背紫，其面背皆白者即白苏，乃荏也。紫苏嫩时采叶，和蔬茹之，或盐及梅卤作菹食甚香，夏月作熟汤饮之。五六月连根采收，以火煨其根，阴干则经

久叶不落。八月开细紫花，成穗作房，如荆芥穗。九月半枯时收子，子细如芥子而色黄赤，亦可取油如荏油。

茎、叶【气味】辛，温，无毒。【主治】下气，除寒中，其子尤良。《别录》|除寒热，治一切冷气。孟诜|补中益气，治心腹胀满，止霍乱转筋，开胃下食，止脚气，通大小肠。《日华》|通心经，益脾胃，煮饮尤胜，与橘皮相宜。苏颂|解肌发表，散风寒，行气宽中，消痰利肺，和血温中止痛，定喘安胎，解鱼蟹毒，治蛇犬伤。时珍|以叶生食作羹，杀一切鱼肉毒。甄权

【发明】〔宗奭曰〕紫苏其气香，其味微辛甘能散。今人朝暮饮紫苏汤，甚无益。医家谓芳草致豪贵之疾者，此有一焉。若脾胃寒人，多致滑泄，往往不觉。【附方】**疯狗咬伤** 紫苏叶嚼敷之。**食蟹中毒** 紫苏煮汁饮二升。**霍乱胀满** 未得吐下。用生苏捣汁饮之，佳。干苏煮汁亦可。**诸失血病** 紫苏不限多少，入大锅内，水煎令干，去滓熬膏，以炒熟赤豆为末，和丸梧子大。每酒下三五十丸，常服之。**金疮出血** 不止。以嫩紫苏叶、桑叶同捣贴之。**卒啘不止** 香苏浓煮，顿服三升，良。**蛇虺伤人** 紫苏叶捣饮之。

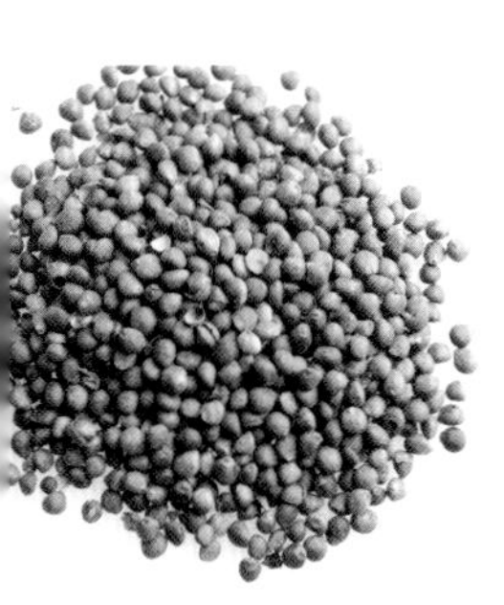

子【气味】辛，温，无毒。【主治】下气，除寒温中。《别录》|治上气咳逆，冷气及腰脚中湿风结气。研汁煮粥长食，令人肥白身香。甄权|调中，益五脏，止霍乱呕吐反胃，补虚劳，肥健人，利大小便，破癥结，消五膈，消痰止嗽，润心肺。《日华》|治肺气喘急。宗奭|治风顺气，利膈宽肠，解鱼蟹毒。时珍【发明】〔弘景曰〕苏子下气，与橘皮相宜。〔时珍曰〕苏子与叶同功。发散风

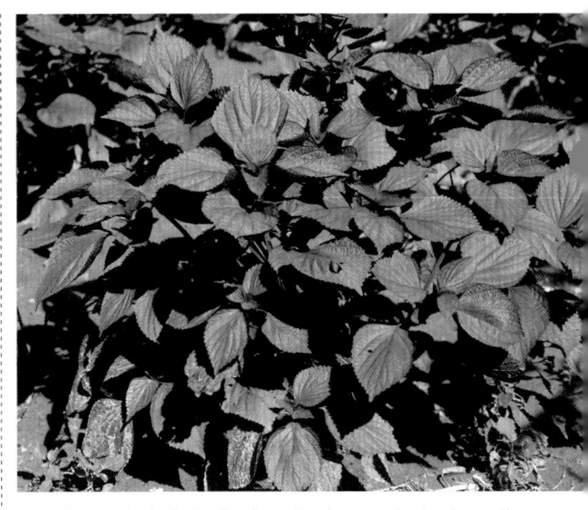

（苏为唇形科植物紫苏。紫苏：一年生直立草本，高30～200cm，具有特殊芳香。叶对生，叶片阔卵形、卵状圆形，边缘具粗锯齿，两面紫色或仅下面紫色。轮伞花序，花冠唇形，白色或紫红色。小坚果近球形，灰棕色或褐色。花期6～8月，果期7～9月。全国各地广泛栽培。）

气宜用叶，清利上下则宜用子也。【附方】**风寒湿痹** 四肢挛急，脚肿不可践地。用紫苏子二两，杵碎。以水三升，研取汁，煮粳米二合，作粥，和葱、椒、姜、豉食之。**梦中失精** 苏子一升。熬杵研末，酒服方寸匕，日再服。**食蟹中毒** 紫苏子煮汁饮之。

水苏

【释名】鸡苏、香苏、龙脑薄荷、芥葅、芥苴。〔时珍曰〕此草似苏而好生水旁，故名水苏。其叶辛香，可以煮鸡，故有龙脑、香苏、鸡苏诸名。

【集解】〔保升曰〕叶似白薇，两叶相当，花生节间，紫白色，味辛而香，六月采茎叶，晒干。〔颂曰〕水苏处处有之，多生水岸旁。南人多以作

菜。江北甚多，而人不取食。〔时珍曰〕水苏、荠苧一类二种尔。水苏气香，荠苧气臭为异。水苏三月生苗，方茎中虚，叶似苏叶而微长。密齿，面皱色青，对节生，气甚辛烈，六七月开花成穗，如苏穗，水红色。穗中有细子，状如荆芥子，可种易生，宿根亦自生。沃地者苗高四五尺。

茎、叶【气味】辛，微温，无毒。【主治】下气杀谷，除饮食。辟口臭，去邪毒，辟恶气。久服通神明，轻身耐老。《本经》|主吐血衄血血崩。《别录》|治肺痿血痢，崩中带下。《日华》|主诸气疾及脚肿。苏颂|酿酒渍酒及酒煮汁常服，治头风目眩，及产后中风。恶血不止，服之弥妙。孟诜|作生菜食，除胃间酸水。时珍

（水苏：多年生草本。单叶对生，边缘具圆齿状锯齿。轮伞花序；花唇形，花冠粉红色或淡红紫色。小坚果卵球形。花期7～9月。生于水沟边或河岸湿地。分布于辽宁、内蒙古、河北、山东、江苏、安徽、浙江、江西、福建等地。）

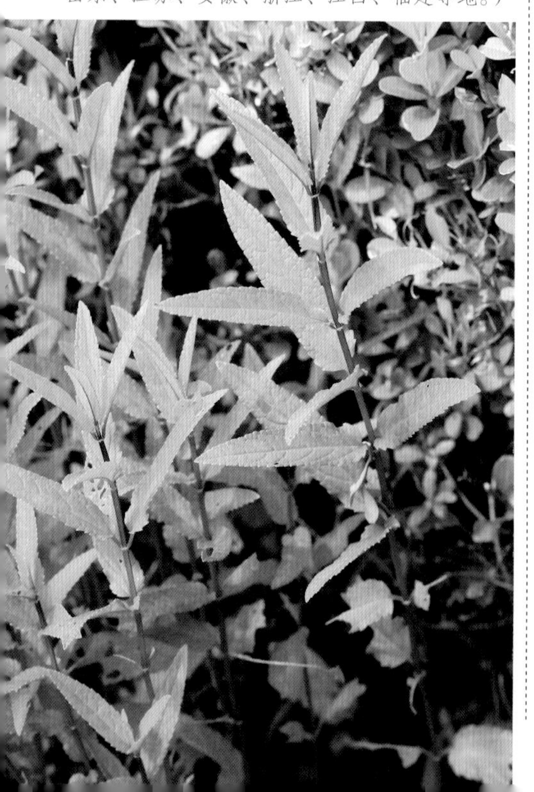

【发明】〔时珍曰〕鸡苏之功，专于理血下气，清肺辟恶消谷，故《太平和剂局方》治吐血衄血、唾血咳血、下血血淋、口臭口苦、口甜喉腥、邪热诸病，有龙脑薄荷丸方，药多不录。用治血病，果有殊效也。

【附方】漏血欲死 鸡苏煮汁一升，服之。**吐血下血** 鸡苏茎叶，煎汁饮之。**吐血咳嗽** 龙脑薄荷焙研末。米饮服一钱，取效。**衄血不止**《梅师方》：用鸡苏五合，香豉二合，同捣，搓如枣核大，纳鼻孔中，即止。《普济方》：用龙脑薄荷、生地黄等分，为末，冷水服。**风热头痛** 热结上焦，致生风气、痰厥头痛。用水苏叶五两，皂荚（炙去皮子）三两，芫花（醋炒焦）一两，为末，炼蜜丸梧子大。每服二十丸，食后荆芥汤下。**耳卒聋闭** 鸡苏叶生捣，绵裹塞之。**头生白屑** 方同上。**暑月目昏** 多眵泪生。龙脑薄荷叶捣烂，生绢绞汁，点之。**蛇虺螫伤** 龙脑薄荷叶研末，酒服，并涂之。

荠苧

【释名】臭苏、青白苏。

【集解】〔藏器曰〕按苏恭言：江左名水苏为荠苧。按水苏叶有雁齿，气香而辛。荠苧叶稍长，其上有毛，气臭，亦可为生菜。〔时珍曰〕荠苧处处平地有之。叶似野苏而稍长，有毛气臭。山人茹之，叶不甚佳。

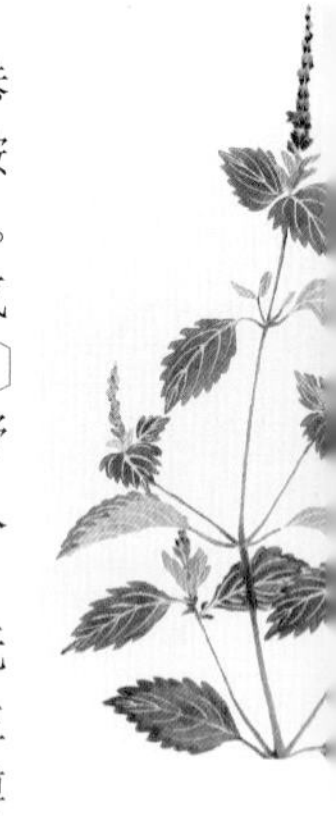

茎、叶【气味】辛，温，无毒。【主治】冷气泄痢。生食，除胃间酸水。挼碎，傅蚁瘘。

第十五卷　草部四

草之四　隰草类上

菊

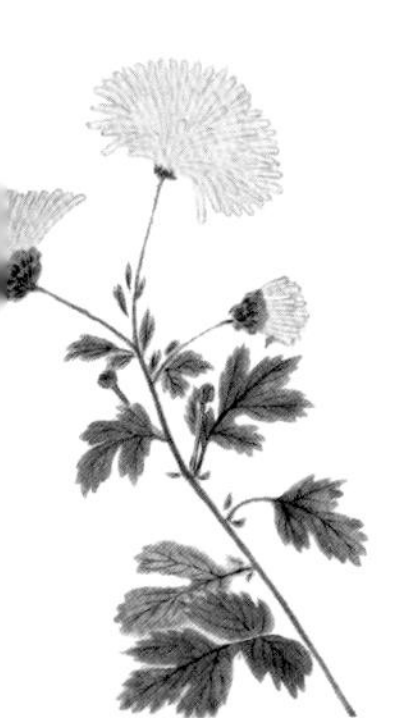

【释名】节华、女节、女华、女茎、日精、更生、傅延年、治蘠、金蕊、阴成、周盈。

【集解】〔颂曰〕处处有之，以南阳菊潭者为佳。初春布地生细苗，夏茂，秋花，冬实。然种类颇多。惟紫茎气香，叶厚至柔者，嫩时可食，花微小，味甚甘者，为真；其茎青而大，叶细气烈似蒿艾，花大味苦者，名苦薏，非真也。〔时珍曰〕菊之品凡百种，宿根自生，茎叶花色，品品不同。宋人刘蒙泉、范致能、史正志皆有《菊谱》，亦不能尽收也。其茎有株、蔓、紫、赤、青、绿之殊，其叶有大、小、厚、薄、尖、秃之异，其花有千叶单叶、有心无心、有子无子、黄白红紫、间色深浅、大小之别，其味有甘苦辛之辨，又有夏菊秋菊冬菊之分。大抵惟以单叶味甘者入药。

花（叶、根、茎、实并同）【气味】苦，平，无毒。【主治】诸风头眩肿痛，目欲脱，泪出，皮肤死肌，恶风湿痹。久服利血气，轻身耐老延年。《本经》|疗腰痛去来陶陶，除胸中烦热，安肠胃，利五脉，调四肢。《别录》|治头目风热，风旋倒地，脑骨疼痛，身上一切游风令消散，利血脉，并无所忌。甄权|作枕明目，叶亦明目，生熟并可食。《大明》|养目血，去翳膜。元素|主肝气不足。好古

白菊【气味】苦、辛，平，无毒。【主治】风眩，能令头不白。弘景|染髭发令黑。和巨胜、茯苓蜜丸服之，去风眩，变白不老，益颜色。藏器

【发明】〔时珍曰〕菊春生夏茂，秋花冬实，备受四气，饱经露霜，叶枯不落，花槁不零，味兼甘苦，性禀平和。昔人谓其能除风热，益肝补阴，盖不知其得金水之精英尤多，能益金水二脏也。补水所以制火，益金所以平木，木平则风息，火降则热除，用治诸风头目，其旨深微。黄者入金水阴分；白者，入金水阳分；红者，行妇人血分。皆可入药，神而明之，存乎其人。其苗可蔬，叶可啜，花可饵，根实可药，囊之可枕，酿之可饮，自本至末，罔不有功。宜乎前贤比之君子，神农列之上品，隐士采入酒斝，骚人餐其落英。

【附方】**服食甘菊**《玉函方》云：王子乔变白增年方。用甘菊，三月上寅日采苗，名曰玉英；六月上寅日采叶，名曰容成；九月上寅日采花，名曰金精；十二月上寅日采根茎，名曰长生。四味并阴干，百日取等分，以成日合捣千杵为末，每酒服一钱匕。或以蜜丸梧子大。酒服七丸，一日三服。百日，身轻润泽；一年，发白变黑；服之二年，齿落再生；五年，八十岁老翁，变为儿童也。**服食白菊**《太清灵宝方》引：九月九日白菊花二斤，茯苓一斤。并捣罗为末。每服二钱，温酒调下，日三服。或以炼过松脂和丸鸡子大，每服

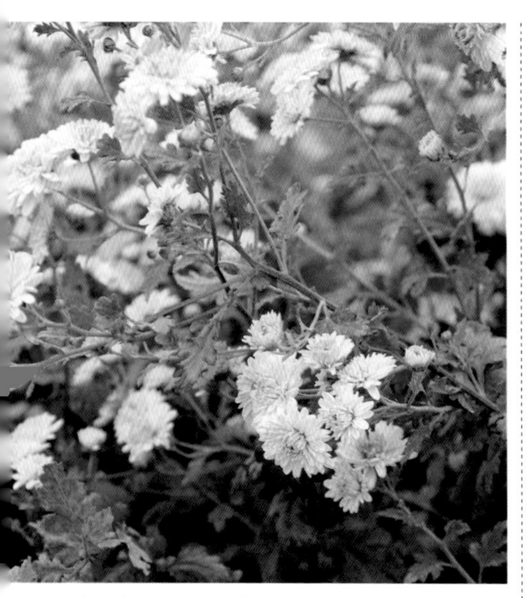

（菊：多年生直立草本，高50～140cm。叶互生，卵形或卵状披针形，羽状浅裂或半裂，两面密被白绒毛。头状花序，舌状花位于边缘，白色、黄色、淡红色或淡紫色；管状花位于中央，黄色。瘦果矩圆形。花期9～11月。我国大部分地区有栽培。）

一丸。主头眩，久服令人好颜色不老。**癍痘入目** 生翳障。用白菊花、谷精草、绿豆皮等分，为末。每用一钱，以干柿饼一枚，粟米泔一盏，同煮候泔尽，食柿，日食三枚。浅者五七日，远者半月，见效。**酒醉不醒** 九月九日真菊花为末，饮服方寸匕。**女人阴肿** 甘菊苗捣烂煎汤，先熏后洗。**疔肿垂死** 菊花一握，捣汁一升，入口即活，此神验方也。冬月采根。

野菊

【释名】苦薏。〔时珍曰〕薏乃莲子之心，此物味苦似之，故与之同名。

【集解】〔藏器曰〕苦薏生泽畔，茎如马兰，花如菊。菊甘而薏苦，语曰苦如薏是也。〔时珍曰〕苦薏处处原野极多，与菊无异，但叶薄小而多尖，花小而蕊多，如蜂窠状，气味苦辛惨烈。

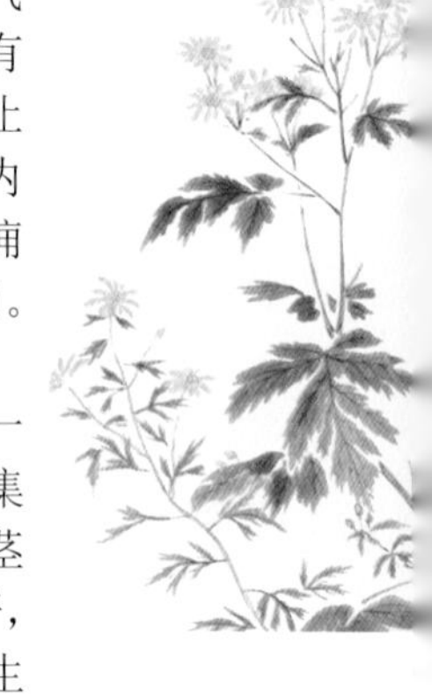

根、叶、茎、花【气味】苦、辛，温，有小毒。**【主治】**调中止泄，破血，妇人腹内宿血宜之。藏器｜治痈肿疔毒，瘰疬眼瘜。时珍

【附方】痈疽疔肿 一切无名肿毒。《孙氏集效方》：用野菊花连茎捣烂，酒煎热服取汗，以渣敷之即愈。《卫生易简方》：用野菊花茎叶、苍耳草各一握，共捣，入酒一碗，绞汁服，以渣敷之，取汗即愈。或六月六日采苍耳叶，九月九日采野菊花，为末。每酒服三钱，亦可。**瘰疬未破** 野菊花根捣烂，煎酒服，以渣敷

（野菊：多年生草本，高25～100cm。茎直立或基部铺展。茎生叶卵形或长圆状卵形，羽状分裂或分裂不明显；顶裂片大；侧裂片常2对，卵形或长圆形，全部裂片边缘浅裂或有锯齿。头状花序，在茎枝顶端排成伞房状圆锥花序或不规则的伞房花序；舌状花黄色。花期9～10月。全国各地均有分布。）

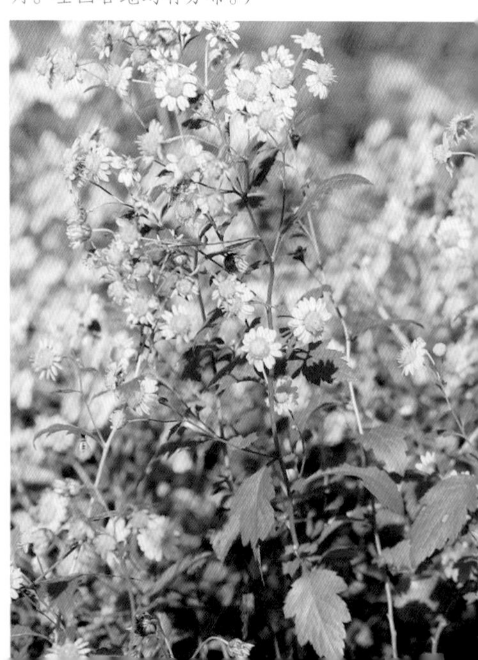

之。自消，不消亦自破也。

庵蔺

【释名】 覆闾。〔时珍曰〕庵，草屋也。闾，里门也。此草乃蒿属，老茎可以盖覆庵闾，故以名之。

【集解】〔别录曰〕庵蔺子生雍州川谷，亦生上党及道边，十月采实阴干。〔弘景曰〕状如蒿艾之类，近道处处有之，仙经亦时用之，人家种此辟蛇也。〔颂曰〕今江淮亦有之。春生苗，叶如艾蒿，高二三尺。七月开花，八月结实，九月采实。〔时珍曰〕庵蔺叶不似艾，似菊叶而薄，多细丫，面背皆青。高者四五尺，其茎白色，如艾茎而粗。八九月开细花，淡黄色。结

（庵蔺：多年生草本，茎高30～90cm。叶互生，边缘有大小不等的缺刻状粗锯齿；愈向上叶形愈小，梢部叶披针形，2～3浅裂或不分裂。头状花序球形。花托外围小花雌性，中间小花两性，均为管状，淡黄色。瘦果。花期7～8月。分布于广东、江苏、浙江、安徽及东北等地。）

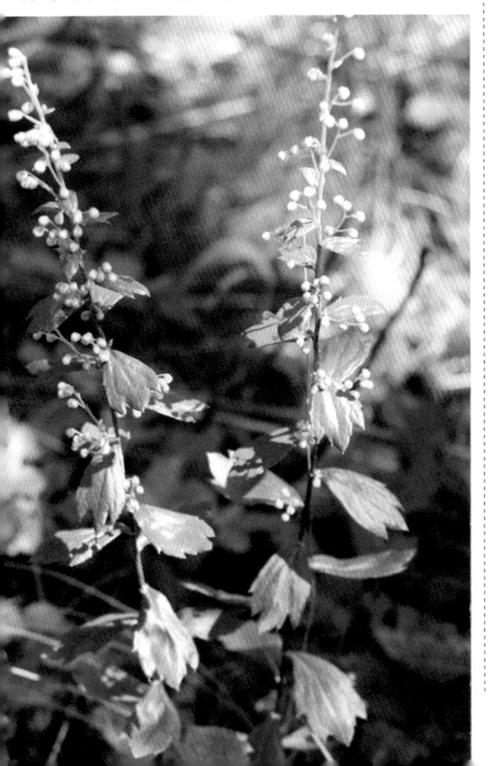

细实如艾实，中有细子，极易繁衍。艺花者以之接菊。

子【气味】 苦，微寒，无毒。**【主治】** 五脏瘀血，腹中水气，腹胀留热，风寒湿痹，身体诸痛。久服轻身延年不老。《本经》|疗心下坚，隔中寒热，周痹，妇人月水不通，消食明目。駏驉食之神仙。《别录》|益气，主男子阴痿不起，治心腹胀满。甄权|腰脚重痛，膀胱痛，及骨节烦痛，不下食。《大明》|擂酒饮，治闪挫腰痛，及妇人产后血气痛。时珍

【附方】月水不通 妇人宿有风冷，留血积聚，月水不通。庵蔺子一升，桃仁二升（酒浸去皮尖）。研匀入瓶内，以酒二斗浸，封五日后，每饮三合，日三服。**产后血痛** 庵蔺子一两。水一升，童子小便二杯，煎饮。

蓍

【集解】〔别录曰〕蓍实生少室山谷，八月、九月采实，日干。〔颂曰〕今蔡州上蔡县白龟祠旁，其生如蒿作丛，高五六尺，一本一二十茎，至多者五十茎，生便条直，所以异于众蒿也。秋后有花，出于枝端，红紫色，形如菊花，结实如艾实。

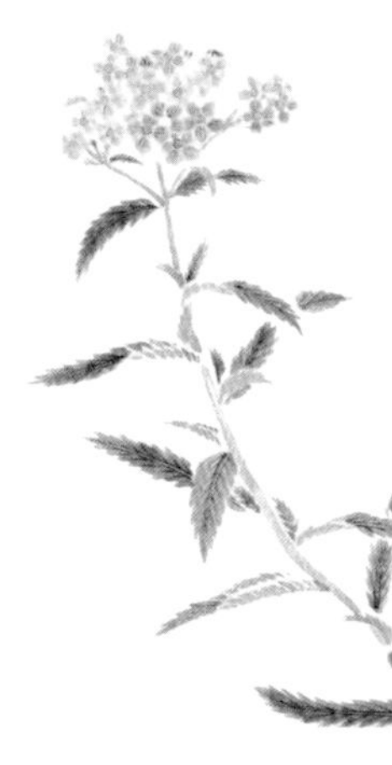

实【气味】 苦、酸，平，无毒。**【主治】** 益气充肌肤，明目聪慧先知。久服不饥不老轻身。《本经》

叶【主治】 痞疾。时珍**【附方】腹中痞块** 蓍叶、独蒜、穿山甲末、食盐。同以好醋捣成饼，量痞大小贴之，两炷香为度。其痞化为脓血，从大便出。

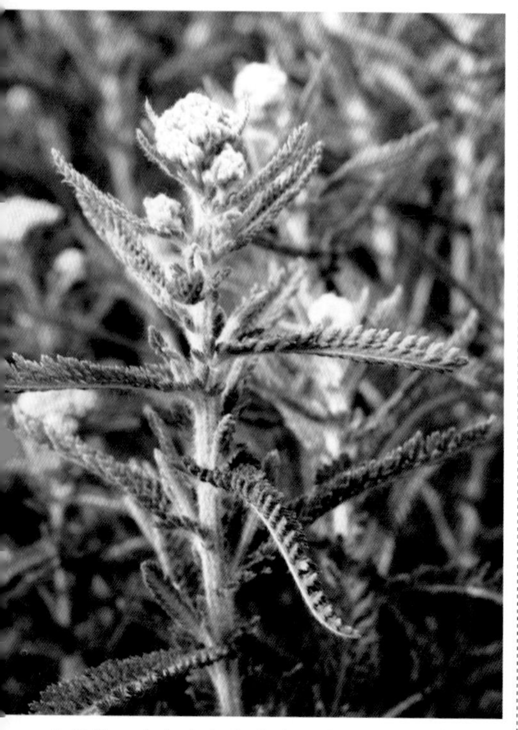

（蓍草：多年生直立草本。叶互生，叶片栉齿状羽状深裂或浅裂，裂片线形。头状花序；边缘舌状花，白色；中心管状花，白色。瘦果扁平。花期7～9月，果期9～10月。分布于东北、华北及宁夏、甘肃、河南等地。各地广泛栽培。）

艾

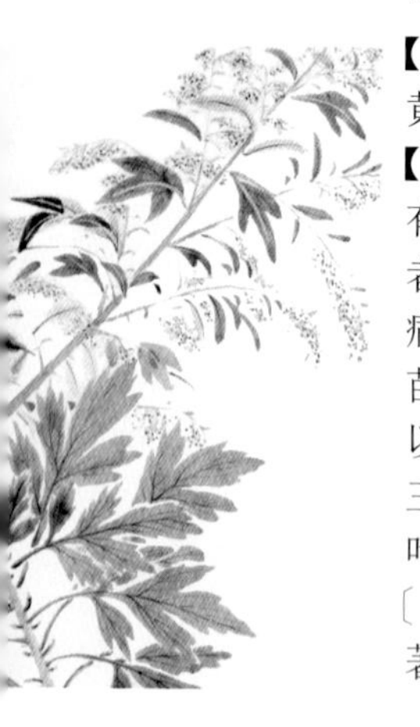

【释名】冰台、医草、黄草、艾蒿。

【集解】〔颂曰〕处处有之，以复道及四明者为佳，云此种灸百病尤胜。初春布地生苗，茎类蒿，叶背白，以苗短者为良。三月三日，五月五日，采叶曝干。陈久方可用。〔时珍曰〕艾叶本草不著土产，但云生田野。此草多生山原。二月宿根生苗成丛，其茎直生，白色，高四五尺。其叶四布，状如蒿，分为五尖，桠上复有小尖，面青背白，有茸而柔厚。七八月，叶间出穗如车前穗，细花，结实累累盈枝，中有细子，霜后始枯。皆以五月五日连茎刈取，曝干收叶。

叶**【修治】**〔时珍曰〕凡用艾叶，须用陈久者，治令细软，谓之熟艾。若生艾灸火，则伤人肌脉。**【气味】**苦，微温，无毒。**【主治】**灸百病。可作煎，止吐血下痢，下部䘌疮，妇人漏血，利阴气，生肌肉，辟风寒，使人有子。作煎勿令见风。《别录》|捣汁服，止伤血，杀蛔虫。弘景|主衄血、下血、脓血痢，水煮及丸散任用。苏恭|止崩血、肠痔血，搨金疮，止腹痛，安胎。苦酒作煎，治癣甚良。捣汁饮，治心腹一切冷气、鬼气。甄权|治带下，止霍乱转筋，痢后寒热。《大明》|治带脉为病，腹胀满，腰溶溶如坐水中。好古|温中、逐冷、除湿。时珍

【发明】〔诜曰〕春月采嫩艾作菜食，或和面作馄饨如弹子，吞三五枚，以饭压之，治一切鬼恶气，长服止冷痢。又以嫩艾作干饼子，用生姜煎服，止泻痢及产后泻血，甚妙。

【附方】**伤寒时气** 温病头痛，壮热脉盛。以干艾叶三升。水一斗，煮一升，顿服取汗。**妊娠伤寒** 壮热，赤斑变为黑斑，溺血。用艾叶如鸡子大，酒三升，煮二升半，分为二服。**中风口㖞** 以苇筒长五寸，一头刺入耳内，四面以面密封，不透风，一头以艾灸之七壮。患右灸左，患左灸右。**中风口噤** 熟艾灸承浆一穴，颊车二穴，各五壮。**咽喉肿痛**《医方大成》：同嫩艾捣汁，细咽之。《经验方》：用青艾和茎叶一握，同醋捣烂，敷于喉上。冬月取干艾亦得。**癫痫诸风** 熟艾于阴囊下谷道正门当中间，随年岁灸之。**小儿脐风** 撮口：艾叶烧灰填脐中，以帛缚定效。或隔蒜灸

之，候口中有艾气立愈。**头风久痛** 蕲艾揉为丸，时时嗅之，以黄水出为度。**头风面疮** 痒出黄水。艾叶二两，醋一斤，砂锅煎取汁，每薄纸上贴之。一日一两上。**蛔虫心痛** 如刺，口吐清水。白熟艾一升。水三升，煮一升服，吐虫出。或取生艾捣汁，五更食香脯一片，乃饮一升，当下虫出。**白痢** 艾姜丸：用陈北艾四两，干姜（炮）三两，为末，醋煮仓米糊丸梧子大。每服七十丸，空心米饮下，甚有奇效。**诸痢久下** 艾叶、陈皮等分，煎汤服之。亦可为末，酒煮烂饭和丸，每盐汤下二三十丸。**妊娠下血**〔张仲景曰〕妇人有漏下者，有半产后下血不绝者，有妊娠下血者，并宜胶艾汤主之。阿胶二两，艾叶三两，芎䓖、甘草各二两，当归、地黄各三两，芍药四两，水五升，清酒三升，煮取三升，乃纳胶令消尽，每温服一升，日三服。**妇人崩中** 连日不止。熟艾鸡子大，阿胶（炒为末）半两，干姜一钱。水五盏，先煮艾姜至二盏半，倾出，入胶烊化，分三服，一日服尽。**产后泻血** 不止。干艾叶半两，炙熟老生姜半两，浓煎汤，一服止，妙。**忽然吐血** 一二口，或心衄，或内崩。熟艾三团，水五升，煮二升服。一方：烧灰水服二钱。**盗汗不止** 熟艾二钱，白茯神三钱，乌梅三个，水一钟，煎八分，临卧温服。**火眼肿痛** 以艾烧烟起，用碗覆之，候烟尽，碗上刮煤下，以温水调化洗眼，即瘥。更入黄连尤佳。**面上皯黯** 艾灰、桑灰各三升，以水淋汁，再淋至三遍，以五色布纳于中，同煎，令可丸时，每以少许傅之，自烂脱，甚妙。**鹅掌风病** 蕲艾（真者）四五两，水四五碗，煮五六滚，入大口瓶内盛之，用麻布二层缚之，将手心放瓶上熏之，如冷再热，如神。**小儿烂疮** 艾叶烧灰，敷之，良。**发背初起** 未成，及诸热肿。以湿纸搨上，先干处是头，著艾灸之。不论壮数，痛者灸至不痛；不痛者灸至痛乃止。其毒即散，不散亦免内攻，神

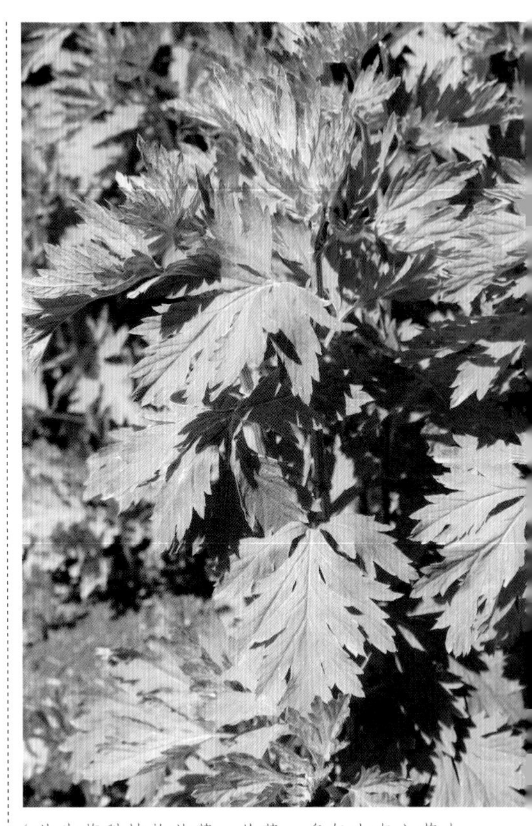

（艾为菊科植物艾蒿。艾蒿：多年生直立草本，高45～120cm，茎被灰白色软毛，从中部以上分枝。单叶互生，叶片卵状椭圆形，羽状深裂，裂片椭圆状披针形，边缘具粗锯齿，上面密布腺点，下面密被灰白色绒毛。头状花序多数，排列成复总状；花红色，多数。瘦果长圆形。花期7～10月。分布于全国大部分地区。）

方也。**诸虫蛇伤**。艾灸数壮甚良。

实【气味】苦、辛，暖，无毒。**【主治】**明目，疗一切鬼气。甄权|壮阳，助水脏腰膝，及暖子宫。《大明》

茵陈蒿

【释名】〔藏器曰〕此虽蒿类，经冬不死，更因旧苗而生，故名茵陈，后加蒿字耳。

【集解】〔弘景曰〕今处处有之，似蓬蒿而叶紧细。秋后茎枯，经冬不死，至春又生。〔时珍曰〕茵陈昔人多莳为蔬，故入

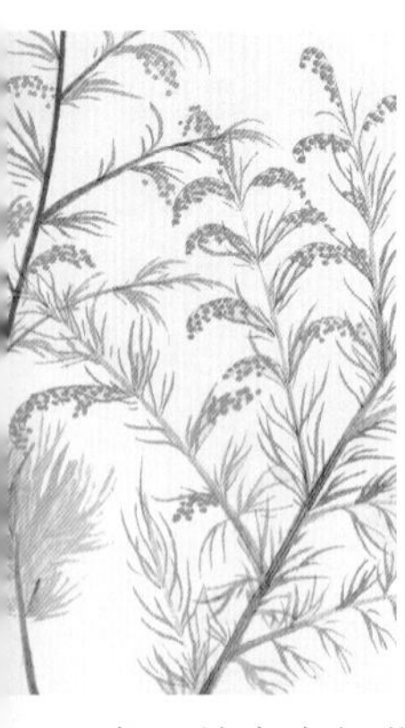

药用山茵陈，所以别家茵陈也。《洪舜俞老圃赋》云：酣糟紫姜之掌，沐醯青陈之丝，是也。今淮扬人，二月二日犹采野茵陈苗，和粉面作茵陈饼食之。后人各据方士所传，遂致淆乱。今山茵陈二月生苗，其茎如艾。其叶如淡色青蒿而背白，叶歧紧细而扁整。九月开细花黄色，结实大如艾子，花实并与庵蔄花实相似，亦有无花实者。

茎、叶【气味】苦，平、微寒，无毒。

【主治】风湿寒热邪气，热结黄疸。久服轻身益气耐老。面白悦长年。白兔食之仙。《本经》|治通身发黄，小便不利，除头热，去伏瘕。《别录》|通关节，去滞热，伤寒用之。藏器|石茵陈：治天行时疾热狂，头痛头旋，风眼疼，瘴疟。女人癥瘕，并闪损乏绝。《大明》

（茵陈蒿：多年生直立草本，高0.5 ~ 1m，幼时全体有褐色丝状毛。营养枝上的叶2 ~ 3回羽状裂或掌状裂，小裂片线形或卵形，密被白色绢毛；花枝上的叶无柄，羽状全裂，裂片呈线形或毛管状，基部抱茎，绿色，无毛。头状花序；花淡紫色。瘦果长圆形。花期9 ~ 10月。果期11 ~ 12月。全国各地均有分布。）

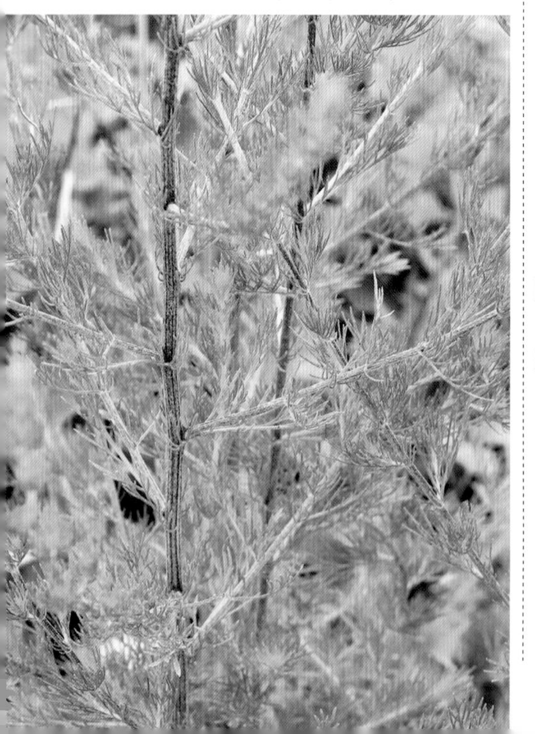

【发明】〔宗奭曰〕张仲景治伤寒热甚发黄，身面悉黄者，用之极效。一僧因伤寒后发汗不彻，有留热，面身皆黄，多热，期年不愈。医作食黄治不对，而食不减。予与此药，服五日病减三分之一，十日减三分之二，二十日病悉去。方用山茵陈、山栀子各三分，秦艽、升麻各四钱，为散。每用三钱，水四合，煎二合，去滓，食后温服，以知为度。

【附方】**茵陈羹** 除大热黄疸，伤寒头痛，风热瘴疟，利小便。以茵陈细切，煮羹食之。生食亦宜。**遍身风痒** 生疮疥：用茵陈煮浓汁洗之，立瘥。**疬疡风病** 茵陈蒿两握，水一斗五升，煮取七升。先以皂荚汤洗，次以此汤洗之，冷更作。隔日一洗，不然恐痛也。**风疾挛急** 茵陈蒿一斤，秫米一石，麹三斤，和匀，如常法酿酒服之。**遍身黄疸** 茵陈蒿一把，同生姜一块，捣烂，于胸前四肢，日日擦之。**眼热赤肿** 山茵陈、车前子等分。煎汤调（茶调散），服数服。

青蒿

【释名】草蒿、方溃、䔧、香蒿。

【集解】〔保升曰〕嫩时醋淹为菹，自然香。叶似茵陈蒿而背不白，高四尺许。四月、五月采，日干入药。《诗》云：呦呦鹿鸣，食野之蒿。即此蒿也。〔颂曰〕青蒿春生苗，叶极细，可食。至夏高四五

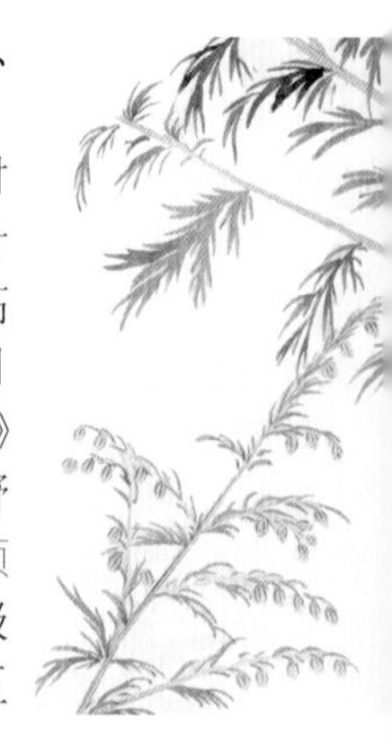

尺。秋后开细淡黄花，花下便结子，如粟米大，八九月采子，阴干。根、茎、子、叶并入药用，干者炙作饮香尤佳。

叶、茎、根、子【气味】苦，寒，无毒。【主治】疥瘙痂痒恶疮，杀虱，治留热在骨节间，明目。《本经》|鬼气尸疰伏连，妇人血气，腹内满，及冷热久痢。秋冬用子，春夏用苗，并捣汁服。亦曝干为末，小便入酒和服。藏器|补中益气，轻身补劳，驻颜色，长毛发，令黑不老，兼去蒜发，杀风毒。心痛热黄，生捣汁服，并贴之。《大明》|治疟疾寒热。时珍|生捣敷金疮，止血止疼良。苏恭|烧灰隔纸淋汁，和石灰煎，治恶疮息肉黡瘢。孟诜【发明】〔颂曰〕青蒿治骨蒸热劳为最，古方单用之。〔时珍曰〕青蒿得春木少阳之气最早，故所主之证，皆少阳、厥阴血分之病也。按《月令通纂》，言伏内庚日，采青蒿悬于门庭内，可辟邪气。阴干为末，冬至、元旦各服二钱亦良。

【附方】**男妇劳瘦** 青蒿细剉，水三升，童子小便五升，同煎取二升半。去滓入器中煎成膏，丸如梧子大。每空心及卧时，温酒吞下二十丸。**虚劳寒热** 肢体倦疼，不拘男妇：八九月青蒿成实时采之，去枝梗，以童子小便浸三日，晒干为末。每服二钱，乌梅一个，煎汤服。**疟疾寒热**《肘后方》：用青蒿一握，水二升，捣汁服之。《仁存方》：用五月五日天未明时采青蒿（阴干）四两，桂心一两。为末。未发前，酒服二钱。**温疟痰甚** 但热不寒：用青蒿二两（童子小便浸焙），黄丹半两，为末。每服二钱，白汤调下。**赤白痢下** 五月五日采青蒿、艾叶等分，同豆豉捣作饼，日干，名蒿豉丹。每用一饼，以水一盏半煎服。**酒痔便血**：青蒿（用叶不用茎，用茎不用叶），为末。粪前冷水，粪后水酒调服。**金疮扑损**《肘后方》：用青蒿捣封之，血止则愈。一方：用青蒿、麻叶、石灰等分，五月五日捣和晒干。临时为末，搽

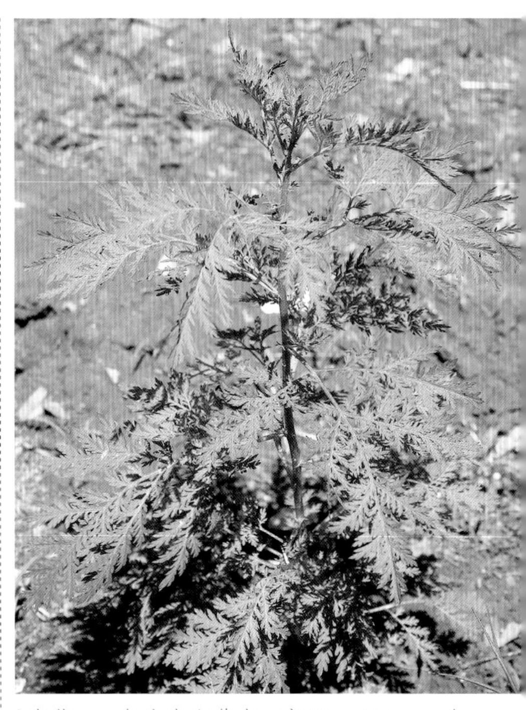

（青蒿：一年生直立草本，高40 ~ 150cm，全株具较强挥发油气味。茎生叶互生，为三回羽状全裂，裂片短细。头状花序细小，球形，多数组成圆锥状；管状花，黄色。瘦果椭圆形。花期8 ~ 10月，果期10 ~ 11月。全国大部地区均有分布。）

之。**牙齿肿痛** 青蒿一握，煎水漱之。**耳出浓汁** 青蒿末，绵裹纳耳中。**鼻中息肉** 青蒿灰、锻石等分，淋汁熬膏点之。

子【气味】甘，冷，无毒。【主治】明目开胃，炒用。治劳瘦，壮健人小便浸用之。治恶疮疥癣风疹，煎水洗之。《大明》|治鬼气，为末酒服方寸匕。孟诜|功同叶。时珍【附方】**积热眼涩** 三月三日或五月五日，采青蒿花或子，阴干为末，每井华水空心服二钱。久服明目，可夜看书，名青蒿散。

白蒿

【释名】蘩、由胡、蒌蒿、蔏。

【集解】〔颂曰〕此草古人以为菹。今人但

食蒌蒿，不复食此。或疑白蒿即蒌蒿，而孟诜《食疗》又别著蒌蒿条，所说不同，明是二物，乃知古今食品之异也。又今阶州以白蒿为茵陈，其苗叶亦相似，然以入药，恐不可用也。〔时珍曰〕白蒿处处有之，有水、陆二种。本草所用，盖取水生者，故曰生中山川泽，不曰山谷平地也。二种形状相似，但陆生辛熏，不及水生者香美尔。

（白蒿为菊科植物蒌蒿。蒌蒿：多年生草本，高60～150cm。叶互生；中下部叶羽状深裂，侧裂片1～2对，线状披针形或线形，边缘有疏尖齿；上部叶3裂或线形而全缘。头状花序；花黄色。瘦果卵状椭圆形，略压扁。花、果期8～11月。生于低海拔的山坡草地、路边荒野、河岸等处。分布于东北、华北、华东、华中等地。）

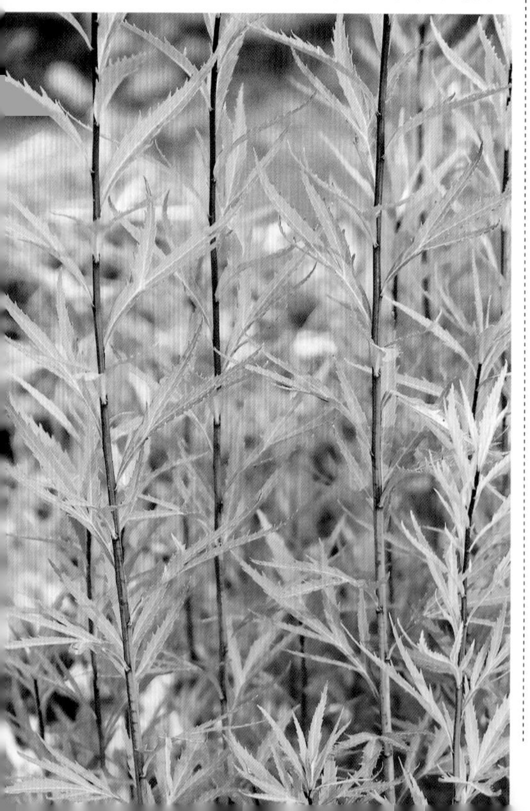

《诗》云：呦呦鹿鸣，食野之苹。苹，即陆生皤蒿，俗呼艾蒿是矣。鹿食九种解毒之草，白蒿其一也。

苗根【气味】甘，平，无毒。【主治】五脏邪气，风寒湿痹，补中益气，长毛发令黑，疗心悬，少食常饥。久服轻身，耳目聪明不老。《本经》|生挼，醋淹为菹食，甚益人；捣汁服，去热黄及心痛；曝为末，米饮空心服一匙，治夏月暴水痢；烧灰淋汁煎，治淋沥疾。孟诜|利膈开胃，杀河豚鱼毒。时珍【发明】〔弘景曰〕服食家七禽散云：白兔食白蒿仙，与庵䕡同法耳。〔时珍曰〕《本经》列白蒿于上品，有功无毒，而古今方家不知用，岂不得服之之诀欤？【附方】**恶疮癞疾** 但是恶疾遍体，面目有疮者，皆可服之。用白艾蒿十束如升大，煮取汁，以麴及米一如酿酒法，候熟稍服之。

子【主治】鬼气。为末，酒服之，良。孟诜

角蒿

【集解】〔恭曰〕角蒿叶似白蒿，花如瞿麦，红赤可爱，子似王不留行，黑色作角。七月、八月采。〔保升曰〕叶似蛇床、青蒿，子角似蔓荆，实黑而细，秋熟。所在皆有之。〔宗奭曰〕茎叶如青蒿，开淡红紫花，大约径三四分。花罢结角，长二寸许，微弯。〔敩曰〕凡使，勿用红蒿并邪蒿，二味真似角蒿，只是此香而角短尔。采得，于槐砧上细剉用之。

【气味】辛、苦，平，有小毒。

【主治】干湿䘌诸恶疮有虫者《唐本》|治口齿疮，绝胜。宗奭

【附方】**齿龈宣露** 多是疳也。角蒿烧灰，夜涂上。切忌油腻、沙糖、干枣。**口疮不瘥** 入胸中并生者。不拘大人、小儿，以角

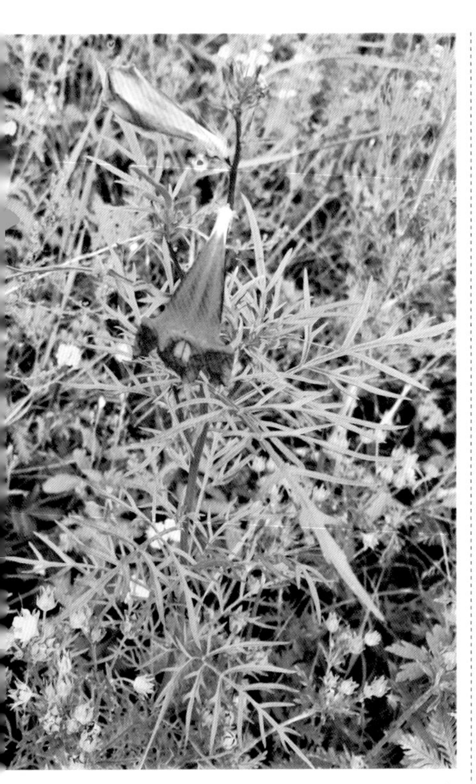

（角蒿：一年生至多年生草本。叶互生；叶片二至三回羽状细裂，小叶不规则细裂，末回裂片线状披针形。总状花序；花冠淡玫瑰色或粉红色，钟状漏斗形，先端5裂，裂片圆形。花期5～9月，果期10～11月。分布于东北、内蒙古、河北、山西、陕西、宁夏、甘肃、青海、山东、河南、四川、云南、西藏。）

蒿灰涂之，有汁吐去，一宿效。**月蚀耳疮** 用蒿灰掺之，良。

马先蒿

【释名】马新蒿、马矢蒿、练石草、烂石草、虎麻。

【集解】〔恭曰〕叶大如茺蔚，花红白色。二月、八月采茎叶，阴干用。八月、九月实熟，俗谓之虎麻是也。一名马新蒿，所在有之。茺蔚苗短小，其子夏中熟。二物初生，极相似也。〔时珍曰〕《别录》牡蒿、马先蒿，原是二条。陆玑所谓有子者，乃马先蒿，而复引无子之牡蒿释之，误矣。牡蒿详见本条。

【气味】苦，平，无毒。

【主治】寒热鬼疰，中风湿痹，女子带下病，无子。《本经》|练石草：治五瘘，破石淋，膀胱中结气，利水道小便。《别录》|恶疮。弘景

【附方】**大疯癞疾** 骨肉疽败，眉须堕落，身体痒痛。以马先蒿，炒捣末。每服方寸匕，食前温酒下，一日三服，一年都瘥。

（返顾马先蒿：多年生直立草本。茎，中空，方形有棱。叶互生或对生；叶片膜质至纸质，边缘有钝圆的重锯齿。花单生；花冠唇形，淡紫红色。蒴果斜长圆状披针形。花期6～8月，果期7～9月。生于草地及林缘。分布于东北、内蒙古、河北、山西、陕西、甘肃、山东、安徽、四川、贵州等地。）

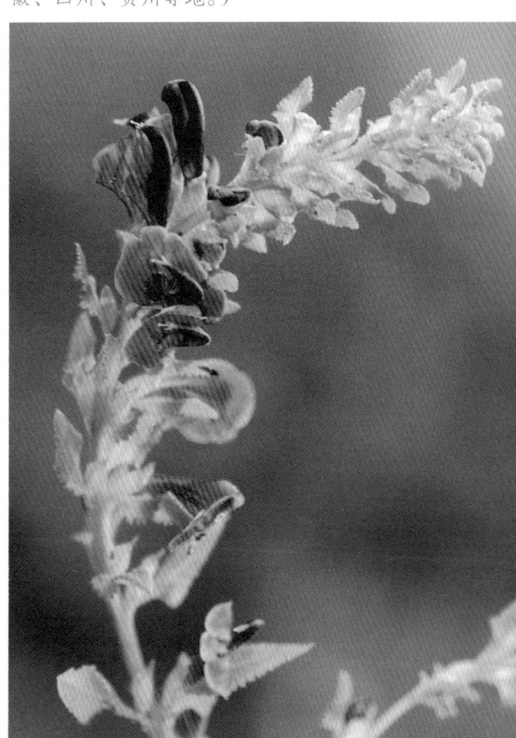

阴地厥

【集解】〔颂曰〕生邓州顺阳县内乡山谷。叶似青蒿，茎青紫色，花作小穗，微黄，根似细辛。七月采根苗用。〔时珍曰〕江浙亦有之。外家采制丹砂、硫黄。

根苗【气味】甘、苦，微寒，无毒。**【主治】**肿毒风热。苏颂

【附方】男妇吐血后，胸膈虚热。阴地厥、紫河车、贯众、甘草各半两。每服三钱，水煎服。

（阴地蕨：营养叶片三回羽状分裂；侧生羽片3～4对，几对生或近互生，有柄；末回小羽片为长卵形至卵形，边缘有不整齐的细而尖的锯齿密生。孢子叶有长柄，孢子囊穗为圆锥状。分布于陕西、江苏、安徽、浙江、江西、福建、台湾、湖北、湖南、广东、广西等地。）

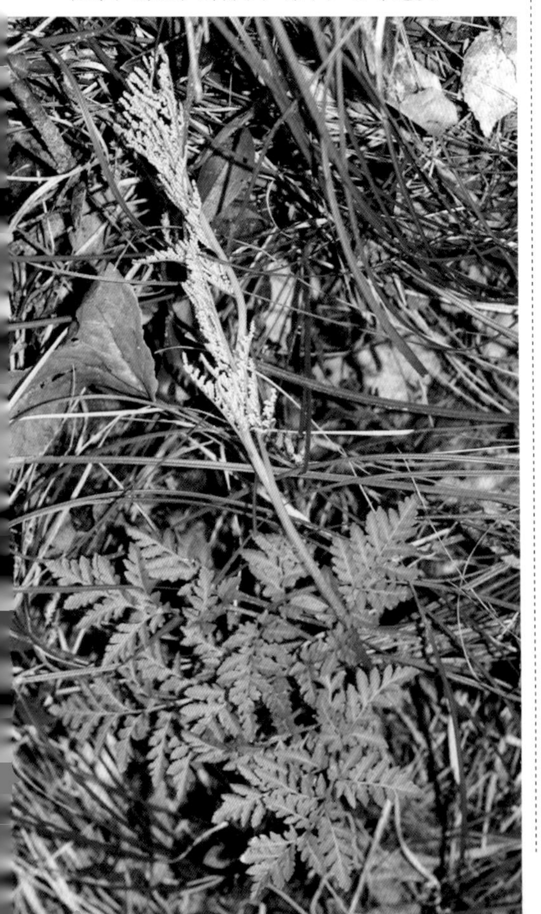

牡蒿

【释名】齐头蒿。

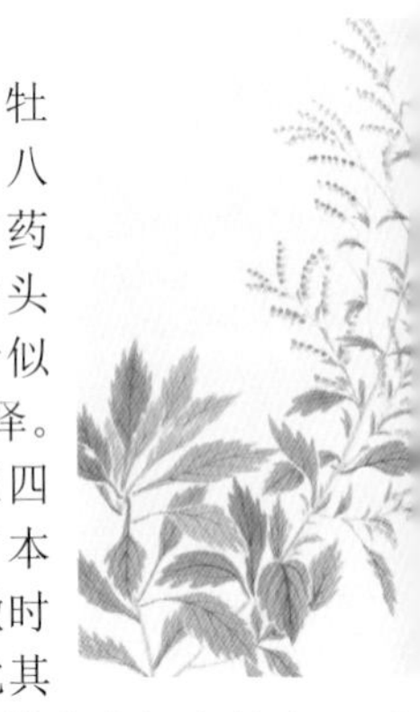

【集解】〔别录曰〕牡蒿，生田野。五月、八月采。〔弘景曰〕方药不复用。〔恭曰〕齐头蒿也，所在有之。叶似防风，细薄而无光泽。〔时珍曰〕齐头蒿三四月生苗，其叶扁而本狭，末奓有秃歧。嫩时可茹。鹿食九草，此其一也。秋开细黄花，结实大如车前实，而

（牡蒿：多年生草本，高50～150cm。茎直立，常丛生。下部叶倒卵形或宽匙形；中部叶匙形，上端有3～5枚浅裂片或深裂片，每裂片上端有2～3枚小锯齿或无；上部叶近条形，三裂或不裂。头状花序卵球形。花、果期7～10月。生于林缘、林下、旷野、山坡、丘陵、路旁及灌丛下。广布于我国南北各地。）

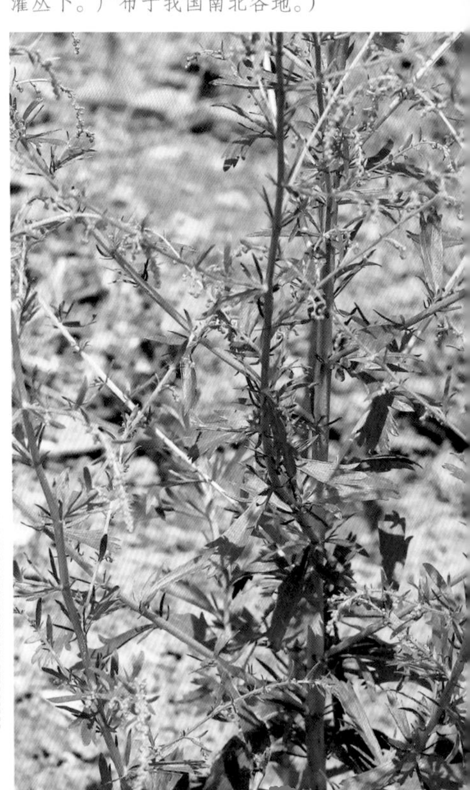

内子微细不可见，故人以为无子也。

苗【气味】苦、微甘，温，无毒。【主治】充肌肤，益气，令人暴肥。不可久服，血脉满盛。《别录》|擂汁服，治阴肿。时珍

【附方】**疟疾寒热** 齐头蒿根、滴滴金根各一把。擂生酒一钟，未发前服。以滓敷寸口，男左女右。二日便止。

茺蔚

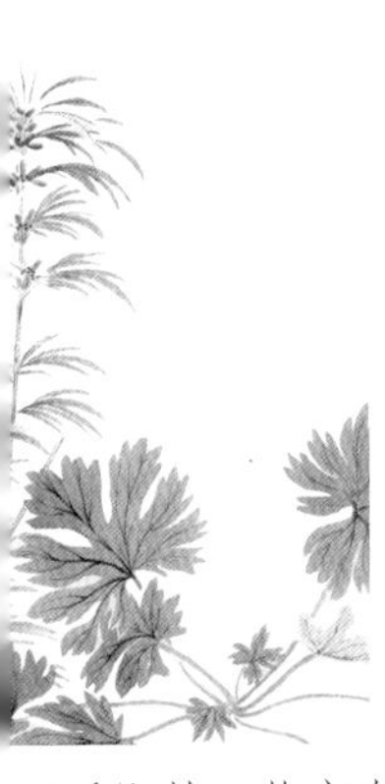

【释名】益母、益明、贞蔚、蓷、野天麻、猪麻、火杴、郁臭草、苦低草、夏枯草、土质汗。〔时珍曰〕此草及子皆充盛密蔚，故名茺蔚。其功宜于妇人及明目益精，故有益母、益明之称。其茎方类麻，故谓之野天麻。俗呼为猪麻，猪喜食之也。夏至后即枯，故亦有夏枯之名。

【集解】〔别录曰〕茺蔚生海滨池泽，五月采。〔弘景曰〕今处处有之。叶如荏，方茎，子形细长，有三棱。方用亦稀。〔颂曰〕今园圃及田野极多。〔宗奭曰〕茺蔚初春生时，亦可浸洗，淘去苦水，煮作菜食。〔时珍曰〕茺蔚近水湿处甚繁。春初生苗如嫩蒿，入夏长三四尺，茎方如黄麻茎。其叶如艾叶而背青，一梗三叶，叶有尖歧。寸许一节，节节生穗，丛簇抱茎。四五月间，穗内开小花，红紫色，亦有微白色者。每萼内有细子四粒，粒大如茼蒿子，有三棱，褐色，药肆往往以作巨胜子货之。其草生时有臭气，夏至后即枯，其根白色。此草有白花、紫花二种，茎、叶、子、穗皆一样。但白者能入气分，红者能入血分，别而用之可也。

子【气味】辛、甘，微温，无毒。【主治】明目益精，除水气，久服轻身。《本经》|疗血逆大热，头痛心烦。《别录》|产后血胀。《大明》|春仁生食，补中益气，通血脉，填精髓，止渴润肺。吴瑞|治风解热，顺气活血，养肝益心，安魂定魄，调女人经脉，崩中带下，产后胎前诸病。久服令人有子。时珍

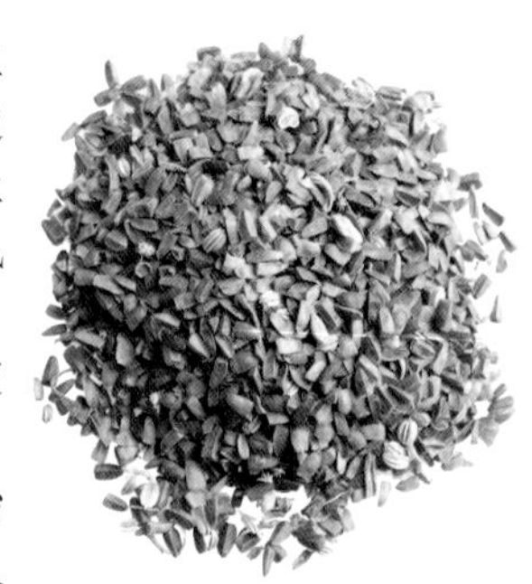

【发明】〔时珍曰〕茺蔚子味甘、微辛，气温，阴中之阳，手、足厥阴经药也。白花者入气分；紫花者入血分。治妇女经脉不调，胎产一切血气诸病，妙品也，而医方鲜知用。

茎【气味】〔时珍曰〕茎、叶：味辛、微苦。花：味微苦、甘。根：味甘。并无毒。【主治】瘾疹痒，可作浴汤。《本经》|捣汁服，主浮肿，下水，消恶毒疔肿、乳痈丹游等毒，并敷之。又服汁，主子死腹中，及产后血胀闷。滴汁入耳中，主聤耳。捣敷蛇虺毒。苏恭|入面药，令人光泽，治粉刺。藏器|活血破血，调经解毒，治胎漏产难，胎衣不下，血运血风血痛，崩中漏下，尿血、泻血，疳痢、痔疾，打扑内损瘀血，大便、小便不通。时珍

【发明】〔时珍曰〕益母草之根、茎、花、叶、实，并皆入药，可同用。若治手、足厥阴血分风热，明目益精，调女人经脉，则单用茺蔚子为良。若治肿毒疮疡，消水行血，妇人胎产诸病，则宜并用为良。盖其根、茎、花、叶专于行，而子则行中有补故也。

【附方】**益母膏**《近效方》治产妇诸疾，及折伤内损有瘀血，每天阴则痛，神方也。三月采益母草，连根叶茎花洗择令净，于箔上摊曝水干，以竹刀切长五寸，勿用铁刀，置于大锅中，以水浸过二三寸，煎煮，候草烂水减三之二，漉去草，取汁约五六斗，入盆中澄半日，以绵滤去浊滓，以清汁入釜中，慢火煎取一斗，如

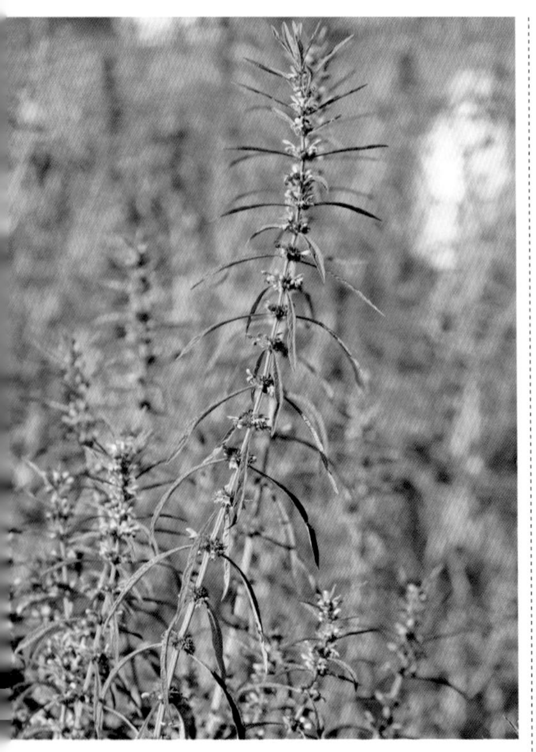

（茺蔚为唇形科植物益母草。益母草：一年生直立草本，高60～100cm。根生叶有长柄，叶片5～9浅裂，裂片具2～3钝齿；茎中部叶3全裂，裂片近披针形，中央裂片常再3裂，两侧裂片再1～2裂；最上部叶不分裂，线形，近无柄。轮伞花序腋生，花冠唇形，淡红色或紫红色。小坚果褐色，三棱形。花期6～9月，果期7～10月。我国大部分地区有分布。）

稀饧状，瓷瓶封收。每取梨大，暖酒和服，日再服。或和羹粥亦可。如远行，即更炼至可丸收之。服至七日，则疼渐平复也。产妇恶露不尽及血晕，一二服便瘥。其药无忌。又能治风，益心力。**小便尿血** 益母草捣汁，服一升立瘥。**赤白杂痢** 困重者。益母草（日干）、陈盐梅（烧存性），等分为末。每服三钱，白痢干姜汤、赤痢甘草汤下。**小儿疳痢** 垂死者。益母草嫩叶，同米煮粥食之，取足，以瘥为度，甚佳。饮汁亦可。**痔疾下血** 益母草叶，捣汁饮之。**一切痈疮** 妇人妒乳乳痈，小儿头疮，及浸淫黄烂热疮，疥疽阴蚀。并用天麻草（切）五升，以水一斗半，煮一斗，分数次洗之以杀痒。**急慢疔疮**《圣惠方》：用益母草捣封之，仍绞五合服，即消。**疖毒已破** 益母草捣敷，甚妙。**喉闭肿痛** 益母草捣烂，新汲水一碗，绞浓汁顿饮，随吐愈。冬月用根。

蟞菜

【集解】〔藏器曰〕蟞菜生江南阴地，似益母，方茎对节，白花。〔时珍曰〕此即益母之白花者，乃《尔雅》所谓蓷是也。其紫花者，《尔雅》所谓蔶是也。蓷、蔶皆同一音，乃一物二种。故此条亦主血病，

（蟞菜：多年生草本。茎四棱形。叶对生；基生叶有长柄，3裂达中部，边缘有粗锯齿；茎生叶具短柄，边缘3裂，裂片有大形尖齿状缺刻；茎中部以上之叶一裂，具齿或全缘；花序上的叶卵形至披针形。轮伞花序腋生，花冠唇形，白色，常带紫纹。小坚果黑褐色，有3棱。花期8～9月，果期9～10月。分布于辽宁、河北、山西、陕西、甘肃、山东、江苏、安徽、河南等地。）

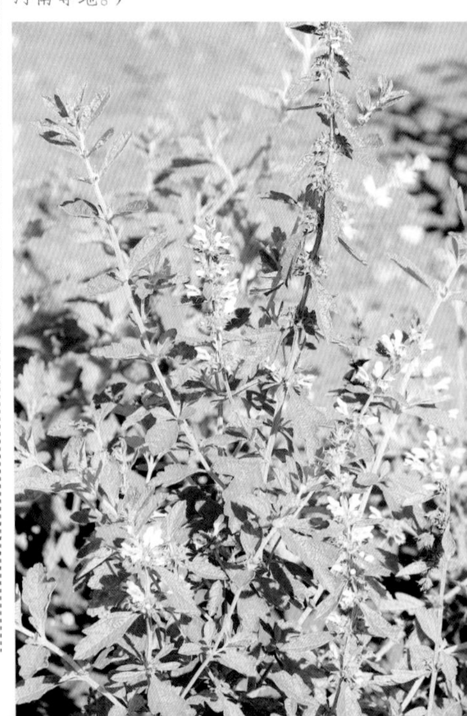

与益母功同。郭璞独指白花者为益母，昝殷谓白花者非益母，皆欠详审。嫩苗可食，故谓之菜。寇宗奭言茺蔚嫩苗可煮食，正合此也。

苗【气味】辛，平，无毒。【主治】破血，产后腹痛，煮汁服。藏器

薇衔

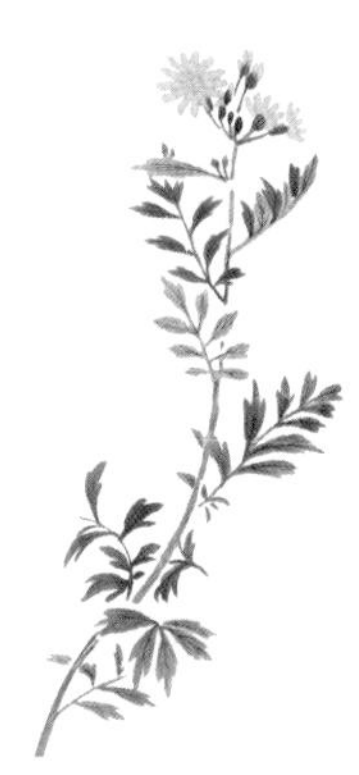

【释名】麋衔、鹿衔、吴风草、无心、无颠、承膏、承肌。〔恭曰〕南人谓之吴风草。一名鹿衔草，言鹿有疾，衔此草即瘥也。

【集解】〔别录曰〕薇衔生汉中川泽及冤句、邯郸。七月采茎叶，阴干。〔恭曰〕此草丛生，似茺蔚及白头翁，其叶有毛，赤茎。又有大、小二种：楚人谓大者为大吴风草，小者为小吴风草。

茎、叶【气味】苦，平，无毒。【主治】风湿痹历节痛，惊痫吐舌，悸气贼风，鼠瘘痈肿。《本经》|暴癥，逐水，疗痿躄。久服轻身明目。《别录》|妇人服之，绝产无子。藏器|煎水，洗瘭疽、甲疽、恶疮。时珍。出《外科精义》

夏枯草

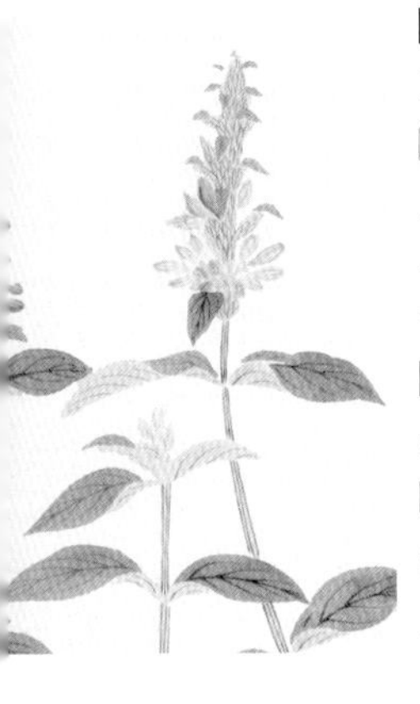

【释名】夕句、乃东、燕面、铁色草。〔震亨曰〕此草夏至后即枯。盖禀纯阳之气，得阴气则枯，故有是名。

【集解】〔恭曰〕处处有之，生平泽。〔颂曰〕冬至后生，叶似旋覆。三月、四月开花，作穗紫白色，似丹参花，结子亦作穗。五月便枯，四月采之。〔时珍曰〕原野间甚多，苗高一二尺许，其茎微方。叶对节生，似旋覆叶而长大，有细齿，背白多纹。茎端作穗，长一二寸，穗中开淡紫小花，一穗有细子四粒。丹溪云无子，亦欠察矣。嫩苗瀹过，浸去苦味，油盐拌之可食。

茎、叶【气味】苦、辛，寒，无毒。【主治】寒热瘰疬鼠瘘头疮，破癥，散瘿结气，脚肿湿痹，轻身。《本经》

【发明】〔震亨曰〕本草言夏枯草大治瘰疬，散结气。有补养厥阴血脉之功，而不言及。观其退寒热，虚者可使，若实者以行散之药佐之，外以艾灸，亦渐取效。〔时珍曰〕黎居士《易简方》：夏枯草治目疼，用沙糖水浸一夜用，取其能解内热、

（夏枯草：多年生直立草本，茎方形，紫红色，全株密生细毛。叶对生，叶片椭圆状披针形，全缘。轮伞花序顶生，呈穗状；花冠紫色或白色，唇形，下部管状，上唇作风帽状，2裂，下唇平展，3裂。小坚果长椭圆形，具3棱。花期5～6月，果期6～7月。全国大部分地区均有分布。）

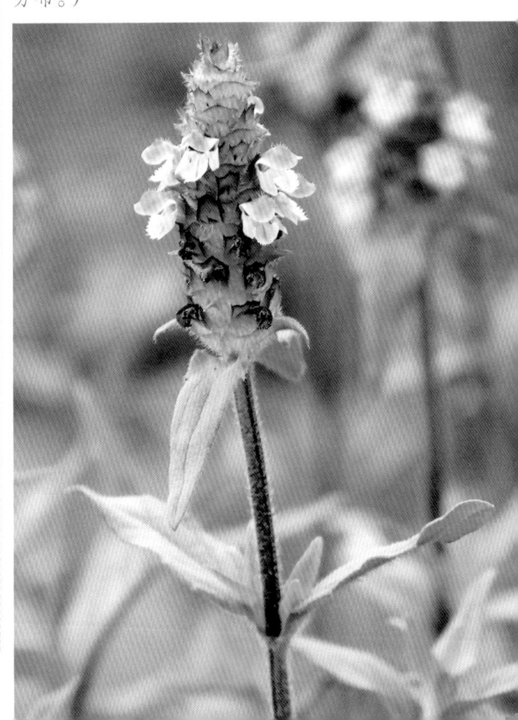

缓肝火也。楼全善云：夏枯草治目珠疼，至夜则甚者，神效。或用苦寒药点之反甚者，亦神效。盖目珠连目本，即系也，属厥阴之经。夜甚及点苦寒药反甚者，夜与寒亦阴故也。夏枯禀纯阳之气，补厥阴血脉，故治此如神，以阳治阴也。一男子至夜目珠疼，连眉棱骨，及头半边肿痛。用黄连膏点之反甚，诸药不效。灸厥阴、少阳，疼随止，半日又作，月余。以夏枯草二两，香附二两，甘草四钱，为末。每服一钱半，清茶调服。下咽则疼减半，至四五服良愈矣。

【附方】明目补肝 肝虚目睛痛，冷泪不止，筋脉痛，羞明怕日。夏枯草半两，香附子一两，为末，每服一钱，腊茶汤调下。**赤白带下** 夏枯草（花开时采，阴干）为末。每服二钱，米饮下，食前。**血崩不止** 夏枯草为末，每服方寸匕，米饮调下。**产后血运** 心气欲绝者。夏枯草捣绞汁服一盏，大妙。**扑伤金疮** 夏枯草（口嚼烂），罯上即愈。

刘寄奴草

【释名】金寄奴、乌藤菜。〔时珍曰〕按李延寿《南史》云：宋高祖刘裕，小字寄奴。微时伐荻新洲，遇一大蛇，射之。明日往，闻杵臼声。寻之，见童子数人皆青衣，于榛林中捣药。问其故。答曰：我主为刘寄奴所射，今合药敷之。裕曰：神何不杀之？曰：寄奴王者，不可杀也。裕叱之，童子皆散，乃收药而反。每遇金疮敷之即愈。人因称此草为刘寄奴草。

【集解】〔恭曰〕刘寄奴草生江南。茎似艾蒿，长三四尺，叶似山兰草而尖长，一茎直上有穗，叶互生，其子似稗而细。〔保升曰〕今出越州，蒿之类也。高四五尺，

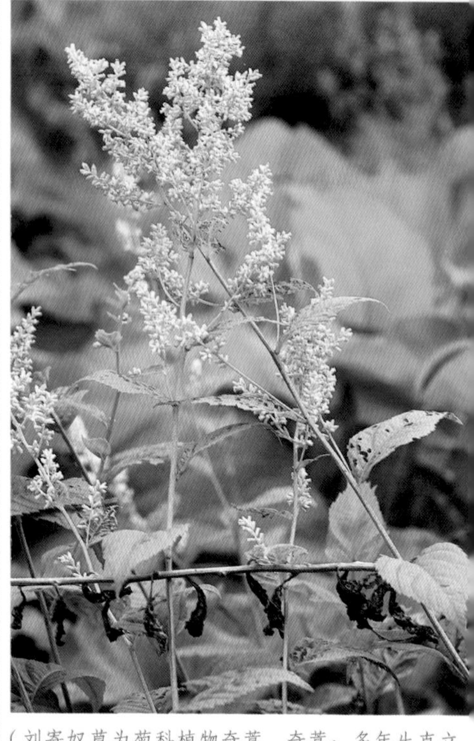

（刘寄奴草为菊科植物奇蒿。奇蒿：多年生直立草本，高60～100cm。叶互生；长椭圆形或披针形，边缘具锐尖锯齿；上部叶小，披针形。头状花序，钟状，密集成穗状圆锥花丛。瘦果矩圆形。花期7～9月，果期8～10月。分布于江苏、浙江、江西、湖南、湖北、云南、四川、贵州、福建、广西、广东等地。）

叶似菊，其花白色，其实黄白色作穗，夏月收苗日干之。〔颂曰〕今河中府、孟州、汉中、滁州亦有之。春生苗，茎似艾蒿，上有四棱，高二三尺以来。叶青似柳，四月开碎小黄白花，形如瓦松，七月结实似黍而细，根淡紫色似莴苣。六月、七月采苗及花子通用。〔时珍曰〕刘寄奴一茎直上。叶似苍术，尖长糙涩，面深背淡。九月茎端分开数枝，一枝攒簇十朵小花，白瓣黄蕊，如小菊花状。花罢有白絮，如苦荬花之絮。其子细长，亦如苦荬子。所云实如黍稗者，似与此不同，其叶亦非蒿类。

子（苗同）**【气味】**苦，温，无毒。**【**主

治】破血下胀。多服令人下痢。苏恭|下血止痛，治产后余疾，止金疮血，极效。《别录》|心腹痛，下气，水胀血气，通妇人经脉癥结，止霍乱水泻。《大明》|小儿尿血，新者研末服。时珍

【附方】**大小便血** 刘寄奴为末，茶调空心服二钱，即止。**折伤瘀血** 在腹内者。刘寄奴、骨碎补、延胡索各一两。水二升，煎七合，入酒及童子小便各一合，顿温服之。**霍乱成痢** 刘寄奴草煎汁饮。**赤白下痢** 阴阳交带，不问赤白。刘寄奴、乌梅、白姜等分。水煎服。赤加梅，白加姜。

曲节草

【释名】六月凌、六月霜、绿豆青、蛇蓝。

【集解】〔颂曰〕曲节草生筠州。四月生苗，茎方色青有节，叶似刘寄奴而青软，七八月着花似薄荷，结子无用。五月、六月采茎叶，阴干。

茎、叶【气味】甘，平，无毒。【主治】发背疮，消痈肿，拔毒。同甘草作末，米汁调服。苏颂

（曲节草可能为爵床科植物九头狮子草。九头狮子草：多年生草本，高20～50cm。茎四棱形，节显著膨大；叶对生，纸质，椭圆形或卵状长圆形，全缘。聚伞花序；花冠唇形，粉红色至微紫色。蒴果窄倒卵形。花期5～9月。生于山坡、林下、路旁、溪边等阴湿处。分布于长江流域以南各地。）

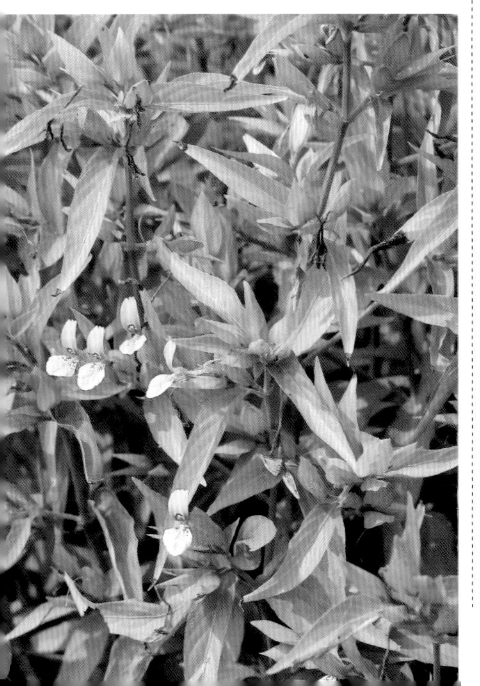

旋覆花

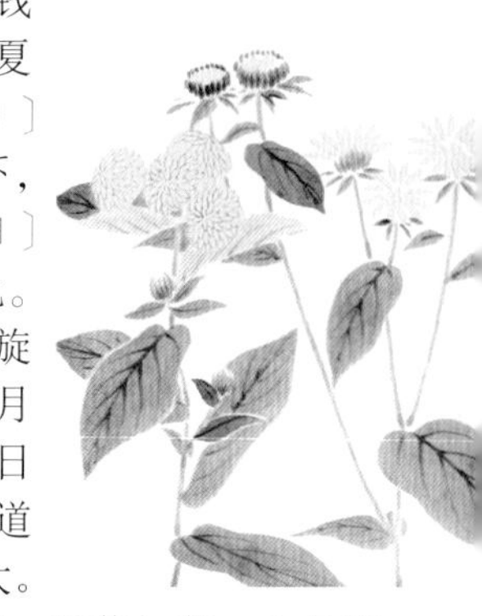

【释名】金沸草、金钱花、滴滴金、盗庚、夏菊、戴椹。〔宗奭曰〕花缘繁茂，圆而覆下，故曰旋覆。〔时珍曰〕诸名皆因花状而命也。

【集解】〔别录曰〕旋覆生平泽川谷。五月采花，日干，二十日成。〔弘景曰〕出近道下湿地，似菊花而大。〔保升曰〕叶似水苏，花黄如菊，六月至九月采花。〔颂曰〕今所在皆有。二月以后生苗，多近水旁，大似红蓝而无刺，长一二尺以来，叶似柳，茎细。六月开花如菊花，小铜钱大，深黄色。上党田野人呼为金钱花，七八月采花。今近道人家园圃所莳金钱花，花叶并同，极易繁盛，恐即旋覆也。〔时珍曰〕花状如金钱菊。水泽边生者，花小瓣单；人家栽者，花大蕊簇，盖壤瘠使然。其根细白。俗传露水滴下即生，故易繁，盖亦不然。

花【气味】咸，温，有小毒。【主治】结气胁下满，惊悸，除水，去五脏间寒热，补中下气。《本经》|消胸上痰结，唾如胶漆，心胁痰水，膀胱留饮，风气湿痹，皮间死肉，目中眵䁾，利大肠，通血脉，益色泽。《别录》|主水肿，逐大腹，开胃，止呕逆不下食。甄权|行痰水，去头目风。宗奭|消坚软痞，治噫气。好古【发明】〔时珍曰〕旋覆乃手太阴肺、手阳明大肠药也。所治诸病，其功只在行水、下气、通血脉尔。【附方】**中风壅滞** 旋覆花，洗

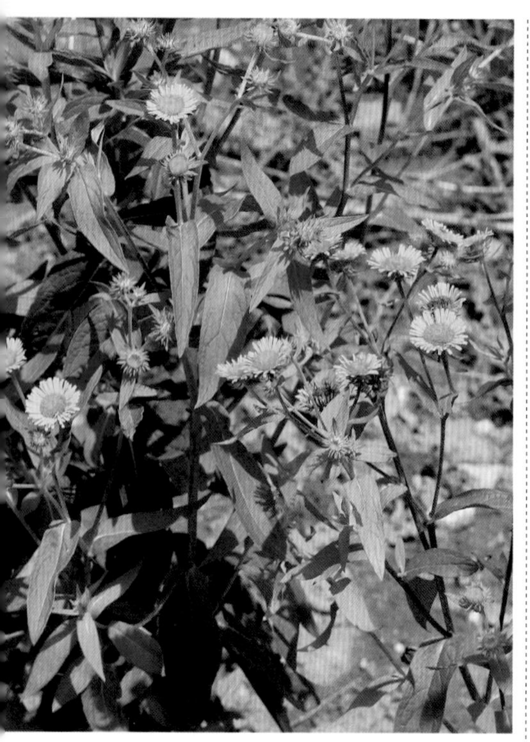

（旋覆花：多年生直立草本，高30～80cm。茎中部叶常有圆形半抱茎的小耳，无柄，全缘或有疏齿；上部叶渐小，线状披针形。头状花序，舌状花黄色，舌片线形。瘦果圆柱形。花期6～10月，果期9～11月。广布于东北、华北、华东、华中及广西等地。）

净焙研，炼蜜丸梧子大。夜卧以茶汤下五丸至七丸、十丸。**月蚀耳疮** 旋覆花烧研，羊脂和涂之。**小儿眉癣** 小儿眉毛眼睫，因癣退不生。用野油花（即旋覆花）、赤箭（即天麻苗）、防风等分，为末。洗净，以油调涂之。

叶【主治】敷金疮，止血。《大明》|治疔疮肿毒。时珍

根【主治】风湿。《别录》

青葙

【释名】草蒿、萋蒿、昆仑草、野鸡冠、鸡冠苋。子名草决明。

【集解】〔别录曰〕青葙生平谷道旁。三月采茎叶，阴干。五月、六月采子。〔恭曰〕此草苗高尺余，叶细软，花紫白色，实作角，子黑而扁光，似苋实而大，生下湿地，四月、五月采，荆襄人名为昆仑草。〔颂曰〕今江淮州郡近道亦有之。二月生青苗，长三四尺。叶阔似柳而软。茎似蒿，青红色。六月、七月内生花，

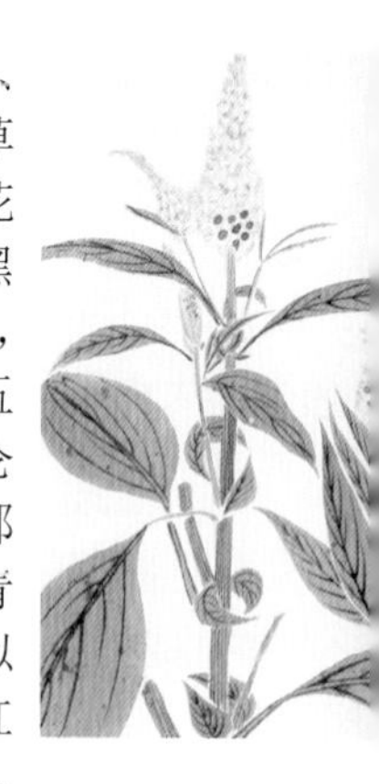

上红下白。子黑光而扁，似莨菪。根亦似蒿根而白，直下独茎生根。六月、八月采子。〔时珍曰〕青葙生田野间，嫩苗似苋可食，长则高三四尺。苗、叶、花、实与鸡冠花一样无别。但鸡冠花穗或有大而扁或团者。此则梢间出花穗，尖长四五寸，状如兔尾，水红色，亦有黄白色者。子在穗中，与鸡冠子及苋子一样难辨。苏恭言其结角，误矣。萧炳言黄花者名陶朱术，与陈藏器所说不同。又有天灵草，亦此类也，并附于下。

茎、叶【气味】苦，微寒，无毒。**【主治】**邪气，皮肤中热，风瘙身痒，杀三虫。《本经》|恶疮疥虱痔蚀，下部䘌疮。《别录》|捣汁服，大疗温疠。苏恭|止金疮血。《大明》

子【气味】苦，微寒，无毒。**【主治】**唇口青。《本经》|治五脏邪气，益脑髓，镇肝，明耳目，坚筋骨，去风寒湿痹。《大明》|治肝脏热毒冲眼，赤障青盲翳肿，恶疮疥疮。甄权**【发明】**〔时珍曰〕青葙子治眼，与决明子、苋实同功。《本经》虽不言治眼，而云一名草决明，主唇口青，则其明目之功可知矣。目者肝之

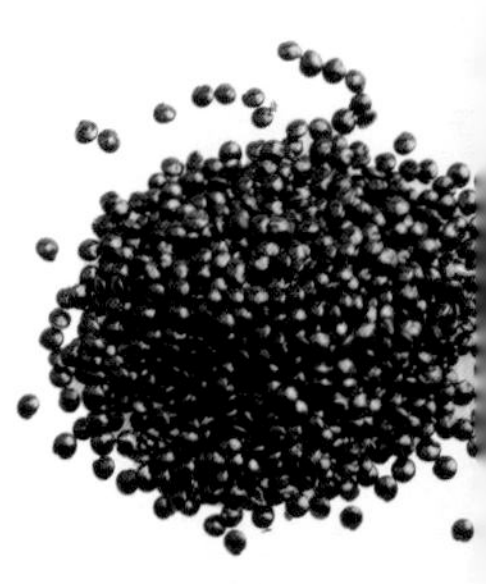

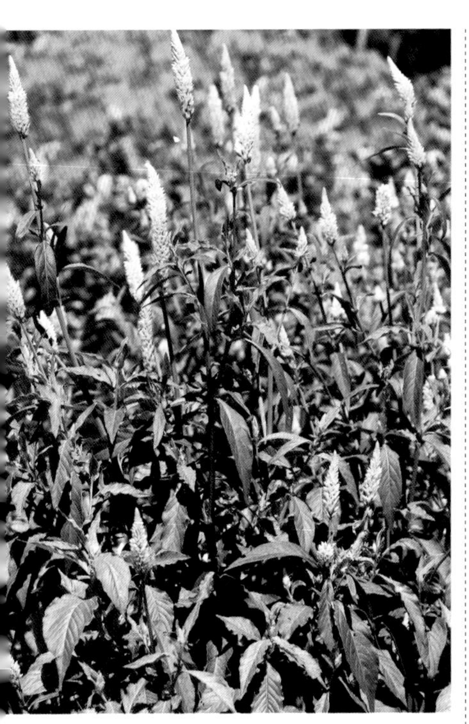

（青葙：一年生草本，高30～90cm，茎直立。单叶互生，叶披针形或长圆状披针形，全缘。穗状花序单生于茎顶，呈圆柱形或圆锥形，花被片5，白色或粉红色，披针形；花期5～8月。种子扁圆形，黑色，光亮；果期6～10月。我国大部分地区有分布或栽培。）

窍，唇口青者足厥阴经之证，古方除热亦多用之，青葙子之为厥阴药，又可知矣。况用之治目，往往有验，尤可征。据《魏略》云：初平中有青牛先生，常服青葙子丸，年百余岁，如五六十者。【附方】**鼻衄不止** 眩冒欲死。青葙子汁三合，灌入鼻中。

鸡冠

【释名】〔时珍曰〕以花状命名。

【集解】〔时珍曰〕鸡冠处处有之。三月生苗，入夏高者五六尺；矬者，才数寸。其叶青柔，颇似白苋菜而窄，梢有赤脉。其茎赤色，或圆或扁，有筋起。六七月梢间开花，有红、白、黄三色。其穗圆长而尖者，俨如青葙之穗；扁卷而平者，俨如雄鸡之冠。花大有围一二尺者，层层卷出可爱。子在穗中，黑细光滑，与苋实一样。其穗如秕麦状。花最耐久，霜后始蔫。

苗【气味】甘，凉，无毒。【主治】疮痔及血病。时珍

子【气味】甘，凉，无毒。【主治】止肠风泻血，赤白痢。藏器|崩中带下，入药炒用。《大明》

花【气味】同上。【主治】痔漏下血，赤白下痢，崩中赤白带下，分赤白用。时珍

【附方】吐血不止 白鸡冠花，醋浸煮七次，为末。每服二钱，热酒下。**结阴便血** 鸡冠花、椿根白皮等分，为末，炼蜜丸梧子

（鸡冠：一年生直立草本，高30～80cm。单叶互生，具柄，叶片长椭圆形至卵状披针形，全缘。穗状花序顶生，成扁平肉质鸡冠状、卷冠状或羽毛状；花被片淡红色至紫红色、黄白或黄色；花期5～8月。胞果卵形，种子肾形，黑色，有光泽；果期8～11月。我国大部分地区有栽培。）

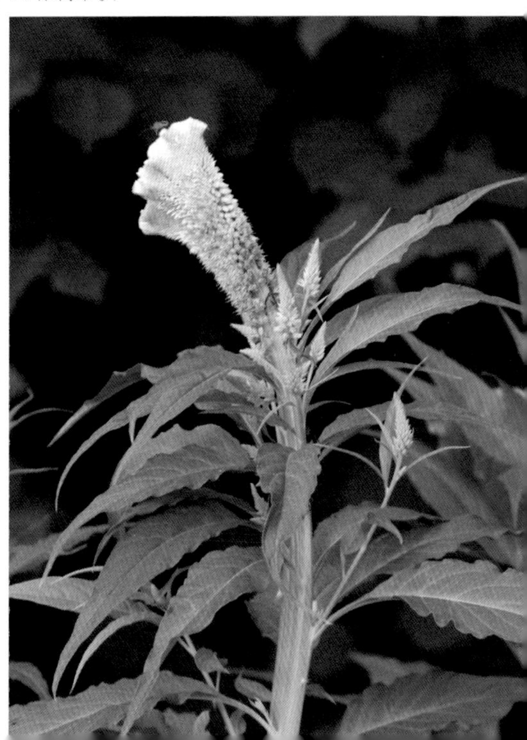

大。每服三十丸，黄汤下，日二服。**五痔肛肿** 久不愈，变成瘘疮。用鸡冠花、凤眼草各一两。水二碗，煎汤频洗。**下血脱肛** 白鸡冠花、防风等分，为末，糊丸梧子大，空心米饮每服七十丸。一方：白鸡冠花（炒）、棕榈灰、羌活一两。为末。每服二钱，米饮下。**经水不止** 红鸡冠花一味，晒干为末。每服二钱，空心酒调下。忌鱼腥、猪肉。**产后血痛** 白鸡冠花，酒煎服之。**妇人白带** 白鸡冠花晒干，为末。每旦空心酒服三钱。赤带，用红者。**白带沙淋** 白鸡冠花、苦壶卢等分，烧存性，空心火酒服之。**赤白下痢** 鸡冠花，煎酒服。赤，用红；白，用白。

红蓝花

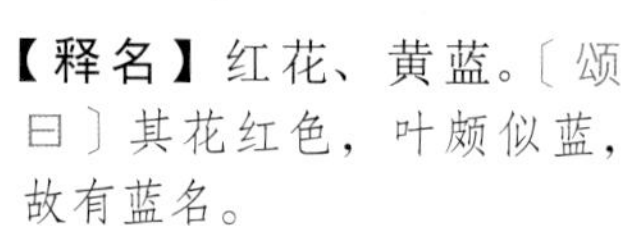

【释名】红花、黄蓝。〔颂曰〕其花红色，叶颇似蓝，故有蓝名。

【集解】〔志曰〕红蓝花，即红花也，生梁汉及西域。《博物志》云：张骞得种于西域。今魏地亦种之。〔颂曰〕花下作梂猬多刺，花出梂上。圃人乘露采之，采已复出，至尽而罢。梂中结实，白颗如小豆大。其花曝干，以染真红，又作胭脂。〔时珍曰〕红花，二月、八月、十二月皆可以下种，雨后布子，如种麻法。初生嫩叶、苗，亦可食。其叶如小蓟叶。至五月开花，如大蓟花而红色。侵晨采花捣熟，以水淘，布袋绞去黄汁又捣，以酸粟米泔清又淘，又绞袋去汁，以青蒿覆一宿，晒干。或捏成薄饼，阴干收之。入药搓碎用。其子五月收采，淘净捣碎煎汁，入醋，拌蔬食，极肥美。又可为车脂及烛。

花【气味】辛，温，无毒。**【主治】**产后血运口噤，腹内恶血不尽绞痛，胎死腹中，并酒煮服。亦主蛊毒。《开宝》|多用

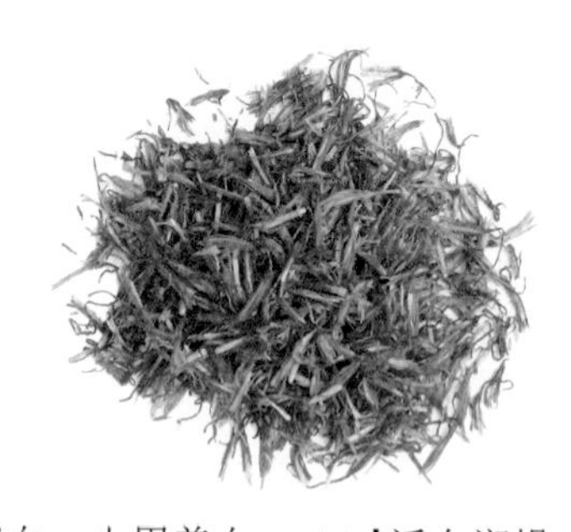

破留血，少用养血。震亨|活血润燥，止痛散肿，通经。时珍**【发明】**〔时珍曰〕血生于心包，藏于肝，属于冲任。红花汁与之同类，故能行男子血脉，通女子经水。多则行血，少则养血。按《养漫笔》云：新昌徐氏妇，病产运已死，但胸膈微热。有名医陆氏曰：血闷也。得红花数十斤，乃可活。遂亟购得，以大锅煮汤，盛三桶于窗格之下，舁妇寝其上熏之，汤冷再加。有顷指动，半日乃苏。按此亦得唐许胤宗，以黄汤熏柳太后风病之法也。**【附方】**

（红蓝花为菊科植物红花。红花：一年生直立草本，高50～100cm。叶互生，无柄；中下部茎生叶披针形、卵状披针形或椭圆形，边缘具大锯齿、重锯齿、小锯齿或全缘，齿顶有针刺，向上的叶渐小，披针形，边缘有锯齿，齿顶针刺较长；全部叶质坚硬，革质。头状花序，管状花多数，橘红色，先端5裂，裂片线形。瘦果椭圆形或倒卵形。花期6～7月，果期8～9月。全国各地多有栽培。）

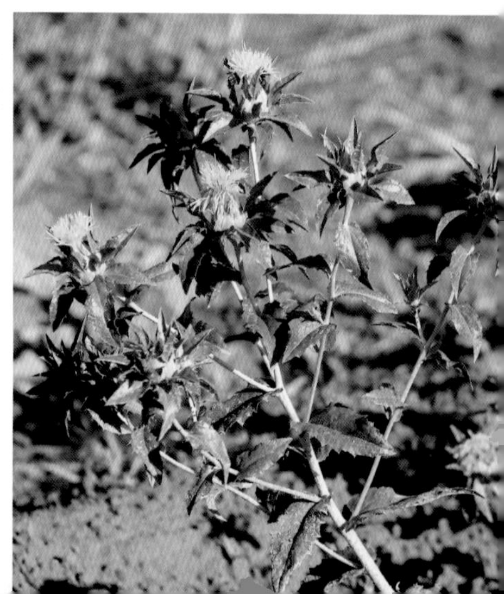

六十二种风 张仲景治六十二种风，兼腹内血气刺痛。用红花一大两，分为四分。以酒一大升，煎钟半，顿服之。不止再服。**一切肿疾** 红花，熟，捣，取汁，服。不过三服，便瘥。**喉痹壅塞** 不通者。红蓝花捣，绞取汁一小升服之，以瘥为度。如冬月无生花，以干者浸湿绞汁，煎服，极验。**热病胎死** 红花，酒煮汁，饮二三盏。**胎衣不下** 方同上。**产后血运** 心闷气绝。红花一两，为末，分作二服，酒二盏，煎一盏，连服。如口噤，斡开灌之，或入小便尤妙。**聤耳出水** 红蓝花三钱半，枯矾五钱。为末，以绵杖缴净吹之。无花则用枝叶。一方去矾。

子【主治】天行疮痘，水吞数颗。《开宝》|功与花同。苏颂【附方】**血气刺痛** 红蓝子一升。捣碎，以无灰酒一大升拌子，曝干，重捣筛，蜜丸梧子大，空心酒下四十丸。**疮疽不出** 红花子、紫草茸各半两，蝉蜕二钱半，水酒钟半，煎减半，量大小加减服。**女子中风** 血热烦渴。以红蓝子五合。熬捣，旦日取半大匙，以水一升，煎取七合，去渣细细咽之。

苗【主治】生捣，涂游肿。《开宝》

番红花

【释名】洎夫蓝、撒法郎。

【集解】〔时珍曰〕番红花，出西番回回地面及天方国，即彼地红蓝花也。元时，以入食馔用。按张华《博物志》言：张骞得红蓝花种于西域，则此即一种，或方域地气稍有异耳。

【气味】甘，平，无毒。

【主治】心忧郁积，气闷不散，活血。久服令人心喜。又治惊悸。时珍

【附方】**伤寒发狂** 惊怖恍惚。用撒法郎二分，水一盏，浸一夕服之。天方国人所传。

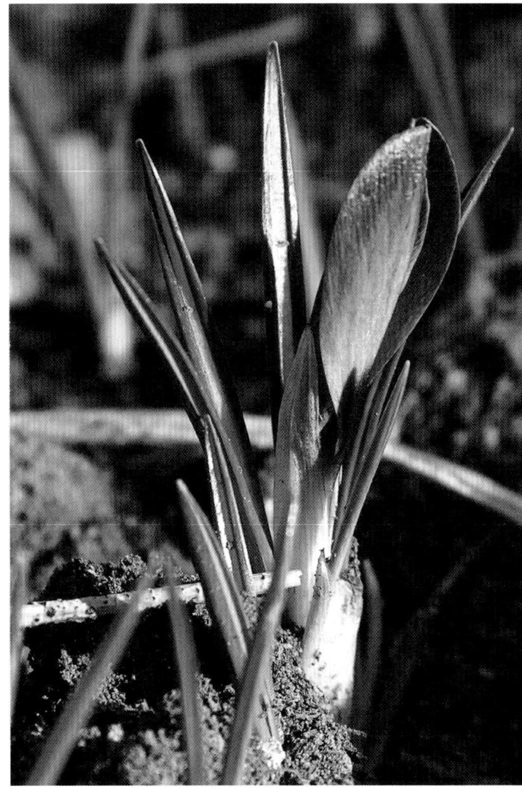

（番红花：多年生草本。鳞茎扁球形。叶线形，边缘反卷。花顶生，花被片6，倒卵圆形，淡紫色，花筒细管状；花柱细长，黄色，柱头3，膨大呈漏斗状，伸出花被筒外而下垂，深红色。蒴果长圆形，具三钝棱。花期10～11月。北京、上海、浙江、江苏等地有引种栽培。）

大蓟、小蓟

【释名】虎蓟、马蓟、鸡项草、千针草、野红花。〔弘景曰〕大蓟是虎蓟，小蓟是猫蓟，叶并多刺，相似。田野甚多，方药少用。

【集解】〔别录曰〕大小蓟，五月采。〔颂曰〕小蓟处处有之，俗名青刺蓟。二月生苗，二三寸时，并根作菜，茹食甚美。四月高尺余，多刺，心中出花，头如红蓝花而青紫色，北人呼为千针草。四月采苗，九月采根，并阴干用。大蓟苗根与此相

似，但肥大尔。〔宗奭曰〕大、小蓟皆相似，花如髻。但大蓟高三四尺，叶皱；小蓟高一尺许，叶不皱，以此为异。作菜虽有微芒，不害人。〔恭曰〕大小蓟，叶虽相似，功力有殊。大蓟生山谷，根疗痈肿；小蓟生平泽，不能消肿，而俱能破血。

大蓟根（叶同）【气味】甘，温，无毒。【主治】女子赤白沃，安胎，止吐血鼻衄，令人肥健。《别录》|捣根绞汁服半升，主崩中血下立瘥。甄权|叶：治肠痈，腹脏瘀血，作运扑损，生研，酒并小便任服。又恶疮疥癣，同盐研署之。《大明》

小蓟根（苗同）【气味】甘，温，无毒。【主治】养精保血。《别录》|破宿血，生新血，暴下血血崩，金疮出血，呕血等，绞取汁温服。作煎和糖，合金疮，及蜘蛛蛇蝎毒，服之亦佳。藏器|治热毒风，并胸膈烦闷，

（大蓟：多年生宿根草本。茎高100 ~ 150cm。叶互生，羽状分裂，边缘具不等长浅裂和斜刺，基部渐狭，形成两侧有翼的扁叶柄，茎生叶向上逐渐变小。头状花序；总苞球形，苞片披针形，锐头，有刺；全部为管状花，紫红色。瘦果扁椭圆形。花期5 ~ 6月；果期6 ~ 8月。全国大部分地区有分布。）

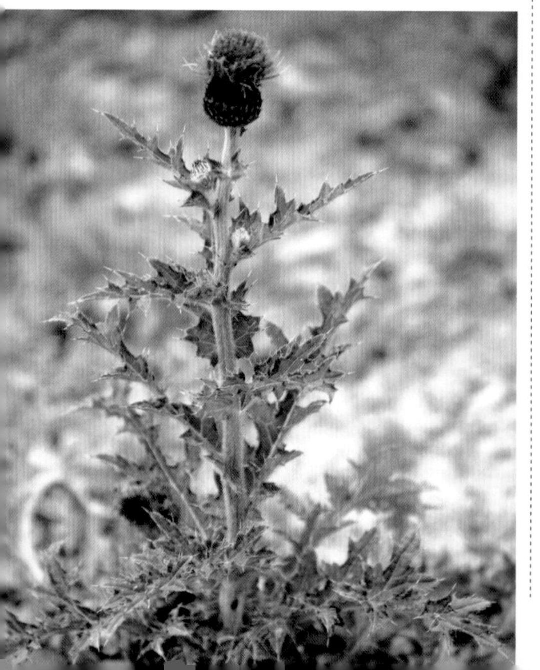

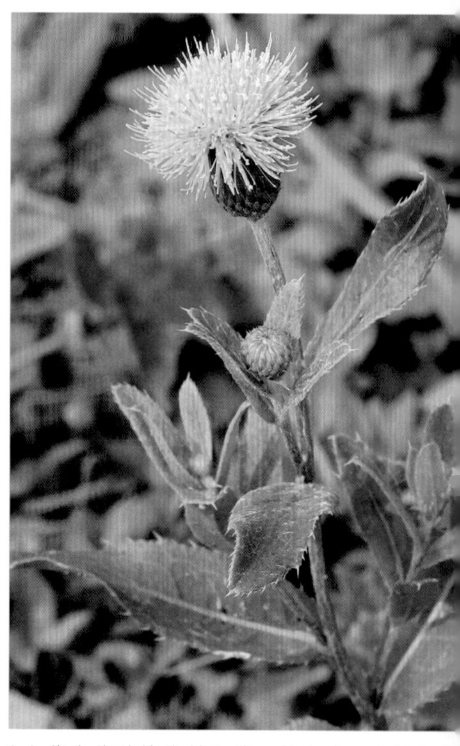

（小蓟为菊科植物刺儿菜。刺儿菜：多年生草本。茎直立，高30 ~ 80cm。茎生叶互生，长椭圆形或长圆状披针形，两面均被蛛丝状绵毛，叶缘有细密的针刺或刺齿。头状花序单生于茎顶或枝端，花冠紫红色。瘦果长椭圆形，冠毛羽毛状。花期5 ~ 7月，果期8 ~ 9月。全国大部分地区均有分布。）

开胃下食，退热，补虚损。苗：去烦热，生研汁服。并《大明》|作菜食，除风热。夏月热烦不止，捣汁半升服，立瘥。孟诜

【发明】〔大明曰〕小蓟力微，只可退热，不似大蓟能健养下气也。〔恭曰〕大小蓟皆能破血。但大蓟兼疗痈肿，而小蓟专主血，不能消肿也。

【附方】**心热吐血** 口干。用刺蓟叶及根，捣绞取汁，每顿服二小盏。**九窍出血** 方同上。**崩中下血** 大、小蓟根一升，酒一斗，渍五宿，任饮。亦可酒煎服，或生捣汁。温服。又方：小蓟茎叶洗切，研汁一盏，入生地黄汁一盏，白术半两，煎减半，温

服。**堕胎下血** 小蓟根叶、益母草五两。水二大碗，煮汁一碗，再煎至一盏，分二服，一日服尽。**金疮出血** 不止。小蓟苗捣烂涂之。**小便热淋** 马蓟根，捣汁服。**丁疮恶肿** 千针草四两，乳香一两，明矾五钱，为末。酒服二钱，出汗为度。

续断

【释名】 属折、接骨、龙豆、南草。

【集解】〔别录曰〕续断生常山山谷，七月、八月采，阴干。〔弘景曰〕按《桐君药录》云：续断生蔓延，叶细，茎如荏大，根本黄白，有汁，七月、八月采根。今皆用茎叶节节断，皮黄皱，状如鸡脚者，又呼为桑上寄生。时人又有接骨树，高丈余许，叶似蒴藋，皮主金疮。广州又有续断藤，一名诺藤，断其茎，以器承取汁饮，疗虚损绝伤，用沐头，长发，折枝插地即生。〔恭曰〕所在山谷皆有。今俗用者，叶似苎而茎方，根如大蓟，黄白色。陶说非也。〔颂曰〕三月以后生苗，干四棱，似苎麻，叶两两相对而生。四月开花，红白色，似益母花。根如大蓟，赤黄色。〔时珍曰〕今人所用，以川中来，色赤而瘦，折之有烟尘起者为良焉。

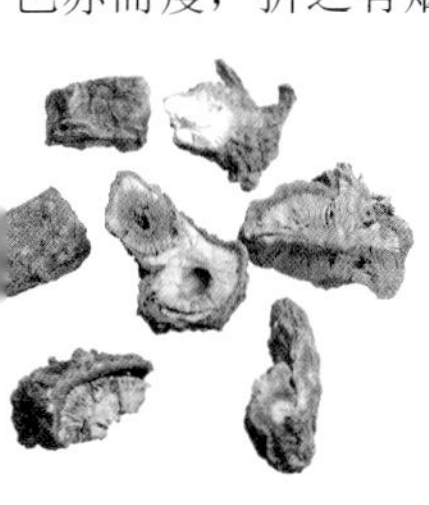

根【气味】苦，微温，无毒。【主治】伤寒，补不足，金疮痈疡折跌，续筋骨，妇人乳难。久服益气力。《本经》|妇人崩中漏血，金疮血内漏，止痛生肌肉，及踠伤恶血腰痛，关节缓急。《别录》|去诸温毒，通宣血脉。甄权|助气，补五劳七伤，破瘕结瘀血，消肿毒，肠风痔瘘，乳痈瘰疬，妇人产前后一切病，胎漏，子宫冷，面黄虚肿，缩小便，止泄精尿血。《大明》

【发明】〔时珍曰〕宋张叔潜秘书，知剑州时，其阁下病血痢。一医用平胃散一两，

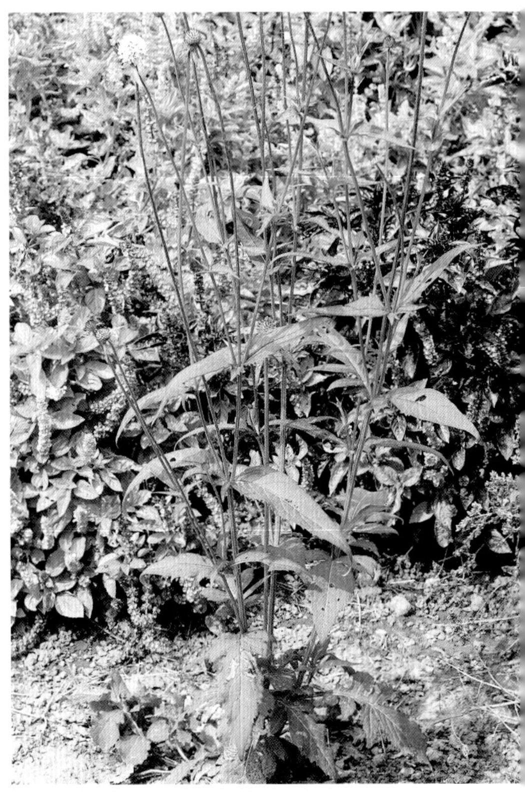

（续断为川续断科植物川续断。川续断：多年生草本，高60～200cm。茎直立，具6～8棱。基生叶琴状羽裂，两侧裂片3～4对，靠近中央一对裂片较大，向下渐小；茎中下部叶羽状深裂，中央裂片特长；上部叶披针形，不裂或基部3裂。花序头状球形，花冠淡黄白色。瘦果长倒卵柱状。花期8～9月，果期9～10月。分布于江西、湖北、湖南、广西、四川、贵州、云南、西藏等地。）

入川续断末二钱半。每服二钱，水煎服即愈。绍兴壬子，会稽时行痢疾。叔潜之子以方传人，往往有验。小儿痢服之效。

【附方】 **妊娠胎动** 两三月堕，预宜服此。川续断（酒浸）、杜仲（姜汁炒去丝）各二两。为末，枣肉煮烂杵和丸梧子大。每服三十丸，米饮下。**产后诸疾** 血运，心闷烦热，厌厌气欲绝，心头硬，乍寒乍热。续断皮一握。水三升，煎二升，分三服。如人行一里，再服，无所忌。此药救产后

垂死。**打扑伤损** 闪肭骨节。用接骨草叶捣烂罨之，立效。

苦芙

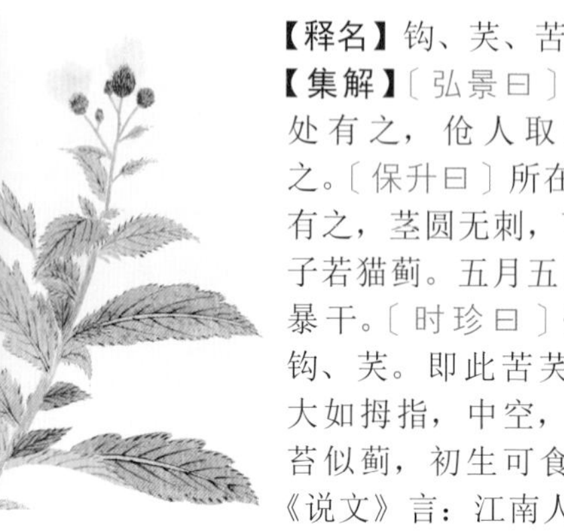

【释名】钩、芙、苦板。

【集解】〔弘景曰〕苦芙处处有之，伧人取茎生食之。〔保升曰〕所在下湿地有之，茎圆无刺，可生啖，子若猫蓟。五月五日采苗，暴干。〔时珍曰〕《尔雅》钩、芙。即此苦芙也。芙大如拇指，中空，茎头有苔似蓟，初生可食。许慎《说文》言：江南人食之下气。今浙东人清明节采其嫩苗食之，云一年不生疮疥。亦捣汁和米为食，其色清，久留不败。

（苦芙可能为菊科植物白花地胆草。白花地胆草：多年生直立草本。茎多分枝。叶互生，最下部叶常密集呈莲座状；下部叶基部渐狭成具翅的柄；上部叶椭圆形或长圆状椭圆形，最上部叶极小，全部具有小尖的锯齿。头状花序；花白色。瘦果长圆状线形。花期8月至翌年5月。分布于福建、台湾、广东、海南的沿海地区。）

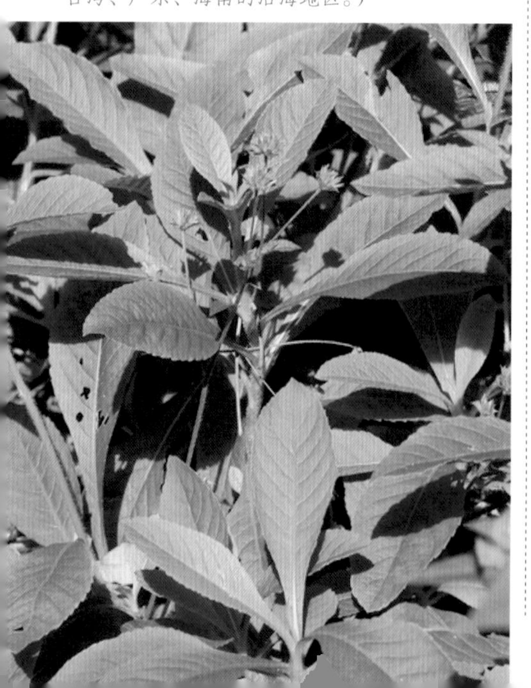

苗【气味】苦，微寒，无毒。**【主治】**面目通身漆疮。烧灰傅之，亦可生食。《别录》|烧灰疗金疮，极验。弘景|治丹毒。《大明》|煎汤洗痔甚验。汪颖|下气解热。时珍

漏卢

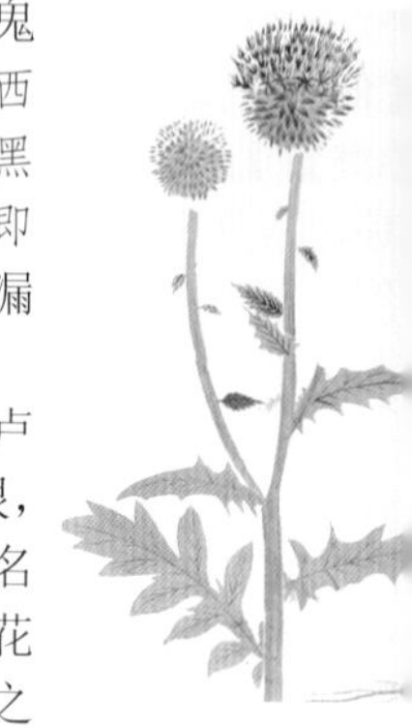

【释名】野兰、荚蒿、鬼油麻。〔时珍曰〕屋之西北黑处谓之漏；凡物黑色谓之卢。此草秋后即黑，异于众草，故有漏卢之称。

【集解】〔别录曰〕漏卢生乔山山谷。八月采根，阴干。〔恭曰〕此药俗名荚蒿，茎叶似白蒿，花黄，生荚，长似细麻之荚，大如箸许，有四五瓣，七八月后皆黑，异于众草，蒿之类也。常用其茎叶及子，未见用根。其鹿骊，山南谓之木藜芦，有毒，非漏卢也。今人以马蓟似苦芙者为漏卢，亦非也。〔时珍曰〕按沈存中《笔谈》云：今方家所用漏卢乃飞廉也。飞廉一名漏卢，苗似苦芙，根如牛蒡绵头者是也。采时用根。今闽中所谓漏卢，茎如油麻，高六七寸，秋深枯黑如漆，采时用苗，乃真漏卢也。

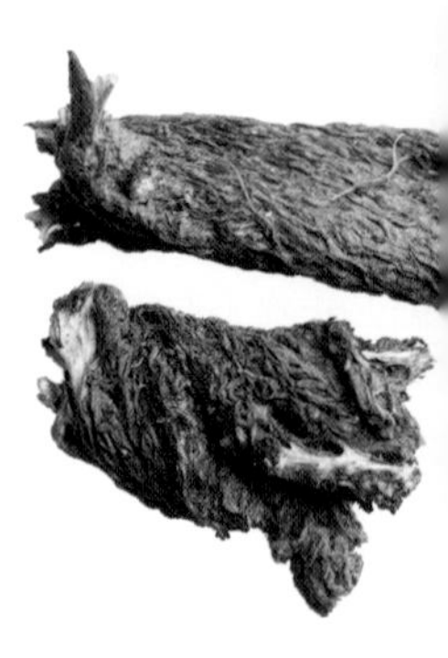

根苗【气味】苦、咸，寒，无毒。**【主治】**皮肤热毒，恶疮疽痔，湿痹，下乳汁。久服轻身益气，耳目聪明，不老延年。《本经》|止遗溺，热气疮痒如麻豆，可作浴汤。《别录》|通小肠，泄精尿血，肠风，风赤眼，小儿壮热，扑损，续筋骨，乳痈、瘰疬、金疮，止血排

脓，补血长肉，通经脉。《大明》

【发明】〔弘景曰〕此药久服甚益人，而服食方罕见用之。近道出者，惟疗瘘疥耳，市人皆取苗用。〔时珍曰〕漏卢下乳汁，消热毒，排脓止血，生肌杀虫。庞安常《伤寒论》治痈疽及预解时行痘疹热，用漏卢叶，云无则以山栀子代之。亦取其寒能解热，盖不知其能入阳明之故也。

【附方】 **腹中蛔虫** 漏卢为末，以饼臛和方寸匕，服之。**小儿无辜** 疳病肚胀，或时泄痢，冷热不调。以漏卢一两，杵为散。每服一钱，以猪肝一两，入盐少许，以水同煮熟，空心顿食之。**冷劳泄痢** 漏卢一两，艾叶炒四两，为末。米醋三升，入药末一半，同熬成膏，入后末和丸梧子大，每温水下三十丸。**产后带下：**方同上。**乳汁不下** 乃气脉壅塞也，又治经络凝滞，乳内胀痛，邪畜成痈，服之自然内消。漏卢二两半，蛇退十条（炙焦），瓜楼十个（烧存性）。为末。每服二钱，温酒调下，良久以热羹汤投之，以通为度。**历节风痛** 筋脉拘挛。古圣散：用漏卢（麸炒）半两，地龙（去土炒）半两，为末。生姜二两取汁，入蜜三两，同煎三五沸，入好酒五合，盛之。每以三杯，调末一钱，温服。**一切痈疽** 发背，初发二日，但有热证，便宜服漏卢汤，退毒下脓，乃是宣热拔毒之剂，热退即住服。漏卢用有白茸者、连翘、生黄芪、沉香各一两，生粉草半两，大黄（微炒）一两，为细末。每服二钱，姜枣汤调下。**白秃头疮** 五月收漏卢草，烧灰，猪膏和涂之。

（祁州漏卢：多年生直立草本，高25～65cm。茎不分枝，具白色绵毛或短毛。基生叶及下部茎生叶羽状全裂呈琴形，裂片常再羽状深裂或深裂，两面均被蛛丝状毛或粗糙毛茸；中部及上部叶较小。头状花序单生茎顶；花冠淡紫色。瘦果倒圆锥形，棕褐色。花期5～7月，果期6～8月。分布于黑龙江、吉林、辽宁、内蒙古、河北、山东、山西、陕西、甘肃等地。）

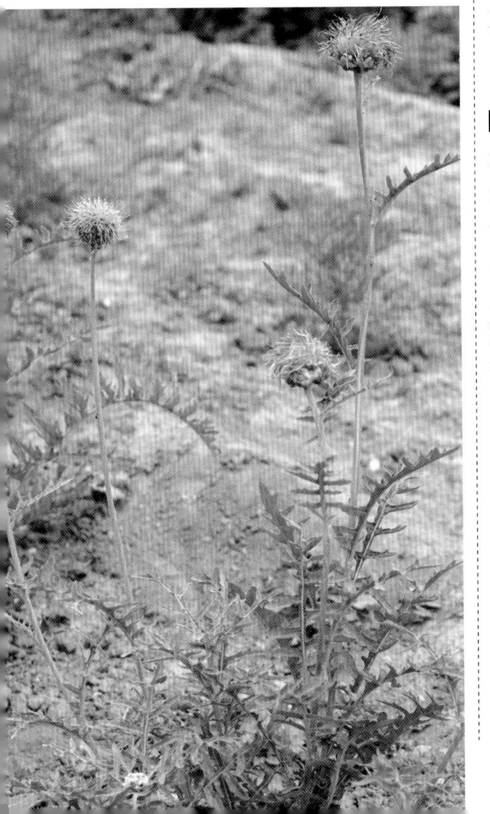

飞廉

【释名】漏卢、木禾、飞雉、飞轻、伏兔、伏猪、天荠。〔时珍曰〕飞廉，神禽之名也。其状鹿身豹文，雀头蛇尾，有角，能致风气。

【集解】〔别录曰〕飞廉生河内川泽，正月采根，七月、八月采花，阴干。〔弘景曰〕处处有之。极似苦芙，惟叶多刻缺，叶下附茎，轻有皮起似箭羽，其花紫色。俗方殆无用，而道家服其枝茎，可得长生，又入神枕方。今既别有漏卢，则此漏卢乃别名尔。〔时珍曰〕飞廉，亦蒿类也。苏颂《图经》疑海州所图之漏卢是飞廉。沈存中《笔谈》亦言飞廉根如牛蒡而绵头。古方漏卢散下云，用有白茸者则是有白茸者，乃飞廉无疑矣。今考二物气、味、功、用俱不相远，似可通用，岂或一类有数种，而古今名称各处不同乎？

根及花【气味】苦，平，无毒。【主治】骨节热，胫重酸疼。久服令人身轻。《本经》|头眩顶重，皮间邪风，如蜂螫针刺，鱼子细起，热疮痈疽痔，湿痹，止风邪咳嗽，下乳汁。久服益气明目不老，可煮可干用。《别录》|主留血。甄权|疗疳蚀，杀虫。苏恭|小儿疳痢，为散，浆水服，大效。萧炳|治头风旋运。时珍

【发明】〔时珍曰〕葛洪《抱朴子》书，言飞廉单服可轻身延寿。又言服飞廉煎，可远涉疾行，力数倍于常。《本经》《别录》所列亦是良药，而后人不知用，何哉？

【附方】**疳䘌蚀口** 及下部。用飞廉蒿烧灰捣筛，以两钱匕著痛处。甚痛，若不痛，非疳也。下部虫如马尾大，相缠出无数。十日瘥，二十日平复。

（飞廉：二年生草本，高50～120cm。茎直立，具纵棱，棱有绿色间歇的三角形刺齿状翼。叶互生；下部叶羽状深裂，边缘有刺；上部叶渐小。头状花序；花紫红色。瘦果长椭圆形；冠毛白色或灰白色。花期5～7月。生于田野、路旁或山地草丛中。我国大部分省区有分布。）

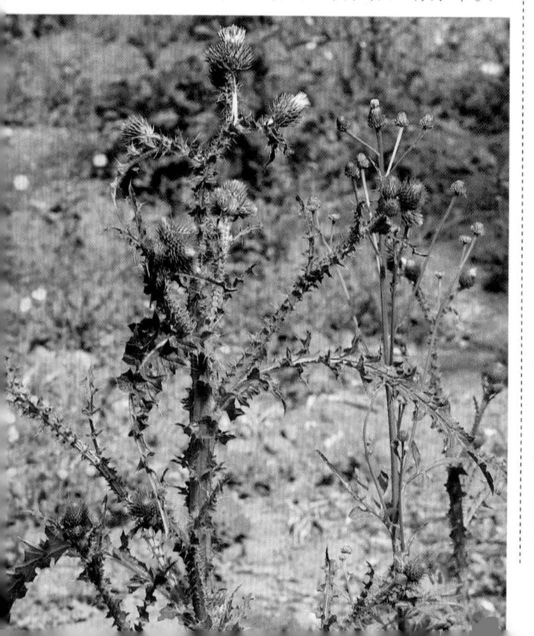

苎麻

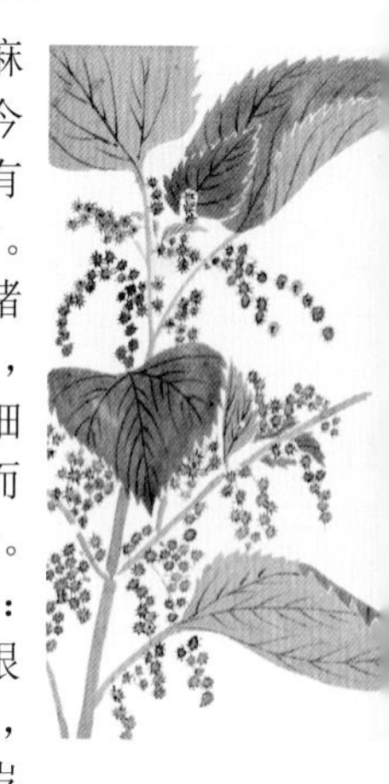

【集解】〔颂曰〕苎麻旧不著所出州土，今闽、蜀、江、浙多有之。剥其皮可以绩布。苗高七八尺。叶如楮叶而无叉，面青背白，有短毛。夏秋间着细穗青花。其根黄白而轻虚，二月、八月采。按陆玑《草木疏》云：苎一科数十茎，宿根在土中，至春自生，不须栽种。荆扬间岁三刈，诸园种之岁再刈，便剥取其皮，以竹刮其表，厚处自脱，得里如筋者煮之，用缉布。今江、浙、闽中尚复如此。〔时珍曰〕苎，家苎也。又有山苎，野苎也。有紫苎，叶面紫；白苎，叶面青，其背皆白。可刮洗煮食救荒，味甘美。其子茶褐色，九月收之，二月可种。宿根亦自生。

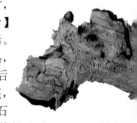

根【气味】甘，寒，无毒。【主治】安胎，贴热丹毒。《别录》|治心膈热，漏胎下血，产前后心烦，天行热疾，大渴大狂，服金石药人心热，罯毒箭蛇虫咬。《大明》|沤苎汁，止消渴。《别录》【发明】〔震亨曰〕苎根大能补阴而行滞血，方药或恶其贱，似未曾用也。〔藏器曰〕苎性破血，将苎麻与产妇枕之，止血运。产后腹痛，以苎安腹上即止也。【附方】**痰哮咳嗽** 苎根（存性），为末，生豆腐蘸三五钱，食即效。未全，可以肥猪肉二三片蘸食，甚妙。**小便不通**《圣惠方》：用麻根、蛤粉各半两，为末。每服二钱，空心新汲水下。《摘玄方》：用苎根洗研，摊绢上，贴少腹连阴

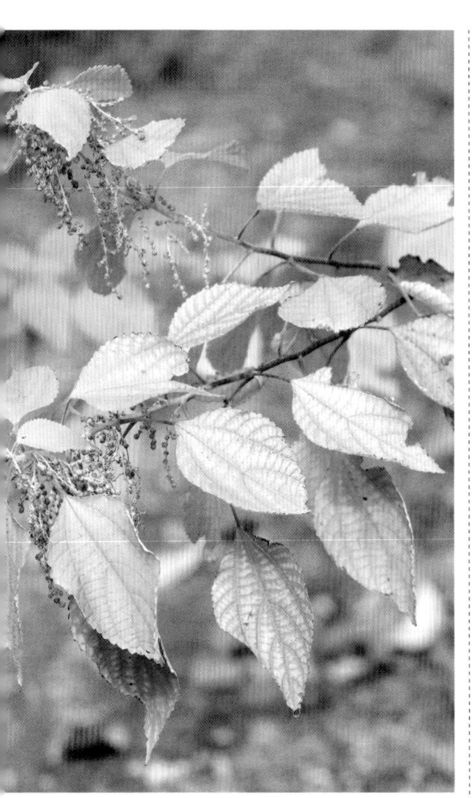

（苎麻：多年生直立草本，高达2m。单叶互生，阔卵形或卵圆形，边缘有粗锯齿。圆锥花序腋生；雄花黄白色；雌花淡绿色。瘦果细小，椭圆形，集合成小球状。花期5～6月，果熟期9～10月。分布于我国中部、南部、西南及山东、江苏、安徽、浙江、陕西、河南等地。）

际，须臾即通。**脱肛不收** 苎根捣烂，煎汤熏洗之。

叶【气味】同根。【主治】金疮伤折血出，瘀血。时珍【发明】〔时珍曰〕苎麻叶甚散血，五月五日收取，和锻石捣作团，晒干收贮。遇有金疮折损者，研末敷之，即时六月收野苎叶、苏叶，生猪血试之，可验也。秋冬用干叶亦可。【附方】**骤然水泻** 日夜不止，欲死，不拘男妇。用五月五日采麻叶，阴干为末。每服二钱，冷水调下。勿吃热物，令人闷倒。只吃冷物。小儿半钱。**冷痢白冻** 方同上。

苘麻

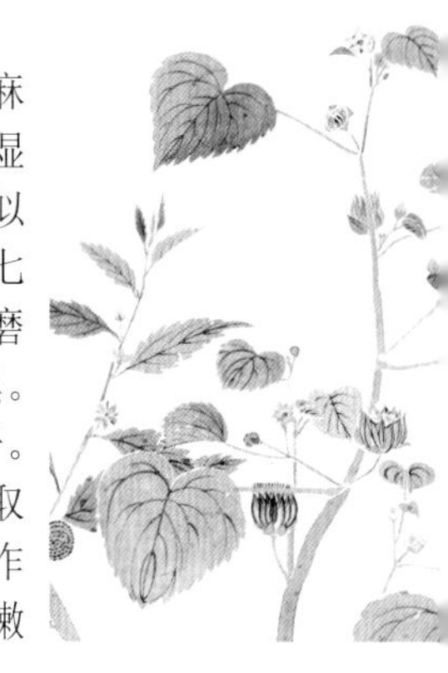

【释名】白麻。

【集解】〔时珍曰〕苘麻今之白麻也。多生卑湿处，人亦种之。叶大似桐叶，团而有尖。六七月开黄花。结实如半磨形，有齿，嫩青老黑。中子扁黑，状如黄葵子。其茎轻虚洁白。北人取皮作麻。以茎蘸硫黄作焠灯，引火甚速。其嫩子，小儿亦食之。

实【气味】苦，平，无毒。【主治】赤白冷热痢，炒研为末，每蜜汤服一钱。痈肿无头者，吞一枚。苏恭|生眼翳瘀肉，起倒睫拳毛。时珍

（苘麻：一年生草本，高1～2m，茎枝被柔毛。叶互生，叶片圆心形，两面均被星状柔毛，边缘具细圆锯齿。花单生于叶腋，花黄色，花瓣倒卵形。蒴果半球形，分果爿顶端具长芒2。种子肾形，褐色。花期7～8月。我国除青藏高原不产外，其他各地均有分布。）

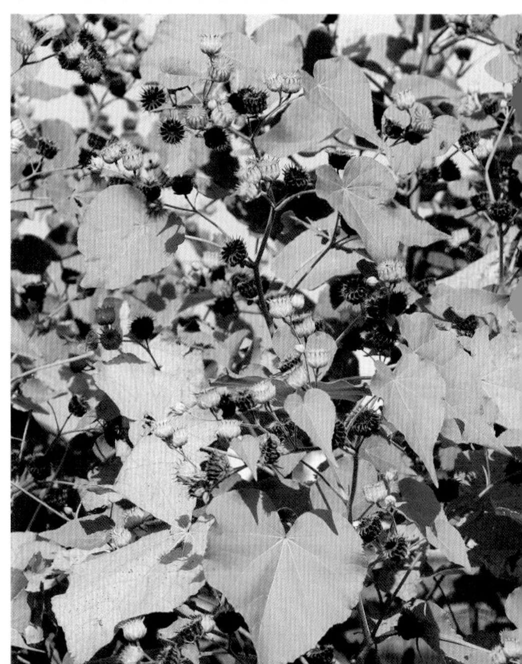

根【主治】亦治痢，古方用之。苏颂

【附方】**一切眼疾** 苘麻子一升。为末。以豮猪肝批片，蘸末炙熟，再蘸再炙，末尽乃为末。每服一字，陈米饮下，日三服。

大青

【释名】〔时珍曰〕其茎叶皆深青，故名。

【集解】〔别录曰〕大青三四月采茎，阴干。〔弘景曰〕今出东境及近道，紫茎长尺许，茎、叶皆用。〔颂曰〕今江东州郡及荆南、眉、蜀、濠、淄诸州皆有之。春生青紫茎，似石竹苗叶，花红紫色，似马蓼，亦似芫花，根黄，三月、四月采

（大青：灌木或小乔木。单叶对生，纸质，全缘。伞房状聚伞花序；花萼杯状，先端5裂，粉红色；花冠白色，先端5裂，裂片卵形。果实球形或倒卵形，绿色，成熟时蓝紫色。花、果期6月至翌年2月。分布于华东及湖南、湖北、广东、广西、贵州、云南等地。）

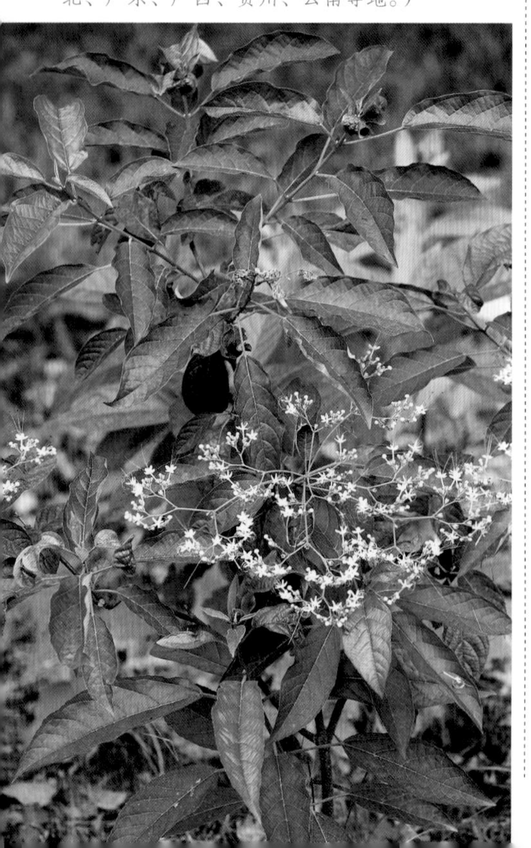

茎叶，阴干用。〔时珍曰〕处处有之。高二三尺，茎圆。叶长三四寸，面青背淡，对节而生。八月开小花，红色成簇。结青实大如椒颗。九月色赤。

茎、叶【气味】苦，大寒，无毒。【主治】时气头痛，大热口疮。《别录》|除时行热毒，甚良。弘景|治温疫寒热。甄权|治热毒风，心烦闷，渴疾口干，小儿身热疾风疹，及金石药毒。涂罯肿毒。《大明》|主热毒痢，黄疸、喉痹、丹毒。时珍

【发明】〔颂曰〕古方治伤寒黄汗、黄疸等，有大青汤。又治伤寒头身强、腰脊痛，葛根汤内亦用大青。大抵时疾多用之。

【附方】**喉风喉痹** 大青叶捣汁灌之，取效止。**小儿口疮** 大青十八铢，黄连十二铢。水三升，煮一升服。一日二服，以瘥为度。**热病下痢** 困笃者。大青汤：用大青四两，甘草、赤石脂三两，胶二两，豉八合。水一斗，煮三升，分三服，不过二剂瘥。**热病发斑** 赤色烦痛。大青四物汤：用大青一两，阿胶、甘草各二钱半，豉二合，分三服。每用水一盏半，煎一盏，入胶烊化服。又犀角大青汤：用大青七钱半，犀角二钱半，栀子十枚，豉二撮，分二服。每服水一盏半，煎八分，温服。**肚皮青黑** 小儿卒然肚皮青黑，乃血气失养，风寒乘之，危恶之候也。大青为末，纳口中，以酒送下。

胡卢巴

【释名】苦豆。

【集解】〔禹锡曰〕胡卢巴出广州并黔州。春生苗，夏结子，子作细荚，至秋采。今人多用岭南者。或云是番萝卜子，未审的否？〔颂曰〕今出广州。

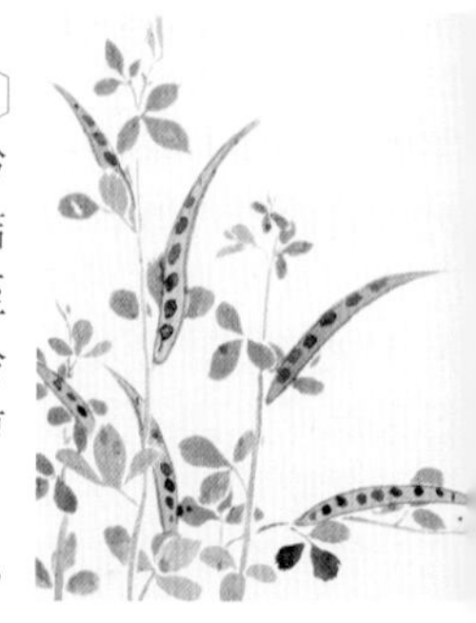

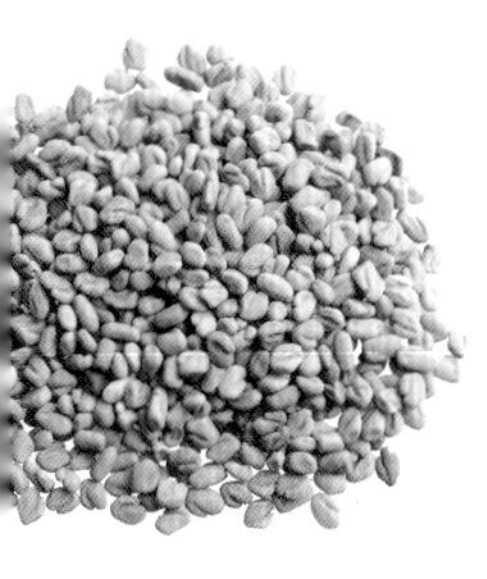

或云种出海南诸番，盖其国芦菔子也。舶客将种莳于岭外亦生，然不及番中来者真好。今医家治元脏虚冷为要药，而唐已前方不见用，本草不著，盖是近出。

【气味】苦，大温，无毒。【主治】元脏虚冷气。得附子、硫黄，治肾虚冷，腹胁胀满，面色青黑。得茠香子、桃仁，治膀胱气甚效。《嘉祐》|治冷气疝瘕，寒湿脚气，益右肾，暖丹田。时珍

【发明】〔时珍曰〕胡卢巴，右肾命门药也。元阳不足，冷气潜伏，不能归元者，宜之。

【附方】**气攻头痛** 胡卢巴（炒）、三棱（酒浸焙）各半两，干姜（炮）二钱半，为末，姜汤或温酒每服二钱。**寒湿脚气** 腿膝疼痛，行步无力。胡卢巴（酒浸一宿，焙）、破故纸（炒香）各四两。为末。以木瓜切顶去瓤，安药在内令满，用顶合住签定，烂蒸，捣丸梧子大。每服七十丸，空心温酒下。**小肠气痛** 胡卢巴（炒）研末，每服二钱，茴香酒下。**肾脏虚冷** 腹胁胀满。胡卢巴（炒）二两，熟附子、硫黄各七钱五分。为末，酒煮麴糊丸梧子大，每盐汤下三四十丸。

（胡卢巴为豆科植物胡芦巴。胡芦巴：一年生草本。茎丛生。3出复叶，小叶卵状长卵圆形或宽披针形，近先端有锯齿。花腋生，花冠蝶形，初为白色，后渐变淡黄色，基部微带紫晕。荚果细长圆筒状。花期4～6月，果期7～8月。均为栽培品种。分布于河南、四川等地。）

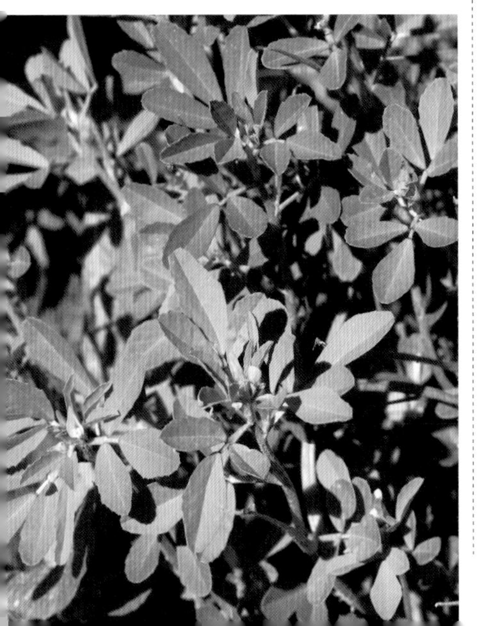

蠡实

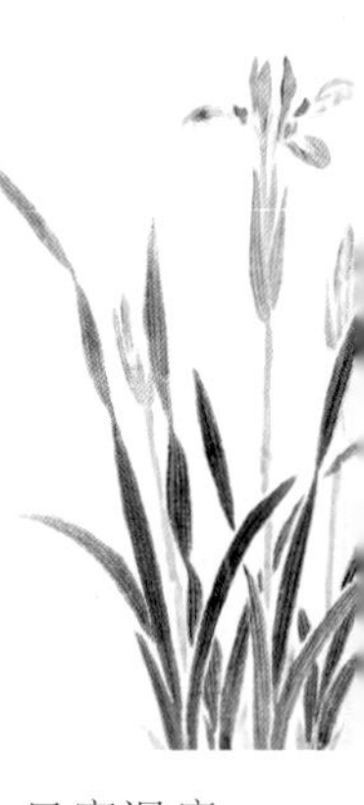

【释名】荔实、马蔺子、马帚、铁扫帚、剧草、旱蒲、豕首、三坚。〔恭曰〕此即马蔺子也。

【集解】〔别录曰〕蠡实生河东川谷，五月采实，阴干。〔时珍曰〕蠡草生荒野中，就地丛生，一本二三十茎，苗高三四尺，叶中抽茎，开花结实。

实【气味】甘，平，无毒。【主治】皮肤寒热，胃中热气，风寒湿痹，坚筋骨，令人嗜食。久服轻身。《本经》|止心烦满，利大小便，长肌肤肥大。《别录》|疗金疮血内流，痈肿，有效。苏恭|妇人血气烦闷，产后血运，并经脉不止，崩中带下，消一切疮疖，止鼻衄吐血，通小肠，消酒毒，治黄病，杀蕈毒，敷蛇虫咬。《大明》|治小腹疝痛，腹内冷积，水痢诸病。时珍【附方】**寒疝诸疾** 寒疝不能食，及腹内一切诸疾，消食肥肌。马蔺子一升，每日取一把，以面拌煮吞之，服尽愈。**喉痹肿痛**《卫生易简方》：用蠡实一合，升麻五分，水一升，煎三合，入少蜜搅匀，细呷，大验。《圣惠方》：用马蔺子二升，升麻一两。为末，蜜丸。水服一钱。又方：马蔺子八钱，牛蒡子六钱。为末，空心温水服方寸匕。**水痢百病** 张文仲《备急方》：

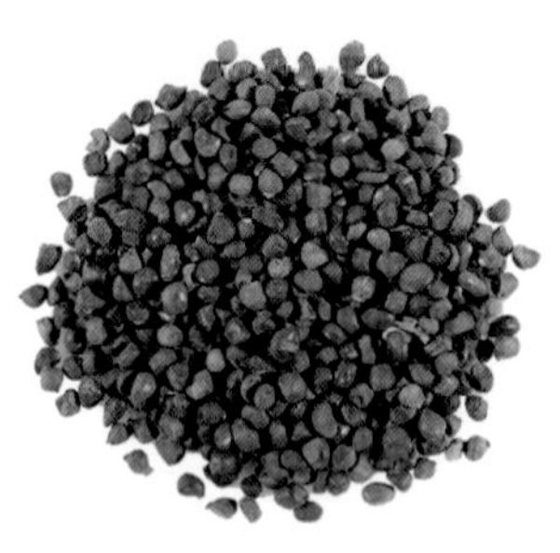

用马蔺子，以六月六日面熬，各等分，为末，空心米饮服方寸匕。如无六月六日面，常面亦可，牛骨灰亦可。**肠风下血** 有疙瘩疮，破者不治。马蔺子一斤（研破酒浸，夏三、冬七日，晒干），何首乌半斤，雄黄、雌黄各四两，为末，以浸药酒打糊丸梧子大。每服三十丸，温酒下，日三服，见效。

花、茎及根、叶【主治】去白虫。【附方】**小便不通** 马蔺花（炒）、茴香（炒）、葶苈（炒），为末，每酒服二钱。**一切痈疽** 发背恶疮。用铁扫帚，同松毛、牛膝，以水煎服。

（蠡实为鸢尾科植物马蔺。马蔺子：多年生草本，高40～60cm。叶簇生，坚韧；叶片条形，全缘。花茎先端具苞片2～3片，内有2～4花；花浅蓝色、蓝色、蓝紫色，花被裂片6，2轮排列，花被上有较深色的条纹。蒴果长圆柱状，有明显的6条纵棱。花期5～7月，果期6～9月。分布于东北、华北、西北及山东、江苏、安徽、浙江、河南、湖北、湖南、四川、西藏等地。）

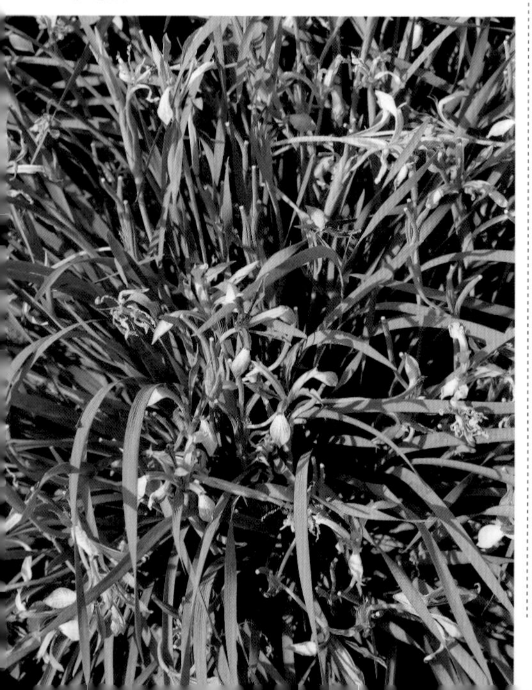

恶实

【释名】鼠粘、牛蒡、大力子、蒡翁菜、便牵牛、蝙蝠刺。〔时珍曰〕其实状恶而多刺钩，故名。其根叶皆可食，人呼为牛菜，术人隐之，呼为大力也。

【集解】〔别录曰〕恶实生鲁山平泽。〔恭曰〕鲁山在邓州东北。此草叶大如芋，子壳似栗状，实细长如茺蔚子。〔颂曰〕恶实即牛蒡子也，处处有之。叶大如芋叶而长。实似葡萄核而褐色，外壳似栗，而小如指头，多刺。〔时珍曰〕牛蒡古人种子，以肥壤栽之。剪苗汋淘为蔬，取根煮曝为脯，云甚益人，今人亦罕食之。三月生苗，起茎高者三四尺。四月开花成丛，淡紫色。结实如枫梂而小，萼上细刺百十攒簇之，一梂有子数十颗。其根大者如臂，长者近尺，其色灰黪。七月采子，十月采根。

子【气味】辛，平，无毒。【主治】明目补中，除风伤。《别录》|风毒肿，诸瘘。藏器|研末浸酒，每日服三二盏，除诸风，去丹石毒，利腰脚。又食前熟挼三枚吞之，散诸结节筋骨烦热毒。甄权|吞一枚，出痈疽头。苏恭|炒研煎饮，通利小便。孟诜|润肺散气，利咽膈，去皮肤风，通十二经。元素|消斑疹毒。时珍

【发明】〔杲曰〕鼠粘子其用有四：治风湿瘾疹，咽喉风热，散诸肿疮疡之毒，利凝滞腰膝之气，是也。

【附方】**风水身肿** 欲裂。鼠粘子二两，炒研为末。每温水服二钱，日三服。**风热浮肿** 咽喉闭塞。牛蒡子一合（半生半熟），为末。热酒服一寸匕。**痰厥头痛** 牛蒡子（炒）、旋覆花等分，为末。腊茶清服一

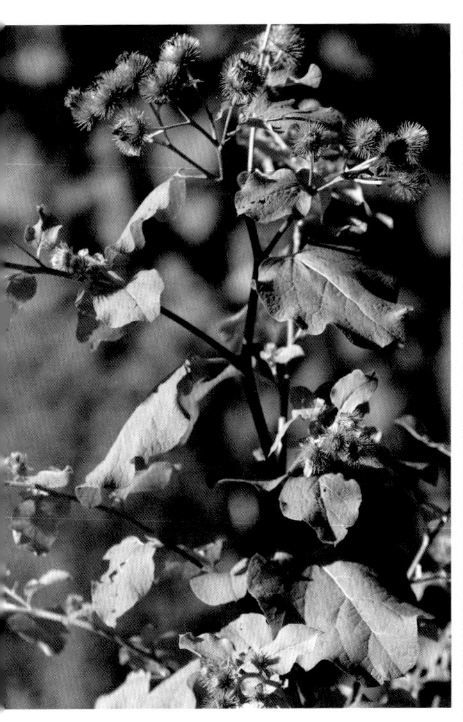

（恶实为菊科植物牛蒡。牛蒡：二年生直立草本。茎上部多分枝，带紫褐色，有纵条棱。根生叶丛生，茎生叶互生；叶片长卵形或广卵形，全缘，边缘稍带波状。头状花序；总苞球形，由多数覆瓦状排列之苞片组成，先端成针状，末端钩曲；管状花红紫色。瘦果长圆形或长圆状倒卵形，灰褐色，具纵棱。花期6～8月，果期8～10月。分布于全国各地。）

钱，日二服。**头痛连睛** 鼠粘子、石膏等分，为末，茶清调服。**咽膈不利** 疏风壅，涎唾多。牛蒡子（微炒）、荆芥穗各一两，炙甘草半两，为末。食后汤服二钱，当缓缓取效。**喉痹肿痛** 牛蒡子六分，马蔺子八分，为散。每空心温水服方寸匕，日再服。仍以牛蒡子三两，盐二两，研匀，炒热包熨喉外。**风热瘾疹** 牛蒡子（炒）、浮萍等分，以薄荷汤服二钱，日二服。**风龋牙痛** 鼠粘子（炒），煎水含，冷吐之。**妇人吹乳** 鼠粘二钱，麝香少许，温酒细吞下。**便痈肿痛** 鼠粘子二钱，炒研末，入蜜一匙，朴消一匙，空心温酒服。**蛇蝎蛊毒** 大力子，煮汁服。**水蛊腹大** 恶实（微炒）一两，为末，面糊丸梧子大，每米饮下十丸。**历节肿痛** 风热攻手指，赤肿麻木，甚则攻肩背两膝，遇暑热则大便秘。牛蒡子三两，新豆豉（炒）、羌活各一两，为末。每服二钱，白汤下。

根、茎【气味】苦，寒，无毒。【主治】伤寒寒热汗出，中风面肿，消渴热中，逐水。久服轻身耐老。《别录》|根：主牙齿痛，劳疟诸风，脚缓弱风毒，痈疽，咳嗽伤肺，肺壅疝瘕，冷气积血。苏恭|根：浸酒服，去风及恶疮。和叶捣碎，敷杖疮金疮，永不畏风。藏器|主面目烦闷，四肢不健，通十二经脉，洗五脏恶气。可常作菜食，令人身轻。甄权|切根如豆，拌面作饭食，消胀壅。茎叶煮汁作浴汤，去皮间习习如虫行。又入盐花生捣，搨一切肿毒。孟诜【发明】〔颂曰〕根作脯食甚良。茎叶宜煮汁酿酒服。冬月采根，蒸曝入药。

【附方】**时气余热** 不退，烦躁发渴，四肢无力，不能饮食。用牛蒡根捣汁，服一小盏，效。**一切风疾** 十年、二十年者。牛蒡根一升，生地黄、枸杞子、牛膝各三升，用袋盛药，浸无灰酒三升内，每任意饮之。**老人中风** 口目瞤动，烦闷不安。牛蒡根（切）一升（去皮晒干，杵为面），白米四合（淘净）。和作馎饦，豉汁中煮，加葱、椒五味，空心食之。恒服极效。**头面忽肿** 热毒风气内攻，或连手足赤肿，触着痛者。牛蒡子根（一名蝙蝠刺），洗净研烂，酒煎成膏，绢摊贴肿处。仍以热酒服一二匙，肿消痛减。**喉中热肿** 鼠粘根一升，水五升，煎一升，分三服。**热毒牙痛** 热毒风攻头面，齿龈肿痛不可忍。牛蒡根一斤（捣汁），入盐花一钱。银器中熬成膏。每用涂齿龈上，重者不过三度，瘥。**小便不通** 脐腹急痛。牛蒡叶汁、生地黄汁二合，和匀，入蜜二合。每服一合，入水半盏，煎三五沸，调滑石末一钱服。**诸疮肿毒** 牛蒡根三茎（洗）。煮烂捣汁，入米煮粥，食一碗，甚良。**月水不通** 结成癥块，腹肋胀大，欲死。牛蒡根二斤（剉）。蒸三遍，以生绢袋盛之，以酒二斗浸五日，每食前温服一盏。

葈耳

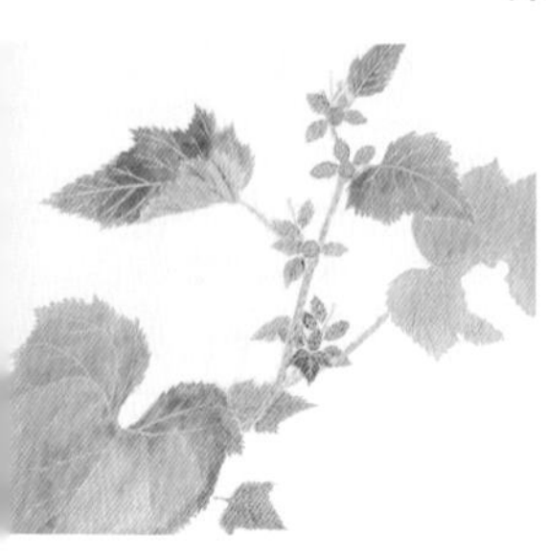

【释名】胡葈、常思、苍耳、卷耳、爵耳、猪耳、耳珰、地葵、葹、羊负来、道人头、进贤菜、喝起草、野茄、缣丝草。〔颂曰〕诗人谓之卷耳，《尔雅》谓之苍耳，《广雅》谓之葈耳，皆以实得名也。

【集解】〔颂曰〕今处处有之。陆氏《诗疏》云：其叶青白似胡荽，白华细茎，蔓生，可煮为茹，滑而少味。四月中生子，正如妇人耳。郭璞云：形如鼠耳，丛生如盘。今之所有皆类此，但不作蔓生。〔时珍曰〕按周定王《救荒本草》云：苍耳叶青白，类粘糊菜叶。秋间结实，比桑椹短小而多刺。嫩苗炸熟，水浸淘拌食，可救饥。其子炒去皮，研为面，可作烧饼食，亦可熬油点灯。

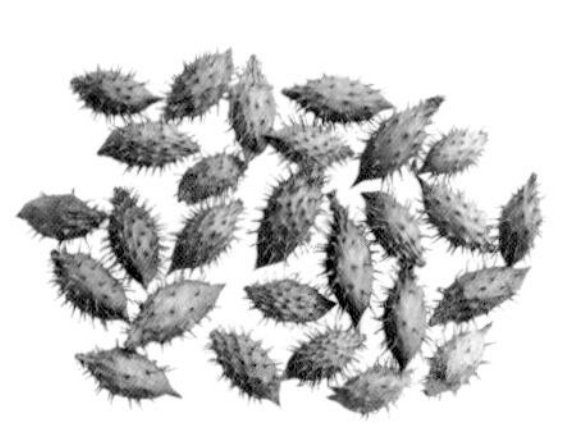

实【气味】甘，温，有小毒。**【主治】**风头寒痛，风湿周痹，四肢拘挛痛，恶肉死肌，膝痛。久服益气，耳目聪明，强志轻身。《本经》|治肝热，明目。甄权|治一切风气，填髓暖腰脚，治瘰疬疥疮及瘙痒。《大明》|炒香浸酒服，去风补益。时珍**【附方】****大腹水肿** 小便不利。苍耳子灰、葶苈（末）等分。每服二钱，水下，日二服。**牙齿痛肿** 苍耳子五升，水一斗，煮取五升，热含之。冷即吐去，吐后复含，不过一剂瘥。茎叶亦可，或入盐少许。

茎叶【气味】苦、辛，微寒，有小毒。**【主治】**溪毒。《别录》|中风伤寒头痛。孟诜|大风癫痫，头风湿痹，毒在骨髓，腰膝风毒。夏月采曝为末，水服一二匕，冬月酒服。或为丸，每服二三十丸，日三服。满百日，病出如瘑疥，或痒，汁出，或斑驳甲错皮起，皮落则肌如凝脂。令人省睡，除诸毒螫，杀虫疳湿𧏾。久服益气耳目聪明，轻身强志。苏恭|挼叶安舌下，出涎，去目黄好睡。烧灰和腊猪脂，封疔肿出根；煮酒服，主狂犬咬毒。藏器

【发明】〔时珍曰〕苍耳叶久服去风热有效，最忌猪肉及风邪，犯之则遍身发出赤丹也。《斗门方》云：妇人血风攻脑，头旋闷绝，忽死倒地，不知人事者。用喝起草嫩心阴干为末，以酒服一大钱，其功甚效。**【附方】****万应膏** 治一切痈疽发背，无头恶疮，肿毒疔疖，一切风痒，臁疮杖疮，牙疼喉痹。五月五日采苍耳根叶数担，洗净晒萎细剉，以大锅五口，入水煮烂，以筛滤去粗滓，布绢再滤。复入净锅，武火煎滚，文火煎稠，搅成膏，以新罐贮封。每以敷贴，即愈。牙疼即敷牙上，喉痹敷舌上或噙化，二三次即效。每日用酒服一匙，极有效。**一切风毒** 并杀三虫肠痔，能进食。若病胃胀满，心闷发热，即宜服之。五月五日午时附地刈取葈耳叶，洗暴燥，捣下筛，每服方寸匕，酒或浆水下，日二、夜三。若觉吐逆，则以蜜丸服，准计方寸匕数也。风轻者，日二服。若身体作粟或麻豆出，此为风毒出也。可以针刺溃去黄汁，乃止。七月七、九月九，亦可采用。**一切风气** 苍耳嫩叶一石（切），和麦蘖五升作块，于蒿艾中二十日成麹。取米一斗，炊作饭，看冷暖，入麹三升酿之，封二七日得令密，密则溢出。忌马肉、猪肉。**毒蛇溪毒** 沙虱、射工等所伤，口噤眼黑，手足强直，毒攻腹内成块，逡巡不救。苍耳嫩苗一握。取汁，和酒温灌之，以滓厚敷伤处。**缠喉风**

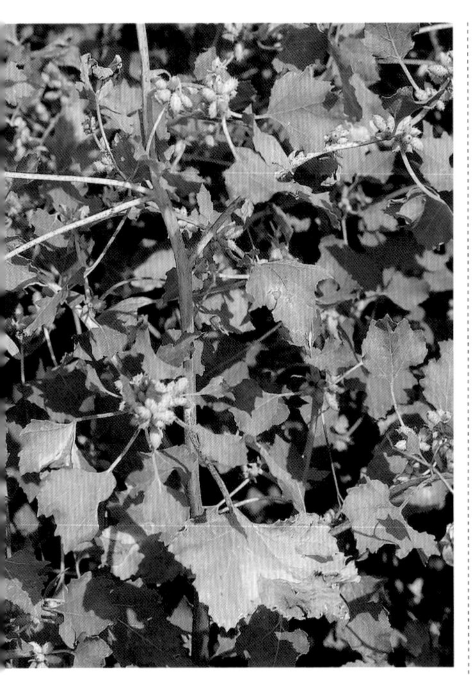

（葈耳为菊科植物苍耳。苍耳：一年生草本，高20～90cm。茎直立，下部圆柱形，上部有纵沟。叶互生；有长柄，叶片三角状卵形或心形，近全缘或有3～5不明显浅裂，基出三脉。头状花序，雄花序球形，雌花序卵形。瘦果倒卵形，包藏在有刺的总苞内。花期5～6月，果期6～8月。分布于全国各地。）

病 苍耳根一把，老姜一块。研汁，入酒服。**大风疠疾**《袖珍方》：用嫩苍耳、荷叶等分，为末。每服二钱，温酒下，日二服。**一切疔肿**《养生方》：用苍耳根、苗烧灰，和醋淀涂之，干再上。不十次，即拔根出。**鼻衄不止** 苍耳茎叶捣汁一小盏服。**五痔下血** 五月五日采苍耳茎、叶为末。水服方寸匕，甚效。**反花恶疮** 有肉如饭粒，破之血出，随生反出。用苍耳叶捣汁，服三合，并涂之，日二上。**赤白下痢** 苍耳草（不拘多少）洗净，用水煮烂去滓，入蜜用武火熬成膏。每服一二匙，白汤下。**产后诸痢** 苍耳叶捣绞汁，温服半中盏，日三四服。

花【主治】白癞顽痒。时珍

天名精

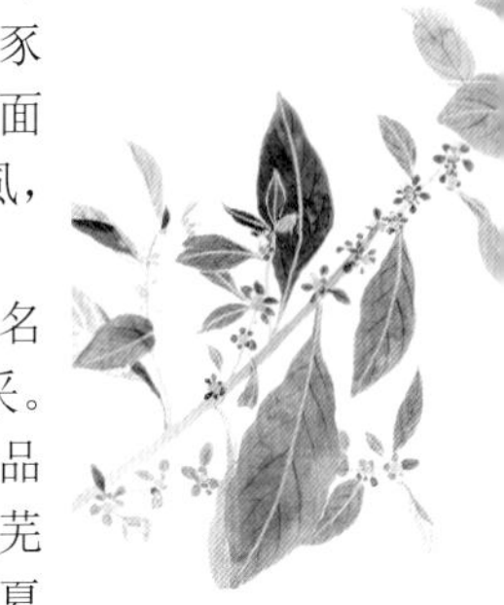

【释名】天蔓菁、天门精、玉门精、麦句姜、蟾蜍兰、蛤蟆蓝、蚵蚾草、豕首、彘颅、活鹿草、皱面草、母猪芥。实名鹤虱，根名杜牛膝。

【集解】〔别录曰〕天名精生平原川泽，五月采。〔保升曰〕地菘也。《小品方》名天蔓菁，又名天芜菁。叶似山南菘菜，夏秋抽条，颇似薄荷，花紫白色，味辛而香。〔颂曰〕天名精，江湖间皆有之，状如韩保升所说。又曰：鹤虱，江、淮、衡、湘皆有之。春生苗，叶皱似紫苏，大而尖长，不光。茎高二尺许。七月生黄白花，似菊。八月结实，子极尖细，干即黄黑色。南人呼其叶为火枕。按火枕即豨莶，虽花实相类，而别是一物，不可杂用。〔时珍曰〕天名精嫩苗绿色，似皱叶菘芥，微有狐气。淘净炸之，亦可食。长则起茎，开小黄花，如小野菊花。结实如同蒿，子亦相似，最粘人衣，狐气尤甚。炒熟则香，故诸家皆云辛而香，亦巴人食负，南人食山柰之意尔。其根白色，如短牛膝。

叶（根同）【气味】甘，寒，无毒。【主治】瘀血血瘕欲死，下血止血，利小便，久服轻身耐老。《本经》|除小虫，去痹，除胸中结热，止烦渴，逐水，大吐下。《别录》|破血生肌，止鼻衄，杀三虫，除诸毒肿，丁疮瘘痔，金疮内射，身痒瘾疹不止者，揩之立已。《唐本》|地菘：主金疮，止血，解恶虫蛇螫毒，挼以傅之。《开宝》|吐痰止疟，治牙痛口紧喉痹。时珍【发明】〔时珍曰〕天名精，并根苗而言也。地菘、埊松，皆言其苗叶也。鹤虱，言其子也。其功大抵只是吐痰止血杀虫解毒，故擂汁

服之能止痰疟，漱之止牙疼，挼之傅蛇咬，亦治猪瘟病也。按孙天仁《集效方》云：凡男、妇乳蛾，喉咙肿痛，及小儿急慢惊风，牙关紧急，不省人事者。以鹤虱草，取根洗净捣烂，入好酒绞汁灌之，良久即苏。仍以渣敷项下，或醋调，搽亦妙。朱端章《集验方》云：余被檄任淮西幕府时，牙疼大作。一刀镊人以草药一捻，汤泡少时，以手蘸汤挹痛处即定。因求其方，用之治人多效，乃皱面地菘草也，俗人讹为地葱。沈存中《笔谈》专辩地菘，其子名鹤虱，正此物也。钱季诚方：用鹤虱一枚，擢置齿中。高监方：以鹤虱煎米醋漱口，或用防风、鹤虱煎水噙漱，仍研草塞痛处，皆有效也。【附方】**男女吐血** 皱面草（即地菘），晒干为末。每服一二钱，以茅花泡汤调服，日二次。**咽喉肿塞**《伤寒蕴要》：治痰涎壅滞，喉肿水不下可者，地菘一名鹤虱草，连根叶捣汁，鹅翎扫入，去痰最妙。《圣济总录》：用杜牛膝、鼓锤草，同捣汁灌之。不得下者，灌鼻得吐为妙。又方：杜牛膝（春夏用茎，秋冬用根）一把，青矾半两，同研，点患处，令吐脓血痰沫，即愈。**缠喉风肿** 蚵蚾草即皱面草，细研，以生蜜和丸弹子大，每噙一二丸，即愈。干者为末，蜜丸亦可。名救生丸。**诸骨哽咽** 地菘、马鞭草各一握（去根），白梅肉一个，白矾一钱，捣作弹丸，绵裹含咽，其骨自软而下也。**丁疮肿毒** 鹤虱草叶，浮酒糟，同捣敷之，立效。**发背初起** 地菘杵汁一升，日再服，瘥乃止。**恶蛇咬伤** 地菘捣敷之。

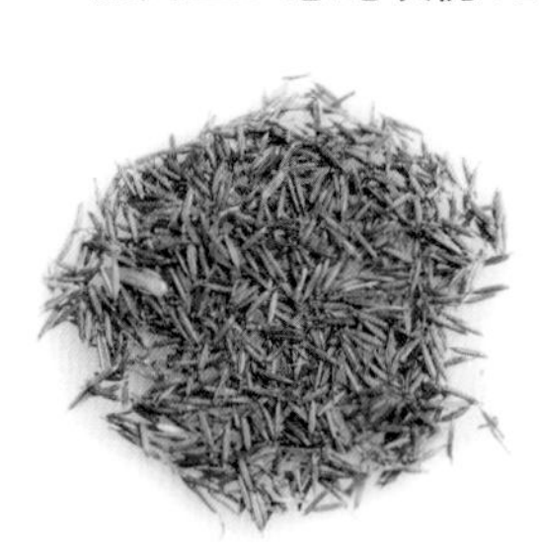

鹤虱【气味】苦，平，有小毒。【主治】蛔、蛲虫。为散，以肥肉汁服方寸匕，亦入丸散用。《唐本》|虫心痛。以淡醋和半匕服，立瘥。《开宝》|杀五脏虫，止疟，傅恶疮。《大明》【发明】〔颂曰〕鹤虱，杀虫方中为最要药。《古今录验方》：疗蛔咬心痛，取鹤虱十两。捣筛，蜜丸梧子大。以蜜汤空腹吞四五十丸。忌酒肉。韦云患心痛十年不瘥，于杂方内见，合服之便愈。李绛《兵部手集方》，治小儿蛔虫啮心腹痛，亦单用鹤虱研末，以肥猪肉汁下之。五岁，一服二分，虫出即止也。【附方】**大肠虫出**不断，断之复生，行坐不得。鹤虱末，水调半两服，自愈。

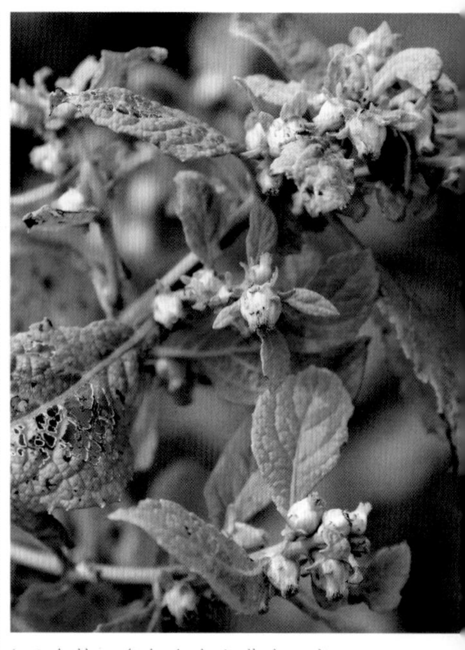

（天名精：多年生直立草本，高30～100cm，有臭味。茎下部叶互生，叶全缘；茎上部向上逐渐变小。头状花序；花序中全为管状花，黄色。瘦果有纵沟多条，顶端有线形短喙。花期6～8月，果期9～10月。分布于河南、湖南、湖北、四川、云南、江苏、浙江、福建、台湾、江西、贵州、陕西等地。）

豨莶

【释名】希仙、火枚草、猪膏莓、虎膏、狗膏、粘糊菜。

【集解】〔颂曰〕豨莶处处有之。春生苗，叶似芥叶而狭长，文粗。茎高二三尺。秋

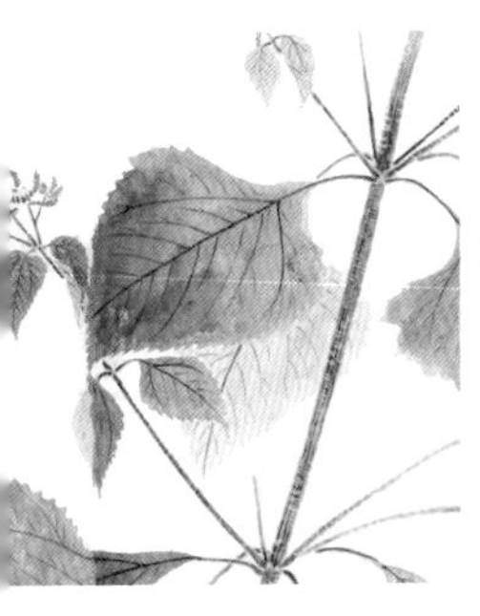

初有花如菊。秋末结实，颇似鹤虱。夏采叶。暴干用。〔保升曰〕猪膏叶似苍耳，两枝相对，茎叶俱有毛，黄白色。五月、六月采苗，日干。〔时珍曰〕按苏恭《唐本草》谓豨莶似酸浆，猪膏莓似苍耳，列为二种。而成纳进《豨莶丸表》，言此药与本草所述相异，多生沃壤，高三尺许，节叶相对。张咏《豨莶丸表》言此草金棱银钱，素茎紫荄，对节而生，蜀号火杴，茎叶颇同苍耳。又按：沈括《笔谈》云：世人妄认地菘为火。有单服火杴法者，乃是地菘，不当用火杴。火杴乃《本草》名猪膏莓者，后人不识，重复出条也。按此数说各异，而今人风痹多用豨莶丸，将何适从耶？时珍尝聚诸草订视，则猪膏草素茎有直棱，兼有斑点，叶似苍耳而微长，似地菘而稍薄，对节而生，茎叶皆有细毛。肥壤一株分枝数十。八九月开小花，深黄色，中有长子如同蒿子，外萼有细刺粘人。地菘则青茎，圆而无棱，无斑无毛，叶皱似菘芥，亦不对节。观此则似与成张二氏所说相合。今河南陈州采豨莶充方物，其状亦是猪膏草，则沈氏谓豨莶即猪膏莓者，其说无疑矣。苏恭所谓似酸浆者，乃龙葵，非豨莶，盖误认尔。但沈氏言世间单服火杴，乃是地菘，不当用猪膏莓，似与成、张之说相反。今按豨莶、猪膏莓条，并无治风之说。惟《本经》地菘条，有去痹除热，久服轻身耐老之语，则治风似当用地菘。然成、张进御之方，必无虚谬之理。或者二草皆有治风之功乎？而今服猪膏莓之豨莶者，复往往有效。其地菘不见有服之者。则豨莶之为猪膏，尤不必疑矣。

豨莶【气味】苦，寒，有小毒。【主治】豨莶：治热䘌烦满不能食。生捣汁三合服，多则令人吐。又曰：猪膏莓：主金疮止痛，断血生肉，除诸恶疮，消浮肿。捣封之，汤渍散敷并良。苏恭｜主久疟痰阴，捣汁服取吐。捣敷虎伤、狗咬、蜘蛛咬、蚕咬、蠼螋溺疮。藏器｜治肝肾风气，四肢麻痹，骨痛膝弱，风湿诸疮。时珍

【发明】〔颂曰〕蜀人单服豨莶法：五月五日、六月六日、九月九日，采叶，去根茎花实，净洗曝干。入甑中，层层洒酒与蜜蒸之又曝。如此九过，则气味极香美。熬捣筛末，蜜丸服之。云甚益元气，治肝肾风气，四肢麻痹，骨间疼，腰膝无力者，亦能行大肠气。诸州所说，皆云性寒有小

（豨莶：一年生直立草本，高50～100cm。枝上部密被短柔毛。叶对生，叶片阔卵状三角形至披针形，边缘有不规则的浅裂或粗齿。头状花序排列成圆锥状；总花梗密被短柔毛；花黄色，边缘为舌状花，中央为管状花。瘦果倒卵形，有4棱，黑色，无冠毛。花期8～10月。果期9～12月。分布于陕西、甘肃、江苏、安徽、浙江、江西、福建、湖南、广东、海南、广西、四川、贵州、云南等地。）

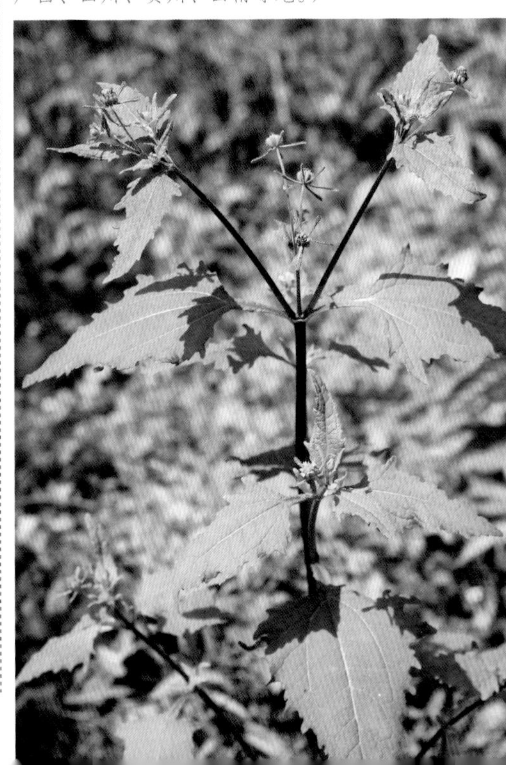

毒，与唐本同。惟文州及高邮军云：性热无毒。服之补益，安五脏，生毛发，兼主风湿疮，肌肉顽痹，妇人久冷尤宜用。须去粗茎，留枝叶花实蒸曝。两说不同。岂单用叶，则寒而有毒，并枝、花、实，则热而无毒乎？抑土地所产不同而然欤？

【附方】**风寒泄泻** 火枕丸：治风气行于肠胃，泄泻。火枕草为末，醋糊丸梧子大。每服三十丸，白汤下。**痈疽肿毒** 一切恶疮。豨莶草（端午采者）一两，乳香一两，白矾（烧）半两。为末。每服二钱，热酒调下。毒重者连进三服，得汗妙。**发背丁疮** 豨莶草、五叶草（即五爪龙）、野红花（即小蓟）、大蒜等分。擂烂，入热酒一碗，绞汁服，得汗立效。**丁疮肿毒** 端午采豨莶草，日干为末。每服半两，热酒调下。汗出即愈，极有效验。**反胃吐食** 火枕草焙为末，蜜丸梧子大，每沸汤下五十丸。

箬

【释名】篛。〔时珍曰〕箬若竹而弱，故名。

【集解】〔时珍曰〕箬生南方平泽。其根与茎皆似小竹，其节箨与叶皆似芦荻，而叶之面青背淡，柔而韧，新旧相代，四时常青。南人取叶作笠，及裹茶盐，包米粽，女人以衬鞋底。

叶【气味】甘，寒，无毒。【主治】男女吐血、衄血、呕血、咯血、下血。并烧存性，温汤服一钱匕。又通小便，利肺气喉痹，消痈肿。时珍

（箬为禾本科植物箬竹。箬竹：灌木状竹类。竿高可达2m。小枝顶端有1～3叶片。圆锥花序，基部常为叶鞘包裹，小穗紫色或暗绿色。分布于华东及湖北、湖南、广东、四川等地。）

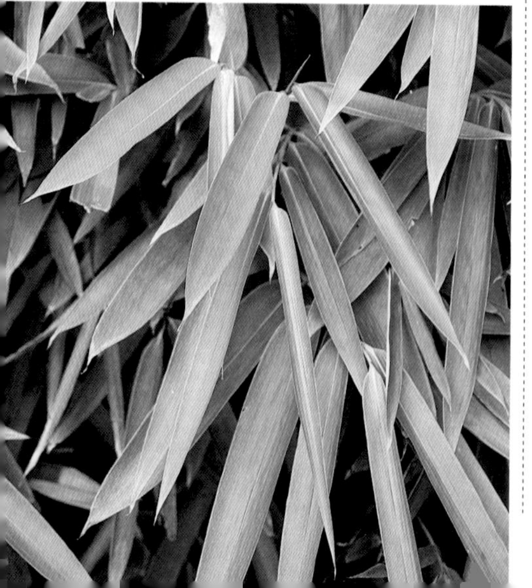

芦

【释名】苇、葭。花名蓬蕽。〔时珍曰〕按毛苌《诗疏》云：苇之初生曰葭；未秀曰芦；长成曰苇。苇者，伟大也。芦者，色卢黑也。葭者，嘉美也。

【集解】〔恭曰〕芦根生下湿地。茎叶似竹，花若荻花，名蓬蕽。二月八月采根，日干用。〔颂曰〕今在处有之，生下湿陂泽中。其状都似竹，而叶抱茎生，无枝。花白作穗若茅花。根亦若竹根而节疏。其根取水底味甘辛者。其露出及浮水中者，并不堪用。〔时珍曰〕芦有数种：其长丈许中空皮薄色白者，葭也，芦也，苇也。短小于苇而中空皮厚色青苍者，菼也，薍也，荻也，萑也。其身皆如竹，其叶皆长如箬叶。其根入药，性味皆同。其未解叶者，古谓之紫萚。〔敩曰〕芦根须要逆水生，并黄泡肥厚者，去须节并赤黄皮用。

根【气味】甘，寒，无毒。【主治】消渴客热，止小便利。《别录》|疗反胃呕逆不下食，胃中热，伤寒内热，弥良。苏恭|解大热，开胃，治噎哕不止。甄权|寒热时疾烦闷，泻痢人渴，孕妇心热。《大明》【附方】**骨蒸肺痿** 不能食者，苏游芦根饮主之。芦根、麦门冬、地骨皮、生姜各十两，橘皮、茯苓各五两，水二斗，煮八升，去滓，分五服，取汗乃瘥。**呕哕不止** 厥逆者。芦根三斤切，水煮浓汁，频饮二升。必效。若以童子小便煮服，不过三服愈。**五噎吐逆** 心膈气滞，烦闷不下食。芦根五两（剉）。以水三大盏，煮取二盏，

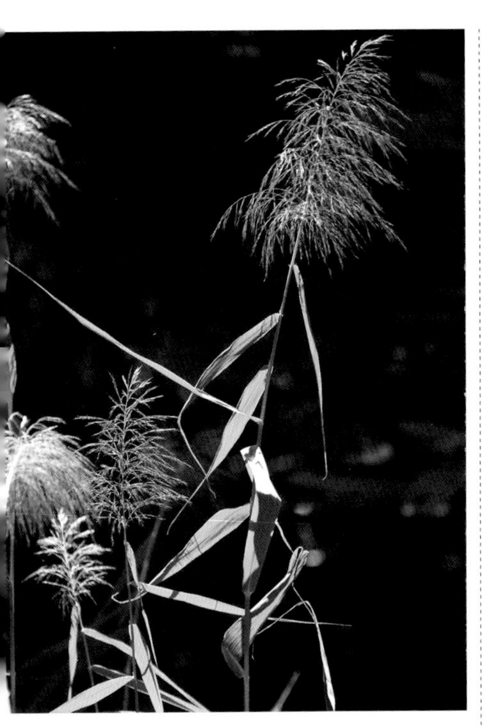

（芦苇：多年生高大草本，高1～3m。地下茎粗壮，横走，节间中空，节上有芽。茎直立，中空。叶2列，互生，叶片扁平。穗状花序排列成大型圆锥花序，顶生，小穗暗紫色或褐紫色。颖果椭圆形。花、果期7～10月。生于河流、池沼岸边浅水中。全国大部分地区都有分布。）

去滓温服。**反胃上气** 芦根、茅根各二两。水四升，煮二升，分服。**霍乱烦闷** 芦根三钱，麦门冬一钱。水煎服。**食狗肉毒** 心下坚，或腹胀口干，忽发热妄语。芦根煮汁服。**中马肉毒** 方同上。**食蟹中毒** 方同上。

茎、叶【气味】甘，寒，无毒。【主治】霍乱呕逆，肺痈烦热，痈疽。烧灰淋汁，煎膏，蚀恶肉，去黑子。时珍|蘀：治金疮，生肉灭瘢。徐之才|江中采出芦：令夫妇和同，用之有法。藏器【发明】〔时珍曰〕古方煎药，多用劳水及陈芦火，取其水不强，火不盛也。芦中空虚，故能入心肺，治上焦虚热。【附方】**霍乱烦渴** 腹胀。芦叶一握，水煎服。又方：芦叶五钱，糯米二钱半，竹茹一钱。水煎，入姜汁、蜜各半合，煎两沸，时时呷之。**吐血不止** 芦荻外皮烧灰，勿令白，为末，入蚌粉少许，研匀。麦门冬汤服一二钱。三服可救一人。**发背溃烂** 陈芦叶为末，以葱椒汤洗净，敷之神效。**痈疽恶肉** 白炭灰、荻灰等分。煎膏涂之。蚀尽恶肉，以生肉膏贴之。亦去黑子。此药只可留十日，久则不效。**小儿秃疮** 以盐汤洗净，蒲苇灰敷之。

蓬茙【气味】甘，寒，无毒。【主治】霍乱。水煮浓汁服，大验。苏恭|煮汁服，解中鱼蟹毒。苏颂|烧灰吹鼻，止衄血。亦入崩中药。时珍【附方】**干霍乱病** 心腹胀痛。芦蓬茸一把，水煮浓汁，顿服二升。**诸般血病** 水芦花、红花、槐花、白鸡冠花、茅花等分。水二钟，煎一钟服。

甘蕉

【释名】芭蕉、天苴、芭苴。

【集解】〔时珍曰〕按万震《南州异物志》云：甘蕉即芭蕉，乃草类也。望之如树株，大者一围余。叶长丈许，广尺余至二尺。其茎虚软如芋，皆重皮相裹。根如芋魁，青色，大者如车毂。花着茎末，大如酒杯，形色如莲花。子各为房，实随花长，每花一阖，各有六子，先后相次，子不俱生，花不俱落也。蕉子凡三种，未熟时皆苦涩，熟时皆甜而脆，味如葡萄，可以疗饥。一种子大如拇指，长六七寸，锐似羊角，两两相抱者，名羊角蕉，剥其皮黄白色，味最甘美。一种子大如鸡卵，有类牛乳者，名牛乳蕉，味微减。一种子大如莲子，长四五寸，形正方者，味最弱也。并可蜜藏为果。

【气味】甘，大寒，无毒。

【主治】生食，止渴润肺。蒸熟晒裂，舂取仁食，通血脉，填骨髓。孟诜|生食，破血，合金疮，解酒毒。干者，解肌热烦渴。吴瑞|除小儿客热，压丹石毒。时珍

根【气味】甘，大寒，无毒。【主治】痈

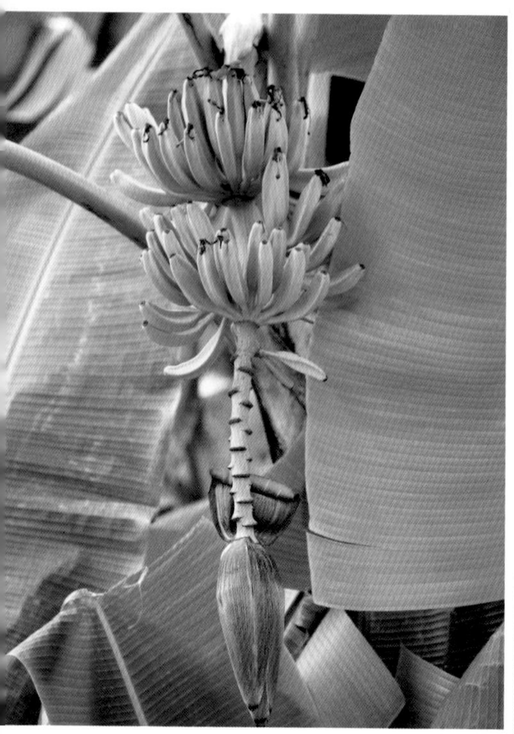

（芭蕉：多年生丛生草本，高2.5 ~ 4m。叶柄粗壮，叶片长圆形。花序下垂；苞片红褐色或紫色；雄花生于花序上部，雌花生于花序下部。浆果三棱状，长圆形，具3 ~ 5棱，近无柄，肉质，内具多数种子。花期8 ~ 9月。我国多地栽培于庭园及农舍附近。）

肿结热。《别录》|捣烂敷肿，去热毒。捣汁服，治产后血胀闷。苏恭|主黄疸。孟诜|治天行热狂，烦闷消渴，患痈毒并金石发动，躁热口干，并绞汁服之。又治头风游风。《大明》【附方】**发背欲死** 芭蕉根捣烂涂之。**一切肿毒** 方同上。**风虫牙痛** 芭蕉自然汁一碗，煎热含嗽。**天行热狂** 芭蕉根捣汁饮之。**消渴饮水** 骨节烦热。用生芭蕉根捣汁，时饮一二合。**血淋涩痛** 芭蕉根、旱莲草各等分。水煎服，日二。

蕉油 以竹筒插入皮中，取出，瓶盛之。【气味】甘，冷，无毒。【主治】头风热，止烦渴，及汤火伤。梳头，止女人发落，令长而黑。《大明》|暗风痫病，涎作运闷欲倒者，饮之取吐，极有奇效。苏颂【附方】**小儿截惊** 以芭蕉汁、薄荷汁煎匀，涂头顶，留囟门，涂四肢，留手足心勿涂，甚效。

叶【主治】肿毒初发，研末，和生姜汁涂之。时珍，《圣惠方》【附方】**岐毒初起** 芭蕉叶，熨斗内烧存性，人轻粉，麻油调涂，一日三上，或消或破，皆无痕也。

花【主治】心痹痛。烧存性研，盐汤点服二钱。《日华》

蘘荷

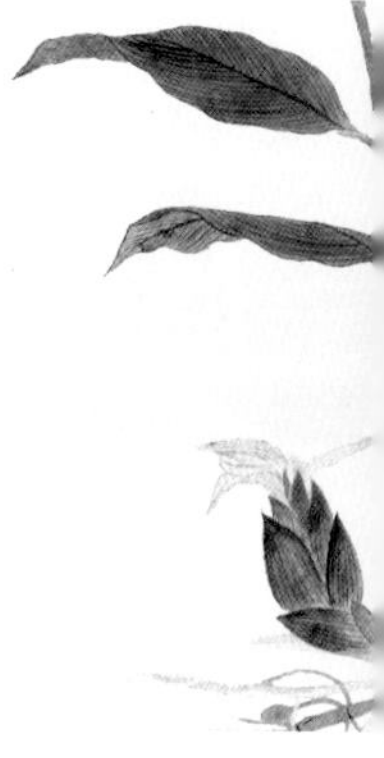

【释名】覆菹、蘘草、猼苴、蓄苴、嘉草。

【集解】〔颂曰〕蘘荷，荆襄江湖间多种之，北地亦有。春初生，叶似甘蕉，根似姜芽而肥，其叶冬枯，根堪为菹。其性好阴，在木下生者尤美。〔时珍曰〕崔豹《古今注》云：蘘荷，似芭蕉而白色，其子花生根中，花未败时可食，久则消烂矣。根似姜。宜阴翳地，依荫而生。

根【气味】辛，温，有小毒。〔思邈曰〕辛，微温，涩，无毒。【主治】中蛊及疟，捣汁服。《别录》|溪毒，沙虱，蛇毒。弘景|诸恶疮。根心：主稻麦芒入目中不出，以汁注目即出。苏恭|赤眼涩痛，捣汁点之。时珍

蘘草【气味】苦、甘，寒，无毒。【主治】温疟寒热，酸嘶邪气，辟不祥。《别录》

【附方】**喉舌疮烂** 酒渍蘘荷根半日，含漱其汁，瘥乃止。**吐血痔血** 向东蘘荷根一把，捣汁三升服之。**月信涩滞** 蘘荷根细切，水煎取二升，空心入酒和服。**风冷失声** 咽喉不利。蘘荷根二两，捣绞汁，入酒一大盏，和匀，细细服，取瘥。**伤寒时气**

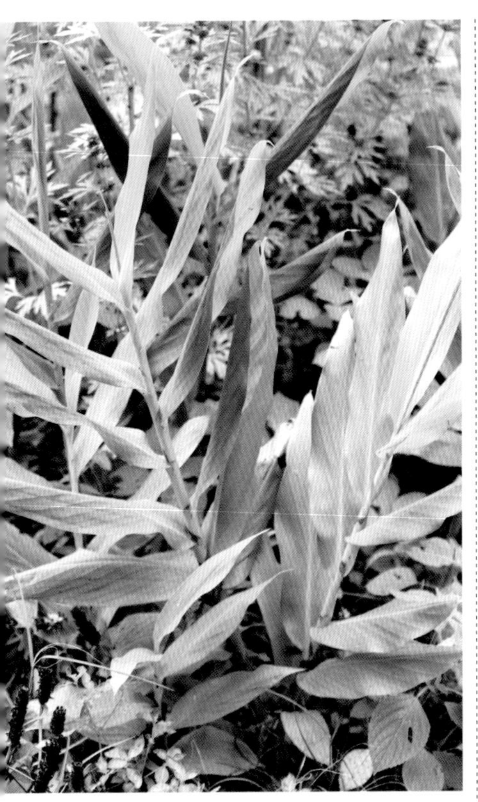

（蘘荷：高0.5～1m；叶片披针状椭圆形或线状披针形；叶舌2裂。穗状花序椭圆形，花冠管裂片披针形，淡黄色；唇瓣卵形，3裂，中裂片中部黄色，边缘白色。果倒卵形，熟时裂成3瓣，果皮里面鲜红色。花期8～10月。生于山谷中阴湿处。分布于江苏、安徽、浙江、江西、湖北、湖南、广东、广西、四川、贵州等地。）

温病初得，头痛壮热，脉盛者。用生蘘荷根、叶合捣，绞汁服三四升。

麻黄

【释名】龙沙、卑相、卑盐。〔时珍曰〕诸名殊不可解。或云其味麻，其色黄，未审然否？

【集解】〔别录曰〕麻黄生晋地及河东，立秋采茎，阴干令青。〔禹锡曰〕按段成式《酉阳杂俎》云：麻黄茎头开花，花小而黄，丛生。子如覆盆子，可食。〔颂曰〕今近汴京多有之，以荥阳、中牟者为胜。春生苗，至夏五月则长及一尺以来。梢上有黄花，结实如百合瓣而小，又似皂荚子，味甜，微有麻黄气，外皮红，里仁子黑。根紫赤色。〔时珍曰〕其根皮色黄赤，长者近尺。

茎**【修治】**〔弘景曰〕用之折去节根，水煮十余沸，以竹片掠去上沫，沫令人烦，根节能止汗故也。**【气味】**苦，温，无毒。〔时珍曰〕服麻黄自汗不止者，以冷水浸头发，仍用扑法即止。凡服麻黄药，须避风一日，不尔病复作也。凡用须佐以黄芩。**【主治】**中风伤寒头痛，温疟，发表出汗，去邪热气，止咳逆上气，除寒热，破癥坚积聚。《本经》|五脏邪气缓急，风胁痛，字乳余疾，止好唾，通腠理，解肌，泄邪恶气，消赤黑斑毒。不可多服，令人虚。《别录》|治身上毒风疹痹，皮肉不仁，主壮热温疫，山岚瘴气。甄权|通九窍，调血脉，开毛孔皮肤。《大明》|去营中寒邪，泄卫中风热。元素|散赤目肿痛，水肿风肿，产后血滞。时珍**【发明】**〔时珍曰〕麻黄乃肺经专药，故治肺病多用之。张仲景治伤寒无汗用麻黄，有汗用桂枝。历代明医解释，皆随文傅会，未有究其精微者。时珍常绎思之，似有一得，与昔人所解不同云。津液为汗，汗即血也。在营则为血，在卫则为汗。夫寒伤营，营血内涩，不能外通于卫，卫气闭固，津液不行，故无汗发热而憎寒。夫风伤卫，卫气外泄，不能内护于营，营气虚弱，津液不固，故有汗发热而恶风。然风寒之邪，皆由皮毛而入。皮毛者，肺之合也。肺主卫气，包罗一身，天之象也。是证虽属乎太阳，而肺实受邪气。其证时兼面赤怫郁，咳嗽有痰，喘而胸满诸证者，非肺病乎？盖皮毛外闭，则邪热内攻，而肺气郁。故用麻黄、甘草引出营分之邪，达之肌表，佐以杏仁泄肺而利气。汗后无大热而喘者，加以石膏。**【附方】天行热病**　初起一二日者。麻黄一

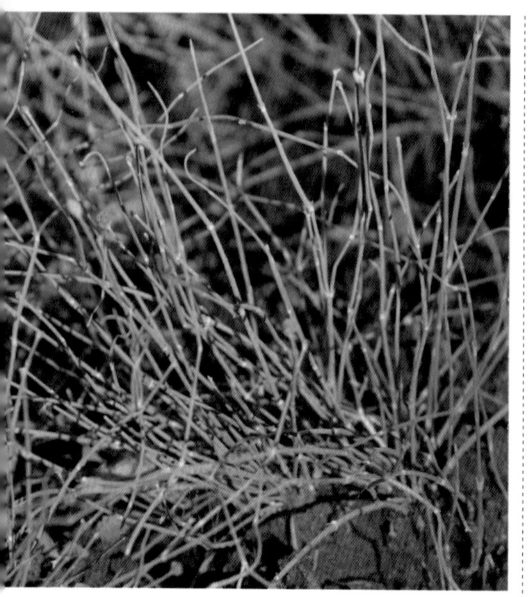

（麻黄为麻黄科植物草麻黄、麻黄、木贼麻黄。草麻黄：草本状灌木，高20 ~ 40cm。小枝绿色，长圆柱形，节明显。花成鳞球花序；雌球花成熟时苞片增大，肉质，红色。花期5 ~ 6月，种子成熟期7 ~ 8月。生于干燥山坡、平原、干燥荒地、河床、干燥草原、河滩附近。分布于华北及吉林、辽宁、陕西、新疆、河南西北部等地。）

大两（去节）。以水四升煮，去沫，取二升，去滓，着米一匙及豉，为稀粥。先以汤浴后，乃食粥，厚覆取汗，即愈。**伤寒黄疸** 表热者，麻黄醇酒汤主之。麻黄一把（去节绵裹）。美酒五升，煮取半升，顿服取小汗。春月用水煮。**里水黄肿** 张仲景云：一身面目黄肿，其脉沉，小便不利，甘草麻黄汤主之。麻黄四两（水五升，煮去沫），入甘草二两，煮取三升。每服一升，重复汗出。不汗再服。慎风寒。《千金》云：有患气虚久不瘥，变成水病，从腰以上肿者，宜此发其汗。**水肿脉沉** 属少阴，其脉浮者为风，虚胀者为气，皆非水也。麻黄附子汤汗之。麻黄三两（水七升，煮去沫），入甘草二两，附子（炮）一枚。煮取二升半，每服八分，日三服，取汗。**风痹冷痛** 麻黄（去根）五两，桂心二两，为末，酒二升，慢火熬如饧。每服一匙，热酒调下，至汗出为度。避风。**产后腹痛** 及血下不尽。麻黄去节，为末。酒服方寸匕，一日二三服，血下尽，即止。**心下悸病** 半夏麻黄丸：用半夏、麻黄等分，末之，炼蜜丸小豆大。每饮服三丸，日三服。

根节【气味】甘，平，无毒。【主治】止汗，夏月杂粉扑之。弘景【发明】〔权曰〕麻黄根节止汗，以故竹扇杵末同扑之。又牡蛎粉、粟粉并麻黄根等分，为末，生绢袋盛贮。盗汗出，即扑，手摩之。〔时珍曰〕麻黄发汗之气驶不能御，而根节止汗效如影响，物理之妙，不可测度如此。自汗有风湿、伤风、风温、气虚、血虚、脾虚、阴虚、胃热、痰饮、中暑、亡阳、柔痓诸证，皆可随证加而用之。当归六黄汤加麻黄根，治盗汗尤捷。盖其性能行周身肌表，故能引诸药外至卫分而固腠理也。本草但知扑之之法，而不知服饵之功尤良也。

【附方】**诸虚自汗** 夜卧即甚，久则枯瘦。黄芪、麻黄根各一两，牡蛎米泔浸洗煅过，为散。每服五钱，水二盏，小麦百粒，煎服。**阴囊湿疮** 肾有劳热。麻黄根、石硫黄各一两，米粉一合，为末，傅之。

木贼

【释名】〔时珍曰〕此草有节，面糙涩。治木骨者，用之磋擦则光净，犹云木之贼也。

【集解】〔禹锡曰〕木贼，出秦、陇、华、成诸郡近水地。苗长尺许，丛生。每根一干，无花叶，寸寸有节，色青，凌冬不雕。四月采之。〔颂曰〕所在近水地有之，采无时，今用甚多。〔时珍曰〕丛丛直上，长者二三尺，状似凫茈苗及粽心草，而中空有节，又似麻黄茎而稍粗，无枝叶。

茎【气味】甘、微苦，无毒。【主治】目

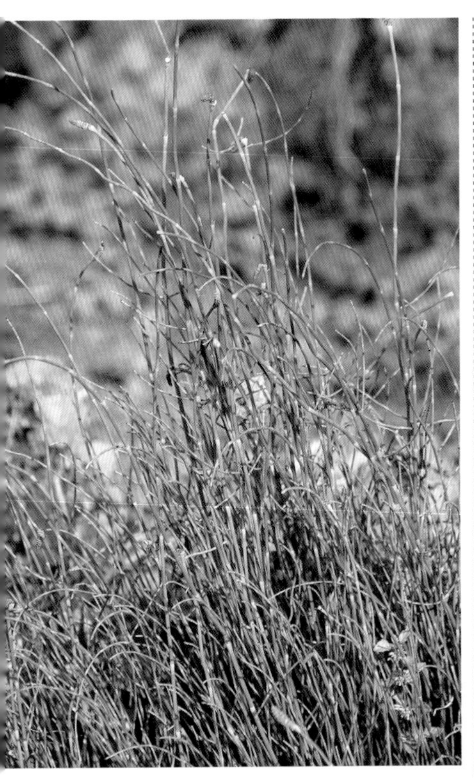

（木贼：多年生草本，高50cm以上。茎丛生，坚硬，直立不分枝，圆筒形，有关节状节，节间中空，茎表面有20～30条纵肋棱。叶退化成鳞片状，基部合生成筒状的鞘，基部有1暗褐色的圈，先端有多数棕褐色细齿状裂片，背部中央有1浅沟。孢子囊穗生于茎顶，长圆形。孢子囊穗6～8月间抽出。分布于东北、华北、西北、华中、西南。）

疾，退翳膜，消积块，益肝胆，疗肠风，止痢，及妇人月水不断，崩中赤白。《嘉祐》|解肌，止泪止血，去风湿，疝痛，大肠脱肛。时珍

【发明】〔禹锡曰〕木贼得牛角腮、麝香，治休息久痢。得禹余粮、当归、芎䓖，治崩中赤白。得槐蛾、桑耳，治肠风下血。得槐子、枳实，治痔疾出血。〔震亨曰〕木贼去节烘过，发汗至易，本草不曾言及。〔时珍曰〕木贼气温，味微甘苦，中空而轻，阳中之阴，升也，浮也。与麻黄同形同性，故亦能发汗解肌，升散火郁风湿，治眼目诸血疾也。

【附方】目昏多泪 木贼（去节）、苍术（泔浸）各一两。为末。每服二钱，茶调下。或蜜丸亦可。**急喉痹塞** 木贼以牛粪火烧存性，每冷水服一钱，血出即安也。**舌硬出血** 木贼煎水漱之，即止。**血痢不止** 木贼五钱，水煎温服，一日一服。**泻血不止** 方同上，日二服。**肠痔下血** 多年不止。用木贼、枳壳各二两，干姜一两，大黄二钱半，并于铫内炒黑存性，为末。每粟米饮服二钱，甚效也。**大肠脱肛** 木贼烧存性，为末掺之，按入即止。一加龙骨。**妇人血崩** 血气痛不可忍，远年近日不瘥者，雷氏木贼散主之。木贼一两，香附子一两，朴消半两，为末。每服三钱，色黑者，酒一盏煎，红赤者，水一盏煎，和滓服，日二服。脐下痛者，加乳香、没药、当归各一钱，同煎。忌生冷硬物猪鱼油腻酒面。**月水不断** 木贼（炒）三钱，水一盏，煎七分，温服，日一服。**胎动不安** 木贼（去节）、川芎等分，为末。每服三钱，水一盏，入金银一钱，煎服。**小肠疝气** 木贼细剉，微炒为末，沸汤点服二钱，缓服取效。一方：用热酒下。**误吞铜钱** 木贼为末，鸡子白调服一钱。

石龙刍

【释名】龙须、龙修、龙华、龙珠、悬莞、草续断、缙云草、方宾、西王母簪。

【集解】〔别录曰〕石龙刍生梁州山谷湿地，五月、七月采茎曝干。以九节多珠者良。〔弘景曰〕茎青细相连，实赤，今出近道水石处，似东阳龙须以作席者，但多节尔。〔保升曰〕丛生，茎如綖，所在有之，俗名龙须草，可为席，八月、九月采根曝干。〔时珍曰〕龙须丛生，状如粽心草及凫茈，苗直上，夏月茎端开小穗花，结细实，并无枝叶。今吴人多栽莳织席，他处自生者不多也。

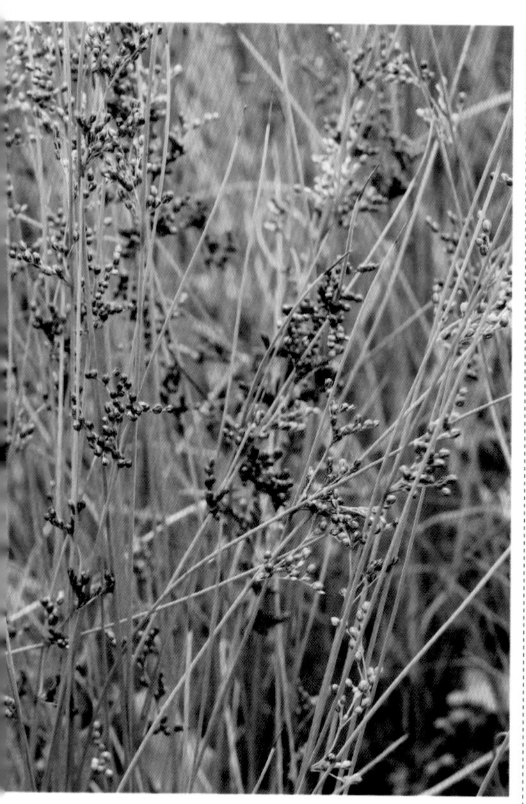

（石龙刍可能为灯心草科植物野灯心草。野灯心草：多年生直立草本，高25～65cm。茎圆柱形，茎内充满白色髓心。叶呈鞘状或鳞片状，包围在茎的基部。聚伞花序假侧生。蒴果卵形，成熟时黄褐色至棕褐色。种子斜倒卵形，棕褐色。花期5～7月，果期6～9月。生于山沟、林下荫湿地、溪旁、道旁的浅水处。分布于山东、江苏、安徽、浙江、江西、福建、河南、湖北、湖南、广东、广西、四川、贵州、云南、西藏。）

茎【气味】苦，微寒，无毒。【主治】心腹邪气，小便不利淋闭，风湿鬼疰恶毒。久服补虚羸，轻身，耳目聪明，延年。《本经》|补内虚不足，痞满，身无润泽，出汗，除茎中热痛，疗蛔虫及不消食。《别录》

龙常草

【释名】粽心草。

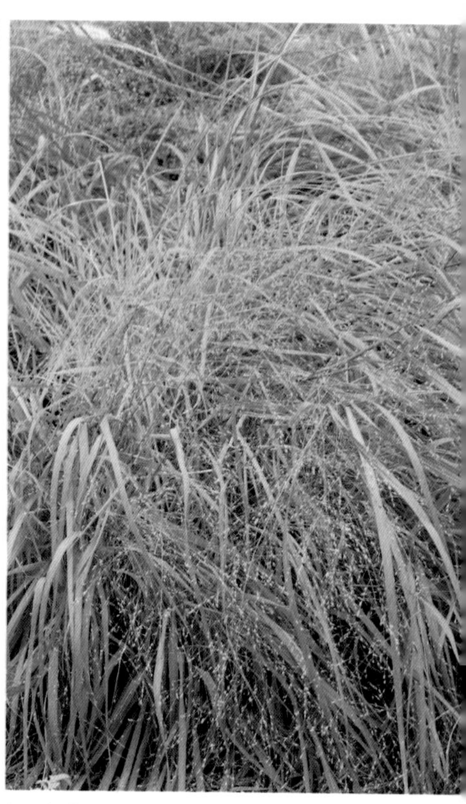

（龙常草：多年生草本。秆直立，细弱或较粗，高70～120cm，具5～6节。叶线状披针形。圆锥花序，基部主枝长5～7cm，各枝具2～5小穗；颖果黑褐色。花、果期6～9月。生于林下和草地。分布于东北、河北、陕西各地。）

【集解】〔别录曰〕生河水旁，状如龙刍，冬夏生。〔时珍曰〕郭璞云：纤细似龙须，可为席，蜀中出者好。恐即此龙常也。盖是龙须之小者尔。故其功用亦相近云。

茎【气味】咸，温，无毒。【主治】轻身，益阴气，疗痹寒湿。《别录》

灯心草

【释名】虎须草、碧玉草。

【集解】〔志曰〕灯心草生江南泽地，丛生，茎圆细而长直，人将为席。〔时珍曰〕此即龙须之类，但龙须紧小而瓤实，此草稍粗而瓤虚白。吴人栽莳之，取瓤为灯炷，以草织席及蓑。他处野生者不多。外丹家以之伏硫、砂。

茎及根【气味】甘，寒，无毒。【主治】五淋，生煮服之。败席煮服，更良。《开宝》|泻肺，治阴窍涩不利，行水，除水肿癃闭。元素|治急喉痹，烧灰吹之甚捷。烧灰涂乳上，饲小儿，止夜啼。震亨|降心火，止血通气，散肿止渴。烧灰入轻粉、麝香，治阴疳。时珍

【附方】**破伤出血** 灯心草，嚼烂敷之，立止。**衄血不止** 灯心一两，为末，入丹砂一钱，米饮每服二钱。**喉风痹塞**《瑞竹堂方》：用灯心一握（阴阳瓦烧存性），又炒盐一匙，每吹一捻，数次立愈。一方：用灯心灰二钱，蓬砂末一钱。吹之。一方：灯心、箬叶（烧灰）等分。吹之。《惠济方》：用灯心草、红花烧灰，酒服一钱，即消。**夜不合眼** 难睡。灯草煎汤代茶饮，即得睡。**湿热黄疸** 灯草根四两，酒、水各半，入瓶内煮半日，露一夜，温服。

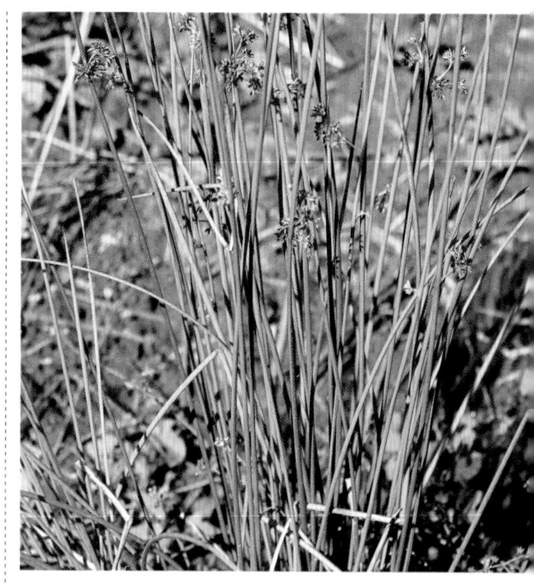

（灯心草：多年生直立草本，高40 ~ 100cm。茎细柱形，内充满乳白色髓。叶片退化呈刺芒状。花序侧生，聚伞状，花淡绿色。蒴果长圆状。花期6 ~ 7月，果期7 ~ 10月。生于水旁、田边等潮湿处。分布于长江下游及陕西、福建、四川、贵州等地。）

第十六卷　草部五

草之五　隰草类下

地黄

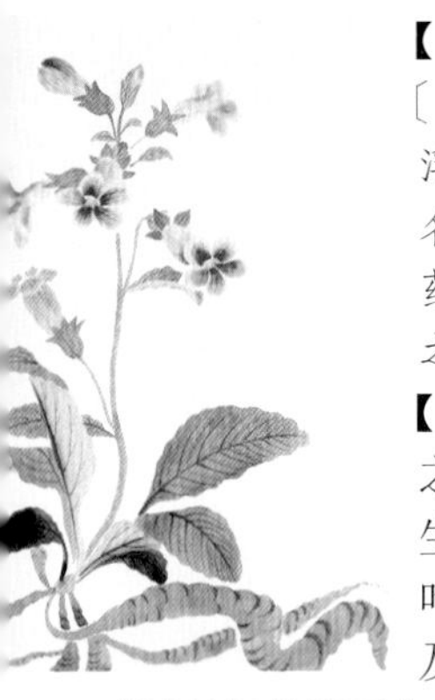

【释名】节、芑、地髓。〔大明曰〕生者以水浸验。浮者名天黄，半浮半沉者名人黄，沉者名地黄。入药沉者为佳。半沉者次之，浮者不堪。

【集解】〔颂曰〕今处处有之，以同州者为上。二月生叶，布地便出似车前，叶上有皱纹而不光。高者及尺余，低者三四寸。其花似油麻花而红紫色，亦有黄花者。其实作房如连翘，中子甚细而沙褐色。根如人手指，通黄色，粗细长短不常。种之甚易，根入土即生。〔时珍曰〕今人惟以怀庆地黄为上，亦各处随时兴废不同尔。其苗初生塌地，叶如山白菜而毛涩，叶面深青色，又似小芥叶而颇厚，不叉丫。叶中撺茎，上有细毛。茎梢开小筒子花，红黄色。结实如小麦粒。根长四五寸，细如手指，皮赤黄色，如羊蹄根及胡萝卜根，曝干乃黑，生食作土气。俗呼其苗为婆婆奶。古人种子，今惟种根。

干地黄【气味】甘，寒，无毒。〔时珍曰〕姜汁浸则不泥膈；酒制则不妨胃。鲜用则寒；干用则凉。【主治】伤中，逐血痹，填骨髓，长肌肉。作汤除寒热积聚，除痹，疗折跌绝筋。久服轻身不老，生者尤良。《本经》|主男子五劳七伤，女子伤中胞漏下血，破恶血，溺血，利大小肠，去胃中宿食，饱力断绝，补五脏内伤不足，通血脉，益气力，利耳目。《别录》|助心胆气，强筋骨长志，安魂定魄，治惊悸劳劣，心肺损，吐血鼻衄，妇人崩中血运。《大明》|产后腹痛。久服变白延年。甄权|凉血生血，补肾水真阴，除皮肤燥，去诸湿热。元素|主心病掌中热痛，脾气痿蹶嗜卧，足下热而痛。好古|治齿痛唾血。

生地黄【气味】大寒。【主治】妇人崩中血不止，及产后血上薄心闷绝。伤身胎动下血，胎不落，堕坠踠折，瘀血留血，鼻衄吐血，皆捣饮之。《别录》|解诸热，通月水，利水道。捣贴心腹，能消瘀血。甄权【发明】戴原礼曰：阴微阳盛，相火炽强，来乘阴位，日渐煎熬，为虚火之证者，宜地黄之属，以滋阴退阳。

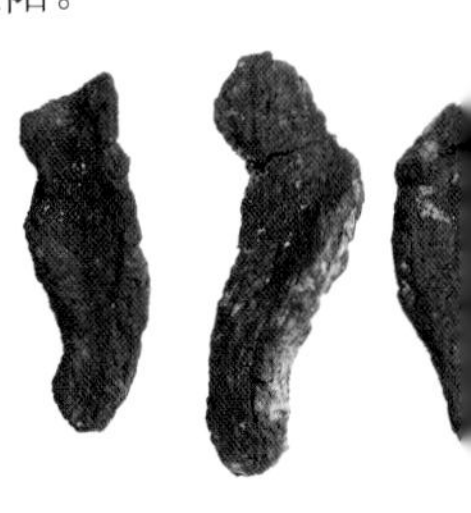

熟地黄【修治】〔时珍曰〕近时造法：拣取沉水肥大者，以好酒入缩砂仁末在内，拌匀，柳木甑于瓦锅内蒸令气透，晾干。再以砂仁酒拌蒸晾。如此九蒸九晾乃止。盖地黄性泥，得砂仁之香而窜，合和五脏冲和之气，归宿丹田故也。今市中惟以酒煮熟售者，不可用。【气味】甘、微苦，微温，无毒。【主治】填骨髓，长肌肉，生精血，补五脏内伤不足，通血脉，利耳目，黑须发，男子五劳七伤，女子伤中胞漏，经候不调，胎产百病。时珍|补血气，滋肾水，益真阴，去脐腹急痛，病后胫股酸痛。元素|坐而欲起，目䀮䀮无所见。好古【发明】〔元素曰〕地黄生则大寒而凉血，

血热者须用之；熟则微温而补肾，血衰者须用之。又脐下痛属肾经，非熟地黄不能除，乃通肾之药也。〔好古曰〕生地黄治心热、手足心热，入手足少阴厥阴，能益肾水，凉心血，其脉洪实者宜之。若脉虚者，则宜熟地黄，假火力蒸九数，故能补肾中元气。仲景八味丸以之为诸药之首，天一所生之源也。汤液四物汤治藏血之脏，以之为君者，癸乙同归一治也。

【附方】地黄煎 补虚除热，治吐血唾血，取乳石，去痈疖等疾。生地黄不拘多少，三捣三压，取汁令尽，以瓦器盛之，密盖勿泄气，汤上煮减半，绞去滓，再煎如饧，丸弹子大。每温酒服一丸，日二服。**地黄粥** 大能利血生精。地黄（切）二合，与米同入罐中煮之，候熟，以酥二合，蜜一合，同炒香入内，再煮熟食。**琼玉膏** 治痈疽劳瘵，咳嗽唾血等病。生地黄汁十六斤（取汁），人参末一斤半，白茯苓末三斤，白沙蜜十斤，滤净拌匀，入瓶内，箬封，安砂锅中，桑柴火煮三日夜。再换蜡纸重封，浸井底一夜，取起，再煮一伏时。每以白汤或酒点服一匙。丹溪云：好色虚人，咳嗽唾血者，服之甚捷。国朝太医院进御服食，议加天门冬、麦门冬、枸杞子末各一斤，赐名益寿永真。《臞仙方》：加琥珀、沉香半两。**明目补肾** 生苄、熟苄各二两，川椒红一两，为末，蜜丸梧子大，每空心盐汤下三十丸。**男女虚损** 或大病后，或积劳后，四体沉滞，骨肉酸痛，吸吸少气，或小腹拘急，腰背强痛，咽干唇燥，或饮食无味，多卧少起，久者积年，轻者百日，渐至瘦削。用生地黄二斤，面一斤。捣烂，炒干为末。每空心酒服方寸匕，日三服。忌如法。**病后虚汗** 口干心躁。熟地黄五两，水三盏，煎一盏半，分三服，一日尽。**咳嗽唾血** 劳瘦骨蒸，日晚寒热。生地黄汁三合，煮白粥临熟，入地黄汁搅匀，空心食之。**吐血便血** 地黄汁六合，铜器煎沸，入牛皮胶一两，待化入姜汁半杯，分三服，便止。或微转一行，不妨。**小便尿血** 吐血，及耳鼻出血。生地黄汁半升，生姜汁半合，蜜一合，和服。**月经不调** 久而无子，乃冲任伏热也。熟地黄半斤，当归二两，黄连一两，并酒浸一夜，焙研为末，炼蜜丸梧子大。每服七十丸，米饮温酒任下。**妊娠漏胎** 下血不止。《百一方》：用生地黄汁一升，渍酒四合，煮三五沸服之。不止又服。崔氏方：用生地黄为末，酒服方寸匕，日一夜一。《经心录》：加干姜为末。《保命集》二黄丸：用生地黄、熟地黄等分，为末。每服半两，白术、枳壳煎汤，空心调下，日二服。**妊娠胎动** 生地黄捣汁，煎沸，入鸡子白一枚，搅服。**产后血痛** 有块，并经脉行后，腹痛不调。

（地黄：多年生直立草本，高10～40cm。全株被灰白色长柔毛及腺毛。基生叶成丛，叶片倒卵状披针形，叶面多皱，边缘有不整齐锯齿；茎生叶较小。花茎直立，总状花序；花冠筒状，紫红色或淡紫红色，有明显紫纹，先端5浅裂，略呈二唇形。蒴果卵形或长卵形。花期4～5月，果期5～6月。分布于河南、河北、内蒙古及东北。）

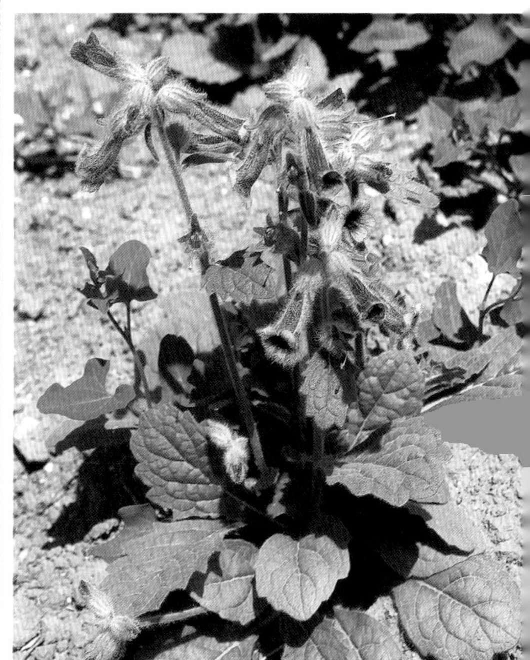

黑神散：用熟地黄一斤，陈生姜半斤，同炒干为末。每服二钱，温酒调下。**产后中风** 胁不得转。交加散：用生地黄五两（研汁），生姜五两（取汁）。交互相浸一夕，次日各炒黄，浸汁干，乃焙为末。每酒服一方寸匕。**胞衣不出** 生地黄汁一升，苦酒三合，相和暖服。**热暍昏沉** 地黄汁一盏服之。**热瘴昏迷** 烦闷，饮水不止，至危者，一服见效。生地黄根、生薄荷叶等分，擂烂，取自然汁，入麝香少许，井华水调下，觉心下顿凉，勿再服。**丁肿乳痈** 地黄捣敷之，热即易。性凉消肿，无不效。**打扑损伤** 骨碎及筋伤烂。用生地黄熬膏裹之。以竹简编夹急缚，勿令转动。一日一夕，可十易之，则瘥。**眼暴赤痛** 水洗生地黄、黑豆各二两，捣膏。卧时以盐汤洗目，闭目以药厚罨目上，至晓，水润取下。**牙疳宣露** 脓血口气。生地黄一斤，盐二合，末，自捣和团，以面包煨令烟断，去面入麝一分，研匀，日夜贴之。**牙动欲脱** 生地黄绵裹咂之，令汁渍根，并咽之，日五六次。**耳中常鸣** 生地黄截，塞耳中，日数易之。或煨熟，尤妙。

叶【主治】恶疮似癞，十年者，捣烂日涂，盐汤先洗。《千金方》

花【主治】为末服食，功同地黄。苏颂 | 肾虚腰脊痛，为末，酒服方寸匕，日三。时珍【附方】**内障青盲** 风赤生翳，及坠眼日久，瞳损失明。地黄花**晒**、黑豆花**晒**、槐花**晒**各一两，为末。猪肝一具，同以水二斗，煮至上有凝脂，掠尽瓶收。每点少许，日三四次。

牛膝

【释名】牛茎、百倍、山苋菜、对节菜。〔弘景曰〕其茎有节，似牛膝，故以为名。

【集解】〔别录曰〕牛膝生河内川谷及临朐。二月、八月、十月采根，阴干。〔弘景曰〕今出近道蔡州者，最长大柔润。其茎有节，茎紫节大者为雄，青细者为雌，以雄为胜。〔颂曰〕今江淮、闽粤、关中亦有之，然不及怀州者为真。春生苗，茎高二三尺，青紫色，有节如鹤膝及牛膝状。叶尖圆如匙，两两相对。于节上生花作穗，秋结实甚细。以根极长，大至三尺而柔润者为佳。茎叶亦可单用。〔时珍曰〕牛膝处处有之，谓之土牛膝，不堪服食。惟北土及川中人家栽莳者为良。秋间收子，至春种之。其苗方茎暴节，叶皆对生，颇似苋叶而长且尖艄。秋月开花，作穗结子，状如小鼠负虫，有涩毛，皆贴茎倒生。九月采取根，水中浸两宿，挼去皮，裹扎暴干，虽白直可贵，而挼去白汁入药，不如留皮者力大也。嫩苗可作菜茹。

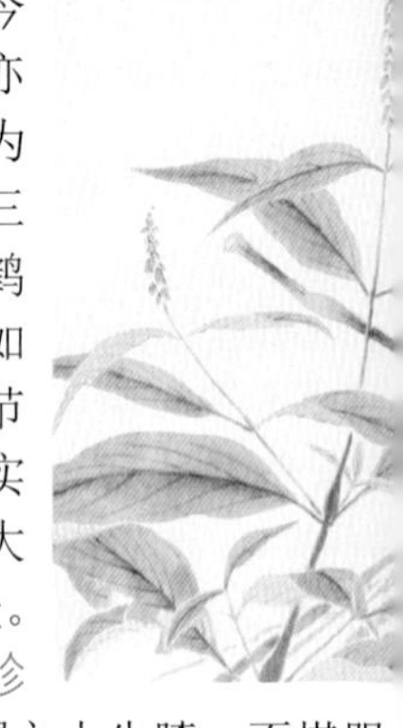

根【修治】〔时珍曰〕今惟以酒浸入药，欲下行则生用；滋补则焙用，或酒拌蒸过用。**【气味】**苦、酸，平，无毒。**【主治】**寒湿痿痹，四肢拘挛，膝痛不可屈伸，逐血气，伤热火烂，堕胎。久服轻身耐老。《本经》| 疗伤中少气，男子阴消，老人失溺，补中续绝，益精利阴气，填骨髓，止发白，除脑中痛及腰脊痛，妇人月水不通，血结。《别录》| 治阴痿，补肾，助十二经脉，逐恶血。甄权 | 治腰膝软怯冷弱，破癥结，排脓止痛，产后心腹痛并血运，落死胎。《大明》| 强筋，补肝脏风虚。好古 | 同苁蓉浸酒服，益肾。竹木刺入肉，嚼烂罨之，即出。宗奭 | 治久疟寒热，五淋尿血，茎中痛，下痢，喉痹口疮齿痛，痈肿恶疮

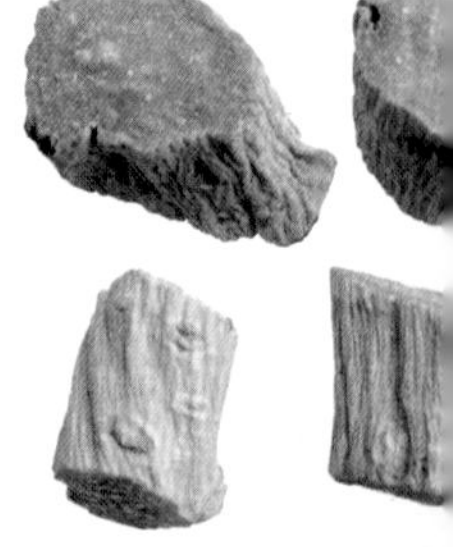

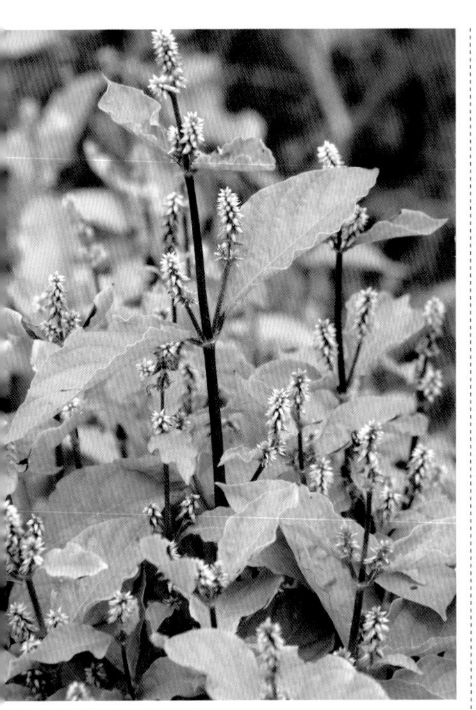

（牛膝：多年生草本，高30～100cm。茎直立，四棱形，具条纹，节略膨大，节上对生分枝。叶对生，叶片椭圆形或椭圆状披针形，全缘。穗状花序，花皆下折贴近花梗；小苞片刺状；花被绿色，5片，披针形；花期7～9月。胞果长圆形，果期9～10月。分布于除东北以外的全国广大地区。）

伤折。时珍【发明】〔震亨曰〕牛膝能引诸药下行，筋骨痛风在下者，宜加用之。凡用土牛膝，春夏用叶，秋冬用根，惟叶汁效尤速。〔时珍曰〕牛膝乃足厥阴、少阴之药。所主之病，大抵得酒则能补肝肾，生用则能去恶血，二者而已。其治腰膝骨痛、足痿阴消、失溺久疟、伤中少气诸病，非取其补肝肾之功欤？其癥瘕心腹诸痛、痈肿恶疮、金疮折伤喉齿、淋痛尿血、经候胎产诸病，非取其去恶血之功欤？

【附方】**劳疟积久** 不止者。长大牛膝一握。生切，以水六升，煮二升，分三服。清早一服，未发前一服，临发时一服。**消渴不止** 下元虚损。牛膝五两为末，生地黄汁五升浸之，日曝夜浸，汁尽为度，蜜丸梧子大，每空心温酒下三十丸。久服壮筋骨，驻颜色，黑发，津液自生。**女人血病** 万病丸：治女人月经淋闭，月信不来，绕脐寒疝痛，及产后血气不调，腹中结瘕癥不散诸病。牛膝（酒浸一宿焙）、干漆（炒令烟尽）各一两（为末），生地黄汁一升，入石器内，慢火熬至可丸，丸如梧子大。每服二丸，空心米饮下。**胞衣不出** 牛膝八两，葵子一合，水九升，煎三升，分三服。**产后尿血** 川牛膝水煎频服。**喉痹乳蛾** 新鲜牛膝根一握，艾叶七片，捣和人乳，取汁灌入鼻内。须臾痰涎从口鼻出，即愈。无艾亦可。一方：牛膝捣汁，和陈酢灌之。**口舌疮烂** 牛膝浸酒含漱，亦可煎饮。**牙齿疼痛** 牛膝研末含漱。亦可烧灰致牙齿间。**卒得恶疮** 人不识者。牛膝根捣敷之。**痈疖已溃** 用牛膝根略刮去皮，插入疮口中，留半寸在外，以嫩橘叶及地锦草各一握，捣其上。牛膝能去恶血，二草温凉止痛，随干随换，有十全之功也。

茎、叶【主治】寒湿痿痹，老疟淋秘，诸疮。功同根，春夏宜用之。时珍【附方】**气湿痹痛** 腰膝痛。用牛膝叶一斤（切），以米三合，于豉汁中煮粥，和盐、酱，空腹食之。**老疟不断** 牛膝茎叶一把（切）。以酒三升渍服，令微有酒气。不即断，更作，不过三剂止。

紫菀

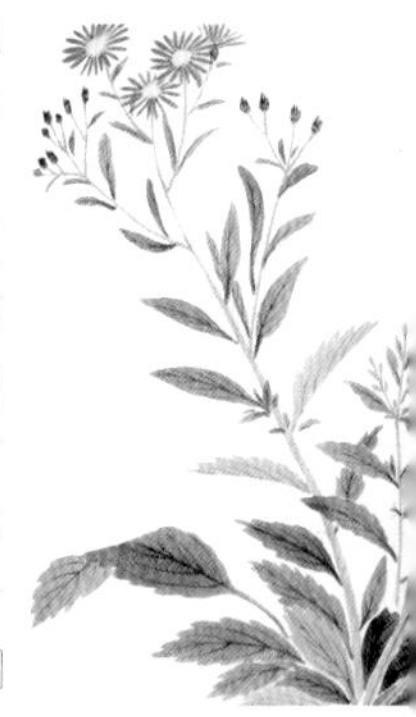

【释名】青菀、紫蒨、返魂草、夜牵牛。〔时珍曰〕其根色紫而柔宛，故名。

【集解】〔别录曰〕紫菀生汉中、房陵山谷及真定、邯郸。二月、三月采根，阴干。〔弘景曰〕近道处处有之。其生布地，花紫色，本有白毛，根甚柔细。有白者名白菀，不复用。〔大明曰〕

形似重台，根作节，紫色润软者佳。〔颂曰〕今耀、成、泗、寿、台、孟诸州、兴国军皆有之。三月内布地生苗，其叶二四相连。五月、六月内开黄白紫花，结黑子。余如陶说。〔颖曰〕紫菀连根叶采之，醋浸，入少盐收藏，作菜辛香，号名仙菜。盐不宜多，多则腐也。

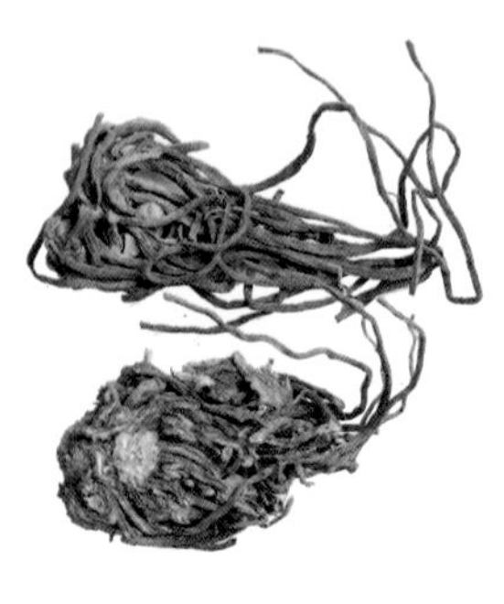

根【气味】苦，温，无毒。【主治】咳逆上气，胸中寒热结气，去蛊毒痿蹶，安五脏。《本经》|疗咳唾脓血，止喘悸，五劳体虚，补不足，小儿惊痫。《别录》|治尸疰，补虚下气，劳气虚热，百邪鬼魅。甄权|调中，消痰止渴，润肌肤，添骨髓。《大明》|益肺气，主息贲。好古

（紫菀：多年生直立草本，高1～1.5m。基生叶长圆状或椭圆状匙形；茎生叶互生，叶片狭长椭圆形或披针形。头状花序；花序边缘为蓝紫色舌状花，中央有多数黄色筒状花。瘦果扁平倒卵状。花期7～9月，果期9～10月。分布于黑龙江、吉林、辽宁、河北等地。）

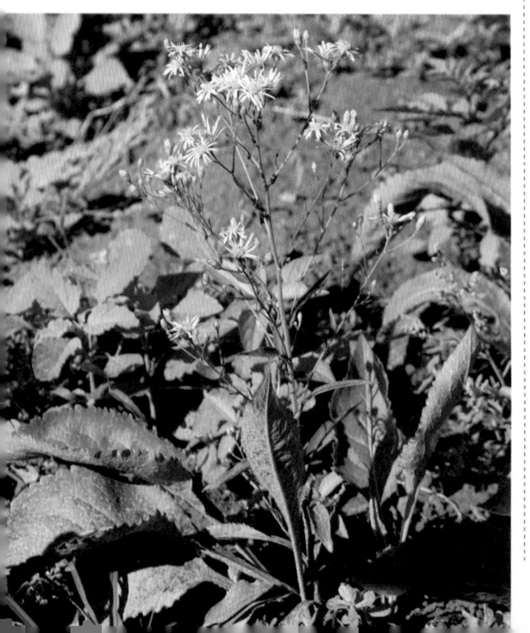

【附方】**肺伤咳嗽** 紫菀五钱，水一盏，煎七分，温服，日三次。**久嗽不瘥** 紫菀、款冬花各一两，百部半两，捣罗为末。每服三钱，姜三片，乌梅一个，煎汤调下，日二，甚佳。**吐血咳嗽** 吐血后咳者。紫菀、五味（炒）为末，蜜丸芡子大，每含化一丸。**产后下血** 紫菀末，水服五撮。**缠喉风痹** 不通欲死者。用返魂草根一茎，洗净纳入喉中，待取恶涎出即瘥，神效。

女菀

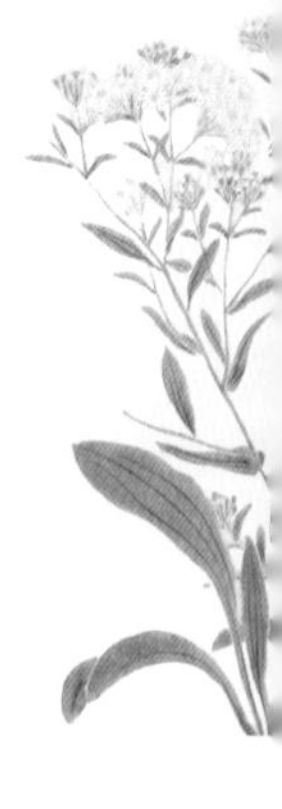

【释名】白菀、织女菀、女复、茆。

【集解】〔别录曰〕女菀生汉中山谷或山阳。正月、二月采，阴干。〔时珍曰〕白菀，即紫菀之色白者也。

根【气味】辛，温，无毒。

【主治】风寒洗洗，霍乱泄痢，肠鸣上下无常处，惊痫寒热百疾。《本经》|疗肺伤咳逆出汗，久寒在膀胱支满，饮酒夜食发病。《别录》

【发明】〔时珍曰〕按葛洪《肘后方》载：治人面黑令白方：用真女菀三分，铅丹一分，为末。醋浆服一刀圭，日三服。十日大便黑；十八日如漆；二十一日全白便止，过此太白矣。年三十后不可服。忌五辛。孙思邈《千金方》用酒服，男十日，女二十日，黑色皆从大便出也。又《名医录》云：宋兴国时，有女任氏色美，聘进士王公辅，不遂意，郁久面色渐黑。母家求医。一道人用女真散，酒下二钱，一日二服。数日面貌微白，一月如故。恳求其方，则用黄丹、女菀二物等分尔。据此，则葛氏之方，已试有验者矣。然则紫菀治手太阴血分，白菀手太阴气分药也。肺热则面紫黑，肺清则面白。三十岁以后则肺气渐减，不可复泄，故云不可服之也。

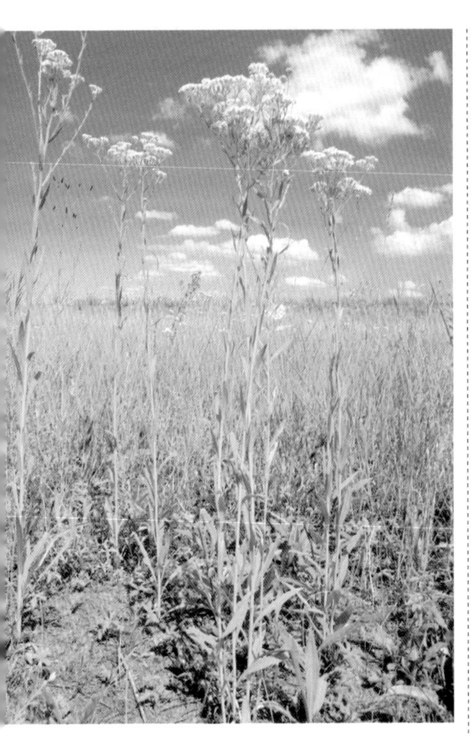

（女菀：多年生直立草本，高30～100cm。基部叶线状披针形，边缘疏生细锯齿，茎上部叶互生，无柄，线状披针形至线性。头状花序；外围有1层舌状雌花，白色；中央多数两性花，黄色。瘦果，长圆形。花期秋季。分布于东北、华北、陕西、山东、江苏、安徽、浙江、江西、河南、湖北、湖南等地。）

麦门冬

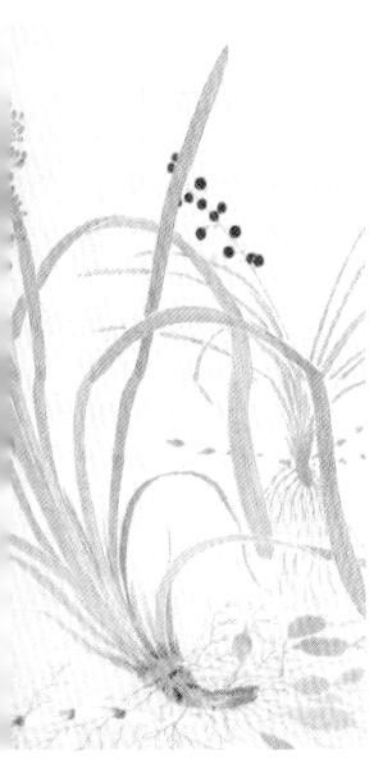

【释名】虋冬、乌韭、爱韭、马韭、羊韭、禹韭、禹余粮、忍冬、忍凌、不死草、阶前草。〔时珍曰〕麦须曰虋，此草根似麦而有须，其叶如韭，凌冬不凋，故谓之麦虋冬，及有诸韭、忍冬诸名。俗作门冬，便于字也。可以服食断谷，故又有余粮、不死之称。

【集解】〔别录曰〕麦门冬叶如韭，冬夏长生。二月、三月、八月、十月采根，阴干。〔普曰〕生山谷肥地，丛生，叶如韭，实青黄。采无时。〔颂曰〕所在有之。叶青似莎草，长及尺余，四季不凋。根黄白色有须，根如连珠形。四月开淡红花，如红蓼花。实碧而圆如珠。江南出者叶大，或云吴地者尤胜。〔时珍曰〕古人惟用野生者。后世所用多是种莳而成。其法：四月初采根，于黑壤肥沙地栽之。每年六月、九月、十一月三次上粪及耘灌。夏至前一日取根，洗晒收之。其子亦可种，但成迟尔。浙中来者甚良，其叶似韭而多纵纹且坚韧为异。

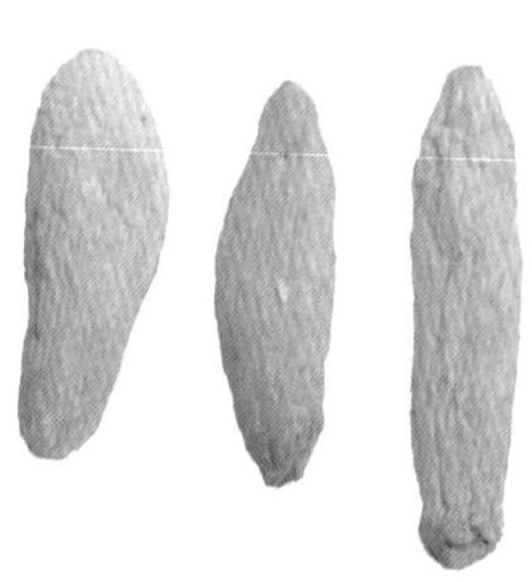

根**【修治】**〔时珍曰〕凡入汤液，以滚水润湿，少顷抽去心，或以瓦焙软，乘热去心。若入丸散，须瓦焙热，即于风中吹冷，如此三四次，即易燥，且不损药力。或以汤浸捣膏和药，亦可。滋补药，则以酒浸擂之。**【气味】**甘，平，无毒。**【主治】**心腹结气，伤中伤饱，胃络脉绝，羸瘦短气。久服轻身不老不饥。《本经》|疗身重目黄，心下支满，虚劳客热，口干燥渴，止呕吐，愈痿蹶，强阴益精，消谷调中保神，定肺气，安五脏，令人肥健，美颜色，有子。《别录》|去心热，止烦热，寒热体劳，下痰饮。藏器|治五劳七伤，安魂定魄，止嗽，治肺痿吐脓，时疾热狂头痛。《大明》|治热毒大水，面目肢节浮肿，下水，主泄精。甄权|治肺中伏火，补心气不足，主血妄行，及经水枯，乳汁不下。元素|久服轻身明目。和车前、地黄丸服，去温瘴，变白，夜视有光。藏器|断谷为要药。弘景

【发明】〔时珍曰〕按赵继宗《儒医精要》云：麦门冬以地黄为使，服之令人头不白，补髓，通肾气，定喘促，令人肌体滑

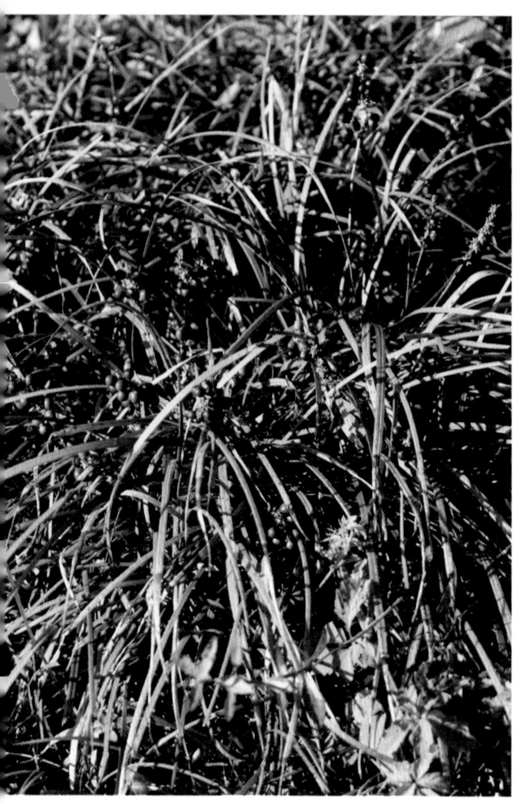

（麦门冬：多年生草本，高12～40cm，须根中部或先端常膨大形成肉质小块根。叶丛生，叶片窄长线形。花葶较叶短，总状花序穗状，顶生；花小，淡紫色，略下垂，花被片6，不展开，披针形。浆果球形，早期绿色，成熟后暗蓝色。花期5～8月，果期7～9月。全国大部分地区有分布，或为栽培。）

泽，除身上一切恶气不洁之疾，盖有君而有使也。若有君无使，是独行无功矣。此方惟火盛气壮之人服之相宜。若气弱胃寒者，必不可饵也。

【附方】消渴饮水 用上元板桥麦门冬（鲜肥者）二大两。宣州黄连（九节者）二大两，去两头尖三五节，小刀子调理去皮毛了，吹去尘，更以生布摩拭秤之，捣末。以肥大苦瓠汁浸麦门冬，经宿然后去心，即于臼中捣烂，纳黄连末和捣，并手丸如梧子大。食后饮下五十丸，日再。但服两日，其渴必定。若重者，即初服一百五十丸，二日服一百二十丸，三日一百丸，四日八十丸，五日五十丸。合药要天气晴明之夜，方浸药。须净处，禁妇人鸡犬见之。如觉可时，每日只服二十五丸。服讫觉虚，即取白羊头一枚治净，以水三大斗煮烂，取汁一斗以来，细细饮之。勿食肉，勿入盐。不过三剂平复也。**吐血衄血** 诸方不效者。麦门冬去心一斤，捣取自然汁，入蜜二合，分作二服。即止。**齿缝出血** 麦门冬煎汤漱之。**咽喉生疮** 脾肺虚热上攻也。麦门冬一两，黄连半两，为末，炼蜜丸梧子大。每服二十丸，麦门冬汤下。**下痢口渴** 引饮无度。麦门冬（去心）三两，乌梅肉二十个，细剉，以水一升，煮取七合，细细呷之。

萱草

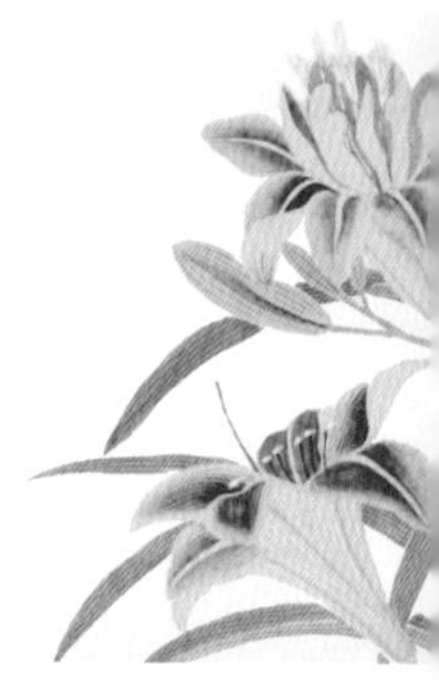

【释名】忘忧、疗愁、丹棘、鹿葱、鹿剑、妓女、宜男。

【集解】〔时珍曰〕萱宜下湿地，冬月丛生。叶如蒲、蒜辈而柔弱，新旧相代，四时青翠。五月抽茎开花，六出四垂，朝开暮蔫，至秋深乃尽，其花有红黄紫三色。结实三角，内有子大如梧子，黑而光泽。其根与麦门冬相似，最易繁衍。《南方草木状》言：广中一种水葱，状如鹿葱，其花或紫或黄，盖亦此类也。或言鹿葱花有斑纹，与萱花不同时者，谬也。肥土所生，则花厚色深，有斑纹，起重台，开有数月；瘠土所生，则花薄而色淡，开亦不久。

苗花【气味】甘，凉，无毒。**【主治】**煮食，治小便赤涩，身体烦热，除酒疸。《大明》|消食，利湿热。时珍|作菹，利胸膈，安五脏，令人好欢乐，无忧，轻身

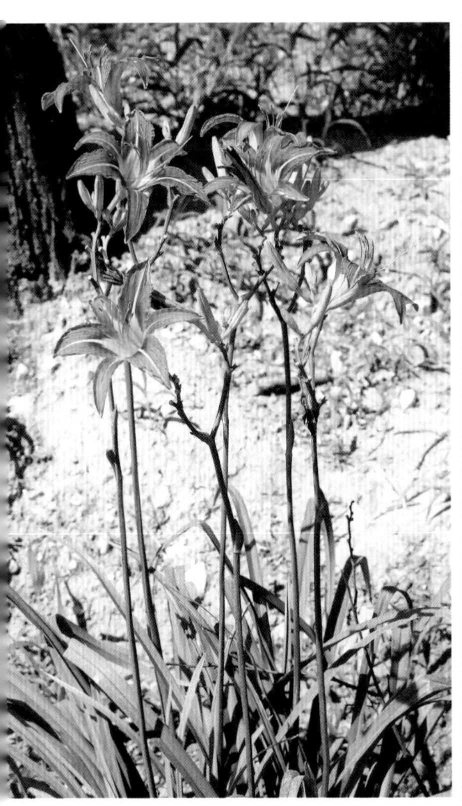

萱草：叶基生，排成两列；叶片条形。花葶粗壮，高60～80cm；蝎尾状聚伞花序；花橘红色至橘黄色；花被下部合生成花被管；外轮花被裂片3，内轮裂片3，中部具褐红色的色带，边缘波状皱褶，盛开的裂片反曲。蒴果长圆形。花、果期为5～7月。我国各地有栽培。）

明目。苏颂

根【主治】沙淋，下水气。酒疸黄色遍身者，捣汁服。藏器|大热衄血，研汁一大盏，和生姜汁半盏，细呷之。宗奭|吹乳、乳痈肿痛，擂酒服，以滓封之。时珍【附方】**通身水肿** 鹿葱根叶，晒干为末。每服二钱，入席下尘半钱，食前米饮。**小便不通** 萱草根煎水频饮。**大便后血** 萱草根和生姜，油炒，酒冲服。

淡竹叶

【释名】根名碎骨子。〔时珍曰〕竹叶象形。碎骨言其下胎也。

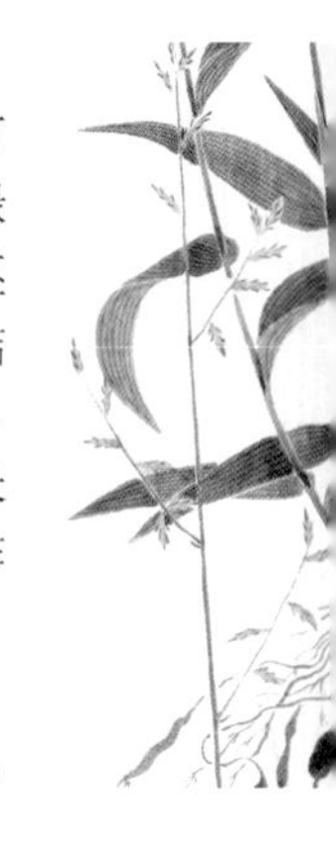

【集解】〔时珍曰〕处处原野有之。春生苗，高数寸，细茎绿叶，俨如竹米落地所生细竹之茎叶。其根一窠数十须，须上结子，与麦门冬一样，但坚硬尔，随时采之。八九月抽茎，结小长穗。俚人采其根苗，捣汁和米作酒麹，甚芳烈。

【气味】甘，寒，无毒。

【主治】叶：去烦热，利小便，清心。根：能堕胎催生。时珍

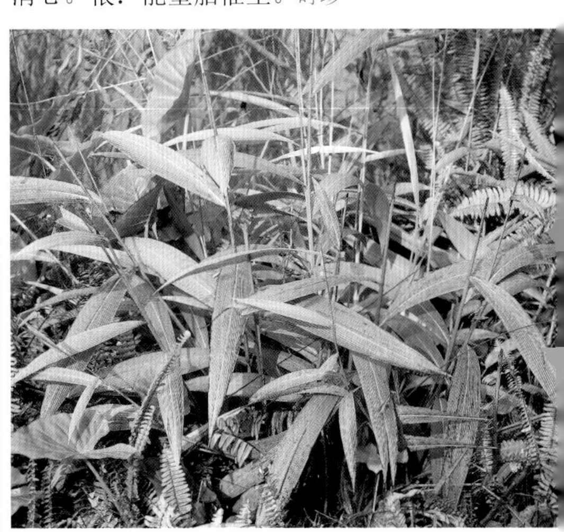

（淡竹叶：多年生直立草本。秆高40～80cm，具5～6节。叶片披针形，具横脉，基部收窄成柄状。圆锥花序，分枝斜升或开展；小穗线状披针形。颖果长椭圆形。花果期6～10月。分布于长江流域以南和西南等地。）

鸭跖草

【释名】鸡舌草、碧竹子、竹鸡草、淡竹叶、耳环草、碧蝉花、蓝姑草。

【集解】〔时珍曰〕竹叶菜处处平地有之。三四月出苗，紫茎竹叶，嫩时可食。四五月开花，如蛾形，两叶如翅，碧色可爱。结角尖曲如鸟喙，实在角中，大如小豆。豆中有细子，灰黑而皱，状如蚕屎。巧匠

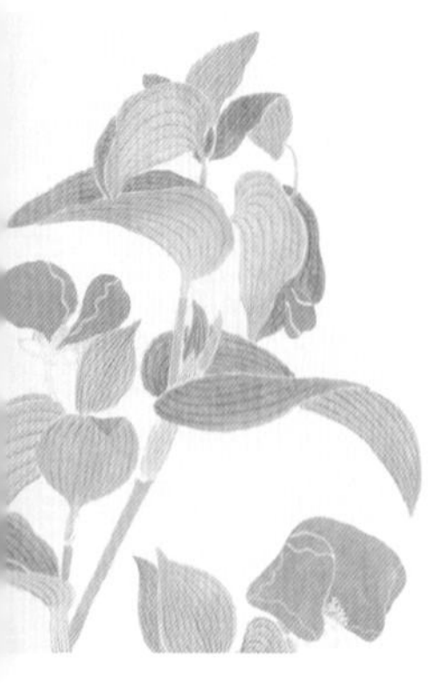

采其花，取汁作画色及彩羊皮灯，青碧如黛也。

苗【气味】苦，大寒，无毒。【主治】寒热瘴疟，痰饮丁肿，肉癥涩滞，小儿丹毒，发热狂痫，大腹痞满，身面气肿，热痢，蛇犬咬、痈疽等毒。藏器|和赤小豆煮食，下水气湿痹，利小便。《大明》|消喉痹。时珍

【附方】**小便不通** 竹鸡草一两，车前草一两，捣汁入蜜少许，空心服之。**下痢赤白** 蓝姑草（即淡竹叶菜），煎汤日服之。**喉痹肿痛** 鸭跖草汁点之。**五痔肿痛** 耳环草（一名碧蝉儿花），软纳患处，即效。

（鸭跖草：一年生草本，高15～60cm。茎圆柱形，肉质，表面呈绿色或暗紫色。单叶互生，无柄或近无柄；叶片卵圆状披针形或披针形，全缘。总状花序，花瓣3，深蓝色。蒴果椭圆形。花期7～9月，果期9～10月。生田野间。全国大部分地区有分布。）

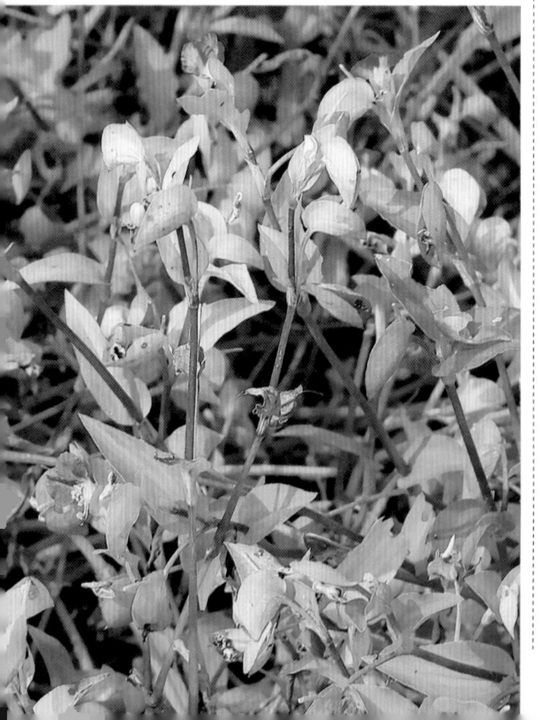

葵

【释名】露葵、滑菜。

【集解】〔时珍曰〕葵菜古人种为常食，今之种者颇鲜。有紫茎、白茎二种，以白茎为胜。大叶小花，花紫黄色，其最小者名鸭脚葵。其实大如指顶，皮薄而扁，实内子轻虚如榆荚仁。四五月种者可留子。六七月种者为秋葵；八九月种者为冬葵，经年收采；正月复种者为春葵。然宿根至春亦生。按王祯《农书》云：葵，阳草也。其菜易生，郊野甚多，不拘肥瘠地皆有之。为百菜之主，备四时之馔。本丰而耐旱，味甘而无毒。可防荒俭，可以菹腊，其枯枿可为榜簇，根子又能疗疾，咸无遗弃。诚蔬茹之要品，民生之资益者也。而今人不复食之，亦无种者。

苗【气味】甘，寒，滑，无毒。为百菜主，其心伤人。〔颂曰〕苗叶作菜茹甚甘美，但性滑利，不益人。〔时珍曰〕食葵须用蒜，无蒜勿食之。又伏硫黄。【主治】脾之菜也。宜脾，利胃气，滑大肠。苏颂|除客热，治恶疮，散脓血，女人带下，小儿热毒下痢丹毒，并宜食之。汪颖|服丹石人宜食。孟诜|润燥利窍，功与子同。同上

【附方】**天行斑疮** 煮葵菜叶以蒜齑啖之，则止。**诸瘘不合** 先以泔清温洗，拭净，取葵菜微火烘暖贴之。不过二三百叶，引脓尽，即肉生也。忌诸鱼、蒜、房事。**汤火伤疮** 葵菜为末敷之。

根【气味】甘，寒，无毒。【主治】恶疮，疗淋，利小便，解蜀椒毒。《别录》|小儿吞钱不出，煮汁饮之，神妙。甄权|治疳疮出黄汁。孟诜|利窍滑胎，止消渴，散恶毒气。时珍【附方】**二便不通** 胀急者。生冬葵根二斤（捣汁三合），生姜四两（取汁一合）。和匀，分二服。连用即通也。**消渴引饮** 小便不利。葵根五两，水三大盏，煮汁，平旦服，日一服。**漏胎下血** 血尽子

花。葵根茎烧灰。酒服方寸匕，日三。**妒乳乳痈** 葵茎及子为末。酒服方寸匕，日二。**身面疳疮** 出黄汁者。葵根烧灰，和猪脂涂之。

冬葵子【气味】甘，寒，滑，无毒。【主治】五脏六腑，寒热羸瘦，五癃，利小便。久服坚骨长肌肉，轻身延年。《本经》|疗妇人乳难内闭，肿痛。《别录》|出痈疽头。孟诜|下丹石毒，滑胎治痢。时珍【发明】〔时珍曰〕葵气味俱薄，淡滑为阳，故能利窍通乳，消肿滑胎也。其根叶与子功用相同。按陈自明《妇人良方》云：乳妇气脉壅塞，乳汁不行，及经络凝滞，奶房胀痛，留蓄作痈毒者。用葵菜子炒香、缩砂仁等分，为末，热酒服二钱。此药滋气脉，通营卫，行津液，极验。乃上蔡张不愚方也。【附方】**产后淋沥** 不通。用葵子一合，朴消八分，水二升，煎八合，下

（野葵：二年生草本，高60～90cm。叶互生；叶片肾形至圆形，常为掌状5～7裂，裂片三角形，具钝尖头，边缘有钝齿。花3至数朵簇生于叶腋间；花冠淡白色至淡红色，花瓣5，先端凹入。果扁圆形。种子肾形。花期3～11月。生于平原、山野等处。我国各地均有分布。）

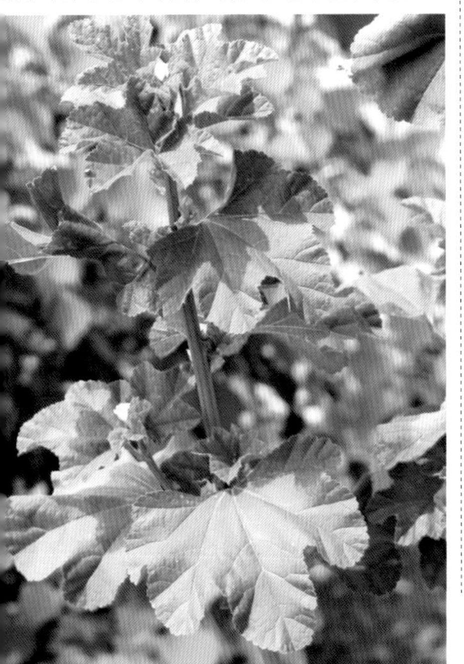

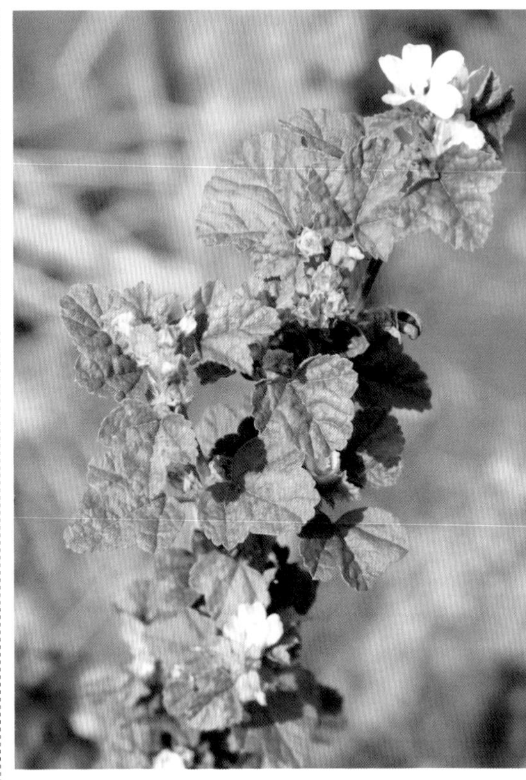

（冬葵：一年生直立草本，高30～90cm。叶互生，掌状5～7浅裂，圆肾形或近圆形，边缘具钝锯齿，有长柄。花丛生于叶腋，淡红色，花冠5瓣，倒卵形，先端凹。果实扁圆形，由10～12心皮组成，果熟时各心皮彼此分离。分布全国各地。）

消服之。**乳汁不通** 方见发明。**胞衣不下** 冬葵子一合，牛膝一两，水二升，煎一升服。**面上疱疮** 冬葵子、柏子仁、茯苓、瓜瓣各一两。为末。食后酒服方寸匕，日三服。

蜀葵

【释名】戎葵、吴葵。

【集解】〔颂曰〕蜀葵似葵，花如木槿花，有五色。小花者名锦葵，功用更强。〔时珍曰〕蜀葵处处人家植之。春初种子，冬月宿根亦自生苗，嫩时亦可茹食。叶似葵

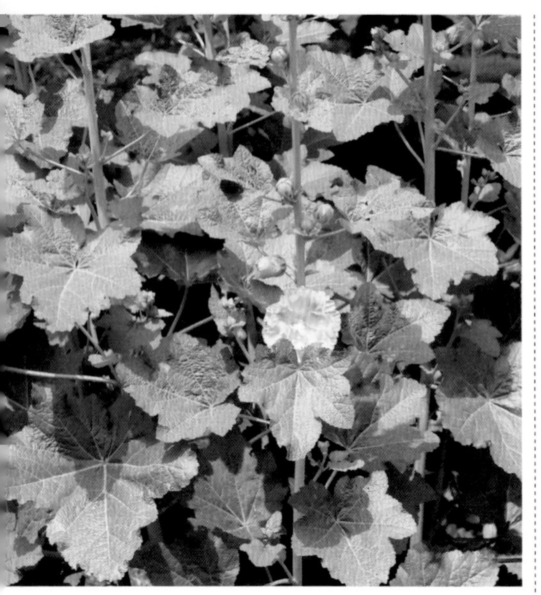

（蜀葵：二年生直立草本，高达2m，茎枝密被刺毛。叶互生，掌状5～7浅裂。总状花序。花大，有红、紫、白、粉红、黄和黑紫等色；单瓣或重瓣，花瓣倒卵状三角形，先端凹缺。果盘状，分果爿近圆形，多数。花期2～8月。我国各地广泛栽培。）

菜而大，亦似丝瓜叶，有歧叉。过小满后长茎，高五六尺。花似木槿而大，有深红浅红紫黑白色、单叶千叶之异。昔人谓其疏茎密叶、翠萼艳花、金粉檀心者，颇善状之。惟红、白二色入药。

苗【气味】甘，微寒，滑，无毒。【主治】除客热，利肠胃。思邈|煮食，治丹石发，热结，大人小儿热毒下痢。藏器|作蔬食，滑窍治淋，润燥易产。时珍|捣烂涂火疮，烧研敷金疮。《大明》

根茎【主治】客热，利小便，散脓血恶汁。藏器【附方】**小便淋痛** 葵花根洗剉，水煎五七沸，服之如神。**小便尿血** 葵茎，无灰酒服方寸匕，日三。**诸疮肿痛** 不可忍者。葵花根（去黑皮），捣烂，入井华水调稠贴之。

花【气味】咸，寒，无毒。【主治】理心气不足。《别录》|小儿风疹痎疟。《嘉祐》|治带下，目中溜火，和血润燥，通窍，利大小肠。时珍【发明】〔张元素曰〕蜀葵花，阴中之阳也。赤者治赤带；白者治白带；赤者治血燥；白者治气燥，皆取其寒滑润利之功也。又紫葵花，入染髭发方中用。【附方】**二便关格** 胀闷欲死，二三日则杀人。蜀葵花一两（捣烂），麝香半钱，水一大盏，煎服。根亦可用。**妇人带下** 脐腹冷痛，面色痿黄，日渐虚困。用葵花一两，阴干为末，每空心温酒服二钱匕。赤带用赤葵，白带用白葵。**酒齄赤鼻** 蜀葵花研末，腊猪脂和匀，夜敷旦洗。

子【气味】甘，冷，无毒。【主治】淋涩，通小肠，催生落胎，疗水肿，治一切疮疥并瘢疵赤靥。《大明》【附方】**痈肿无头** 蜀葵子为末，水调敷之。

菟葵

【释名】天葵、莃、雷丸草。

（菟葵为毛茛科植物天葵。天葵：基生叶为掌状三出复叶；小叶三深裂，深裂片又有2～3个小裂片。茎生叶与基生叶相似，较小。花梗纤细，萼片白色，常带淡紫色；花瓣匙形，顶端近截形。蓇葖果卵状长椭圆形，表面具凸起的横向脉纹。3～4月开花，4～5月结果。生于疏林下、路旁或山谷地的阴处。分布于四川、贵州、湖北、湖南、广西北部、江西、福建、浙江、江苏、安徽、陕西南部。）

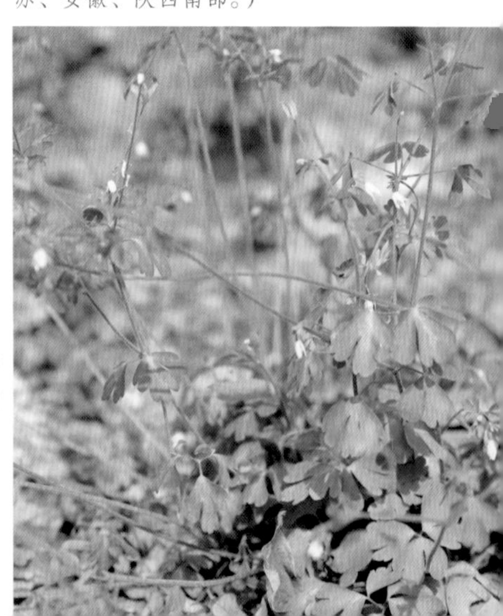

【集解】〔恭曰〕菟葵苗如石龙芮，而叶光泽，花白似梅，其茎紫黑，煮啖极滑。所在下泽田间皆有，人多识之。六月、七月采茎叶，曝干入药。〔时珍曰〕按郑樵《通志》云：菟葵，天葵也。状如葵菜，叶大如钱而厚，面青背微紫，生于崖石。凡丹石之类，得此而后能神。

苗【气味】甘，寒，无毒。【主治】下诸石五淋，止虎蛇毒。诸疮捣汁饮之。涂疮能解毒止痛。《唐本》

黄蜀葵

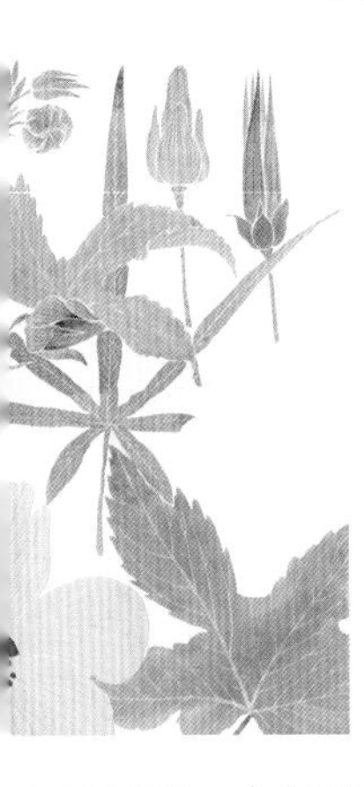

【释名】〔时珍曰〕黄蜀葵别是一种，宜入草部，而《嘉祐本草》定入菜部，为其与蜀葵同名，而气味主治亦同故也。今移于此。

【集解】〔时珍曰〕黄葵二月下种，或宿子在土自生，至夏始长。叶大如蓖麻叶，深绿色，开歧丫，有五尖如人爪形，旁有小尖。六月开花，大如碗，鹅黄色，紫心六瓣而侧，旦开午收暮落，人亦呼为侧金盏花。随即结角，大如拇指，长二寸许，本大末尖，六棱有毛，老则黑色。其棱自绽，内有六房，如脂麻房。其子累累在房内，状如茼麻子，色黑。其茎长者六七尺，剥皮可作绳索。

花【气味】甘，寒，滑，无毒。【主治】小便淋及催生。治诸恶疮脓水久不瘥者，作末敷之即愈，为疮家要药。《嘉祐》|消痈肿。浸油，涂汤火伤。时珍【附方】**痈疽肿毒** 黄蜀葵花，用盐掺，收瓷器中，密封，经年不坏。每用敷之，自平自溃。无花，用根叶亦可。**小儿口疮** 黄葵花，烧末敷之。**汤火灼伤** 用瓶盛麻油，以箸就树夹取黄葵花，收入瓶内，勿犯人手，密封收之。遇有伤者，以油涂之甚妙。**小儿秃疮** 黄蜀葵花、大黄、黄芩等分，为末。米泔净洗，香油调搽。

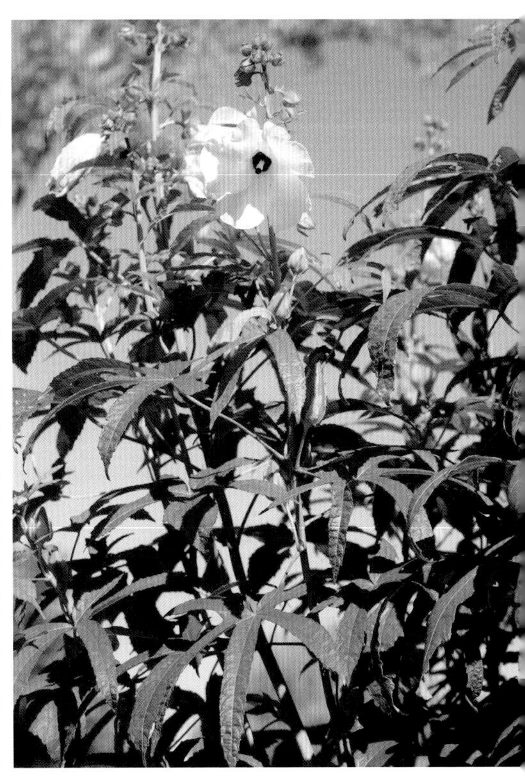

（黄蜀葵：一年生或多年生草本，高1～2m。叶互生；叶掌状5～9深裂，裂片边缘具粗钝锯齿。花单生，花大，淡黄色，内面基部紫色。蒴果卵状椭圆形，被硬毛。种子多数，肾形，被柔毛组成的条纹多条。花期8～10月。常生于山谷草丛、田边或沟旁灌丛间。分布于中南、西南及河北、陕西、山东、浙江、江西、福建等地。）

子及根【气味】甘，寒，滑，无毒。【主治】痈肿，利小便，五淋水肿，产难，通乳汁。时珍【附方】**临产催生**〔宗奭曰〕临产时以四十九粒研烂，温水服之，良久即产。《经验后方》：用子焙研三钱，井华水服。无子用根，煎汁服。**痈肿不破** 黄葵子研，酒服，一粒则一头，神效。**打扑伤损** 黄葵子研，酒服二钱。

龙葵

【释名】苦葵、苦菜、天泡草、老鸦酸浆草、老鸦眼睛草。

【集解】〔恭曰〕苦蘵，即龙葵也，俗亦名苦菜，非荼也。龙葵所在有之，关河间谓之苦菜，叶圆花白，子若牛李子，生青熟黑，但堪煮食，不任生啖。〔时珍曰〕龙葵、龙珠，一类二种也，皆处处有之。四月生苗，嫩时可食，柔滑。渐高二三尺，茎大如箸，似灯笼草而无毛。叶似茄叶而小。五月以后，开小白花，五出黄蕊。结子正圆，大如五味子，上有小蒂，数颗同缀，其味酸。中有细子，亦如茄子之子。但生青熟黑者为龙葵；生青熟赤者为龙珠，功用亦相仿佛，不甚辽远。

苗【气味】苦、微甘，滑，寒，无毒。**【主治】**食之解劳少睡，去虚热肿。《唐本》|治风，补益男子元气，妇人败血。苏颂|消热散血，压丹石毒宜食之。时珍**【附方】****去热少睡** 龙葵菜同米，煮作羹粥食之。

（龙葵：一年生直立草本，高25～100cm。叶互生；叶片卵形，基部楔形或宽楔形并下延至叶柄，全缘或具不规则波状粗锯齿。蝎尾状聚伞花序腋外生，由3～6朵花组成；花冠白色，5深裂，裂片卵圆形。浆果球形，有光泽，成熟时黑色。花、果期9～10月。生于田边、路旁或荒地。全国均有分布。）

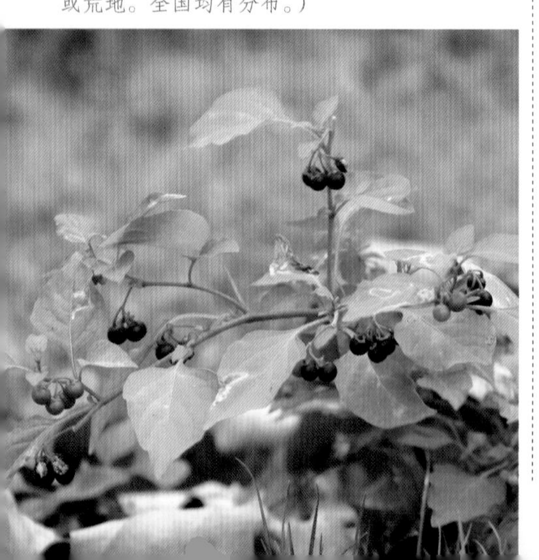

茎、叶、根【气味】同苗。**【主治】**捣烂和土，敷疔肿火丹疮，良。孟诜|疗痈疽肿毒，跌扑伤损，消肿散血。时珍|根与木通、胡荽煎汤服，通利小便。苏颂**【附方】****痈肿无头** 龙葵茎叶捣敷。**诸疮恶肿** 老鸦眼睛草擂酒服，以渣敷之。**吐血不止** 天茄子苗半两，人参二钱半，为末。每服二钱，新汲水下。**辟除蚤虱** 天茄叶铺于席下，次日尽死。**多年恶疮** 天茄叶贴之，或为末贴。

子（七月采之）**【主治】**疔肿。《唐本》|明目轻身甚良。甄权|治风，益男子元气，妇人败血。苏颂

龙珠

【释名】赤珠。

【集解】〔甄权曰〕龙葵，赤珠者名龙珠。〔藏器曰〕龙珠生道旁，子圆似龙葵，但熟时正赤耳。〔时珍曰〕龙珠、龙葵，虽以子之黑赤分别，其实一物二色，强分为二也。

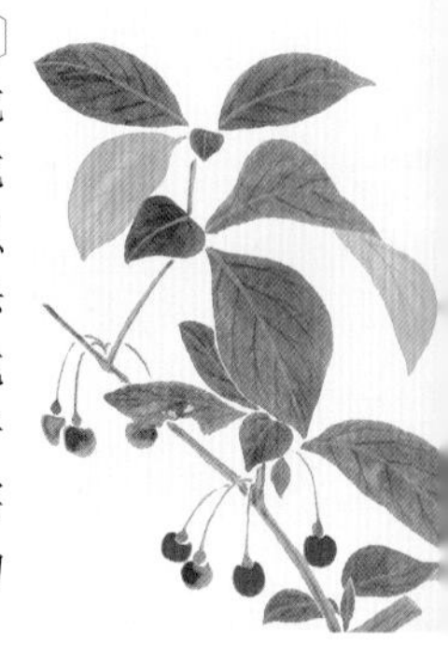

苗【气味】苦，寒，无毒。**【主治】**能变白发，令人不睡。主诸热毒，石气发动，调中解烦。藏器

【发明】〔权曰〕龙珠，服之变白令黑，耐老。若能生食得苦者，不食他菜，十日后即有灵异也。不与葱、薤同啖。根亦入药用。

子【气味】同菜。**【主治】**疔肿。藏器

酸浆

【释名】醋浆、苦葴、苦耽、灯笼草、天泡草、王母珠、洛神珠。小者名苦蘵。

【集解】〔弘景曰〕酸浆处处多有，苗似水茄而小，叶亦可食。子作房，房中有子

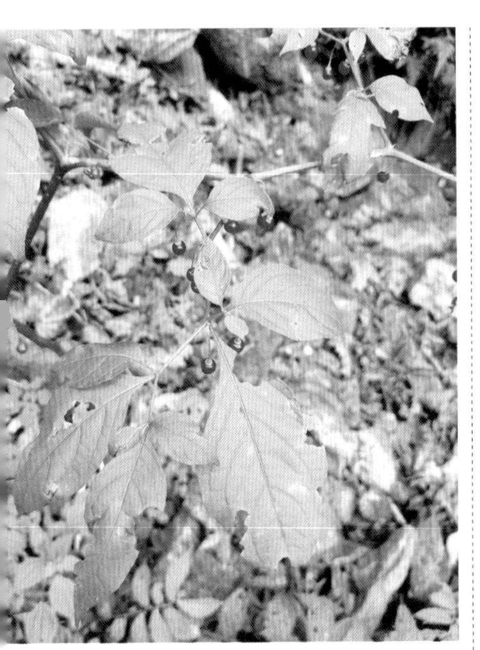
（龙珠：多年生草本，高达1.5m。单叶互生或成对；叶片薄纸质，全缘，或有不明显的粗波状齿。花冠淡黄色，钟状，裂片卵状三角形，先端尖锐，向外反卷。浆果球形，熟后红色。花、果期8～10月。生于山谷、山旁或山坡密林中。分布于浙江、江西、福建、广东、广西、贵州和云南等地。）

如梅李大，皆黄赤色，小儿食之。〔时珍曰〕龙葵、酸浆，一类二种也。酸浆、苦蘵，一种二物也。但大者为酸浆，小者为苦蘵，以此为别。败酱亦名苦蘵，与此不同。其龙葵、酸浆苗叶一样。但龙葵茎光无毛，五月入秋开小白花，五出黄蕊，结子无壳，累累数颗同枝，子有蒂盖，生青熟紫黑。其酸浆同时开小花黄白色，紫心白蕊，其花如杯状，无瓣，但有五尖，结一铃壳，凡五棱，一枝一颗，下悬如灯笼之状，壳中一子，状如龙葵子，生青熟赤。以此分别，便自明白。

苗、叶、茎、根【气味】苦，寒，无毒。【主治】酸浆：治热烦满，定志益气，利水道。《本经》|捣汁服，治黄病，多效。弘景|灯笼草：治上气咳嗽风热，明目，根茎花实并宜。《唐本》|苦耽苗子：治传尸伏连，鬼气疰忤邪气，腹内热结，目黄不下食，大小便涩，骨热咳嗽，多睡劳乏，呕逆痰壅，痃癖痞满，小儿无辜疬子，寒热大腹，杀虫落胎，去蛊毒，并煮汁饮，亦生捣汁服。研膏，敷小儿闪癖。《嘉祐》

【发明】〔震亨曰〕灯笼草，苦能除湿热，轻能治上焦，故主热咳咽痛。此草治热痰咳嗽，佛耳草治寒痰咳嗽也。与片芩清金丸同用，更效。〔时珍曰〕酸浆利湿除热。除热故清肺治咳；利湿故能化痰治疸。一人病虚乏咳嗽有痰，愚以此加入汤中用之，有效。【附方】**热咳咽痛** 灯笼草为末，白汤服，名清心丸。仍以醋调敷喉外。**灸疮不发** 酸浆叶贴之。

子【气味】酸，平，无毒。【主治】热烦满，定志益气，利水道，产难吞之立产。《本经》|食之，除热，治黄病，尤益小儿。苏颂|治骨蒸劳热，尸疰疳瘦，痰癖热结，

（酸浆：多年生直立草本。茎不分枝。叶互生，叶片卵形至广卵形。花单生于叶腋，白色，花冠钟形，5裂。浆果圆球形，成熟时呈橙红色，宿存花萼在结果时增大，厚膜质膨胀如灯笼，具5棱角，橙红色或深红色，疏松地包围在浆果外面。花期7～10月，果期8～11月。全国各地均有分布。）

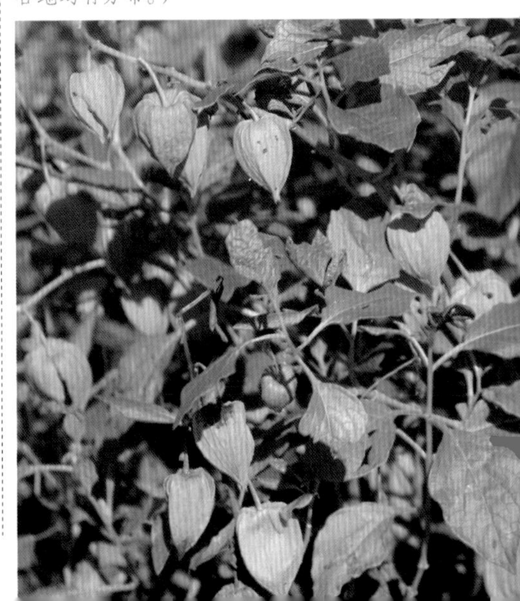

与苗茎同功。《嘉祐》

蜀羊泉

【释名】羊泉、羊饴、漆姑草。

【集解】〔恭曰〕此草俗名漆姑，叶似菊，花紫色，子类枸杞子，根如远志，无心有糁。所在平泽有之，生阴湿地，三月、四月采苗叶，阴干。

【气味】苦，微寒，无毒。

【主治】头秃恶疮热气，疥瘙痂癣虫。《本经》|疗龋齿，女子阴中内伤，皮间实积。《别录》|主小儿惊，生毛发，捣涂漆疮。苏恭|蚯蚓气呵者，捣烂入黄丹盦之。时珍。出《摘玄方》

【附方】黄疸疾 漆草一把，捣汁和酒服。不过三五次，即愈。

（蜀羊泉为茄科植物青杞。青杞：多年生直立草本。茎具棱角，多分枝。叶互生；叶卵形，为不整齐的羽状分裂，基部突窄，延为叶柄。二歧聚伞花序；花冠青紫色，先端深5裂，裂片长圆形。浆果近球形，熟时红色。花期夏秋间，果熟期秋末冬初。生长于山坡向阳处。分布于内蒙古、山西、陕西、甘肃、新疆、山东、江苏、安徽、河南及四川等地。）

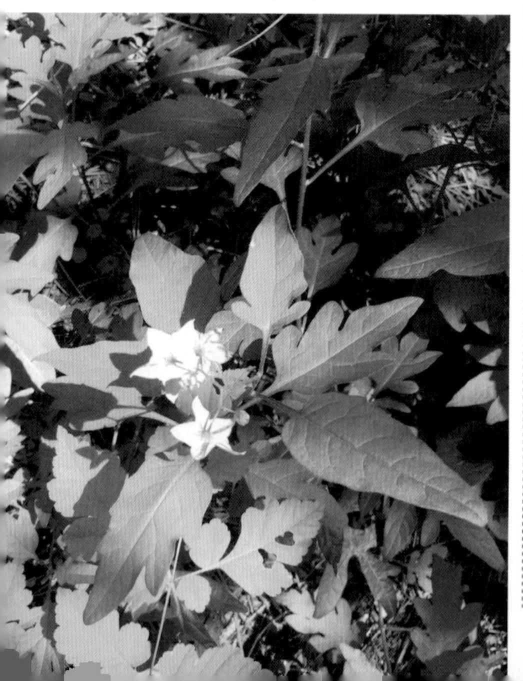

鹿蹄草

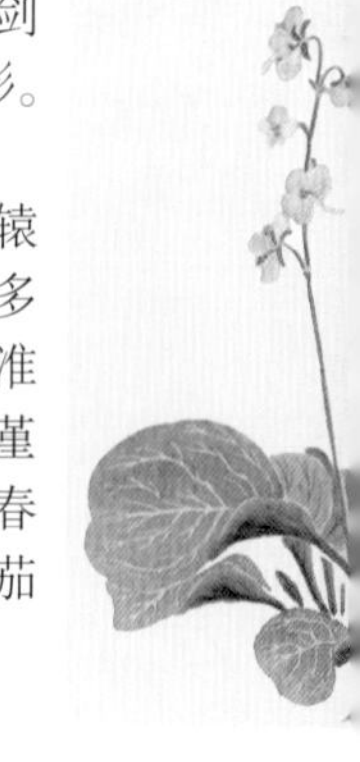

【释名】小秦王草、秦王试剑草。〔时珍曰〕鹿蹄象叶形。能合金疮，故名试剑草。

【集解】〔时珍曰〕按轩辕述《宝藏论》云：鹿蹄多生江广平陆及寺院荒处，淮北绝少，川陕亦有。苗似堇菜，而叶颇大，背紫色。春生紫花。结青实，如天茄子。可制雌黄、丹砂。

【气味】缺。

【主治】金疮出血，捣涂即止。又涂一切蛇虫犬咬毒。时珍

（鹿蹄草：多年生常绿草本，高20～30cm。地下茎细长。叶于基部丛生；叶片圆形至卵圆形，侧脉近羽状，明显。花茎细圆柱形；总状花序，花大，花瓣5片，椭圆形，白色或稍带粉红色。蒴果扁球形，具5棱，成熟时开裂。花期5～6月，果期9～10月。生长于山林中树下或阴湿处。分布于河北、河南、安徽、浙江、江苏、福建、江西、湖南、湖北、四川、贵州、云南、西藏、陕西、青海、甘肃等地。）

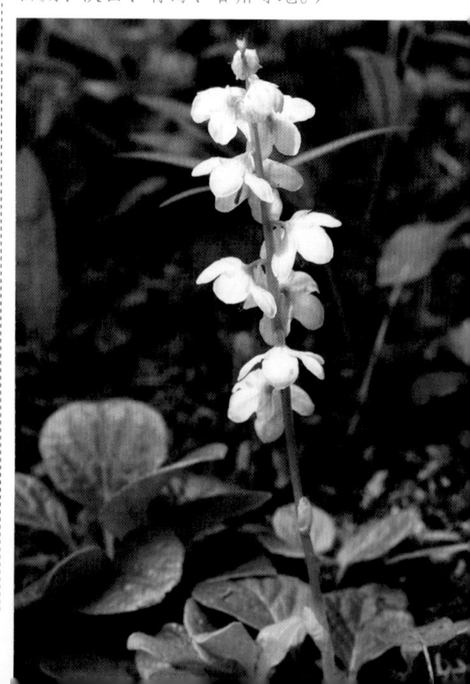

败酱

【释名】苦菜、苦蘵、泽败、鹿肠、鹿首、马草。

【集解】〔时珍曰〕处处原野有之，俗名苦菜，野人食之，江东人每采收储焉。春初生苗，深冬始凋。初时叶布地生，似菘菜叶而狭长，有锯齿，绿色，面深背浅。夏秋茎高二三尺而柔弱，数寸一节。节间生叶，四散如伞。颠顶开白花成簇，如芹花、蛇床子花状。结小实成簇。其根白紫，颇似柴胡。吴普言其根似桔梗，陈自明言其根似蛇莓根者，皆不然。

根（苗同）**【气味】**苦，平，无毒。**【主治】**暴热火疮赤气，疥瘙疽痔，马鞍热气。《本经》|除痈肿浮肿结热，风痹不足，产后腹痛。《别录》|治毒风㾓痹，破多年凝血，能化脓为水，产后诸病，止腹痛，余疹烦渴。甄权|治血气心腹痛，破癥结，催生落胞，血运鼻衄吐血，赤白带下。赤眼障膜努肉，聤耳，疮疖疥癣丹毒，排脓补瘘。《大明》

【发明】〔时珍曰〕败酱，乃手足阳明、厥阴药也。善排脓破血，故仲景治痈及古方妇人科皆用之。

【附方】**肠痈有脓** 薏苡仁附子败酱散：用薏苡仁十分，附子二分，败酱五分。捣为末。每以方寸匕，水二升，煎一升，顿服。小便当下，即愈。**产后恶露** 七八日不止。败酱、当归各六分，续断、芍药各八分，芎䓖、竹茹各四分，生地黄（炒）十二分，水二升，煮取八合，空心服。**产后腹痛** 如锥刺者。败酱草五两，水四升，煮二升。每服二合，日三服，良。**蠼螋尿疮** 绕腰者。败酱煎汁涂之，良。

（白花败酱：多年生直立草本，高50～100cm，根茎有腐败的酱味。叶对生；叶片卵形，边缘具粗锯齿，或3裂而基部裂片很小。聚伞花序多分枝，呈伞房状的圆锥花丛；花冠5裂，白色；果实倒卵形，背部有一小苞所成的圆翼。花期9月。生长于山坡草地及路旁。全国大部地区均有分布。）

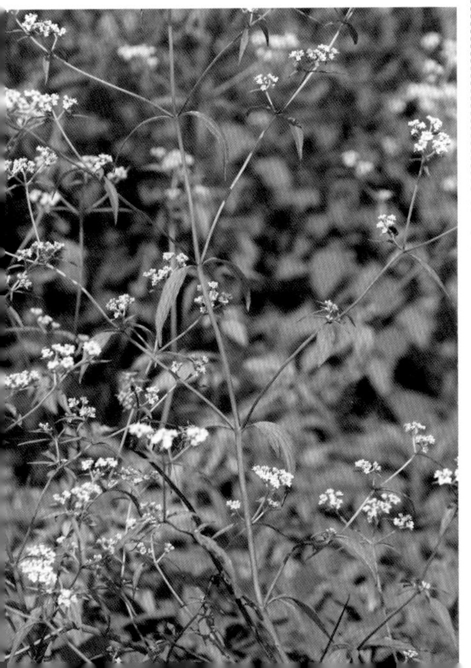

迎春花

【集解】〔时珍曰〕处处人家栽插之，丛生，高者二三尺，方茎厚叶。叶如初生小

（迎春花：落叶灌木。小枝四棱形。三出复叶对生。花单生于叶腋，花冠黄色，裂片5～6。花期4～5月。分布于陕西、甘肃、四川、云南、西藏。各地有栽培。）

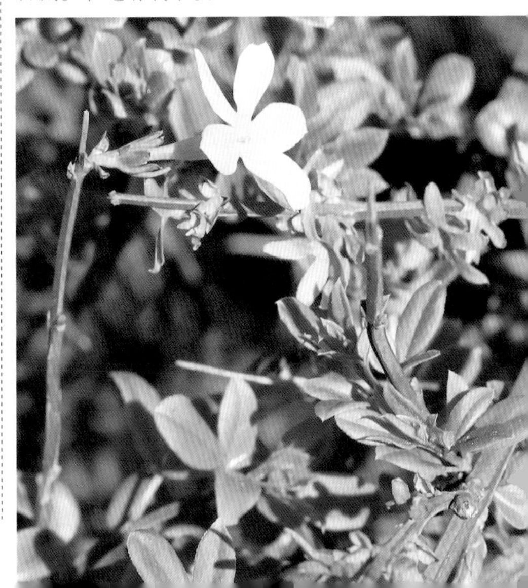

椒叶而无齿，面青背淡。对节生小枝，一枝三叶。正月初开小花，状如瑞香，花黄色，不结实。

叶【气味】苦、涩，平，无毒。**【主治】**肿毒恶疮，阴干研末，酒服二三钱，出汗便瘥。《卫生易简方》

款冬花

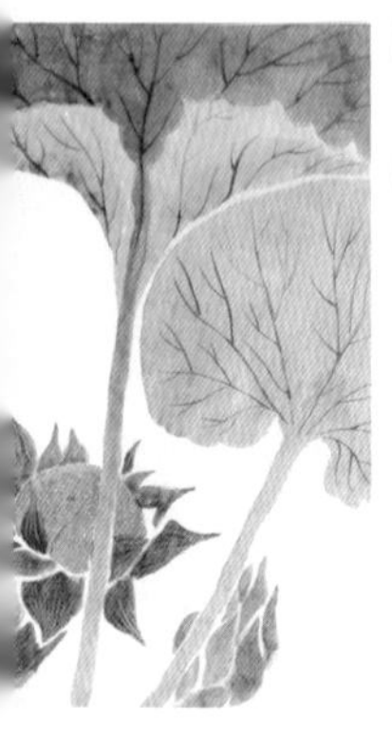

【释名】款冻、颗冻、氐冬、钻冻、菟奚、橐吾、虎须。〔宗奭曰〕百草中，惟此不顾冰雪，最先春也，故世谓之钻冻。虽在冰雪之下，至时亦生芽，春时人采以代蔬。入药须微见花者良。如已芬芳，则都无气力。

【集解】〔颂曰〕今关中亦有之。根紫色，叶似萆薢，十二月开黄花，青紫萼，去土一二寸，初出如菊花萼，通直而肥实无子。则陶氏所谓出高丽百济者，近此类也。又有红花者，叶如荷而斗直，大者容一升，小者容数合，俗呼为蜂斗叶，又名水斗叶。则苏氏所谓大如葵而丛生者，是也。

【气味】辛，温，无毒。

【主治】咳逆上气善喘，喉痹，诸惊痫寒热邪气。《本经》|消渴，喘息呼吸。《别录》|疗肺气心促急，热乏劳咳，连连不绝，涕唾稠黏，肺痿肺痈，吐脓血。甄权|润心肺，益五脏，除烦消痰，洗肝明目，及中风等疾。《大明》

【发明】〔宗奭曰〕有人病嗽多日，或教然款冬花三两，于无风处以笔管吸其烟，满口则咽之，数日果效。

【附方】痰嗽带血 款冬花、百合（蒸焙）等分为末，蜜丸龙眼大。每卧时嚼一丸，姜汤下。**口中疳疮** 款冬花、黄连等分，为细末，用唾津调成饼子。先以蛇床子煎汤漱口，乃以饼子敷之，少顷确住，其疮立消也。

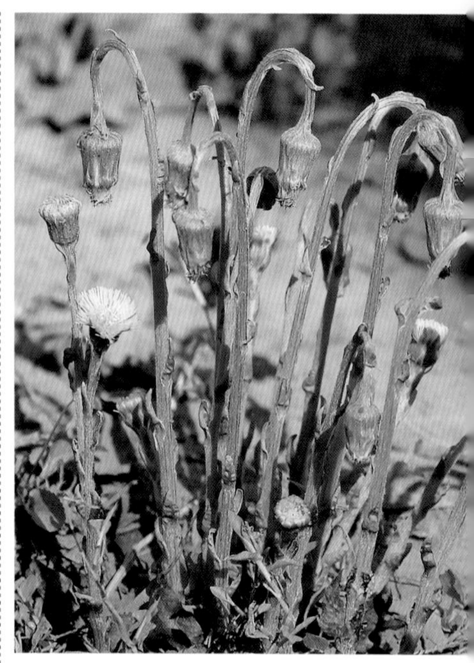

（款冬花：多年生草本。基生叶广心脏形或卵形，边缘呈波状，边缘有顶端增厚的黑褐色疏齿。叶柄长8～20cm；近基部的叶脉和叶柄带红色。冬春之间抽出花葶数条。头状花序顶生；舌状花在周围一轮，鲜黄色，花冠先端凹。花期2～3月，果期4月。分布于华北、西北及江西、湖北、湖南等地。）

鼠麹草

【释名】米麹、鼠耳、佛耳草、无心草、香茅、黄蒿、茸母。〔时珍曰〕麹言其花黄如麹色，又可和米粉食也。鼠耳言其叶形如鼠耳，又有白毛蒙茸似之，故北人呼为茸母。

【集解】〔藏器曰〕鼠麹草，生平岗熟地，高尺余叶有白毛，黄花。〔时珍曰〕原野间甚多。二月生苗，茎叶柔软。叶长寸许，白茸如鼠耳之毛。开小黄花成穗，结细子。楚人呼为米麹，北人呼为茸母。

【气味】甘，平，无毒。

【主治】鼠耳：主痹寒寒热，止咳。《别录》|鼠麹：调中益气，止泄除痰，压时气，去

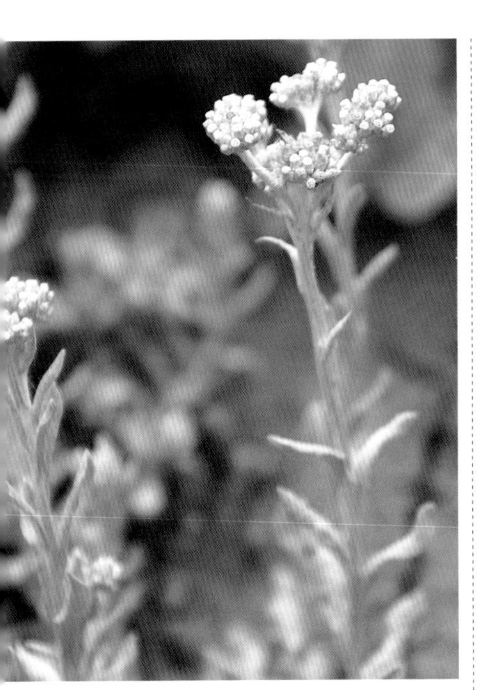

（鼠曲草：二年生草本，高10～50cm。茎直立，簇生，密被白色绵毛。叶互生；下部和中部叶片倒披针形或匙形，基部渐狭，下延，全缘，两面被灰白色绵毛。头状花序；花黄色。瘦果长圆形。花期4～6月，果期8～9月。分布于华东、中南、西南及河北、陕西、台湾等地。）

热嗽。杂米粉作糗食，甜美。《日华》|佛耳：治寒嗽及痰，除肺中寒，大升肺气。李杲

【发明】〔时珍曰〕按陈氏《经验方》云：三奇散治一切咳嗽，不问久近昼夜无时。用佛耳草五十文，款冬花二百文，熟地黄二两，焙研末。每用二钱，于炉中烧之，以筒吸烟咽下，有涎吐去。

决明

【释名】〔时珍曰〕此马蹄决明也，以明目之功而名。又有草决明、石决明，皆同功者。草决明即青葙子。

【集解】〔别录曰〕决明子生龙门川泽，十月十日采，阴干百日。〔颂曰〕今处处人家园圃所莳。夏初生苗，高三四尺许。根带紫色。叶似苜蓿而大。七月开黄花，结角。其子如青绿豆而锐，十月采之。〔时珍曰〕决明有二种：一种马蹄决明，茎高三四尺，叶大于苜蓿，昼开夜合，两两相结。秋开淡黄花五出，角如初生细豇豆，长五六寸。角中子数十粒，参差相连，状如马蹄，青绿色，入眼目药最良。一种茳芒决明，《救荒本草》所谓山扁豆是也。苗茎似马蹄决明，但叶之本小末尖，正似槐叶，夜亦不合。秋开深黄花五出，结角大如小指，长二寸许。角中子成数列，状如黄葵子而扁，其色褐，味甘滑。二种苗叶皆可作酒麹，俗呼为独占缸。但茳芒嫩苗及花与角子，皆可瀹茹及点茶食，而马蹄决明苗角皆韧苦，不可食也。

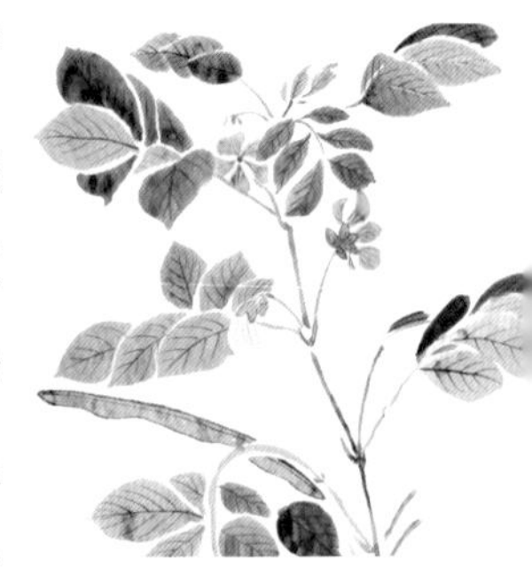

子【气味】咸，平，无毒。**【主治】**青盲，目淫肤，赤白膜，眼赤痛泪出。久服益精光，轻身。《本经》|疗唇口青。《别录》|助肝气，益精。以水调末涂，消肿毒。熁太阳穴，治头痛。又贴脑心，止鼻洪。作枕，治头风明目，胜于黑豆。《日华》|治肝热风眼赤泪。每旦取一匙挼净，空心吞之，百日后夜见物光。甄权|益肾，解蛇毒。震亨|叶作菜食，利五脏明目，甚良。甄权

【附方】**积年失明** 决明子二升为末，每食后粥饮服方寸匕。**青盲雀目** 决明一升，地肤子五两，为末，米饮丸梧子大，每米饮下二三十丸。**目赤肿痛** 决明子炒研，茶调敷两太阳穴，干则易之，一夜

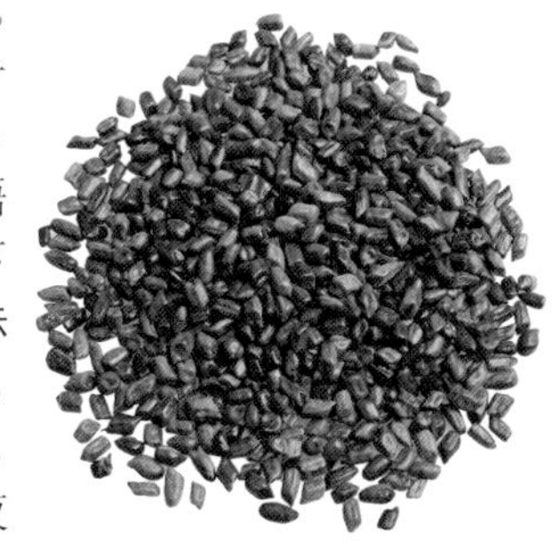

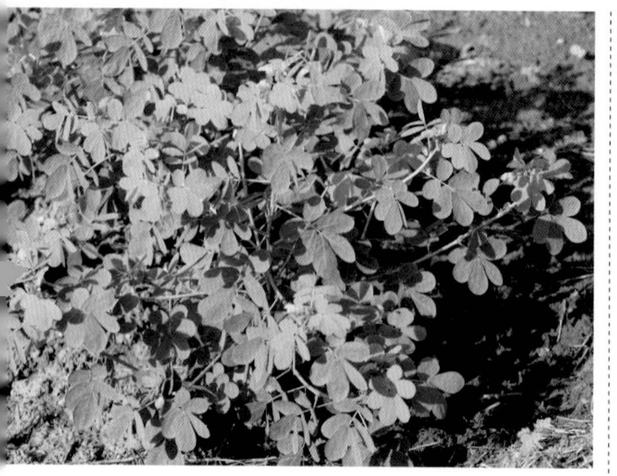

（决明：一年生半灌木状草本。羽状复叶互生，小叶3对，叶片倒卵形或倒卵状长圆形。花冠黄色，花瓣5，倒卵形；花期6～8月。荚果细长，近四棱形，种子菱柱形或菱形略扁，淡褐色，光亮；果期8～10月。分布于我国华东、中南、西南及吉林、辽宁、河北、山西等地。）

即愈。**头风热痛** 方同上。**鼻衄不止** 方见主治。**癣疮延蔓** 决明子一两为末，入水银、轻粉少许，研不见星，擦破上药，立瘥。此东坡家藏方也。**发背初起** 草决明生用一升捣，生甘草一两，水三升，煮一升，分二服。大抵血滞则生疮，肝主藏血，决明和肝气，不损元气也。

地肤

【释名】地葵、地麦、落帚、独帚、王蔧、王帚、扫帚、益明、白地草。

【集解】〔别录曰〕地肤子生荆州平泽及田野，八月、十月采实，阴干。〔颂曰〕今蜀川、关中近地皆有之。初生薄地，五六寸，根形如蒿，茎赤叶青，大似荆芥。三月开黄白花，结子青白色，八月、九月采实。神仙七精散云：地肤子，星之精也。或曰其苗即独帚也，一名鸭舌草。陶弘景所谓茎苗可为扫帚者，苏恭言其苗弱不胜举，二说不同，而今医家皆以为独帚。密州图上者，云根作丛生，每窠有二三十茎，茎有赤有黄，七月开黄花，其实地肤也。至八月而藍干成，可采。此正与独帚相合。恐西北出者短弱，故苏说云耳。

子【气味】苦，寒，无毒。**【主治】**膀胱热，利小便，补中益精气。久服耳目聪明，轻身耐老。《本经》|去皮肤中热气，使人润泽，散恶疮疝瘕，强阴。《别录》|治阴卵癞疾，去热风，可作汤沐浴。与阳起石同服，主丈夫阴痿不起，补气益力。甄权|治客热丹肿。日华**【发明】**〔藏器曰〕众病皆起于虚。虚而多热者，加地肤子、甘草。**【附方】风热赤目** 地肤子（焙）一升，生地黄半斤，取汁和作饼，晒干研末。每服三钱，空心酒服。**目痛眯目** 凡目痛及眯目中伤有热瞑者。取地肤子白汁，频注目中。**雷头风肿** 不省人事。落帚子同生姜研烂，热冲酒服，取汗即愈。**胁下疼痛** 地肤子为末，酒服方寸匕。**疝气危急** 地肤子（即落帚子），炒香研末。每服一钱，酒下。**血痢不止** 地肤子五两，地榆、黄芩各一两，为末。每服方寸匕，温水调下。**妊娠患淋** 热痛酸楚，手足烦疼。地肤子十二两，水四升，煎二升半，分服。

苗叶【气味】苦，寒，无毒。**【主治】**捣汁服，主赤白痢，烧灰亦善。煎水洗目，去热暗雀盲涩痛。《别录》|主大肠泄泻，和气，涩肠胃，解恶疮毒。苏颂|煎水日服，治手足烦疼，利小便诸淋。时珍**【发明】**〔时珍曰〕按虞抟《医学正传》云：抟兄年七十，秋间患淋，二十余日，百方不效。后得一方，取地肤草捣自然汁，服之遂通。至贱之物，有回生之功如此。

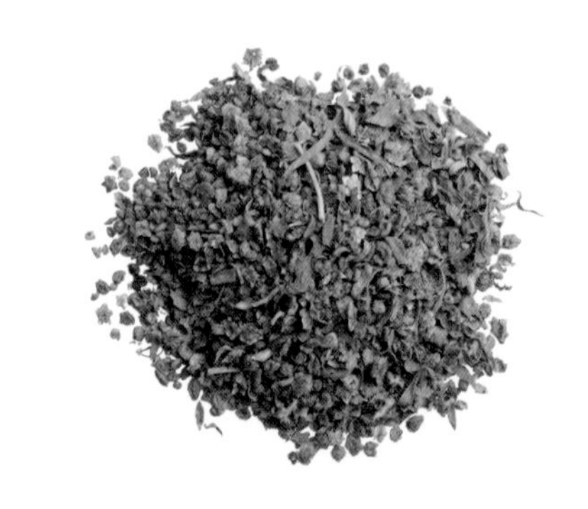

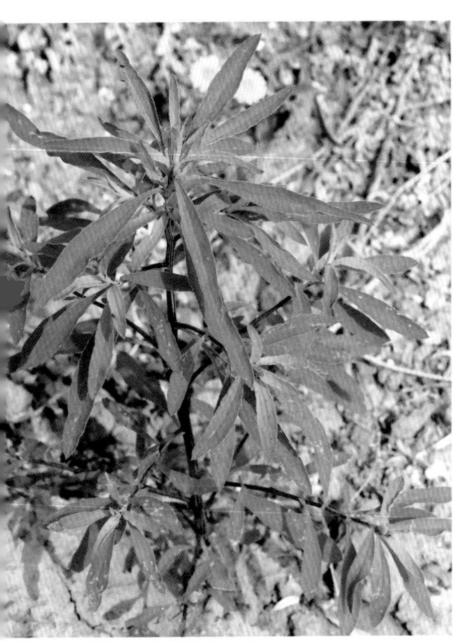

（地肤：一年生草本，高50～150cm，茎直立，多分枝，淡绿色或浅红色。叶互生，无柄；叶片狭披针形或线状披针形，全缘。穗状花序，花黄绿色，近球形；胞果扁球形。花期6～9月，果期8～10月。全国大部分地区有分布。）

瞿麦

【释名】蘧麦、巨句麦、大菊、大兰、石竹、南天竺草。〔弘景曰〕子颇似麦，故名瞿麦。

【集解】〔别录曰〕瞿麦生太山山谷，立秋采实阴干。〔颂曰〕今处处有之。苗高一尺以来，叶尖小青色，根紫黑色，形如细蔓菁。花红紫赤色，亦似映山红，二月至五月开。七月结实作穗，子颇似麦。河阳河中府出者，苗可用。淮甸出者根细，村民取作刷帚。〔时珍曰〕石竹叶似地肤叶而尖小，又似初生小竹叶而细窄，其茎纤细有节，高尺余，梢间开花。田野生者，花大如钱，红紫色。人家栽者，花稍小而妩媚，有红白粉红紫赤斑烂数色，俗呼为洛阳花。结实如燕麦，内有小黑子。其嫩苗煠熟水淘过，可食。

穗【气味】苦，寒，无毒。【主治】关格诸癃结，小便不通，出刺，决痈肿，明目去翳，破胎堕子，下闭血。《本经》|养肾气，逐膀胱邪逆，止霍乱，长毛发。别录|主五淋。甄权|月经不通，破血块排脓。《大明》

叶【主治】痔瘘并泻血，作汤粥食。又治小儿蛔虫，及丹石药发。并眼目肿痛及肿毒，捣敷。治浸淫疮并妇人阴疮。《大明》

【发明】〔时珍曰〕近古方家治产难，有石竹花汤，治九孔出血，有南天竺饮，皆取其破血利窍也。

【附方】**小便石淋** 宜破血。瞿麦子捣为末，酒服方寸匕，日三服，三日当下石。**小便不利** 有水气，栝楼瞿麦丸主之。瞿麦二钱半，栝楼根二两，大附子一个，茯苓、山芋各三两，为末，蜜和丸梧子大。一服三

（瞿麦：多年生草本，高达1m。丛生，直立，上部二歧分枝，节明显。叶对生，线形或线状披针形，基部成短鞘状包茎，全缘。花单生或数朵集成圆锥花序；花瓣5，淡红色、白色或淡紫红色，先端深裂成细线状；花期8～9月。蒴果长圆形，果期9～11月。全国大部分地区有分布。）

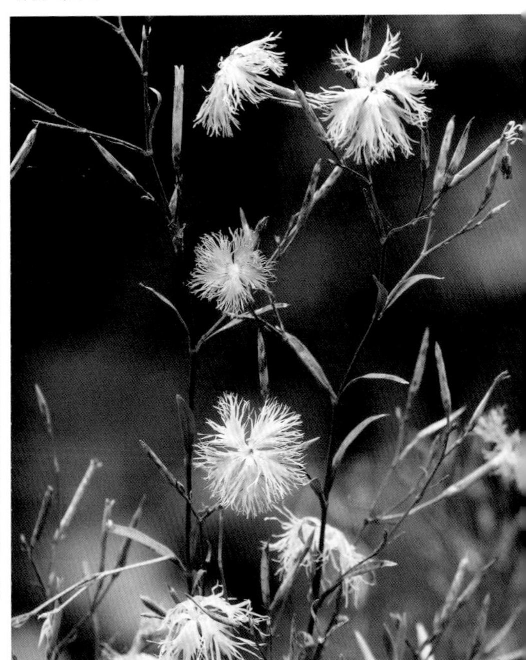

丸，日三。未知，益至七八丸。以小便利、腹中温为知也。**下焦结热** 小便淋闭，或有血出，或大小便出血。瞿麦穗一两，甘草（炙）七钱五分，山栀子仁（炒）半两，为末。每服七钱，连须葱头七个，灯心五十茎，生姜五片，水二碗，煎至七分，时时温服。名立效散。**目赤肿痛** 浸淫等疮。瞿麦炒黄为末，以鹅涎调涂眦头即开。或捣汁涂之。**鱼脐疔疮** 瞿麦烧灰，和油敷之，甚佳。**咽喉骨哽** 瞿麦为末。水服方寸匕，日二。**竹木入肉** 瞿麦为末。水服方寸匕。或煮汁，日饮三次。

王不留行

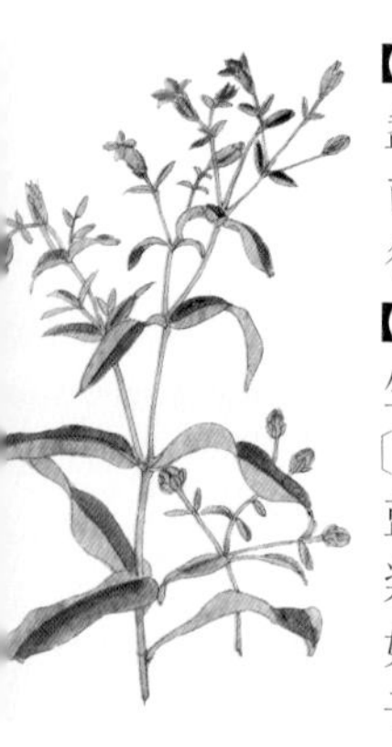

【释名】禁宫花、剪金花、金盏银台。〔时珍曰〕此物性走而不住，虽有王命不能留其行，故名。

【集解】〔别录曰〕王不留行生太山山谷。二月、八月采。〔保升曰〕所在有之。叶似菘蓝。其花红白色。子壳似酸浆，其中实圆黑似菘子，大如黍粟。三月收苗，五月收子。根苗花子并通用。〔颂曰〕今江浙及并河近处皆有之。苗茎俱青，高七八寸以来。根黄色如荠根。叶尖如小匙头，亦有似槐叶者。四月开花，黄紫色。五月采苗茎，晒干用。俗谓之剪金草。河北生者，叶圆花红，与此小别。〔时珍曰〕多生麦地中。苗高者一二尺。三四月开小花，如铎铃状，红白色。结实如灯笼草子，壳有五棱，壳内包一实，大如豆。实内细子，大如菘子，生白熟黑，正圆如细珠可爱。陶氏言叶似酸浆，苏氏言花如菘子状者，皆欠详审，以子为花叶状也。灯笼草即酸浆也。苗、子皆入药。

苗、子【气味】苦，平，无毒。**【主治】**金疮止血，逐痛出刺，除风痹内寒。久服轻身耐老增寿。《本经》|止心烦鼻衄，痈疽恶疮瘘乳，妇人难产。《别录》|治风毒，通血脉。甄权|游风风疹，妇人血经不匀，发背。《日华》|下乳汁。元素|利小便，出竹木刺。时珍

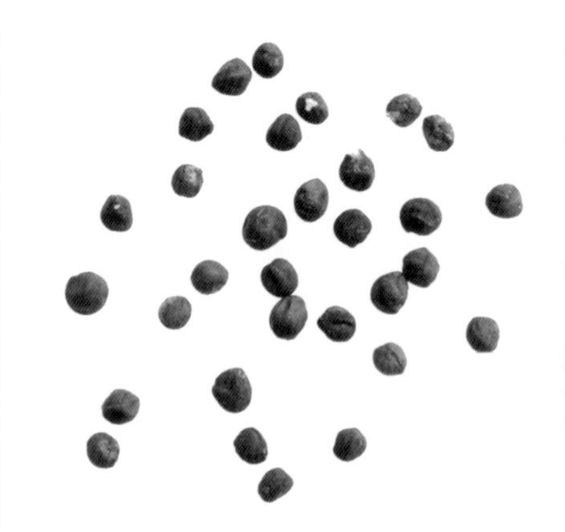

【发明】〔时珍曰〕王不留行能走血分，乃阳明冲任之药。俗有"穿山甲、王不留，妇人服了乳长流"之语，可见其性行而不住也。按王执中《资生经》云：一妇人患淋卧久，诸药不效。其夫夜告予。予按既效方治诸淋，用剪金花十余叶煎汤，遂令服之。明早来云：病减八分矣。再服而愈。剪金花，一名禁宫花，一名金盏银台，一名王不留行是也。

【附方】鼻衄不止 剪金花连茎叶阴干，浓煎汁温服，立效。**粪后下血** 王不留行末，水服一钱。**妇人乳少** 因气郁者。涌泉散：王不留行、穿山甲（炮）、龙骨、瞿麦穗、麦门冬等分，为末。每服一钱，热酒调下，后食猪蹄羹，仍以木梳梳乳，一日三次。**头风白屑** 王不留行、香白芷等分，为末。干掺，一夜篦去。**痈疽诸疮** 王不留行汤：治痈疽妒乳，月蚀白秃，及面上久疮，去虫止痛。用王不留行、东南桃枝、东引茱萸根皮各五两，蛇床子、牡荆子、苦竹叶、蒺藜子各三升，大麻子一升。以水二斗半，煮取一斗，频频洗之。**丁肿初起** 王不留行子为末，蟾酥丸黍米大。每服一丸，酒下，汗出即愈。

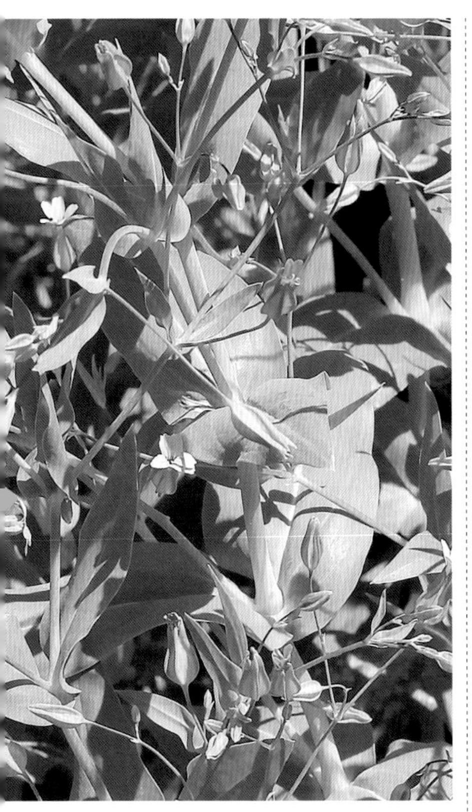

（王不留行为石竹科植物麦蓝菜。麦蓝菜：一年生草本，高30～70cm。茎直立，上部呈二歧状分枝，表面乳白色。单叶对生，无柄，叶片卵状椭圆形至卵状披针形，全缘。疏生聚伞花序，花梗细长，花瓣5，粉红色，倒卵形，先端有不整齐小齿；花期4～6月。蒴果于宿存花萼内，先端呈4齿状开裂，果期5～7月。除华南地区外，其余各地均有分布。）

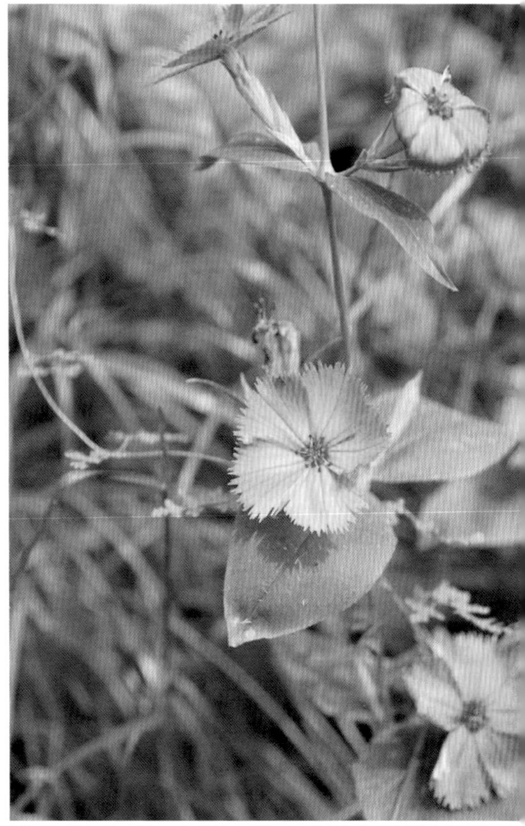

（剪春罗：多年生直立草本，高50～80cm。茎，丛生，光滑。单叶对生；无柄；叶片卵状椭圆形，边缘有浅细锯齿。聚伞花序；花瓣5，橙红色，先端有不规则浅裂，呈锯齿状。蒴果具宿存萼，先端5齿裂。种子多数。花期7月，果期8月。分布于我国中部及浙江、江西、贵州等地。）

剪春罗

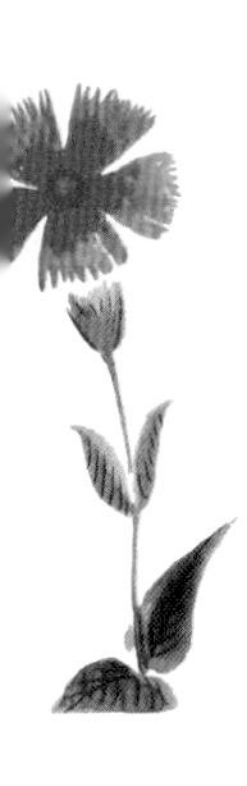

【释名】剪红罗。

【集解】〔时珍曰〕剪春罗二月生苗，高尺余。柔茎绿叶，叶对生，抱茎。入夏开花，深红色，花大如钱，凡六出，周回如剪成可爱。结实大如豆，内有细子。人家多种之为玩。又有剪红纱花，茎高三尺，叶旋覆。夏秋开花，状如石竹花而稍大，四围如剪，鲜红可爱。结穗亦如石竹，穗中有细子。方书不见用者。计其功，亦应利小便、主痈肿也。

【气味】甘，寒，无毒。

【主治】火带疮绕腰生者，采花或叶捣烂，蜜调涂之。为末亦可。时珍，出《证治要诀》

金盏草

【释名】杏叶草、长春花。

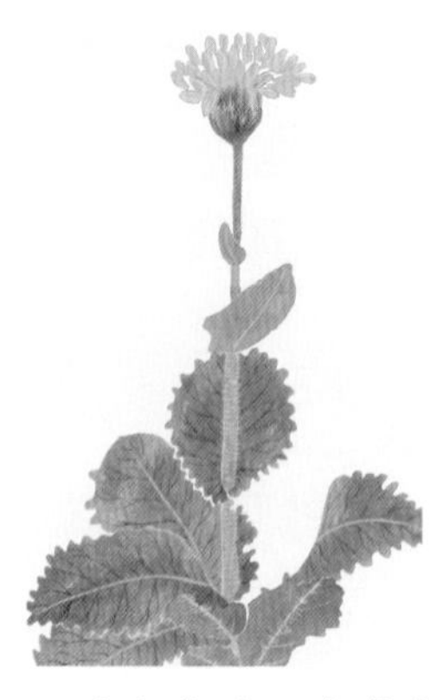

【集解】〔颂曰〕杏叶草，一名金盏草，生常州。蔓生篱下，叶叶相对。秋后有子如鸡头实，其中变生一小虫，脱而能行。中夏采花。〔周定王曰〕金盏儿花，苗高四五寸。叶似初生莴苣叶，厚而狭，抱茎而生。茎柔脆。茎头开花，大如指头，金黄色，状如盏子，四时不绝。其叶味酸，煠熟水浸过，油盐拌食。〔时珍曰〕夏月结实，在萼内，宛如尺蠖虫数枚蟠屈之状，故苏氏言其化虫，实非虫也。

（金盏草可能为菊科植物金盏菊。金盏菊：一年生或越年生直立草本，高30～60cm。单叶互生；下部叶匙形，全缘；上部叶，边缘全缘或具稀疏的细齿。头状花序单生于枝端；舌状花黄色或橘黄色。瘦果，两侧具窄翼。花期4～7月。全国各地多有栽培。分布于福建、广东、广西、四川、贵州及云南等地。）

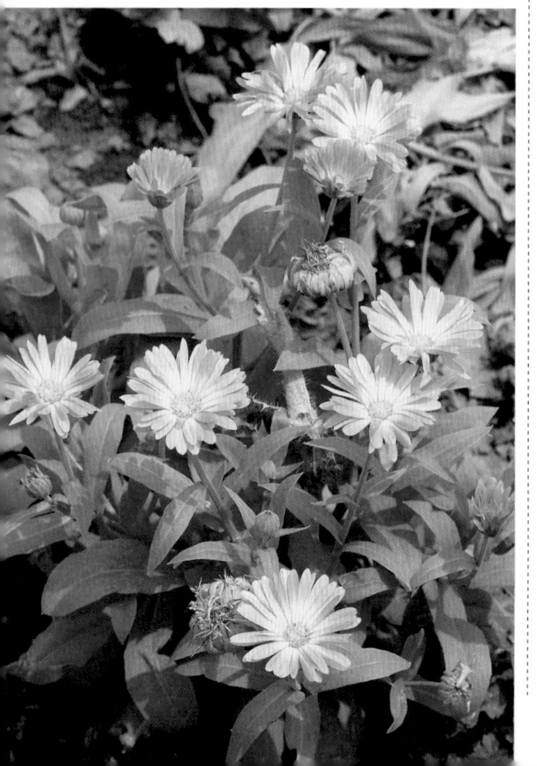

【气味】酸，寒，无毒。

【主治】肠痔下血久不止。苏颂

葶苈

【释名】丁历、蕇蒿、大室、大适。

【集解】〔别录曰〕葶苈生藁城平泽及田野，立夏后采实，阴干。〔颂曰〕初春生苗叶，高六七寸，似荠。根白色，枝茎俱青。三月开花，微黄。结角，子扁小如黍粒微长，黄色。〔时珍曰〕郭璞注云：实叶皆似荠，一名狗荠。然则狗荠即是葶苈矣。盖葶苈有甜苦二种。狗荠味微甘，即甜葶苈也。

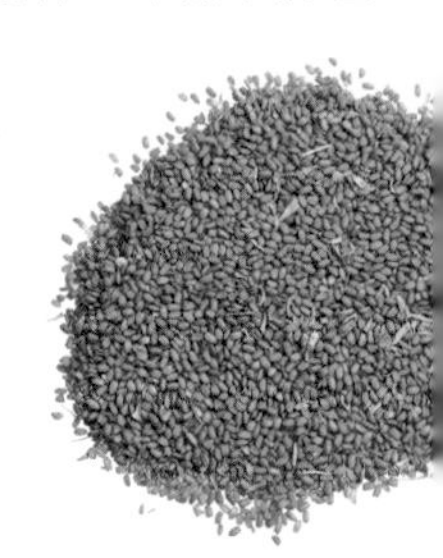

子【气味】辛，寒，无毒。【主治】癥瘕积聚结气，饮食寒热，破坚逐邪，通利水道。《本经》|下膀胱水，伏留热气，皮间邪水上出，面目浮肿，身暴中风热痱上气咳嗽，止喘促，除胸中痰饮。甄权|通月经。时珍

【发明】〔时珍曰〕甘、苦二种，正如牵牛，黑、白二色，急、缓不同，又如壶芦，甘、苦二味，良、毒亦异。大抵甜者，下泄之性缓，虽泄肺而不伤胃；苦者，下泄之性急，既泄肺而易伤胃，故以大枣辅之。然肺中水气膹满急者，非此不能除。

【附方】**通身肿满** 苦葶苈（炒）四两，为末，枣肉和丸梧子大。每服十五丸，桑白皮汤下，日三服。此方，人不甚信，试之自验。**大腹水肿**《肘后方》：用苦葶苈二升，炒为末，割鹍雄鸡血及头合捣，丸梧

子大。每小豆汤下十丸，日三服。又方：葶苈二升，春酒五升，渍一夜。稍服一合，小便当利。**肺湿痰喘** 甜葶苈（炒）为末，枣肉丸服。**肺痈喘急** 不得卧，葶苈大枣泻肺汤主之。葶苈炒黄捣末，蜜丸弹子大。每用大枣二十枚，水三升，煎取二升，乃入葶苈一丸，更煎取一升，顿服。亦主支饮不得息。**月水不通** 葶苈一升，为末，蜜丸弹子大，绵裹纳阴中二寸，一宿易之，有汁出，止。**卒发颠狂** 葶苈一升，捣三千杵，取白犬血和丸麻子大。酒服一丸，三服取瘥。**疳虫蚀齿** 葶苈、雄黄等分，为末，腊月猪脂和成，以绵裹槐枝蘸点。**瘰疬已溃** 葶苈二合，豉一升，捣作饼子，如钱大，厚二分，安疮孔上，艾作炷灸之，令温热，不可破肉，数易之而灸。但不可灸初起之疮，恐葶苈气入脑伤人也。

（葶苈为十字花科植物独行菜。独行菜：一年生草本，高10～30cm。叶互生，茎下部叶狭长椭圆形，边缘浅裂或深裂；茎上部叶线形，较小。总状花序顶生，花小；花期5～6月。短角果卵状椭圆形，扁平，顶端微凹；果期6～7月。生于田野、荒地、路旁。分布东北、河北、内蒙古、山东、山西、甘肃、青海、云南、四川等地。）

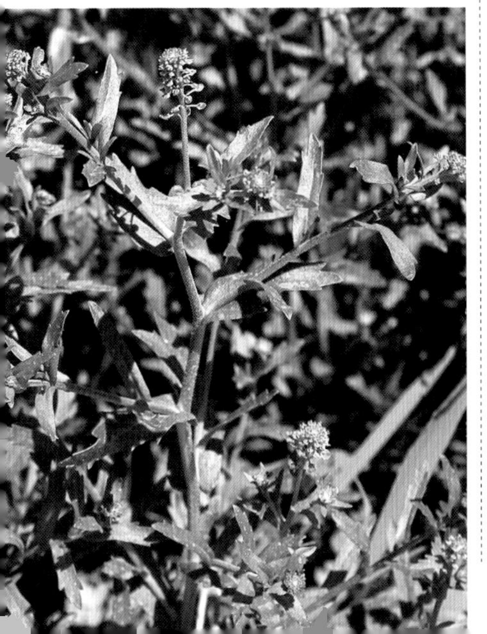

车前

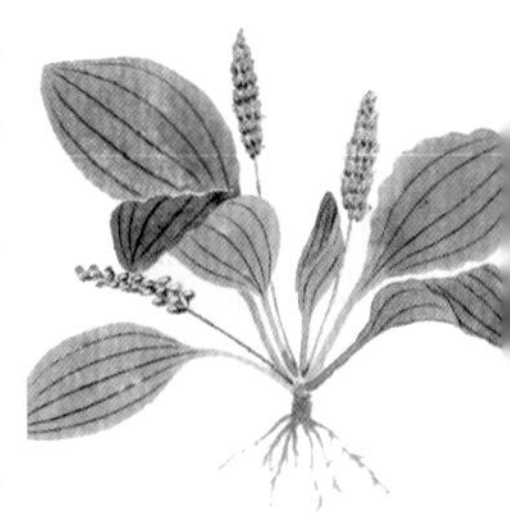

【释名】当道、芣苡、马舄、牛遗、牛舌、车轮菜。〔时珍曰〕陆玑《诗疏》云：此草好生道边及牛马迹中，故有车前、当道、马舄、牛遗之名。

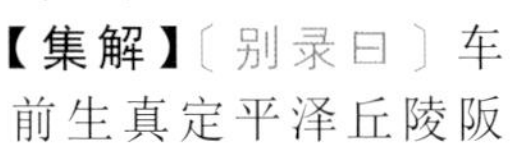

【集解】〔别录曰〕车前生真定平泽丘陵阪道中，五月五日采，阴干。〔颂曰〕今江湖、淮甸、近汴、北地处处有之。春初生苗，叶布地如匙面，累年者长及尺余。中抽数茎，作长穗如鼠尾。花甚细密，青色微赤。结实如葶苈，赤黑色。今人五月采苗，七月、八月采实。人家园圃或种之，蜀中尤尚。北人取根日干，作紫菀卖之，甚误所用。陆玑言嫩苗作茹大滑，今人不复啖之。〔时珍曰〕王旻《山居录》，有种车前剪苗食法，则昔人常以为蔬矣。今野人犹采食之。

子【气味】甘，寒，无毒。**【主治】**气癃止痛，利水道小便，除湿痹。久服轻身耐老。《本经》|男子伤中，女子淋沥不欲食，养肺强阴益精，令人有子，明目疗赤痛。《别录》|去风毒，肝中风热，毒风冲眼，赤痛障翳，脑痛泪出，压丹石毒，去心胸烦热。陆玑|导小肠热，止暑湿泻痢。时珍**【发明】**〔时珍曰〕今车前五月子已老，而云七八月者，地气有不同尔。唐《张籍诗》云：开州午月皆道有神。惭愧文君怜病眼，三千里外寄闲人。观此亦以五月采开州者为良，又可见其治目之功。大抵入服食，须佐他药，如六味地黄丸之用泽泻可也。若单用则泄太过，恐非久服之物。欧阳公常得暴下病，国医不能治。夫人买市人药一帖，进之而愈。力叩其方，则车前子一味为末，米饮服二钱匕。云此药利水道而不动气，水道利则清

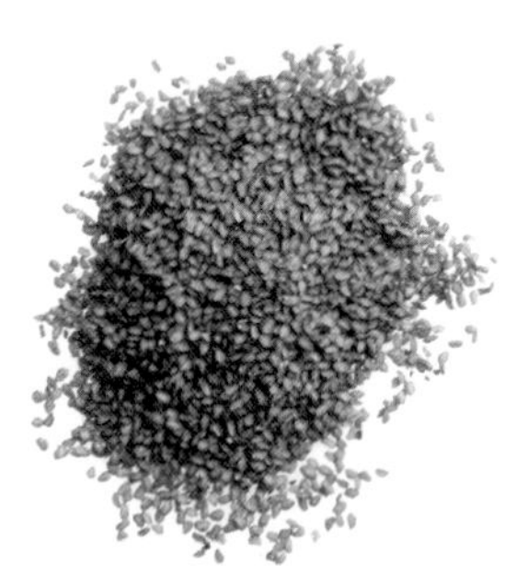

浊分，而谷藏自止矣。【附方】**小便血淋** 作痛。车前子晒干为末，每服二钱，车前叶煎汤下。**老人淋病** 身体热甚。车前子五合，绵裹煮汁，入青粱米四合，煮粥食。常服明目。**孕妇热淋** 车前子五两，葵根（切）一升，以水五升，煎取一升半，分三服，以利为度。**滑胎易产** 车前子为末。酒服方寸匕。不饮酒者，水调服。**阴冷闷疼** 渐入囊内，肿满杀人。车前子末，饮服方寸匕，日二服。**久患内障** 车前子、干地黄、麦门冬等分，为末，蜜丸如梧子大。服之。累试有效。**补虚明目** 驻景丸：治肝肾俱虚，眼昏黑花，或生障翳，迎风有泪，久服补肝肾，增目力。车前子、熟地黄（酒蒸焙）各三两，菟丝子（酒浸）五两，为末，炼蜜丸梧子大。每温酒下三十丸，日二服。

（车前：多年生草本，具须根。叶根生，具长柄；叶片卵形或椭圆形，全缘或呈不规则波状浅齿，通常有5～7条弧形脉。花茎数个，高12～50cm；穗状花序，花淡绿色，花冠小。蒴果卵状圆锥形。花期6～9月。果期7～10月。分布全国各地。）

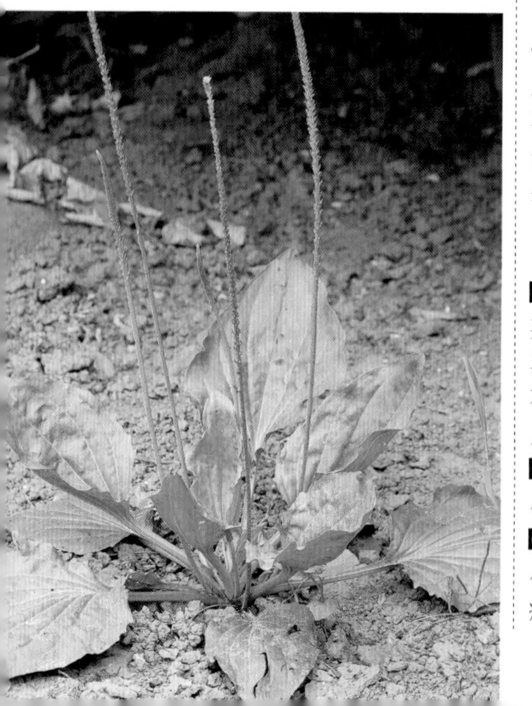

草及根【气味】甘，寒，无毒。【主治】金疮，止血衄鼻，瘀血血瘕，下血，小便赤，止烦下气，除小虫。《别录》|主阴㿉。之才|叶：主泄精病，治尿血，能补五脏，明目，利小便，通五淋。甄权【发明】〔弘景曰〕其叶捣汁服，疗泄精甚验。〔宗奭曰〕陶说大误矣。此药甘滑，利小便，泄精气。有人作菜频食，小便不禁，几为所误也。【附方】**小便不通** 车前草一斤，水三升，煎取一升半，分三服。一方：入冬瓜汁。一方：入桑叶汁。**小便尿血** 车前草（捣汁）五合，空心服。**鼻衄不止** 生车前叶，捣汁饮之甚善。**金疮血出** 车前叶捣敷之。**湿气腰痛** 蛤蟆草（连根）七科，葱白（连须）七科，枣七枚，煮酒一瓶，常服，终身不发。**喉痹乳蛾** 蛤蟆衣、凤尾草擂烂，入霜梅肉、煮酒各少许，再研绞汁，以鹅翎刷患处，随手吐痰，即消也。**目赤作痛** 车前草自然汁，调朴消末，卧时涂眼胞上，次早洗去。小儿目痛，车前草汁，和竹沥点之。**目中微翳** 车前叶、枸杞叶等分，手中揉汁出，以桑叶两重裹之，悬阴处一夜，破桑叶取点，不过三五度。

狗舌草

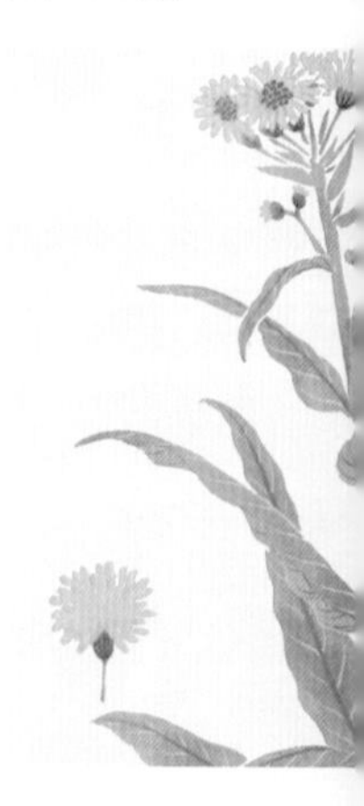

【集解】〔恭曰〕狗舌生渠堑湿地，丛生，叶似车前而无文理，抽茎开花，黄白色。四月、五月采茎，曝干。

【气味】苦，寒，有小毒。

【主治】蛊疥瘙疮，杀小虫。为末和涂之，即瘥。苏恭

马鞭草

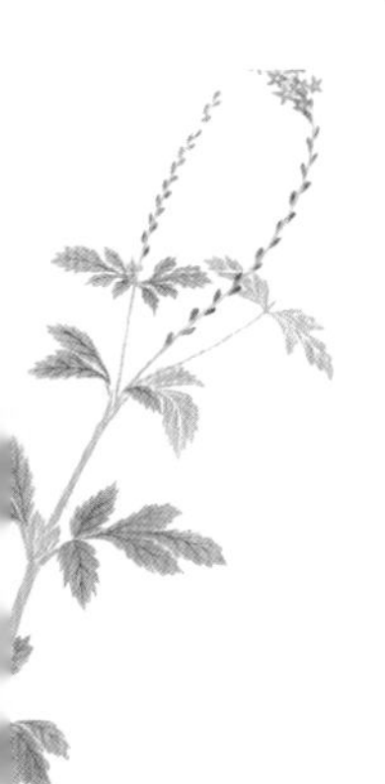

【释名】龙牙草、凤颈草。〔恭曰〕穗类鞭鞘，故名马鞭。

【集解】〔恭曰〕苗似狼牙及茺蔚，抽三四穗，紫花，似车前，穗类鞭鞘，都不似蓬蒿也。〔保升曰〕花白色，七月、八月采苗叶，日干用。〔颂曰〕今衡山、庐山、江淮州郡皆有之。苗类益母而茎圆，高二三尺。又曰：龙牙草生施州，高二尺以来。春夏有苗叶，至秋冬而枯。采根洗净用。〔时珍曰〕马鞭下地甚多。春月生苗，方茎，叶似益母，对生，夏秋开细紫花，作穗如车前穗，其子如蓬蒿子而细，根白而小。陶言叶似蓬蒿，韩言花色白，苏言茎圆，皆误矣。

苗叶【气味】苦，微寒，无毒。【主治】下部䘌疮。《别录》|癥癖血瘕，久疟，破血杀虫。捣烂煎取汁，熬如饴，每空心酒服一匕。藏器|治妇人血气肚胀，月候不匀，通月经。《大明》|治金疮，行血活血。震亨|捣涂痈肿及蠼螋尿疮，男子阴肿。时珍【附方】**疟痰寒热** 马鞭草捣汁五合，酒二合，分二服。**鼓胀烦渴** 身干黑瘦。马鞭草细剉，曝干，勿见火。以酒或水同煮，至味出，去滓温服。以六月中旬，雷鸣时采者有效。**大腹水肿** 马鞭草、鼠尾草各十斤，水一石，煮取五斗，去滓，再煎令稠，以粉和丸大豆大。每服二三丸，加至四五丸，神效。**男子阴肿** 大如升，核痛，人所不能治者。马鞭草捣涂之。**妇人经闭** 结成瘕块，肋胀大欲死者。马鞭草（根苗）五斤（剉细）。水五斗，煎至一斗，去滓，熬成膏。每服半匙，食前温酒化下，日二服。**乳痈肿痛** 马鞭草一握，酒一碗，生姜一块，擂汁服，渣敷之。**人疥马疥** 马鞭草不犯铁器，捣自然汁半盏，饮尽，十日内愈，神效。**赤白下痢** 龙牙草五钱，陈茶一撮，水煎服，神效。

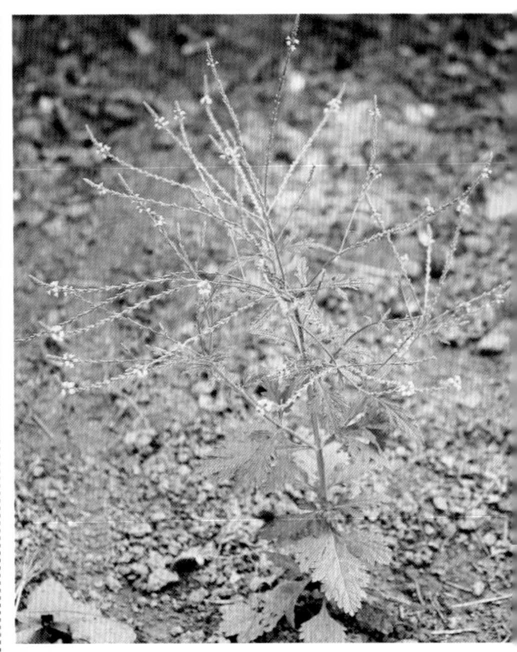

（马鞭草：多年生直立草本，高达1m，茎四棱形。叶对生，羽状深裂，裂片上疏生粗锯齿。穗状花序；花冠唇形，紫蓝色。蒴果长方形，成热时分裂为4个小坚果。花期6～8月。果期7～10月。生于河岸草地、荒地、路边、田边及草坡等处。分布于全国各地。）

根【气味】辛、涩，温，无毒。【主治】赤白下痢初起，焙捣罗末，每米饮服一钱匕，无所忌。苏颂

蛇含

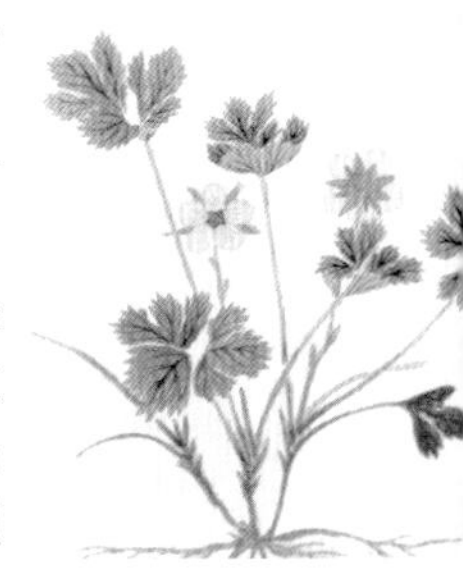

【释名】蛇衔、威蛇、小龙牙、紫背龙牙。

【集解】〔别录曰〕蛇含出益州山谷，八月采，阴干。〔弘景曰〕蛇衔处处有之。有两种，并生石上，亦生黄土地。当用细叶有黄花者。〔颂

曰〕《日华子》云：茎叶俱用。五月采之。又曰：紫背龙牙，生蜀中，春夏生叶，采无时。〔时珍曰〕此二种：细叶者名蛇衔；大叶者名龙衔。龙衔亦入疮膏用。

【气味】苦，微寒，无毒。

【主治】惊痫。寒热邪气，除热，金疮疽痔，鼠瘘疮，头疡。《本经》|疗心腹邪气，腹痛湿痹，养胎，利小儿。《别录》|紫背龙牙：解一切蛇毒。治咽喉中痛，含咽之便效。苏颂

【发明】〔时珍曰〕按葛洪《抱朴子》云：蛇衔膏连已断之指。今考葛洪《肘后方》载蛇衔膏云：治痈肿瘀血，产后积血，耳目诸病，牛领马鞍疮。用蛇衔、大黄、附子、芍药、大戟、细辛、独活、黄芩、当归、莽草、蜀椒各一两，薤白十四枚。上为末，以苦酒淹一宿，以猪膏二斤，七星火上煎沸，成膏收之。每温酒服一弹丸，日再服。病在外，摩之敷之；在耳，绵裹塞之；在目，点之。若入龙衔藤一两，则名龙衔膏也。所谓连断指者，不知即此膏否？

【附方】**产后泻痢** 小龙牙根一握，浓煎服之甚效，即蛇含是也。**金疮出血** 蛇含草捣敷之。**身面恶癣** 紫背草，入生矾研。敷二三次断根。**蜈蚣蝎伤** 蛇衔，敷之。

（蛇含为蔷薇科植物蛇含委陵菜。蛇含委陵菜：一年生或多年生宿根草本。茎平卧，具匍匐茎。基生叶为近于鸟足状5小叶，边缘有多数急尖或圆钝锯齿；下部茎生叶有5小叶，上部茎生叶有3小叶。聚伞花序，花瓣5，倒卵形，先端微凹，黄色。瘦果近圆形。花、果期4～9月。生于田边、水旁、草甸及山坡草地。分布于华东、中南、西南及辽宁、陕西、西藏等地。）

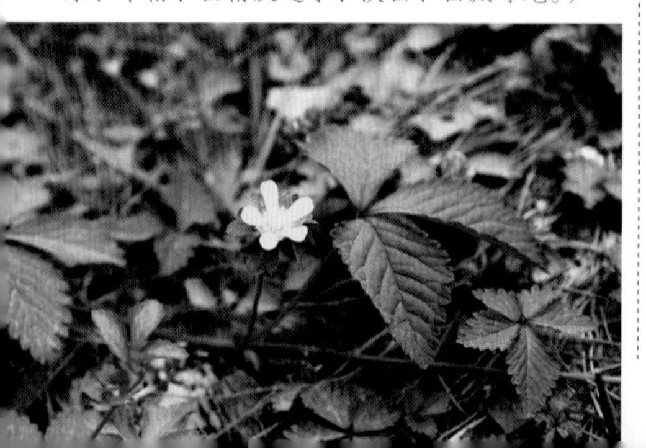

女青

【释名】雀瓢。

【集解】〔别录曰〕女青，蛇衔根也。生朱厓，八月采，阴干。〔恭曰〕此草即雀瓢也。生平泽。叶似萝摩，两叶相对。子似瓢形，大如枣许，故名雀瓢。根似白微。茎叶并臭。〔藏器曰〕萝摩是白环藤，雀瓢是女青，二物相似，不能分别，终非一物也。〔时珍曰〕女青有二：一是藤生，乃苏恭所说似萝摩者；一种草生，则蛇衔根也。蛇衔有大、小二种：叶细者蛇衔，用苗茎叶；大者为龙衔，用根。故王焘《外台秘要》龙衔膏，用龙衔根煎膏治痈肿金疮者，即此女青也。陈藏器言女青、萝摩不能分别，张揖《广雅》言女青是葛类，皆指藤生女青，非此女青也。

根**【气味】**辛，平，有毒。**【主治】**蛊毒，逐邪恶气，杀鬼温疟，辟不祥。《本经》

【附方】**人卒暴死** 捣女青屑一钱，安咽中，以水或酒送下，立活也。**吐利卒死** 及大人

（女青为萝藦科植物雀瓢、地梢瓜。雀瓢：茎柔弱，分枝较少，茎端通常伸长而缠绕。叶对生或近对生，叶线形或线状长圆形。聚伞花序腋生；花冠绿白色。蓇葖果纺锤形，先端渐尖，中部膨大；种子扁平，暗褐色，种毛白色绢质。花期3～8月。分布于辽宁、内蒙古、河北、河南、山东、陕西、江苏等地。）

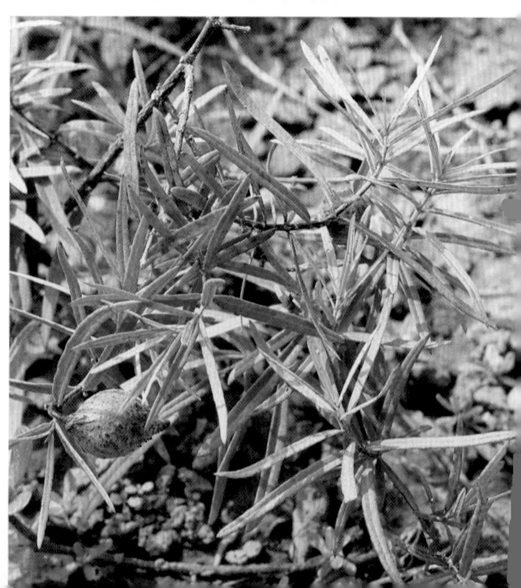

小儿，卒腹皮青黑赤，不能喘息。即急用女青末纳口中，酒送下。

鼠尾草

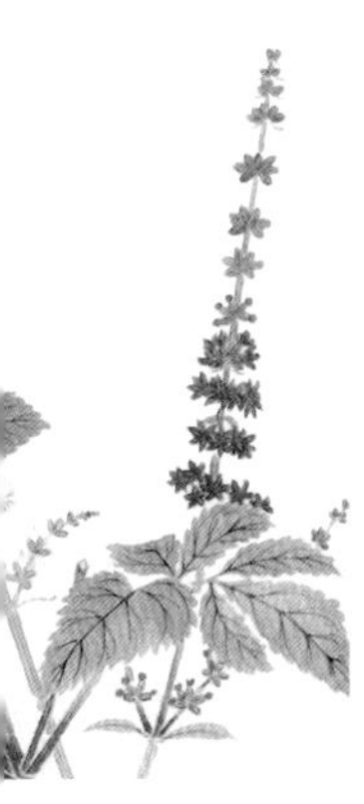

【释名】山陵翘、乌草、水青。〔时珍曰〕鼠尾以穗形命名。

【集解】〔别录曰〕鼠尾生平泽中，四月采叶，七月采花，阴干。

花、叶【气味】苦，微寒，无毒。【主治】鼠瘘寒热，下痢脓血不止。白花者主白下；赤花者主赤下。别录|主疟疾水蛊。时珍

（鼠尾草：一年生直立草本，高40～60cm。茎下部叶为二回羽状复叶，茎上部叶为一回羽状复叶，边缘具钝锯齿。轮伞花序。花冠唇形，淡红、淡紫、淡蓝至白色。小坚果椭圆形。花期6～9月。生于山间坡地、路旁、草丛、水边及林荫下。分布于江苏、安徽、浙江、江西、湖北、福建、台湾、广东、广西等地。）

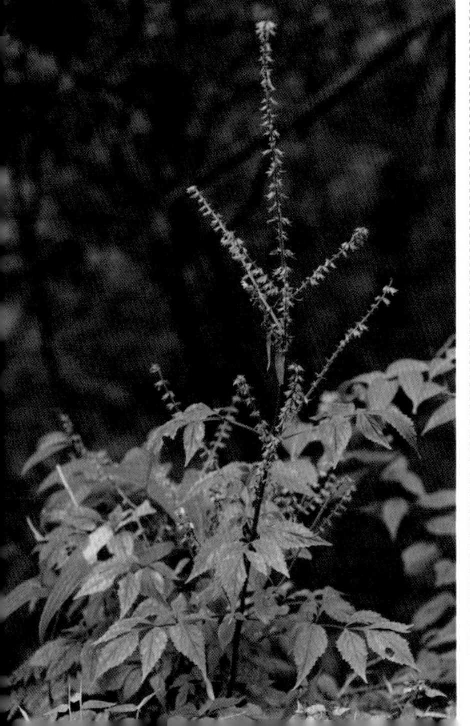

【发明】〔弘景曰〕古方疗痢多用之。当浓煮令可丸服之，或煎如饴服。今人亦用作饮，或末服亦得，日三服。

【附方】**大腹水蛊** 方见马鞭草下。**久痢休息** 时止时作。鼠尾草花捣末。饮服一钱。**下血连年** 鼠尾草、地榆各二两。水二升，煮一升，顿服。二十年者，不过再服。亦可为末，饮服之。**反花恶疮** 内生恶肉，如饭粒，破之血出，随生反出于外。鼠尾草根切，同猪脂捣敷。

狼把草

【释名】郎耶草。

（狼把草为菊科植物狼杷草。狼杷草：一年生直立草本，高30～80cm，茎由基部分枝。叶对生，茎中、下部的叶片羽状分裂或深裂，裂片3～5，卵状披针形至狭披针形，边缘疏生不整齐大锯齿，顶端裂片通常比下方者大；茎顶部的叶小，有时不分裂。头状花序，管状花黄色。瘦果扁平，边缘有倒生小刺。花期8～9月，果期10月。生于水边湿地、沟渠及浅水滩。全国大部分地区有分布。）

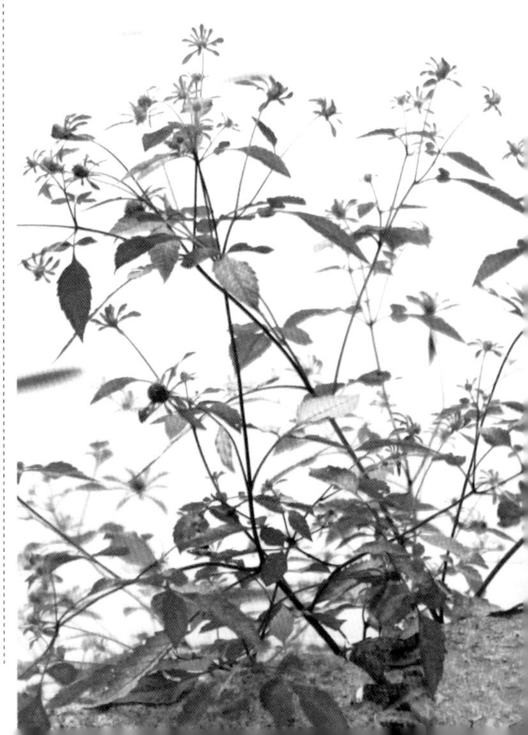

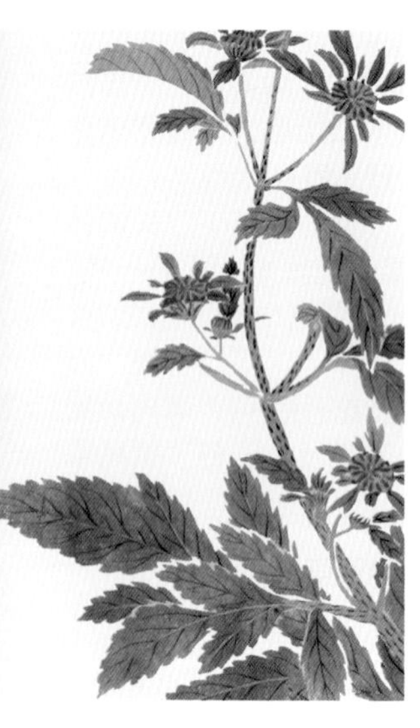

【集解】〔藏器曰〕狼把草生山道旁，与秋穗子并可染皂。〔又曰〕郎耶草生山泽间，高三四尺，叶似雁齿，如鬼针苗。鬼针，即鬼钗也。其叶有桠，如钗脚状。

【气味】苦，平，无毒。

【主治】黑人发，令人不老。郎耶草：主赤白久痢，小儿大腹痞满，丹毒寒热。取根茎煮汁服。藏器|狼把草：主丈夫血痢，不疗妇人。根：治积年疳痢。取草二斤，捣绞取汁一小升，纳白面半鸡子许，和匀，空腹顿服。极重者，不过三服。或收苗阴干，捣末，蜜水半盏，服一方寸匕。可染须发，治积年癣，天阴即痒，搔出黄水者，捣末掺之。时珍

狗尾草

【释名】莠、光明草、阿罗汉草。

【集解】〔时珍曰〕原野垣墙多生之。苗叶似粟而小，其穗亦似粟，黄白色而无实。采茎筒盛，以治目病。恶莠之乱苗，即此也。

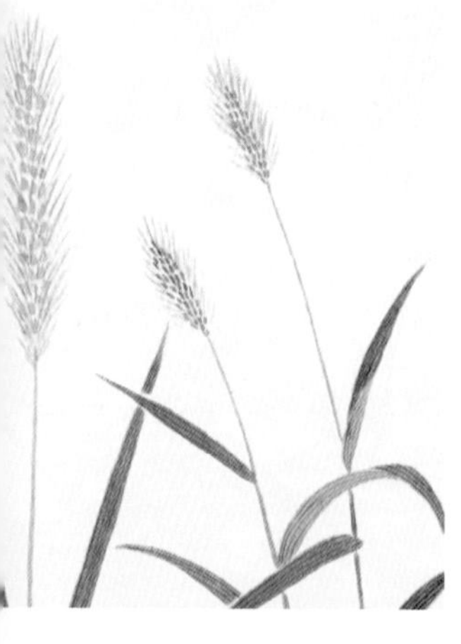

茎【主治】疣目，贯发穿之，即干灭也。凡赤眼拳毛倒睫者，翻转目睑，以一二茎蘸水戛去恶血，甚良。时珍

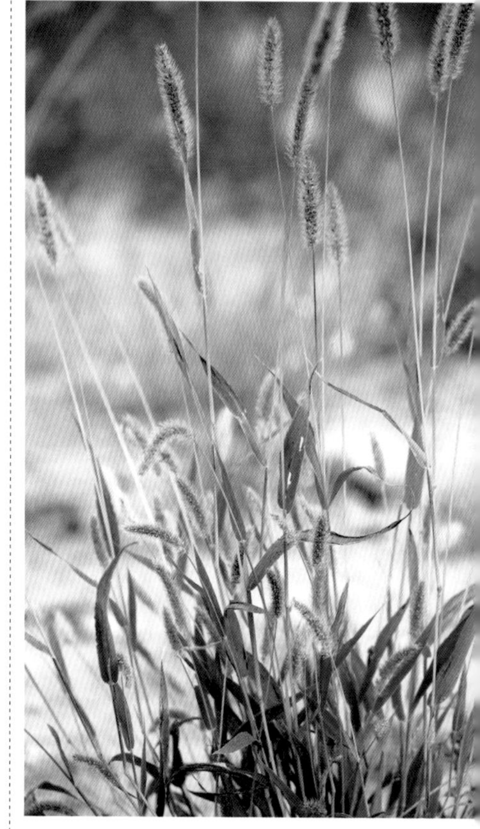

（狗尾草：一年生草本。秆直立或基部膝曲，高10～100cm。叶片长三角状狭披针形或线状披针形。圆锥花序紧密呈圆柱状或基部稍疏离，直立或稍弯垂，主轴被较长柔毛，通常绿色或褐黄到紫红或紫色。生于荒野、道旁。分布于全国各地。）

鳢肠

【释名】莲子草、旱莲草、墨头草、墨菜、猢孙头、猪牙草。〔时珍曰〕鳢，乌鱼也，其肠亦乌。此草柔茎，断之有墨汁出，故名，俗呼墨菜是也。细实颇如莲房状，故得莲名。

【集解】〔恭曰〕鳢肠生下湿地，所在坑渠间多有。苗似旋覆。二月、八月采，阴干。〔时珍曰〕旱莲有二种：一种苗似旋覆而花白细者，是鳢肠；一种花黄紫而结房如莲房者，乃是小莲翘也，炉火家亦用之，见连翘条。

草【气味】甘、酸，平，无毒。【主治】血痢。针灸疮发，洪血不可止者，敷之立已。汁涂眉发，生速而繁。《唐本》|乌髭发，益肾阴。时珍|止血排脓，通小肠，敷一切疮并蚕病。《大明》|膏点鼻中，添脑。萧炳

【附方】**金陵煎** 益髭发，变白为黑。金陵草一秤，六月以后收采，拣青嫩无泥土者。不用洗，摘去黄叶，烂捣，新布绞取汁，以纱绢滤过，入通油器钵盛之，日中煎五日。又取生姜一斤绞汁，白蜜一斤合和，日中煎，以柳本篦搅勿停手，待如稀饧，药乃成矣。每旦日及午后各服一匙，以温酒一盏化下。如欲作丸，日中再煎，令可丸，大如梧子，每服三十丸。及时多合为佳，其效甚速。**乌须固齿** 旱莲取汁，同盐炼干，研末擦牙。**偏正头痛** 鳢肠草汁滴鼻中。**一切眼疾** 翳膜遮障，凉脑，治头痛，能生发。五月五日平旦合之。莲子草一握，蓝叶一握，油一斤。同浸，密封四十九日。每卧时，以铁匙点药摩顶上，四十九遍，久久甚佳。**小便溺血** 金陵草（一名墨头草）、车前草各等分，杵取自然汁，每空心服三杯，愈乃止。**风牙疼痛** 猢孙头草，入盐少许，于掌心揉擦即止。

（鳢肠为菊科植物墨旱莲。墨旱莲：一年生直立草本，高10～60cm。茎折断后流出的汁液数分钟后即呈蓝黑色。叶对生，叶片线状椭圆形至披针形，边缘有细齿或波状。头状花序，舌状花白色，管状花墨绿色。瘦果黄黑色。花期7～9月，果期9～10月。生于路边、湿地、沟边或田间。分布于全国各地。）

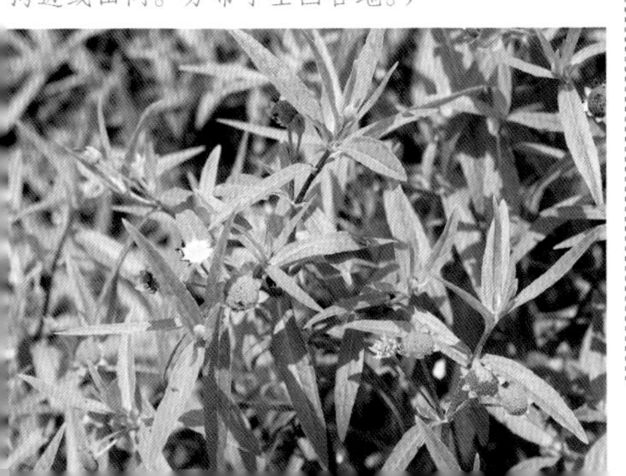

连翘

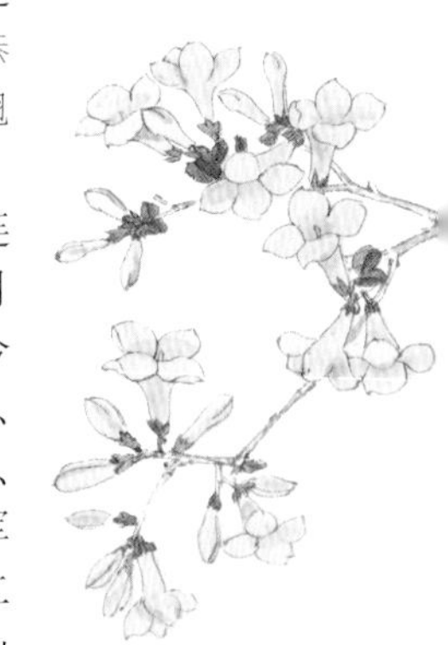

【释名】连、异翘、旱莲子、兰华、三廉。〔恭曰〕其实似莲作房，翘出众草，故名。

【集解】〔别录曰〕连翘生太山山谷，八月采，阴干。〔颂曰〕今近汴京及河中、江宁、润、淄、泽、兖、鼎、岳、利诸州，南康军皆有之。有大、小二种：大翘生下湿地或山冈上，青叶狭长，如榆叶、水苏辈，茎赤色，高三四尺，独茎，梢间开花黄色，秋结实似莲，内作房瓣，根黄如蒿根，八月采房。南方生者，叶狭而小，茎短，才高一二尺，花亦黄，实房黄黑，内含黑子如粟粒，亦名旱莲，南人用花叶。〔恭曰〕此物有两种：大翘，小翘。大翘生下湿地，叶狭长如水苏，花黄可爱，着子似椿实之未开者，作房翘出众草。其小翘生冈原之上，叶花实皆似大翘而小细。山南人并用之，今长安惟用大翘子，不用茎花也。

【气味】苦，平，无毒。

【主治】寒热鼠瘘瘰疬，痈肿恶疮瘿瘤，结热蛊毒。《本经》|去白虫。《别录》|通利五淋，小便不通，除心家客热。甄权|散诸经血结气聚，消肿。李杲|泻心火，除脾胃湿热，治中部血证，以为使。震亨|治耳聋浑浑焞焞。好古

【发明】〔时珍曰〕连翘状似人心，两片合

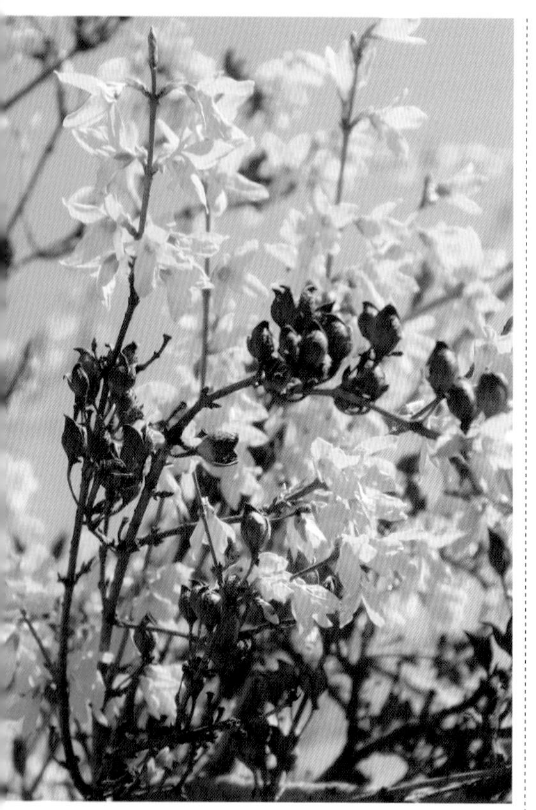

（连翘：落叶灌木。小枝土黄色或灰褐色，呈四棱形，疏生皮孔，节间中空，节部具实心髓。单叶对生，边缘有不整齐的锯齿。花先叶开放，花冠黄色，裂片4。蒴果卵球形，表面疏生瘤点，成熟时2瓣裂。种子棕色，扁平，一侧有薄翅。花期3～5月，果期7～8月。分布于我国东北、华北、长江流域至云南。）

成，其中有仁甚香，乃少阴心经、厥阴包络气分主药也。诸痛痒疮疡皆属心火，故为十二经疮家圣药，而兼治手足少阳手阳明三经气分之热也。

【附方】**瘰疬结核** 连翘、脂麻等分，为末，时时食之。**痔疮肿痛** 连翘煎汤熏洗，后以刀上飞过绿矾入麝香贴之。

茎、叶【主治】心肺积热。时珍

翘根【气味】甘，寒、平，有小毒。【主治】下热气，益阴精，令人面悦好，明目。久服轻身耐老。《本经》|以作蒸饮酒病人。《别录》|治伤寒瘀热欲发黄。时珍【附方】**痈疽肿毒** 连翘草及根各一升，水一斗六升，煮汁三升服取汗。

陆英

【集解】〔恭曰〕此即蒴藋也。古方无蒴藋，惟言陆英。后人不识，浪出蒴藋条。此叶似芹及接骨花，三物亦同一类。故芹名水英，此名陆英，接骨树名木英，此三英也。花叶并相似。〔颂曰〕本草陆英生熊耳川谷及冤句。蒴藋不载所出州土，但云生田野，所在有之。春抽苗，茎有节，节间生枝，叶大似水芹。春夏采叶，秋冬采根茎。陶苏皆以为一物。马志以性味不同，疑非一种，亦不能细别。〔时珍曰〕

（陆英：高大草本或半灌木。茎有棱条，髓部白色。奇数羽状复叶对生。大型复伞房花序顶生，具黄色杯状腺体；花冠辐状，白色。浆果红色，近球形。花期4～5月，果期8～9月。分布于河北、陕西、甘肃、青海、江苏、安徽、浙江、江西、福建、台湾、湖北、湖南、广东、广西、四川、贵州、云南等地。）

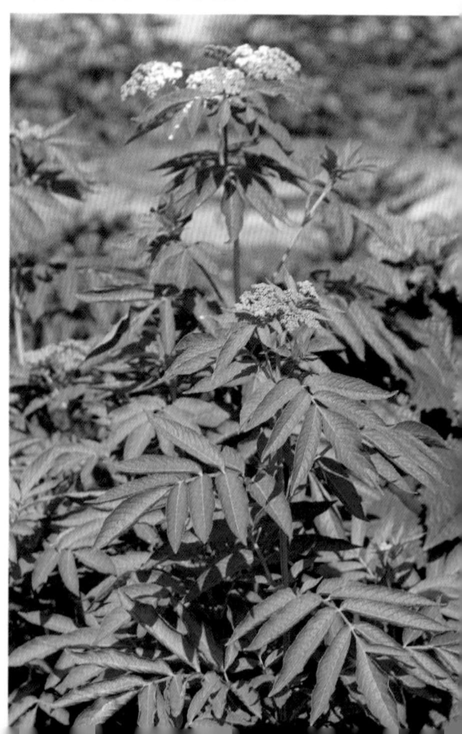

陶、苏《本草》、甄权《药性论》，皆言陆英即蒴藋，必有所据。马志、寇宗奭虽破其说，而无的据。仍当是一物，分根茎花叶用，如苏颂所云也。

【气味】苦，寒，无毒。【主治】骨间诸痹，四肢拘挛疼酸，膝寒痛，阴痿，短气不足，脚肿《本经》|能捼风毒，脚气上冲，心烦闷绝，水气虚肿。风瘙皮肌恶痒，煎汤入少酒浴之，妙。甄权

蒴藋

【释名】堇草、芨、接骨草。

【集解】〔别录曰〕蒴藋生田野。春夏采叶，〔弘景曰〕田野墟村甚多。〔恭曰〕此陆英也。〔宗奭曰〕蒴藋花白，子初青如绿豆颗，每朵如盏面大，又平生，有一二百子，十月方熟红。〔时珍曰〕每枝五叶。

【气味】酸，温，有毒。

【主治】风瘙隐疹，身痒湿痹，可作浴汤。《别录》

【附方】**手足偏风** 蒴藋叶，火燎，厚铺床上，趁热眠于上，冷复易之。冬月取根，舂碎熬热用。**脚气胫肿** 骨疼。蒴藋根研碎，和酒糟三分，根一分，合蒸热，封裹肿上，日二即消。亦治不仁。**浑身水肿** 坐卧不得。取蒴藋根去皮，捣汁一合，和酒一合，暖服，当微吐利。**头风作痛** 蒴藋根二升，酒二升，煮服，汗出止。**疟疾不止** 蒴藋一大握，炙令黄色，以水浓煎一盏，欲发前服。**痈肿恶肉** 不消者。蒴藋灰、石灰各淋取汁，合煎如膏。敷之，能蚀恶肉，亦去痣疵。此药过十日即不中用也。

蓝

【集解】〔时珍曰〕蓝凡五种，各有主治，惟蓝实专取蓼蓝者。蓼蓝：叶如蓼，五六月开花，成穗细小，浅红色，子亦如蓼，岁可三刈，故先王禁之。菘蓝：叶如白菘。马蓝：叶如苦荬，即郭璞所谓大叶冬蓝，俗中所谓板蓝者。二蓝花子并如蓼蓝。吴蓝：长茎如蒿而花白，吴人种之。木蓝：长茎如决明，高者三四尺，分枝布叶，叶如槐叶，七月开淡红花，结角长寸许，累累如小豆角，其子亦如马蹄决明子而微小，迥与诸蓝不同，而作淀则一也。

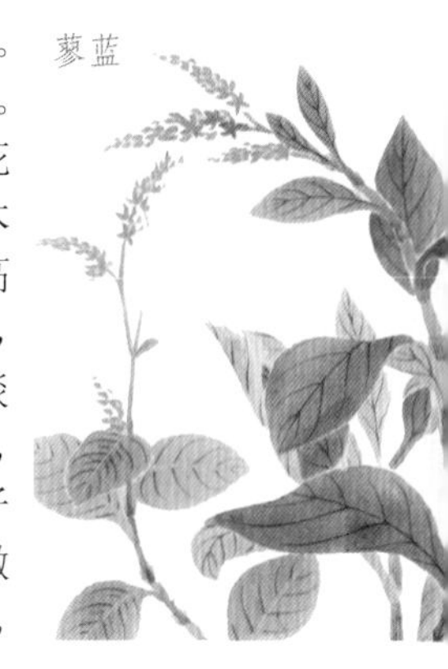
蓼蓝

（菘蓝：二年生草本，高50～100cm。茎直立，光滑被粉霜。基生叶莲座状，叶片长圆形至宽倒披针形，全缘；茎生叶互生，长圆形至长圆状倒披针形，茎顶部叶宽条形，全缘，无柄。总状花序，花瓣4，黄色，倒卵形。角果长圆形，扁平翅状。花期4～5月，果期5～6月。各地均有栽培。）

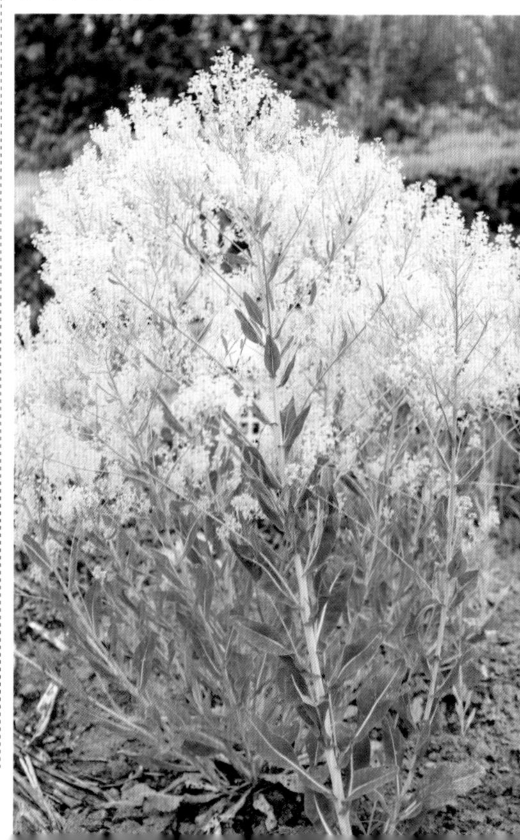

蓝实【气味】苦，寒，无毒。【主治】解诸毒，杀蛊蚑蚑音其，小儿鬼也。疰鬼螫毒。久服头不白，轻身。《本经》|填骨髓，明耳目，利五脏，调六腑，通关节，治经络中结气，使人健少睡，益心力。甄权|疗毒肿。苏颂

蓝叶汁 此蓼蓝也。【气味】苦、甘，寒，无毒。【主治】杀百药毒，解狼毒、射罔毒。《别录》〔弘景曰〕解毒不得生蓝汁，以青襟布渍汁亦善。汁涂五心，止烦闷，疗蜂螫毒。弘景|斑蝥、芫青、樗鸡毒。朱砂、砒石毒。时珍

马蓝【主治】妇人败血。连根焙捣下筛，酒服一钱匕。苏颂

（马蓝：多年生草本，高30 ~ 100cm。地上茎基部稍木质化，节膨大。叶对生；叶片边缘有浅锯齿或波状齿或全缘。穗状花序，花冠漏斗状，淡紫色，5裂近相等，先端微凹。蒴果为稍狭的匙形。花期6 ~ 10月，果期7 ~ 11月。分布于华南、西南等地。）

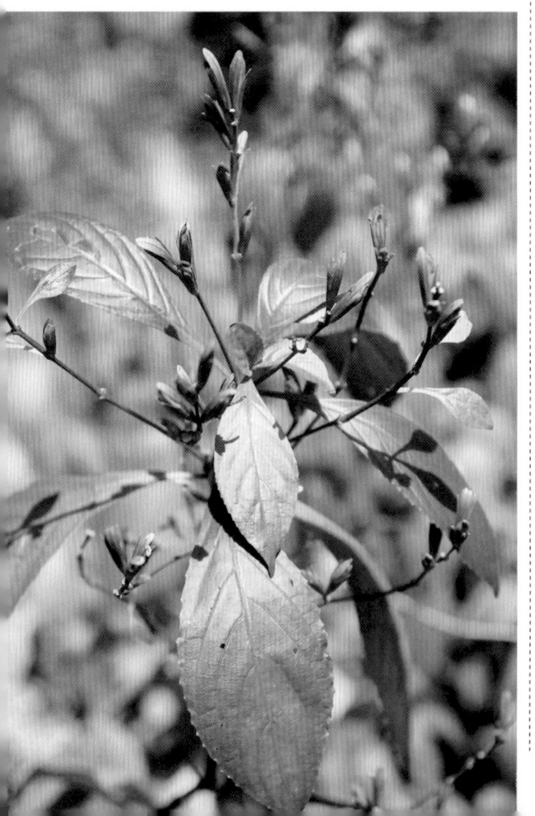

吴蓝【气味】苦、甘，冷，无毒。【主治】寒热头痛，赤眼，天行热狂，丁疮，游风热毒，肿毒风疹除烦止渴，杀疳，解毒药毒箭，金疮血闷，毒刺虫蛇伤，鼻衄吐血，排脓，产后血运，小儿壮热，解金石药毒、狼毒、射罔毒。《大明》

【发明】〔时珍曰〕诸蓝形虽不同，而性味不远，故能解毒除热。惟木蓝叶力似少劣，蓝子则专用蓼蓝者也。至于用淀与青布，则是刈蓝浸水入锻石澄成者，性味不能不少异，不可与蓝汁一概论也。有人病呕吐，服玉壶诸丸不效，用蓝汁入口即定，盖亦取其杀虫降火尔。

【附方】**小儿赤痢** 捣青蓝汁二升，分四服。**阴阳易病** 伤寒初愈，交合阴阳，必病拘急，手足拳，小腹急热，头不能举，名阴阳易，当汗之。满四日难治。蓝一把，雄鼠屎三十枚，水煎服，取汗。**惊痫发热** 干蓝、凝水石等分。为末，水调敷头上。**应声虫病** 腹中有物作声，随人语言，名应声虫病。用板蓝汁一盏。分五服，效。**唇边生疮** 连年不瘥。以八月蓝叶一斤。捣汁洗之，不过三度瘥。**齿䘌肿痛** 紫蓝烧灰敷之，日五度。

青黛

【释名】靛花、青蛤粉。〔时珍曰〕黛，眉色也。

【集解】〔志曰〕青黛从波斯国来。〔时珍曰〕波斯青黛，亦是外国蓝靛花，既不可得，则中国靛花亦可用。或不得已，用青布浸汁代之。

【气味】咸，寒，无毒。

【主治】解诸药毒，小儿诸热，惊痫发热，天行头痛寒热，并水研服之。亦磨敷热疮恶肿，金疮

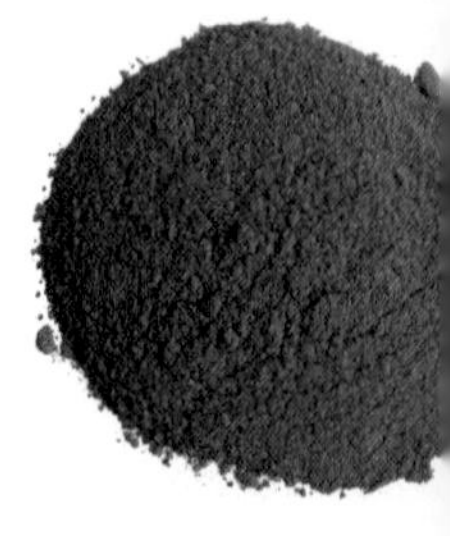

下血，蛇犬等毒。《开宝》|解小儿疳热，杀虫。甄权|小儿丹热，和水服之。同鸡子白、大黄末，敷疮痈、蛇虺螫毒。藏器|泻肝，散五脏郁火，解热，消食积。震亨|去热烦，吐血咯血，斑疮阴疮，杀恶虫。时珍

【附方】**心口热痛** 姜汁调青黛一钱服之。**小儿惊痫** 青黛量大小，水研服之。**小儿夜啼** 方同上。**产后发狂** 四物汤加青黛，水煎服。**伤寒赤斑** 青黛二钱。水研服。**豌豆疮毒** 未成脓者。波斯青黛一枣许。水研服。**诸毒虫伤** 青黛、雄黄等分，研末，新汲水服二钱。

甘蓝

【释名】蓝菜。

【集解】〔藏器曰〕叶阔可食。〔时珍曰〕此亦大叶冬蓝之类也。按胡洽居士云：河东、陇西羌胡多种食之，汉地少有。其叶长大而厚，煮食甘美。经冬不死，春亦有英。其花黄，生角结子。其功与蓝相近也。

【气味】甘，平，无毒。

【主治】久食，大益肾，填髓脑，利五脏六腑，利关节，通经络中结气，去心下结伏气，明耳目，健人，少睡，益心力，壮筋骨。作菹经宿色黄，和盐食，治黄毒。藏器

子【主治】人多睡。思邈

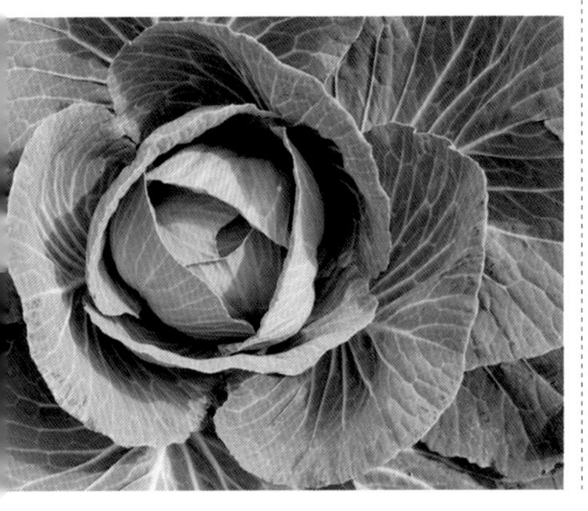

蓼

【释名】〔时珍曰〕蓼类皆高扬，故字从翏，音料，高飞貌。

【集解】〔弘景曰〕此类多人所食。有三种：一是青蓼，人家常用，其叶有圆有尖，以圆者为胜，所用即此也；一是紫蓼，相似而紫色；一是香蓼，相似而香，并不甚辛，好食。

实【气味】辛，温，无毒。【主治】明目温中，耐风寒，下水气，面浮肿痈疡。《本经》|归鼻，除肾气，去疬疡，止霍乱，治小儿头疮。甄权【附方】**霍乱烦渴** 蓼子一两，香薷二两。每服二钱，水煎服。

苗叶【气味】辛，温，无毒。【主治】归舌，除大小肠邪气，利中益志。《别录》|干之酿酒，主风冷，大良。弘景|脚暴软，赤蓼烧灰淋汁浸之，以桑叶蒸，立愈。《大明》|杀虫伏砒。时珍【附方】**蓼汁酒** 治胃脘冷，不能饮食，耳目不聪明，四肢有气，冬卧足冷。八月三日取蓼日干，如五升大，六十把，水六石，煮取一石，去滓，拌米饭，如造酒法，待熟，日饮之。十日后，目明气壮也。**肝虚转筋** 吐泻。赤蓼茎叶（切）三合。水一盏，酒三合，煎至四合，分二服。**小儿冷痢** 蓼叶，捣汁服。

水蓼

【释名】虞蓼、泽蓼。〔志曰〕生于浅水泽中，故名水蓼。

【集解】〔恭曰〕水蓼生下湿水旁。叶似马蓼，大于家蓼，茎赤色，水挼食之，胜于蓼子。〔宗奭曰〕水蓼，大概与水荭相似，但枝低耳。今造酒取叶，以水浸汁，和面作麹，亦取其辛耳。〔时珍曰〕此乃水际所生之蓼，叶长五六寸，比水荭叶稍狭，比家蓼叶稍大，

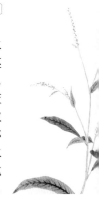

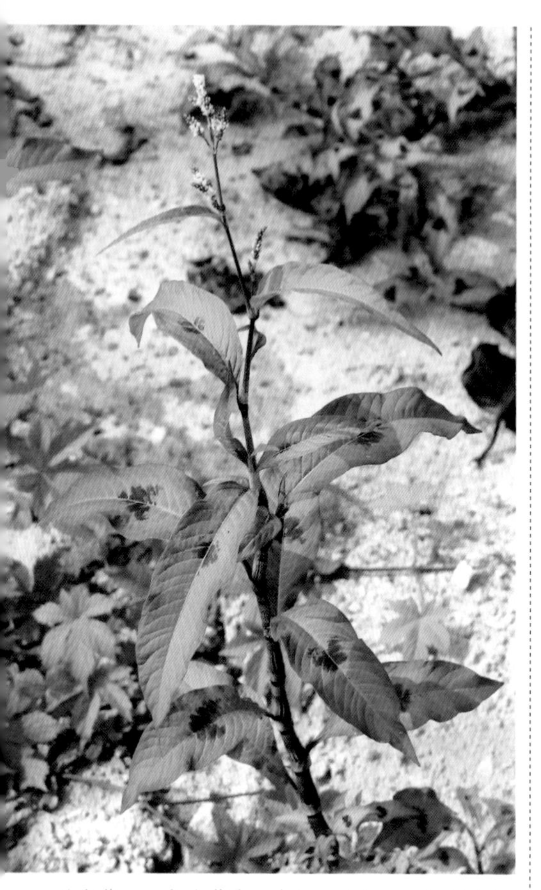

（水蓼：一年生草本，高20～60cm。单叶互生，有短叶柄，托叶鞘筒形，褐色，疏生短伏毛，先端截形，有短睫毛；叶片披针形，两面有黑色腺点，叶缘具缘毛。总状花序穗状；苞片绿色；花被4～5深裂，绿色，上部白色或淡红色。瘦果卵形。花、果期6～10月。生于水边、路旁湿地。我国南北各地均有分布。）

而功用仿佛。故寇氏谓蓼实即水蓼之子者，以此故。

茎、叶【气味】辛，无毒。【主治】蛇伤，捣敷之。绞汁服之，止蛇毒入腹心闷。又治脚气肿痛成疮，水煮汁渍捋之。《唐本》

马蓼

【释名】大蓼、墨记草。〔时珍曰〕凡物大者，皆以马名之，俗呼大蓼是也。高四五尺，有大、小二种。但每叶中间有黑迹，如墨点记，故方士呼为墨记草。

【集解】〔弘景曰〕马蓼生下湿地，茎斑，叶大有黑点。

茎、叶【气味】辛，温，无毒。〔时珍曰〕伏丹砂、雌黄。【主治】去肠中蛭虫，轻身。《本经》

（马蓼为蓼科植物酸模叶蓼。酸模叶蓼：一年生草本。叶互生，全缘，边缘具粗硬毛，叶面上常具新月形黑褐色斑块。穗状花序；花被浅红色或白色，4深裂。瘦果卵圆形，黑褐色。4～5月份出苗，花果期7～9月份。生于低湿地或水边。分布于黑龙江、辽宁、河北、山西、山东、安徽、湖北、广东。）

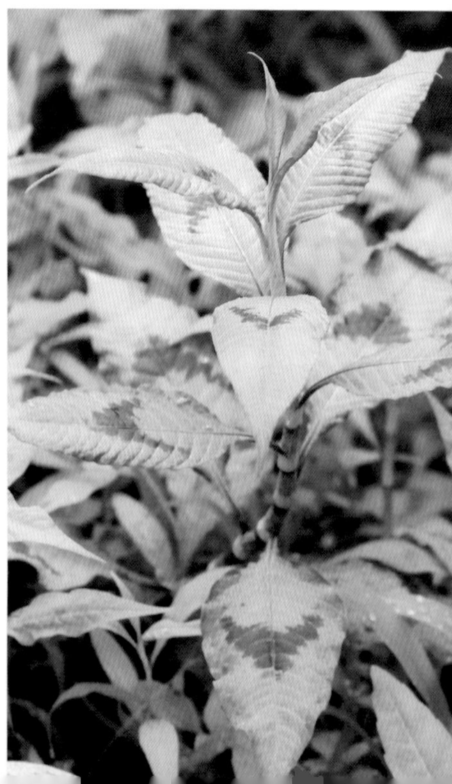

荭草

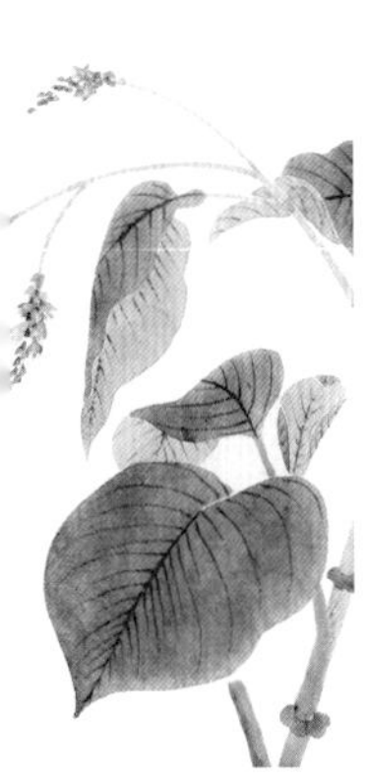

【释名】鸿藹、茏古、游龙、石龙、天蓼、大蓼。〔时珍曰〕此蓼甚大而花亦繁红，故曰荭，曰鸿。鸿亦大也。

【集解】〔别录曰〕荭生水旁，如马蓼而大，五月采实。〔弘景曰〕今生下湿地甚多，极似马蓼而甚长大。〔时珍曰〕其茎粗如拇指，有毛。其叶大如商陆。花色浅红，成穗。秋深子成，扁如酸枣仁而小，其色赤黑而肉白，不甚辛，炊炒可食。

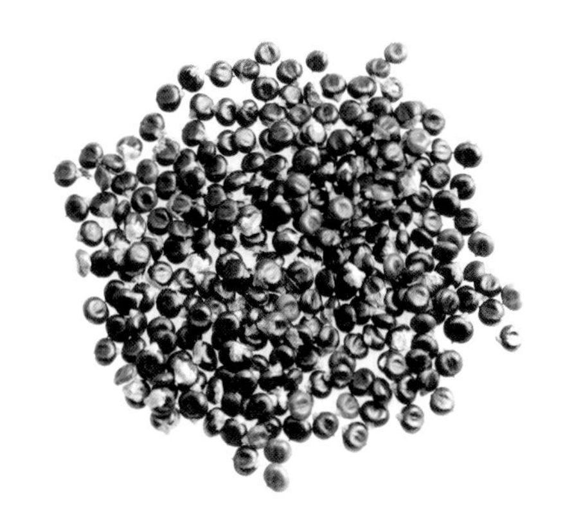

实【气味】咸，微寒，无毒。【主治】消渴，去热明目益气。《别录》【附方】**瘰疬** 水荭子不以多少，一半微炒，一半生用，同研末。食后好酒调服二钱，日三服。已破者亦治。久则效，效则止。

花【主治】散血，消积，止痛。时珍【附方】**胃脘血气** 作痛。水荭花一大撮。水二钟，煎一钟服。**心气疞痛** 水荭花为末。热酒服二钱。又法：男用酒水各半煎服；女用醋水各半煎服。一妇年三十病此，一服立效。

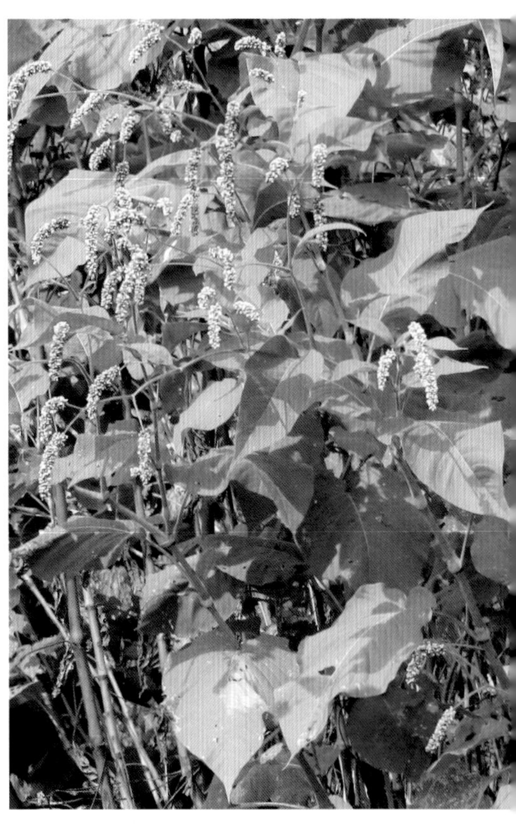

（荭草为蓼科植物荭蓼。荭蓼：一年生直立草本，高1～3m。叶互生，托叶鞘筒状，下部膜质，褐色，上部草质，被长毛，上部常展开成环状翅；叶片卵形或宽卵形，全缘。总状花序由多数小花穗组成，花淡红色或白色，花被5深裂。瘦果近圆形，扁平，黑色，有光泽。花期7～8月。果期8～10月。生于路旁和水边湿地。分布于全国大部分地区。）

毛蓼

【集解】〔藏器曰〕毛蓼生山足，似马蓼，叶上有毛，冬根不死。〔时珍曰〕此即蓼之生于山麓者，非泽隰之蓼也。

茎、叶【气味】辛，温，有毒。【主治】痈肿疽瘘瘰疬，杵碎纳疮中，引脓血，生肌。亦作汤，洗疮，兼濯足，治脚气。藏器

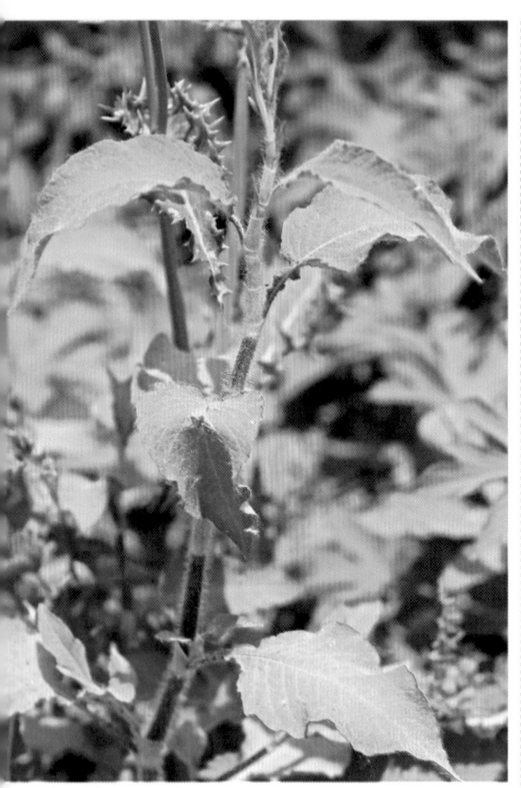

（毛蓼可能为蓼科植物香蓼。香蓼：一年生草本，高50～120cm。茎密生开展的长毛和有柄的腺状毛。单叶互生；托叶鞘筒状，膜质，密生长毛；叶片披针形或宽披针形，两面疏生或密生糙伏毛。穗状花序，花红色；花被5深裂。瘦果宽卵形，有3棱，黑褐色，有光泽。花期7～8月，果期9～10月。生于水边及路旁湿地。分布于吉林、辽宁、陕西、安徽、江苏、浙江、河南、湖北、福建、江西、广东、贵州、云南等地。）

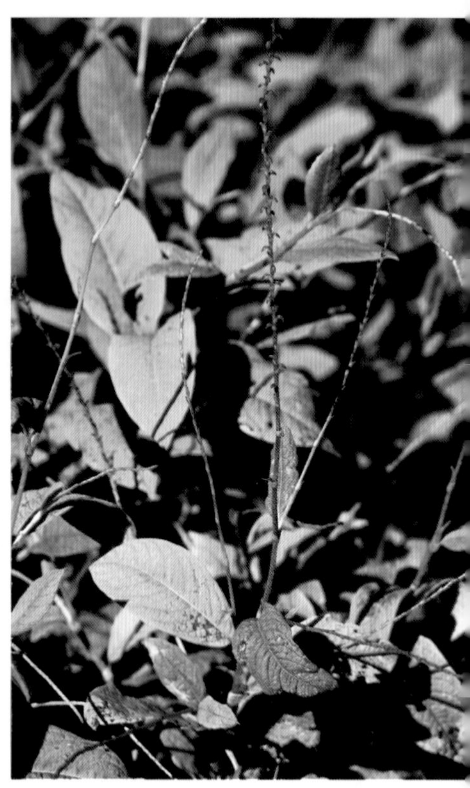

（海根为蓼科植物金线草。金线草：多年生直立草本。单叶互生；叶片椭圆形或长圆形，全缘，两面有长糙伏毛，散布棕色斑点。穗状花序顶生或腋生；花小，红色；花被4裂。瘦果卵圆形，棕色，表面光滑。花期秋季，果期冬季。生于山地林缘、路旁阴湿地。分布于山西、陕西、山东、安徽、江苏、浙江、江西、河南、湖北、广东、广西、四川、贵州等地。）

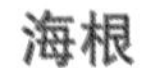

海根

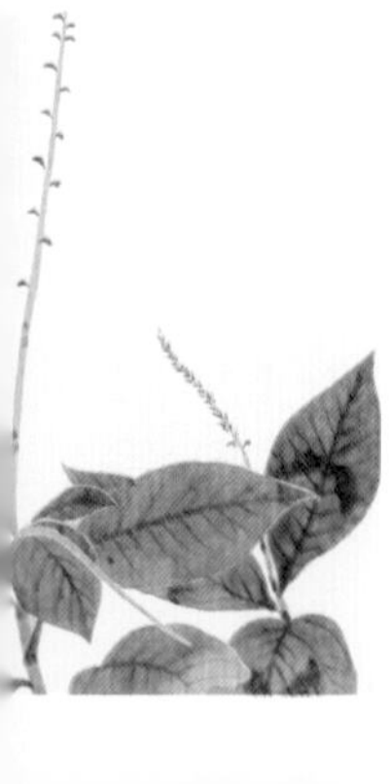

【集解】〔藏器曰〕生会稽海畔山谷，茎赤，叶似马蓼，根似菝葜而小，胡人蒸而用之也。

根【气味】苦，小温，无毒。【主治】霍乱中恶心腹痛，鬼气疰忤飞尸，喉痹蛊毒，痈疽恶肿，赤白游疹，蛇咬犬毒。酒及水磨服，并敷之。藏器

火炭母草

【集解】〔颂曰〕生南恩州原野中。茎赤而柔，似细蓼。叶端尖，近梗形方。夏有白花。秋实如菽，青黑色，味甘可食。

叶【气味】酸，平，有毒。【主治】去皮肤风热，流注骨节，痈肿疼痛。不拘时采，于坩器中捣烂，以盐酒炒，敷肿痛处，经宿一易之。苏颂

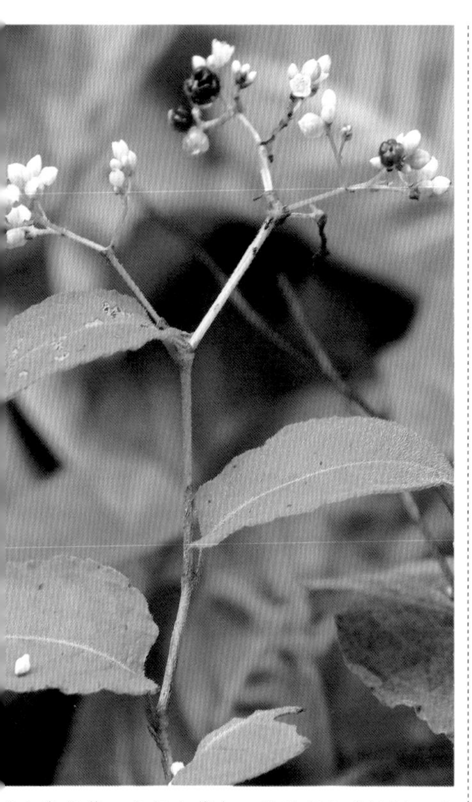

（火炭母草：多年生草本。茎近直立或蜿蜒。叶互生，叶片卵形或长圆状卵形，全缘。头状花序，花白色或淡红色，花被5裂，花期7～9月。瘦果卵形，有3棱，黑色，光亮，果期8～10月。生于山谷、水边、湿地。分布于华东、华中、华南、西南等地。）

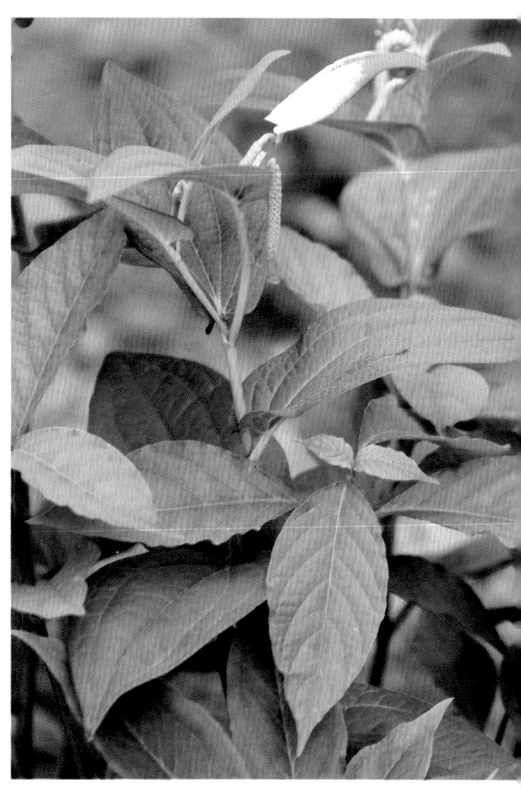

（三白草：多年生直立草本。单叶互生，基部与托叶合生成鞘状，略抱茎；叶片全缘；花序下的2～3片叶常于夏初变为白色，呈花瓣状。总状花序，白色。蒴果近球形，表面多疣状凸起，熟后顶端开裂。花期5～8月，果期6～9月。生长在沟边、池塘边等近水处。分布于河北、河南、山东和长江流域及其以南各地。）

三白草

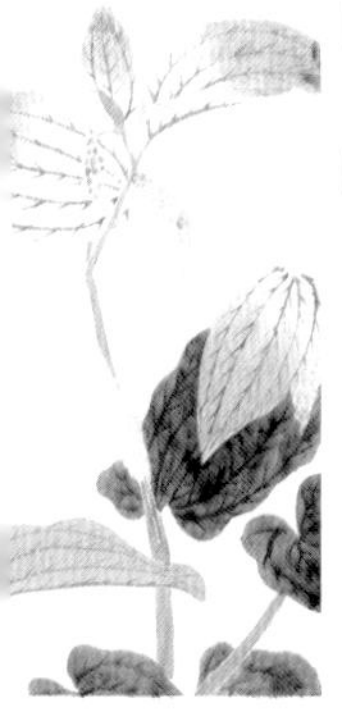

【释名】〔弘景曰〕叶上有三白点，俗因以名。

【集解】〔藏器曰〕此草初生无白，入夏叶端半白如粉。农人候之莳田，三叶白则草便秀，故谓之三白。〔保升曰〕今出襄州，二月、八月采根用。〔时珍曰〕三白草生田泽畔，三月生苗，高二三尺。茎如蓼，叶如章陆及青葙。四月其颠三叶面上，三次变作白色，余叶仍青不变。俗云：一叶白，食小麦；二叶白，食梅杏；三叶白，食黍子。五月开花成穗，如蓼花状，而色白微香。结细实。根长白虚软，有节须，状如泥菖蒲根。

【气味】甘、辛，寒，有小毒。

【主治】水肿脚气，利大小便，消痰破癖，除积聚，消疔肿。《唐本》|捣绞汁服，令人吐逆，除疟及胸膈热痰，小儿痞满。藏器|根：疗脚气风毒胫肿，捣酒服，亦甚有验。又煎汤，洗癣疮。时珍

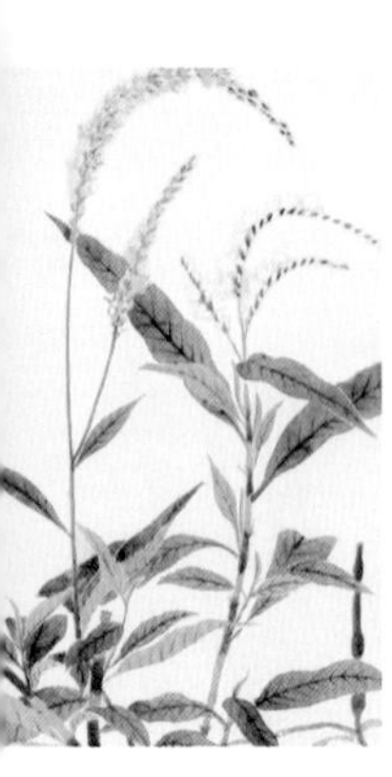

蚕网草

【集解】〔藏器曰〕生湿地，如蓼大，茎赤花白。东土亦有之。

【气味】辛，平，无毒。

【主治】诸虫如蚕类咬人，恐毒入腹，煮服之。亦捣敷诸疮。藏器

（蚕网草可能为蓼科植物蚕茧草。蚕茧草：多年生直立草本。茎淡红色，节部膨大，高50～100cm。叶披针形，坚硬，全缘；托叶鞘筒状，顶端截形，缘毛长1～1.2cm。总状花序呈穗状，花被5深裂，白色或淡红色。瘦果卵形，具3棱或双凸镜状。花期8～10月，果期9～11月。生于水沟或路旁草丛中。分布于江苏、安徽、浙江、福建、四川、湖北、广东等地。）

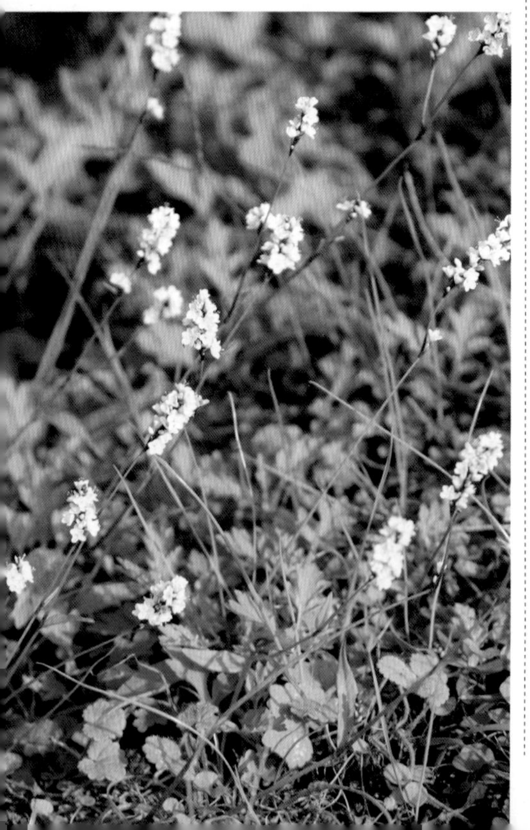

虎杖

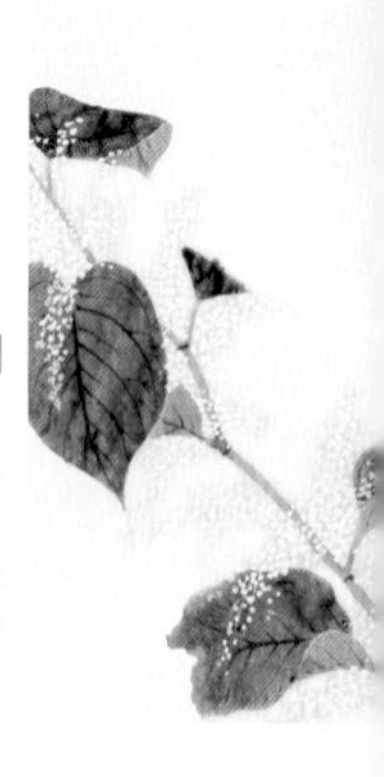

【释名】苦杖、大虫杖、斑杖、酸杖。〔时珍曰〕杖言其茎，虎言其斑也。

【集解】〔弘景曰〕田野甚多，状如大马蓼，茎斑而叶圆。〔保升曰〕所在有之。生下湿地，作树高丈余，其茎赤根黄。二月、三月采根，日干。〔颂曰〕今出汾州、越州、滁州，处处有之。三月生苗，茎如竹笋状，上有赤斑点，初生便分枝子。叶似小杏叶。七月开花，九月结实。南中出者，无花。根皮黑色，破开即黄，似柳根。亦有高丈余者。

根【气味】微温。【主治】通利月水，破留血癥结。《别录》|渍酒服，主暴瘕。弘景|风在骨节间，及血瘀，煮汁作酒服之。藏器|治大热烦躁，止渴利小便，压一切热毒。甄权|治产后血运，恶血不下，心腹胀满，排脓，主疮疖痈毒，扑损瘀血，破风毒结气。《大明》|烧灰，贴诸恶疮。焙研炼蜜为丸，陈米饮服，治肠痔下血。苏颂|研末酒服，治产后瘀血血痛，及坠扑昏闷有效。时珍

【发明】〔权曰〕暑月以根和甘草同煎为饮，色如琥珀可爱，甚甘美。瓶置井中，令冷澈如冰，时人呼为冷饮子，啜之且尊于茗，极解暑毒。其汁染米作糜糕益美。捣末浸酒常服，破女子经脉不通。有孕人勿服。

【附方】**小便五淋** 苦杖为末。每服二钱，用饭饮下。**月水不利** 虎杖三两，凌霄花、没药各一两。为末。热酒每服一钱。**气奔怪病** 人忽遍身皮底混混如波浪声，痒不可忍，抓之血出不能解，谓之气奔。以苦杖、人参、青盐、白术、细辛各一两。作

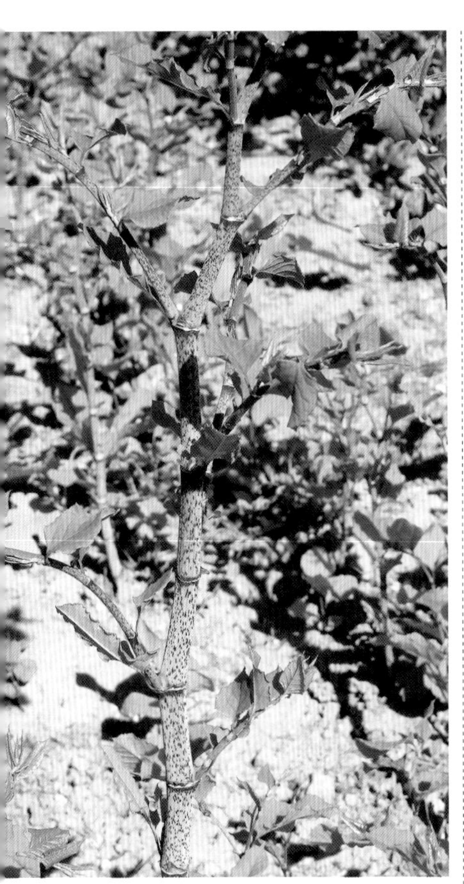

虎杖：多年生灌木状草本，高达1m以上。茎直立，中空，散生紫红色斑点。互生，叶片宽卵形或卵状椭圆形，全缘。圆锥花序腋生，花被5深裂，裂片2轮，外轮3片在果时增大，背部生翅，花期6～8月。瘦果椭圆形，有3棱，果期9～10月。我国大部分地区有分布。）

一服，水煎，细饮尽便愈。**消渴引饮** 虎杖烧过、海浮石、乌贼鱼骨、丹砂等分，为末。渴时以麦门冬汤服二钱，日三次。忌酒色鱼面鲊酱生冷。

莸

【释名】马唐、马饭、羊麻、羊粟、蔓于、轩于。〔藏器曰〕马食之如糖如饭，故名马唐、马饭。〔时珍曰〕羊亦食之，故曰羊麻、羊粟。

【集解】〔别录曰〕马唐生下湿地，茎有节生根，五月采。〔藏器曰〕生南方废稻田中，节节有根，着土如结缕草，堪饲马。又曰：莸生水田中，状如结缕草而叶长，马食之。

【气味】甘，寒，无毒。**【主治】**马唐：调中，明耳目。《别录》|煎取汁，明目润肺。又曰：莸：消水气湿痹，脚气顽痹虚肿，小腹急，小便赤涩，并合赤小豆煮食，勿与盐。绞汁服，止消渴，捣汁，敷毒肿。藏器

（莸可能为禾本科植物马唐。马唐：一年生草本，秆基部常倾斜，着土后易生根。叶片线状披针形，边缘变厚而粗糙。总状花序细弱，3～10枚，通常成指状排列于秆顶。花、果期6～9月。生于山坡草地和荒野路旁。分布于全国各地。）

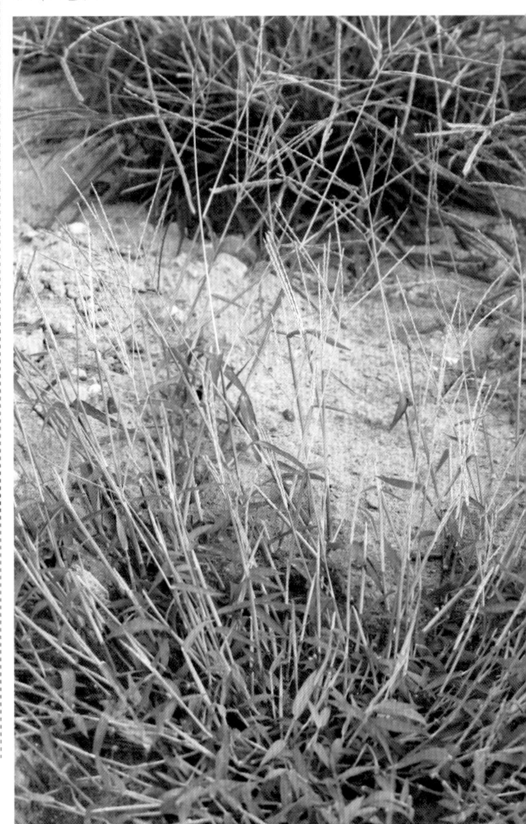

萹蓄

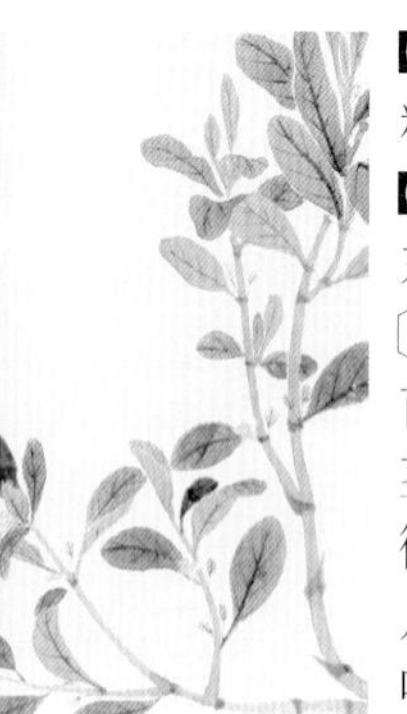

【释名】扁竹、扁辨、扁蔓、粉节草、道生草。

【集解】〔别录曰〕萹蓄，生东莱山谷，五月采，阴干。〔颂曰〕春中布地生道旁，苗似瞿麦，叶细绿如竹，赤茎如钗股，节间花出甚细，微青黄色，根如蒿根。四五月采苗，阴干。〔时珍曰〕其叶似落帚叶而不尖，弱茎引蔓，促节。三月开细红花，如蓼蓝花，结细子，炉火家烧灰炼霜用。

（萹蓄：一年生或多年生草本，高10 ~ 50cm。茎平卧地上或斜上伸展。单叶互生，几无柄，叶片窄长椭圆形或披针形。花常1 ~ 5朵簇生于叶腋，花被绿色，5裂，裂片椭圆形，边缘白色或淡红色，花期4 ~ 8月。瘦果三角状卵形，果期6 ~ 9月。生于山坡、田野、路旁等处。分布于全国大部分地区。）

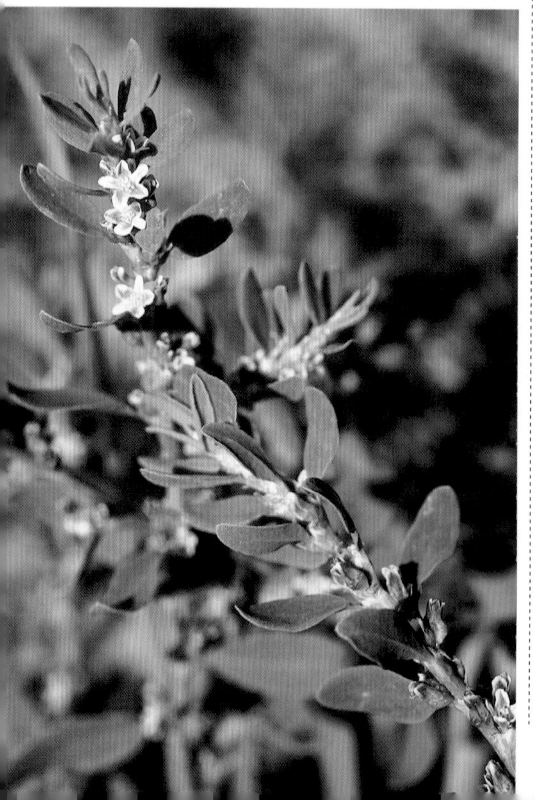

【气味】苦，平，无毒。

【主治】浸淫疥瘙疽痔，杀三虫。《本经》疗女子阴蚀。《别录》|煮汁饮小儿，疗蛔虫有验。甄权|治霍乱黄疸，利小便，小儿魃病。时珍

【附方】**霍乱吐利** 扁竹入豉汁中，下五味，煮羹食。**痔发肿痛** 扁竹捣汁，服一升。一二服未瘥，再服。亦取汁和面作煮食，日三次。**恶疮痂痒** 作痛。扁竹捣封，痂落即瘥。

荩草

【释名】黄草、绿竹、绿蓐、莀草、王刍、鸱脚莎。

（荩草：一年生草本。秆细弱无毛，基部倾斜，高30 ~ 45cm。叶舌膜质，边缘具纤毛；叶片卵状披针形。总状花序细弱，2 ~ 10个成指状排列或簇生于秆顶。颖果长圆形。花、果期8 ~ 11月。生长于山坡、草地和阴湿处。全国各地均有分布。）

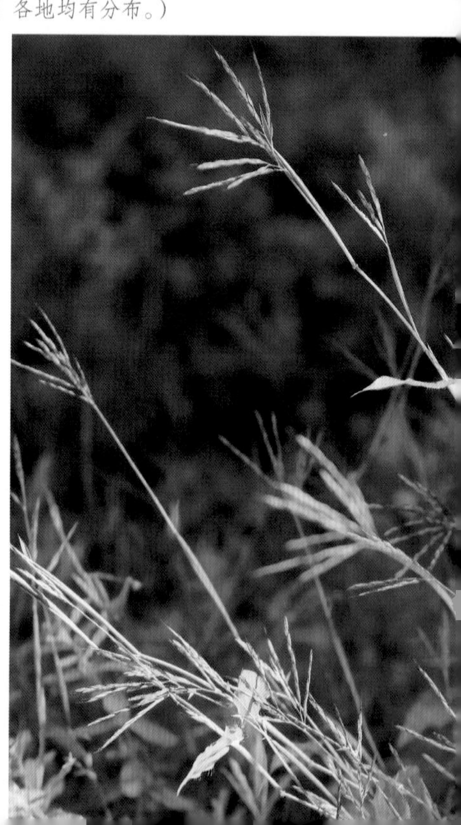

集解】〔别录曰〕荩草，生青衣川谷，九月、十月采，可以染作金色。〔恭曰〕今处处平泽溪涧侧皆有。叶似竹而细薄，茎亦圆小。荆襄人煮以染黄，色极鲜好。俗名绿蓐草。

气味】苦，平，无毒。

主治】久咳上气喘逆，久寒惊悸，痂疥白秃疡气，杀皮肤小虫。《本经》|治身热邪气，小儿身热。吴普|洗一切恶疮，有效。《大明》

蒺藜

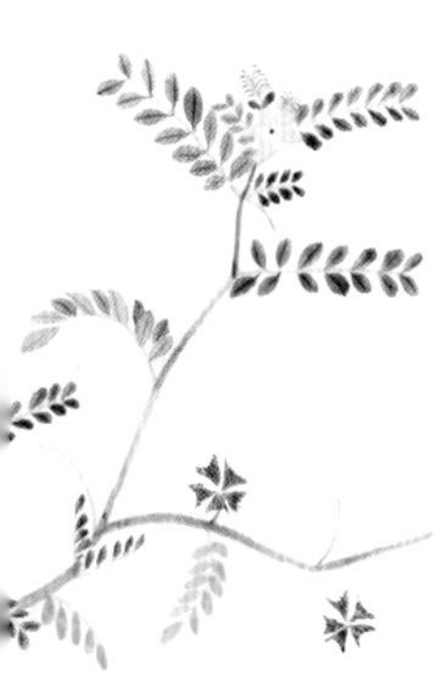

【释名】茨、旁通、屈人、止行、豺羽、升推。〔弘景曰〕多生道上及墙上，叶布地，子有刺，状如菱而小。长安最饶，人行多着木履。今军家乃铸铁作之，以布敌路，名铁蒺藜。〔时珍曰〕蒺，疾也；藜，利也；茨，刺也。其刺伤人，甚疾而利也。屈人、止行，皆因其伤人也。

【集解】〔别录曰〕蒺藜子生冯翊平泽或道旁。七月、八月采实，曝干。〔颂曰〕冬月亦采之，黄白色。郭璞注《尔雅》云：布地蔓生，细叶，子有三角，刺人，是也。又一种白蒺藜，今生同州沙苑，牧马草地最多，而近道亦有之。绿叶细蔓，绵布沙上。七月开花黄紫色，如豌豆花而小。九月结实作荚，子便可采。其实味甘而微腥，褐绿色，与蚕种子相类而差大。又与马薸子酷相类，但马薸子微大。不堪入药，须细辨之。〔宗奭曰〕蒺藜有二等：一等杜蒺藜，即今之道旁布地而生者。开小黄花，结芒刺。一种白蒺藜，出同州沙苑牧马处。子如羊内肾，大如黍粒，补肾药，今人多用。风家惟用刺蒺藜也。

子【气味】苦，温，无毒。【主治】恶血，破癥结积聚，喉痹乳难。久服长肌肉，明目轻身。《本经》|身体风痒，头痛，咳逆伤肺肺痿，止烦下气。小儿头疮，痈肿阴㿉，可作摩粉。《别录》|治诸风疬疡，疗吐脓，去燥热。甄权|治奔豚肾气，肺气胸膈满，催生堕胎，益精，疗水藏冷，小便多，止遗沥泄精溺血肿痛。《大明》|痔漏阴汗，妇人发乳带下。苏颂|治风秘，及蛔虫心腹痛。时珍

【附方】**腰脊引痛** 蒺藜子捣末，蜜和丸胡豆大。酒服二丸，日三服。**通身浮肿** 杜蒺藜日日煎汤洗之。**大便风秘** 蒺藜子（炒）一两，猪牙皂荚（去皮，酥炙）五钱。为末。每服一钱，盐茶汤下。**月经不通** 杜蒺藜、当归等分，为末，米饮每服三钱。**催生下衣** 难产，胎在腹中，并包衣不下及胎死者：蒺藜子、贝母各四两。为末，米汤服三钱。少顷不下，再服。**蛔虫心痛** 吐清水。七月七日采蒺藜子阴干，烧作灰，先食服方寸匕，日三服。**失明** 补肝散：用蒺藜子（七月七日收），阴干捣散。食后水服方寸匕，日二。**牙齿动摇** 疼痛及打动者。土蒺藜（去角生研）五钱，淡浆水半碗。蘸水入盐温漱，甚效。或以根烧灰，贴牙即牢固也。**鼻塞出水** 多年不闻香臭：

（蒺藜：一年生草本。茎由基部分枝，平卧地面。偶数羽状复叶对生，一长一短；小叶对生，长圆形。花小，单生于短叶的叶腋；花瓣5，淡黄色，倒卵形。果实由5个呈星状排列的果瓣组成，每个果瓣具长短棘刺各1对，背面有短硬毛及瘤状突起。花期5～8月，果期6～9月。分布于全国各地。）

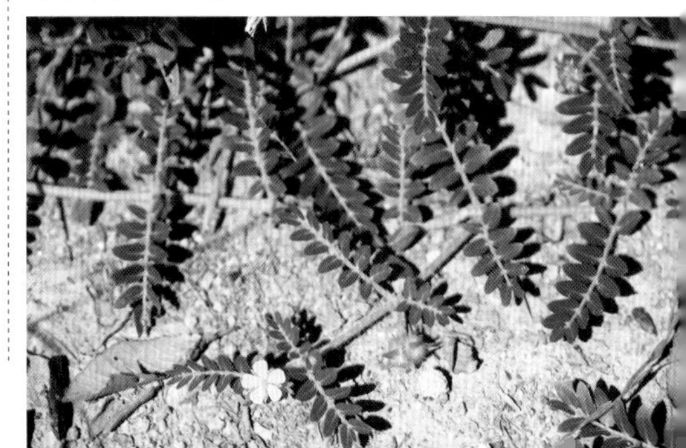

蒺藜二握，当道车碾过，以水一大盏，煮取半盏。仰卧，先满口含饭，以汁一合灌鼻中。不过再灌，嚏出一两个息肉，似赤蛹虫，即愈。**面上瘢痕** 蒺藜子、山栀子各一合。为末。醋和，夜涂旦洗。**白癜风疾** 白蒺藜子六两，生捣为末。每汤服二钱，日二钱。一月绝根。服至半月，白处见红点，神效。**一切疔肿** 蒺藜子一升，作灰，以醋和封头上，拔根。

花【主治】阴干为末，每温酒服二三钱，治白癜风。宗奭

苗【主治】煮汤，洗疥癣风疮作痒。时珍

谷精草

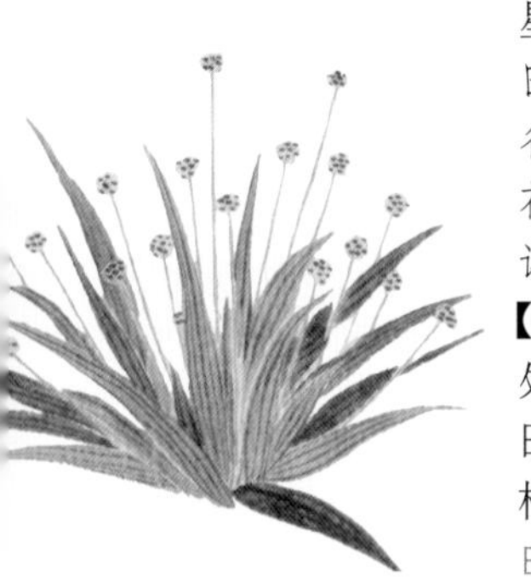

【释名】戴星草、文星草。〔时珍曰〕谷田余气所生，故曰谷精。〔志曰〕白花似星，故有戴星诸名。

【集解】〔颂曰〕处处有之。春生于谷田中，叶茎俱青，根花并白色。〔时珍曰〕此草收谷后，荒田中生之，江湖南北多有。一科丛生，叶似嫩谷秧。抽细茎，高四五寸。茎头有小白花，点点如乱星。九月采花，阴干。

花【气味】辛，温，无毒。**【主治】**喉痹，齿风痛，诸疮疥。《开宝》|头风痛，目盲翳膜，痘后生翳，止血。时珍

【发明】〔时珍曰〕谷精体轻性浮，能上行阳明分野。凡治目中诸病，加而用之，甚良。明目退翳之功，似在菊花之上也。

【附方】脑痛眉痛 谷精草二钱，地龙三钱，乳香一钱，为末。每用半钱，烧烟筒中，随左右熏鼻。**偏正头痛**《集验方》：用谷精草一两为末，以白面糊调摊纸花上，贴痛处，干换。《圣济方》：用谷精草末、铜绿各一钱，消石半分。随左右嗃鼻。**鼻衄不止** 谷精草为末，熟面汤服二钱。**目中翳膜** 谷精草、防风等分。为末。米饮服之，甚验。**小儿雀盲** 至晚忽不见物。用羯羊肝一具（不用水洗，竹刀剖开），入谷精草一撮，瓦罐煮熟，日食之。屡效。忌铁器。如不肯食，炙熟，捣作丸绿豆大。每服三十丸，茶下。**小儿中暑** 吐泄烦渴。谷精草烧存性，用器覆之，放冷为末。每冷米饮服半钱。

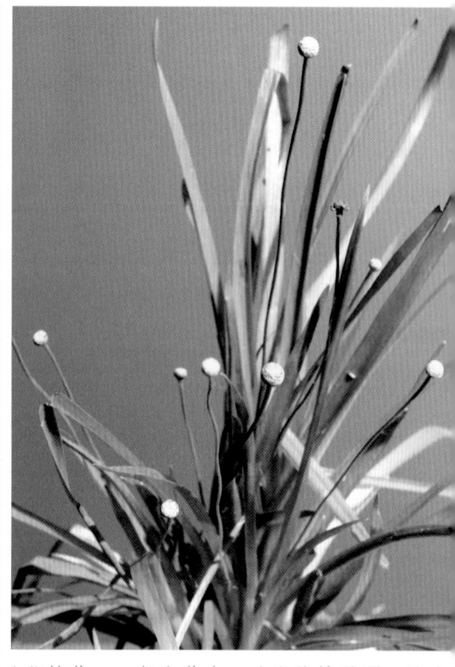

（谷精草：一年生草本。叶线状披针形，丛生。花茎多数，簇生，扭转，具4～5棱，长可达25cm；头状花序半球形，花序熟时近球形，禾秆色。蒴果3裂。花、果期6～11月。生长于水稻田或池沼边潮湿处。分布于于浙江、江苏、安徽、江西、湖南、广东、广西等地。）

海金沙

【释名】竹园荽。〔时珍曰〕其色黄如细沙也。谓之海者，神异之也。

【集解】〔禹锡曰〕出黔中郡，湖南亦有。生作小株，高一二尺。七月收其全科，于日中暴之，小干，以纸衬承，以杖击之，

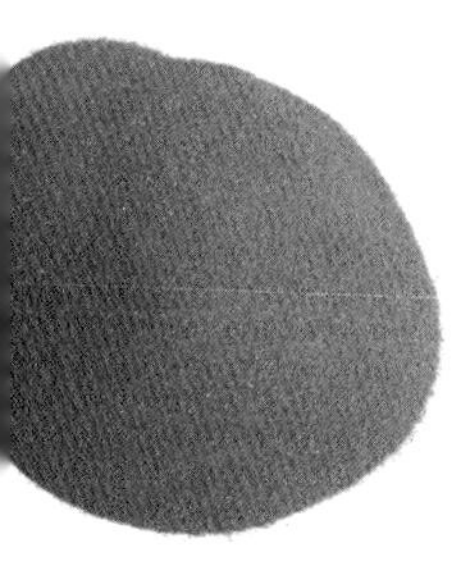

有细沙落纸上，且暴且击，以尽为度。〔时珍曰〕江浙、湖湘、川陕皆有之，生山林下。茎细如线，引于竹木上，高尺许。其叶细如园荽叶而甚薄，背面皆青，上多皱纹。皱处有沙子，状如蒲黄粉，黄赤色。不开花，细根坚强。其沙及草皆可入药。

【气味】甘，寒，无毒。

【主治】通利小肠。得栀子、马牙消、蓬沙，疗伤寒热狂。或丸或散。《嘉祐》|治湿热肿满，小便热淋、膏淋、血淋、石淋茎痛，解热毒气。时珍

【发明】〔时珍曰〕海金沙，小肠、膀胱血分药也。热在二经血分者宜之。

【附方】**热淋急痛** 海金沙草阴干为末，煎生甘草汤，调服二钱，此陈总领方也。一加滑石。**小便不通** 脐下满闷。海金沙一两，蜡面茶半两，捣碎。每服三钱，生姜甘草煎汤下，日二服。亦可末服。**膏淋如油** 海金沙、滑石各一两，甘草梢二钱半。为末。每服二钱，麦门冬煎汤服，日二次。**血淋痛涩** 但利水道，则清浊自分。海金沙末，新汲水或沙糖水服一钱。

（海金沙：多年生攀援草本。茎细弱。叶为1～2回羽状复叶，纸质，小叶卵状披针形，边缘有锯齿或不规则分裂，上部小叶无柄，羽状或戟形，下部小叶有柄。孢子囊生于能育羽片的背面。生于阴湿山坡灌丛中或路边林缘。分布于华东、中南、西南地区及陕西、甘肃。）

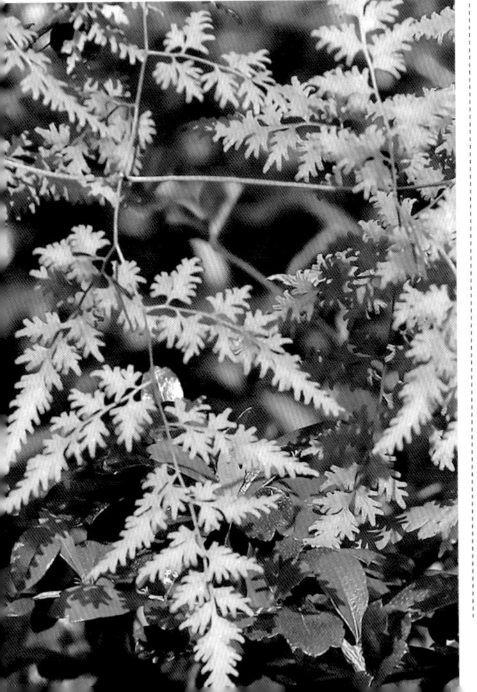

地杨梅

【集解】〔藏器曰〕生江东湿地，苗如莎草，四五月有子，似杨梅也。

【气味】辛，平，无毒。

【主治】赤白痢，取茎、子煎汤服。藏器

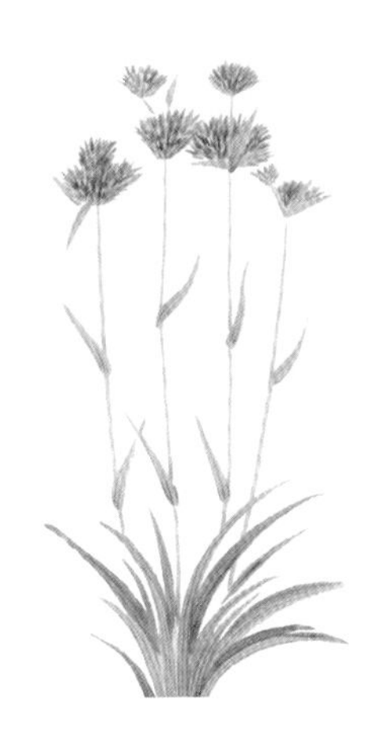

水杨梅

【释名】地椒。

【集解】〔时珍曰〕生水边，条叶甚多，生子如杨梅状。《庚辛玉册》云：地椒，一名水杨梅，多生近道阴湿处，荒田野中亦有之。丛生，苗叶似菊，茎端开黄花，实类椒而不赤。实可结伏三黄、白矾，制丹砂、粉霜。

【气味】辛，温，无毒。

【主治】疔疮肿毒。时珍

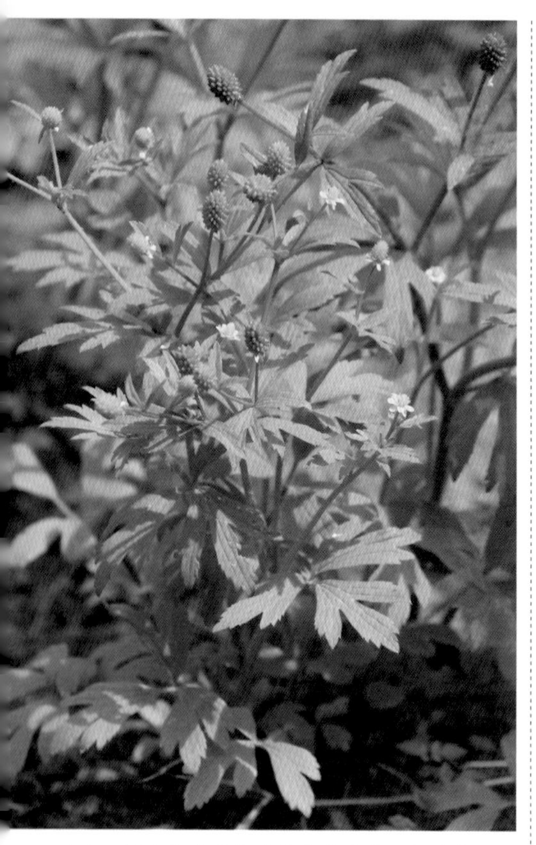

（水杨梅可能为蔷薇科植物路边青。路边青：多年生草本。茎直立，高30～100cm。基生叶为大头羽状复叶，顶生小叶最大；茎生叶为羽状复叶，向上小叶逐渐减少。花瓣黄色，几圆形。聚合果倒卵球形。花果期7～10月。分布于黑龙江、吉林、辽宁、内蒙古、山西、陕西、甘肃、新疆、山东、河南、湖北、四川、贵州、云南、西藏。）

地蜈蚣草

【集解】〔时珍曰〕生村落塍野间。左蔓延右，右蔓延左。其叶密而对生，如蜈蚣形，其穗亦长，俗呼过路蜈蚣。其延上树者，呼飞天蜈蚣。根、苗皆可用。

【气味】苦，寒，无毒。

【主治】解诸毒，及大便不通，捣汁。疗痈肿，捣涂，并末服，能消毒排脓。蜈蚣伤者，入盐少许捣涂，或末敷之。时珍

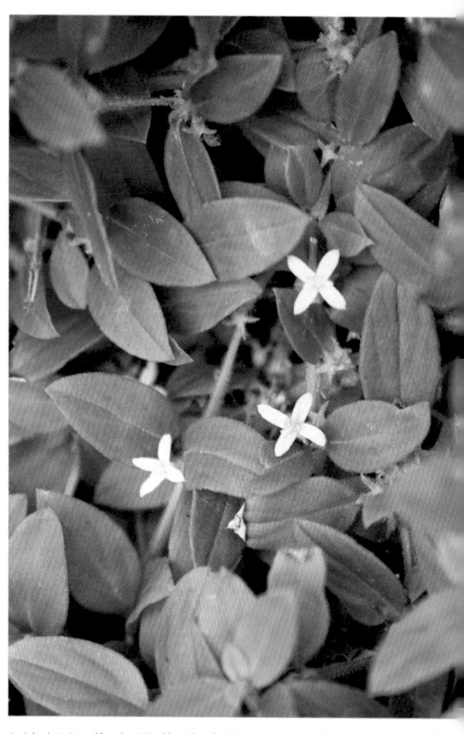

（地蜈蚣草为茜草科植物金毛耳草。金毛耳草：多年生草本，常呈铺散匍匐状。茎具棱，纤弱，节上有须根。叶对生，具短柄；叶片卵形至长圆状披针形或椭圆形，全缘。花冠漏斗形，4裂，淡紫白色，稀为白色。蒴果扁球形。种子黑棕色，细小。花期7月，果期9月。生于路边、旷地、溪边、山坡。分布于江西、安徽、江苏、浙江、福建、广东、广西等地。）

【附方】**一切痈疽** 及肠痈奶痈，赤肿未破，或已破而脓血不散，发热疼痛能食者，并宜排脓托里散。用地蜈蚣、赤芍药、当归、甘草等分。为末。每服二钱，温酒下。

半边莲

【集解】〔时珍曰〕半边莲，小草也。生阴湿塍堑边。就地细梗引蔓，节节而生细叶。秋开小花，淡红紫色，止有半边，如莲花状，故名。又呼急解索。

【气味】辛，平，无毒。

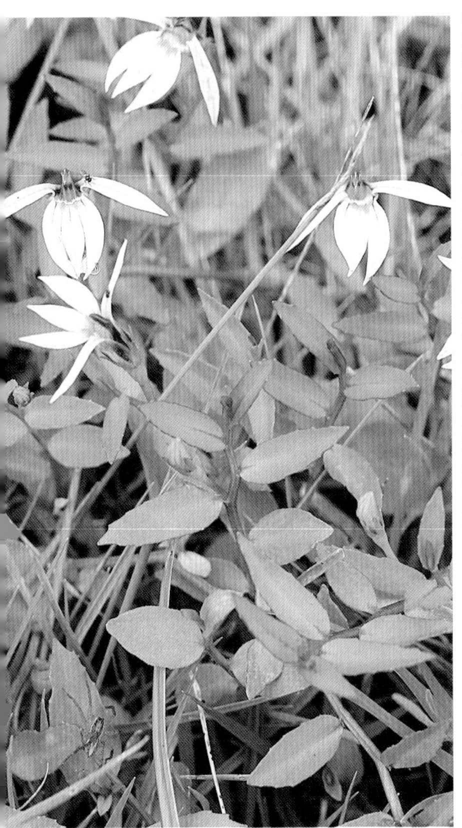

（半边莲：多年生蔓性草本。叶互生，叶片狭披针形或条形。花单生于叶腋，有细长的花柄；花冠粉红色或白色，一侧开裂，上部5裂，裂片偏向一方。蒴果倒锥状。花期5～8月，果期8～10月。生于水田边、沟边及潮湿草地上。分布于江苏、安徽、浙江、江西、福建、台湾、湖北、湖南、广东、广西、四川、贵州、云南等地。）

【主治】 蛇虺伤，捣汁饮，以滓围涂之。又治寒齁气喘，及疟疾寒热，同雄黄各二钱，捣泥，碗内覆之，待色青，以饭丸梧子大。每服九丸，空心盐汤下。时珍。《寿域方》

紫花地丁

【释名】 箭头草、独行虎、羊角子、米布袋。

【集解】〔时珍曰〕处处有之。其叶似柳而微细，夏开紫花结角。平地生者起茎；沟壑边生者起蔓。《普济方》云：乡村篱落生者，夏秋开小白花，如铃儿倒垂，叶微似木香花之叶。此与紫花者相戾，恐别一种也。

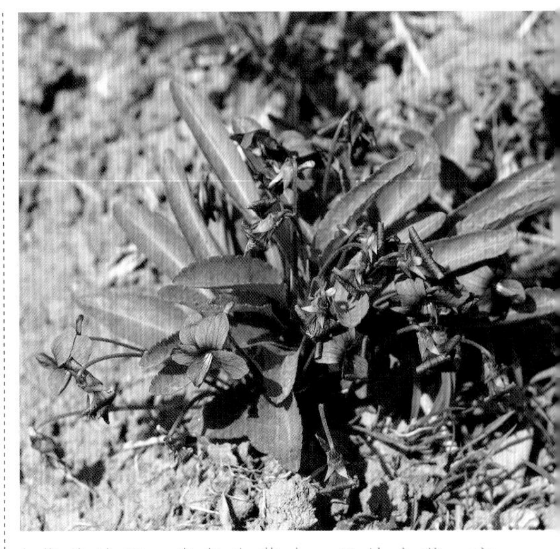

（紫花地丁：多年生草本，无地上茎，高4～14cm。叶基生，莲座状；下部叶片呈三角状卵形或狭卵形，上部者较长。花紫堇色或淡紫色，喉部色较淡并带有紫色条纹，花瓣倒卵形或长圆状倒卵形。蒴果长圆形，种子卵球形，淡黄色。花果期4～9月。生于田间、荒地、山坡草丛、林缘或灌丛中。分布于全国大部分地区。）

【气味】 苦、辛，寒，无毒。

【主治】 一切痈疽发背，疔肿瘰疬，无名肿毒恶疮。时珍

【附方】 **黄疸内热** 地丁末。酒服三钱。**一切恶疮** 紫花地丁根，日干，以罐盛，烧烟对疮熏之。出黄水，取尽愈。**丁疮肿毒** 《千金方》：用紫花地丁草捣汁服，虽极者亦效。杨氏方：用紫花地丁草、葱头、生蜜共捣贴之。若瘤疮，加新黑牛屎。**喉痹肿痛** 箭头草叶，入酱少许，研膏，点入取吐。

鬼针草

【集解】〔藏器曰〕生池畔，方茎，叶有桠，子作钗脚，着人衣如针。北人谓之鬼

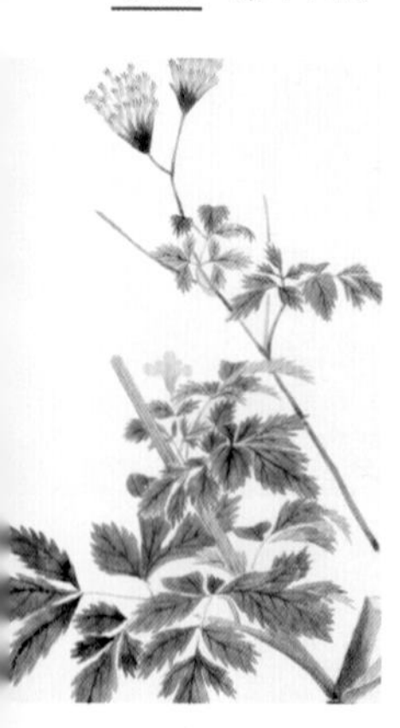

针，南人谓之鬼钗。

【气味】苦，平，无毒。

【主治】蜘蛛、蛇咬，杵汁服，并傅。藏器|涂蝎虿伤。时珍

【附方】**割甲伤肉** 不愈。鬼针草苗、鼠粘子根捣汁，和腊猪脂涂。

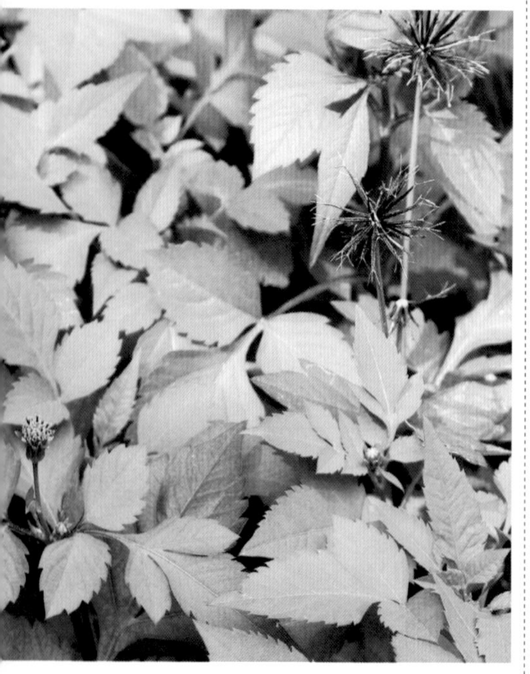

（鬼针草：一年生直立草本，高40 ~ 85cm。茎四棱形。中、下部叶对生，2回羽状深裂，边缘具不规则的细尖齿或钝齿；上部叶互生，较小，羽状分裂。头状花序，边缘舌状花黄色；中央管状花黄色。瘦果黑色，条形，略扁，具棱。花期8 ~ 9月，果期9 ~ 11月。全国大部分地区有分布。）

水甘草

【集解】〔颂曰〕生筠州，多在水旁。春生苗，茎青，叶如柳，无花。土人七月、八月采。单用，不入众药。

【气味】甘，寒，无毒。

【主治】小儿风热丹毒，同甘草煎饮。苏颂

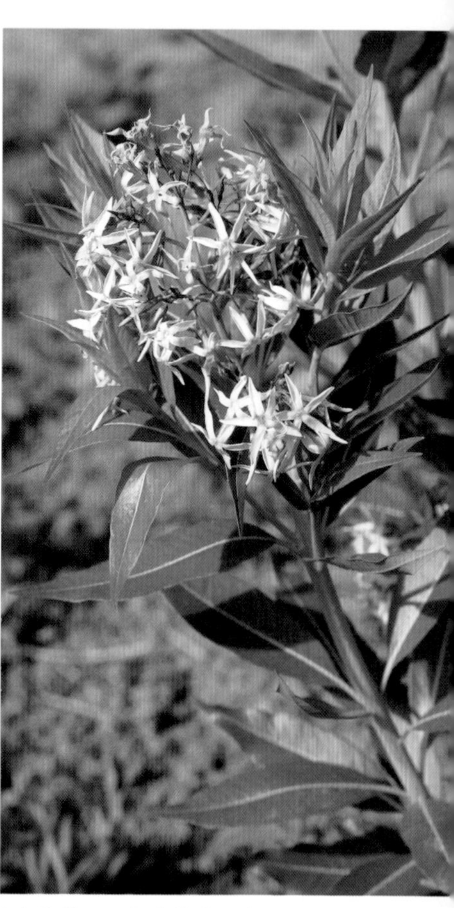

（水甘草：一年生草本，高30cm。叶互生，狭披针形，中脉在叶背略凸起，全缘。花冠高脚碟状。花期6月。多生于水边。分布于江苏和安徽。）

第十七卷　草部六

草之六　毒草类

大黄

【释名】黄良、将军、火参、肤如。〔弘景曰〕大黄，其色也。将军之号，当取其骏快也。

【集解】〔普曰〕生蜀郡北部或陇西。二月卷生黄赤，其叶四四相当，茎高三尺许。三月花黄，五月实黑，八月采根。根有黄汁，切片阴干。〔恭曰〕叶、子、茎并似羊蹄，但茎高六七尺而脆，味酸堪生啖，叶粗长而厚。根细者亦似宿羊蹄，大者乃如碗，长二尺。其性湿润而易蛀坏，火干乃佳。

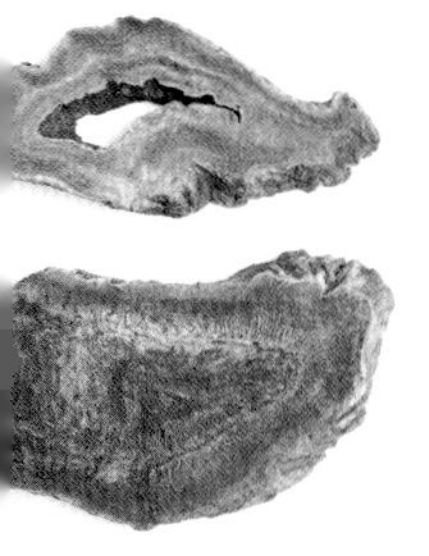

根【修治】〔藏器曰〕凡用有蒸、有生、有熟，不得一概用之。【气味】苦，寒，无毒。〔时珍曰〕凡病在气分，及胃寒血虚，并妊娠产后，并勿轻用。其性苦寒，能伤元气、耗阴血故也。【主治】下瘀血血闭，寒热，破癥瘕积聚，留饮宿食，荡涤肠胃，推陈致新，通利水谷，调中化食，安和五脏。《本经》|平胃下气，除痰实，肠间结热，心腹胀满，女子寒血闭胀，小腹痛，诸老血留结。《别录》|通女子经候，利水肿，利大小肠。贴热肿毒，小儿寒热时疾，烦热蚀脓。甄权|通宣一切气，调血脉，利关节，泄壅滞水气，温瘴热疟。《大明》|泻诸实热不通，除下焦湿热，消宿食，泻心下痞满。元素|下痢赤白，里急腹痛，小便淋沥，实热燥结，潮热谵语，黄疸诸火疮。时珍

【附方】**吐血衄血** 治心气不足，吐血衄血者，泻心汤主之。大黄二两，黄连、黄芩各一两，水三升，煮一升，热服取利。**热病谵狂** 川大黄五两，剉，炒微赤，为散。用腊雪水五升，煎如膏。每服半匙，冷水下。**腰脚风气** 作痛。大黄二两，切如棋子，和少酥炒干，勿令焦，捣筛。每用二钱，空心以水三大合，入姜三片，煎十余沸，取汤调服。当下冷脓恶物，即痛止。**一切壅滞**《经验后方》：治风热积壅，化痰涎，治痞闷消食，化气导血。用大黄四两，牵牛子（半炒半生）四两，为末，炼蜜丸如梧子大。每服十丸，白汤下，并不损人。如要微利，加一二十丸。**腹中痞块** 大黄十两为散，醋三升，蜜两匙和煎，丸梧子大。每服三十丸，生姜汤下，吐利为度。**脾癖疳积** 不拘大人小儿。锦纹大黄三两为末，醋一盏，沙锅内文武火熬成膏，倾瓦上，日晒夜露三日，再研。用舶上硫黄一两（形如琥珀者），官粉一两，同研匀。十岁以下小儿半钱，大人一钱半，米饮下。忌一切生冷、鱼肉，只食白粥半月。如一服不愈，半月之后再服。若不忌口，不如勿服。**小儿诸热** 大黄（煨熟）、黄芩各一两，为末，炼蜜丸麻子大。每服五丸至十丸，蜜汤下。加黄连，名三黄丸。**赤白浊淋** 好大黄为末。每服六分，以鸡子一个，破顶入药，搅匀蒸熟，空心食之。不过三服愈。**相火秘结** 大黄末一两，牵牛头末半两，每服三钱。有厥冷者，酒

服；无厥冷，五心烦，蜜汤服。**热痢里急** 大黄一两。浸酒半日，煎服取利。**忽喘闷绝** 不能语言，涎流吐逆，牙齿动摇，气出转大，绝而复苏，名伤寒并热霍乱。大黄、人参各半两，水二盏，煎一盏，热服，可安。**食已即吐** 胸中有火也。大黄一两，甘草二钱半，水一升，煮半升，温服。**产后血块** 大黄末一两，头醋半升，熬膏，丸梧子大。每服五丸，温醋化下，良久当下。**男子偏坠** 作痛。大黄末和醋涂之，干则易。**湿热眩运** 不可当者。酒炒大黄为末，茶清服二钱，急则治其标也。**风热牙痛** 紫金散：治风热积壅，一切牙痛，去口气，大有奇效。好大黄瓶内烧存性，为

（大黄为蓼科植物掌叶大黄、药用大黄。掌叶大黄：多年生高大草本。茎直立，高2m左右，光滑无毛，中空。根生叶大，有肉质粗壮的长柄；叶片宽心形或近圆形，3～7掌状深裂，裂片全缘或有齿，或浅裂，基部略呈心形，有3～7条主脉，上面无毛或稀具小乳突；茎生叶较小，互生；叶鞘大，淡褐色，膜质。圆锥花序大形，分枝弯曲，开展；花小，数朵成簇，互生于枝上，幼时呈紫红色；花被6。瘦果三角形，有翅。花期6～7月。果期7～8月。生于山地林缘半阴湿的地方。分布于四川、甘肃、青海、西藏等地。）

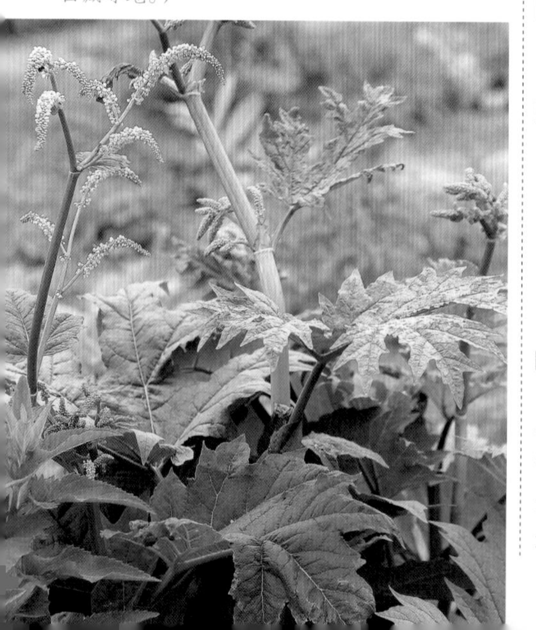

末，早晚揩牙，漱去。都下一家专货此药，两宫常以数千赎之，其门如市也。**口疮糜烂** 大黄、枯矾等分，为末，擦之吐涎。**鼻中生疮** 生大黄、杏仁捣匀，猪脂和涂。又方：生大黄、黄连各一钱，麝香少许，为末，生油调搽。**伤损瘀血**《和剂方》：治跌压瘀血在内胀满。大黄、当归等分，炒研，每服四钱，温酒服，取下恶物愈。**打扑伤痕** 瘀血滚注，或作潮热者。大黄末，姜汁调涂。一夜，黑者紫；二夜，紫者白也。**冻疮破烂** 大黄末，水调涂之。**汤火伤灼** 庄浪大黄生研，蜜调涂之。不惟止痛，又且灭瘢。此乃金山寺神人所传方。**肿毒初起** 大黄、五倍子、黄檗等分，为末。新汲水调涂，日四五次。**痈肿焮热** 作痛。大黄末，醋调涂之。燥即易，不过数易即退，甚验神方也。**乳痈肿毒** 金黄散：用川大黄、粉草各一两。为末，好酒熬成膏收之。以绢摊贴疮上，仰卧。仍先以温酒服一大匙，明日取下恶物。

叶【气味】酸，寒，无毒。【主治】置荐下，辟虱虫。《相感志》

商陆

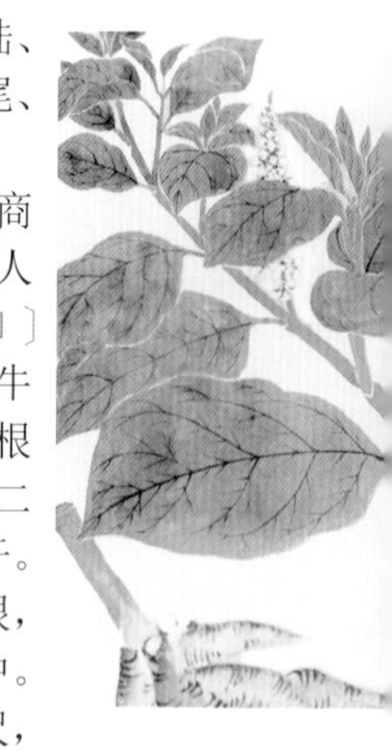

【释名】蓫募、当陆、章柳、白昌、马尾、夜呼。

【集解】〔别录曰〕商陆生咸阳山谷。如人形者有神。〔保升曰〕所在有之。叶大如牛舌而厚脆，赤花者根赤；白花者根白。二月、八月采根，日干。〔颂曰〕俗名章柳根，多生于人家园圃中。春生苗，高三四尺，青叶如牛舌而长。茎青赤，至柔脆。夏秋开红紫花，作朵。根如萝卜而长，八九月采之。〔时珍曰〕商陆昔人亦种之为蔬，

取白根及紫色者擘破，作畦栽之，亦可种子。根、苗、茎并可洗蒸食，或用灰汁煮过亦良，服丹砂、乳石人食之尤利。其赤与黄色者有毒，不可食。

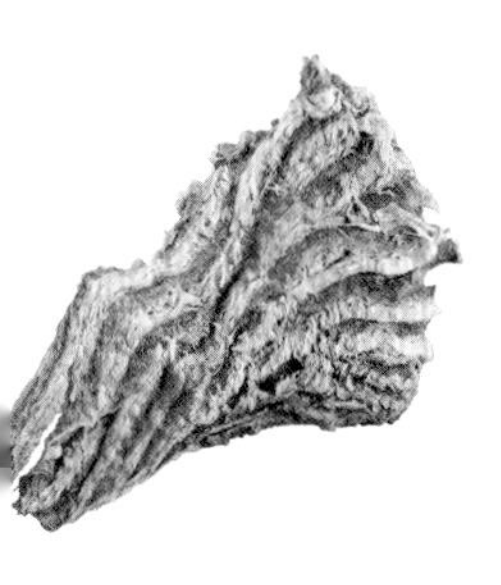

根【气味】辛，平，有毒。【主治】水肿疝瘕痹，熨除痈肿，杀鬼精物。《本经》|疗胸中邪气，水肿痿痹，腹满洪直，疏五脏，散水气。《别录》|泻十种水病。喉痹不通，薄切醋炒，涂喉外，良。甄权|通大小肠，泻蛊毒，堕胎，熁肿毒，傅恶疮。《大明》

【发明】〔时珍曰〕商陆苦寒，沉也，降也，阴也。其性下行，专于行水，与大戟、甘遂，盖异性而同功，胃气虚弱者不可用。方家治肿满、小便不利者，以赤根捣烂，入麝香三分，贴于脐心，以帛束之，得小便利即肿消。又治湿水，以指画肉上，随散不成纹者。用白商陆、香附子炒干，出火毒，以酒浸一夜，日干为末。每服二钱，米饮下。或以大蒜同商陆煮汁服亦可。其茎叶作蔬食，亦治肿疾。

【附方】**湿气脚软** 章柳根切小豆大，煮熟，更以绿豆同煮为饭。每日食之，以瘥为度，最效。**水气肿满**《外台秘要》：用白商陆根去皮，切如豆大，一大盏，以水三升，煮一升，更以粟米一大盏，同煮成粥。每日空心服之，取微利，不得杂食。《千金髓》：用白商陆六两，取汁半合，和酒半升，看人与服。当利下水，取效。《梅师方》：用白商陆一升，羊肉六两。水一斗，煮取六升，去滓，和葱、豉作臛食之。**腹中暴癥** 有物如石，痛刺啼呼，不治，百日死。多取商陆根捣汁或蒸之，以布藉腹上，安药，衣物覆，冷即易，昼夜勿息。**产后腹大** 坚满，喘不能卧。白圣

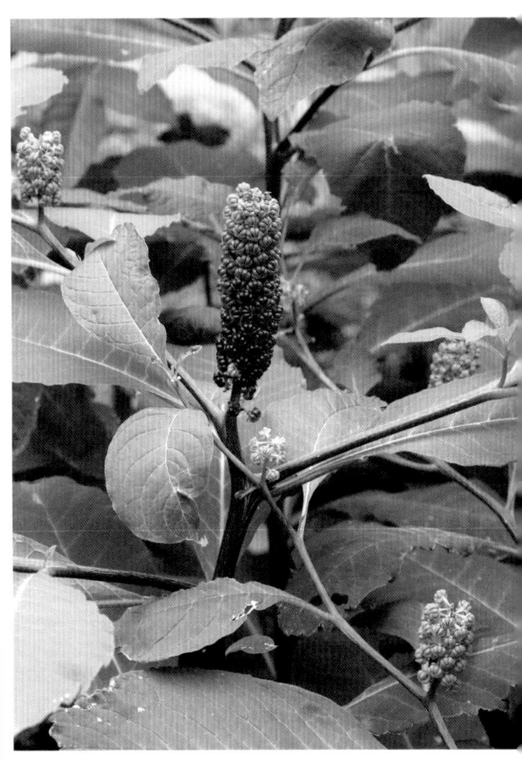

（商陆：多年生草本，高达1.5m，茎绿色或紫红色。单叶互生，叶片卵状椭圆形或椭圆形，全缘。总状花序直立于枝端或茎上；花被片5，初白色后渐变为淡红色。浆果扁球形，由多个分果组成，熟时紫黑色。花、果期5～10月。我国大部分地区有分布。）

散：用章柳根三两，大戟一两半，甘遂（炒）一两，为末。每服二三钱，热汤调下，大便宣利为度。此乃主水圣药也。**石痈如石** 坚硬不作脓者。生商陆根捣擦之，燥即易，取软为度。亦治湿漏诸疖。

狼毒

【释名】〔时珍曰〕观其名，知其毒矣。

【集解】〔别录曰〕狼毒生秦亭山谷及奉高。二月、八月采根，阴干。陈而沉水者良。〔弘景曰〕宕昌亦出之。乃言止有数亩地生，蝮蛇食其根，故为难得。亦用太山者。今用出汉中及建平。云与防葵同

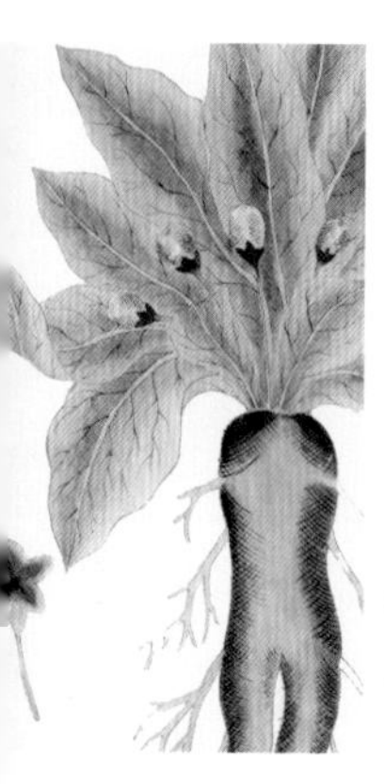

根，但置水中沉者是狼毒，浮者是防葵。俗用亦稀，为疗腹内要药耳。〔恭曰〕今出秦州、成州，秦亭原在二州之界。秦陇地寒，元无蝮蛇。此物与防葵都不同类，生处又别，太山、汉中亦不闻有，陶说谬矣。〔志曰〕狼毒叶似商陆及大黄，茎叶上有毛，根皮黄，肉白。以实重者为良，轻者为力劣。

(《中华本草》记载中药狼毒为瑞香狼毒、狼毒大戟、月腺大戟的根。据《本草纲目》描述月腺大戟比较符合相关描述。月腺大戟：多年生草本，高30～50cm。叶互生；叶片狭椭圆形或椭圆状披针形，长4～8cm，宽1.5～2cm，先端圆，基部楔形。杯状聚伞花序，排成复伞形；伞梗5枝，基部具卵状披针形或三角状长卵形的叶状苞片4～5枚；每枝再分2枝，分枝处有三角卵形或广卵形苞叶2枚，小枝先端具2片较小的苞叶及1个杯状聚伞花序；雌雄花同生于萼状杯形的总苞内，总苞先端4浅裂，腺体4个。蒴果光滑无毛。花期5～6月。生于山坡或林下草丛中。分布几遍全国。)

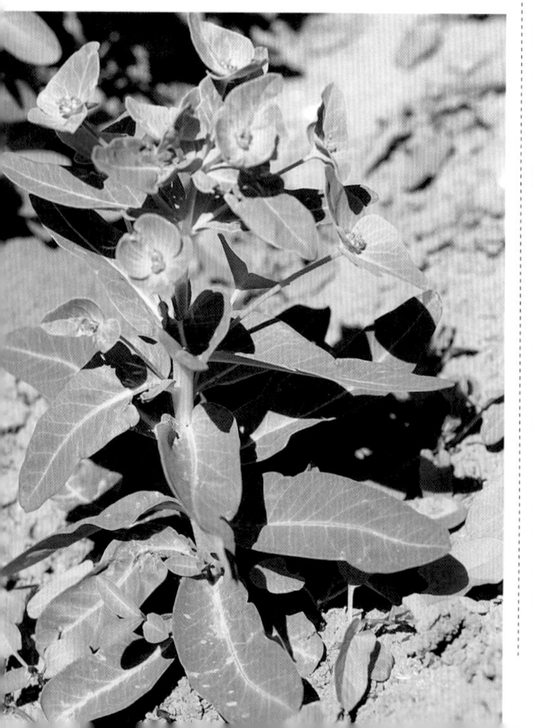

秦亭在陇西，奉高是太山下县。陶云：沉者是狼毒，浮者是防葵，此不足为信。假使防葵秋冬采者坚实，得水皆沉；狼毒春夏采者轻虚，得水皆浮。〔时珍曰〕狼毒出秦、晋地。今人往往以草蔄茹为之，误矣。见蔄茹下也。

根【气味】辛，平，有大毒。**【主治】**咳逆上气，破积聚饮食，寒热水气，恶疮鼠瘘疽蚀，鬼精蛊毒，杀飞鸟走兽。《本经》|除胁下积癖。《别录》|治痰饮癥瘕，亦杀鼠。甄权|合野葛纳耳中，治聋。抱朴子

【附方】心腹连痛 作胀。用狼毒二两，附子半两，捣筛，蜜丸梧子大。一日服一丸，二日二丸，三日三丸止；又从一丸起，至三丸止，以瘥为度。**一切虫病** 用狼毒杵末，每服一钱，用饧一皂子大，沙糖少许，以水化开，卧时空腹服之，次早即下虫也。**恶疾风疮** 狼毒、秦艽等分。为末。每服方寸匕，温酒下，日一二服。

防葵

【释名】房苑、梨盖。〔恭曰〕根叶似葵花子根，香味似防风，故名防葵。

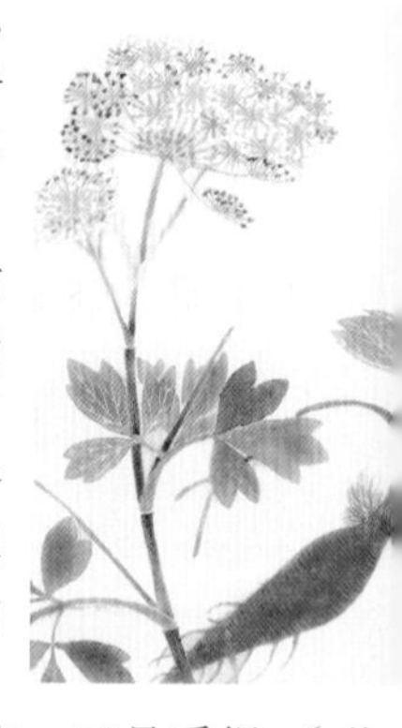

【集解】〔别录曰〕防葵生临淄川谷，及嵩高、太山、少室。三月三日采根，暴干。〔普曰〕茎叶如葵，上黑黄。二月生根，根大如桔梗根，中红白。六月花白，七月、八月实白。三月采根。〔恭曰〕此物亦稀有，襄阳、望楚、山东及兴州西方有之。兴州者乃胜南者，为邻蜀地也。〔颂曰〕今惟出襄阳地，他郡不闻也。其叶似葵，每茎三叶，一本十数茎，中发一干，其端开花，如葱花、景天辈而色白，六月开花即结实。根似防风，香味亦

如之，依时采者乃沉水。今乃用枯朽狼毒当之，极为谬矣。

根【气味】辛，寒，无毒。【主治】疝瘕肠泄，膀胱热结，溺不下，咳逆温疟，癫痫惊邪狂走。久服坚骨髓，益气轻身。《本经》|疗五脏虚气，小腹支满胪胀，口干，除肾邪，强志。中火者不可服，令人恍惚见鬼。《别录》|久服主邪气惊狂。苏恭|主痃癖气块，膀胱宿水，血气瘤大如碗者，悉能消散。治鬼疟，百邪鬼魅精怪，通气。甄权【附方】**肿满洪大** 防葵研末，温酒服一刀圭，至二三服，身瞤及小不仁为效。**伤寒动气** 伤寒汗下后，脐左有动气。防葵散：用防葵一两，木香、黄芩、柴胡各半两。每服半两，水一盏半，煎八分，温服。

狼牙

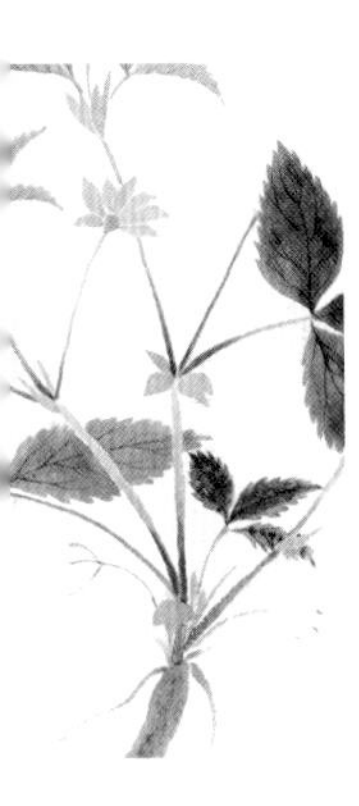

【释名】牙子、狼齿、狼子、犬牙、抱牙、支兰。〔弘景曰〕其牙似兽之齿牙，故有诸名。

【集解】〔别录曰〕狼牙生淮南川谷及冤句。八月采根，暴干。中湿腐烂生衣者，杀人。〔普曰〕叶青，根黄赤，六七月华，八月实黑，正月、八月采根。〔保升曰〕所在有之。苗似蛇莓而厚大，深绿色。根黑，若兽之牙。三月、八月采根，日干。

根【气味】苦，寒，有毒。【主治】邪气热气，疥瘙恶疡疮痔，去白虫。《本经》|治浮风瘙痒，煎汁洗恶疮。甄权|杀腹脏一切虫，止赤白痢，煎服。《大明》

【附方】**金疮出血** 狼牙草茎叶，熟捣贴之。**小便溺血** 金粟狼牙草（焙干，入蚌粉炒）、槐花、百药煎等分。为末。每服三钱，米泔空心调服。亦治酒病。**寸白诸虫** 狼牙五两。捣末，蜜丸麻子大。隔宿不食，明旦以浆水下一合，服尽即瘥。**妇人阴痒** 狼牙二两，蛇床子三两，煎水热洗。**妇人阴蚀** 疮烂者。狼牙汤：用狼牙三两，水四升，煎取半升，以箸缠绵浸汤沥洗，日四五遍。**聤耳出汁** 狼牙研末，绵裹，日塞之。**毒蛇伤螫** 独茎狼牙根或叶，捣烂，腊猪脂和涂，立瘥。

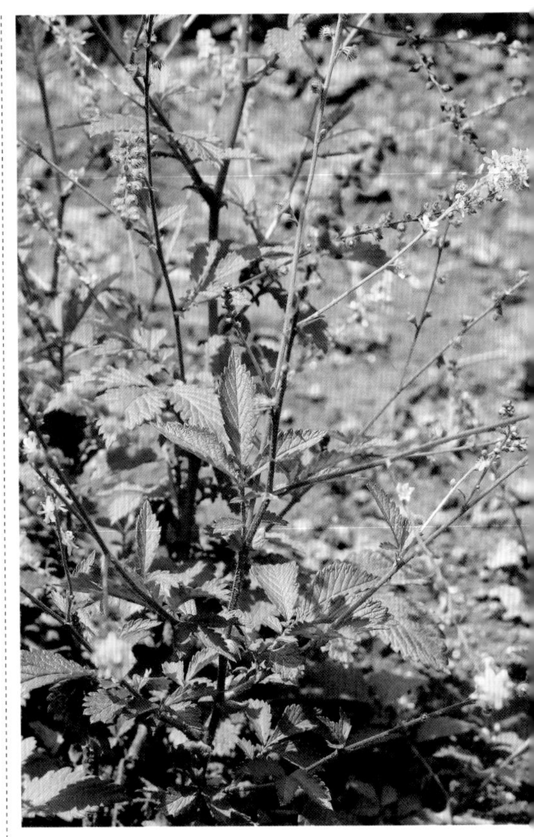

（狼牙可能为蔷薇科龙芽草。龙牙草：多年生草本，高30～120cm。奇数羽状复叶互生，小叶有大小2种，相间生于叶轴上。总状花序，花瓣5，长圆形，黄色。瘦果倒卵圆锥形，外面有10条肋，先端有数层钩刺。花果期5～12月。我国大部分地区有分布。）

蔄茹

【释名】离娄、掘据。白者名草蔄茹。

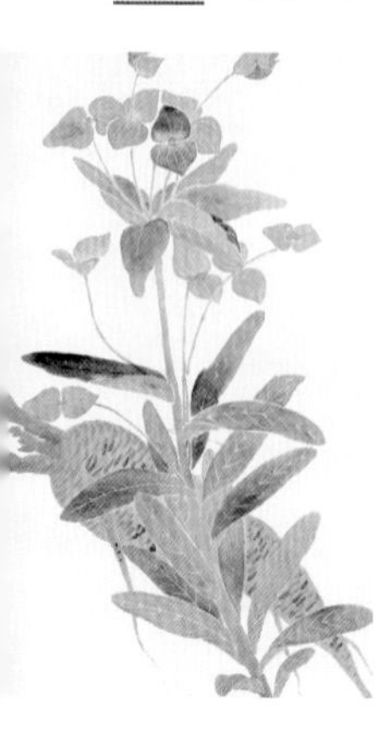

【集解】〔别录曰〕蔺茹生代郡川谷。五月采根阴干。〔普曰〕草高四五尺，叶圆黄，四四相当。四月华黄，五月实黑。根黄，有汁亦黄色。三月采叶，四月、五月采根。〔颂曰〕今河阳、淄、齐州亦有之。二月生苗，叶似大戟而花黄色。根如萝卜，皮赤黄，肉白。初断时，汁出凝黑如漆。三月开浅红花，亦淡黄色，不着子。陶隐居谓出高丽者，此近之。又有一种草蔺茹，色白。古方两用之。

（蔺茹可能为大戟科植物狼毒大戟。狼毒大戟：多年生草本，高15～40cm，全体含白色乳汁。中、上部叶3～5片轮生，无柄；叶片长圆形或长圆状卵形。杯状聚伞花序顶生，排成复伞形；伞梗5枝，基部轮生叶状苞片5；每枝再分3枝，分枝处有3片三角卵形的苞叶，小枝先端具2片较小的苞叶及1～3个杯状聚伞花序。蒴果扁球形，有3纵沟，褐色。花期5～6月，果期6～7月。生于山坡及山野向阳处。分布于东北及河北、内蒙古、山西等地。）

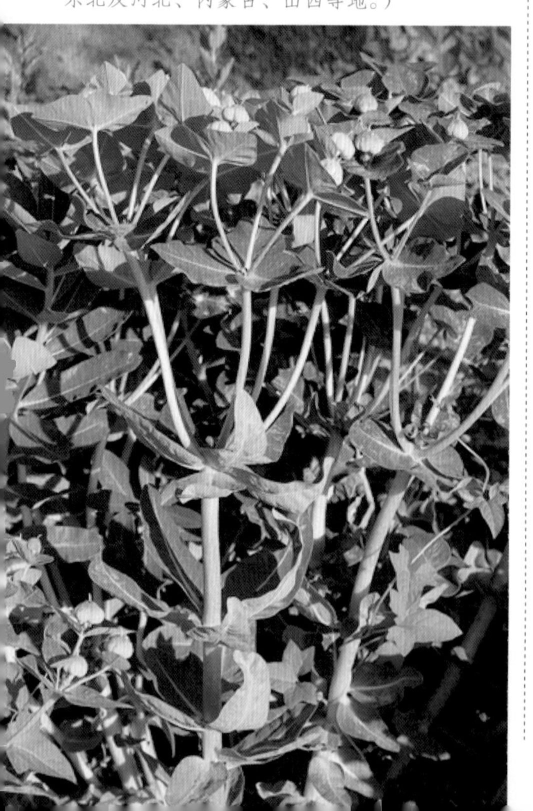

根【气味】辛，寒，有小毒。【主治】蚀恶肉败疮死肌，杀疥虫，排脓恶血，除大风热气，善忘不乐。《本经》|去热痹，破癥瘕，除息肉。《别录》

【发明】〔时珍曰〕《素问》：治妇人血枯痛，用乌鲗骨、蘆茹二物丸服，方见乌鲗鱼下。

【附方】**伤寒咽痛** 毒攻作肿。真蔺茹爪甲大，纳口中，嚼汁咽之，当微觉为佳。**疥疮瘙痒** 蔺茹末，入轻粉，香油调傅之。

大戟

【释名】邛钜、下马仙。〔时珍曰〕其根辛苦，戟人咽喉，故名。

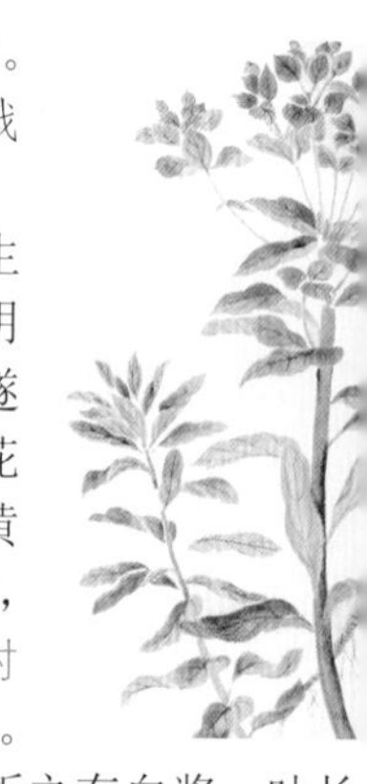

【集解】〔别录曰〕大戟生常山。十二月采根，阴干。〔保升曰〕苗似甘遂而高大，叶有白汁，花黄。根似细苦参，皮黄黑，肉黄白。五月采苗，二月、八月采根用。〔时珍曰〕大戟生平泽甚多。直茎高二三尺，中空，折之有白浆。叶长狭如柳叶而不团，其梢叶密攒而上。杭州紫大戟为上，江南土大戟次之。北方绵大戟色白，其根皮柔韧如绵，甚峻利，能伤人。弱者服之，或至吐血，不可不知。

根【修治】〔时珍曰〕凡采得以浆水煮软，去骨，晒干用。【气味】苦，寒，有小毒。〔权曰〕苦、辛，有大毒。【主治】蛊毒，十二水，腹满急痛积聚，中风皮肤疼痛，吐逆。《本经》|颈腋痈肿，头痛。发汗，利大小便。《别录》|泻毒药，泄天行黄病温疟，破癥结。《大明》|下恶血癖块，腹内雷鸣，通脉，堕胎孕。甄权

【发明】〔时珍曰〕痰涎之为物，随气升

降，无处不到。入于心，则迷窍而成癫痫，妄言妄见；入于肺，则塞窍而成咳唾稠黏，喘急背冷；入于肝，则留伏蓄聚，而成胁痛干呕，寒热往来；入于经络，则麻痹疼痛；入于筋骨，则颈项胸背腰胁手足牵引隐痛。陈无择《三因方》，并以控涎丹主之，殊有奇效。此乃治痰之本。痰之本，水也，湿也。得气与火，则凝滞而为痰为饮为涎为涕为癖。大戟能泄脏腑之水湿，甘遂能行经隧之水湿，白芥子能散皮里膜外之痰气，惟善用者，能收奇功也。

【附方】**水肿喘急** 小便涩及水蛊。大戟（炒）二两，干姜（炮）半两，为散。每服三钱，姜汤下。大小便利为度。**水病肿满** 不问年月浅深。大戟、当归、橘皮各一两（切）。以水二升，煮取七合，顿服。利下水二三斗，勿怪。至重者，不过再服便瘥。禁毒食一年，永不复作。此方出张尚客。**水肿腹大** 如鼓，或遍身浮肿。用枣一斗，入锅内以水浸过，用大戟根苗盖之，瓦盆合定，煮熟，取枣无时食之，枣尽决愈。**牙齿摇痛** 大戟咬于痛处，良。

（大戟：多年生草本。茎直立，上部分枝。单叶互生，长圆状披针形至披针形，全缘。聚伞花序顶生，通常有5伞梗，伞梗顶生1杯状聚伞花序，其基部轮生卵形或卵状披针形苞片5，杯状聚伞花序总苞坛形，顶端4裂，腺体椭圆形。蒴果三棱状球形，表面有疣状突起。花期4～5月，果期6～7月。主要分布于江苏、四川、江西、广西等地。）

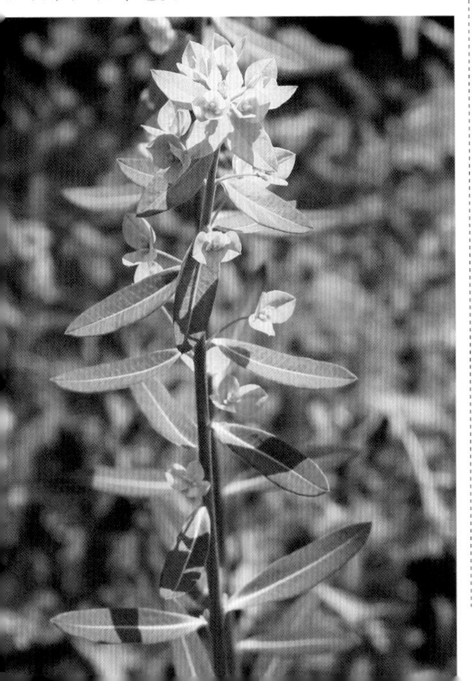

泽漆

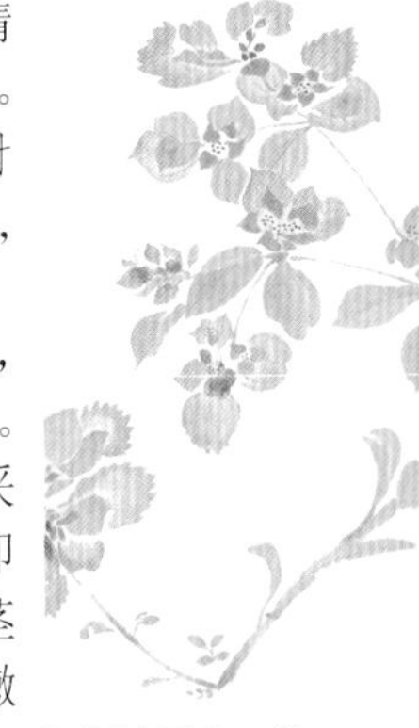

【释名】漆茎、猫儿眼睛草、绿叶绿花草、五凤草。〔弘景曰〕是大戟苗。生时摘叶有白汁，故名泽漆，亦啮人肉。余见下。

【集解】〔别录曰〕泽漆，大戟苗也。生太山川泽。三月三日、七月七日，采茎叶阴干。〔大明曰〕此即大戟花也。川泽中有。茎梗小，花黄色，叶似嫩菜，四五月采之。〔时珍曰〕《别录》、陶氏皆言泽漆是大戟苗，《日华子》又言是大戟花，其苗可食。然大戟苗泄人，不可为菜。今考《土宿本草》及《宝藏论》诸书，并云泽漆是猫儿眼睛草，一名绿叶绿花草，一名五凤草。江湖原泽平陆多有之。春生苗，一科分枝成丛，柔茎如马齿苋，绿叶如苜蓿叶，叶圆而黄绿，颇似猫睛，故名猫儿眼。茎头凡五叶中分，中抽小茎五枝，每枝开细花青绿色，复有小叶承之，齐整如一，故又名五凤草、绿叶绿花草。掐茎有白汁粘人，其根白色有硬骨。或以此为大戟苗者，误也。五月采汁，煮雄黄，伏钟乳，结草砂。据此，则泽漆是猫儿眼睛草，非大戟苗也。今方家用治水蛊、脚气有效，尤与《神农》本文相合。自汉人集《别录》，误以为大戟苗，故诸家袭之尔。用者宜审。

茎、叶【气味】苦，微寒，无毒。〔大明曰〕冷，有小毒。【主治】皮肤热，大腹

水气，四肢面目浮肿，丈夫阴气不足。《本经》|利大小肠，明目轻身。《别录》|主蛊毒。苏恭|止疟疾，消痰退热。大明

【发明】〔时珍曰〕泽漆利水，功类大戟，故人见其茎有白汁，遂误以为大戟。然大戟根苗皆有毒泄人，而泽漆根硬不可用，苗亦无毒，可作菜食而利丈夫阴气，甚不相侔也。

【附方】**肺咳上气** 脉沉者，泽漆汤主之。泽漆三斤（以东流水五斗，煮取一斗五升，去滓），入半夏半升，紫参、白前、生姜各五两，甘草、黄芩、人参、桂心各三两，煎取五升。每服五合，日三服。**心下伏瘕** 大如杯，不得食者。泽漆四两，大黄、葶苈（熬）各三两。捣筛，蜜丸梧子大。每服二丸，日三服。**十种水气** 泽漆十斤，夏月取嫩茎叶，入酒一斗，研汁约二斗，于银锅内，慢火熬如稀饧，入瓶内收。每日空心温酒调下一匙，以愈为度。**脚气赤肿** 行步脚痛。猫儿眼睛草、鹭鸶藤、蜂窠等分。每服一两，水五碗，煎三碗，熏洗之。**牙齿疼痛** 猫儿眼睛草一搦，研烂，汤泡取汁，含漱吐涎。**男妇瘰疬** 猫儿眼睛草一二捆，井水二桶，五月五日午时，锅内熬至一桶，去滓，澄清再熬至一碗，瓶收。每以椒、葱、槐枝煎汤洗疮净，乃搽此膏，数次愈。**癣疮有虫** 猫儿眼睛草，晒干为末，香油调搽之。

（泽漆：一年生草本，高10～30cm。叶互生，叶片倒卵形或匙形，边缘在中部以上有细锯齿。杯状聚伞花序顶生，伞梗5，每伞梗再分生2～3小梗，每个伞梗又第三回分裂为2叉，伞梗基部具5片轮生叶状苞片；总苞杯状，先端4浅裂，腺体4，盾形，黄绿色。蒴果球形3裂，光滑。花期4～5月，果期5～8月。我国大部分地区均有分布。）

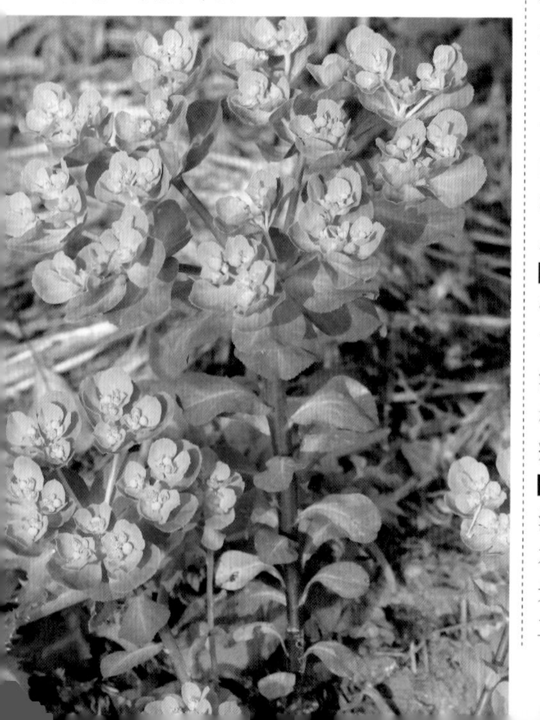

甘遂

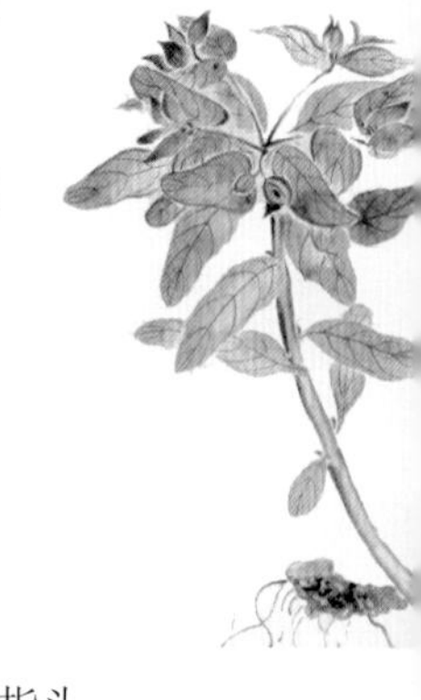

【释名】甘藁、陵藁、重泽、苦泽、白泽、主田、鬼丑。

【集解】〔别录曰〕甘遂生中山川谷。二月采根，阴干。〔普曰〕二月、八月采。〔颂曰〕今陕西、江东亦有之。苗似泽漆，茎短小而叶有汁，根皮赤肉白，作连珠，大如指头。

根【修治】〔时珍曰〕今人多以面裹煨熟用，以去其毒。【气味】苦，寒，有毒。【主治】大腹疝瘕，腹满，面目浮肿，留饮宿食，破癥坚积聚，利水谷道。《本经》|下五水，散膀胱留热，皮中痞，热气肿满。《别录》|能泻十二种水疾，去痰水。甄权|泻肾经及隧道水湿，脚气，阴囊肿坠，痰迷癫痫，噎膈痞塞。时珍

【发明】〔时珍曰〕肾主水，凝则为痰饮，溢则为肿胀。甘遂能泄肾经湿气，治痰之本也。不可过服，但中病则止可也。张仲景治心下留饮，与甘草同用，取其相反而立功也。

【附方】**水肿腹满** 甘遂（炒）二钱二分，黑牵牛一两半，为末。水煎，时时呷之。**身面洪肿** 甘遂二钱半，生研为末。以豮猪肾一枚，分为七脔，入末在内，湿纸包煨，令熟食之，日一服。至四五服，当觉腹鸣，小便利，是其效也。**正水胀急** 大小便不利欲死。甘遂五钱（半生半炒），胭脂坏子十文，研匀。每以一钱，白面四两，水和作棋子大，水煮令浮，淡食之。大小便利后，用平胃散加熟附子，每以二钱煎服。**水蛊喘胀** 甘遂、大戟各一两，慢火炙研。每服一字，水半盏，煎三五沸服。不过十服。**脚气肿痛** 肾脏风气，攻注下部疮痒。甘遂半两，木鳖子仁四个，为末。猪腰子一个，去皮膜，切片，用药四钱掺在内，湿纸包煨熟，空心食之，米饮下。服后便伸两足。大便行后，吃白粥二三日为妙。**疝气偏肿** 甘遂、茴香等分。为末，酒服二钱。**痞证发热** 盗汗，胸背疼痛。甘遂面包，浆水煮十沸，去面，以细糠火炒黄为末。大人三钱，小儿一钱，冷蜜水卧时服。忌油腻鱼肉。**消渴引饮** 甘遂（麸炒）半两，黄连一两，为末，蒸饼丸绿豆大。每薄荷汤下二丸。忌甘草。**癫痫心风** 遂心丹：治风痰迷心，癫痫，及妇人心风血邪。用甘遂二钱，为末。以猪心取三管血和药，入猪心内缚定，纸裹煨熟，取末，入辰砂末一钱，分作四丸。每服一丸，将心煎汤调下。大便下恶物为效，不下再服。**麻木疼痛** 万灵膏：用甘遂二两，蓖麻子仁四两，樟脑一两，捣作饼贴之。内饮甘草汤。**耳卒聋闭** 甘遂半寸，绵裹插入两耳内，口中嚼少甘草，耳卒自然通也。

（甘遂：多年生肉质草本，高25～40cm。茎直立，淡紫红色。单叶互生，狭披针形或线状披针形，全缘。杯状聚伞花序，5～9枝簇生于茎端，基部轮生叶状苞片多枚；有时从茎上部叶腋抽生1花枝，每枝顶端再生出1～2回聚伞式3分枝；苞叶对生；萼状总苞先端4裂，腺体4枚。蒴果圆形。花期6～9月。生于山沟荒地。分布于陕西、河南、山西、甘肃、河北等地。）

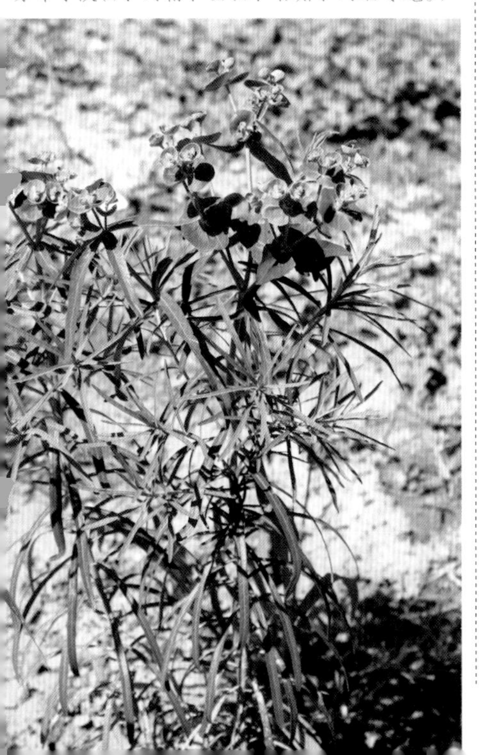

续随子

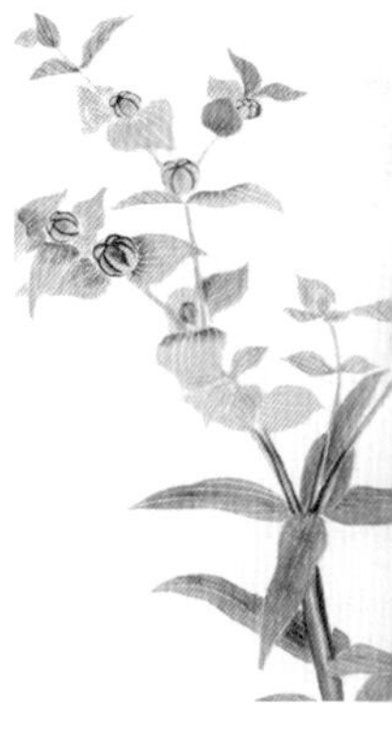

【释名】千金子、千两金、菩萨豆、拒冬、联步。〔颂曰〕叶中出茎，数数相续而生，故名。

【集解】〔志曰〕续随子生蜀郡，处处亦有之。苗如大戟。〔颂曰〕今南中多有，北土产少。苗如大戟，初生一茎，茎端生叶，叶中复出数茎相续。花亦类大戟，自叶中抽干而生，实青有壳。人家园亭中多种以为饰。秋种冬长，春秀夏实。〔时珍曰〕茎中亦有白汁，可结水银。

【气味】辛，温，有毒。

【主治】妇人血结月闭，瘀血癥瘕痃癖，除蛊毒鬼疰，心腹痛，冷气胀满，利大小肠，下恶滞物。《开宝》|积聚痰饮，不下食，呕逆，及腹内诸疾。研碎酒服，不过

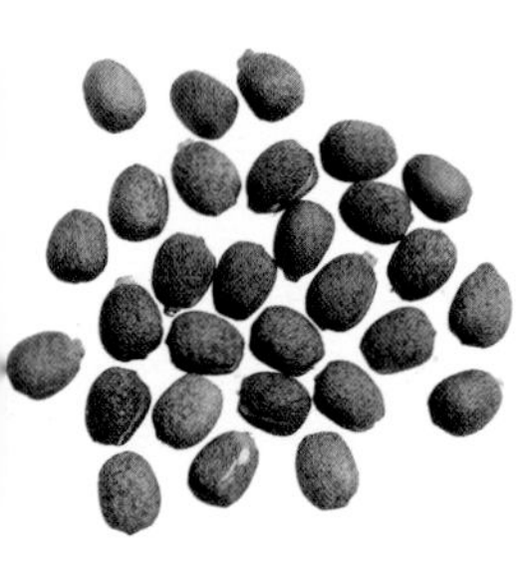

三颗，当下恶物。蜀本|宣一切宿滞，治肺气水气，日服十粒。泻多，以酸浆水或薄醋粥吃，即止。又涂疥癣疮。《大明》

【发明】〔时珍曰〕续随与大戟、泽漆、甘遂茎叶相似，主疗亦相似，其功皆长于利水。惟在用之得法，亦皆要药也。

【附方】**小便不通** 脐腹胀痛不可忍，诸药不效者，不过再服。用续随子（去皮）一两，铅丹半两。同少蜜捣作团，瓶盛埋阴处，腊月至春末取出，研，蜜丸梧子大。每服二三十丸，木通汤下，化破尤妙。病急亦可旋合。**水气肿胀** 联步一两，去壳研，压去油，重研、分作七服，每治一人用一服，丈夫生饼子酒下，妇人荆芥汤下，五更服之。当下利，至晓自止。后以厚朴汤补之。频吃益善。忌盐、醋一百日，乃不复作。联步即续随子也。**黑子疣赘** 续随子熟时涂之，自落。

（续随子：二年生直立草本，高达1m，全株被白霜。茎分枝多。单叶交互对生，由下而上叶渐增大，全缘。杯状聚伞花序，通常4枝排成伞状，基部轮生叶状苞4片，每枝再叉状分枝，分枝处对生卵形或卵状披针形的苞叶2片。蒴果近球形，表面有褐黑两色相杂斑纹。花期4～7月，果期7～8月。分布于我国大部地区。）

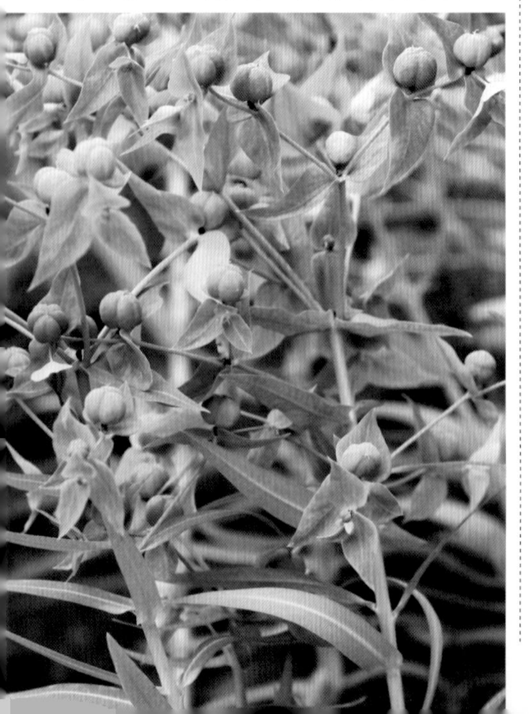

叶及茎中白汁【主治】剥人面皮，去䵟黯。《开宝》|傅白癜疬疡。《大明》|捣叶，傅蝎螫，立止。时珍

莨菪

【释名】天仙子、横唐、行唐。〔时珍曰〕其子服之，令人狂狼放宕，故名。

【集解】〔别录曰〕莨菪子生海滨川谷及雍州。五月采子。〔弘景曰〕今处处有之。子形颇似五味核而极小。〔保升曰〕所在皆有之。叶似菘蓝，茎叶皆有细毛。花白色。子壳作罂状，结实扁细，若粟米大，青黄色。六月、七月采子，日干。〔颂曰〕处处有之。苗茎高二三尺。叶似地黄、王不留行、红蓝等，而阔如三指。四月开花，紫色。茎荚有白毛。五月结实，有壳作罂子状，如小石榴。房中子至细，青白色，如粟米粒。〔时珍曰〕张仲景《金匮要略》，言菜中有水莨菪，叶圆而光，有毒，误食令人狂乱，状如中风或吐血，以甘草汁解之。

子【气味】苦，寒，有毒。〔大明曰〕温，

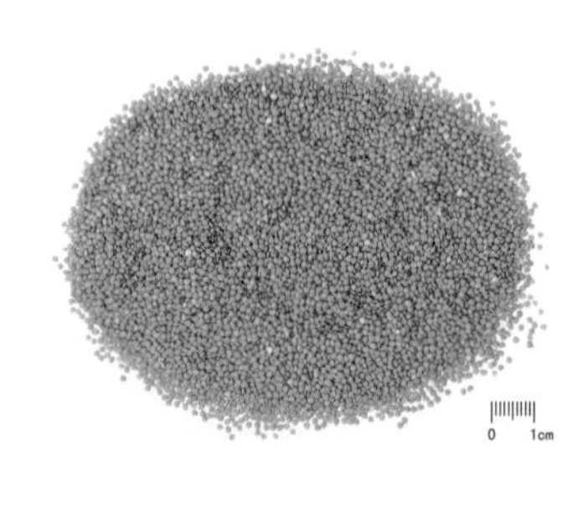

有毒。服之热发，以绿豆汁、甘草、升麻、犀角并解之。【主治】齿痛出虫，肉痹拘急。久服轻身，使人健行，走及奔马，强志益力，通神见鬼。多食令人狂走。《本经》|疗癫狂风痫，颠倒拘挛。《别录》|安心定志，聪明耳目，除邪逐风，变白，主痃癖。取子洗晒，隔日空腹，水下一指捻。亦可小便浸令泣尽，曝干，如上服。勿令子破，破则令人发狂。藏器|炒焦研末，治下部脱肛，止冷痢。主蛀牙痛，咬之虫出。甄权|烧熏虫牙，及洗阴汗。《大明》【发明】〔弘景曰〕入疗癫狂方用，然不可过剂。久服自无嫌，通神健行，足为大益，而仙经不见用。〔权曰〕以石灰清煮一伏时，掬出，去芽暴干，以附子、干姜、陈橘皮、桂心、厚朴为丸服。去一切冷气，积年气痢，甚温暖也。不可生服，伤人见鬼，拾针狂乱。【附方】**卒发颠狂** 莨菪三升为末，以酒一升渍数日，绞去滓，煎令可丸，如小豆三丸，日三服。当觉口面急，头中如有虫行，额及手足有赤色处，如此，并是瘥候也。未知再服，取尽神良。**风痹厥痛** 天仙子三钱（炒），大草乌头、甘草半两，五灵脂一两。为末，糊丸梧子大，以螺青为衣。每服十丸，男子菖蒲酒下，女子芫花汤下。**久嗽不止** 有脓血。莨菪子五钱（淘去浮者，煮令芽出，炒研），真酥一鸡子大，大枣七枚，同煎令酥尽，取枣日食三枚。又方：莨菪子三撮，吞之，日五六度。光禄李丞服之，神验。**水泻日久** 青州干枣十个（去核），入莨菪子填满扎定，烧存性。每粟米饮服一钱。**赤白下痢** 腹痛，肠滑后重。大黄煨半两，莨菪子炒黑一撮，为末。每服一钱，米饮下。**脱肛不收** 莨菪子炒研傅之。**风毒咽肿** 咽水不下，及瘰疬咽肿。水服莨菪子末两钱匕，神良。**乳痈坚硬** 新莨菪子半匙。清水一盏，服之。不得嚼破。**石痈坚硬** 不作脓者。莨菪子为末，醋和，

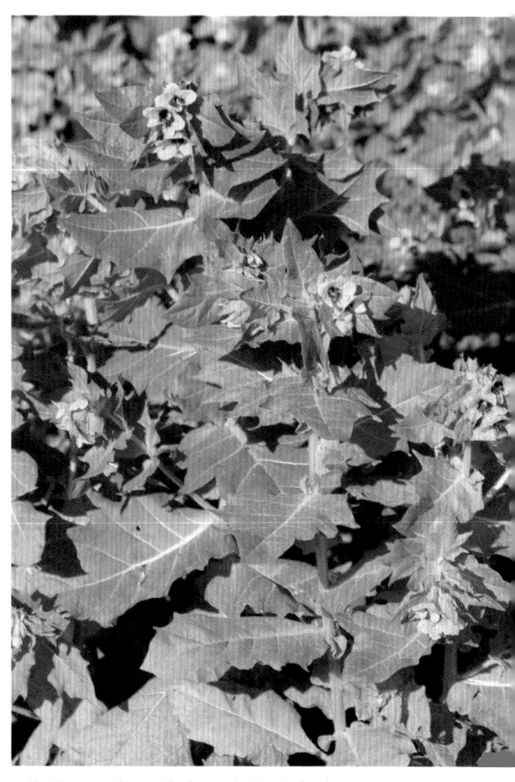

（莨菪：一年生草本，有特殊臭味。基生叶大，呈不整齐的羽状浅裂；茎生叶互生，无柄，每侧有2～5个疏大齿牙或浅裂。花冠漏斗状，5浅裂，浅黄色，具紫色网状脉纹。萼管基部膨大，宿存，内包壶形蒴果。花期5月，果期6月。分布于东北、河北、河南、浙江、江西、山东、江苏、山西、陕西、甘肃、内蒙古、青海、新疆、宁夏、西藏等地。）

傅疮头，根即拔出。**恶疮似癞** 十年不愈者。莨菪子烧研傅之。**打扑折伤** 羊脂调莨菪子末，傅之。

根【气味】苦，辛，有毒。【主治】邪疟，疥癣，杀虫。时珍

云实

【释名】员实、云英、天豆、马豆、羊石子、苗名草云母、臭草、粘刺。

【集解】〔别录曰〕云实，生河间川谷。十月采，曝干。〔恭曰〕云实大如黍及大麻

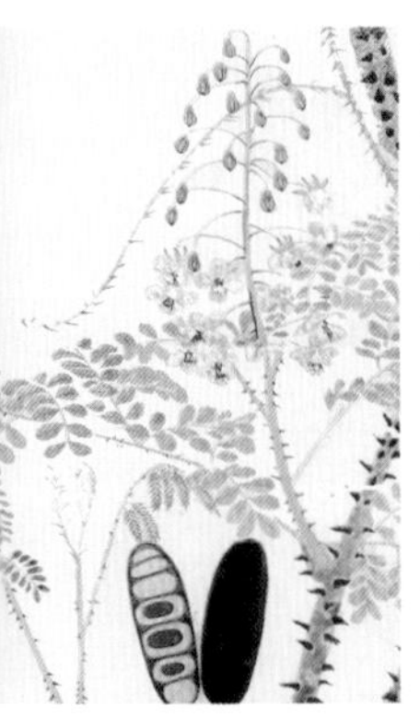

子等，黄黑似豆，故名天豆。从生泽旁，高五六尺。叶如细槐，亦如苜蓿。枝间微刺。〔保升曰〕所在平泽有之。叶似细槐，花黄白色，其荚如豆，其实青黄色，大若麻子。五月、六月采实。〔颂曰〕叶如槐而狭长，枝上有刺。苗名臭草，又名羊石子草。实名马豆。三月、四月采苗，十月采实，过时即枯落也。〔时珍曰〕此草山原甚多，俗名粘刺。赤茎中空，有刺，高者如蔓。其叶如槐。三月开黄花，累然满枝。荚长三寸许，状如肥皂荚。内有子五六粒，正如鹊豆，两头微尖，有黄黑斑纹，厚壳白仁，咬之极坚，重有腥气。

（云实：攀援灌木。树皮暗红色，密生倒钩刺。二回羽状复叶对生，基部有刺1对，每羽片有小叶7～15对。总状花序顶生，总花梗多刺；花左右对称，花瓣5，黄色，盛开时反卷。荚果近木质，短舌状，沿腹缝线膨大成狭翅，成熟时沿腹缝开裂。花、果期4～10月。分布于华东、中南、西南及河北、陕西、甘肃。）

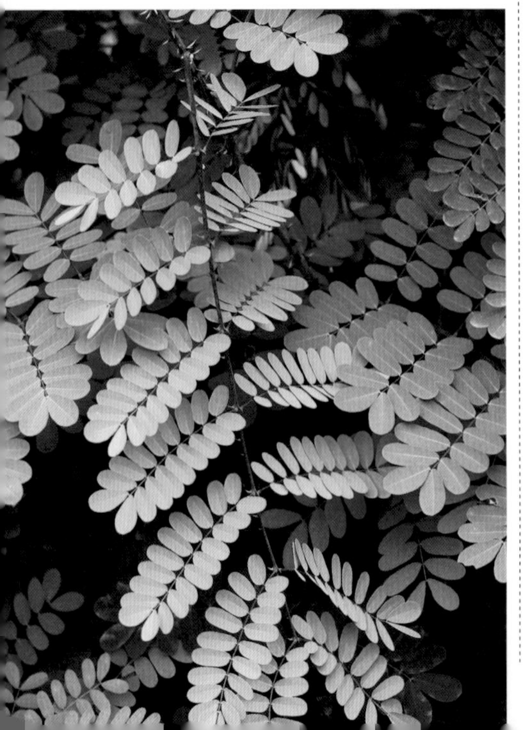

实【气味】辛，温，无毒。【主治】泄痢肠澼，杀虫蛊毒，去邪恶结气，止痛，除寒热。《本经》|消渴。《别录》|治疟多用。苏颂|主下䘌脓血。时珍

花【主治】见鬼精物。多食令人狂走。久服轻身通神明。《本经》|杀精物，下水。烧之致鬼。《别录》

【发明】〔时珍曰〕云实花既能令人见鬼发狂，岂有久服轻身之理，此古书之讹也。

根【主治】骨哽及咽喉痛。研汁咽之。时珍

蓖麻

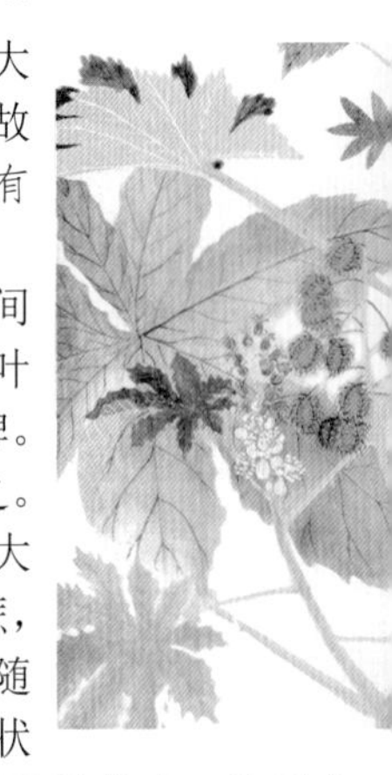

【释名】〔颂曰〕叶似大麻，子形宛如牛蜱，故名。〔时珍曰〕其子有麻点，故名蓖麻。

【集解】〔恭曰〕此人间所种者，叶似大麻叶而甚大，结子如牛蜱。〔颂曰〕今在处有之。夏生苗，叶似葎草而大厚。茎赤有节如甘蔗，高丈余。秋生细花，随便结实，壳上有刺，状类巴豆，青黄斑褐。夏采茎叶，秋采实，冬采根，日干用。〔时珍曰〕其茎有赤有白，中空。其叶大如瓠叶，每叶凡五尖。夏秋间桠里抽出花穗，累累黄色。每枝结实数十颗，上有刺，攒簇如猬毛而软。凡三四子合成一颗，枯时劈开，状如巴豆，壳内有子，大如豆。壳有斑点，状如牛螕。再去斑壳，中有仁，娇白如续随子仁，有油可作印色及油纸。子无刺者良；子有刺者毒。

子【修治】〔时珍曰〕取蓖麻油法：用蓖麻仁五升捣烂，以水一斗煮之，有沫撇起，待沫尽乃止。去水，以沫煎至点灯不

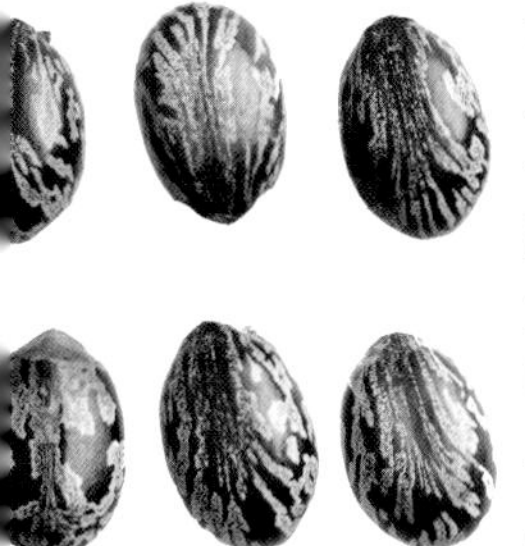

炸、滴水不散为度。【气味】甘、辛，平，有小毒。【主治】水癥。以水研二十枚服之，吐恶沫，加至三十枚，三日一服，瘥则止。又主风虚寒热，身体疮痒浮肿，尸疰恶气，榨取油涂之。《唐本》|研傅疮痍疥癞。涂手足心，催生。《大明》|治瘰疬。取子炒熟去皮，每卧时嚼服二三枚，渐加至十数枚，有效。宗奭|主偏风不遂，口眼㖞斜，失音口噤，头风耳聋，舌胀喉痹，齁喘脚气，毒肿丹瘤，汤火伤，针刺入肉，女人胎衣不下，子肠挺出，开通关窍经络，能止诸痛，消肿追脓拔毒。时珍【发明】〔时珍曰〕蓖麻仁甘辛有毒热，气味颇近巴豆，亦能利人，故下水气。其性善走，能开通诸窍经络，故能治偏风、失音口噤、口目㖞斜、头风七窍诸病。【附方】**半身不遂** 失音不语。取蓖麻子油一升，酒一斗，铜锅盛油，着酒中一日，煮之令熟。细细服之。**口目㖞斜** 蓖麻子仁捣膏，左贴右，右贴左，即正。**风气头痛** 不可忍者。乳香、蓖麻仁等分，捣饼随左右贴太阳穴，解发出气，甚验。**鼻窒不通** 蓖麻子仁（去皮）三百粒，大枣（去皮核）十五枚。捣匀，绵裹塞之。一日一易，三十余日闻香臭也。**急喉痹塞** 牙关紧急不通，用此即破。以蓖麻子仁研烂，纸卷作筒，烧烟熏吸即通。或只取油作捻尤妙。名圣烟筒。**咽中疮肿**《三因方》：用蓖麻仁、荆芥穗等分。为末，蜜丸。绵包噙，咽之。**脚气作痛** 蓖麻子七粒，去壳研烂，同苏合香丸贴足心，痛即止也。**小便不通** 蓖麻仁三粒，研细，入纸捻内，插入茎中即通。**一切毒肿** 痛不可忍。蓖麻子仁捣傅，即止也。**瘰疬结核** 蓖麻子炒去皮，每睡时服二三枚，取效。一

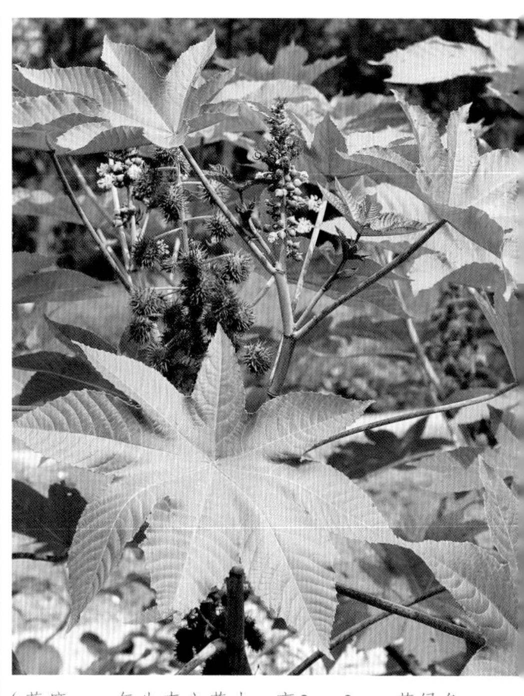

（蓖麻：一年生直立草本，高2～3m，茎绿色或稍紫色，具白粉。单叶互生，具长柄；叶片盾状圆形，掌状分裂至叶片的一半以下，7～9裂。边缘有不规则锯齿，主脉掌状。总状或圆锥花序顶生，下部生雄花，上部生雌花。蒴果球形，有刺，成熟时开裂。种子长圆形，光滑有斑纹。花期5～8月。果期7～10月。全国大部分地区有栽培。）

生不可吃炒豆。**肺风面疮** 起白屑，或微有赤疮。用蓖麻子仁四十九粒，白果、胶枣各三粒，瓦松三钱，肥皂一个，捣为丸。洗面用之良。**面上雀斑** 蓖麻子仁、密陀僧、硫黄各一钱，为末。用羊髓和匀，夜夜傅之。**耳卒聋闭** 蓖麻子一百个（去壳），与大枣十五枚捣烂，入乳小儿乳汁，和丸作铤。每以绵裹一枚塞之，觉耳中热为度。一日一易，二十日瘥。**汤火灼伤** 蓖麻子仁、蛤粉等分。研膏。汤伤，以油调；火灼，以水调，涂之。

叶【气味】有毒。【主治】脚气风肿不仁，蒸捣裹之，日二三易即消。又油涂炙热，熨囟上，止鼻衄，大验。苏恭|治痰喘咳

嗽。时珍【附方】**齁喘痰嗽**《普济方》：治咳嗽涎喘，不问年深日近。用经霜蓖麻叶、经霜桑叶、御米壳（蜜炒）各一两。为末，蜜丸弹子大。每服一丸，白汤化下，日一服，名无忧丸。

常山、蜀漆

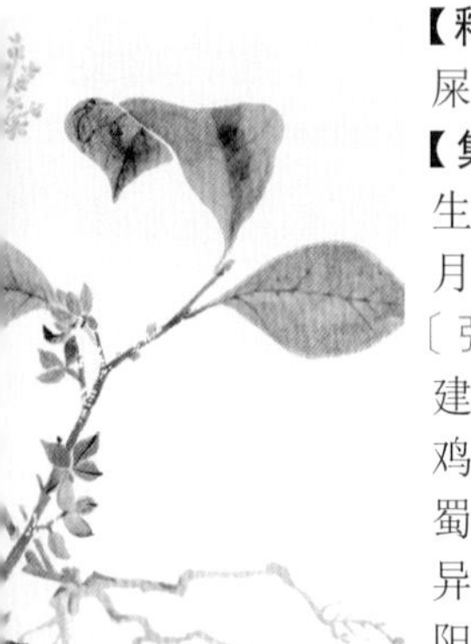

【释名】恒山、互草、鸡屎草、鸭屎草。

【集解】〔别录曰〕常山生益州川谷及汉中。二月、八月采根，阴干。〔弘景曰〕常山出宜都、建平。细实黄者，呼为鸡骨常山，用之最胜。蜀漆是常山苗而所出又异者，江林山即益州江阳山名，故是同处尔。〔恭曰〕常山生山谷间。茎圆有节，高者不过三四尺。叶似茗而狭长，两两相当。三月生白花，青萼。五月结实青圆，三子为房。其草暴燥色青白，堪用。若阴干便黑烂郁坏矣。

【修治】〔时珍曰〕近时有酒浸蒸熟或瓦炒熟者，亦不甚吐人。又有醋制者，吐人。

常山【气味】苦，寒，有毒。【主治】伤寒寒热，热发温疟鬼毒，胸中痰结吐逆。《本经》|疗鬼蛊往来，水胀，洒洒恶寒，鼠瘘。《别录》|治诸疟，吐痰涎，治项下瘤瘿。甄权

蜀漆【气味】辛，平，有毒。【主治】疟及咳逆寒热，腹中癥坚痞结，积聚邪气，蛊毒鬼疰。《本经》|疗胸中邪结气，吐去之。《别录》|治瘴、鬼疟多时不瘥，温疟寒热，下肥气。甄权|破血，洗去腥，与苦酸同用，导胆邪。元素

【发明】〔时珍曰〕常山、蜀漆有劫痰截疟之功，须在发散表邪及提出阳分之后。用之得宜，神效立见；用失其法，真气必伤。夫疟有六经疟、五脏疟、痰湿食积瘴疫鬼邪诸疟，须分阴阳虚实，不可一概论也。常山、蜀漆生用则上行必吐；酒蒸炒熟用则气稍缓，少用亦不致吐也。得甘草则吐；得大黄则利；得乌梅、鲮鲤甲则入肝；得小麦、竹叶，则入心；得秫米、麻黄，则入肺；得龙骨、附子，则入肾；得草果、槟榔，则入脾。盖无痰不作疟，二物之功，亦在驱逐痰水而已。

【附方】**截疟诸汤**《外台秘要》：用常山三两，浆水三升，浸一宿，煎取一升，欲发前顿服，取吐。《肘后方》：用常山一两，秫米一百粒，水六升，煮三升，分三服。先夜、未发、临发时服尽。**截疟诸酒** 虞抟《医学正传》治久疟不止。常山一钱半，槟榔一钱，丁香五分，乌梅一个，酒一盏，浸一宿，五更饮之。一服便止，永不再发，如神。**截疟诸丸**《千金

（常山：灌木。叶对生，叶椭圆形、长圆形、倒卵状椭圆形，边缘有密的锯齿或细锯齿。伞房花序，花蓝色或青紫色，花瓣4～7，近肉质，花时反卷。浆果蓝色。花期6～7月，果期8～10月。分布于江西、湖北、湖南、陕西、四川、贵州、云南、广东、福建、广西、甘肃、西藏、台湾等地。）

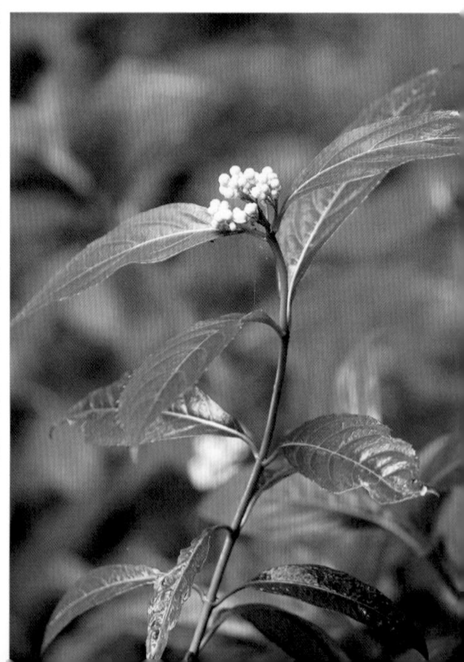

方》恒山丸：治数年不瘥者，两剂瘥；一月以来者，一剂瘥。恒山三两，研末，鸡子白和丸梧子大，瓦器煮熟，杀腥气，则取晒干收之。每服二十丸，竹叶汤下，五更一服，天明一服，发前一服，或吐或否即止。《肘后》丹砂丸：恒山（捣末）三两，真丹一两研，白蜜和杵百下，丸梧子大。先发服三丸，少顷再服三丸，临时服三丸，酒下，无不断者。葛洪《肘后方》：用恒山三两，知母一两，甘草半两，捣末，蜜丸梧子大。先发时服十丸，次服七丸，后服五六丸，以瘥为度。《和剂局方》瞻仰丸：治一切疟。常山四两（炒存性），草果二两（炒存性）。为末，薄糊丸梧子大。每卧时冷酒服五十丸，五更再服。忌鹅羊热物。又胜金丸：治一切疟，胸膈停痰，发不愈者。常山八两（酒浸蒸焙），槟榔二两（生）。研末，糊丸梧子大。如上法服。《集简方》二圣丸：治诸疟，不拘远近大小。鸡骨恒山、鸡心槟榔各一两（生研），鲮鲤甲（煨焦）一两半。为末，糯粉糊丸绿豆大，黄丹为衣。每服三五十丸，如上法服。

藜芦

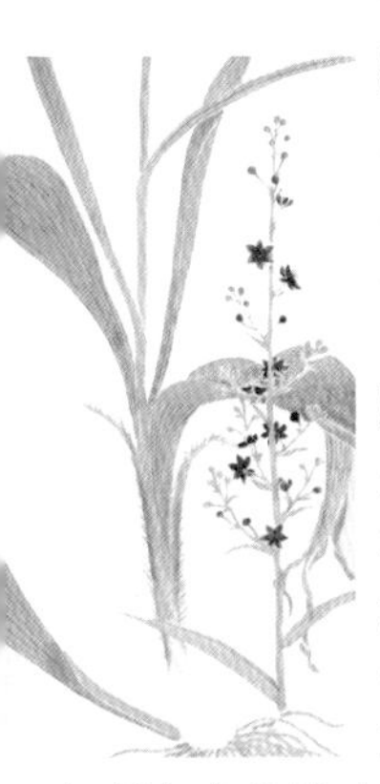

【释名】山葱、葱苒、葱葵、丰芦、憨葱、鹿葱。〔时珍曰〕黑色曰黎，其芦有黑皮裹之，故名。

【集解】〔别录曰〕藜芦生太山山谷。三月采根，阴干。〔弘景曰〕近道处处有之。根下极似葱而多毛。用之止剔取根，微炙之。〔保升曰〕所在山谷皆有。叶似郁金、秦艽、蘘荷等，根若龙胆，茎下多毛。夏生冬凋，八月采根。〔颂曰〕今陕西、山南东西州郡皆有之，辽州、均州、解州者尤佳。三月生苗。叶青，似初出棕心，又似车前。茎似葱白，青紫色，高五六寸。上有黑皮裹茎，似棕皮。有花肉红色。根似马肠根，长四五寸许，黄白色。二月、三月采根阴干。

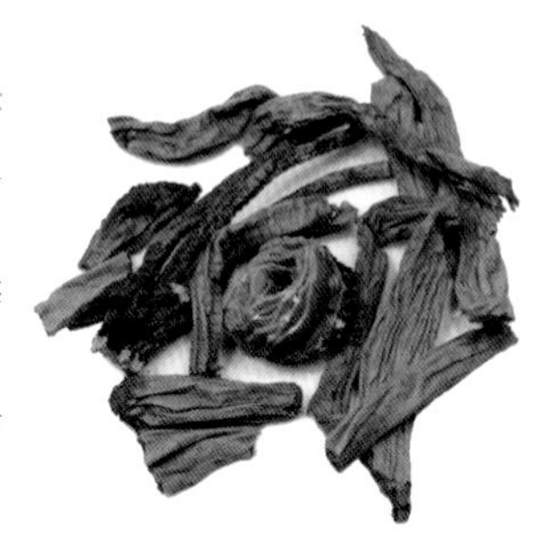

根【气味】辛，寒，有毒。〔时珍曰〕畏葱白。服之吐不止，饮葱汤即止。【主治】蛊毒咳逆，泄痢肠澼，头疡疥瘙恶疮，杀诸虫毒，去死肌。《本经》疗哕逆，喉痹不通，鼻中息肉，马刀烂疮。不入汤

（藜芦：多年生草本，高60～100cm。叶互生，薄革质，椭圆形、宽卵状椭圆形或卵状披针形。圆锥花序顶生；花被片6，长圆形，黑紫色。蒴果卵圆形，具三钝棱。种子扁平，具膜质翅。花、果期7～9月。分布于东北、华北及陕西、甘肃、山东、河南、湖北、四川、贵州等地。）

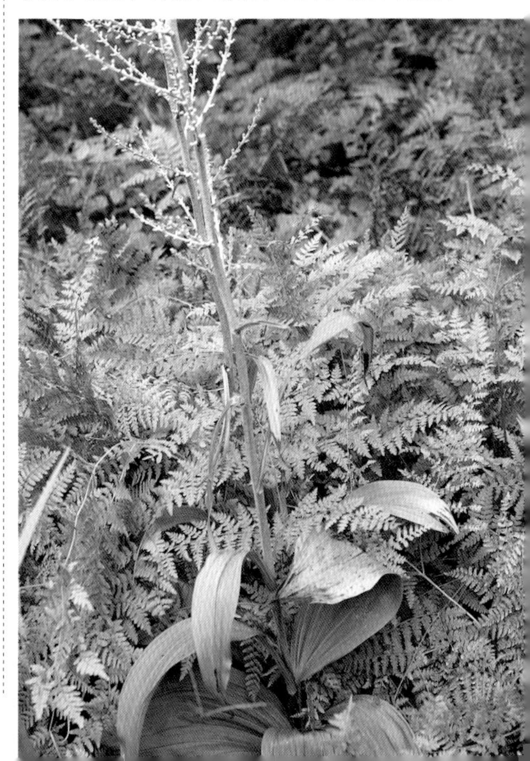

用。《别录》|主上气，去积年脓血泄痢。权|吐上膈风涎，暗风痫病，小儿齁（鼻句）痰疾。颂|末，治马疥癣。宗奭

【发明】〔时珍曰〕哕逆用吐药，亦反胃用吐法去痰积之义。吐药不一：常山吐疟痰，瓜丁吐热痰，乌附尖吐湿痰，莱菔子吐气痰，藜芦则吐风痰者也。

【附方】**诸风痰饮** 藜芦十分，郁金一分，为末。每以一字，温浆水一盏和服，探吐。**中风不省** 牙关紧急者。藜芦一两（去芦头），浓煎防风汤浴过，焙干碎切，炒微褐色，为末。每服半钱，小儿减半，温水调灌，以吐风涎为效。未吐再服。**中风不语** 喉中如曳锯声，口中涎沫。取藜芦一分，天南星一个（去浮皮，于脐上剜一坑，纳入陈醋二橡斗，四面火逼黄色）。研为末，生面丸小豆大。每服三丸，温酒下。**久疟痰多** 不食，欲吐不吐。藜芦末半钱。温齑水调下，探吐。**黄疸肿疾** 藜芦灰中炮，为末。水服半钱匕，小吐，不过数服，效。**牙齿虫痛** 藜芦末，内入孔中，勿吞汁，神效。**头风白屑** 痒甚。藜芦末，沐头掺之，紧包二日夜，避风效。**疥癣虫疮** 藜芦末，生油和涂。

附子

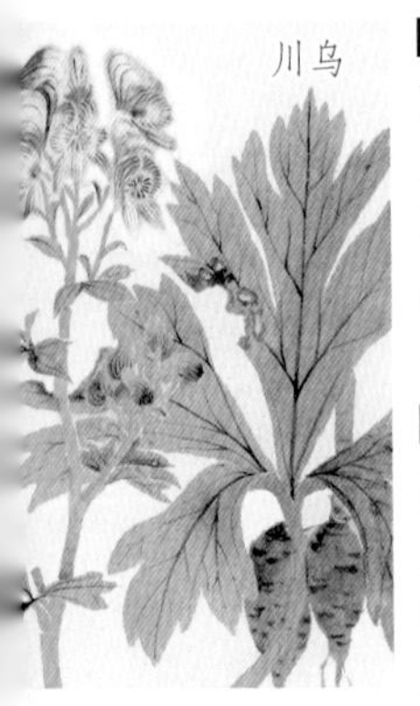

【释名】其母名乌头。〔时珍曰〕初种为乌头，象乌之头也。附乌头而生者为附子，如子附母也。乌头如芋魁，附子如芋子，盖一物也。

【集解】〔弘景曰〕乌头与附子同根。附子八月采，八角者良。乌头四月采。春时茎初生有脑头，如乌鸟之头，故谓之乌头。有两歧共蒂，状如牛角者，名乌喙。取汁煎为射罔。天雄似附子，细而长，乃至三四寸。侧子即附子边角之大者。并是同根，而《本经》附子出犍为，天雄出少室，乌头出朗陵，分生三处，当各有所宜也，今则无别矣。〔保升曰〕正者为乌头；两歧者为乌喙；细长三四寸者为天雄；根旁如芋散生者，为附子；旁连生者为侧子，五物同出而异名。苗高二尺许，叶似石龙芮及艾。〔宗奭曰〕五者皆一物，但依大小长短以象而名之尔。〔时珍曰〕乌头有两种：出彰明者即附子之母，今人谓之川乌头是也。春末生子，故曰春采为乌头。冬则生子已成，故曰冬采为附子。其天雄、乌喙、侧子，皆是生子多者，因象命名；若生子少及独头者，即无此数物也。其产江左、山南等处者，乃《本经》所列乌头，今人谓之草乌头者是也。故曰其汁煎为射罔。

【修治】〔时珍曰〕附子生用则发散，熟用则峻补。生用者，须如阴制之法，去皮脐入药。熟用者，以水浸过，炮令发拆，去皮脐，乘热切片再炒，令内外俱黄，去火毒入药。

【气味】辛，温，有大毒。

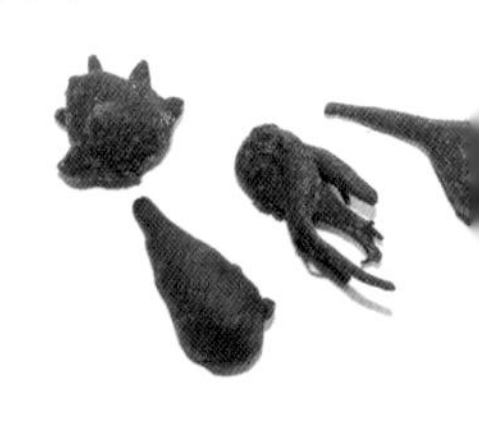

【主治】风寒咳逆邪气，温中，寒湿踒躄，拘挛膝痛，不能行步，破癥坚积聚血瘕，金疮。《本经》|腰脊风寒，脚疼冷弱，心腹冷痛，霍乱转筋，下痢赤白，强阴，坚肌骨，又堕胎，为百药长。《别录》|温暖脾胃，除脾湿肾寒，补下焦之阳虚。元素|除脏腑沉寒，三阳厥逆，湿淫腹痛，胃寒蛔动，治经闭，补虚散壅。李杲|督脉为病，脊强而厥。好古|治三阴伤寒，阴毒寒疝，中寒中风，痰厥气厥，柔痓癫痫，小儿慢惊，风湿麻痹，肿满脚气，头风，肾厥头痛，暴泻脱阳，久痢脾泄，寒疟瘴气，久病呕哕，反胃噎膈，痈疽不敛，久漏冷疮。合葱涕，塞耳治聋。时珍

乌头（即附子母）【主治】诸风，风痹血痹，半身不遂，除寒冷，温养脏腑，去心

下坚痞，感寒腹痛。元素|除寒湿，行经，散风邪，破诸积冷毒。李杲|补命门不足，肝风虚。好古|助阳退阴，功同附子而稍缓。时珍

【发明】〔宗奭曰〕补虚寒须用附子，风家即多用天雄，大略如此。其乌头、乌喙、附子，则量其材而用之。〔吴绶曰〕附子乃阴证要药。凡伤寒传变三阴，及中寒夹阴，虽身大热而脉沉者，必用之。或厥冷腹痛，脉沉细，甚则唇青囊缩者，急须用之，有退阴回阳之力，起死回生之功。近世阴证伤寒，往往疑似，不敢用附子，直待阴极阳竭而用之，已迟矣。且夹阴伤寒，内外皆阴，阳气顿衰。必须急用人参，健脉以益其原；佐以附子，温经散寒。舍此不用，将何以救之？〔张元素曰〕附子以白术为佐，乃除寒湿之圣药。湿药宜少加之引经。〔虞抟曰〕附子禀雄壮之质，有斩关夺将之气。能引补气药行十二经，以追复散失之元阳；引补血药入血分，以滋养不足之真阴；引发散药开腠理，以驱逐在表之风寒；引温暖药达下焦，以祛除在里之冷湿。〔震亨曰〕气虚热甚者，宜少用附子，以行参耆。肥人多湿，亦宜少加乌、附行经。仲景八味丸，用为少阴响导，其补自是地黄，后世因以附子为补药，误矣。附子走而不守，取其健悍走下之性，以行地黄之滞，可致远尔。乌头、天雄皆气壮形伟，可为下部药之佐；无人表其害人之祸，相习用为治风之药及补药，杀人多矣。〔时珍曰〕乌、附毒药，非危病不用，而补药中少加引导，其功甚捷。有人才服钱匕，即发燥不堪，而昔人补剂用为常药，岂古今运气不同耶？荆府都昌王，体瘦而冷，无他病。日以附子煎汤饮，兼嚼硫黄，如此数岁。蕲州卫张百户，平生服鹿茸、附子药，至八十余，康健倍常。宋张杲《医说》载：赵知府耽酒色，每日煎干姜熟附汤，吞硫黄金液丹百粒，乃能健啖，否则倦弱不支，寿至九十。他人服一粒即为害。若此数人，皆其脏腑禀赋之偏，服之有益无害，不可以常理概论也。

【附方】**少阴伤寒** 初得二三日，脉微细，但欲寐，小便色白者，麻黄附子甘草汤微发其汗。麻黄（去节）二两，甘草（炙）二两，附子（炮去皮）一枚，水七升，先煮麻黄去沫，纳二味，煮取三升，分作三服，取微汗。**少阴发热** 少阴病始得，反发热脉沉者，麻黄附子细辛汤发其汗。麻黄（去节）二两，附子（炮去皮）一枚，细辛二两，水一斗，先煮麻黄去沫，乃纳二味，同煮三升，分三服。**阴病恶寒** 伤寒已发汗不解，反恶寒者，虚也，芍药甘草附子汤补之。芍药三两，甘草（炙）三

（川乌：多年生直立草本，高60 ~ 120cm。块根通常2个连生，纺锤形至倒卵形。叶互生，有柄；叶片3裂几达基部，两侧裂片再2裂，中央裂片菱状楔形，先端再3浅裂，裂片边缘有粗齿或缺刻。总状圆锥花序，萼片5，蓝紫色。蓇葖果长圆形。花期6 ~ 7月，果期7 ~ 8月。分布于四川、云南、陕西、湖南等地。）

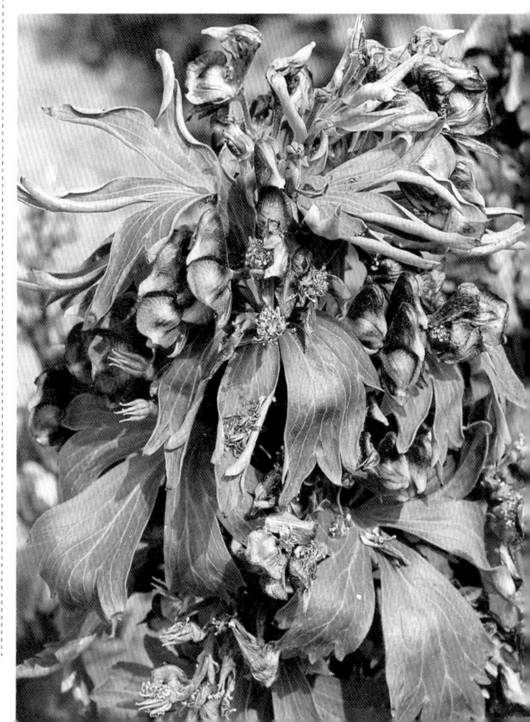

两，附子（炮去皮）一枚，水五升，煮取一升五合，分服。**阴盛格阳** 伤寒阴盛格阳，其人必躁热而不欲饮水，脉沉手足厥逆者，是此证也。霹雳散：用大附子一枚。烧存性，为末。蜜水调服。逼散寒气，然后热气上行而汗出，乃愈。**风病瘫缓** 手足亸曳，口眼㖞斜，语音蹇涩，步履不正，宜神验乌龙丹主之。川乌头（去皮脐）、五灵脂各五两，为末。入龙脑、麝香五分，滴水为丸，如弹子大。每服一丸，先以生姜汁研化，暖酒调服，一日二服。至五七丸，便觉抬得手、移得步，十丸可以梳头也。**风寒湿痹** 麻木不仁，或手足不遂。生川乌头末，每以香白米煮粥一碗，入末四钱，慢熬得所，下姜汁一匙，蜜三大匙，空腹啜之。或入薏苡末二钱。**诸风痫疾** 生川乌头（去皮）二钱半，五灵脂半两，为末，猪心血丸梧子大。每姜汤化服一丸。**脚气腿肿** 久不瘥者。黑附子一个（生，去皮脐）。为散。生姜汁调如膏，涂之。药干再涂，肿消为度。**年久头痛** 川乌头、天南星等分，为末。葱汁调涂太阳穴。**耳鸣不止** 无昼夜者。乌头（烧作灰）、菖蒲等分，为末，绵裹塞之，日再用，取效。**虚寒腰痛** 鹿茸（去毛，酥炙微黄）、附子（炮去皮脐）各二两，盐花三分，为末，枣肉和丸梧子大。每服三十丸，空心温酒下。**水泄久痢** 川乌头二枚，一生用，一以黑豆半合同煮熟，研丸绿豆大。每服五丸，黄连汤下。**溲数白浊** 熟附子为末。每服二钱，姜三片，水一盏，煎六分，温服。**痈疽肿毒** 川乌头（炒）、黄檗（炒）各一两，为末，唾调涂之，留头，干则以米泔润之。**丁疮肿痛** 醋和附子末涂之。干再上。**久生疥癣** 川乌头，生切，以水煎洗，甚验。**手足冻裂** 附子去皮为末，以水、面调涂之，良。

乌头

【释名】乌喙、草乌头、土附子、奚毒、耿子、毒公。

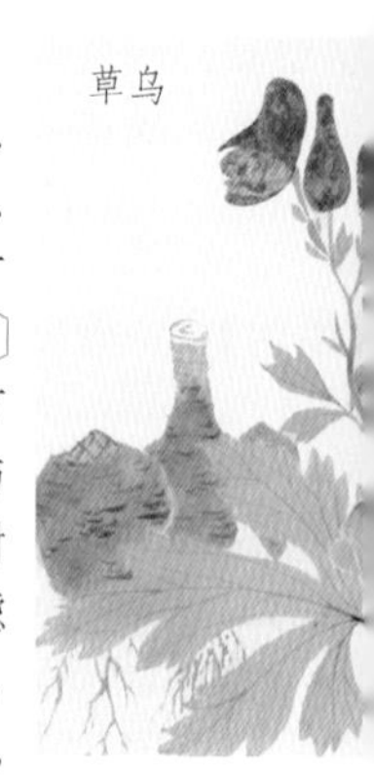

【集解】〔别录曰〕乌头、乌喙生朗陵山谷。正月、二月采，阴干。长三寸以上者为天雄。〔普曰〕正月始生，叶厚，茎方中空，叶四四相当，与蒿相似。〔大明曰〕土附子（生），去皮，捣，滤汁澄清，旋添晒干取膏，名为射罔，以作毒箭。〔时珍曰〕处处有之，根、苗、花、实并与川乌头相同，但此系野生，又无酿造之法，其根外黑内白，皱而枯燥为异尔，然毒则甚焉。

乌头【气味】辛，温，有大毒。【主治】中风恶风，洗洗出汗，除寒湿痹，咳逆上气，破积聚寒热，其汁煎之名射罔，杀禽兽。《本经》|消胸上痰冷，食不下，心腹冷疾，脐间痛，肩胛痛，不可俯仰，目中痛，不可久视。又堕胎。《别录》|主恶风憎寒，冷痰包心，肠腹㽲痛，痃癖气块，齿痛，益阳事，强志。甄权|治头风喉痹，痈肿疔毒。时珍

乌喙（一名两头尖）【气味】辛，微温，有大毒。【主治】风湿，丈夫肾湿阴囊痒，寒热历节，掣引腰痛，不能行步，痈肿脓结。又堕胎。《别录》|男子肾气衰弱，阴汗，瘰疬岁月不消。甄权

射罔【气味】苦，有大毒。【主治】尸疰癥坚，及头中风痹痛。《别录》|瘘疮疮根，结核瘰疬、毒肿及蛇咬。先取涂肉四畔，渐渐近疮，习习逐病至骨。疮有热脓及黄水，涂之；若无脓水，有生血，及新伤破，即不可涂，立杀人。藏器

【发明】〔时珍曰〕草乌头、射罔，乃至毒之药。非若川乌头、附子，人所栽种，加以酿制，杀其毒性之比。自非风顽急疾，不可轻投。

【附方】**中风瘫痪** 手足颤掉，言语蹇涩。

左经丸：用草乌头（炮去皮）四两，川乌头（炮去皮）二两，乳香、没药各一两（为末），生乌豆一升（以斑蝥三七个，去头翅，同煮，豆熟去蝥，取豆焙干为末）。和匀，以醋面糊丸梧子大。每服三十丸，温酒下。**瘫痪顽风** 骨节疼痛，下元虚冷，诸风痔漏下血，一切风疮。草乌头、川乌头、两头尖各三钱，硫黄、麝香、丁香各一钱，木鳖子五个。为末。以熟蕲艾揉软，合成一处，用钞纸包裹，烧熏病处。名雷丸。**腰脚冷痛** 乌头三个，去皮脐，研末，醋调贴，须臾痛止。**久患头风** 草乌头尖（生用）一分，赤小豆三十五粒，麝香一字。为末。每服半钱，薄荷汤冷服。更随左右嗃鼻。**耳鸣耳痒** 如流水及风声，不治成聋。用生乌头掘得，乘湿削如枣核大，塞之。日易二次，不过三日愈。**喉痹口噤** 不开，欲死。草乌头、皂荚等分，为末，入麝香少许。擦牙并嗃鼻，牙关自开也。**疔毒恶肿** 生乌头切片，醋熬成膏，摊贴。次日根出。**瘰疬初作** 未破，作寒热。草乌头半两，木鳖子二个，以米醋磨细，入捣烂葱头、蚯蚓粪少许，调匀敷上，以纸条贴，令通气孔，妙。

（草乌：多年生直立草本，高70～150cm。块根常2～5块连生，倒圆锥形。叶互生，3全裂，裂片菱形，再作深浅不等的羽状缺刻状分裂，最终裂片线状披针形或披针形。总状花序；花萼5，紫蓝色，上萼片盔形；花瓣2。蓇葖果。花期7～8月。果期8～9月。分布于黑龙江、吉林、辽宁、内蒙古、河北、山西等地。）

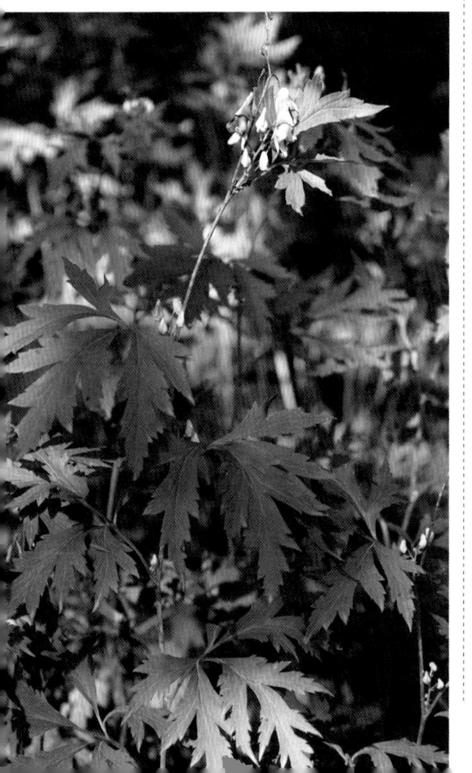

白附子

【集解】〔别录曰〕白附子生蜀郡。三月采。〔珣曰〕徐表《南州异物记》云：生东海、新罗国及辽东。苗与附子相似。〔时珍曰〕根正如草乌头之小者，长寸许，干者皱纹有节。

【气味】 辛、甘，大温，有小毒。

【主治】 心痛血痹，面上百病，行药势。《别录》|中风失音，一切冷风气，面皯瘢疵。《大明》|诸风冷气，足弱无力，疥癣风疮，阴下湿痒，头面痕，入面脂用。李珣|补肝风虚。好古|风痰。震亨

【发明】〔时珍曰〕白附子乃阳明经药，因与附子相似，故得此名，实非附子类也。按《楚国先贤传》云：孔休伤颊有瘢，王莽赐玉屑白附子香，与之消瘢。

【附方】 **中风口㖞** 半身不遂。牵正散：用白附子、白僵蚕、全蝎并等分，生研为末。每服二钱，热酒调下。**风痰眩运** 头痛气郁，胸膈不利。白附子（炮去皮脐）半斤，石膏（煅红）半斤，朱砂二两二钱半，龙脑一钱，为末，粟米饭丸小豆大。每服三十丸，食后茶酒任下。**赤白汗斑** 白附子、硫黄等分，为末，姜汁调稀，茄蒂蘸擦，日数次。**喉痹肿痛** 白附子末、枯矾

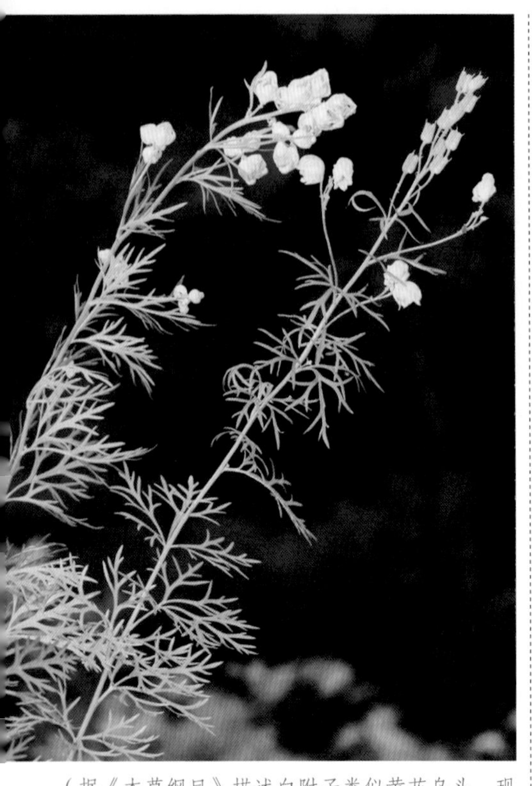

（据《本草纲目》描述白附子类似黄花乌头，现代用药为独角莲的根。黄花乌头：多年生直立草本，根子、母连生，倒长圆锥形。茎中部叶掌状3全裂，裂片细裂，小裂片条形。总状花序，萼片淡黄色，上萼片船状盔形或盔形，下萼片斜椭圆状卵形；花瓣爪细，瓣片狭长，距极短，头形。蓇葖果。花期8～9月，果期9～10月。分布黑龙江东部、吉林、辽宁、河北北部。）

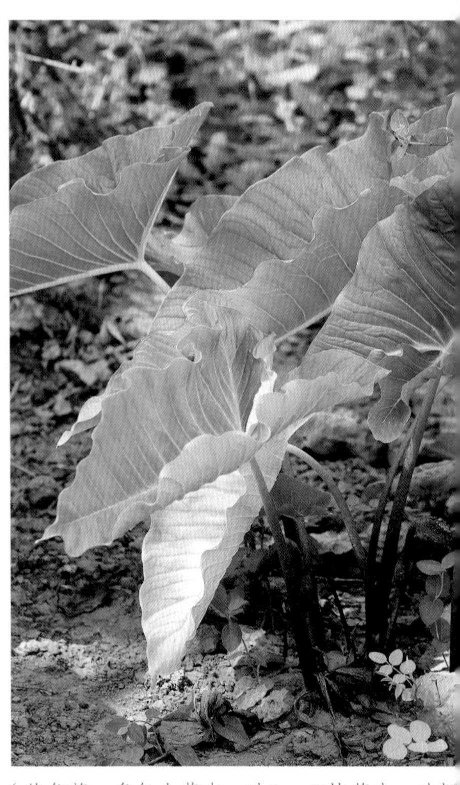

（独角莲：多年生草本。叶1～7块茎生；叶柄肥大肉质，下部常呈淡粉红色或具紫色条斑；叶片三角状卵形、戟状箭形或卵状宽椭圆形。花梗自块茎抽出，佛焰苞紫红色；肉穗花序位于佛焰苞内，附属器圆柱形，紫色，不伸出佛焰苞外。浆果熟时红色。花期6～8月，果期7～10月。分布于河北、河南、山东、山西、陕西、甘肃、江西、福建等地。）

等分，研末，涂舌上，有涎吐出。**偏坠疝气** 白附子一个，为末，津调填脐上，以艾灸三壮或五壮，即愈。

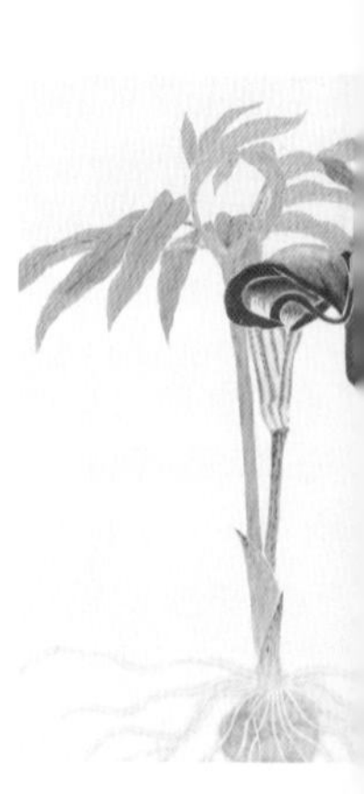

虎掌、天南星

【释名】虎膏、鬼蒟蒻。〔恭曰〕其根四畔有圆牙，看如虎掌，故有此名。〔颂曰〕天南星即本草虎掌也，小者名由跋。〔时珍曰〕虎掌因叶形似之，非根也。南星因根圆白，形如老人星状，故名南星，即虎掌也。**【集解】**〔别录曰〕虎掌生汉中山谷及冤句。二月、八月采，阴干。〔藏器曰〕天南星生安东山谷，叶如荷，独茎，用根。〔弘景曰〕近道亦有。形似半夏，但大而四边有子如虎掌。今用多破作三四片。方药不甚用也。〔保升曰〕茎头有八九叶，花生茎间。

〔颂曰〕虎掌今河北州郡有之。初生根如豆大，渐长大似半夏而扁，年久者根圆及寸，大者如鸡卵。周匝生圆牙三四枚或五六枚。三四月生苗，高尺余。独茎上有叶如爪，五六出分布，尖而圆。一窠生七八茎，时出一茎作穗，直上如鼠尾。中生一叶如匙，裹茎作房，旁开一口，上下尖。中有花，微青褐色。结实如麻子大，熟即白色，自落布地，一子生一窠。九月苗残取根。〔时珍曰〕大者为虎掌、南星，小者为由跋，乃一种也。今俗又言大者为鬼臼，小者为南星，殊为谬误。

【修治】〔时珍曰〕凡天南星须用一两以上者佳。治风痰，有生用者，须以温汤洗净，仍以白矾汤，或入皂角汁，浸三日夜，日日换水，曝干用。若熟用者，须于黄土地掘一小坑，深五六寸，以炭火烧赤，以好酒沃之。安南星于内，瓦盆覆定，灰泥固济，一夜取出用。急用，即以湿纸包，于煻灰火中炮裂也。一法：治风热痰，以酒浸一宿，桑柴火蒸之，常洒酒入甑内，令气猛。一伏时取出，竹刀切开，味不麻舌为熟。未熟再蒸，至不麻乃止。脾虚多痰，则以生姜渣和黄泥包南星煨熟，去泥焙用。造南星麹法：以姜汁、矾汤，和南星末作小饼子，安篮内，楮叶包盖，待上黄衣，乃取晒收之。造胆星法：以南星生研末，腊月取黄牯牛胆汁和剂，纳入胆中，系悬风处干之。年久者弥佳。

【气味】苦，温，有大毒。〔时珍曰〕得防风则不麻，得牛胆则不燥，得火炮则不毒。

【主治】心痛，寒热结气，积聚伏梁，伤筋痿拘缓，利水道。《本经》|除阴下湿，风眩。《别录》|主疝瘕肠痛，伤寒时疾，强阴。甄权|天南星：主中风麻痹，除痰下气，利胸膈，攻坚积，消痈肿，散血堕胎。《开宝》|蛇虫咬，疥癣恶疮。《大明》|去上焦痰及眩运。元素|主破伤风，口噤身强。李杲|补肝风虚，治痰功同半夏。好古|治惊痫，口眼㖞斜，喉痹，口舌疮糜，结核，解颅。时珍

【发明】〔时珍曰〕虎掌、天南星，乃手足太阴脾肺之药。味辛而麻，故能治风散血；气温而燥，故能胜湿除涎；性紧而毒，故能攻积拔肿而治口㖞舌糜。杨士瀛《直指方》云：诸风口噤，宜用南星，更以人参、石菖蒲佐之。

【附方】中风口噤 目瞑，无门下药者。开关散：用天南星为末，入白龙脑等分，五月五日午时合之。每用中指点末，揩齿三二十遍，揩大牙左右，其口自开。又名破棺散。**小儿惊风** 坠涎散：用天南星（一

（据《本草纲目》描述虎掌、天南星形态与异叶天南星相似度高，现代用药天南星为掌叶天南星、异叶天南星、东北天南星的根茎，而植物虎掌的根不作为天南星药用，因虎掌形态与异叶天南星相似度较高，需要注意鉴别。异叶天南星：多年生草本，高60～80cm。块茎近球状或扁球状。叶1片，鸟趾状全裂，裂片9～17枚，通常13枚左右，中央裂片最小。花序柄长50～80cm；佛焰苞绿色，花序轴先端附属物鼠尾状，延伸于佛焰苞外甚多。浆果红色。花期7～8月。生长于阴坡或山谷较为阴湿的地方。分布于黑龙江、吉林、辽宁、浙江、江苏、江西、湖北、四川、陕西等地。）

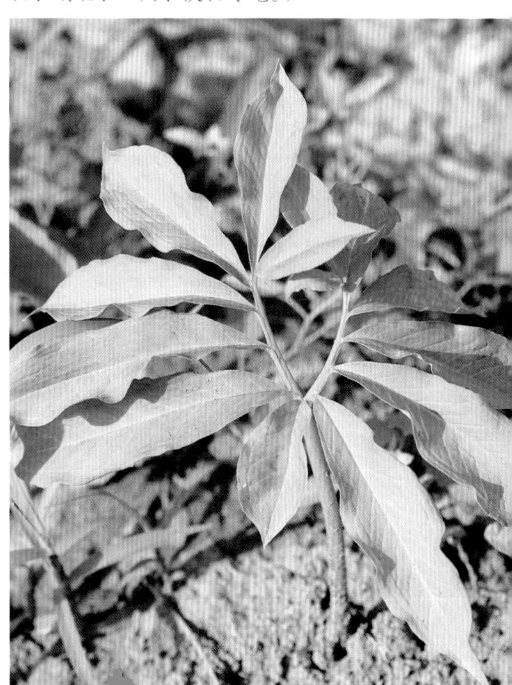

两重）一个，换酒浸七伏时，取出安新瓦上，周回炭火炙裂，合湿地出火毒，为末，入朱砂一分。每服半钱，荆芥汤调下。每日空心一服，午时一服。**口眼㖞斜** 天南星生研末，自然姜汁调之，左贴右，右贴左。**角弓反张：**南星、半夏等分，为末。姜汁、竹沥灌下一钱。仍灸印堂。**吐泄不止**《集效方》：四肢厥逆，虚风不省人事。服此则阳回，名回阳散。天南星为末，每服三钱，京枣三枚，水二钟，煎八分，温服。未省再服。又方：醋调南星末，贴足心。**喉风喉痹** 天南星一个，剜心，入白僵蚕七枚，纸包煨熟，研末。姜汁调服一钱，甚者灌之，吐涎愈。名如圣散。**身面疣子** 醋调南星末涂之。

（虎掌：多年生草本。叶1年生者心形，2年生者鸟趾状分裂，裂片5～13；叶柄长达45cm。佛焰苞披针形，绿色，长8～12cm，肉穗花序下部雌花部分长约1.5cm，贴生于佛焰苞上，上部雄花部分长约7cm；附属体鼠尾状，长约10cm。浆果卵形，绿白色。花期6～7月，果期9～11月。生于林下、山谷、河岸或荒地草丛中。分布于河北、河南、山东、安徽。）

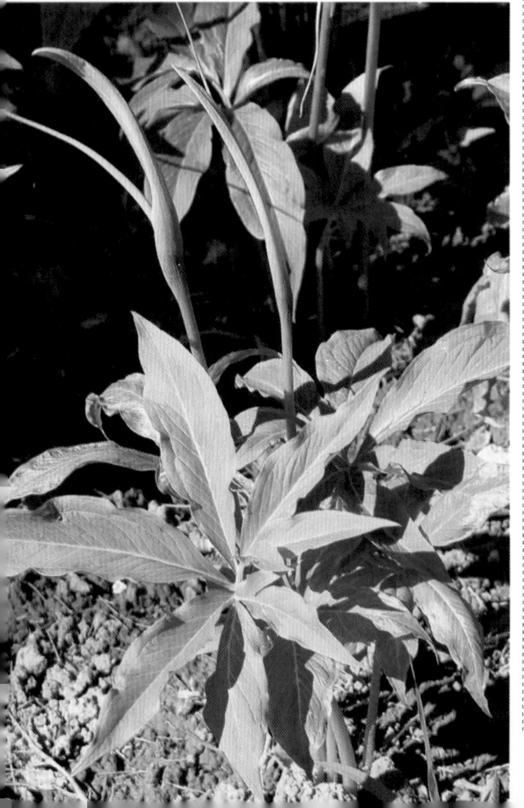

蒟蒻

【释名】蒻头、鬼芋、鬼头。

【集解】〔志曰〕蒻头出吴、蜀。叶似由跋、半夏，根大如碗，生阴地，雨滴叶下生子。又有斑杖，苗相似，至秋有花直出，生赤子，根如蒻头，毒猛不堪食。虎杖亦名斑杖，与此不同。〔时珍曰〕蒟蒻出蜀中，施州亦有之，呼为鬼头，闽中人

（蒟蒻为天南星科植物魔芋。魔芋：多年生草本。块茎扁球形。叶柄黄绿色，有绿褐色或白色斑块；叶片3裂，1次裂片具柄，二歧分裂，2次裂片二回羽状分裂或二回二歧分裂。花序柄色泽同叶柄。佛焰苞漏斗状，管部苍绿色，杂以暗绿色斑块；檐部心状圆形，边缘波状，外面绿色，内面深紫色。雌花序圆柱形，紫色。浆果球形或扁球形，成熟时黄绿色。花期4～6月，果期8～9月。分布于陕西、宁夏、甘肃至长江流域以南各地。）

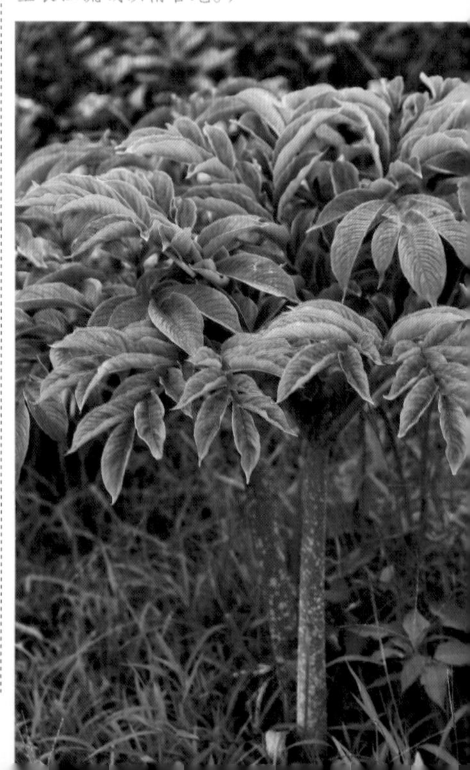

亦种之。宜树阴下掘坑积粪，春时生苗，至五月移之。长一二尺，与南星苗相似，但多斑点，宿根亦自生苗。其滴露之说，盖不然。经二年者，根大如碗及芋魁，其外理白，味亦麻人。秋后采根，须净擦，或捣成片段，以酽灰汁煮十余沸，以水淘洗，换水更煮五六遍，即成冻子，切片，以苦酒五味淹食，不以灰汁则不成也。切作细丝，沸汤汋过，五味调食，状如水母丝。马志言其苗似半夏，杨慎《丹铅录》言蒟酱即此者，皆误也。

根【气味】辛，寒，有毒。**【主治】**痈肿风毒，摩敷肿上。捣碎，以灰汁煮成饼，五味调食，主消渴。《开宝》

【发明】〔机曰〕按《三元延寿书》云：有人患瘵，百物不忌，见邻家修蒟蒻，求食之美，遂多食而瘵愈。又有病腮痈者数人，多食之，亦皆愈。

半夏

【释名】守田、水玉、地文、和姑。〔时珍曰〕《礼记·月令》：五月半夏生。盖当夏之半也，故名。

【集解】〔别录曰〕半夏生槐里川谷。五月、八月采根，曝干。〔颂曰〕在处有之，以齐州者为佳。二月生苗一茎，茎端三叶，浅绿色，颇似竹叶，而生江南者似芍药叶。根下相重，上大下小，皮黄肉白。五月、八月采根，以灰裹二日，汤洗曝干。

【修治】〔时珍曰〕今治半夏，惟洗去皮垢，以汤泡浸七日，逐日换汤，晾干切片，姜汁拌焙入药。或研为末，以姜汁入汤浸澄三日，沥去涎水，晒干用，谓之半夏粉。或研末以姜汁和作饼子，日干用，谓之半夏饼。

根【气味】辛，平，有毒。〔元素曰〕热痰佐以黄芩；风痰佐以南星；寒痰佐以干姜；痰痞，佐以陈皮、白术。多用则泻脾胃。诸血证及口渴者禁用，为其燥津液也。孕妇忌之，用生姜则无害。**【主治】**伤寒寒热，心下坚，胸胀咳逆，头眩，咽喉肿痛，肠鸣，下气止汗。《本经》|消心腹胸膈痰热满结，咳嗽上气，心下急痛坚痞，时气呕逆，消痈肿，疗痿黄，悦泽面目，堕胎。《别录》|消痰，下肺气，开胃健脾，止呕吐，去胸中痰满。生者：摩痈肿，除瘤瘿气。甄权|治吐食反胃，霍乱转筋，肠腹冷，痰疟。《大明》|治寒痰，及形寒饮冷伤肺而咳，消胸中痞，膈上痰，除胸寒，和胃气，燥脾湿，治痰厥头痛，消肿散结。元素|治眉棱骨痛。震亨|补肝风虚。好古|除腹胀，目不得瞑，白浊梦遗带下。时珍

【发明】〔时珍曰〕脾无留湿不生痰，故脾为生痰之源，肺为贮痰之器。半夏能主痰饮及腹胀者，为其体滑而味辛性温也。涎滑能润，辛温能散亦能润，故行湿而通大便，利窍而泄小便。所谓辛走气，能化液，辛以润之是矣。洁古张氏云：半夏、南星治其痰，而咳嗽自愈。

【附方】老人风痰 大腑热不识人，及肺热痰实，咽喉不利。半夏（泡七次，焙）、消石各半两，为末，入白面一两捣匀，水和丸绿豆大。每姜汤下五十丸。**风痰头运** 呕逆目眩，面色青黄，脉弦者。水煮金花丸：用生半夏、生天南星、寒水石（煅）各一两，天麻半两，雄黄二钱，小麦面三两，为末，水和成饼，水煮浮起，漉出，捣丸梧子大。每服五十丸，姜汤下，极效。亦治风痰咳嗽，二便不通，风痰头痛。**热痰咳嗽** 烦热面赤，口燥心痛，脉洪数者。小黄丸：用半夏、天南星各一两，黄芩一两半，为末，姜汁浸蒸饼丸梧子大。每服五七十丸，食后姜汤下。**湿痰咳嗽** 面黄体重，嗜卧惊，兼食不消，脉

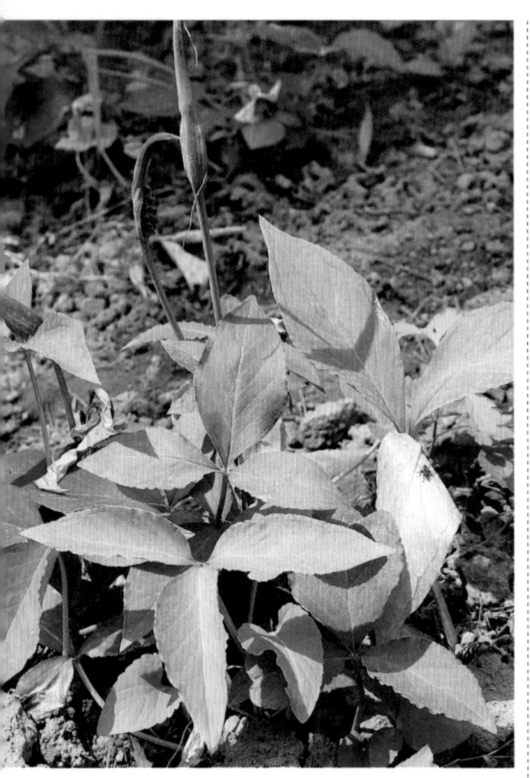

（半夏：多年生小草本。一年生的叶为单叶，2～3年后，叶为3小叶的复叶。花序梗常较叶柄长，肉穗花序顶生，佛焰苞绿色；雄花着生在花序上部，白色，雄蕊密集成圆筒形，雌花着生于雄花的下部，绿色；花序中轴先端附属物延伸呈鼠尾状，伸出在佛焰苞外。浆果卵状椭圆形。果期8～9月。我国大部分地区有分布。）

缓者。白术丸：用半夏、南星各一两，白术一两半，为末，薄糊丸梧子大。每服五七十丸，姜汤下。**气痰咳嗽** 面白气促，洒淅恶寒，愁忧不乐，脉涩者。玉粉丸：用半夏、南星各一两，官桂半两，为末，糊丸梧子大。每服五十丸，姜汤下。**黄疸喘满** 小便自利，不可除热。半夏、生姜各半斤，水七升，煮一升五合，分再服。有人气结而死，心下暖，以此少许入口，遂活。**老人虚秘** 冷秘，及痃癖冷气。半硫丸：半夏（泡炒）、生硫黄等分，为末，自然姜汁煮糊丸如梧子大。每空心温酒下五十丸。

蚤休

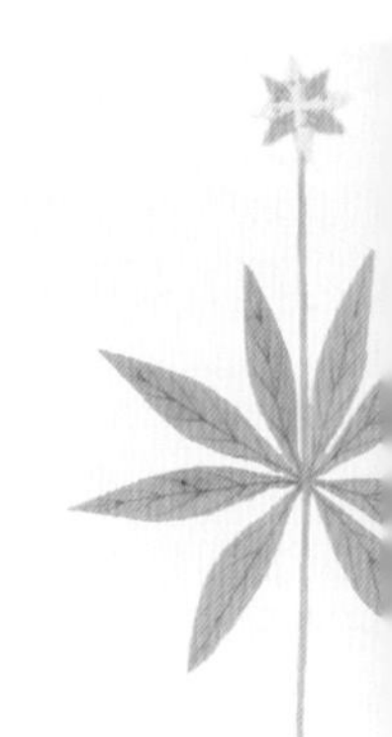

【释名】蚩休、螫休、紫河车、重台、重楼金线、三层草、七叶一枝花、草甘遂、白甘遂。〔时珍曰〕虫蛇之毒，得此治之即休，故有蚤休、螫休诸名。重台、三层，因其叶状也。

【集解】〔保升曰〕叶似鬼臼、牡蒙，年久者二三重。根如紫参，皮黄肉白。五月采根，日干。〔大明曰〕根如尺二蜈蚣，又如肥紫菖蒲。〔颂曰〕即紫河车也。今河中、河阳、华、凤、文州及江淮间亦有之。叶似王孙、鬼臼等，作二三层。六月开黄紫花，蕊赤黄色，上有金丝垂下。秋结红子。根似肥姜，皮赤肉白。四月、五月采之。〔时珍曰〕重楼金线处处有之，生于深山阴湿之地。一茎独上，茎当叶心。叶绿色似芍药，凡二三层，每一层七叶。茎头夏月开花，一花七瓣，有金丝蕊，长三四寸。王屋山产者至五、七层。根如鬼臼、苍术状，外紫中白，有粳、糯二种。

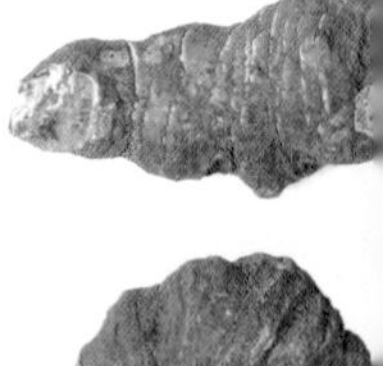

根【气味】苦，微寒，有毒。**【主治】**惊痫，摇头弄舌，热气在腹中，癫疾，痈疮阴蚀，下三虫，去蛇毒。《本经》|生食一升，利水。《唐本》|治胎风手足搐，能吐泄瘰疬。《大明》|去疟疾寒热。时珍

【发明】〔时珍曰〕紫河车，足厥阴经药也。凡本经惊痫、疟疾、瘰疬、痈肿者宜之。而道家有服食法，不知果有益否也？

【附方】小儿胎风 手足搐搦。用蚤休（即

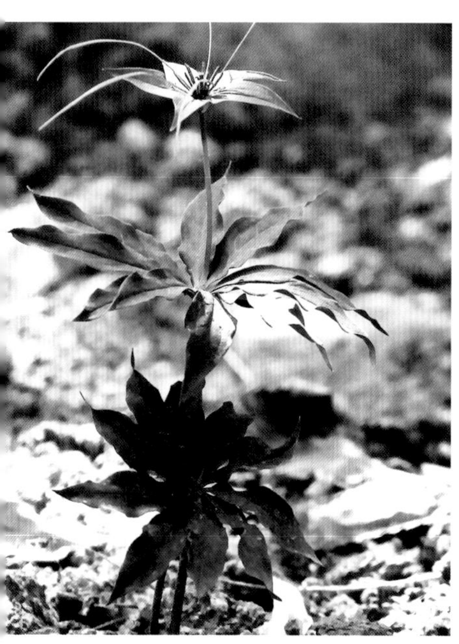

蚤休为百合科植物七叶一枝花。七叶一枝花：多年生直立草本。叶通常为7～10片，轮生于茎顶；叶片草质，全缘，基出主脉3条。花单一，顶生。浆果近于球形。花期6月，果期～8月。分布于四川、广西等地。）

紫河车）为末。每服半钱，冷水下。**慢惊发搐** 带有阳证者。白甘遂末（即蚤休）一钱，栝楼根末二钱，同于慢火上炒焦黄，研匀。每服一字，煎麝香薄荷汤调下。**咽喉谷贼** 肿痛。用重台（赤色者）、川大黄炒）、木鳖子仁、马牙消各半两，半夏泡）一分，为末，蜜丸芡子大，含之。

鬼臼

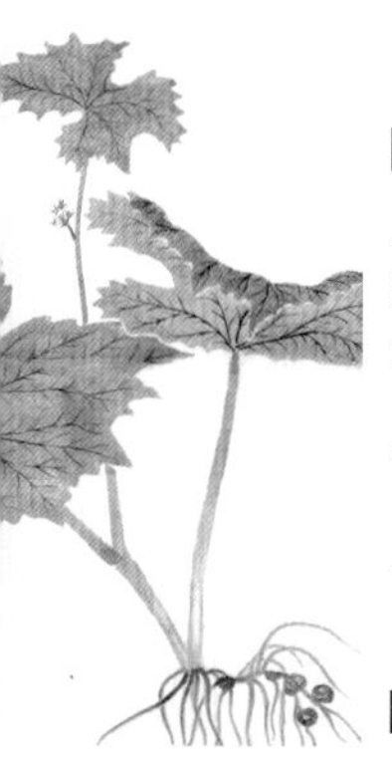

【释名】九臼、天臼、鬼药、解毒、害母草、羞天花、独脚莲、独荷草、山荷叶、旱荷、八角盘。〔弘景曰〕鬼臼，根如射干，白而味甘，九臼相连，有毛者良，故名。

【集解】〔别录曰〕鬼臼生九真山谷及冤句。二月、八月采根。〔弘景曰〕鬼臼生山谷中。八月采，阴干。似射干、术辈，又似钩吻。〔颂曰〕花生茎间，赤色，三月开后结实。又一说：鬼臼生深山阴地，叶六出或五出，如雁掌。茎端一叶如伞，旦时东向，及暮则西倾，盖随日出没也。花红紫如荔枝，正在叶下，常为叶所蔽，未常见日。一年生一茎，既枯则为一臼，及八九年则八九臼矣。〔时珍曰〕鬼臼根如天南星相叠之状，故市人通谓小者为南星，大者为鬼臼，殊为谬误。

根【气味】辛，温，有毒。**【主治】**杀蛊毒鬼疰精物，辟恶气不祥，逐邪，解百毒。《本经》|杀大毒，疗咳嗽喉结，风邪

（鬼臼为小檗科植物八角莲。八角莲：多年生直立草本，高20～30cm。茎生叶1片，有时2片，盾状着生；叶片圆形，掌状深裂几达叶中部，边缘4～9浅裂或深裂，边缘具针刺状锯齿。伞形花序，着生于叶柄基处的上方近叶片处；花梗细，花下垂，花冠深红色，花瓣6，匀状倒卵形。浆果椭圆形或卵形。花期4～6月，果期8～10月。分布于浙江、江西、河南、湖北、湖南、广东、广西、四川、贵州、云南等地。）

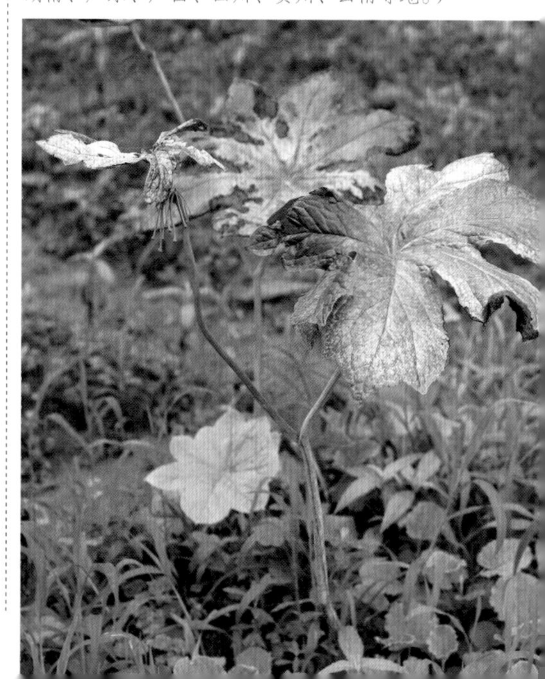

烦惑，失魄妄见，去目中肤翳。不入汤。《别录》|主尸疰殗殜，劳疾传尸瘦疾。甄权|下死胎，治邪疟痈疽，蛇毒射工毒。时珍

【发明】〔颂曰〕古方治五尸鬼疰、百毒恶气多用之。又曰：今福州人三月采琼田草根叶，焙干捣末，蜜丸服，治风疾。

射干

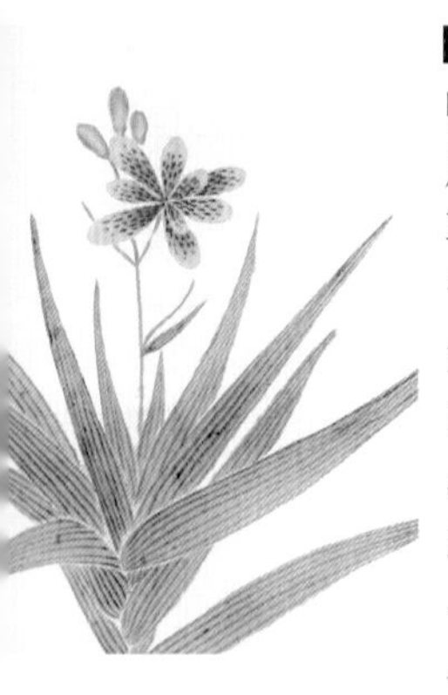

【释名】乌扇、乌翣、乌吹、乌蒲、凤翼、鬼扇、扁竹、仙人掌、野萱花、草姜、黄远。〔颂曰〕射干之形，茎梗疏长，正如射人长竿之状，得名由此尔。〔时珍曰〕其叶丛生，横铺一面，如乌翅及扇之状，故有乌扇、乌翣、凤翼、鬼扇、仙人掌诸名。

【集解】〔保升曰〕射干高二三尺，花黄实黑。根多须，皮黄黑，肉黄赤。所在皆有，二月、八月采根，去皮日干。〔颂曰〕今在处有之。人家种之，春生苗，高一二尺。叶大类蛮姜，而狭长横张，疏如翅羽状，故名乌翣。叶中抽茎，似萱草茎而强硬。六月开花，黄红色，瓣上有细纹。秋结实作房，中子黑色。〔时珍曰〕射干即今扁竹也。今人所种，多是紫花者，呼为紫蝴蝶。其花三四月开，六出，大如萱花。结房大如拇指，颇似泡桐子，一房四隔，一隔十余子。子大如胡椒而色紫，极硬，咬之不破。七月始枯。

根**【气味】**苦，平，有毒。**【主治】**咳逆上气，喉痹咽痛，不得消息，散结气，腹中邪逆，食饮大热。《本经》|疗老血在心脾间，咳唾，言语气臭，散胸中热气。《别录》|苦酒摩涂毒肿。弘景|治疰气，消瘀血，通女人月闭。甄权|消痰，破癥结，胸膈满腹胀，气喘痃癖，开胃下食，镇肝明目佳。《大明》|去胃中痈疮。元素|利积痰疝毒，消结核。震亨|降实火，利大肠，治疟母。时珍

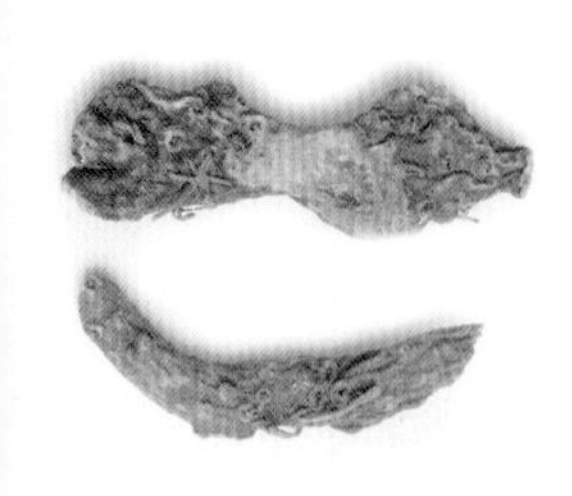

【发明】〔震亨曰〕射干属金，有木与火，行太阴、厥阴之积痰，使结核自消甚捷。〔时珍曰〕射干能降火，故古方治喉痹咽痛为要药。孙真人《千金方》，治喉痹有乌翣膏。张仲景《金匮玉函方》，治咳而上气，喉中作水鸡声，有用乌扇烧过。皆取其降厥阴相火也。火降则血散肿消，而痰结自解，癥瘕自除矣。

【附方】咽喉肿痛 射干花根、山豆根，阴干为末，吹之如神。喉痹不通 浆水不入

（射干：多年生直立草本。茎高50～150cm。叶互生，扁平，宽剑形，排成2列，全缘，叶脉平行。聚伞花序伞房状顶生，2叉状分枝。花被片6，橘黄色，有暗红色斑点。蒴果椭圆形，具3棱，成熟时3瓣裂。种子黑色，近球形。花期7～9月，果期8～10月。常见栽培。分布于全国各地。）

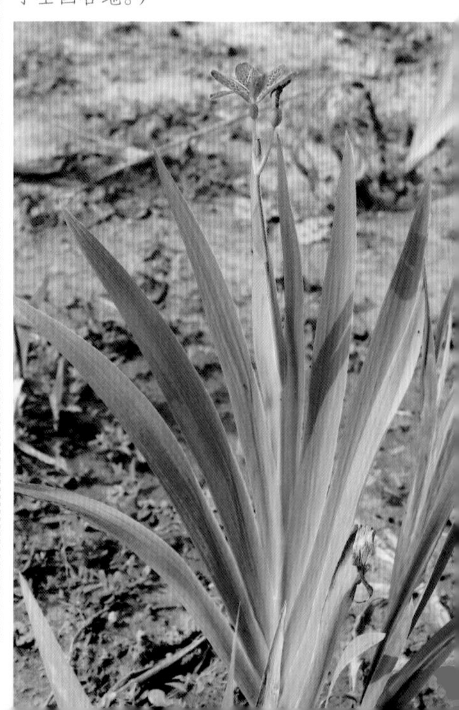

《外台秘要》：用射干一片，含咽汁良。《医方大成》：用扁竹新根擂汁咽之，大腑动即解。或醋研汁噙，引涎出亦妙。《便民方》：用紫蝴蝶根一钱，黄芩、生甘草、桔梗各五分，为末，水调顿服，立愈。名夺命散。**二便不通** 诸药不效。紫花扁竹根，生水边者佳，研汁一盏服，即通。**水蛊腹大** 动摇水声，皮肤黑。用鬼扇根捣汁，服一杯，水即下。**阴疝肿刺** 发时肿痛如刺。用生射干捣汁与服取利。亦可丸服。**乳痈初肿** 扁竹根如僵蚕者，同萱草根为末，蜜调敷之，神效。

鸢尾

【释名】乌园。根名鸢头。

【集解】〔别录曰〕鸢尾，生九疑山谷。五月采。〔保升曰〕此草叶名鸢尾，根名鸢头，亦谓之鸢根。叶似射干，布地生。黑根似高良姜而节大，数个相连。九月、十月采根，日干。〔时珍曰〕此即射干之苗，非别一种也。肥地者茎长根粗；瘠地者茎短根瘦。其花自有数色。

【气味】苦，平，有毒。

【主治】蛊毒邪气，鬼疰诸毒，破癥瘕积聚大水，下三虫。《本经》|杀鬼魅，疗头眩。《别录》

（鸢尾：多年生草本。叶基生，宽剑形。花蓝紫色，花被管上端膨大成喇叭形，外花被裂片圆形或宽卵形，中脉上有不规则的鸡冠状附属物，内花被裂片椭圆形，花盛开时向外平展。蒴果长椭圆形或倒卵形。花期4～5月，果期6～8月。分布于西南及山西、陕西、甘肃、江苏、安徽、浙江、江西、福建、湖北、湖南、广西等地。）

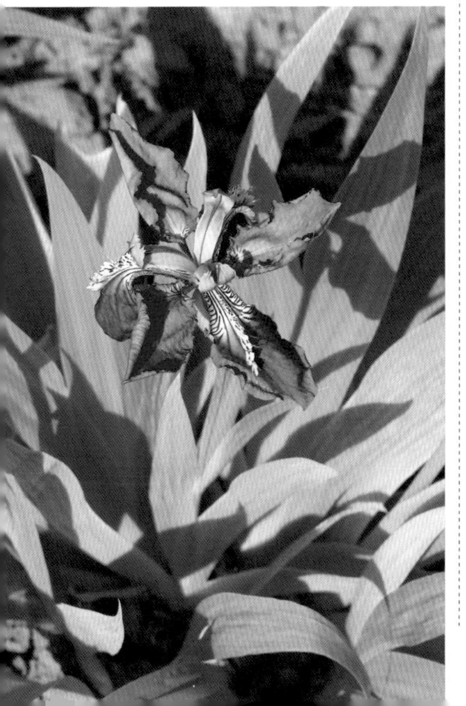

玉簪

【释名】白鹤仙。

【集解】〔时珍曰〕玉簪处处人家栽为花草。二月生苗成丛，高尺许，柔茎如白菘。其叶大如掌，团而有尖，叶上纹如车前叶，青白色，颇娇莹。六七月抽茎，茎

（玉簪：多年生草本。叶根生；叶片卵形至心状卵形。花葶于夏、秋季从叶丛中抽出，具1枚膜质的苞片状叶；总状花序，花白色，芳香，花被筒下部细小，花被裂片6，长椭圆形。蒴果圆柱形。花期7～8月，果期8～9月。生于阴湿地区。我国各地均有栽培。）

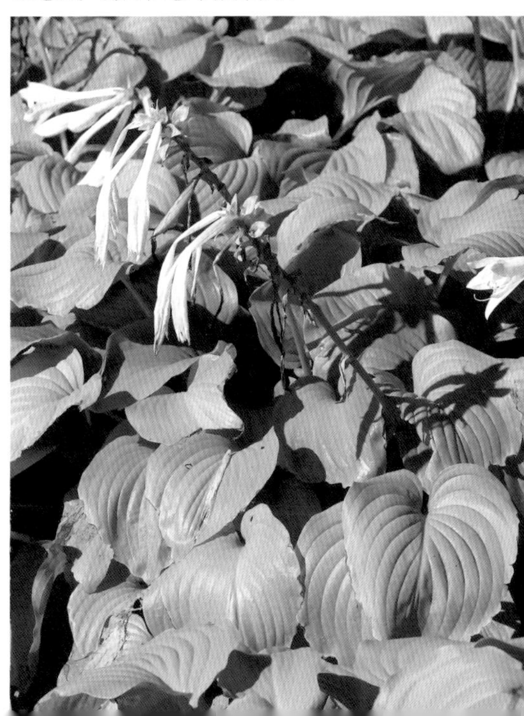

上有细叶。中出花朵十数枚，长二三寸，本小末大。未开时，正如白玉搔头簪形，又如羊肚蘑菇之状，开时微绽四出，中吐黄蕊，颇香，不结子。其根连生，如鬼臼、射干、生姜辈，有须毛。

根【气味】甘、辛，寒，有毒。【主治】捣汁服，解一切毒，下骨哽，涂痈肿。时珍

【附方】**乳痈初起** 内消花（即玉簪花），取根擂酒服，以渣敷之。**解斑蝥毒** 玉簪根擂水服之，即解。**下鱼骨哽** 玉簪花根、山里红果根，同捣自然汁，以竹筒灌入咽中，其骨自下。不可着牙齿。

叶【气味】同根。【主治】蛇虺螫伤，捣汁和酒服，以渣敷之，中心留孔泄气。时珍

凤仙

【释名】急性子、旱珍珠、金凤花、小桃红、夹竹桃、海蒳、染指甲草、菊婢。〔时珍曰〕其花头翅尾足俱具，翘翘然如凤状，故以名之。

【集解】〔时珍曰〕凤仙人家多种之，极易生。二月下子，五月可再种。苗高二三尺，茎有红白二色，其大如指，中空而脆。叶长而尖，似桃柳叶而有锯齿。桠间开花，或黄或白，或红或紫，或碧或杂色，亦自变易，状如飞禽，自夏初至秋尽，开谢相续。结实累然，大如樱桃，其形微长，色如毛桃，生青熟黄，犯之即自裂，皮卷如拳，苞中有子似萝卜子而小，褐色。人采其肥茎汋䤈，以充莴笋。嫩华酒，浸一宿，亦可食。但此草不生虫蠹，蜂蝶亦不近，恐亦不能无毒也。

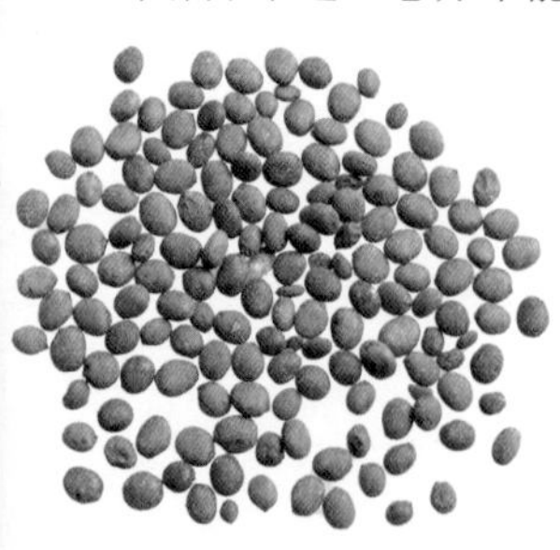

子【气味】微苦，温，有小毒。【主治】产难，积块噎膈，下骨哽，透骨通窍。时珍【发明】〔时珍曰〕凤仙子其性急速，故能透骨软坚。庖人烹鱼肉硬者，投数粒即易软烂，是其验也。缘其透骨，最能损齿，与玉簪根同，凡服者不可着齿也。多用亦戟人咽。【附方】**噎食不下** 凤仙花子酒浸三宿，晒干为末，酒丸绿豆大。每服八粒，温酒下。不可多用，即急性子也。**咽中骨哽** 欲死者：白凤仙子研水一大呷，以竹筒灌入咽，其物即软。不可近牙。或为末吹之。

花【气味】甘、滑，温，无毒。【主治】蛇伤，擂酒服即解。又治腰胁引痛不可忍者，研饼晒干为末，空心每酒服三钱，活血消积。时珍【附方】**风湿卧床** 不起。用金凤花、柏子仁、朴消、木瓜煎汤洗浴，每日二三次。内服独活寄生汤。

根、叶【气味】苦、甘、辛，有小毒。【主治】鸡鱼骨哽，误吞铜铁，杖扑肿痛，散血通经，软坚透骨。时珍【附方】**打杖肿痛** 凤仙花叶捣如泥，涂肿破处，干则

（凤仙：一年生直立草本，高40～100cm。叶互生，叶片披针形，边缘有锐锯齿。花梗短，单生或数枚簇生叶腋，密生短柔毛；花大，通常粉红色或杂色，单瓣或重瓣。蒴果纺锤形，熟时一触即裂，密生茸毛。种子多数，球形，黑色。各地均有栽培或野生。）

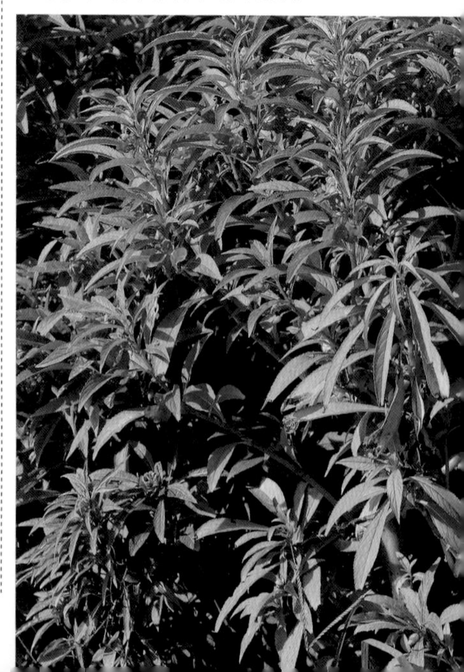

又上，一夜血散，即愈。冬月收取干者研末，水和涂之。

曼陀罗花

【释名】风茄儿、山茄子。〔时珍曰〕《法华经》言：佛说法时，天雨曼陀罗花。又道家北斗有陀罗星使者，手执此花。故后人因以名花。曼陀罗，梵言杂色也。

【集解】〔时珍曰〕曼陀罗生北土，人家亦栽之。春生夏长，独茎直上，高四五尺，生不旁引，绿茎碧叶，叶如茄叶。八月开白花，凡六瓣，状如牵牛花而大。攒花中坼，骈叶外包，而朝开夜合。结实圆而有丁拐，中有小子。八月采花，九月采实。

花、子【气味】辛，温，有毒。**【主治】**诸风及寒湿脚气，煎汤洗之。又主惊痫及脱肛，并入麻药。时珍

【发明】〔时珍曰〕相传此花笑采酿酒饮，令人笑；舞采酿酒饮，令人舞。予尝试之，饮须半酣，更令一人或笑或舞引之，乃验也。八月采此花，七月采火麻子花，阴干，等分为末。热酒调服三钱，少顷昏昏如醉。割疮灸火，宜先服此，则不觉苦也。

【附方】面上生疮 曼陀罗花，晒干研末。少许贴之。**小儿慢惊** 曼陀罗花七朵（重一字），天麻二钱半，全蝎（炒）十枚，天南星（炮）、丹砂、乳香各二钱半，为末。每服半钱，薄荷汤调下。**大肠脱肛** 曼陀罗子（连壳）一对，橡斗十六个，同剉，水煎三五沸，入朴消少许，洗之。

（白花曼陀罗：一年草本，高30～100cm。茎直立，圆柱形，上部呈叉状分枝。叶互生，上部叶近对生，叶片宽卵形、长卵形或心脏形。花单生于枝杈间或叶腋；花冠管漏斗状，向上扩呈喇叭状，白色，裂片5，三角形。蒴果圆球形或扁球状，外被疏短刺，熟时淡褐色，不规则4瓣裂。花期3～11月，果期4～11月。分布于江苏、浙江、福建、湖北、广东、广西、四川、贵州、云南、上海等地。）

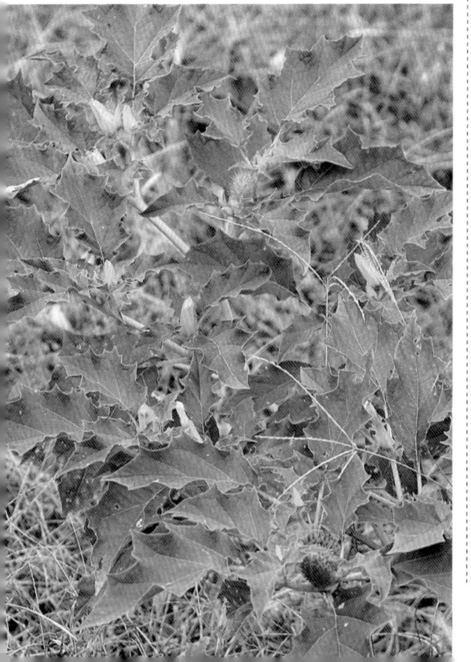

羊踯躅

【释名】黄踯躅、黄杜鹃、羊不食草、闹

（羊踯躅：落叶灌木。单叶互生，叶片纸质，常簇生于枝顶。花顶生，先叶开放或与叶同时开放；花冠宽钟状，金黄色，先端5裂，裂片椭圆形至卵形。蒴果长椭圆形，熟时深褐色。花期4～5月，果期6～8月。分布于江苏、安徽、浙江、江西、福建、河南、湖南、广东、广西、四川、贵州。）

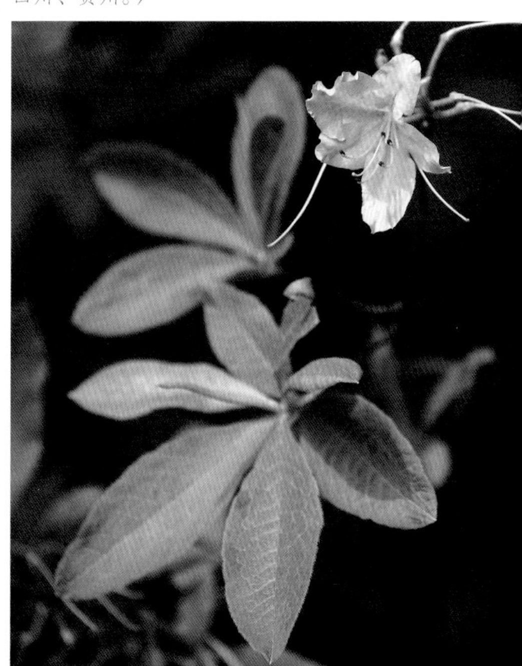

羊花、惊羊花、老虎花、玉枝。〔弘景曰〕羊食其叶，踯躅而死，故名。

【集解】〔保升曰〕小树高二尺，叶似桃叶，花黄似瓜花。三月、四月采花，日干。〔颂曰〕所在有之。〔时珍曰〕按唐《李绅文集》言：骆谷多山枇杷，毒能杀人，其花明艳，与杜鹃花相似，樵者识之。其说似羊踯躅，未知是否？要亦其类耳。

花【气味】辛，温，有大毒。【主治】贼风在皮肤中淫淫痛，温疟恶毒诸痹。《本经》

【发明】〔时珍曰〕此物有大毒，曾有人以其根入酒饮，遂至于毙也。《和剂局方》治中风瘫痪伏虎丹中亦用之，不多服耳。

【附方】**风痰注痛** 踯躅花、天南星，并生时同捣作饼，甑上蒸四五遍，以稀葛囊盛之。临时取煅焙为末，蒸饼丸梧子大。每服三丸，温酒下。腰脚骨痛，空心服；手臂痛，食后服，大良。**风湿痹痛** 手足身体收摄不遂，肢节疼痛，言语蹇涩。踯躅花酒拌蒸一炊久，晒干为末。每以牛乳一合，酒二合，调服五分。

芫花

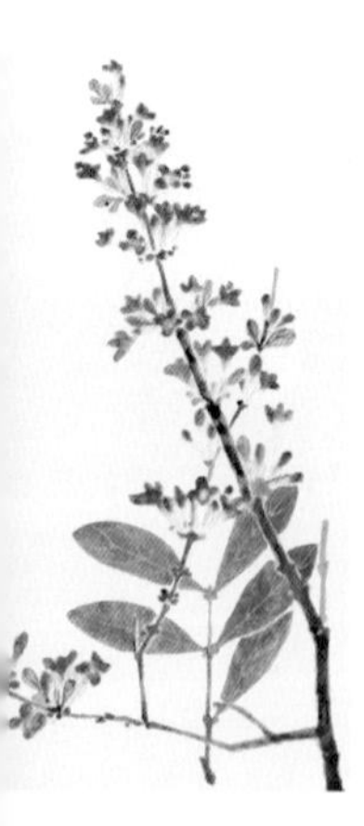

【释名】杜芫、赤芫、去水、毒鱼、头痛花、儿草、败华。

【集解】〔别录曰〕芫花生淮源川谷。三月三日采花，阴干。〔保升曰〕近道处处有之。苗高二三尺，叶似白前及柳叶，根皮黄似桑根。正月、二月花发，紫碧色，叶未生时收采日干。叶生花落，即不堪用也。〔颂曰〕在处有之。宿根旧枝茎紫，长一二尺。根入土深三五寸，白色，似榆根。春生苗叶，小而尖，似杨柳枝叶。二月开紫花，颇似紫荆而作穗，又似藤花而细。今绛州出者花黄，谓之黄芫花。

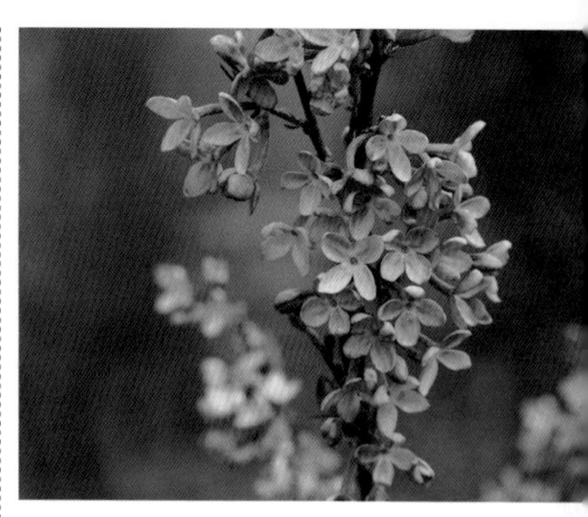

（芫花：落叶灌木，高可达1m。叶对生，椭圆形至长椭圆形，全缘。花先叶开放，3～7朵簇生，淡紫色；无花瓣；花被管细长，先端4裂，裂片卵形。核果革质，白色。种子1粒，黑色。花期2～4月，果期5月。分布于华东及河北、陕西、河南、湖北、湖南、四川、贵州等地。）

【修治】〔时珍曰〕芫花留数年陈久者良。用时以好醋煮十数沸，去醋，以水浸一宿，晒干用，则毒灭也。或以醋炒者次之。

【气味】根同。辛，温，有小毒。

【主治】咳逆上气，喉鸣喘，咽肿短气，蛊毒鬼疟，疝瘕痈肿。杀虫鱼。《本经》|消胸中痰水，喜唾，水肿，五水在五脏皮肤及腰痛，下寒毒肉毒。根：疗疥疮。可用毒鱼。《别录》|治心腹胀满，去水气寒痰，涕唾如胶，通利血脉，治恶疮风痹湿，一切毒风，四肢挛急，不能行步。甄权|疗咳嗽瘴疟。《大明》|治水饮痰澼，胁下痛。时珍

【发明】〔时珍曰〕张仲景治伤寒太阳证，表不解，心下有水气，干呕发热而咳，或喘或利者，小青龙汤主之。若表已解，有时头痛出汗、不恶寒，心下有水气，干呕，痛引两胁，或喘或咳者，十枣汤主之。

【附方】**卒得咳嗽** 芫花一升。水三升，煮汁一升，以枣十四枚，煮汁干。日食五枚，必愈。**卒嗽有痰** 芫花一两（炒）。水一升，煮四沸，去滓，白糖入半斤。每服枣许。勿食酸咸物。**干呕胁痛** 伤寒有时头

痛，心下痞满，痛引两胁，干呕短气，汗出不恶寒者，表解里未和也，十枣汤主之。芫花（熬）、甘遂、大戟各等分，为散。以大枣十枚，水一升半，煮取八合，去滓纳药。强人服一钱，羸人半钱，平旦服之，当下利病除。如不除，明旦更服。**水肿支饮** 及澼饮。用十枣汤加大黄、甘草，五物各一两，大枣十枚同煮，如法服。**久疟结癖** 在腹胁坚痛者。芫花（炒）二两，朱砂五钱，为末，蜜丸梧子大。每服十丸，枣汤下。**水蛊胀满** 芫花、枳壳等分，以醋煮芫花至烂，乃下枳壳煮烂，捣丸梧子大。每服三十丸，白汤下。**鬼胎癥瘕** 经候不通。芫花根三两（剉）。炒黄为末。每服一钱，桃仁煎汤调下，当利恶物而愈。**牙痛难忍** 诸药不效。芫花末擦之，令热痛定，以温水漱之。**痈肿初起** 芫花末，和胶涂之。**痔疮** 芫根一握，洗净，入木臼捣烂，入少水绞汁，于石器中慢火煎成膏。将丝线于膏内度过，以线系痔，当微痛。候痔干落，以纸捻蘸膏纳窍内，去根，当永除根也。

荛花

【释名】〔时珍曰〕荛者，饶也。其花繁饶也。

【集解】〔别录曰〕荛花生咸阳川谷及河南中牟。六月采花，阴干。〔保升曰〕所在有之，以雍州者为好。生冈原上，苗高二尺许。〔宗奭曰〕今京洛间甚多。〔时珍曰〕按苏颂《图经》言：绛州所出芫花黄色，谓之黄芫花。其图小株，花成簇生，恐即此荛花也。生时色黄，干则如白，故陶氏言细白也。或言无荛花，以桃花代之，取其利耳。

【气味】苦，寒，有毒。

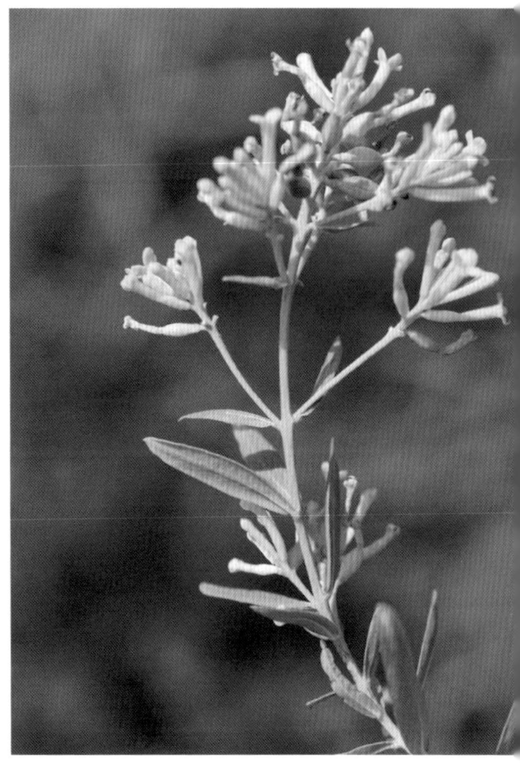

（河朔荛花。直立落叶灌木，高约0.5m。枝细长，新枝绿色，老枝红褐色。叶对生，革质；长椭圆状披针形乃至披针形，全缘。花小，黄色；花被管状，先端4裂。核果卵圆形。花期夏秋间，果期秋季。生于山坡、路旁、沟边和草丛中。分布于华北及陕西、甘肃、河南、四川等地。）

【主治】伤寒温疟，下十二水，破积聚大坚癥瘕，荡涤肠胃中留癖，饮食、寒热邪气，利水道。《本经》|疗痰饮咳嗽。《别录》|治咳逆上气，喉中肿满，疰气蛊毒，痃癖气块。甄权

醉鱼草

【释名】闹鱼花、鱼尾草、樚木。

【集解】〔时珍曰〕醉鱼草南方处处有之。多在堑岸边，作小株生，高者三四尺。根状如枸杞。茎似黄荆，有微棱，外有薄黄皮。枝易繁衍，叶似水杨，对节而生，经

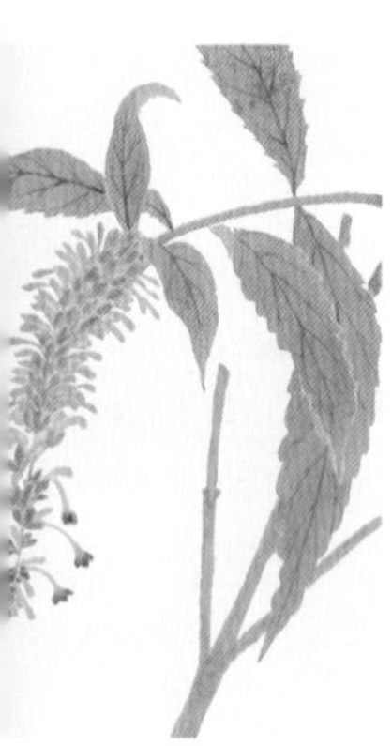

冬不凋。七八月开花成穗，红紫色，俨如芫花一样。结细子。渔人采花及叶以毒鱼，尽圉圉而死，呼为醉鱼儿草。池沼边不可种之。此花色状、气味并如芫花，毒鱼亦同。但花开不同时为异尔。

花、叶【气味】辛、苦，温，有小毒。**【主治】**痰饮成澼，遇寒便发，取花研末，和米粉作果，炙熟食之，即效。又治误食石斑鱼子中毒，吐不止，及诸鱼骨鲠者，捣汁，和冷水少许咽之，吐即止，骨即化也。久疟成痃癖者，以花填鲫鱼腹中，湿纸裹煨熟，空心食之，仍以花和海粉捣贴，便消。时珍

莽草

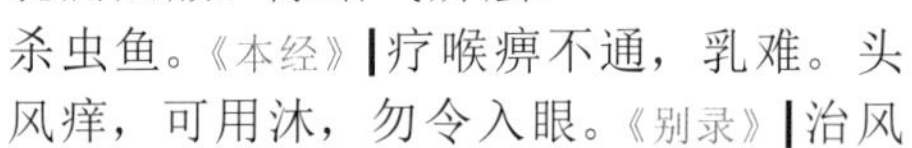

【释名】菵草、芒草、鼠莽。

【集解】〔颂曰〕今南中州郡及蜀川皆有之。木若石南而叶稀，无花实。五月、七月采叶，阴干。一说：藤生，绕木石间。既谓之草，乃蔓生者是也。

叶【气味】辛，温，有毒。**【主治】**风头痈肿，乳痈疝瘕，除结气疥瘙。杀虫鱼。《本经》|疗喉痹不通，乳难。头风痒，可用沐，勿令入眼。《别录》|治风

（醉鱼草：落叶灌木，高1～2.5m。单叶对生，叶片纸质，卵圆形至长圆状披针形，全缘或具稀疏锯齿。穗状花序顶生，长18～40cm，花倾向一侧；花冠细长管状，微弯曲，紫色，先端4裂。蒴果长圆形。花期4～7月，果期10～11月。分布于西南及江苏、安徽、浙江、江西、福建、湖北、湖南、广东、广西等地。）

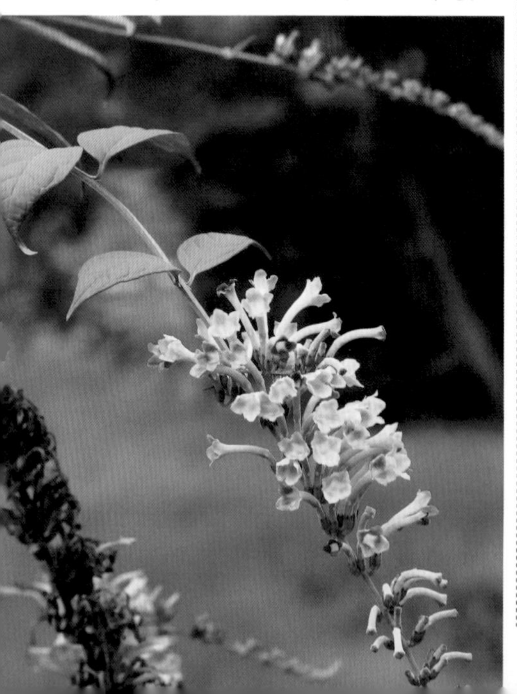

（莽草可能为八角科植物狭叶茴香。狭叶茴香：常绿灌木或小乔木。单叶互生或集生；叶革质，披针形、倒披针形或椭圆形，全缘。花腋生或近顶生；花被片红色至深红色。蓇葖果木质。种子淡褐色。花期5～6月，果期8～10月。分布于陕西、江苏、安徽、浙江、江西、福建等地。）

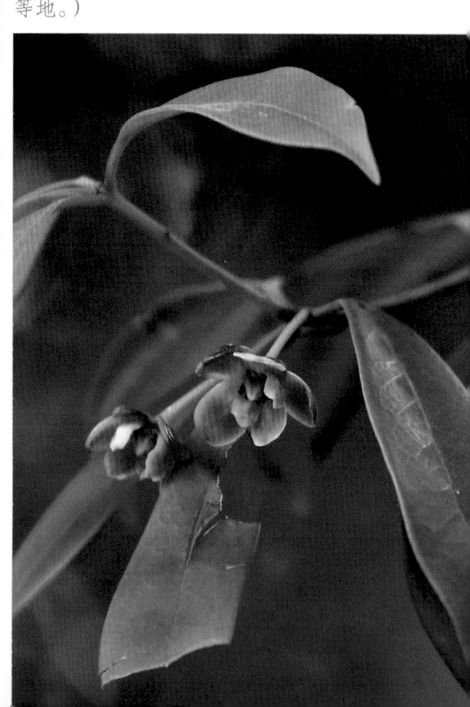

疽，疝气肿坠凝血，治瘰疬，除湿风，不入汤服。主头疮白秃杀虫。与白敛、赤小豆为末，鸡子白调如糊，熁毒肿，干更易上。甄权｜治皮肤麻痹，煎浓汤淋。风虫牙痛。《大明》

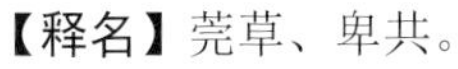

茵芋

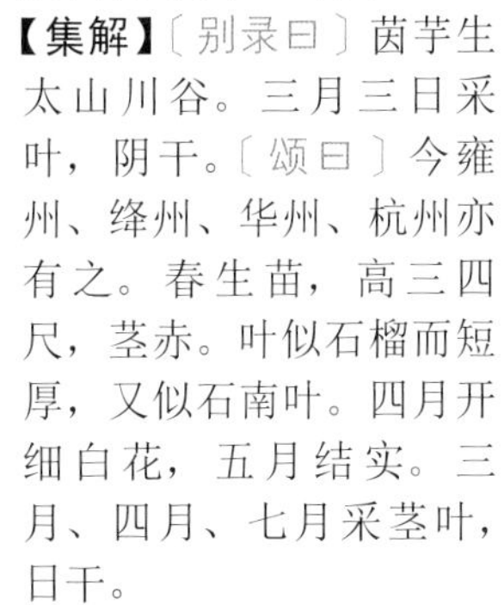

【释名】莞草、卑共。

【集解】〔别录曰〕茵芋生太山川谷。三月三日采叶，阴干。〔颂曰〕今雍州、绛州、华州、杭州亦有之。春生苗，高三四尺，茎赤。叶似石榴而短厚，又似石南叶。四月开细白花，五月结实。三月、四月、七月采茎叶，日干。

茎、叶【气味】苦，温，有毒。【主治】五脏邪气，心腹寒热，羸瘦，如疟状，发作有时，诸关节风湿痹痛。《本经》｜疗久风湿，走四肢，脚弱。《别录》｜治男子女人软脚毒风，拘急挛痛。甄权｜一切冷风，筋骨怯弱羸颤。入药炙用。《大明》

【附方】**茵芋酒** 治贼风，手足枯痹拘挛。用茵芋、附子、天雄、乌头、秦艽、女萎、防风、防己、石南叶、踯躅花、细辛、桂心各一两，十二味切，以绢袋盛，清酒一斗渍之。冬七、夏三、春秋五日，药成。每服一合，日二服，以微痹为度。**茵芋丸** 治风气积滞成脚气，发则痛者。茵芋叶、炒薏苡仁各半两，郁李仁一两，牵牛子三两，朱砂末半两，上为末，炼蜜丸如梧子大。每服二十丸，五更，姜枣汤下，取利。未利再服，取快。**产后中风** 茵芋五两，木防己半斤，苦酒九升，渍一宿。猪脂四斤，煎三上三下，膏成。每炙，热摩千遍。

（茵芋：灌木，高1～2m。小枝常中空。叶有柑橘叶的香气，革质，集生于枝上部，叶片椭圆形、披针形、卵形或倒披针形。圆锥花序顶生，花密集，花芳香，花瓣5片，黄白色。果圆或椭圆形，成熟时红色。花期3～5月，果期9～11月。生于树阴下。分布于华东、西南及台湾、湖北、湖南、广东、广西等地。）

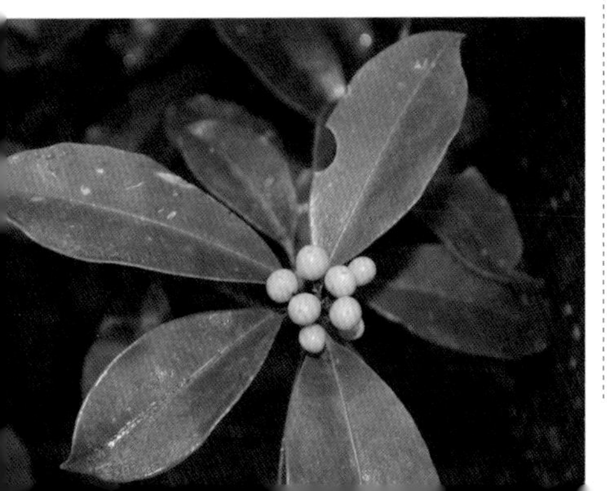

石龙芮

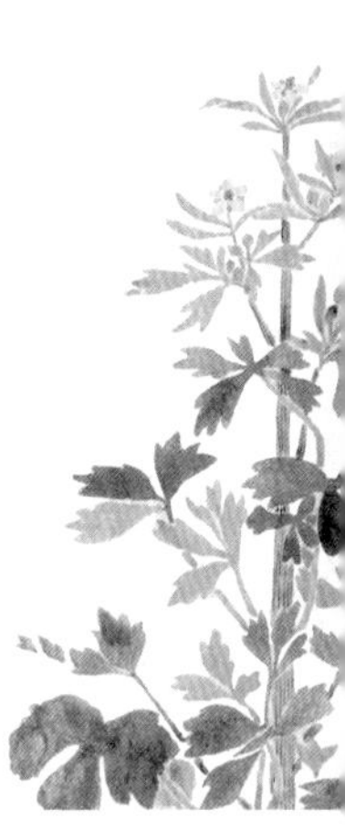

【释名】地椹、天豆、石能、鲁果能、水堇、苦堇、堇葵、胡椒菜、彭根。

【集解】〔时珍曰〕处处有之，多生近水下湿地。高者尺许，其根如荠。二月生苗，丛生。圆茎分枝，一枝三叶。叶青而光滑，有三尖，多细缺。江淮人三四月采苗，瀹过，晒蒸黑色为蔬。四五月开细黄花，结小实，大如豆，状如初生桑椹，青绿色。搓散则子甚细，如葶苈子，即石龙芮也。

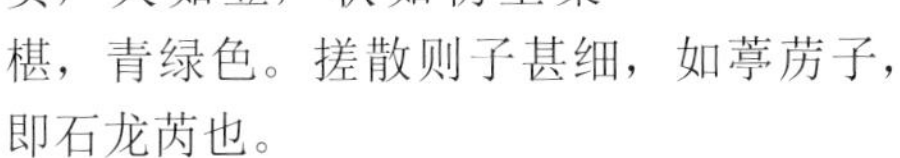

子（根皮同）【气味】苦，平，无毒。【主治】风寒湿痹，心腹邪气，利关节，止烦满。久服轻身明目不老。《本经》｜平肾胃气，补阴气不足，失精茎冷。令人皮肤光泽有子。《别录》｜逐诸风，除心热躁。《大明》

【发明】〔时珍曰〕石龙芮，乃平补之药，古方多用之。其功与枸杞、覆盆子相埒，而世人不知用，何哉？

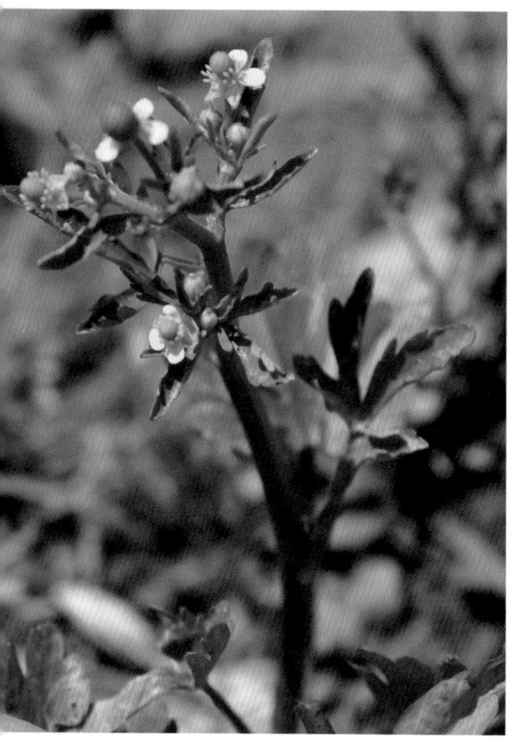

（石龙芮：一年生或二年生草本，高10～50cm。基生叶有长柄，叶片3深裂，中央深裂片3浅裂；侧生裂片不等2～3裂；茎下部叶与基生叶相同，上部叶较小,3全裂。聚伞花序；花小；花瓣5，淡黄色。瘦果。花期4～6月，果期5～8月。生于平原湿地或河沟边。分布于全国各地。）

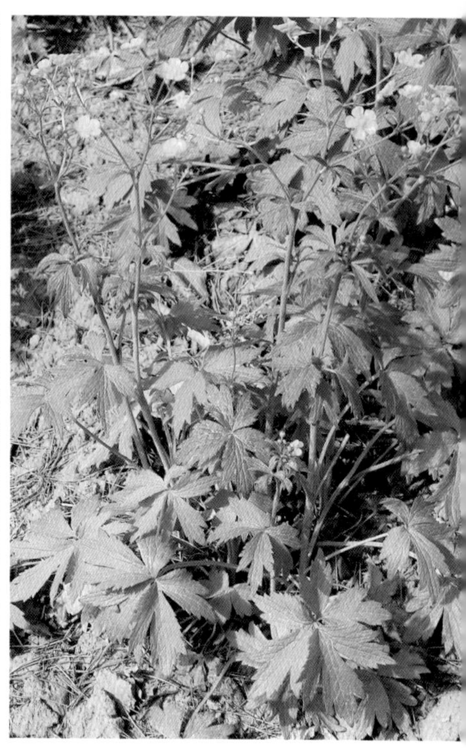

（毛茛：多年生草本，高30～70cm。基生叶为单叶，通常3深裂不达基部，中央裂片3浅裂，边缘有粗齿或缺刻，侧裂片不等2裂；茎下部叶与基生叶相同，茎上部叶较小，3深裂；最上部叶为宽线形，全缘，无柄。聚伞花序，花瓣5，倒卵状圆形，黄色。瘦果斜卵形。花、果期4～9月。分布于除西藏外全国各地。）

毛茛

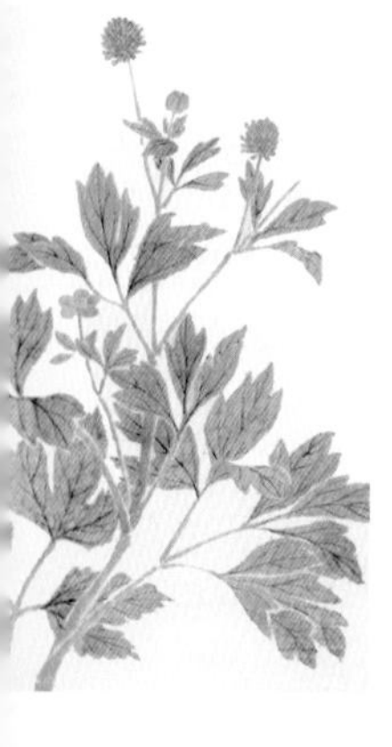

【释名】毛建草、水莨、毛堇、天灸、自灸、猴蒜。

【集解】〔藏器曰〕葛洪《百一方》云：菜中有水莨，叶圆而光，生水旁，有毒，蟹多食之。人误食之，狂乱如中风状，或吐血，以甘草汁解之。〔时珍曰〕毛建、毛莨即今毛堇也，下湿处即多。春生苗，高者尺余，一枝三叶，叶有三尖及细缺。与石龙芮茎叶一样，但有细毛为别。四五月开小黄花，五出，甚光艳。结实状如欲绽青桑椹，如有尖峭，与石龙芮子不同。

叶及子【气味】辛，温，有毒。**【主治】**恶疮痈肿，疼痛未溃，捣叶敷之，不得入疮令肉烂。又患疟人，以一握微碎，缚于臂上，男左女右，勿令近肉，即便成疮。和姜捣涂腹，破冷气。藏器

牛扁

【释名】扁特、扁毒。

【集解】〔别录曰〕牛扁生桂阳川谷。〔恭

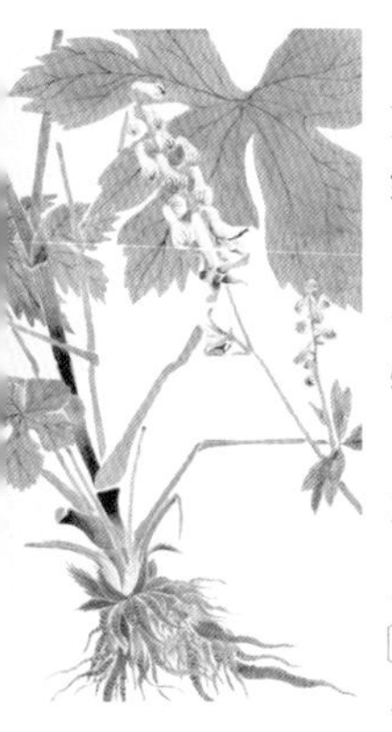

曰〕此药似堇草、石龙芮辈，根如秦艽而细，生平泽下湿地。田野人名为牛扁，疗牛虱甚效。太常名扁特，或名扁毒。〔保升曰〕今出宁州。叶似石龙芮、附子等。二月、八月采根，日干。〔颂曰〕今潞州一种名便特。六月有花，八月结实。采其根苗，捣末油调，杀虮虱。主疗大都相似，疑即扁特也，但声近而字讹耳。

（牛扁：多年生草本。叶片圆肾形，3裂，中央裂片菱形，在中部3裂，2回裂片具狭卵形小裂片。总状花序，萼片黄色。蓇葖果3。分布于内蒙古、河北、山西、陕西、新疆东部。）

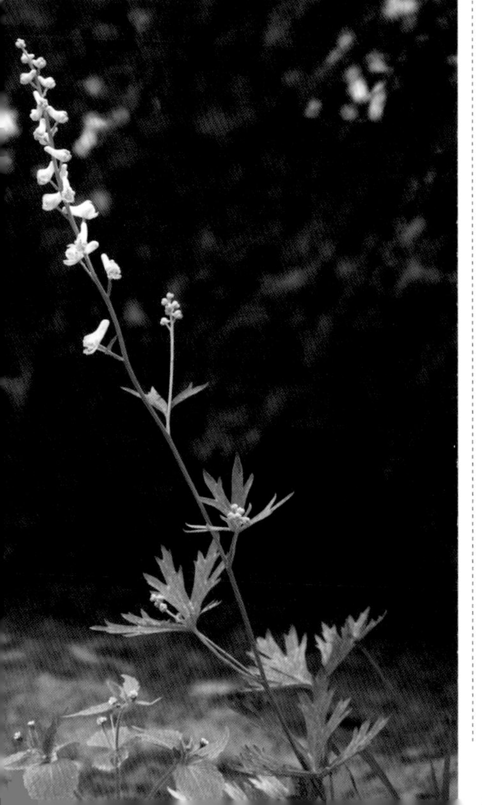

【气味】苦，微寒，无毒。

【主治】身皮疮热气，可作浴汤。杀牛虱小虫，又疗牛病。《本经》

荨麻

【释名】毛蓛。

【集解】〔颂曰〕荨麻生江宁府山野中。〔时珍曰〕川黔诸处甚多。其茎有刺，高二三尺。叶似花桑，或青或紫。背紫者入药。上有毛芒可畏，触人如蜂虿螫，以人溺濯之即解。有花无实，冒冬不凋。挼投水中，能毒鱼。

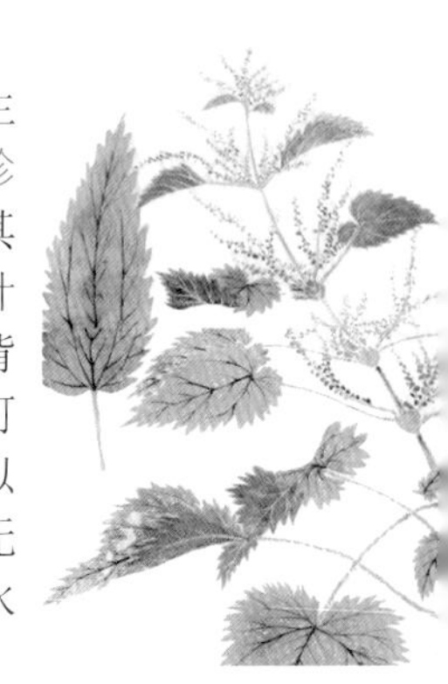

（狭叶荨麻：多年生草本。茎直立，有四棱，被蛰毛。单叶对生，叶片长圆状披针形或披针形，边缘有粗锯齿。雌雄异株，花序长达4cm，多分枝。瘦果卵形，包于宿存的花被内。花期7～8月，果期8～10月。分布于东北、华北等地。）

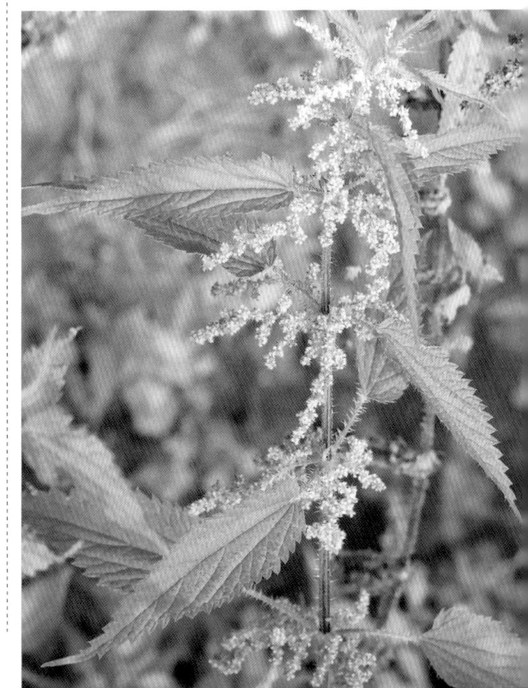

【气味】辛、苦，寒，有大毒。

【主治】蛇毒，捣涂之。苏颂|风疹初起，以此点之，一夜皆失。时珍

海芋

【释名】观音莲、羞天草、天荷、隔河仙。

【集解】〔时珍曰〕海芋生蜀中，今亦处处有之。春生苗，高四五尺。大叶如芋叶而有干。夏秋间，抽茎开花，如一瓣莲花，碧色。花中有蕊，长作穗，如观音像在圆光之状，故俗呼为观音莲。方士号为隔河仙，云可变金。其根似芋魁，大者如升碗，长六七寸，盖野芋之类也。

【气味】辛，有大毒。

【主治】疟瘴毒肿风癞。伏硇砂。时珍

（海芋：多年生草本，高可达5m。叶互生；叶柄粗壮，下部粗大，抱茎；叶片阔卵形。花序柄粗；佛焰苞粉绿色，苞片舟状，绿黄色；肉穗花序短于佛焰苞。浆果红色。花期春季至秋季。生于山野间。分布于华南、西南及福建、台湾、湖南等地。）

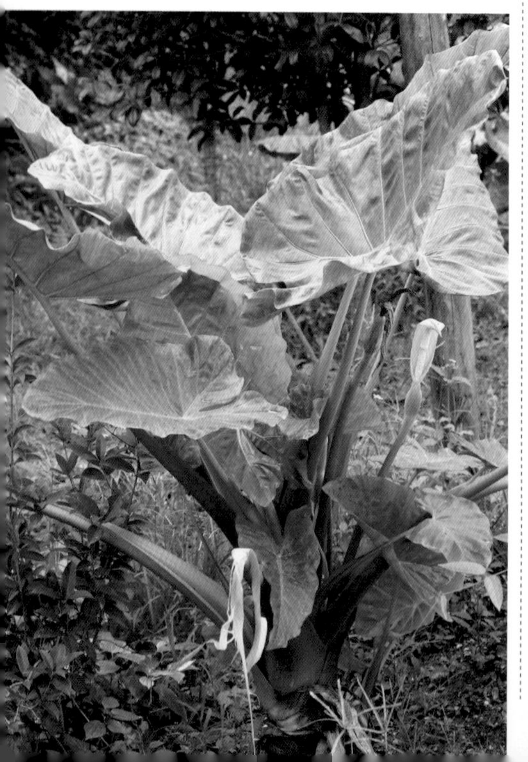

钩吻

【释名】野葛、毒根、胡蔓草、断肠草、黄藤、火把花。〔弘景曰〕言其入口则钩人喉吻也。〔时珍曰〕此草虽名野葛，非葛根之野者也。或作冶葛。王充《论衡》云：冶，地名也，在东南。其说甚通。广人谓之胡蔓草，亦曰断肠草。入人畜腹内，即粘肠上，半日则黑烂，又名烂肠草。滇人谓之火把花，因其花红而性热如火也。

【集解】〔时珍曰〕蔓生，叶圆而光。春夏嫩苗毒甚，秋冬枯老稍缓。五六月开花似榉柳花，数十朵作穗。生岭南者花黄；生滇南者花红，呼为火把花。此数说皆与吴普、苏恭说相合。陶弘景等别生分辨，并正于下。

【气味】辛，温，大有毒。〔普曰〕雷公：有毒杀人。

（钩吻为马钱科植物胡蔓藤。胡蔓藤：常绿藤本。单叶对生，叶片卵状长圆形至卵状披针形，全缘。聚伞花序；花黄色，花冠漏斗形，先端5裂，内有淡红色斑点。蒴果卵状椭圆形。种子长圆形，具刺状突起，边缘有翅。花期5～11月，果期7月至翌年2月。分布于浙江、江西、福建、台湾、湖南、广东、海南、广西、贵州、云南等地。）

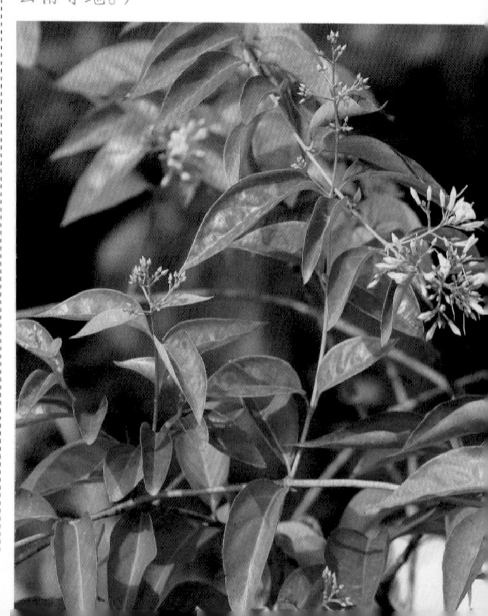

【主治】金疮乳痓，中恶风，咳逆上气，水肿，杀鬼疰蛊毒。《本经》|破癥积，除脚膝痹痛，四肢拘挛，恶疮疥虫，杀鸟兽。捣汁入膏中，不入汤饮。《别录》|主喉痹咽塞，声音变。吴普

【发明】〔时珍曰〕按李石《续博物志》云：胡蔓草出二广。广人负债急，每食此草而死，以诬人。以急水吞即死急，慢水吞死稍缓。或取毒蛇杀之，覆以此草，浇水生菌，为毒药害人。

第十八卷　草部七

草之七　蔓草类

菟丝子

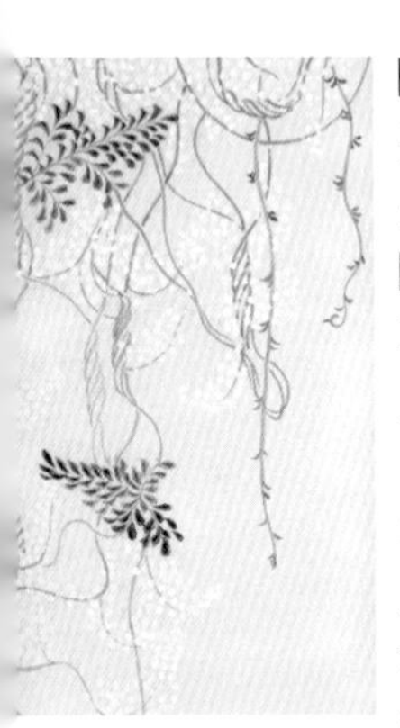

【释名】菟缕、菟累、菟芦、菟丘、赤网、玉女、唐蒙、火焰草、野狐丝、金线草。

【集解】〔别录曰〕菟丝子生朝鲜川泽田野，蔓延草木之上。九月采实，曝干。〔颂曰〕今近道亦有之，以冤句者为胜。夏生苗，初如细丝，遍地不能自起。得他草梗则缠绕而生，其根渐绝于地而寄空中。〔时珍曰〕按宁献王《庚辛玉册》云：火焰草即菟丝子，阳草也，多生荒园古道。其子入地，初生有根，及长延草物，其根自断。无叶有花，白色微红，香亦袭人。结实如秕豆而细，色黄，生于梗上尤佳，惟怀孟林中多有之，入药更良。

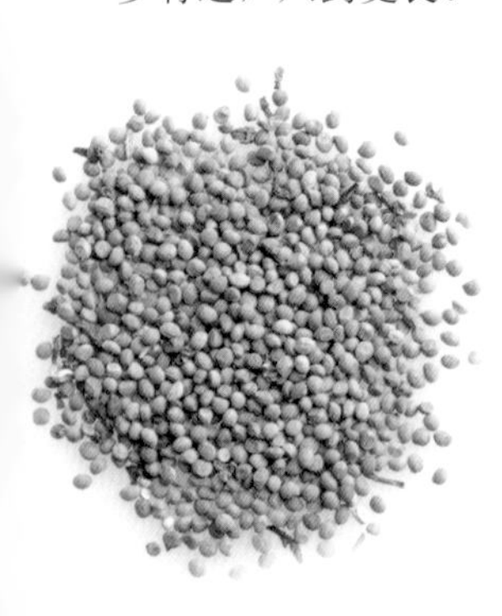

子【气味】辛、甘，平，无毒。【主治】续绝伤，补不足，益气力，肥健人。《本经》|养肌强阴，坚筋骨，主茎中寒，精自出，溺有余沥，口苦燥渴，寒血为积。久服明目轻身延年。《别录》|治男女虚冷，添精益髓，去腰疼膝冷，消渴热中。久服去面皯，悦颜色。甄权|补五劳七伤，治鬼交泄精，尿血，润心肺。《大明》|补肝脏风虚。好古

【发明】〔颂曰〕《抱朴子》仙方单服法：取实一斗，酒一斗浸，曝干再浸又曝，令酒尽乃止，捣筛。每酒服二钱，日二服。此药治腰膝去风，兼能明目。久服令人光泽，老变为少。十日外，饮啖如汤沃雪也。

【附方】**消渴不止** 菟丝子煎汁，任意饮之，以止为度。**白浊遗精** 茯菟丸：治思虑太

（菟丝子：一年生寄生草本。茎缠绕，黄色，纤细。叶稀少，鳞片状。花多数簇生成小伞形或小团伞花序，花冠白色，5浅裂。蒴果近球形。花期7～9月，果期8～10月。我国大部分地区均有分布。）

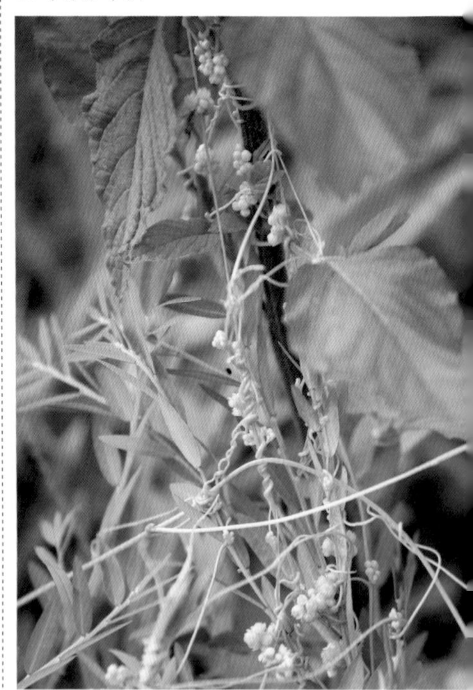

过，心肾虚损，真阳不固，渐有遗沥，小便白浊，梦寐频泄。菟丝子五两，白茯苓三两，石莲肉二两，为末，酒糊丸梧子大。每服三五十丸，空心盐汤下。**小便淋沥** 菟丝子，煮汁饮。**小便赤浊** 心肾不足，精少血燥，口干烦热，头运怔忡。菟丝子、麦门冬等分，为末，蜜丸梧子大。盐汤每下七十丸。**腰膝疼痛** 或顽麻无力。菟丝子（洗）一两，牛膝一两，同入银器内，酒浸过一寸，五日，曝干为末，将原酒煮糊丸梧子大。每空心酒服三二十丸。**肝伤目暗** 菟丝子三两。酒浸三日，曝干为末，鸡子白和丸梧子大。空心温酒下二十丸。**身面卒肿** 洪大。用菟丝子一升。酒五升，渍二三宿。每饮一升，日三服。不消再造。**眉炼癣疮** 菟丝子炒研，油调敷之。**谷道赤痛** 菟丝子熬黄黑，为末，鸡子白和涂之。**痔如虫咬** 方同上。

苗【气味】甘，平，无毒。**【主治】**研汁涂面，去面䵟。《本经》|挼碎煎汤，浴小儿，疗热痱。弘景**【附方】小儿头疮** 菟丝苗，煮汤频洗之。**目中赤痛** 野狐浆草，捣汁点之。

五味子

【释名】茎蕏。〔恭曰〕五味，皮、肉甘、酸，核中辛、苦，都有咸味，此则五味具也。

【集解】〔别录曰〕五味子，生齐山山谷及代郡。八月采实，阴干。〔恭曰〕蔓生木上。其叶似杏而大。子作房如落葵，大如蘡子。〔保升曰〕蔓生。茎赤色，花黄、白，子生青熟紫，亦具五色。味甘者佳。〔颂曰〕今河东、陕西州郡尤多，杭越间亦有之。春初生苗，引赤蔓于高木，其长六七尺。叶尖圆似杏叶。三四月开黄白花，类莲花状。七月成实，丛生茎端，如豌豆许大，生青熟红紫，入药生曝不去子。〔时珍曰〕五味，今有南北之分，南产者色红；北产者色黑，入滋补药必用北产者乃良。亦可取根种之，当年就旺；若二月种子，次年乃旺，须以架引之。

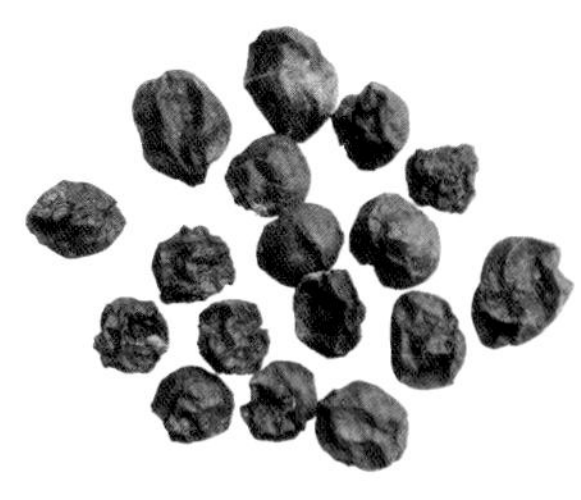

【修治】〔时珍曰〕入补药熟用，入嗽药生用。

【气味】酸，温，无毒。

【主治】益气，咳逆上气，劳伤羸瘦，补不足，强阴，益男子精。《本经》|养五脏，除热，生阴中肌。《别录》|治中下气，止呕逆，补虚劳，令人体悦泽。甄权|明目，暖水脏，壮筋骨，治风消食，反胃霍乱转

（五味子：落叶木质藤本。茎皮灰褐色，皮孔明显，小枝褐色。叶互生，叶片卵形、阔倒卵形至阔椭圆形，边缘有小齿牙。花单生或丛生叶腋，乳白色或粉红色，花被6～7片。浆果球形，成熟时呈深红色。花期5～7月，果期8～9月。分布于东北、华北、湖北、湖南、江西、四川等地。）

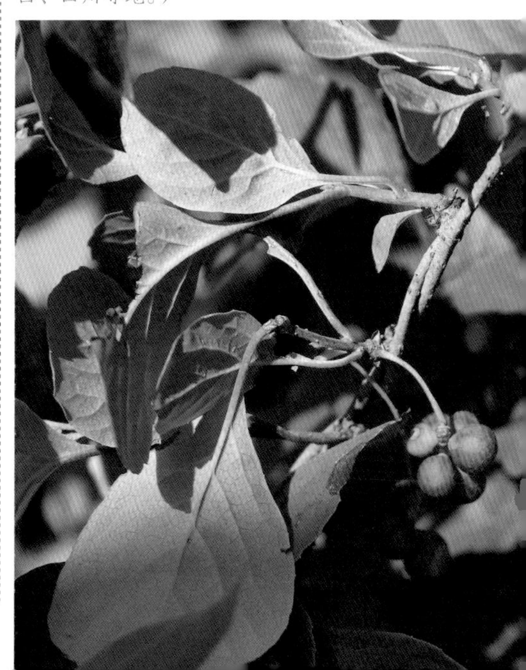

筋，痃癖奔豚冷气，消水肿心腹气胀，止渴，除烦热，解酒毒。《大明》|治喘咳燥嗽，壮水镇阳。好古

【发明】〔元素曰〕孙真人《千金月令》言：五月常服五味，以补五脏之气。遇夏月季夏之间，困乏无力，无气以动。与黄芪、人参、麦门冬，少加黄檗，煎汤服之。使人精神顿加，两足筋力涌出也。

【附方】 **久咳肺胀** 五味二两，粟壳（白饧炒过）半两，为末，白饧丸弹子大。每服一丸，水煎服。**久咳不止** 丹溪方：用五味子五钱，甘草一钱半，五倍子、风化消各二钱，为末，干噙。《摄生方》：用五味子一两，真茶四钱。晒研为末。以甘草五钱煎膏，丸绿豆大。每服三十丸，沸汤下，数日即愈也。**痰嗽并喘** 五味子、白矾等分，为末。每服三钱，以生猪肺炙熟，蘸末细嚼，白汤下。汉阳库兵黄六病此，百药不效。于岳阳遇一道人传此，两服，病遂不发。**阳事不起** 新五味子一斤，为末。酒服方寸匕，日三服。忌猪、鱼、蒜、醋。尽一剂，即得力。

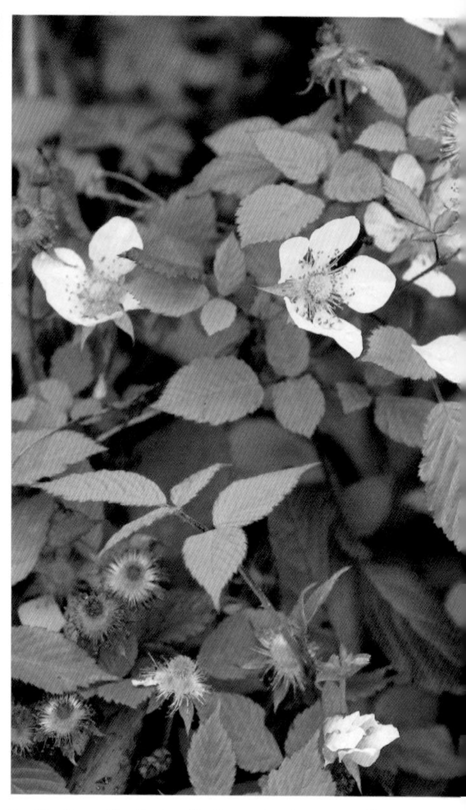

（蓬虆：落叶小灌木，高达1m。茎细长柔弱，具皮刺和密生腺毛。单数羽状复叶，小叶3～5，边缘有不整齐的缺刻状锯齿。花白色，单生于小枝顶端。聚合果球形，热时红色。花期4～5月，果期5～6月。生于山野、林缘或路旁。分布于浙江、江苏、江西、福建、台湾、广东等地。）

蓬虆

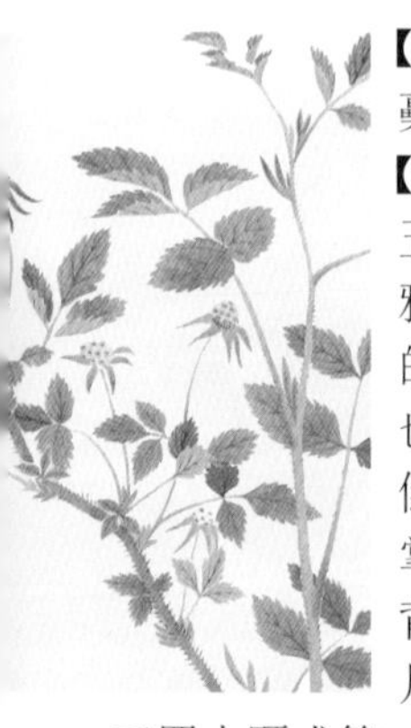

【释名】覆盆、陵虆、阴虆、寒莓、割田藨。

【集解】〔时珍曰〕此类凡五种。予尝亲采，以《尔雅》所列者校之，始得其的。诸家所说，皆未可信也。一种藤蔓繁衍，茎有倒刺，逐节生叶，叶大如掌，状类小葵叶，面青背白，厚而有毛，六七月开小白花，就蒂结实，三四十颗成簇，生则青黄，熟则紫黯，微有黑毛，状如熟椹而扁，冬月苗叶不凋者，俗名割田藨，即本草所谓蓬虆也。一种蔓小于蓬虆，亦有钩刺，一枝五叶，叶小而面背皆青，光薄而无毛，开白花，四五月实成，子亦小于蓬虆而稀疏，生则青黄，熟则乌赤，冬月苗凋者，俗名插田藨，即本草所谓覆盆子，《尔雅》所谓茥，缺盆也。此二者俱可入药。一种蔓小于蓬虆，一枝三叶，叶面青，背淡白而微有毛，开小白花，四月实熟，其色红如樱桃者，俗名薅田藨，即《尔雅》所谓藨者也。

【气味】酸，平，无毒。

【主治】安五脏，益精气，长阴令坚，强志倍力，有子。久服轻身不老。《本经》|疗

暴中风，身热大惊。《别录》|益颜色，长发，耐寒湿。恭

【附方】**长发不落** 蓬蘽子榨油，日涂之。

覆盆子

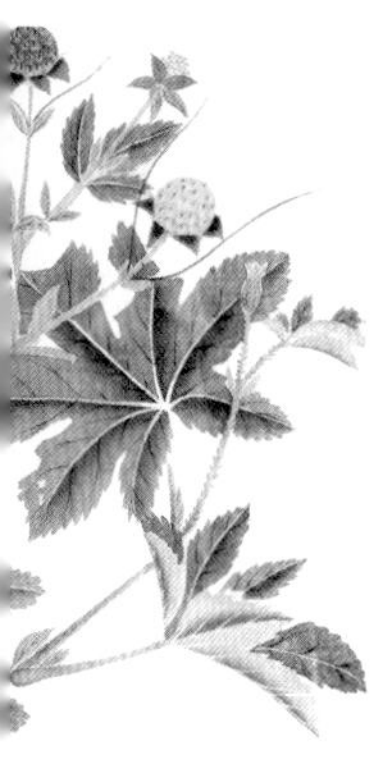

【释名】茥、缺盆、西国草、毕楞伽、大麦莓、插田藨、乌藨子。〔当之曰〕子似覆盆之形，故名之。〔宗奭曰〕益肾脏，缩小便，服之当覆其溺器，如此取名也。

【集解】〔藏器曰〕佛说苏密那花点灯，正言此花也。〔宗奭曰〕处处有之，秦州、永兴、华州尤多。长条，四五月红熟，山中人及时采来卖。其味酸甘，外如荔枝，大如樱桃，软红可爱。失时则就枝生蛆，食之多热。收时五六分熟便可采，烈日曝干。今人取汁作煎为果。采时著水，则不堪煎。

【修治】〔时珍曰〕采得捣作薄饼，晒干密贮，临时以酒拌蒸尤妙。

【气味】甘，平，无毒。

【主治】益气轻身，令发不白。《别录》|补虚续绝，强阴健阳，悦泽肌肤，安和五脏，温中益力，疗痨损风虚，补肝明目。并宜捣筛，每旦水服三钱。马志|男子肾精虚竭，阴痿能令坚长。女子食之有子。权|食之令人好颜色。榨汁涂发不白。藏器|益肾脏，缩小便。取汁同少蜜煎为稀膏，点服，治肺气虚寒。宗奭

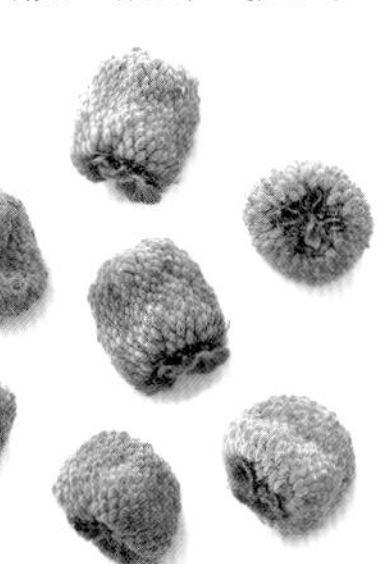

【发明】〔时珍曰〕覆盆、蓬蘽，功用大抵相近，虽是二物，其实一类而二种也。一早熟，一晚熟，兼用无妨，其补益与桑椹同功。

【附方】**阳事不起** 覆盆子，酒浸焙研为末，每旦酒服三钱。

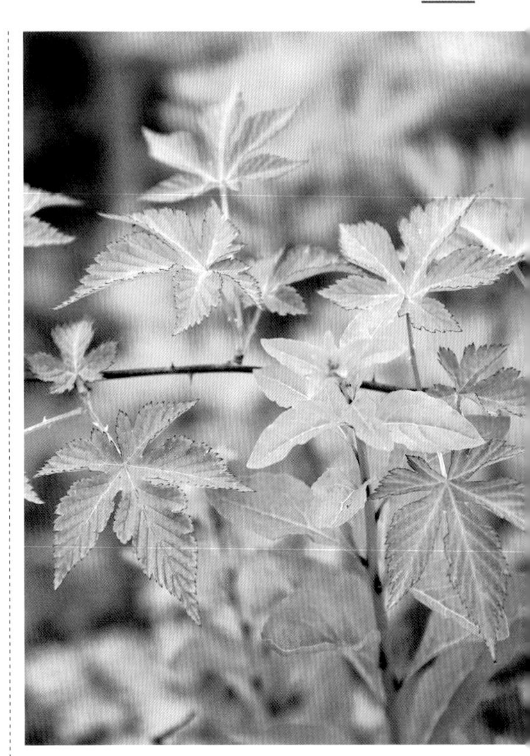

（覆盆子可能为蔷薇科植物掌叶覆盆子。掌叶覆盆子：落叶灌木。枝细圆，红棕色；幼枝绿色，有白粉，具稀疏、微弯曲的皮刺。单叶互生，掌状5裂，中央裂片大，裂片边缘具重锯齿。花单生于小枝顶端，花瓣5，卵圆形。聚合果近球形。花期4月，果期6～8月。分布于安徽、江苏、浙江、江西、福建等地。）

叶【气味】微酸、咸，平，无毒。【主治】挼绞取汁，滴目中，去肤赤，出虫如丝线。藏器|明目止泪，收湿气。时珍【附方】**牙疼点眼** 用覆盆子嫩叶捣汁，点目眦三四次，有虫随眵泪出成块也。无新叶，干者煎浓汁亦可。即大麦莓也。**臁疮溃烂** 覆盆叶为末。用酸浆水洗后掺之，日一次，以愈为度。

根【主治】痘后目翳，取根洗捣，澄粉日干，蜜和少许，点于翳丁上，日二三次自散。百日内治之，久即难疗。时珍。《活幼口议》

悬钩子

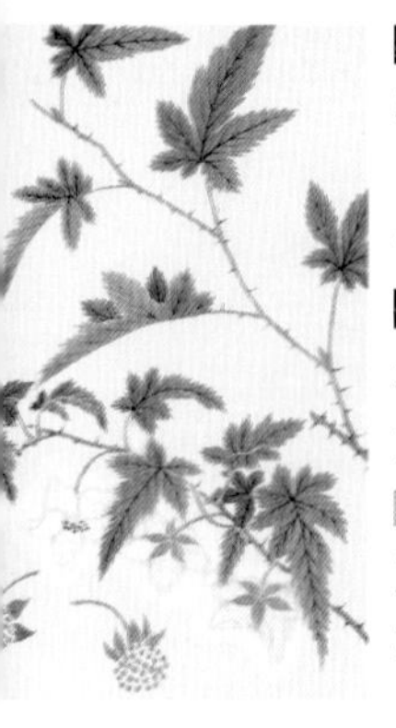

【释名】沿钩子、葥、山莓、木莓、树莓。〔藏器曰〕茎上有刺如悬钩，故名。

【集解】〔藏器曰〕生江淮林泽间。茎上有刺。其子如梅子酸美，人多食之。〔机曰〕树莓枝梗柔软有刺，颇类金樱。四五月结实如覆盆子，采之擎蒂而中实，味酸；覆盆则蒂脱而中虚，味甘，为异。〔时珍曰〕悬钩树生，高四五尺。其茎白色，有倒刺。其叶有细齿，青色无毛，背后淡青，颇似樱桃叶而狭长，又似地棠花叶。四月开小白花。结实色红，今人亦通呼为藨子。

【气味】酸，平，无毒。

【主治】醒酒止渴，除痰，去酒毒。藏器|捣汁服，解射工、沙虱毒。时珍

叶【主治】烧研水服，主喉中塞。藏器

根、皮【气味】苦，平，无毒。**【主治】**子死腹中不下，破血，妇人赤带下，久患赤白痢脓血，腹痛，杀虫毒，卒下血。并浓煮汁饮之。藏器**【附方】****血崩不止** 木莓根四两，酒一碗，煎七分。空心温服。**崩中痢下** 治妇人崩中及下痢，日夜数十起欲死者，以此入腹即活。悬钩根、蔷薇根、柿根、菝葜各一斛，剉入釜中，水淹上四五寸，煮减三之一，去滓取汁，煎至可丸，丸梧子大。每温酒服十丸，日三服。

蛇莓

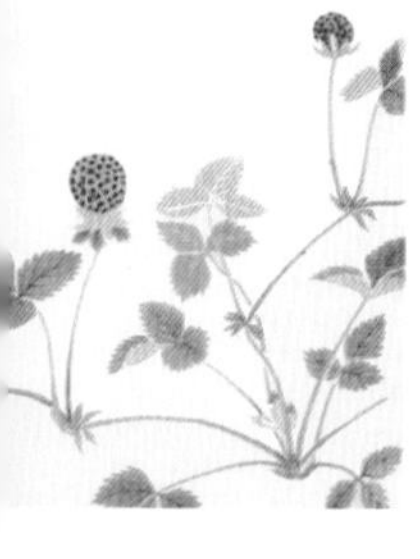

【释名】蛇藨、地莓、蚕莓。

【集解】〔弘景曰〕蛇莓园野多有之。子赤色极似莓子，而不堪啖，亦无以此为药者。〔保升曰〕所在有之，生下湿地。茎头三叶，

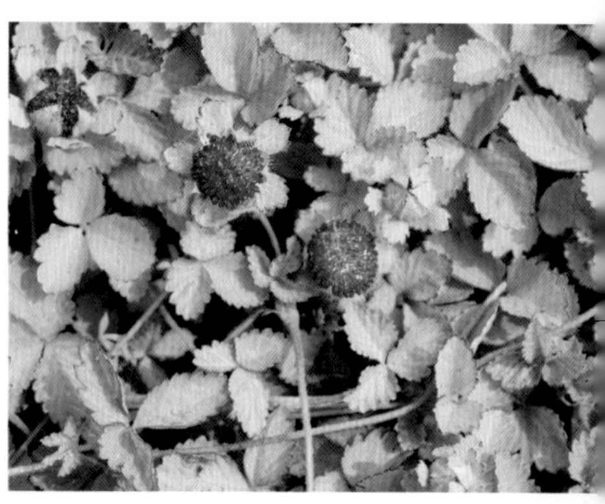

（蛇莓：多年生草本。匍匐茎多数，在节处生不定根。茎生叶互生，均为三出复叶，小叶倒卵形至棱状长圆形，先端钝，边缘有钝锯齿。花单生于叶腋，花瓣5，倒卵形，黄色。瘦果卵形。花期6～8月，果期8～10月。生于山坡、河岸、草地、潮湿的地方。分布于辽宁以南各地。）

花黄子赤，俨若覆盆子，根似败酱。四月、五月采子，二月、八月采根。〔机曰〕蛇莓，茎长不盈尺，茎端惟结实一颗，小而光洁，误食胀人，非若覆盆，苗长大而结实数颗，微有黑毛也。〔时珍曰〕此物就地引细蔓，节节生根。每枝三叶，叶有齿刻。四五月开小黄花，五出。结实鲜红，状似覆盆，而面与蒂则不同也。其根甚细，本草用汁，当是取其茎叶并根也。

汁【气味】甘、酸，大寒，有毒。**【主治】**胸腹大热不止。《别录》|伤寒大热，及溪毒、射工毒，甚良。弘景|通月经，熁疮肿，傅蛇伤。《大明》|主孩子口噤，以汁灌之。孟诜|傅汤火伤，痛即止。时珍**【附方】****口中生疮** 天行热甚者。蛇莓自然汁半升，稍稍咽之。**阴部生疮** 以蛇莓汁服二合，日三服。

使君子

【释名】留求子。〔志曰〕俗传潘州郭使君疗小儿多是独用此物，后医家因号为使君子也。

【集解】〔颂曰〕今岭南州郡皆有之，生山野中及水岸。其茎作藤，如手指大。其叶

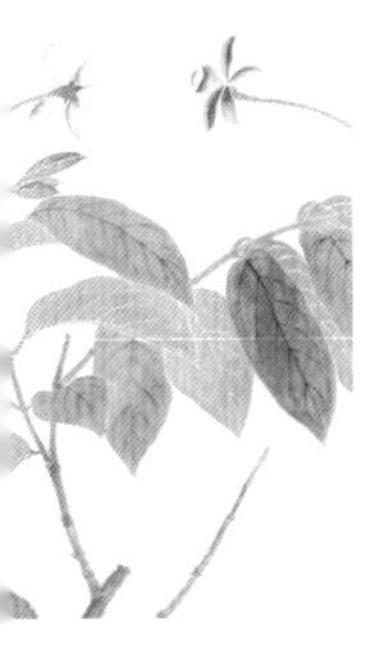

青，如两指头，长二寸。三月生花淡红色，久乃深红，有五瓣。七八月结子如拇指大，长一寸许，大类栀子而有五棱，其壳青黑色，内有仁白色，七月采之。〔宗奭曰〕其仁味如椰子。〔时珍曰〕原出海南、交趾。今闽之邵武，蜀之眉州，皆栽种之，亦易生。其藤如葛，绕树而上。叶青如五加叶。五月开花，一簇一二十葩，红色轻盈如海棠。其实长寸许，五瓣合成，有棱。先时半黄，老则紫黑。其中仁长如榧仁，色味如栗。久则油黑，不可用。

【气味】甘，温，无毒。

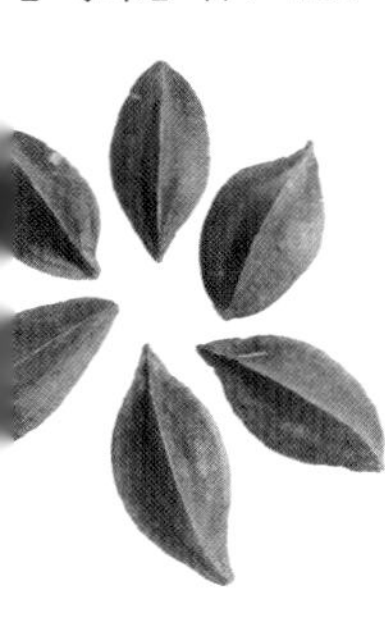

【主治】小儿五疳，小便白浊，杀虫，疗泻痢。《开宝》|健脾胃，除虚热，治小儿百病疮癣。时珍

【发明】〔时珍曰〕凡杀虫药多是苦辛，惟使君子、榧子甘而杀虫，亦异也。凡大人小儿有虫病，但每月上旬侵晨空腹食使君子仁数枚，或以壳煎汤咽下，次日七生七煨食亦良。忌饮热茶，犯之即泻。此物味甘气温，既能杀虫，又益脾胃，所以能敛虚热而止泻痢，为小儿诸病要药。

【附方】**小儿脾疳** 使君子、卢会等分，为末。米饮每服一钱。**小儿痞块** 腹大，肌瘦面黄，渐成疳疾。使君子仁三钱，木鳖子仁五钱，为末，水丸龙眼大。每以一丸，用鸡子一个破顶，入药在内，饭上蒸熟，空心食之。**小儿蛔痛** 口流涎沫。使君子仁为末，米饮五更调服一钱。**小儿虚肿** 头面阴囊俱浮。用使君子一两，去壳，蜜五钱炙尽，为末。每食后米汤服一钱。**虫牙疼痛** 使君子煎汤频漱。

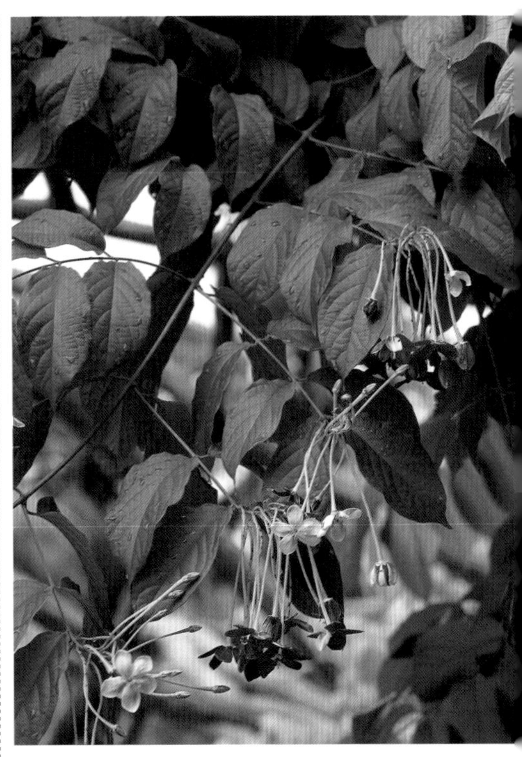

（使君子：落叶攀援状灌木。叶对生，膜质，卵形或椭圆形，全缘。顶生穗状花序组成伞房状花序，花瓣5，初为白色，后转淡红色。果卵形，具明显的锐棱5条。花期5～9月，果期秋末。分布于西南及江西、福建、台湾、湖南、广东、广西等地。）

木鳖子

【释名】木蟹。〔志曰〕其核似鳖、蟹状，故以为名。

【集解】〔志曰〕出朗州及南中。七八月采实。〔颂曰〕今湖、广诸州及杭、越、全、岳州皆有之。春生苗，作藤生。叶有五桠，状如山药，青色面光。四月生黄花。六月结实，似栝楼而极大，生青，熟红黄色，肉上有软刺。每一实有核三四十枚，其状扁而如鳖，八九月采之。岭南人取嫩实及苗叶作茹蒸食。〔宗奭曰〕木鳖子蔓岁一枯，但根不死，春旋生苗。叶如葡萄。其子一头尖者为雄。凡植时须雌雄相合，麻缠定。及其生也，则去雄者，方结实。〔时珍曰〕木鳖核形扁，大如围棋子。其仁青绿色，入药去油者。

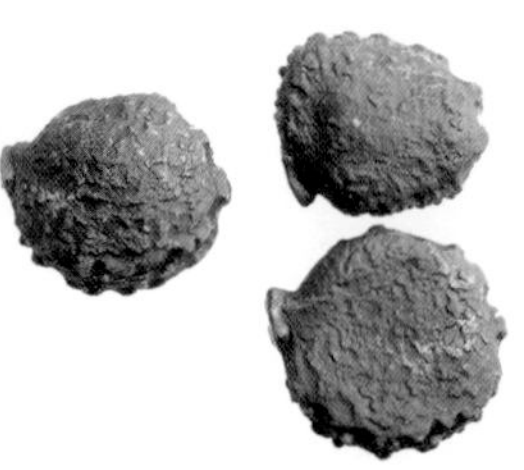

仁【气味】甘，温，无毒。〔时珍曰〕苦、微甘，有小毒。【主治】折伤，消结肿恶疮，生肌，止腰痛，除粉刺，妇人乳痈，肛门肿痛。《开宝》|醋摩，消肿毒。《大明》|治疳积痞块，利大肠泻痢，痔瘤瘰疬。时珍

【发明】〔机曰〕按刘绩《霏雪录》云：木鳖子有毒，不可食。昔蓟门有人生二子，恣食成痞。其父得一方，以木鳖子煮猪肉食之。其幼子当夜、长子明日死。友人马文诚方书亦载此方。因著此为戒。〔时珍曰〕南人取其苗及嫩实食之无恙，则其毒未应至此。或者与猪肉不相得，或犯他物而然，不可尽咎木鳖也。

（木鳖子：多年生粗壮大藤本。卷须较粗壮，不分歧。叶3～5中裂至深裂或不分裂。雄花单生于叶腋，花萼筒漏斗状，花冠黄色；雌花单生于叶腋，苞片兜状。果实卵球形，密生3～4mm的刺状突起。花期6～8月，果期8～10月。分布于安徽、浙江、江西、福建、台湾、广东、广西、湖南、四川、贵州、云南和西藏等地。）

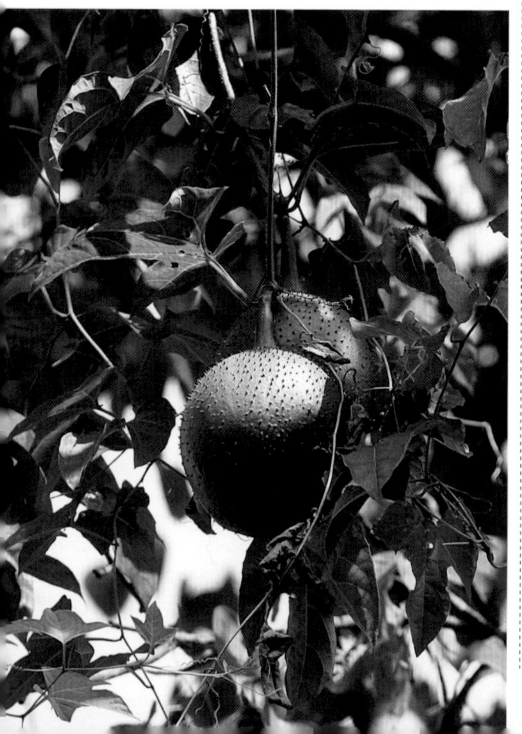

【附方】**酒疸脾黄** 木鳖子磨醋，服一二盏，见利效。**脚气肿痛** 木鳖子仁，每个作两边，麸炒过，切碎再炒，去油尽为度。每两入厚桂半两，为末。热酒服二钱，令醉，得汗愈。梦秘授方也。**阴疝偏坠** 痛甚者。木鳖子一个磨醋，调黄檗、芙蓉末敷之，即止。**腹中痞块** 木鳖子仁五两，用豮猪腰子二付，批开入在内，签定，煨熟，同捣烂，入黄连三钱末，蒸饼和丸绿豆大。每白汤下三十丸。**肛门痔痛** 孙用和《秘宝方》：用木鳖仁三枚，砂盆擂如泥，入百沸汤一碗，乘热先熏后洗，日用三次，仍涂少许。**瘰疬经年** 木鳖仁二个，去油研，以鸡子白和，入瓶内，安甑中蒸熟。食后食之，每日一服，半月效。**小儿丹瘤** 木鳖子仁研如泥，醋调敷之，一日三五上，效。**风牙肿痛** 木鳖子仁磨醋搽之。

番木鳖

【释名】马钱子、苦实把豆、火失刻把都。〔时珍曰〕状似马之连钱，故名马钱。

【集解】〔时珍曰〕番木鳖生回回国，今西土邛州诸处皆有之。蔓生，夏开黄花。七八月结实如栝楼，生青熟赤，亦如木鳖。其核小于木鳖而色白。彼人言治一百二十种病，每证各有汤引。或云以豆腐制过用之良。或云能毒狗至死。

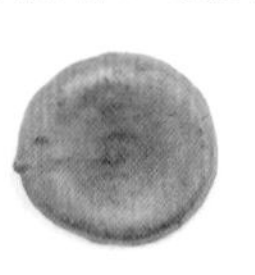

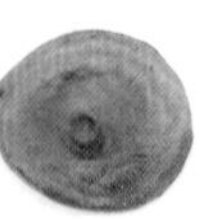

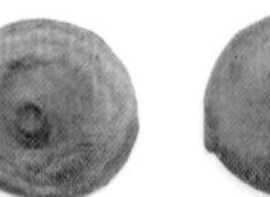

仁【气味】苦，寒，无毒。【主治】伤寒热病，咽喉痹痛，消痞块。并含之咽汁，或磨水噙咽。时珍

【附方】**喉痹作痛** 番木

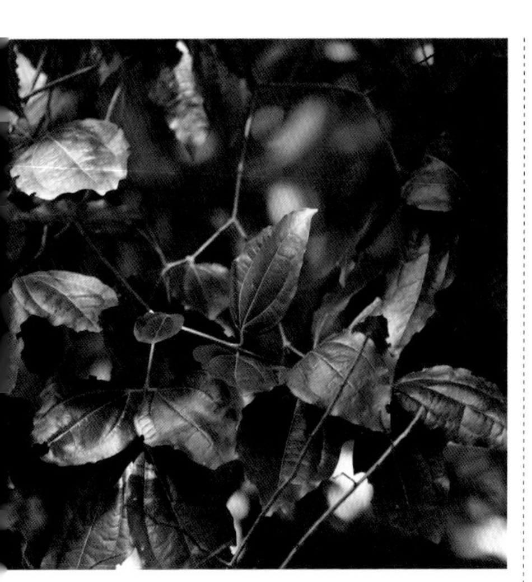

（番木鳖为马钱科植物马钱子。马钱子：乔木。单叶对生，革质，广卵形或近圆形，全缘，主脉3～5条。圆锥状聚伞花序腋生，花白色，花冠筒状，先端5裂，裂片卵形。浆果球形，幼时绿色，熟时橙色，表面光滑。花期春、夏季，果期8月至翌年1月。福建、台湾、广东、海南、广西、云南等地有栽培。）

鳖、青木香、山豆根等分，为末吹之。**缠喉风肿** 番木鳖仁一个，木香三分，同磨水，调熊胆三分，胆矾五分。以鸡毛扫患处取效。**癍疮入目** 苦实把豆儿（即马钱子）半个，轻粉、水花、银朱各五分，片脑、麝香、枯矾少许为末。左目吹右耳，右目吹左耳，日二次。**病欲去胎** 苦实把豆儿研膏，纳入牝户三四寸。

马兜铃

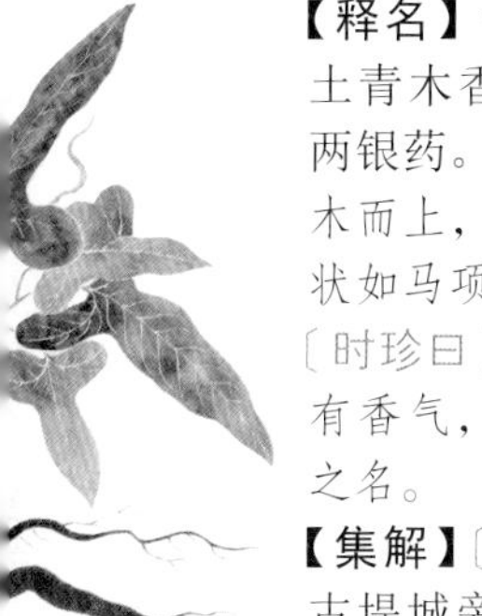

【释名】都淋藤、独行根、土青木香、云南根、三百两银药。〔宗奭曰〕蔓生附木而上，叶脱时其实尚垂，状如马项之铃，故得名也。〔时珍曰〕其根吐利人，微有香气，故有独行、木香之名。

【集解】〔志曰〕独行根生古堤城旁，所在平泽丛林中皆有之。山南名为土青木香，一名兜铃根。蔓生，叶似萝藦而圆且涩，花青白色。其子大如桃李而长，十月以后枯，则头开四系若囊，其中实薄扁似榆荚。其根扁而长尺许，作葛根气，亦似汉防己。二月、八月采根。〔颂曰〕马兜铃今关中、河东、河北、江、淮、夔、浙州郡皆有之。春生苗，作蔓绕树而生。叶如山蓣叶，而厚大背白。六月开黄紫花，颇类枸杞花。七月结实如枣大，状似铃，作

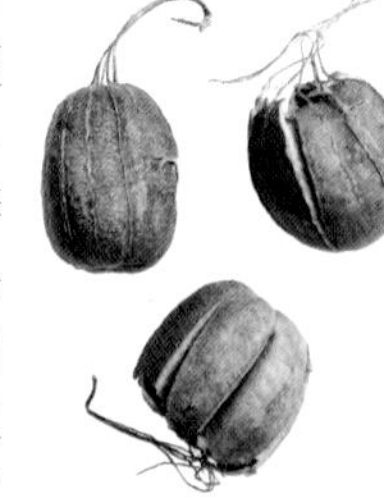

（马兜铃：草质藤本。叶互生，卵状三角形、长圆状卵形或戟形，基部心形，两侧裂片圆形。花单生或2朵聚生于叶腋；花被基部膨大呈球形，向上收狭成一长管，管口扩大成漏斗状，黄绿色，口部有紫斑；檐部一侧极短，另一侧渐延伸成舌片；舌片卵状披针形。蒴果近球形，先端圆形而微凹，具6棱。花期7～8月，果期9～10月。分布于山东、河南及长江流域以南各地。）

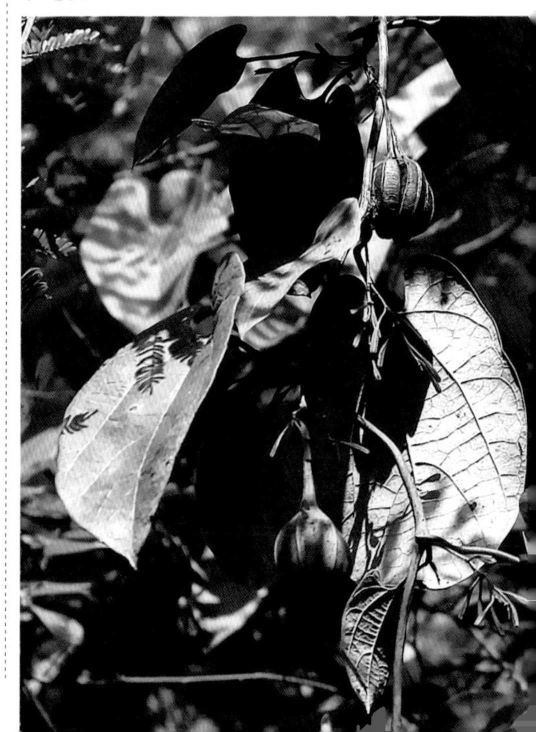

四五瓣。其根名云南根，微似木香，大如小指，赤黄色。七八月采实，暴干。

实【气味】苦，寒，无毒。【主治】肺热咳嗽，痰结喘促，血痔瘘疮。《开宝》|肺气上急，坐息不得，咳逆连连不止。甄权|清肺气，补肺，去肺中湿热。元素【发明】〔时珍曰〕马兜铃体轻而虚，熟则悬而四开，有肺之象，故能入肺。气寒味苦微辛，寒能清肺热，苦辛能降肺气。【附方】**肺气喘急** 马兜铃二两（去壳及膜），酥半两（入碗内拌匀，慢火炒干），甘草（炙）一两，为末。每服一钱，水一盏，煎六分，温呷或噙之。**一切心痛** 不拘大小男女。大马兜铃一个，灯上烧存性，为末。温酒服，立效。

独行根【气味】辛、苦，冷，有毒。【主治】鬼疰积聚，诸毒热肿，蛇毒。水磨为泥封之，日三四次，立瘥。水煮一二两，取汁服，吐蛊毒。又捣末水调，涂疔肿，大效。《唐本》|治血气。《大明》|利大肠，治头风瘙痒秃疮。时珍。出《精义》【附方】**丁肿复发** 马兜铃根捣烂，用蜘蛛网裹敷，少时根出。**恶蛇所伤** 青木香半两，煎汤饮之。

榼藤子

【释名】象豆、榼子、合子。〔时珍曰〕其子象榼形，故名之。

【集解】〔藏器曰〕按《广州记》云：榼藤子生广南山林间。作藤着树，如通草藤。其实三年方熟，角如弓袋，子若鸡卵，其外紫黑色。其壳用贮丹药，经年不坏。取其中仁入药，炙用。〔时珍曰〕子紫黑色，微光，大一二寸，圆而扁。人多剔去肉作药瓢，垂于腰间也。

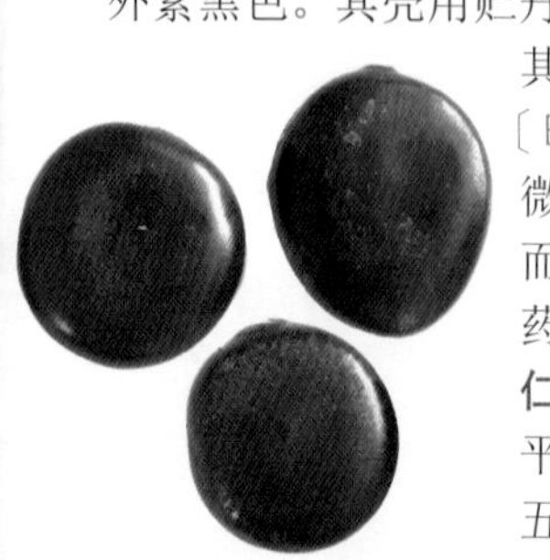

仁【气味】涩、甘，平，无毒。【主治】五痔蛊毒，飞尸喉痹。以仁为粉，微熬，水服一二匕。亦和大豆澡面，去皯黵。藏器|治小儿脱肛血痢泻血，并烧灰服。或以一枚割瓤熬研，空腹热酒服二钱。不过三服，必效。《开宝》|解诸药毒。时珍。《草木状》

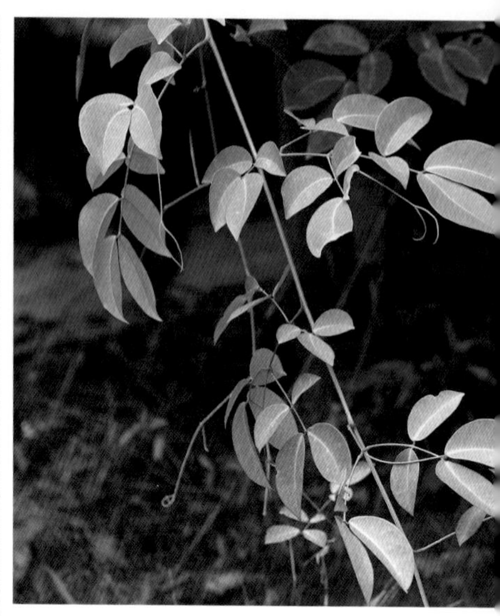

（榼藤：常绿木质大藤本。二回羽状复叶，小叶2～4对，革质，长椭圆形。穗状花序单生或排列成圆锥状，花淡黄色，有香气。荚果木质，弯曲，扁平，每节内有1颗种子。种子近圆形，扁平，暗褐色。分布于福建、台湾、广东、海南、广西、云南等地。）

【附方】**喉痹肿痛** 榼藤子烧研，酒服一钱。**五痔下血** 榼藤子烧存性。米饮服二钱，有功。**肠风下血** 华陀《中藏经》：用榼藤子二个，不蛀皂荚子四十九个。烧存性为末。每服二钱，温酒下，少顷再饮酒一盏，趁口服，极效。

预知子

【释名】圣知子、圣先子、盍合子、仙沼子。〔志曰〕相传取子二枚缀衣领上，遇有蛊毒，则闻其有声，当预知之，故有诸名。

【集解】〔志曰〕预知子有皮壳，其实如皂荚子。〔颂曰〕旧不著所出州土，今淮、蜀、汉、黔、壁诸州皆有之。作蔓生，依

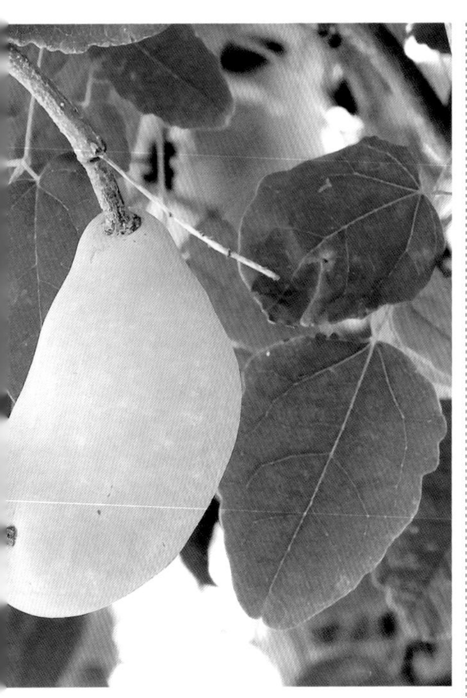

预知子可能为木通科植物木通、三叶木通或白木通的果实。三叶木通：落叶木质藤本。三出复叶，小叶卵圆形、宽卵圆形或长卵形。花序总状，雄花生于上部，雄蕊6；雌花花被片紫红色，具6个退化雄蕊，心皮分离。果实肉质，长卵形，成熟后沿腹缝线开裂；种子多数，卵形，黑色。分布于河北、山西、山东、河南、陕西、甘肃、浙江、安徽、湖北等地。）

大木上。叶绿，有三角，面深背浅。七月、八月有实作房，生青，熟深红色。每房有子五七枚，如皂荚子，斑褐色，光润如飞蛾。

子仁【气味】苦，寒，无毒。【主治】杀虫疗蛊，治诸毒。去皮研服，有效。《开宝》|治一切风，补五劳七伤，其功不可备述。治痃癖气块，消宿食，止烦闷，利小便，催生，中恶失音，发落，天行温疾，涂一切蛇虫蚕咬，治一切病，每日吞二七粒，不过三千粒，永瘥。《大明》【附方】**预知子丸** 治心气不足，精神恍惚，语言错妄，忪悸烦郁，忧愁惨戚，喜怒多恐，健忘少睡，夜多异梦，寤即惊魇，或发狂眩暴不知人，并宜服此。预知子（去皮）、白茯苓、枸杞子、石菖蒲、茯神、柏子仁、人参、地骨皮、远志、山药、黄精（蒸熟）、朱砂（水飞）等分。为末，炼蜜丸芡子大。每嚼一丸，人参汤下。**耳卒聋闭** 八九月取石榴开一孔，留盖，入米醋满中，盖定，面裹煻火中煨熟取出，入少仙沼子、黑李子末，取水滴耳中，脑痛勿惊。如此二夜，又点一耳。**疠风有虫** 眉落声变。预知子膏：用预知子、雄黄各二两，为末。以乳香三两，同水一斗，银锅煮至五升。入二末熬成膏，瓶盛之。每服一匙，温酒调下。有虫如马尾，随大便而出。

根【气味】苦，冷，无毒。【主治】解蛊毒。石臼捣筛，每用三钱，温水服，立已。苏颂

牵牛子

【释名】黑丑、草金铃、盆甑草、狗耳草。〔弘景曰〕此药始出田野人牵牛谢药，故以名之。〔时珍曰〕近人隐其名为黑丑，白者为白丑，盖以丑属牛也。

【集解】〔弘景曰〕牵牛作藤生花，状如扁豆，黄色。子作小房，实黑色，形如梂子核。〔颂曰〕处处有之。二月种子，三月生苗，作藤蔓绕篱墙，高者或二三丈。其叶青，有三尖角。七月生花，微红带碧色，似鼓子花而大。八月结实，外有白皮裹作毬。每毬内有子四五枚，大如荞麦，有三棱，有黑白二种，九月后收。〔时珍曰〕牵牛有黑白二种：黑者处处野生尤多。其蔓有白毛，断之有白汁。叶有三尖，如枫叶。花不作瓣，如旋花而大。其实有蒂裹之，生青枯白。其

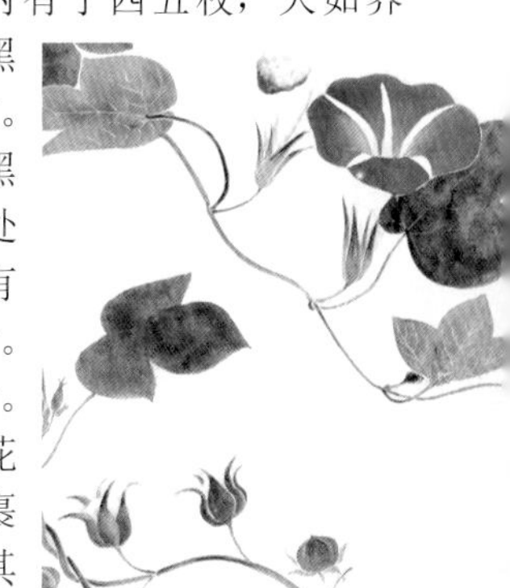

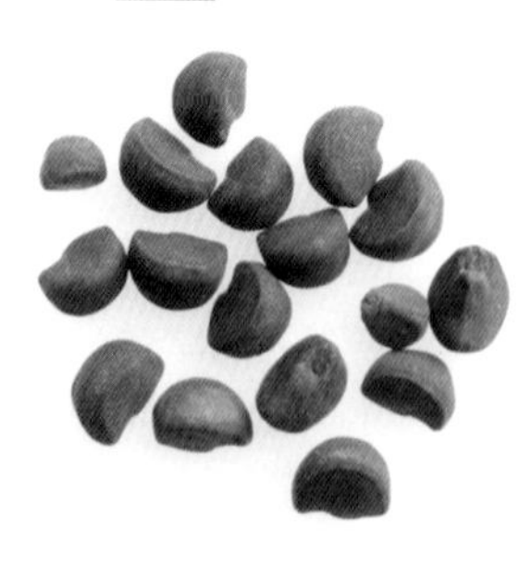

核与棠梂子核一样，但色深墨尔。白者人多种之。其蔓微红，无毛有柔刺，断之有厚汁，叶团有斜尖，并如山药茎叶。其花小于黑牵牛花，浅碧带红色。其实蒂长寸许，生青枯白。其核白色，稍粗。

子【修治】〔时珍曰〕今多只碾取头末，去皮麸不用。亦有半生半熟用者。【气味】苦，寒，有毒。【主治】下气，疗脚满水肿，除风毒，利小便。《别录》|治痃癖气块，利大小便，除虚肿，落胎。甄权|取腰痛，下冷脓，泻蛊毒药，并一切气壅滞。《大明》|和山茱萸服，去水病。孟诜|除气分湿热，三焦壅结。李杲|逐痰消饮，通大肠气秘风秘，杀虫，达命门。时珍

【发明】〔时珍曰〕牵牛治水气在肺，喘满

（裂叶牵牛：一年生攀援草本。茎缠绕。叶互生，心脏形，3裂至中部，中间裂片卵圆形，两侧裂片斜卵形，全缘。花2～3朵腋生，花冠漏斗状，先端5浅裂，紫色或淡红色。蒴果球形。花期6～9月，果期7～9月。生于山野、田野。全国各地均有分布。）

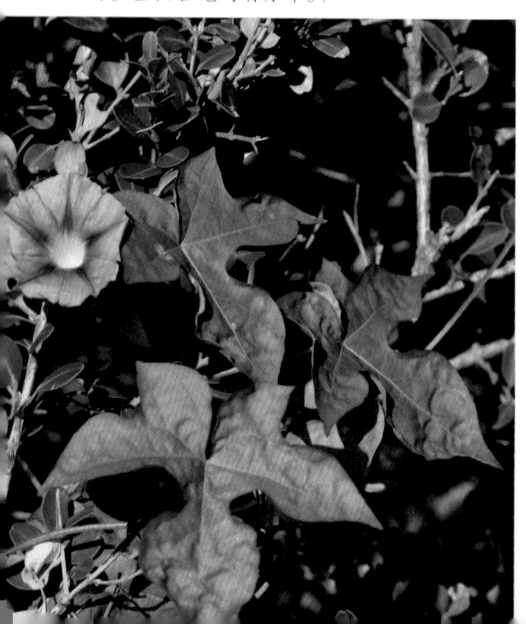

肿胀，下焦郁遏，腰背胀肿，及大肠风秘气秘，卓有殊功。但病在血分，及脾胃虚弱而痞满者，则不可取快一时，及常服暗伤元气也。

【附方】**三焦壅塞** 胸膈不快，头昏目眩，涕唾痰涎，精神不爽。利膈丸：用牵牛子四两（半生半炒），不蛀皂荚（酥炙）二两，为末，生姜自然汁煮糊，丸梧子大。每服二十丸，荆芥汤下。**一切积气** 宿食不消。黑牵牛（头为末）四两，用萝卜剜空，安末盖定，纸封蒸熟取出，入白豆蔻末一钱，捣丸梧子大。每服一二十丸，白汤下。名顺气丸。**大便不通**《简要方》：用牵牛子半生半熟，为末。每服二钱，姜汤下。未通，再以茶服。一方：加大黄等分。一方：加生槟榔等分。**水蛊胀满** 白牵牛、黑牵牛（各取头末）二钱，大麦面四两，和作烧饼，卧时烙熟食之，以茶下。降气为验。**水肿尿涩** 牵牛末，每服方寸匕，以小便利为度。**风热赤眼** 白牵牛末，以葱白煮研丸绿豆大。每服五丸，葱汤下。服讫睡半时。**面上粉刺** 㿔子如米粉。黑牵牛末对入面脂药中，日日洗之。**一切痈疽** 发背，无名肿毒，年少气壮者。用黑、白牵牛各一合，布包捶碎，以好醋一碗，熬至八分，露一夜，次日五更温服。以大便出脓血为妙。名济世散。

旋花

【释名】旋葍、筋根、续筋根、鼓子花、豚肠草、美草、天剑草、缠枝牡丹。〔时珍曰〕其花不作瓣状，如军中所吹鼓子，故有旋花、鼓子之名。

【集解】〔保升曰〕此旋葍花也。所在川泽皆有。蔓生，叶似薯蓣而狭长，花红白色。根

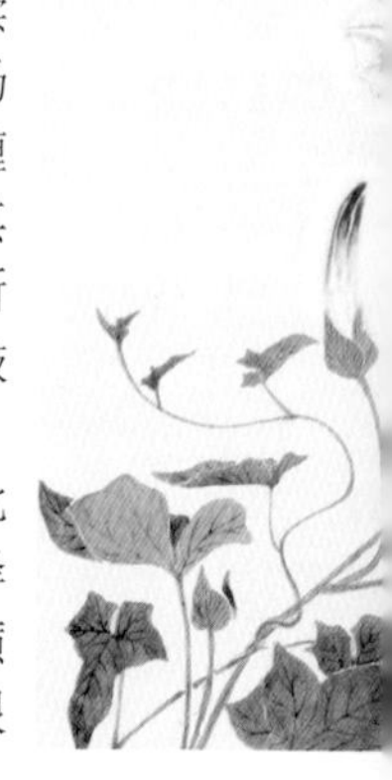

无毛节，蒸煮堪啖，味甘美，名筋根。二月、八月采根，日干。〔时珍曰〕旋花田野塍堑皆生，逐节延蔓。叶如波菜叶而小。至秋开花，如白牵牛花，粉红色，亦有千叶者。其根白色，大如筋。不结子。

【气味】花：甘。根：辛，温，无毒。

【主治】去面皯黑色，媚好益气。根：主腹中寒热邪气。《本经》|利小便，久服不饥轻身。续筋骨，合金疮。捣汁服，主丹毒、小儿毒热。藏器|补劳损，益精气。时珍

【发明】〔时珍曰〕凡藤蔓之属，象人之筋，所以多治筋病。旋花根细如筋可啖，故《本经》言其久服不饥。时珍自京师还，见北土车夫每载之，云暮归煎汤饮，可补损伤。则益气续筋之说，尤可征矣。

【附方】**被斫断筋** 旋葍根捣汁，沥疮中，仍以滓敷之，日三易。半月即断筋便续。此方出苏景中疗奴有效者。**秘精益髓** 太乙金锁丹：用五色龙骨五两，覆盆子五两，莲花蕊四两（未开者，阴干），鼓子花三两（五月五日采之），鸡头子仁一百颗。并为末。以金樱子二百枚，去毛，木臼捣烂，水七升，煎浓汁一升，去渣。和药，杵二千下，丸梧子大。每空心温盐酒下三十丸。服之至百日，永不泄。如要泄，以冷水调车前末半合服之。忌葵菜。

（田旋花：多年生草本。茎平卧或缠绕。单叶互生，叶片卵状长圆形至披针形，基部大多戟形，或为箭形及心形，全缘或3裂。花冠漏斗形，白色或粉红色，5浅裂。蒴果卵状球形。种子4颗，卵圆形，暗褐色或黑色。花期6～8月。生于耕地及荒坡草地、村边路旁。分布于东北、华北、西北及山东、江苏、河南、四川、西藏。）

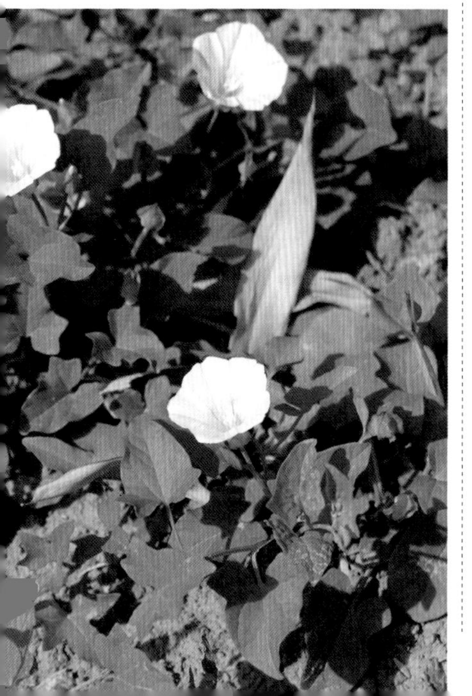

紫葳

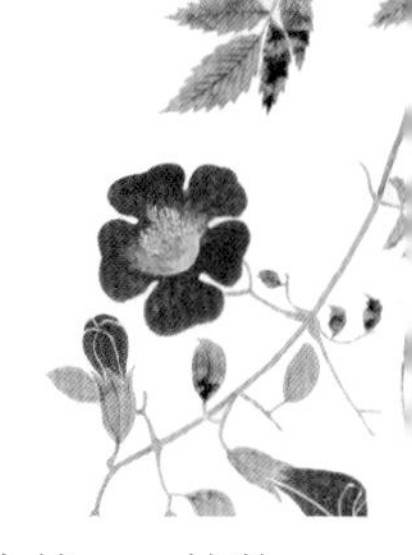

【释名】凌霄、陵苕、陵时、女葳、茇华、武威、瞿陵、鬼目。

【集解】〔颂曰〕今处处皆有，多生山中，人家园圃亦或栽之。初作蔓生，依大木，久延至巅。其花黄赤，夏中乃盛。今医家多采花干之，入女科药用。〔时珍曰〕凌霄野生，蔓才数尺，得木而上，即高数丈，年久者藤大如杯。春初生枝，一枝数叶，尖长有齿，深青色。自夏至秋开花，一枝十余朵，大如牵牛花，而头开五瓣，赭黄色，有细点，秋深更赤。八月结荚如豆荚，长三寸许，其子轻薄如榆仁、马兜铃仁。其根长亦如兜铃根状，秋后采之，阴干。

花（根同）【气味】酸，微寒，无毒。【主治】妇人产乳余疾，崩中，癥瘕血闭，寒热羸瘦，养胎。《本经》|产后奔血不定，淋沥，主热风风痫，大小便不利，肠中结实。甄权|酒齄热毒风刺风，妇人血膈游风，崩中带下。《大明》

茎、叶【气味】苦，平，无毒。【主治】痿躄，益气。《别录》|热风身痒，游风风

疹，瘀血带下。花及根功同。《大明》|治喉痹热痛，凉血生肌。时珍

【发明】〔时珍曰〕凌霄花及根，甘酸而寒，茎叶带苦，手足厥阴经药也。行血分，能去血中伏火。故主产乳崩漏诸疾，及血热生风之证也。

【附方】**妇人血崩** 凌霄花为末。每酒服二钱，后服四物汤。**粪后下血** 凌霄花浸酒频饮之。**消渴饮水** 凌霄花一两，捣碎，水一盏半，煎一盏，分二服。**通身风痒** 凌霄花为末，酒服一钱。**大风疠疾**《洁古家珍》：用凌霄花五钱，地龙（焙）、僵蚕（炒）、全蝎（炒）各七个，为末。每服二钱，温酒下。先以药汤浴过，服此出臭汗为效。**走皮趋疮** 满颊满顶，浸淫湿烂，延及两耳，痒而出水，发歇不定，田野名悲羊疮：用凌霄花并叶煎汤，日日洗之。**女经不行** 凌霄花为末。每服二钱，食前温酒下。

（紫葳为紫葳科植物凌霄。凌霄：木质藤本，借气根攀附于其他物上。茎黄褐色具棱状网裂。奇数羽状复叶对生，小叶7～9，边缘有粗锯齿。顶生疏散的短圆锥花序，花冠漏斗状钟形，裂片5，圆形，橘红色，开展。蒴果长如豆荚。花期7～9月，果期8～10月。生于山谷、溪边、疏林下，或攀援于树上、石壁上或为栽培。我国南北各地均有分布。）

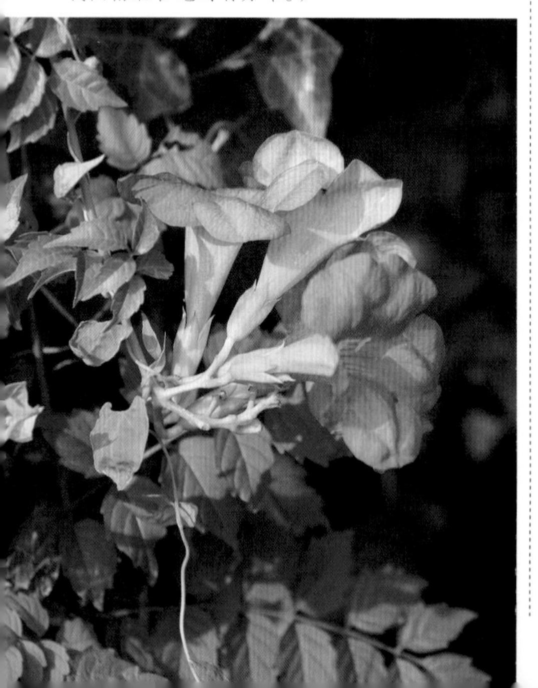

营实、墙蘼

【释名】蔷薇、山棘、牛棘、牛勒、刺花。〔时珍曰〕此草蔓柔靡，依墙援而生，故名墙蘼。其茎多棘刺勒人，牛喜食之，故有山棘、牛勒诸名。其子成簇而生，如营星然，故谓之营实。

【集解】〔别录曰〕营实生零陵川谷及蜀郡。八月、九月采，阴干。〔弘景曰〕营实即蔷薇子也，以白花者为良。茎叶可煮作饮，其根亦可煮酿酒。〔时珍曰〕蔷薇野生林堑间。春抽嫩蕻，小儿掐去皮刺食之。既长则成丛似蔓，而茎硬多刺。小叶尖薄有细齿。四五月开花，四出，黄心，有白色、粉红二者。结子成簇，生青熟红。其核有白毛，如金樱子核，八月采之。根采无时。人家栽玩者，茎粗叶大，延长数丈。花亦厚大，有白、黄、红、紫数色。花最大者名佛见笑，小者名木香，皆香艳可人，不入药用。

营实【气味】酸，温，无毒。【主治】痈疽恶疮，结肉跌筋，败疮热气，阴蚀不瘳，利关节。《本经》|久服轻身益气。《别录》|治上焦有热，好瞑。时珍【附方】**眼热昏暗** 营实、枸杞子、地肤子各二两，为末。每服三钱，温酒下。《圣惠方》

根【气味】苦、涩，冷，无毒。【主治】止泄痢腹痛，五脏客热，除邪逆气，疽癞诸恶疮，金疮伤挞，生肉复肌。《别录》|治热毒风，除邪气，止赤白痢，肠风泻血，通结血，治牙齿痛，小儿疳虫肚痛，痈疽疥癣。《大明》|头疮白秃。甄权|除风热湿热，缩小便，止消渴。时珍【发明】〔时珍

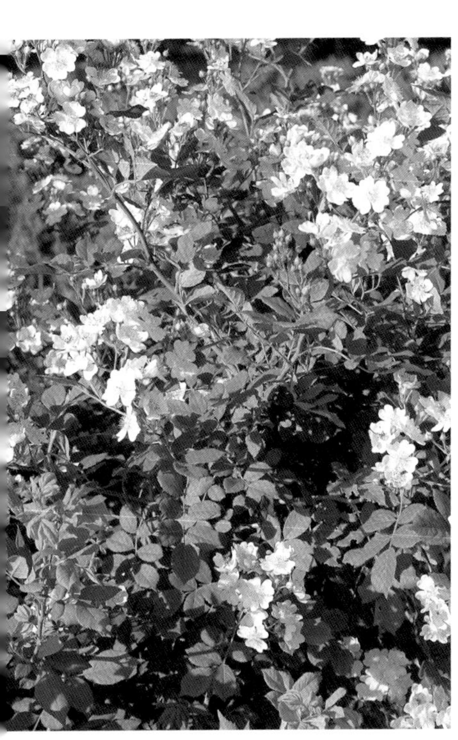

〔营实、墙薇为蔷薇科植物野蔷薇。野蔷薇：攀援灌木，小枝有短、粗皮刺。奇数羽状复叶互生，小叶5～9，倒卵形、长圆形或卵形，边缘有锯齿。圆锥状花序，花瓣5，白色，宽倒卵形，先端微凹。果实近球形，红褐色或紫褐色。花期5～6月，果期9～10月。生于路旁、田边或丘陵地的灌木丛中。分布于山东、江苏、河南等地。〕

曰〕营实、蔷薇根，能入阳明经，除风热湿热，生肌杀虫，故痈疽疮癣古方常用。

【附方】**消渴尿多** 蔷薇根一把，水煎，日服之。**少小尿床** 蔷薇根五钱，煎酒夜饮。**小儿疳痢** 频数。用生蔷薇根洗切，煎浓汁细饮，以愈为度。**口咽痛痒** 语声不出。蔷薇根皮、射干一两，甘草（炙）半两。每服二钱，水煎服之。**口舌糜烂** 蔷薇根，避风打去土，煮浓汁，温含冷吐。冬用根皮，夏用枝叶。**小儿月蚀** 蔷薇根四两，地榆二钱，为末。先以盐汤洗过，敷之。**痈肿疖毒** 溃烂疼痛。用蔷薇皮更炙熨之。**金疮肿痛** 蔷薇根烧灰。每白汤服方寸匕，一日三服。

叶【主治】下疳疮。焙研，洗敷之。黄花者更良。《摄生方》

月季花

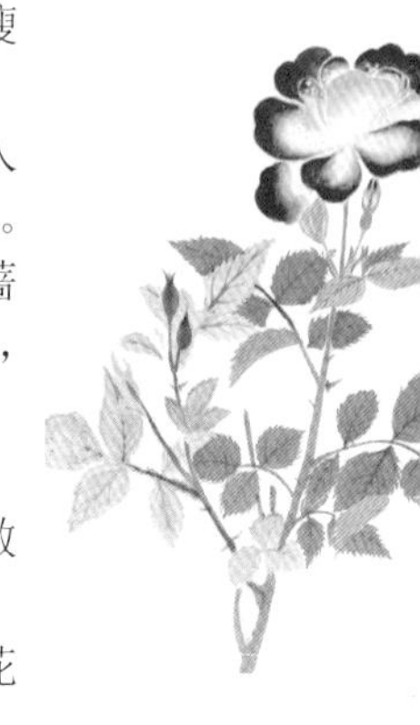

【释名】月月红、胜春、瘦客、斗雪红。

【集解】〔时珍曰〕处处人家多栽插之，亦蔷薇类也。青茎长蔓硬刺，叶小于蔷薇，而花深红，千叶厚瓣，逐月开放，不结子也。

【气味】甘，温，无毒。

【主治】活血，消肿，敷毒。时珍

【附方】**瘰疬未破** 用月季花

〔月季：矮小直立灌木。小枝粗壮而略带钩状的皮刺或无刺。羽状复叶，小叶3～5，宽卵形或卵状长圆形，边缘有锐锯齿。花单生或数朵聚生成伞房状，花瓣红色或玫瑰色，重瓣。果卵圆形或梨形。花期4～9月，果期6～11月。我国各地普遍栽培。〕

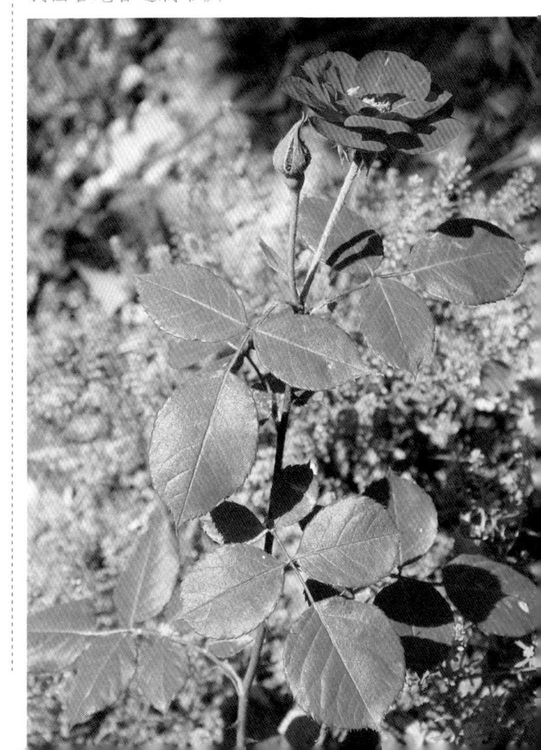

头二钱，沉香五钱，芫花（炒）三钱，碎剉，入大鲫鱼腹中，就以鱼肠封固，酒、水各一盏，煮熟食之，即愈。鱼须安粪水内游死者方效。此是家传方，活人多矣。

栝楼

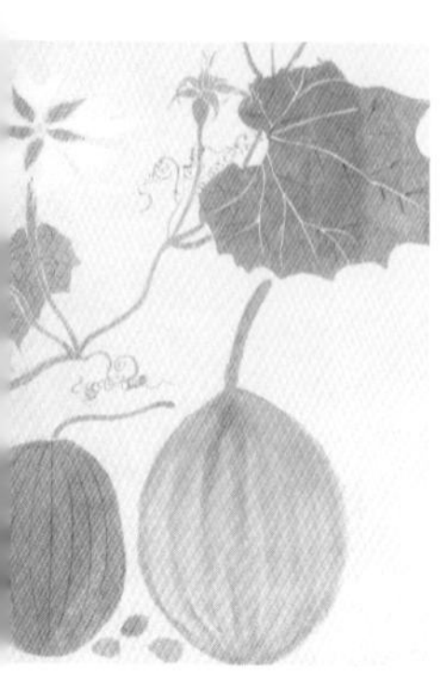

【释名】果蠃、瓜蒌、天瓜、黄瓜、地楼、泽姑。根名白药、天花粉、瑞雪。

【集解】〔颂曰〕所在有之。三四月生苗，引藤蔓。叶如甜瓜叶而窄，作叉，有细毛。七月开花，似壶卢花，浅黄色。结实在花下，大如拳，生青，至九月熟，赤黄色。其形有正圆者，有锐而长者，功用皆同。根亦名白药，皮黄肉白。〔时珍曰〕其根直下生，年久者长数尺。秋后掘者结实有粉。夏月掘者有筋无粉，不堪用。其实圆长，青时如瓜，黄时如熟柿，山家小儿亦食之。内有扁子，大如丝瓜子，壳色褐，仁色绿，多脂，作青气。炒干捣烂，水熬取油，可点灯。

实【气味】苦，寒，无毒。〔时珍曰〕味甘，不苦。【主治】胸痹，悦泽人面。《别录》|润肺燥，降火，治咳嗽，涤痰结，利咽喉，止消渴，利大肠，消痈肿疮毒。时珍|子：炒用，补虚劳口干，润心肺，治吐血，肠风泻血，赤白痢，手面皱。《大明》【发明】〔震亨曰〕栝楼实治胸痹者，以其味甘性润。甘能补肺，润能降气。胸中有痰者，乃肺受火逼，失其降下之令。今得甘缓润下之助，则痰自降，宜其为治嗽之要药也。且又能洗涤胸膈中垢腻郁热，为治消渴之神药。【附方】**痰咳不止** **栝楼**仁一两，文蛤七分，为末，以姜汁澄浓脚，丸弹子大。噙之。**干咳无痰** **熟栝楼**捣烂绞汁，入蜜等分，加白矾一钱，熬膏。频含咽汁。**痰喘气急** 瓜蒌二个，明矾一枣大。同烧存性，研末。以熟萝卜蘸食，药尽病除。**妇人夜热** 痰嗽，月经不调，形瘦者。用**栝楼**仁一两，青黛、香附（童尿浸晒）一两五钱，为末。蜜调，噙化之。**小儿黄疸** 眼黄脾热。用青栝楼焙研。每服一钱，水半盏，煎七分，卧时服。五更泻下黄物，立可。名逐黄散。**吐血不止** **栝楼**（泥固煅存性研）三钱，糯米饮服，日再服。**肠风下血** **栝楼**一个（烧灰），赤小豆半两，为末。每空心酒服一钱。**咽喉肿痛** 语声不出。经进方用**栝楼**皮、白僵蚕（炒）、甘草（炒）各二钱半，为末。每服三钱半，姜汤下。或以绵裹半钱，含咽。一日二服。名发声散。**诸痈发背** 初起

（栝楼：攀援藤本。茎较粗，具纵棱及槽。卷须3～7分歧；叶互生；近圆形或近心形，常3～5浅裂至中裂，裂片菱状倒卵形，边缘常再浅裂。花冠白色，裂片倒卵形，两侧具丝状流苏，被柔毛。果实椭圆形。花期5～8月，果期8～10月。全国大部分地区有产。）

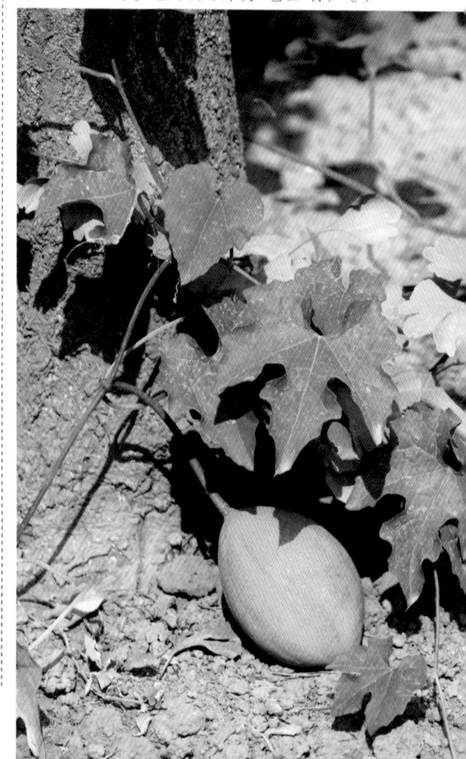

微赤。栝楼捣末，井华水服方寸匕。

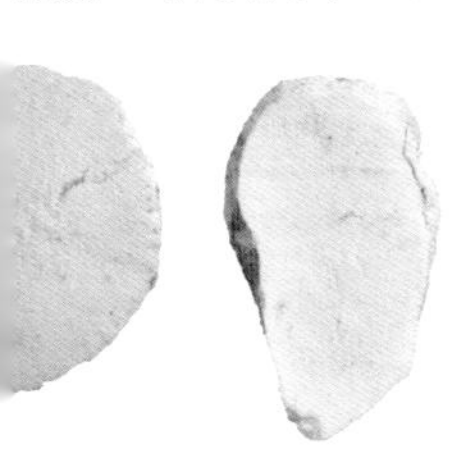

根（天花粉）【气味】苦，寒，无毒。【主治】消渴身热，烦满大热，补虚安中，续绝伤。《本经》|除肠胃中痼热，八疸身面黄，唇干口燥短气，止小便利，通月水。《别录》|治热狂时疾，通小肠，消肿毒，乳痈发背，痔瘘疮疖，排脓生肌长肉，消扑损瘀血。《大明》【发明】〔恭曰〕用根作粉，洁白美好，食之大宜虚热人。〔杲曰〕栝楼根纯阴，解烦渴，行津液。心中枯涸者，非此不能除。与辛酸同用，导肿气。〔成无己曰〕津液不足则为渴。栝楼根味苦微寒，润枯燥而通行津液，是为渴所宜也。〔时珍曰〕栝楼根味甘微苦酸。其茎叶味酸。酸能生津，感召之理，故能止渴润枯。微苦降火，甘不伤胃。昔人只言其苦寒，似未深察。【附方】**消渴饮水**《千金方》作粉法：取大栝楼根去皮寸切，水浸五日，逐日易水，取出捣研，滤过澄粉晒干。每服方寸匕，水化下，日三服。亦可入粥及乳酪中食之。《肘后方》：用栝楼根薄切炙，取五两，水五升，煮四升，随意饮之。《圣惠方》：用栝楼根、黄连三两。为末，蜜丸梧子大。每服三十丸，日二服。又玉壶丸：用栝楼根、人参等分，为末，蜜丸梧子大。每服三十丸，麦门冬汤下。**天泡湿疮** 天花粉、滑石等分，为末，水调搽之。**折伤肿痛** 栝楼根捣涂，重布裹之。热除，痛即止。

茎、叶【气味】酸，寒，无毒。【主治】中热伤暑。《别录》

王瓜

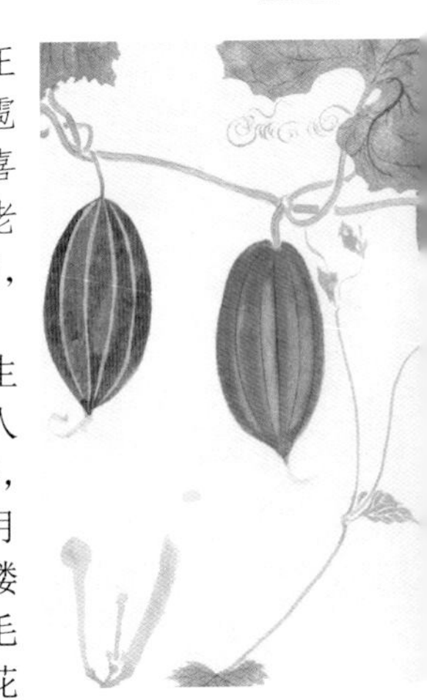

【释名】土瓜、老鸦瓜、马爬瓜、赤雹子、野甜瓜、师姑草、公公须。〔时珍曰〕土瓜，其根作土气，其实似瓜也。或云根味如瓜，故名土瓜。王字不知何义？瓜似雹子，熟则色赤，鸦喜食之，故俗名赤雹、老鸦瓜。一叶之下一须，故俚人呼为公公须。

【集解】〔别录曰〕生鲁地平泽田野，及人家垣墙间。三月采根，阴干。〔恭曰〕四月生苗延蔓，叶似栝楼叶，圆无叉缺，有毛刺。五月开黄花。花下结子如弹丸，生青熟赤。根似葛，细而多糁，谓之土瓜根。〔时珍曰〕王瓜三月生苗，其蔓多须，嫩时可茹。其叶圆如马蹄而有尖，面青背淡，涩而不光。六七月开，五出小黄花成簇。结子累累，熟时有红、黄二色，皮亦粗涩。

根【气味】苦，寒，无毒。【主治】消渴内痹，瘀血月闭，寒热酸疼，益气愈聋。《本经》|疗诸邪气，热结鼠瘘，散痈肿留血，妇人带下不通，下乳汁，止小便数不禁，逐四肢骨节中水，治马骨刺人疮。《别录》|天行热疾，酒黄病，壮热心烦闷，热劳，排脓，消扑损瘀血，破癥癖，落胎。《大明》|主蛊毒，小儿闪癖，痞满痰疟。并取根及叶捣汁，少少服，当吐下。藏器|利大小便，治面黑面疮。时珍【附方】**黄疸变黑** 医所不能治。用土瓜根汁，平旦温服一小升。午刻黄水当从小便出，不出再服。**小便如泔** 乃肾虚也。王瓜散：用王瓜根一两，白石脂二两，菟丝子（酒浸）二两，桂心一两，牡蛎粉二两。为末。每服二钱，大麦粥饮下。**小便不通** 土瓜根捣汁，入少水解之，筒吹入下部。**大便不通** 上方吹入肛门内。二便不通，前后吹之，取通。**乳汁不下** 土瓜根为末。酒服一钱，一日二服。**经水不利** 带下，少腹满，或经一月再见者，土瓜根散主之。土瓜根、芍

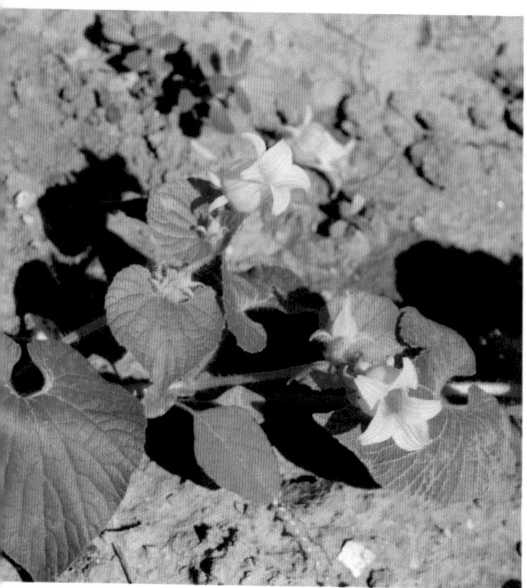

（王瓜为葫芦科植物王瓜、赤瓟。赤瓟：攀援草质藤本。叶互生，叶片宽卵状心形，边缘浅波状，两面粗糙。卷须纤细。花冠黄色。果实长卵状长圆形，表面橙黄色，被柔毛，具10条明显的纵纹。种子卵形，黑色。花期6～8月，果期8～10月。生于山坡、河谷及林缘处。分布于黑龙江、吉林、辽宁、河北、山西、陕西、宁夏、甘肃、山东等地。）

药、桂枝、䗪虫各三两，为末。酒服方寸匕，日三服。

子【气味】酸、苦，平，无毒。【主治】生用：润心肺，治黄病。炒用：治肺痿吐血，肠风泻血，赤白痢。《大明》|主蛊毒。甄权|反胃吐食。时珍【附方】**消渴饮水** 雹瓜去皮。每食后嚼二三两，五七度瘥。**痰热头风** 悬栝楼一个，赤雹儿七个（焙），大力子（即牛蒡子，焙）四两。为末。每食后茶或酒服三钱。忌动风发热之物。**筋骨痛挛** 马雹儿子炒开口，为末。酒服一钱，日二服。**赤目痛涩** 不可忍。小圆瓜蒌（篱上大如弹丸、红色、皮上有刺者，九月、十月采，日干）、槐花（炒）、赤芍药等分。为末。每服二钱，临卧温酒下。**瘀血作痛** 赤雹儿烧存性，研末。无灰酒空心服二钱。**大肠下血** 王瓜一两（烧存性），地黄二两，黄连半两，为末，蜜丸梧子大。米饮下三十丸。

葛

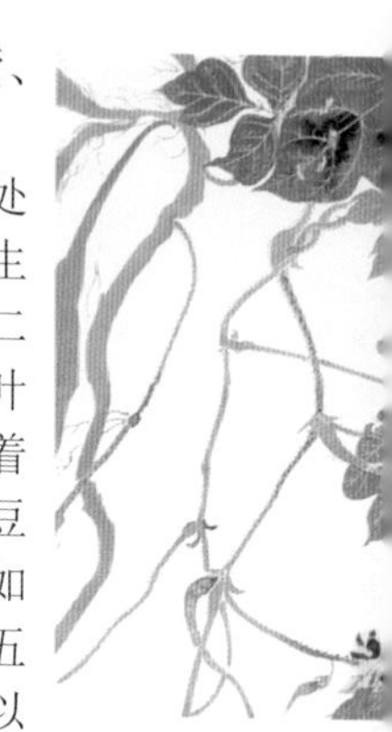

【释名】鸡齐、鹿藿、黄斤。

【集解】〔颂曰〕今处处有之，江浙尤多。春生苗，引藤蔓，长一二丈，紫色。叶颇似楸叶而小，色青。七月着花，粉紫色，似豌豆花，不结实。根形大如手臂，紫黑色，五月五日午时采根，曝干，以入土深者为佳，今人多作粉食。〔宗奭曰〕澧、鼎之间，冬月取生葛，捣烂入水中，揉出粉，澄成垛，入沸汤中良久，色如胶，其体甚韧，以蜜拌食，擦入生姜少许尤妙。又切入茶中待宾，虽甘而无益。又将生葛根煮熟，作果实卖，虔、吉州、南安军亦然。〔时珍曰〕葛有野生，有家种。其蔓延长。其根外紫内白，长者七八尺。其叶有三尖，如枫叶而长，面青背淡。其花成穗，累累相缀，红紫色。其荚如小黄豆荚，亦有毛。其子绿色，扁扁如盐梅子核，生嚼腥气，八九月采之，《本经》所谓葛谷是也。唐苏恭亦言葛谷是实，而宋苏颂谓葛花不结实，误矣。其花晒干亦可炸食。

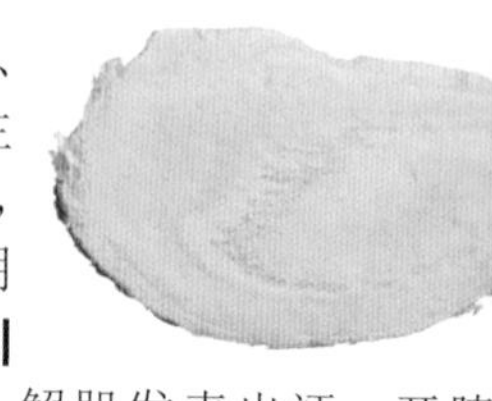

葛根【气味】甘、辛，平，无毒。【主治】消渴，身大热，呕吐，诸痹，起阴气，解诸毒。《本经》|疗伤寒中风头痛，解肌发表出汗，开腠理，疗金疮，止胁风痛。《别录》|治天行上气呕逆，开胃下食，解酒毒。甄权|治胸膈烦热发狂，止血痢，通小肠，排脓破血。敷蛇虫啮，罯毒箭伤。《大明》|杀野

葛、巴豆、百药毒。之才|生者：堕胎。蒸食：消酒毒，可断谷不饥。作粉尤妙。藏器|作粉：止渴，利大小便，解酒，去烦热，压丹石，敷小儿热疮。捣汁饮：治小儿热痞。《开宝》|猘狗伤，捣汁饮，并末敷之。苏恭|散郁火。时珍【发明】〔时珍曰〕《本草十剂》云：轻可去实，麻黄、葛根之属。盖麻黄乃太阳经药，兼入肺经，肺主皮毛；葛根乃阳明经药，兼入脾经，脾主肌肉。所以二味药皆轻扬发散，而所入迥然不同也。【附方】**数种伤寒** 庸人不能分别，今取一药兼治。天行时气，初觉头痛，内热脉洪者。葛根四两。水二升，入豉一升，煮取半升服。捣生根汁尤佳。**烦躁热渴** 葛粉四两，先以水浸粟米半升，一夜漉出，拌匀，煮粥食之。**心热吐血** 不止。生葛捣汁半升，顿服，立瘥。**热毒下血** 因食热物发者。生葛根二斤，捣汁一升，入藕汁一升，和服。**酒醉不醒** 生葛根汁，饮二升，便愈。**诸药中毒** 发狂烦闷，吐下欲死。葛根，煮汁服。

葛谷【气味】甘，平，无毒。【主治】下痢十岁以上。《本经》|解酒毒。时珍

（野葛：多年生落叶藤本，全株被黄褐色粗毛。叶互生，具长柄，三出复叶，叶片菱状圆形，先端渐尖，基部圆形，有时浅裂。总状花序腋生或顶生，蝶形花蓝紫色或紫色。荚果线形，扁平，密被黄褐色的长硬毛。花期4～8月，果期8～10月。除新疆、西藏外，全国各地均有分布。）

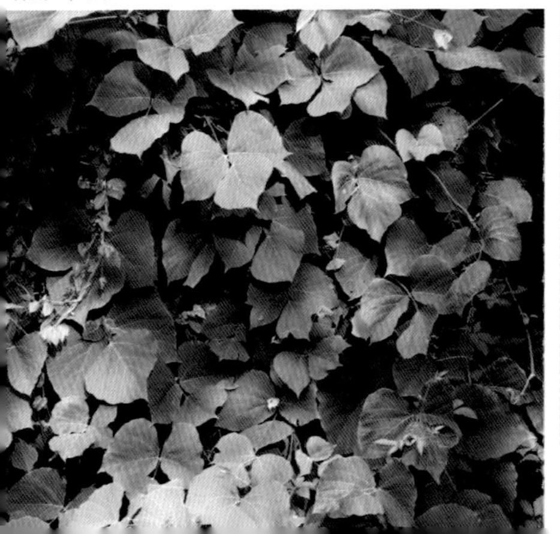

葛花【气味】同谷。【主治】消酒。《别录》〔弘景曰〕同小豆花，干末，酒服，饮酒不醉也。肠风下血。时珍

叶【主治】金疮止血，挼敷之。别录

蔓【主治】卒喉痹。烧研，水服方寸匕。苏恭|消痈肿。时珍【附方】**疖子初起** 葛蔓烧灰。水调敷之，即消。

天门冬

【释名】虋冬、颠勒、颠棘、天棘、万岁藤。〔时珍曰〕草之茂者为虋，俗作门。此草蔓茂，而功同麦门冬，故曰天门冬，或曰天棘。

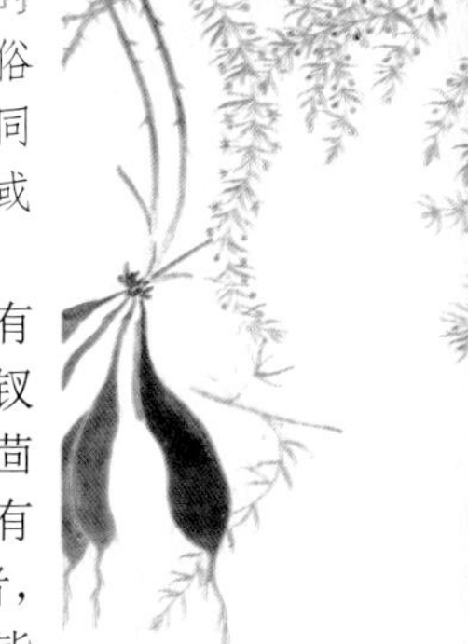

【集解】〔颂曰〕处处有之。春生藤蔓，大如钗股，高至丈余。叶如茴香，极尖细而疏滑，有逆刺；亦有涩而无刺者，其叶如丝杉而细散，皆名天门冬。夏生细白花，亦有黄色及紫色者。秋结黑子，在其根枝旁。入伏后无花，暗结子。其根白或黄紫色，大如手指，圆实而长二三寸，大者为胜，一科一二十枚同撮，颇与百部根相类。洛中出者，大叶粗干，殊不相类。岭南者无花，余无他异。〔禹锡曰〕《抱朴子》言：生高地，根短味甜气香者为上；生水侧下地，叶细似蕴而微黄，根长而味多苦、气臭者，次之。若以服食，令人下气，为益又迟也。入山便可蒸煮，啖之断谷。或为散，仍取汁作酒以服散尤佳。〔时珍曰〕生苗时，亦可以沃地栽种。子亦堪种，但晚成。

根【气味】苦，平，无毒。【主治】诸暴风湿偏痹，强骨髓，杀三虫，去伏尸。久服轻身益气延年，不饥。《本经》|保定肺气，去寒热，养肌肤，利小便，冷而能补。《别录》|肺气咳逆，喘息促急，肺痿生

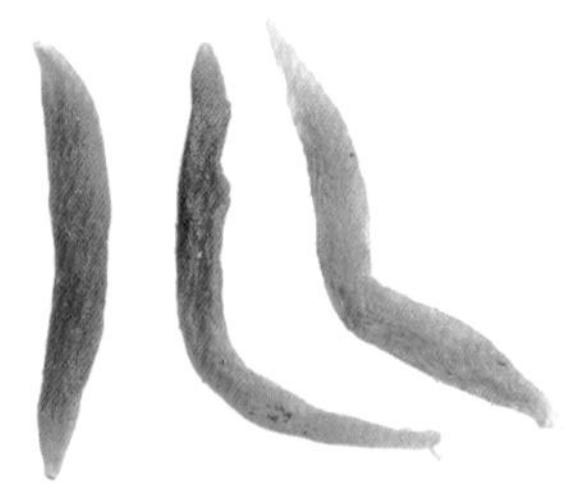

痈吐脓，除热，通肾气，止消渴，去热中风，治湿疥，宜久服。煮食之，令人肌体滑泽白净，除身上一切恶气不洁之疾。甄权|镇心，润五脏，补五劳七伤，吐血，治嗽消痰，去风热烦闷。《大明》|主心病，嗌干心痛，渴而欲饮，痿蹶嗜卧，足下热而痛。好古|润燥滋阴，清金降火。时珍|阳事不起，宜常服之。思邈

【发明】〔宗奭曰〕治肺热之功为多。其味苦，专泄而不专收，寒多人禁服之。〔时珍曰〕天门冬清金降火，益水之上源，故能下通肾气，入滋补方，合群药用之有效。若脾胃虚寒人，单饵既久，必病肠滑，反成痼疾。此物性寒而润，能利大肠故也。

（天门冬：多年生攀援草本。茎细，分枝具棱或狭翅；叶状枝通常每3枚成簇，扁平，先端锐尖。叶退化成鳞片，基部有木质倒生刺，在分枝上较短或不明显。花淡绿色，花被片6。浆果球形，成熟时红色。花期5～7月，果期8月。生于阴湿的山野林边、草丛或灌木丛中，也有栽培。分布于华东、中南、西南及河北、山西、陕西、甘肃、台湾等地。）

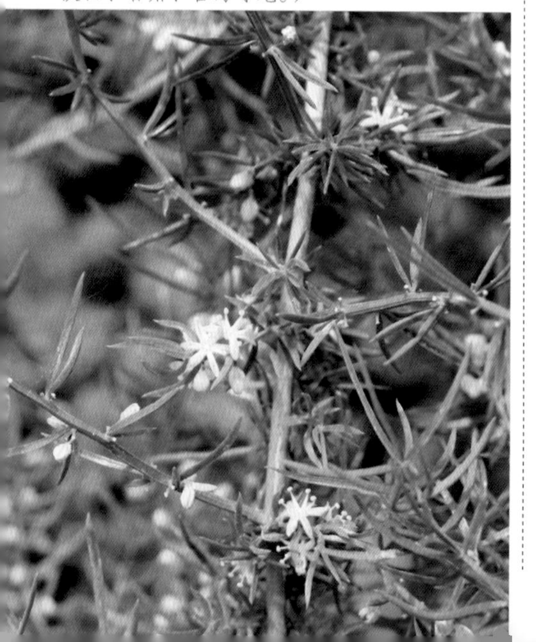

【附方】 **天门冬膏** 去积聚风痰，补肺，疗咳嗽失血，润五脏，杀三虫伏尸，除瘟疫，轻身益气，令人不饥。以天门冬流水泡过，去皮心，捣烂取汁，砂锅文武炭火煮，勿令大沸。以十斤为率，熬至三斤，却入蜜四两，熬至滴水不散，瓶盛埋土中一七，去火毒。每日早晚白汤调服一匙。若动大便，以酒服之。**肺痿咳嗽** 吐涎沫，心中温温，咽燥而不渴。生天门冬（捣汁）一斗，酒一斗，饴一升，紫菀四合，铜器煎至可丸。每服杏仁大一丸，日三服。**肺劳风热** 止渴去热。天门冬去皮心，煮食。或曝干为末，蜜丸服，尤佳。亦可洗面。**风颠发作** 则吐，耳如蝉鸣，引胁牵痛。天门冬去心皮，曝捣为末。酒服方寸匕，日三服，久服良。**诸般痈肿** 新掘天门冬三五两，洗净，沙盆擂细，以好酒滤汁，顿服。未效，再服必愈。此祖传经验方也。

百部

【释名】婆妇草、野天门冬。〔时珍曰〕其根多者百十连属，如部伍然，故以名之。

【集解】〔弘景曰〕山野处处有之。其根数十相连，似天门冬而苦强，但苗异尔。《博物志》云：九真一种草似百部，但长大尔。悬火上令干，夜取四五寸切短，含咽汁，主暴嗽甚良，名为嗽药。疑此即百部也。其土肥润，是以长大也。〔颂曰〕春生苗，作藤蔓。叶大而尖长，颇似竹叶，面青色而光。根下一撮十五六枚，黄白色，二三八月采，曝干用。〔时珍曰〕百部亦有细叶如茴香者，其茎青，肥嫩时亦可煮食。其根长者近尺，新时亦肥实，但干则虚瘦无

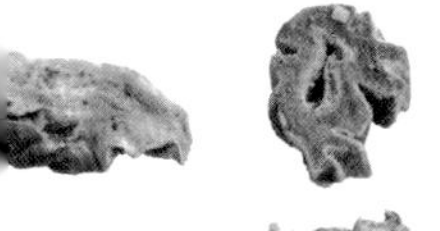

脂润尔。生时擘开去心曝之。

根【气味】甘，微温，无毒。**【主治】**咳嗽上气。火炙酒渍饮之。《别录》|治肺热，润肺。甄权|治传尸骨蒸劳，治疳，杀蛔虫、寸白、蛲虫，及一切树木蛀虫，烬之即死。杀虱及蝇蠓。《大明》〔弘景曰〕作汤洗牛犬，去虱。火炙酒浸空腹饮，治疥癣，去虫蚕咬毒。藏器

【发明】〔时珍曰〕百部亦天门冬之类，故皆治肺病杀虫。但百部气温而不寒，寒嗽宜之；天门冬性寒而不热，热嗽宜之。此为异耳。

【附方】暴咳嗽 张文仲方：用百部根渍酒。每温服一升，日三服。**遍身黄肿** 掘新鲜百条根，洗捣，罨脐上。以糯米饭半升，拌水酒半合，揉软盖在药上，以帛包住。待一二日后，口内作酒气，则水从小便中出，肿自消也。百条根，一名野天门冬，一名百奶，状如葱头，其苗叶柔细，一根下有百余个数。

（百部为百部科植物蔓生百部、对叶百部。蔓生百部：块根肉质，成簇，常长圆状纺锤形。茎上部攀援状。叶2～4枚轮生。花序柄贴生于叶片中脉上，花单生或数朵排成聚伞状花序，花柄纤细，花被片淡绿色，披针形。蒴果卵形，赤褐色。花期5～7月，果期7～10月。分布于山东、安徽、江苏、浙江、福建、江西、湖南、湖北、四川、陕西等地。）

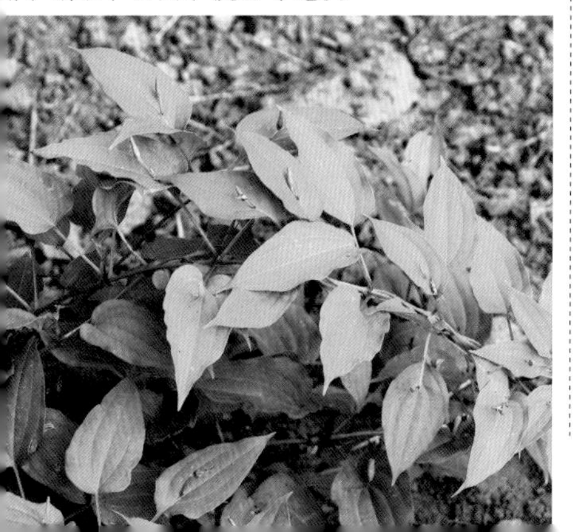

何首乌

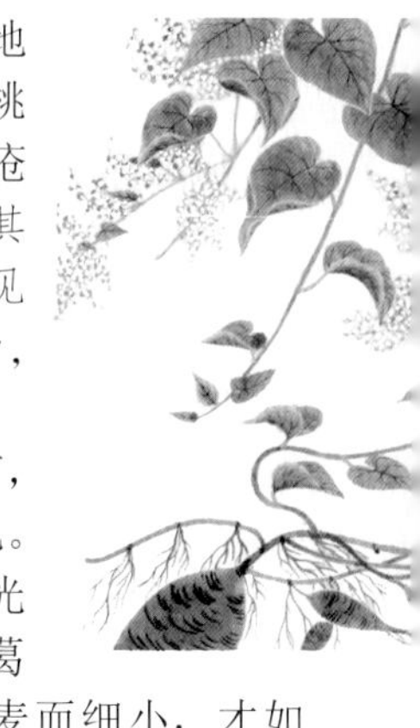

【释名】交藤、夜合、地精、陈知白、马肝石、桃柳藤、九真藤、赤葛、疮帚、红内消。〔大明曰〕其药本草无名，因何首乌见藤夜交，便即采食有功，因以采人为名尔。

【集解】〔颂曰〕春生苗，蔓延竹木墙壁间，茎紫色。叶叶相对如薯蓣，而不光泽。夏秋开黄白花，如葛勒花。结子有棱，似荞麦而细小，才如粟大。秋冬取根，大者如拳，各有五棱瓣，似小甜瓜。此药本名交藤，因何首乌服而得名也。唐元和七年，僧文象遇茅山老人，遂传此事。李翱乃著《何首乌传》云：何首乌者，顺州南河县人。祖名能嗣，父名延秀。能嗣本名田儿，生而阉弱，年五十八，无妻子，常慕道术，随师在山。一日醉卧山野，忽见有藤二株，相去三尺余，苗蔓相交，久而方解，解了又交。田儿惊讶其异，至旦遂掘其根归。问诸人，无识者。后有山老忽来。示之。答曰：子既无嗣，其藤乃异，此恐是神仙之药，何不服之？遂杵为末，空心酒服一钱。七日而思人道，数月似强健，因此常服，又加至二钱。经年旧疾皆痊，发乌容少。十年之内，即生数男，乃改名能嗣。又与其子延秀服，皆寿百六十岁。延秀生首乌。首乌服药，亦生数子，年百三十岁，发犹黑。有李安期者，与首乌乡里亲善，窃得方服，其寿亦长，遂叙其事传之云。一名野苗，二名交藤，三名夜合，四名地精，五名何首乌。五十年者如拳大，号山奴，服之一年，发髭青黑；一百年者，如碗大，号山哥，服之一年，颜色红悦；一百五十年者，如盆大，号山伯，服之一年，齿落更生；二百年者，如斗栲栳

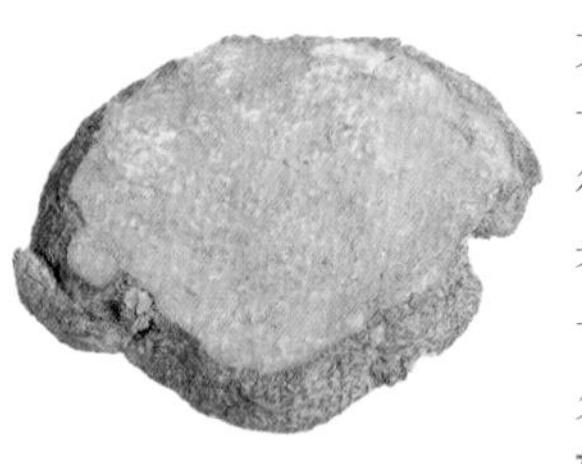

大，号山翁，服之一年，颜如童子，行及奔马；三百年者，如三斗栲栳大，号山精，纯阳之体，久服成地仙也。

根【气味】苦、涩，微温，无毒。**【主治】**瘰疬，消痈肿，疗头面风疮，治五痔，止心痛，益血气，黑髭发，悦颜色。久服长筋骨，益精髓，延年不老。亦治妇人产后及带下诸疾。《开宝》|久服令人有子，治腹脏一切宿疾，冷气肠风。《大明》|泻肝风。好古**【发明】**〔时珍曰〕何首乌，足厥阴、少阴药也。白者入气分，赤者入血分。肾主闭藏，肝主疏泄。此物气温，味苦涩。苦补肾，温补肝，涩能收敛精气。所以能养血益肝，固精益肾，健筋骨，乌髭发，为滋补良药。不寒不燥，功在地黄、天门冬诸药之上。气血太和，则风虚痈肿瘰疬诸疾可知矣。此药流传虽久，服者尚寡。嘉靖初，邵应节真人，以七宝美髯丹方上进。世宗肃皇帝服饵有效，连生皇嗣。于是何首乌之方，天下大行矣。宋怀州知州李治，与一武臣同官。怪其年七十余而轻健，面如渥丹，能饮食。叩其术，则服何首乌丸也。乃传其方。后治得病，盛暑中半体无汗，已二年，窃自忧之。造丸服至年余，汗遂浃体。其活血治风之功，大有补益。其方用赤白何首乌各半斤，米泔浸三夜，竹刀刮去皮，切焙，石臼为末，炼蜜丸梧子大。每空心温酒下五十丸。亦可末服。**【附方】七宝美髯丹** 乌须发，壮筋骨，固精气，续嗣延年。用赤白何首乌各一斤（米泔水浸三四日，瓷片刮去皮，用淘净黑豆二升，以砂锅木甑，铺豆及首乌，重重铺盖蒸之。豆熟，取出去豆，曝干，换豆再蒸，如此九次，曝干为末），赤白茯苓各一斤（去皮研末，以水淘去筋膜及浮者，取沉者捻块，以人乳十碗浸匀，晒干研末），牛膝八两（去苗，酒浸一日，同何首乌第七次蒸之，至第九次止，晒干），当归八两（酒浸晒），枸杞子八两（酒浸晒），菟丝子八两（酒浸生芽，研烂晒），补骨脂四两（以黑脂麻炒香）。并忌铁器，石臼为末，炼蜜和丸弹子大，一百五十丸。每日三丸，侵晨温酒下，午时姜汤下，卧时盐汤下。其余并丸梧子大，每日空心酒服一百丸，久服极验。忌见前。**骨软风疾** 腰膝疼，行步不得，遍身瘙痒。用何首乌（大而有花纹者），同牛膝各一斤，以好酒一升，浸七宿，曝干，木臼杵末，枣肉和丸梧子大。每一服三、五十丸，空心酒下。**皮里作痛** 不问何处。用何首乌末，姜汁调成膏涂之，以帛裹住，火炙鞋底熨之。**自汗不止** 何首乌末，津调，封脐中。**肠风脏毒** 下血不止。何首乌二两，为末。食前米饮服二钱。**破伤血出** 何首乌末，敷之，即止，神效。**痈疽毒疮** 红内消

（何首乌：多年生缠绕藤本。叶互生，具长柄，叶片狭卵形或心形。圆锥花序；花小，花被绿白色，5裂。瘦果椭圆形，有3棱，黑色，光亮，外包宿存花被，花被具明显的3翅。花期8～10月，果期9～11月。分布于华东、中南及河北、山西、陕西、甘肃、台湾、四川、贵州、云南等地。）

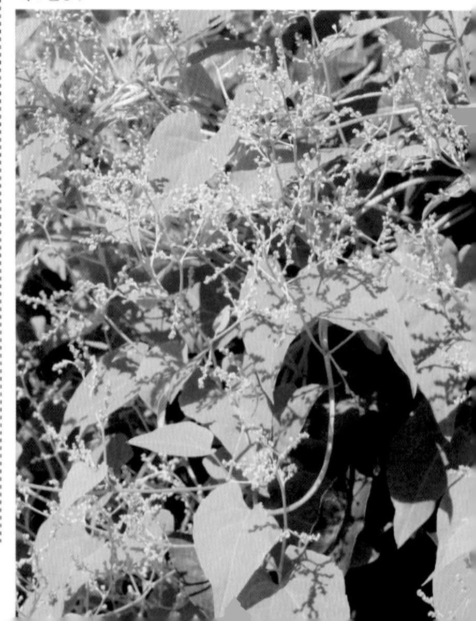

不限多少，瓶中文武火熬煎，临熟入好无灰酒相等，再煎数沸，时时饮之。其滓焙研为末，酒煮面糊丸梧子大。空心温酒下三十丸，疾退宜常服之。即赤何首乌也，建昌产者，良。**大风疠疾** 何首乌（大而有花文者）一斤，米泔浸一七，九蒸九晒，胡麻四两，九蒸九晒。为末。每酒服二钱，日二。**疥癣满身** 不可治者。何首乌、艾叶等分。水煎浓汤洗浴。甚能解痛，生肌肉。

茎、叶【主治】风疮疥癣作痒，煎汤洗浴，甚效。时珍

萆薢

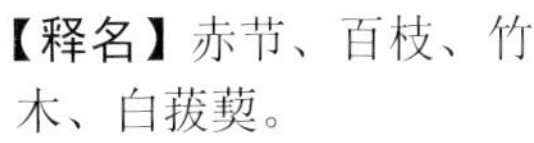

【释名】赤节、百枝、竹木、白菝葜。

【集解】〔别录曰〕萆薢生真定山谷。二月、八月采根，曝干。〔弘景曰〕今处处有之。根似菝葜而小异，根大，不甚有角节，色小浅。〔恭曰〕此有二种：茎有刺者根白实；无刺者根虚软，软者为胜。蔓生，叶似薯蓣。〔颂曰〕今河、陕、汴东、荆、蜀诸郡皆有之。作蔓生，苗叶俱青。叶作三叉，似山薯，又似绿豆叶。花有黄、红、白数种，亦有无花结白子者。根黄白色，多节，三指许大。春秋采根，曝干。〔时珍曰〕萆薢蔓生，叶似菝葜而大如碗，其根长硬，大者如商陆而坚。今人皆以土茯苓为萆薢，误矣。茎、叶、根、苗皆不同。

根【气味】苦，平，无毒。【主治】腰背痛强，骨节风寒湿周痹，恶疮不瘳，热气。《本经》|伤中恚怒，阴痿失溺，老人五缓，关节老血。《别录》|冷风𤸷痹，腰脚瘫缓不遂，手足惊掣，男子臂腰痛，久冷，肾间有膀胱宿水。甄权|头旋痫疾，补水脏，坚筋骨，益精明目，中风失音。《大明》|补肝虚。好古|治白浊茎中痛，痔瘘坏疮。时珍

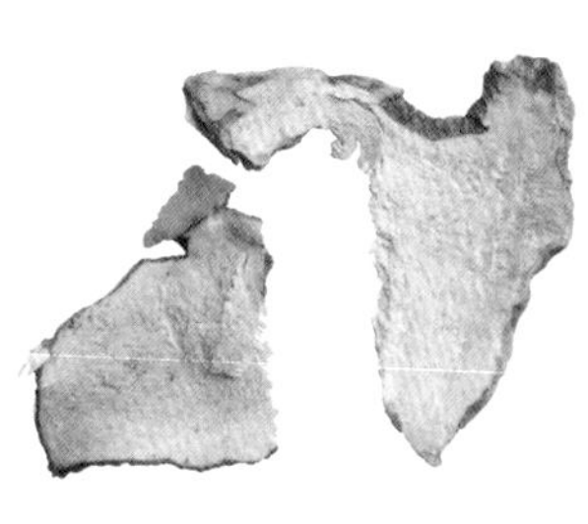

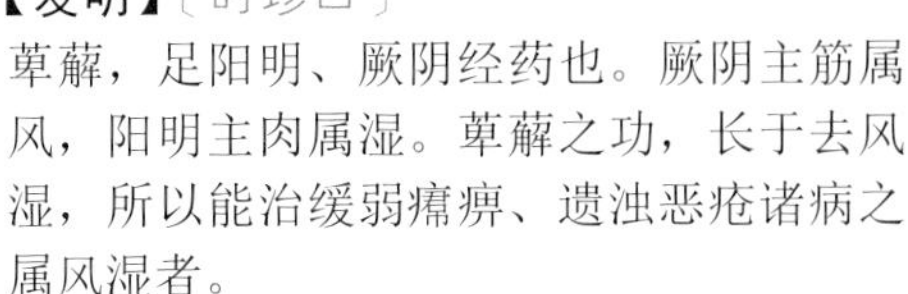

【发明】〔时珍曰〕萆薢，足阳明、厥阴经药也。厥阴主筋属风，阳明主肉属湿。萆薢之功，长于去风湿，所以能治缓弱𤸷痹、遗浊恶疮诸病之属风湿者。

【附方】**腰脚痹软** 行履不隐者。萆薢二十四分，杜仲八分，捣筛。每旦温酒服三钱匕。禁牛肉。**小便频数** 川萆薢一斤，为末，酒糊丸梧子大。每盐酒下七十丸。**肠风痔漏** 如圣散：用萆薢、贯众（去土）等分。为末。每服三钱，温酒空心服之。**头痛发汗** 萆薢、旋覆花、虎头骨（酥炙）等分，为散。欲发时，以温酒服二钱，暖卧取汗，立瘥。

（绵萆薢：多年生缠绕草质藤本。茎左旋，圆柱形。单叶互生，革质，形态变化较大，基部叶掌状深心形，上部叶片卵形。雄花序腋生，总状，花被新鲜时橙黄色。蒴果成熟时反曲下垂，翅近半圆形。花期6～7月，果期7～10月。分布于浙江、江西、福建、湖北、湖南、广东、江西。）

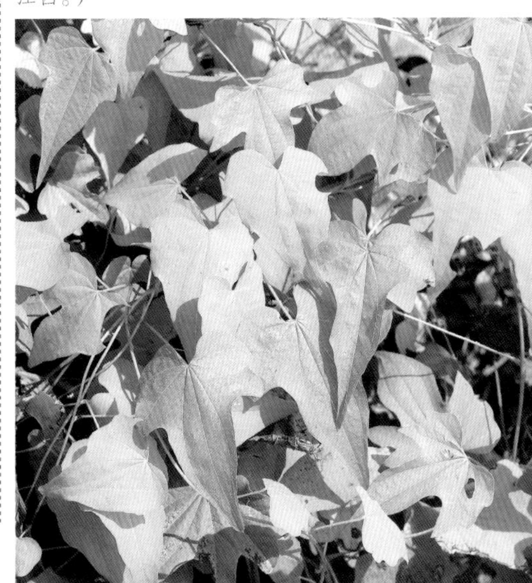

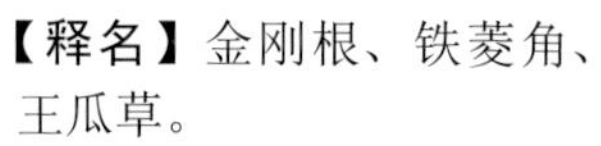

菝葜

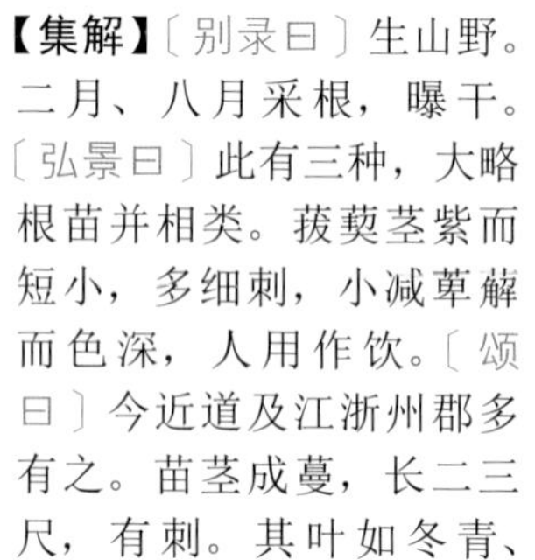

【释名】金刚根、铁菱角、王瓜草。

【集解】〔别录曰〕生山野。二月、八月采根，曝干。〔弘景曰〕此有三种，大略根苗并相类。菝葜茎紫而短小，多细刺，小减萆薢而色深，人用作饮。〔颂曰〕今近道及江浙州郡多有之。苗茎成蔓，长二三尺，有刺。其叶如冬青、乌药叶而差大。秋生黄花，结黑子如樱桃大。其根作块，人呼金刚根。〔时珍曰〕菝葜山野中甚多。其茎似蔓而坚强，植生有刺。其叶团大，状如马蹄，光泽似柿叶，不类冬青。秋开黄花，结红子。其根甚硬，有硬须如刺。其叶煎饮酸涩。野人采其根叶，入染家用，名铁菱角。

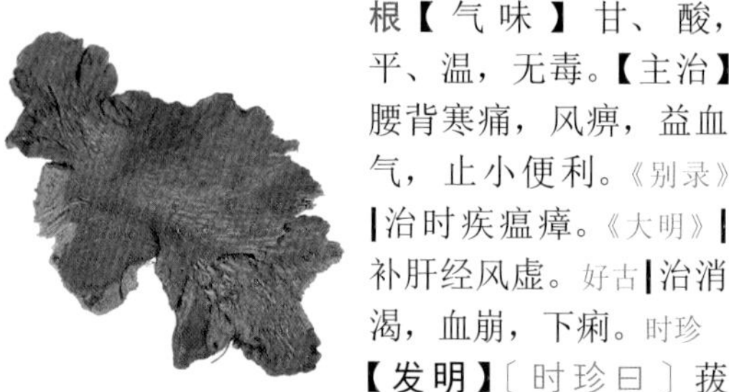

根【气味】甘、酸，平、温，无毒。【主治】腰背寒痛，风痹，益血气，止小便利。《别录》|治时疾瘟瘴。《大明》|补肝经风虚。好古|治消渴，血崩，下痢。时珍

【发明】〔时珍曰〕菝葜，足厥阴、少阴药。气温味酸，性涩而收，与萆薢仿佛。

【附方】**小便滑数** 金刚骨为末。每服三钱，温酒下，睡时。**沙石淋疾** 重者，取去根本。用菝葜二两，为末。每米饮服二钱。后以地椒煎汤浴腰腹，须臾即通也。**下痢赤白** 金刚根、蜡茶等分。为末，白梅肉捣丸芡子大。每服五七丸，小儿三丸，白痢甘草汤下；赤痢乌梅汤下。**风毒脚弱** 痹满上气，田舍贫家用此最良。菝葜（洗剉）一斛。以水三斛渍麴去滓，取一斛渍饮，如常酿酒。任意日饮之。

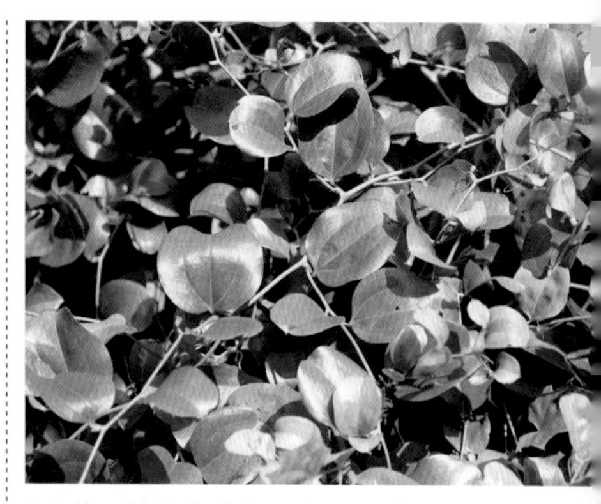

（菝葜：攀援状灌木。茎疏生刺。叶互生，具宽0.5～1mm的狭鞘；叶卵圆形或圆形、椭圆形。伞形花序生于叶尚幼嫩的小枝上，常呈球形；花绿黄色，外轮花被片3，长圆形。浆果熟时红色，有粉霜。花期2～5月，果期9～11月。分布于华东、中南、西南及台湾等地。）

土茯苓

【释名】土萆薢、刺猪苓、山猪粪、草禹余粮、仙遗粮、冷饭团、硬饭、山地栗。〔时珍曰〕按陶弘景注石部禹余粮云：南中平泽有一种藤，叶如菝葜，根作块有节，似菝葜而色赤，味如薯蓣，亦名禹余粮。言昔禹行山乏食，采此充粮而弃其余，故有此名。观陶氏此说，即今土茯苓也。故今尚有仙遗粮、冷饭团之名，亦其遗意。

【集解】〔藏器曰〕草禹余粮生海畔山谷。根如盏连缀，半在土上，皮如茯苓，肉赤味涩。人取以当谷食，不饥。〔时珍曰〕土茯苓，楚、蜀山箐中甚多。蔓生如莼，茎有细点。其叶不对，状颇类大竹叶而质厚滑，如瑞香叶而长五六寸。其根状如菝葜而圆，其大若鸡鸭子，连缀而生，远者离尺许，近或数寸，其肉软，可生啖。

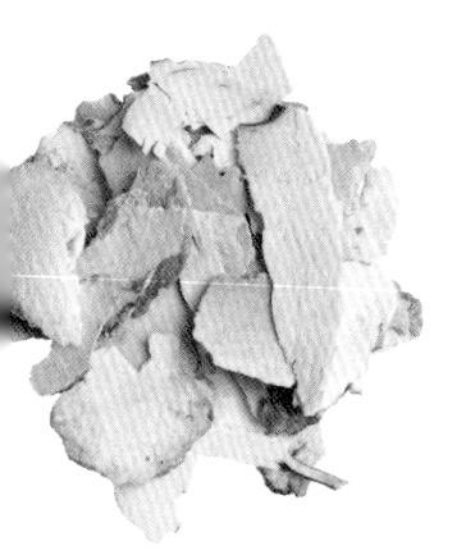

根【气味】甘、淡，平，无毒。【主治】食之当谷不饥，调中止泄，健行不睡。藏器|健脾胃，强筋骨，去风湿，利关节，止泄泻，治拘挛骨痛，恶疮痈肿。解汞粉、银朱毒。时珍

【附方】**杨梅毒疮** 冷饭团一两，五加皮、皂角子、苦参各三钱，金银花一钱。用好酒煎，日一服。**小儿杨梅** 疮起于口内，延及遍身。以土萆薢末，乳汁调服。月余自愈。**瘰疬溃烂** 冷饭团切片或为末，水煎服或入粥内食之。须多食为妙。江西所出色白者良。忌铁器、发物。

（土茯苓为百合科植物光叶菝葜。光叶菝葜：攀援灌木，茎光滑，无刺。单叶互生，革质，披针形至椭圆状披针形，基出脉3～5条；叶柄略呈翅状，常有纤细的卷须2条。伞形花序单生于叶腋，花绿白色，六棱状球形。浆果球形，熟时黑色。花期7～8月，果期9～10月。长江流域及南部各省均有分布。）

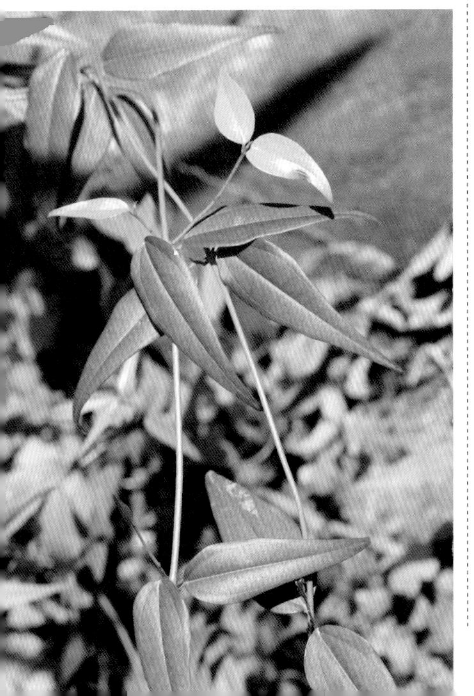

白敛

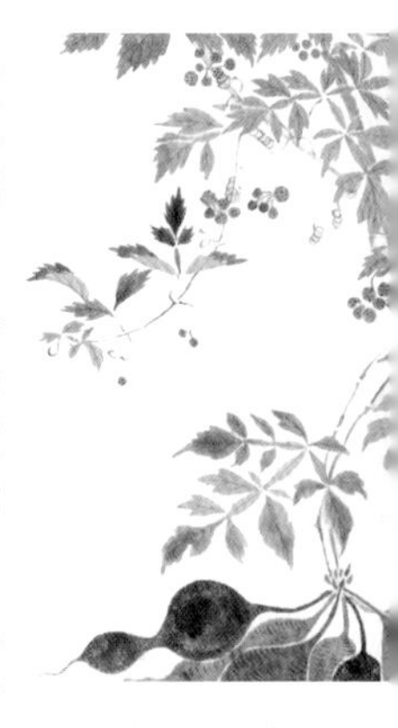

【释名】白草、白根、兔核、猫儿卵、昆仑。〔宗奭曰〕白敛，服饵方少用，惟敛疮方多用之，故名白敛。

【集解】〔别录曰〕白敛生衡山山谷。二月、八月采根，曝干。〔弘景曰〕近道处处有之。作藤生，根如白芷，破片竹穿，日干。〔恭曰〕蔓生，枝端有五叶，所在有之。〔颂曰〕今江淮及荆、襄、怀、孟、商、齐诸州皆有之。二月生苗，多在林中作蔓，赤茎，叶如小桑。五月开花，七月结实。根如鸡鸭卵而长，三五枚同一窠，皮黑肉白。一种赤敛，花实功用皆同，但表里俱赤尔。

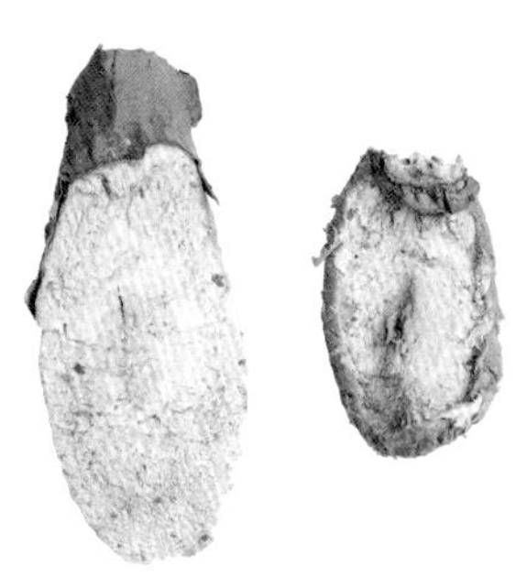

根【气味】苦，平，无毒。【主治】痈肿疽疮，散结气，止痛除热，目中赤，小儿惊痫温疟，女子阴中肿痛，带下赤白。《本经》|杀火毒。《别录》|发背瘰疬，面上疱疮，肠风痔漏，血痢，刀箭疮，扑损，生肌止痛。《大明》|解狼毒毒。时珍

【发明】〔弘景曰〕生取根捣，敷痈肿，有效。〔颂曰〕今医治风及金疮、面药方多用之。往往与白及相须而用。

【附方】**发背初起** 水调白敛末，涂之。**疔疮初起** 方同上。**一切痈肿** 白敛、赤小豆、䓘草为末，鸡子白调，涂之。**冻耳成疮** 白敛、黄檗等分。为末。生油调搽。**汤火灼伤** 白敛末敷之。**风痹筋急** 肿痛，展转易常处。白敛二分，熟附子一分，为末。每酒服半刀圭，日二服。以身中热行为候，十日便觉。忌猪肉、冷水。

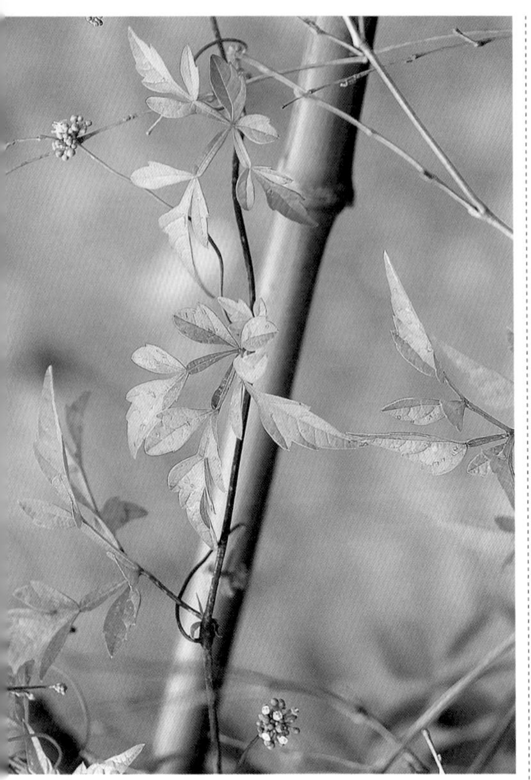

（白蔹：落叶攀援木质藤本。卷须与叶对生。掌状复叶互生；小叶3～5，羽状分裂或羽状缺刻，边缘有深锯齿或缺刻，中间裂片最长，两侧的较小，叶轴及小叶柄有翅。聚伞花序；花小，黄绿色，花瓣5。浆果球形。花期5～6月，果期9～10月。分布于华北、东北、华东、中南及陕西、宁夏、四川等地。）

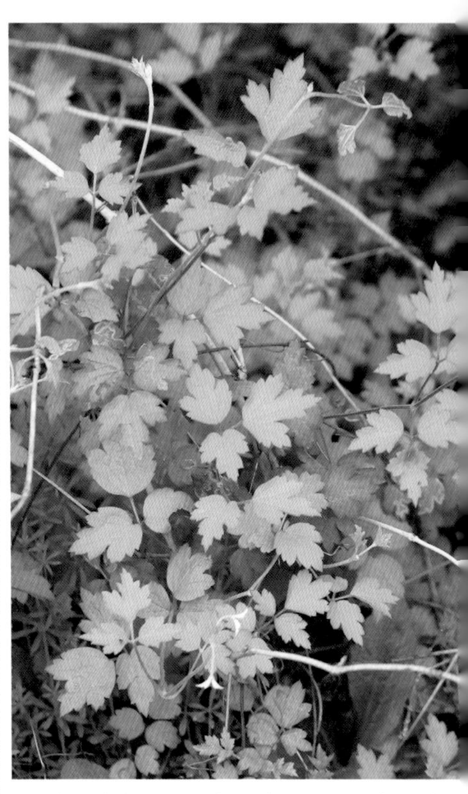

（女萎：藤本。三出复叶对生，小叶片卵形或宽卵形，通常有不明显的3浅裂，边缘有锯齿，或有缺刻状的粗锯齿或牙齿。圆锥状聚伞花序；萼片4，狭倒卵形，白色；花瓣无。瘦果狭卵形，宿存花柱羽毛状。花期7～9月，果期9～10月。生于山野林边。分布于江苏南部、安徽大别山以南、浙江、江西、福建、湖南。）

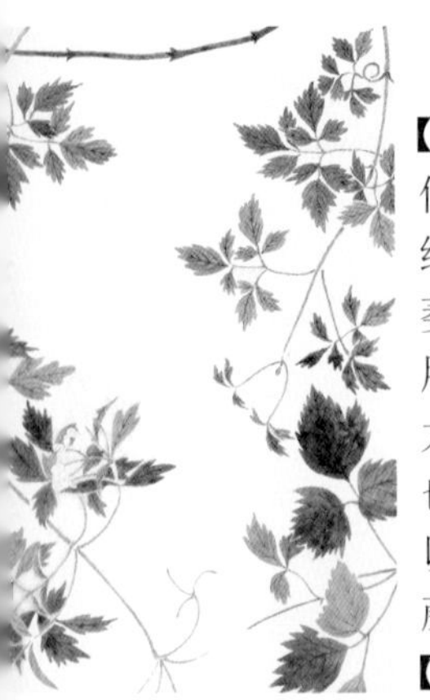

女萎

【集解】〔恭曰〕女萎叶似白敛，蔓生，花白子细。荆襄之间名为女萎，亦名蔓楚。用苗不用根。与萎蕤全别。今太常谬以为白头翁者是也。〔时珍曰〕诸家误以女萎解葳蕤，正误见葳蕤下。

【气味】辛，温，无毒。

【主治】止下痢，消食。当之|风寒洒洒，霍乱泄痢肠鸣，游气上下无常，惊痫寒热百病，出汗。《唐本》

【附方】**久痢脱肛** 女萎切一升，烧熏之。**䘌下不止** 女萎、云实各一两，川乌头二两，桂心五钱。为末，蜜丸梧子大。每服五丸，水下，一日三服。**身体疬疡** 斑驳。女葳膏：用鲁国女葳、白芷各一分，附子一枚，鸡舌香、木香各二分。为末，腊猪脂七合，和煎，入麝香一钱。以浮石磨破，日擦之。

赭魁

【释名】〔时珍曰〕其根如魁，有汁如赭，故名。魁乃酒器名。

【集解】〔恭曰〕赭魁大者如斗，小者如升。蔓生草木上，叶似杜衡。陶所说乃土卵也。土卵不堪药用。梁汉人蒸食之，名黄独，非赭魁也。〔保升曰〕苗蔓延生，叶似萝藦，根若菝葜，皮紫黑，肉黄赤，大者轮囷如升，小者如拳，所在有之。〔时珍曰〕赭魁闽人用入染青缸中，云易上色。沈括《笔谈》云：本草所谓赭魁，皆未详审。今南中极多，肤黑肌赤，似何首乌。切破中有赤理如槟榔，有汁赤如赭，彼人以染皮制靴。闽人谓之余粮。本草石部禹余粮陶氏所引，乃此物也。谨按沈氏所说赭魁甚明，但谓是禹余粮者，非矣。禹余粮乃今之土茯苓，可食，故得粮名；赭魁不可食，岂得称粮耶？土卵即土芋也，见菜部。

（赭魁可能为薯蓣科植物薯莨。薯莨：藤本。块茎一般生长在表土层，为卵形、球形、长圆形或葫芦状，外皮黑褐色，凹凸不平，断面新鲜时红色，干后紫黑色。茎下部有刺。单叶，在茎下部的互生，中部以上的对生；叶片革质或近革质，长椭圆形至卵形，全缘。雄花序重穗状。蒴果近三棱状扁圆形。分布于浙江、江西、福建、台湾、湖南、广东、广西、贵州、云南及西藏等地。）

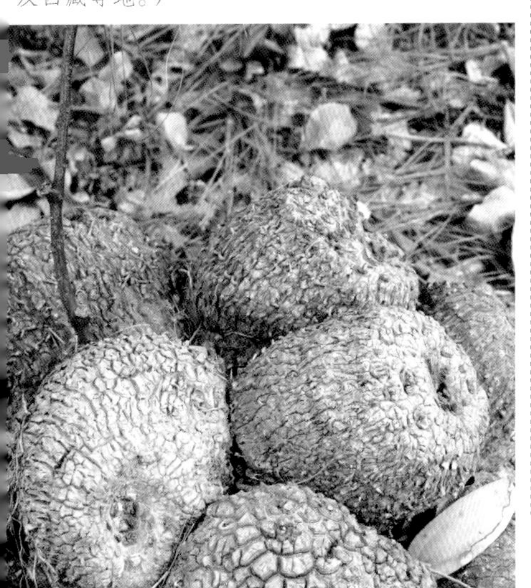

根【气味】甘，平，无毒。【主治】心腹积聚，除三虫。《本经》

千金藤

【集解】〔藏器曰〕千金藤有数种，南北名模不同，大略主疗相似，或者皆近于藤也。生北地者，根大如指，色似漆；生南土者，黄赤如细辛。舒、庐间有一种藤似木蓼，又有乌虎藤，绕树生，冬青，亦名千金藤。江西林间有草生叶，头有瓔子，似鹤膝，叶如柳，亦名千金藤。

【主治】一切血毒诸气，霍乱中恶，天行虚劳疟瘴，痰嗽不利，痈肿大毒，药石发，癫痫，悉主之。藏器

（千金藤：多年生落叶藤本。叶互生，叶柄盾状着生；叶片阔卵形或卵圆形，全缘，下面粉白色，掌状脉7～9条。复伞形聚伞花序，花瓣3。核果近球形，红色。花期6～7月，果期8～9月。分布于江苏、安徽、浙江、江西、福建、台湾、河南、湖北、湖南、四川等地。）

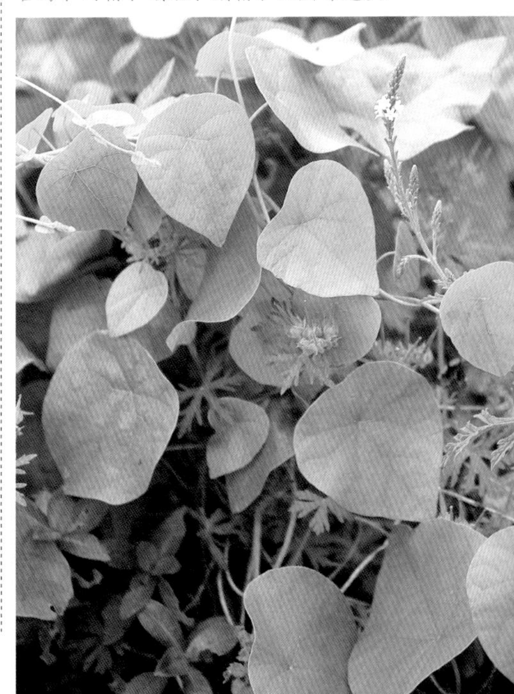

山豆根

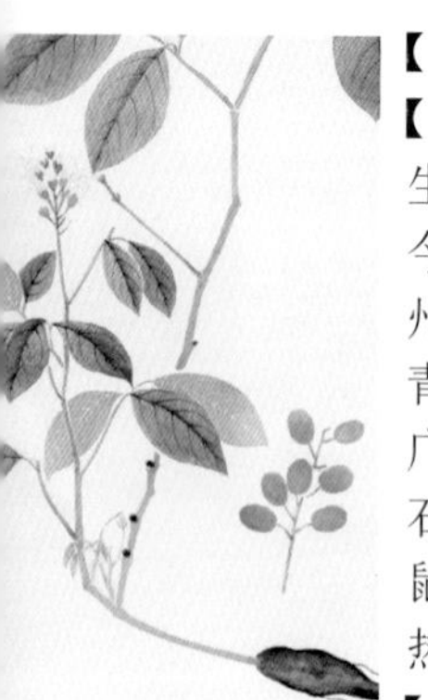

【释名】解毒、黄结。

【集解】〔颂曰〕山豆根，生剑南及宜州、果州山谷，今广西亦有，以忠州、万州者为佳。苗蔓如豆，叶青，经冬不凋，八月采根。广南者如小槐，高尺余，石鼠食其根。故岭南人捕鼠，取肠胃曝干，解毒攻热效。

【气味】甘，寒，无毒。

【主治】解诸药毒，止痛，消疮肿毒，发热咳嗽，治人及马急黄，杀小虫。《开宝》|含之咽汁，解咽喉肿毒，极妙。苏颂|研末汤服五分，治腹胀喘满。酒服三钱，治女人血气腹胀，又下寸白诸虫。丸服，止下痢。磨汁服，止卒患热厥心腹痛，五种痔痛。研汁涂诸热肿秃疮，蛇狗蜘蛛伤。时珍

【附方】**急黄** 山豆根末，水服二钱。若带蛊气，以酒下。**赤白下痢** 山豆根末，蜜丸梧子大。每服二十丸，空腹白汤下，三服自止。**头风热痛** 山豆根末，油调，涂两太阳。**头上白屑** 山豆根末，浸油，日涂之。**牙龈肿痛** 山豆根一片，含于痛所。**喉中发痈** 山豆根，磨醋噙之，追涎即愈。势重不能言者，频以鸡翎扫入喉中，引涎出，就能言语。**疥癣虫疮** 山豆根末，腊猪脂调涂。**喉风急证** 牙关紧闭，水谷不下。山豆根、白药等分，水煎噙之，咽下，二三口即愈。

（山豆根为豆科植物越南槐。越南槐：灌木，高1～2m。茎圆柱形，茎上部常作“之”字形弯曲。单数羽状复叶互生，小叶片11～17，卵状长椭圆形，顶端1小叶较大，全缘。总状花序顶生，蝶形花冠黄白色。荚果紫黑色，串珠状。花期4～5月。分布于我国南部。）

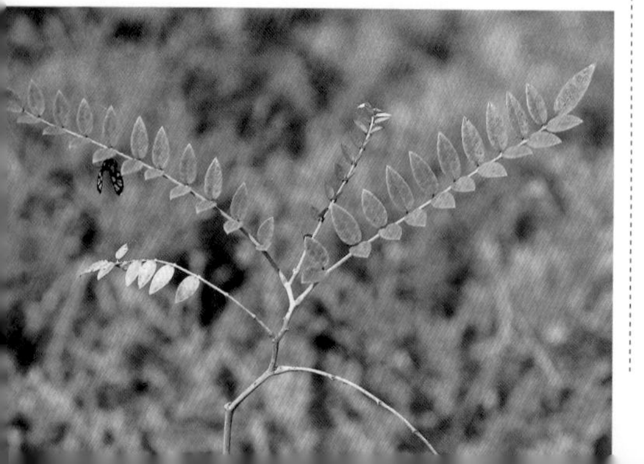

黄药子

【释名】木药子、大苦、赤药、红药子。

【集解】〔颂曰〕黄药原出岭南，今夔、峡州郡及明、越、秦、陇山中亦有之，以忠州、万州者为胜。藤生，高三四尺，根及茎似小桑，十月采根。秦州出者谓之红药子，施州谓之赤药，叶似荞麦，枝梗赤色，七月开白花。其根湿时红赤色，曝干即黄。〔时珍曰〕黄药子，今处处人栽之。其茎高二三尺，柔而有节，似藤，实非藤也。叶大如拳，长三寸许，亦不似桑。其根长者尺许，大者围二三寸，外褐内黄，亦有黄赤色者，肉色颇似羊蹄根。人皆捣其根入染蓝缸中，云易变色也。

根【气味】苦，平，无毒。**【主治】**诸恶肿疮瘘喉痹，蛇犬咬毒。研水服之，亦含亦涂。《开宝》|凉血降火，消瘿解毒。时珍

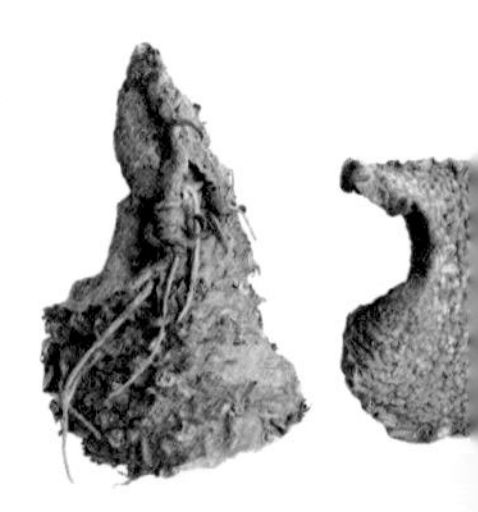

【发明】〔颂曰〕孙思邈《千金月令方》：疗忽生瘿疾一二年者。以万州黄药子半斤，须紧重者为上。如轻虚，即是他州者，力慢，须用加倍。取无灰酒一斗，投药入中，固济瓶口。以糠火烧一复时，待酒冷乃开。时时饮一杯，不令绝酒气。经三五日后，常把镜自照，觉消即停饮，不尔便令人项细也。

【附方】**项下瘿气** 黄药子一斤洗剉，酒一斗浸之。每日早晚常服一盏。忌一切毒物，及戒怒。仍以线逐日度之，乃知其效也。**吐血不止** 药子一两，水煎服。**鼻衄不**

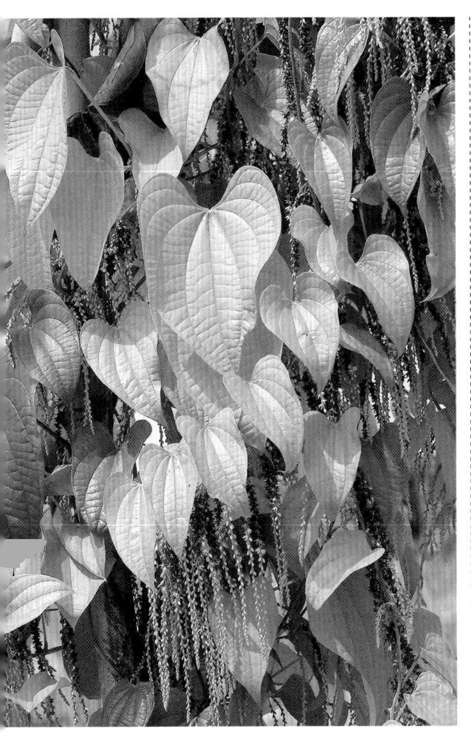

（黄药子为薯蓣科植物黄独。黄独：多年生草质缠绕藤本。叶腋内有紫棕色的球形或卵形的珠芽。叶互生；叶片广心状卵形，先端尾状，基部宽心形，全缘，基出脉7～9条；叶柄扭曲，与叶等长或稍短。穗状花序腋生，小花黄白色，花被6片，披针形。蒴果反折下垂，三棱状长圆形，表面密生紫色小斑点。花期8～9月。果期9～10月。分布于华东、中南、西南及陕西、甘肃、台湾等地。）

止 黄药子为末。每服二钱，煎淡胶汤下。良久，以新水调面一匙头服之。《兵部手集方》只以新汲水磨汁一碗，顿服。**产后血运** 恶物冲心，四肢冰冷，唇青腹胀，昏迷。红药子一两，头红花一钱，水二盏，妇人油钗二只，同煎一盏服。大小便俱利，血自下也。

解毒子

【释名】地不容、苦药子。

【集解】〔恭曰〕地不容生川西山谷，采无时，乡人呼为解毒子也。〔颂曰〕出戎

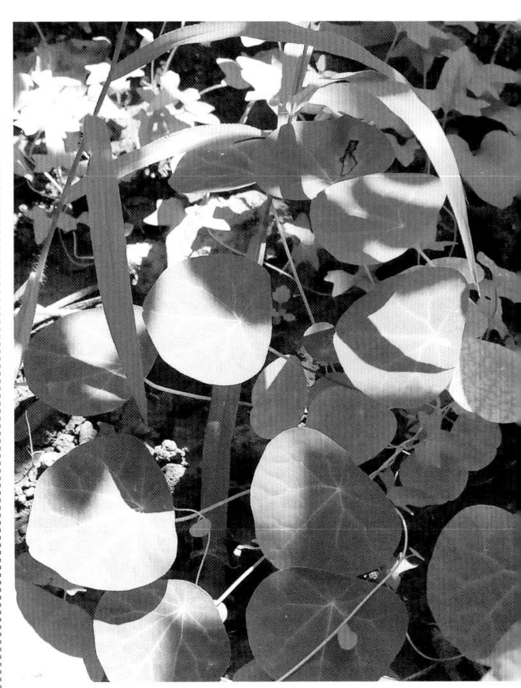

（解毒子为防己科植物地不容。地不容：多年生草质藤本。叶互生；叶柄盾状着生；叶片三角状圆形或近圆形，长、宽近相等。复伞形聚伞花序，腋生；雄花花瓣3，淡黄色，肉质，贝壳状。核果红色。花期5～6月，果期6～8月。分布于广西西南部、云南东南部。）

州。蔓生，叶青如杏叶而大，厚硬，凌冬不凋，无花实。根黄白色，外皮微粗褐，累累相连，如药实而圆大，采无时。又开州、兴元府出苦药子，大抵与黄药相类，春采根，曝干。亦入马药用。〔时珍曰〕《四川志》云：苦药子出忠州。性寒，解一切毒。川蜀诸处皆有。即解毒子也。

根【气味】苦，大寒，无毒。**【主治】**解蛊毒，止烦热，辟瘴疠，利喉闭及痰毒。《唐本》|治五脏邪气，清肺压热。苏颂|消痰降火，利咽喉，退目赤。时珍

【附方】咽喉肿痛 水浆不下。苦药、山豆根、甘草、消石各一分，射干、柑皮、升麻各半两。为末，蜜丸。噙之。**眉棱骨痛** 热毒攻眼，头痛眉痛，壮热不止。解毒

子、木香、川大黄各三分，为末，浆水调膏摊贴，干即易之。

白药子

【集解】〔恭曰〕白药子出原州。三月生苗，叶似苦苣。四月抽赤茎，长似壶卢蔓。六月开白花。八月结子，亦名栝楼。九月叶落枝折，采根洗切，日干，根皮黄色，名白药子。

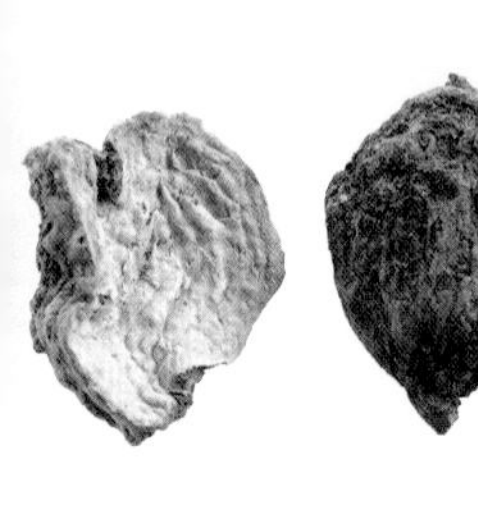

根**【气味】**辛，温，无毒。**【主治】**金疮生肌。《唐本》|消肿毒喉痹，消痰止嗽，治渴并吐血。《大明》|治喉中热塞不通，咽中常痛肿。甄权|解野葛、生金、巴豆、药毒。刀斧折伤，干末敷之，能止血、痛。马志|散血降火，消痰解毒。时珍

【附方】咽喉肿痛 白药末一两，龙脑一分，蜜和丸芡子大。每含咽一丸。**衄血不止** 红枣、白药各（烧存性）等分。为末。糯米饮服。或煎汤洗鼻，频频缩药令入。**一切疳眼** 赤烂生翳。白药子一两，甘草半两，为末。猪肝一具，批开掺末五钱，煮熟食之。**痈肿不散** 生白药根捣贴，干则易之。无生者，研末水和贴。

（白药子可能为防己科植物金线吊乌龟。金线吊乌龟：草质、落叶藤本；块根团块状或近圆锥状，褐色，生有许多突起的皮孔。小枝紫红色，纤细。叶三角状扁圆形至近圆形，顶端具小凸尖。头状花序，具盘状花托；核果阔倒卵圆形，成熟时红色。花期4～5月，果期6～7月。分布于江苏、浙江、安徽、福建、江西、湖南、广东、广西。）

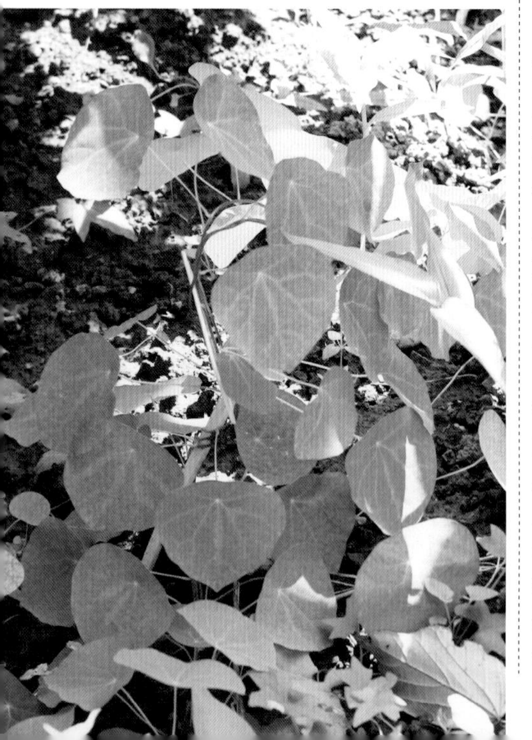

威灵仙

【释名】〔时珍曰〕威，言其性猛也。灵仙，言其功神也。

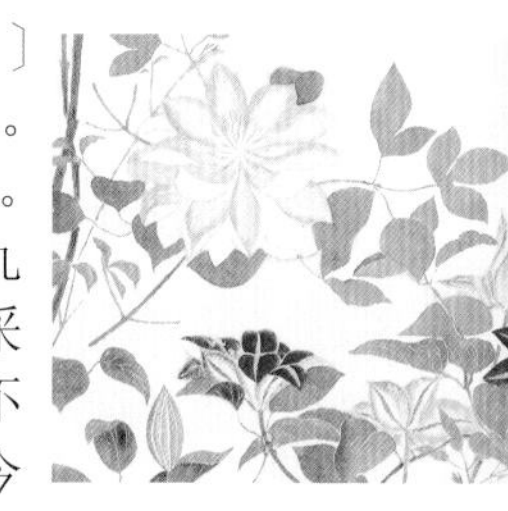

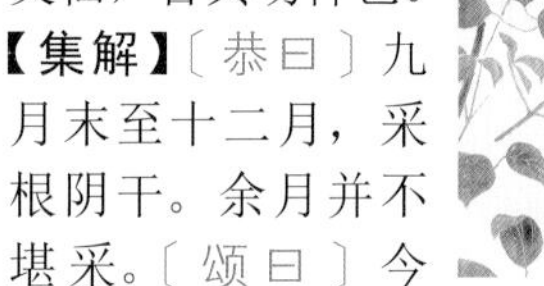

【集解】〔恭曰〕九月末至十二月，采根阴干。余月并不堪采。〔颂曰〕今陕西及河东、河北、汴东、江湖州郡皆有之。初生作蔓，茎如钗股，四棱。叶似柳叶，作层，每层六七叶，如车轮，有六层至七层者。七月内生花六出，浅紫或碧白色。作穗似莆台子，亦有似菊花头者。实青色。根稠密多须似谷，每年朽败，九月采根。〔时珍曰〕其根每年旁引，年深转茂。一根丛须数百条，长者二尺许。初时黄黑色，干则深黑，俗称铁脚威灵仙以此。别有数种，根须一样，但色或黄或白，皆不可用。

根**【气味】**苦，温，无毒。**【主治】**诸风，宣通五脏，去腹内冷滞，心膈痰水，久积癥瘕，痃癖气块，膀胱宿脓恶水，腰膝冷疼，疗折伤。久服无有

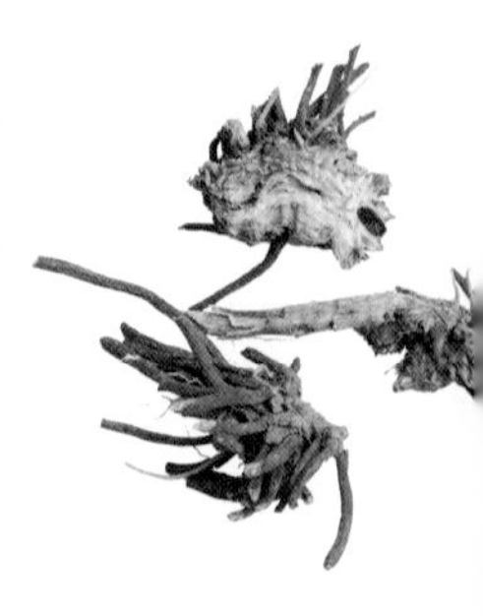

温疫疟。《开宝》|推新旧积滞，消胸中痰唾，散皮肤大肠风邪。李杲

【发明】〔时珍曰〕威灵仙气温，味微辛、咸。辛泄气，咸泄水。故风湿痰饮之病，气壮者服之有捷效。其性大抵疏利，久服恐损真气，气弱者亦不可服之。

【附方】**脚气入腹** 胀闷喘急。用威灵仙末，每服二钱，酒下。痛减一分，则药亦减一分。**腰脚诸痛**《千金方》：用威灵仙末，空心温酒服一钱。逐日以微利为度。《经验方》：用威灵仙一斤。洗干，好酒浸七日，为末，面糊丸梧子大。以浸药酒，每服二十丸。**肾脏风壅** 腰膝沉重。威灵仙末，蜜丸梧子大。温酒服八十丸。平明微利恶物，如青脓胶，即是风毒积滞。如未利，夜再服一百丸。取下后，食粥补之。一月仍常服温补药。**破伤风病** 威灵仙半两，独头蒜一个，香油一钱。同捣烂，热酒冲服。汗出即愈。**噎塞膈气** 威灵仙一把，醋、蜜各半碗，煎五分，服之。吐出宿痰，愈。**停痰宿饮** 喘咳呕逆，全不入食。威灵仙（焙）、半夏（姜汁浸焙）。为末，用皂角水熬膏，丸绿豆大。每服七丸至十丸，姜汤下，一日三服，一月为验。忌茶、面。**大肠冷积** 威灵仙末，蜜丸梧子大。一更时，生姜汤下十丸至二十丸。**痔疮肿痛** 威灵仙三两，水一斗，煎汤。先熏后洗，冷再温之。**痘疮黑陷** 铁脚威灵仙（炒研）一钱，脑子一分。温水调服，取下疮痂为效。意同百祥丸。

（威灵仙：木质藤本。叶对生，一回羽状复叶，小叶5，全缘。聚伞花序腋生或顶生；萼片4，长圆形或圆状倒卵形，白色，花瓣无。瘦果，宿存花柱羽毛状。花期6～9月，果期8～11月。分布于东北及河北、山西、陕西、甘肃东部、山东及中南地区。）

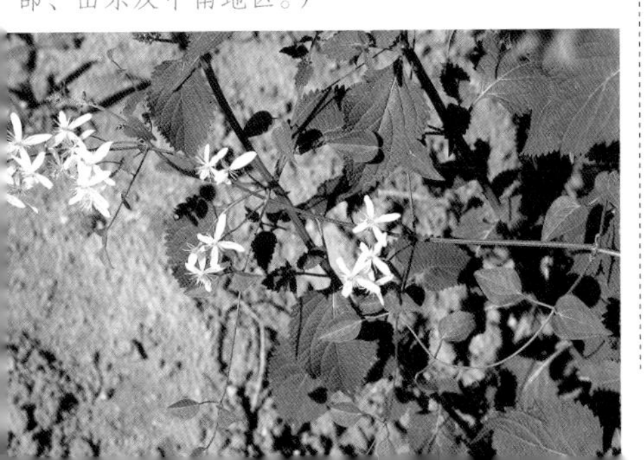

茜草

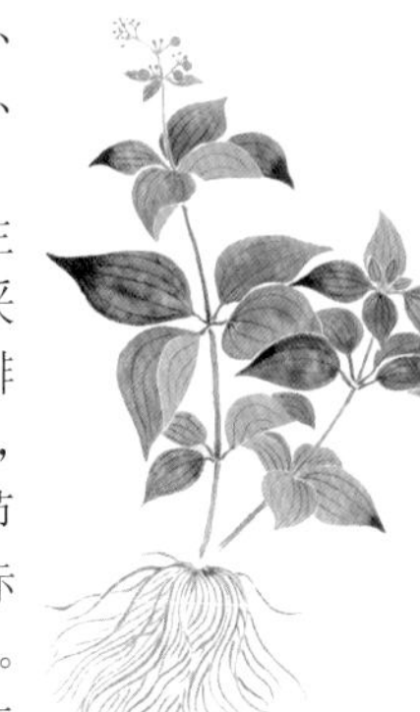

【释名】蒨、茅蒐、茹藘、地血、染绯草、血见愁、风车草、过山龙、牛蔓。

【集解】〔别录曰〕茜根生乔山川谷。二月、三月采根曝干。〔保升曰〕染绯草，叶似枣叶，头尖下阔，茎叶俱涩，四五叶对生节间，蔓延草木上。根紫赤色，所在皆有，八月采。〔时珍曰〕茜草，十二月生苗，蔓延数尺。方茎中空有筋，外有细刺，数寸一节。每节五叶，叶如乌药叶而糙涩，面青背绿。七八月开花，结实如小椒大，中有细子。

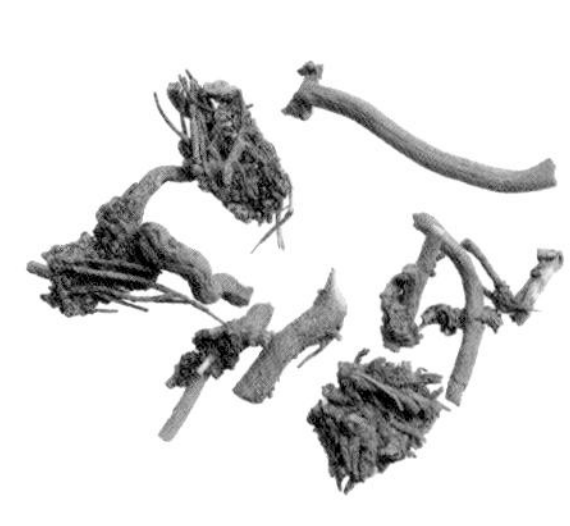

根【气味】苦，寒，无毒。【主治】寒湿风痹，黄疸，补中。《本经》|止血，内崩下血，膀胱不足，踒跌蛊毒。久服益精气，轻身。可以染绛。又苗根：主痹及热中伤跌折。《别录》|治六极伤心肺，吐血泻血。甄权|止鼻洪尿血，产后血运，月经不止，带下，扑损淤血，泄精，痔瘘疮疖排脓。酒煎服。《大明》|通经脉，治骨节风痛，活血行血。时珍

【发明】〔时珍曰〕茜根赤色而气温，味微酸而带咸。色赤入营，气温行滞，味酸入肝而咸走血，手足厥阴血分之药也，专于行血活血。

【附方】**吐血不定** 茜根一两，捣末。每服二钱，水煎冷服。亦可水和二钱服。**鼻血**

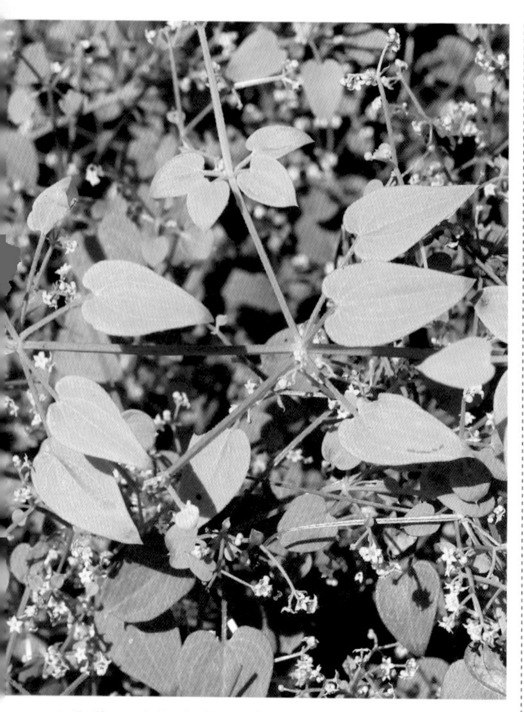

（茜草：多年生攀援草本。茎四棱形，棱上生多数倒生的小刺。叶四片轮生。聚伞花序圆锥状；花小，黄白色；花冠辐状，5裂，裂片卵状三角形。浆果球形。花期6～9月，果期8～10月。分布于全国大部分地区。）

不止 茜根、艾叶各一两，乌梅肉二钱半。为末，炼蜜丸梧子大。每乌梅汤下五十丸。**心痹心烦** 内热。茜根，煮汁服。**黑髭乌发** 茜草一斤，生地黄三斤（取汁）。以水五大碗，煎茜绞汁，将滓再煎三度。以汁同地黄汁，微火煎如膏，以瓶盛之。每日空心温酒服半匙，一月髭发如漆也。忌萝卜、五辛。**预解疮疹** 时行疮疹正发，服此则可无患。茜根煎汁，入少酒饮之。

防己

【释名】解离、石解。

【集解】〔别录曰〕防己生汉中川谷。二月、八月采根，阴干。〔当之曰〕其茎如葛蔓延。其根外白内黄，如桔梗，内有黑纹如车辐解者，良。〔颂曰〕今黔中亦有之。但汉中出者，破之文作车辐解，黄实而香，茎梗甚嫩，苗叶小类牵牛。折其茎，一头吹之，气从中贯，如木通然。他处者青白虚软，又有腥气，皮皱，上有丁足子，名木防己。苏恭言木防己不任用。而古方张仲景治伤寒有增减木防己汤，及防己地黄汤、五物防己汤、黄芪六物等汤。

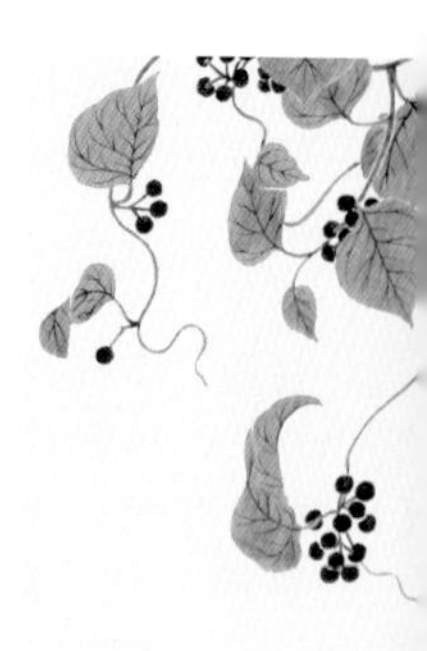

【气味】辛，平，无毒。

【主治】风寒温疟，热气诸痫，除邪，利大小便。《本经》|疗水肿风肿，去膀胱热，伤寒寒热邪气，中风手脚挛急，通腠理，利九窍，止泄，散痈肿恶结，诸瘑疥癣虫疮。《别录》|治湿风，口面㖞斜，手足拘痛，散留痰，肺气喘嗽。甄权|治中下湿热肿，泄脚气，行十二经。元素|木防己：主治男子肢节中风，毒风不语，散结气拥肿，温疟风水肿，治膀胱。甄权

【发明】〔元素曰〕去下焦湿肿及痛，并泄膀胱火邪，必用汉防己、草龙胆为君，黄檗、知母、甘草佐之，防己乃太阳本经药也。〔杲曰〕《本草十剂》云：通可去滞，通草、防己之属是也。夫防己大苦寒，能泻血中湿热，通其滞塞，亦能泻大便，补阴泻阳，助秋冬、泻春夏之药也。

【附方】皮水胕肿 按之没指，不恶风，水气在皮肤中，四肢聂聂动者，防己茯苓汤主之。防己、黄芪、桂枝各三两，茯苓六两，甘草二两。每服一两，水一升，煎半升服，日二服。**风水恶风** 汗出身重，脉浮，防己黄芪汤主之：防己一两，黄芪一两二钱半，白术七钱半，炙甘草半两。剉散。每服五钱，生姜四片，枣一枚，水一盏半，煎八分，温服。良久再服。腹痛加芍药。**小便淋涩** 三物木防己汤。用木防

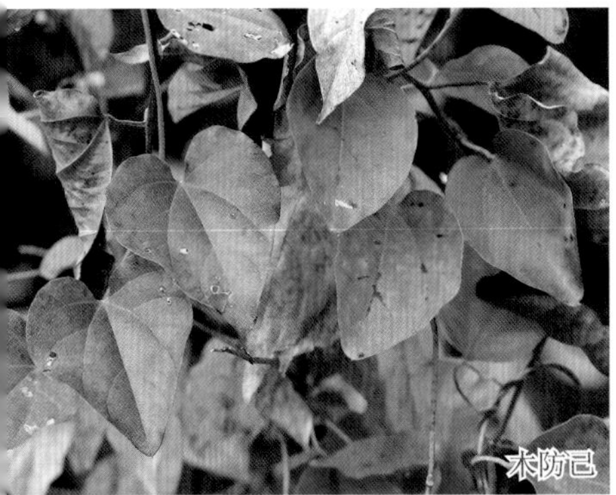

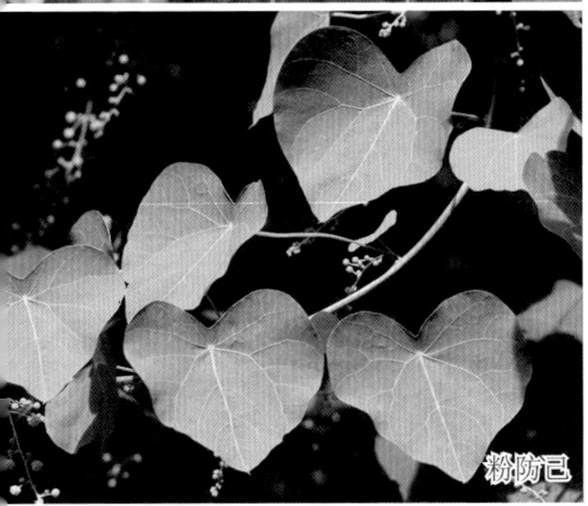

（据《本草纲目》描述，此处防己为粉防己，而不是木防己。粉防己：多年生缠绕藤本。主茎肉质，柱状。茎柔韧，圆柱形，具细条纹。单叶互生，纸质，阔三角形，有时三角状近圆形，顶端有凸尖，基部微凹或近截平，两面被贴伏短柔毛；掌状脉9～10条，叶柄盾状着生。头状聚伞花序，花瓣4。核果球形，熟时红色。花期4～5月。果期5～6月。生于村边、旷野、路边等处的灌丛中。分布于浙江、安徽、江西、福建、广东、广西等地。）

己、防风、葵子各二两。㕮咀。水五升，煮二升半，分三服。**伤寒喘急** 防己、人参等分。为末。桑白汤服二钱，不拘老小。**肺痿喘嗽** 汉防己末二钱。浆水一盏，煎七分，细呷。**肺痿咯血** 多痰者。汉防己、葶苈等分。为末。糯米饮每服一钱。**鼻衄不止** 生防己末，新汲水服二钱，仍以少许嗃之。**霍乱吐利** 防己、白芷等分。为末。新汲水服二钱。

实【主治】脱肛。焙研，煎饮代茶。《肘后》

通草

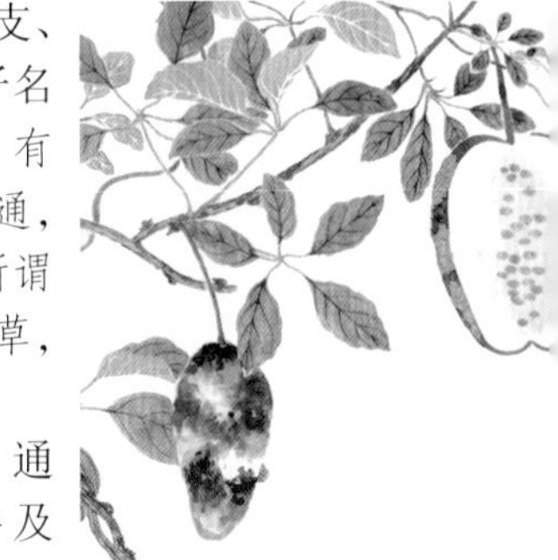

【释名】木通、附支、丁翁、万年藤。子名燕覆。〔时珍曰〕有细细孔，两头皆通，故名通草，即今所谓木通也。今之通草，乃古之通脱木也。

【集解】〔别录曰〕通草，生石城山谷及山阳。正月、二月采枝，阴干。〔弘景曰〕今出近道。绕树藤生，汁白。茎有细孔，两头皆通。含一头吹之，则气出彼头者良。或云即葍藤茎也。〔恭曰〕此物大者径三寸，每节有二三枝，枝头有五叶。子长三四寸，核黑瓤白，食之甘美。〔颂曰〕今泽、潞、汉中、江淮、湖南州郡亦有之。藤生，蔓大如指，其茎干大者径三寸。一枝五叶，颇类石韦，又似芍药，三叶相对。夏秋开紫花，亦有白花者。结实如小木瓜，食之甘美，即陈士良本草所谓桴棪子也。

【气味】辛，平，无毒。

【主治】除脾胃寒热，通利九窍血脉关节，令人不忘，去恶虫。《本经》|疗脾疸，常欲眠，心烦哕，出音声，治耳聋，散痈肿诸结不消，及金疮恶疮，鼠瘘踒折，齆鼻息肉，堕胎，去三虫。《别录》|治五淋，利小便，开关格，治人多睡，主水肿浮大。甄权|利诸经脉寒热不通之气。诜|理风热，小便数急疼，小腹虚满，宜煎汤并葱食之，有效。士良|安心除烦，止渴退热，明耳目，治鼻塞，通小肠，下水，破积聚血块，排脓，治疮疖，止痛，催生下胞，女人血闭，月候不匀，天行

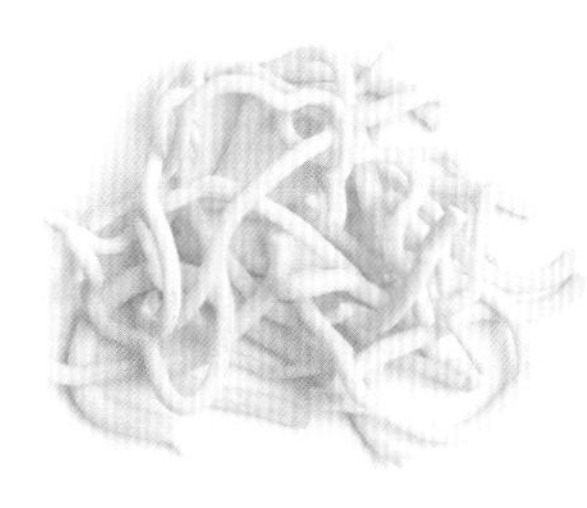

时疾，头痛目眩，羸劣乳结，及下乳。《大明》|利大小便，令人心宽，下气。藏器|主诸疮，喉痹咽痛，浓煎含咽。珣|通经利窍，导小肠火。杲

【发明】〔时珍曰〕木通手厥阴心包络、手足太阳小肠、膀胱之药也。故上能通心清肺，治头痛，利九窍；下能泄湿热，利小便，通大肠，治遍身拘痛。《本经》及《别录》皆不言及利小便治淋之功，甄权、日华子辈始发扬之。盖其能泄丙丁之火，则肺不受邪，能通水道。水源既清，则津液自化，而诸经之湿与热，皆由小便泄去。故古方导赤散用之，亦泻南补北、扶西抑东之意。杨仁斋《直指方》言：人遍身胸腹隐热，疼痛拘急，足冷，皆是伏热伤血。血属于心，宜木通以通心窍，则经络流行也。

【附方】**心热尿赤** 面赤唇干，咬牙口渴。导赤散：用木通、生地黄、炙甘草等分，入竹叶七片，水煎服。**金疮踒折** 通草，煮汁酿酒，日饮。

（通草为木通科植物木通。木通：落叶木质藤本。掌状复叶互生，有小叶5片。总状花序腋生。雄花萼片通常3片，淡紫色。果长圆形或椭圆形，成熟时紫色，腹缝开裂。花期4～5月，果期6～8月。生于山地沟谷边疏林或丘陵灌丛中。分布于长江流域各省区。）

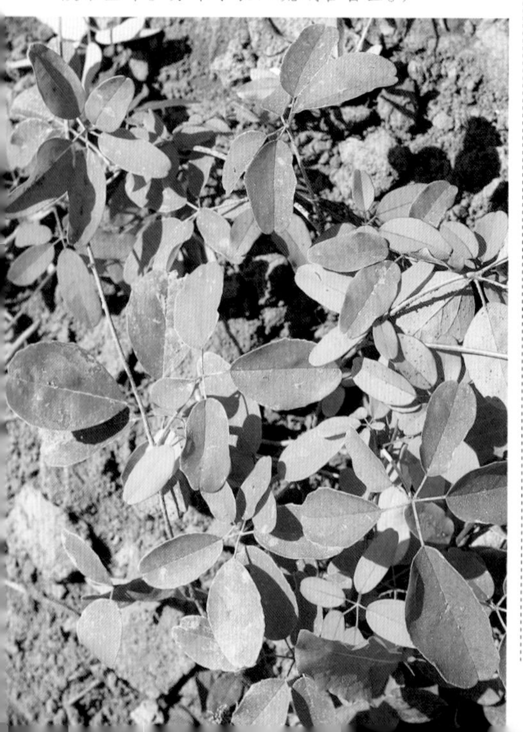

通脱木

【释名】通草、活苋、离南。〔杲曰〕阴窍涩而不利，水肿闭而不行，用之立通，因有通草之名。与木通同功。〔嘉谟曰〕白瓤中藏，脱木得之，故名通脱。

【集解】〔藏器曰〕通脱木生山侧。叶似蓖麻。其茎空心，中有白瓤，轻白可爱，女人取以饰物，俗名通草。〔颂曰〕郭璞言：生江南，高丈许，大叶似荷而肥，茎中瓤正白。今园圃亦有种莳者，或作蜜煎充果，食之甘美。

【气味】甘、淡，寒，无毒。

【主治】利阴窍，治五淋，除水肿癃闭，泻肺。李杲|解诸毒虫痛。苏颂|明目退热，下乳催生。汪机

【发明】〔杲曰〕通草泻肺利小便，甘平以缓阴血也。与灯草同功。宜生用之。〔时珍曰〕通草色白而气寒，味淡而体轻，故入太阴肺经，引热下降而利小便；入阳明胃经，通气上达而下乳汁。其气寒，降也；其味淡，升也。

【附方】**洗头风痛** 新通草瓦上烧存性，研末二钱，热酒下。牙关紧者，斡口灌之。

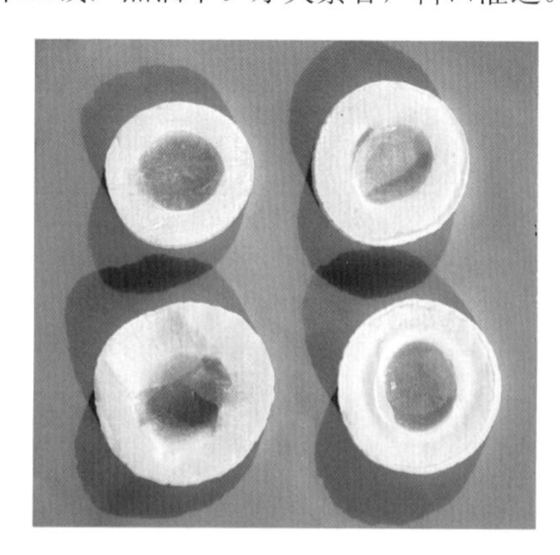

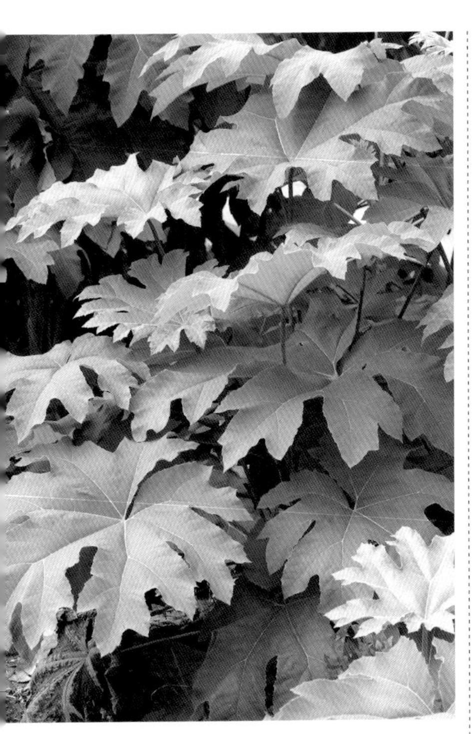

（通脱木：灌木。树皮深棕色，新枝淡棕色或淡黄棕色，有明显的叶痕和大形皮孔，幼时密生黄色星状厚绒毛。茎木质而不坚，中有白色的髓。叶大，互生，聚生于茎顶，掌状5～11裂，每一裂片常又有2～3个小裂片。伞形花序，花瓣4，白色。果球形。花期10～12月，果期翌年1～2月。分布于福建、台湾、广西、湖南、湖北、云南、贵州、四川等地。）

钩藤

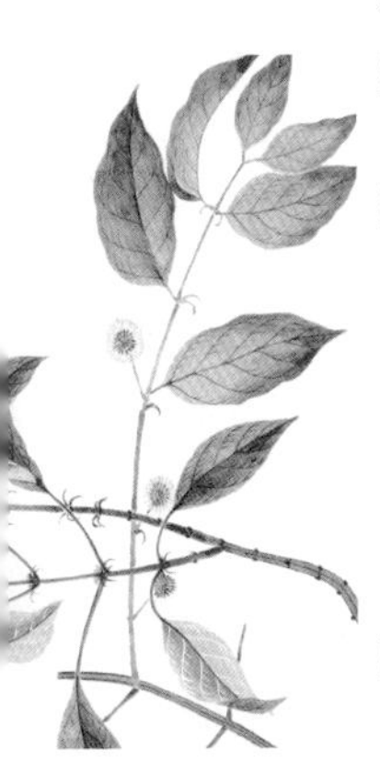

【释名】〔时珍曰〕其刺曲如钓钩，故名。

【集解】〔恭曰〕钩藤出梁州。叶细长，其茎间有刺，若钓钩。〔时珍曰〕状如葡萄藤而有钩，紫色。古方多用皮，后世多用钩，取其力锐尔。

【气味】甘，微寒，无毒。

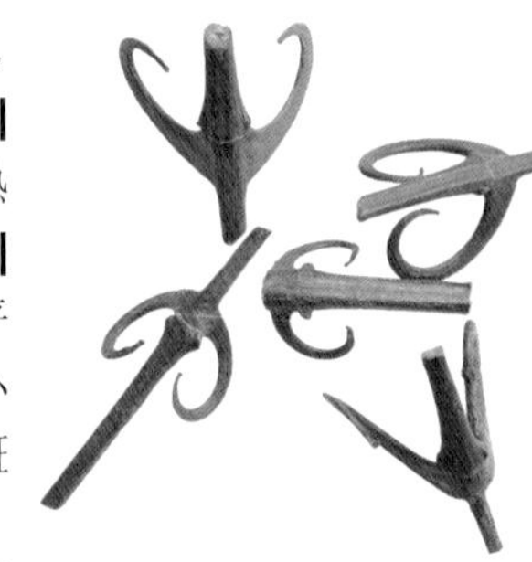

【主治】小儿寒热，十二惊痫。《别录》|小儿惊啼，瘛疭热拥，客忤胎风。权|大人头旋目眩，平肝风，除心热，小儿内钓腹痛，发斑疹。时珍

【发明】〔时珍曰〕钩藤，手足厥阴药也。足厥阴主风，手厥阴主火。惊痫眩运，皆肝风相火之病。钩藤通心包于肝木，风静火息，则诸证自除。

【附方】**小儿惊热** 钩藤一两，消石半两，甘草（炙）一分。为散。每服半钱，温水服，日三服。

（钩藤为茜草科植物钩藤、大叶钩藤。钩藤：常绿木质藤本。叶腋有成对或单生的钩，向下弯曲。叶对生，叶片卵形、卵状长圆形或椭圆形，全缘。头状花序，花黄色。种子两端有翅。花期6～7月，果期10～11月。分布于浙江、福建、广东、广西、江西、湖南、四川、贵州等地。）

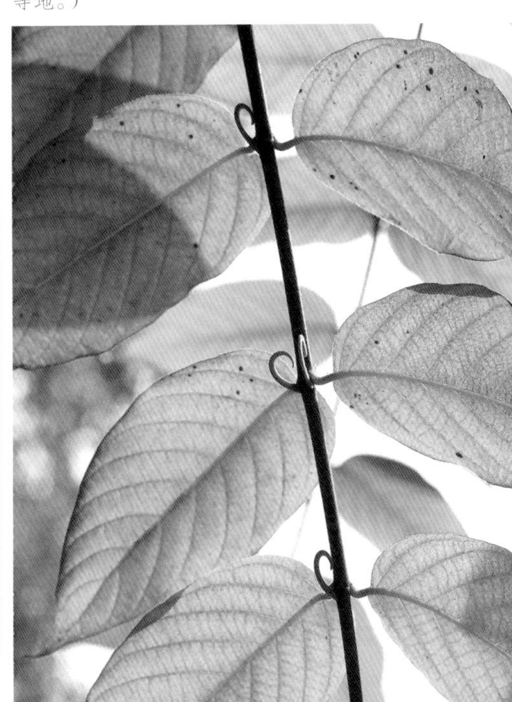

黄藤

【集解】〔时珍曰〕黄藤生岭南，状若防己。俚人常服此藤，纵饮食有毒，亦自然不发。

【气味】甘、苦，平，无毒。

【主治】饮食中毒，利小便，煮汁频服即解。时珍

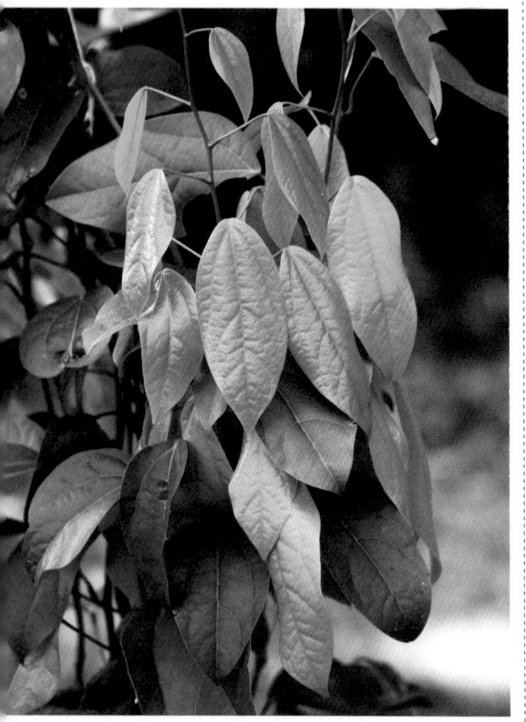

（黄藤：木质大藤本。叶片革质，长圆状卵形或长圆状椭圆形，离基3～5脉。圆锥花序；花被片黄白色，自外向内渐大。核果长圆状椭圆形，黄色。花期春末夏初，果期秋冬季。分布于广东、广西、云南等地。）

白兔藿

【释名】白葛。

【集解】〔弘景曰〕此药解毒，莫之与敌，而人不复用，不闻识者。〔恭曰〕荆襄山谷大有之。蔓生，山南人谓之白葛。苗似萝藦，叶圆厚，茎有白毛，与众草异，用藿疗毒有效。而交广又有白花藤，亦解毒，用根不用苗。

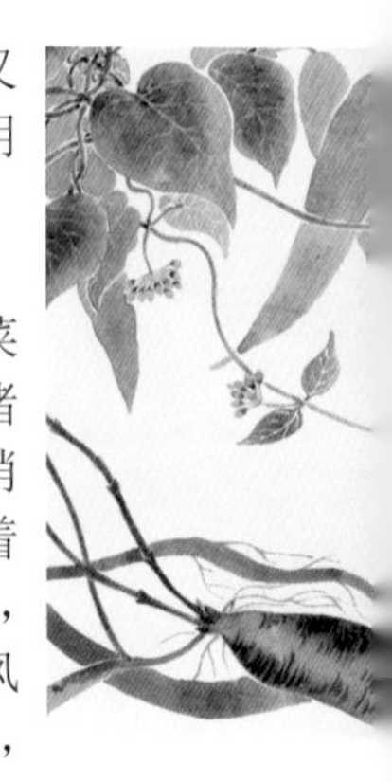

【气味】苦，平，无毒。

【主治】蛇虺蜂虿猘狗菜肉蛊毒，鬼疰风疰，诸大毒不可入口者，皆消除之。又去血，可末着痛上，立清。毒入腹者，煮汁饮即解。《本经》|风邪热极，煮汁饮。捣末，敷诸毒，妙。李珣

（白兔藿为萝藦科植物牛皮消。牛皮消：蔓性半灌木；叶对生，宽卵形至卵状长圆形，基部心形。聚伞花序伞房状，花冠白色，辐状，裂片反折；副花冠浅杯状，裂片椭圆形，肉质。蓇葖果双生，披针形。花期6～9月，果期7～11月。分布于华东、中南及河北、陕西、甘肃、台湾、四川、贵州、云南等地。）

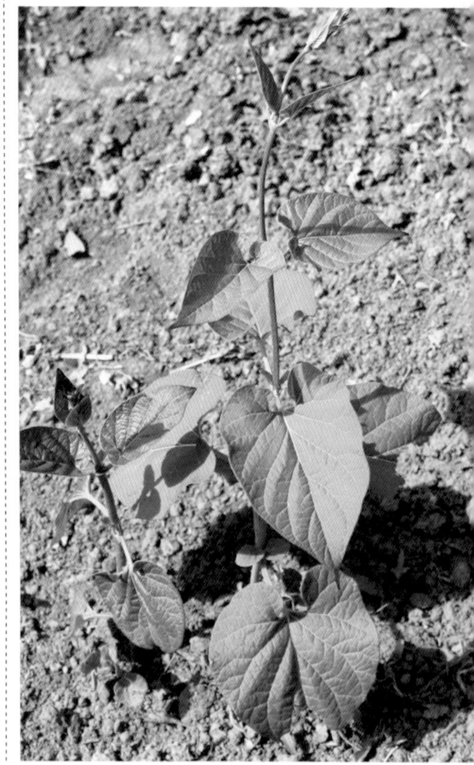

白英

【释名】瀫菜、白草、白幕、排风。子名鬼目。

【集解】〔别录曰〕白英生益州山谷。春采叶，夏采茎，秋采花，冬采根。〔恭曰〕白英，鬼目草也。蔓生，叶似王瓜，小长而五椏。实圆，若龙葵子，生青，熟紫黑。〔时珍曰〕正月生苗，白色，可食。秋开小白花。子如龙葵子，熟时紫赤色。

根、苗【气味】甘，寒，无毒。【主治】寒热八疸，消渴，补中益气。久服轻身延年。《本经》|叶：作羹饮，甚疗劳。弘景|烦热，风疹丹毒，瘴疟寒热，小儿结热，煮汁饮之。藏器

鬼目（子也）【气味】酸，平，无毒。【主治】明目。《别录》【附方】**目赤头旋** 眼花面肿，风热上攻。用排风子（焙）、甘草（炙）、菊花（焙）各一两。为末。每服二钱，卧时温水下。

（白英：草质藤本。叶互生，叶片多为戟形或琴形。聚伞花序；花冠蓝紫色或白色，5深裂，裂片自基部向下反折。浆果球形，熟时红色。花期7～9月，果期10～11月。分布于华东、中南、西南及山西、陕西、甘肃、台湾等地。）

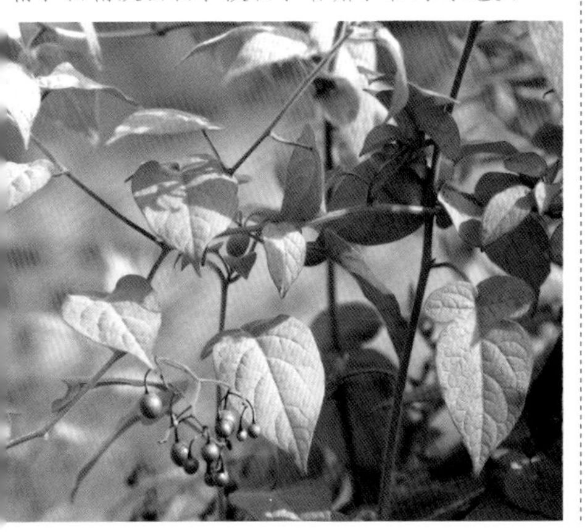

萝藦

【释名】雚、芄兰、白环藤。实名雀瓢、斫合子、羊婆奶、婆婆针线包。〔时珍曰〕其实嫩时有浆，裂时如瓢，故有雀瓢、羊婆奶之称。其中一子有一条白绒，长二寸许，故俗呼婆婆针线包，又名婆婆针袋儿也。

【集解】〔弘景曰〕萝藦作藤生，摘之有白乳汁，人家多种之，叶厚而大，可生啖，亦蒸煮食之。谚云：去家千里，勿食萝藦、枸

（萝摩：多年生草质藤本。叶对生，膜质，叶片卵状心形，基部心形，叶耳圆。总状聚伞花序腋生；花冠白色，有淡紫红色斑纹，近辐状；花冠短5裂，裂片兜状。果叉生，纺锤形。种子扁平，先端具白色绢质毛。花期7～8月，果期9～12月。分布于东北、华北、华东及陕西、甘肃、河南、湖北、湖南、贵州等地。）

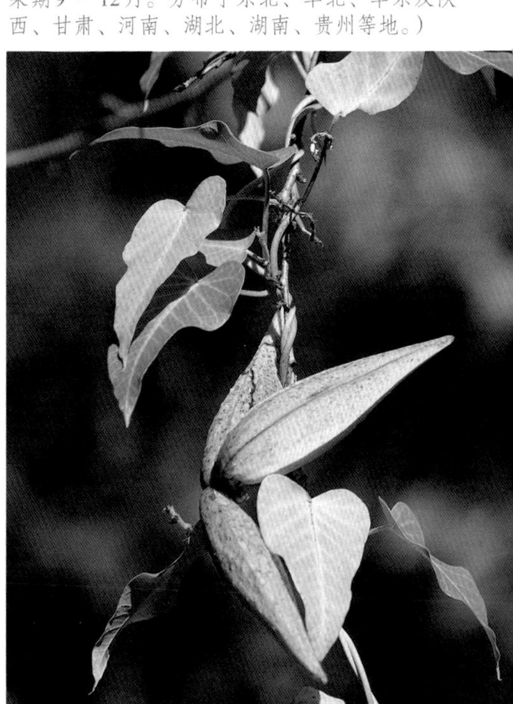

杞。言其补益精气，强盛阴道，与枸杞叶同也。〔时珍曰〕斫合子，即萝藦子也。三月生苗，蔓延篱垣，极易繁衍。其根白软。其叶长而后大前尖。根与茎叶，断之皆有白乳如构汁。六七月开小长花，如铃状，紫白色。结实长二三寸，大如马兜铃，一头尖。其壳青软，中有白绒及浆。霜后枯裂则子飞，其子轻薄，亦如兜铃子。商人取其绒作坐褥代绵，云甚轻暖。

子（叶同）【气味】甘、辛，温，无毒。

【主治】虚劳，补益精气，强阴道。叶煮食，功同子。《唐本》|捣子，敷金疮，生肤止血。捣叶，敷肿毒。藏器|取汁，敷丹毒赤肿，及蛇虫毒，即消。蜘蛛伤，频治不愈者，捣封二三度，能烂丝毒，即化作脓也。时珍

【附方】**补益虚损** 极益房劳。用萝藦四两，枸杞根皮、五味子、柏子仁、酸枣仁、干地黄各三两。为末。每服方寸匕，酒下，日三服。**损伤血出** 痛不可忍。用篱上婆婆针袋儿，擂水服，渣罨疮口，立效。

紫葛

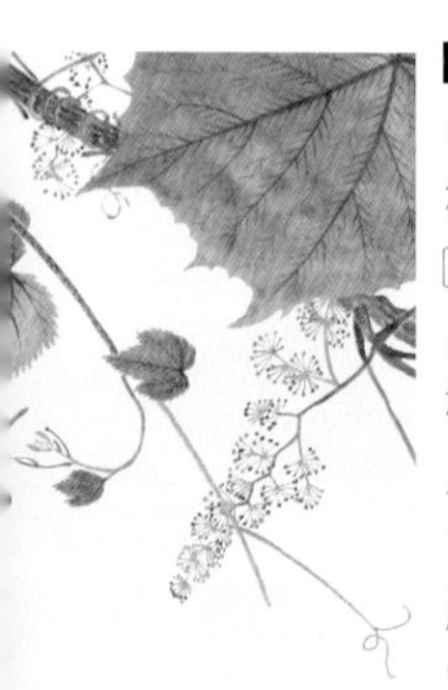

【集解】〔恭曰〕生山谷中。苗似葡萄，长丈许。根紫色，大者径二三寸。〔保升曰〕所在皆有，今出雍州。叶似蘡薁。其根、皮、肉俱紫色。三、八月采根皮，日干。〔大明曰〕紫葛有二种，此是藤生者。〔颂曰〕今惟江宁府及台州有之。春生冬枯，似葡萄而紫色。

根皮【气味】甘、苦，寒，无毒。【主治】痈肿恶疮，捣末醋和封之。恭|主瘫缓挛急，并热毒风，通小肠。《大明》|生肌散血。时珍

【附方】**产后烦渴** 血气上冲也。紫葛三两。水二升，煎一升，去滓呷之。**金疮伤损** 生肌破血。用紫葛二两。顺流水三盏，煎一盏半，分三服。酒煎亦妙。

乌蔹莓

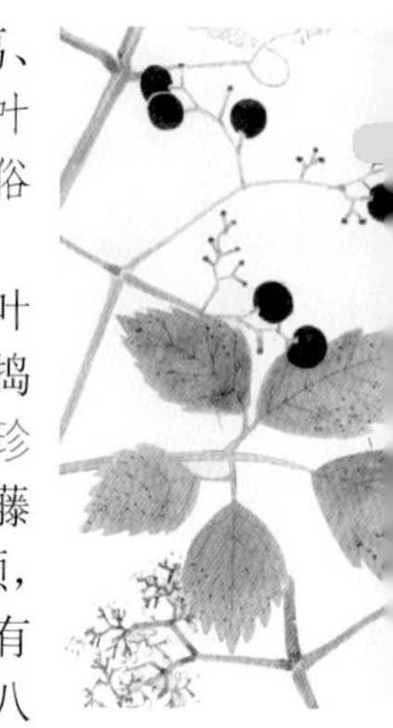

【释名】五叶莓、茏葛、五爪龙。〔时珍曰〕五叶如白敛，故曰乌敛，俗名五爪龙。

【集解】〔弘景曰〕五叶莓生篱墙间，作藤。捣根敷痈疖有效。〔时珍曰〕塍堑间甚多。其藤柔而有棱，一枝一须，凡五叶。叶长而光，有疏齿，面青背淡。七八月结苞成簇，青白色。花大如粟，黄色四出。结实大如龙葵子，生青熟紫，内有细子。其根白色，大者如指，长一二尺，捣之多涎滑。

【气味】酸、苦，寒，无毒。

【主治】痈疖疮肿虫咬，捣根敷之。弘景|风毒热肿游丹，捣敷并饮汁。恭|凉血解毒，利小便。根擂酒服，消疖肿，神效。时珍

（乌蔹莓：多年生草质藤本。茎带紫红色，有纵棱；卷须二歧分叉，与叶对生。鸟趾状复叶互生；小叶5，椭圆形、椭圆状卵形至狭卵形，边缘具疏锯齿。聚伞花序呈伞房状花小，黄绿色，花瓣4。浆果卵圆形，成熟时黑色。花期5～6月；果期8～10月。分布于陕西、甘肃、山东、江苏、安徽、浙江、江西、福建、台湾、河南、湖北、广东、广西、四川等地。）

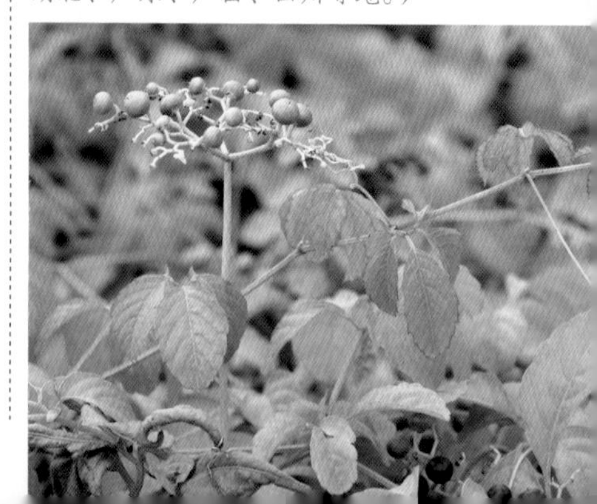

【附方】**小便尿血** 五叶藤阴干为末。每服二钱，白汤下。**喉痹肿痛** 五爪龙草、车前草、马兰菊各一握。捣汁，徐咽。祖传方也。**项下热肿** 俗名虾蟆瘟。五叶藤捣，敷之。**一切肿毒** 发背乳痈，便毒恶疮，初起者。并用五叶藤（或根）一握，生姜一块。捣烂，入好酒一碗绞汁。热服取汗，以渣敷之，即散。一用大蒜代姜，亦可。**跌扑损伤** 五爪龙捣汁，和童尿、热酒服之，取汗。

葎草

【释名】勒草、葛勒蔓、来莓草。〔时珍曰〕此草茎有细刺，善勒人肤，故名勒草。讹为葎草，又讹为来莓，皆方音也。

【集解】〔恭曰〕葎草生故墟道旁。叶似蓖麻而小且薄，蔓生，有细刺。亦名葛葎蔓。古方亦时用之。〔保升曰〕野处多有之。叶似大麻，花黄白色，子若大麻子。俗名葛勒蔓。夏采茎叶，曝干用。〔时珍曰〕二月生苗，茎有细刺。叶对节生，一叶五尖，微似蓖麻而有细齿。八九月开细紫花成簇。结子状如黄麻子。

【气味】甘、苦，寒，无毒。

【主治】勒草：主瘀血，止精溢盛气。《别录》|葎草：主五淋，利小便，止水痢，除疟虚热渴。煮汁或生捣汁服。恭|生汁一合服，治伤寒汗后虚热。宗奭|疗膏淋，久痢，疥癞。颂|润三焦，消五谷，益五脏，除九虫，辟温疫，敷蛇蝎伤。时珍

【附方】**小便石淋** 葛葎掘出根，挽断，以杯于坎中承取汁。服一升，石当出。不出更服。**小便膏淋** 葎草，捣生汁三升，酢二合，合和顿服，当尿下白汁。**久痢成疳** 葛勒蔓末，以管吹入肛门中，不过数次，如神。**新久疟疾** 用葛葎草一握（一名勒蔓，去两头，秋冬用干者）、恒山末等分。以淡浆水二大盏，浸药，星月下露一宿，五更煎一盏，分二服。当吐痰愈。**遍体癞疮** 葎草一担。以水二石，煮取一石，渍之。

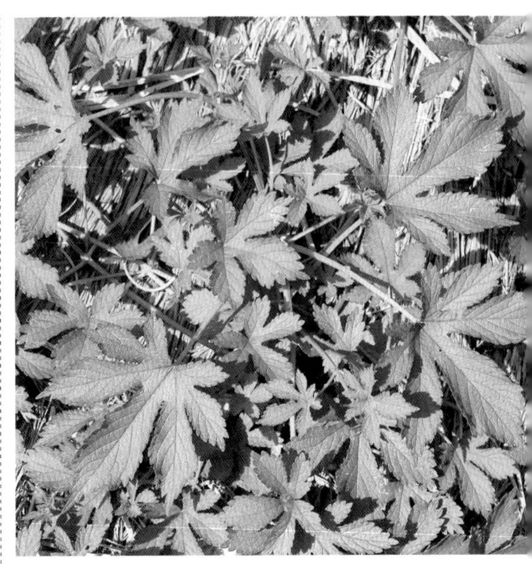

（葎草：蔓性草本。茎有纵条棱，茎棱和叶柄上密生短倒向钩刺。单叶对生；掌状叶5～7深裂，边缘有锯齿。雄花序为圆锥花序，花被片5，黄绿色。雌花序为短穗状花序，花被片1，灰白色。果穗绿色，近球形；瘦果淡黄色，扁球形。花期6～10月，果期8～11月。我国大部分地区有分布。）

不过三作愈。

络石

【释名】石鲮、石龙藤、悬石、耐冬、云花、云英、云丹、石血、云珠。〔恭曰〕以其包络石木而生，故名络石。山南人谓之石血，疗产后血结，大良也。

【集解】〔别录曰〕络石生太山川谷，或石山之阴，或高山岩石上，或生人间。五月采。〔恭曰〕此物生阴湿处，冬夏常青，实黑而圆，其茎蔓延绕树石侧。若在石间者，叶细厚而圆短；绕树生者，叶大而薄。人家亦种之为饰。〔藏器曰〕在石者良，在木者随木性

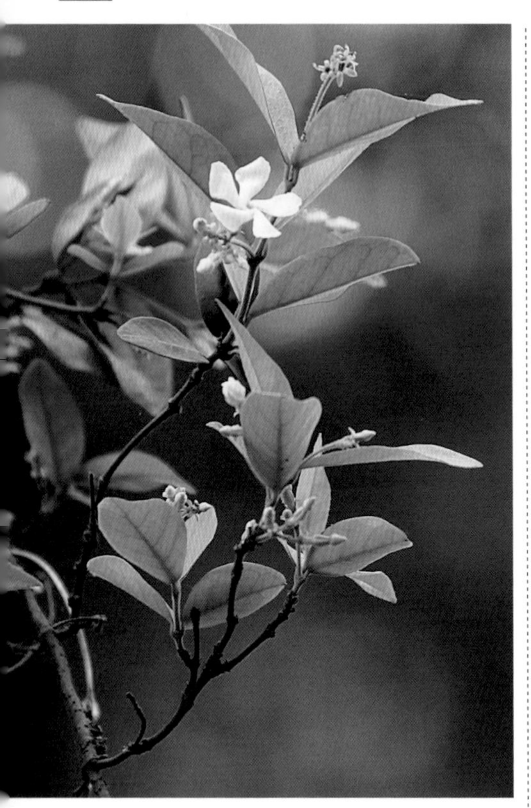

（络石：常绿攀援灌木。茎赤褐色。单叶对生，叶片椭圆形或卵状披针形，全缘。聚伞花序腋生，花白色，花冠5裂，裂片长椭圆状披针形，右向旋转排列。蓇葖果长圆柱形。花期4～5月。果期10月。分布于华东、中南、西南及河北、陕西、台湾等地。）

有功，与薜荔相似。更有石血、地锦等十余种藤，并是其类。大略皆主风血，暖腰脚，变白不老。〔时珍曰〕络石贴石而生。其蔓折之有白汁。其叶小于指头，厚实木强，面青背淡，涩而不光。有尖叶、圆叶二种，功用相同，盖一物也。

茎、叶【气味】苦，温，无毒。【主治】风热死肌痈伤，口干舌焦，痈肿不消，喉舌肿闭，水浆不下。《本经》|大惊入腹，除邪气，养肾，主腰髋痛，坚筋骨，利关节。久服轻身明目，润泽好颜色，不老延年。通神。《别录》|主一切风，变白宜老。藏器|蝮蛇疮毒，心闷，服汁并洗之。刀斧伤疮，敷之立瘥。恭

【发明】〔时珍曰〕络石性质耐久，气味平和。神农列之上品，李当之称为药中之君。其功主筋骨关节风热痈肿，变白耐老。服之当浸酒耳。

【附方】喉痹肿塞 喘息不通，须臾欲绝。用络石草一两。水一升，煎一大盏。细细呷之，少顷即通。

木莲

【释名】薜荔、木馒头、鬼馒头。〔时珍曰〕木莲、馒头，象其实形也。

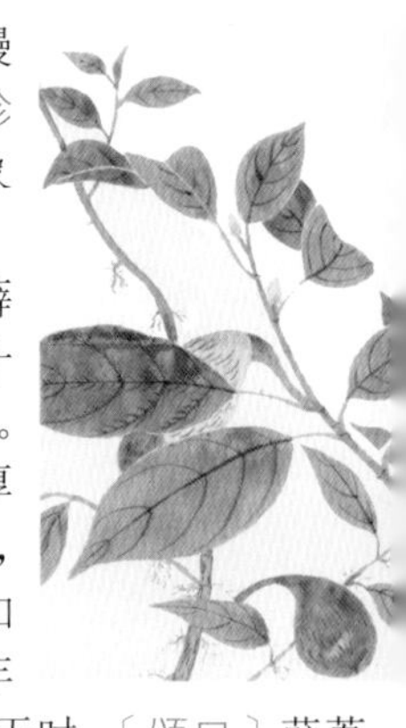

【集解】〔藏器曰〕薜荔夤缘树木，三五十年渐大，枝叶繁茂。叶圆，长二三寸，厚若石韦。生子似莲房，打破有白汁，停久如漆。中有细子，一年一熟，子亦入药，采无时。〔颂曰〕薜荔、络石极相类，茎叶粗大如藤状。木莲更大于络石，其实若莲房。〔时珍曰〕木莲，延树木垣墙而生，四时不凋，厚叶坚强，大于络石。不花而实，实大如杯，微似莲蓬而稍长，正如无花果之生者。六七月，实内空而红；八月后，则满腹细子，大如稗子，一子一须。其味微涩，其壳虚轻，乌鸟童儿皆食之。

叶【气味】酸，平，无毒。【主治】背痈，干末服之，下利即愈。颂|主风血，暖腰脚，变白不衰。藏器|治血淋痛涩。藤叶一握，甘草（炙）一分，日煎服之。时珍

【发明】〔艾晟曰〕《图经》言薜荔治背疮。近见宜兴县一老举人，年七十余，患发背。村中无医药，急取薜荔叶烂研绞汁，和蜜饮数升，以滓敷之，后用他药敷贴遂愈。

藤汁【主治】白癜风，疬疡风，恶疮疥

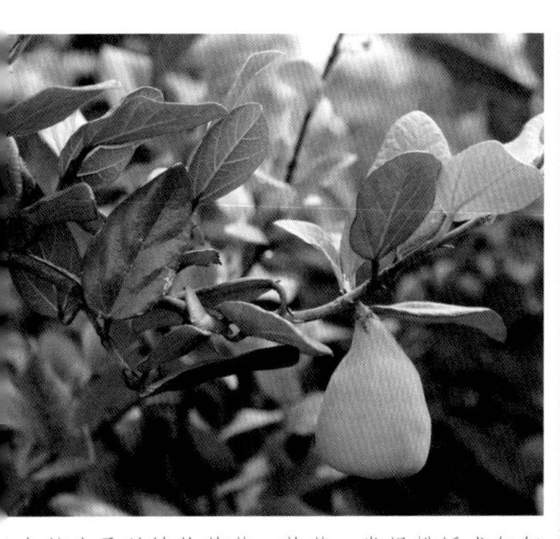

木莲为桑科植物薜荔。薜荔：常绿攀援或匍匐灌木。叶二型；营养枝上生不定根，攀援于墙壁或树上，叶小而薄；繁殖枝上无不定根，叶较大，互生，叶片厚纸质，卵状椭圆形，全缘，基出脉3条。花序托梨形或倒卵形，顶部截平，成熟时绿带浅黄色或微红。花期5～6月，果期9～10月。分布于华东、中南、西南等地。）

癣，涂之。《大明》

木莲【气味】甘，平，涩，无毒。【主治】壮阳道，尤胜。颂|固精消肿，散毒止血，下乳，治久痢肠痔，心痛阴癞。时珍【附方】**惊悸遗精** 木馒头（炒）、白牵牛等分，为末。每服二钱，用米饮调下。**阴癀囊肿** 木莲（即木馒头），烧研，酒服二钱。又方：木馒头子、小茴香等分。为末。每空心酒服二钱，取效。**肠风下血** 大便更涩。木馒头（烧）、枳壳（炒）等分。为末。每服二钱，槐花酒下。**大肠脱下** 木馒头（连皮子切炒）、茯苓、猪苓等分，为末。每服二钱，米饮下。亦治梦遗，名锁阳丹。**一切痈疽** 初起，不问发于何处。用木莲四十九个。揩去毛，研细，酒解开，温服。功与忍冬草相上下。**乳汁不通** 木莲二个，猪前蹄一个。烂煮食之，并饮汁尽，一日即通。无子妇人食之，亦有乳也。

扶芳藤

【释名】滂藤。

【集解】〔藏器曰〕生吴郡。藤苗小时如络石，蔓延树木。山人取枫树上者用，亦如桑上寄生之意。忌采冢墓间者。隋朝稠禅师作青饮进炀帝止渴者，即此。

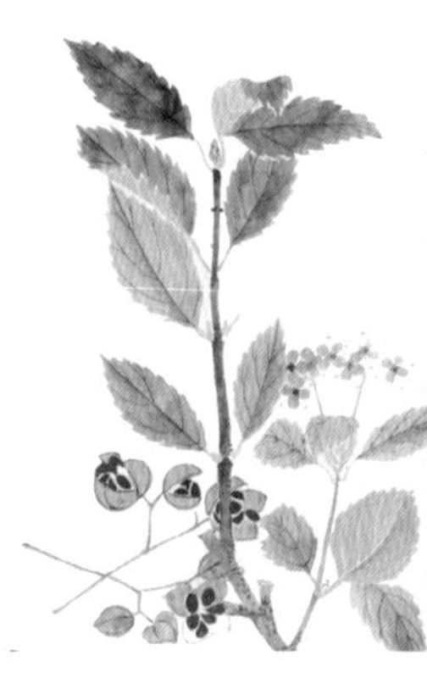

茎、叶【气味】苦，小温，无毒。【主治】一切血，一切气，一切冷，大主风血腰脚，去百病。久服延年，变白不老。剉细，浸酒饮。藏器

（扶芳藤：常绿灌木，匍匐或攀援。单叶对生，具短柄，椭圆形、椭圆状卵形至长椭圆状倒卵形，边缘具细齿。聚伞花序腋生，呈二歧分枝，花瓣4，绿白色。蒴果黄红色，近球形；种子被橙红色假种皮。花期6～7月，果期9～10月。分布于山西、陕西、山东、江苏、安徽、浙江、江西、河南、湖北、湖南、广西、贵州、云南。）

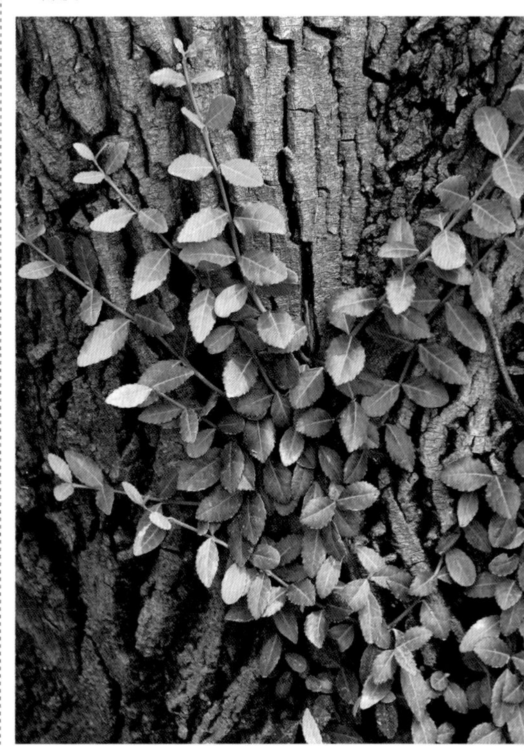

常春藤

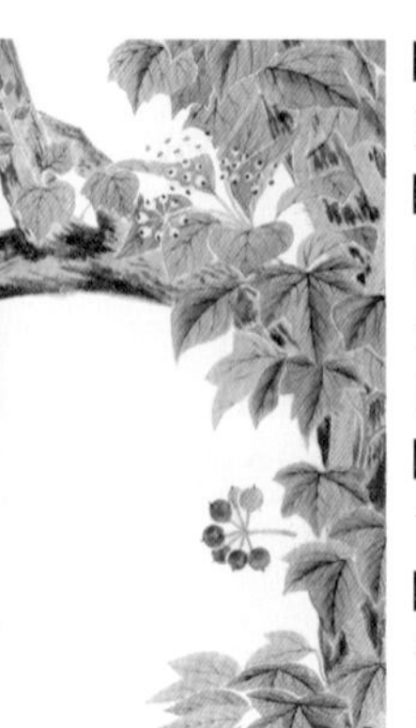

【释名】土鼓藤、龙鳞薜荔。

【集解】〔藏器曰〕生林薄间，作蔓绕草木上。其叶头尖。结子正圆，熟时如珠，碧色。

【气味】茎叶：苦；子：甘，温，无毒。

【主治】风血羸老，腹内诸冷血闭，强腰脚，变白。煮服、浸酒皆宜。藏器|凡一切痈疽肿毒初起，取茎叶一握，研汁和酒温服，利下恶物，去其根本。时珍。《外科精要》

【附方】**丁疮黑凹** 用发绳扎住，将尖叶薜荔捣汁，和蜜一盏服之。外以葱、蜜捣敷四围。**衄血不止** 龙鳞薜荔，研水饮之。

（常春藤：多年生常绿攀援灌木。单叶互生，叶二型；不育枝上的叶为三叉状卵形或戟形；花枝上的叶椭圆状披针形、椭圆状卵形或披针形，全缘。伞形花序；花瓣5，三角状卵形，淡黄白色或淡绿白色。果实圆球形，红色或黄色。花期9～11月，果期翌年3～5月。分布于西南及陕西、甘肃、山东、浙江、江西、福建、河南、湖北、湖南、广东、广西、西藏等地。）

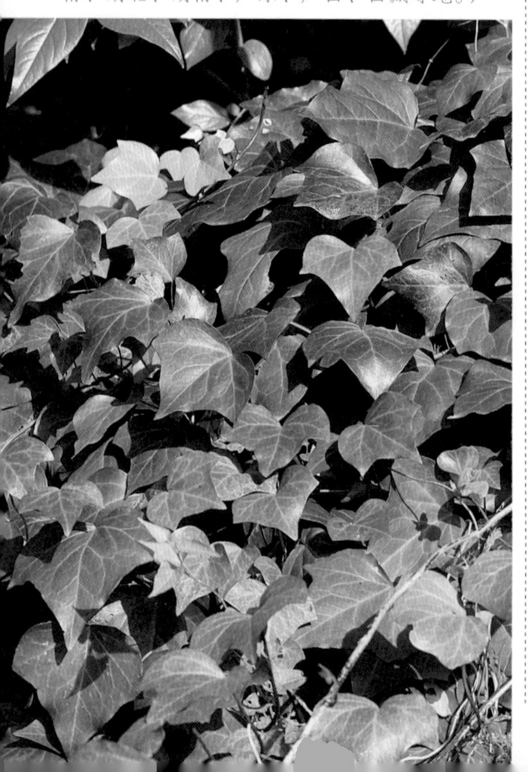

千岁藁

【释名】藁芜、苣瓜。

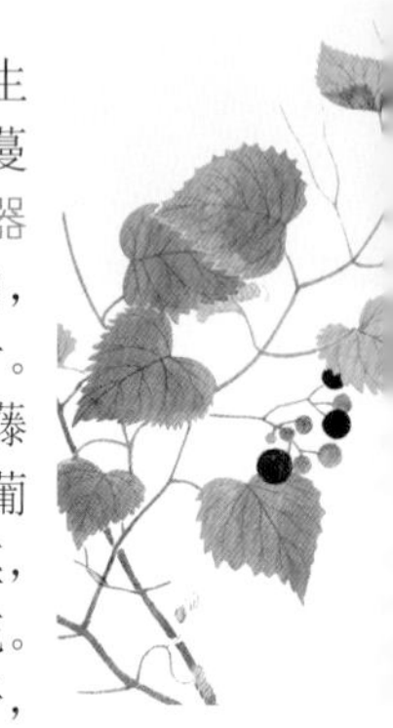

【集解】〔弘景曰〕藤生如葡萄，叶似鬼桃，蔓延木上，汁白。〔藏器曰〕蔓似葛，叶下白，其子赤，条中有白汁。〔颂曰〕处处有之。藤生，蔓延木上，叶如葡萄而小。四月摘其茎，汁白而味甘。五月开花。七月结实。八月采子，

（千岁藁为葡萄科植物葛藟。葛藟：木质藤本。叶卵形、三角状卵形、卵圆形或卵椭圆形，基部浅心形或近截形，边缘有微不整齐锯齿。圆锥花序疏散，与叶对生。果实球形。花期3～5月，果期7～11月。分布于陕西、甘肃、山东、河南、安徽、江苏、浙江、江西、福建、湖北、湖南、广东、广西、四川、贵州、云南。）

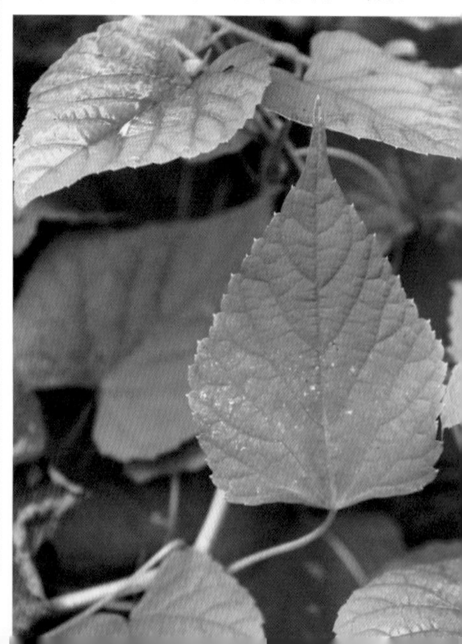

青黑微赤。冬惟凋叶。春夏间取汁用。

【气味】甘，平，无毒。

【主治】补五脏，益气，续筋骨，长肌肉，去诸痹。久服，轻身不饥耐老，通神明。《别录》

忍冬

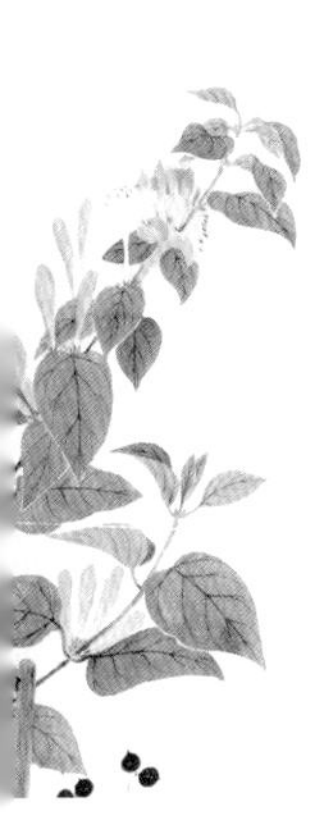

【释名】金银藤、鸳鸯藤、鹭鸶藤、老翁须、左缠藤、金钗股、通灵草、蜜桶藤。〔弘景曰〕处处有之。藤生，凌冬不凋，故名忍冬。〔时珍曰〕其花长瓣垂须，黄白相半，而藤左缠，故有金银、鸳鸯以下诸名。

【集解】〔别录曰〕忍冬，十二月采，阴干。〔恭曰〕藤生，绕覆草木上。茎苗紫赤色，宿蔓有薄皮膜之，其嫩蔓有毛。叶似胡豆，亦上下有毛。花白蕊紫。〔时珍曰〕忍冬在处有之。附树延蔓，茎微紫色，对节生叶。叶似薜荔而青，有涩毛。三四月开花，长寸许，一蒂两花二瓣，一大一小，如半边状。长蕊。花初开者，蕊瓣俱色白；经二三日，则色变黄。新旧相参，黄白相映，故呼金银花，气甚芬芳。四月采花，阴干，藤叶不拘时采，阴干。

【气味】甘，温，无毒。

【主治】寒热身肿。久服轻身长年益寿。《别录》|治腹胀满，能止气下澼。甄权|热毒血痢水痢，浓煎服。藏器|治飞尸遁尸，风尸沉尸，尸注鬼击，一切风湿气，及诸肿毒。痈疽疥癣，杨梅诸恶疮，散热解毒。时珍

【发明】〔时珍曰〕忍冬，茎叶及花，功用皆同。《外科精要》云：忍冬酒，治痈疽发背，初发便当服此，其效甚奇，胜于红内消。

【附方】**忍冬丸** 治消渴愈后，预防发痈疽，先宜服此。用忍冬草（根、茎、花、叶皆可），不拘多少。入瓶内，以无灰好酒浸，以糠火煨一宿，取出晒干，入甘草少许，碾为细末，以浸药酒打面糊，丸梧子大。每服五十丸至百丸，汤酒任下。此药不特治痈疽，大能止渴。**五痔诸瘘** 方同上。**一切肿毒** 不问已溃未溃，或初起发热。用金银花自然汁半碗。煎八分，服之，以滓敷上。**丁疮便毒** 方同上。**恶疮不愈** 左缠藤一把（捣烂），入雄黄五分。水二升，瓦罐煎之，以纸封七重，穿一孔待气出，以疮对孔熏之三时久，大出黄水后，用生肌药取效。**热毒血痢** 忍冬藤浓煎饮。**鬼击身青**

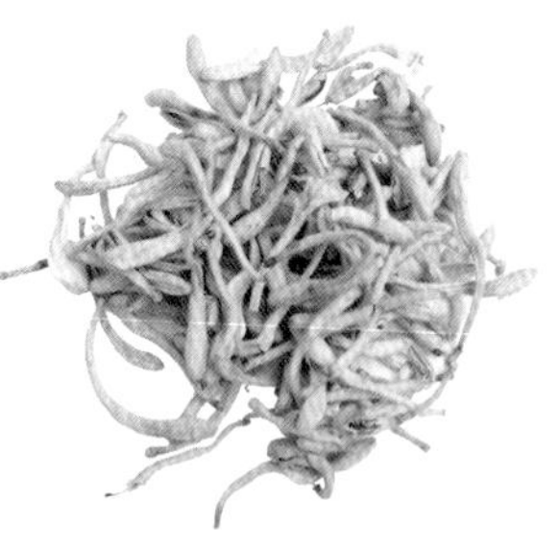

（忍冬：多年生半常绿缠绕木质藤本。叶对生，叶片卵形、长圆卵形或卵状披针形，全缘。花成对腋生，花冠唇形，上唇4浅裂，花冠筒细长，上唇4裂片先端钝形，下唇带状而反曲，花初开时为白色，2～3天后变金黄色。浆果球形，成熟时蓝黑色。花期4～7月，果期6～11月。我国南北各地均有分布。）

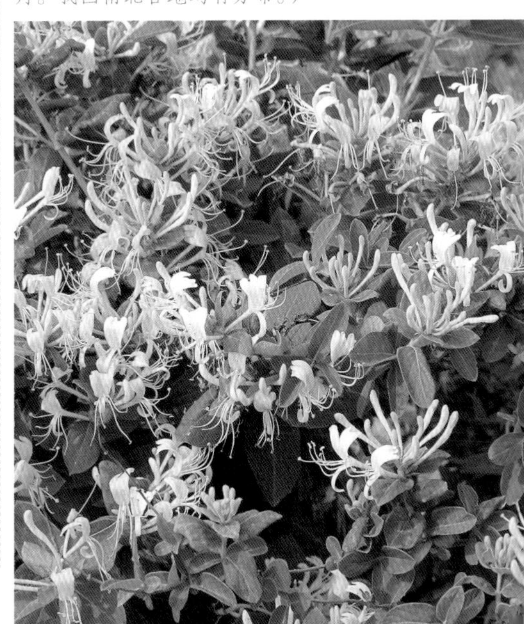

作痛。用金银花一两。水煎饮之。**脚气作痛** 筋骨引痛。鹭鸶藤（即金银花）为末。每服二钱，热酒调下。**中野菌毒** 急采鸳鸯藤啖之，即今忍冬草也。**忍冬膏** 治诸般肿痛，金刃伤疮恶疮。用金银藤四两，吸铁石三钱。香油一斤，熬枯去滓，入黄丹八两，待熬至滴水不散，如常摊用。

天仙藤

【集解】〔颂曰〕生江淮及浙东山中。春生苗蔓，延作藤。叶似葛叶，圆而小，有白毛，四时不凋。根有须。夏月采取根苗。南人多用之。

【气味】苦，温，无毒。

【主治】解风劳。同麻黄，治伤寒，发汗。同大黄，堕胎气。苏颂|流气活血，治心腹痛。时珍

【附方】**妊娠水肿** 始自两足，渐至喘闷，似水，足趾出水，谓之子气。乃妇人素有风气，或冲任有血风，不可作水妄投汤药。宜天仙藤散主之。天仙藤洗微炒、香附子炒、陈皮、甘草、乌药等分，为末。每服三钱，水一大盏，姜三片，木瓜三片，紫苏三叶，煎至七分，空心服，一日三服。小便利，气脉通，肿渐消，不须多服。此乃淮南名医陈景初秘方也，得于李伯时家。**产后腹痛** 儿枕痛。天仙藤五两，炒焦为末。每服二钱，炒生姜汁、童子小便和细酒调服。**肺热鼻齄** 桐油入黄连末，用天仙藤烧热油敷之。

南藤

【释名】石南藤、丁公藤、丁公寄、丁父、风藤。〔志曰〕生依南树，故号南藤。〔藏器曰〕丁公寄，即丁公藤也。始因丁公用有效，因以得名。

【集解】〔别录曰〕丁公寄生石间，蔓延木上。叶细，大枝赤茎，母大如磺黄有汁。七月七日采。〔颂曰〕南藤，即丁公藤也。生南山山谷，今泉州、荣州有之。生依南木，茎如马鞭，有节紫褐色，叶如杏叶而尖。采无时。〔时珍曰〕今江南、湖南诸大山有之。细藤圆腻，紫绿色，一节一叶。叶深绿色，似杏叶而微短厚。其茎贴树处，有小紫瘤疣，中有小孔。四时不凋，茎叶皆臭而极辣。白花蛇食其叶。

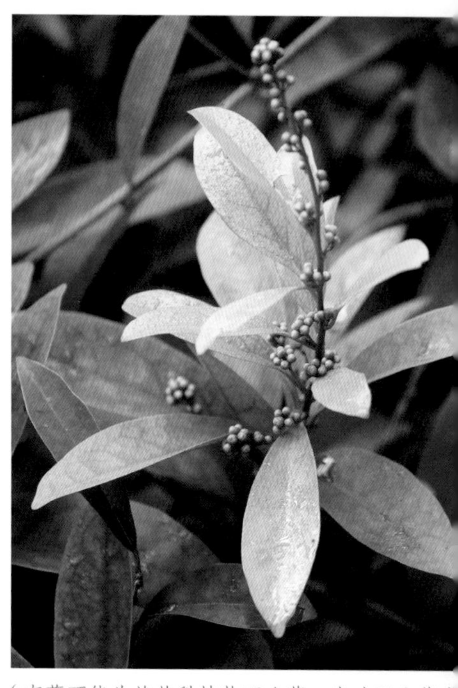

（南藤可能为旋花科植物丁公藤、光叶丁公藤或胡椒科植物石南藤。丁公藤：高大攀援灌木，小枝圆柱形，灰褐色。单叶互生，叶革质，卵状椭圆形或长圆状椭圆形。聚伞花序成圆锥状，腋生和顶生，密被锈色短柔毛；花冠白色，芳香，深5裂，瓣中带密被黄褐色绢毛，小裂片长圆形，边缘啮蚀状。浆果球形，干后黑褐色。分布于云南东南部、广西西南至东部、广东。）

【气味】辛，温，无毒。

【主治】金疮痛。延年。《别录》|主风血，补衰老，起阳，强腰脚，除痹，变白，逐冷气，排风邪。煮汁服，冬月浸酒服。藏器|煮汁服，治上气咳嗽。时珍

【发明】〔时珍曰〕近俗医治诸风，以南藤和诸药熬膏市之，号南藤膏。白花蛇喜食其叶，故治诸风尤捷。

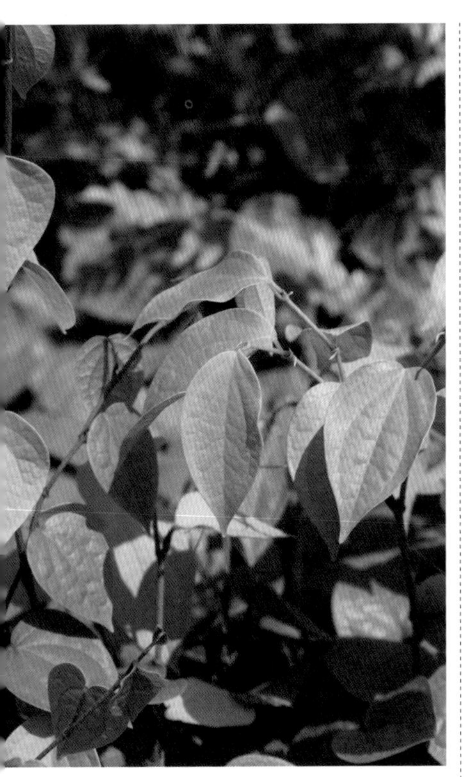

石南藤：攀援藤本。叶硬纸质，椭圆形，顶端长渐尖，有小尖头，基部短狭或钝圆。穗状花序与叶对生。浆果球形。花期5～6月。分布于甘肃南部、湖北、湖南、广西、四川、贵州、云南等地。）

清风藤

【释名】青藤、寻风藤。

【集解】〔颂曰〕生台州天台山中。其苗蔓延木上，四时常青。土人采茎用。

【主治】风疾。苏颂|治风湿流注，历节鹤膝，麻痹瘙痒，损伤疮肿。入酒药中用。时珍

【附方】**风湿痹痛** 青藤根三两，防己一两，㕮咀。入酒一瓶煮饮。**一切诸风** 青藤膏：用青藤，出太平荻港上者，二三月采之，不拘多少，入釜内，微火熬七日夜成膏，收入瓷器内。用时先备梳三五把，量人虚实，以酒服一茶匙毕，将患人身上拍一掌，其后遍身发痒，不可当，急以梳梳之。要痒止，即饮冷水一口便解，风病皆愈也。避风数日良。

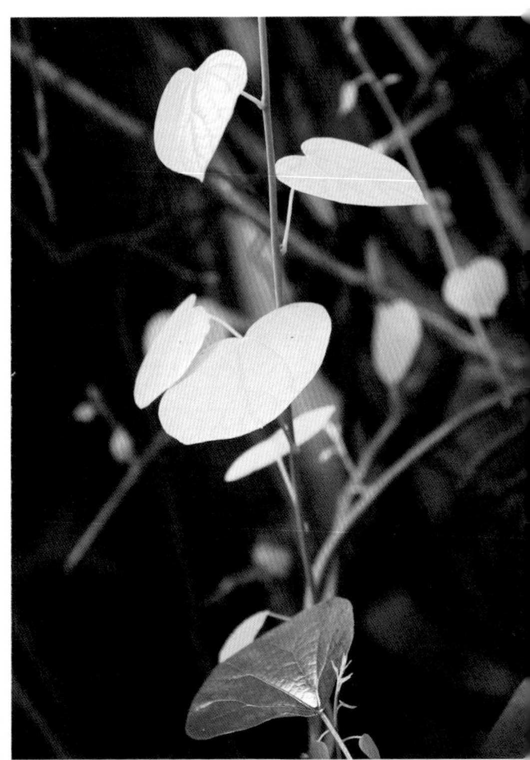

（清风藤为防己科植物青藤。青藤：落叶缠绕木质藤本。叶互生，叶柄长5～10cm；叶片近圆形或卵圆形，基部稍心形或近截形，全缘或5～7浅裂，下面苍白色，掌状脉5条。圆锥花序，花萼黄色，花瓣6片，淡绿色。核果，黑色。花期6～7月。分布于河南、安徽、江苏、浙江、福建、广东、广西、湖北、四川、贵州、陕西等地。）

省藤

【释名】赤藤、红藤。

【集解】〔藏器曰〕生南地深山。皮赤，大如指，堪缚物，片片自解也。

【气味】苦，平，无毒。

【主治】蛔虫，煮汁服之。齿痛，打碎含之。煮粥饲狗，去瘸。藏器|治诸风，通五淋，杀虫。时珍

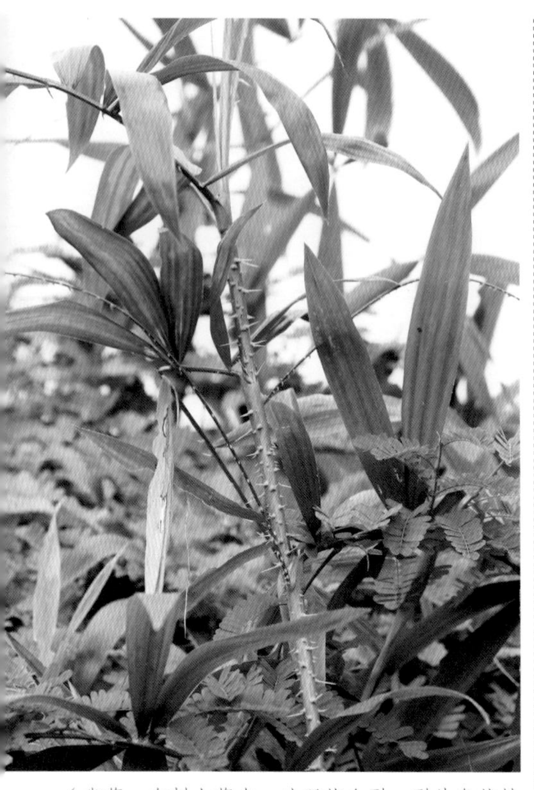

（省藤：有刺大藤本。叶羽状全裂，裂片条状披针形，叶轴背面有大小不等下弯或劲直的刺；叶鞘有扁平的刺。肉穗花序开花前为佛焰苞包着，呈纺锤形，开花结果后佛焰苞脱落。果实球形，有18～20行纵列的鳞片。花期5月，果期6～10月。分布于台湾、广东、海南、广西及云南。）

【附方】五淋涩痛 赤藤（即做草鞋者）、白茯苓、苎麻根等分，为末。百沸汤下，每服一钱，如神。

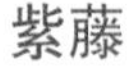

紫藤

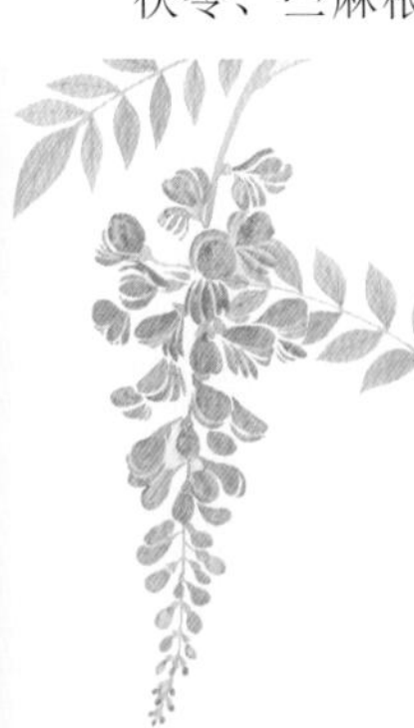

【集解】〔藏器曰〕藤皮着树，从心重重有皮。四月生紫花可爱，长安人亦种之以饰庭池，江东呼为招豆藤。其子作角，角中仁，熬香着酒中，令酒不败。败酒中用之，亦正。其花

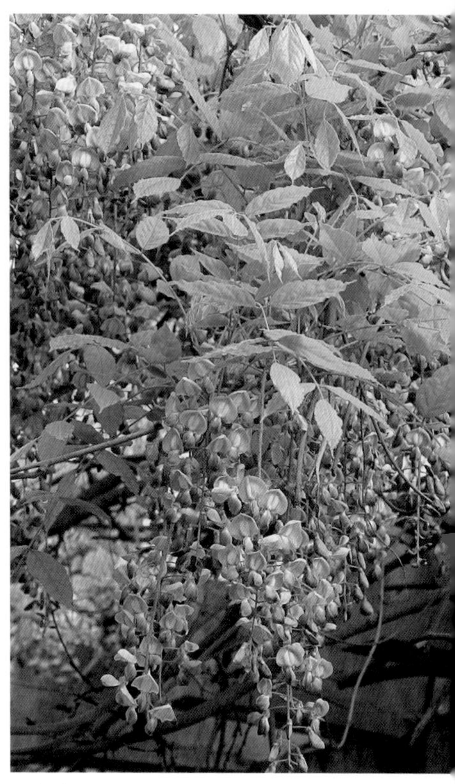

（紫藤：落叶攀援灌木。奇数羽状复叶，互生。总状花序侧生，下垂；花萼钟状，花冠蝶形，紫色或深紫色。荚果长条形，扁平，密生黄色绒毛。花期4～5月，果期9～11月。分布于华北、华东、中南、西南及辽宁、陕西、甘肃。）

挼碎，拭酒醋白腐坏。

【气味】甘，微温，有小毒。

【主治】作煎如糖服，下水痫病。藏器

千里及

【集解】〔藏器曰〕千里及，藤生道旁篱落间，叶细而厚。宣湖间有之。〔颂曰〕千里急，生天台山中。春生苗，秋有花。土人采花叶入眼药。又筠州有千里光，生浅山及路旁。叶似菊叶而长，背有毛。枝干圆而青。春生苗，秋有黄花，不结实。采茎叶入眼药，名黄花演。盖一物也。

【气味】苦，平，有小毒。

【主治】天下疫气结黄，瘴疟蛊毒，煮汁服，取吐下。亦捣敷蛇犬咬。藏器|同甘草煮汁饮，退热明目，不入众药。苏颂|同小青煎服，治赤痢腹痛。时珍

【附方】**烂弦风眼** 千里光草，以笋壳叶包煨熟，捻汁滴入目中。

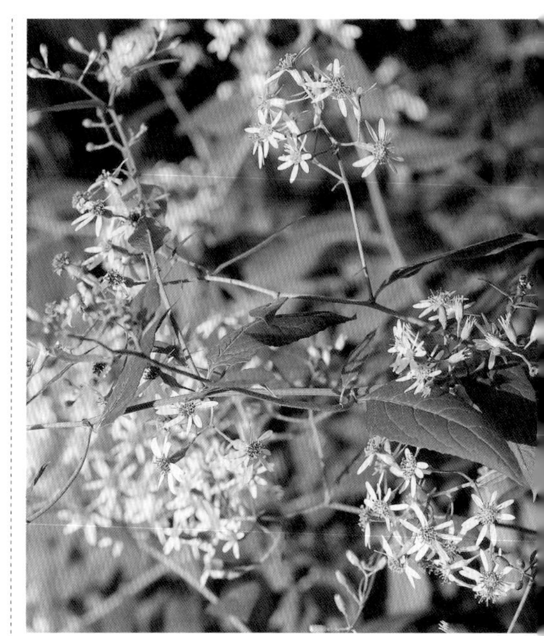

（千里及为菊科植物千里光。千里光：多年生攀援草本。叶互生，叶片披针形至长三角形，边缘有浅或深齿，或叶的下部2～4对深裂片。头状花序；周围舌状花黄色，中央管状花黄色。瘦果圆筒形。花期10月到翌年3月，果期2～5月。分布于华东、中南、西南及陕西、甘肃、广西等地。）

第十九卷　草部八

草之八　水草类

泽泻

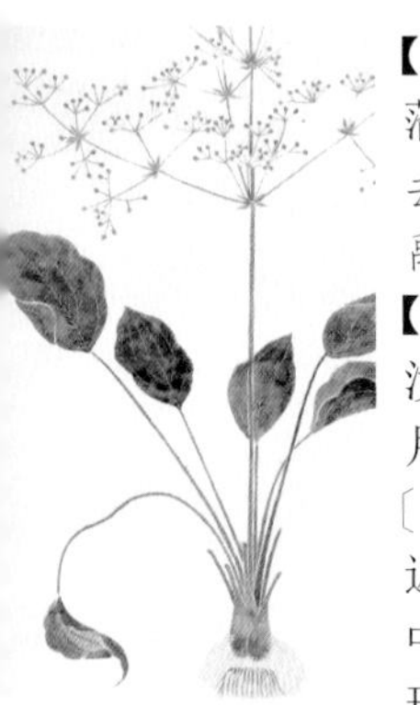

【释名】水泻、鹄泻、及泻、蕍、芒芋、禹孙。〔时珍曰〕去水曰泻，如泽水之泻也。禹能治水，故曰禹孙。

【集解】〔别录曰〕泽泻生汝南池泽。五月采叶，八月采根，九月采实，阴干。〔弘景曰〕汝南郡属豫州。今近道亦有，不堪用。惟用汉中、南郑、青州、代州者。形大而长，尾间必有两歧为好。此物易朽蠹，常须密藏之。从生浅水中，叶狭而长。〔颂曰〕今山东、河、陕、江、淮亦有之，汉中者为佳。春生苗，多在浅水中。叶似牛舌，独茎而长。秋时开白花，作丛似谷精草。秋末采根曝干。

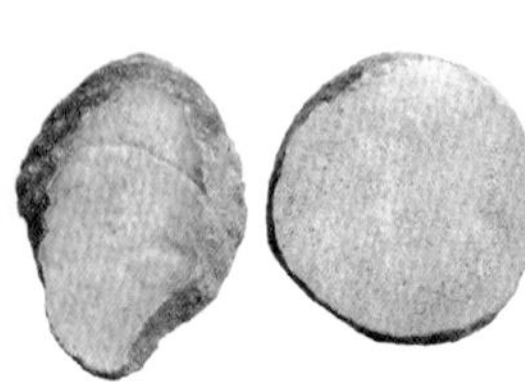

根【气味】甘，寒，无毒。【主治】风寒湿痹，乳难，养五脏，益气力，肥健，消水。久服，耳目聪明，不饥延年，轻身，面生光，能行水上。《本经》|补虚损五劳，除五脏痞满，起阴气，止泄精消渴淋沥，逐膀胱三焦停水。《别录》|主肾虚精自出，治五淋，利膀胱热，宣通水道。甄权|主头旋耳虚鸣，筋骨挛缩，通小肠，止尿血，主难产，补女人血海，令人有子。《大明》|入肾经，去旧水，养新水，利小便，消肿胀，渗泄止渴。元素|去脬中留垢，心下水痞。李杲|渗湿热，行痰饮，止呕吐泻痢，疝痛脚气。时珍【发明】〔时珍曰〕泽泻气平，味甘而淡。淡能渗泄，气味俱薄，所以利水而泄下。脾胃有湿热，则头重而目昏耳鸣。泽泻渗去其湿，则热亦随去，而土气得令，清气上行，天气明爽，故泽泻有养五脏、益气力、治头旋、聪明耳目之功。【附方】**水湿肿胀** 白术、泽泻各一两，为末，或为丸。每服三钱，茯苓汤下。**冒暑霍乱** 小便不利，头运引饮。三白散：用泽泻、白术、白茯苓各三钱，水一盏，姜五片，灯心十茎，煎八分，温服。

（泽泻：多年生沼生植物。叶根生；叶柄长达50cm，基部扩延成鞘状，叶片宽椭圆形至卵形，全缘。花茎由叶丛中抽出，花序通常有3～5轮分枝，轮生的分枝常再分枝，组成圆锥状复伞形花序；花瓣倒卵形，白色。瘦果倒卵形。花期6～8月，果期7～9月。生于沼泽边缘或栽培。分布于东北、华东、西南及河北、新疆、河南等地。）

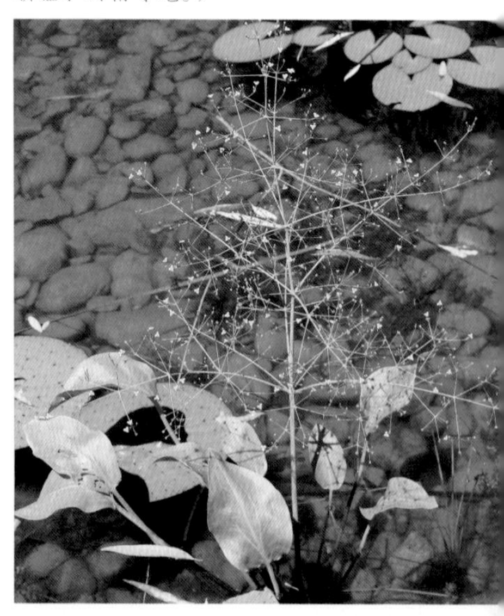

叶【气味】咸，平，无毒。【主治】大风，乳汁不出，产难，强阴气。久服轻身。《别录》|壮水脏，通血脉。《大明》

实【气味】甘，平，无毒。【主治】风痹消渴，益肾气，强阴，补不足，除邪湿。久服面生光，令人无子。《别录》

蘋草

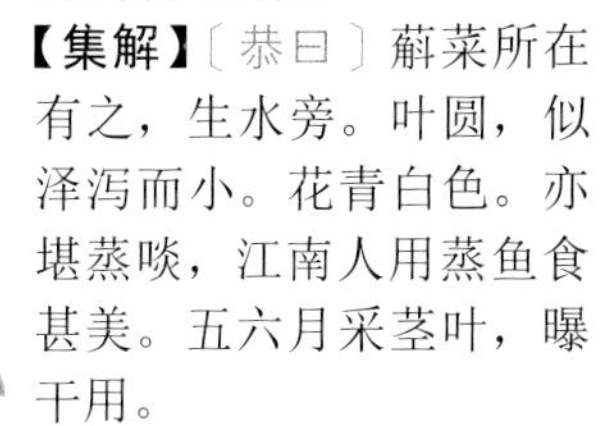

【释名】蘋菜。

【集解】〔恭曰〕蘋菜所在有之，生水旁。叶圆，似泽泻而小。花青白色。亦堪蒸啖，江南人用蒸鱼食甚美。五六月采茎叶，曝干用。

（蘋草为雨久花科植物鸭舌草。鸭舌草：多年生草本，高10～30cm。叶互生；叶柄长10～20cm，基部扩大成开裂的鞘；叶片卵状至卵状披针形，先端短尖，基部圆形或略呈心形。总状花序从叶鞘中抽出，花3～6朵；花被钟状，6深裂，蓝紫色。蒴果长卵形，室背开裂，种子多数。花果期8～9月。生于潮湿地或稻田中。分布于全国各地。）

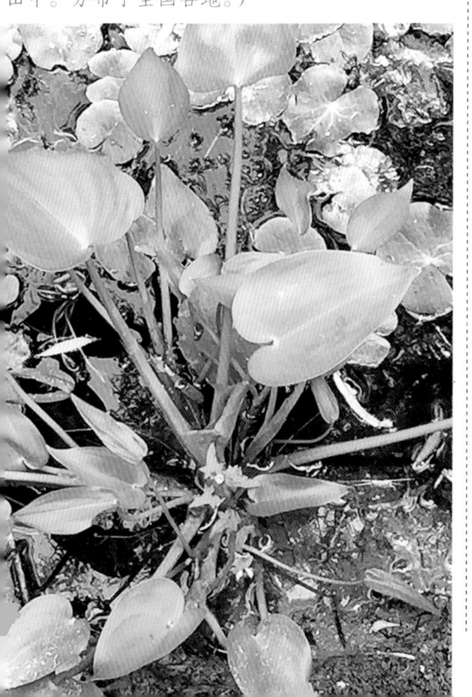

【气味】甘，寒，无毒。

【主治】暴热喘息，小儿丹肿。恭

羊蹄

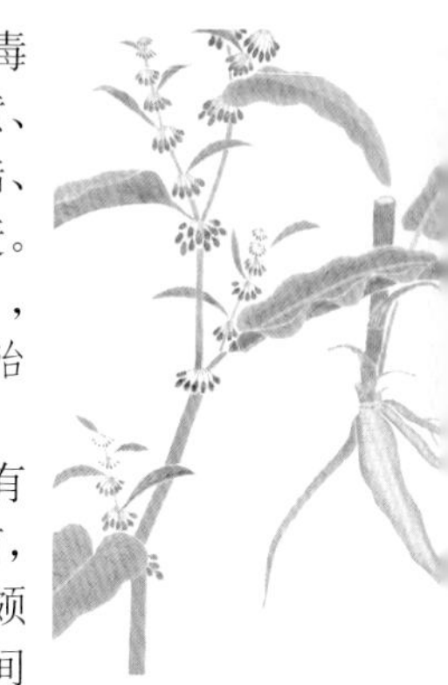

【释名】蓄、秃菜、败毒菜、牛舌菜、羊蹄大黄、鬼目、东方宿、连虫陆、水黄芹。子名金荞麦。〔时珍曰〕羊蹄以根名，牛舌以叶形，名秃菜以治秃疮名也。

【集解】〔保升曰〕所在有之，生下湿地。春生苗，高者三四尺。叶狭长，颇似莴苣而色深。茎节间紫赤。开青白花成穗，结子三棱，夏中即枯。根似牛蒡而坚实。〔宗奭曰〕叶如菜中波棱，但无歧而色差青白，叶厚，花与子亦相似。叶可洁擦鍮石。子名金荞麦，烧炼家用以制铅、汞。〔时珍曰〕近水及湿地极多。叶长尺余，似牛舌之形，不似波棱。入夏起苔，开花结子，花叶一色。夏至即枯，秋深即生，凌冬不死。根长近尺，赤黄色，如大黄胡萝卜形。

根【气味】苦，寒，无毒。【主治】头秃疥瘙，除热，女子阴蚀。《本经》|浸淫疽痔，杀虫。《别录》|疗蛊毒。恭|治癣，杀一切虫。醋磨，贴肿毒。《大明》|捣汁二三匙，入水半盏煎之，空腹温服，治产后风秘，殊验。宗奭【发明】〔震亨曰〕羊蹄根属水，走血分。〔颂曰〕新采者，磨醋涂癣速效。亦煎作丸服。采根不限多少，捣绞汁一大升，白蜜半升，同熬如稠饧，更用防风末六两，搜和令可丸，丸如梧子大。用栝楼、甘草煎酒下三二十丸，日二三服。【附方】**大便卒结** 羊蹄根一两，水一大盏，煎六分，温服。**肠风下血** 败毒菜根（洗切），用连皮老姜各半盏，同炒赤，以无灰酒淬之，碗盖少顷，去滓，任意饮。**喉痹不语** 羊蹄独根者，勿见风日

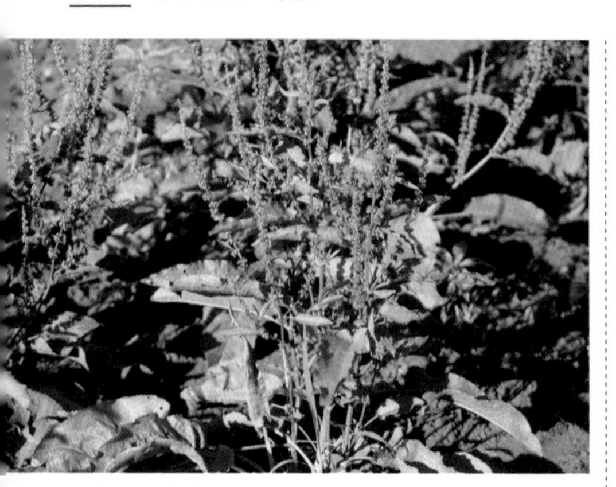

（羊蹄：多年生直立草本，高1m。根生叶丛生，有长柄，叶片长椭圆形，边缘呈波状；茎生叶较小，有短柄。总状花序顶生，花被6，淡绿色；果被广卵形，有明显的网纹，背面各具一卵形疣状突起，其表面有细网纹，边缘具不整齐的微齿；花期4月。瘦果三角形，角棱锐利，果熟期5月。分布于我国东北、华北、华东、华中、华南各地。）

及妇人、鸡、犬，以三年醋研如泥，生布拭喉外令赤，涂之。**癣久不瘥**《简要济众方》：用羊蹄根杵绞汁，入轻粉少许，和如膏，涂之。三五次即愈。**漏瘤湿癣** 浸淫日广，痒不可忍，愈后复发，出黄水。羊蹄根捣，和大醋，洗净涂上。

叶【气味】甘，滑，寒，无毒。【主治】小儿疳虫，杀胡夷鱼、鲑鱼、檀胡鱼毒，作菜。多食，滑大腑。《大明》|作菜，止痒。不宜多食，令人下气。诜|连根烂蒸一碗食，治肠痔泻血甚效。时珍【附方】**悬壅舌肿** 咽生息肉。羊蹄草煮汁，热含，冷即吐之。

实【气味】苦，涩，平，无毒。【主治】赤白杂痢。恭|妇人血气。时珍

酸模

【释名】山羊蹄、山大黄、蕵芜、酸母、蓚、当药。

【集解】〔弘景曰〕一种极似羊蹄而味酸，呼为酸模，根亦疗疥也。〔大明曰〕所在有之，生山冈上。状似羊蹄叶而小黄。茎叶俱细。节间生子，若茺蔚子。〔藏器曰〕即是山大黄，一名当药。其叶酸美，人亦采食其英。〔时珍曰〕平地亦有。根叶花形并同羊蹄，但叶小味酸为异。其根赤黄色。连根叶取汁炼霜，可制雄、汞。

【气味】酸，寒，无毒。〔时珍曰〕叶酸，根微苦。

【主治】暴热腹胀，生捣汁服，当下利。杀皮肤小虫。藏器|治疥。弘景|疗痢乃佳。

（酸模：多年生草本，高达1m。茎直立，通常不分枝，具沟槽，中空。单叶互生，卵状长圆形，基部箭形或近戟形，全缘；茎上部叶较窄小，披针形，无柄且抱茎。圆锥状花序顶生，花数朵簇生。瘦果圆形，具三棱，黑色，有光泽。花期5～6月，果期7～8月。全国大部分地区有分布。）

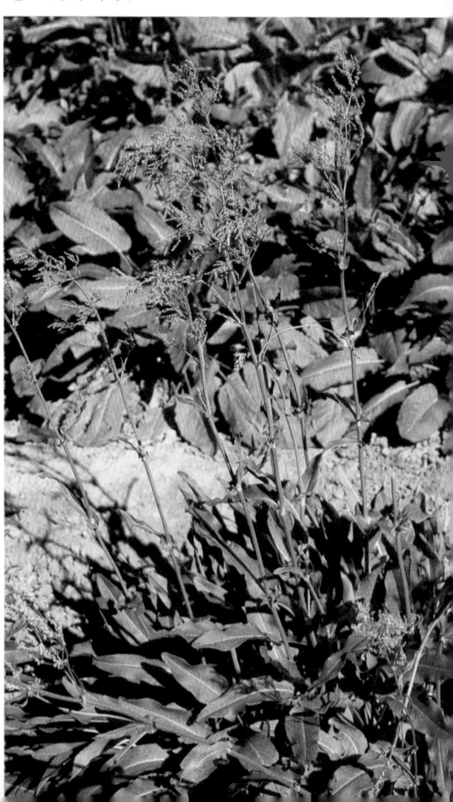

保升｜去汗斑，同紫萍捣擦，数日即没。时珍

【附方】瘭疽毒疮 肉中忽生黯子如粟豆，大者如梅李，或赤或黑，或青或白，其中有核，核有深根，应心。肿泡紫黑色，能烂筋骨，毒入脏腑杀人。宜灸黯上百壮。以酸模叶薄其四面，防其长也。内服葵根汁，其毒自愈。

龙舌草

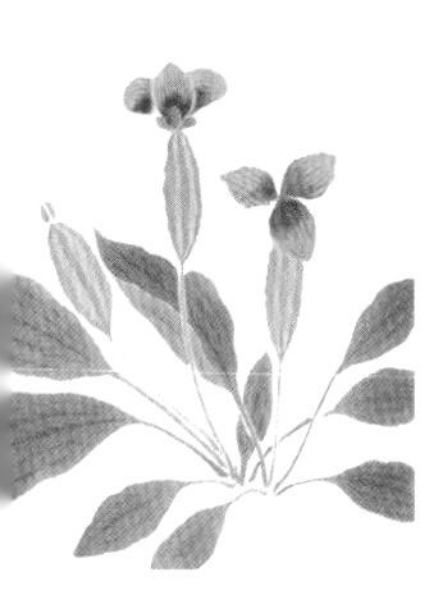

【集解】〔时珍曰〕龙舌，生南方池泽湖泊中。叶如大叶菘菜及苤苢状。根生水底，抽茎出水，开白花。根似胡萝卜根而香，杵汁能软鹅鸭卵，方家用煮丹砂，煅白矾，制三黄。

【气味】甘、咸，寒，无毒。

【主治】痈疽，汤火灼伤，捣涂之。时珍

【附方】乳痈肿毒 龙舌草、忍冬藤，研烂，蜜和敷之。

菖蒲

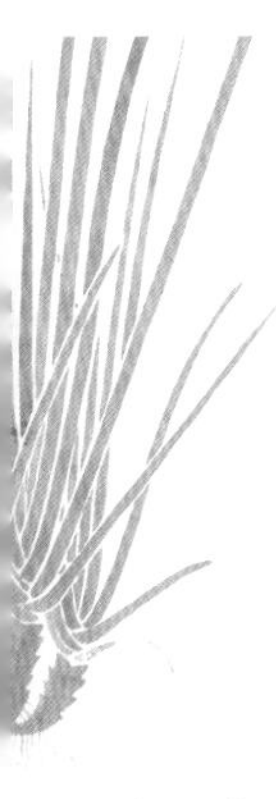

【释名】昌阳、尧韭、水剑草。〔时珍曰〕菖蒲，乃蒲类之昌盛者，故曰菖蒲。

【集解】〔别录曰〕菖蒲生上洛池泽及蜀郡严道。一寸九节者良。露根不可用。五月、十二月采根，阴干。〔大明曰〕菖蒲，石涧所生坚小，一寸九节者上。出宣州。二月、八月采。〔颂曰〕处处有之，而池州、戎州者佳。春生青叶，长一二尺许，其叶中心有脊，状如剑。无花实。今以五月五日收之。其根盘屈有节，状如马鞭大。一根旁引三四根，旁根节尤密，亦有一寸十二节者。采之初虚软，曝干方坚实。折之中心色微赤，嚼之辛香少滓。人多植于干燥砂石土中，腊月移之尤易活。黔蜀蛮人常将随行，以治卒患心痛。其生蛮谷中者尤佳。人家移种者亦堪用，但干后辛香坚实不及蛮人持来者。此皆医方所用石菖蒲也。〔时珍曰〕菖蒲凡五种：生于池泽，蒲叶肥，根高二三尺者，泥菖蒲，白菖也；生于溪涧，蒲叶瘦，根高二三尺者，水菖蒲，溪荪也；生于水石之间，叶有剑脊，瘦根密节，高尺余者，石菖蒲也；人家以砂栽之一年，至春剪洗，愈剪愈细，高四五寸，叶如韭，根如匙柄粗者，亦石菖蒲也；甚则根长二三分，叶长寸许，谓之钱蒲是矣。服食入药须用二

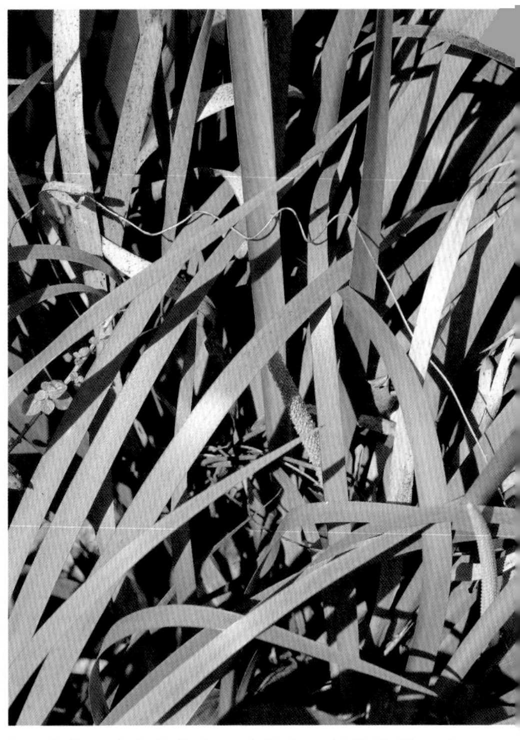

（石菖蒲：多年生草本。叶根生，剑状线形，叶脉平行，无中脉。花茎扁三棱形；佛焰苞叶状，肉穗花序自佛焰苞中部旁侧裸露而出，呈狭圆柱形。浆果肉质，倒卵形。花期6～7月，果期8月。生长于山涧泉流附近或泉流的水石间。分布于长江流域及其以南各地。）

种石菖蒲，余皆不堪。

根【气味】辛，温，无毒。【主治】风寒湿痹，咳逆上气，开心孔，补五脏，通九窍，明耳目，出音声。主耳聋痈疮，温肠胃，止小便利。久服轻身，不忘不迷惑，延年。益心智，高志不老。《本经》|四肢湿痹，不得屈伸，小儿温疟，身积热不解，可作浴汤。《别录》|治耳鸣头风泪下，鬼气，杀诸虫，恶疮疥瘙。甄权|除风下气，丈夫水脏，女人血海冷败，多忘，除烦闷，止心腹痛，霍乱转筋，及耳痛者，作末炒，乘热裹罨，甚验。《大明》|心积伏梁。好古|治中恶卒死，客忤癫痫，下血崩中，安胎漏，散痈肿。捣汁服，解巴豆、大戟毒。时珍

【发明】〔时珍曰〕国初周颠仙对太祖高皇帝常嚼菖蒲饮水。问其故。云服之无腹痛之疾。高皇御制碑中载之。菖蒲气温味辛，乃手少阴、足厥阴之药。心气不足者用之，虚则补其母也。肝苦急以辛补之，是矣。《道藏经》有《菖蒲传》一卷，其语粗陋。今略节其要云：菖蒲者，水草之精英，神仙之灵药也。其法采紧小似鱼鳞者一斤，以水及米泔浸各一宿，刮去皮切，曝干捣筛，以糯米粥和匀，更入熟蜜搜和，丸如梧子大，稀葛袋盛，置当风处令干。每旦酒、饮任下三十丸，临卧更服三十丸。服至一月，消食；二月，痰除；服至五年，骨髓充，颜色泽，白发黑，落齿更生。

【附方】**癫痫风疾** 九节菖蒲不闻鸡犬声者，去毛，木臼捣末。以黑豮猪心一个批开，砂罐煮汤。调服三钱，日一服。**喉痹肿痛** 菖蒲根嚼汁，烧铁秤锤淬酒一杯，饮之。**诸积鼓胀** 食积、气积、血积之类。石菖蒲八两（剉），斑蝥四两（去翅足），同炒黄，去斑蝥不用。以布袋盛，拽去蝥末，为末，醋糊丸梧子大。每服三五十丸，温白汤下。治肿胀尤妙。或入香附末二钱。**肺损吐血** 九节菖蒲末、白面等分。每服三钱，新汲水下，一日一服。**赤白带下** 石菖蒲、破故纸等分，炒为末。每服二钱，更以菖蒲浸酒调服，日一。**产后崩中** 下血不止。菖蒲一两半，酒二盏，煎取一盏，去滓分三服，食前温服。**病后耳聋** 生菖蒲汁，滴之。**眼睑挑针** 独生菖蒲根，同盐研敷。**痈疽发背** 生菖蒲，捣贴之。疮干者，为末，水调涂之。

白昌

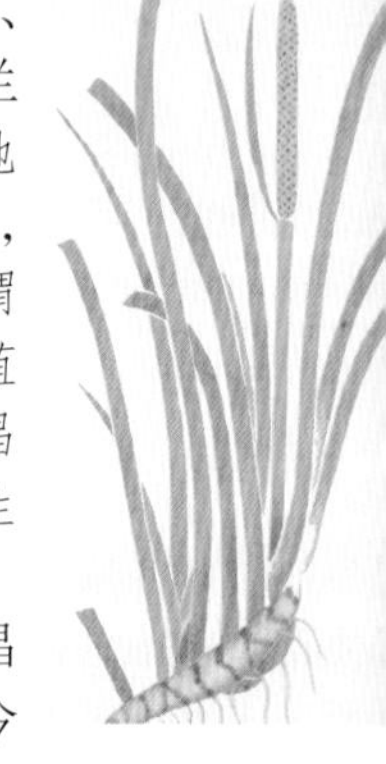

【释名】水菖蒲、水宿、茎蒲、昌阳、溪荪、兰荪。〔时珍曰〕此即今池泽所生菖蒲，叶无剑脊，根肥白而节疏慢，故谓之白昌。古人以根为菹食，谓之昌本，亦曰昌歜，文王好食之。其生溪涧者，名溪荪。

【集解】〔别录曰〕白昌十月采。〔藏器曰〕即今

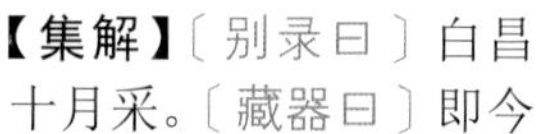

（水菖蒲：多年生草本。叶基生，叶片剑状线形，草质，中脉在两面均明显隆起，侧脉3～5对，平行。花序柄三棱形，叶状佛焰苞剑状线形；肉穗花序狭锥状圆柱形。花黄绿色。浆果长圆形，红色。花期2～9月。生于水边、沼泽湿地，也有栽培。分布于全国各地。）

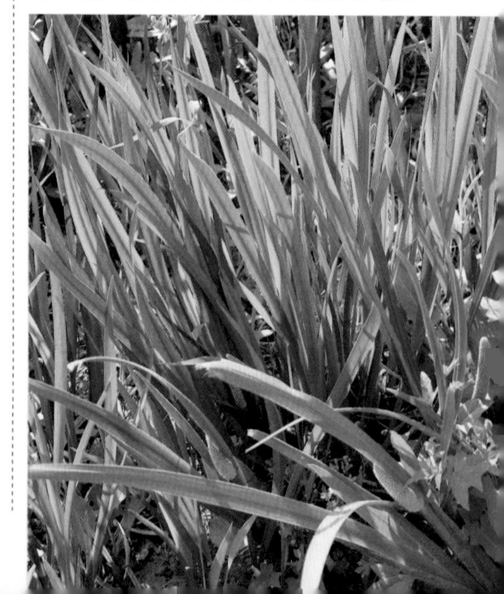

之溪荪也。一名昌阳。生水畔。人亦呼为菖蒲。与石上菖蒲都别。根大而臭，色正白。〔颂曰〕水菖蒲，生溪涧水泽中甚多，失水则枯。叶似石菖，但中心无脊。其根干后，轻虚多滓，不堪入药。〔时珍曰〕此有二种：一种根大而肥白节疏者，白昌也，俗谓之泥菖蒲；一种根瘦而赤节稍密者，溪荪也，俗谓之水菖蒲。叶俱无剑脊。溪荪气味胜似白昌，并可杀虫，不堪服食。

【气味】甘，无毒。

【主治】食诸虫。《别录》|主风湿咳逆，去虫，断蚤虱。弘景|研末，油调，涂疥瘙。苏颂

香蒲、蒲黄

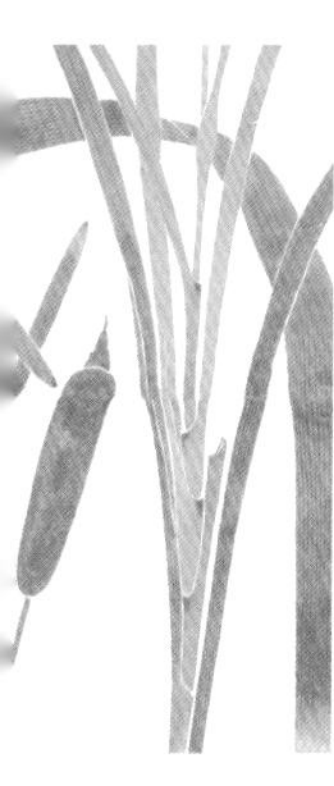

【释名】甘蒲、醮石。花上黄粉名蒲黄。〔恭曰〕香蒲即甘蒲，可作荐者。春初生，取白为菹，亦堪蒸食。山南人谓之香蒲，以菖蒲为臭蒲也。蒲黄即此蒲之花也。

【集解】〔颂曰〕香蒲，蒲黄苗也。处处有之，以泰州者为良。春初生嫩叶，未出水时，红白色茸茸然。取其中心入地白蒻，大如匕柄者，生啖之，甘脆。又以醋浸，如食笋，大美。《周礼》谓之蒲菹，今人罕有食之者。至夏抽梗于丛叶中，花抱梗端，如武士棒杵，故俚俗谓之蒲槌，亦曰蒲厘花。其蒲黄，即花中蕊屑也。细若金粉，当欲开时便取之。市廛以蜜搜作果食货卖〔时珍曰〕蒲丛生水际，似莞而褊，有脊而柔，二三月苗。采其嫩根，瀹过作鲊，一宿可食。亦可炸食、蒸食及晒干磨粉作饼食。

蒲蒻一名蒲笋、蒲儿根。【气味】甘，平，无毒。【主治】五脏心下邪气，口中烂臭，坚齿明目聪耳。久服轻身耐老。《本经》|去热燥，利小便。宁原|生啖，止消渴。汪颖|补中益气，和血脉。捣汁服，治妊妇劳热烦躁，胎动下血。时珍。出《产乳》【附方】**妒乳乳痈** 蒲黄草根捣封之，并煎汁饮及食之。**热毒下痢** 蒲根二两，粟米二合，水煎服，日二次。

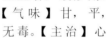

蒲黄【修治】〔大明曰〕破血消肿者，生用之；补血止血者，须炒用。【气味】甘，平，无毒。【主治】心腹膀胱寒热，利小便，止血，消瘀血。久服轻身益气力，延年神仙。《本经》|治痢

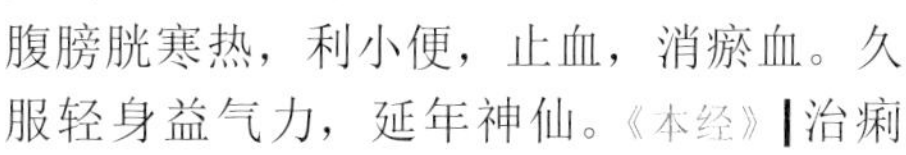

（水烛香蒲：多年生水生或沼生草本。根状茎乳白色。叶片条形，背面逐渐隆起呈凸形。雌雄花序相距3～7cm。花果期5～8月。生于湖泊、池塘、沟渠、沼泽及河流缓流带。我国东北、华北、华东、华南、华中等地有分布。）

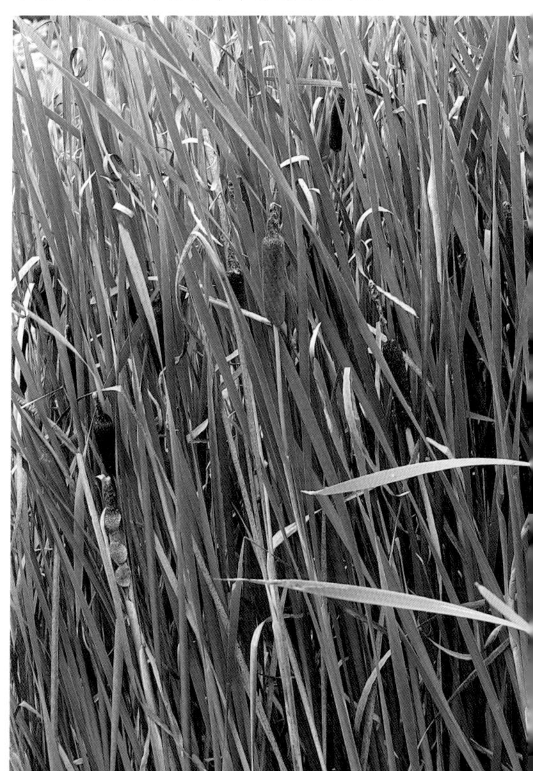

血，鼻衄吐血，尿血泻血，利水道，通经脉，止女子崩中。甄权|妇人带下，月候不匀，血气心腹痛，妊妇下血坠胎，血运血癥，儿枕急痛，颠扑血闷，排脓，疮疖游风肿毒，下乳汁，止泄精。《大明》|凉血活血，止心腹诸痛。时珍

【发明】〔宗奭曰〕汴人初得，罗去滓，以水调为膏，擘为块。人多食之，以解心脏虚热，小儿尤嗜之。过月则燥，色味皆淡，须蜜水和。不可多食，令人自利，极能虚人。

【附方】重舌生疮 蒲黄末，敷之。不过三上瘥。**肺热衄血** 蒲黄、青黛各一钱，新汲水服之。或去青黛，入油发灰等分，生地黄汁调下。**吐血唾血** 蒲黄末二两，每日温酒或冷水服三钱妙。**肠痔出血** 蒲黄末方寸匕，水服之，日三服。**胎动欲产** 日月未足者蒲黄二钱，井华水服。**产妇催生** 蒲黄、地龙（洗焙）、陈橘皮等分，为末，另收。临时各抄一钱，新汲水调服，立产。此常亲用甚妙。**关节疼痛** 蒲黄八两，熟附子一两。为末。每服一钱，凉水下，日一。

菰

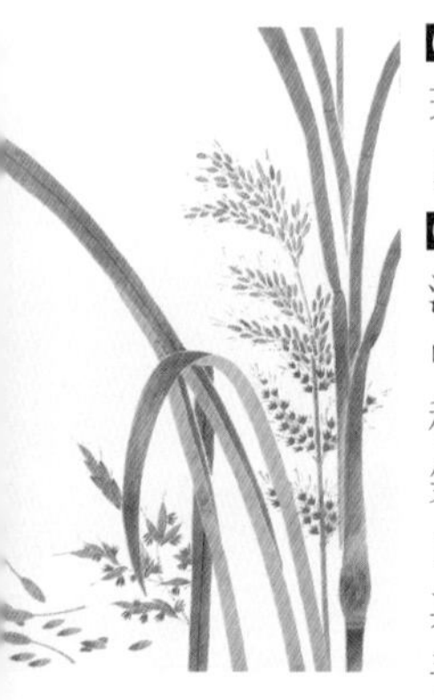

【释名】茭草、蒋草。〔时珍曰〕江南人呼菰为茭，以其根交结也。

【集解】〔颂曰〕菰根，江湖陂泽中皆有之。生水中，叶如蒲、苇辈，刈以秣马甚肥。春末生白茅如笋，即菰菜也，又谓之茭白，生熟皆可啖，甜美。其中心如小儿臂者，名菰手。其根相结而生，久则并土浮于水上，彼人谓之菰葑。刈去其叶，便可耕莳，又名葑田。其苗有茎梗者，谓之菰蒋草。至秋结实，乃雕胡米也。岁饥，人以当粮。

菰笋 一名茭笋、茭白、菰菜。**【气味】**甘，

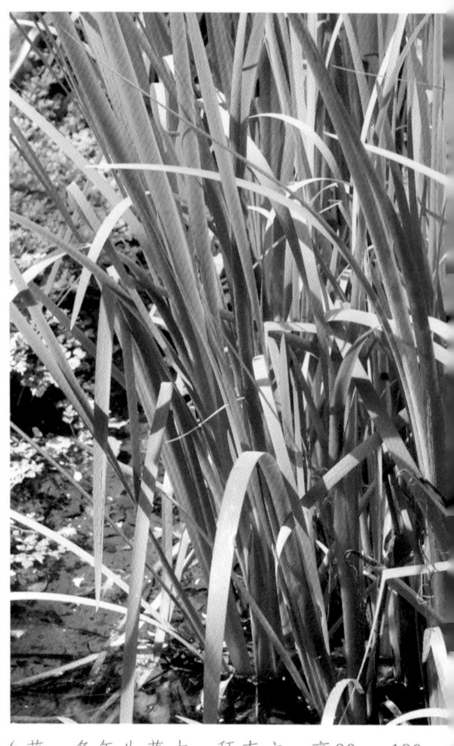

（菰：多年生草本。秆直立，高90 ~ 180cm。叶片扁平而宽广，表面粗糙，背面较光滑。圆锥花序大型，分枝多簇生。颖果圆柱形。花果期秋季。为湖沼水塘内的栽培作物。分布于我国南北各地。）

冷，滑，无毒。**【主治】**利五脏邪气，酒齄面赤，白癞疬疡，目赤。热毒风气，卒心痛，可盐、醋煮食之。孟诜|去烦热，止渴，除目黄，利大小便，止热痢。杂鲫鱼为羹食，开胃口，解酒毒，压丹石毒发。藏器

菰手 一名菰菜、茭白、茭粑、蘧蔬。**【气味】**甘，冷，滑，无毒。**【主治】**心胸中浮热风气，滋人齿。孟诜|煮食，止渴及小儿水痢。藏器

菰根【气味】甘，大寒，无毒。**【主治】**肠胃痼热，消渴，止小便利。捣汁饮之。《别录》|烧灰，和鸡子白，涂火烧疮。藏器

【附方】小儿风疮 久不愈者。用菰蒋节烧研，敷之。**毒蛇伤啮** 菰蒋草根烧灰，敷之。

十【主治】利五脏。《大明》

菰米 见谷部。

水萍

释名】水花、水白、水苏、水廉。

集解】〔藏器曰〕水萍有三种。大者曰蘋，叶圆，阔寸许。小萍子是沟渠间者。时珍曰〕本草所用水萍，乃小浮萍，非大蘋也。陶、苏俱以大蘋注之，误矣。萍之与蘋，音虽相近，字却不同，形亦迥别，今厘正之，互见蘋下。浮萍处处池泽止水中甚多，季春始生。或云杨花所化。一叶经宿即生数叶。叶下有微须，即其根也。一种背面皆绿者。一种面青背紫赤若血者，谓之紫萍，入药为良，七月采之。

修治】〔时珍曰〕紫背浮萍，七月采之，拣净，以竹筛摊晒，下置水一盆映之，即易干也。

气味】辛，寒，无毒。

主治】暴热身痒，下水气，胜酒，长须发，止消渴。久服轻身。《本经》|下气。以沐浴，生毛发。《别录》|治热毒、风热、热狂，熁肿毒、汤火伤、风疹。《大明》|捣汁服，主水肿，利小便。为末，酒服方寸匕，治人中毒。为膏，敷面䵟。藏器|主风湿麻痹，脚气，打扑伤损，目赤翳膜，口舌生疮，吐血衄血，癜风丹毒。时珍

发明】〔时珍曰〕浮萍其性轻浮，入肺经，达皮肤，所以能发扬邪汗也。世传宋时东京开河，掘得石碑，梵书大篆一诗，无能晓者。真人林灵素逐字辨译，乃是治中风方，名去风丹也。诗云：天生灵草无根干，不在山间不在岸。始因飞絮逐东风，泛梗青青飘水面。神仙一味去沉疴，采时须在七月半。选甚瘫风与大风，些小微风都不算。豆淋酒化服三丸，铁镤头上也出汗。其法：以紫色浮萍晒干为细末，炼蜜和丸弹子大。每服一粒，以豆淋酒化下。治左瘫右痪，三十六种风，偏正头风，口眼㖞斜，大风癞风，一切无名风及脚气，并打扑伤折，及胎孕有伤。服过百粒，即为全人。此方，后人易名紫萍一粒丹。

【附方】**夹惊伤寒** 紫背浮萍一钱，犀角屑半钱，钓藤钩三七个，为末。每服半钱，蜜水调下，连进三服，出汗为度。**消渴饮水** 日至一石者。浮萍捣汁服之。又方：用干浮萍、栝楼根等分，为末，人乳汁和丸梧子大。空腹饮服二十丸。三年者，数日愈。**小便不利** 膀胱水气流滞。浮萍日干为末。饮服方寸匕，日二服。**吐血不止** 紫背浮萍（焙）半两，黄芪（炙）二钱半，为末。每服一钱，姜、蜜水调下。**中水毒病** 手足指冷至膝肘，即是。以浮萍日干为末。饮服方寸匕良。**大肠脱肛** 水圣散：用紫浮萍为末，干贴之。**风热瘾疹** 浮萍（蒸过焙干），牛蒡子（酒煮晒干炒）各一两，为末。每薄荷汤服一二钱。**风热丹毒** 浮萍捣汁，遍涂之。**汗斑癜风** 端午日收紫背浮萍晒干。每以四两煎水浴，并以萍擦之。或入汉防己二钱亦可。**毒肿初起** 水中萍子草，捣敷之。

（紫萍：多年生细小草本，漂浮水面。根5～11条束生。叶扁平，单生或2～5簇生，阔倒卵形，先端钝圆，上面稍向内凹，表面绿色，背面紫色。生于水中，广布于我国南北各地。）

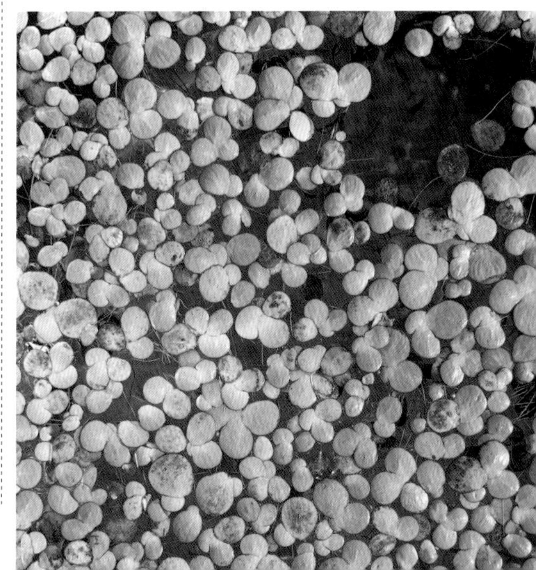

蘋

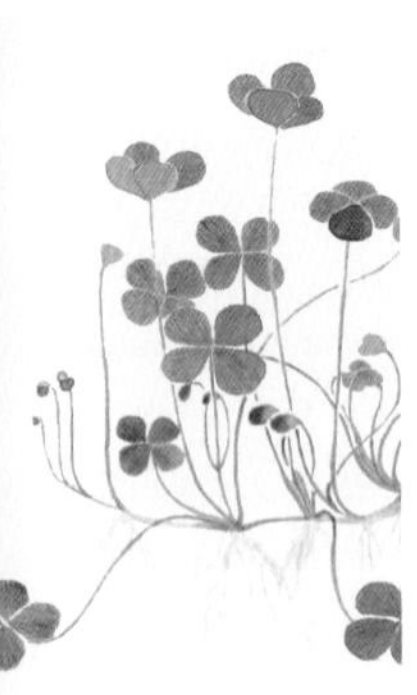

【释名】苤菜、四叶菜、田字草。〔时珍曰〕其草四叶相合，中折十字，故俗呼为四叶菜、田字草、破铜钱，皆象形也。

【集解】〔弘景曰〕水中大萍，五月有花白色，非沟渠所生之萍。〔恭曰〕萍有三种：大者名蘋，中者名荇，叶皆相似而圆；其小者，即水上浮萍也。〔藏器曰〕蘋叶圆，阔寸许。叶下有一点，如水沫。一名苤菜。曝干可入药用。小萍是沟渠间者。〔时珍曰〕蘋，乃四叶菜也。叶浮水面，根连水底。其茎细于莼、莕。其叶大如指顶，面青背紫，有细纹，颇似马蹄决明之叶，四叶合成，中折十字。夏秋开小白花，故称白蘋。其叶攒簇如萍，故《尔雅》谓大者为蘋也。

【气味】甘，寒，滑，无毒。

【主治】暴热，下水气，利小便。吴普｜捣涂热疮。捣汁饮，治蛇伤毒入腹内。曝干，栝楼等分为末，人乳和丸服，止消渴。藏器｜食之已劳。《山海经》

（蘋为苹科植物苹。苹：多年生水生草本。叶柄长5～20cm，顶端有小叶4片，十字形对生。分布于华东、中南、西南及辽宁、陕西、河北等省区。）

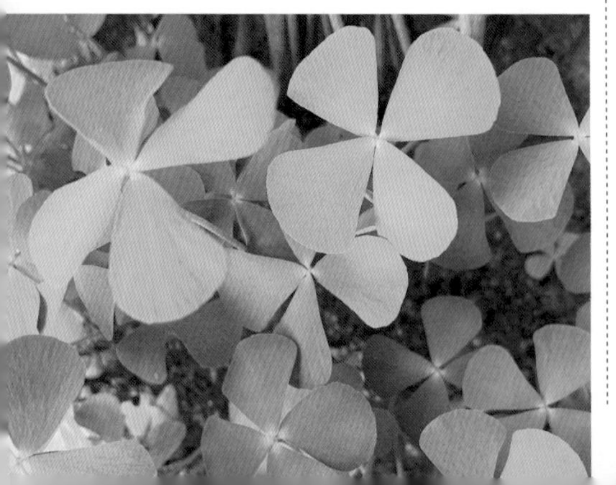

萍蓬草

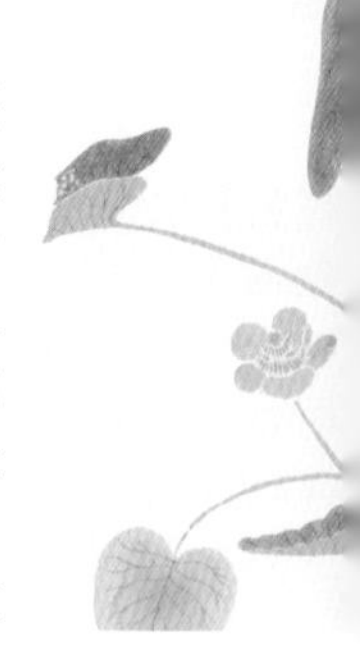

【释名】水粟、水栗子。

【集解】〔藏器曰〕萍蓬草，生南方池泽。叶大如荇。花亦黄，未开时状如算袋。〔时珍曰〕水粟，三月出水。茎大如指。叶似荇叶而大，径四五寸，初生如荷叶。六七月开黄花，结实状如角黍，长二寸许，内有细子一包，如罂粟。泽农采之，洗擦去皮，蒸曝，舂取米，作粥饭食之。其根大如栗，亦如鸡头子根，俭年人亦食之，作藕香，味如栗子。昔楚王渡江得萍实，大如斗，赤如日，食之甜如蜜者，盖此类也。

子【气味】甘，涩，平，无毒。【主治】助脾厚肠，令人不饥。时珍

根【气味】甘，寒，无毒。【主治】煮食

（萍蓬草：多年生水生草本。叶漂浮，阔卵状，先端圆钝，基部弯缺呈深心状，上面绿色，下面紫红色；花单生梗端，花萼金黄色。分布于黑龙江、吉林、河北、江苏、浙江、江西、福建、广东等地。）

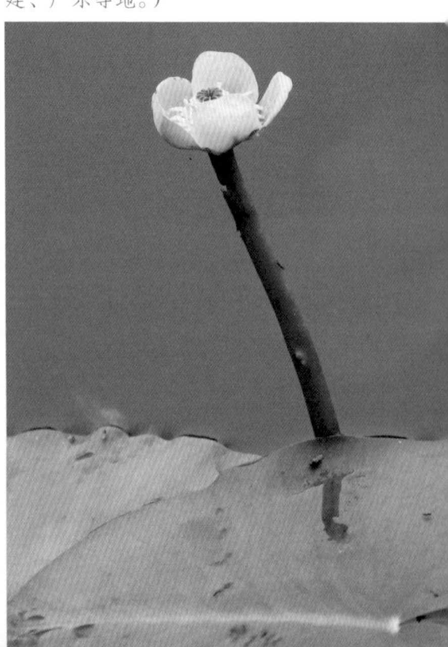

补虚，益气力。久食，不饥，厚肠胃。藏器

莕菜

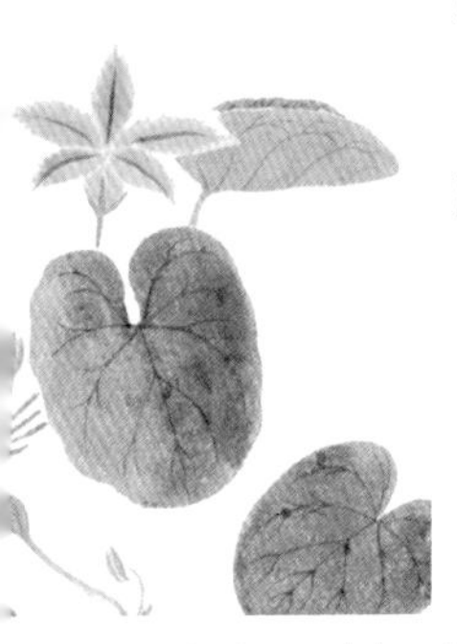

【释名】凫葵、水葵、水镜草、靥子菜、金莲子、接余。

【集解】〔颂曰〕处处池泽有之。叶似莼而茎涩，根甚长，花黄色。郭璞注《尔雅》云：丛生水中。叶圆在茎端，长短随水深浅。江东人食之。陆机《诗疏》云：荇茎白，而叶紫赤色，正圆，径寸余，浮在水上。根在水底，大如钗股，上青下白，可以按酒。用苦酒浸其白茎，肥美。〔时珍曰〕莕与莼，一类二种也。并根连水底，叶浮水上。其叶似马蹄而圆者，莼也；叶似莼而微尖长者，莕也。夏月俱开黄花，亦有白花者。结实大如棠梨，中有细子。

（莕菜：多年生水生草本。茎沉水，圆柱形。叶浮于水面，叶片卵状圆形，基部心形，上面亮绿色，下面带紫色，全缘或边缘呈波状。花冠金黄色，辐射状，分裂几达基部，裂片5，倒卵形，先端微凹，边缘有毛。蒴果卵圆形。花期4～8月，果期6～9月。生于池塘中和水不甚流动的河溪中。我国温暖地区多有分布。）

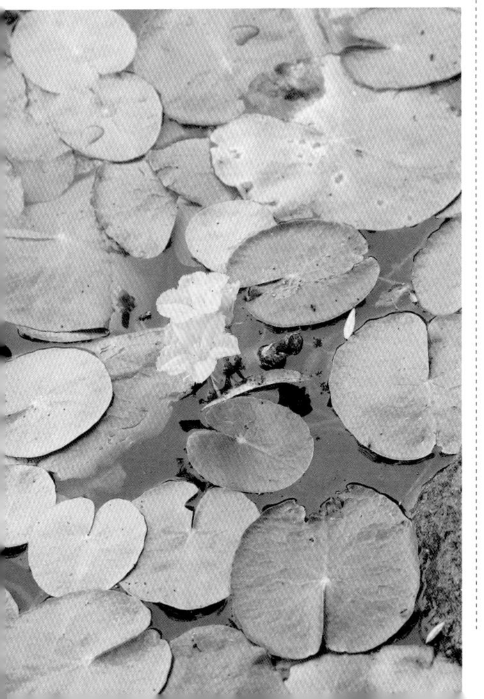

【气味】甘，冷，无毒。

【主治】消渴，去热淋，利小便。《唐本》|捣汁服，疗寒热。《开宝》|捣敷诸肿毒，火丹游肿。时珍

【附方】**一切痈疽**及疮疖。用莕丝菜或根，马蹄草茎或子（即莼也），各取半碗，同苎麻根五寸（去皮），以石器捣烂，敷毒四围。春夏秋日换四五次，冬换二三次，换时以荠水洗之，甚效。**谷道生疮** 荇叶捣烂，绵裹纳之下部，日三次。

莼

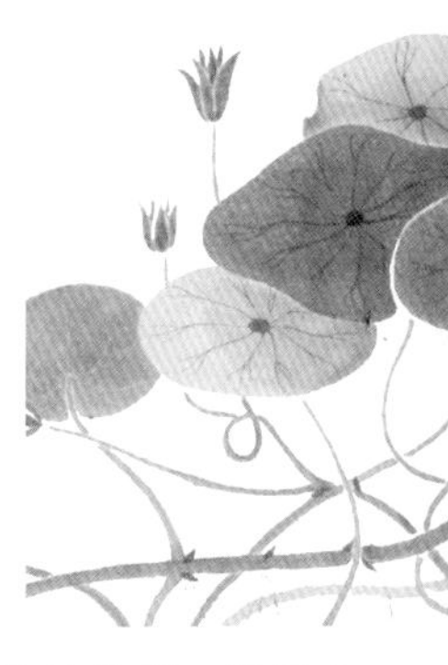

【释名】茆、水葵、露葵、马蹄草。

【集解】〔保升曰〕莼叶似凫葵，浮在水上。采茎堪啖。花黄白色，子紫色。三月至八月，茎细如钗股，黄赤色，短长随水深浅，名为丝莼，味甜体软。九月至十月渐粗硬。十一月萌在泥中，粗短，名瑰莼，味苦体涩。人惟取汁作羹，犹胜杂菜。〔时珍曰〕莼生南方湖泽中，惟吴越人善食之。叶如荇菜而差圆，形似马蹄。其茎紫色，大如箸，柔滑可羹。夏月开黄花。结实青紫色，大如棠梨，中有细子。春夏嫩茎未叶者名稚莼，稚者小也。叶稍舒长者名丝莼，其茎如丝也。至秋老则名葵莼，或作猪莼，言可饲猪也。

【气味】甘，寒，无毒。

【主治】消渴热痹。《别录》|和鲫鱼作羹食，下气止呕。多食，压丹石。补大小肠虚气，不宜过多。孟诜|治热疸，厚肠胃，安

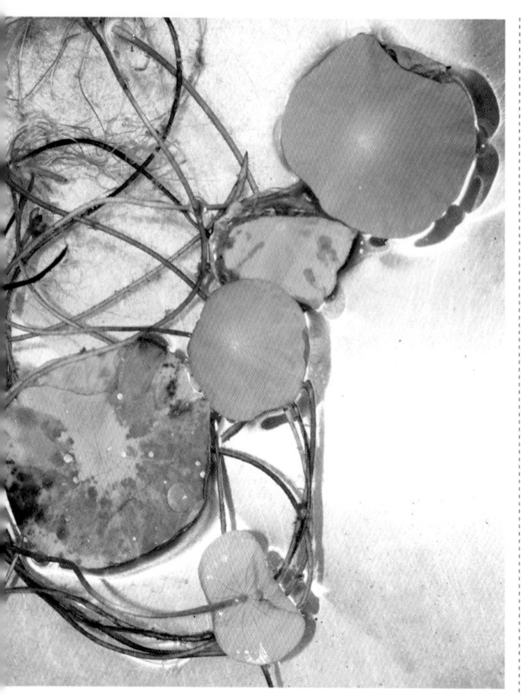

（莼菜：多年生水生草本。根茎横生，具叶及匍匐枝，匍匐枝节部生根。叶片浮于水面，椭圆状长圆形，全缘，上面绿色，下面绿色带紫色或紫色。花露出水面，暗紫色；萼片、花瓣各3，均为条形。坚果长圆状卵形。种子1～2，卵形。花期6月，果期10～11月。生于池塘、河湖或沼泽地。分布于江苏、浙江、江西、湖南、四川云南等地。）

下焦，逐水，解百药毒并蛊气。《大明》

【发明】〔弘景曰〕莼性冷而补，下气。杂鳢鱼作羹食，亦逐水。而性滑，服食家不可多用。〔恭曰〕莼久食大宜人。合鲋鱼作羹食，主胃弱不下食者，至效。又宜老人，应入上品。故张翰《临秋风》思吴中之鲈鱼莼羹也。〔藏器曰〕莼体滑，常食发气，令关节急，嗜睡。

【附方】**一切痈疽** 马蹄草即莼菜，春夏用茎，冬月用子，就于根侧寻取，捣烂敷之。未成即消，已成即毒散。用叶亦可。**头上恶疮** 以黄泥包豆豉煨熟，取出为末，以莼菜汁调敷之。

水藻

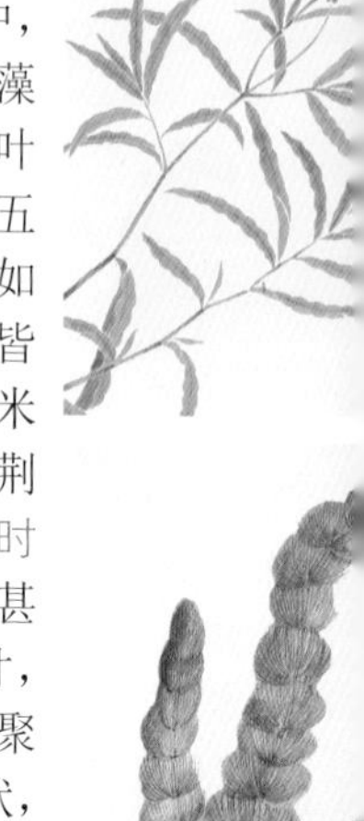

【释名】〔时珍曰〕藻乃水草之有文者，洁净如澡浴，故谓之藻。

【集解】〔颂曰〕藻生水中，处处有之。陆机注云：藻生水底，有二种。一种叶如鸡苏，茎如箸，长四五尺；一种叶如蓬蒿，茎如钗股，谓之聚藻。二藻皆可食，煮熟挼去腥气，米面糁蒸为茹，甚滑美。荆扬人饥荒以当谷食。〔时珍曰〕藻有二种，水中甚多。水藻，叶长二三寸，两两对生，即马藻也；聚藻，叶细如丝及鱼鳃状，节节连生，即水蕴也，俗名鳃草，又名牛尾蕴，是矣。《尔雅》云：莙，牛藻也。郭璞注云：细叶蓬茸，如丝可爱，一节长数寸，长者二三十节，即蕴也。二藻皆可食，入药，以藻为胜。《左传》云：蘋蘩蕴藻之菜，即此。

【气味】甘，大寒，滑，无毒。

【主治】去暴热热痢，止渴，捣汁服之。小儿赤白游疹，火焱热疮，捣烂封之。藏器

【发明】〔思邈曰〕凡天下极冷，无过藻菜。但有患热毒肿并丹毒者，取渠中藻菜切捣敷之，厚三分，干即易，其效无比。

海藻

【释名】落首、海萝。

【集解】〔弘景曰〕生海岛上，黑色如乱发而大少许，叶大都似藻叶。〔藏器曰〕此有二种：马尾藻生浅水中，如短马尾细，黑色，用之当浸去咸味；大叶藻生深海中及新罗，叶如水藻而大。海人以绳系腰，

没水取之。五月以后，有大鱼伤人，不可取也。〔时珍曰〕海藻近海诸地采取，亦作海菜，乃立名目，货之四方云。

【气味】苦、咸，寒，无毒。

【主治】瘿瘤结气，散颈下硬核痛，痈肿癥瘕坚气，腹中上下雷鸣，下十二水肿。《本经》|疗皮间积聚暴㿉，瘤气结热，利小便。《别录》|辟百邪鬼魅，治气急心下满，疝气下坠，疼痛卵肿，去腹中幽幽作声。甄权|治奔豚气脚气，水气浮肿，宿食不消，五膈痰壅。李珣

【发明】〔时珍曰〕海藻咸能润下，寒能泄热引水，故能消瘿瘤结核，阴㿉坚聚，而除浮肿脚气留饮痰气之湿热，使邪气自小便出也。

【附方】**海藻酒** 治瘿气。用海藻一斤，绢袋盛之，以清酒二升浸之，春夏二日，秋冬三日。每服两合，日三。酒尽再作。其滓曝干为末，每服方寸匕，日三服。不过两剂即瘥。**瘿气初起** 海藻一两，黄连二两，为末。时时舐咽。先断一切厚味。**项下瘰疬** 如梅李状。宜连服前方海藻酒消之。**蛇盘瘰疬** 头项交接者。海藻菜（以荞面炒过），白僵蚕（炒）等分为末，以白梅泡汤和丸梧子大。每服六十丸，米饮下，必泄出毒气。

（海藻为马尾藻科植物海蒿子和羊栖菜。海蒿子：主轴圆柱形，具短枝，叶状突起呈线形、长棒形略扁，先端有时膨大，中空或成盾状。气囊纺锤形、梨形或球形，丛生。生殖托圆柱形或长椭圆形。）

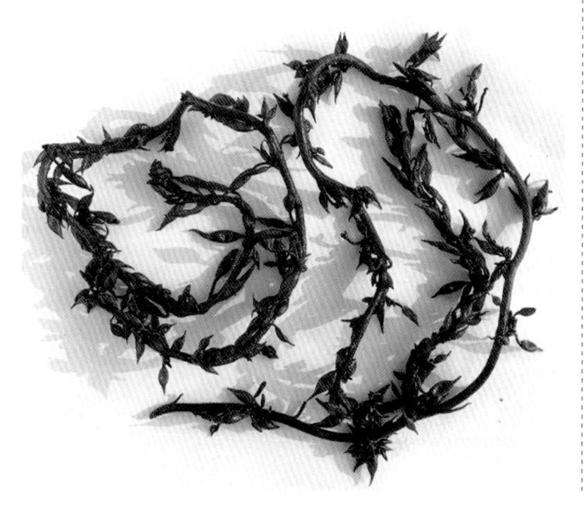

海带

【集解】〔禹锡曰〕海带，出东海水中石上，似海藻而粗，柔韧而长。今登州人干之以束器物。医家用以下水，胜于海藻、昆布。

【气味】咸，寒，无毒。

【主治】催生，治妇人病，及疗风下水。《嘉祐》|治水病瘿瘤，功同海藻。时珍

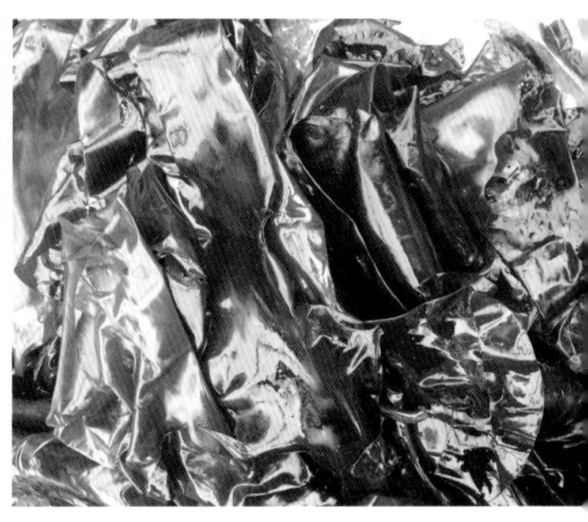

昆布

【释名】纶布。

【集解】〔别录曰〕昆布生东海。〔藏器曰〕昆布生南海，叶如手，大似薄苇，紫赤色。其细叶者，海藻也。〔时珍曰〕昆布生登、莱者，搓如绳索之状。出闽、浙者，大叶似菜。盖海中诸菜性味相近，主疗一致。虽稍有不同，亦无大异也。

【气味】咸，寒，滑，无毒。

【主治】十二种水肿，瘿瘤聚结气，瘘疮。

 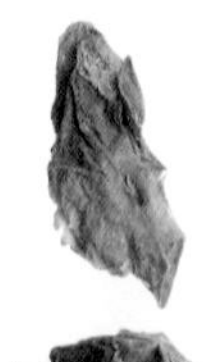
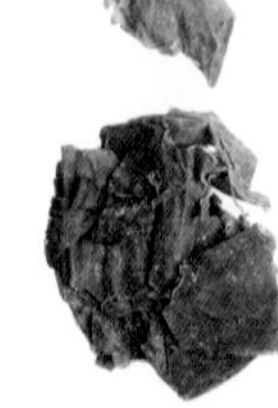

《别录》|破积聚。思邈|治阴㿉肿，含之咽汁。藏器|利水道，去面肿，治恶疮鼠瘘。甄权

【发明】〔杲曰〕咸能软坚，故瘿坚如石者非此不除，与海藻同功。〔诜曰〕昆布下气，久服瘦人，无此疾者不可食。海岛之人爱食之，为无好菜，只食此物，服久相习，病亦不生，遂传说其功于北人。北人食之皆生病，是水土不宜耳。凡是海中菜，皆损人，不可多食。

【附方】**昆布臛** 治膀胱结气，急宜下气。用高丽昆布一斤，白米泔浸一宿，洗去咸味。以水一斛，煮熟劈细。入葱白一握，寸断之。更煮极烂，乃下盐酢豉糁姜橘椒末调和食之。仍宜食粱米、粳米饭。极能下气。无所忌。海藻亦可依此法作之。**瘿气结核** 瘰疬肿硬。以昆布一两，洗去咸，晒干为散。每以一钱绵裹，好醋中浸过，含之咽津，味尽再易之。**项下五瘿** 方同上。**项下卒肿** 其囊渐大，欲成瘿者。昆布、海藻等分，为末，蜜丸杏核大。时时含之，咽汁。

石帆

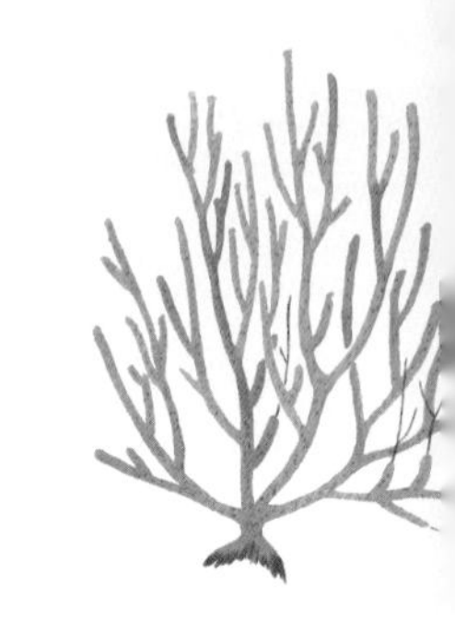

【集解】〔弘景曰〕石帆状如柏，水松状如松。〔藏器曰〕石帆生海底，高尺余。根如漆色，至梢上渐软，作交罗纹。〔大明曰〕石帆紫色，梗大者如箸，见风渐硬，色如漆，人以饰作珊瑚装。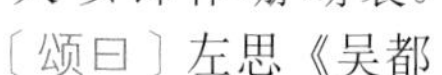〔颂曰〕左思《吴都赋》：草则石帆、水松。刘渊林注云：石帆生海屿石上，草类也。无叶，高尺许，其花离楼相贯连。若死则浮水中，人于海边得之，稀有见其生者。

【气味】甜、咸，平，无毒。

【主治】石淋。弘景|煮汁服，主妇人血结月闭。藏器

第二十卷　草部九

草之九　石草类

石斛

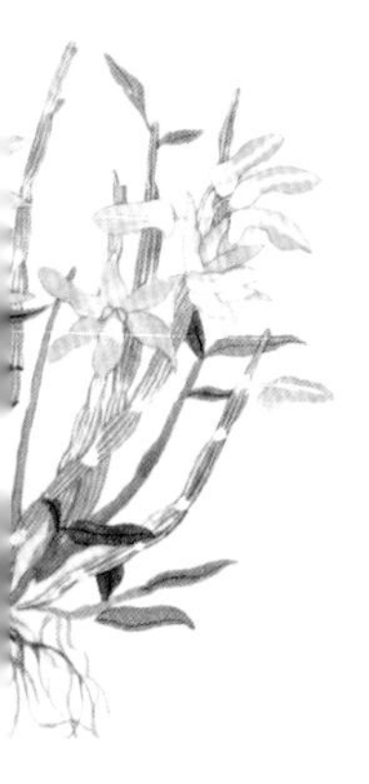

【释名】石蓫、金钗、禁生、林兰、杜兰。〔时珍曰〕石斛名义未详。其茎状如金钗之股，故古有金钗石斛之称。今蜀人栽之，呼为金钗花。

【集解】〔别录曰〕石斛生六安山谷水旁石上。七月、八月采茎，阴干。〔颂曰〕今荆州、光州、寿州、庐州、江州、温州、台州亦有之，以广南者为佳。多在山谷中。五月生苗，茎似小竹节，节间出碎叶。七月开花，十月结实。其根细长，黄色。惟生石上者为胜。〔宗奭曰〕石斛细若小草，长三四寸，柔韧，折之如肉而实。今人多以木斛混之，亦不能明。木斛中虚如禾草，长尺余，但色深黄光泽耳。〔时珍曰〕石斛丛生石上。其根纠结甚繁，干则白软。其茎叶生皆青色，干则黄色。开红花。节上自生根须。人亦折下，以砂石栽之，或以物盛挂屋下，频浇以水，经年不死，俗称为千年润。

【气味】甘，平，无毒。

【主治】伤中，除痹下气，补五脏虚劳羸瘦，强阴益精。久服，厚肠胃。《本经》|补内绝不足，平胃气，长肌肉，逐皮肤邪热痱气，脚膝疼冷痹弱，定志除惊。轻身延年。《别录》|益气除热，治男子腰脚软弱，健阳，逐皮肌风痹，骨中久冷，补肾益力。权|壮筋骨，暖水脏，益智清气。《日华》|治发热自汗，痈疽排脓内塞。时珍

【发明】〔时珍曰〕石斛气平，味甘、淡、微咸，阴中之阳，降也。乃足太阴脾、足少阴右肾之药。深师云：囊湿精少，小便余沥者，宜加之。一法：每以二钱入生姜一片，水煎代茶饮，甚清肺补脾也。

【附方】**睫毛倒入**　川石斛、川芎䓖等分，

（金钗石斛：茎黄绿色，多节。叶常3～5片生于茎的上端。总状花序自茎节生出，花萼及花瓣白色，末端呈淡红色；花瓣卵状长圆形或椭圆形，唇瓣近圆卵形，下半部向上反卷包围蕊柱，近基部的中央有一块深紫色的斑点。花期5～6月。）

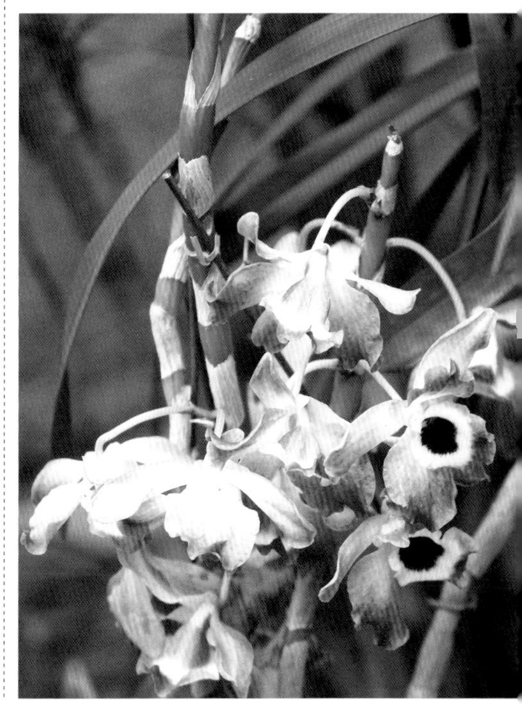

为末。口内含水，随左右嗃鼻，日二次。

骨碎补

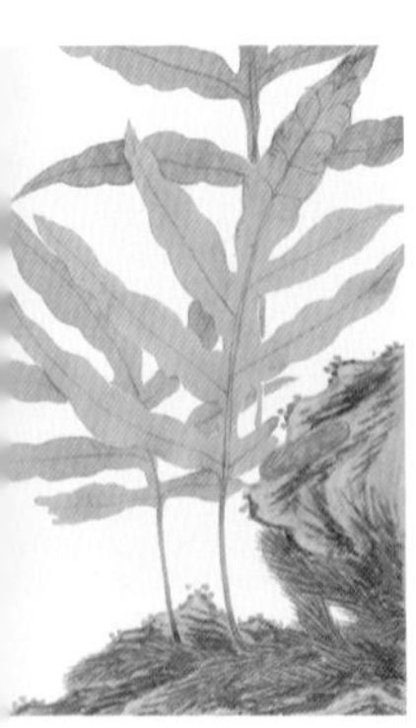

【释名】猴姜、胡孙姜、石毛姜、石庵蔺。〔藏器曰〕骨碎补本名猴姜。开元皇帝以其主伤折，补骨碎，故命此名。江西人呼为胡孙姜，象形也。

【集解】〔志曰〕骨碎补生江南。根寄树石上，有毛。叶如庵蔺。〔颂曰〕今淮、浙、陕西、夔路州郡皆有之。生木或石上。多在背阴处，引根成条，上有黄赤毛及短叶附之。又抽大叶成枝。叶面青绿色，有青黄点；背青白色，有赤紫点。春生叶，至冬干黄。无花实。采根入药。〔时珍曰〕其根扁长，略似姜形。其叶有桠缺，颇似贯众叶。谓叶如庵蔺者，殊谬；如石韦者，亦差。

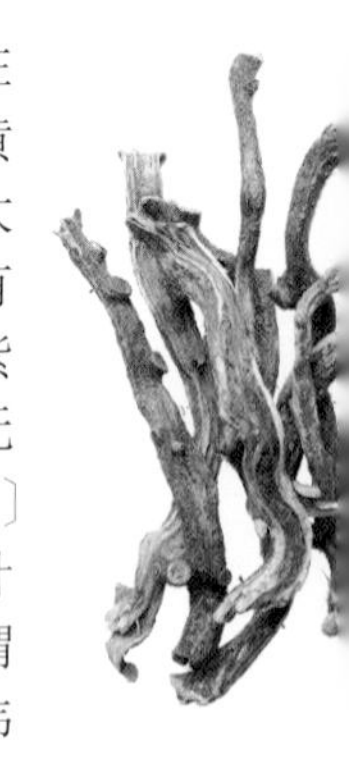

（骨碎补为槲蕨科植物槲蕨。槲蕨：附生草本，高20～40cm。叶二型，营养叶红棕色或灰褐色，无柄，边缘羽状浅裂；孢子叶绿色，具短柄，柄有翅，叶片矩圆形或长椭圆形，羽状深裂，边缘常有不规则的浅波状齿，基部2～3对羽片缩成耳状。孢子囊群圆形，黄褐色，在中脉两侧各排列成2～4行。分布于浙江、福建、台湾、广东、广西、江西、湖北、四川、贵州、云南等地。）

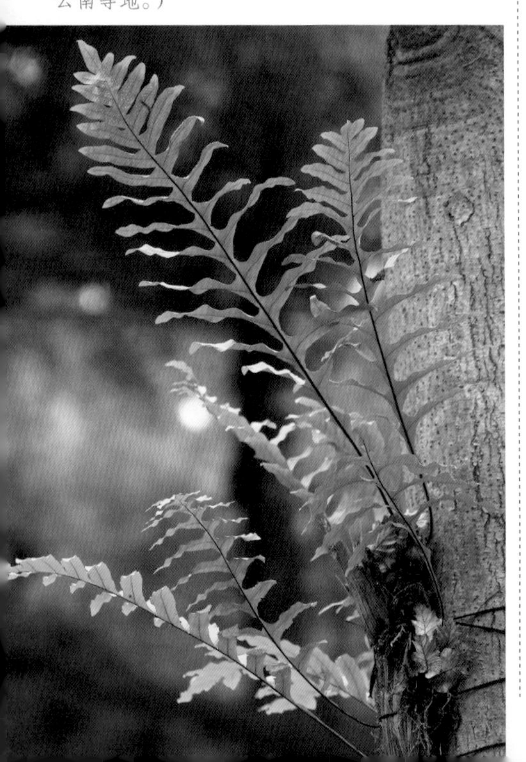

根【气味】苦，温，无毒。**【主治】**破血止血，补伤折。《开宝》|主骨中毒气，风血疼痛，五劳六极，足手不收，上热下冷。权|恶疮，蚀烂肉，杀虫。《大明》|研末，猪肾夹煨，空心食，治耳鸣，及肾虚久泄，牙疼。时珍

【发明】〔时珍曰〕骨碎补，足少阴药也。故能入骨，治牙，及久泄痢。昔有魏刺史子久泄，诸医不效，垂殆。予用此药末入猪肾中煨熟与食，顿住。盖肾主大小便，久泄属肾虚，不可专从脾胃也。《雷公炮炙论》用此方治耳鸣，耳亦肾之窍也。案戴原礼《证治要诀》云：痢后下虚，不善调养，或远行，或房劳，或外感，致两足痿软，或痛或痹，遂成痢风。宜用独活寄生汤吞虎骨四斤丸，仍以骨碎补三分之一，同研取汁，酒解服之。外用杜仲、牛膝、杉木节、萆薢、白芷、南星煎汤，频频熏洗。

【附方】**虚气攻牙** 齿痛血出，或痒痛。骨碎补二两，铜刀细剉，瓦锅慢火炒黑，为末。如常揩齿，良久吐之，咽下亦可。刘松石云：此法出《灵苑方》，不独治牙痛，极能坚骨固牙，益精髓，去骨中毒气疼痛。牙动将落者，数擦立住，再不复动，经用有神。**耳鸣耳闭** 骨碎补削作细条，火炮，乘热塞之。**肠风失血** 胡孙姜（烧存性）五钱，酒或米饮服。

石韦

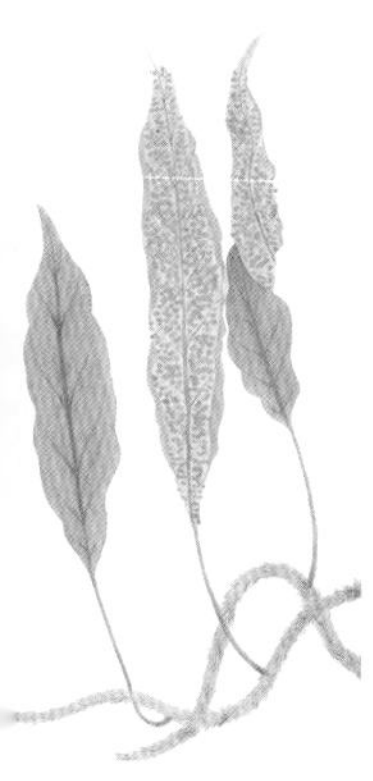

【释名】石韀、石皮、石兰。〔弘景曰〕蔓延石上，生叶如皮，故名石韦。〔时珍曰〕柔皮曰韦，亦皮也。

【集解】〔弘景曰〕处处有之。出建平者，叶长大而厚。〔颂曰〕今晋、绛、滁、海、福州，江宁皆有之。丛生石上，叶如柳，背有毛，而斑点如皮。福州别有一种石皮，三月有花，采叶作浴汤，治风。〔时珍曰〕多生阴崖险罅处。其叶长者近尺，阔寸余，柔韧如皮，背有黄毛。亦有金星者，名金星草。

【修治】〔别录曰〕凡用去黄毛。毛射人肺，令人咳，不可疗。

（石韦为水龙骨科植物石韦、庐山石韦、有柄石韦。石韦：植株高10～30cm。叶柄与叶片大小和长短变化很大。不育叶片近长圆形或长圆披针形，下部1/3处为最宽，向上渐狭，基部楔形，全缘；能育叶约长过不育叶1/3。孢子囊群近椭圆形，布满整个叶片下面，或聚生于叶片的大上半部。附生于低海拔林下树干上或稍干的岩石上。分布于长江以南各省区。）

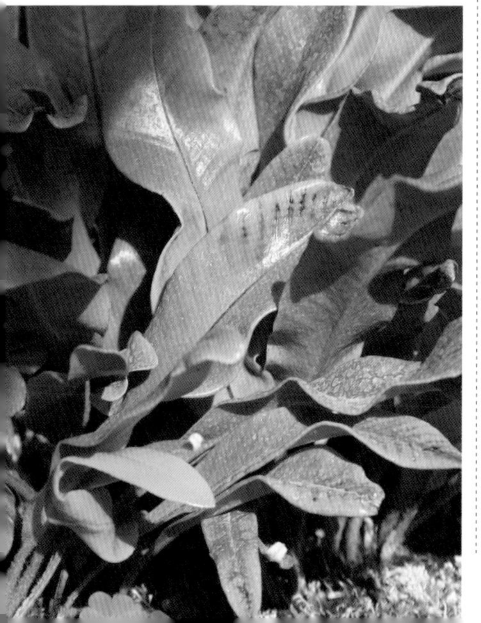

【气味】苦，平，无毒。

【主治】劳热邪气，五癃闭不通，利小便水道。《本经》|止烦下气，通膀胱满，补五劳，安五脏，去恶风，益精气。《别录》|治淋沥遗溺。《日华》|炒末，冷酒调服，治发背。颂|主崩漏金疮，清肺气。时珍

【附方】**小便淋痛** 石韦、滑石等分，为末。每饮服刀圭，最快。**便前有血** 石皮为末。茄子枝煎汤下二钱。**气热咳嗽** 石韦、槟榔等分，为末。姜汤服二钱。

金星草

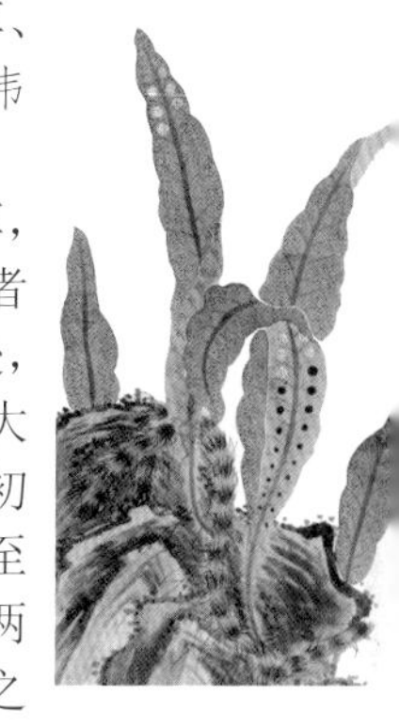

【释名】金钏草、凤尾草、七星草。〔时珍曰〕即石韦之有金星者。

【集解】〔禹锡曰〕金星草，西南州郡多有之，以戎州者为上。喜生背阴石上净处，及竹箐中少日色处，或生大木下，及背阴古瓦屋上。初出深绿色，叶长一二尺，至深冬背生黄星点子，两两相对，色如金，因得金星之名。无花实，凌冬不凋。其根盘屈如竹根而细，折之有筋，如猪马鬃。五月和根采之，风干用。

【气味】苦，寒，无毒。

【主治】发背痈疮结核，解硫黄丹石毒，连根半斤，酒五升，银器煎服，先服石药悉下。亦可作末，冷水服方寸匕。涂疮肿，殊效。根浸油涂头，大生毛发。嘉祐|乌髭发。颂|解热，通五淋，凉血。时珍

石长生

【释名】丹草、丹沙草。〔时珍曰〕四时不凋，故曰长生。

【集解】〔别录曰〕石长生，生咸阳山谷。〔弘景曰〕南中多生石岩下，叶似蕨，而细如龙须，黑如光漆，高尺余，不与余草

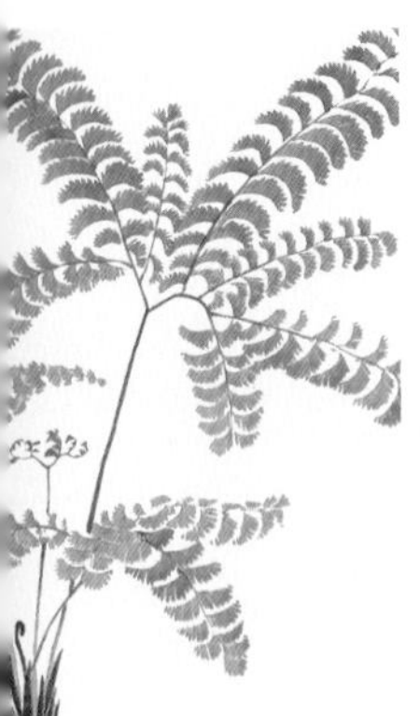

杂也。〔恭曰〕苗高尺许，五六月采茎叶用。〔时珍曰〕宋祁《益部方物记》：长生草生山阴蕨地，修茎茸叶，色似桧而泽，经冬不凋。

【气味】咸，微寒，有毒。

【主治】寒热恶疮大热，辟鬼气不祥。《本经》|下三虫。《别录》|治疥癣，逐诸风，治百邪魅。权

景天

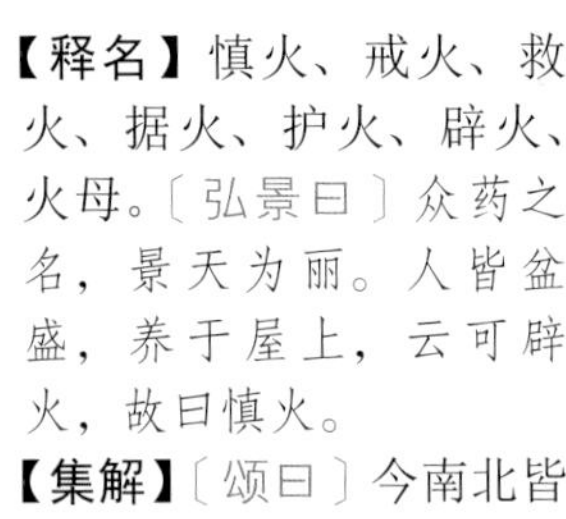

【释名】慎火、戒火、救火、据火、护火、辟火、火母。〔弘景曰〕众药之名，景天为丽。人皆盆盛，养于屋上，云可辟火，故曰慎火。

【集解】〔颂曰〕今南北皆有之。人家种于中庭，或盆置屋上。春生苗，叶似马齿苋而大，作层而上，茎极脆弱。夏中开红紫碎花，秋后枯死。亦有宿根者。苗、叶、花并可用。〔宗奭曰〕极易种，折枝置土中，浇溉旬日便生也。〔时珍曰〕景天，人多栽于石山上。二月生苗，脆茎，微带赤黄色，高一二尺，折之有汁。叶淡绿色，光泽柔厚，状似长匙头及胡豆叶而不尖。夏开小白花，结实如连翘而小，中有黑子如粟粒。其叶味微甘苦，煠熟水淘可食。

【气味】苦，平，无毒。

【主治】大热火疮，身热烦，邪恶气。《本经》|诸蛊毒痂疕，寒热风痹，诸不足。《别录》|疗金疮止血。煎水浴小儿，去烦热惊气。弘景|风疹恶痒，小儿丹毒及发热。权|热狂赤眼，头痛寒热游风，女人带下。日华

【附方】**小儿中风** 汗出中风，一日头颈腰背热，二日即腹热，手足不屈。用慎火草（干者）半两，麻黄、丹参、白术各二钱半，为末。每服半钱，浆水调服。三四岁服一钱。**婴孺风疹** 在皮肤不出，及疮毒。取慎火苗叶五大两，和盐三大两，同研绞汁。以热手摩涂，日再上之。**热毒丹疮**《千金》：用慎火草捣汁拭之。日夜拭一二十遍。一方：入苦酒捣泥涂之。**漆疮作痒** 挼慎火草涂之。

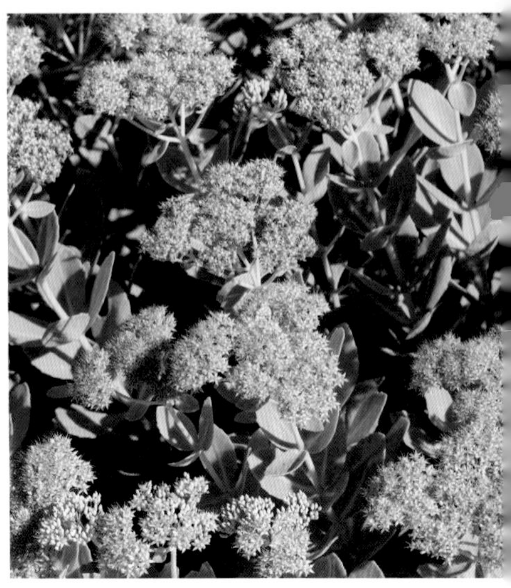

（景天：多年生直立草本，高30～70cm，不分枝。叶对生，矩圆形至卵状矩圆形，边缘有疏锯齿，无柄。伞房花序顶生；花密生，花瓣5，白色至浅红色，花药紫色。多栽培。分布于云南、贵州、四川、湖北、陕西、山西、河北、辽宁、吉林、浙江等地。）

佛甲草

【集解】〔颂曰〕佛甲草生筠州。多附石向阳而生，似马齿苋而细小且长，有花黄色，不结实，四季皆有。〔时珍曰〕二月生苗成丛，高四五寸，脆茎细叶，柔泽如马齿苋，尖长而小。夏开黄花，经霜则枯。人多栽于石山瓦墙上，呼为佛指甲。

【气味】甘，寒，微毒。

【主治】汤火灼疮，研贴之。颂

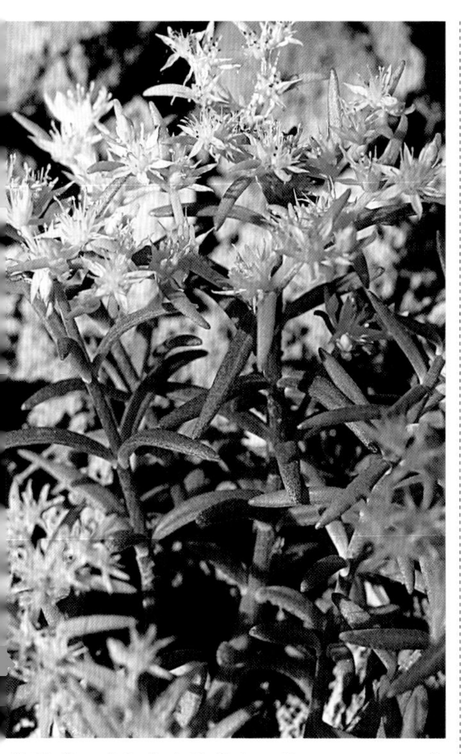

（佛甲草：多年生肉质草本，高10～20cm。茎于细倾卧，着地部分节上生根。叶3～4片轮生；近无柄；叶片条形，质肥厚。聚伞花序顶生，花细小，花瓣5，黄色，长圆状披针形。蓇葖果，成熟时呈五角星状。花期5～6月，果期7～8月。生于阴湿处或山坡、山谷岩石缝中。分布于中南及甘肃、浙江、江西、四川、云南等地。）

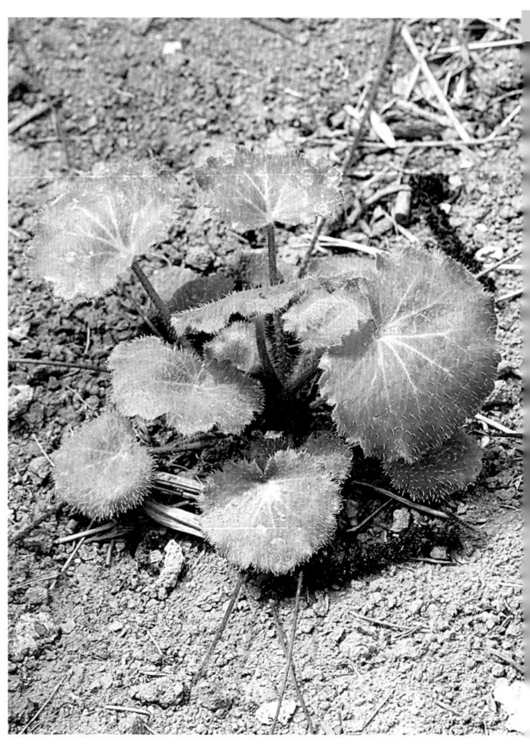

（虎耳草：多年生小草本。叶基生，叶片肉质，圆形或肾形，基部心形或平截，边缘有浅裂片和不规则细锯齿，上面绿色，常有白色斑纹，下面紫红色，两面被柔毛。花茎高达25cm，有分枝；圆锥状花序，花瓣5，白色或粉红色。蒴果卵圆形，先端2深裂，呈喙状。花期5～8月，果期7～11月。分布于华东、中南、西南及河北、陕西、甘肃等地。）

虎耳草

【释名】石荷叶。

【集解】〔时珍曰〕虎耳生阴湿处，人亦栽于石山上。茎高五六寸，有细毛，一茎一叶，如荷盖状。人呼为石荷叶。叶大如钱，状似初生小葵叶，及虎之耳形。夏开小花，淡红色。

【气味】微苦、辛，寒，有小毒。

【主治】瘟疫，擂酒服。生用吐利人，熟用则止吐利。又治聤耳，捣汁滴之。痔疮肿痛者，阴干，烧烟桶中熏之。时珍

石胡荽

【释名】天胡荽、野园荽、鹅不食草、鸡肠草。

【集解】〔时珍曰〕石胡荽，生石缝及阴湿处小草也。高二三寸，冬月生苗，细茎小叶，形状宛如嫩胡荽。其气辛熏不堪食，鹅亦不食之。夏开细花，黄色，结细子。

极易繁衍，僻地则铺满也。案孙思邈《千金方》云：一种小草，生近水渠中湿处，状类胡荽，名天胡荽，亦名鸡肠草。即此草也。与繁缕之鸡肠，名同物异。

【气味】辛，寒，无毒。

【主治】通鼻气，利九窍，吐风痰。炳|去目翳，挼塞鼻中，翳膜自落。藏器|疗痔病。诜|解毒，明目，散目赤肿云翳，耳聋头痛脑酸，治痰疟齁船，鼻窒不通，塞鼻息自落，又散疮肿。时珍

【发明】〔时珍曰〕鹅不食草，气温而升，味辛而散，阳也，能通于天。头与肺皆天也，故能上达头脑，而治顶痛目病，通鼻气而落息肉；内达肺经，而治齁船痰疟，散疮肿。其除翳之功，尤显神妙。凡目中诸病，皆可用之。生挼更神。

（石胡荽为菊科植物鹅不食草。鹅不食草：一年生小草本。茎纤细，基部匍匐，着地后易生根。叶互生，无柄，叶片楔状倒披针形，边缘有不规则的疏齿。头状花序，扁球形，单生于叶腋，花淡黄色或黄绿色。瘦果椭圆形，具4棱，边缘有长毛。花期9～11月。生于田埂及阴湿草地上。分布于我国各地。）

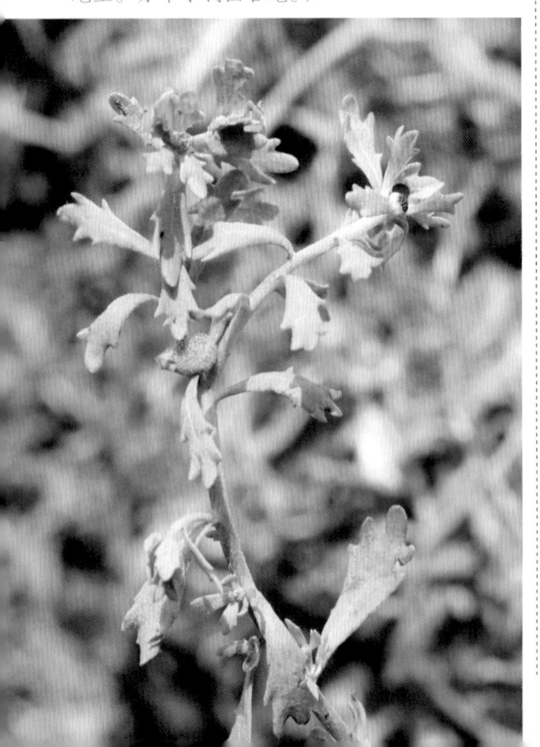

【附方】**寒痰齁喘** 野园荽研汁，和酒服，即住。**嗃鼻去翳** 碧云散：治目赤肿胀，羞明昏暗，隐涩疼痛，眵泪风痒，鼻塞头痛脑酸，外翳扳睛诸病。鹅不食草（晒干）二钱，青黛、川芎各一钱，为细末。噙水一口，每以米许嗃入鼻内，泪出为度。**贴目取翳** 鹅不食草（捣汁熬膏）一两，炉甘石（火煅，童便淬三次）三钱，上等瓷器末一钱半，熊胆二钱，硇砂少许，为极细末，和作膏。贴在翳上，一夜取下。用黄连、黄檗煎汤洗净，看如有，再贴。**牙疼嗃鼻** 鹅不食草绵裹怀干为末。含水一口，随左右嗃之。亦可挼塞。**一切肿毒** 野园荽一把，穿山甲（烧存性）七分，当归尾三钱，擂烂，入酒一碗，绞汁服。**湿毒胫疮** 砖缝中生出野园荽，夏月采取，晒收为末。每以五钱，汞粉五分，桐油调作隔纸膏，周围缝定。以茶洗净，缚上膏药，黄水出，五六日愈。此吴竹卿方也。**脾寒疟疾** 石胡荽一把。杵汁半碗，入酒半碗和服，甚效。**痔疮肿痛** 石胡荽捣，贴之。

螺厣草

【释名】镜面草。〔时珍曰〕皆象形也。

【集解】〔藏器曰〕蔓生石上，叶状似螺厣，微带赤色，而光如镜，背有少毛，小草也。

【气味】辛。

【主治】痈肿风疹，脚气肿，捣烂敷之。亦煮汤洗肿处。藏器|治小便出血，吐血衄血，龋齿痛。时珍

【附方】**吐血衄血** 镜面草水洗，擂酒服。**牙齿虫痛**《乾坤生意》：用镜面草不拘多少，以水缸下泥同捣成膏，入香油二三

点，研匀。贴于痛处腮上。**小儿头疮** 镜面草晒干为末，和轻粉、麻油敷之，立效。

酢浆草

【释名】酸浆、三叶酸、三角酸、酸母、醋母、酸箕、鸠酸、雀儿酸、雀林草、小酸茅、赤孙施。〔时珍曰〕此小草三叶酸也，其味如醋。与灯笼草之酸浆，名同物异。

【集解】〔恭曰〕酢浆生道旁阴湿处，丛生。茎头有三叶，叶如细萍。四月、五月采，阴干。〔颂曰〕南中下湿地及人家园圃中多有之，北地亦或有生者。初生嫩时，小儿喜食之。南人用揩鍮石器，令白如银。〔时珍曰〕苗高一二寸，丛生布地，极易繁衍。一枝三叶，一叶两片，至晚自合帖，整整如一。四月开小黄花，结小角，长一二分，内有细子。冬亦不凋。

【气味】酸，寒，无毒。

【主治】杀诸小虫。恶疮瘑瘘，捣敷之。食之，解热渴。《唐本》|主小便诸淋，赤白带下。同地钱、地龙，治沙石淋。煎汤洗痔痛脱肛甚效。捣涂汤火蛇蝎伤。时珍|赤孙施：治妇人血结，用一搦洗，细研，暖酒服之。苏颂

【附方】**小便血淋** 酸草捣汁，煎五苓散服之。俗名醋啾啾是也。**诸淋赤痛** 三叶酸浆草洗，研取自然汁一合，酒一合和匀。空心温服，立通。**二便不通** 酸草一大把，车前草一握，捣汁，入沙糖一钱，调服一盏。不通再服。**赤白带下** 三叶酸草，阴干为末。空心温酒服三钱匕。**痔疮出血** 雀林草一大握，水二升，煮一升服。日三次，见效。**癣疮作痒** 雀儿草（即酸母草），擦之。数次愈。**蛇虺螫伤** 酸草，捣敷。

（酢浆草：多年生草本，茎细弱，匍匐或斜生。掌状复叶互生，小叶3片，倒心形，先端凹。花单生或数朵组成腋生伞形花序，花瓣5，黄色，倒卵形；花期5～8月。蒴果近圆柱形，具5棱；果期6～9月。分布于全国大部分地区。）

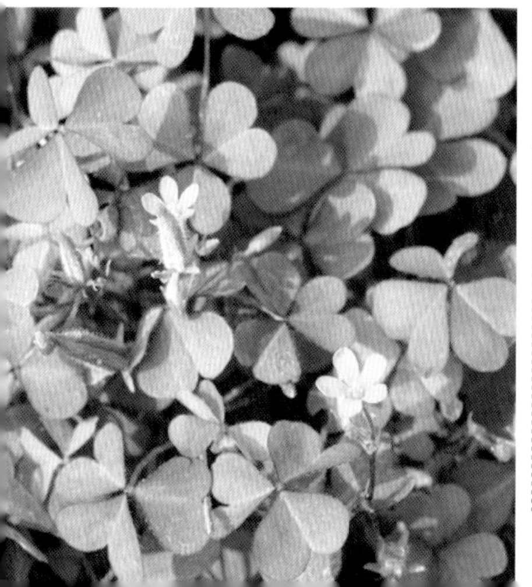

地锦

【释名】地朕、地噤、夜光、承夜、草血竭、血见愁、血风草、马蚁草、雀儿卧单。〔时珍曰〕赤茎布地，故曰地锦。

【集解】〔禹锡曰〕地锦草生近道田野，出滁州者尤良。茎叶细弱，蔓延于地。茎赤，叶青紫色，夏中茂盛。六月开红花，结细实。取苗子用之。络石注有地锦，是藤蔓之类，与此同名异物。〔时珍曰〕田野寺院及阶砌间皆有之小草也。就地而生，赤茎黄花黑实，状如蒺藜之朵，断

（地锦草：一年生草本，含白色乳汁，茎平卧地面，呈红色。叶对生，叶片长圆形，边缘有细齿，绿色或淡红色。杯状花序单生于叶腋；总苞倒圆锥形，浅红色。蒴果三棱状球形。花期6～10月，果实7月渐次成熟。生于田野路旁及庭院间。全国各地均有分布。）

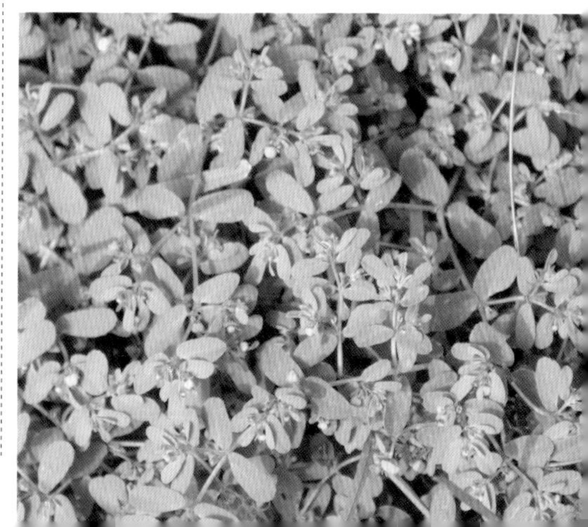

茎有汁。方士秋月采，煮雌雄、丹砂、硫黄。

【气味】辛，平，无毒。

【主治】地朕：主心气，女子阴疝血结。《别录》|地锦：通流血脉，亦可治气。《嘉祐》|主痈肿恶疮，金刃扑损出血，血痢下血崩中，能散血止血，利小便。时珍

【附方】**血痢不止** 地锦草晒研。每服二钱，空心米饮下。**大肠泻血** 血见愁少许，姜汁和捣，米饮服之。**妇人血崩** 草血竭（嫩者）蒸熟，以油、盐、姜淹食之，饮酒一二杯送下。或阴干为末，姜酒调服一二钱，一服即止。生于砖缝井砌间，少在地上也。**小便血淋** 血风草，井水擂服，三度即愈。**金疮出血** 不止。血见愁草研烂涂之。**趾间鸡眼** 割破出血。以血见愁草捣敷之妙。

仙人掌草

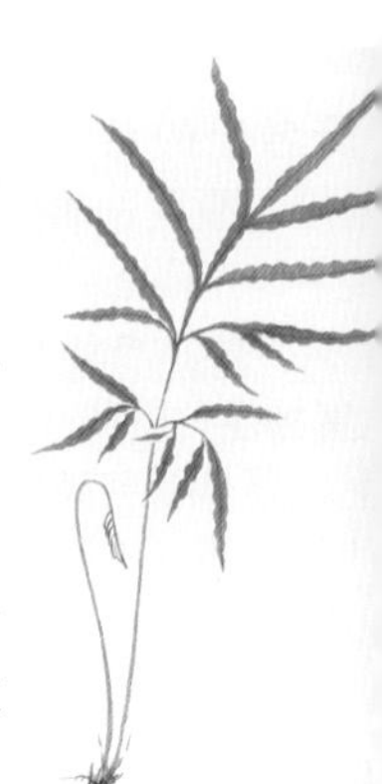

【集解】〔颂曰〕生合州、筠州，多于石上贴壁而生。如人掌形，故以名之。叶细而长，春生，至冬犹有。四时采之。

【气味】苦，涩，寒，无毒。

【主治】肠痔泻血，与甘草浸酒服。苏颂|焙末油调，掺小儿白秃疮。时珍

第二十一卷　草部十

草之十　苔草类

陟厘

【释名】侧梨、水苔、石发、石衣、水衣、水绵、藫。〔时珍曰〕郭璞曰：藫，水苔也。一名石发。江东食之。案石发有二：生水中者为陟厘，生陆地者为乌韭。

【集解】〔别录曰〕陟厘生江南池泽。〔时珍曰〕陟厘有水中石上生者，蒙茸如发；有水污无石而自生者，缠牵如丝绵之状，俗名水绵。其性味皆同。《苔赋》所述，犹未详尽。盖苔衣之类有五：在水曰陟厘，在石曰石濡，在瓦曰屋游，在墙曰垣衣，在地曰地衣。其蒙翠而长数寸者亦有五：在石曰乌韭，在屋曰瓦松，在墙曰土马鬃，在山曰卷柏，在水曰藫也。

【气味】甘，大温，无毒。

【主治】心腹大寒，温中消谷，强胃气，止泄痢。《别录》|捣汁服，治天行病心闷。《日华》|作脯食，止渴疾，禁食盐。宗奭|捣涂丹毒赤游。时珍

干苔

【集解】〔时珍曰〕此海苔也。彼人干之为脯。海水咸，故与陟厘不同。张华《博物志》云：石发生海中者，长尺余，大小如韭叶，以肉杂蒸食极美。张勃《吴录》云：江蓠生海水中，正青似乱发，乃海苔之类也。

【气味】咸，寒，无毒。〔瑞曰〕有饮嗽人不可食。

【主治】瘿瘤结气。弘景|治痔杀虫，及霍乱呕吐不止，煮汁服。孟诜|心腹烦闷者，冷水研如泥，饮之即止。藏器|下一切丹石，杀诸药毒。纳木孔中，杀蠹。《日华》|消茶积。瑞|烧末吹鼻，止衄血。汤浸捣，敷手背肿痛。时珍

【发明】〔时珍曰〕洪氏《夷坚志》云：河南一寺僧尽患瘿疾。有洛阳僧共寮，每食取苔脯同餐。经数月，僧项赘皆消。乃知海物皆能除是疾也。

船底苔

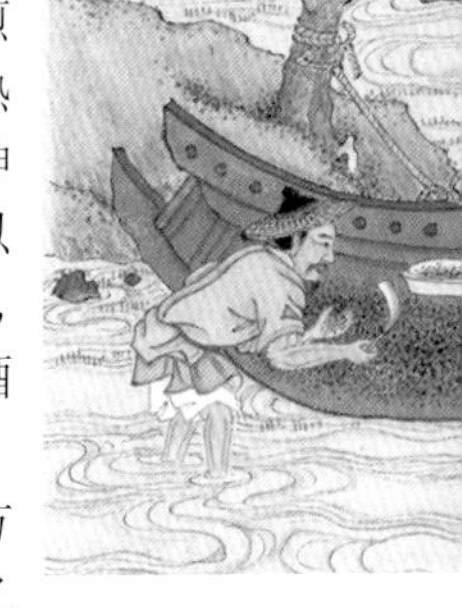

【气味】甘，冷，无毒。

【主治】鼻洪吐血淋疾，同炙甘草、豉汁，浓煎汤呷之。孟诜|解天行热病伏热，头目不清，神志昏塞，及诸大毒。以五两，和酥饼末一两半，面糊丸梧子大。每温酒下五十丸。时珍

【发明】〔时珍曰〕案方贤《奇效方》云：水之精气，渍船板木中，累见风日，久则变为青色，盖因太阳晒之，中感阴阳之气。故服之能分阴阳，去邪热，调脏腑。物之气味所宜也。

【附方】**小便五淋** 船底苔一团，鸡子大，水煮饮。**乳石发动** 小便淋沥，心神闷乱。船底青苔半鸡子大，煎汁温服，日三四次。

地衣草

【释名】仰天皮、掬天皮。

【集解】〔大明曰〕此乃阴湿地被日晒起苔藓也。〔藏器曰〕即湿地上苔衣如草状者耳。

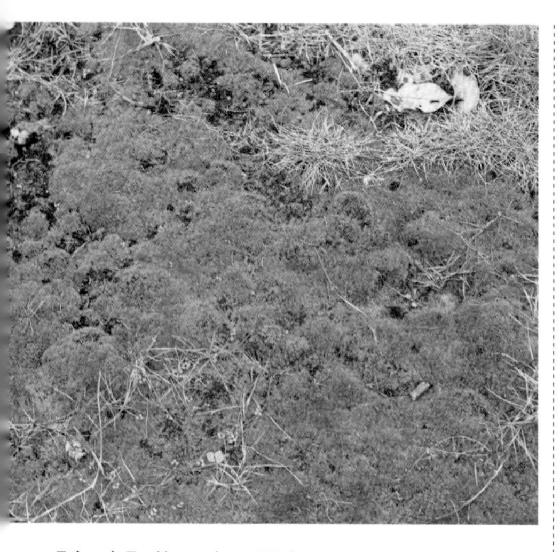

【气味】苦，冷，微毒。

【主治】卒心痛中恶，以人垢腻为丸，服七粒。又主马反花疮，生油调敷。《大明》|明目。藏器|研末，新汲水服之，治中暑。时珍

【附方】**身面丹肿** 如蛇状者。以雨滴阶上苔痕水花，涂蛇头上，即愈。**雀目夜昏** 七月七日、九月九日取地衣草，阴干为末。酒服方寸匕，日三服，一月愈。

屋游

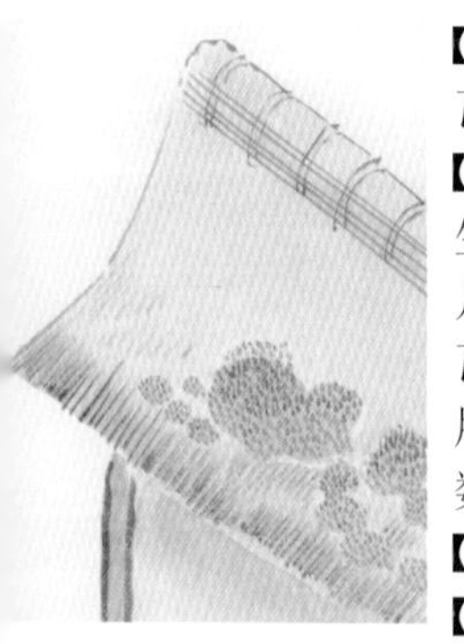

【释名】瓦衣、瓦苔、瓦藓、博邪。

【集解】〔别录曰〕屋游生屋上阴处。八月、九月采。〔弘景曰〕此古瓦屋上青苔衣也。剥取用之。〔时珍曰〕其长数寸者，即为瓦松也。

【气味】甘，寒，无毒。

【主治】浮热在皮肤，往来寒热，利小肠膀胱气。《别录》|止消渴。之才|小儿痫热，时气烦闷。《开宝》|煎水入盐漱口，治热毒牙龈宣露。研末，新汲水调服二钱，止鼻衄。时珍

【附方】**犬咬** 旧屋瓦上刮下青苔屑，按之即止。

昨叶何草

【释名】瓦松、瓦花、向天草。赤者名铁脚婆罗门草、天王铁塔草。〔颂曰〕瓦松，如松子作层，故名。

【集解】〔恭曰〕昨叶何草生上党屋上，如蓬。初生高尺余，远望如松栽。〔志曰〕处处有之。生年久瓦屋上。六月、七月采苗，日干。

【气味】酸，平，无毒。

【主治】口中干痛，水谷血痢，止血。《唐本》|生眉发膏为要药。马志|行女子经络。苏颂|大肠下血，烧灰，水服一钱。又涂诸疮不敛。时珍

【附方】**小便沙淋** 瓦松（即屋上无根草），煎浓汤乘热熏洗小腹，约两时即通。**通经破血** 旧屋阴处瓦花（活者）五两（熬膏），当归须、干漆一两（烧烟尽），当门子二钱。为末，枣肉和丸梧子大。每服七十丸，红花汤下。**头风白屑** 瓦松曝干，烧灰淋汁热洗，不过六七次。**汤火灼伤** 瓦松、生柏叶，同捣敷。干者为末。**恶疮不敛** 瓦松，阴干为末。先以槐枝、葱白汤洗，后掺之。立效。

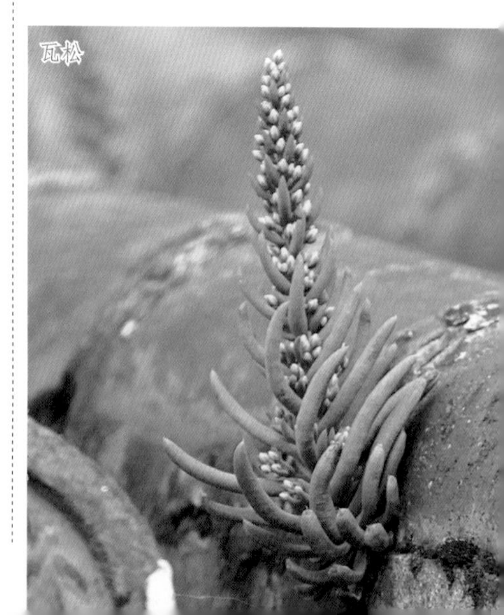

乌韭

【释名】石发、石衣、石苔、石花、石马鬃。

【集解】〔别录曰〕乌韭生山谷石上。又曰：鬼罽，生石上。挼之日柔，为沐。〔大明曰〕此即石衣也。长者可四五寸。〔藏器曰〕生大石及木间阴处，青翠茸茸者，似苔而非苔也。

【气味】甘，寒，无毒。

【主治】皮肤往来寒热，利小肠膀胱气。《本经》|疗黄疸，金疮内塞，补中益气。《别录》|烧灰沐头，长发令黑。《大明》

【附方】**腰脚风冷** 石花，浸酒饮之。**汤火伤灼** 石苔焙研，敷之。

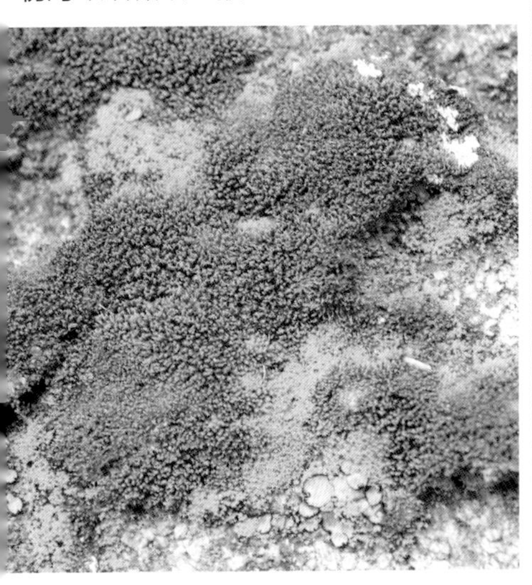

卷柏

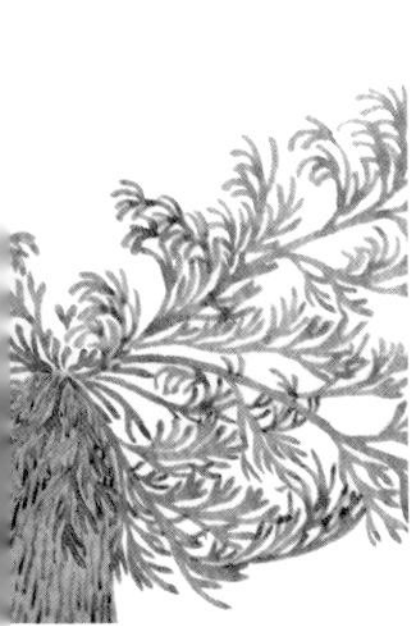

【释名】万岁、长生不死草、豹足、求股、交时。〔时珍曰〕卷柏、豹足，象形也。万岁、长生，言其耐久也。

【集解】〔别录曰〕卷柏生常山山谷石间。五月、七月采，阴干。〔弘景曰〕今出近道。

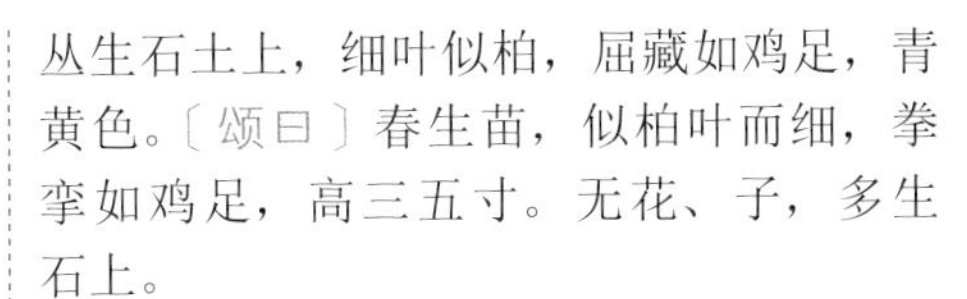

丛生石土上，细叶似柏，屈藏如鸡足，青黄色。〔颂曰〕春生苗，似柏叶而细，拳挛如鸡足，高三五寸。无花、子，多生石上。

【气味】辛，温，无毒。

【主治】五脏邪气，女子阴中寒热痛，癥瘕血闭绝子。久服轻身和颜色。《本经》|止咳逆，治脱肛，散淋结，头中风眩，痿蹶，强阴益精，令人好容颜。《别录》|通月经，治尸疰鬼疰腹痛，百邪鬼魅啼泣。甄权|镇心，除面皯头风，暖水脏。生用破血，炙用止血。《大明》

【附方】**大肠下血** 卷柏、侧柏、棕榈等分。烧存性为末。每服三钱，酒下。亦可饭丸服。**远年下血** 卷柏、地榆（焙）等分。每用一两，水一碗，煎数十沸，通口服。

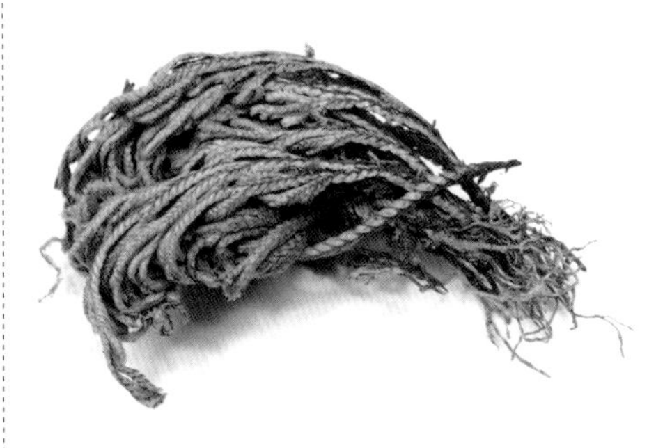

石松

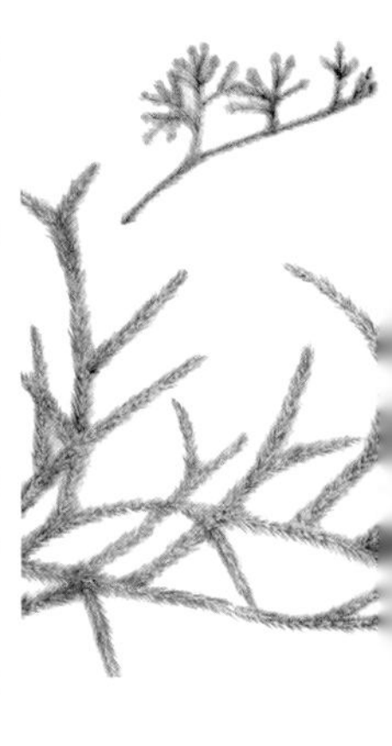

【集解】〔藏器曰〕生天台山石上。似松，高一二尺。山人取根茎用。〔时珍曰〕此即玉柏之长者也。名山皆有之。

【气味】苦、辛，温，无毒。

【主治】久患风痹，脚膝疼冷，皮肤不仁，气力衰弱。久服去风血风瘙，好颜色，变白不老。浸酒饮，良。藏器

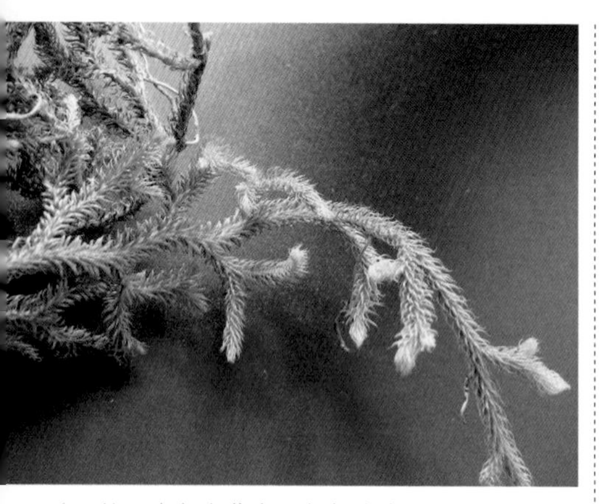

（石松：多年生草本。匍匐茎蔓生，分枝有疏生叶。直立茎分枝；营养枝多回分叉，密生叶，叶针形。分布于长江以南各地。）

桑花

【释名】桑藓、桑钱。

【集解】〔大明曰〕生桑树上白藓，如地钱花样。刀刮取炒用。不是桑椹花也。

【气味】苦，暖，无毒。

【主治】健脾涩肠，止鼻洪吐血，肠风，崩中带下。《大明》|治热咳。时珍

【附方】**大便后血** 桑树上白藓花，水煎服，或末服。亦止吐血。

马勃

【释名】马庀、灰菰、牛屎菰。

【集解】〔别录曰〕马勃，生园中久腐处。〔弘景曰〕紫色虚软，状如狗肺，弹之粉出。〔宗奭曰〕生湿地及腐木上，夏秋采之。有大如斗者，小亦如升杓。

【气味】辛，平，无毒。

【主治】恶疮马疥。《别录》|敷诸疮，甚良。弘景|去膜，以蜜拌揉，少以水调呷，治喉痹咽疼。宗奭|清肺，散血，解热毒。时珍

【发明】〔时珍曰〕马勃轻虚，上焦肺经药也。故能清肺热、咳嗽、喉痹、衄血、失音诸病。

【附方】**咽喉肿痛** 咽物不得。马勃一分，蛇退皮一条烧，细研为末。绵裹一钱，含咽立瘥。**声失不出** 马勃、马牙消等分，研末，沙糖和丸芡子大。噙之。**久嗽不止** 马勃为末，蜜丸梧子大。每服二十丸，白汤下，即愈。**积热吐血** 马屁勃为末，沙糖丸如弹子大。每服半丸，冷水化下。**妊娠吐衄** 不止。马勃末，浓米饮服半钱。

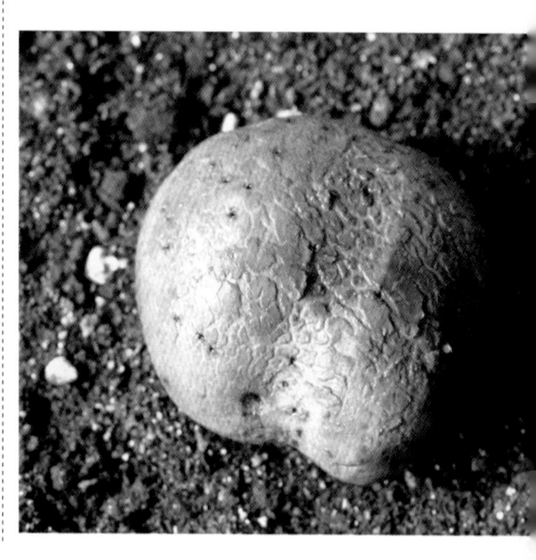

第二十二卷　谷部一

谷之一　麻麦稻类

胡麻

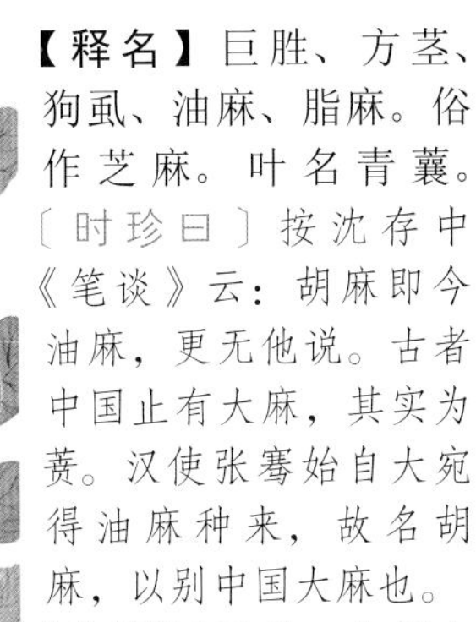

【释名】巨胜、方茎、狗虱、油麻、脂麻。俗作芝麻。叶名青蘘。〔时珍曰〕按沈存中《笔谈》云：胡麻即今油麻，更无他说。古者中国止有大麻，其实为蕡。汉使张骞始自大宛得油麻种来，故名胡麻，以别中国大麻也。

【集解】〔弘景曰〕茎方者为巨胜，圆者为胡麻。〔恭曰〕其角作八棱者为巨胜，四棱者为胡麻。〔诜曰〕天地种者八棱，山田种者四棱。土地有异，功力则同。〔颂曰〕本生胡中，形体类麻，故名胡麻。八谷之中最为大胜，故名巨胜。〔时珍曰〕胡麻即脂麻也。有迟、早二种，黑、白、赤三色，其茎皆方。秋开白花，亦有带紫艳者。节节结角，长者寸许。有四棱、六棱者，房小而子少；七棱、八棱者，房大而子多，皆随土地肥瘠而然。〔慎微曰〕俗传胡麻须夫妇同种则茂盛。故《本事诗》云：胡麻好种无人种，正是归时又不归。

胡麻【修治】〔弘景曰〕服食胡麻，取乌色者，当九蒸九曝，熬捣饵之。断谷，长生，充饥。【气味】甘，平，无毒。【主治】伤中虚羸，补五内，益气力，长肌肉，填髓脑。久服，轻身不老。《本经》|坚筋骨，明耳目，耐饥渴，延年。疗金疮止痛，及伤寒温疟大吐后，虚热羸困。《别录》|补中益气，润养五脏，补肺气，止心惊，利大小肠，耐寒暑，逐风湿气、游风、头风，治劳气，产后羸困，催生落胞。细研涂发令长。白蜜蒸饵，治百病。《日华》|炒食，不生风。病风人久食，则步履端正，语言不謇。李廷飞|生嚼涂小儿头疮，煎汤浴恶疮、妇人阴疮，大效。苏恭

白油麻【气味】甘，大寒，无毒。【主治】治虚劳，滑肠胃，行风气，通血脉，去头上浮风，润肌肉。食后生啖一合，终身勿辍。又与乳母服之，孩子永不生病。客热，可作饮汁服之。生嚼，敷小儿头上诸疮，良。孟诜|仙方蒸以辟谷。苏颂【发明】〔时珍曰〕胡麻取油以白者为胜。服食以黑者为良，胡地者尤妙。服之不息，可以知万物，通神明，与世常存。近人以脂麻擂烂去滓，入绿豆粉作腐食。其性平润，最益老人。【附方】**腰脚疼痛** 新胡麻一升，熬香杵末。日服一小升，服至一斗永瘥。温酒、蜜汤、姜汁皆可下。**手脚酸痛** 微肿。用脂麻五升熬研，酒一升，浸一宿。随意饮。**入水肢肿** 作痛。生胡麻捣涂之。**偶感风寒** 脂麻炒焦，乘热擂酒饮之，暖卧取微汗出良。

热淋茎痛 乌麻子、蔓菁子各五合，炒黄，绯袋盛，以井华水三升浸之。每食前服一钱。**疔肿恶疮** 胡麻（烧灰）、针砂等分，为末。醋和敷之，

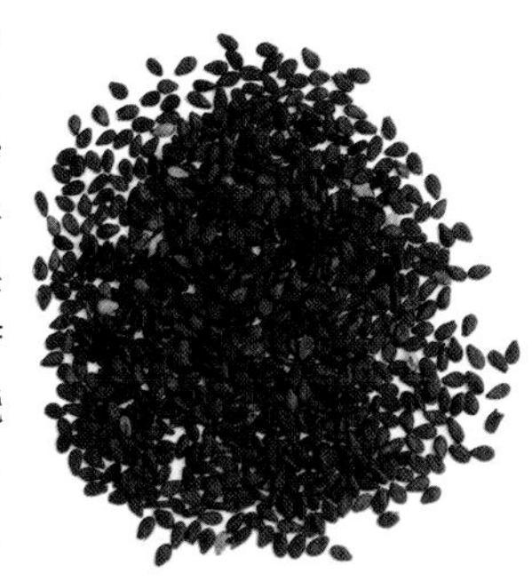

日三。**痔疮风肿** 作痛。胡麻子煎汤洗之，即消。**坐板疮疥** 生脂麻嚼敷之。**妇人乳少** 脂麻炒研，入盐少许，食之。**汤火伤灼** 胡麻生研如泥，涂之。**痈疮不合** 乌麻炒黑，捣敷之。

胡麻油 即香油。〔时珍曰〕入药以乌麻油为上，白麻油次之，须自榨乃良。若市肆者，不惟已经蒸炒，而又杂之以伪也。【气味】甘，微寒，无毒。【主治】利大肠，产妇胞衣不落。生油摩疮肿，生秃发。《别录》|去头面游风。孙思邈|主天行热闷，肠内结热。服一合，取利为度。藏器|主喑哑，杀五黄，下三焦热毒气，通大小肠，治蛔心痛。傅一切恶疮疥癣，杀

（胡麻为胡麻科植物芝麻。芝麻：一年生草本，高80～180cm。茎直立，四棱形，不分枝。叶对生，或上部者互生；叶片卵形、长圆形或披针形。花单生，或2～3朵生于叶腋，花冠筒状，唇形，白色，有紫色或黄色彩晕，裂片圆形。蒴果椭圆形，多4棱或6、8棱。花期5～9月，果期7～9月。我国各地有栽培。）

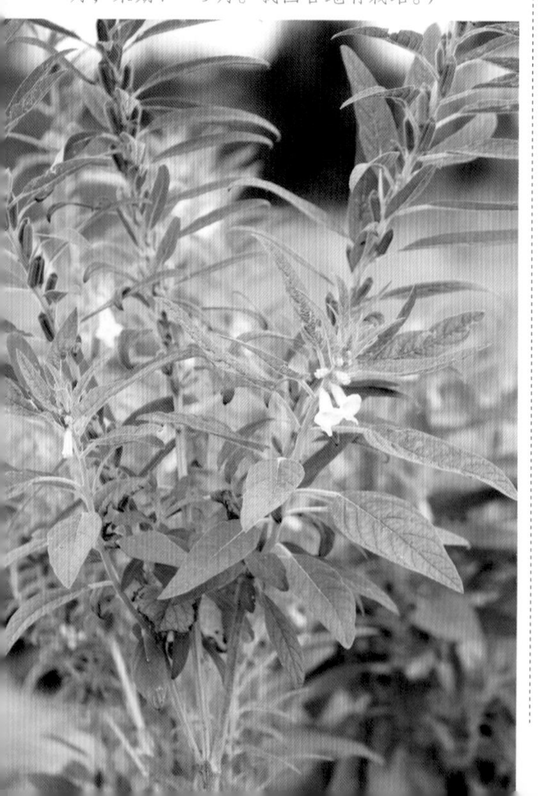

一切虫。取一合，和鸡子两颗，芒消一两，搅服。少时，即泻下热毒，甚良。孟诜|陈油：煎膏，生肌长肉止痛，消痈肿补皮裂。《日华》|治痈疽热病。苏颂|解热毒、食毒、虫毒，杀诸虫蝼蚁。时珍【附方】**吐解蛊毒** 以清油多饮，取吐。**解河豚毒** 一时仓卒无药。急以清麻油多灌，取吐出毒物，即愈。**解砒石毒** 麻油一碗，灌之。**伤寒发黄** 生乌麻油一盏，水半盏，鸡子白一枚，和搅服尽。**小儿发热** 不拘风寒饮食时行痘疹，并宜用之。以葱涎入香油内，手指蘸油摩擦小儿五心、头面、项背诸处，最能解毒凉肌。**卒热心痛** 生麻油一合，服之良。**鼻衄不止** 纸条蘸真麻油入鼻取嚏，即愈。有人一夕衄血盈盆，用此而效。**肿毒初起** 麻油煎葱黑色，趁热通手旋涂，自消。**喉痹肿痛** 生油一合灌之，立愈。**身面疮疥** 方同下。**梅花秃癣** 用清油一碗，以小竹子烧火入内煎沸，沥猪胆汁一个，和匀，剃头擦之，二三日即愈。勿令日晒。**赤秃发落** 香油、水等分，以银钗搅和。日日擦之，发生乃止。**发落不生** 生胡麻油涂之。**令发长黑** 生麻油、桑叶煎过，去滓。沐发，令长数尺。**滴耳治聋** 生油日滴三五次。候耳中塞出，即愈。**蜘蛛咬毒** 香油和盐，掺之。**冬月唇裂** 香油频频抹之。**身面白癜** 以酒服生胡麻油一合，一日三服，至五斗瘥。忌生冷、猪、鸡、鱼、蒜等百日。**小儿丹毒** 生麻油涂之。**毒蜂螫伤** 清油搽之妙。

麻枯饼〔时珍曰〕此乃榨去油麻滓也。【附方】**揩牙乌须** 麻枯八两，盐花三两，用生地黄十斤取汁，同入铛中熬干。以铁盖覆之，盐泥泥之，煅赤，取研末。日用三次，揩毕，饮姜茶。先从眉起，一月皆黑也。**疽疮有虫** 生麻油滓贴之，绵裹，当有虫出。

青蘘【释名】梦神，巨胜苗也。【气味】甘，寒，无毒。【主治】五脏邪气，风寒湿痹，益气，补脑髓，坚筋骨。久服，耳

目聪明，不饥不老增寿。《本经》|主伤暑热。思邈|作汤沐头，去风润发，滑皮肤，益血色。《日华》|治崩中血凝注者，生捣一升，热汤绞汁半升服，立愈。甄权|祛风解毒润肠。又治飞丝入咽喉者，嚼之即愈。时珍【发明】〔宗奭曰〕青蘘即油麻叶也。以汤浸，良久涎出，稠黄色，妇人用之梳发。〔时珍曰〕按服食家有种青蘘作菜食法，云：秋间取巨胜子种畦中，如生菜之法。候苗出采食，滑美不减于葵。

胡麻花【主治】生秃发。思邈|润大肠。人身上生肉疔者，擦之即愈。时珍【附方】

眉毛不生 乌麻花阴干为末，以乌麻油渍之，日涂。

亚麻

【释名】鸦麻、壁虱胡麻。

【集解】〔颂曰〕亚麻子出兖州、威胜军。苗叶俱青，花白色。八月上旬采其实用。〔时珍曰〕今陕西人亦种之，即壁虱胡麻也。其实亦可榨油点灯，气恶不堪食。其茎穗颇似茺蔚，子不同。

子【气味】甘，微温，无毒。【主治】大风疮癣。苏颂

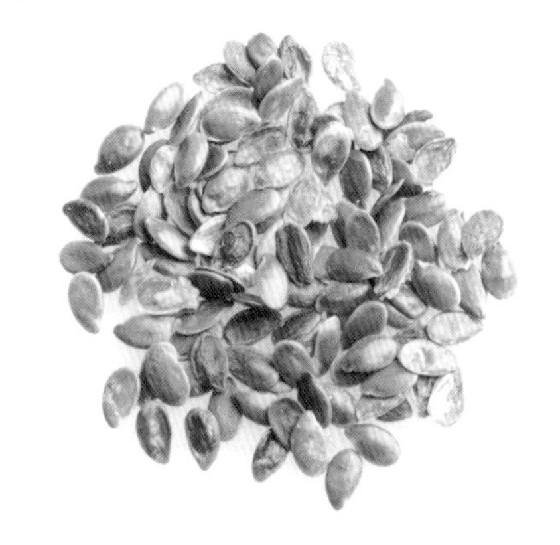

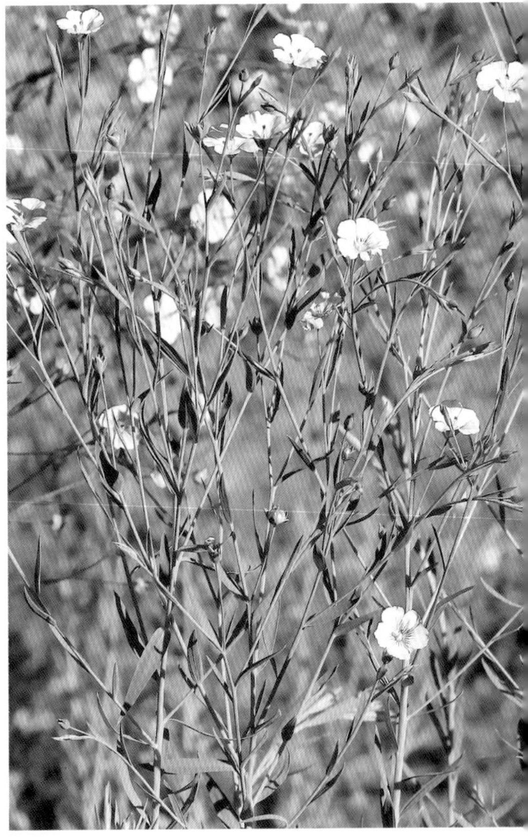

（亚麻：一年生直立草本，高30～100cm。茎圆柱形，表面具纵条纹，上部多分枝。叶互生；无柄或近无柄；叶片披针形或线状披针形，全缘。花腋生；花瓣5，蓝色或白色，分离，广倒卵形。蒴果近球形或稍扁。花期6～7月，果期7～9月。我国大部分地区有栽培。）

大麻

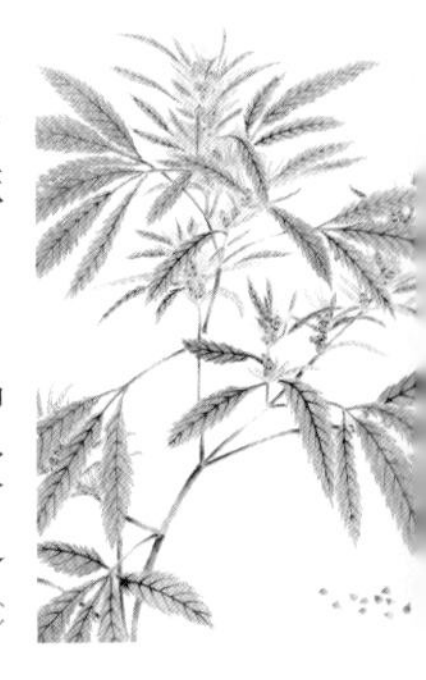

【释名】火麻、黄麻、汉麻。雄者名枲麻、牡麻。雌者名苴麻、苧麻。花名麻蕡、麻勃。〔时珍曰〕麻从两木在广下，象屋下派麻之形也。

【集解】〔颂曰〕麻子处处种之，绩其皮以为布者。农家择其子之有斑黑文者，谓之雌麻，种之则结子繁。〔时珍

曰〕有雌有雄：雄者为枲，雌者为苴。大科如油麻。叶狭而长，状如益母草叶，一枝七叶或九叶。五六月开细黄花成穗，随即结实，大如胡荽子，可取油。剥其皮作麻。其秸白而有棱，轻虚可为烛心。

麻勃〔普曰〕一名麻花。【气味】辛，温，无毒。〔甄权曰〕苦，微热，无毒。畏牡蛎。入行血药，以䗪虫为之使。【主治】一百二十种恶风，黑色遍身苦痒，逐诸风恶血，治女人经候不通。《药性》|治健忘及金疮内漏。时珍【附方】**瘰疬初起** 七月七日麻花、五月五日艾叶，等分，作炷，灸之百壮。**金疮内漏** 麻勃一两，蒲黄二两，为末。酒服一钱匕，日三，夜一。**风病麻木** 麻花四两，草乌一两，炒存性为末，炼蜜调成膏。每服三分，白汤调下。

麻蕡〔时珍曰〕此当是麻子连壳者。【气味】辛，平，有毒。【主治】五劳七伤。多服，令人见鬼狂走。《本经》〔诜曰〕要见鬼者，取生麻子、菖蒲、鬼臼等分，杵丸弹子大。每朝向日服一丸。满百日即见鬼也。利五脏，下血，寒气，破积止痹散脓。久服，通神明，轻身。《别录》【附方】**风癫百病** 麻子四升，水六升，猛火煮令芽生，去滓煎取二升，空心服之。或发或不发，或多言语，勿怪之。但令人摩手足顷定。进三剂愈。

（大麻：一年生直立草本，高1～3m。掌状叶互生，全裂，裂片3～11枚，边缘具粗锯齿。雄花序为疏散的圆锥花序，黄绿色；雌花簇生于叶腋，黄绿色。瘦果卵圆形。花期5～6月，果期7～8月。全国各地均有栽培。分布于东北、华北、华东、中南等地。）

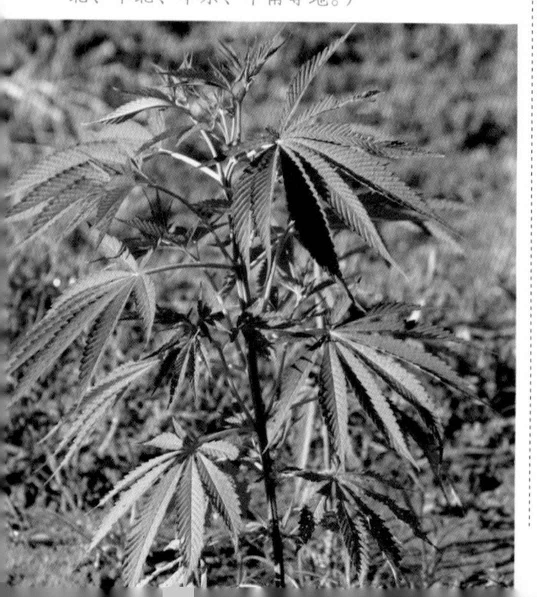

麻仁【气味】甘，平，无毒。【主治】补中益气。久服，肥健不老，神仙。《本经》|治中风汗出，逐水气，利小便，破积血，复血脉，乳妇产后余疾。沐发，长润。《别录》|下气，去风痹皮顽，令人心欢，炒香，浸小便，绞汁服之。妇人倒产，吞二七枚即正。藏器|润五脏，利大肠风热结燥及热淋。士良|补虚劳，逐一切风气，长肌肉，益毛发，通乳汁，止消渴，催生难产。《日华》|取汁煮粥，去五脏风，润肺，治关节不通，发落。孟诜|利女人经脉，调大肠下痢。涂诸疮癞，杀虫。取汁煮粥食，止呕逆。时珍【发明】〔弘景曰〕麻子中仁，合丸药并酿酒，大善。但性滑利。〔刘完素曰〕麻，木谷也而治风，同气相求也。〔好古曰〕麻仁，手阳明、足太阴药也。阳明病汗多、胃热、便难，三者皆燥也。故用之以通润也。〔成无己曰〕脾欲缓，急食甘以缓之。麻仁之甘，以缓脾润燥。【附方】**服食法** 麻蕡子仁一升，白羊脂七两，蜜蜡五两，白蜜一合，和杵蒸食之，不饥耐老。**耐老益气** 久服不饥。麻子仁二升，大豆一升，熬香为末，蜜丸。日二服。**麻子仁粥** 治风水腹大，腰脐重痛，不可转动。用冬麻子半斤，研碎，水滤取汁，入粳米二合，煮稀粥，下葱、椒、盐豉。空心食。**老人风痹** 麻子煮粥，上法食之。**五**

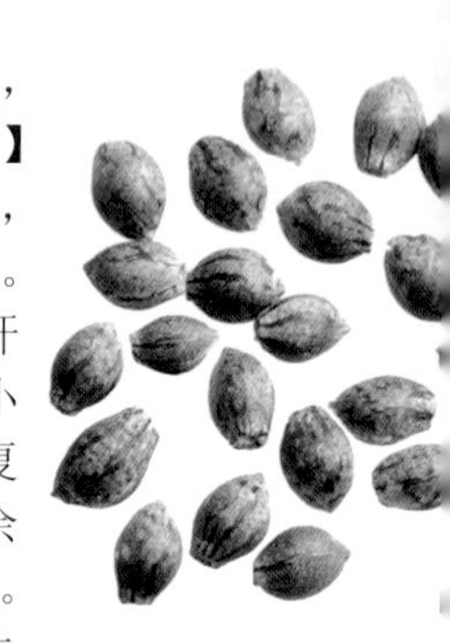

淋涩痛 麻子煮粥，如上法食之。**大便不通** 麻子煮粥，如上法服之。**麻子仁丸** 治脾约，大便秘而小便数。麻子仁二升，芍药半斤，厚朴一尺，大黄、枳实各一斤，杏仁一升，熬研，炼蜜丸梧子大。每以浆水下十丸，日三服。不知再加。**产后秘塞** 许学士云：产后汗多则大便秘，难于用药，惟麻子苏子粥最稳。不惟产后可服，凡老人诸虚风秘，皆得力也。用大麻子仁、紫苏子各二合，洗净研细，再以水研，滤取汁一盏，分二次煮粥啜之。**月经不通** 或两三月，或半年、一年者用麻子仁二升，桃仁二两，研匀，熟酒一升，浸一夜。日服一升。**呕逆不止** 麻仁三合杵熬，水研取汁，着少盐，吃立效。李谏议常用，极妙。**虚劳内热** 下焦虚热，骨节烦疼，肌肉急，小便不利，大便数，少气吸吸，口燥热淋。用大麻仁五合（研），水二升，煮减半，分服。四五剂瘥。**消渴饮水** 日至数斗，小便赤涩。用秋麻子仁一升，水三升，煮三四沸。饮汁，不过五升瘥。**饮酒咽烂** 口舌生疮。大麻仁一升，黄芩二两，为末，蜜丸。含之。**脚气肿渴** 大麻仁熬香，水研取一升，别以水三升，煮一升赤小豆，取一升汁，即内麻汁，更煎三五沸。食豆饮汁。**血痢不止**《必效方》：用麻子仁汁煮绿豆。空心食，极效。**小儿痢下赤白**，体弱大困者。麻子仁三合，炒香研细末。每服一钱，浆水服，立效。**小儿疳疮** 嚼麻子敷之，日六七度。**小儿头疮** 麻子五升。研细，水绞汁，和蜜敷之。**白秃无发** 麻子三升炒焦研末，猪脂和涂，发生为度。**发落不生** 麻蕡子汁煮粥，频食之。**聤耳出脓** 麻子一合，花胭脂一分。研匀，作梃子，绵裹塞之。**解射罔毒** 大麻子汁，饮之良。**辟禳温疫** 麻子仁、赤小豆各二七枚，除夜着井中。饮水良。**赤游丹毒** 麻仁捣末，水和敷之。**瘭疽出汁** 生手足肩背，累累如赤豆状。剥净，以大麻子炒研末摩之。

油【主治】熬黑压油，敷头，治发落不生。煎熟，时时啜之，治硫黄毒发身热。时珍。出《千金方》《外台秘要》**【附方】尸咽痛痒** 麻子烧取脂，酒调一钱服之。《圣济总录》

叶【气味】辛，有毒。**【主治】**捣汁服五合，下蛔虫；捣烂敷蝎毒，俱效。苏恭|浸汤沐发长润，令白发不生。〔甄权曰〕以叶一握，同子五升捣和，浸三日，去滓沐发。

麻根【主治】捣汁或煮汁服，主瘀血石淋。陶弘景|治产难衣不出，破血壅胀，带下崩中不止者，以水煮服之，效。苏恭|治热淋下血不止，取三九枚，洗净，水五升，煮三升，分服，血止神验。《药性》|根及叶捣汁服，治挝打瘀血，心腹满气短，及踠折骨痛不可忍者，皆效。无则以麻煮汁代之。苏颂。出《韦宙独行方》

小麦

【释名】来。

【集解】〔颂曰〕大、小麦秋种冬长，春秀夏实，具四时中和之气，故为五谷之贵。地暖处亦可春种，至夏便收。然比秋种者，四气不足，故有毒。〔时珍曰〕北人种麦漫撒，南人种麦撮撒。北麦皮薄面多，南麦反此。

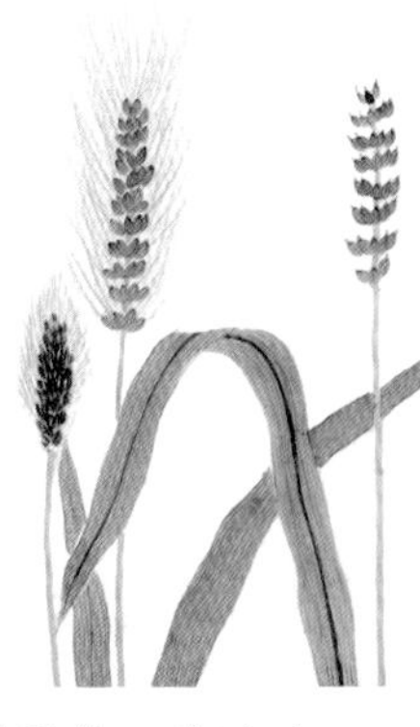

小麦【气味】甘，微寒，无毒。〔藏器曰〕小麦秋种夏熟，受四时气足，兼有寒热温凉。故麦凉、麹温、麸冷、面热，宜其然也。〔时珍曰〕新麦性热，陈麦平和。**【主治】**除客热，止烦渴咽燥，利小便，养肝气，止漏血唾血。令女人易孕。《别录》|养心气，心病宜食之。思邈|煎汤饮，治暴淋。宗奭|熬末服，杀肠中蛔虫。《药性》|陈者煎汤饮，止虚汗。烧存性，油调，涂诸疮汤火伤灼。时珍

【发明】〔时珍曰〕按《素问》云：麦属

火，心之谷也。〔震亨曰〕饥年用小麦代谷，须晒燥，以少水润，舂去皮，煮为饭食，可免面热之患。

浮麦 即水淘浮起者，焙用。【气味】甘、咸，寒，无毒。【主治】益气除热，止自汗盗汗，骨蒸虚热，妇人劳热。时珍

麦麸【主治】时疾热疮，汤火疮烂，扑损伤折瘀血，醋炒署贴之。《日华》|和面作饼，止泄痢，调中去热健人。以醋拌蒸热，袋盛，包熨人马冷失腰脚伤折处，止痛散血。藏器|醋蒸，熨手足风湿痹痛，寒湿脚气，互易至汗出，并良。末服，止虚汗。时珍【发明】〔时珍曰〕凡人身体疼痛及疮疡肿烂沾渍，或小儿暑月出痘疮，溃烂不能着席睡卧者，并用夹褥盛麸缝合藉卧，性凉而软，诚妙法也。【附方】**产后虚汗** 小麦麸、牡蛎等分，为末。以猪肉汁调服二钱，日二服。**走气作痛** 用酽醋拌麸皮炒热，袋盛熨之。**灭诸瘢痕** 春夏用大麦麸，秋冬用小麦麸，筛粉和酥敷之。**小便尿血** 面麸炒香，以肥猪肉蘸食之。

面【气味】甘，温，有微毒。不能消热止烦。【主治】补虚。久食，实人肤体，厚肠胃，强气力。藏器|养气，补不足，助五脏。《日华》|水调服，治人中暑，马病肺热。宗奭|敷痈肿损伤，散血止痛。生食，利大肠。水调服，止鼻衄吐血。时珍

（小麦：秆直立，丛生，具6～7节，高60～100cm。叶片长披针形。穗状花序直立；颖卵圆形；外稃长圆状披针形，顶端具芒或无芒。我国南北各地广为栽培。）

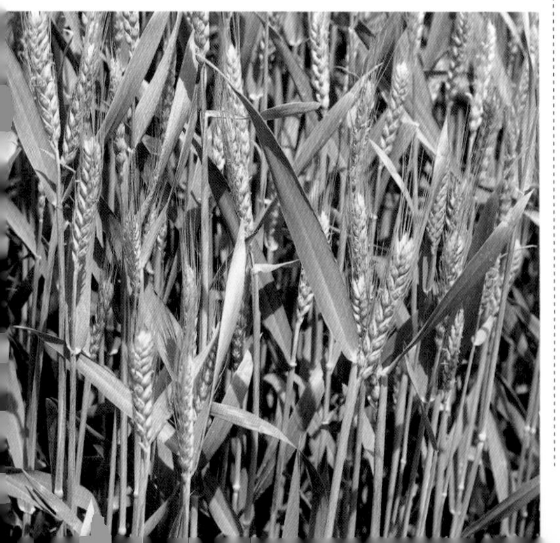

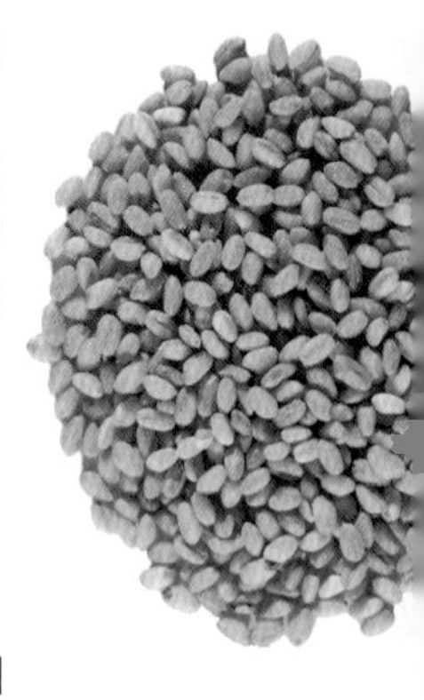

麦粉【气味】甘，凉，无毒。【主治】补中，益气脉，和五脏，调经络。又炒一合，汤服，断下痢。孟诜|醋熬成膏，消一切痈肿、汤火伤。时珍【发明】〔时珍曰〕麦粉乃是麸面，面洗筋澄出浆粉。今人浆衣多用之，古方鲜用。按万表《积善堂方》云：乌龙膏治一切痈肿发背，无名肿毒，初发焮热未破者，取效如神。用陈年小粉，愈久者愈佳，以锅炒之。初炒如饧，久炒则干，成黄黑色，冷定研末。陈米醋调成糊，熬如黑漆，瓷罐收之。用时摊纸上，剪孔贴之，即如冰冷，疼痛即止。少顷觉痒，干亦不能动。久则肿毒自消，药力亦尽而脱落，甚妙。此方苏州杜水庵所传，屡用有验。药易而功大，济生者宜收藏之。

面筋【气味】甘，凉，无毒。【主治】解热和中，劳热人宜煮食之。时珍|宽中益气。宁原【发明】〔时珍曰〕面筋，以麸与面水中揉洗而成者。古人罕知，今为素食要物，煮食甚良。今人多以油炒，则性热矣。

麦麨 即糗也。以麦蒸，磨成屑。【气味】甘，微寒，无毒。【主治】消渴，止烦。《蜀本》

麦苗【气味】辛，寒，无毒。【主治】消酒毒暴热，酒疸目黄，并捣烂绞汁日饮之。又解蛊毒，煮汁滤服。藏器|除烦闷，解时疾狂热，退胸膈热，利小肠。作齑食，甚益颜色。《日华》

麦奴〔藏器曰〕麦穗将熟时，上有黑霉者也。【主治】热烦，天行热毒。解丹石毒。藏器|治阳毒温毒，热极发狂大渴，及温疟。时珍【发明】〔时珍曰〕朱肱《南阳活人书》：治阳毒温毒热极发狂发斑大渴倍常者，用黑奴丸，水化服一丸，汗出或微利即愈。其方用小麦奴、梁上尘、釜底煤、灶突墨，同黄芩、麻黄、消、黄等分为末，蜜丸弹子大。盖取火化者从治之义也。麦乃心之谷，属火，而奴则麦实将成，为湿热所蒸，上黑霉者，与釜煤、灶墨同一理也。其方出陈延之《短剧方》，名麦奴丸，初虞世《古今录验》名高堂丸、水解丸，诚救急良药也。

秆【主治】烧灰，入去疣痣、蚀恶肉膏中用。时珍

大麦

【释名】牟麦。

【集解】〔陈承曰〕小麦，今人以磨面日用者为之。大麦，今人以粒皮似稻者为之，作饭滑，饲马良。〔时珍曰〕故二麦主治不甚相远。大麦亦有黏者，名糯麦，可以酿酒。

【气味】咸，温、微寒，无毒。为五谷长，令人多热。

【主治】消渴除热，益气调中。《别录》|补虚劣，壮血脉，益颜色，实五脏，化谷食，止泄，不动风气。久食，令人肥白，滑肌肤。为面，胜于小麦，无躁热。士良|面：平胃止渴，消食疗胀满。苏恭|久食，头发不白。和针砂、没石子等，染发黑色。孟诜|宽胸下气，凉血，消积进食。时珍

【发明】〔宗奭曰〕大麦性平凉滑腻。有人患缠喉风，食不能下。用此面作稀糊，令咽以助胃气而平。

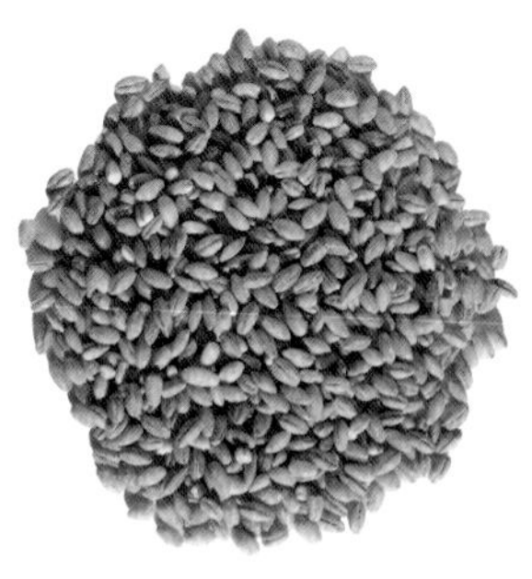

【附方】**食饱烦胀** 但欲卧者。大麦面熬微香，每白汤服方寸匕，佳。**小儿伤乳** 腹胀烦闷欲睡。大麦面生用，水调一钱服。白面微炒亦可。**蠼螋尿疮** 大麦嚼敷之，日三上。**汤火伤灼** 大麦炒黑，研末，油调搽之。

苗【主治】诸黄，利小便，杵汁日日服。《类要》|冬月面目手足皴瘃，煮汁洗之。时珍【附方】**小便不通** 陈大麦秸，煎浓汁，频服。《简便方》

大麦奴【主治】解热疾，消药毒。藏器

穬麦

【释名】〔时珍曰〕穬之壳厚而粗矿也。

【集解】〔弘景曰〕穬麦是马所食者。服食家并食大、穬二麦，令人轻健。〔炳曰〕穬麦西川人种食之。山东、河北人正月种之，名春穬。形状与大麦相似。〔时珍曰〕穬麦有二种：一类小麦而大，一类大麦而大。〔颂曰〕穬麦，即大麦一种皮厚者。

【气味】甘，微寒，无毒。

【主治】轻身除热。久服，令人多力健行。作蘖，温中消食。《别录》|补中，不动风气。作饼食，良。萧炳

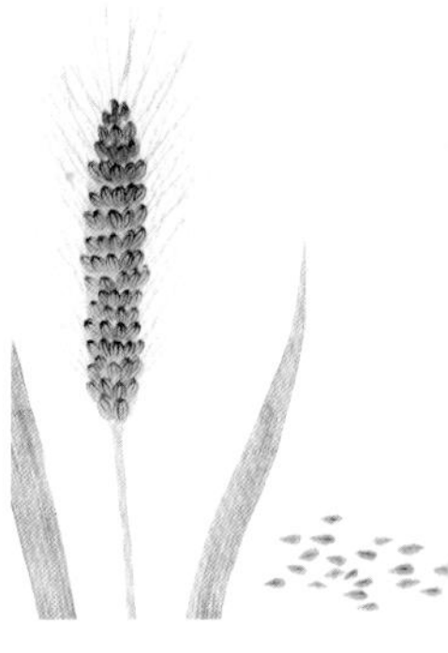

【发明】〔时珍曰〕《别录》麦蘖附见穬麦下，而大麦下无之，则作蘖当以穬为良也。今人通用，不复分别矣。

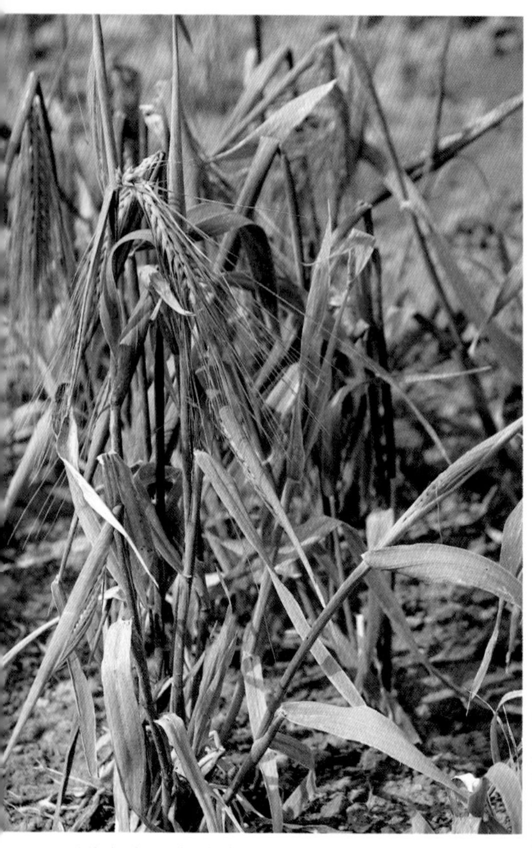

（穬麦为禾本科植物青稞。青稞：一年生草本。秆直立，丛生，高60～80cm，通常具2～4节。叶鞘松弛，基生者长于节间。叶片扁平，质软。圆锥花序开展，呈金字塔形。颖果与内外稃分离。花、果期6～8月。西北、西南、华北和湖北等地有栽培。）

雀麦

【释名】燕麦、蘥、杜姥草、牛星草。〔时珍曰〕此野麦也。燕雀所食，故名。

【集解】〔恭曰〕雀麦在处有之，生故墟野林下。苗叶似小麦而弱，其实似穬麦而细。〔宗奭曰〕苗与麦同，但穗细长而疏。周定王曰：燕麦穗极细，每穗又分小叉十数个，子亦细小。舂去皮，作面蒸食，及作饼食，皆可救荒。

米【气味】甘，平，无毒。**【主治】**充饥滑肠。时珍

苗【气味】甘，平，无毒。**【主治】**女人产不出，煮汁饮之。苏恭

（雀麦为禾本科植物燕麦。燕麦：一年生草本。秆直立，光滑无毛。叶片扁平。圆锥花序开展金字塔形；小穗长18～25mm。颖果被淡棕色柔毛。花果期4～9月。我国东北、华北、西北、西南及广东、广西和华中等地多有栽培。）

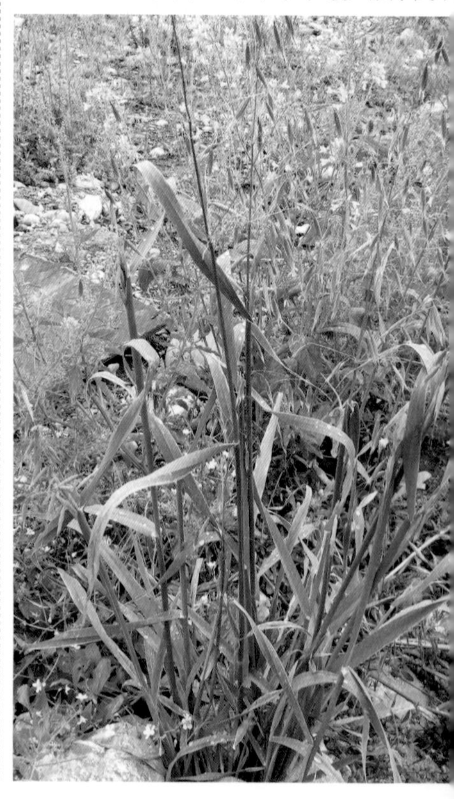

荞麦

【释名】 荍麦、乌麦、花荞。〔时珍曰〕荞麦之茎弱而翘然，易长易收，磨面如麦，故曰荞曰荍，而与麦同名也。俗亦呼为甜荞，以别苦荞。

【集解】〔时珍曰〕荞麦南北皆有。立秋前后下种，八九月收刈，性最畏霜。苗高一二尺，赤茎绿叶，如乌桕树叶。开小白花，繁密粲粲然。结实累累如羊蹄，实有三棱，老则乌黑色。王祯《农书》云：北方多种。磨而为面，作煎饼，配蒜食。或作汤饼，谓之河漏，以供常食，滑细如粉，亚于麦面。南方亦种，但作粉饵食，乃农家居冬谷也。

【气味】 甘，平，寒，无毒。

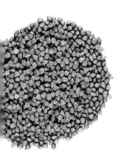

【主治】 实肠胃，益气力，续精神，能炼五脏滓秽。孟诜|作饭食，压丹石毒，甚良。萧炳|以醋调粉，涂小儿丹毒赤肿热疮。吴瑞|降气宽肠，磨积滞，消热肿风痛，除白浊白带，脾积泄泻。以沙糖水调炒面二钱服，治痢疾。炒焦，热水冲服，治绞肠沙痛。时珍

【发明】〔时珍曰〕荞麦最降气宽肠，故能炼肠胃滓滞，而治浊带泄痢腹痛上气之疾，气盛有湿热者宜之。若脾胃虚寒人食之，则大脱元气而落须眉，非所宜矣。

【附方】 **咳嗽上气** 荞麦粉四两，茶末二钱，生蜜二两，水一碗，顺手搅千下。饮之，良久下气不止，即愈。**十水肿喘** 生大戟一钱，荞麦面二钱，水和作饼，炙熟为末。空心茶服，以大小便利为度。**赤白带下** 用荍麦炒焦为末，鸡子白和，丸梧子大。每服五十丸，盐汤下，日三服。**痈疽发背** 一切肿毒。荍麦面、硫黄各二两，为末，井华水和作饼，晒收。每用一饼，磨水傅之。痛则令不痛，不痛则令痛，即愈。**汤火伤灼** 用荞麦面，炒黄研末，水和敷之，如神。**绞肠沙痛** 荞麦面一撮，炒黄，水烹服。**小肠疝气** 荞麦仁（炒去尖）、胡卢巴（酒浸，晒干）各四两，小茴香（炒）一两。为末，酒糊丸梧子大。每空心盐酒下

（荞麦：一年生草本，高40～100cm。单叶互生，下部叶有长柄，上部叶近无柄；叶片三角形或卵状三角形，先端渐尖，基部心形或戟形，全缘。花序总状或圆锥状，顶生或腋生；花梗长；花淡红色或白色，密集；花被5深裂，裂片长圆形。瘦果卵形，有三锐棱，黄褐色，光滑。花、果期7～10月。全国各地均有栽培。）

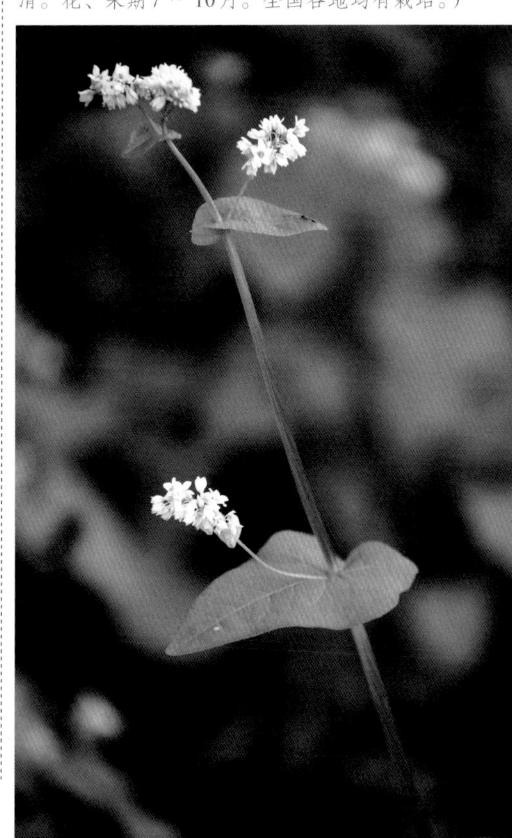

五十丸。两月大便出白脓，去根。

叶【主治】作茹食，下气，利耳目。多食即微泄。士良〔孙思邈曰〕生食，动刺风，令人身痒。

秸【主治】烧灰淋汁取硷熬干，同石灰等分，蜜收。能烂痈疽，蚀恶肉，去靥痣，最良。穰作荐，辟壁虱。时珍〔日华曰〕烧灰淋汁，洗六畜疮，并驴、马躁蹄。

【附方】嘈食 荞麦秸（烧灰淋汁，入锅内煎取白霜）一钱，入蓬砂一钱。研末。每酒服半钱。**壁虱蜈蚣** 荞麦秸作荐，并烧烟熏之。

苦荞麦

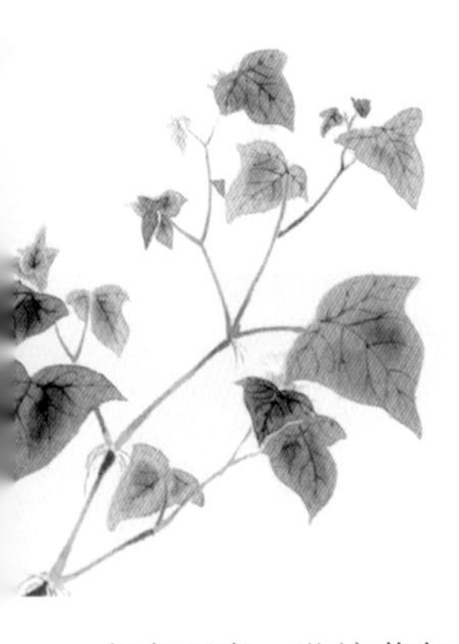

【集解】〔时珍曰〕苦荞出南方，春社前后种之。茎青多枝，叶似荞麦而尖，开花带绿色，结实亦似荞麦，稍尖而棱角不峭。其味苦恶，农家磨捣为粉，蒸使气馏，滴去黄汁，乃可作为糕饵食之，色如猪肝。谷之下者，聊济荒尔。

【气味】甘、苦，温，有小毒。〔时珍曰〕多食伤胃，发风动气，能发诸病，黄疾人尤当禁之。

【附方】明目枕 苦荞皮、黑豆皮、绿豆皮、决明子、菊花，同作枕，至老明目。

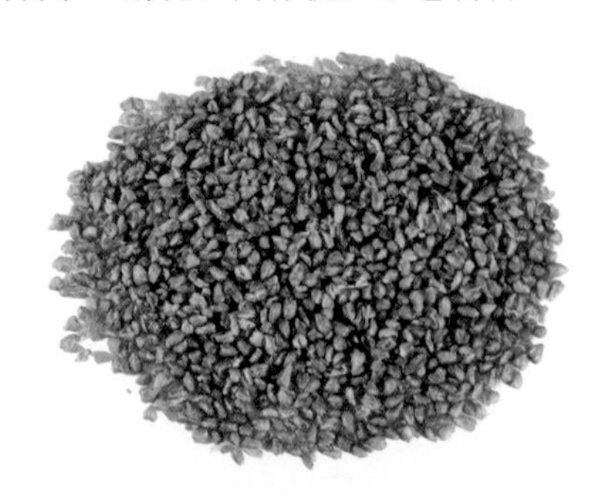

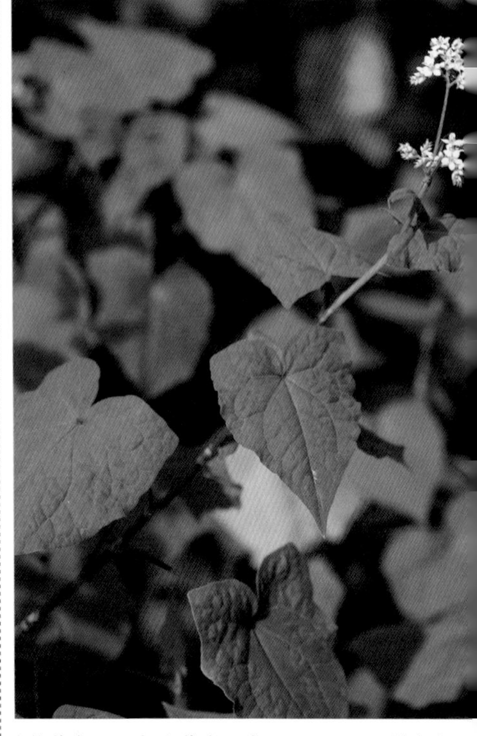

（苦荞麦：一年生草本，高50 ~ 90cm。茎直立，分枝，有细条纹。叶互生，有长柄；叶片宽三角形，先端急尖，基部心形，全缘。总状花序；花梗细长；花排列稀疏，白色或淡红色；花被5深裂，裂片椭圆形。瘦果锥状卵形，有三棱。花、果期6 ~ 9月。我国东北、西北、西南山区有栽培。亦有野生。）

稻

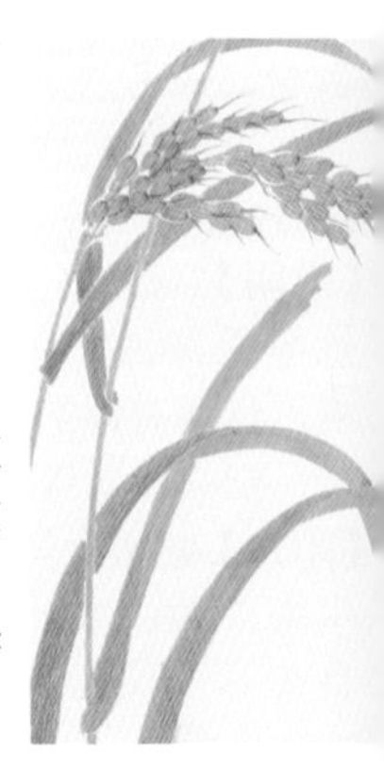

【释名】稌、糯。〔时珍曰〕稻者，粳、糯之通称。〔颖曰〕糯米缓筋，令人多睡，其性懦也。

【集解】〔宗奭曰〕稻米，今造酒糯稻也。其性温，故可为酒。酒为阳，故多热。《西域记》：天竺国土溽热，稻岁四熟，亦可验矣。〔时珍曰〕糯稻，南方水田多种之。

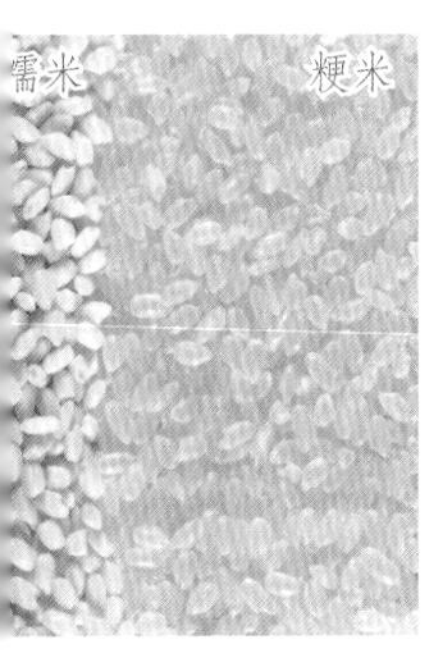

其性黏，可以酿酒，可以为粢，可以蒸糕，可以熬饧，可以炒食。其类亦多，其谷壳有红、白二色，或有毛，或无毛。其米亦有赤、白二色，赤者酒多糟少，一种粒白如霜，长三四分者。

稻米【气味】苦，温，无毒。〔时珍曰〕糯性黏滞难化，小儿、病人最宜忌之。【主治】作饭温中，令人多热，大便坚。《别录》|能行营卫中血积，解芫青、斑蝥毒。士良|益气止泄。思邈|补中益气。止霍乱后吐逆不止，以一合研水服之。《大明》|以骆驼脂作煎饼食，主痔疾。萧炳|作糜一斗食，主消渴。藏器|暖脾胃，止虚寒泄痢，缩小便，收自汗，发痘疮。时珍

【发明】〔时珍曰〕糯米性温，酿酒则热，熬饧尤甚，故脾肺虚寒者宜之。若素有痰热风病，及脾病不能转输，食之最能发病成积。今人冷泄者，炒食即止。老人小便数者，作粢糕或丸子，夜食亦止。其温肺暖脾可验矣。痘证用之，亦取此义。【附方】**霍乱烦渴** 不止。糯米三合，水五升，蜜一合，研汁分服，或煮汁服。**消渴饮水** 方同上。**下痢禁口** 糯谷一升（炒出白花去壳，用姜汁拌湿再炒），为末。每服一匙，汤下，三服即止。**自汗不止** 糯米、小麦麸同炒，为末。每服三钱，米饮下。或煮猪肉点食。**女人白淫** 糙糯米、花椒等分。炒为末，醋糊丸梧子大。每服三四十丸，食前醋汤下。**胎动不安** 下黄水。用糯米一合，黄芪、芎䓖各五钱，水一升，煎八合，分服。

米泔【气味】甘，凉，无毒。【主治】益气，止烦渴霍乱，解毒。食鸭肉不消者，顿饮一盏，即消。时珍【附方】**烦渴不止** 糯米泔任意饮之，即定。研汁亦可。

糯稻花【主治】阴干，入揩牙、乌须方用。时珍

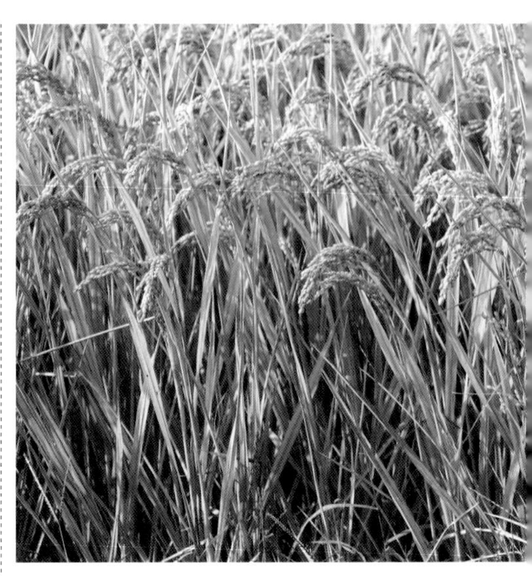

（稻：一年生栽培植物。秆直立，丛生，高约1m。叶片扁平，披针形至条状披针形。圆锥花序疏松，成熟时向下弯曲。花、果期6～10月。我国南北各地均有栽培。）

稻穰 即稻秆。【气味】辛、甘，热，无毒。【主治】黄病如金色，煮汁浸之；仍以谷芒炒黄为末，酒服。藏器|烧灰，治坠扑伤损。苏颂|烧灰浸水饮，止消渴。淋汁，浸肠痔。挼穰藉靴鞋，暖足，去寒湿气。时珍【附方】**喉痹肿痛** 稻草烧取墨烟，醋调吹鼻中，或灌入喉中，滚出痰，立愈。**热病余毒** 攻手足疼痛欲脱。用稻穰灰，煮汁渍之。**下血成痔** 稻藁烧灰淋汁，热渍三五度，瘥。**汤火伤疮** 用稻草灰，冷水淘七遍，带湿摊上，干即易。若疮湿者，焙干油敷，二三次可愈。

谷颖 谷芒也。【主治】黄病，为末酒服。藏器|又解蛊毒，煎汁饮。日华

糯糠【主治】齿黄，烧取白灰，旦旦擦之。时珍

粳

【释名】秔。〔时珍曰〕粳乃谷稻之总名也，有早、中、晚三收。诸本草独以晚稻

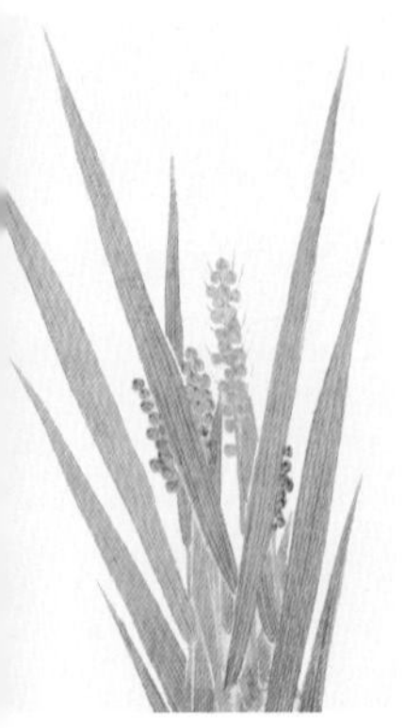

为粳者，非矣。黏者为糯，不黏者为粳。糯者懦也，粳者硬也。但入解热药，以晚粳为良尔。

【集解】〔弘景曰〕粳米，即今人常食之米，但有白、赤、小、大异族四五种，犹同一类也。可作廪米。〔时珍曰〕粳有水、旱二稻。南方土下涂泥，多宜水稻。北方地平，惟泽土宜旱稻。西南夷亦有烧山地为畲田种旱稻者，谓之火米。古者惟下种成畦，故祭祀谓稻为嘉蔬，今人皆拔秧栽插矣。其种近百，名各不同，俱随土地所宜也。

粳米【气味】甘、苦，平，无毒。〔时珍曰〕北粳凉，南粳温。赤粳热，白粳凉，晚白粳寒。新粳热，陈粳凉。凡人嗜生米，久成米瘕，治之以鸡屎白。【主治】益气，止烦止渴止泄。《别录》|温中，和胃气，长肌肉。《蜀本》|补中，壮筋骨，益肠胃。《日华》|煮汁，主心痛，止渴，断热毒下痢。孟诜|合芡实作粥食，益精强志，聪耳明目。好古|通血脉，和五脏，好颜色。时珍。出《养生集要》|常食干粳饭，令人不噎。孙思邈【发明】〔诜曰〕粳米赤者粒大而香，水渍之有味益人。大抵新熟者动气，经再年者亦发病。惟江南人多收火稻贮仓，烧去毛，至春舂米食之，即不发病宜人，温中益气，补下元也。〔时珍曰〕粳稻六七月收者为早粳，止可充食；八九月收者为迟粳；十月收者为晚粳。北方气寒，粳性多凉，八九月收者即可入药。南方气热，粳性多温，惟十月晚稻气凉乃可入药。迟粳、晚粳得金气多，故色白者入肺而解热也。早粳得土气多，故赤者益脾而白者益胃。若滇、岭之粳则性热，惟彼土宜之耳。【附方】**霍乱吐泻** 烦渴欲绝。用粳米二合研粉，入水二盏研汁，和淡竹沥一合，顿服。**自汗不止** 粳米粉绢包，频频扑之。**卒心气痛** 粳米二升。水六升，煮六七沸服。**胎动腹痛** 急下黄汁。用粳米五升，黄芪六两，水七升，煎二升，分四服。**赤根丁肿** 白粉熬黑，和蜜敷之。

淅二泔【释名】米沛。〔时珍曰〕淅，音锡，洗米也。沛，汁也。泔，甘汁也。第二次者，清而可用，故曰淅二泔。【气味】甘，寒，无毒。【主治】清热，止烦渴，利小便，凉血。时珍【发明】〔戴原礼曰〕风热赤眼，以淅二泔睡时冷调洗肝散、菊花散之类，服之。【附方】**吐血不止** 陈红米泔水，温服一钟，日三次。**鼻出衄血** 频饮淅二泔，仍以真麻油或萝卜汁滴入之。**鼻上酒齄** 以淅二泔食后冷饮。外以硫黄入大菜头内，煨碾涂之。**服药过剂** 闷乱者。粳米沛饮之。

炒米汤【主治】益胃除湿。不去火毒，令人作渴。时珍

粳谷奴 谷穗煤黑者。【主治】走马喉痹，烧研，酒服方寸匕，立效。时珍。出《千金》

禾秆【主治】解砒毒，烧灰，新汲水淋汁滤清，冷服一碗，毒当下出。时珍。出《卫生易简方》

籼

【释名】占稻、早稻。〔时珍曰〕籼，亦粳属之先熟而鲜明之者，故谓之籼。

【集解】〔时珍曰〕籼似粳而粒小，始自闽人，得种于占城国。宋真宗遣使就闽取三万斛，分给诸道为种，故今各处皆有之。高仰处俱可种，其熟最早，六七月可收。品类亦多，有赤、白二色，与粳大同小异。

米【气味】甘，温，无毒。【主治】温中益气，养胃和脾，除湿止泄。时珍

第二十三卷　谷部二

谷之二　稷粟类

稷

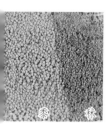

【释名】稌、粢。〔时珍曰〕稷，从禾从畟，畟音即，谐声也。

【集解】〔颂曰〕稷米，出粟处皆能种之。今人不甚珍此，惟祠事用之。农家惟以备他谷之不熟，则为粮耳。〔时珍曰〕稷与黍，一类二种也。黏者为黍，不黏者为稷。稷可作饭，黍可酿酒。犹稻之有粳与糯也。

稷米【气味】甘，寒，无毒。【主治】益气，补不足。《别录》|治热，压丹石毒发热，解苦瓠毒。《日华》|作饭食，安中利胃宜脾。凉血解暑。时珍。《生生编》【附方】**补中益气** 羊肉一脚，熬汤，入河西稷米、葱、盐，煮粥食之。**痈疽发背** 粢米粉熬黑，以鸡子白和涂练上，剪孔贴之，干则易，神效。

黍

【释名】赤黍曰虋、曰糜，白黍曰芑，黑黍曰秬，一稃二米曰秠。〔时珍曰〕按许慎《说文》云：黍可为酒，从禾入水为意也。

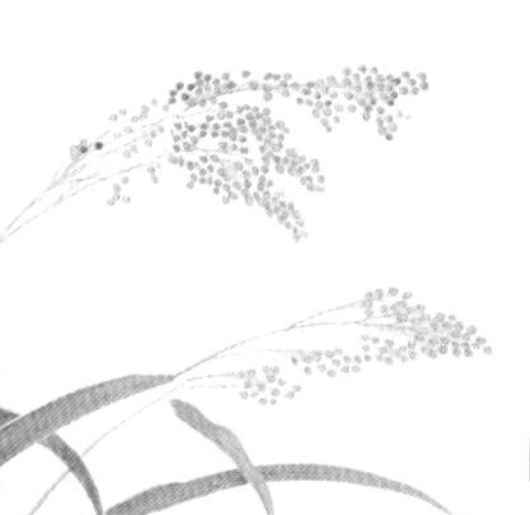

【集解】〔弘景曰〕其苗如芦而异于粟，粒亦大。〔颂曰〕今汴、洛、河、陕间皆种之。〔时珍曰〕黍乃稷之黏者。亦有赤、白、黄、黑数种，其苗色亦然。俱以三月种者为上时，五月即熟。四月种者为中时，七月即熟。五月种者为下时，八月乃熟。白者亚于糯，赤者最黏，可蒸食，俱可作饧。古人以黍粘履，以黍雪桃，皆取

（黍：一年生栽培草本。秆粗壮，直立，高60～120cm，节密被髭毛，节下具疣毛。叶片线状披针形，边缘常粗糙。圆锥花序开展，成熟后下垂。花、果期7～10月。我国东北、华北、西北、华南、西南以及华东等有栽培。）

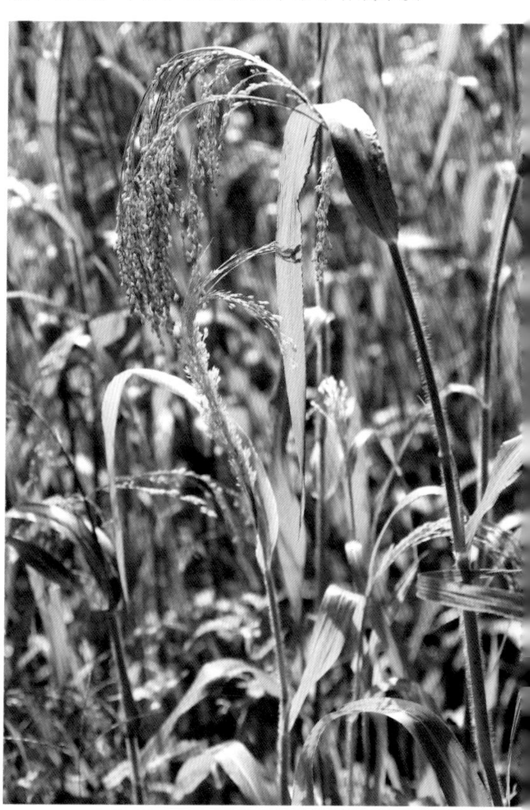

其黏也。菰叶裹成粽食，谓之角黍。

黍米 此通指诸黍米也。【气味】甘，温，无毒。久食令人多热烦。【主治】益气，补中。《别录》|烧灰和油，涂杖疮，止痛，不作瘢。孟诜|嚼浓汁，涂小儿鹅口疮，有效。时珍【附方】**男子阴易** 黍米二两，煮薄粥，和酒饮，发汗即愈。**心痛不瘥** 四十年者。黍米淘汁，温服随意。**闪肭脱臼** 赤黑肿痛。用黍米粉、铁浆粉各半斤，葱一斤，同炒存性，研末。以醋调服三次后，水调入少醋贴之。

丹黍米 即赤黍也。【气味】甘，微寒，无毒。【主治】咳逆上气，霍乱，止泄利，除热，止烦渴。《别录》|下气，止咳嗽，退热。《大明》|治鳖瘕，以新熟者淘泔汁，生服一升，不过三二度愈。孟诜【附方】**小儿鹅口** 不乳者。丹黍米嚼汁涂之。

穰茎并根【气味】辛，热，有小毒。【主治】煮汁饮之，解苦瓠毒。浴身，去浮肿。和小豆煮汁服，下小便。孟诜|烧灰酒服方寸匕，治妊娠尿血。丹黍根茎：煮汁服，利小便，止上喘。时珍【附方】**通身水肿** 以黍茎扫帚煮汤浴之。**脚气冲心** 黍穰一石，煮汁，入椒目一升，更煎十沸，渍脚，三四度愈。**天行豌疮** 不拘人畜。用黍穰浓煮汁洗之。一茎者是穄穰，不可用。**疮肿伤风** 中水痛剧者。黍穰烧烟，熏令汗出，愈。

蜀黍

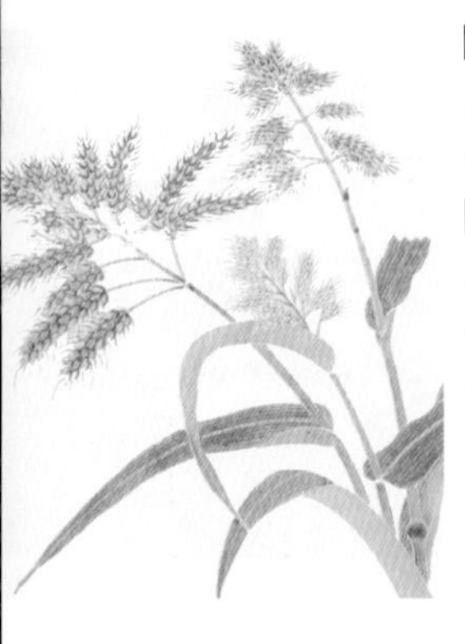

【释名】蜀秫、芦穄、芦粟、木稷、荻粱、高粱。

【集解】〔颖曰〕蜀黍北地种之，以备缺粮，余及牛马。谷之最长者。南人呼为芦。〔时珍曰〕蜀黍宜下地。春月布种，秋月收之。茎高丈许，状似

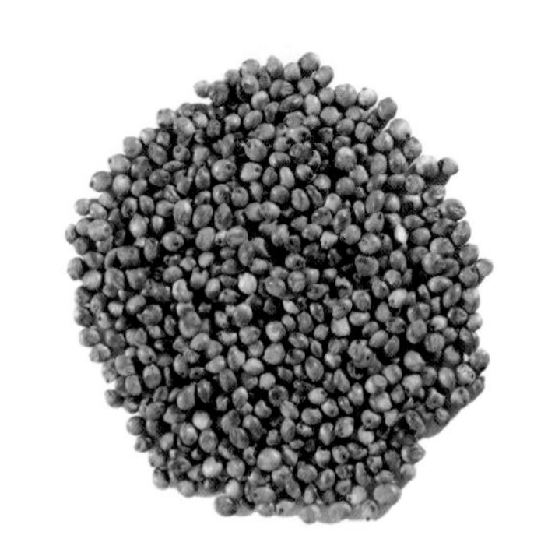

芦荻而内实。叶亦似芦。穗大如帚。粒大如椒，红黑色。米性坚实，黄赤色。有二种：黏者可和糯秫酿酒作饵；不黏者可以作糕煮粥。可以济荒，可以养畜，梢可作帚，茎可织箔席、编篱、供爨，最有利于民者。其谷壳浸水色红，可以红酒。

（蜀黍为禾本科植物高粱。高粱：一年生栽培作物。秆高随栽培条件及品种而异。叶片狭长披针形。圆锥花序有轮生、互生或对生的分枝。颖果倒卵形，成熟后露出颖外，花、果期秋季。我国北方普遍栽培。）

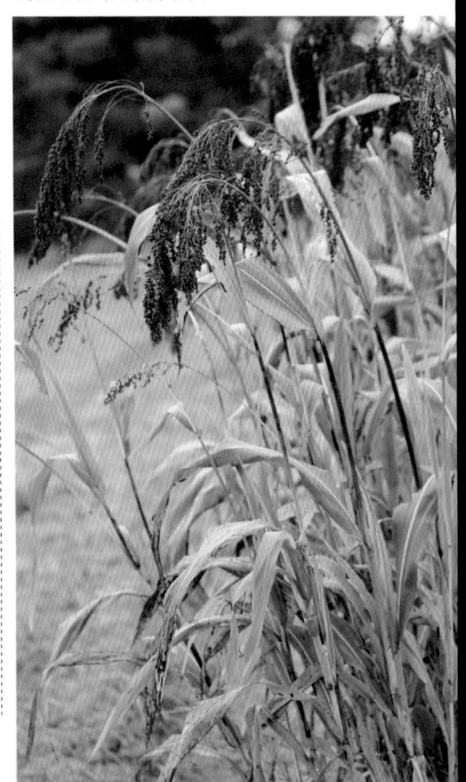

米【气味】甘，涩，温，无毒。【主治】温中，涩肠胃，止霍乱。黏者与黍米功同。时珍

根【主治】煮汁服，利小便，止喘满。烧灰酒服，治产难有效。时珍【附方】**小便不通**止喘。红秫散：用红秫黍根二两，扁蓄一两半，灯心百茎，上捣罗。每服半两，流水煎服。

玉蜀黍

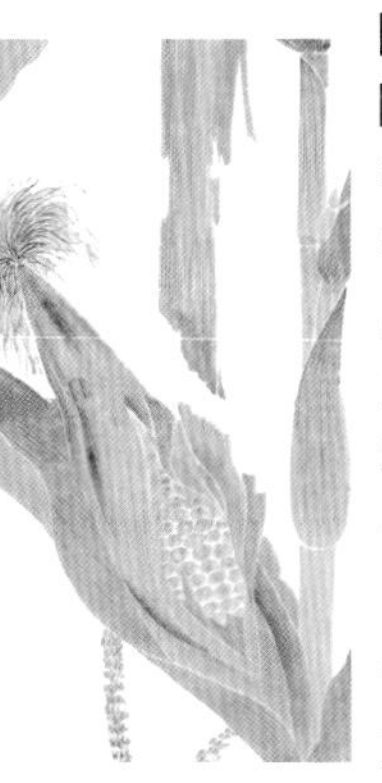

【释名】玉高粱。

【集解】〔时珍曰〕玉蜀黍种出西土，种者亦罕。其苗叶俱似蜀黍而肥矮，亦似薏苡。苗高三四尺。六七月开花成穗如秕麦状。苗心别出一苞，如棕鱼形，苞上出白须垂垂。久则苞拆子出，颗颗攒簇。子亦大如棕子，黄白色。可炸炒食之。炒拆白花，如炒拆糯谷之状。

米【气味】甘，平，无毒。【主治】调中开胃。时珍

根叶【主治】小便淋沥沙石，痛不可忍，煎汤频饮。时珍

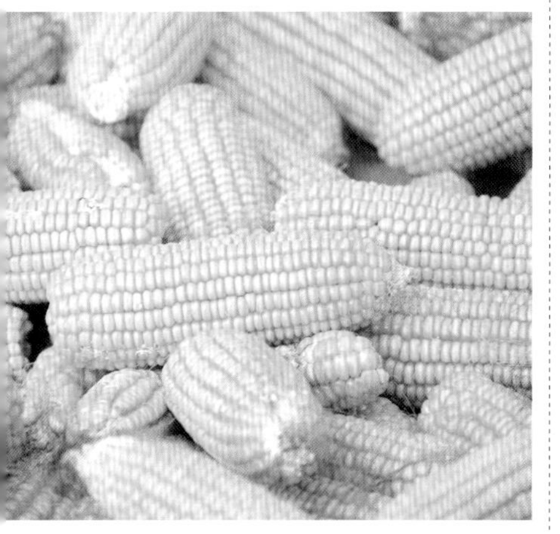

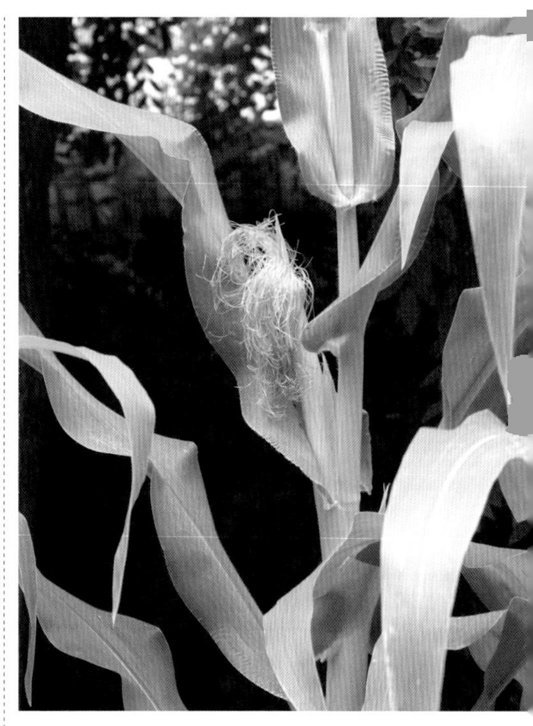

（玉蜀黍：高大一年生栽培植物。秆粗壮，直立，高1～4m，不分枝，基部节处常有气生根。叶片宽大，线状披针形，边缘呈波状皱褶。雄花序为顶生圆锥花序；雌花序在叶腋内抽出，呈圆柱状，外包有多数鞘状苞片，雌小穗密集成纵行排列于粗壮的穗轴上。花、果期7～9月。全国各地广泛栽培。）

粱

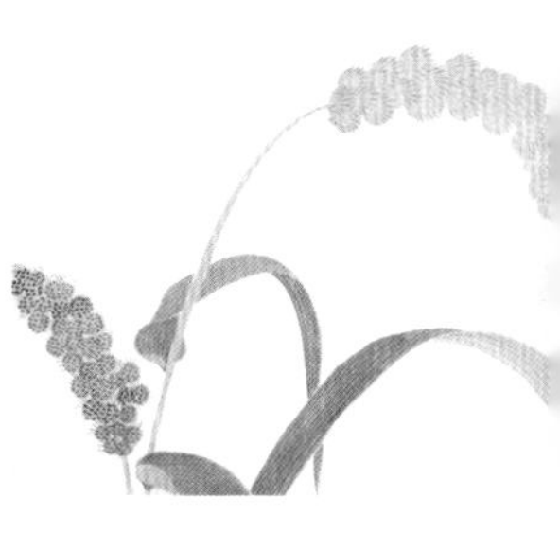

【释名】〔时珍曰〕粱者，良也，谷之良者也。或云种出自梁州，或云粱米性凉，故得粱名，皆各执己见也。粱即粟也。考之《周礼》，九谷、六谷之名，有粱无粟可知矣。自汉以后，始以大而毛长者为粱，细而毛短者为粟。今则通呼为粟，而粱之名反隐矣。今世俗称粟中

之大穗长芒，粗粒而有红毛、白毛、黄毛之品者，即粱也。

【集解】〔恭曰〕粱虽粟类，细论则别。黄粱出蜀、汉、商、浙间，穗大毛长，谷米俱粗于白粱。而收子少，不耐水旱。食之香美，胜于诸粱，人号竹根黄。陶以竹根为白粱，非矣。白粱穗大多毛且长，而谷粗扁长，不似粟圆也。米亦白而大，食之香美，亚于黄粱。青粱谷穗有毛而粒青，米亦微青而细于黄、白粱，其粒似青稞而少粗，早熟而收薄。夏月食之，极为清凉。但味短色恶，不如黄、白粱，故人少种之。作饧清白，胜于余米。

黄粱米【气味】甘，平，无毒。【主治】益气，和中，止泄。《别录》|去客风顽痹。

(粱为禾本科植物粟。粟：一年生草本，秆圆柱形，高60～150cm。叶片条状披针形，有明显的中脉。穗状圆锥花序。颖果。我国各地广泛种植。)

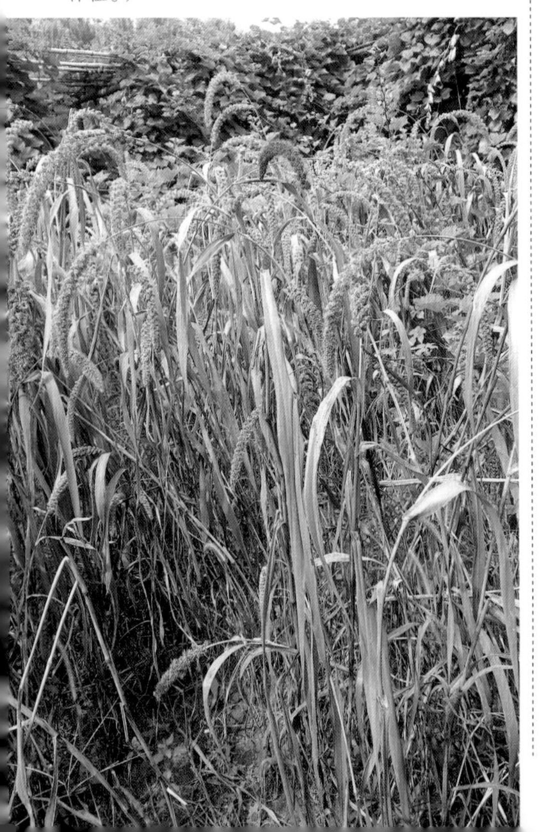

《日华》|止霍乱下痢，利小便，除烦热。时珍【附方】**霍乱烦躁** 黄粱米粉半升，水升半，和绞如白饮，顿服。**小儿鼻干** 无涕，脑热也。用黄米粉、生矾末各一两。每以一钱，水调贴囟上，日二次。**小儿赤丹** 用土番黄米粉，和鸡子白涂之。**小儿生疮** 满身面如火烧。以黄粱米一升研粉，和蜜水调之，以瘥为度。

白粱米【气味】甘，微寒，无毒。【主治】除热，益气。《别录》|除胸膈中客热，移五脏气，缓筋骨。凡患胃虚并呕吐食及水者，以米汁二合，生姜汁一合，和服之，佳。孟诜|炊饭食之，和中，止烦渴。时珍【附方】**霍乱不止** 白粱米粉五合。水一升，和煮粥食。**手足生疣** 取白粱米粉，铁铫炒赤研末。以众人唾和涂之，厚一寸，即消。

青粱米【气味】甘，微寒，无毒。【主治】胃痹，热中消渴，止泄痢，利小便，益气补中，轻身长年。煮粥食之。《别录》|健脾，治泄精。《大明》【发明】〔时珍曰〕今粟中有大而青黑色者是也。其谷芒多米少，禀受金水之气，其性最凉，而宜病患。【附方】**脾虚泄痢** 青粱米半升，神麴(炙捣罗为末)一合，日日煮粥食，即愈。**老人血淋** 车前五合，绵裹煮汁，入青粱米四合，煮粥饮汁。亦能明目，引热下行。**一切毒药** 及鸩毒，烦懑不止。用甘草三两(水五升，煮取二升，去滓)，入黍米粉一两，白蜜三两。煎如薄粥食之。

粟

【释名】籼粟。〔时珍曰〕粟，古文作㮚，象穗在禾上之形。古者以粟为黍、稷、粱、秫之总称，而今之粟，在古但呼为粱。后人乃专以粱之细者名粟，故唐孟诜《本草》言人不识粟，而近世皆不识粟也。大抵黏者为秫，不黏者为粟。故呼此为籼粟，以别秫而配籼。北人谓之小米也。

【集解】〔时珍曰〕粟，即粱也。穗大而毛长粒粗者为粱，穗小而毛短粒细者为粟。贾思勰《齐民要术》云：粟之成熟有早、晚，苗秆有高、下，收实有息耗，质性有强弱，米味有美恶，山泽有异宜。顺天时，量地利，则用力少而成功多；任性返道，劳而无获。大抵早粟皮薄米实，晚粟皮厚米少。

粟米 即小米。**【气味】**咸，微寒，无毒。**【主治】**养肾气，去脾胃中热，益气。陈者：苦，寒。治胃热消渴，利小便。《别录》|止痢，压丹石热。孟诜|水煮服，治热腹痛及鼻衄。为粉，和水滤汁，解诸毒，治霍乱及转筋入腹，又治卒得鬼打。藏器|解小麦毒，发热。士良|治反胃热痢。煮粥食，益丹田，补虚损，开肠胃。时珍。《生生编》**【发明】**〔时珍曰〕粟之味咸淡，气寒下渗，肾之谷也，肾病宜食之。虚热消渴泄痢，皆肾病也。渗利小便，所以泄肾邪也。降胃火，故脾胃之病宜食之。**【附方】****胃热消渴** 以陈粟米炊饭，食之，良。**反胃吐食** 脾胃气弱，食不消化，汤饮不下。用粟米半升杵粉，水丸梧子大。七枚煮熟，入少盐，空心和汁吞下。或云：纳醋中吞之，得下便已。**鼻衄不止** 粟米粉，水煮服之。**孩子赤丹** 嚼粟米敷之。**汤火灼伤** 粟米炒焦投水，澄取汁，煎稠如糖。频敷之，能止痛，灭瘢痕。

粟泔汁 **【主治】**霍乱卒热，心烦渴，饮数升立瘥。臭泔：止消渴，尤良。苏恭|酸泔及淀：洗皮肤瘙疥，杀虫。饮之，主五痔。和臭樗皮煎服，治小儿疳痢。藏器**【附方】****眼热赤肿** 粟米泔淀（极酸者）、生地黄等分，研匀摊绢上，方圆二寸，贴目上熨之。干即易。**疳疮月蚀** 寒食泔淀，敷之良。

粟糖 **【主治】**痔漏脱肛，和诸药熏之。时珍

秫

【释名】众、糯秫、糯粟、黄糯。〔时珍曰〕秫字篆文，象其禾体柔弱之形，俗呼糯粟是矣。北人呼为黄糯，亦曰黄米。酿酒劣于糯也。

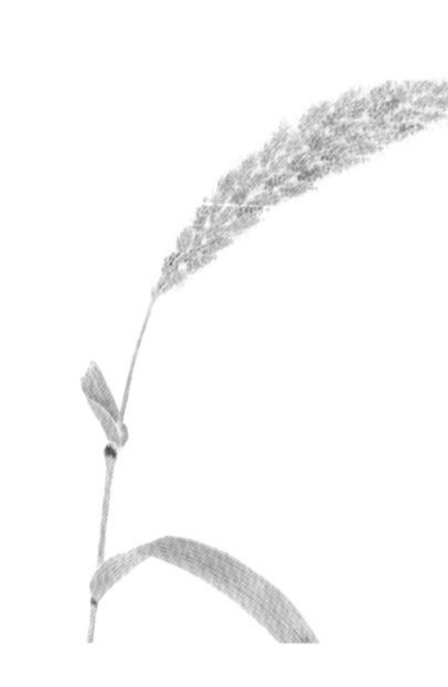

【集解】〔禹锡曰〕秫米似黍米而粒小，可作酒。〔时珍曰〕秫即粱米、粟米之黏者。有赤、白、黄三色，皆可酿酒、熬糖、作餈糕食之。

秫米 即黄米。**【气味】**甘，微寒，无毒。**【主治】**寒热，利大肠，疗漆疮。《别录》|治筋骨挛急，杀疮疥毒热。生捣，和鸡子白，敷毒肿，良。孟诜|主犬咬，冻疮，嚼敷之。《日华》|治肺疟，及阳盛阴虚，夜不得眠，及食鹅鸭成癥，妊娠下黄汁。时珍

【发明】〔弘景曰〕北人以此米作酒煮糖，肥软易消。方药不正用，惟嚼以涂漆疮及酿诸药醪尔。〔时珍曰〕秫者，肺之谷也，肺病宜食之。故能去寒热，利大肠。大肠者肺之合，而肺病多作皮寒热也。

【附方】**赤痢不止** 秫米一把，鲫鱼鲊二脔，薤白一虎口，煮粥食之。**筋骨挛急**〔诜曰〕用秫米一石，麹三斗，地黄一斤，茵陈蒿（炙黄）半斤。一依酿酒法之，良。**肺疟寒热** 痰聚胸中，病至令人心寒，寒甚乃热，善惊如有所见。恒山三钱，甘草半钱，秫米三十五粒，水煎。未发时，分作三次服。

䅟子

【释名】龙爪粟、鸭爪稗。〔时珍曰〕䅟乃不黏之称也。又不实之貌也。龙爪、鸭爪，象其穗歧之形。

【集解】〔周定王曰〕䅟子生水田中及下湿

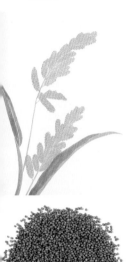

地。叶似稻，但差短。梢头结穗，仿佛稗子穗。其子如黍粒大，茶褐色。捣米，煮粥、炊饭、磨面皆宜。〔时珍曰〕䅟子，山东、河南亦五月种之。苗如茭黍，八九月抽茎，有三棱，如水中藨草之茎。开细花，簇簇结穗如粟穗，而分数歧，如鹰爪之状。内有细子如黍粒而细，赤色。其稃甚薄，其味粗涩。

【气味】甘，涩，无毒。

【主治】补中益气，厚肠胃，济饥。

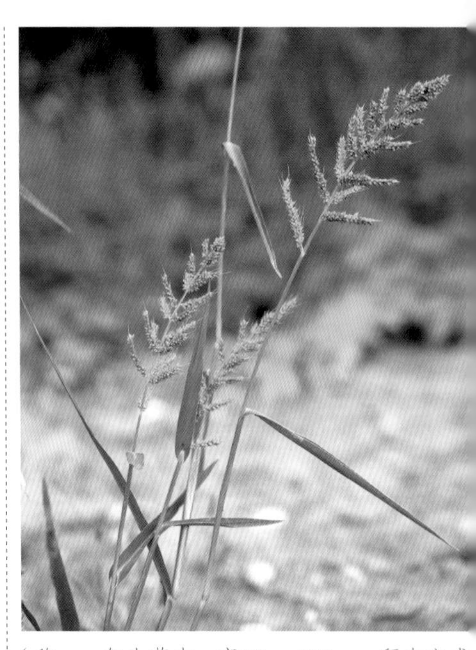

（稗：一年生草本，高50 ~ 130cm。秆直立或广展。叶片扁平，线形。圆锥花序直立，狭，不规则的尖塔形；分枝复生，覆叠，广展或紧贴。花果期夏秋季。分布遍及全国温暖地区。生长于沼泽处。）

稗

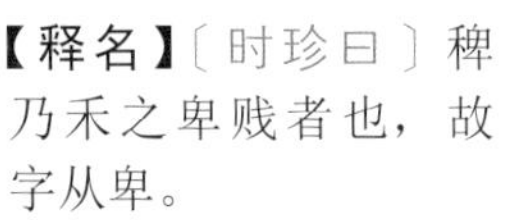

【释名】〔时珍曰〕稗乃禾之卑贱者也，故字从卑。

【集解】〔时珍曰〕稗处处野生，最能乱苗。其茎叶穗粒并如黍稷。一斗可得米三升。〔周定王曰〕稗有水稗、旱稗。水稗生田中。旱稗苗叶似䅟子，色深绿，根下叶带紫色。梢头出扁穗，结子如黍粒，茶褐色，味微苦，性温。以煮粥、炊饭、磨面食之皆宜。

稗米【气味】辛、甘、苦，微寒，无毒。

【主治】作饭食，益气宜脾，故曹植有芳菰精稗之称。时珍

狼尾草

【释名】稂、董蓢、狼茅、宿田翁、守田。

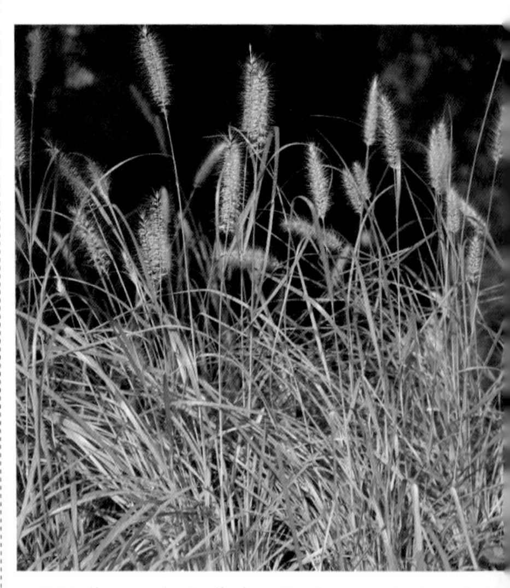

（狼尾草：一年生草本。秆直立，丛生，高达30 ~ 120cm。叶片线形。圆锥花序圆柱形，密被柔毛。花、果期夏秋季。生于田岸、荒地、道旁及小山坡上。分布几遍全国。）

〔时珍曰〕狼尾，其穗象形也。

【集解】〔时珍曰〕狼尾茎、叶、穗、粒并如粟，而穗色紫黄，有毛。荒年亦可采食。

米【气味】甘，平，无毒。【主治】作饭食之，令人不饥。藏器

东廧

【集解】〔藏器曰〕东廧生河西。苗似蓬，子似葵。九月、十月熟，可为饭食。《广志》云：东廧子粒似葵，青黑色。并、凉间有之。〔时珍曰〕《魏书》云：乌丸地宜东廧，似穄，可作白酒。又《广志》云：

（东廧可能为苋科植物沙蓬。沙蓬：茎坚硬，具不明显的条棱；由基部分枝，最下部的一层分枝通常对生或轮生，平卧，上部枝条互生，斜展。叶无柄，披针形、披针状条形或条形。穗状花序紧密，卵圆状或椭圆状。果实卵圆形或椭圆形。花果期8～10月。生于沙丘上。分布于东北、河北、河南、山西、内蒙古、陕西、甘肃、宁夏、青海、新疆和西藏。）

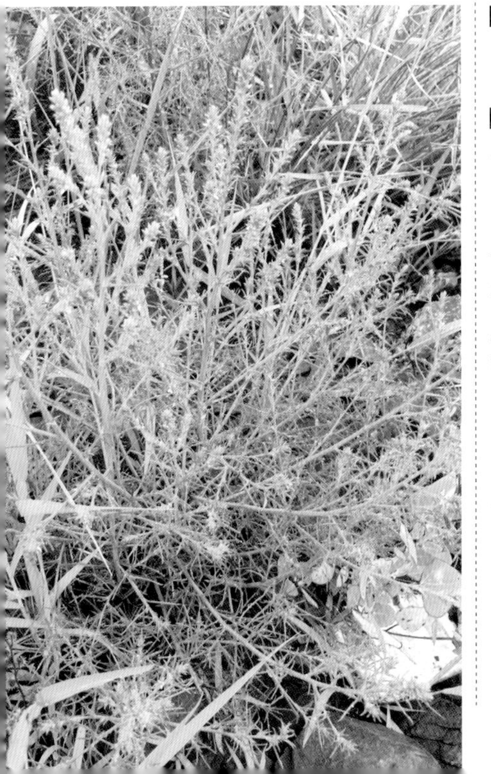

梁禾，蔓生，其子如葵子，其米粉白如面，可作饘粥。六月种，九月收。牛食之尤肥。此亦一谷似东廧者也。

子【气味】甘，平，无毒。【主治】益气轻身。久服，不饥，坚筋骨，能步行。藏器

菰米

【释名】茭米、雕蓬、雕苽、雕胡。

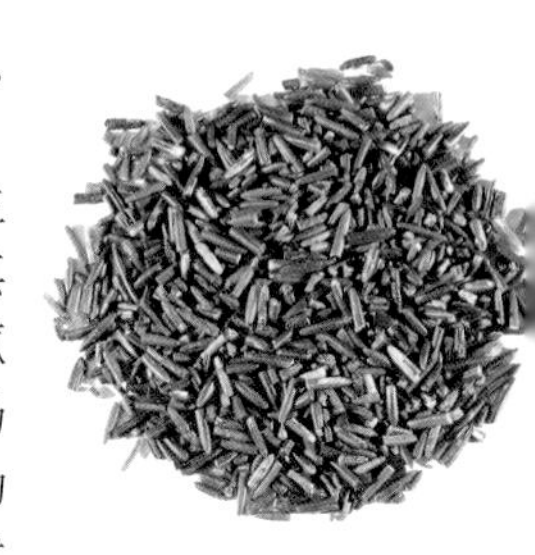

【集解】〔颂曰〕菰生水中，叶如蒲苇。其苗有茎梗者，谓之菰蒋草。至秋结实，乃雕胡米也。古人以为美馔。今饥岁，人犹采以当粮。〔时珍曰〕雕胡，九月抽茎，开花如苇芀。结实长寸许，霜后采之，大如茅针，皮黑褐色。其米甚白而滑腻，作饭香脆。

【气味】甘，冷，无毒。

【主治】止渴。藏器|解烦热，调肠胃。时珍

蓬草子

【集解】〔时珍曰〕珍按蓬类不一：有雕蓬，即菰草也，见菰米下；有黍蓬，即青科也；又有黄蓬草、飞蓬草。黄蓬草生湖泽中，叶如菰蒲，秋月结实成穗，子细如雕胡米。饥年人采食之，须浸洗曝舂，乃不苦涩。青科西南夷人种之，叶如茭黍，秋月结实成穗，有子如赤黍而细，其稃甚薄，曝舂炊食。又粟类有七棱青科、八棱青科，麦类有青稞、黄稞，皆非此类，乃物异名同也。其飞蓬乃藜蒿之类，末大本小，风易拔之，故号飞蓬。子如灰藋子，亦可济荒。

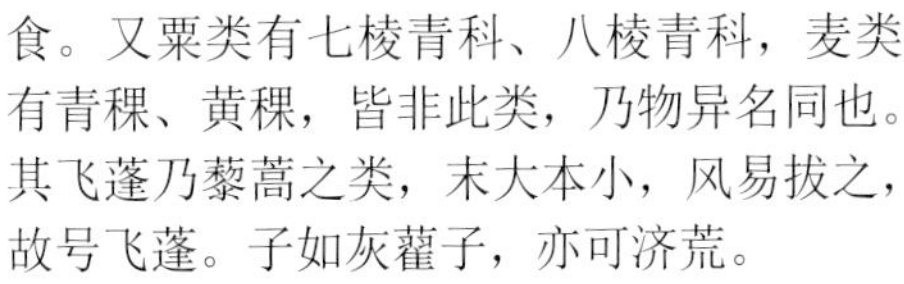

子【气味】酸、涩，平，无毒。【主治】作饭食之，益饥，无异粳米。藏器

茵草

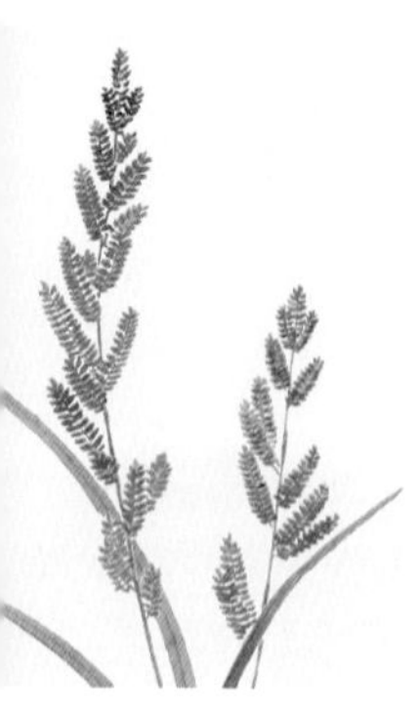

【释名】皇、守田、守气。〔时珍曰〕皇、茵，音相近也。

【集解】〔藏器曰〕茵草生水田中，苗似小麦而小。四月熟，可作饭。〔时珍曰〕《尔雅》：皇，守田。郭璞云：一名守气，生废田中，似燕麦，子如雕胡，可食。

米【气味】甘，寒，无毒。【主治】作饭，去热，利肠胃，益气力。久食，不饥。藏器

䓲草

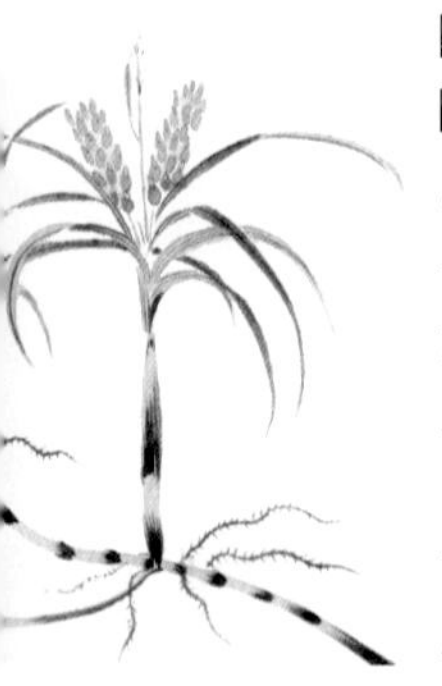

【释名】自然谷、禹余粮。

【集解】〔藏器曰〕《博物志》云：东海洲上有草名曰䓲。有实，食之如大麦。七月熟，民敛获至冬乃讫。呼为自然谷，亦曰禹余粮。此非石之禹余粮也。〔珣曰〕䓲实如球子，八月收之。彼民常食，中国未曾见也。〔时珍曰〕按《方孝孺集》有海米行，盖亦䓲草之类也。其诗云：海边有草名海米，大非蓬蒿小非荠。妇女携篮昼作群，采摘仍于海中洗。归来涤釜烧松枝，煮米为饭充朝饥。莫辞苦涩咽不下，性命聊假须臾时。

子【气味】甘，平，无毒。【主治】不饥，轻身。藏器|补虚羸损乏，温肠胃，止呕逆。久食健人。李珣

薏苡仁

【释名】解蠡、芑实、回回米、薏珠子。〔时珍曰〕俗名草珠儿。

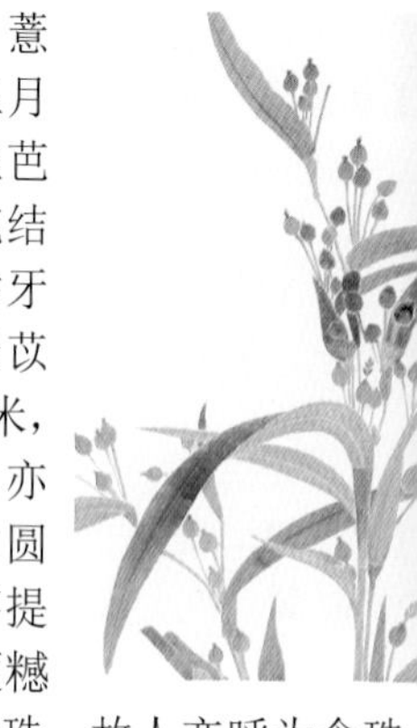

【集解】〔时珍曰〕薏苡，人多种之。二三月宿根自生。叶如初生芭茅。五六月抽茎开花结实。有二种：一种粘牙者，尖而壳薄，即薏苡也。其米白色如糯米，可作粥饭及磨面食，亦可同米酿酒。一种圆而壳厚坚硬者，即菩提子也。其米少，即粳糯也。但可穿作念经数珠，故人亦呼为念珠云。其根并白色，大如匙柄，纠结而味甘也。

薏苡仁【气味】甘，微寒，无毒。【主治】筋急拘挛，不可屈伸，久风湿痹，下气。久服，轻身益气。《本经》|除筋骨中邪气不仁，利肠胃，消水肿，令人能食。《别录》|炊饭作面食，主不饥，温气。煮饮，止消渴，杀蛔虫。藏器|治肺痿肺气，积脓血，咳嗽涕唾，上气。煎服，破毒肿。甄权|去干湿脚气，大验。孟诜|健脾益胃，补肺清热，去风胜湿。炊饭食，治冷气。煎饮，利小便热淋。时珍【发明】〔时珍曰〕薏苡仁属土，阳明药也，故能健脾益胃。虚则补其母，故肺痿、肺痈用之。筋骨之病，以治阳明为本，故拘挛筋急风痹者用之。土能胜水除湿，故泄痢水肿用之。【附方】**风湿身疼** 日晡剧者，张仲景麻黄杏仁薏苡仁汤主之。麻黄三两，杏仁二十枚，甘草、薏苡仁各一两，以水四升，煮取二升，分再服。**水肿喘急** 用郁李仁三两（研）。以水滤汁，煮薏苡仁饭，日二食之。**沙石热淋** 痛不可忍。用玉秫，即薏苡仁也，子、叶、根皆可用，水煎热饮。夏月冷饮。以通为度。**消渴饮水** 薏苡仁煮粥饮，并煮粥食之。

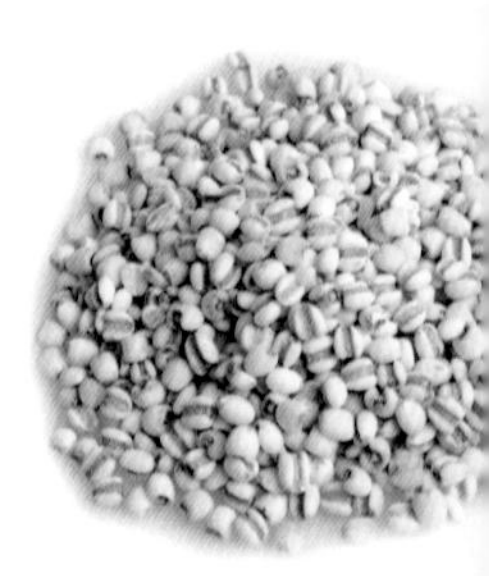

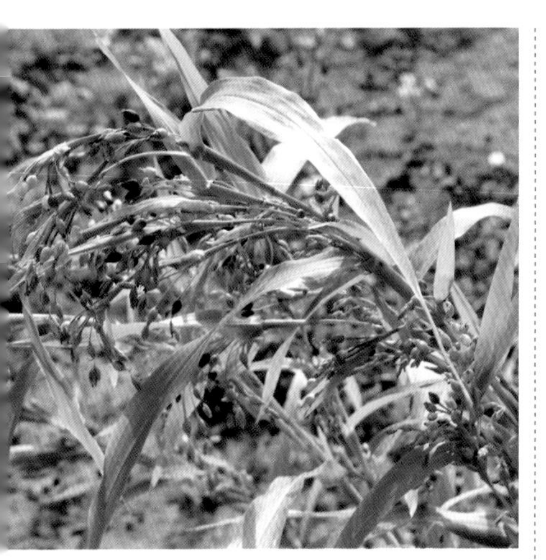

（薏苡：一年或多年生草本，高1～1.5m。秆直立。叶片线状披针形，边缘粗糙，中脉粗厚，于背面凸起。总状花序腋生成束。颖果外包坚硬的总苞，卵形或卵状球形。花期7～9月，果期9～10月。我国大部分地区有栽培。）

根【气味】甘，微寒，无毒。【主治】下三虫。《本经》|煮汁糜食甚香，去蛔虫，大效。弘景|煮服，堕胎。藏器|治卒心腹烦满及胸胁痛者，剉煮浓汁，服三升乃定。苏颂。出《肘后方》|捣汁和酒服，治黄疸有效。时珍【附方】**黄疸如金** 薏苡根煎汤频服。**经水不通** 薏苡根一两，水煎服之。不过数服，效。**牙齿风痛** 薏苡根四两，水煮含漱，冷即易之。

叶【主治】作饮气香，益中空膈。苏颂|暑月煎饮，暖胃益气血。初生小儿浴之，无病。时珍。出《琐碎录》

罂子粟

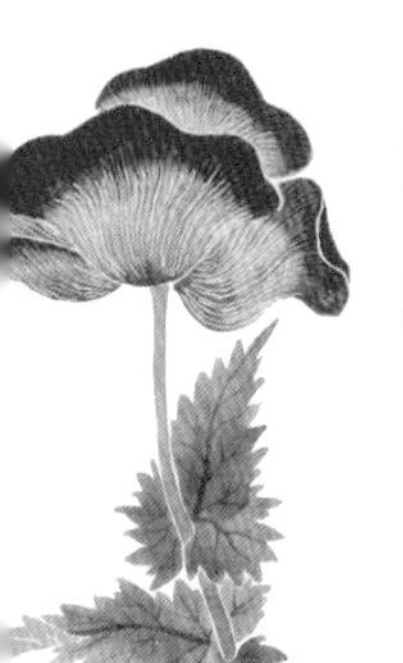

【释名】米囊子、御米、象谷。

【集解】〔时珍曰〕罂粟秋种冬生，嫩苗作蔬食甚佳。叶如白苣，三四月抽薹结青苞，花开则苞脱。花凡四瓣，大如仰盏，罂在花中，须蕊裹之。花开三日即谢，而罂在茎头，长一二寸，大如马兜铃，上有盖，下有蒂，宛然如酒罂。中有白米极细，可煮粥和饭食。水研滤浆，同绿豆粉作腐食尤佳。其花变态，本自不常。有白者、红者、紫者、粉红者、杏黄者、半红者、半紫者、半白者，艳丽可爱，故曰丽春，又曰赛牡丹，曰锦被花。

米【气味】甘，平，无毒。【主治】丹石发动，不下饮食，和竹沥煮作粥食，极美。《开宝》〔寇曰〕服石人研此水煮，加蜜作汤饮，甚宜。行风气，逐邪热，治反胃胸中痰滞。颂|治泻痢，润燥。时珍【附方】**反胃吐食** 罂粟粥：用白罂粟米三合，

（罂子粟为罂粟科植物罂粟。罂粟：一年生草本，茎直立，不分枝。叶互生，茎下部的叶有短柄，上部的叶无柄，抱于茎上；叶片长卵形或狭长椭圆形，边缘为不整齐的波状锯齿。花单一，顶生，花瓣4，边缘浅波状或各种分裂，白色、粉红色、红色至紫色。蒴果球形或长圆状椭圆形。花期4～6月，果期6～8月。）

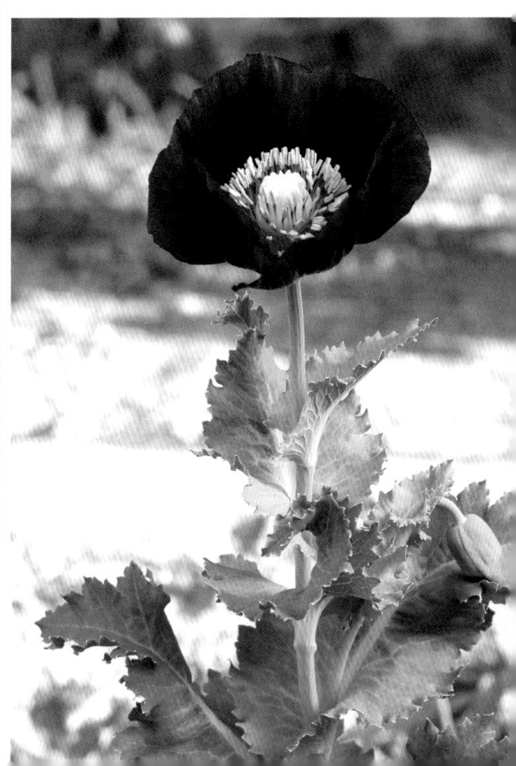

人参末三大钱，生山芋五寸（细切，研）。三物以水一升二合，煮取六合，入生姜汁及盐花少许，和匀分服。不计早晚，亦不妨别服汤丸。**泄痢赤白** 罂粟子（炒）、罂粟壳（炙）等分为末，炼蜜丸梧子大。每服三十丸，米饮下。

壳【气味】酸、涩，微寒，无毒。【主治】止泻痢，固脱肛，治遗精久咳，敛肺涩肠，止心腹筋骨诸痛。时珍【附方】**热痢便血** 粟壳（醋炙）一两，陈皮半两，为末。每服三钱，乌梅汤下。**久痢不止** 罂粟壳（醋炙）为末，蜜丸弹子大。每服一丸，水一盏，姜三片，煎八分，温服。**水泄不止** 罂粟壳一枚（去蒂膜），乌梅肉、大枣肉各十枚，水一盏，煎七分，温服。**久嗽不止** 谷气素壮人用之即效：粟壳去筋，蜜炙为末。每服五分，蜜汤下。**久咳虚嗽** 贾同知百劳散。治咳嗽多年，自汗。用罂粟壳二两半（去蒂膜，醋炒取一两），乌梅半两，焙为末。每服二钱，卧时白汤下。

嫩苗【气味】甘，平，无毒。【主治】作蔬食，除热润燥，开胃厚肠。时珍

阿芙蓉

【释名】阿片。〔时珍曰〕俗作鸦片，名义未详。

【集解】〔时珍曰〕罂粟结青苞时，午后以大针刺其外面青皮，勿损里面硬皮，或三五处，次早津出，以竹刀刮，收入瓷器，阴干用之。

【气味】酸，涩，温，微毒。

【主治】泻痢脱肛不止，能涩丈夫精气。时珍

【附方】久痢 阿芙蓉小豆许，空心温水化下，日一服。忌葱、蒜、浆水。若渴，饮蜜水解之。

第二十四卷　谷部三

谷之三　菽豆类

大豆

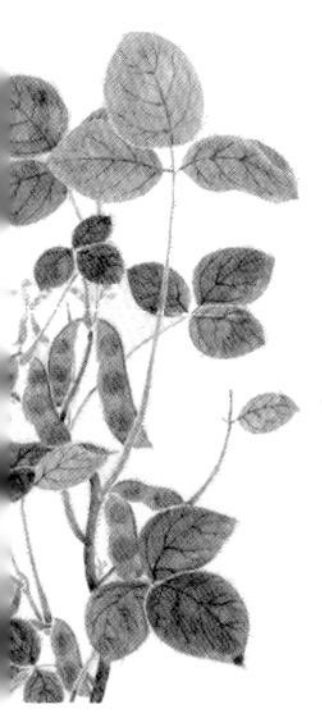

【释名】尗。〔时珍曰〕豆、尗皆荚谷之总称也。篆文尗，象荚生附茎下垂之形。豆象子在荚中之形。《广雅》云：大豆，菽也。小豆，荅也。角曰荚，叶曰藿，茎曰萁。

【集解】〔时珍曰〕大豆有黑、白、黄、褐、青、斑数色。黑者名乌豆，可入药，及充食，作豉；黄者可作腐，榨油，造酱；余但可作腐及炒食而已。皆以夏至前后下种，苗高三四尺，叶团有尖，秋开小白花成丛，结荚长寸余，经霜乃枯。

黑大豆【气味】甘，平，无毒。久服，令人身重。【主治】生研，涂痈肿。煮汁饮，杀鬼毒，止痛。《本经》|逐水胀，除胃中热痹，伤中淋露，下瘀血，散五脏结积内寒，杀乌头毒。炒为屑，主胃中热，除痹去肿，止腹胀消谷。《别录》|煮食，治温毒水肿。《蜀本》|调中下气，通关脉，制金石药毒、治牛马温毒。《日华》|煮汁，解礜石、砒石、甘遂、天雄、附子、射罔、巴豆、芫青、斑蝥、百药之毒及蛊毒。入药，治下痢脐痛。冲酒，治风痉及阴毒腹痛。牛胆贮之，止消渴。时珍|炒黑，热投酒中饮之，治风痹瘫缓口噤，产后头风。食罢生吞半两，去心胸烦热，热风恍惚，明目镇心，温补。久服，好颜色，变白不老。煮食性寒，下热气肿，压丹石烦热，汁消肿。藏器|主中风脚弱，产后诸疾。同甘草煮汤饮，去一切热毒气，治风毒脚气。煮食，治心痛筋挛膝痛胀满。同

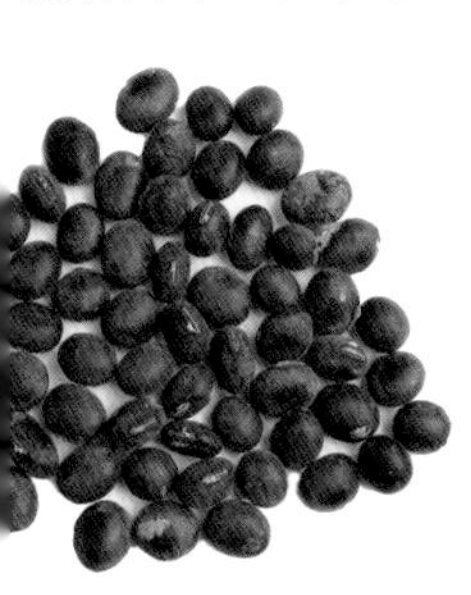

（大豆：一年生草本，茎多分枝，密生黄褐色长硬毛。三出复叶，小叶卵形、广卵形或狭卵形。荚果黄绿色或黄褐色，密生长硬毛。花期6～7月，果期7～9月。全国各地均有栽培。）

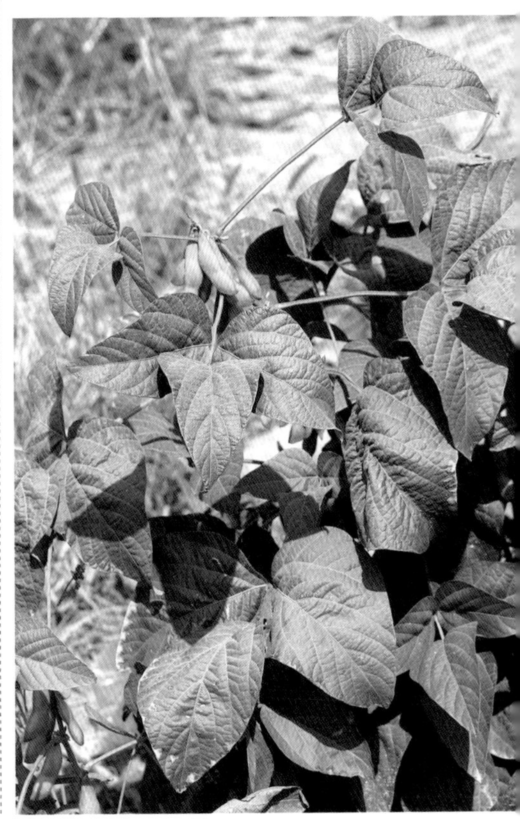

桑柴灰汁煮食，下水鼓腹胀。和饭捣，涂一切毒肿。疗男女阴肿，以绵裹纳之。孟诜|治肾病，利水下气，制诸风热，活血，解诸毒。时珍【发明】〔时珍曰〕黑豆属水性寒，为肾之谷，入肾功多，故能治水消胀下气，制风热而活血解毒，所谓同气相求也。古方称大豆解百药毒，予每试之大不然；又加甘草，其验乃奇。【附方】**服食大豆** 令人长肌肤，益颜色，填骨髓，加气力，补虚能食，不过两剂。大豆五升，如作酱法，取黄捣末，以猪肪炼膏和丸梧子大。每服五十丸至百丸，温酒下。神验秘方也。肥人不可服之。**解巴豆毒** 下利不止。大豆，煮汁一升，饮之。**腰胁卒痛** 大豆（炒）二升，酒三升，煮二升，顿服。**卒然腰痛** 大豆六升，水拌湿，炒热，布裹熨之，冷即易。**身面浮肿**《千金》：用乌豆一升，水五升，煮汁三升，入酒五升，更煮三升，分温三服。不瘥再合。**新久水肿** 大豆一斗，清水一斗，煮取八升，去豆，入薄酒八升，再煎取八升服之。再三服，水当从小便中出。

大豆皮【主治】生用，疗痘疮目翳。嚼烂，敷小儿尿灰疮。时珍

豆叶【主治】捣敷蛇咬，频易即瘥。时珍。出《广利方》【附方】**止渴急方** 大豆苗（嫩者）三五十茎，涂酥炙黄为末。每服二钱，人参汤下。**小便血淋** 大豆叶一把，水四升，煮二升，顿服。

大豆黄卷

【释名】豆蘖。〔弘景曰〕黑大豆为蘖牙，生五寸长，便干之，名为黄卷，用之熬过，服食所须。

【气味】甘，平，无毒。

【主治】湿痹，筋挛膝痛。《本经》|五脏不足，胃气结积，益气止痛，去黑皯，润肌肤皮毛。《别录》|破妇人恶血。孟诜〔颂曰〕古方蓐妇药中多用之。宜肾。思邈|除胃中积热，消水病胀满。时珍

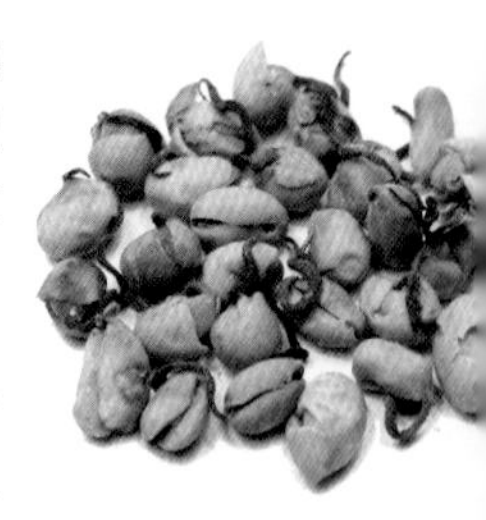

【附方】**头风湿痹** 筋挛膝痛，胃中积热，口疮烦闷，大便秘涩。黄卷散：用大豆黄卷炒一升，酥半两为末，食前温水服一匙，日二服。**水病肿满** 喘急，大小便涩。大豆黄卷（醋炒）、大黄（炒）等分。为细末。葱、橘皮汤服二钱，平明以利为度。**小儿撮口** 初生豆芽研烂，绞汁和乳，灌少许，良。

黄大豆

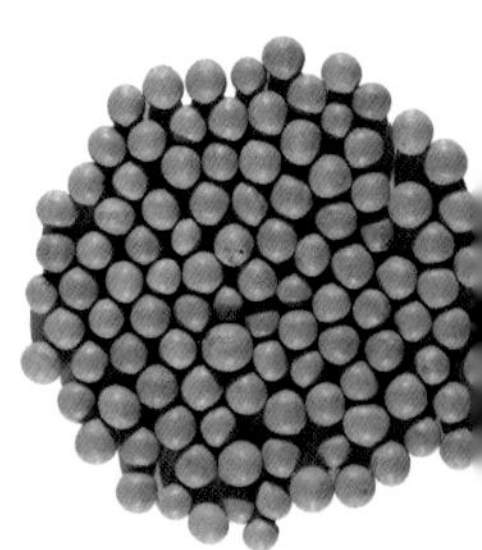

【气味】甘，温，无毒。

【主治】宽中下气，利大肠，消水胀肿毒。宁原|研末，熟水和，涂痘后痈。时珍

【附方】**痘后生疮** 黄豆烧黑研末，香油调涂。

豆油【气味】辛、甘，热，微毒。【主治】涂疮疥，解发脜。时珍

赤小豆

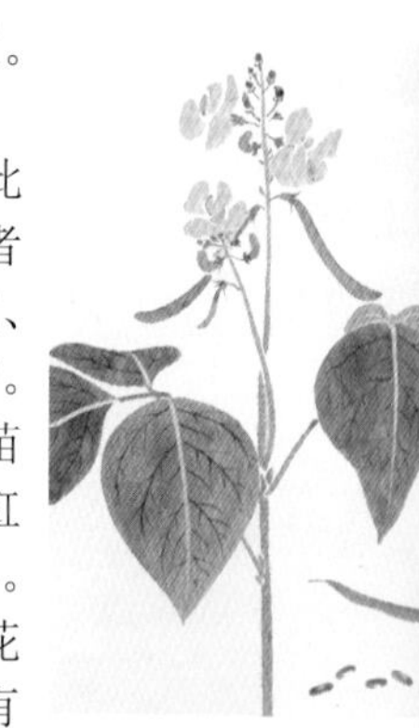

【释名】赤豆、红豆。叶名藿。

【集解】〔时珍曰〕此豆以紧小而赤黯色者入药，其稍大而鲜红、淡红色者，并不治病。俱于夏至后下种，苗科高尺许，枝叶似豇豆，叶微圆峭而小。至秋开花，似豇豆花而小淡，银褐色，有腐气。结荚长二三寸，比绿豆荚稍大，皮色微白带红。三青二黄时即收之，可煮可炒，可作粥、饭、馄饨馅并良也。

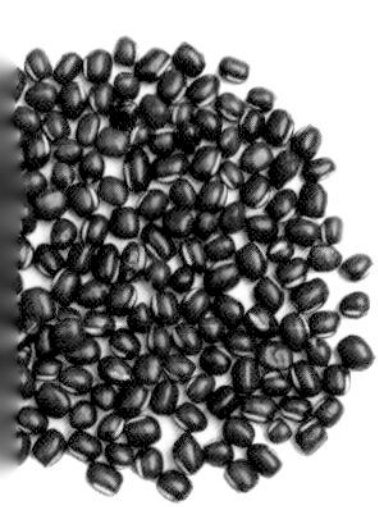

【气味】甘、酸，平，无毒。

【主治】下水肿，排痈肿脓血。《本经》|疗寒热热中消渴，止泄痢，利小便，下腹胀满，吐逆卒澼。《别录》|消热毒，散恶血，除烦满，通气，健脾胃，令人美食。捣末同鸡子白，涂一切热毒痈肿。煮汁，洗小儿黄烂疮，不过三度。权|缩气行风，坚筋骨，抽肌肉。久食瘦人。士良|散气，去关节烦热，令人心孔开。暴痢后，气满不能食者，煮食一顿即愈。和鲤鱼煮食，甚治脚气。诜|解小麦热毒。煮汁，解酒病。解衣粘缀。《日华》|辟瘟疫，治产难，下胞衣，通乳汁。和鲤鱼、蠡鱼、鲫鱼、黄雌鸡煮食，并能利水消肿。时珍

（赤小豆：一年生半攀援草本。三出复叶；小叶3枚，披针形、长圆状披针形，全缘或具3浅裂，纸质。总状花序腋生，花冠蝶形，黄色。荚果线状扁圆柱形。种子6～10颗，暗紫色，长圆形，两端圆，有直而凹陷的种脐。花期5～8月，果期8～9月。南方各地普遍栽培。）

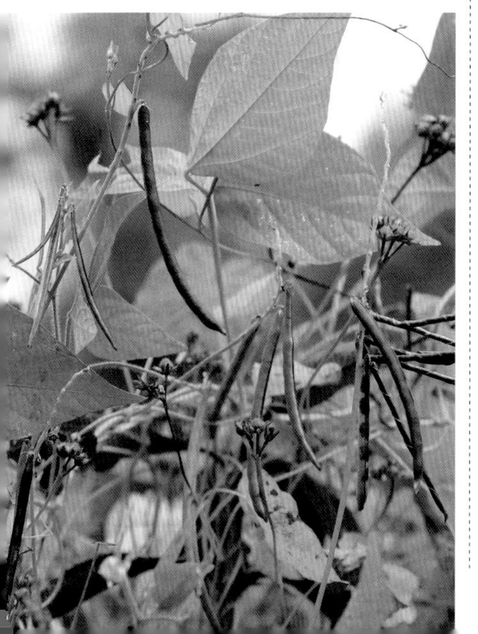

【附方】**水气肿胀**〔颂曰〕用赤小豆五合，大蒜一颗，生姜五钱，商陆根一条，并碎破，同水煮烂，去药，空心食豆，旋旋啜汁令尽，肿立消也。**热毒下血** 或因食热物发动。赤小豆末，水服方寸匕。**肠痔下血** 小豆二升，苦酒五升，煮熟日干，再浸至酒尽乃止，为末。酒服一钱，日三服。**舌上出血** 如簪孔。小豆一升，杵碎，水三升和，绞汁服。**热淋血淋** 不拘男女。用赤小豆三合，慢火炒为末，煨葱一茎，擂酒热调二钱服。**重舌鹅口** 赤小豆末，醋和涂之。**乳汁不通** 赤小豆煮汁饮之。**痘后痈毒** 赤小豆末，鸡子白调涂敷之。**腮颊热肿** 赤小豆末，和蜜涂之，一夜即消。或加芙蓉叶末尤妙。丹毒如火赤小豆末，和鸡子白，时时涂之不已，逐手即消。**风瘙瘾疹** 赤小豆、荆芥穗等分，为末，鸡子清调涂之。

叶【主治】去烦热，止小便数。《别录》|煮食，明目。《日华》【附方】**小儿遗尿** 小豆叶捣汁服之。

绿豆

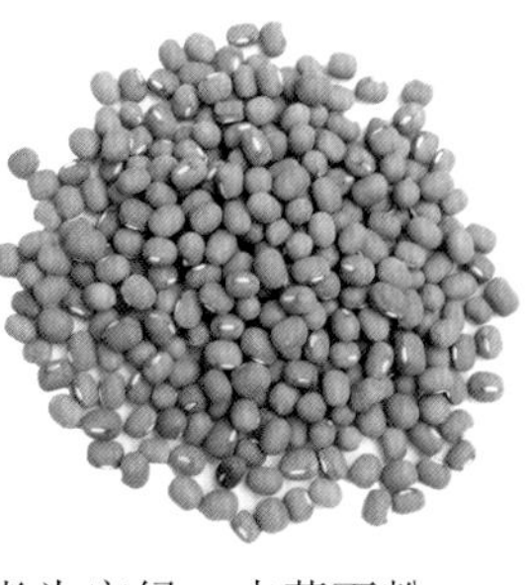

【释名】〔时珍曰〕绿以色名也。旧本作菉者，非矣。

【集解】〔时珍曰〕绿豆，处处种之。三四月下种，苗高尺许，叶小而有毛，至秋开小花，荚如赤豆荚。粒粗而色鲜者为官绿；皮薄而粉多、粒小而色深者为油绿；皮厚而粉少早种者，呼为摘绿，可频摘也；迟种呼为拔绿，一拔而已。北人用之甚广，可作豆粥、豆饭、豆酒，炒食、麨食，磨而为面，澄滤取粉，可以作饵顿糕，荡皮搓索，为食中要物。以水浸湿生白芽，又为菜中佳品。牛马之食亦多赖之。真济世之良谷也。

【气味】甘，寒，无毒。〔藏器曰〕用之宜连皮，去皮则令人小壅气，盖皮寒而肉平也。

【主治】煮食，消肿下气，压热解毒。生研绞汁服，治丹毒烦热风疹，药石发动，热气奔豚。《开宝》|治寒热热中，止泄痢卒澼，利小便胀满。思邈|厚肠胃。作枕，明目，治头风头痛。除吐逆。《日华》|补益元气，和调五脏，安精神，行十二经脉，去浮风，润皮肤，宜常食之。煮汁，止消渴。孟诜|解一切药草、牛马、金石诸毒。宁原|治痘毒，利肿胀。时珍

【发明】〔时珍曰〕绿豆肉平皮寒，解金石、砒霜、草木一切诸毒，宜连皮生研水服。

【附方】**小儿丹肿** 绿豆五钱，大黄二钱。为末。用生薄荷汁入蜜调涂。**赤痢不止** 以大麻子，水研滤汁，煮绿豆食之，极效。粥食亦可。**消渴饮水** 绿豆煮汁，并作粥食。

（绿豆：一年生直立或顶端微缠绕草本。三出复叶，互生，叶片阔卵形至菱状卵形，侧生小叶偏斜。总状花序腋生，花绿黄色。荚果圆柱形。种子绿色或暗绿色，长圆形。花期6～7月，果期8月。全国各省区多有栽培。）

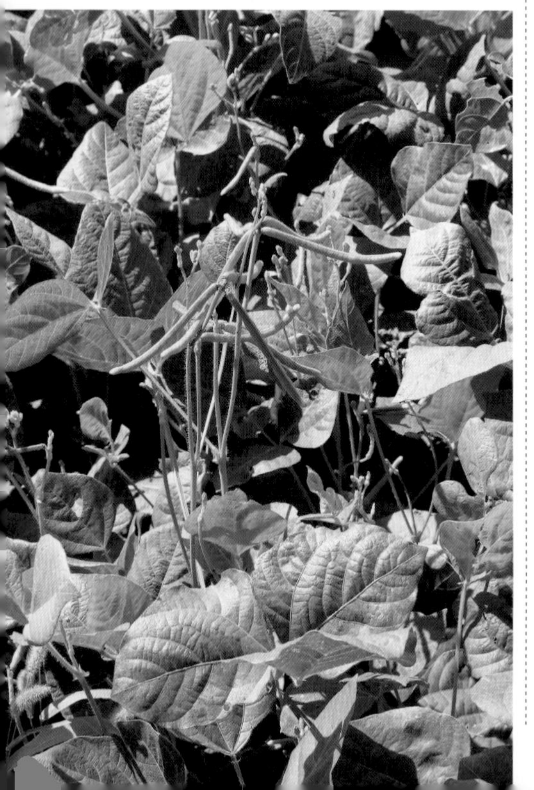

绿豆粉【气味】甘，凉、平，无毒。【主治】解诸热，益气，解酒食诸毒，治发背痈疽疮肿，及汤火伤灼。吴瑞|痘疮湿烂不结痂疕者，干扑之良。宁原|新水调服，治霍乱转筋，解诸药毒死，心头尚温者。时珍|解菰菌、砒毒。汪颖【发明】〔时珍曰〕绿豆色绿，小豆之属木者也，通于厥阴、阳明。其性稍平，消肿治痘之功虽同赤豆，而压热解毒之力过之。且益气，厚肠胃，通经脉，无久服枯人之忌。但以作凉粉，造豆酒，或偏于冷，或偏于热，能致人病，皆人所为，非豆之咎也。豆粉须以绿色黏腻者为真。外科治痈疽有内托护心散，极言其神效，丹溪朱氏有论发挥。【附方】**霍乱吐利** 绿豆粉、白糖各二两，新汲水调服，即愈。**解砒石毒** 绿豆粉、寒水石等分，以蓝根汁调服三五钱。**暑月痱疮** 绿豆粉二两，滑石一两。和匀扑之。一加蛤粉二两。

豆皮【气味】甘，寒，无毒。【主治】解热毒，退目翳。时珍【附方】**通神散** 治瘢痘目生翳：绿豆皮、白菊花、谷精草等分，为末。每用一钱，以干柿饼一枚，粟米泔一盏，同煮干。食柿，日三服。浅者五七日见效，远者半月见效。

豆花【主治】解酒毒。时珍

豆芽【气味】甘，平，无毒。【主治】解酒毒热毒，利三焦。时珍

白豆

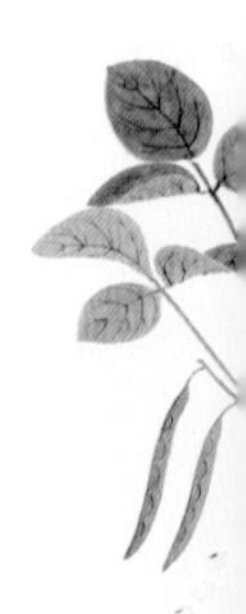

【释名】饭豆。

【集解】〔诜曰〕白豆苗，嫩者可作菜食，生食亦妙。〔时珍曰〕饭豆，小豆之白者也，亦有土黄色者。豆大如绿豆而长。四五月种之。苗叶似赤小豆而略大，可

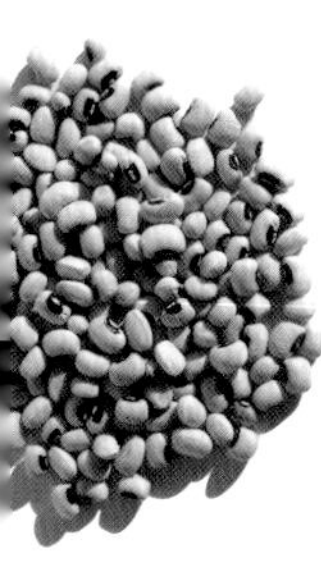

食，荚亦似小豆。一种蔠豆，叶如大豆，可作饭、作腐，亦其类也。

【气味】甘，平，无毒。

【主治】补五脏，调中，助十二经脉。孟诜|暖肠胃。《日华》|杀鬼气。肾之谷，肾病宜食之。思邈

豌豆

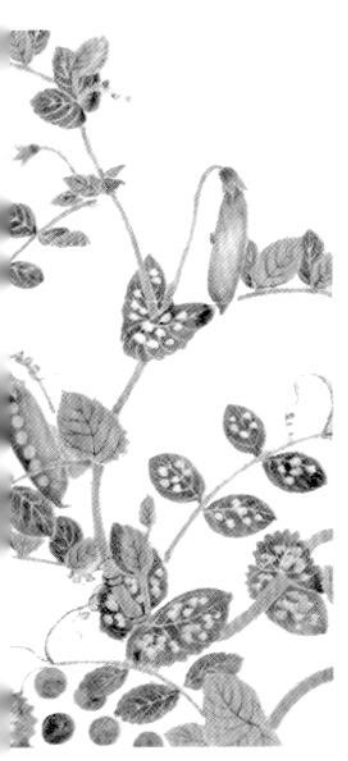

【释名】胡豆、戎菽、回鹘豆、回回豆、毕豆、青小豆、青斑豆、麻累。〔时珍曰〕胡豆，豌豆也。其苗柔弱宛宛，故得豌名。种出胡戎，嫩时青色，老则斑麻，故有胡、戎、青斑、麻累诸名。

【集解】〔时珍曰〕豌豆种出西胡，今北土甚多。八九月下种，苗生柔弱如蔓，有须。叶似蒺藜叶，两两对生，嫩时可食。三四月开小花如蛾形，淡紫色。结荚长寸许，子圆如药丸，亦似甘草子。出胡地者大如杏仁。煮、炒皆佳，磨粉面甚白细腻。百谷之中，最为先登。又有野豌豆，粒小不堪，惟苗可茹，名翘摇，见菜部。

【气味】甘，平，无毒。

【主治】消渴，淡煮食之，良。藏器|治寒热热中，除吐逆，止泄痢澼下，利小便、腹胀满。思邈|调营卫，益中平气。煮食，下乳汁。可作酱用。瑞|煮饮，杀鬼毒心病，解乳石毒发。研末，涂痈肿痘疮。作澡豆，去鼾䵟，令人面光泽。时珍

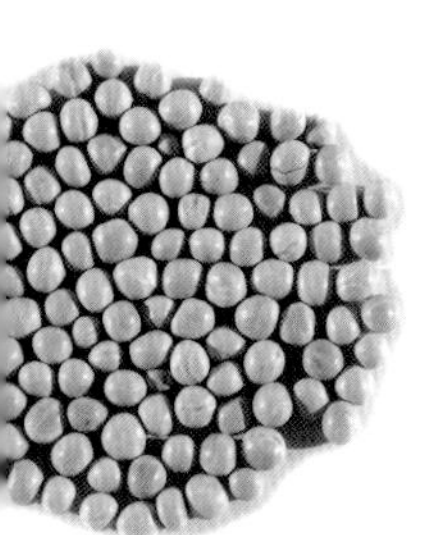

【发明】〔时珍曰〕豌豆属土，故其所主病多系脾胃。元时饮膳，每用此豆捣去皮，同羊肉治食，云补中益气。今为日用之物。

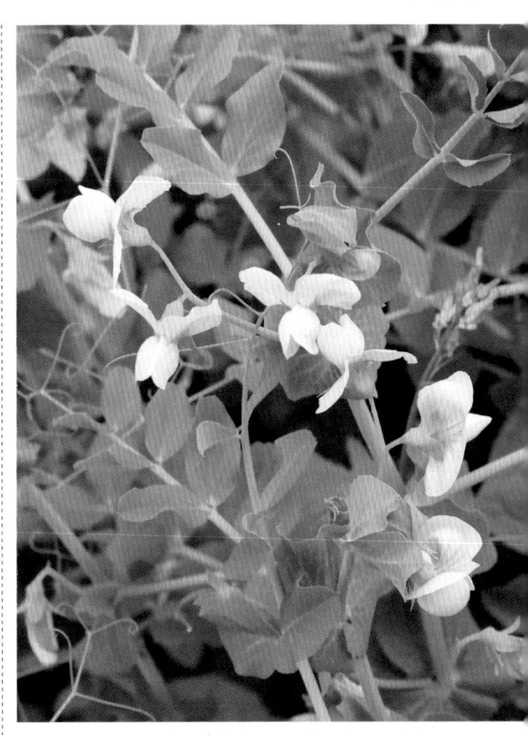

（豌豆：一年生攀援草本，全株绿色，被粉霜。托叶比小叶大，叶状，心形，下缘具细牙齿。复叶具小叶4～6；小叶长圆形或宽椭圆形；叶轴顶端具羽状分裂的卷须；花单生叶腋或数朵组成总状花序；花冠颜色多样，多为白色和紫色。荚果肿胀，长椭圆形。种子圆形，青绿色，干后变为黄色。花期6～7月，果期7～9月。全国各地有栽培。）

【附方】**霍乱吐利**　豌豆三合，香葇三两，为末，水三盏，煎一盏，分二服。

蚕豆

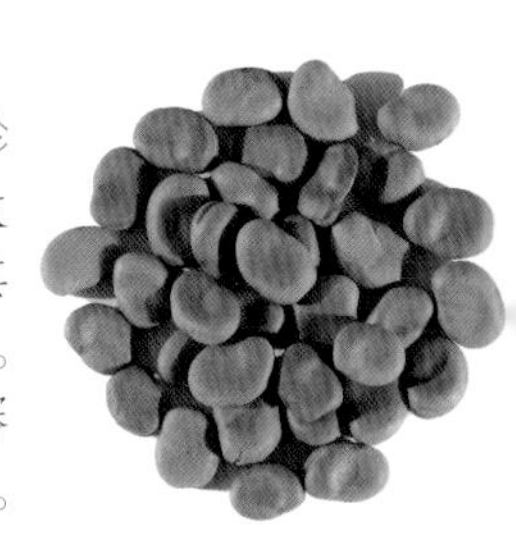

【释名】胡豆。〔时珍曰〕豆荚状如老蚕，故名。王祯《农书》谓其蚕时始熟故名，亦通。《太平御览》云：张骞使外国，得胡豆种归。

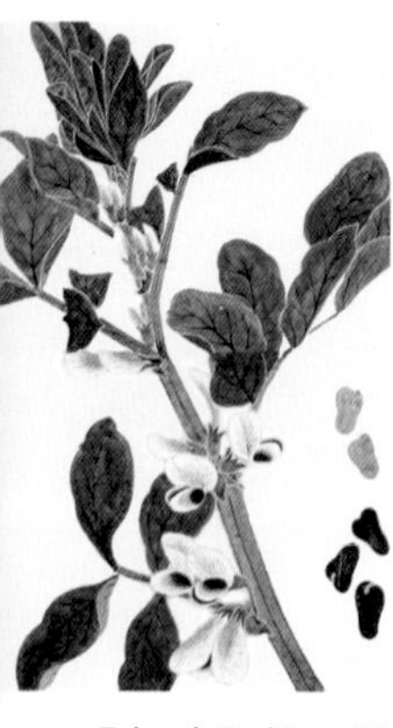

指此也。

【集解】〔时珍曰〕蚕豆南土种之，蜀中尤多。八月下种，冬生嫩苗可茹。方茎中空。叶状如匙头，本圆末尖，面绿背白，柔厚，一枝三叶。二月开花如蛾状，紫白色，又如豇豆花。结角连缀如大豆，颇似蚕形。蜀人收其子以备荒歉。

【气味】甘、微辛，平，无毒。

【主治】快胃，和脏腑。汪颖

（蚕豆：一年生直立草本，茎不分枝。偶数羽状复叶；托叶大，半箭头状，具疏锯齿，叶轴顶端具退化卷须；小叶2～6枚，叶片椭圆形或广椭圆形，全缘。总状花序腋生或单生，花冠蝶形，白色，具红紫色斑纹。荚果长圆形，肥厚。种子椭圆形。花期3～4月，果期6～8月。全国各地广为栽培。）

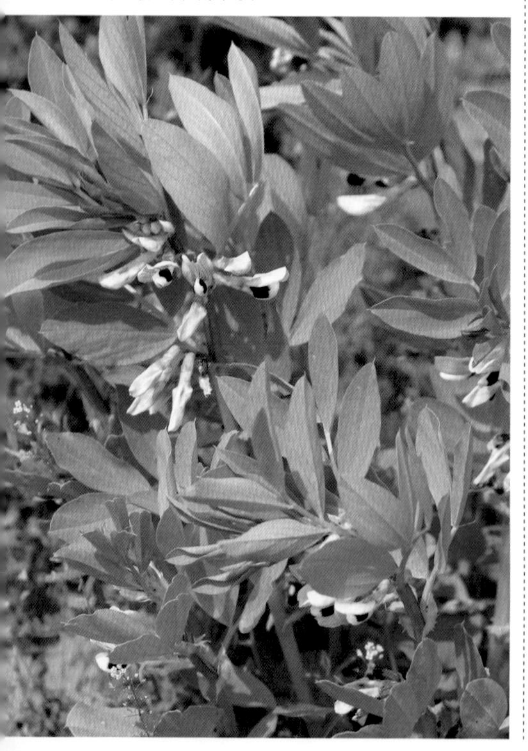

豇豆

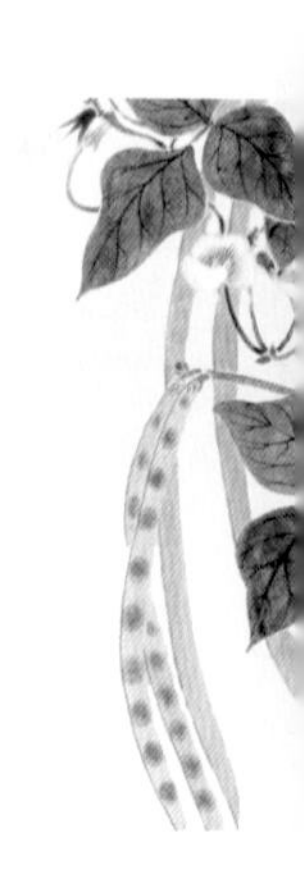

【释名】䜶䝅。〔时珍曰〕此豆红色居多，荚必双生，故有豇、䜶䝅之名。

【集解】〔时珍曰〕豇豆处处三四月种之。一种蔓长丈余，一种蔓短。其叶俱本大末尖，嫩时可茹。其花有红、白二色。荚有白、红、紫、赤、斑驳数色，长者至二尺，嫩时充菜，老则收子。此豆可菜、可果、可谷，备用最多，乃豆中之上

（豇豆：一年生缠绕草本。三出复叶，互生；顶生小叶片菱状卵形，侧生小叶斜卵形。总状花序腋生，花冠蝶形，淡紫色或带黄白色。荚果条形，下垂，稍肉质而柔软。种子多颗，肾形或球形。花期6～9月，果期8～10月。全国各地均有栽培。）

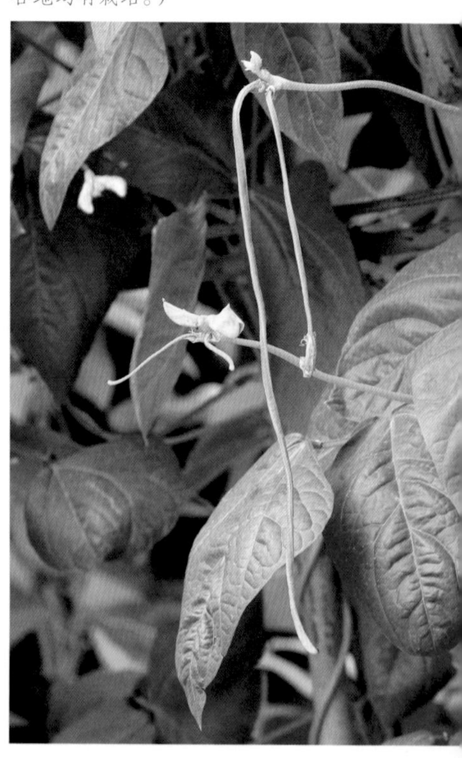

品，而本草失收，何哉？

【气味】甘、咸，平，无毒。

【主治】理中益气，补肾健胃，和五脏，调营卫，生精髓，止消渴、吐逆泄痢，小便数，解鼠莽毒。时珍

【发明】〔时珍曰〕豇豆开花结荚，必两两并垂，有习坎之义。豆子微曲，如人肾形，所谓豆为肾谷者，宜以此当之。昔卢廉夫教人补肾气，每日空心煮豇豆，入少盐食之，盖得此理。与诸疾无禁，但水肿忌补肾，不宜多食耳。

藊豆

【释名】沿篱豆、蛾眉豆。

【集解】〔时珍曰〕扁豆，二月下种，蔓生延缠。叶大如杯，团而有尖。其花状如小蛾，有翅尾形。其荚凡十余样，或长或团，或如龙爪、虎爪，或如猪耳、刀镰，种种不同，皆累累成枝。白露后实更繁衍，嫩时可充蔬食茶料，老则收子煮食。子有黑、白、赤、斑四色。惟豆子粗圆而色白者可入药。

白扁豆【气味】甘，微温，无毒。【主治】和中，下气。《别录》|补五脏，主呕逆。久服头不白。孟诜|疗霍乱吐利不止，研末和醋服之。同上|行风气，治女子带下，解酒毒、河豚鱼毒。苏颂|解一切草木毒，生嚼及煮汁饮，取效。甄权|止泄痢，消暑，暖脾胃，除湿热，止消渴。时珍【发明】〔时珍曰〕硬壳白扁豆，其子充实，白而微黄，其气腥香，其性温平，得乎中和，脾之谷也。入太阴气分，通利三焦，能化清降浊，故专治中宫之病，消暑除湿而解毒也。【附方】**霍乱吐利** 扁豆、香薷各一升，水六升，煮二升，分服。**赤白带下** 白扁豆炒为末，用米饮，每服二钱。**中砒霜毒** 白扁豆生研，水绞汁饮。

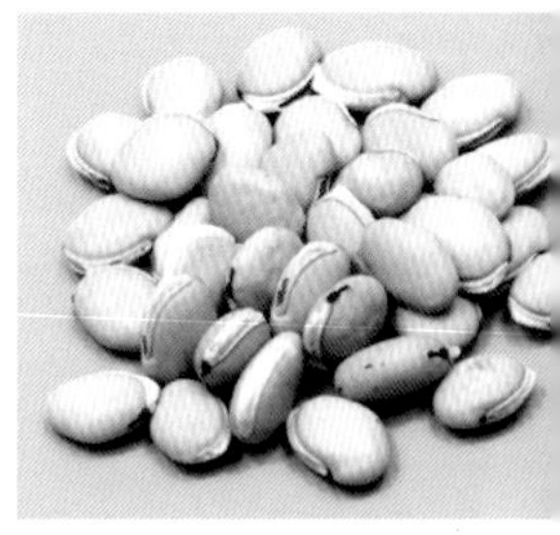

花【主治】女子赤白带下，干末，米饮服之。苏颂|焙研服，治崩带。作馄饨食，治泄痢。擂水饮，解中一切药毒垂死。功同扁豆。时珍【附方】**血崩不止** 白扁豆花焙干，为末。每服二钱，空心炒米煮饮，入盐少许，调下即效。**一切泄痢** 白扁豆花正开者，择净勿洗，以滚汤瀹过，和小猪脊胆肉一条，葱一根，胡椒七粒，酱汁拌匀，就以瀹豆花汁和面，包作小馄饨，炙熟食之。

（藊豆为豆科植物扁豆。扁豆：一年生缠绕草质藤本。三出复叶，顶生小叶柄长，两侧小叶柄较短；顶生小叶宽三角状卵形，全缘；侧生小叶斜卵形，两边不均等。总状花序腋生，花冠蝶形，白色或淡紫色。荚果镰形或倒卵状长椭圆形，扁平。花期6～8月，果期9月。全国各地均有栽培。）

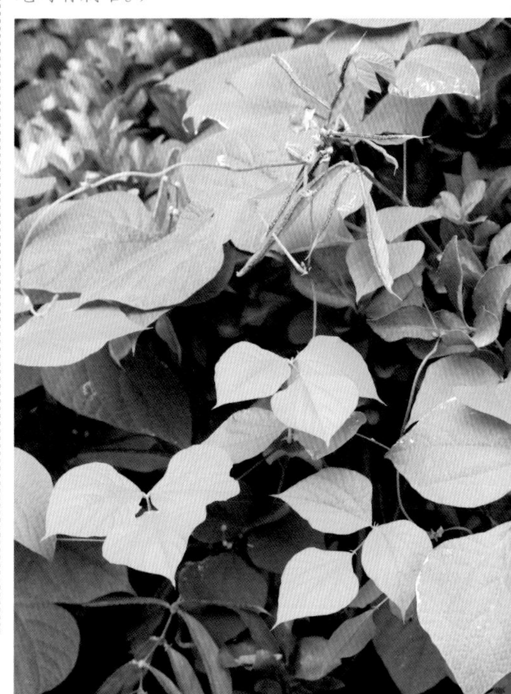

刀豆

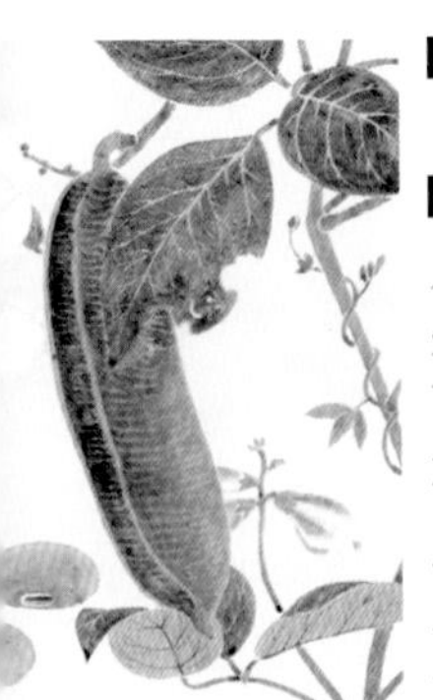

【释名】挟剑豆。〔时珍曰〕以荚形命名也。

【集解】〔时珍曰〕刀豆，人多种之。三月下种，蔓生引一二丈，叶如豇豆叶而稍长大，五六七月开紫花如蛾形。结荚，长者近尺，微似皂荚，扁而剑脊，三棱宛然。嫩时煮食、酱食、蜜煎皆佳。老则收子，子大如拇指头，淡红色。同猪肉、鸡肉煮食，尤美。

【气味】甘，平，无毒。

【主治】温中下气，利肠胃，止呃逆，益肾补元。时珍

【发明】〔时珍曰〕刀豆本草失载，惟近时小书载其暖而补元阳也。又有人病后呃逆不止，声闻邻家。或令取刀豆子烧存性，白汤调服二钱即止。此亦取其下气归元，而逆自止也

（刀豆：一年生缠绕草质藤本。三出复叶，顶生小叶宽卵形，侧生小叶偏斜，基部圆形。总状花序腋生，花疏，花冠蝶形，淡红色或淡紫色。荚果大而扁，边缘有隆脊，先端弯曲成钩状。种皮粉红色或红色。花期6～7月。果期8～10月。我国长江流域及南方各省均有栽培。）

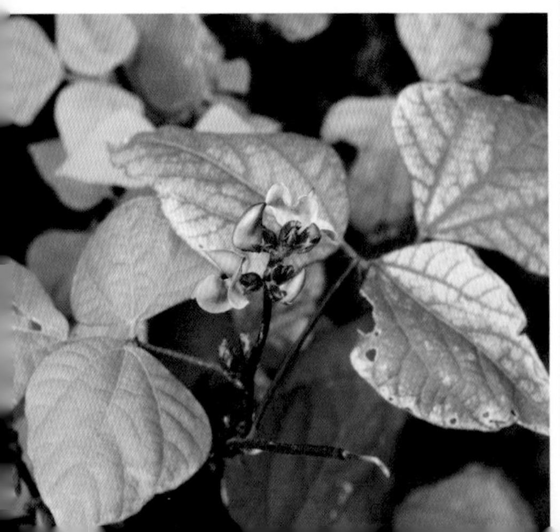

黎豆

【释名】狸豆、虎豆。〔时珍曰〕黎亦黑色也。此豆荚老则黑色，有毛露筋，如虎、狸指爪，其子亦有点，如虎、狸之斑，煮之汁黑，故有诸名。

【集解】〔时珍曰〕狸豆野生，山人亦有种之者。三月下种生蔓。其叶如豇豆叶，但文理偏斜。六七月开花成簇，紫色，状如扁豆花。一枝结荚十余，长三四寸，大如拇指，有白茸毛。老则黑而露筋，宛如干熊指爪之状。其子大如刀豆子，淡紫色，有斑点如狸文。煮去黑汁，同猪、鸡肉再煮食，味乃佳。

【气味】甘、微苦，温，有小毒。多食令人闷。

【主治】温中，益气。时珍

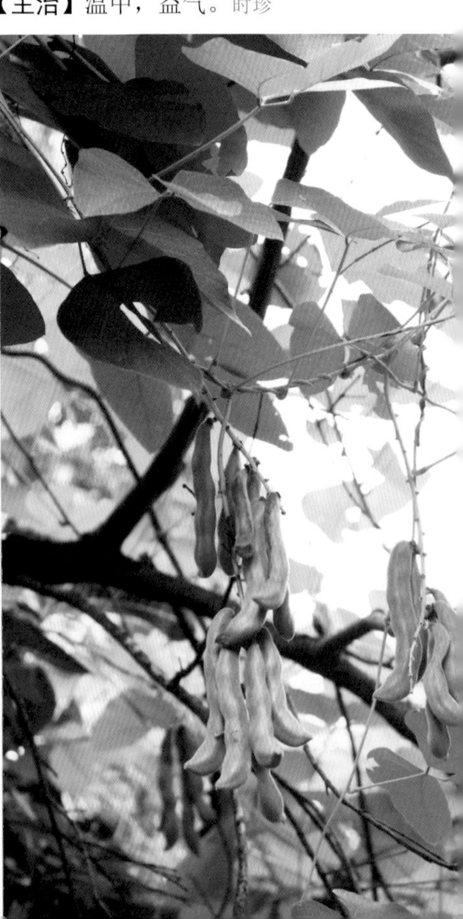

第二十五卷 谷部四

谷之四 造酿类

大豆豉

【释名】〔时珍曰〕许慎《说文》谓豉为配盐幽菽者，乃咸豉也。

【集解】〔时珍曰〕豉，诸大豆皆可为之，以黑豆者入药。造淡豉法：用黑大豆二三斗，六月内淘净，水浸一宿沥干，蒸熟取出摊席上，候微温蒿覆。每三日一看，候黄衣上遍，不可太过。取晒簸净，以水拌干湿得所，以汁出指间为准。安瓮中，筑实，桑叶盖厚三寸，密封泥，于日中晒七日，取出，曝一时，又以水拌入瓮。如此七次，再蒸过，摊去火气，瓮收筑封即成矣。造咸豉法：用大豆一斗，水浸三日，淘蒸摊罯，候上黄取出簸净，水淘晒干。每四斤，入盐一斤，姜丝半斤，椒、橘、苏、茴、杏仁拌匀，入瓮。上面水浸过一寸，以叶盖封口，晒一月乃成也。造豉汁法：十月至正月，用好豉三斗，清麻油熬令烟断，以一升拌豉蒸过，摊冷晒干，拌再蒸，凡三遍。以白盐一斗捣和，以汤淋汁三四斗，入净釜。下椒、姜、葱、橘丝同煎，三分减一，贮于不津器中，香美绝胜也。有麸豉、瓜豉、酱豉诸品皆可为之，但充食品，不入药用也。

淡豉【气味】苦，寒，无毒。【主治】伤寒头痛寒热，瘴气恶毒，烦躁满闷，虚劳喘吸，两脚疼冷。杀六畜胎子诸毒。《别录》|治时疾热病发汗。熬末，能止盗汗，除烦躁。生捣为丸服，治寒热风，胸中生疮。煮服，治血痢腹痛。研涂阴茎生疮。《药性》|治疟疾骨蒸，中毒药蛊气，犬咬。《大明》|下气调中，治伤寒温毒发癍呕逆。时珍

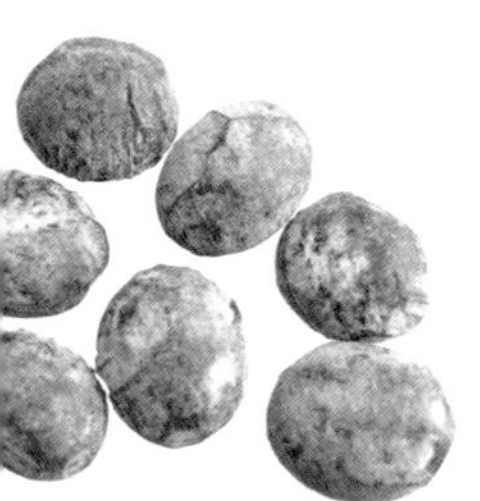

蒲州豉【气味】咸，寒，无毒。【主治】解烦热热毒，寒热虚劳，调中发汗，通关节，杀腥气，伤寒鼻塞。陕州豉汁：亦除烦热。藏器

【发明】〔时珍曰〕黑豆性平，作豉则温。既经蒸罯，故能升能散。得葱则发汗，得盐则能吐，得酒则治风，得薤则治痢，得蒜则止血，炒熟则又能止汗，亦麻黄根节之义也。

【附方】 **伤寒发汗** 用葱白一虎口，豉一升，绵裹，水三升，煮一升，顿服。不汗更作，加葛根三两；再不汗，加麻黄三两。**伤寒不解** 伤寒汗出不解，已三四日，胸中闷恶者。用豉一升，盐一合，水四升，煮一升半，分服取吐，此秘法也。**血痢不止** 用豉、大蒜等分。杵丸梧子大。每服三十丸，盐汤下。**疟疾寒热** 煮豉汤饮数升，得大吐即愈。**盗汗不止**〔诜曰〕以豉一升微炒香，清酒三升渍三日，取汁冷暖任服。不瘥更作，三两剂即止。**风毒膝挛** 骨节痛。用豉三五升，九蒸九曝，以酒一斗浸经宿，空心随性温饮。**喉痹不语** 煮豉汁一升，服，覆取汗，仍着桂末于舌下，渐咽之。**口舌生疮** 胸膈疼痛者。用焦豉末，含一宿即瘥。**妊娠动胎** 豉汁服妙。华佗方也。**小儿丹毒** 作疮出水。豉炒烟尽为末，油调敷之。**发背痈肿** 已溃、未溃。用香豉三升，入少水捣成泥，照肿处大小作饼，厚三分。疮有孔，勿覆孔上。铺豉饼，以艾列于上灸之。但使温温，勿令破肉。如

热痛，即急易之，患当减快，一日二次灸之。如先有孔，以汁出为妙。**蠼螋尿疮** 杵豉敷之。良。**蹉跌破伤** 筋骨。用豉三升，水三升，渍浓汁饮之，止心闷。**服药过剂** 闷乱者。豉汁饮之。**肿从脚起** 豉汁饮之，以滓敷之。

豆黄

【释名】〔时珍曰〕造法：用黑豆一斗蒸熟，铺席上，以蒿覆之，如盦酱法，待上黄，取出晒干，捣末收用。

【气味】甘，温，无毒。

【主治】湿痹膝痛，五脏不足气，胃气结积，壮气力，润肌肤，益颜色，填骨髓，补虚损，能食，肥健人。以炼猪脂和丸，每服百丸，神验秘方也。肥人勿服。诜。出《延年秘录方》|生嚼涂阴痒汗出。时珍

【附方】脾弱不食 饵此当食。大豆黄二升，大麻子三升。熬香，为末。每服一合，饮下，日四五服，任意。**打击青肿** 大豆黄为末，水和涂之。

豆腐

【集解】〔时珍曰〕豆腐之法，始于汉淮南王刘安。凡黑豆、黄豆及白豆、泥豆、豌豆、绿豆之类，皆可为之。造法：水浸磑碎，滤去滓，煎成，以盐卤汁或山矾叶或酸浆、醋淀就釜收之。又有入缸内，以石膏末收者。大抵得咸、苦、酸、辛之物，皆可收敛尔。其面上凝结者，揭取晾干，名豆腐皮，入馔甚佳也。

【气味】甘、咸，寒，有小毒。

【主治】宽中益气，和脾胃，消胀满，下大肠浊气。宁原|清热散血。时珍

【附方】杖疮青肿 豆腐切片贴之，频易。一法：以烧酒煮贴之，色红即易，不红乃已。**烧酒醉死** 心头热者。用热豆腐细切片，遍身贴之，贴冷即换之，苏省乃止。

陈廪米

【释名】陈仓米、老米、火米。〔时珍曰〕有屋曰廪，无屋曰仓，皆官积也。方曰仓，圆曰囷，皆私积也。老亦陈也。火米有三：有火蒸治成者，有火烧治成者，又有畲田火米，与此不同。

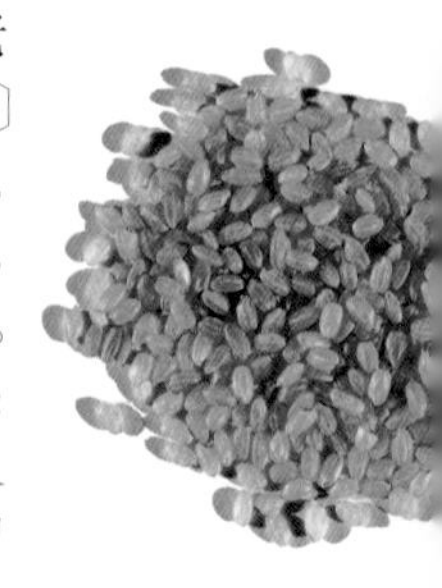

【集解】〔弘景曰〕陈廪米即粳米久入仓陈赤者。方中多用之。人以作醋，胜于新粳米也。〔藏器曰〕廪米，吴人以粟为良，汉地以粳为善。确论其功，粟当居前。〔时珍曰〕廪米，北人多用粟，南人多用粳及籼，并水浸蒸晒为之，亦有火烧过治成者。入仓陈久，皆气过色变，故古人谓之红粟红腐，陈陈相因也。

【气味】咸、酸，温，无毒。

【主治】下气，除烦渴，调胃止泄。《别录》|补五脏，涩肠胃。《日华》|暖脾，去惫气，宜作汤食。士良|炊饭食，止痢，补中益气，坚筋骨，通血脉，起阳道。以饭和酢捣封毒肿恶疮，立瘥。北人以饭置瓮中，水浸令酸，食之，暖五脏六腑之气。研取汁服，去卒心痛。孟诜|宽中消食。多食易饥。宁原|调肠胃，利小便，止渴除热。时珍

【发明】〔时珍曰〕陈仓米煮汁不浑，初时气味俱尽，故冲淡可以养胃。古人多以煮汁煎药，亦取其调肠胃、利小便、去湿热之功也。

【附方】霍乱大渴 能杀人。以黄仓米三升，水一斗，煮汁澄清饮，良。**诸般积聚** 太仓丸：治脾胃饥饱不时生病，及诸般积聚，百物所伤。陈仓米四两，以巴豆二十一粒去皮同炒，至米香豆黑，勿令米焦，择去豆不用，入去白橘皮四两，为末，糊丸梧子大。每姜汤服五丸，日二服。**暑月吐泻** 陈仓米二升，麦芽四两，黄连四两（切），

同蒸熟焙研为末，水丸梧子大。每服百丸，白汤送下。

饭

新炊饭 人尿床，以热饭一盏，倾尿床处，拌与食之，勿令病者知。又乘热敷肿毒，良。**寒食饭** 灭瘢痕及杂疮，研末敷之。烧灰酒服，治食本米饮成积，黄瘦腹痛者，甚效。伤寒食复，用此饭烧研，米饮服二三钱，效。**祀灶饭** 卒噎，取一粒食之，即下。烧研，搽鼻中疮。**盆边零饭** 鼻中生疮，烧研敷之。**齿中残饭** 蝎咬毒痛，敷之即止。**荷叶烧饭** 厚脾胃，通三焦，资助生发之气。

粥

小麦粥 止消渴烦热。**糯米、秫米、黍米粥** 益气，治脾胃虚寒，泄痢吐逆，小儿痘疮白色。**粳米、籼米、粟米、粱米粥** 利小便，止烦渴，养脾胃。**赤小豆粥** 利小便，消水肿脚气，辟邪疠。**绿豆粥** 解热毒，止烦渴。**薏苡仁粥** 除湿热，利肠胃。**莲子粉粥** 健脾胃，止泄痢。**芡实粉粥** 固精气，明耳目。**菱实粉粥** 益肠胃，解内热。**栗子粥** 补肾气，益腰脚。**薯蓣粥** 补肾精，固肠胃。**芋粥** 宽肠胃，令人不饥。**百合粉粥** 润肺调中。**萝卜粥** 消食利膈。**胡萝卜粥** 宽中下气。**马齿苋粥** 治痹消肿。**油菜粥** 调中下气。**菠薐菜粥** 和中润燥。**荠菜粥** 明目利肝。**芹菜粥** 去伏热，利大小肠。**芥菜粥** 豁痰辟恶。**葵菜粥** 润燥宽肠。**韭菜粥** 温中暖下。**葱豉粥** 发汗解肌。**茯苓粉粥** 清上实下。**松子仁粥** 润心肺，调大肠。**酸枣仁粥** 治烦热，益胆气。**枸杞子粥** 补精血，益肾气。**薤白粥** 治老人冷利。**生姜粥** 温中辟恶。**花椒粥** 辟瘴御寒。**茴香粥** 和胃治疝。**胡椒粥、茱萸粥、辣米粥** 并治心腹疼痛。**麻子粥、胡麻粥、郁李仁粥** 并润肠治痹。**苏子粥** 下气利膈。**竹叶汤粥** 止渴清心。**猪肾粥、羊肾粥、鹿肾粥** 并补肾虚诸疾。**羊肝粥、鸡肝粥** 并补肝虚，明目。**羊汁粥、鸡汁粥** 并治劳损。**鸭汁粥、鲤鱼汁粥** 并消水肿。**牛乳粥** 补虚羸。

糕

【释名】粢。〔时珍曰〕糕以黍、糯合粳米粉蒸成，状如凝膏也。单糯粉作者曰粢。米粉合豆末、糖、蜜蒸成者曰饵。

【气味】甘，温，无毒。〔时珍曰〕粳米糕易消导。粢糕最难克化，损脾成积，小儿尤宜禁之。

【主治】粳糕：养脾胃，厚肠，益气和中。粢糕：益气暖中，缩小便，坚大便，效。时珍

【发明】〔时珍曰〕晚粳米糕，可代蒸饼，丸脾胃药，取其易化也。糯米粢，可代糯糊，丸丹药，取其相粘也。九日登高米糕，亦可入药。

【附方】老人泄泻 干糕一两，姜汤泡化，代饭。

粽

【释名】角黍。〔时珍曰〕糉俗作粽。古人以菰芦叶裹黍米煮成，尖角，如棕榈叶心之形，故曰糉，曰角黍。近世多用糯米矣。今俗五月五日以为节物相馈送。或言为祭屈原，作此投江，以饲蛟龙也。

【气味】甘，温，无毒。

【主治】五月五日取粽尖，和截疟药，良。时珍

蒸饼

【集解】〔时珍曰〕小麦面修治食品甚多，惟蒸饼其来最古，是酵糟发成单面所造，丸药所须，且能治疾，而本草不载，亦一缺也。惟腊月及寒食日蒸之，至皮裂，去皮悬之风干。临时以水浸胀，擂烂滤过，和脾胃及三焦药，甚易消化。且面已过性，不助湿热。其以果菜、油腻诸物为馅

者，不堪入药。

【气味】甘，平，无毒。

【主治】消食，养脾胃，温中化滞，益气和血，止汗，利三焦，通水道。时珍

黄蒸

【释名】黄衣、麦黄。〔时珍曰〕此乃以米、麦粉和罨，待其熏蒸成黄，故有诸名。

【集解】〔恭曰〕黄蒸，磨小麦粉拌水和成饼，麻叶裹，待上黄衣，取晒。〔藏器曰〕北人以小麦，南人以粳米，六七月作之，生绿尘者佳。〔时珍曰〕女曲蒸麦饭罨成，黄蒸磨米、麦粉罨成，稍有不同也。

【主治】并同女曲。苏恭|温补，能消诸生物。藏器|温中下气，消食除烦。《日华》|治食黄、黄汗。时珍

【附方】**阴黄疸疾** 或黄汗染衣，涕唾皆黄。用好黄蒸二升，每夜以水二升，浸微暖，于铜器中，平旦绞汁半升饮之，极效

麹

【释名】酒母。〔时珍曰〕麹以米、麦包罨而成，故字从麦、从米、从包省文，会意也。酒非麹不生，故曰酒母。

【集解】〔时珍曰〕麹有麦、面、米造者不一，皆酒醋所须，俱能消导，功不甚远。造大小麦麹法：用大麦米或小麦连皮，井水淘净，晒干。六月六日磨碎，以淘麦水和作块，楮叶包扎，悬风处，七十日可用矣。造面麹法：三伏时，用白面五斤，绿豆五升，以蓼汁煮烂。辣蓼末五两，杏仁泥十两，和踏成饼，楮叶裹悬风处，候生黄收之。造白麹法：用面五斤，糯米粉一斗，水拌微湿，筛过踏饼，楮叶包挂风处，五十日成矣。又米麹法：用糯米粉一斗，自然蓼汁和作圆丸，楮叶包挂风处，七七日晒收。此数种麹皆可入药。其各地有入诸药草及毒药者，皆有毒，惟可造酒，不可入药也。

小麦麹【气味】甘，温，无毒。【主治】消谷止痢。《别录》|平胃气，消食痔，治小儿食痫。苏恭|调中下气，开胃，疗脏腑中风寒。藏器|主霍乱、心膈气、痰逆，除烦，破癥结。孟诜|补虚，去冷气，除肠胃中塞，不下食，令人有颜色。吴瑞|落胎，并下鬼胎。《日华》|止河鱼之腹疾。《梁简文帝劝医文》

大麦麹【气味】同前。【主治】消食和中，下生胎，破血。取五升，以水一斗煮三沸，分五服，其子如糜，令母肥盛。时珍

面麹、米麹【气味】同前。【主治】消食积、酒积、糯米积，研末酒服立愈。余功同小麦麹。时珍。出《千金》

【附方】**米谷食积** 炒麹末，白汤调服二钱，日三服。**赤白痢下** 水谷不消。以麹熬粟米粥，服方寸匕，日四五服。**酒毒便血** 麹一块，湿纸包煨，为末。空心米饮服二钱，神效。**胎动不安** 或上抢心，下血者。生麹饼研末，水和绞汁，服三升。

神麹

【集解】〔时珍曰〕昔人用麹，多是造酒之麹。后医乃造神麹，专以供药，力更胜之。盖取诸神聚会之日造之，故得神名。贾思勰《齐民要术》虽有造神麹古法，繁琐不便。近时造法，更简易也。叶氏《水云录》云：五月五日，或六月六日，或三伏日，用白面百斤，青蒿自然汁三升，赤小豆末、杏仁泥各三升，苍耳自然汁、野蓼自然汁各三升，以配白虎、青龙、朱雀、玄武、勾陈、螣蛇六神，用汁和面、豆、杏仁作饼，麻叶或楮叶包署，如造酱黄法，待生黄衣，晒收之。

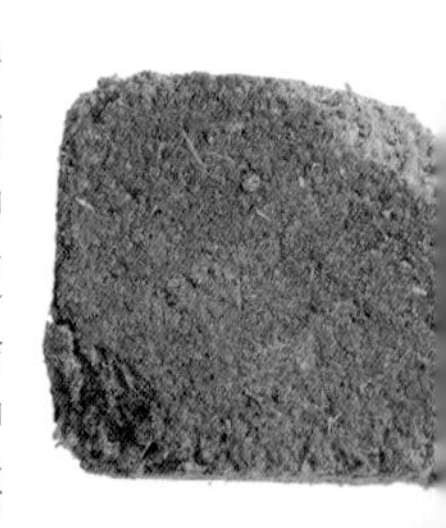

【气味】甘、辛，温，无毒。

【主治】化水谷宿食，癥结积滞，健脾暖胃。《药性》|养胃气，治赤白痢。元素|消食下气，除痰逆霍乱，泄痢胀满诸疾，其功与曲同。闪挫腰痛者，煅过淬酒温服有效。妇人产后欲回乳者，炒研，酒服二钱，日二即止，甚验。时珍

【附方】**胃虚不克** 神麹半斤，麦芽五升，杏仁一升，各炒为末，炼蜜丸弹子大。每食后嚼化一丸。**壮脾进食** 疗痞满暑泄。麹术丸：用神麹（炒）、苍术（泔制炒）等分为末，糊丸梧子大。每米饮服五十丸。冷者加干姜或吴茱萸。**健胃思食** 消食丸：治脾胃俱虚，不能消化水谷，胸膈痞闷，腹胁膨胀，连年累月，食减嗜卧，口苦无味。神麹六两，麦蘖（炒）三两，干姜（炮）四两，乌梅肉（焙）四两，为末，蜜丸梧子大。每米饮服五十丸，日三服。**虚寒反胃** 方同上。**暴泄不止** 神麹（炒）二两，茱萸（汤泡，炒）半两，为末，醋糊丸梧子大。每服五十丸，米饮下。**产后运绝** 神麹（炒）为末，水服方寸匕。**食积心痛** 陈神麹一块烧红，淬酒二大碗服之。

红麹

【集解】〔时珍曰〕红麹《本草》不载，法出近世，亦奇术也。其法白粳米一石五斗，水淘浸一宿，作饭。分作十五处，入麹母三斤，搓揉令匀，并作一处，以帛密覆。热即去帛摊开，觉温急堆起，又密覆。次日日中又作三堆，过一时分作五堆，再一时合作一堆，又过一时分作十五堆，稍温又作一堆，如此数次。第三日，用大桶盛新汲水，以竹箩盛麹作五六分，蘸湿完又作一堆，如前法作一次。第四日，如前又蘸。若麹半沉半浮，再依前法作一次，又蘸。若尽浮则成矣，取出日干收之。其米过心者谓之生黄，入酒及鲊醢中，鲜红可爱。未过心者不甚佳。入药以陈久者良。

【气味】甘，温，无毒。

【主治】消食活血，健脾燥胃，治赤白痢下水谷。震亨|酿酒，破血行药势，杀山岚瘴气，治打扑伤损。吴瑞|治女人血气痛，及产后恶血不尽，擂酒饮之，良。时珍

【发明】〔时珍曰〕人之水谷入于胃，受中焦湿热熏蒸，游溢精气，日化为红，散布脏腑经络，是为营血，此造化自然之微妙也。造红麹者，以白米饭受湿热郁蒸变而为红，即成真色，久亦不渝，此乃人窥造化之巧者也。故红麹有治脾胃营血之功，得同气相求之理。

【附方】**湿热泄痢** 丹溪青六丸：用六一散，加炒红麹五钱，为末，蒸饼和丸梧子大。每服五七十丸，白汤下，日三服。**小儿吐逆** 频并，不进乳食，手足心热。用红麹（年久者）三钱半，白术（麸炒）一钱半，甘草（炙）一钱，为末。每服半钱，煎枣子、米汤下。**小儿头疮** 因伤湿入水成毒，浓汁不止。用红麹嚼罨之，甚效。**心腹作痛** 赤麹、香附、乳香等分为末，酒服。

蘖米

【释名】〔弘景曰〕此是以米作蘖，非别米名也。

【集解】〔时珍曰〕苏恭言凡谷皆可生者，是矣。有粟、黍、谷、麦、豆诸蘖，皆水浸胀，候生芽曝干去须，取其中米，炒研面用。其功皆主消导。

粟蘖 一名粟芽。【气味】苦，温，无毒。【主治】寒中，下气，除热。《别录》|除烦，消宿食，开胃。《日华》|为末和脂敷面，令皮肤悦泽。陶弘景

稻蘖 一名谷芽。【气味】甘，温，无毒。【主治】快脾开胃，下气和中，消食化积。时珍【附方】**启脾进食** 谷神丸：用谷蘖四两为末，入姜汁、盐少许，和作饼，焙干，入炙甘

草、砂仁、白术（麸炒）各一两，为末。白汤点服之，或丸服。

穬麦蘖 一名麦芽。【气味】咸，温，无毒。【主治】消食和中。《别录》|破冷气，去心腹胀满《药性》|开胃，止霍乱，除烦闷，消痰饮，破癥结，能催生落胎。《日华》|补脾胃虚，宽肠下气，腹鸣者用之。元素|消化一切米、面、诸果食积。时珍

【发明】〔时珍曰〕麦蘖、谷芽、粟蘖，皆能消导米、面、诸果食积。观造饧者用之，可以类推矣。但有积者能消化，无积而久服，则消人元气也，不可不知。若久服者，须同白术诸药兼用，则无害也矣。

【附方】**腹中虚冷** 食辄不消，羸瘦弱乏，因生百疾。大麦蘖五升，小麦面半斤，豉五合，杏仁二升，皆熬黄香，捣筛糊丸弹子大。每服一丸，白汤下。**产后秘塞** 五七日不通，不宜妄服药丸。宜用大麦芽炒黄为末，每服三钱，沸汤调下，与粥间服。**产后回乳** 产妇无子食乳，乳不消，令人发热恶寒。用大麦蘖二两。炒为末。每服五钱，白汤下，甚良。

饴糖

【释名】饧。〔时珍曰〕按刘熙《释名》云：糖之清者曰饴，形怡怡然也。稠者曰饧，强硬如饧也。如饧而浊者曰餔。

【集解】〔韩保升曰〕饴，即软糖也。北人谓之饧。糯米、粳米、秫粟米、蜀秫米、大麻子、枳椇子、黄精、白术并堪熬造。〔时珍曰〕饴饧，用麦蘖或谷芽同诸米熬煎而成，古人寒食多食饧，故医方亦收用之。

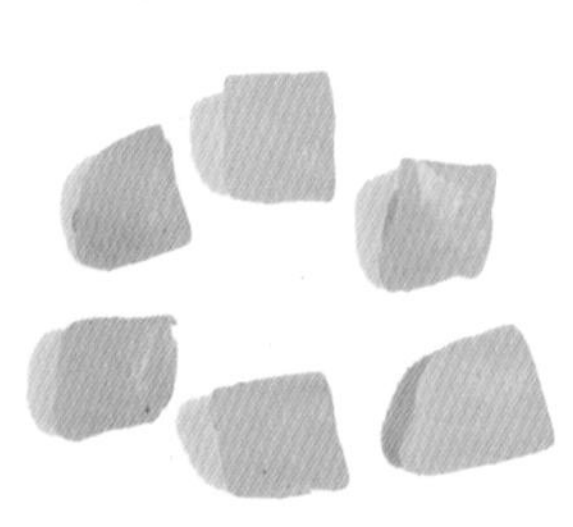

【气味】甘，大温，无毒。入太阴经。

【主治】补虚乏，止渴去血。《别录》|补虚冷，益气力，止肠鸣咽痛，治唾血，消痰润肺止嗽。思邈|健脾胃，补中，治吐血。打损瘀血者，熬焦酒服，能下恶血。又伤寒大毒嗽，于蔓菁、薤汁中煮一沸，顿服之，良。孟诜|脾弱不思食人少用，能和胃气。亦用和药。寇宗奭|解附子、草乌头毒。时珍

【附方】**老人烦渴** 寒食大麦一升，水七升，煎五升，入赤饧二合，渴即饮之。**鱼脐疔疮** 寒食饧涂之，良。干者烧灰。**瘭疽毒疮** 腊月饴糖，昼夜涂之，数日则愈。

酱

【集解】〔时珍曰〕豆油法：用大豆三斗，水煮糜，以面二十四斤，拌罨成黄。每十斤，入盐八斤，井水四十斤，搅晒成油收取之。大豆酱法：用豆炒磨成粉，一斗入面三斗和匀，切片罨黄，晒之。每十斤入盐五斤，井水淹过，晒成收之。小豆酱法：用豆磨净，和面罨黄，次年再磨。每十斤，入盐五斤，以腊水淹过，晒成收之。豌豆酱法：用豆水浸，蒸软晒干去皮。每一斗入小麦一斗，磨面和切，蒸过盦黄，晒干。每十斤入盐五斤，水二十斤，晒成收之。麸酱法：用小麦麸蒸熟罨黄，晒干磨碎。每十斤入盐三斤，熟汤二十斤，晒成收之。甜面酱：用小麦面和剂，切片蒸熟，盦黄晒簸。每十斤入盐三斤，熟水二十斤，晒成收之。小麦面酱：用生面水和，布包踏饼罨黄晒松。每十斤入盐五斤，水二十斤，晒成收之。大麦酱：用黑豆一斗炒熟，水浸半日，同煮烂，以大麦面二十斤拌匀，筛下面，用煮豆汁和剂，切片蒸熟，罨黄晒捣。每一斗入盐二斤，井水八斤，晒成黑甜而汁清。麻滓酱：用麻枯饼捣蒸，以面和匀罨黄如常，用盐水晒成，色味甘美也。

【气味】咸，冷利，无毒。〔时珍曰〕面酱：咸。豆酱、甜酱、豆油、大麦酱、麸酱：皆咸、甘。

【主治】除热，止烦满，杀百药及热汤火毒。《别录》|杀一切鱼、肉、菜蔬、蕈毒，

汁治蛇、虫、蜂、虿等毒。《日华》|酱汁灌入下部，治大便不通。灌耳中，治飞蛾、虫、蚁入耳。涂猘犬咬及汤、火伤灼未成疮者，有效。又中砒毒，调水服即解。出时珍方

醋

【释名】酢、醯、苦酒。

【集解】〔恭曰〕醋有数种：有米醋、麦醋、麹醋、糠醋、糟醋、饧醋、桃醋、葡萄、大枣、蘡薁等诸杂果醋，会意者亦极酸烈。惟米醋二三年者入药。余止可啖，不可入药也。〔时珍曰〕米醋：三伏时用仓米一斗，淘净蒸饭，摊冷盦黄，晒簸，水淋净。别以仓米二斗蒸饭，和匀入瓮，以水淹过，密封暖处，三七日成矣。糯米醋：秋社日，用糯米一斗淘蒸，用六月六日造成小麦大麹和匀，用水二斗，入瓮封酿，三七日成矣。粟米醋：用陈粟米一斗，淘浸七日，再蒸淘熟，入瓮密封，日夕搅之，七日成矣。小麦醋：用小麦水浸三日，蒸熟盦黄，入瓮水淹，七七日成矣。大麦醋：用大麦米一斗，水浸蒸饭，盦黄晒干，水淋过，再以麦饭二斗和匀，入水封闭，三七日成矣。饧醋：用饧一斤，水三升煎化，入白麹末二两，瓶封晒成。其余糟、糠等醋，皆不入药，不能尽纪也。

米醋【气味】酸、苦，温，无毒。【主治】消痈肿，散水气，杀邪毒。《别录》|理诸药，消毒。扁鹊|治产后血运，除癥块坚积，消食，杀恶毒，破结气、心中酸水痰饮。藏器|下气除烦，治妇人心痛血气，并产后及伤损金疮出血昏运，杀一切鱼、肉、菜毒。《日华》|醋磨青木香，止卒心痛、血气痛。浸黄檗含之，治口疮。调大黄末，涂肿毒。煎生大黄服，治痃癖甚良。孟诜|散瘀血，治黄疸、黄汗。〔好古曰〕张仲景治黄汗，有黄芪芍药桂枝苦酒汤；治黄疸，有麻黄醇酒汤，用苦酒清酒。方见《金匮要略》。

【发明】〔时珍曰〕醋治诸疮肿积块，心腹疼痛，痰水血病，杀鱼、肉、菜及诸虫毒气，无非取其酸收之义，而又有散瘀解毒之功。

【附方】**霍乱吐利** 盐、醋，煎服甚良。**足上转筋** 以故绵浸醋中，甑蒸热裹之，冷即易，勿停，取瘥止。**腋下胡臭** 三年酽酢，和石灰敷之。**疬风病** 酢和硫黄末敷之。**痈疽不溃** 苦酒和雀屎如小豆大，敷疮头上，即穿也。**牙齿疼痛** 米醋一升，煮枸杞白皮一升，取半升，含漱即瘥。**蜈蚣咬毒** 醋磨生铁敷之。**蠼螋尿疮** 以醋和胡粉敷之。**汤火伤灼** 即以酸醋淋洗，并以醋泥涂之甚妙，亦无瘢痕也。**乳痈坚硬** 以罐盛醋，烧热石投之二次，温渍之。冷则更烧石投之，不过三次即愈。

酒

【释名】〔时珍曰〕《饮膳》标题云：酒之清者曰酿，浊者曰盎；厚曰醇，薄曰醨；重酿曰酎，一宿曰醴；美曰醑，未榨曰醅；红曰醍，绿曰醽，白曰醝。

【集解】〔恭曰〕酒有秫、黍、粳、糯、粟、麹、蜜、葡萄等色。凡作酒醴须麹，而葡萄、蜜等酒独不用麹。诸酒醇醨不同，惟米酒入药用。〔颖曰〕入药用东阳酒最佳，其酒自古擅名。《事林广记》所载酿法，其麹亦用药。今则绝无，惟用麸面、蓼汁拌造，假其辛辣之力，蓼亦解毒，清香远达，色复金黄，饮之至醉，不头痛，不口干，不作泻。其水秤之重于他水，邻邑所造俱不然，皆水土之美也。处州金盆露，水和姜汁造麹，以浮饭造酿，醇美可尚，而色香劣于东阳，以其水不及也。江西麻姑酒，以泉得名，而麹有群药。金陵瓶酒，麹米无嫌，而水有硷，且用灰，味太甘，多能聚痰。山东秋露白，色纯味烈。苏州小瓶酒，麹有葱及红豆、川乌之类，饮之头痛口渴。淮南绿豆酒，麹有绿豆，能解毒，然亦有灰不美。〔时

珍曰〕东阳酒即金华酒，古兰陵也，李太白诗所谓兰陵美酒郁金香即此，常饮入药俱良。山西襄陵酒、蓟州薏苡酒皆清烈，但麹中亦有药物。黄酒有灰。秦、蜀有咂嘛酒，用稻、麦、黍、秫、药麹，小罂封酿而成，以筒吸饮。谷气既杂，酒不清美，并不可入药。

米酒【气味】苦、甘、辛，大热，有毒。【主治】行药势，杀百邪恶毒气。《别录》| 通血脉，厚肠胃，润皮肤，散湿气，消忧发怒，宣言畅意。藏器| 养脾气，扶肝，除风下气。孟诜| 解马肉、桐油毒，丹石发动诸病，热饮之甚良。时珍

老酒 腊月酿造者，可经数十年不坏。和血养气，暖胃辟寒，发痰动火。时珍

春酒 清明酿造者亦可经久。常服令人肥白。孟诜| 蠼螋尿疮，饮之至醉，须臾虫出如米也。李绛《兵部手集》

东阳酒【气味】甘、辛，无毒。【主治】用制诸药良。

【发明】〔时珍曰〕酒，天之美禄也。面麹之酒，少饮则和血行气，壮神御寒，消愁遣兴；痛饮则伤神耗血，损胃亡精，生痰动火。《邵尧夫诗》云：美酒饮教微醉后。此得饮酒之妙，所谓醉中趣、壶中天者也。若夫沉湎无度，醉以为常者，轻则致疾败行，甚则丧邦亡家而陨躯命，其害可胜言哉？

【附方】**惊怖卒死** 温酒灌之即醒。**下部痔疮** 掘地作小坑，烧赤，以酒沃之，纳吴茱萸在内坐之。不过三度良。**产后血闷** 清酒一升，和生地黄汁煎服。**海水伤裂** 凡人为海水咸物所伤，及风吹裂，痛不可忍。用蜜半斤，水酒三十斤，防风、当归、羌活、荆芥各二两。为末。煎汤浴之。一夕即愈。

【附诸药酒方】

五加皮酒 去一切风湿痿痹，壮筋骨，填精髓。用五加皮洗刮去骨煎汁，和麹、米酿成，饮之。或切碎袋盛，浸酒煮饮。或加当归、牛膝、地榆诸药。

仙灵脾酒 治偏风不遂，强筋坚骨。仙灵脾一斤，袋盛，浸无灰酒二斗，密封三日饮之。《圣惠方》

薏苡仁酒 去风湿，强筋骨，健脾胃。用绝好薏苡仁粉，同麹、米酿酒，或袋盛煮酒饮。

天门冬酒 润五脏，和血脉。久服除五劳七伤，癫痫恶疾。常令酒气相接，勿令大醉，忌生冷。十日当出风疹毒气，三十日乃已，五十日不知风吹也。冬月用天门冬去心煮汁，同麹、米酿成。初熟微酸，久乃味佳。《千金》

地黄酒 补虚弱，壮筋骨，通血脉，治腹痛，变白发。用生肥地黄绞汁，同麹、米封密器中。春夏三七日，秋冬五七日启之，中有绿汁，真精英也，宜先饮之，乃滤汁藏贮。加牛膝汁效更速，亦有加群药者。

牛膝酒 壮筋骨，治痿痹，补虚损，除久疟。用牛膝煎汁，和麹、米酿酒。或切碎，袋盛浸酒，煮饮。

当归酒 和血脉，坚筋骨，止诸痛，调经水。当归煎汁，或酿或浸，并如上法。

菖蒲酒 治三十六风，一十二痹，通血脉，治骨痿，久服耳目聪明。石菖蒲煎汁，或酿或浸，并如上法。

枸杞酒 补虚弱，益精气，去冷风，壮阳道，止目泪，健腰脚。用甘州枸杞子煮烂捣汁，和麹、米酿酒。或以子同生地黄袋盛，浸酒煮饮。

人参酒 补中益气，通治诸虚。用人参末同麹、米酿酒。或袋盛浸酒煮饮。

薯蓣酒 治诸风眩运，益精髓，壮脾胃。用薯蓣粉，同麹、米酿酒。或同山茱萸、五味子、人参诸药，浸酒煮饮。

茯苓酒 治头风虚眩，暖腰膝，主五劳七伤。用茯苓粉同麹、米酿酒，饮之。

菊花酒 治头风，明耳目，去痿痹，消百病。用甘菊花煎汁，同麹、米酿酒。或加

地黄、当归、枸杞诸药亦佳。

黄精酒 壮筋骨，益精髓，变白发，治百病。用黄精、苍术各四斤，枸杞根、柏叶各五斤，天门冬三斤，煮汁一石，同麴十斤，糯米一石，如常酿酒饮。

桑椹酒 补五脏，明耳目。治水肿，不下则满，下之则虚，入腹则十无一活。用桑椹捣汁煎过，同麴、米如常酿酒饮。

术酒 治一切风湿筋骨诸病，驻颜色，耐寒暑。用术三十斤，去皮捣，以东流水三石，渍三十日，取汁，露一夜，浸麴、米酿成饮。

蓼酒 久服聪明耳目，脾胃健壮。以蓼煎汁，和麴、米酿酒饮。

姜酒〔诜曰〕治偏风，中恶疰忤，心腹冷痛。以姜浸酒，暖服一碗即止。一法：用姜汁和麴，造酒如常，服之佳。

葱豉酒〔诜曰〕解烦热，补虚劳，治伤寒头痛寒热，及冷痢肠痛，解肌发汗。并以葱根、豆豉浸酒煮饮。

茴香酒 治卒肾气痛，偏坠牵引，及心腹痛。茴香浸酒，煮饮之。舶茴尤妙。

缩砂酒 消食和中，下气，止心腹痛。砂仁炒研，袋盛浸酒，煮饮。

茵陈酒 治风疾，筋骨挛急。用茵陈蒿（炙黄）一斤，秫米一石，麴三斤，如常酿酒饮。

青蒿酒 治虚劳久疟。青蒿捣汁，煎过，如常酿酒饮。

百部酒 治一切久近咳嗽。百部根切炒，袋盛浸酒，频频饮之。

海藻酒 治瘿气。海藻一斤，洗净浸酒，日夜细饮。

通草酒 续五脏气，通十二经脉，利三焦。通草子煎汁，同麴、米酿酒饮。

松节酒 治冷风虚弱，筋骨挛痛，脚气缓痹。松节煮汁，同麴、米酿酒饮。松叶煎汁亦可。

柏叶酒 治风痹历节作痛。东向侧柏叶煮汁，同麴、米酿酒饮。

椒柏酒 元旦饮之，辟一切疫疠不正之气。除夕以椒三七粒，东向侧柏叶七枝，浸酒一瓶饮。

竹叶酒 治诸风热病，清心畅意。淡竹叶煎汁，如常酿酒饮。

枳茹酒 治中风身直，口僻眼急。用枳壳刮茹，浸酒饮之。

牛蒡酒 治诸风毒，利腰脚。用牛蒡根切片，浸酒饮之。

巨胜酒 治风虚痹弱，腰膝疼痛。用巨胜子二升（炒香），薏苡仁二升，生地黄半斤，袋盛浸酒饮。

麻仁酒 治骨髓风毒痛，不能动者。取大麻子中仁炒香，袋盛浸酒饮之。

红麴酒 治腹中及产后瘀血。红麴浸酒煮饮。

神麴酒 治闪肭腰痛。神麴烧赤，淬酒饮之。

慈石酒 治肾虚耳聋。用慈石、木通、菖蒲等分，袋盛酒浸日饮。

花蛇酒 治诸风，顽痹瘫缓，挛急疼痛，恶疮疥癞。用白花蛇肉一条，袋盛，同麴置于缸底，糯饭盖之，三七日，取酒饮。又有群药煮酒方甚多。

乌蛇酒 治疗、酿法同上。

豆淋酒 破血去风，治男子中风口㖞，阴毒腹痛，及小便尿血，妇人产后一切中风诸病。用黑豆炒焦，以酒淋之，温饮。

虎骨酒 治臂胫疼痛，历节风，肾虚，膀胱寒痛。虎胫骨一具，炙黄捶碎，同麴、米如常酿酒饮。亦可浸酒。详见虎条。

鹿茸酒 治阳虚痿弱，小便频数，劳损诸虚。用鹿茸、山药浸酒服。详见鹿茸下。

烧酒

【释名】 火酒、阿刺吉酒。

【集解】〔时珍曰〕烧酒非古法也。自元时始创其法，用浓酒和糟入甑，蒸令气上，用器承取滴露。凡酸坏之酒，皆可蒸烧。

近时惟以糯米或粳米或黍或秫或大麦蒸熟，和麴蒸取。其清如水，味极浓烈，盖酒露也。

【气味】辛、甘，大热，有大毒。

【主治】消冷积寒气，燥湿痰，开郁结，止水泄，治霍乱疟疾噎膈，心腹冷痛，阴毒欲死，杀虫辟瘴，利小便，坚大便，洗赤目肿痛，有效。时珍

【发明】〔时珍曰〕烧酒，纯阳毒物也。面有细花者为真。与火同性，得火即燃，同乎焰消。北人四时饮之，南人止暑月饮之。其味辛甘，升扬发散；其气燥热，胜湿祛寒。故能开怫郁而消沉积，通膈噎而散痰饮，治泄疟而止冷痛也。辛先入肺，和水饮之，则抑使下行，通调水道，而小便长白。热能燥金耗血，大肠受刑，故令大便燥结，与姜、蒜同饮即生痔也。若夫暑月饮之，汗出而膈快身凉；赤目洗之，泪出而肿消赤散，此乃从治之方焉。过饮不节，杀人顷刻。

葡萄酒

【集解】〔时珍曰〕葡萄酒有二样：酿成者味佳，有如烧酒法者有大毒。酿者，取汁同麴，如常酿糯米饭法。无汁，用干葡萄末亦可。魏文帝所谓葡萄酿酒，甘于麴米，醉而易醒者也。烧者，取葡萄数十斤，同大麴酿酢，取入甑蒸之，以器承其滴露，红色可爱。古者西域造之，唐时破高昌，始得其法。

酿酒【气味】甘、辛，热，微毒。**【主治】**暖腰肾，驻颜色，耐寒。时珍

烧酒【气味】辛、甘，大热，有大毒。**【主治】**益气调中，耐饥强志。消痰破癖。汪颖

糟

【释名】粕。

【集解】〔时珍曰〕糯、秫、黍、麦，皆可蒸酿酒、醋，熬煎饧、饴，化成糟粕。酒糟须用腊月及清明、重阳造者，沥干，入少盐收之。藏物不败，揉物能软。若榨干者，无味矣。醋糟用三伏造者良。

酒糟【气味】甘、辛，无毒。**【主治】**温中消食，除冷气，杀腥，去草、菜毒，润皮肤，调脏腑。藏器|罯扑损瘀血，浸水洗冻疮，捣敷蛇咬、蜂叮毒。《日华》**【发明】**〔时珍曰〕酒糟有麴糵之性，能活血行经止痛，故治伤损有功。按许叔微《本事方》云：治踠折，伤筋骨，痛不可忍者。用生地黄一斤，藏瓜姜糟一斤，生姜四两，都炒热，布裹罨伤处，冷即易之。

【附方】**手足皲裂** 红糟、腊猪脂、姜汁、盐等分，研烂，炒热擦之，裂内甚痛，少顷即合，再擦数次即安。**鹤膝风病** 酒醅糟四两，肥皂一个（去子），芒消一两，五味子一两，砂糖一两，姜汁半瓯。研匀，日日涂之。加入烧酒尤妙也。**杖疮青肿** 用湿绵纸铺伤处，以烧过酒糟捣烂，厚铺纸上。良久，痛处如蚁行，热气上升即散。

大麦醋糟【气味】酸，微寒，无毒。**【主治】**气滞风壅，手臂脚膝痛，炒热布裹熨之，三两换当愈。孟诜

米秕

【释名】米皮糠。

【集解】〔颖曰〕米秕，即精米上细糠也。〔时珍曰〕糠，诸粟谷之壳也。

【气味】甘，平，无毒。**【主治】**通肠开胃，下气，磨积块。作糗食不饥，充滑肤体，可以颐养。汪颖

第二十六卷　菜部一

菜之一　荤菜类

韭

【释名】草钟乳、起阳草。〔颂曰〕案许慎《说文》：韭字，象叶出地上形。一种而久生，故谓之韭。一岁三四割，其根不伤，至冬壅培之，先春复生，信乎久生者也。〔时珍曰〕韭之茎名韭白，根名韭黄，花名韭菁。

【集解】〔时珍曰〕韭丛生丰本，长叶青翠。可以根分，可以子种。八月开花成丛，收取腌藏供馔，谓之长生韭。九月收子，其子黑色而扁，须风处阴干，勿令浥郁。北人至冬移根于土窖中，培以马屎，暖则即长，高可尺许，不见风日，其叶黄嫩，谓之韭黄，豪贵皆珍之。韭之为菜，可生可熟，可菹可久，乃菜中最有益者也。

【气味】辛、微酸，温，涩，无毒。

【主治】归心，安五脏，除胃中热，利病人，可久食。《别录》|叶：煮鲫鱼酢食，断卒下痢。根：入生发膏用。弘景|根、叶：煮食，温中下气，补虚益阳，调和脏腑，令人能食，止泄血脓，腹中冷痛。生捣汁服，主胸痹骨痛不可触者，又解药毒，疗狂狗咬人数发者，亦涂诸蛇虺、蝎虿、恶虫毒。藏器|煮食，充肺气，除心腹痼冷痃癖。捣汁服，治肥白人中风失音。《日华》|煮食，归肾壮阳，止泄精，暖腰膝。宁原|炸熟，以盐、醋空心吃十顿，治胸膈噎气。捣汁服，治胸痹刺痛如锥，即吐出胸中恶血甚验。又灌初生小儿，吐去恶水、恶血，永无诸病。诜|主吐血唾血，衄血尿血，妇人经脉逆行，打扑伤损及膈噎病。捣汁澄清，和童尿饮之，能消散胃脘瘀血，甚效。震亨|饮生汁，主上气喘息欲绝，解肉脯毒。煮汁饮，止消渴盗汗。熏产妇血运，洗肠痔脱肛。时珍

【发明】〔弘景曰〕此菜殊辛臭，虽煮食之，便出犹熏灼，不如葱、薤，熟即无气，最是养生所忌。〔颂曰〕菜中此物最温而益人，宜常食之。〔宗奭曰〕韭黄未出粪土，最不益人，食之滞气，盖含抑郁未申之气故也。〔思邈曰〕韭味酸，肝病宜食之，大益人心。〔时珍曰〕韭，叶热根温，功用相同。生则辛而散血，熟则甘而补中。入足厥阴经，乃肝之菜也。

【附方】**喘息欲绝** 韭汁饮一升，效。**夜出盗汗** 韭根四十九根。水二升，煮一升，顿服。**消渴引饮** 韭苗日用三五两，或炒或作羹，勿入盐，入酱无妨。吃至十斤即住，极效。过清明勿吃。有人病此，引饮

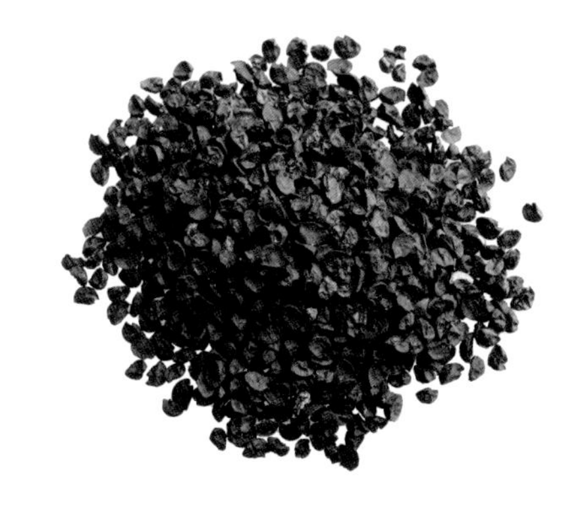

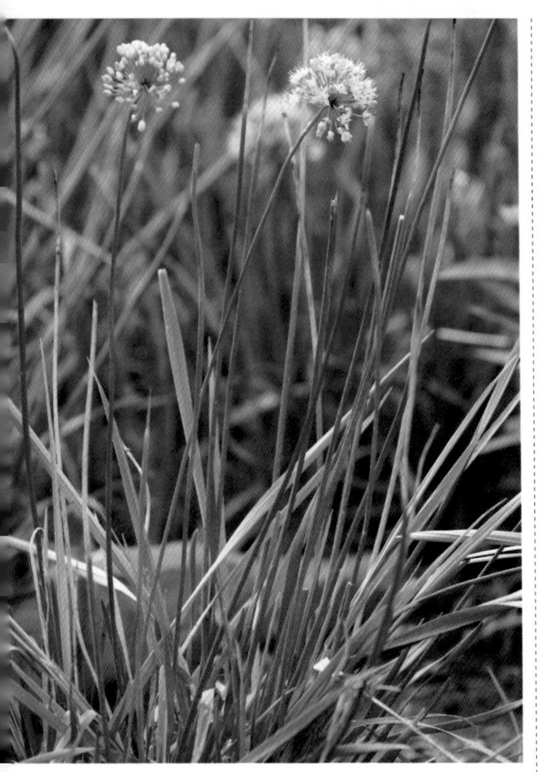

（韭：多年生草本，全草有异臭。叶基生，扁平，狭线形。伞形花序顶生，花被6裂，白色，长圆状披针形。蒴果倒卵形，有三棱。花期7～8月，果期8～9月。全国各地有栽培。）

无度，得此方而愈。**水谷痢疾** 韭叶作羹、粥、炸、炒，任食之，良。**赤白带下** 韭根捣汁，和童尿露一夜，空心温服取效。**五般疮癣** 韭根炒存性，捣末，以猪脂和涂之。数度愈。**金疮出血** 韭汁和风化石灰晒干。每用为末敷之效。**聤耳出汁** 韭汁日滴三次。**食物中毒** 生韭汁服数升良。

韭子【气味】辛、甘，温，无毒。【主治】梦中泄精，溺白。《别录》|暖腰膝，治鬼交，甚效。《日华》|补肝及命门，治小便频数、遗尿，女人白淫、白带。时珍【发明】〔颂曰〕韭子得龙骨、桑螵蛸，主漏精补中。〔弘景曰〕韭子入棘刺诸丸，主漏精。〔时珍曰〕棘刺丸方见《外台秘要》，治诸劳泄，小便数，药多不录。案《梅师方》治遗精。用韭子五合，白龙骨一两，为末，空心酒服方寸匕。《千金方》治梦遗，小便数。用韭子二两，桑螵蛸一两，微炒研末，每旦酒服二钱。【附方】**梦遗溺白**〔藏器曰〕韭子，每日空心生吞一二十粒，盐汤下。《圣惠》：治虚劳伤肾，梦中泄精。用韭子二两，微炒为末。食前温酒服二钱匕。**虚劳溺精** 用新韭子二升（十月霜后采之），好酒八合渍一宿。以晴明日，童子向南捣一万杵。平旦温酒服方寸匕，日再服之。**梦泄遗尿** 韭子二升，稻米三升，水一斗七升，煮粥取汁六升，分三服。**腰脚无力** 韭子一升（拣净，蒸两炊久，暴干，簸去黑皮，炒黄捣粉）。安息香二大两，水煮一二百沸，慢火炒赤色，和捣为丸梧子大。如干，入少蜜。每日空腹酒下三十丸。以饭三五匙压之，大佳。**女人带下** 及男子肾虚冷，梦遗。用韭子七升，醋煮千沸，焙研末，炼蜜丸梧子大。每服三十丸，空心温酒下。

山韭

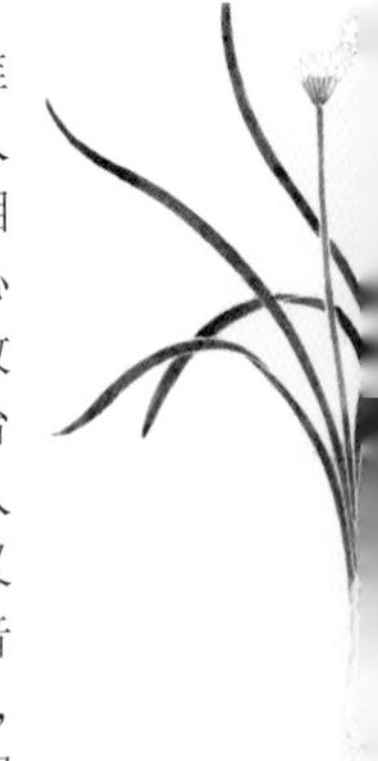

【释名】藿、韱。

【集解】〔颂曰〕藿，山韭也。山中往往有之，而人多不识。形性亦与家韭相类，但根白，叶如灯心苗耳。〔时珍曰〕金幼孜《北征录》云：北边云台戍地，多野韭、沙葱，人皆采而食之。即此也。又吕忱《字林》云：莶（音严），水韭也。野生水涯，叶如韭而细长，可食。观此，则知野韭又有山、水二种，气味或不相远也。

【气味】咸，寒，涩，无毒。

【主治】宜肾，主大小便数，去烦热，治毛发。《千金》

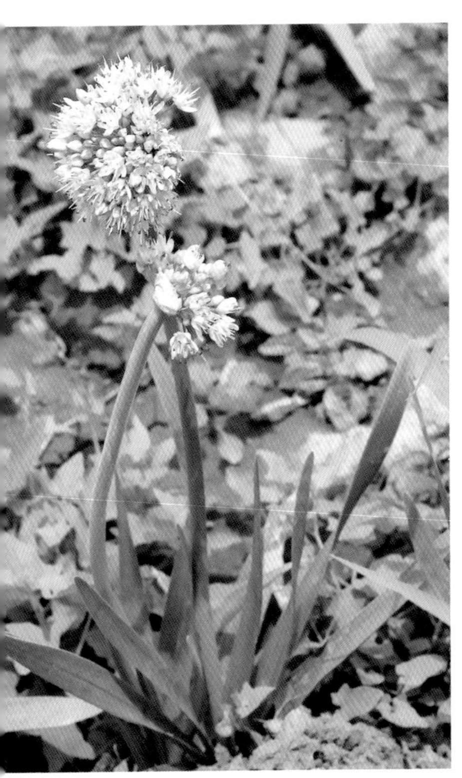

（山韭：多年生草本。叶三棱条形，中空或基部中空，背面具1纵棱。花葶中生，圆柱状，中空；伞形花序球状，具多而极密的花，花红紫色。花、果期8～10月。生于山坡、草地或林缘。分布于东北及河北、山西、陕西、山东、江苏、台湾、河南、湖北等地。）

葱

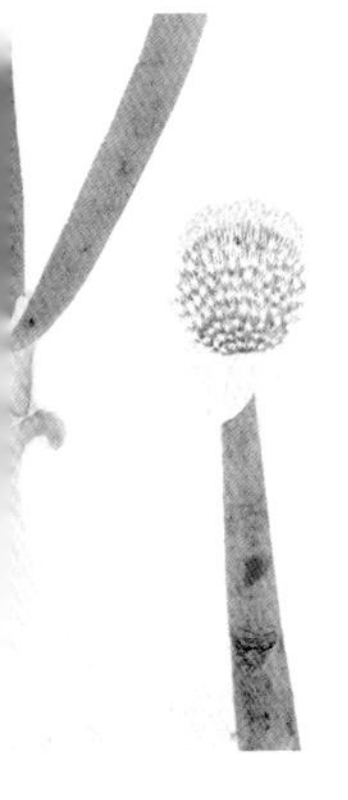

【释名】芤、菜伯、和事草、鹿胎。〔时珍曰〕葱从囱。外直中空，有囱通之象也。芤者，草中有孔也，故字从孔，芤脉象之。葱初生曰葱针，叶曰葱青，衣曰葱袍，茎曰葱白，叶中涕曰葱苒。

【集解】〔保升曰〕葱凡四种：冬葱即冻葱也，夏衰冬盛，茎叶俱软美，山南、江左有之；汉葱茎实硬而味薄，冬即叶枯；胡葱茎叶粗短，根若金灯；茖葱生于山谷，不入药用。〔时珍曰〕冬葱即慈葱，或名太官葱。谓其茎柔细而香，可以经冬，太官上供宜之，故有数名。汉葱一名木葱，其茎粗硬，故有木名。冬葱无子。汉葱春末开花成丛，青白色。其子味辛色黑，有皱纹，作三瓣状。收取阴干，勿令浥郁，可种可栽。

葱茎白【气味】辛，平。无毒。**【主治】**作汤，治伤寒寒热，中风面目浮肿，能出汗。《本经》|伤寒骨肉碎痛，喉痹不通，安胎，归目益目睛，除肝中邪气，安中利五脏，杀百药毒。根：治伤寒头痛。《别录》|主天行时疾，头痛热狂，霍乱转筋，及奔豚气、脚气，心腹痛，目眩，止心迷闷。《大明》|通关节，止衄血，利大小便。孟诜|治阳明下痢、下血。李杲|达表和里，止血。宁原|除风湿，身痛麻痹，虫积心痛，止大人阳脱，阴毒腹痛，小儿盘肠内钓，妇人妊娠溺血，通乳汁，散乳痈，利耳鸣，涂猘犬伤，制蚯蚓毒。时珍|杀一切鱼、肉毒。士良**【发明】**〔时珍曰〕生辛散，熟甘温，外实中空，肺之菜也，肺病宜食之。肺主气，外应皮毛，其合阳明。故所治之症多属太阴、阳明，皆取其发散通气之功，通气故能解毒及理血病。气者血之帅也，气通则血活矣。**【附方】感冒风寒** 初起。即用葱白一握，淡豆豉半合，泡汤服之，取汗。**伤寒头痛** 如破者。连须葱白半斤，生姜二两，水煮温服。**时疾头痛** 发热者。以连根葱白二十根，和米煮粥，入醋少许，热食取汗即解。**风湿身痛** 生葱擂烂，入香油数点，水煎，调川芎䓖、郁金末一钱服，取吐。**脱阳危症** 凡人大吐大泄之后，四肢厥冷，不省人事，或与女子交后，小腹肾痛，外肾搐缩，冷汗出厥逆，须臾不救。先以葱白炒热熨脐，后以葱白三七茎擂烂，用酒煮灌之，阳气即回。此华佗救卒病方也。**卒心急痛** 牙

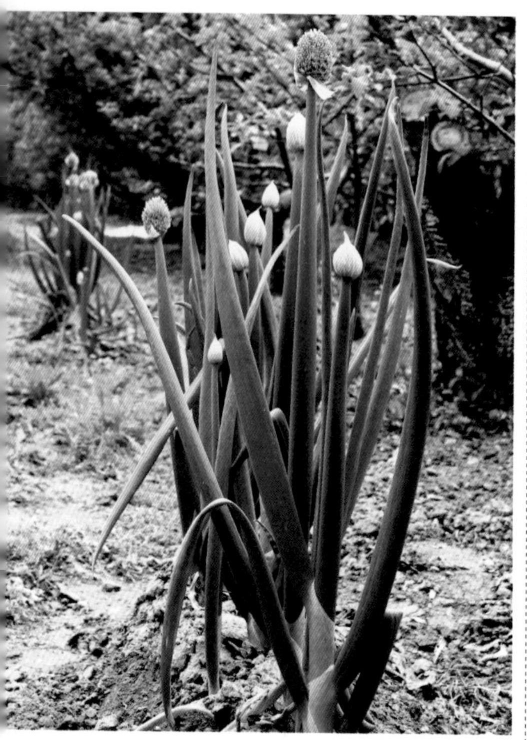

（葱：多年生草本，全体具辛臭，折断后有辛味黏液。鳞茎圆柱形，先端稍肥大，鳞叶成层，白色。叶基生，圆柱形，中空，先端尖，绿色。花茎自叶丛抽出，单一，中央部膨大，中空，绿色；伞形花序圆球状。花白色，蒴果三棱形。种子黑色，三角状半圆形。花期7～9月，果期8～10月。我国各地均有栽植。）

关紧闭欲绝。以老葱白五茎去皮须，捣膏，以匙送入咽中，灌以麻油四两，但得下咽即苏。少顷，虫积皆化黄水而下，永不再发。累得救人。**霍乱烦躁** 坐卧不安。葱白二十茎，大枣二十枚，水三升，煎二升，分服。**蛔虫心痛** 用葱茎白二寸，铅粉二钱，捣丸服之，即止。葱能通气，粉能杀虫也。**大小便闭** 捣葱白和酢，封小腹上。仍灸七壮。**小便溺血** 葱白一握，郁金一两，水一升，煎二合，温服。一日三次。**肠痔有血** 葱白三斤，煮汤熏洗立效。**痈疽肿硬** 乌金散：治痈疖肿硬无头，不变色者。米粉四两，葱白一两，同炒黑，研末，醋调，贴一伏时又换，以消为度。

叶【主治】 煨研，敷金疮水入皲肿。盐研，敷蛇、虫伤及中射工、溪毒。《日华》|主水病足肿。苏颂|利五脏，益目精，发黄疸。思邈【附方】**水病足肿** 葱茎叶煮汤渍之，日三五次妙。**小便不通** 葱白连叶捣烂，入蜜，合外肾上，即通。**代指毒痛** 取萎黄葱叶煮汁，热渍之。

汁【气味】 辛，温，滑，无毒。【主治】溺血，饮之。解藜芦及桂毒。《别录》|散瘀血，止衄止痛，治头痛耳聋，消痔漏，解众药毒。时珍|能消桂为水，化五石，仙方所用。弘景【发明】〔时珍曰〕葱汁即葱涕，功同葱白。古方多用葱涎丸药，亦取其通散上焦风气也。【附方】**火焰丹毒** 从头起者。生葱汁涂之。

实【气味】 辛，大温，无毒。【主治】明目，补中气不足。《本经》|温中益精。《日华》|宜肺，归头。思邈【附方】**眼暗补中** 葱子半斤，为末，每取一匙，水二升，煎汤一升半，去滓，入米煮粥食之。

茖葱

【释名】 山葱。

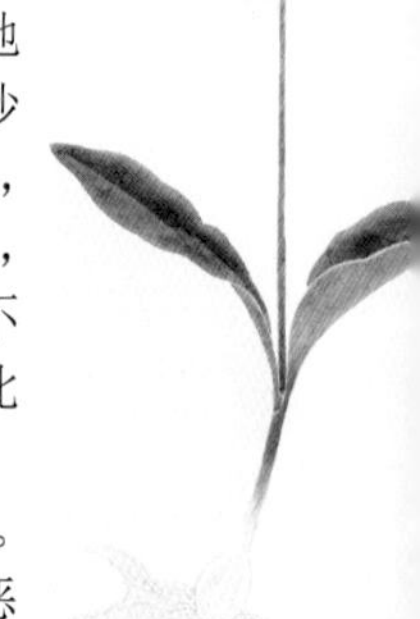

【集解】〔时珍曰〕茖葱，野葱也，山原平地皆有之。生沙地者名沙葱，生水泽者名水葱，野人皆食之。开白花，结子如小葱头。世俗不察胡葱即蒜葱，误指此为胡葱，详见胡葱下。

【气味】 辛，微温，无毒。

【主治】 除瘴气恶毒。久食，强志益胆气。思邈|主诸恶𧈢、狐尿刺毒，山溪中沙虱、射工等毒。煮汁浸，或捣敷，大效。亦兼小蒜、茱萸辈，不独用也。苏恭

子【气味】 同葱。【主治】泄精。思邈

胡葱

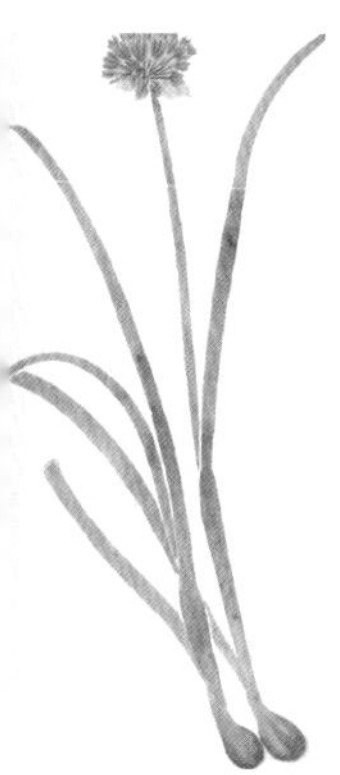

【释名】蒜葱、回回葱。

【集解】〔志曰〕胡葱生蜀郡山谷。状似大蒜而小，形圆皮赤，梢长而锐。五月、六月采。〔颂曰〕胡葱类食葱，而根茎皆细白。或云：茎叶微短如金灯。〔时珍曰〕叶似葱而根似蒜，其味如薤，不甚臭。江西有水晶葱，蒜根葱叶，盖其类也。

【气味】辛，温，无毒。〔时珍曰〕生则辛平，熟则甘温。

【主治】温中下气，消谷能食，杀虫，利五脏不足气。孟诜|疗肿毒。保升

【附方】**身面浮肿** 小便不利，喘急。用胡葱十茎，赤小豆三合，消石一两，以水五升，煮葱、豆至熟，候水干，入消石，同擂成膏。每空心温酒服半匙。《圣惠方》

子【主治】中诸肉毒，吐血不止，萎黄悴者，以一升，水煮，冷服半升，日一夜一，血定乃止。孟诜

薤

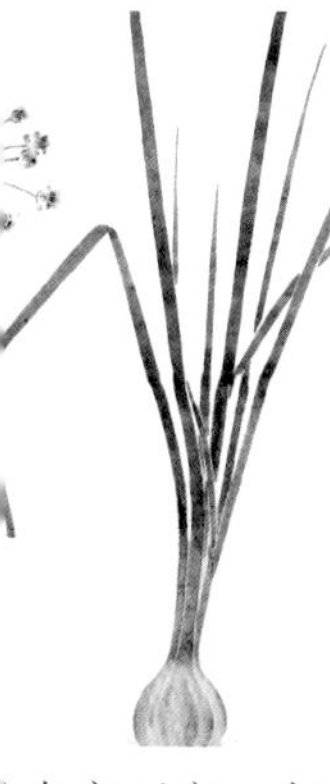

【释名】藠子、莜子、火葱、菜芝、鸿荟。〔时珍曰〕今人因其根白，呼为藠子，江南人讹为莜子。其叶类葱而根如蒜，收种宜火熏，故俗人称为火葱。

【集解】〔时珍曰〕薤八月栽根，正月分莳，宜肥壤。数枝一本，则茂而根大。叶状似韭。韭叶中实而扁，有剑脊。薤叶中空，似细葱叶而有棱，气亦如葱。二月开细花，紫白色。根如小蒜，一本数颗，相依而生。五月叶青则掘之，否则肉不满也。其根煮食、芼酒、糟藏、醋浸皆宜。

薤白【气味】辛、苦，温，滑，无毒。

【主治】金疮疮败。轻身，不饥耐老。《本经》|归骨，除寒热，去水气，温中散结气。作羹食，利病患。诸疮中风寒水气肿痛，捣涂之。《别录》|煮食，耐寒，调中补不足，止久痢冷泻，肥健人。《日华》|治泄痢下重，能泄下焦阳明气滞。李杲〔好古曰〕下重者，气滞也。四逆散加此以泄气滞。治少阴病厥逆泄痢，及胸痹刺痛，下气散血，安胎。时珍|心病宜食之。利产妇。思邈|治女人带下赤白，作羹食之。骨哽在咽不去者，食之即下。孟诜|补虚解毒。苏颂|白者补益，赤者疗金疮及风，生肌肉。苏恭|与蜜同捣，涂汤火伤，效甚速。宗奭|

（薤为百合科植物藠头。藠头：鳞茎数枚聚生，狭卵状；鳞茎外皮白色或带红色，膜质。叶基生，2～5枚；具3～5棱的圆柱状，中空。花葶圆柱状，伞形花序半球形，松散；花淡紫色至蓝紫色，花被片6，宽椭圆形至近圆形，钝头；花丝为花被片的2倍长。花、果期10～11月。我国长江流域和南部广泛栽培。）

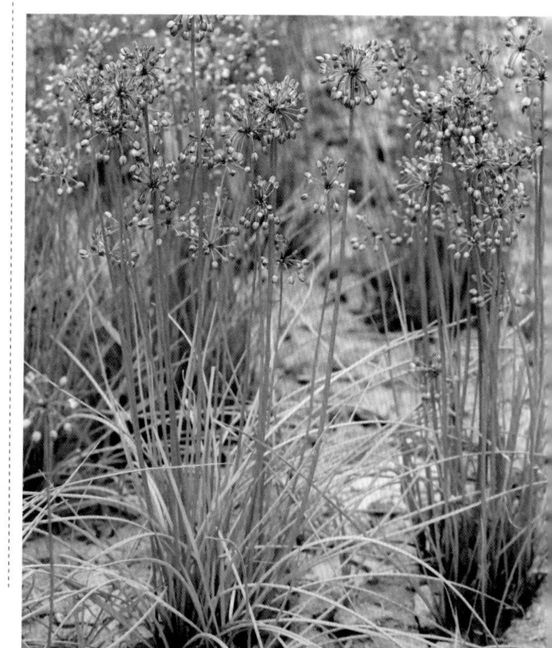

温补，助阳道。时珍

【发明】〔弘景曰〕薤性温补，仙方及服食家皆须之，偏入诸膏用。不可生啖，荤辛为忌。〔诜曰〕薤，白色者最好，虽有辛，不荤五脏。学道人长服之，可通神安魂魄，益气续筋力。〔时珍曰〕薤，味辛气温。诸家言其温补，而苏颂《图经》独谓其冷补。按杜甫《薤诗》云：束比青刍色，圆齐玉箸头。衰年关膈冷，味暖并无忧。亦言其温补，与经文相合。则冷补之说，盖不然也。又按王祯云：薤生则气辛，熟则甘美。种之不蠹，食之有益。

【附方】胸痹刺痛 张仲景栝楼薤白汤：治胸痹，痛彻心背，喘息咳唾短气，喉中燥痒，寸脉沉迟，关脉弦数，不治杀人。用栝楼实一枚，薤白半升，白酒七升，煮二升，分二服。**奔豚气痛** 薤白捣汁饮之。**赤痢不止** 薤同黄檗煮汁服之。**赤白痢下** 薤白一握，同米煮粥，日食之。**产后诸痢** 多煮薤白食，仍以羊肾脂同炒食之。**妊娠胎动** 腹内冷痛。薤白一升，当归四两。水五升，煮二升，分三服。**疥疮痛痒** 煮薤叶，捣烂涂之。**咽喉肿痛** 薤根醋捣敷肿处。冷即易之。

蒜

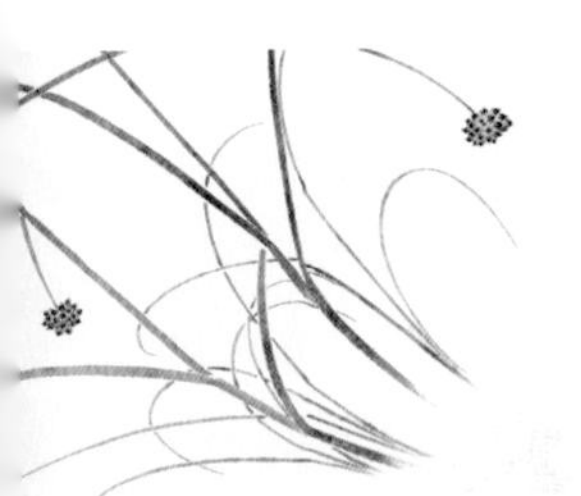

【释名】小蒜、茆蒜、荤菜。〔时珍曰〕中国初惟有此，后因汉人得胡蒜于西域，遂呼此为小蒜以别之。练形家以小蒜、大蒜、韭、芸薹、胡荽为五荤，道家以韭、薤、蒜、芸薹、胡荽为五荤，佛家以大蒜、小蒜、兴渠、慈葱、茖葱为五荤。兴渠，即阿魏也。虽各不同，然皆辛熏之物，生食增恚，熟食发淫，有损性灵，故绝之也。

【集解】〔时珍曰〕家蒜有二种：根茎俱小而瓣少，辣甚者，蒜也，小蒜也；根茎俱

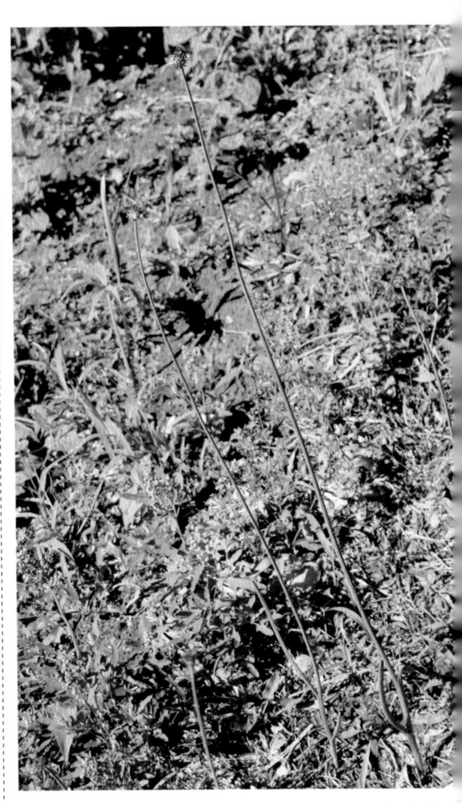

（蒜为百合科植物小根蒜。小根蒜：多年生草本。鳞茎近球形。叶基生，叶片线形。花茎由叶丛中抽出，单一，直立；伞形花序密而多花，近球形，顶生；花梗细；花被6，长圆状披针形，淡紫粉红色或淡紫色。蒴果。花期6～月，果期7～9月。分布于黑龙江、吉林、辽宁、河北、山东、湖北、贵州、云南、甘肃、江苏等地。）

大而瓣多，辛而带甘者，葫也，大蒜也。

蒜 小蒜根也。**【气味】**辛，温，有小毒。**【主治】**归脾肾，主霍乱，腹中不安，消谷，理胃温中，除邪痹毒气。《别录》|主溪毒。弘景|下气，治蛊毒，敷蛇、虫、沙虱疮。《日华》〔恭曰〕此蒜与胡葱相得，主恶載毒、山溪中沙虱、水毒，大效。山人、俚、獠时用之。涂丁肿甚良。孟诜

叶【主治】心烦痛，解诸毒，小儿丹疹。思邈

【附方】霍乱胀满 不得吐下，名干霍乱

小蒜一升，水三升，煮一升，顿服。**积年心痛** 不可忍，不拘十年、五年者，随手见效。浓醋煮小蒜食饱，勿着盐。曾用之有效，再不发也。**止截疟疾** 小蒜不拘多少，研泥，入黄丹少许，丸如芡子大。每服一丸，面东新汲水下，至妙。**恶核肿结** 小蒜、吴茱萸等分，捣敷即散。**丹毒五色** 无常，及发足踝者。杵蒜厚敷，频易。**小儿白秃** 头上团团白色。以蒜（切）口揩之。**蛇蝎螫人** 小蒜捣汁服，以滓敷之。

山蒜

【释名】蒚、泽蒜。

【集解】〔时珍曰〕山蒜、泽蒜、石蒜，同一物也，但分生于山、泽、石间不同耳。人间栽莳小蒜，始自三种移成，故犹有泽蒜之称。别有山慈姑、水仙花、老鸦蒜、石蒜之类，根叶皆似蒜而不可食，其花亦异。

【气味】辛，温，无毒。

【主治】山蒜：治积块，及妇人血瘕，用苦醋磨服多效。苏颂|泽蒜、石蒜：并温补下气，滑水源。藏器

葫

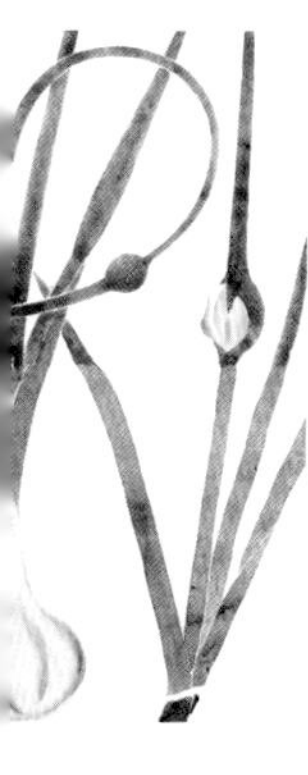

【释名】大蒜、荤菜。〔时珍曰〕按孙愐《唐韵》云：张骞使西域，始得大蒜、胡荽。则小蒜乃中土旧有，而大蒜出胡地，故有胡名。

【集解】〔颂曰〕今处处园圃种之。每颗六七瓣，初种一瓣，当年便成独子葫，至明年则复其本矣。其花中有实，亦作葫瓣状而极小，亦可种之。〔时珍曰〕大、小二蒜皆八月种。春食苗，夏初食薹，五月食根，秋月收种。北人不可一日无者也。

【气味】辛，温，有毒。久食损人目。

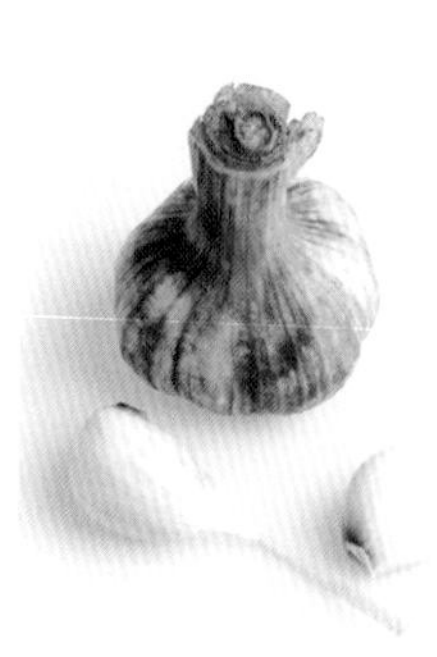

【主治】归五脏，散痈肿䘌疮，除风邪，杀毒气。《别录》|下气，消谷，化肉。苏恭|去水恶瘴气，除风湿，破冷气，烂痃癖，伏邪恶，宣通温补，疗疮癣，杀鬼去痛。藏器|健脾胃，治肾气，止霍乱转筋腹痛，除邪祟，解温疫，去蛊毒，疗劳疟冷风，敷风损冷痛，恶疮、蛇虫、溪毒、沙虱，并捣贴之。熟醋浸，经年者良。《日华》|温水捣烂服，治中暑不醒。捣贴足心，止鼻衄不止。和豆豉丸服，治暴下血，通水道。宗奭|捣汁饮，治吐血心痛。煮汁饮，治角弓反张。同鲫鱼丸，治膈气。同蛤粉丸，治水肿。同黄丹丸，治痢疟、孕痢。同乳香丸，治腹痛。捣膏敷脐，能达下焦，消水，利大小便。贴足心，能引热下行，治泄泻暴痢及干湿霍乱，止衄血。纳肛中，能通幽门，治关格不通。时珍

【发明】〔时珍曰〕葫蒜入太阴、阳明，其气薰烈，能通五脏，达诸窍，去寒湿，辟

（葫为百合科植物大蒜）

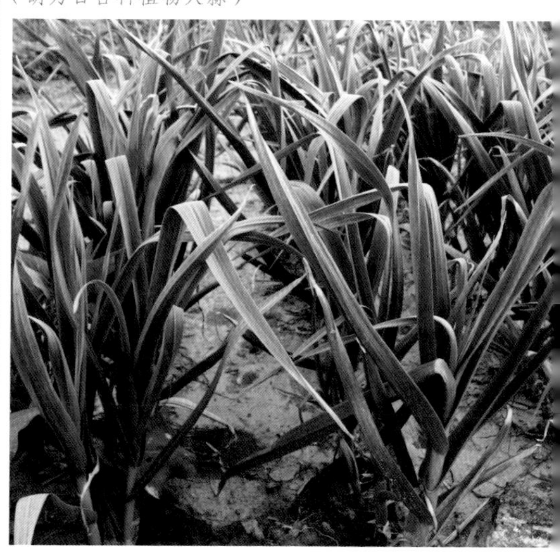

邪恶，消痈肿，化癥积肉食，此其功也。故王祯称之云：味久不变，可以资生，可以致远，化臭腐为神奇，调鼎俎，代醢酱。携之旅涂，则炎风瘴雨不能加，食餲腊毒不能害。夏月食之解暑气。北方食肉面尤不可无。乃食经之上品，日用之多助者也。盖不知其辛能散气，热能助火，伤肺损目，昏神伐性之害，荏苒受之而不悟也。尝有一妇，衄血一昼夜不止，诸治不效。时珍令以蒜敷足心，即时血止，真奇方也。

【附方】**背疮灸法** 凡觉背上肿硬疼痛，用湿纸贴寻疮头。用大蒜十颗，淡豉半合，乳香一钱，细研。随疮头大小，用竹片作圈围定，填药于内，二分厚，着艾灸之。痛灸至痒，痒灸至痛，以百壮为率。与蒜钱灸法同功。**关格胀满** 大小便不通。独头蒜烧熟去皮，绵裹纳下部，气立通也。**水气肿满** 大蒜、田螺、车前子等分。熬膏。摊贴脐中，水从便漩而下，数日即愈。象山民人患水肿，一卜者传此，用之有效。**泄泻暴痢** 大蒜捣贴两足心。亦可贴脐中。**下痢禁口** 及小儿泄痢方。并同上。**肠毒下血** 蒜连丸：用独蒜煨捣，和黄连末为丸，日日米汤服之。**喉痹肿痛** 大蒜塞耳、鼻中，日二易之。**牙齿疼痛** 独头蒜煨乘热切熨痛处，转易之。亦主虫痛。**产后中风** 角弓反张，不语。用大蒜三十瓣，以水三升，煮一升，灌之即苏。**妇人阴肿** 作痒。蒜汤洗之，效乃止。**射工溪毒** 独头蒜切三分厚，粘贴灸之，令蒜气射入即瘥。**蜈蝎螫伤** 独头蒜摩之，即止。**脚肚转筋** 大蒜擦足心令热，即安。仍以冷水食一瓣。**食蟹中毒** 干蒜煮汁饮之。

芸薹

【释名】寒菜、胡菜、薹菜、薹芥、油菜。〔时珍曰〕此菜易起薹，须采其薹食，则分枝必多，故名芸薹，而淮人谓之薹芥，即今油菜，为其子可榨油也。

【集解】〔时珍曰〕芸薹方药多用，诸家注亦不明，今人不识为何菜？珍访考之，乃今油菜也。九月、十月下种，生叶形色微似白菜。冬、春采薹心为茹，三月则老不可食。开小黄花，四瓣，如芥花。结荚收子，亦如芥子，灰赤色。炒过榨油黄色，燃灯甚明，食之不及麻油。近人因有油利，种者亦广云。

茎、叶【气味】辛，温，无毒。【主治】风游丹肿，乳痈。《唐本草》|破癥瘕结血。《开宝》|治产后血风及瘀血。《日华》|煮食

（芸薹为十字花科植物油菜。油菜：一年生或二年生草本，高1m左右。茎粗壮。基生叶及下部茎生叶呈琴状分裂；茎中部及上部的叶倒卵状椭圆形，互生，基部心形，半抱茎，全缘。花序呈疏散的总状花序；花瓣4，鲜黄色，呈倒卵形。长角果。花期3～5月，果期4～6月。全国各地均有栽培。）

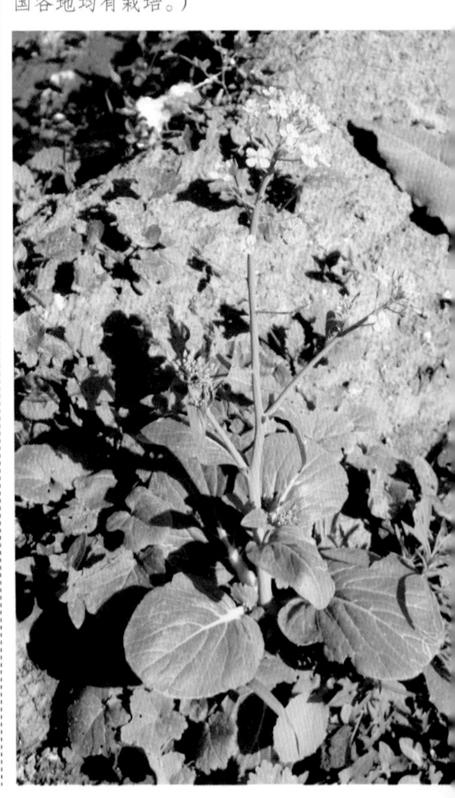

治腰脚痹。捣叶，敷女人吹奶。藏器|治瘭疽、豌豆疮，散血消肿。伏蓬砂。时珍

【附方】**天火热疮** 初起似痱，渐如水泡，似火烧疮，赤色，急速能杀人。芸薹叶捣汁，调大黄、芒消、生铁衣等分，涂之。**风热肿毒** 芸薹苗叶根、蔓菁根各三两，为末，以鸡子清和贴之，即消。无蔓菁，即以商陆根代之，甚效也。**手足瘭疽** 此疽喜着手足肩背，累累如赤豆，剥之汁出。用芸薹叶煮汁服一升，并食干熟菜数顿，少与盐、酱。冬月用子研水服。**豌豆斑疮** 芸薹叶煎汤洗之。**血痢腹痛** 日夜不止。以芸薹叶捣汁二合，入蜜一合，温服。

子【气味】辛，温，无毒。【主治】梦中泄精，与鬼交。思邈|取油敷头，令发长黑。藏器|行滞血，破冷气，消肿散结，治产难、产后心腹诸疾，赤丹热肿，金疮血痔。时珍【附方】**芸薹散** 治产后恶露不下，血结冲心刺痛。将来才遇冒寒踏冷，其血必往来心腹间，刺痛不可忍，谓之血母。并治产后心腹诸疾。产后三日，不可无此。用芸薹子（炒）、当归、桂心、赤芍药等分。每酒服二钱，赶下恶物。**产后血运** 芸薹子、生地黄等分，为末。每服三钱，姜七片，酒、水各半盏，童便半盏，煎七分，温服即苏。**补血破气** 追气丸：治妇人血刺，小腹痛不可忍。亦可常服，补血虚、破气块甚效。用芸薹子（微炒）、桂心各一两，高良姜半两，为末，醋糊丸梧子大，每淡醋汤下五丸。**肠风脏毒** 下血。芸薹子生用，甘草炙，为末。每服二钱，水煎服之。**头风作痛** 芸薹子一分，大黄三分，为末，嗜鼻。**风热牙痛** 芸薹子、白芥子、角茴香等分，为末。嗜鼻，左嗜右，右嗜左。**风疮不愈** 陈菜子油，同穿山甲末熬成膏，涂之即愈。**热疖肿毒** 芸薹子、狗头骨等分，为末，醋和敷之。**伤损接骨** 芸薹子一两，小黄米（炒）二合，龙骨少许，为末，醋调成膏，摊纸上贴之。**汤火伤灼** 菜子油调蚯蚓屎，搽之。**蜈蚣螫伤** 菜子油倾地上，擦地上油掺之即好。勿令四眼人见。

菘

【释名】白菜。

【集解】〔弘景曰〕菘有数种，犹是一类，只论其美与不美，菜中最为常食。〔时珍曰〕菘（即今人呼为白菜者）有二种：一种茎圆厚微青，一种茎扁薄而白。其叶皆淡青白色。燕、赵、辽阳、扬州所种者，最肥大而厚，一本有重十余斤者。南方之菘畦内过冬，北方者多入窖内。燕京圃人又以马粪入窖壅培，不见风日，长出苗叶

（菘为十字花科植物白菜。白菜：二年生草本。第一年生茎短缩，肉质，白色。基生叶多数，层层包叠；翌年春季抽茎，总状花序组成圆锥状；花瓣4，鲜黄色，瓣片近圆形或倒卵形。长角果线形。种子球形，棕色。花期4～5月，果期5～6月。现各地广泛栽培。）

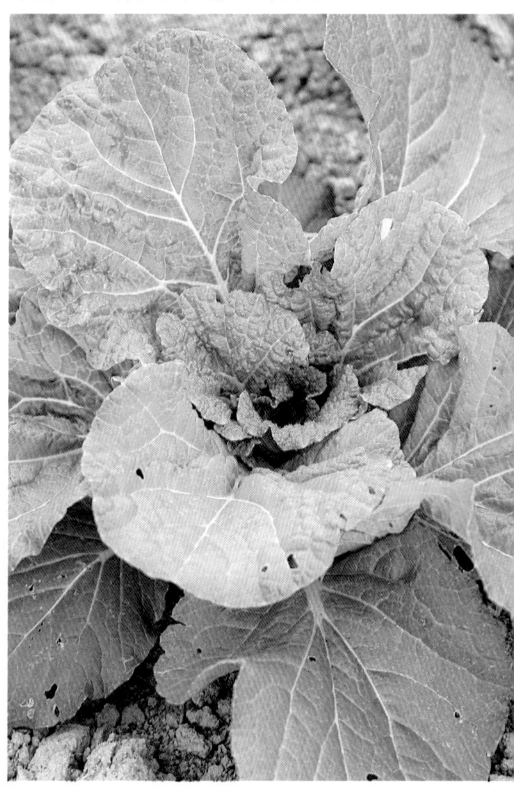

皆嫩黄色，脆美无滓，谓之黄芽菜，豪贵以为嘉品，盖亦仿韭黄之法也。菘子如芸薹子而色灰黑，八月以后种之。二月开黄花，如芥花，四瓣。三月结角，亦如芥。其菜作菹食尤良，不宜蒸晒。

茎、叶【气味】甘，温，无毒。【主治】通利肠胃，除胸中烦，解酒渴。《别录》|消食下气，治瘴气，止热气嗽。冬汁尤佳。萧炳|和中，利大小便。宁原【附方】**小儿赤游** 行于上下，至心即死。菘菜捣敷之，即止。**漆毒生疮** 白菘菜捣烂涂之。

子【气味】甘，平，无毒。【主治】作油，涂头长发，涂刀剑不锈。弘景【附方】**酒醉不醒** 菘菜子二合细研，井华水一盏调，为二服。

芥

【集解】〔时珍曰〕芥有数种：青芥，又名刺芥，似白菘，有柔毛。有大芥，亦名皱叶芥，大叶皱纹，色尤深绿，味更辛辣。二芥宜入药用。有马芥，叶如青芥。有花芥，叶多缺刻，如萝卜英。有紫芥，茎叶皆紫如苏。有石芥，低小。皆以八九月下种。冬月食者，俗呼腊菜；春月食者，俗呼春菜；四月食者，谓之夏芥。芥心嫩薹，谓之芥蓝，瀹食脆美。其花三月开，黄色四出。结荚一二寸。子大如苏子，而色紫味辛，研末泡过为芥酱，以侑肉食，辛香可爱。

茎、叶【气味】辛，温，无毒。【主治】归鼻，除肾经邪气，利九窍，明耳目，安中。久食温中。《别录》|止咳嗽上气，除冷气。《日华》|主咳逆下气，去头面风。孟诜|通肺豁痰，利膈开胃。时珍【发明】〔时珍曰〕芥性辛热而散，故能通肺开胃，利气豁痰。久食则积温成热，辛散太盛，耗人真元，肝木受病，昏人眼目，发人疮痔，而《别录》谓其能明耳目者，盖知暂时之快，而不知积久之害也。【附方】**牙龈肿烂** 出臭水者。芥菜秆烧存性，研

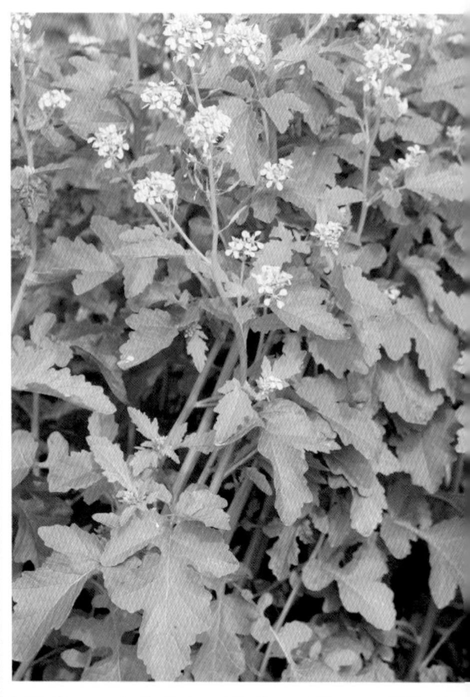

（芥菜：一年生草本，高30～150cm，带粉霜，有辣味；茎直立，有分枝。基生叶大头羽裂，具2～3对裂片，或不裂，边缘均有缺刻或牙齿；茎下部叶较小，边缘有缺刻或牙齿；茎上部叶窄披针形，边缘具不明显疏齿或全缘。总状花序顶生，花黄色，花瓣倒卵形。长角果线形。种子球形，紫褐色。花期3～5月，果期5～6月。）

末，频敷之，即愈。**漆疮搔痒** 芥菜煎汤，洗之。

子【气味】辛，热，无毒。【主治】归鼻，去一切邪恶疰气，喉痹。弘景|疰气发无常处，及射工毒，丸服之，或捣末醋和涂之，随手有验。苏恭|治风毒肿及麻痹，醋研敷之。扑损瘀血，腰痛肾冷，和生姜研涂贴之。又治心痛，酒调服之。《日华》|研末作酱食，香美，通利五脏。孟诜|研末水调，涂顶囟，止衄血。吴瑞|温中散寒，豁痰利窍，治胃寒吐食，肺寒咳嗽，风冷气痛，口噤唇紧，消散痈肿瘀血。时珍【发明】〔时珍曰〕芥子，功与菜同。其味辛，其气散，故能利九窍，通经络，治口噤、

耳聋、鼻衄之证，消瘀血、痈肿、痛痹之邪。其性热而温中，故又能利气豁痰，治嗽止吐，主心腹诸痛。白芥子辛烈更甚，治病尤良。【附方】**感寒无汗** 水调芥子末填脐内，以热物隔衣熨之，取汗出妙。**身体麻木** 芥菜子末，醋调涂之。**喉痹肿痛** 芥子末，水和敷喉下，干即易之。又用辣芥子研末，醋调取汁，点入喉内。待喉内鸣，却用陈麻骨烧烟吸入，立愈。**雀目不见** 真紫芥菜子，炒黑为末，用羊肝一具，分作八服。每用芥末三钱，捻肝上，笋箨裹定，煮熟冷食，以汁送下。**热毒瘰疬** 小芥子末，醋和贴之。看消即止，恐损肉。**妇人经闭** 不行，至一年者，脐腹痛，腰腿沉重，寒热往来。用芥子二两，为末。每服二钱，热酒食前服。**阴证伤寒**，腹痛厥逆。芥菜子研末，水调贴脐上。

白芥

【释名】胡芥、蜀芥。

【集解】〔时珍曰〕白芥处处可种，但人知莳之者少尔。以八九月下种，冬生可食。至春深茎高二三尺，其叶花而有丫，如花芥叶，青白色。茎易起而中空，性脆，最畏狂风大雪，须谨护之，乃免折损。三月开黄花，香郁。结角如芥角，其子大如粱米，黄白色。又有一种茎大而中实者尤高，其子亦大。此菜虽是芥类，迥然别种也，然入药胜于芥子。

茎、叶【气味】辛，温，无毒。【主治】冷气。藏器|安五脏，功与芥同。《日华》

子【气味】辛，温，无毒。【主治】发汗，主胸膈痰冷，上气，面目黄赤。又醋研，敷射工毒。《别录》|御恶气遁尸飞尸，及暴风毒肿流四肢疼痛。弘景|烧烟及服，辟邪魅。《日华》〔藏器曰〕入镇宅方用。咳嗽，胸胁支满，上气多唾者，每用温酒吞下七粒。思邈|利气豁痰，除寒暖中，散肿止痛，治喘嗽反胃，痹木脚气，筋骨腰节诸痛。时珍【发明】〔时珍曰〕白芥子

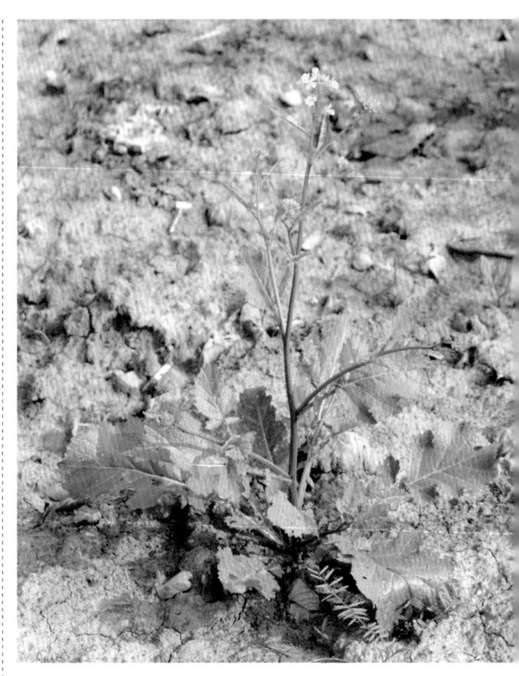

（白芥：一年生或二年生草本。叶互生，茎基部叶片大头状裂或近全裂，顶裂片大，有侧裂片1～3对，边缘具疏齿；茎生叶较小，具短柄，向上裂片数渐少。总状花序顶生，花冠黄色。长角果广线形，密被粗白毛。花期4～6月，果期6～8月。全国各地多有栽培。）

辛能入肺，温能发散，故有利气豁痰、温中开胃、散痛消肿辟恶之功。按韩𢙼《医通》云：凡老人苦于痰气喘嗽，胸满懒食，不可妄投燥利之药，反耗真气。𢙼因人求治其亲，静中处三子养亲汤治之，随试随效。盖白芥子白色主痰，下气宽中。紫苏子紫色主气，定喘止嗽。萝卜子白种者主食，开痞降气。各微炒研破，看所主为君。每剂不过三四钱，用生绢袋盛入，煮汤饮之。勿煎太过，则味苦辣。若大便素实者，入蜜一匙。冬月加姜一片尤良。【附方】**反胃上气** 白芥子末，酒服一二钱。**热痰烦运** 白芥子、黑芥子、大戟、甘遂、芒消、朱砂等分为末，糊丸梧子大。每服二十丸，姜汤下。名白芥丸。**腹冷气起** 白芥子一升。微炒研末，汤浸蒸饼丸小豆

大。每姜汤吞十丸，甚妙。**肿毒初起** 白芥子末，醋调涂之。

芜菁

【释名】蔓菁、九英菘、诸葛菜。

【集解】〔时珍曰〕蔓菁是芥属，根长而白，其味辛苦而短，茎粗叶大而厚阔；夏初起薹，开黄花，四出如芥，结角亦如芥，其子均圆，似芥子而紫赤色。芦菔是菘属，根圆，亦有长者，有红、白二色；其味辛甘而永；叶不甚大而糙，亦有花叶者；夏初起薹，开淡紫花；结角如虫状，腹大尾尖；子似胡卢巴，不均不圆，黄赤色。如此分之，自明白矣。其蔓菁六月种者，根大而叶蠹；八月种者，叶美而根小；惟七月初种者，根叶俱良。拟卖者纯种九英，九英根大而味短，削净为菹甚佳。今燕京人以瓶腌藏，谓之闭瓮菜。

（芜菁：为二年生草本；块根肉质，球形、扁圆形或长圆形，外皮白色、黄色或红色，根肉质白色或黄色，无辣味；基生叶大头羽裂或为复叶，边缘波状或浅裂，侧裂片或小叶约5对，向下渐变小；叶柄长10～16cm，有小裂片；中部及上部茎生叶长圆披针形，无柄。总状花序顶生；花瓣鲜黄色，倒披针形。长角果线形。种子球形，浅黄棕色。）

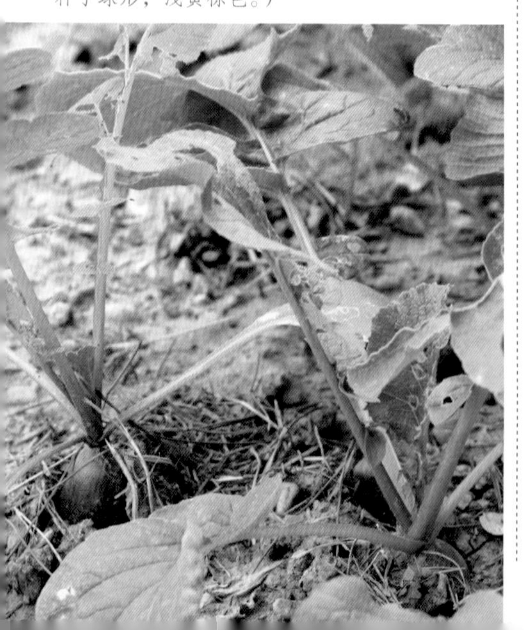

根叶【气味】苦，温，无毒。**【主治】**利五脏，轻身益气，可长食之。《别录》|常食通中，令人肥健。苏颂|消食，下气治嗽，止消渴，去心腹冷痛，及热毒风肿，乳痈妒乳寒热。孟诜**【发明】**〔诜曰〕九英菘出河西，叶大根亦粗长。和羊肉食甚美，常食都不见发病。冬日作菹煮羹食，消宿食，下气治嗽。**【附方】一切肿毒** 孙真人食忌：生蔓菁根一握，入盐花少许，同捣封之，日三易之。《肘后方》：用蔓菁叶不中水者，烧灰和腊猪脂封之。**乳痈寒热** 蔓菁根并叶，去土，不用水洗，以盐和捣涂之。热即换，不过三五次即瘥。冬月只用根。此方已救十数人。须避风。**阴肿如斗** 生蔓菁根捣封之，治人所不能治者。

子【气味】苦、辛，平，无毒。**【主治】**明目。《别录》|疗黄疸，利小便。水煮汁服，主癥瘕积聚。少少饮汁，治霍乱心腹胀。末服之，主目暗。为油入面膏，去黑䵟皱纹。苏恭|和油敷蜘蛛咬。藏器|压油涂头，能变蒜发。孟诜|入丸药服，令人肥健，尤宜妇人。萧炳**【发明】**〔时珍曰〕蔓菁子，可升可降，能汗能吐，能下能利小便，又能明目解毒，其功甚伟，而世罕知用之何哉？**【附方】明目益气** 芜菁子一升，水九升，煮汁尽，晒干。如此三度，研细。水服方寸匕，日三。亦可研水和米煮粥食。**补肝明目** 芜菁子淘过一斤，黄精二斤同和，九蒸九晒为末。每空心米饮服二钱，日再服。**黄疸如金** 睛黄，小便赤。用生蔓菁子末，熟水服方寸匕，日三服。**二便关格** 胀闷欲绝。蔓菁子油一合，空腹服之即通。通后汗出勿怪。**眉毛脱落** 蔓菁子四两。炒研，醋和涂之。

花【气味】辛，平，无毒。**【主治】**虚劳眼暗。久服长生，可夜读书。三月三日采花，阴干为末，每服二钱，空心井华水下。慎微

莱菔

【释名】芦萉、萝卜、雹突、紫花菘、温

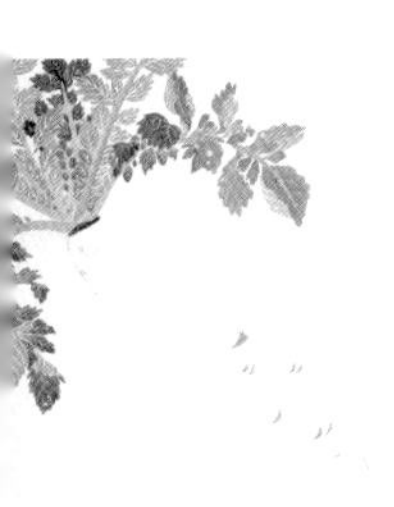

菘、土酥。

【集解】〔时珍曰〕莱菔，今天下通有之。昔人以芜菁、莱菔二物混注，已见蔓菁条下。圃人种莱菔，六月下种，秋采苗，冬掘根。春末抽高薹，开小花紫碧色。夏初结角。其子大如大麻子，圆长不等，黄赤色。五月亦可再种。其叶有大者如芜菁，细者如花芥，皆有细柔毛。其根有红、白二色，其状有长、圆二类。大抵生沙壤者脆而甘，生瘠地者坚而辣。根、叶皆可生可熟，可菹可酱，可豉可醋，可糖可腊，可饭，乃蔬中之最有利益者。

【气味】根：辛、甘。叶：辛、苦，温，无毒。〔时珍曰〕多食莱菔动气，惟生姜能制其毒。

【主治】散服及炮煮服食，大下气，消谷和中，去痰癖，肥健人；生捣汁服，止消渴，试大有验。《唐本》|利关节，理颜色，练五脏恶气，制面毒，行风气，去邪热气。萧炳|利五脏，轻身，令人白净肌细。孟诜|消痰止咳，治肺痿吐血，温中补不足。同羊肉、银鱼煮食，治劳瘦咳嗽。《日华》|同猪肉食，益人。生捣服，治禁口痢。汪颖|捣汁服，治吐血衄血。吴瑞|宽胸膈，利大小便。生食，止渴宽中；煮食，化痰消导。宁原|杀鱼腥气，治豆腐积。汪机|主吞酸，化积滞，解酒毒，散瘀血，甚效。末服，治五淋。丸服，治白浊。煎汤，洗脚气。饮汁，治下痢及失音，并烟熏欲死。生捣，涂打扑、汤火伤。时珍

【附方】**反胃噎疾** 萝卜，蜜煎浸，细细嚼咽良。**肺痿咳血** 萝卜和羊肉或鲫鱼，煮熟频食。**鼻衄不止** 萝卜，捣汁半盏，入酒少许热服，并以汁注鼻中皆良。或以酒煎沸，入萝卜再煎，饮之。**下痢禁口** 用萝卜片，不拘新旧，染蜜噙之，咽汁。味淡再换。觉思食，以肉煮粥与食，不可过多。**大肠便血** 大萝卜皮（烧存性）、荷叶（烧存性）、蒲黄（生用）等分为末。每服一钱，米饮下。**沙石诸淋** 疼不可忍：用萝卜切片，蜜浸少时，炙干数次，不可过焦。细嚼盐汤下，日三服。名瞑眩膏。**遍身浮肿** 出了子萝卜、浮麦等分。浸汤饮之。**偏正头痛** 生萝卜汁一蚬壳，仰卧，随左右注鼻中，神效。王荆公病头痛，有道人传此方，移时遂愈也。以此治人，不可胜数。**满口烂疮** 萝卜自然汁，频漱去涎，妙。**汤火伤灼** 生萝卜捣涂之。子亦可。

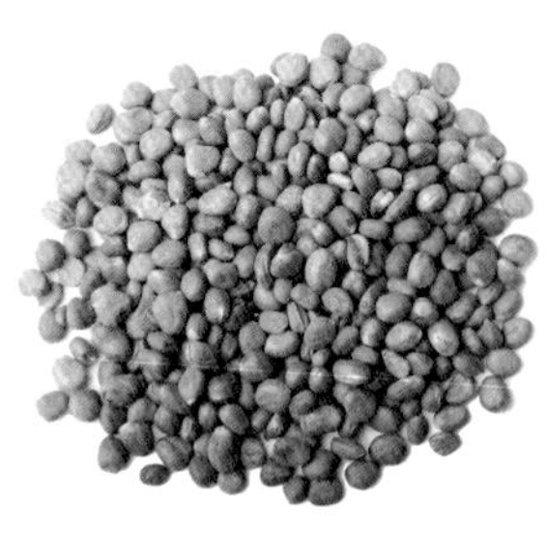

子【气味】辛、甘，平，无毒。【主治】

（莱菔为十字花科植物萝卜。萝卜：一年生草本。直根，肉质，长圆形。基生叶和下部茎生叶大头羽状半裂，顶裂片卵形，侧裂片4～6对；上部叶长圆形，有锯齿或近全缘。总状花序顶生或腋生；花瓣4，白色、紫色或粉红色，倒卵形。长角果圆柱形。花期4～5月，果期5～6月。全国各地均有栽培。）

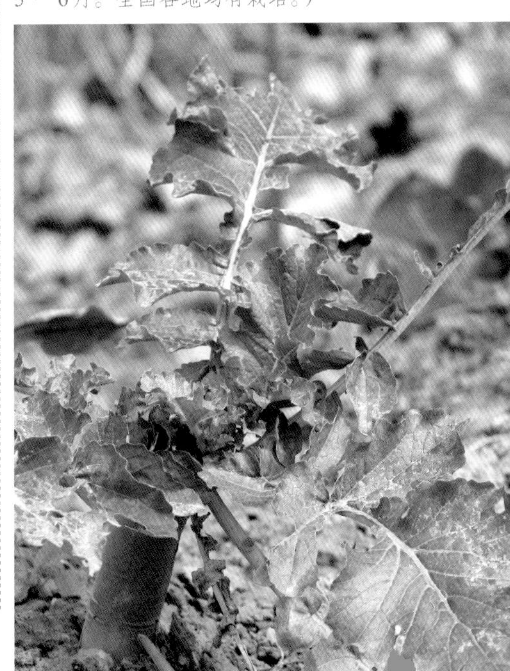

研汁服，吐风痰。同醋研，消肿毒。《日华》|下气定喘治痰，消食除胀，利大小便，止气痛，下痢后重，发疮疹。时珍【发明】〔时珍曰〕莱菔子之功，长于利气。生能升，熟能降。升则吐风痰，散风寒，发疮疹；降则定痰喘咳嗽，调下痢后重，止内痛，皆是利气之效。予曾用，果有殊绩。

【附方】**久嗽痰喘** 萝卜子（炒）、杏仁（去皮尖炒）等分。蒸饼丸麻子大。每服三五丸，时时津咽。**风秘气秘** 萝卜子（炒）一合擂水，和皂荚末二钱服，立通。**牙齿疼痛** 萝卜子十四粒生研，以人乳和之。左疼点右鼻，右疼点左鼻。**疮疹不出** 萝卜子生研末，米饮服二钱，良。

生姜

【释名】〔时珍曰〕初生嫩者，其尖微紫，名紫姜，或作子姜；宿根谓之母姜也。

【集解】〔时珍曰〕姜宜原隰沙地。四月取母姜种之。五月生苗如初生嫩芦，而叶稍阔似竹叶，对生，叶亦辛香。秋社前后新芽顿长，如列指状，采食无筋，谓之子姜。秋分后者次之，霜后则老矣。性恶湿洳而畏日，故秋热则无姜。

【气味】辛，微温，无毒。〔时珍曰〕食姜久，积热患目，珍屡试有准。凡病痔人多食兼酒，立发甚速。痈疮人多食，则生恶肉。此皆昔人所未言者也。

【主治】久服去臭气，通神明。《本经》|归五脏，除风邪寒热，伤寒头痛鼻塞，咳逆上气，止呕吐，去痰下气。《别录》|去水气满，疗咳嗽时疾。和半夏，主心下急痛。又汁和杏仁作煎，下一切结气实，心胸拥隔冷热气，神效。捣汁和蜜服，治中热呕逆不能下食。甄权|散烦闷，开胃气。汁作煎服，下一切结实，冲胸膈恶气，神验。孟诜|破血调中，去冷气。汁，解药毒。藏器|除壮热，治痰喘胀满，冷痢腹痛，转筋心满，去胸中臭气、狐臭，杀腹内长虫。张鼎|益脾胃，散风寒。元素|解菌蕈诸物毒。吴瑞|生用发散，熟用和中。解食野禽中毒成喉痹。浸汁，点赤眼。捣汁和黄明胶熬，贴风湿痛甚妙。时珍

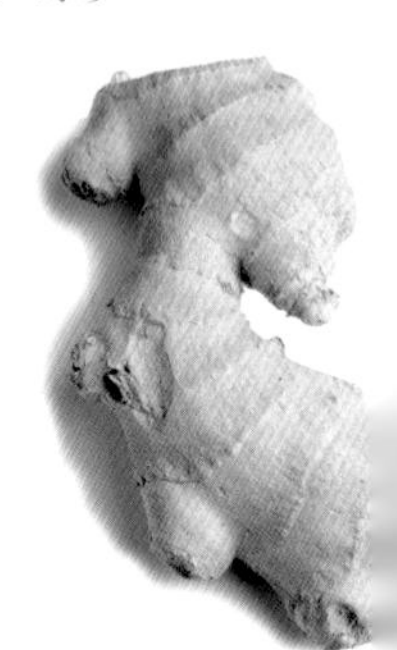

干生姜【主治】治嗽温中，治胀满，霍乱不止，腹痛，冷痢，血闭。病患虚而冷，宜加之。甄权|姜屑，和酒服，治偏风。孟诜|肺经气分之药，能益肺。好古【发明】〔时珍曰〕姜，辛而不荤，去邪辟恶，生啖熟食，醋、

（姜：多年生草本，高40～100cm。叶互生，2列，无柄，有长鞘，抱茎；叶片线状披针形。花茎自根茎抽出，穗状花序椭圆形，花冠绿黄色。蒴果3瓣裂，种子黑色。花期7～8月，果期12月至翌年1月。全国大部分地区有栽培。）

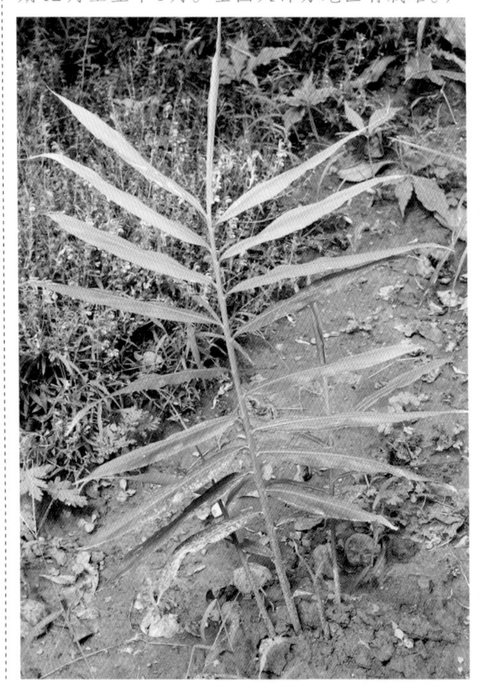

酱、糟、盐、蜜煎调和，无不宜之。可蔬可和，可果可药，其利博矣。凡早行山行，宜含一块，不犯雾露清湿之气，及山岚不正之邪。【附方】**疟疾寒热** 脾胃聚痰，发为寒热。生姜四两，捣自然汁一酒杯，露一夜。于发日五更面北立，饮即止。未止再服。**寒热痰嗽** 初起者。烧姜一块，含咽之。**胸胁满痛** 凡心胸胁下有邪气结实，硬痛胀满者。生姜一斤，捣渣留汁，慢炒待润，以绢包于患处，款款熨之。冷再以汁炒再熨，良久豁然宽快也。**大便不通** 生姜，削如小脂，长二寸，涂盐纳下部，立通。**湿热发黄** 生姜，时时周身擦之，其黄自退也。一方：加茵陈蒿，尤妙。**满口烂疮** 生姜自然汁，频频漱吐。亦可为末擦之，甚效。**牙齿疼痛** 老生姜瓦焙，入枯矾末同擦之。有人日夜呻吟，用之即愈。**闪拗手足** 生姜、葱白捣烂，和面炒热，盦之。**跌扑伤损** 姜汁和酒，调生面贴之。**腋下狐臭** 姜汁频涂，绝根。**赤白癜风** 生姜频擦之，良。**两耳冻疮** 生姜自然汁，熬膏涂。**诸疮痔漏** 久不结痂。用生姜连皮切大片，涂白矾末，炙焦研细，贴之勿动，良。

姜皮【气味】辛，凉，无毒。【主治】消浮肿腹胀痞满，和脾胃，去翳。时珍【附方】**拔白换黑** 刮老生姜皮一大升，于久用油腻锅内，不须洗刷，固济勿令通气。令精细人守之，文武火煎之，不得火急，自旦至夕即成矣，研为末。拔白后，先以小物点麻子大入孔中。或先点须下，然后拔之，以指捻入。三日后当生黑者，神效。

叶【气味】辛，温，无毒。【主治】食鲙成癥，捣汁饮，即消。张机【附方】**打伤瘀血** 姜叶一升，当归三两，为末。温酒服方寸匕，日三。

干姜

【释名】白姜。

【集解】〔时珍曰〕干姜，以母姜造之。今江西、襄、均皆造，以白净结实者为良，故人呼为白姜，又曰均姜。凡入药并宜炮用。

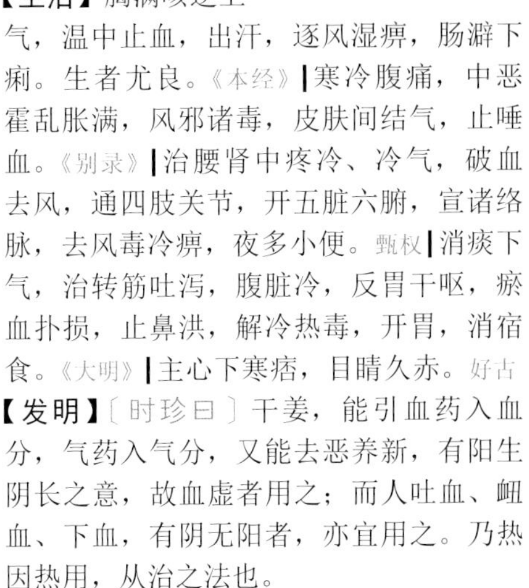

【气味】辛，温，无毒。

【主治】胸满咳逆上气，温中止血，出汗，逐风湿痹，肠澼下痢。生者尤良。《本经》|寒冷腹痛，中恶霍乱胀满，风邪诸毒，皮肤间结气，止唾血。《别录》|治腰肾中疼冷、冷气，破血去风，通四肢关节，开五脏六腑，宣诸络脉，去风毒冷痹，夜多小便。甄权|消痰下气，治转筋吐泻，腹脏冷，反胃干呕，瘀血扑损，止鼻洪，解冷热毒，开胃，消宿食。《大明》|主心下寒痞，目睛久赤。好古

【发明】〔时珍曰〕干姜，能引血药入血分，气药入气分，又能去恶养新，有阳生阴长之意，故血虚者用之；而人吐血、衄血、下血，有阴无阳者，亦宜用之。乃热因热用，从治之法也。

【附方】**脾胃虚冷** 不下食，积久羸弱成瘵者。用温州白干姜，浆水煮透，取出焙干捣末，陈廪米煮粥饮丸梧子大。每服三五十丸，白汤下。其效如神。**头运吐逆** 胃冷生痰也。用川干姜（炮）二钱半，甘草（炒）一钱二分。水一钟半，煎减半服。累用有效。**中寒水泻** 干姜炮研末，粥饮服二钱，即效。**血痢不止** 干姜烧黑存性，放冷为末。每服一钱，米饮下，神妙。**咳嗽上气** 用合州干姜（炮）、皂荚（炮，去皮、子及蛀者）、桂心（紫色者，去皮，并捣筛）等分。炼白蜜和捣一二千杵，丸梧子大。每饮服三丸，嗽发即服，日三五服。禁食葱、面、油腻。其效如神。**吐血不止** 干姜为末，童子小便调服一钱，良。**赤眼涩痛** 白姜末，水调贴足心，甚妙。**牙痛不止** 川姜（炮）、川椒等

分为末。掺之。**痈疽初起** 干姜一两，炒紫研末，醋调敷四围，留头，自愈。**瘰疬不敛** 干姜为末，姜汁打糊和作剂，以黄丹为衣。每日随疮大小，入药在内，追脓尽，生肉口合为度。如不合，以葱白汁调大黄末擦之，即愈。

茼蒿

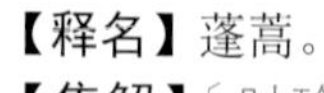

【释名】蓬蒿。

【集解】〔时珍曰〕同蒿，八九月下种，冬春采食肥茎。花、叶微似白蒿，其味辛甘，作蒿气。四月起苔，高二尺余。开深黄色花，状如单瓣菊花。一花结子近百成球，如地菘及苦荬子，最易繁茂。

【气味】甘、辛，平，无毒。

（茼蒿为菊科茼蒿属植物蒿子秆和南茼蒿。蒿子秆：光滑无毛，高20～70cm。茎直立，通常自中上部分枝。中下部茎叶二回羽状分裂，一回深裂或几全裂，二回为深裂或浅裂，裂片披针形、斜三角形或线形。头状花序。各地有栽培。）

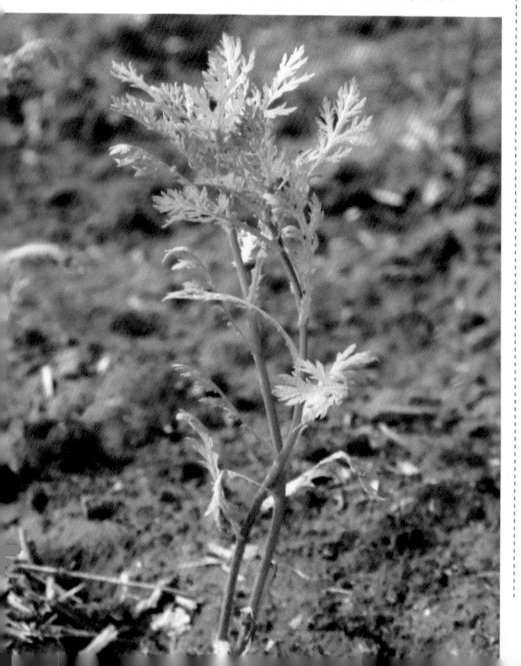

【主治】安心气，养脾胃，消痰饮。利肠胃。思邈

邪蒿

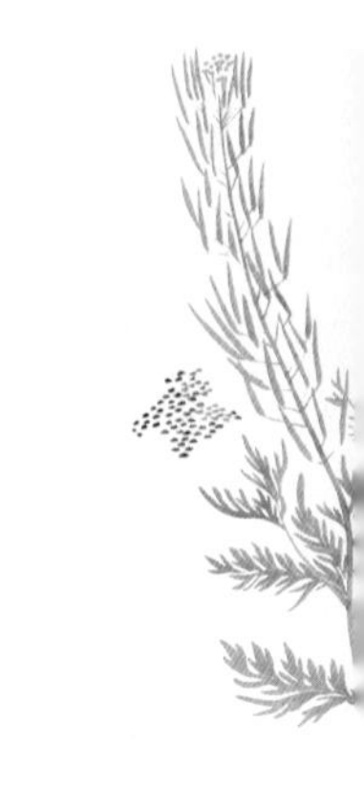

【释名】〔时珍曰〕此蒿叶纹皆邪，故名。

【集解】〔藏器曰〕邪蒿根、茎似青蒿而细软。〔时珍曰〕三四月生苗，叶似青蒿，色浅不臭。根、叶皆可茹。

【气味】辛，温、平，无毒。〔诜曰〕生食微动风，作羹食良。不与胡荽同食，令人汗臭气。

（邪蒿可能为十字花科植物播娘蒿。播娘蒿：一年生直立草本，高30～70cm，全体被柔毛，茎上部多分枝，较柔细。叶互生，2～3回羽状分裂，最终的裂片狭线形。总状花序顶生，花瓣4，黄色，匙形；花期4～6月。长角果线形；果期5～7月。生于田野间。分布于东北、华北、西北、华东、西南等地。）

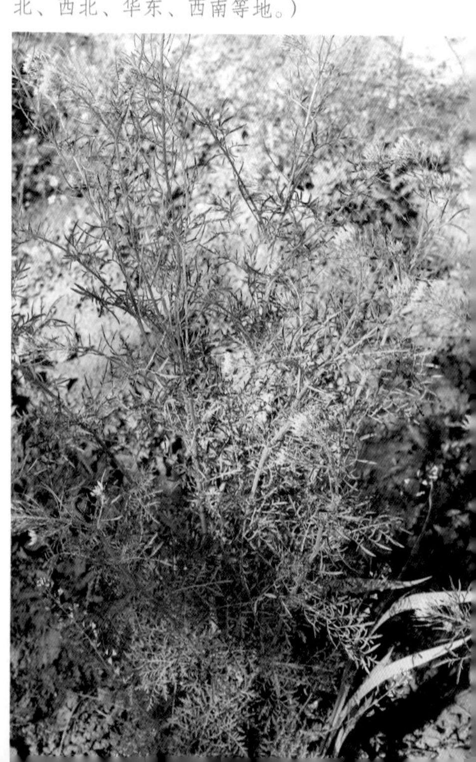

【主治】胸膈中臭烂恶邪气，利肠胃，通血脉，续不足气。孟诜|煮熟，和酱、醋食，治五脏恶邪气厌谷者，治脾胃肠澼，大渴热中，暴疾恶疮。《食医心镜》

胡荽

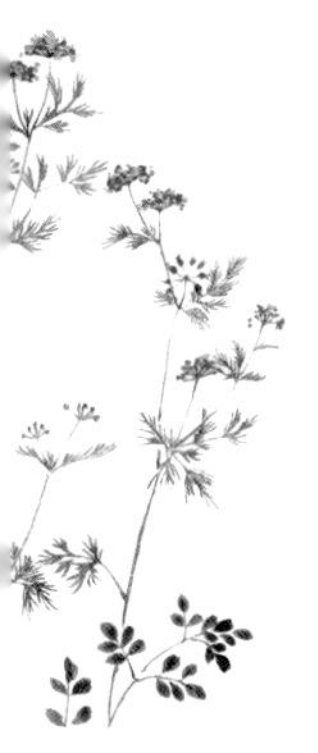

【释名】香荽、胡菜。蒝荽。〔时珍曰〕其茎柔叶细而根多须，绥绥然也。张骞使西域始得种归，故名胡荽。

【集解】〔时珍曰〕胡荽处处种之。八月下种，晦日尤良。初生柔茎圆叶，叶有花歧，根软而白。冬春采之，香美可食，亦可作菹。道家五荤之一。立夏后开细花成簇，如芹菜花，淡紫色。五月收子，子如大麻子，亦辛香。

根叶【气味】辛，温，微毒。【主治】消谷，治五脏，补不足，利大小肠，通小腹气，拔四肢热，止头痛，疗沙疹、豌豆疮不出，作酒喷之，立出。通心窍。《嘉祐》|补筋脉，令人能食。治肠风，用热饼裹食，甚良。孟诜|合诸菜食，气香，令人口爽，辟飞尸、鬼疰、蛊毒。吴瑞|辟鱼、肉毒。宁原【发明】〔时珍曰〕胡荽，辛温香窜，内通心脾，外达四肢，能辟一切不正之气。故痘疮出不爽快者，能发之。【附方】**疹痘不快** 用胡荽二两（切），以酒二大盏煎沸沃之，以物盖定，勿令泄气。候冷去滓，微微含喷，从项背至足令遍。勿噀头面。**孩子赤丹** 胡荽汁涂之。**产后无乳** 干胡荽，煎汤饮之效。**小便不通** 胡荽二两，葵根一握。水二升，煎一升，入滑石末一两，分三四服。**肛门脱出** 胡荽切一升，烧烟熏之，即入。

子【气味】辛、酸，平，无毒。炒用。【主治】消谷能食。思邈|蛊毒五痔，及食肉中毒，吐下血，煮汁冷服。又以油煎，

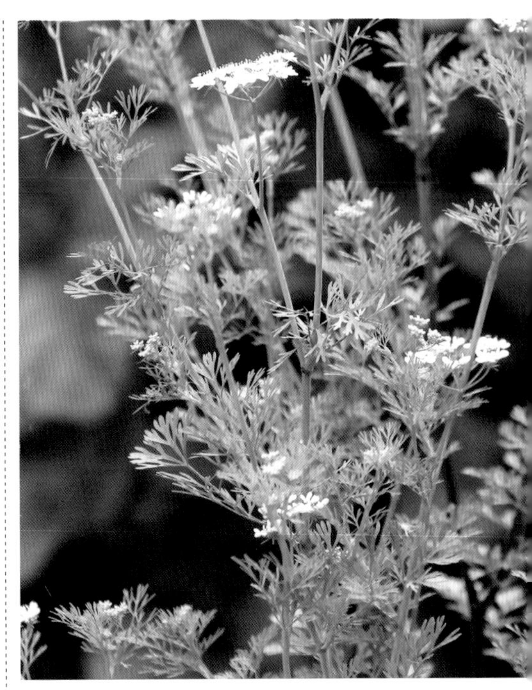

（胡荽为伞形科植物芫荽。芫荽：一年生草本，全株无毛，有强烈香气。茎直立，具细条棱。根生叶具长柄，1 ~ 2回羽状分裂，裂片广卵形或扇形；茎生叶互生，叶柄较短，2 ~ 3回羽状全裂，最终裂片狭线形。伞形花序顶生或与叶对生，花白色，花瓣倒卵形。果实近球形，有棱。花果期4 ~ 11月。我国各地均有栽培。）

涂小儿秃疮。藏器|发痘疹，杀鱼腥。时珍

【附方】**痢及泻血** 胡荽子一合，炒捣末。每服二钱，赤痢，沙糖水下；白痢姜汤下；泻血，白汤下，日二。**五痔作痛** 胡荽子（炒），为末。每服二钱，空心温酒下。数服见效。**牙齿疼痛** 胡菜子（即胡荽子）五升，以水五升，煮取一升，含漱。

胡萝卜

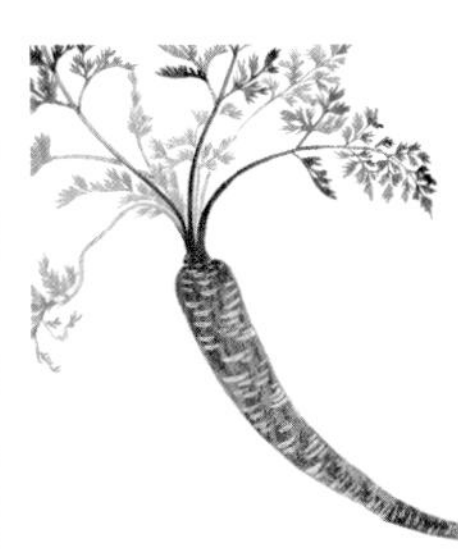

【释名】〔时珍曰〕元时始自胡地来，气味微似萝卜，故名。

【集解】〔时珍曰〕胡萝卜今北土、山东多莳之，淮、楚亦有种者。八月

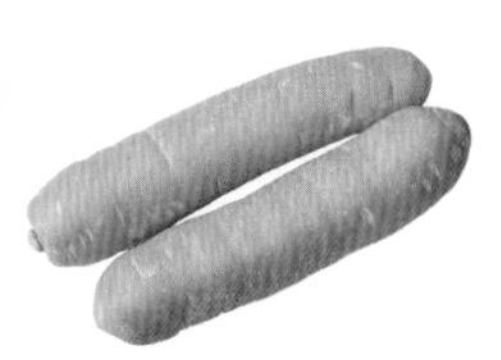

下种，生苗如邪蒿，肥茎有白毛，辛臭如蒿，不可食。冬月掘根，生、熟皆可啖，兼果、蔬之用。根有黄、赤二种，微带蒿气，长五六寸，大者盈握，状似鲜掘地黄及羊蹄根。三四月茎高二三尺，开碎白花，攒簇如伞状，似蛇床花。子亦如蛇床子，稍长而有毛，褐色，又如莳萝子，亦可调和食料。

根【气味】甘、辛，微温，无毒。【主治】下气补中，利胸膈肠胃，安五脏，令人健食，有益无损。时珍

子【主治】久痢。时珍

（胡萝卜：一年生草本。根肉质，长圆锥形，呈橙红色或黄色。基生叶二至三回羽状全裂，末回裂片线形或披针形；茎生叶末回裂片小或细长。复伞形花序；花白色，有时带淡红色。果实卵圆形，棱上有白色刺毛。花期5～7月。全国各地均有栽培。）

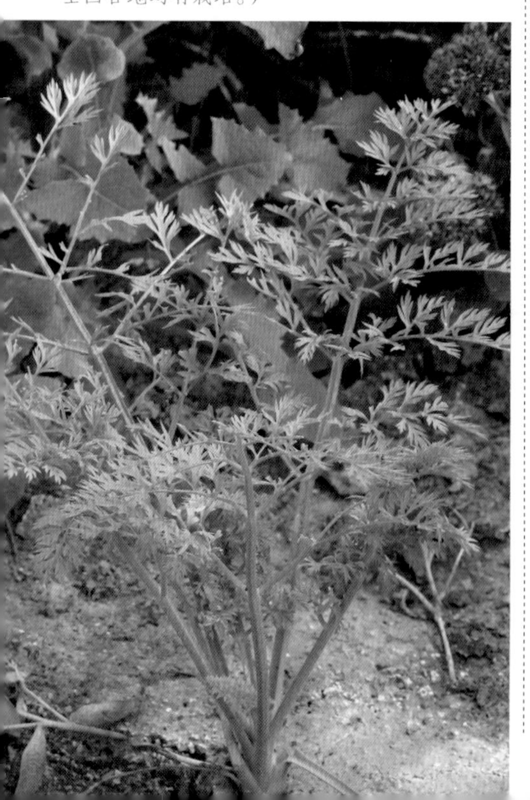

水蘄

【释名】芹菜、水英、楚葵。〔时珍曰〕蘄当作芹，从蘄当作芹，从屮、蘄，谐声也。后省作芹，从斤，亦谐声也。

【集解】〔时珍曰〕芹有水芹、旱芹。水芹，生江湖陂泽之涯；旱芹生平地，有赤、白二种。二月生苗，其叶对节而生，似芎䓖。其茎有节棱而中空，其气芬芳。五月开细白花，如蛇床花。楚人采以济饥，其利不小。《诗》云：觱沸槛泉，言采其芹。杜甫诗云：饭煮青泥坊底芹。又云：香芹碧涧羹。皆美芹之功。而列子言乡豪尝芹，蜇口惨腹，盖未得食芹之法耳。

茎【气味】甘，平，无毒。【主治】女子

（水蘄为伞形科植物水芹。水芹：茎直立或基部匍匐，节上生根。基生叶叶柄长达10cm，基部有叶鞘；一至二回羽状分裂，末回裂片卵形或菱状披针形，边缘有不整齐的尖或圆齿；茎上部叶无柄，叶较小。复伞形花序顶生；花瓣白色，倒卵形。双悬果椭圆形或近圆锥形。花期6～7月，果期8～9月。）

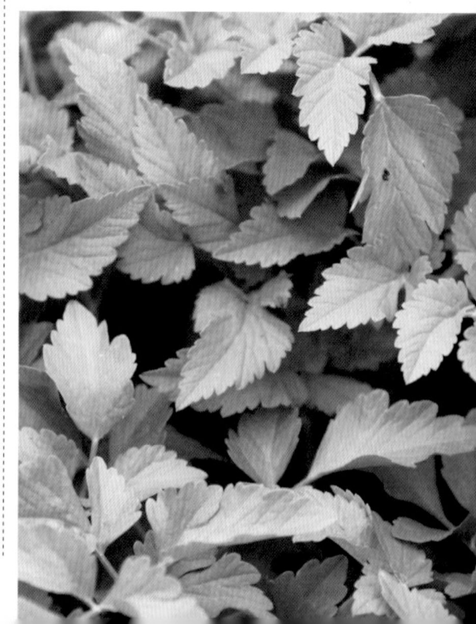

赤沃，止血养精，保血脉，益气，令人肥健嗜食。《本经》|去伏热，杀石药毒，捣汁服。孟诜|饮汁，去小儿暴热，大人酒后热，鼻塞身热，去头中风热，利口齿，利大小肠。藏器|治烦渴，崩中带下，五种黄病。《大明》

【附方】**小儿吐泻** 芹菜切细，煮汁饮之，不拘多少。**小便淋痛** 水芹菜白根者，去叶捣汁，井水和服。**小便出血** 水芹捣汁，日服六七合。

堇

【释名】苦堇、堇葵、旱芹。

【集解】〔恭曰〕堇菜野生，非人所种。叶似蕺菜，花紫色。〔时珍曰〕此旱芹也。

（堇为伞形科植物旱芹。旱芹：一年或二年生草本，有强烈香气。茎圆柱形，上部分枝，有纵棱及节。根出叶丛生，单数羽状复叶，小叶2～3对，小叶3裂，裂片三角状圆形或五角状圆形，边缘有粗齿；茎生叶为全裂的3小叶。复伞形花序侧生或顶生；花瓣5，白色，广卵形。双悬果近圆形至椭圆形。花期4月。果期6月。）

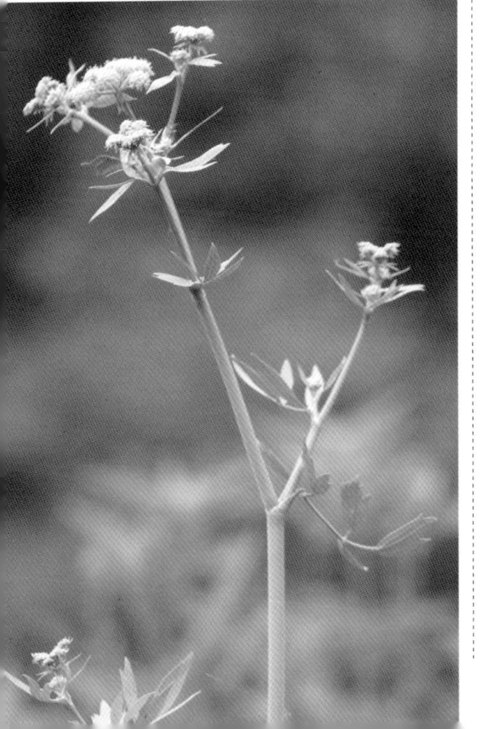

其性滑利。

菜【气味】甘，寒，无毒。【主治】捣汁，洗马毒疮，并服之。又涂蛇蝎毒及痈肿。《唐本》|久食，除心下烦热，主寒热鼠瘘，瘰疬生疮，结核聚气，下瘀血，止霍乱。又生捣汁半升服，能杀鬼毒，即吐出。孟诜

紫堇

【释名】赤芹、蜀芹、楚葵、苔菜、水卜菜。

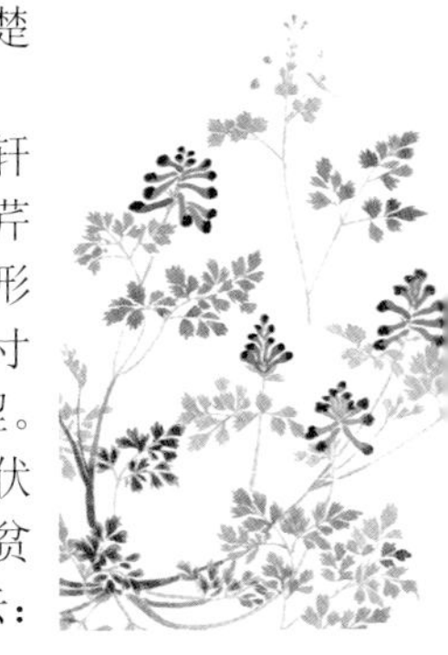

【集解】〔时珍曰〕今按轩辕述《宝藏论》云：赤芹即紫芹也，生水滨。叶形如赤芍药，青色，长三寸许，叶上黄斑，味苦涩。其汁可以煮雌、制汞、伏朱砂、擒三黄，号为起贫草。又土宿真君本草云：

（紫堇：一年生灰绿色草本，高20～50cm。基生叶具长柄，上面绿色，下面苍白色，1～2回羽状全裂，一羽片2～3对，二回羽片近无柄，倒卵圆形，羽状分裂。茎生叶与基生叶同形。总状花序，花粉红色至紫红色。蒴果线形。分布于华东及河北、山西、陕西、甘肃、河南、湖北、四川、贵州等地。）

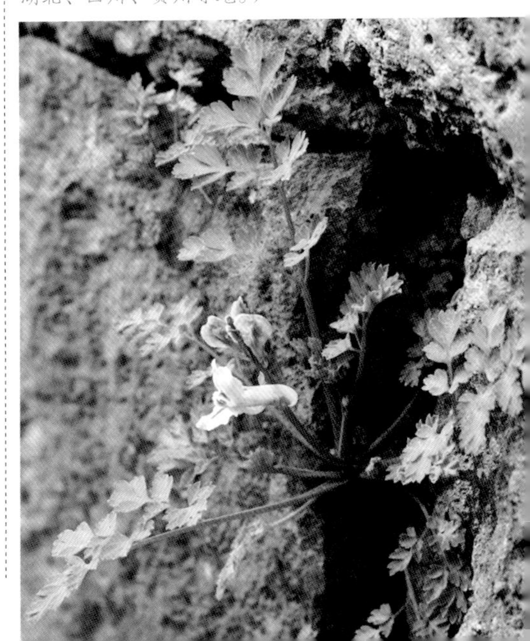

赤芹生阴崖陂泽近水石间，状类赤芍药。其叶深绿而背甚赤，茎叶似荞麦，花红可爱，结实亦如貑荞麦。其根似蜘蛛，嚼之极酸苦涩。江淮人三四月采苗，当蔬食之。南方颇少，太行、王屋诸山最多也。

苗【气味】酸，平，微毒。

花【气味】酸，微温，无毒。【主治】大人、小儿脱肛。苏颂

莳香

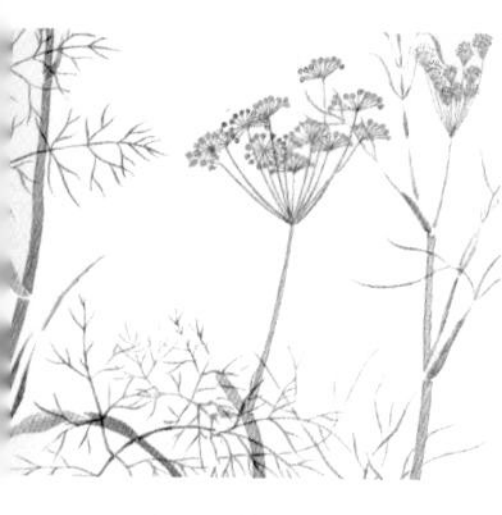

【释名】茴香、八角珠。

【集解】〔时珍曰〕茴香宿根，深冬生苗作丛，肥茎丝叶。五六月开花，如蛇床花而色黄。结子大如麦粒，轻而有细棱，俗呼为大茴香，今惟以宁夏出者第一。其他处小者，谓之小茴香。自番舶来者，实大如柏实，裂成八瓣，一瓣一核，大如豆，黄褐色，有仁，味更甜，俗呼舶茴香，又曰八角茴香，形色与中国茴香迥别，但气味同尔。北人得之，咀嚼荐酒。

子【气味】辛，平，无毒。【主治】诸瘘、霍乱及蛇伤。《唐本》|膀胱胃间冷气及育肠气，调中，止痛、呕吐。马志|治干湿脚气，肾劳㿗疝阴疼，开胃下食。《大明》|补命门不足。李杲|暖丹田。吴绶【发明】〔时珍曰〕小茴香性平，理气开胃，夏月祛蝇辟臭，食料宜之。大茴香性热，多食伤目发疮，食料不宜过用。【附方】**小便频数** 茴香不以多少，淘净，入盐少许，炒研为末，炙糯米糕蘸食之。**肾虚腰痛** 茴香炒研，以猪腰子批开，掺末入内，湿纸裹煨熟。空心食之，盐酒送下。**疝气入肾** 茴香炒作二包，更换熨之。**胁下刺痛** 小茴香一两（炒），枳壳五钱（麸炒）。为末。每服二钱，盐酒调服，神效。**蛇咬久溃** 小茴香捣末，敷之。

茎、叶【气味】与子同。【主治】煮食，治卒恶心，腹中不安。甄权|治小肠气，卒肾气冲胁，如刀刺痛，喘息不得。生捣汁一合，投热酒一合，和服。孟诜【发明】〔颂曰〕《范汪方》：疗恶毒痈肿，或连阴卵髀间疼痛挛急，牵入小腹不可忍，一宿即杀人者。用茴香苗叶，捣汁一升服之，日三四服。其滓以帖肿上。冬月用根。此是外国神方，永嘉以来用之，起死回生神验。

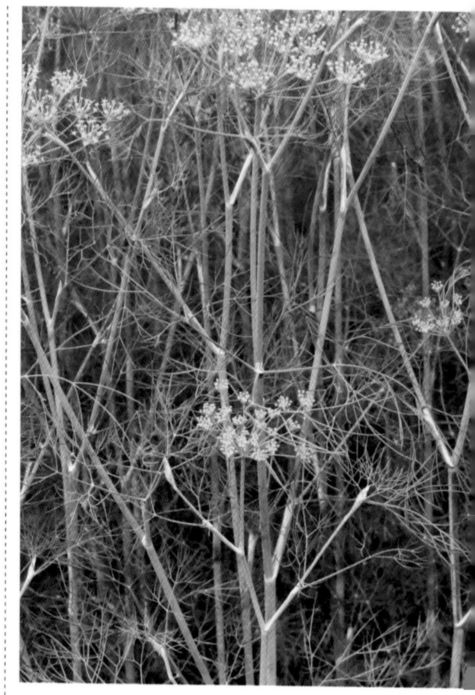

（莳香为伞形科植物茴香。茴香：多年生草本，高0.4 ~ 2m。具强烈香气。茎直立，光滑无毛，灰绿色或苍白色。茎生叶互生，四至五回羽状全裂；末回裂片丝状。复伞形花序顶生或侧生，花小，花瓣黄色，倒卵形。双悬果长圆形，主棱5条。花期5 ~ 6月，果期7 ~ 9月。全国各地均有栽培。）

莳萝

【释名】慈谋勒、小茴香。

【集解】〔藏器曰〕莳萝生佛誓国，实如马芹子，辛香。〔颂曰〕今岭南及近道皆有

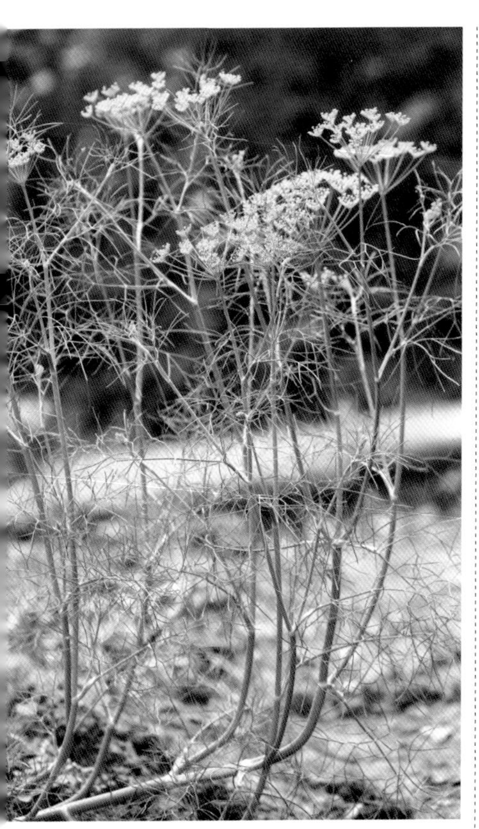

（莳萝：一年生草本，高60～120cm。全株有强烈香气。茎单一，直立。基生叶三至四回羽状全裂，末回裂片丝状；茎上部叶较小，分裂次数少。复伞形花序顶生，花瓣黄色。双悬果扁压卵形，成熟时褐色。花期5～8月，果期7～9月。我国东北、甘肃、四川、广东、广西等地有栽培。）

之。三月、四月生苗，花实大类蛇床而簇生，辛香，六七月采实。今人多用和五味，不闻入药用。

苗【气味】辛，温，无毒。【主治】下气利膈。时珍

子【气味】辛，温，无毒。【主治】小儿气胀，霍乱呕逆，腹冷不下食，两肋痞满。藏器|健脾，开胃气，温肠，杀鱼、肉毒，补水脏，治肾气，壮筋骨。《日华》|主膈气，消食，滋食味。李珣【附方】**闪挫腰痛** 莳萝作末，酒服二钱匕。**牙齿疼痛** 舶上莳萝、芸薹子、白芥子等分。研末。口中含水，随左右㗜鼻，神效。

罗勒

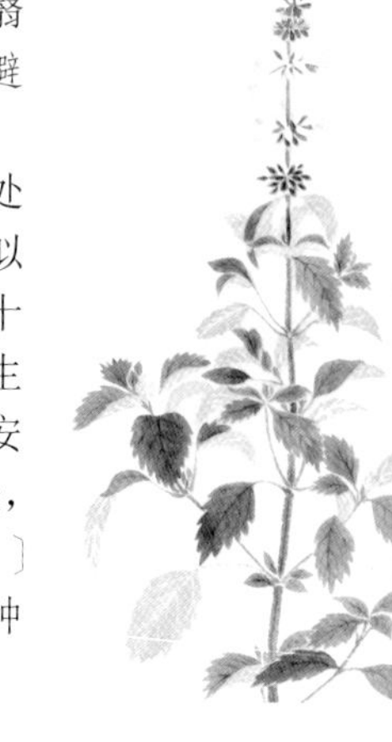

【释名】兰香、香菜、翳子草。〔禹锡曰〕北人避石勒讳，呼罗勒为兰香。

【集解】〔禹锡曰〕罗勒处处有之。有三种：一种似紫苏叶；一种叶大，二十步内即闻香；一种堪作生菜。冬月用干者。子可安入目中去翳，少顷湿胀，与物俱出也。〔时珍曰〕香菜，须三月枣叶生时种之乃生，否则不生。

【气味】辛，温，微毒。

【主治】调中消食，去恶气，消水气，宜生食。疗齿根烂疮，为灰用之甚良。患啘呕者，取汁服半合，冬月用干者煮汁。其根烧灰，敷小儿黄烂疮。禹锡|主辟飞尸、鬼疰、蛊毒。吴瑞

【附方】**鼻疳赤烂** 兰香叶（烧灰）二钱，铜青五分，轻粉二字，为末，日敷三次。**反胃咳噫** 生姜四两（捣烂），入兰香叶一两，椒末一钱，盐和面四两，裹作烧饼，煨熟，空心吃，不过两三度效。反胃，入甘蔗汁和之。

子【主治】目翳及尘物入目，以三五颗安目中，少顷当湿胀，与物俱出。又主风赤眵泪。《嘉祐》【附方】**目昏浮翳** 兰香子每用七个，睡时水煎服之，久久有效也。**走马牙疳** 小儿食肥甘，肾受虚热，口作臭息，次第齿黑，名曰崩砂；渐至龈烂，名曰溃槽；又或血出，名曰宣露；重则齿落，名曰腐根。用兰香子末、轻粉各一钱，密陀僧（醋淬，研末）半两，和匀。每以少许敷齿及龈上，立效。内服甘露饮。

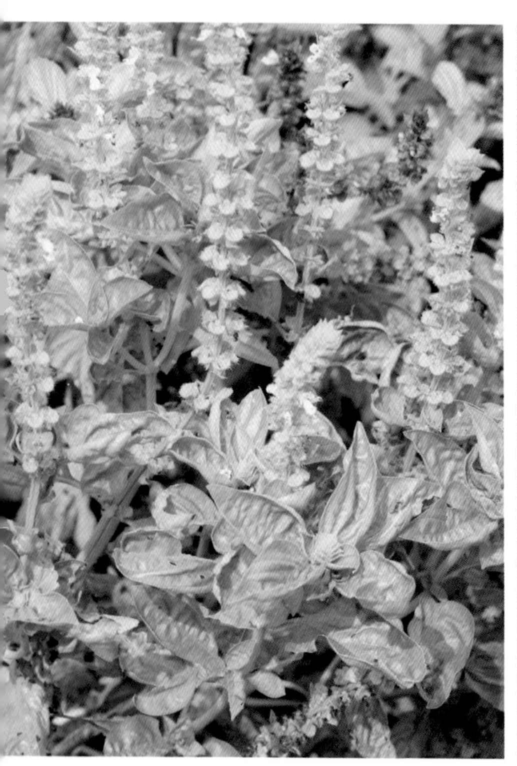

（罗勒：一年生直立草本，高20 ~ 80cm，全株芳香，茎四棱形。叶对生，叶片卵形或卵状披针形，全缘或具疏锯齿。轮伞花序，花冠唇形，淡紫色或白色。小坚果长圆状卵形，褐色。花期6 ~ 9月，果期7 ~ 10月。全国各地多有栽培。）

白花菜

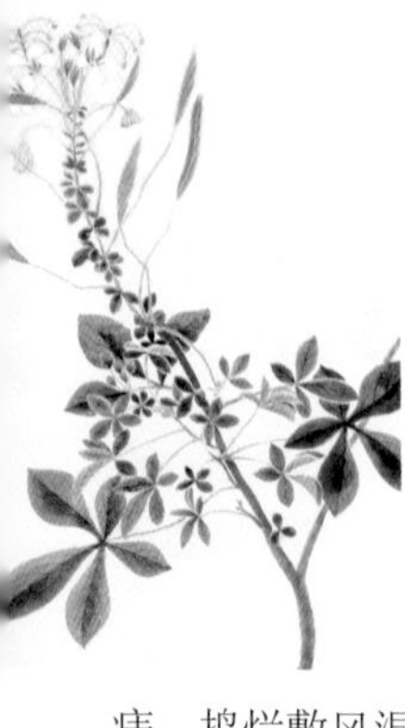

【释名】羊角菜。

【集解】〔时珍曰〕白花菜三月种之。柔茎延蔓，一枝五叶，叶大如拇指。秋间开小白花，长蕊。结小角，长二三寸。其子黑色而细，状如初眠蚕砂，不光泽。菜气膻臭，惟宜盐菹食之。

【气味】苦，辛，微毒。

【主治】下气。汪颖|煎水洗痔，捣烂敷风湿痹痛，擂酒饮止疟。时珍

蔊菜

【释名】蔊菜、辣米菜。〔时珍曰〕蔊味辛辣，如火焊人，故名。

【集解】〔时珍曰〕蔊菜生南地，田园间小草也。冬月布地丛生，长二三寸，柔梗细叶。三月开细花，黄色。结细角长一二分，角内有细子。野人连根、叶拔而食之，味极辛辣，呼为辣米菜。沙地生者尤伶仃。

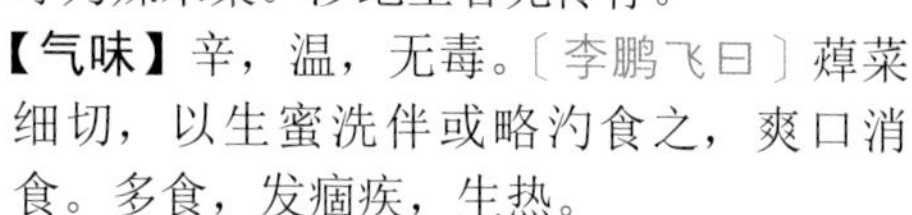

【气味】辛，温，无毒。〔李鹏飞曰〕蔊菜细切，以生蜜洗伴或略汋食之，爽口消食。多食，发痼疾，生热。

【主治】去冷气，腹内久寒，饮食不消，令人能食。藏器|利胸膈，豁冷痰，心腹痛。时珍

（蔊菜：直立草本植物，高20 ~ 50cm。叶形多变化，基生叶和茎下部叶片通常大头羽状分裂，顶裂片大，边缘具不规则牙齿，上部叶片宽披针形或匙形，边缘具疏齿。总状花序，花小，花瓣4，鲜黄色。长角果线状圆柱形。生于潮湿处。分布于陕西、甘肃、江苏、浙江、福建、湖北、广东、广西等地。）

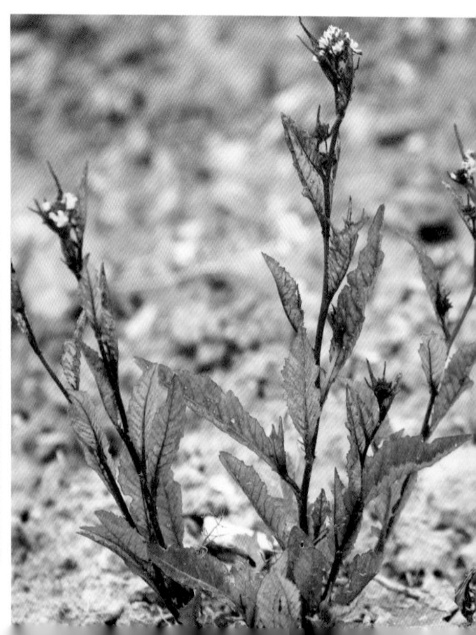

第二十七卷　菜部二

菜之二　柔滑类

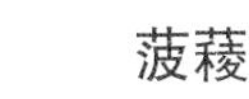

菠薐

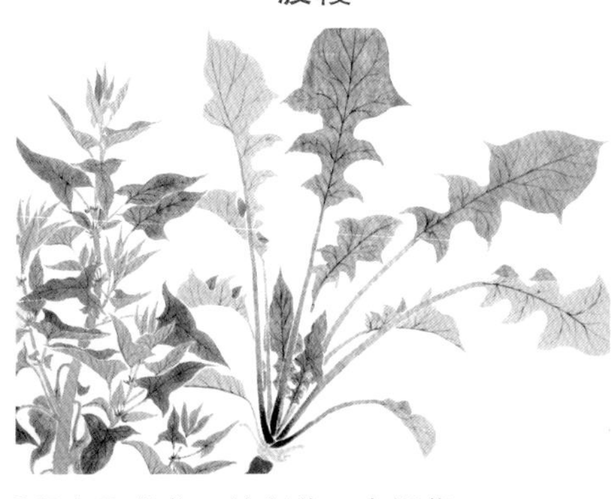

【释名】菠菜、波斯草、赤根菜。

【集解】〔时珍曰〕波棱，八月、九月种者，可备冬食；正月、二月种者，可备春蔬。其茎柔脆中空。其叶绿腻柔厚，直出一尖，旁出两尖，似鼓子花叶之状而长大。其根长数寸，大如桔梗而色赤，味更甘美。四月起薹尺许。就茎开碎红花，丛簇不显。雌者结实，有刺，状如蒺藜子。

菜及根【气味】甘，冷，滑，无毒。【主治】利五脏，通肠胃热，解酒毒。服丹石人食之佳。孟诜|通血脉，开胸膈，下气调中，止渴润燥。根尤良。时珍

【发明】〔诜曰〕北人食肉、面，食之即平；南人食鱼、鳖、水米，食之即冷。故多食冷大小肠也。〔时珍曰〕按张从正《儒门事亲》云：凡人久病，大便涩滞不通，及痔漏之人，宜常食菠薐、葵菜之类，滑以养窍，自然通利。

【附方】消渴引饮　日至一石者。菠薐根、鸡内金等分，为末。米饮服一钱，日三。

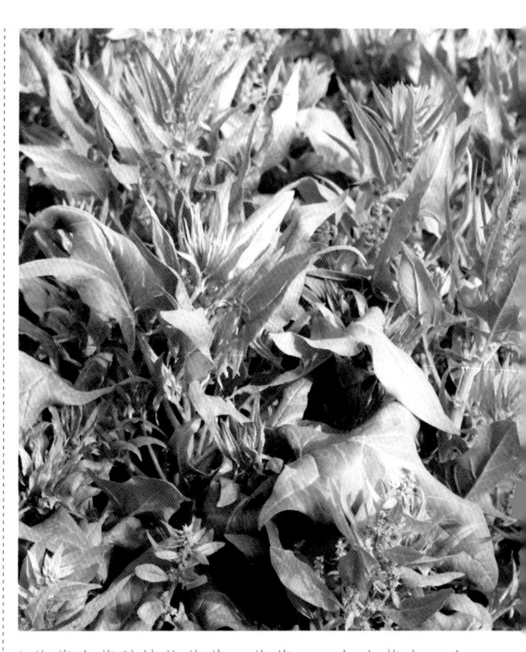

（菠薐为藜科植物菠菜。菠菜：一年生草本。全株光滑，柔嫩多水。幼根带红色。基部叶和茎下部叶较大，茎上部叶渐次变小，戟形或三角状卵形，全缘或有缺刻，花序上的叶变为披针形。穗状圆锥花序，顶生或腋生，花被片通常4，黄绿色。花期4～6月，果熟期6月。全国各地均有栽培。）

蕹菜

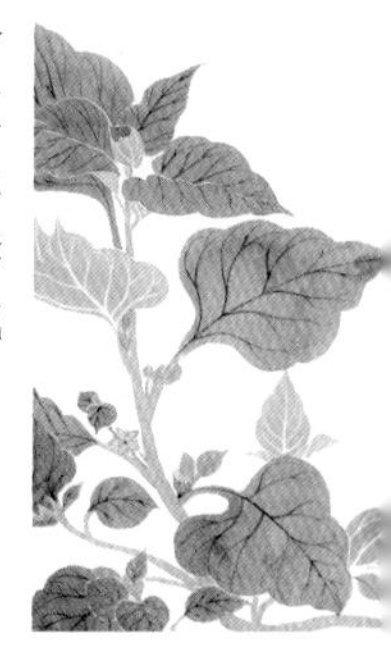

【集解】〔时珍曰〕蕹菜，今金陵及江夏人多莳之。性宜湿地，畏霜雪。九月藏入土窖中，三四月取出，壅以粪土，即节节生芽，一本可成一畦也。干柔如蔓而中空，叶似菠薐及錾头形。味短，须同猪肉煮，令肉色紫乃佳。

【气味】甘，平，无毒。

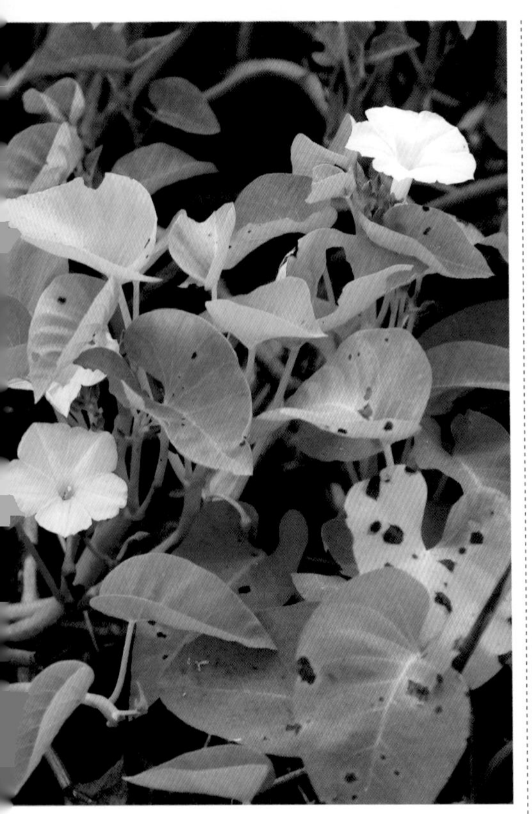

（蕹菜：一年生草本，蔓生。茎圆柱形，节明显，节上生根，节间中空。单叶互生，叶片形状大小不一，卵形、长卵形、长卵状披针形或披针形，先端锐尖或渐尖，具小尖头，基部心形，戟形或箭形，全缘或波状。聚伞花序腋生，有1～5朵花；花冠漏斗状，白色、淡红色或紫红色。蒴果卵圆形至球形。花期夏、秋季。生于气候湿暖、土壤肥沃潮湿的地方或水沟、水田中。我国中部和南部各地常有栽培。）

【主治】解胡蔓草毒（即野葛毒），煮食之。亦生捣服。藏器|捣汁和酒服，治产难。时珍。出唐瑶方

菾菜

【释名】莙荙菜。〔时珍曰〕菾与甜通，因其味也。

【集解】〔时珍曰〕菾菜正二月下种，宿根亦自生。其叶青白色，似白菘菜叶而短，茎亦相类，但差小耳。生、熟皆可食，微作土气。四月开细白花。结实状如茱萸梂而轻虚，土黄色，内有细子。根白色。

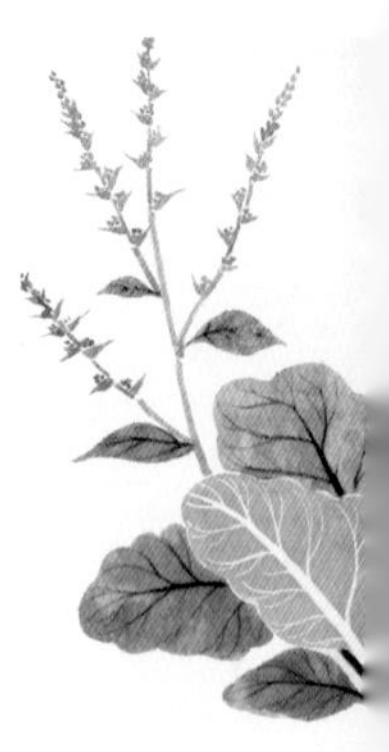

【气味】甘、苦，大寒，滑，无毒。

【主治】时行壮热，解风热毒，捣汁饮之便瘥。《别录》|夏月以菜作粥食，解热，止热毒痢。捣烂，敷灸疮，止痛易瘥。苏恭|捣汁服，主冷热痢。又止血生肌，及诸禽兽伤，敷之立愈。藏器|煎汤饮，开胃，通心膈，宜妇人。《大明》|补中下气，理

（菾菜为藜科植物莙荙菜。莙荙菜：二年生或多年生草本。根肉质，肥厚，圆锥形或纺锤形，外皮紫红色或黄白色。茎直立。基生叶有长柄，叶片长圆形，全缘而呈波状，叶面皱缩不平；茎生叶较小，卵形或披针状长圆形。花序圆锥状；花小，黄绿色。种子扁平，双凸镜状。我国普遍栽培。）

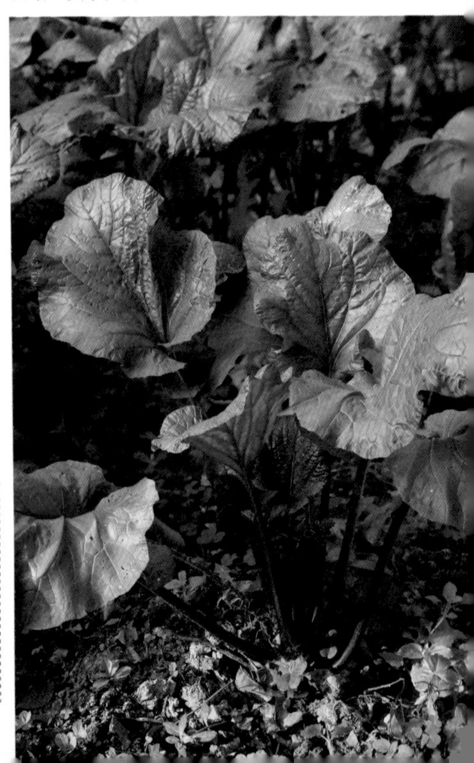

脾气，去头风，利五脏。《嘉祐》

根【气味】甘，平，无毒。【主治】通经脉，下气，开胸膈。《正要》

子【主治】煮半生，捣汁服，治小儿热。孟诜 | 醋浸揩面，去粉滓，润泽有光。藏器

东风菜

【释名】冬风。〔志曰〕此菜先春而生，故有东风之号。

【集解】〔志曰〕东风菜生岭南平泽。茎高二三尺，叶似杏叶而长，极厚软，上有细毛，煮食甚美。

【气味】甘，寒，无毒。

【主治】风毒壅热，头痛目眩，肝热眼赤，堪入羹臛食。《开宝》

（东风菜：多年生草本。基部叶心形，边缘有具小尖头的齿，基部急狭成柄；中部叶较小，卵状三角形，有具翅的短柄；上部叶小，矩圆披针形或条形。头状花序，舌状花白色。瘦果倒卵圆形或椭圆形。花期6～10月；果期8～10月。生于山地林缘及溪谷旁草丛中。分布于我国北部、东部、中部至南部各地区。）

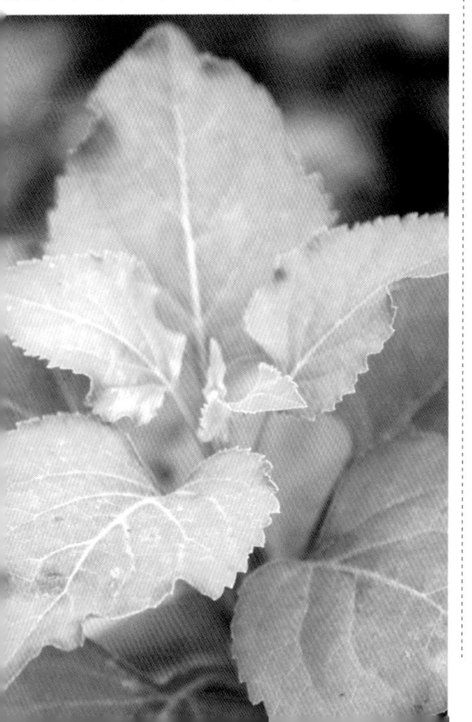

荠

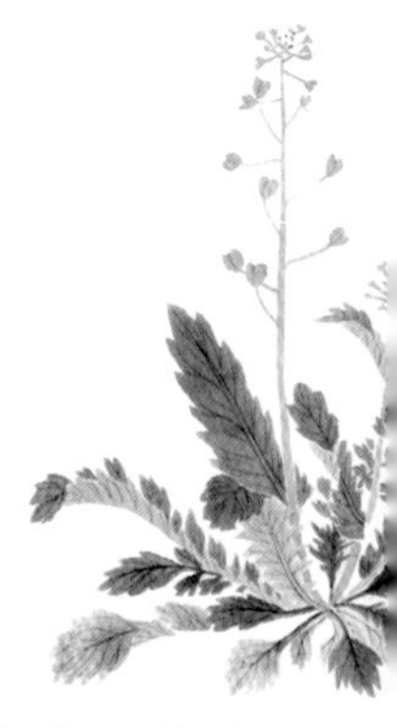

【释名】护生草。〔时珍曰〕荠生济泽，故谓之荠。释家取其茎作挑灯杖，可辟蚁、蛾，谓之护生草，云能护众生也。

【集解】〔时珍曰〕荠有大、小数种。小荠叶花茎扁，味美。其最细小者，名沙荠也。大荠科、叶皆大，而味不及。其茎硬有毛者，名菥蓂，味不甚佳。并以冬至后生苗，二三月起茎五六寸。开细白花，整整如一。结荚如小萍，而有三角。荚内细子，如葶苈子。其子名蒫（音嵯），四月收之。

【气味】甘，温，无毒。

【主治】利肝和中。《别录》| 利五脏。根：治目痛。《大明》| 明目益胃。时珍 | 根、叶：烧灰，治赤白痢极效。甄权

【附方】**暴赤眼痛** 胀磣涩。荠菜根杵汁滴

（荠菜：一年生直立草本，高20～50cm。基生叶丛生，呈莲座状，叶片大头羽状分裂；茎生叶狭披针形，基部箭形抱茎，边缘有缺刻或锯齿。总状花序，花瓣倒卵形，4片，白色，十字形开放。短角果呈倒三角形。花、果期4～6月。全国各地均有分布或栽培。）

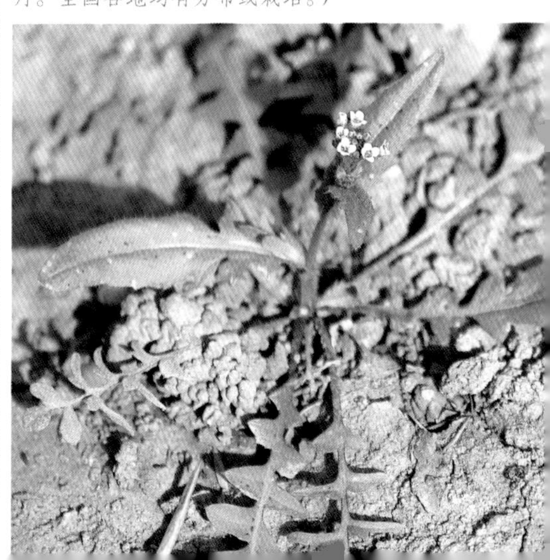

之。**眼生翳膜** 荠菜和根、茎、叶洗净，焙干为细末。每夜卧时先洗眼，挑末米许，安两大眦头。涩痛忍之，久久膜自落也。**肿满腹大** 四肢枯瘦，尿涩。用甜葶苈（炒）、荠菜根等分，为末，炼蜜丸弹子大。每服一丸，陈皮汤下。只二三丸，小便清；十余丸，腹如故。

实【气味】甘，平，无毒。【主治】明目，目痛。《别录》|青盲不见物，补五脏不足。甄权|治腹胀。吴普|去风毒邪气，治壅去翳，解热毒。久服，视物鲜明。士良

菥蓂

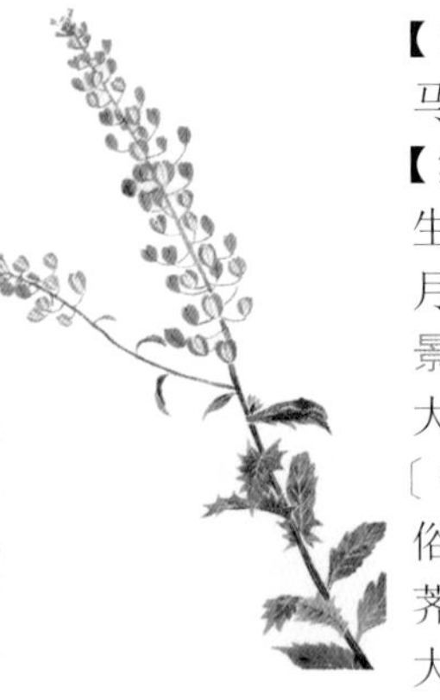

【释名】大荠、大蕺、马辛。

【集解】〔别录曰〕菥蓂生咸阳川泽及道旁。四月、五月采，曝干。〔弘景曰〕今处处有之。是大荠子也。方用甚希少。〔保升曰〕似荠叶而细，俗呼为老荠。〔时珍曰〕荠与菥蓂一物也，但分大、小二种耳。小者为荠，大者为菥蓂，菥蓂有毛。故其子功用相同，而陈士良之本草，亦谓荠实一名菥蓂也。葶苈与菥蓂同类，但菥蓂味甘花白，葶苈味苦花黄为异耳。或言菥蓂即甜葶苈，亦通。

苗【气味】甘，平，无毒。【主治】和中益气，利肝明目。时珍

菥蓂子【气味】辛，微温，无毒。【主治】明目目痛泪出，除痹，补五脏，益精光。久服轻身不老。《本经》|疗心腹腰痛。《别录》|治肝家积聚，眼目赤肿。甄权【附方】**眼目热痛** 泪出不止。菥蓂子，捣筛为末。卧时铜簪点少许入目，当有热泪及恶物出，甚佳。**眼中弩肉** 方同上，夜夜点之。

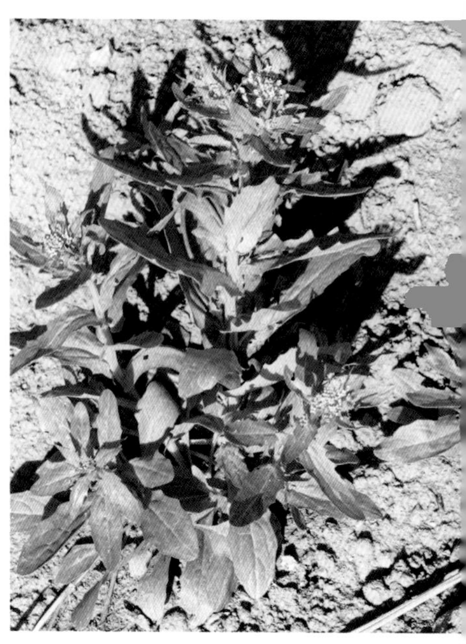

（菥蓂：一年生直立草本，高20～40cm。单叶互生；茎生叶无柄，基部抱茎；叶片椭圆形、倒卵形或披针形，边缘具稀疏浅齿或粗齿。总状花序；花瓣4片，十字形排列，倒卵圆形，白色。短角果扁平，卵圆状，具宽翅，先端深裂。花期4～7月，果期5～8月。我国大部分地区有分布。）

繁缕

【释名】蘩缕、蔜、滋草、鹅肠菜。〔时珍曰〕此草茎蔓甚繁，中有一缕，故名。俗呼鹅儿肠菜，象形也。易于滋长，故曰滋草。

【集解】〔别录曰〕繁缕，五月五日日中采，干用。〔时珍曰〕繁缕即鹅肠，非鸡肠也。下湿地极多。正月生苗，叶大如指头。细茎引蔓，断之中空，有一缕如丝。作蔬甘脆。三月以后渐老。开细瓣白花，结小实大如稗粒，中有细子如葶苈子。

【气味】酸，平，无毒。

【主治】积年恶疮、痔不愈。《别录》|破血，下乳汁，产妇宜食之。产后腹有块痛，以酒炒绞汁温服。又曝干为末，醋糊和丸，

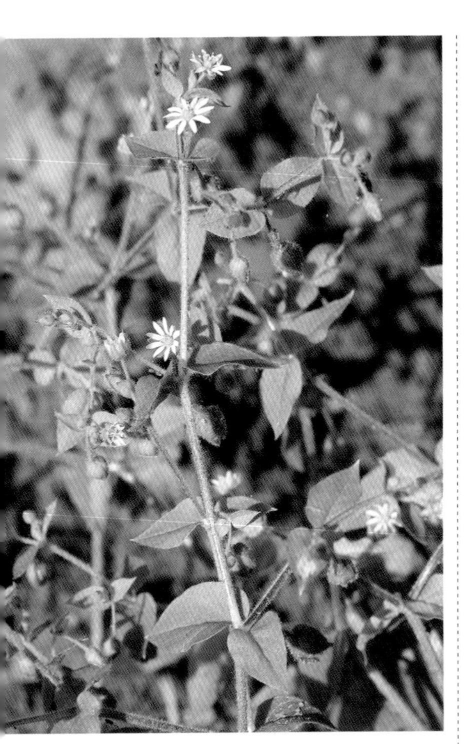

繁缕为石竹科植物鹅肠菜。鹅肠菜（牛繁缕）：二年或多年生草本，高20～60cm。茎多分枝，下部伏卧，上部直立，节膨大，带紫色。叶对生，下部叶有短柄，上部叶无柄或抱茎；叶片卵形或卵状心形，全缘。二歧聚伞花序顶生，花梗细长，花瓣5，白色，2深裂至基部。种子多数，扁圆形，褐色，有瘤状突起。全国各地均有分布。）

空腹服五十丸，取下恶血。藏器

【**发明**】〔诜曰〕作菜食，益人。须五月五日者乃验。又曰：能去恶血。不可久食，恐血尽。

【**附方**】**丈夫阴疮** 茎及头溃烂，痛不可忍，久不瘥者。以五月五日繁缕烧焦五分，入新出蚯蚓屎二分，入少水，和研作饼，贴之。干即易。禁酒、面、五辛及热食等物。甚效。

鸡肠草

【**释名**】又叫鸡肠菜。

【**集解**】〔时珍曰〕鸡肠生下湿地。二月生苗，叶似鹅肠而色微深。茎带紫，中不空，无缕。四月有小茎开五出小紫花。结小实，中有细子。其苗作蔬，不如鹅肠。

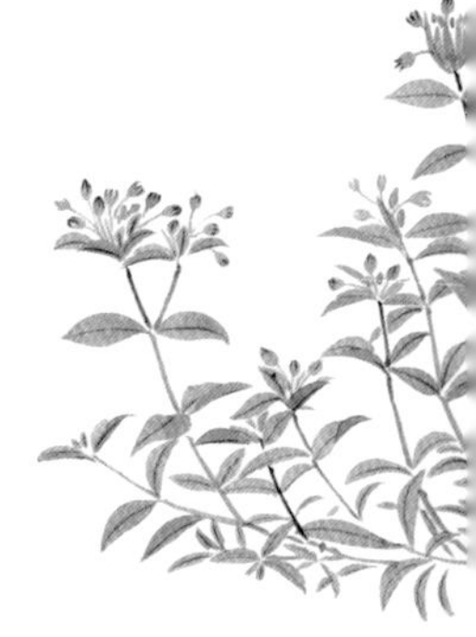

【**气味**】微辛、苦，平，无毒。

【**主治**】毒肿，止小便利。《别录》|疗蠼螋溺疮。弘景|主遗溺，洗手足伤水烂。甄权|五月五日作灰和盐，疗一切疮及风丹遍身痒痛；亦可捣封，日五六易之。作菜食，益人，去脂膏毒气。又烧敷痔䘌。取汁和蜜服，疗小儿赤白痢，甚良。孟诜|研末或烧灰，揩齿，去宣露。苏颂

【**附方**】**止小便利** 鸡肠草一斤，于豆豉汁中煮，和米作羹及粥，频食之。**小儿下痢**

（鸡肠草为紫草科植物附地菜。附地菜：一年生草本，高5～30cm。单叶互生，两面均具糙伏毛。聚伞花序成总状，花小，花萼5裂，平展，喉部具5枚白色或带黄色附属物。小坚果斜三棱锥状四面体形，黑色有光泽，背面具3锐棱。花期4～6月，果期7～9月。分布于东北、华北、华东、西南及陕西、新疆、广东、广西、西藏等地。）

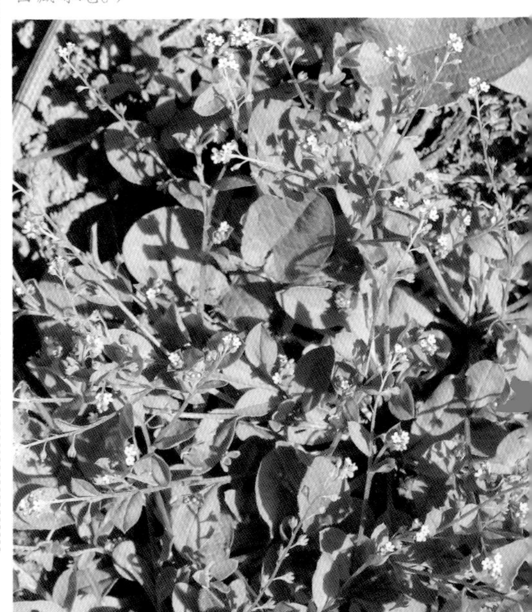

赤白。鸡肠草捣汁一合，和蜜服，甚良。**风热牙痛** 浮肿发歇，元脏气虚，小儿疳蚀。鸡肠草、旱莲草、细辛等分，为末。每日擦三次。名祛痛散。**一切头疮**鸡肠草烧灰，和盐敷之。**漆疮瘙痒** 鸡肠草捣涂之。

苜蓿

【释名】木粟、光风草。〔时珍曰〕苜蓿，郭璞作牧宿。谓其宿根自生，可饲牧牛马也。

【集解】〔时珍曰〕《杂记》言：苜蓿原出大宛，汉使张骞带归中国。然今处处田野有之，陕、陇人亦有种者，年年自生。刈苗作蔬，一年可三刈。二月生苗，一科数十茎，茎颇似灰藋。一枝三叶，叶似决明叶，而小如指顶，绿色碧艳。入夏及秋，开细黄花。结小荚圆扁，旋转有刺，数荚累累，老则黑色。内有米如穄米，可为饭，亦可酿酒。

（南苜蓿：一年生草本。茎平卧、上升或直立，近四棱形。羽状三出复叶；托叶大，卵状长圆形，基部耳状，边缘具不整齐条裂，成丝状细条或深齿状缺刻；叶柄细长；小叶边缘在三分之一以上具浅锯齿。花序头状伞形，花冠黄色。分布于我国中部、南部；长江下游有栽培。）

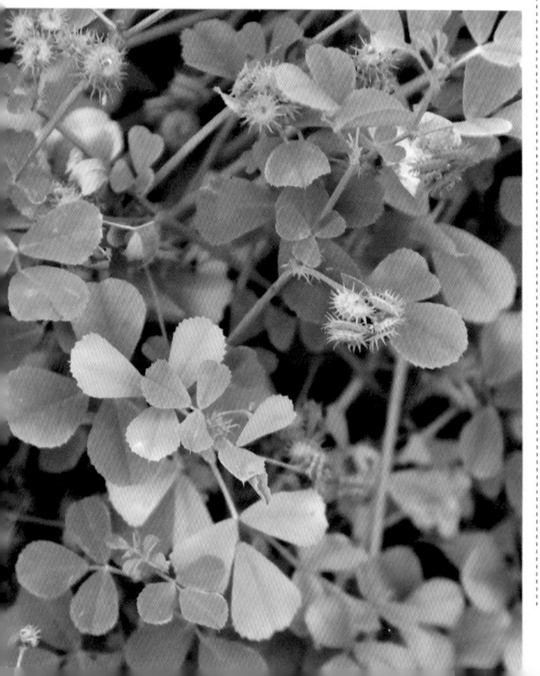

【气味】苦，平，涩，无毒。

【主治】安中利人，可久食。《别录》|利五脏，轻身健人，洗去脾胃间邪热气，通小肠诸恶热毒，煮和酱食，亦可作羹。孟诜|利大小肠。宗奭|干食益人。苏颂

苋

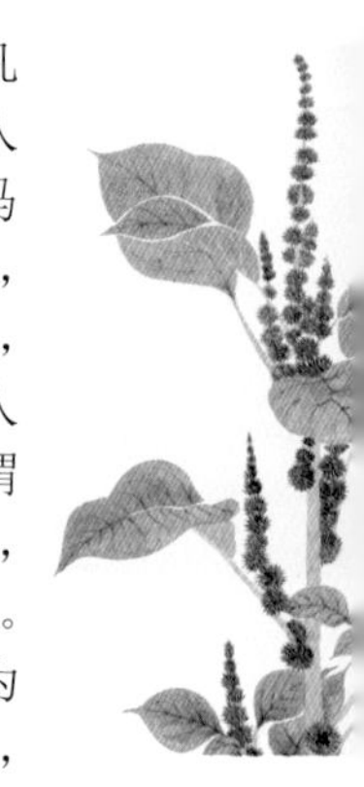

【集解】〔保升曰〕苋凡六种：赤苋、白苋、人苋、紫苋、五色苋、马苋也。惟人、白二苋，实可入药用。赤苋味辛，别有功用。〔颂曰〕人苋、白苋俱大寒，亦谓之糠苋，又谓之胡苋，或谓之细苋，其实一也。但大者为白苋，小者为人苋耳。其子霜后方熟，细而色黑。紫苋茎叶通紫，吴人用染爪者，诸苋中惟此无毒，不寒。赤苋亦谓之花苋，茎叶深赤，根茎亦可糟藏，食之甚美，味辛。五色苋今亦稀有。细苋俗谓之野苋，猪好食之，又名猪苋。〔时珍曰〕苋并三月撒种。六月以后不堪食。老则抽茎如人长，开细花成穗。穗中细子，扁而光黑，与青葙子、鸡冠子无别，九月收之。细苋即野苋也，北人呼为糠苋，柔茎细叶，生即结子，味比家苋更胜。俗呼青葙苗为鸡冠苋，亦可食。

菜【气味】甘，冷利，无毒。**【主治】**白苋：补气除热，通九窍。孟诜|赤苋：主赤痢，射工、沙虱。苏恭|紫苋：杀虫毒，治气痢。藏器|六苋：并利大小肠，治初痢，滑胎。时珍**【发明】**〔诜曰〕五月五日收苋菜，和马齿苋为细末，等分，与妊娠人常

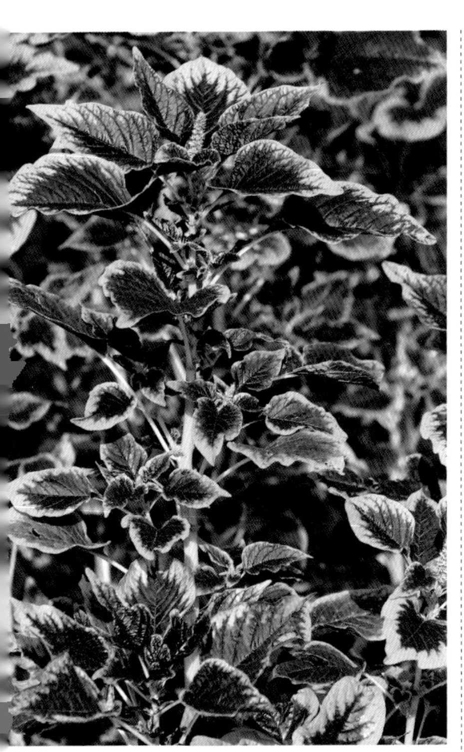

苋：一年生草本。茎直立，粗壮，绿色或红色，分枝较少，高80～150cm。叶互生，叶片卵形、菱状卵形或披针形，绿色或常成红色、紫色或黄色，或部分绿色加杂其他颜色，钝头或微凹，全缘或波状。花簇腋生，球形，花黄绿色。全国各地均有栽培。）

服，令易产也。【附方】**产后下痢** 赤白者。用紫苋菜一握切煮汁，入粳米三合，煮粥，食之立瘥也。**小儿紧唇** 赤苋，捣汁洗之，良。**漆疮搔痒** 苋菜，煎汤洗之。**蜈蚣螫伤** 取灰苋叶擦之，即止。**蜂虿螫伤** 野苋挼擦之。

苋实【气味】甘，寒，无毒。【主治】青盲，明目除邪，利大小便，去寒热。久服益气力，不饥轻身。《本经》|治白翳，杀蛔虫。《别录》|益精。《大明》|肝风客热，翳目黑花。时珍【发明】〔时珍曰〕苋实与青葙子同类异种，故其治目之功亦仿佛也。【附方】**利大小便** 苋实为末半两，分二服，新汲水下。

马齿苋

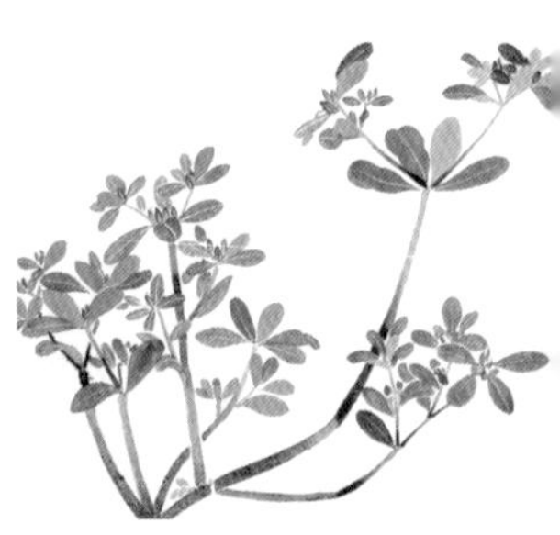

【释名】马苋、五行草、五方草、长命菜、九头狮子草。〔时珍曰〕其叶比并如马齿，而性滑利似苋，故名。俗呼大叶者为㹠耳草，小叶者为鼠齿苋，又名九头狮子草。其性耐久难燥，故有长命之称。

【集解】〔时珍曰〕马齿苋，处处园野生之。柔茎布地，细叶对生。六七月开细花，结小尖实，实中细子如葶苈子状。人多采苗煮晒为蔬。方士采取，伏砒结汞，煮丹砂，伏硫黄，死雄制雌，别有法度。一种水马齿，生水中，形状相类，亦可食。

菜【气味】酸，寒，无毒。【主治】诸肿瘘疣目，捣揩之。破痃癖，止消渴。藏器|能肥肠，令人不思食。治女人赤白下。苏颂|饮汁，治反胃诸淋，金疮流血，破血癖癥瘕，小儿尤良。用汁治紧唇面疱，解马汗、射工毒，涂之瘥。苏恭|治尸脚阴肿。保升|作膏，涂湿癣、白秃、杖疮。又主三十六种风。煮粥，止痢及疳痢，治腹痛。孟诜|服之长年不白。治痈疮，杀诸虫。生捣汁服，当利下恶物，去白虫。和梳垢，封疔肿。又烧灰和陈醋滓，先灸后封之，即根出。《开宝》|散血消肿，利肠滑胎，解毒通淋，治产后虚汗。时珍

【发明】〔时珍曰〕马齿苋所主诸病，皆只取其散血消肿之功也。〔颂曰〕多年恶疮，百方不瘥，或焮痛不已者。并捣烂马齿敷上，不过三两遍。此方出于武元衡相国。武在西川，自苦胫疮焮痒不可堪，百医无效。及到京，有厅吏上此方，用之便瘥也。李绛记其事于《兵部手集》。

【附方】**脚气浮肿** 心腹胀满，小便涩少。

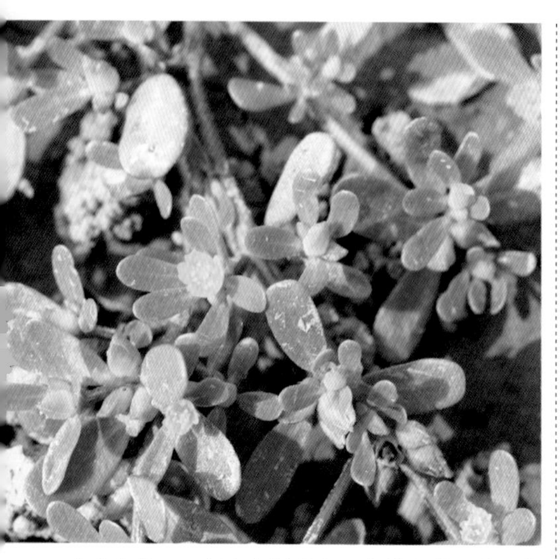

（马齿苋：一年生肉质草本，全株光滑无毛，高20～30cm。茎圆柱形，平卧或斜向上，由基部分歧四散。叶互生或对生，叶柄极短，叶片肥厚肉质，倒卵形或匙形，全缘。花小，花瓣5，黄色，倒心形。花期5～9月。蒴果短圆锥形。果期6～10月。我国大部地区有分布。）

马齿草和少粳米，酱汁煮食之。**产后虚汗** 马齿苋（研汁）三合，服。如无，以干者煮汁。**产后血痢** 小便不通，脐腹痛。生马齿苋菜（杵汁）三合，煎沸入蜜一合，和服。**肛门肿痛** 马齿苋叶、三叶酸草等分，煎汤熏洗，一日二次，有效。**赤白带下** 不问老、稚、孕妇悉可服。取马齿苋（捣绞汁）三大合，和鸡子白二枚。先温令热，乃下苋汁，微温顿饮之。不过再作即愈。**风齿肿痛** 马齿苋一把，嚼汁渍之。即日肿消。**漏耳诸疮** 治耳内外恶疮，及头疮、肥疮、病疮。黄马散：用黄檗半两，干马齿苋一两，为末。敷之。**小儿脐疮** 久不瘥者。马齿菜烧研敷之。**丁疮肿毒** 马齿菜二分，石灰三分，为末，鸡子白和，敷之。**疮久不瘥** 积年者。马齿苋捣烂封之。取汁煎稠敷亦可。

苦菜

【释名】荼、苦苣、苦荬、游冬、褊苣、老鹳菜、天香菜。〔时珍曰〕苦荼以味名也。经历冬春，故曰游冬。

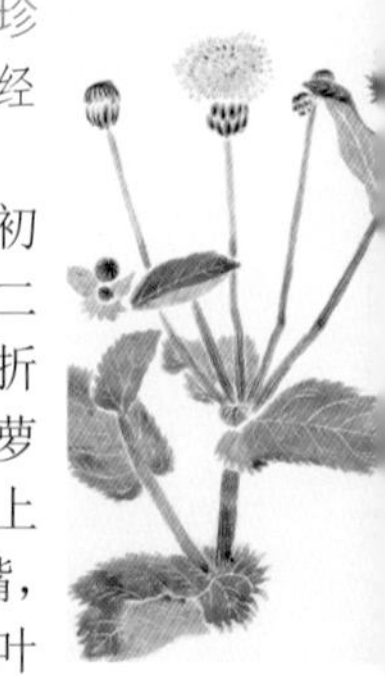

【集解】〔时珍曰〕春初生苗，有赤茎、白茎二种。其茎中空而脆，折之有白汁。胼叶似花萝卜菜叶而色绿带碧，上叶抱茎，梢叶似鹳嘴，每叶分叉，撺挺如穿叶状。开黄花，如初绽野菊。一花结子一丛，如茼蒿子及鹤虱子，花罢则收敛，子上有白毛茸茸，随风飘扬，落处即生。

（苦菜为菊科植物苦苣菜。苦苣菜：多年生草本，全株有乳汁。茎直立，高30～80cm。叶互生，基部耳状抱茎，边缘有疏缺刻或浅裂，缺刻及裂片都具尖齿。头状花序顶生，花全为舌状花，黄色。瘦果长椭圆形。花期7月至翌年3月。果期8～10月至翌年4月。我国大部分地区有分布。）

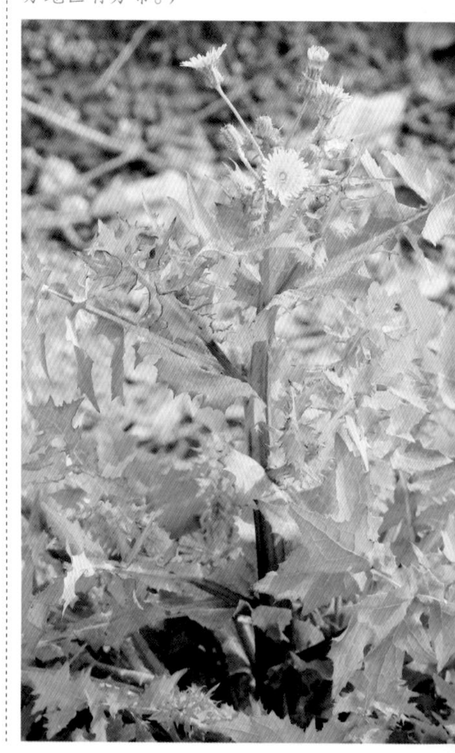

菜【气味】苦，寒，无毒。【主治】五脏邪气，厌谷胃痹。久服安心益气，聪察少卧，轻身耐老。《本经》|肠澼渴热，中疾恶疮。久服耐饥寒，高气不老。《别录》|调十二经脉，霍乱后胃气烦逆。久服强力，虽冷甚益人。《嘉祐》|捣汁饮，除面目及舌下黄。其白汁，涂疔肿，拔根。滴痈上，立溃。藏器|点瘊子，自落。衍义|敷蛇咬。《大明》|明目，主诸痢。汪机|血淋痔瘘。时珍【发明】〔时珍曰〕凡病痔者，宜用苦苣菜，或鲜或干，煮至熟烂，连汤置器中，横安一板坐之，先熏后洗，冷即止。日洗数次，屡用有效。【附方】**血淋尿血** 苦荬菜一把，酒、水各半，煎服。**喉痹肿痛** 野苦荬捣汁半盏，灯心以汤浸，捻汁半盏，和匀服。**对口恶疮** 野苦荬擂汁一钟，入姜汁一匙，和酒服，以渣敷，一二次即愈。

根【主治】赤白痢及骨蒸，并煮服之。《嘉祐》|治血淋，利小便。时珍

白苣

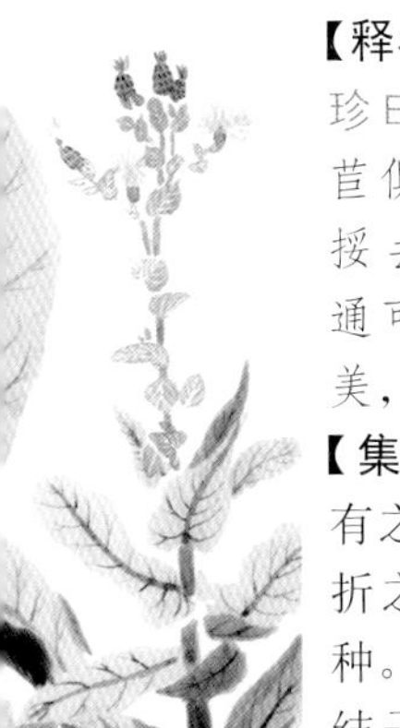

【释名】石苣、生菜。〔时珍曰〕白苣、苦苣、莴苣俱不可煮烹，皆宜生挼去汁，盐、醋拌食，通可曰生菜，而白苣稍美，故独得专称也。

【集解】〔时珍曰〕处处有之。似莴苣而叶色白，折之有白汁。正二月下种。四月开黄花如苦荬，结子亦同。八月、十月可再种。

菜【气味】苦，寒，无毒。【主治】补筋骨，利五脏，开胸膈壅气，通经脉，止脾气，令人齿白，聪明少睡，可煮食之。孟诜|解热毒、酒毒，止消渴，利大小肠。宁原

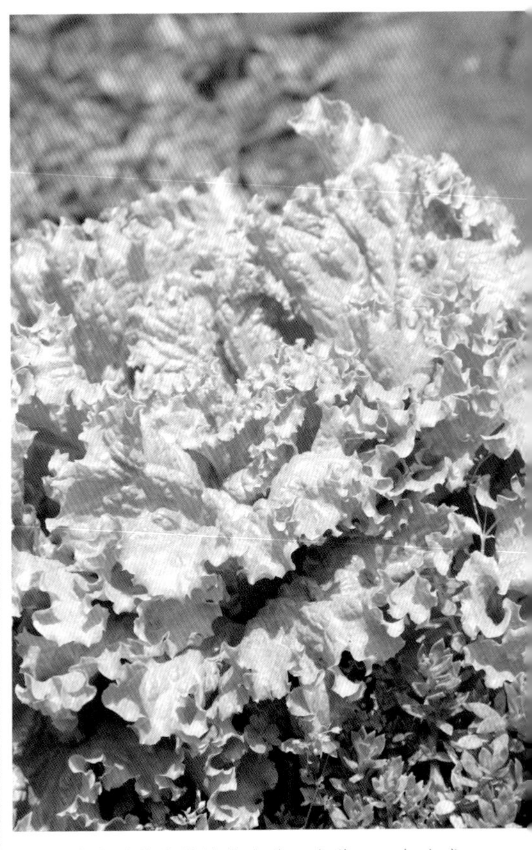

（白苣为菊科莴苣属植物生菜。生菜：一年生或二年生草本。基生叶丛生，向上渐小，长圆状倒卵形，全缘或卷曲皱波状；茎生叶互生，椭圆形或三角状卵形。头状花序，舌状花黄色。全国各地有栽培。）

莴苣

【释名】莴菜、千金菜。

【集解】〔时珍曰〕莴苣，正二月下种，最宜肥地。叶似白苣而尖，色稍青，折之有白汁粘手。四月抽苔，高三四尺。剥皮生食，味如胡瓜。糟食亦良。江东人盐晒压实，以备方物，谓之莴笋也。

菜【气味】苦，冷，微毒。【主治】利五脏，通经脉，开胸膈，功同白苣。藏器|利气，坚筋骨，去口气，白齿牙，明眼目。宁原|通乳汁，利小便，杀虫、蛇毒。时珍

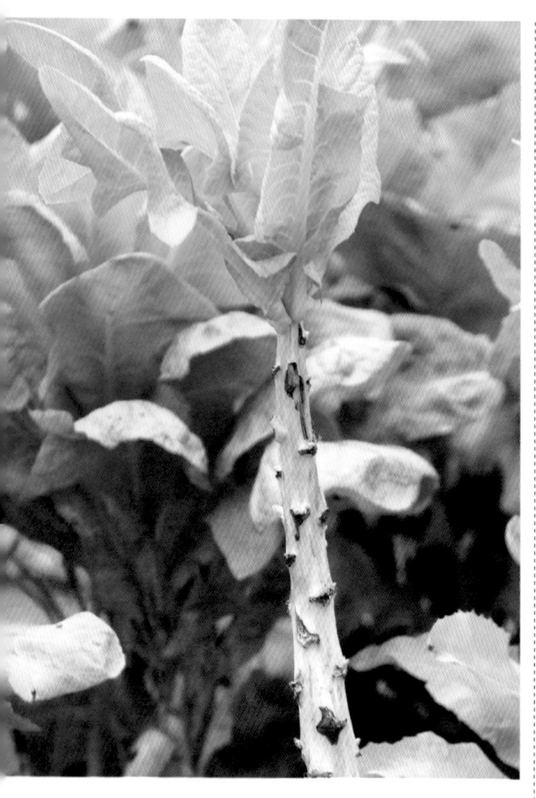

（莴苣：一年或二年生草本。茎直立，嫩时呈棍棒状，肥大如笋。叶长椭圆形、倒卵形或舌状，基部耳状抱茎。头状花序，全部为舌状花，舌片先端5齿裂，黄色。花期夏季。全国大部地区均有栽培。）

【附方】**乳汁不通** 莴苣菜煎酒服。**小便不通** 莴苣菜，捣敷脐上即通。**百虫入耳** 莴苣捣汁滴入，自出也。

子 入药炒用。【主治】下乳汁，通小便，治阴肿、痔漏下血、伤损作痛。时珍【附方】**阴囊㿉肿** 莴苣子一合捣末，水一盏，煎五沸，温服。**闪损腰痛** 趁痛丸：用白莴苣子（炒）三两，白粟米（炒）一撮，乳香、没药、乌梅肉各半两，为末，炼蜜丸弹子大。每嚼一丸，热酒下。

水苦荬

【释名】谢婆菜、半边山。

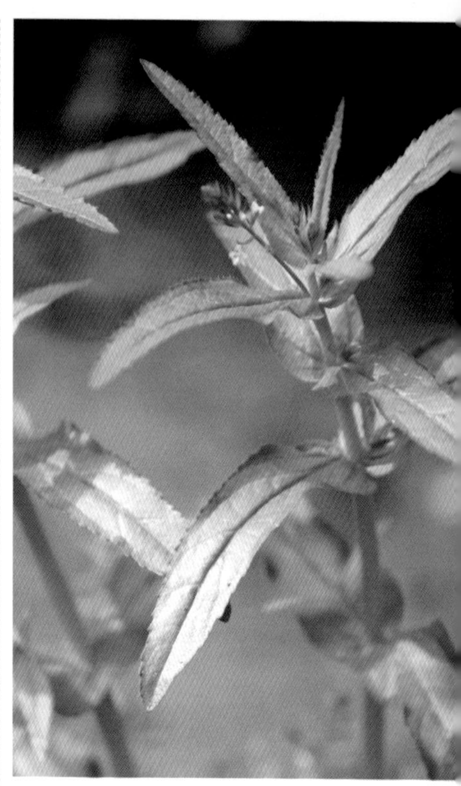

（水苦荬：多年生草本。茎直立，中空。叶对生；无柄，上部的叶半抱茎；叶片多为卵圆形或长卵形，有时为条状披针形，通常叶缘有尖锯齿。总状花序腋生，花冠浅蓝色、淡紫色或白色。蒴果近圆形。花期4～9月。生于水边及沼泽。分布于除内蒙古、宁夏、青海、西藏外的各地。）

【集解】〔颂曰〕水苦荬生宜州溪涧侧。叶似苦荬，厚而光泽。根似白术而软。二八九月采其根食之。

根【气味】微苦、辛，寒，无毒。【主治】风热上壅，咽喉肿痛，及项上风疬，以酒磨服。苏颂

翻白草

【释名】鸡腿根、天藕。〔时珍曰〕翻白，以叶之形名；鸡腿、天藕，以根之味名也。

【集解】〔周定王曰〕翻白草高七八寸。叶

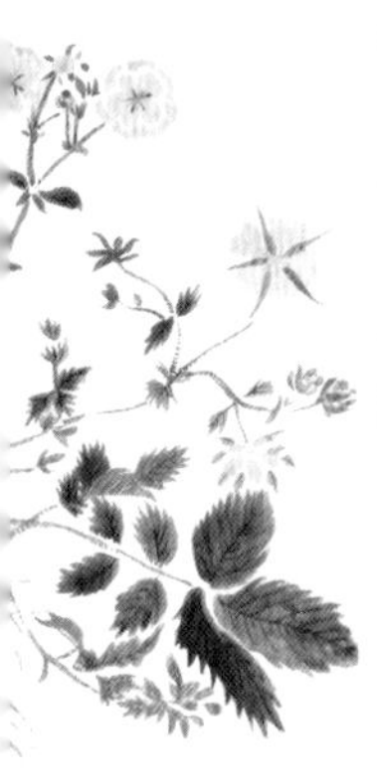

硬而厚，有锯齿，背白，似地榆而细长。开黄花。根如指大，长三寸许，皮赤肉白，两头尖峭。生食、煮熟皆宜。〔时珍曰〕鸡腿儿生近泽田地，高不盈尺。春生弱茎，一茎三叶，尖长而厚，有皱纹锯齿，面青背白。四月开小黄花。结子如胡荽子，中有细子。其根状如小白术头，剥去赤皮，其内白色如鸡肉，食之有粉。小儿生食之，荒年人掘以和饭食。

根【气味】甘、微苦，平，无毒。【主治】吐血下血崩中，疟疾痈疮。时珍

（翻白草：多年生草本，高15～30cm。基生叶丛生，单数羽状复叶；茎生叶小，为三出复叶，小叶长椭圆形或狭长椭圆形，边缘具锯齿，下面密被白色绵毛。聚伞花序，花瓣黄色，倒卵形。瘦果近肾形。花、果期5～9月。分布于东北、华北、华东、中南及陕西、四川等地。）

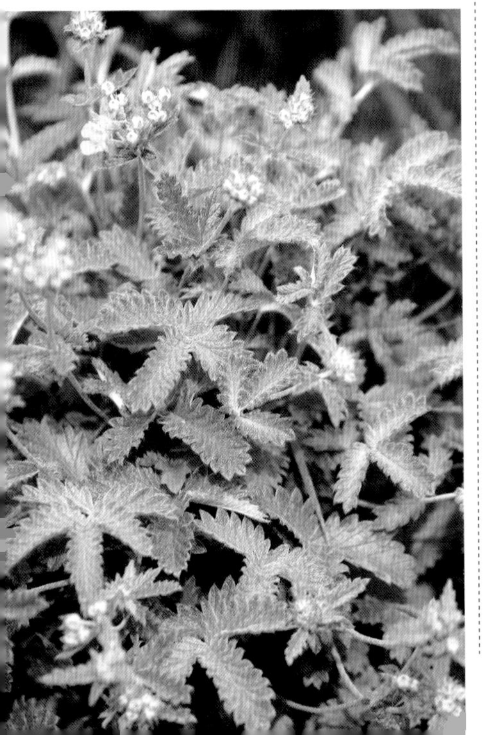

【附方】**崩中下血** 用湖鸡腿根一两捣碎，酒二盏，煎一盏服。**吐血不止** 翻白草，每用五七科㕮咀，水二钟，煎一钟，空心服。**疟疾寒热** 翻白草根五七个，煎酒服之。**丁毒初起** 不拘已成、未成。用翻白草十科，酒煎服，出汗即愈。**浑身疥癞** 端午日午时采翻白草，每用一握，煎水洗之。**臁疮溃烂** 端午日午时采翻白草，洗收。每用一握，煎汤盆盛，围住熏洗，效。

蒲公英

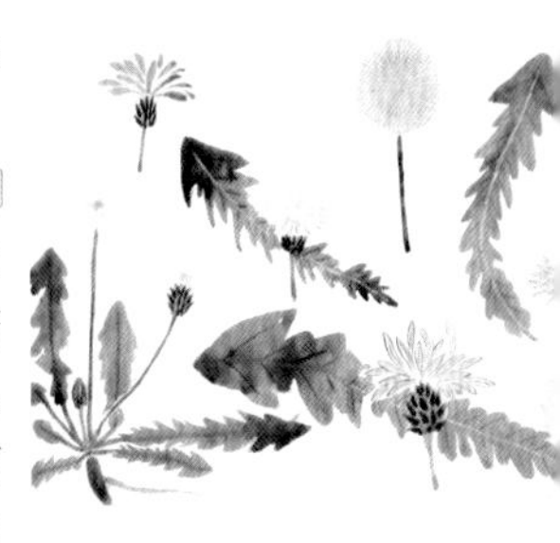

【释名】耩耨草、金簪草、黄花地丁。

【集解】〔保升曰〕蒲公英草生平泽田园中。茎、叶似苦苣，断之有白汁。堪生啖。花如单菊而大。四月、五月采之。〔颂曰〕处处有之。春初生苗，叶如苦苣，有细刺。中心抽一茎，茎端出一花，色黄如金钱。〔宗奭曰〕即今地丁也。四时常有花，花罢飞絮，絮中有子，落处即生。所以庭院间皆有者，因风而来。

苗【气味】甘，平，无毒。【主治】妇人乳痈肿，水煮汁饮及封之，立消。恭|解食毒，散滞气，化热毒，消恶肿、结核、疔肿。震亨|掺牙，乌须发，壮筋骨。时珍|白汁：涂恶刺、狐尿刺疮，即愈。颂

【发明】〔震亨曰〕此草属土，开黄花，味甘。解食毒，散滞气，可入阳明、太阴经。化热毒，消肿核，有奇功。同忍冬藤煎汤。入少酒佐服，治乳痈，服罢欲睡，是其功也。睡觉微汗，病即安矣。

【附方】**乳痈红肿** 蒲公英一两，忍冬藤二两。捣烂，水二钟，煎一钟，食前服。睡觉病即去矣。**疳疮疔毒** 蒲公英捣烂覆之，即黄花地丁也。别更捣汁，和酒煎服，取汗。

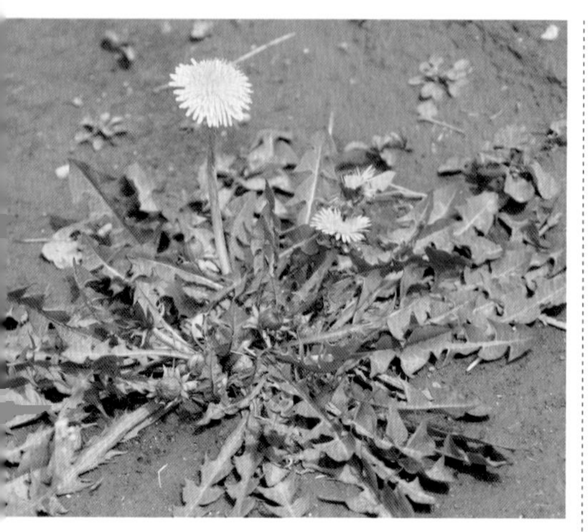

（碱地蒲公英：多年生草本，高10～25cm。叶根生，排列成莲座状；叶为规则的羽状分裂。头状花序顶生，舌状花，花冠黄色。瘦果倒披针形，顶端着生白色冠毛。花期4～5月。果期6～7月。生长于山坡草地、路旁、河岸沙地及田野间。全国各地均有分布。）

黄瓜菜

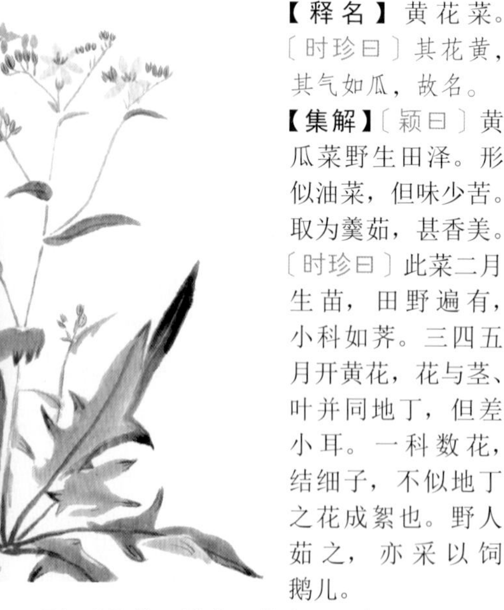

【释名】黄花菜。〔时珍曰〕其花黄，其气如瓜，故名。

【集解】〔颖曰〕黄瓜菜野生田泽。形似油菜，但味少苦。取为羹茹，甚香美。〔时珍曰〕此菜二月生苗，田野遍有，小科如荠。三四五月开黄花，花与茎、叶并同地丁，但差小耳。一科数花，结细子，不似地丁之花成絮也。野人茹之，亦采以饲鹅儿。

【气味】甘、微苦，微寒，无毒。

【主治】通结气，利肠胃。汪颖

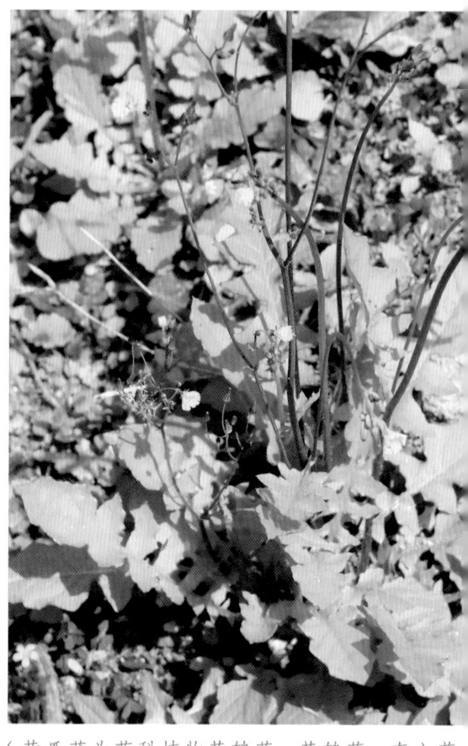

（黄瓜菜为菊科植物黄鹌菜。黄鹌菜：直立草本，高15～80cm。植物体有乳汁，须根肥嫩，白色。基生叶丛生，琴状或羽状半裂；茎生叶互生，通常1～2片，叶形同基生叶；上部叶小，线形。头状花序；舌状花黄色。瘦果红棕色或褐色。花果期6～7月。生于路旁、溪边、草丛、林内等处。分布于华东、中南、西南及河北、陕西、台湾、西藏等地。）

落葵

【释名】蔠葵、藤葵、藤菜、天葵、繁露、御菜、燕脂菜。

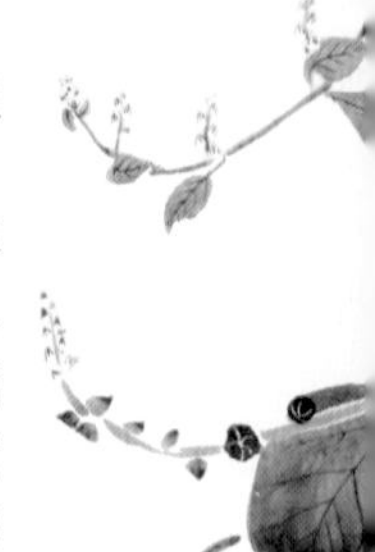

【集解】〔时珍曰〕落葵三月种之，嫩苗可食。五月蔓延，其叶似杏叶而肥厚软滑，作蔬、和肉皆宜。八九月开细紫花，累累结实，大如五味子，熟则紫黑色。揉取汁，红如燕

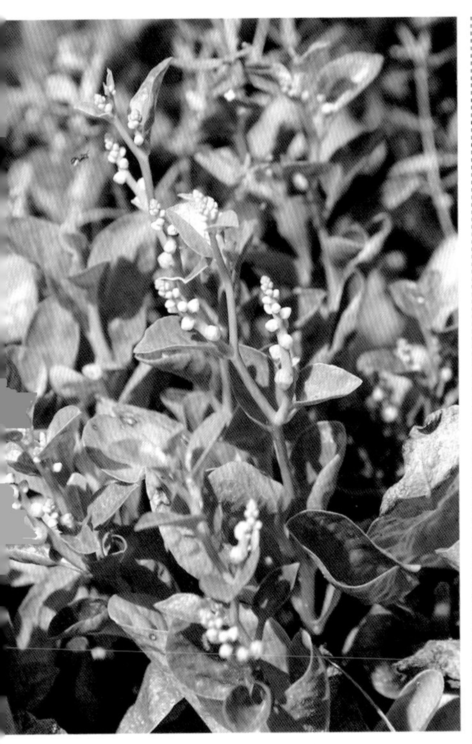

（落葵：一年生缠绕草本。全株肉质，光滑无毛。单叶互生，叶片宽卵形、心形至长椭圆形，全缘。穗状花序；花无梗，萼片5，淡紫色或淡红色，下部白色，连合成管；无花瓣。果实卵形或球形，暗紫色，为宿存肉质小苞片和萼片所包裹。种子近球形。花期6～9月，果期7～10月。我国长江流域以南各地均有栽培。）

脂，女人饰面、点唇及染布物，谓之胡燕脂，亦曰染绛子，但久则色易变耳。

叶【气味】酸，寒，滑，无毒。**【主治】**滑中，散热。《别录》|利大小肠。时珍

子【主治】悦泽人面。《别录》|可作面脂。苏颂〔诜曰〕取子蒸过，烈日中曝干，挼去皮，取仁细研，和白蜜涂面，鲜华立见。

蕺

【释名】菹菜、鱼腥草。〔时珍曰〕其叶腥气，故俗呼为鱼腥草。

【集解】〔恭曰〕蕺菜生湿地山谷阴处，亦能蔓生。叶似荞麦而肥，茎紫赤色。山南、江左人好生食之。关中谓之菹菜。〔时珍曰〕案赵叔文《医方》云：鱼腥草即紫蕺。叶似荇，其状三角，一边红，一边青。可以养猪。

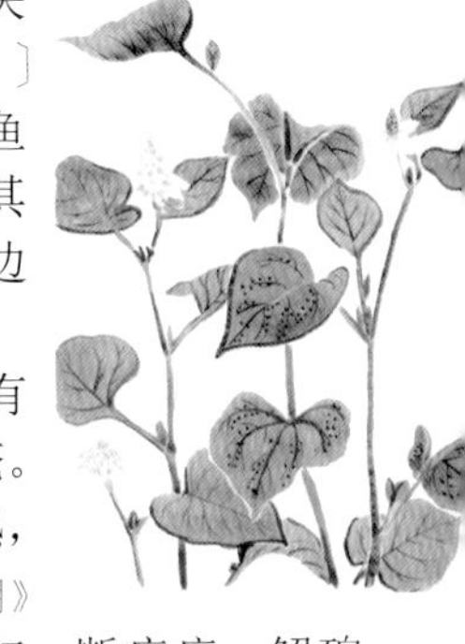

叶【气味】辛，微温，有小毒。**【主治】**蠼螋尿疮。《别录》|淡竹筒内煨熟，捣敷恶疮、白秃。《大明》|散热毒痈肿，疮痔脱肛，断痁疾，解硇毒。时珍

【附方】背疮热肿 蕺菜捣汁涂之，留孔以泄热毒，冷即易之。**痔疮肿痛** 鱼腥草一握，煎汤熏洗，仍以草挹痔即愈。一方：洗后以枯矾入片脑少许，敷之。**疔疮作痛** 鱼腥草捣烂敷之。痛一二时，不可去草，痛后一二日即愈。徽人所传方也。**小儿脱肛** 鱼腥草擂如泥，先以朴消水洗过，用芭蕉叶托住药坐之，自入也。

〔蕺（鱼腥草）：多年生草本，高15～50cm。茎下部伏地，节上生根。叶互生，心形或宽卵形，全缘。穗状花序生于茎的上端，与叶对生；总苞片4枚，长方倒卵形，白色；花小而密，无花被，花期5～6月。蒴果卵圆形，果期10～11月。生长于阴湿地或水边。分布于西北、华北、华中及长江以南各地。〕

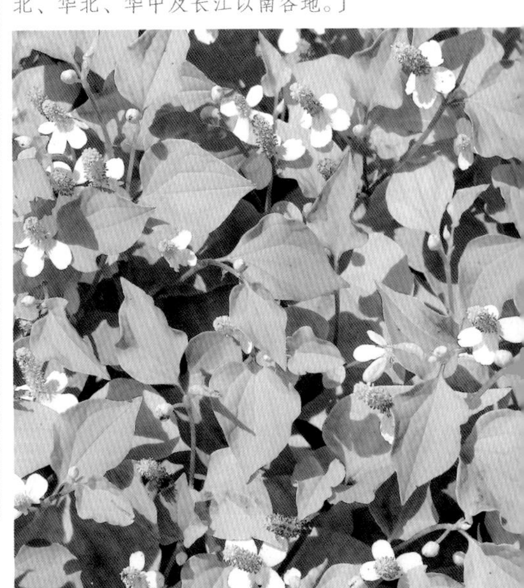

蕨

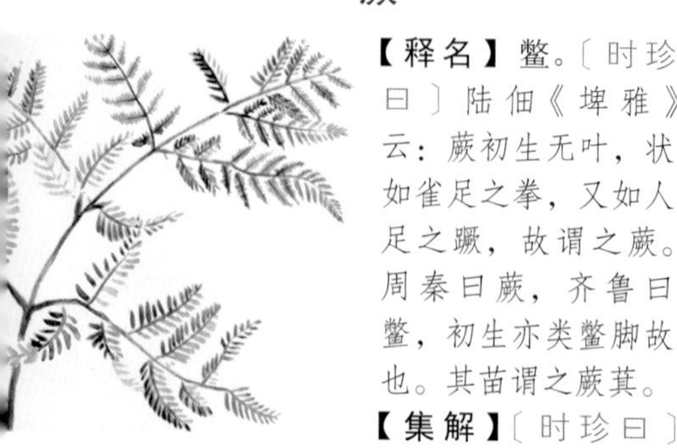

【释名】鳖。〔时珍曰〕陆佃《埤雅》云：蕨初生无叶，状如雀足之拳，又如人足之蹶，故谓之蕨。周秦曰蕨，齐鲁曰鳖，初生亦类鳖脚故也。其苗谓之蕨萁。

【集解】〔时珍曰〕蕨，处处山中有之。二三月生芽，拳曲状如小儿拳。长则展开如凤尾，高三四尺。其茎嫩时采取，以灰汤煮去涎滑，晒干作蔬，味甘滑，亦可醋食。其根紫色，皮内有白粉，捣烂，再三洗澄。取粉作粔籹，荡皮作线食之，色淡紫，而甚滑美也。野人饥年掘取，治造不精，聊以救荒，味即不佳耳。

萁及根【气味】甘，寒，滑，无毒。【主治】去暴热，利水道，令人睡。藏器|补五脏不足，气壅经络筋骨间，毒气。孟诜|根烧灰油调，敷蛇、蝻伤。时珍

【发明】〔时珍曰〕蕨之无益，为其性冷而滑，能利水道，泄阳气，降而不升，耗人真元也。

【附方】**肠风热毒** 蕨菜花焙，为末。每服二钱，米饮下。

（蕨：多年生草本。叶柄疏生，粗壮直立，裸净，褐色或秆黄色，叶革质，3回羽状复叶；羽片顶端不分裂，其下羽状分裂，下部羽状复叶，在最下部最大；小羽片线形、披针形或长椭圆状披针形，多数，密集。孢子囊群沿叶缘着生，呈连续长线形。广布全国各地。）

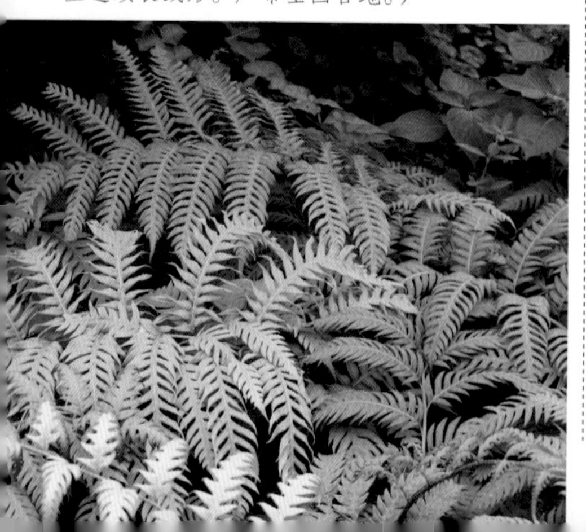

薇

【释名】垂水、野豌豆、大巢菜。

【集解】〔时珍曰〕薇生麦田中，原泽亦有，故《诗》云：山有蕨、薇，非水草也。即今野豌豆，蜀人谓之巢菜。蔓生，茎叶气味皆似豌豆，其藿作蔬、入羹皆宜。

【气味】甘，寒，无毒。

【主治】久食不饥，调中，利大小肠。藏器|利水道，下浮肿，润

（薇为豆科植物大巢菜。大巢菜：草本，高25～50cm。偶数羽状复叶，叶轴顶端具卷须；小叶4～8对，叶片长圆形或倒披针形，先端截形。总状花序腋生；花1～2朵，花梗短；花冠深紫色或玫红色。荚果线形，扁平。种子圆球形，棕色。花期3～4月，果期5～6月。生于山脚草地、路旁、灌木林下。）

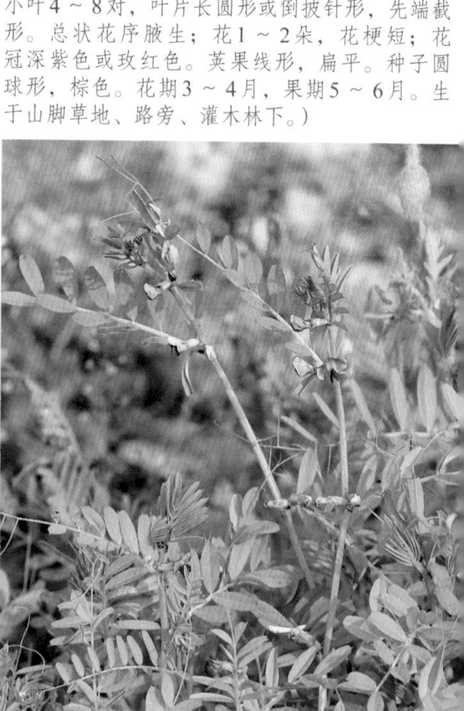

大肠。珣

翘摇

【释名】摇车、野蚕豆、小巢菜。

【集解】〔藏器曰〕翘摇生平泽。蔓生如荳豆，紫花。〔时珍曰〕蔓似荳豆而细，叶似初生槐芽及蒺藜，而色青黄。欲花未萼之际，采而蒸食，点酒上盐，芼羹作馅，味如小豆藿。至三月开小花，紫白色。结角，子似豌豆而小。

【气味】辛，平，无毒。

【主治】破血，止血生肌。捣汁服之，疗五种黄病，以瘥为度。藏器|利五脏，明耳目，去热风，令人轻健，长食不厌，甚益人。孟诜|止热疟，活血平胃。时珍

【附方】**活血明目** 漂摇豆为末，甘草汤服二钱，日二钱。**热疟不止** 翘摇杵汁服之。

（翘摇为豆科植物小巢菜。小巢菜：一年生草本，攀援或蔓生。茎细柔有棱。偶数羽状复叶末端卷须分支；小叶4～8对，线形或狭长圆形。总状花序明显短于叶；花萼钟形，花蝶形，花冠白色、淡蓝青色或紫白色。荚果长圆菱形，表皮密被棕褐色长硬毛；种子扁圆形。花果期2～7月。分布于陕西、甘肃、青海、华东、华中、广东、广西及西南等地）

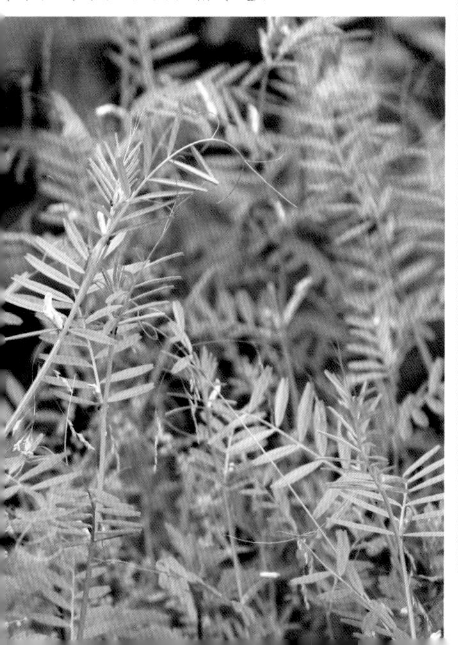

鹿藿

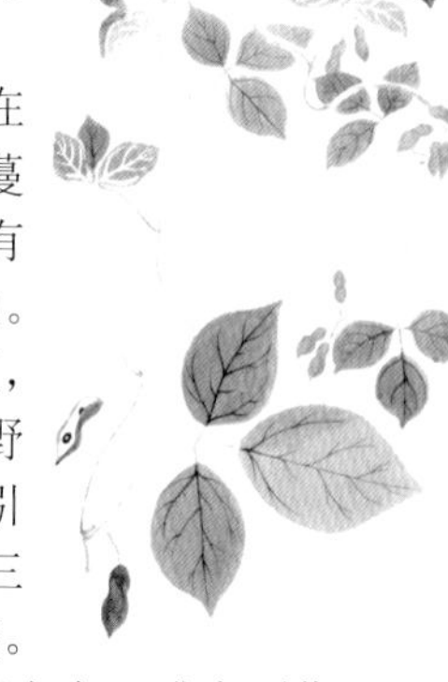

【释名】鹿豆、荳豆、野绿豆。

【集解】〔恭曰〕此草所在有之。苗似豌豆，而引蔓长粗。人采为菜，亦微有豆气，山人名为鹿豆也。〔时珍曰〕鹿豆即野绿豆，又名荳豆，多生麦地田野中。苗叶似绿豆而小，引蔓生，生、熟皆可食。三月开淡粉紫花，结小荚。其子大如椒子，黑色。可煮食，或磨面作饼蒸食。

【气味】苦，平，无毒。

【主治】蛊毒，女子腰腹痛不乐，肠痈瘰疬，疬疡气。《本经》|止头痛。梁简文《劝医文》

（鹿藿：多年生缠绕草本。各部密被淡黄色柔毛。茎蔓长。3出复叶。总状花序，花冠黄色。荚果长圆形，红紫色；种子1～2粒，黑色，有光泽。花期5～9月，果期7～10月。生于山坡杂草中或附攀树上。分布于江苏、安徽、浙江、江西、福建、台湾、湖北、湖南、广东、广西、四川、贵州等地。）

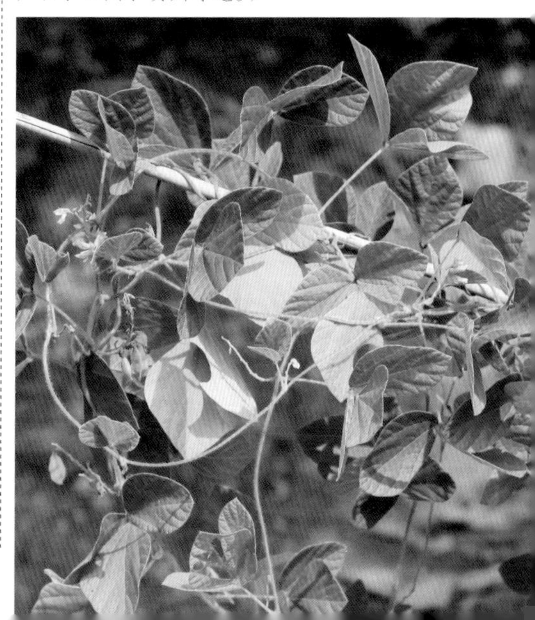

灰藋

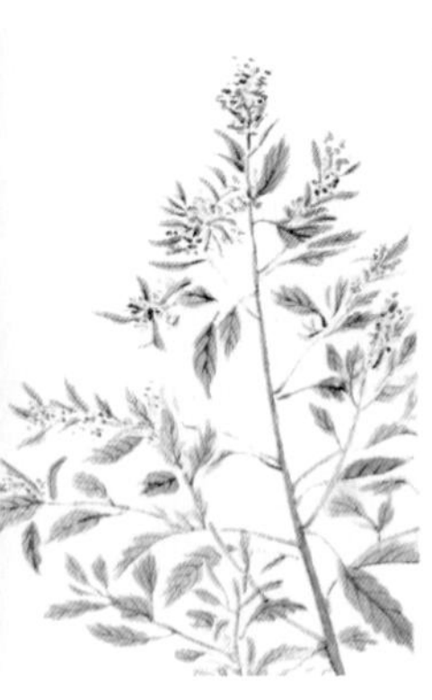

【释名】灰涤菜、金锁夭。〔时珍曰〕此菜茎叶上有细灰如沙，而枝叶翘趯，故名。

【集解】〔时珍曰〕灰藋，处处原野有之。四月生苗，茎有紫红线棱。叶尖有刻，面青背白。茎心、嫩叶背面皆有白灰。为蔬亦佳。五月渐老，高者数尺。七八月开细白花。结实簇簇如球，中有细子，蒸曝取仁，可炊饭及磨粉食。

（灰藋为藜科植物小藜。小藜：一年生直立草本，高20～50cm。茎具条棱及绿色条纹。叶互生，叶片椭圆形或狭卵形，通常3浅裂；上部的叶片渐小，狭长。圆锥状花序；花被近球形，浅绿色，边缘白色，花期4～5月。胞果全体包于花被内，果期5～7月。我国除西藏外，其他地区均有分布。）

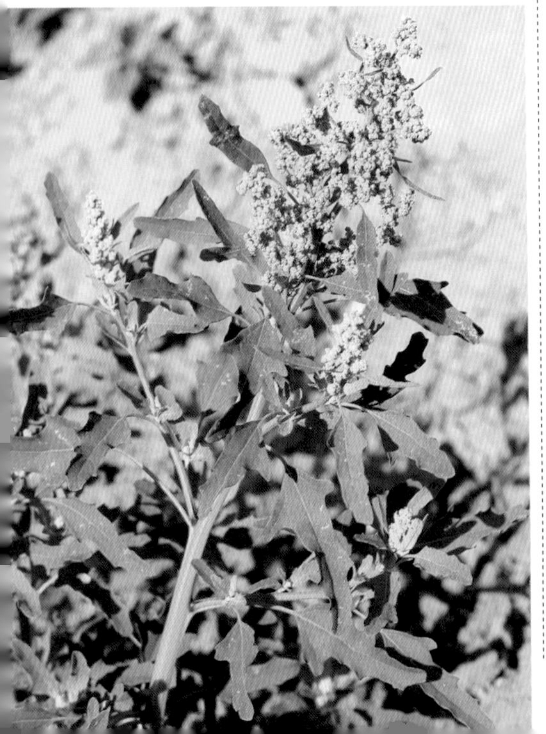

茎、叶【气味】甘，平，无毒。【主治】恶疮，虫、蚕、蜘蛛等咬，捣烂和油敷之。亦可煮食。作汤，浴疥癣风瘙。烧灰纳齿孔中，杀虫䘌。含漱，去甘疮。以灰淋汁，蚀息肉，除白癜风、黑子、面䵟，着肉作疮。藏器【附方】**疔疮恶肿** 野灰菜叶烧灰，拨破疮皮，唾调少许点之，血出为度。

子仁【气味】甘，平，无毒。【主治】炊饭磨面食，杀三虫。藏器

藜

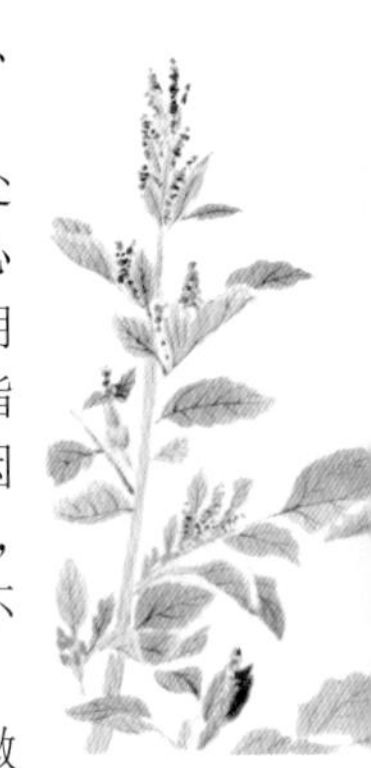

【释名】莱、红心灰藋、鹤顶草、胭脂菜。

【集解】〔时珍曰〕藜处处有之。即灰藋之红心者，茎、叶稍大。河朔人名落藜，南人名胭脂菜，亦曰鹤顶草，皆因形色名也。嫩时亦可食，故昔人谓藜藿与膏粱不同。老则茎可为杖。

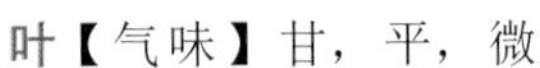

叶【气味】甘，平，微

（藜：一年生直立草本。茎具条棱及绿色或紫红色条纹。叶互生，下部叶片菱状卵形或卵状三角形，上部叶片披针形，边缘具不整齐锯齿。圆锥状花序，花黄绿色，花期8～9月。胞果近圆形，果期9～10月。生于荒地、路旁及山坡。全国各地均有分布。）

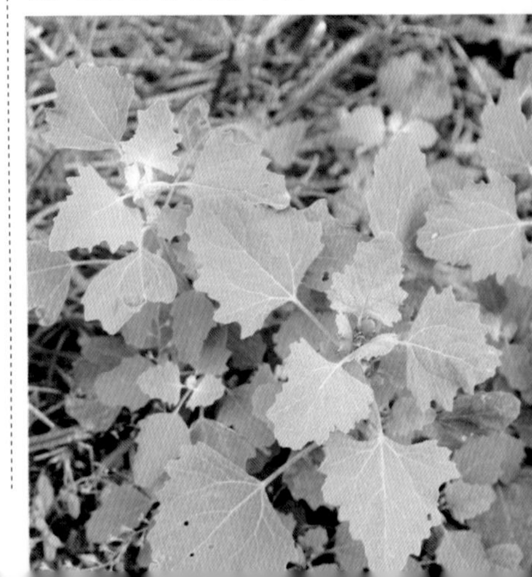

毒。【主治】杀虫。藏器|煎汤，洗虫疮，漱齿䘌。捣烂，涂诸虫伤，去癜风。时珍

【附方】**白癜风** 红灰藋五斤，茄子根、茎三斤，苍耳根、茎五斤，并晒干烧灰，以水一斗煎汤淋汁熬成膏，别以好乳香半两，铅霜一分，腻粉一分，炼成牛脂二两，和匀，每日涂三次。

茎【主治】烧灰，和荻灰、蒿灰等分，水和蒸，取汁煎膏。点疣赘、黑子，蚀恶肉。时珍

芋

【释名】土芝、蹲鸱。

【集解】〔时珍曰〕芋属虽多，有水、旱二种。旱芋山地可种，水芋水田莳之。叶皆相似，但水芋味胜。茎亦可食。芋不开花，时或七八月间有开者，抽茎生花黄色，旁有一长萼护之，如半边莲花之状也。

芋子【气味】辛，平，滑，有小毒。【主治】宽肠胃，充肌肤，滑中。《别录》|冷啖，疗烦热，止渴。苏恭|令人肥白，开胃通肠闭。产妇食之，破血；饮汁，止血渴。藏器|破宿血，去死肌。和鱼煮食，甚下气，调中补虚。《大明》

【发明】〔诜曰〕芋，白色者无味，紫色者破气。煮汁啖之，止渴。十月后晒干收之，冬月食不发病，他时月不可食。又和鲫鱼、鳢鱼作臛良。久食，令人虚劳无力。又煮汁洗腻衣，白如玉也。〔大明曰〕芋以姜同煮过，换水再煮，方可食之。

【附方】**腹中癖气** 生芋子一斤压破，酒五斤渍二七日。空腹每饮一升，神良。**身上浮风** 芋煮汁浴之。慎风半日。**疮冒风邪肿痛**。用白芋烧灰敷之。干即易。**头上软疖** 用大芋捣敷之，即干。

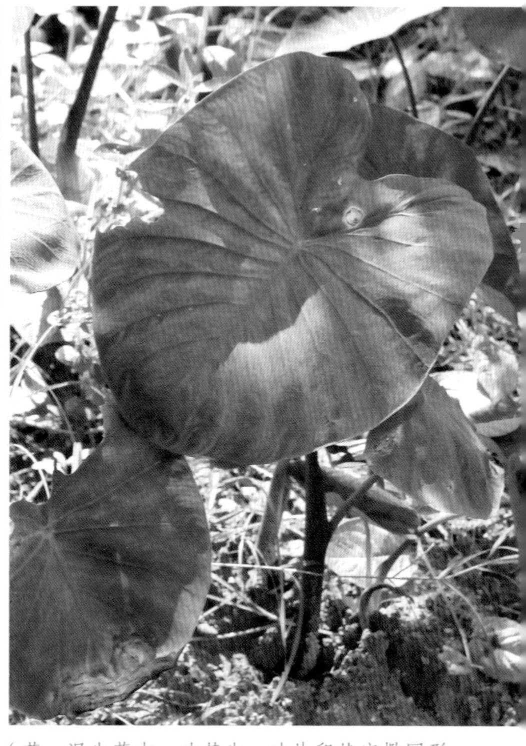

（芋：湿生草本。叶基生，叶片卵状广椭圆形，质厚，盾状着生，基部耳形，全缘。花期2～8月。我国南方及华北各地均有栽培。）

土芋

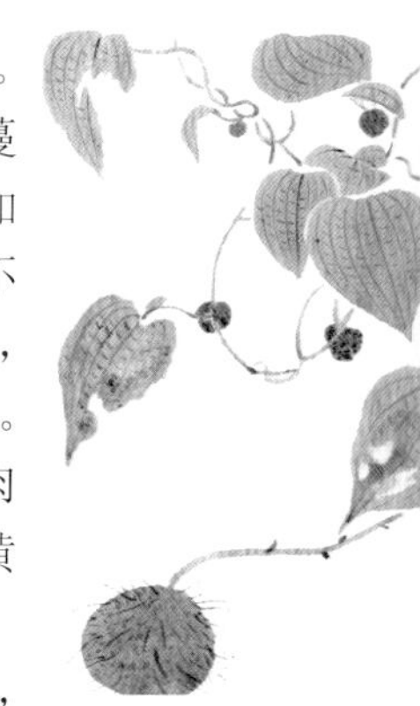

【释名】土卵、黄独、土豆。

【集解】〔藏器曰〕土芋蔓生，叶如豆，其根圆如卵。鶗鴂食后弥吐，人不可食。又云：土卵蔓生，如芋，人以灰汁煮食之。〔恭曰〕土卵似小芋，肉白皮黄。梁、汉人名为黄独。可蒸食之。

根【气味】甘、辛，寒，有小毒。【主治】解诸药毒，生研水服，当吐出恶物便止。煮熟食之，甘美不饥，厚人肠胃，去热嗽。藏器

薯蓣

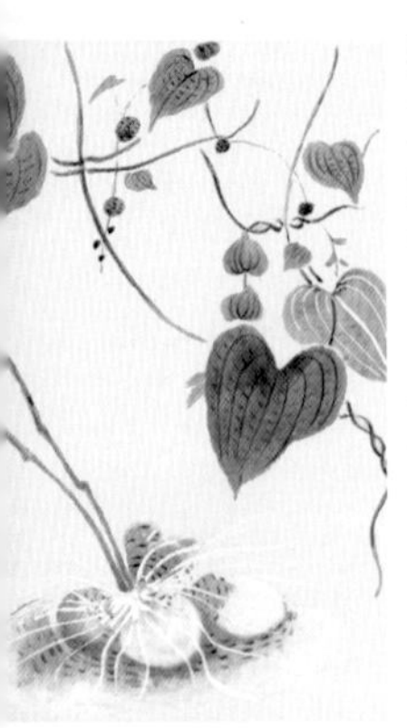

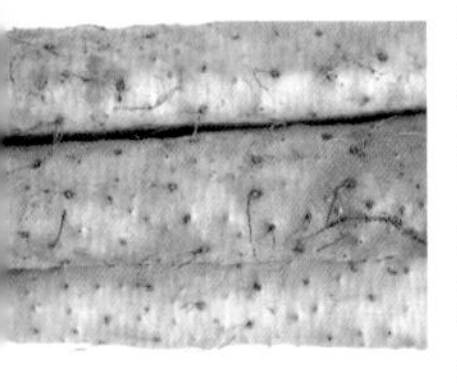

【释名】薯蓣、土薯、山薯、山芋、山药、玉延。

【集解】〔时珍曰〕薯蓣入药，野生者为胜；若供馔，则家种者为良。四月生苗延蔓，紫茎绿叶。叶有三尖，似白牵牛叶而更光润。五六月开花成穗，淡红色。结荚成簇，荚凡三棱合成，坚而无仁。其子别结于一旁，状似雷丸，大小不一，皮色土黄而肉白，煮食甘滑，与其根同。

根【气味】甘，温、平，无毒。**【主治】**伤中，补虚羸，除寒热邪气，补中，益气力，长肌肉，强阴。久服，耳目聪明，轻身不饥延年。《本经》|主头面游风，头风眼眩，下气，止腰痛，治虚劳羸瘦，充五脏，除烦热。《别录》|补五劳七伤，去冷风，镇心神，安魂魄，补心气不足，开达心孔，多记事。甄权|强筋骨，主泄精健忘。《大明》|益肾气，健脾胃，止泄痢，化痰涎，润皮毛。时珍|生捣贴肿硬毒，能消散。震亨

【附方】心腹虚胀 手足厥逆，或饮苦寒之剂多，未食先呕，不思饮食。山药半生半炒，为末。米饮服二钱，一日二服，大有功效。忌铁器、生冷。**小便数多** 山药（以矾水煮过）、白茯苓等分，为末。每水饮服二钱。**痰风喘急** 生山药捣烂半碗，入甘蔗汁半碗，和匀。顿热饮之，立止。**脾胃虚弱** 不思饮食。山芋、白术各一两，人参七钱半，为末，水糊丸小豆大，每米饮下四五十丸。**湿热虚泄** 山药、苍术等分。饭丸。米饮服。大人、小儿皆宜。**肿毒初起** 带泥山药、蓖麻子、糯米等分，水浸研，敷之即散也。**手足冻疮** 山药一截，磨泥，敷之。

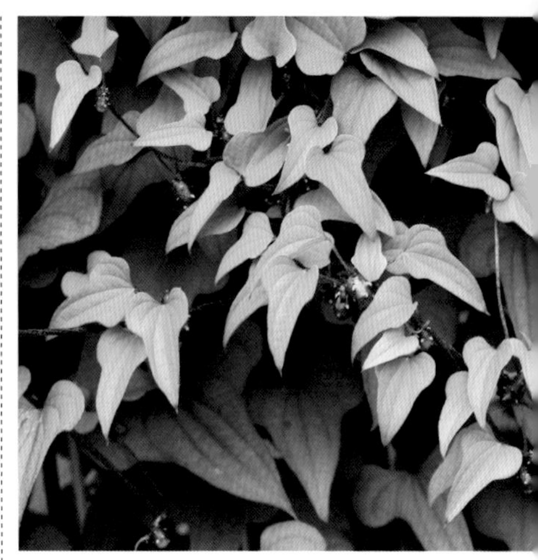

（薯蓣：多年生缠绕草本。茎细长，蔓性。叶对生或3叶轮生，叶腋间常生珠芽；叶片三角状卵形至三角状广卵形，通常耳状3裂，中央裂片先端渐尖，两侧裂片呈圆耳状，基部戟状心形。花极小，黄绿色，成穗状花序。蒴果有3翅。花期7～8月。果期9～10月。现各地皆有栽培。）

零余子

【集解】〔藏器曰〕零余子，大者如鸡子，小者如弹丸，在叶下生。晒干，功用强于薯蓣。薯蓣有数种，此其一也。〔时珍曰〕此即山药藤上所结子也。长圆不一，皮黄肉白。煮熟去皮食之，胜于山药，美于芋子。霜后收之。坠落在地者，亦易生根。

【气味】甘，温，无毒。

【主治】补虚损，强腰脚，益肾，食之不饥。藏器

甘薯

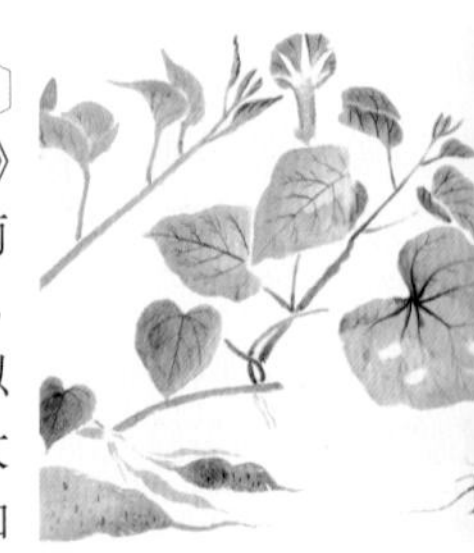

【集解】〔时珍曰〕按陈祈畅《异物志》云：甘薯出交广南方。民家以二月种，十月收之。其根似芋，亦有巨魁。大者如鹅卵，小者如

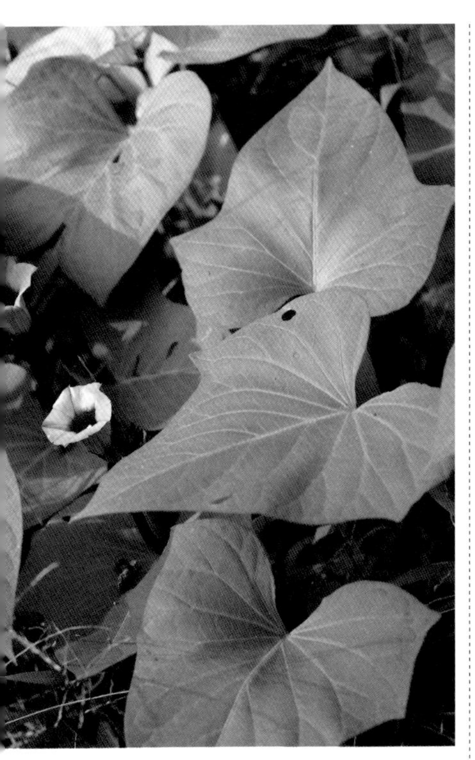

鸡、鸭卵。剥去紫皮，肌肉正白如脂肪。南人用当米谷、果食，蒸炙皆香美。初时甚甜，经久得风稍淡也。

【气味】甘，平，无毒。

【主治】补虚乏，益气力，健脾胃，强肾阴，功同薯蓣。时珍

百合

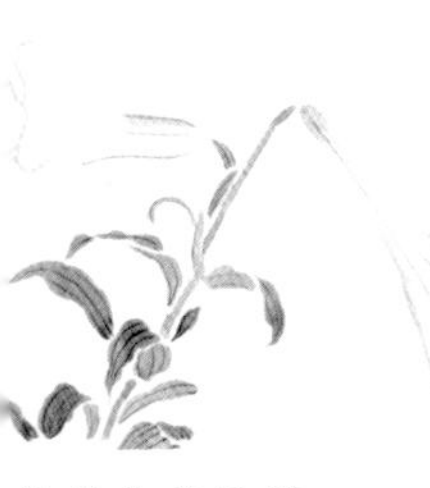

【释名】强瞿、蒜脑薯。〔时珍曰〕百合之根，以众瓣合成也。或云专治百合病故名，亦通。其根如大蒜，其味如山薯，故俗称蒜脑薯。

【集解】〔弘景曰〕近道处处有之。根如葫蒜，数十斤相累。人亦蒸煮食之，乃云是蚯蚓相缠结变作之。亦堪服食。〔时珍曰〕百合一茎直上，四向生叶。叶似短竹叶，不似柳叶。五六月茎端开大白花，长五寸，六出，红蕊四垂向下，色亦不红。红者叶似柳，乃山丹也。百合结实略似马兜铃，其内子亦似之。其瓣种之，如种蒜法。山中者，宿根年年自生。未必尽是蚯蚓化成也。蚯蚓多处，不闻尽有百合，其说恐亦浪传耳。

根【气味】甘，平，无毒。【主治】邪气腹胀心痛，利大小便，补中益气。《本经》|除浮肿腹胀，痞满寒热，通身疼痛，及乳难喉痹，止涕泪。《别录》|百邪鬼魅，涕泣不止，除心下急满痛，治脚气热咳。甄权|安心定胆益志，养五脏，治颠邪狂叫惊悸，产后血狂运，杀蛊毒气，胁痈乳痈发背诸疮肿。《大明》|心急黄，宜蜜蒸食之。孟诜|治百合病。宗奭|温肺止嗽。元素

【发明】〔颂曰〕张仲景治百合病，有百合知母汤、百合滑石代赭汤、百合鸡子汤、百合地黄汤，凡四方。病名百合而用百合治之，不识其义。〔颖曰〕百合新者，可蒸可煮、和肉更佳；干者作粉食，最益人。

【附方】**百合病** 百合知母汤：治伤寒后百合病，行住坐卧不定，如有鬼神状，已发汗者。用百合七枚，以泉水浸一宿，明旦更以泉水二升，煮取一升，却以知母三两，用泉水二升煮一升，同百合汁再煮取一升半，分服。百合鸡子汤：治百合病已经吐后者。用百合七枚，泉水浸一宿，明旦更以泉水二升，煮取一升，入鸡子黄一个，分再服。百合地黄汤：治百合病未经汗吐下者。用百合七枚，泉水浸一宿，明旦更以泉水二升，煮取一升，入生地黄汁一升，同煎取一升半，分再服。**肺脏壅热** 烦闷咳嗽者。新百合四两，蜜和蒸软，时时含一片，吞津。**肺病吐血** 新百合捣汁，和水饮之。亦可煮食。**游风隐疹** 以楮叶掺动，用盐泥二两，百合半两，黄丹二钱，

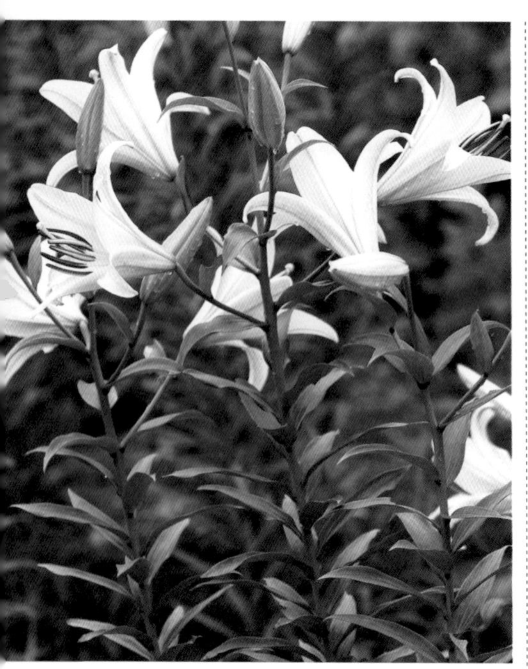

（百合：多年生草本，高60～100cm。鳞茎球状，白色，肉质。茎直立，圆柱形，常有褐紫色斑点。叶4～5列互生；无柄；叶片线状披针形至长椭圆状披针形。花大，单生于茎顶，花被6片，乳白色或带淡棕色，倒卵形。蒴果长卵圆形，室间开裂。花期6～8月。果期9月。分布几遍全国，大部分地区有栽培。）

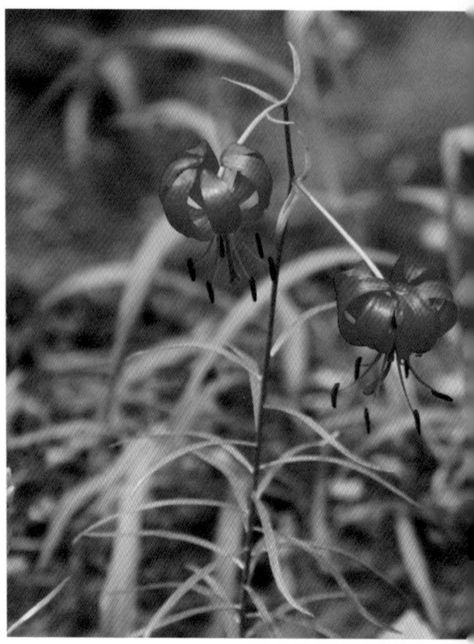

（山丹为百合科植物细叶百合。细叶百合：多年生草本，高20～60cm。茎细，圆柱形。叶3～5列互生，无柄；叶片窄线形。花单生于茎顶，或在茎顶叶腋间各生一花，成总状花序状，俯垂；花被6片，红色，向外反卷。蒴果椭圆形。花期6～8月，果期8～9月。分布于黑龙江、吉林、辽宁、河北、河南、山东、山西、陕西、甘肃、青海、内蒙古等地。）

醋一分，唾四分，捣和贴之。**疮肿不穿** 野百合，同盐捣泥，敷之良。**天泡湿疮** 生百合捣涂，一二日即安。

山丹

【释名】红百合、连珠、川强瞿、红花菜。

【集解】〔诜曰〕百合红花者，名山丹。其根食之不甚良，不及白花者。〔时珍曰〕山丹根似百合，小而瓣少，茎亦短小。其叶狭长而尖，颇似柳叶，与百合迥别。四月开红花，六瓣不四垂，亦结小子。燕、齐人采其花跗未开者，干而货之，名红花菜。卷丹茎叶虽同而稍长大。其花六瓣四垂，大于山丹。四月结子在枝叶间，入秋开花在颠顶，诚一异也。其根有瓣似百合，不堪食，别一种也。

根【气味】甘，凉，无毒。**【主治】**疮肿、惊邪。《大明》|女人崩中。时珍

花【气味】同根。**【主治】**活血。其蕊，傅丁疮恶肿。时珍

草石蚕

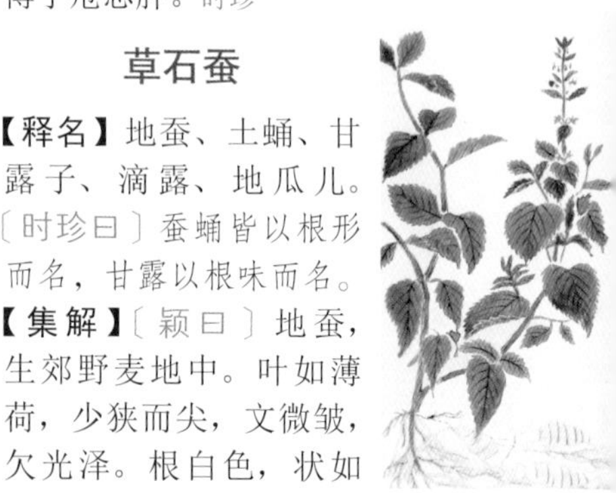

【释名】地蚕、土蛹、甘露子、滴露、地瓜儿。〔时珍曰〕蚕蛹皆以根形而名，甘露以根味而名。

【集解】〔颖曰〕地蚕，生郊野麦地中。叶如薄荷，少狭而尖，文微皱，欠光泽。根白色，状如

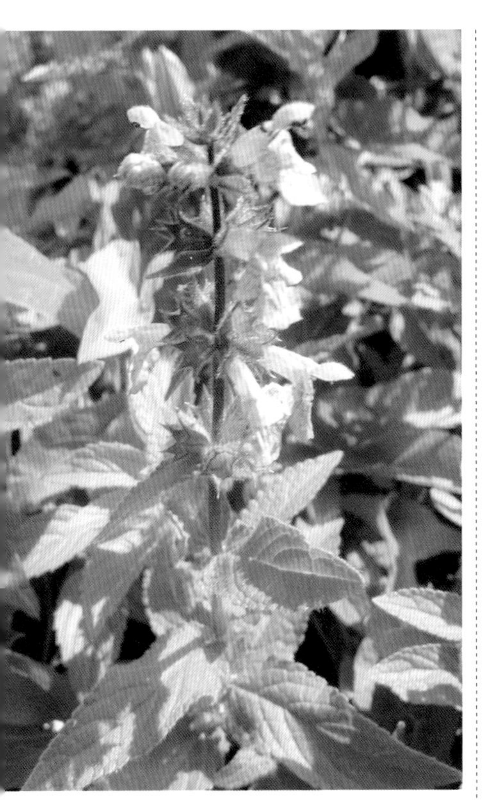

（草石蚕为唇形科植物甘露子。甘露子：多年生草本，根状茎匍匐，其上密集须根及在顶端有串珠状肥大块茎的横走小根状茎。茎高30～60cm，四棱形。叶对生，卵形或椭圆长卵形式形，两面被贴生短硬毛。轮伞花序常6朵花。花冠二唇形，粉红色至紫红色。小坚果卵球形。分布于河北、山西、江苏、安徽、浙江、四川等地。）

蚕。四月采根，水瀹和盐为菜茹之。〔时珍曰〕草石蚕，即今甘露子也。荆湘、江淮以南野中有之，人亦栽莳。二月生苗，长者近尺，方茎对节，狭叶有齿，并如鸡苏，但叶皱有毛耳。四月开小花成穗，一如紫苏花穗。结子如荆芥子。其根连珠，状如老蚕。五月掘根蒸煮食之，味如百合。或以萝卜卤及盐菹水收之，则不黑。亦可酱渍、蜜藏。既可为菜，又可充果。

根【气味】甘，平，无毒。【主治】浸酒，除风破血。煮食，治溪毒。藏器|焙干，主走注风，散血止痛。其节，亦可捣末酒服。苏颂|和五脏，下气清神。《正要》

竹笋

【释名】竹萌、竹芽、竹胎、竹子。

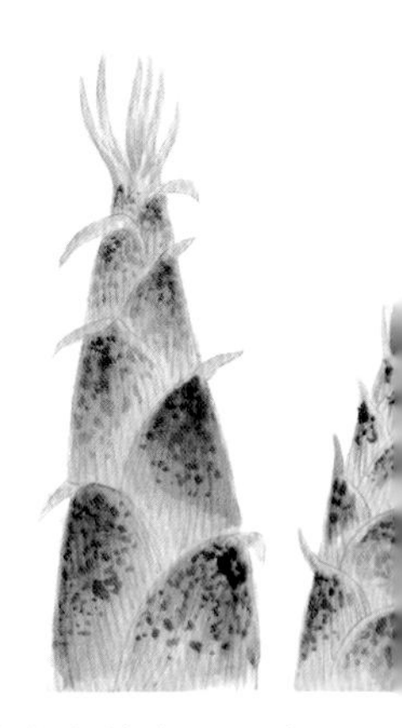

【集解】〔时珍曰〕按赞宁云：凡食笋者譬如治药，得法则益人，反是则有损。采之宜避风日，见风则本坚，入水则肉硬，脱壳煮则失味，生着刃则失柔。煮之宜久，生必损人。苦笋宜久煮，干笋宜取汁为羹茹。蒸之最美，煨之亦佳。味莶者戟人咽，先以灰汤煮过，再煮乃良。或以薄荷数片同煮，亦去莶味。

诸竹笋【气味】甘，微寒，无毒。【主治】消渴，利水道，益气，可久食。《别录》|利膈下气，化热消痰爽胃。宁原

第二十八卷　菜部三

菜之三　蓏菜类

茄

【释名】落苏、昆仑瓜、草鳖甲。

【集解】〔时珍曰〕茄种宜于九月黄熟时收取，洗净曝干，至二月下种移栽。株高二三尺，叶大如掌。自夏至秋，开紫花，五瓣相连，五棱如缕，黄蕊绿蒂，蒂包其茄。茄中有瓤，瓤中有子，子如脂麻。其茄有团如栝楼者，长四五寸者。有青茄、紫茄、白茄。白茄亦名银茄，更胜青者。诸茄至老皆黄，苏颂以黄茄为一种，似未深究也。

茄子【气味】甘，寒，无毒。**【主治】**寒热，五脏劳。孟诜|治温疾传尸劳气。醋摩，敷肿毒。《大明》|老裂者烧灰，治乳裂。震亨|散血止痛，消肿宽肠。时珍**【附方】妇人血黄** 黄茄子竹刀切，阴干为末。每服二钱，温酒调下。**肠风下血** 经霜茄连蒂，烧存性，为末。每日空心温酒服二钱匕。**磕扑青肿** 老黄茄极大者，切片如一指厚，新瓦焙研为末。欲卧时温酒调服二钱匕，一夜消尽，无痕迹也。**热毒疮肿** 生茄子一枚，割去二分，去瓤二分，似罐子形，合于疮上即消也。如已出脓，再用取瘥。

蒂【主治】烧灰，米饮服二钱，治肠风下血不止及血痔。吴瑞|烧灰，治口齿疮䘌。生切，擦癜风。时珍

【发明】〔时珍曰〕治癜风，用茄蒂蘸硫、附末掺之，取其散血也。白癜用白茄蒂，紫癜用紫茄蒂，亦各从其类耳。**【附方】风蛀牙痛** 茄蒂烧灰掺之。或加细辛末等分，日用之。

花【主治】金疮牙痛。时珍**【附方】牙痛** 秋茄花干之，旋烧研涂痛处，立止。

根及枯茎叶【主治】冻疮皴裂，煮汤渍

（茄：一年生草本至亚灌木，高60 ~ 100cm。茎直立、粗壮，上部分枝，绿色或紫色。单叶互生，叶片卵状椭圆形，叶缘常波状浅裂。花冠紫蓝色，裂片三角形。浆果长椭圆形、圆形或长柱形，淡紫色、淡绿色或黄白色，光滑。我国各地均有栽培。）

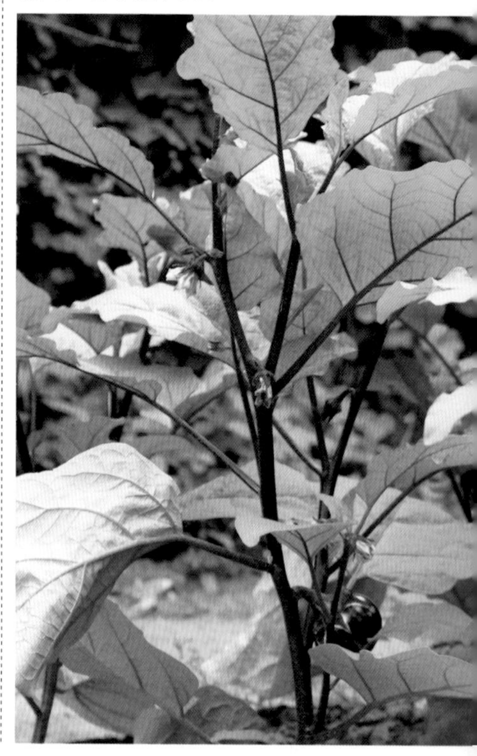

之，良。《开宝》|散血消肿，治血淋下血，血痢阴挺，齿䘌口蕈。时珍【附方】**肠风下血** 方同上，米饮下。**久痢不止** 茄根烧灰、石榴皮等分。为末。以沙糖水服之。

壶卢

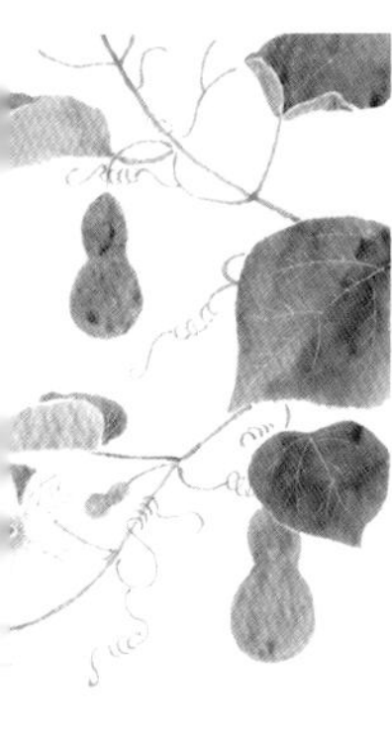

【释名】瓠瓜、匏瓜。

【集解】〔时珍曰〕数种并以正二月下种，生苗引蔓延缘。其叶似冬瓜叶而稍团，有柔毛，嫩时可食。五六月开白花，结实白色，大小长短，各有种色。瓤中之子，齿列而长，谓之瓠犀。窃谓壶匏之属，既可烹晒，又可为器。大者可为瓮盎，小者可为瓢樽，为舟可以浮水，为笙可以奏乐，肤瓤可以养豕，犀瓣可以浇烛，其利溥矣。

（壶卢为葫芦科植物葫芦。葫芦：一年生草质攀援藤本。叶片心状卵形至肾状卵形，宽与长近相等，基部心形。花生于叶腋，花冠白色。果形变异大，有的呈哑铃状，中间缢细，下部和上部膨大，下部大于上部；有的呈扁球形、棒状或杓状。全国各地有栽培。）

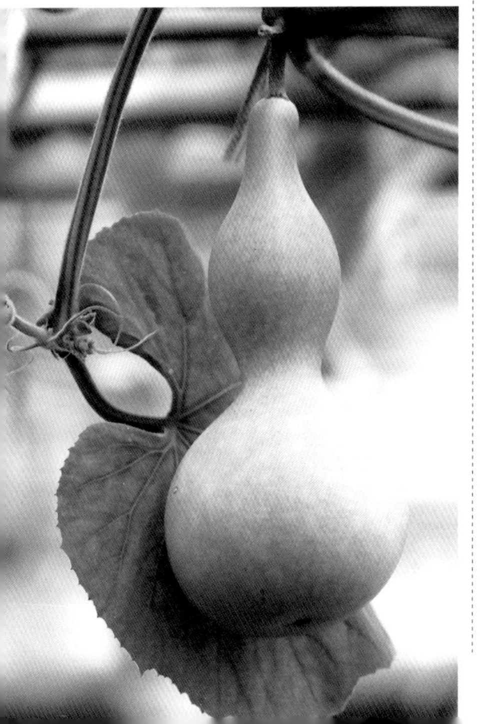

壶瓠【气味】甘，平，滑，无毒。【主治】消渴恶疮，鼻口中肉烂痛。思邈|利水道。弘景|消热，服丹石人宜之。孟诜|除烦，治心热，利小肠，润心肺，治石淋。《大明》【附方】**腹胀黄肿** 用亚腰壶卢连子烧存性，每服一个，食前温酒下。不饮酒者，白汤下。十余日见效。

叶【气味】甘，平，无毒。【主治】为茹耐饥。思邈

蔓、须、花【主治】解毒。时珍【附方】**预解胎毒** 七八月，或三伏日，或中秋日，剪壶卢须如环子脚者，阴干，于除夜煎汤浴小儿，则可免出痘。

子【主治】齿龂或肿或露，齿摇疼痛，用八两同牛膝四两，每服五钱，煎水含漱，日三四次。《御药院方》

苦瓠

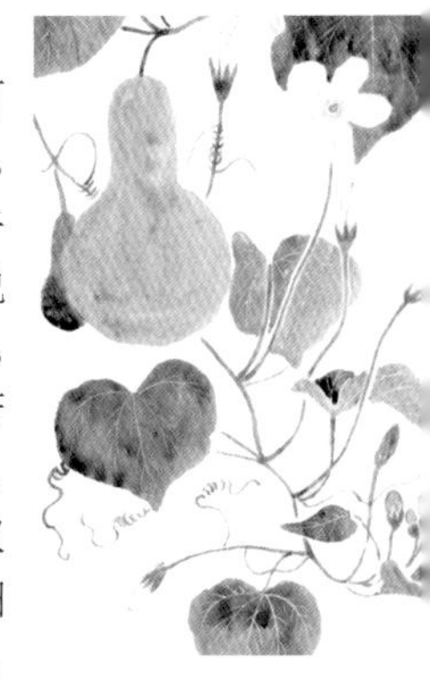

【释名】苦匏、苦壶卢。

【集解】〔机曰〕瓠壶有原种是甘，忽变为苦者。俗谓以鸡粪壅之，或牛马踏践则变为苦。陶说亦有所见，未可尽非也。〔时珍曰〕苏恭言：服苦瓠过分，吐利不止者，以黍穰灰汁解之。盖取乎此。凡用苦瓠，须细理莹净无黡翳者乃佳，不尔有毒。

瓤及子【气味】苦，寒，有毒。【主治】大水，面目四肢浮肿，下水，令人吐。《本经》|利石淋，吐呀嗽囊结，疰蛊痰饮。又煮汁渍阴，疗小便不通。苏恭|煎汁滴鼻中，出黄水，去伤冷鼻塞，黄疸。藏器|吐蛔虫。《大明》|治痈疽恶疮，疥癣龋齿有

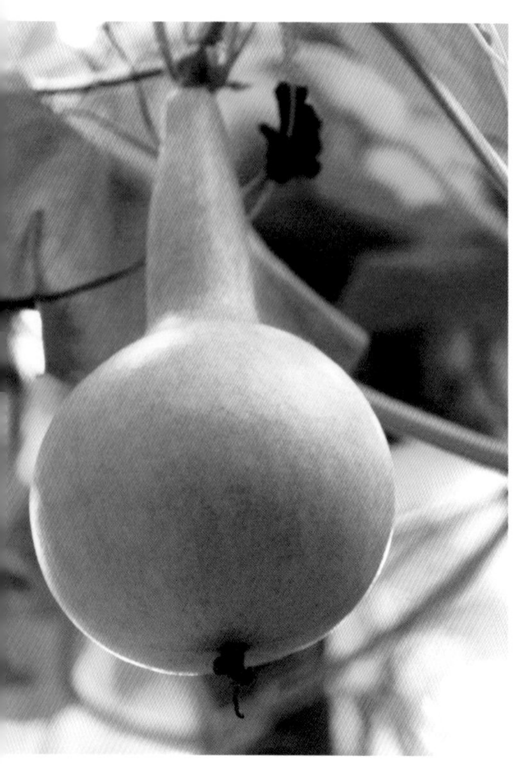

（苦瓠为葫芦科植物瓠瓜果实苦味者。瓠瓜：一年生草质攀援藤本。叶片心状卵形至肾状卵形。花生于叶腋，花冠白色。果形呈扁球形。我国各地均有栽培。）

虫䘌者。又可制汞。时珍【附方】**黄疸肿满** 用瓠瓤熬黄为末，每服半钱，日一服，十日愈。然有吐者当详之。**大水胀满** 头面洪大。用莹净好苦瓠白瓤，捻如豆粒，以面裹煮一沸，空心服七枚。至午当出水一斗。二日水自出不止，大瘦乃瘥。二年内忌咸物。**通身水肿** 苦瓠膜（炒）二两，苦葶苈五分，捣合丸小豆大。每服五丸，日三，水下止。又用苦瓠膜五分，大枣七枚。捣丸。一服三丸，如人行十里许，又服三丸，水出更服一丸，即止。**小便不通** 胀急者。用苦瓠子三十枚（炒），蝼蛄三个（焙），为末，每冷水服一钱。**痔疮肿痛** 苦壶卢、苦荬菜煎汤，先熏后洗，乃贴熊胆、密陀僧、胆矾、片脑末，良。

花【主治】一切瘘疮，霜后收曝，研末敷之。时珍

蔓【主治】麻疮，煎汤浴之即愈。时珍。出《仇远稗史》【附方】**小儿白秃** 瓠藤同裹盐，荷叶煎浓汁洗，三五次愈。

败瓢

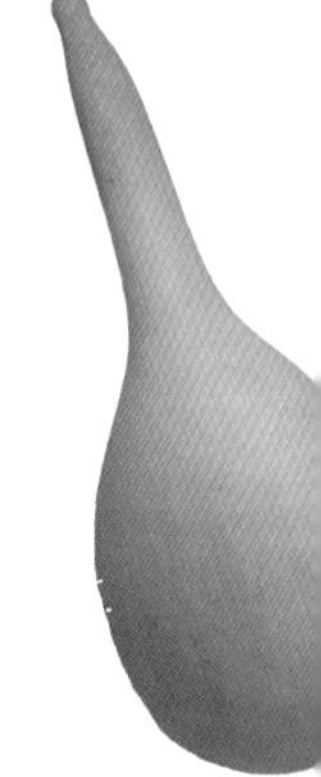

【集解】〔时珍曰〕瓢乃匏壶破开为之者，近世方药亦时用之，当以苦瓠者为佳，年久者尤妙。

【气味】苦，平，无毒。

【主治】消胀杀虫，治痔漏下血，崩中带下赤白。时珍

【附方】**中满鼓胀** 用三五年陈壶卢瓢一个，以糯米一斗作酒，待熟，以瓢于炭火上炙热，入酒浸之，如此三五次，将瓢烧存性，研末。每服三钱，酒下，神效。**大便下血** 败瓢（烧存性）、黄连等分。研末。每空心温酒服二钱。**赤白崩中** 旧壶卢瓢（炒存性）、莲房（煅存性）等分。研末。每服二钱，热水调服。三服，有汗为度，即止。甚者五服止，最妙。忌房事、发物、生冷。**腋下瘤瘿** 用长柄茶壶卢烧存性，研末搽之，以消为度。一府校老妪右腋生一瘤，渐长至尺许，其状如长瓠子，久而溃烂。一方士教以此法用之，遂出水，消尽而愈。**汤火伤灼** 旧壶卢瓢，烧灰敷之。

冬瓜

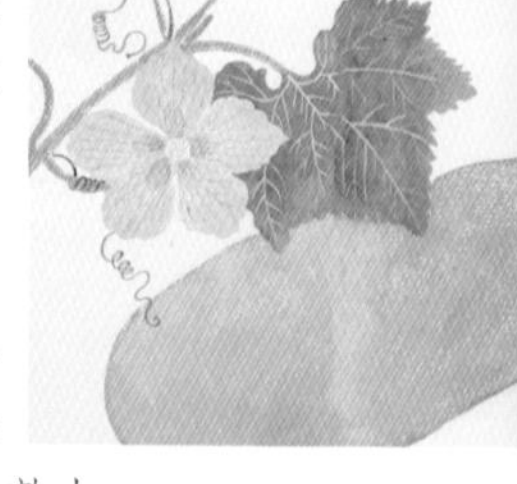

【释名】白瓜、水芝、地芝。〔志曰〕冬瓜经霜后，皮上白如粉涂，其子亦白，故名白冬瓜，而子云白瓜子也。〔时珍曰〕冬瓜，以其冬熟也。

【集解】〔时珍曰〕冬瓜三月生苗引蔓，大叶团而有尖，茎叶皆有刺毛。六七月开黄花，结实大者径尺余，长三四尺，嫩时绿色有毛，老则苍色有粉，其皮坚厚，其肉肥白。其瓤谓之瓜练，白虚如絮，可以浣练衣服。其子谓之瓜犀，在瓤中成列。霜后取之，其肉可煮为茹，可蜜为果。其子仁亦可食。

白冬瓜【气味】甘，微寒，无毒。【主治】小腹水胀，利小便，止渴。《别录》|捣汁服，止消渴烦闷，解毒。弘景|益气耐老，除心胸满，去头面热。孟诜|消热毒痈肿。切片摩痱子，甚良。《大明》|利大小肠，压丹石毒。苏颂【发明】〔宗奭曰〕凡患发背及一切痈疽者，削一大块置疮上，热则易之，分散热毒气甚良。〔震亨曰〕孙真人言：九月勿食，令人反胃。须被霜食之乃佳。【附方】**消渴不止** 冬瓜一枚削

（冬瓜：蔓生草本。茎有棱沟。单叶互生；叶柄粗壮；叶片肾状近圆形，5～7浅裂，边缘有小齿，两面均被粗毛；花单生于叶腋，花冠黄色。瓠果长圆柱状或近球形，表面有硬毛和蜡质白粉。全国大部分地区有栽培。）

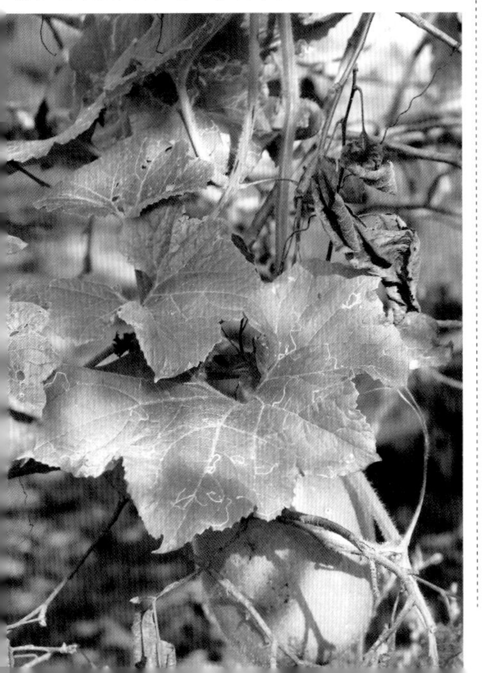

皮，埋湿地中，一月取出，破开取清水日饮之。或烧熟绞汁饮之。**浮肿喘满** 用大冬瓜一枚，切盖去瓤，以赤小豆填满，盖合签定，以纸筋泥固济，晒干，用糯糠两大箩，入瓜在内，煨至火尽，取出切片，同豆焙干为末，水糊丸梧子大。每服七十丸，煎冬瓜子汤下，日三服，小便利为度。**痔疮肿痛** 冬瓜煎汤洗之。

瓜练（瓤也）【气味】甘，平，无毒。【主治】绞汁服，止烦躁热渴，利小肠，治五淋，压丹石毒。甄权|洗面澡身，去䵟黵，令人悦泽白皙。时珍【附方】**消渴烦乱** 冬瓜瓤（干者）一两，水煎饮。**水肿烦渴** 小便少者。冬瓜白瓤，水煎汁，淡饮之。

白瓜子〔别录曰〕冬瓜仁也。【气味】甘，平，无毒。【主治】令人悦泽好颜色，益气不饥。久服，轻身耐老。《本经》|除烦满不乐。可作面脂。《别录》|去皮肤风及黑䵟，润肌肤。《大明》|治肠痈。时珍

【发明】〔颂曰〕冬瓜仁，亦堪单作服饵。又研末作汤饮，及作面脂药，并令人好颜色光泽。【附方】**补肝明目** 治男子五劳七伤，明目。用冬瓜仁，方同上。**男子白浊** 陈冬瓜仁炒为末，每空心米饮服五钱。**女子白带** 方同上。

瓜皮【主治】可作丸服，亦入面脂。苏颂|主驴马汗入疮肿痛，阴干为末涂之。又主折伤损痛。时珍

【附方】**跌扑伤损** 用干冬瓜皮一两，真牛皮胶一两，剉入锅内炒存性，研末。每服五钱，好酒热服。仍饮酒一瓯，厚盖取微汗。其痛即止，一宿如初，极效。**损伤腰痛** 冬瓜皮烧研，酒服一钱。

叶【主治】治肿毒，杀蜂，疗蜂叮。《大明》|主消渴，疟疾寒热。又焙研，敷多年恶疮。时珍【附方】**积热泻痢** 冬瓜叶嫩心，拖面煎饼食之。

藤【主治】烧灰，可出绣黥。煎汤，洗黑䵟并疮疥。《大明》|捣汁服，解木耳毒。煎水，洗脱肛。烧灰，可淬铜、铁，伏砒石。时珍

南瓜

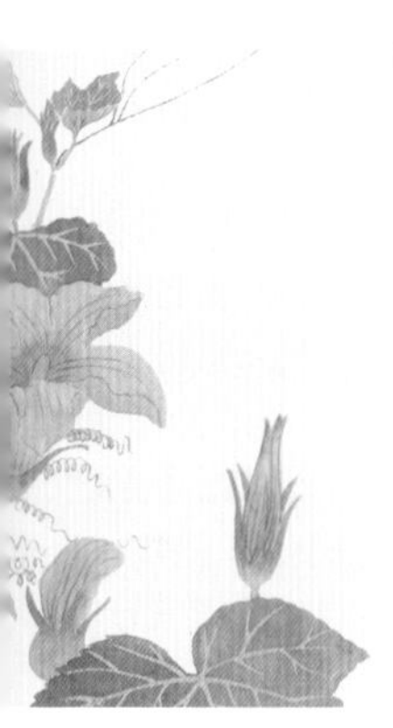

【集解】〔时珍曰〕南瓜种出南番，转入闽、浙，今燕京诸处亦有之矣。三月下种。四月生苗，引蔓甚繁，一蔓可延十余丈，节节有根，近地即着。其茎中空。其叶状如蜀葵而大如荷叶。八九月开黄花，如西瓜花。结瓜正圆，大如西瓜，皮上有棱如甜瓜。一本可结数十颗，其色或绿或黄或红。经霜收置暖处，可留至春。其子如冬瓜子。其肉厚色黄，不可生食，惟去皮瓤瀹食，味如山药。同猪肉煮食更良，亦可蜜煎。

【气味】甘，温，无毒。

【主治】补中益气。时珍

（南瓜：一年生蔓生草本。单叶互生；叶柄粗壮，被刚毛；叶片宽卵形或卵圆形，有5角或5浅裂，边缘有小而密的细齿。雄花单生，花冠黄色，钟状，5中裂，裂片边缘反卷。瓠果形状多样，外面常有纵沟。种子长卵形或长圆形，灰白色。全国大部分地区有栽培。）

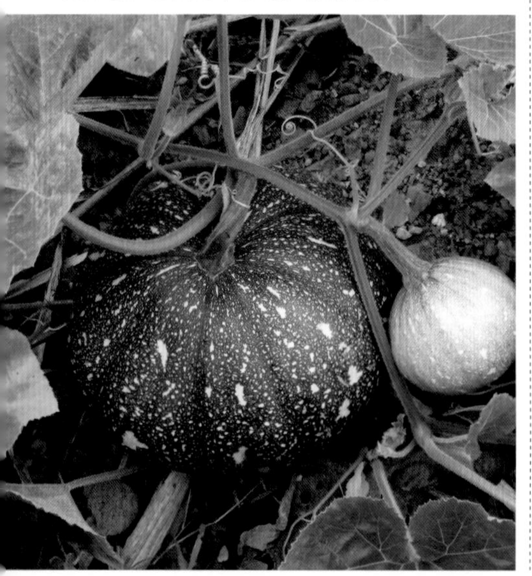

越瓜

【释名】梢瓜、菜瓜。

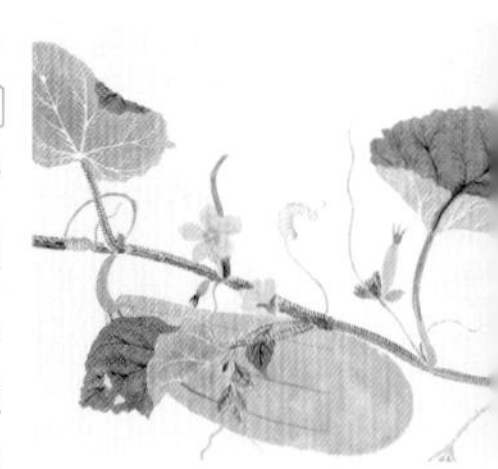

【集解】〔藏器曰〕越瓜生越中。大者色正白。越人当果食之，亦可糟藏。〔时珍曰〕越瓜南北皆有。二三月下种生苗，就地引蔓，青叶黄花，并如冬瓜花叶而小。夏秋之间结瓜，有青、白二色，大如瓠子。一种长者至二尺许，俗呼羊角瓜。

【气味】甘，寒，无毒。

【主治】利肠胃，止烦渴。《开宝》|利小便，去烦热，解酒毒，宣泄热气。烧灰，敷口吻疮及阴茎热疮。藏器|和饭作鲊，久食益肠胃。《心镜》

胡瓜

【释名】黄瓜。〔时珍曰〕张骞使西域得种，故名胡瓜。

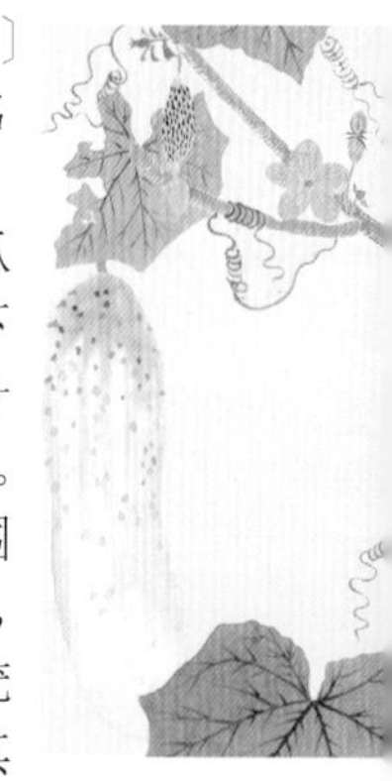

【集解】〔时珍曰〕胡瓜处处有之。正、二月下种，三月生苗引蔓。叶如冬瓜叶，亦有毛。四五月开黄花，结瓜围二三寸，长者至尺许，青色，皮上有痦瘟如疣子，至老则黄赤色。其子与菜瓜子同。一种五月种者，霜时结瓜，白色而短，并生熟可食，兼蔬蓏之用，糟酱不及菜瓜也。

【气味】甘，寒，有小毒。

【主治】清热解渴，利水道。宁原

【附方】**水病肚胀** 四肢浮肿。用胡瓜一个破开，连子以醋煮一半，水煮一半至烂，空心俱食之，须臾下水也。**咽喉肿痛** 老黄瓜一枚去子，入消填满，阴干为末。每以

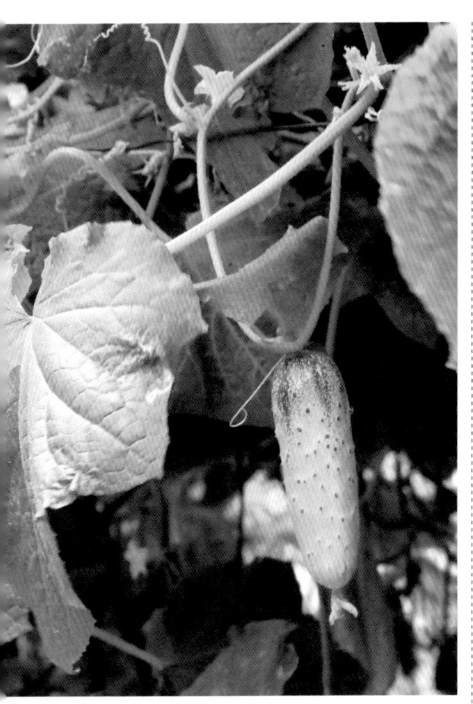

（胡瓜为葫芦科植物黄瓜。黄瓜：一年生蔓生或攀援草本。叶片宽卵状心形，3～5个角或浅裂。雄花常数朵在叶腋簇生，花冠黄白色。果实长圆形或圆柱形，表面粗糙，有具刺尖的瘤状突起。我国各地普遍栽培。）

少许吹之。**火眼赤痛** 五月取老黄瓜一条，上开小孔，去瓤，入芒消令满，悬阴处，待消透出刮下，留点眼甚效。

叶【气味】苦，平，有小毒。【主治】小儿闪癖，一岁用一叶，生挼搅汁服，得吐、下良。藏器

根【主治】捣敷狐刺毒肿。《大明》

丝瓜

【释名】天丝瓜、天罗、布瓜、蛮瓜、鱼鰦。〔时珍曰〕此瓜老则筋丝罗织，故有丝罗之名。

【集解】〔时珍曰〕丝瓜，唐宋以前无闻，今南北皆有之，以为常蔬。二月下种，生苗引蔓，延树竹，或作棚架。其叶大于蜀葵而多丫尖，有细毛刺，取汁可染绿。其茎有棱。六七月开黄花，五出，微似胡瓜花，蕊瓣俱黄。其瓜大寸许，长一二尺，甚则三四尺，深绿色，有皱点，瓜头如鳖首。嫩时去皮，可烹可曝，点茶充蔬。老则大如杵，筋络缠纽如织成，经霜乃枯，惟可藉靴履，涤釜器，故村人呼为洗锅罗瓜。内有隔，子在隔中，状如栝楼子，黑色而扁。其花苞及嫩叶、卷须，皆可食也。

瓜【气味】甘，平，无毒。入药用老者。【主治】痘疮不快，枯者烧存性，入朱砂研末，蜜水调服，甚妙。震亨|煮食，除热

（丝瓜：一年生攀援草本。单叶互生，叶片三角形或近圆形，掌状5～7裂，裂片三角形，边缘有锯齿。花冠黄色，辐状，裂片5。果实圆柱状，常有纵条纹。全国各地有栽培。）

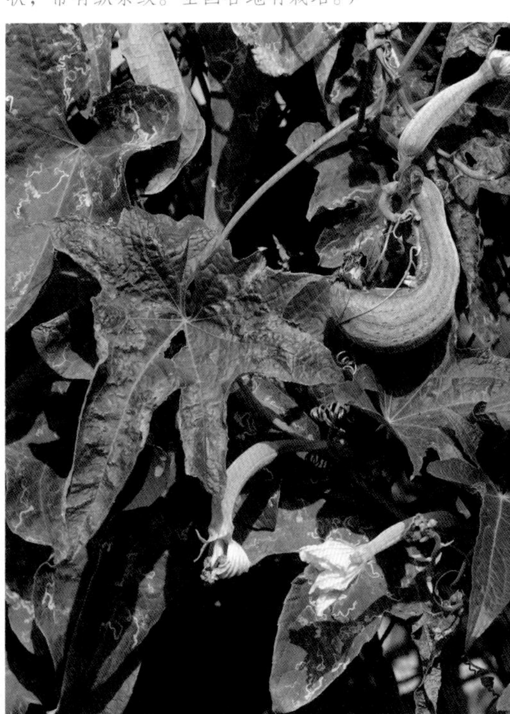

利肠。老者烧存性服，去风化痰，凉血解毒，杀虫，通经络，行血脉，下乳汁，治大小便下血，痔漏崩中，黄积，疝痛卵肿，血气作痛，痈疽疮肿，齿䘌，痘疹胎毒。时珍|暖胃补阳，固气和胎。《生生编》

【发明】〔时珍曰〕丝瓜老者，筋络贯串，房隔联属。故能通人脉络脏腑，而去风解毒，消肿化痰，祛痛杀虫，及治诸血病也。【附方】**痘疮不快** 初出或未出，多者令少，少者令稀。老丝瓜（近蒂三寸）连皮烧存性，研末，沙糖水服。**痈疽不敛** 疮口太深。用丝瓜捣汁频抹之。**风热腮肿** 丝瓜烧存性，研末，水调搽之。**坐板疮疥** 丝瓜皮焙干为末，烧酒调搽之。**手足冻疮** 老丝瓜烧存性，和腊猪脂涂之。**痔漏脱肛** 丝瓜烧灰、多年石灰、雄黄各五钱为末，以猪胆、鸡子清及香油和调，贴之，收上乃止。**血崩不止** 老丝瓜（烧灰）、棕榈（烧灰）等分，盐酒或盐汤服。**乳汁不通** 丝瓜连子烧存性研。酒服一二钱，被覆取汗即通。**小肠气痛** 绕脐冲心。连蒂老丝瓜烧存性，研末。每服三钱，热酒调下。甚者不过二三服即消。**卵肿偏坠** 丝瓜架上初结者，留下，待瓜结尽叶落取下，烧存性为末，炼蜜调成膏，每晚好酒服一匙。如在左左睡，在右右睡。**化痰止嗽** 天罗（即丝瓜），烧存性为末。枣肉和，丸弹子大。每服一丸，温酒化下。**风气牙痛** 百药不效者用此，大能去风，惟蛀牙不效。天罗（即生丝瓜）一个，擦盐火烧存性，研末频擦，涎尽即愈。腮肿，以水调贴之。

叶【主治】癣疮，频挼掺之。疔痈疽疔肿卵癞。时珍【附方】**刀疮神药** 古锻石、新锻石、丝瓜根叶（初种放两叶者）、韭菜根各等分，捣一千下作饼，阴干为末，擦之。止血定痛生肌，如神效。

藤根【气味】同叶。【主治】齿䘌脑漏，杀虫解毒。时珍【附方】**诸疮久溃** 丝瓜老根熬水扫之，大凉即愈。

苦瓜

【释名】锦荔枝、癞葡萄。

【集解】〔时珍曰〕苦瓜原出南番，今闽、广皆种之。五月下子，生苗引蔓，茎叶卷须，并如葡萄而小。七八月开小黄花，五瓣如碗形。结瓜长者四五寸，短者二三寸，青色，皮上痱瘟如癞及荔枝壳状，熟则黄色自裂，内有红瓤裹子。瓤味甘可食。其子形扁如瓜子，亦有痱。南人以青皮煮肉及盐酱充蔬，苦涩有青气。

瓜【气味】苦，寒，无毒。【主治】除邪热，解劳乏，清心明目。时珍。《生生编》

子【气味】苦、甘，无毒。【主治】益气壮阳。时珍

（苦瓜：一年生攀援草本。叶5～7深裂，边缘具波状齿。花雌雄同株。花冠黄色，5裂。果实长椭圆形、卵形或两端均狭窄，全体具钝圆不整齐的瘤状突起，成熟时橘黄色。种子椭圆形，扁平。全国各地均有栽培。）

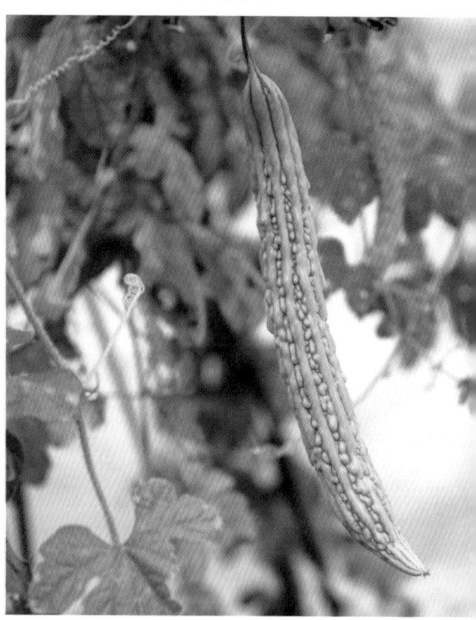

菜之四　水菜类

紫菜

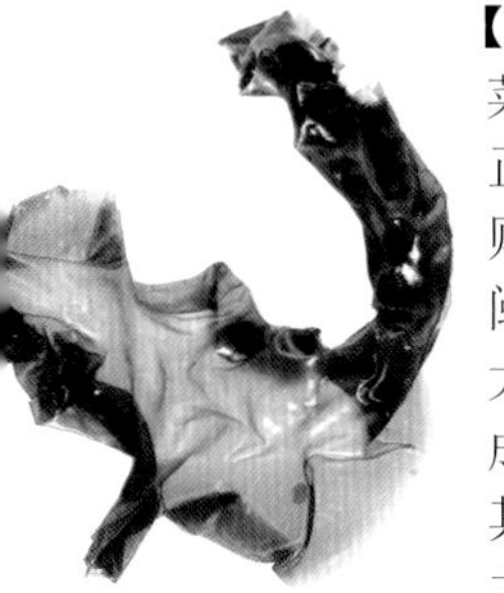

【集解】〔诜曰〕紫菜生南海中，附石。正青色，取而干之则紫色。〔时珍曰〕闽、越海边悉有之。大叶而薄。彼人挼成饼状，晒干货之，其色正紫，亦石衣之属也。

【气味】甘，寒，无毒。

【主治】热气烦塞咽喉，煮汁饮之。孟诜｜病瘿瘤脚气者，宜食之。时珍

【发明】〔震亨曰〕凡瘿结积块之疾，宜常食紫菜，乃咸能软坚之义。

石花菜

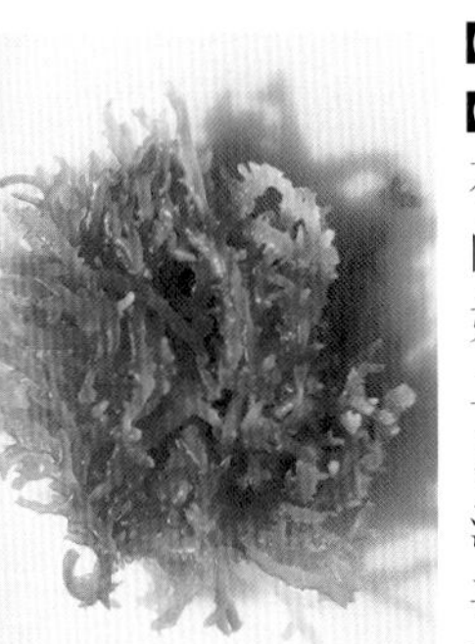

【释名】琼枝。

【集解】〔时珍曰〕石花菜生南海沙石间。高二三寸，状如珊瑚，有红、白二色，枝上有细齿。以沸汤泡去砂屑，沃以姜、醋，食之甚脆。其根埋沙中，可再生枝也。一种稍粗而似鸡爪者，谓之鸡脚菜，味更佳。二物久浸皆化成胶冻也。

【气味】甘、咸，大寒，滑，无毒。

【主治】去上焦浮热，发下部虚寒。宁原

鹿角菜

【释名】猴葵。

【集解】〔时珍曰〕鹿角菜，生东南海中石崖间。长三四寸，大如铁线，分丫如鹿角状，紫黄色。土人采曝，货为海错。以水洗醋拌，则胀起如新，味极滑美。若久浸则化如胶状，女人用以梳发，黏而不乱。

【气味】甘，大寒，滑，无毒。

【主治】下热风气，疗小儿骨蒸热劳。服丹石人食之，能下石力。士良｜解面热。《大明》

龙须菜

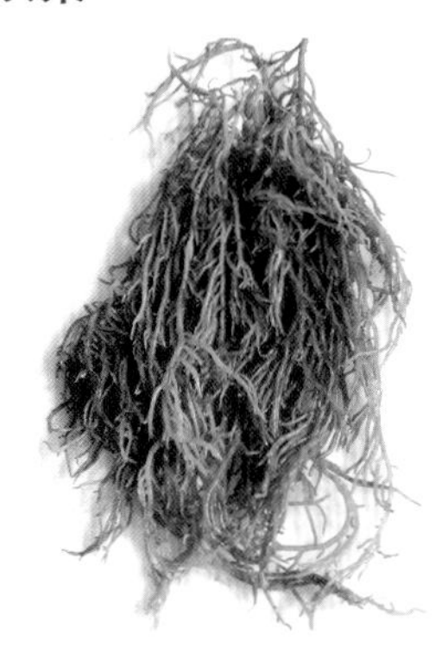

【集解】〔时珍曰〕龙须菜生东南海边石上。丛生无枝，叶状如柳，根须长者尺余，白色。以醋浸食之，和肉蒸食亦佳。

【气味】甘，寒，无毒。

【主治】瘿结热气，利小便。时珍

睡菜

【释名】瞑菜、绰菜、醉草、懒妇箴。

【集解】〔时珍曰〕按嵇含《南方草木状》云：绰菜夏生池沼间。叶类慈姑，根如藕条。南海人食之，令人思睡，呼为瞑菜。段公路《北户录》云：睡菜五六月生田塘中。土人采根为盐菹，食之好睡。郭宪《洞冥记》有却睡草，食之令人不睡，与此相反也。珍按苦菜、龙葵皆能使人不睡。却睡之草，其此类乎？

【气味】甘、微苦，寒，无毒。

【主治】心膈邪热不得眠。时珍

菜之五 芝栭类

芝

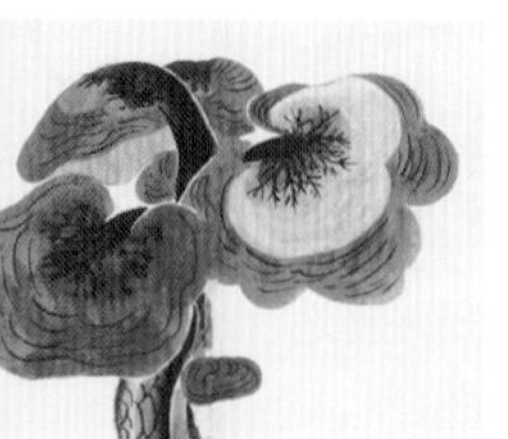

【释名】芮。

青芝 一名龙芝。【气味】酸，平，无毒。〔时珍曰〕五色之芝，配以五行之味，盖亦据理而已，未必其味便随五色也。即如五畜以羊属火，五果以杏配心，皆云味苦之义。〔之才曰〕青、赤、黄、白、黑、紫六芝，并以薯蓣为之使，得发良，得麻子仁、白瓜子、牡桂甚益人，恶常山，畏扁青、茵陈蒿。【主治】明目，补肝气，安精魂，仁恕。久食，轻身不老，延年神仙。《本经》|不忘强志。《唐本》

赤芝 一名丹芝。【气味】苦，平，无毒。【主治】胸中结，益心气，补中，增智慧，不忘。久食，轻身不老，延年神仙。《本经》

黄芝 一名金芝。【气味】甘，平，无毒。【主治】心腹五邪，益脾气，安神，忠信和乐。久食，轻身不老，延年神仙。《本经》

白芝 一名玉芝、素芝。【气味】辛，平，无毒。【主治】咳逆上气，益肺气，通利口鼻，强志意，勇悍，安魄。久食，轻身不老，延年神仙。《本经》

黑芝 一名玄芝。【气味】咸，平，无毒。【主治】癃，利水道，益肾气，通九窍，聪察。久服，轻身不老，延年神仙。《本经》

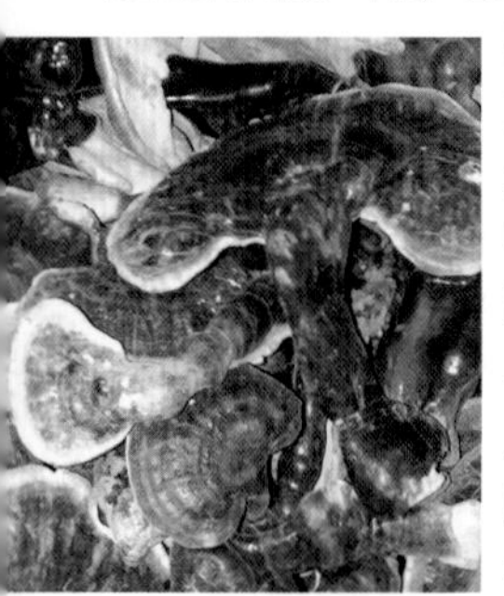

紫芝 一名木芝。【气味】甘，温，无毒。〔甄权曰〕平。【主治】耳聋，利关节，保神，益精气，坚筋骨，好颜色。久服，轻身不老延年。《本经》|疗虚劳，治痔。时珍【附方】**紫芝丸** 治虚劳短气，胸胁苦伤，手足逆冷，或时烦躁口干，目视䀮䀮，腹内时痛，不思饮食，此药安神保精也。紫芝一两半，山芋（焙）、天雄（炮去皮）、柏子仁（炒）、巴戟天（去心）、白茯苓（去皮）、枳实（去瓤麸炒）各三钱五分，生地黄（焙）、麦门冬（去心，焙）、五味子（炒）、半夏（制炒）、附子（炒去皮）、牡丹皮、人参各七钱五分，远志（去心）、蓼实各二钱五分，瓜子仁（炒）、泽泻各五钱，为末，炼蜜丸梧子大。每服十五丸，渐至三十丸，温酒下，日三服。

木耳

【释名】木檽、木菌、木坳、树鸡、木蛾。

【集解】〔恭曰〕桑、槐、楮、榆、柳，此为五木耳。软者并堪啖。楮耳人常食，槐耳疗痔。煮浆粥安诸木上，以草覆之，即生蕈尔。〔时珍曰〕木耳各木皆生，其良毒亦必随木性，不可不审。然今货者，亦多杂木，惟桑、柳、楮、榆之耳为多云。

【气味】甘，平，有小毒。

【主治】益气不饥，轻身强志。《本经》|断谷治痔。时珍

【附方】**眼流冷泪** 木耳一两（烧存性），木贼一两，为末。每服二钱，以清米泔煎服。**崩中漏下** 木耳半斤，炒见烟，为末，每服二钱一分，头发灰三分，共二钱四分，以应二十四气。好酒调服，出汗。**新久泄痢** 干木耳一两（炒），鹿角胶二钱半（炒），为末。每服三钱，温酒调下，日二。**一切牙痛** 木耳、荆芥等分，煎汤频漱。

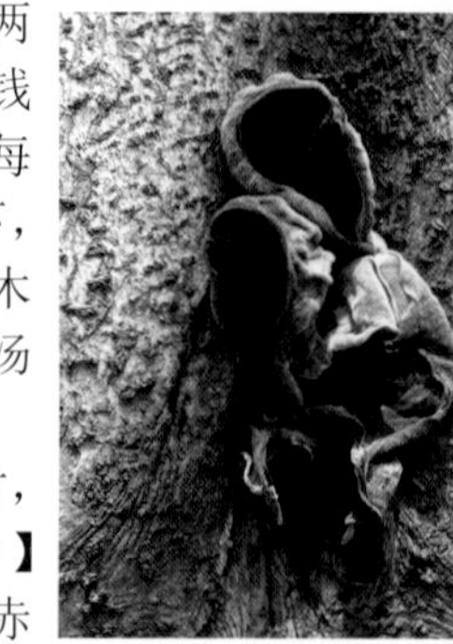

桑耳【气味】甘，平，有毒。【主治】黑者，主女人漏下赤

白汁，血病癥瘕积聚，阴痛，阴阳寒热，无子。《本经》|疗月水不调。其黄熟陈白者，止久泄，益气不饥。其金色者，治癖饮积聚，腹痛金疮。《别录》|治女子崩中带下，月闭血凝，产后血凝，男子痃癖。甄权|止血衄，肠风泻血，妇人心腹痛。《大明》|利五脏，宣肠胃气，排毒气。压丹石人发热，和葱、豉作羹食。孟诜

槐耳【气味】苦、辛，平，无毒。【主治】五痔脱肛，下血心痛，妇人阴中疮痛。苏恭|治风破血，益力。甄权

榆耳 八月采之。【主治】令人不饥。时珍

柳耳【主治】补胃理气。时珍

香蕈

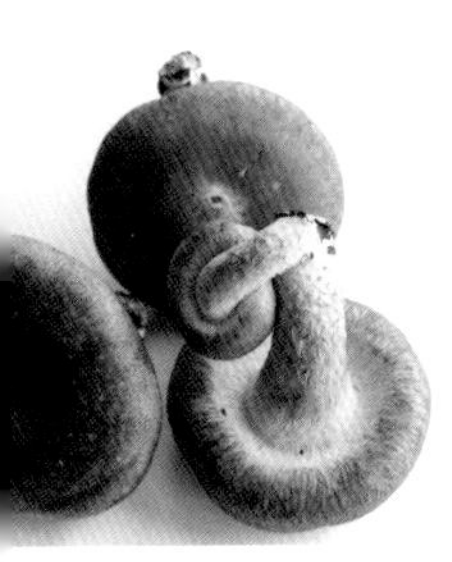

【释名】〔时珍曰〕蕈从覃。覃，延也。蕈味隽永，有覃延之意。

【集解】〔瑞曰〕蕈生桐、柳、枳椇木上。紫色者名香蕈，白色者名肉蕈，皆因湿气熏蒸而成。生山僻处者，有毒杀人。〔颖曰〕香蕈生深山烂枫木上。小于菌而薄，黄黑色，味甚香美，最为佳品。

【气味】甘，平，无毒。

【主治】益气不饥，治风破血。吴瑞|松蕈：治溲浊不禁，食之有效。菌谱

鸡㙡

【释名】鸡菌。〔时珍曰〕南人谓为鸡㙡，皆言其味似之也。

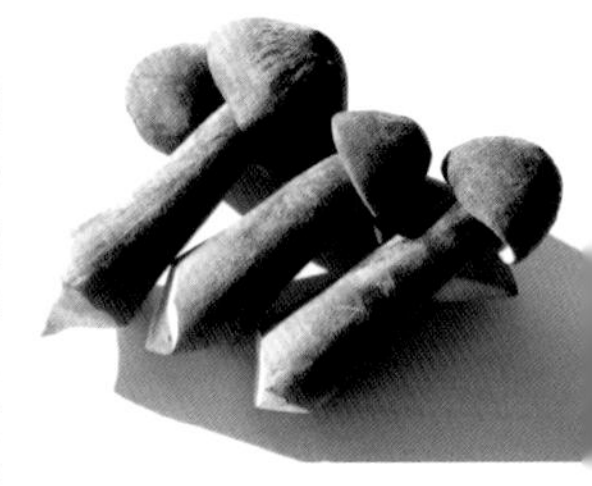

【集解】〔时珍曰〕鸡㙡出云南，生沙地间丁蕈也。高脚伞头。土人采烘寄远，以充方物。点茶、烹肉皆宜。气味皆似香蕈，而不及其风韵也。又广西横州出雷菌，遇雷过即生，须疾采之，稍迟则腐或老，故名。作羹甚美，亦如鸡㙡之属。此数种其价并珍。

【气味】甘，平，无毒。

【主治】益胃清神，治痔。时珍

石耳

【释名】灵芝。

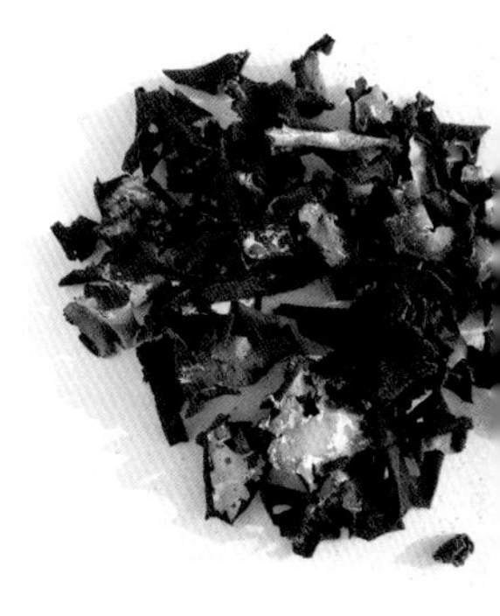

【集解】〔瑞曰〕石耳生天台、四明、河南、宣州、黄山、巴西、边徼诸山石崖上，远望如烟。〔时珍曰〕庐山亦多，状如地耳。山僧采曝馈远。洗去沙土，作茹胜于木耳，佳品也。

【气味】甘，平，无毒。

【主治】久食益色，至老不改，令人不饥，大小便少。吴瑞|明目益精。时珍

【附方】泻血脱肛 石耳五两（炒），白枯矾一两，密陀僧半两，为末，蒸饼丸梧子大，每米饮下二十丸。

第二十九卷　果部一

果之一　五果类

李

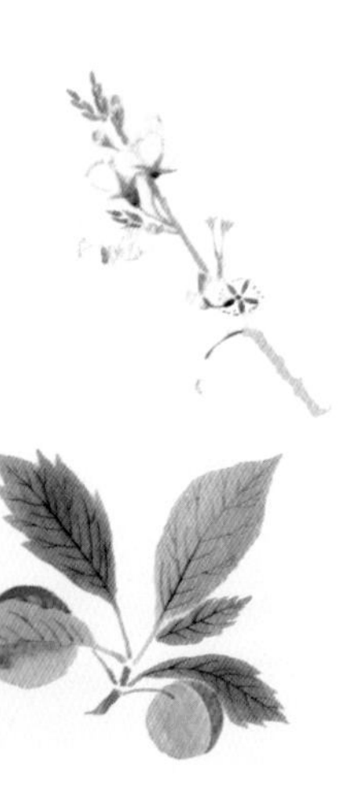

【释名】 嘉庆子。

【集解】〔时珍曰〕李，绿叶白花，树能耐久，其种近百。其子大者如杯如卵，小者如弹如樱。其味有甘、酸、苦、涩数种。其色有青、绿、紫、朱、黄、赤、缥绮、胭脂、青皮、紫灰之殊。其形有牛心、马肝、柰李、杏李、水李、离核、合核、无核、匾缝之异。其产有武陵、房陵诸李。早则麦李、御李，四月熟。迟则晚李、冬李，十月、十一月熟。又有季春李，冬花春实也。

实【气味】苦、酸，微温，无毒。【主治】暴食，去痼热，调中。《别录》|去骨节间劳热。孟诜|肝病宜食之。思邈

核仁【气味】苦，平，无毒。【主治】僵仆踒折，瘀血骨痛。《别录》|令人好颜色。吴普|治女子少腹肿满。利小肠，下水气，除浮肿。甄权|治面皯黑子。苏颂【附方】**女人面皯** 用李核仁去皮细研，以鸡子白和如稀饧涂之。至旦以浆水洗去，后涂胡粉。不过五六日效。忌见风。**蝎虿螫痛** 苦李仁嚼涂之，良。

花【气味】苦，香，无毒。【主治】令人面泽，去粉滓皯黯。时珍

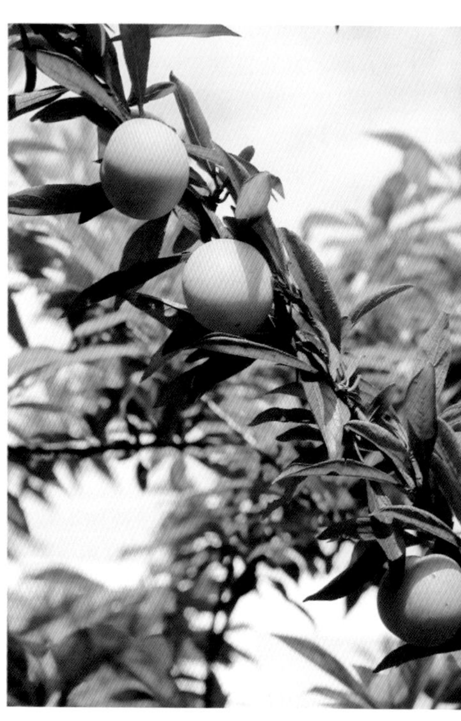

（李：乔木。叶边缘有细密锯齿。花瓣5，白色。核果球形或卵球形，绿、黄或带紫红色，有光泽，被蜡粉。花期4～5月，果期7～8月。除内蒙古、新疆、西藏外，全国各地多有分布和栽培。）

杏

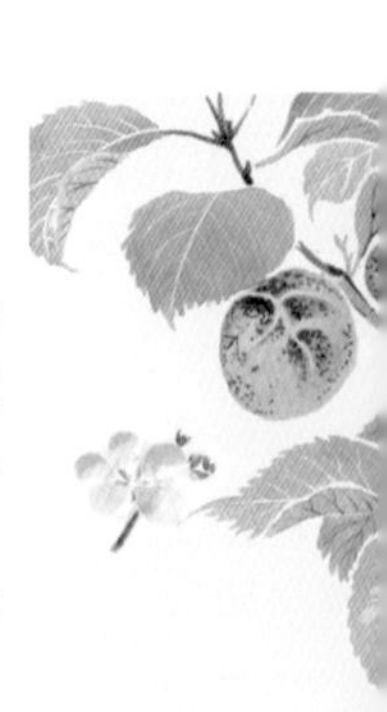

【释名】 甜梅。

【集解】〔时珍曰〕诸杏，叶皆圆而有尖，二月开红花，亦有千叶者，不结实。甘而有沙者为沙杏，黄而带酢者为梅杏，青而带黄者为柰杏。其金杏大如梨，黄如橘。

实【气味】酸，热，有小毒。生食多伤筋骨。【主治】曝脯食，止渴，去冷热毒。心之果，心病宜食之。思邈

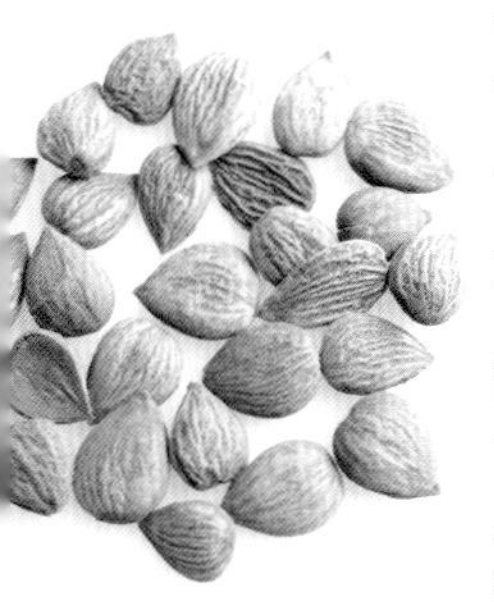

核仁【气味】甘、苦，温、冷利，有小毒。【主治】咳逆上气雷鸣，喉痹，下气，产乳金疮，寒心奔豚。《本经》|惊痫，心下烦热，风气往来，时行头痛，解肌，消心下急满痛，杀狗毒。《别录》|解锡毒。之才|治腹痹不通，发汗，主温病脚气，咳嗽上气喘促。入天门冬煎，润心肺。和酪作汤，润声气。甄权|除肺热，治上焦风燥，利胸膈气逆，润大肠气秘。元素|杀虫，治诸疮疥，消肿，去头面诸风气瘡疱。时珍【发明】〔时珍曰〕杏仁能散能降，故解肌散风、降气润燥、消积、治伤损药中用之。治疮杀虫，用其毒也。【附方】**咳嗽寒热** 旦夕加重，少喜多嗔，面色不润，忽进忽退，积渐少食，脉弦紧者。杏仁半斤去皮尖，童子小便二斗浸七日，漉出温水淘洗，砂盆内研如泥，以小便三升煎如膏。每服一钱，熟水下。妇人室女服之，尤妙。**上气喘急** 杏仁、桃仁各半两，去皮尖炒研，用水调生面和，丸梧子大。每服十丸，姜、蜜汤下，微利为度。**喘促浮肿** 小便淋沥。用杏仁一两，去皮尖熬研，和米煮粥，空心吃二合妙。**头面风肿** 杏仁捣膏，鸡子黄和杵，涂帛上，厚裹之。干则又涂，不过七八次愈也。**偏风不遂** 失音不语。生吞杏仁七枚，不去皮尖，逐日加至七七枚，周而复始。食后仍饮竹沥，以瘥为度。**喉痹痰嗽** 杏仁（去皮熬黄）三分，和桂末一分，研泥，裹含之，咽汁。**肺病咯血** 杏仁四十个，以黄蜡炒黄，研入青黛一钱，作饼。用柿饼一个，破开包药，湿纸裹煨熟食之，取效。**血崩不止** 诸

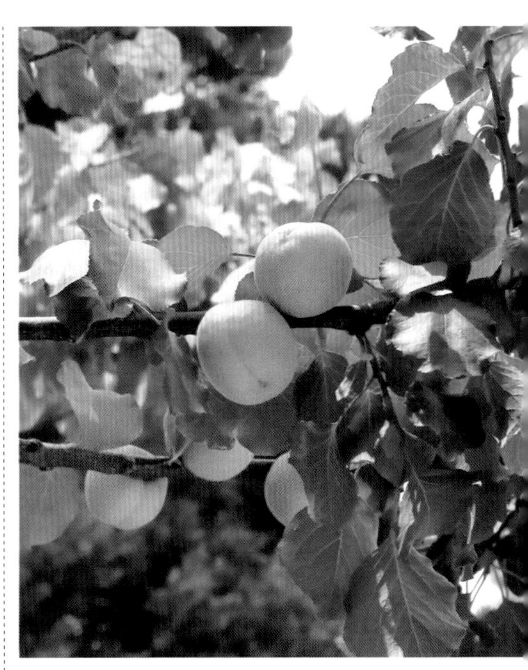

（杏：落叶小乔木。单叶互生；叶片圆卵形或宽卵形，边缘有细锯齿或不明显的重锯齿。先叶开花，花单生枝端，花瓣5，白色或浅粉红色。核果黄红色，卵圆形，侧面具一浅凹槽；核光滑，坚硬，扁心形，具沟状边缘；内有种子1枚，卵形，红色。花期3～4月。果期4～6月。我国各地均有种植。）

药不效，服此立止。用甜杏仁上黄皮，烧存性，为末。每服三钱，空心热酒服。**五痔下血** 杏仁去皮尖及双仁者，水三升，研滤汁，煎减半，同米煮粥食之。**白癜风斑** 杏仁连皮尖，每早嚼二七粒，揩令赤色。夜卧再用。**诸疮肿痛** 杏仁去皮，研滤取膏，入轻粉、麻油调搽神效。不拘大人、小儿。

花【气味】苦，温，无毒。【主治】补不足，女子伤中，寒热痹厥逆。《别录》【附方】**妇人无子** 二月丁亥日，取杏花、桃花阴干为末。戊子日和井华水服方寸匕，日三服。**粉滓面皯** 杏花、桃花各一升，东流水浸七日。洗面三七遍，极妙。

梅

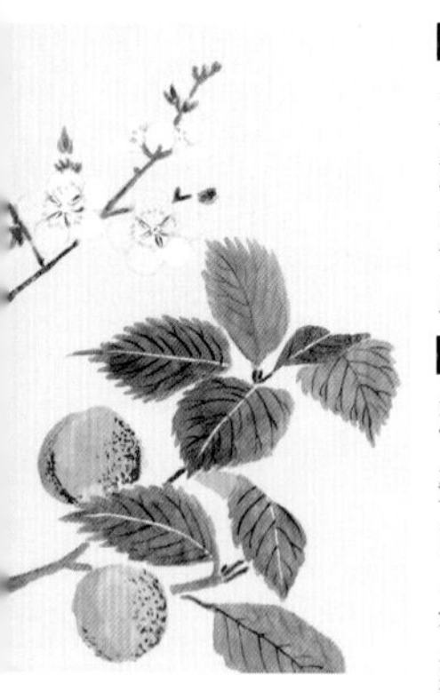

【释名】〔时珍曰〕梅古文作呆，象子在木上之形。梅乃杏类，故反杏为呆。书家讹为甘木。后作梅，从每，谐声也。

【集解】〔时珍曰〕按陆玑《诗疏》云：梅，杏类也。树、叶皆略似杏，叶有长尖，先众木而花。其实酢，曝干为脯，入羹臛齑中，又含之可以香口。子赤者材坚，子白者材脆。范成大《梅谱》云：江梅，野生者，不经栽接，花小而香，子小而硬。消梅，实圆松脆，多液无滓，惟可生啖，不入煎造。绿萼梅，枝跗皆绿。重叶梅，花叶重叠，结实多双。红梅，花色如杏。杏梅，色淡红，实扁而斑，味全似杏。鸳鸯梅，即多叶红梅也，一蒂双实。梅实采半黄者，以烟熏之为乌梅；青者盐腌曝干为白梅。亦可蜜煎、糖藏，以充果饤。熟者笮汁晒收为梅酱。惟乌梅、白梅可入药。梅酱，夏月可调渴水饮之。

实【气味】酸，平，无毒。【发明】〔宗奭曰〕食梅则津液泄者，水生木也。津液泄则伤肾，肾属水，外为齿故也。〔时珍曰〕梅，花开于冬而实熟于夏，得木之全气，故其味最酸，所谓曲直作酸也。肝为乙木，胆为甲木。人之舌下有四窍，两窍通胆液，故食梅则津生者，类相感应也。

乌梅【修治】〔时珍曰〕造法：取青梅篮盛，于突上熏黑。若以稻灰淋汁润湿蒸过，则肥泽不蠹。【气味】酸，温、平，涩，无毒。【主治】下气，除热烦满，安心，止肢体痛，偏枯不仁，死肌，去青黑痣，蚀恶肉。《本经》|去痹，利筋脉，止下痢，好唾口干。《别录》|水渍汁饮，治伤寒烦热。弘景|止渴调中，去痰治疟瘴，止吐逆霍乱，除冷热痢。藏器|治虚劳骨蒸，消酒毒，令人得睡。和建茶、干姜为丸服，止休息痢，大验。《大明》|敛肺涩肠，止久嗽泻痢，反胃噎膈，蛔厥吐利，消肿涌痰，杀虫，解鱼毒、马汗毒、硫黄毒。时珍

白梅【修治】取大青梅以盐汁渍之，日晒夜渍，十日成矣。久乃上霜。【气味】酸、咸，平，无毒。【主治】和药点痣，蚀恶肉。弘景|刺在肉中者，嚼敷之即出。孟诜|治刀箭伤，止血，研烂敷之。《大明》|乳痈肿毒，杵烂贴之，佳。汪颖|除痰。苏颂|治中风惊痫，喉痹痰厥僵仆，牙关紧闭者，取梅肉揩擦牙龈，涎出即开。又治泻痢烦渴，霍乱吐下，下血血崩，功同乌梅。时珍

【发明】〔好古曰〕乌梅，脾、肺二经血分药也。能收肺气，治燥嗽。肺欲收，急食酸以收之。〔时珍曰〕乌梅、白梅所主诸病，皆取其酸收之义。

【附方】**泄痢口渴** 乌梅煎汤，日饮代茶。**赤痢腹痛**《直指》：用陈白梅同真茶、蜜水各半，煎饮之。《圣惠》：用乌梅肉（炒）、

（梅：落叶小乔木。单叶互生；叶片椭圆状宽卵形。春季先叶开花，有香气。花萼红褐色，花瓣5，白色或淡红色，宽倒卵形。核椭圆形，先端有小突尖，腹面和背棱上有沟槽。花期春季，果期5～6月。我国各地多有栽培，以长江流域以南各地最多。）

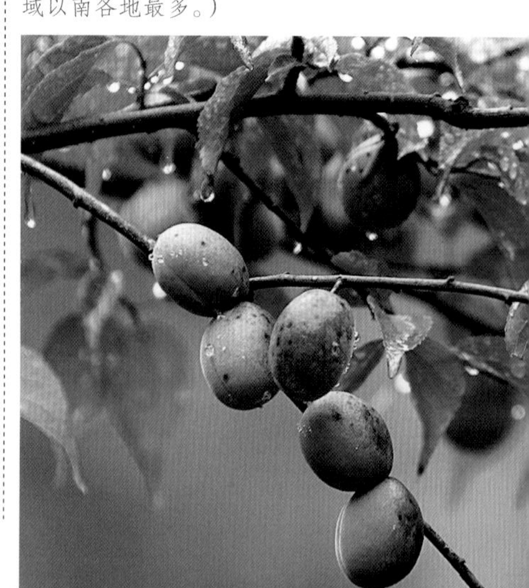

黄连各四两，为末，炼蜜丸梧子大。每米饮服二十丸，日三服。**大便下血** 及酒痢、久痢不止。用乌梅三两，烧存性为末，醋煮米糊和，丸梧子大。每空心米饮服二十丸，日三。**小便尿血** 乌梅，烧存性研末，醋糊丸梧子大。每服四十丸，酒下。**血崩不止** 乌梅肉七枚，烧存性研末。米饮服之，日二。**大便不通** 气奔欲死者。乌梅十颗，汤浸去核，丸枣大。纳入下部，少时即通。**霍乱吐利** 盐梅煎汤，细细饮之。**久咳不已** 乌梅肉（微炒）、罂粟壳去筋膜蜜炒，等分为末。每服二钱，睡时蜜汤调下。**伤寒头痛** 壮热，胸中烦痛，四五日不解。乌梅十四枚，盐五合，水一升，煎半升，温服取吐。吐后避风良。

核仁【气味】酸，平，无毒。【主治】明目，益气，不饥。吴普|除烦热。孟诜|治代指忽然肿痛，捣烂，和醋浸之。时珍。《肘后方》

桃

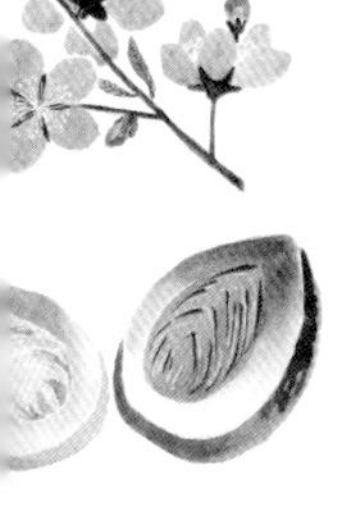

【集解】〔时珍曰〕桃品甚多，易于栽种，且早结实。五年宜以刀𠜂其皮，出其脂液，则多延数年。其花有红、紫、白、千叶、二色之殊，其实有红桃、绯桃、碧桃、缃桃、白桃、乌桃、金桃、银桃、胭脂桃，皆以色名者也。有绵桃、油桃、御桃、方桃、匾桃、偏核桃，皆以形名者也。有五月早桃、十月冬桃、秋桃、霜桃，皆以时名者也。并可供食。

实【气味】辛、酸、甘，热，微毒。多食令人有热。【主治】作脯食，益颜色。《大明》|肺之果，肺病宜食之。思邈|冬桃，食之解劳热。时珍。出《尔雅注》

核仁【气味】苦、甘，平，无毒。【主治】瘀血血闭，癥瘕邪气，杀小虫。《本经》|止咳逆上气，消心下坚硬，除卒暴击血，通月水，止心腹痛。《别录》|治血结、血秘、血燥，通润大便，破畜血。元素|杀三虫。又每夜嚼一枚和蜜涂手、面良。孟诜|主血滞风痹骨蒸，肝疟寒热，鬼注疼痛，产后血病。时珍【发明】〔杲曰〕桃仁苦重于甘，气薄味厚，沉而降，阴中之阳，手、足厥阴经血分药也。苦以泄滞血，甘以生新血，故破凝血者用之。其功有四：治热入血室，一也；泄腹中滞血，二也；除皮肤血热燥痒，三也；行皮肤凝聚之血，四也。【附方】**偏风不遂** 及癖疾。用桃仁二千七百枚，去皮、尖、双仁，以好酒一斗三升，浸二十一日，取出晒干杵细，作丸如梧子大。每服二十丸，以原酒吞之。**上气咳嗽** 胸满气喘。桃仁三两去皮尖，以

（桃：落叶小乔木，高达3～8m。小枝绿色或半边红褐色。叶互生，叶片椭圆状披针形至倒卵状披针形，边缘具细锯齿。花单生，先于叶开放，花瓣5，倒卵形，粉红色。核果近球形，表面有短绒毛。花期3～4月，果期6～7月。全国各地普遍栽培。）

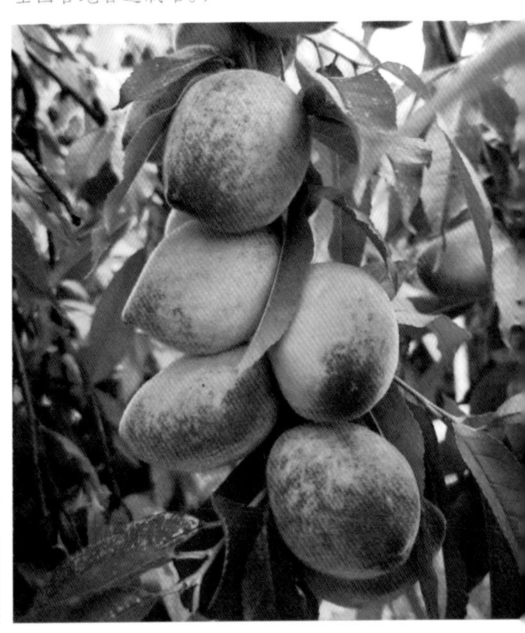

水一大升研汁，和粳米二合煮粥食之。**崩中漏下** 不止者。桃核烧存性研细，酒服方寸匕，日三。**小儿聤耳** 桃仁炒研绵裹，日日塞之。**风虫牙痛** 针刺桃仁，灯上烧烟出吹灭，安痛齿上咬之。不过五六次愈。**大便不快** 里急后重。用桃仁三两（去皮），吴茱萸二两，食盐一两，同炒熟，去盐、茱萸，每嚼桃仁五七粒。

桃枭【释名】〔别录曰〕此是桃实着树经冬不落者，正月采之，中实者良。【气味】苦，微温，有小毒。【主治】杀百鬼精物。《本经》|杀精魅五毒不祥，疗中恶腹痛。《别录》〔颂曰〕胡洽治中恶毒气蛊疰有桃枭汤。治肺气腰痛，破血，疗心痛，酒磨暖服之。《大明》|主吐血诸药不效，烧存性，研末，米汤调服，有验。汪颖|治小儿虚汗，妇人妊娠下血，破伏梁结气，止邪疟。烧烟熏痔疮。烧黑油调，敷小儿头上肥疮软疖。时珍【附方】**五种疟疾**《家宝》通神丸：用神桃（即桃奴）十四枚，巴豆七粒，黑豆一两。研匀，以冷水和丸梧子大，朱砂为衣。发日五更念药王菩萨七遍，井华水下一丸，立瘥。不过二次，妙不可言。**盗汗不止** 树上干桃子一个，霜梅二个，葱根七个，灯心二茎，陈皮一钱，稻根、大麦芽各一撮。水二钟，煎服。

花【修治】〔别录曰〕三月三日采，阴干之。【气味】苦，平，无毒。【主治】杀疰恶鬼，令人好颜色。《本经》|悦泽人面，除水气，破石淋，利大小便，下三虫。《别录》|消肿满，下恶气。苏恭|治心腹痛及秃疮。孟诜|利宿水痰饮积滞，治风狂。研末，敷头上肥疮，手足㾓疮。时珍【发明】〔弘景曰〕《肘后方》言：服三树桃花尽，则面色红润悦泽如桃花也。〔颂曰〕《太清草木方》言：酒渍桃花饮之，除百疾，益颜色。【附方】**大便艰难** 桃花为末，水服方寸匕，即通。**腰脊作痛** 三月三日取桃花一斗一升，井华水三斗，麴六升，米六斗，炊熟，如常酿酒。每服一升，日三服，神良。**面上粉刺** 㿔子如米粉。用桃花、丹砂各三两，为末。每服一钱，空心井水下，日三服。十日知，二十日小便当出黑汁，面色莹白也。

茎及白皮【气味】苦，平，无毒。【主治】除邪鬼中恶腹痛，去胃中热。《别录》|治疰忤心腹痛，解蛊毒，辟疫疠，疗黄疸身目如金，杀诸疮虫。时珍

桃胶【修治】〔时珍曰〕桃茂盛时，以刀割树皮，久则胶溢出，采收，以桑灰汤浸过，曝干用。如服食，当依本方修炼。【气味】苦，平，无毒。【主治】炼服，保中不饥，忍风寒。《别录》|下石淋，破血，治中恶疰忤。苏恭|主恶鬼邪气。孟诜|和血益气，治下痢，止痛。时珍【附方】**虚热作渴** 桃胶如弹丸大，含之佳。**石淋作痛** 桃木胶如枣大，夏以冷水三合，冬以汤三合，和服，日三服。当下石，石尽即止。**血淋作痛** 桃胶（炒）、木通、石膏各一钱，水一盏，煎七分，食后服。**产后下痢** 赤白，里急后重，㽲痛。用桃胶（焙干）、沉香、蒲黄（炒）各等分，为末。每服二钱，食前米饮下。

栗

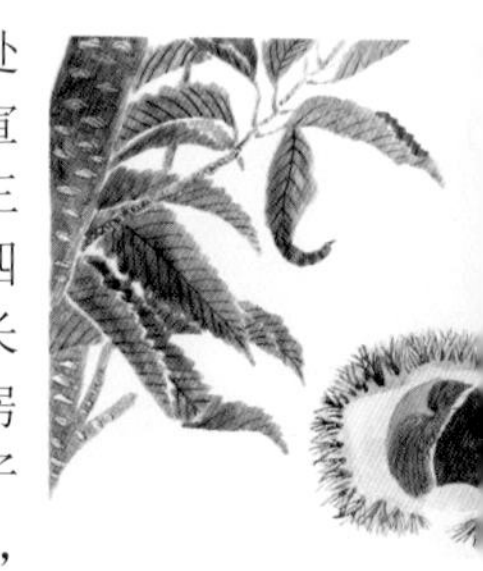

【集解】〔颂曰〕栗处处有之，而兖州、宣州者最胜。木高二三丈，叶极类栎。四月开花青黄色，长条似胡桃花。实有房猬，大者若拳，中子三五；小者若桃李，中子惟一二。将熟则罅拆子出。〔时珍曰〕按《事类合璧》云：栗木高二三丈，苞生多刺如猬毛，每枝不下四五个苞，有青、黄、赤三色。中子或单或双，或三或四。其壳生黄熟紫，壳内有膜裹仁，九月霜降乃熟。其苞自裂而子坠者，乃可久藏，苞未裂者易腐也。其花作条，大如箸头，长

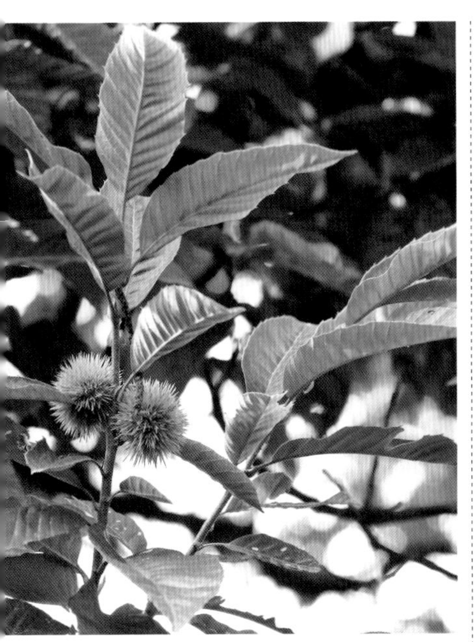

（栗：落叶乔木，高15～20m。树皮暗灰色，不规则深裂。单叶互生，叶长椭圆形或长椭圆状披针形，叶缘有锯齿。花雌雄同株，雄花序穗状。壳斗密生刺，每壳斗有2～3坚果，成熟时裂为4瓣。花期4～6月，果期9～10月。分布于辽宁以南各地，除青海、新疆以外，均有栽培。）

四五寸，可以点灯。栗之大者为板栗，中心扁子为栗楔。稍小者为山栗。山栗之圆而末尖者为锥栗。圆小如橡子者为莘栗。小如指顶者为茅栗，即《尔雅》所谓栭栗也，一名栵栗，可炒食之。

实【气味】咸，温，无毒。**【主治】**益气，厚肠胃，补肾气，令人耐饥。《别录》|生食，治腰脚不遂。思邈|疗筋骨断碎，肿痛瘀血，生嚼涂之，有效。苏恭

【附方】**小儿疳疮** 生嚼栗子敷之。**小儿口疮** 大栗煮熟，日日与食之，甚效。**衄血不止** 宣州大栗七枚刺破，连皮烧存性，出火毒，入麝香少许研匀。每服二钱，温水下。

天师栗

【集解】〔时珍曰〕按宋祁《益州方物记》云：天师栗，惟西蜀青城山中有之，他处无有也。云张天师学道于此所遗，故名。似栗而味美，惟独房若橡为异耳。今武当山所卖娑罗子，恐即此物也。

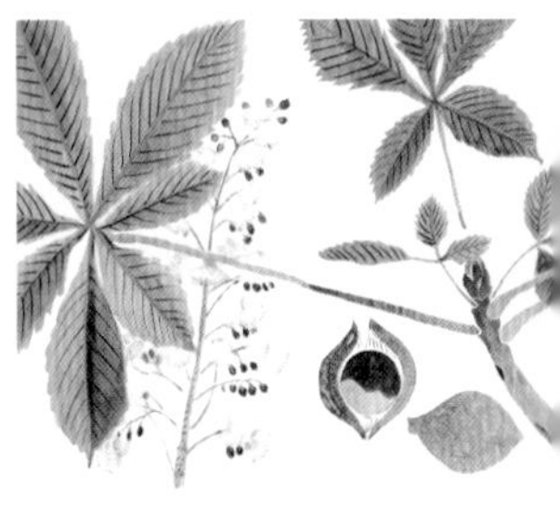

【气味】甘，温，无毒。

【主治】久食，已风挛。时珍。出《益州记》

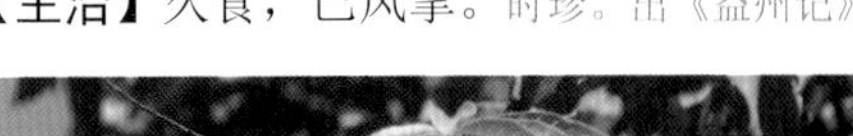

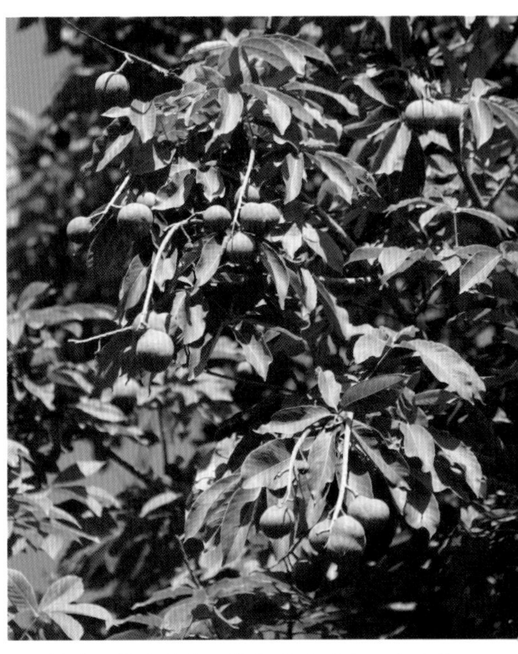

（天师栗：落叶乔木。掌状复叶对生，小叶片5～7。圆锥花序顶生，花白色，花瓣4。蒴果卵形或倒卵形，外表密生黄褐色斑点。花期5～7月。果期7～9月。分布于湖北、湖南、四川、贵州、陕西等地。）

枣

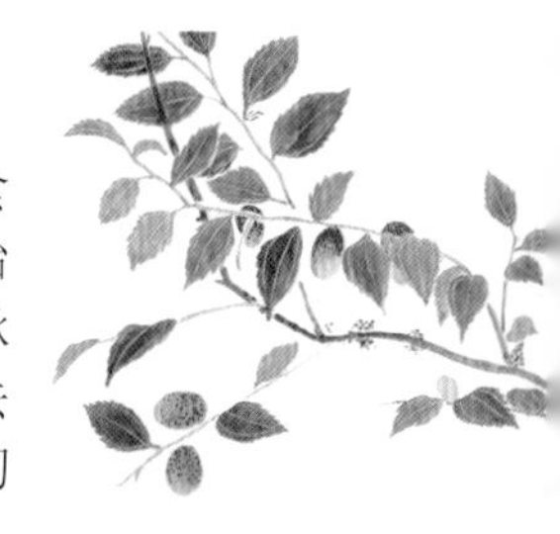

【集解】〔时珍曰〕《食经》作干枣法：须治净地，铺菰箔之类承枣，日晒夜露，择去胖烂，曝干收之。切

而晒干者为枣脯。煮熟榨出者为枣膏，亦曰枣瓤。蒸熟者为胶枣，加以糖、蜜拌蒸则更甜；以麻油叶同蒸，则色更润泽。捣胶枣晒干者为枣油，其法取红软干枣入釜，以水仅淹平，煮沸漉出，砂盆研细，生布绞取汁，涂盘上晒干，其形如油，以手摩刮为末收之。每以一匙，投汤碗中，酸甜味足，即成美浆，用和米麨，最止饥渴、益脾胃也。

生枣【气味】甘、辛，热，无毒。多食令人寒热。凡羸瘦者不可食。

大枣【释名】干枣、美枣、良枣。〔瑞曰〕此即晒干大枣也。味最良美，故宜入药。

（枣：落叶灌木或小乔木。长枝平滑，幼枝纤细略呈“之”形弯曲，紫红色或灰褐色，具2个粗直托叶刺。单叶互生，纸质，叶片卵形、卵状椭圆形，边缘具细锯齿，基生三出脉。花黄绿色，花瓣5。核果长圆形或长卵圆形，成熟时红紫色，核两端锐尖。花期5～7月，果期8～9月。分布于全国各地。）

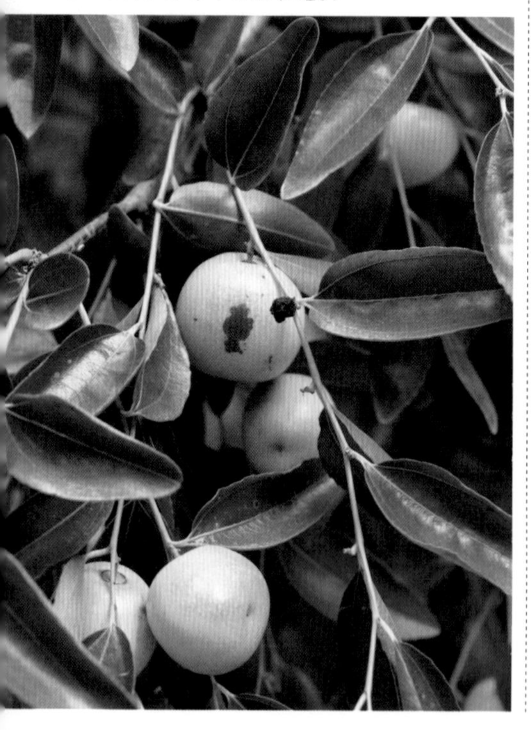

【气味】甘，平，无毒。【主治】心腹邪气，安中，养脾气，平胃气，通九窍，助十二经，补少气、少津液、身中不足，大惊四肢重，和百药。久服轻身延年。《本经》〔宗奭曰〕煮取肉，和脾胃药甚佳。补中益气，坚志强力，除烦闷，疗心下悬，除肠澼。久服不饥神仙。《别录》|润心肺，止嗽，补五脏，治虚损，除肠胃癖气。和光粉烧，治疳痢。《大明》|小儿患秋痢，与蛀枣食之良。孟诜|杀乌头、附子、天雄毒。之才|和阴阳，调荣卫，生津液。李杲

【发明】〔弘景曰〕道家方药，以枣为佳饵。其皮利，肉补虚，所以合汤皆擘之也。〔杲曰〕大枣气味俱厚，阳也。温以补不足，甘以缓阴血。〔成无己曰〕邪在营卫者，辛甘以解之。故用姜、枣以和营卫，生发脾胃升腾之气。张仲景治奔豚，用大枣滋脾土以平肾气也。治水饮胁痛有十枣汤，益土而胜水也。〔震亨曰〕枣属土而有火，味甘性缓。甘先入脾，补脾者未尝用甘。故今人食甘多者，脾必受病也。

【附方】调和胃气 以干枣去核，缓火逼燥为末。量多少入少生姜末，白汤点服。调和胃气甚良。**反胃吐食** 大枣一枚去核，用斑蝥一枚去头翅，入在内，煨熟去蝥，空心食之，白汤下良。**伤寒热病**后，口干咽痛，喜唾。大枣二十枚，乌梅十枚，捣入蜜丸。含如杏核大，咽汁甚效。**妇人脏燥**悲伤欲哭，象若神灵，数欠者，大枣汤主之。大枣十枚，小麦一升，甘草二两，每服一两，水煎服之。亦补脾气。**大便燥塞** 大枣一枚去核，入轻粉半钱缚定，煨熟食之，仍以枣汤送下。**烦闷不眠** 大枣十四枚，葱白七茎，水三升，煮一升，顿服。**上气咳嗽** 治伤中筋脉急，上气咳嗽者。用枣二十枚去核，以酥四两微火煎，入枣肉中泣尽酥，取收之。常含一枚，微微咽之取瘥。

第三十卷　果部二

果之二　山果类

梨

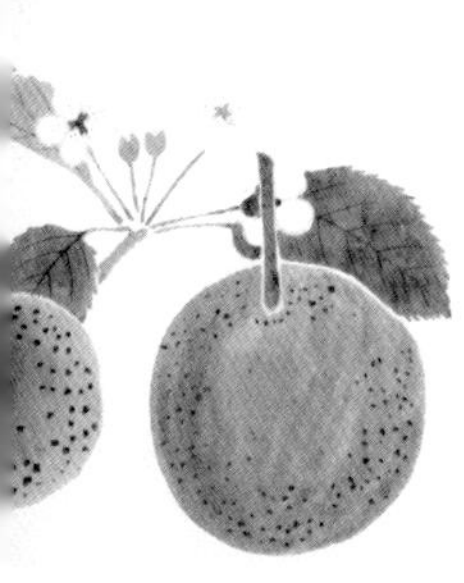

【释名】快果、果宗、玉乳、蜜父。〔震亨曰〕梨者，利也。其性下行流利也。

【集解】〔时珍曰〕梨树高二三丈，尖叶光腻有细齿，二月开白花如雪六出。

实【气味】甘、微酸，寒，无毒。多食令人寒中萎困。金疮、乳妇、血虚者，尤不可食。【主治】热嗽，止渴。切片贴汤火伤，止痛不烂。苏恭|治客热，中风不语，治伤寒热发，解丹石热气、惊邪，利大小便。《开宝》|除贼风，止心烦气喘热狂。作浆，吐风痰。《大明》|卒喑风不语者，生捣汁频服。胸中痞塞热结者，宜多食之。孟诜|润肺凉心，消痰降火，解疮毒、酒毒。时珍

【附方】**消渴饮水** 用香水梨、或鹅梨、或江南雪梨皆可，取汁以蜜汤熬成瓶收。无时以热水或冷水调服，愈乃止。**卒得咳嗽**〔颂曰〕崔元亮《海上方》：用好梨去核，捣汁一碗，入椒四十粒，煎一沸去滓，纳黑饧一大两，消讫，细细含咽立定。**痰喘气急** 梨剜空，纳小黑豆令满，留盖合住系定，糠火煨熟，捣作饼。每日食之，至效。**反胃转食** 药物不下。用大雪梨一个，以丁香十五粒刺入梨内，湿纸包四五重，煨熟食之。

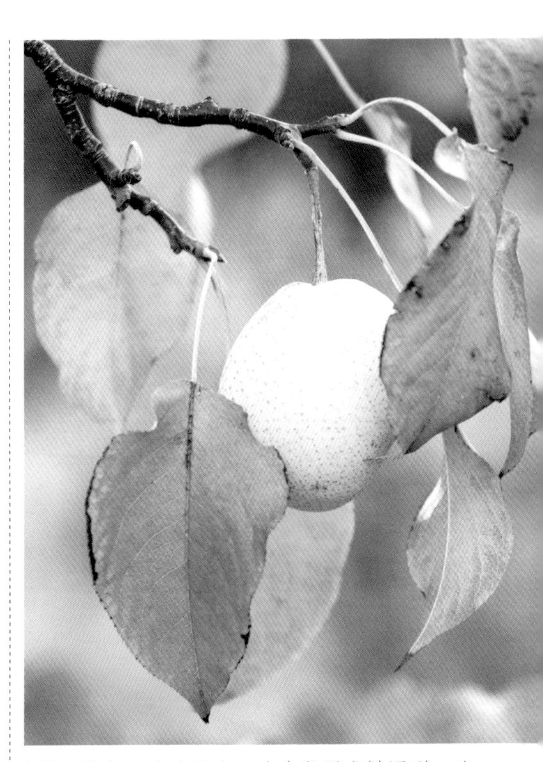

（梨：乔木。单叶互生，叶片卵形或椭圆形，边缘有带刺芒尖锐齿。伞形总状花序，花瓣卵形，白色。果实卵形或近球形。花期4月，果期8～9月。分布于河北、山西、陕西、甘肃、青海、山东、河南等地。）

鹿梨

【释名】鼠梨、山梨、杨檖。

【集解】〔时珍曰〕山梨，野梨也，处处有之。梨大如杏，可食。其木文细密，赤者文急，白者文缓。按陆玑云：鹿梨，齐郡尧山、鲁国、河内皆有，人亦种之。实似梨而酢，亦有美脆者。

实【气味】酸，涩，寒，无毒。【主治】

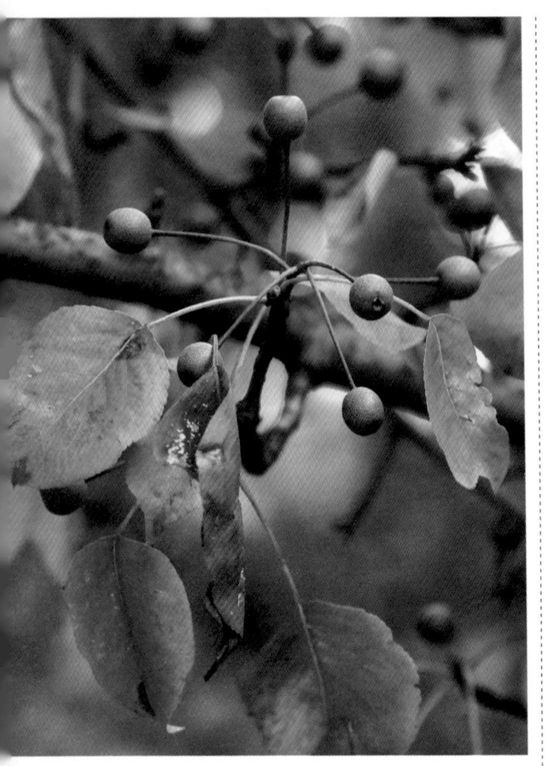

（鹿梨为蔷薇科植物豆梨。豆梨：乔木。单叶互生，叶片宽卵形至卵形，边缘有钝锯齿。伞房总状花序，具花6～12朵；花瓣5，卵形，白色。梨果球形，直径约1cm，黑褐色，有斑点，有细长果梗。花期4月，果期8～9月。分布于华东、中南、湖北等地。）

煨食治痢。苏颂

根皮【气味】同实。【主治】疮疥，煎汁洗之。苏颂【附方】**一切疮** 鹿梨散：用鹿梨根、蛇床子各半斤，真剪草四两，硫黄三钱，轻粉一钱。为末。麻油调敷之。小儿涂于绢衣上着之，七日不解，自愈。**一切癣**鹿梨根，刮皮捣烂，醋和麻布包擦之。干者为末，以水和捣。

棠梨

【释名】甘棠。〔时珍曰〕《尔雅》云：杜，甘棠也。赤者杜，白者棠。

【集解】〔时珍曰〕棠梨，野梨也。处处山林有之。树似梨而小。叶似苍术叶，亦有团者，三叉者，叶边皆有锯齿，色颇黪白。二月开白花，结实如小楝子大，霜后可食。其树接梨甚嘉。有甘酢、赤白二种。按陆玑《诗疏》云：白棠，甘棠也，子多酸美而滑。赤棠子涩而酢，木理亦赤，可作弓材。《救荒本草》云：其叶味微苦，嫩时炸熟，水浸淘净，油、盐调食，或蒸晒代茶。其花亦可炸食，或晒干磨面，作烧饼食，以济饥。

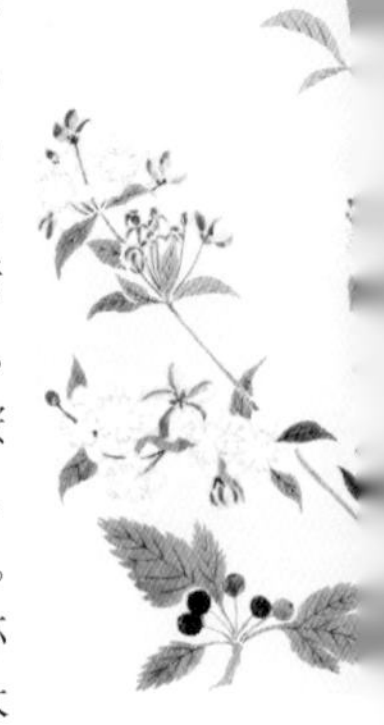

实【气味】酸、甘，涩，寒，无毒。【主治】烧食，止滑痢。时珍

（棠梨为蔷薇科植物杜梨。杜梨：乔木。单叶互生，叶片菱状卵形至长圆卵形，边缘有粗锐锯齿。伞形总状花序，花瓣宽卵形，白色。果实近球形，直径5～10mm，褐色，有淡色斑点。花期4月，果期8～9月。分布于辽宁、河北、河南、山东、山西、陕西、甘肃、湖北、江苏、安徽、江西。）

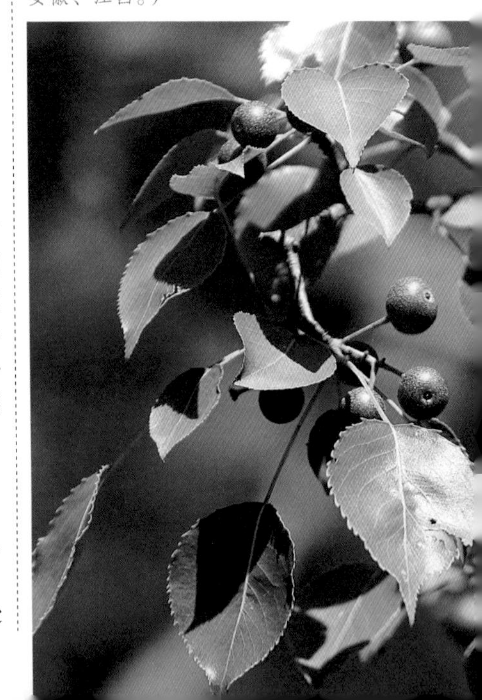

枝叶【气味】同实。【主治】霍乱吐泻不止，转筋腹痛，取一握，同木瓜二两煎汁，细呷之。时珍。《圣惠方》【附方】**反胃吐食** 棠梨叶，油炒，去刺，为末。每旦酒服一钱。

海红

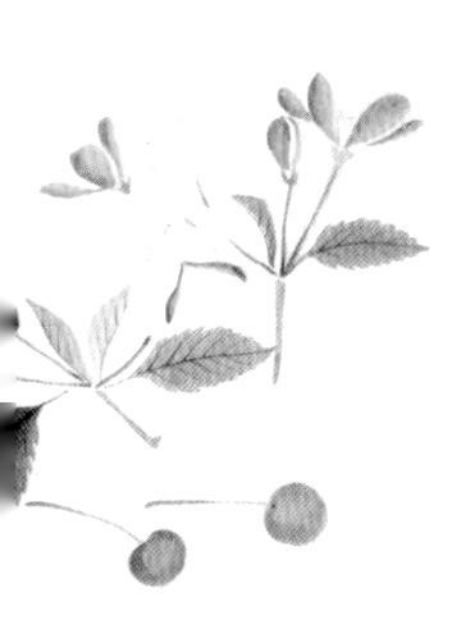

【释名】海棠梨。〔时珍曰〕按李德裕《草木记》云：凡花木名海者，皆从海外来，如海棠之类是也。

【集解】〔时珍曰〕沈立《海棠记》云：棠有甘棠、沙棠、棠梨，皆非海棠也。海棠盛于蜀中。其出江南者名南海棠，大抵相类，而花差小。棠性多类梨。其核生者长慢，十数年乃花。以枝接梨及木瓜者易茂，其根色黄而盘劲，其木坚而多节，外白中赤。其枝叶密而条畅。其叶类杜，大者缥绿色，小者浅紫色。二月开花五出，初如胭脂点点然，开则渐成缬晕，落则有若宿妆淡粉。其蒂长寸余，淡紫色，或三萼、五萼成丛。其蕊如金粟，中有紫须。其实状如梨，大如樱桃，至秋可食，味甘酸。大抵海棠花以紫绵色者为正，余皆棠梨耳。海棠花不香，惟蜀之嘉州者有香而木大。有黄海棠，花黄。贴干海棠，花小而鲜。垂丝海棠，花粉红向下。皆无子，非真海棠也。

（海红为蔷薇科植物湖北海棠、垂丝海棠等。湖北海棠：乔木。单叶互生，叶片卵形至卵状椭圆形，边缘有细锐锯齿。伞形花序，有花4～6朵，花粉白色或近白色；花瓣5，倒卵形。梨果椭圆形或近球形，直径约1cm，黄绿色稍带红晕。花期4～5月，果期8～9月。分布于华东、西南及山西、陕西、甘肃、河南、湖北、湖南、广东等地。）

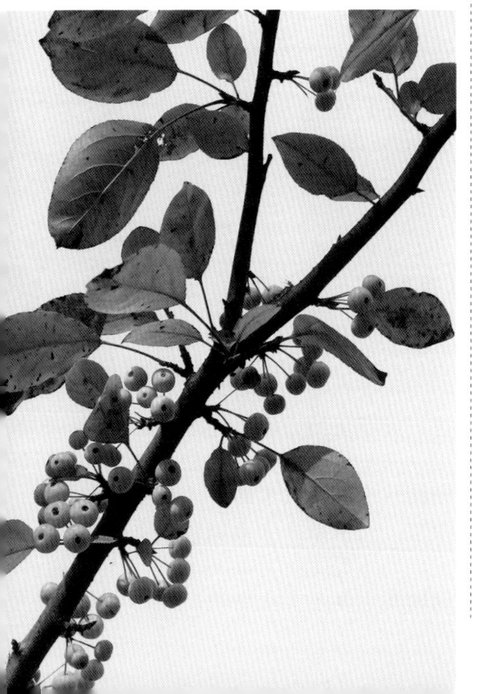

子【气味】酸、甘，平，无毒。【主治】泄痢。时珍。出《正要》

木瓜

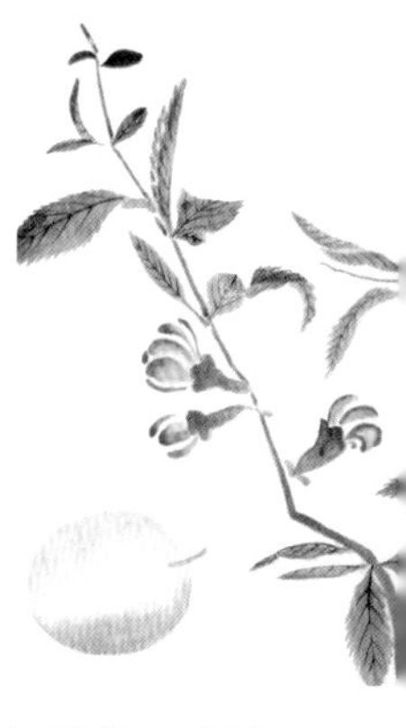

【释名】楙。

【集解】〔颂曰〕木瓜，处处有之，而宣城者为佳。木状如柰，春末开花，深红色。其实大者如瓜，小者如拳，上黄似着粉。〔敩曰〕真木瓜皮薄，色赤黄，香而甘酸不涩，其向里子头尖，一面方，食之益人。〔宗奭曰〕西洛大木瓜，其味和美，至熟只青白色，入药绝有功，胜宣州者，味淡。〔时珍曰〕木瓜可种可接，可以枝压。其叶光而厚，其实如小瓜而有鼻，津润味不木者，为木瓜；圆小于木瓜，味木而酢涩者，为木桃；似木瓜而无鼻，大于木桃，味涩者，为木李，亦曰木梨，即榠楂及和圆子也。鼻乃花脱处，非脐蒂也。木瓜性脆，可蜜渍之为果。去子蒸烂，捣泥入蜜与姜作煎，冬月饮尤佳。

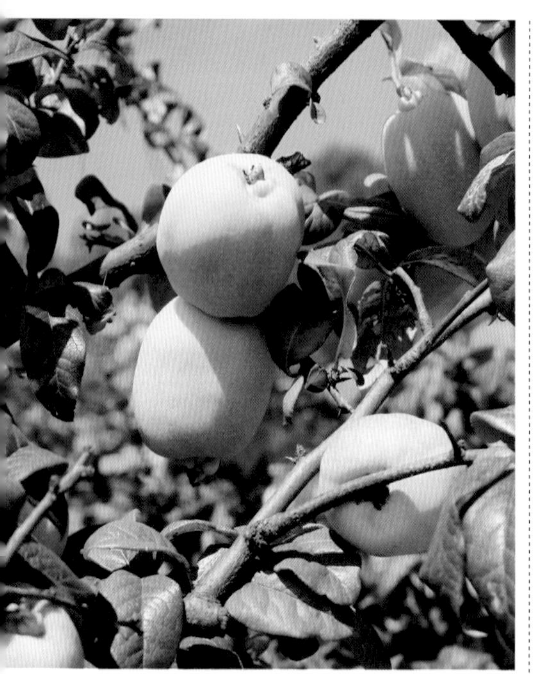

（木瓜为蔷薇科植物皱皮木瓜。皱皮木瓜：落叶灌木。枝有刺。叶片卵形至椭圆形，边缘有尖锐锯齿。花瓣5，倒卵形或近圆形，猩红色。果实球形或卵球形，黄色或带黄绿色，有稀疏不明显斑点。花期3～5月，果期9～10月。分布于华东、华中及西南各地。）

实【修治】〔时珍曰〕今人但切片晒干入药尔。【气味】酸，温，无毒。【主治】湿痹邪气，霍乱大吐下，转筋不止。《别录》|治脚气冲心，取嫩者一颗，去子煎服佳。强筋骨，下冷气，止呕逆，心膈痰唾，消食，止水利后渴不止，作饮服之。藏器|止吐泻奔豚，及水肿冷热痢，心腹痛。《大明》|调营卫，助谷气。雷敩|去湿和胃，滋脾益肺，治腹胀善噫，心下烦痞。好古

【发明】〔宗奭曰〕木瓜得木之正，酸能入肝，故益筋与血。病腰肾脚膝无力，皆不可缺也。

【附方】**项强筋急** 不可转侧，肝、肾二脏受风也。用宣州木瓜二个（取盖去瓤），没药二两，乳香二钱半。二味入木瓜内缚定，饭上蒸三四次，烂研成膏。每用三钱，入生地黄汁半盏，无灰酒二盏，暖化温服。**脚筋挛痛** 用木瓜数枚，以酒、水各半，煮烂捣膏，乘热贴于痛处，以帛裹之。冷即换，日三五度。**霍乱转筋** 木瓜一两，酒一升，煎服。不饮酒者，煎汤服。仍煎汤，浸青布裹其足。**四蒸木瓜圆** 治肝、肾、脾三经气虚，为风寒暑湿相搏，流注经络。凡遇六气更变，七情不和，必至发动，或肿满，或顽痹，憎寒壮热，呕吐自汗，霍乱吐利。用宣州大木瓜四个，切盖剜空听用。一个入黄芪、续断末各半两于内；一个入苍术、橘皮末各半两于内；一个入乌药、黄松节末各半两于内（黄松节即茯神中心木也）；一个入威灵仙、苦葶苈末各半两于内。以原盖簪定，用酒浸透，入甑内蒸熟、晒，三浸、三蒸、三晒，捣末，以榆皮末、水和，糊丸如梧子大。每服五十丸，温酒、盐汤任下。**肾脏虚冷** 气攻腹胁，胀满疼痛。用大木瓜三十枚，去皮、核，剜空，以甘菊花末、青盐末各一斤填满，置笼内蒸熟，捣成膏，入新艾茸二斤搜和，丸如梧子大。每米饮下三十丸，日二。

榠楂

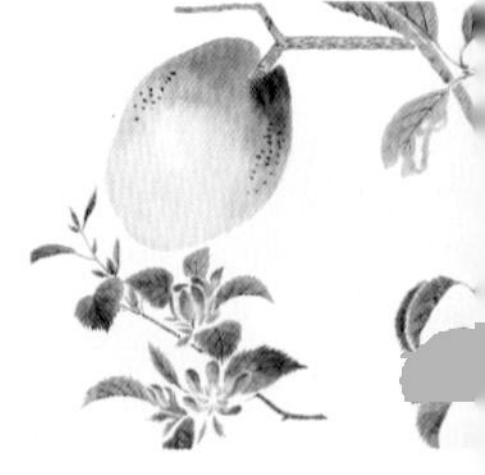

【释名】蛮楂、瘙楂、木李、木梨。〔时珍曰〕木李生于吴越，故郑樵《通志》谓之蛮楂。

【集解】〔颂曰〕榠楂木、叶、花、实酷类木瓜，但比木瓜大而黄色。辨之惟看蒂间别有重蒂如乳者为木瓜，无此则榠楂也。可以进酒去痰。道家生压取汁，和甘松、玄参末作湿香，云甚爽神也。〔诜曰〕榠楂气辛香，致衣箱中杀蠹虫。〔时珍曰〕榠楂，乃木瓜之大而黄色无重蒂者也；楂子，乃木瓜之短小而味酢涩者也；榅桲，则楂类之生于北土者也。三物与木瓜皆是

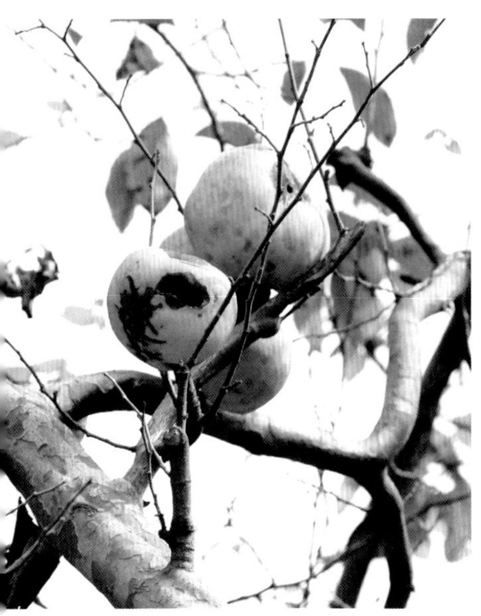

（榠楂为蔷薇科植物光皮木瓜。光皮木瓜：灌木或小乔木。树皮成片状脱落；小枝无刺。单叶互生，叶片椭圆卵形或椭圆长圆形，边缘有尖锐锯齿。花单生于叶腋，花瓣倒卵形，淡粉红色。梨果长椭圆形，暗黄色，味芳香。花期4月，果期9～10月。分布于陕西、江苏、山东、安徽、浙江、江西、河南、湖北、云南、广西、甘肃、湖南、广东等地。）

一类各种，故其形状功用不甚相远，但木瓜得木之正气，为可贵耳。

【气味】酸，平，无毒。

【主治】解酒去痰。弘景|食之去恶心，止心中酸水。藏器|煨食，止痢。浸油梳头，治发白、发赤。《大明》|煮汁服，治霍乱转筋。吴瑞

榅桲

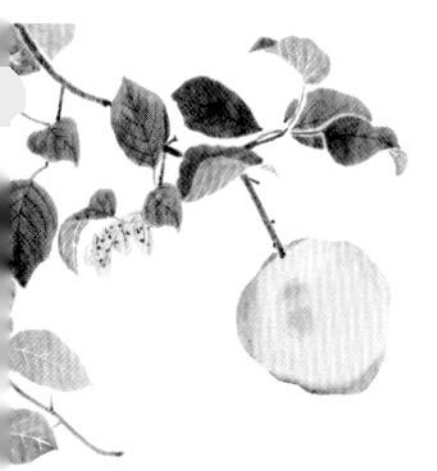

【释名】〔时珍曰〕榅桲性温而气钝，故名。

【集解】〔志曰〕榅桲生北土，似楂子而小。〔时珍曰〕榅桲，盖榠楂之类生于北土者，故其形状功用皆相仿佛。

【气味】酸、甘，微温，无毒。

【主治】温中，下气消食，除心间酸水，去臭，辟衣鱼。《开宝》|去胸膈积食，止渴除烦。将卧时，啖一两枚，生、熟皆宜。苏颂〔宗奭曰〕卧时啖此太多，亦痞塞胃脘也。主水泻肠虚烦热，散酒气，并宜生食。李珣

山楂

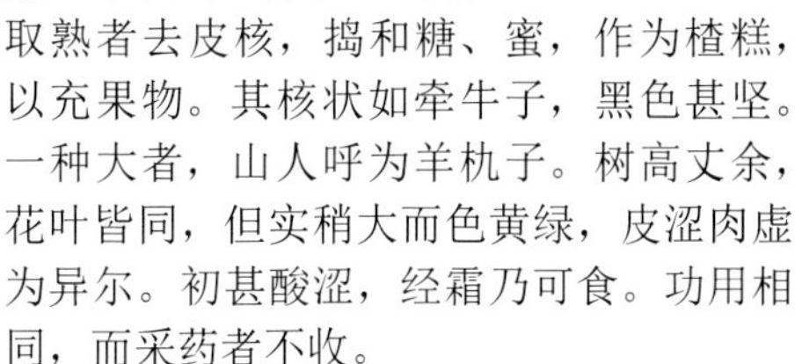

【释名】赤爪子、鼠楂、猴楂、茅楂、杭子、羊梂、棠梂子、山里果。〔时珍曰〕山楂，味似楂子，故亦名楂。

【集解】〔时珍曰〕树高数尺，叶有五尖。桠间有刺。三月开五出小白花。实有赤、黄二色，肥者如小林檎，小者如指头，九月乃熟，小儿采而卖之。闽人取熟者去皮核，捣和糖、蜜，作为楂糕，以充果物。其核状如牵牛子，黑色甚坚。一种大者，山人呼为羊杭子。树高丈余，花叶皆同，但实稍大而色黄绿，皮涩肉虚为异尔。初甚酸涩，经霜乃可食。功用相同，而采药者不收。

实**【修治】**〔时珍曰〕九月霜后取带熟者，去核曝干，或蒸熟去皮核，捣作饼子，日干。**【气味】**酸，冷，无毒。**【主治】**煮汁服，止水痢。沐头洗身，治疮痒。《唐本》|煮汁洗漆疮，多瘥。弘景|治腰痛有效。苏颂|消食积，补脾，治小肠疝气，发小儿疮疹。吴瑞|健胃，行结气。治妇人产后儿枕痛，恶露不尽，煎汁入沙糖服之，立效。震亨|化饮食，消肉积癥瘕，痰饮痞满吞酸，滞血痛胀。时珍|化血块气块，活血。宁原

【发明】〔时珍曰〕凡脾弱食物不克化，胸腹酸刺胀闷者，于每食后嚼二三枚，绝佳。但不可多用，恐反克伐也。按《物类

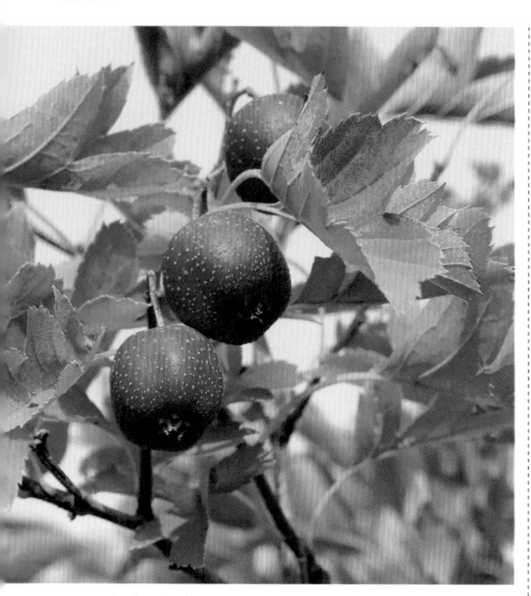

（山楂为蔷薇科植物山里红、山楂。山里红：落叶乔木。单叶互生，叶片有2～4对羽状裂片，边缘有不规则重锯齿。伞房花序，花冠白色，花瓣5，倒卵形或近圆形。梨果近球形，深红色，有黄白色小斑点。花期5～6月，果期8～10月。分布于华北及山东、江苏、安徽、河南等地。）

相感志》言：煮老鸡、硬肉，入山楂数颗即易烂。则其消肉积之功，盖可推矣。

【附方】 **偏坠疝气** 山棠梂肉、茴香（炒）各一两，为末，糊丸梧子大。每服一百丸，空心白汤下。**老人腰痛** 及腿痛。用棠梂子、鹿茸（炙）等分，为末，蜜丸梧子大。每服百丸，日二服。**肠风下血** 用寒药、热药及脾弱药俱不效者。独用山里果（俗名酸枣，又名鼻涕团）干者为末，艾汤调下，应手即愈。**痘疹不快** 干山楂为末，汤点服之，立出红活。**痘疮干黑** 危困者。用棠梂子为末，紫草煎酒，调服一钱。**食肉不消** 山楂肉四两，水煮食之，并饮其汁。

庵罗果

【释名】 庵摩罗迦果、香盖。

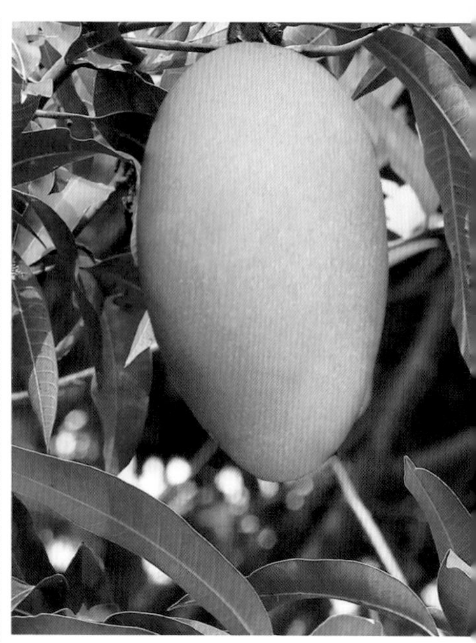

（庵罗果为漆树科植物杧果。杧果：常绿大乔木。树皮灰褐色。单叶互生，聚生枝顶；叶薄革质，通常为长圆形或长圆状披针形，边缘皱波状。圆锥花序，花小，黄色或淡黄色。核果椭圆形或肾形，成熟时黄色，中果皮肉质，肥厚，鲜黄色，味甜，果核坚硬。花期3～4月，果期7～8月。分布于福建、台湾、广东、海南、广西、云南等地。）

【集解】〔志曰〕庵罗果，树生，若林檎而极大。〔宗奭曰〕西洛甚多，梨之类也。其状似梨，先诸梨熟，七夕前后已堪啖。色黄如鹅梨，才熟便松软，入药亦希。〔时珍曰〕按《一统志》云：庵罗果俗名香盖，乃果中极品。种出西域，亦柰类也。叶似茶叶，实似北梨，五六月熟，多食亦无害。今安南诸地亦有之。

【气味】 甘，温，无毒。

【主治】 食之止渴。《开宝》|主妇人经脉不通，丈夫营卫中血脉不行。久食，令人不饥。士良

柰

【释名】 频婆。

【集解】〔弘景曰〕柰，江南虽有，而北国

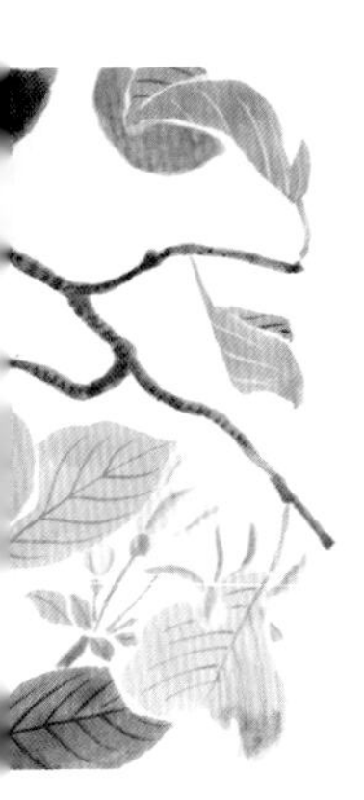

最丰。作脯食之，不宜人。林檎相似而小，俱不益人。〔时珍曰〕柰与林檎，一类二种也。树、实皆似林檎而大，西土最多，可栽可压。有白、赤、青三色。白者为素柰，赤者为丹柰，亦曰朱柰，青者为绿柰，皆夏熟。凉州有冬柰，冬熟，子带碧色。

实【气味】苦，寒，有小毒。**【主治】**补中焦诸不足气，和脾。治卒食饱气壅不通者，捣汁服。孟诜|益心气，耐饥。生津止渴。《正要》

（柰为蔷薇科植物苹果。苹果：乔木。小枝幼嫩时密被绒毛，老枝紫褐色。单叶互生，叶片椭圆形、卵形至宽椭圆形，边缘有圆钝锯齿。伞房花序集生于小枝顶端；花白色或带粉红色。果实扁球形。花期5月，果期7～10月。我国北方地区多有栽培。）

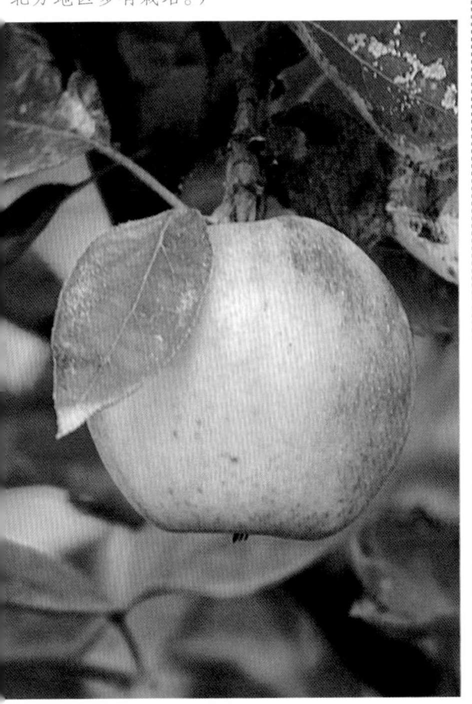

林檎

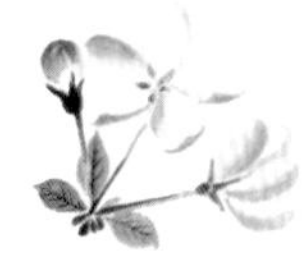

【释名】来禽、文林郎果。〔时珍曰〕案洪玉父云：此果味甘，能来众禽于林，故有林禽、来禽之名。

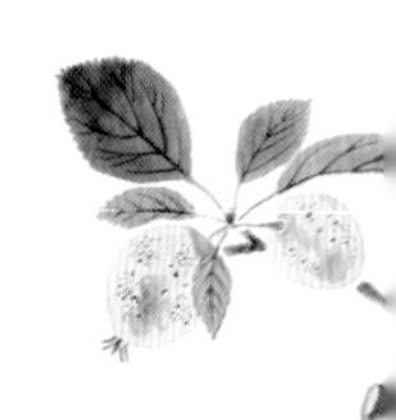

【集解】〔志曰〕林檎，在处有之。树似柰，皆二月开粉红花。子亦如柰而差圆，六月、七月熟。〔时珍曰〕林檎，即柰之小而圆者。其味酢者，即楸子也。

【气味】酸、甘，温，无毒。

【主治】下气消痰，治霍乱肚痛。《大明》|

（林檎为蔷薇科植物花红。花红：小乔木。叶互生，叶片卵形或椭圆形，边缘有细锐锯齿。伞形或近伞形花序，花淡粉色，花瓣5，倒卵形。梨果卵形或近球形，黄色或红色，萼裂片宿存，肥厚，果梗细长。花期4～5月，果期8～9月。分布于华北及辽宁、陕西、甘肃、山东、河南等地。）

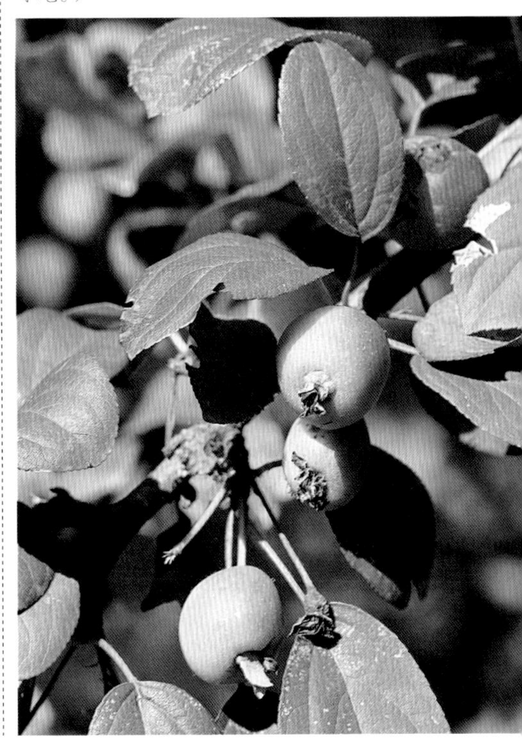

消渴者，宜食之。苏颂|疗水谷痢、泄精。孟诜|小儿闪癖。时珍

【附方】水痢不止 林檎（半熟者）十枚。水二升，煎一升，并林檎食之。**小儿下痢** 林檎、构子同杵汁，任意服之。**小儿闪癖** 头发竖黄，瘰疬瘦弱者。干林檎脯研末，和醋敷之。

柿

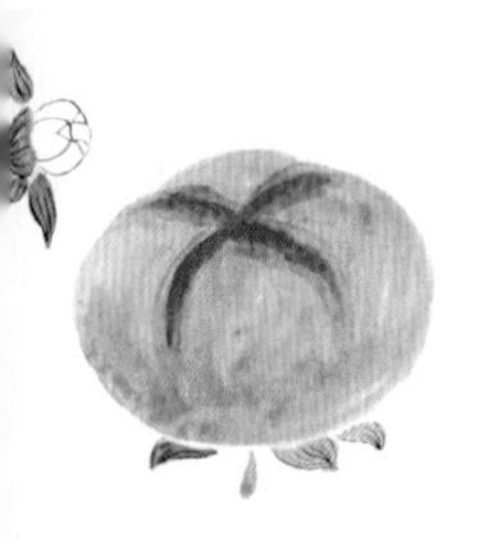

【集解】〔颂曰〕柿南北皆有之，其种亦多。红柿所在皆有。黄柿生汴、洛诸州。朱柿出华山，似红柿而圆小，皮薄可爱，味更甘珍。椑柿色青，可生啖。诸柿食之皆美而益人。又有一种小柿，谓之软枣，俗呼为牛奶柿。世传柿有七绝：一多寿，二多阴，三无鸟巢，四无虫蠹，五霜叶可玩，六嘉宾，七落叶肥滑，可以临书也。〔宗奭曰〕柿有数种：着盖柿，于蒂下别有一重。又有牛心柿，状如牛心。蒸饼柿，状如市卖蒸饼。华州朱柿，小而深红。塔柿，大于诸柿，去皮挂木上，风晒干之佳。火干者，味不甚佳。其生者，可以温水养去涩味也。〔时珍曰〕柿高树大叶，圆而光泽。四月开小花，黄白色。结实青绿色，八九月乃熟。生柿置器中自红者谓之烘柿，晒干者谓之白柿，火干者谓之乌柿，水浸藏者谓之醂柿。其核形扁，状如木鳖子仁而硬坚。其根甚固，谓之柿盘。

烘柿〔时珍曰〕烘柿，非谓火烘也。即青绿之柿，收置器中，自然红熟如烘成，涩味尽去，其甘如蜜。**【气味】**甘，寒，涩，无毒。**【主治】**通耳鼻气，治肠澼不足。解酒毒，压胃间热，止口干。《别录》|续经脉气。诜

白柿、柿霜【修治】〔时珍曰〕白柿即干柿生霜者。其法用大柿去皮捻扁，日晒夜露至干，内瓮中，待生白霜乃取出。今人谓之柿饼，亦曰柿花。其霜谓之柿霜。**【气味】**甘，平，涩，无毒。**【主治】**补虚劳不足，消腹中宿血，涩中厚肠，健脾胃气。诜|开胃涩肠，消痰止渴，治吐血，润心肺，疗肺痿心热咳嗽，润声喉，杀虫。《大明》|温补。多食，去面默。藏器|治反胃咯血，血淋肠澼，痔漏下血。时珍|霜：清上焦心肺热，生津止渴，化痰宁嗽，治咽喉口舌疮痛。时珍

乌柿 火熏干者。**【气味】**甘，温，无毒。**【主治】**杀虫，疗金疮、火疮，生肉止痛。《别录》|治狗啮疮，断下痢。弘景|服药口苦及呕逆者，食少许即止。藏器

柿糕【修治】〔时珍曰〕案李氏《食经》云：用糯米（洗净）一斗，大干柿五十

（柿树：落叶大乔木。树皮长方块状开裂。单叶互生，叶片卵状椭圆形至倒卵形或近圆形，全缘。雄花成聚伞花序，雌花单生叶腋；花冠黄白色，钟形，4裂。浆果卵圆球形，橙黄色或鲜黄色。花期5月，果期9～10月。分布于华东、中南及辽宁、河北、山西、陕西、甘肃、台湾等地。）

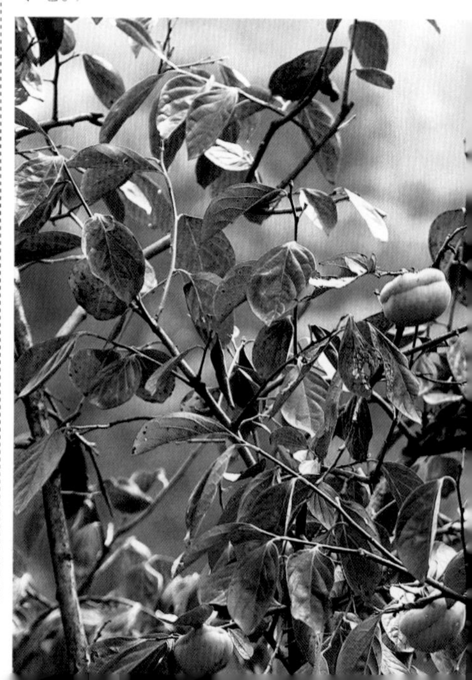

个，同捣粉蒸食，如干，入煮枣泥和拌之。【主治】作饼及糕与小儿食，治秋痢。诜|黄柿和米粉作糗蒸，与小儿食，止下痢、下血有效。藏器

柿蒂【气味】涩，平，无毒。【主治】咳逆哕气，煮汁服。诜【附方】咳逆不止《济生》柿蒂散：治咳逆胸满。用柿蒂、丁香各二钱，生姜五片。水煎服。或为末，白汤点服。洁古加人参一钱，治虚人咳逆。《三因》加良姜、甘草等分。《卫生宝鉴》加青皮、陈皮。王氏《易简》加半夏、生姜。

椑柿

【释名】漆柿、绿柿、青椑、乌椑、花椑、赤棠。〔时珍曰〕椑乃柿之小而卑者，故谓之椑。他柿至熟则黄赤，惟此虽熟亦青黑色。捣碎浸汁谓之柿漆，可以染罾、扇诸物，故有漆柿之名。

(椑柿可能为柿科植物油柿。油柿：落叶乔木；树皮深灰色或灰褐色，成薄片状剥落，露出白色的内皮。叶长圆形、长圆状倒卵形、倒卵形。花冠壶形或近钟形。果卵形、卵状长圆形、球形或扁球形，略呈4棱，嫩时绿色，成熟时暗黄色，有易脱落的软毛。花期4～5月，果期8～10月。分布于浙江中部以南、安徽南部、江西、福建、湖南、广东北部和广西。)

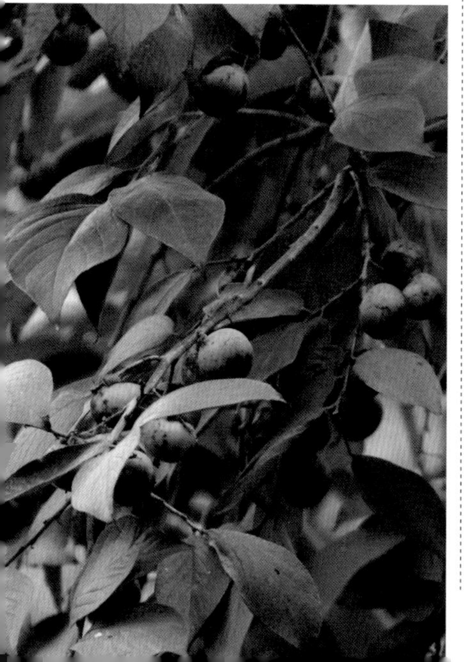

【集解】〔志曰〕柿生江淮以南，似柿而青黑。〔颂曰〕柿出宣歙、荆襄、闽广诸州。柿大如杏，惟堪生啖，不可为干也。

【气味】甘，寒，涩，无毒。

【主治】压丹石药发热，利水，解酒毒，去胃中热。久食，令人寒中。《开宝》|止烦渴，润心肺，除腹脏冷热。日华

君迁子

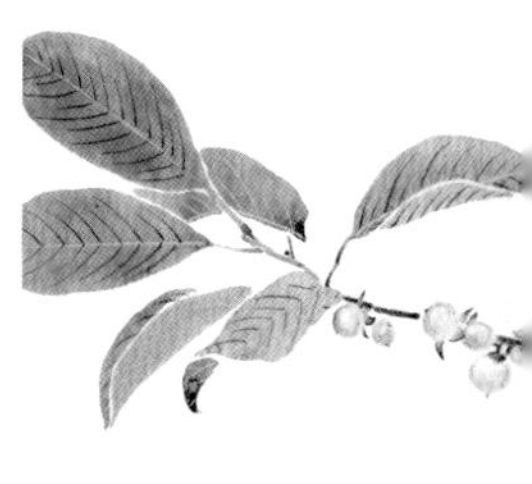

【释名】梬枣、楔枣、牛奶柿、丁香柿、红蓝枣。

【集解】〔藏器曰〕君迁子生海南，树高丈余，子中有汁，如乳汁甜美。〔时珍曰〕君迁即梬枣，其木类柿而叶长。但结实小而长，状如牛奶，干熟则紫黑色。一种小圆如指顶大者，名丁香柿，味尤美。

(君迁子：落叶乔木。单叶互生，叶片椭圆形至长圆形。花簇生于叶腋，花淡黄色至淡红色，花冠壶形。浆果近球形至椭圆形，初熟时淡黄色，后则变为蓝黑色，被白蜡质。花期5～6月，果期10～11月。分布于辽宁、河北、山西、陕西、甘肃、山东、江苏、安徽、浙江、江西、河南、湖北、湖南及西南等地。)

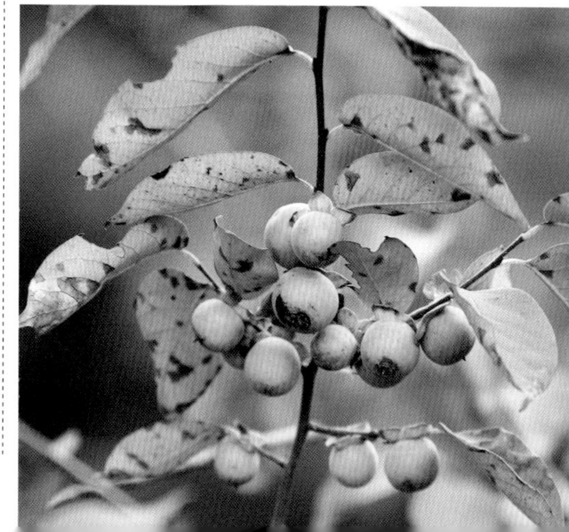

【气味】甘、涩，平，无毒。

【主治】止消渴，去烦热，令人润泽。藏器|镇心。久服，悦人颜色，令人轻健。珣

安石榴

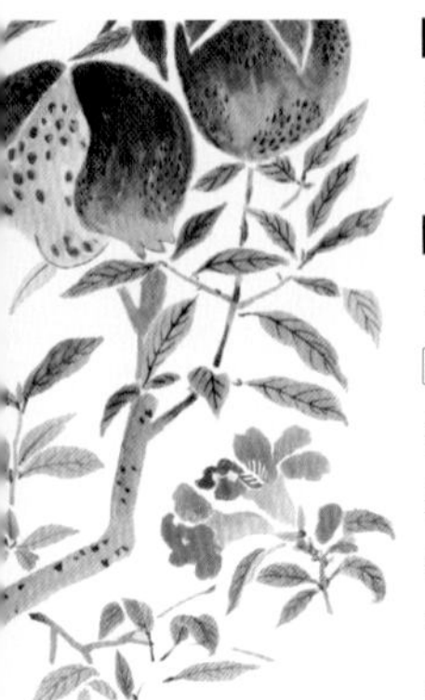

【释名】若榴、丹若、金罂。〔时珍曰〕榴者，瘤也，丹实垂垂如赘瘤也。

【集解】〔颂曰〕安石榴，本生西域，今处处有之。〔时珍曰〕榴五月开花，有红、黄、白三色。单叶者结实。千叶者不结实，或结亦无子也。实有甜、酸、苦三种。

甘石榴【气味】甘、酸，温，涩，无毒。〔诜曰〕多食损齿令黑。凡服食药物人忌食之。〔震亨曰〕榴者，留也。其汁酸性滞，黏膈成痰。

【主治】咽喉燥渴。《别录》|能理乳石毒。段成式|制三尸虫。时珍

酸石榴【气味】酸，温，涩，无毒。【主治】赤白痢腹痛，连子捣汁，顿服一枚。孟诜|止泻痢崩中带下。时珍

酸榴皮【气味】同实。【主治】止下痢漏精。《别录》|治筋骨风，腰脚不遂，行步挛急疼痛，涩肠。取汁点目，止泪下。权|煎服，下蛔虫。藏器|止泻痢，下血脱肛，崩中带下。时珍【附方】**赤白痢下** 腹痛，食不消化者。《食疗本草》：用醋榴皮，炙黄为末，枣肉或粟米饭和丸梧子大。每空腹米饮服三十丸，日三服，以知为度。如寒滑，加附子、赤石脂各一倍。《肘后方》：用皮烧存性，为末。每米饮服方寸匕，日三服，效乃止。**久痢久泻** 陈石榴皮酢者，焙研细末。每服二钱，米饮下。患二三年或二三月，百方不效者，服之便止，不可轻忽之也。**疔肿恶毒** 以针刺四畔，用榴皮着疮上，以面围四畔，灸之，以痛为度。仍纳榴末敷上急裹，经宿连根出也。

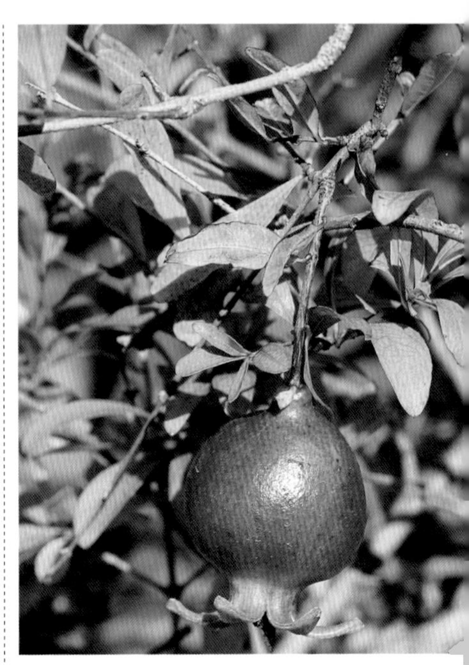

（安石榴为石榴科植物石榴。石榴：落叶灌木或乔木。叶对生或簇生，叶片倒卵形至长椭圆形，全缘。花1至数朵，生小枝顶端或腋生；萼筒钟状，肉质而厚，红色，裂片6，三角状卵形；花瓣6，红色，与萼片互生，倒卵形，有皱纹。浆果近球形，果皮肥厚革质，熟时黄色，或带红色，内具薄隔膜，顶端有宿存花萼。种子多数，倒卵形，带棱角。花期5～6月，果期7～8月。我国大部分地区有分布。）

榴花【主治】阴干为末，和铁丹服，一年变白发如漆。藏器|铁丹，飞铁为丹也，亦铁粉之属。千叶者，治心热吐血。又研末吹鼻，止衄血，立效。亦敷金疮出血。苏颂【附方】**金疮出血** 榴花半斤，石灰一升。捣和阴干。每用少许敷之，立止。崔元亮方|**鼻出衄血** 酢榴花二钱半，黄蜀葵花一钱。为末。每服一钱，水一盏，煎服，效乃止。**九窍出血** 石榴花（揉）塞之取效。叶亦可。

橘

【集解】〔颂曰〕木高一二丈，叶与枳无

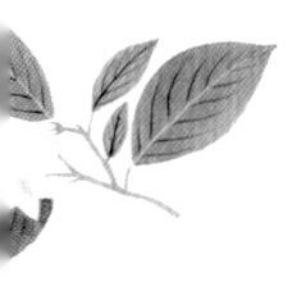

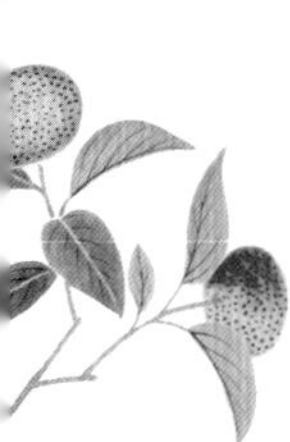

辨，刺出茎间。夏初生白花，六七月成实，至冬黄熟。〔时珍曰〕夫橘、柚、柑三者相类而不同。橘实小，其瓣味微酢，其皮薄而红，味辛而苦。柑大于橘，其瓣味甘，其皮稍厚而黄，味辛而甘。柚大小皆如橙，其瓣味酢，其皮最厚而黄，味甘而不甚辛。如此分之，即不误矣。按《事类合璧》云：橘树高丈许，枝多生刺。其叶两头尖，绿色光面，大寸余，长二寸许。四月着小白花，甚香。结实至冬黄熟，大者如杯，包中有瓣，瓣中有核也。

橘实【气味】甘、酸，温，无毒。【主治】甘者润肺，酸者聚痰。藏器|止消渴，开胃，除胸中膈气。《大明》【发明】〔时珍曰〕橘皮，下气消痰，其肉生痰聚饮，表里之异如此，凡物皆然。今人以蜜煎橘充果食甚佳，亦可酱菹也。

黄橘皮【释名】红皮、陈皮。〔好古曰〕橘皮以色红日久者为佳，故曰红皮、陈皮。去白者曰橘红也。【修治】〔时珍曰〕橘皮，纹细色红而薄，内多筋脉，其味苦辛；柑皮，纹粗色黄而厚，内多白膜，其味辛甘；柚皮，最厚而虚，纹更粗，色黄，内多膜无筋，其味甘多辛少。但以此别之，即不差矣。橘皮性温，柑、柚皮性冷，不可不知。今天下多以广中来者为胜，江西者次之。【气味】苦、辛，温，无毒。【主治】胸中瘕热逆气，利水谷。久服去臭，下气通神。《本经》|下气，止呕咳，治气冲胸中，吐逆霍乱，疗脾不能消谷，止泄，除膀胱留热停水，五淋，利小便，去寸白虫。《别录》|清痰涎，治上气咳嗽，开胃，主气痢，破癥瘕痃癖。甄权|疗呕哕反胃嘈杂，时吐清水，痰痞痎疟，大肠闷塞，妇人乳痈。入食料，解鱼腥毒。时珍【发明】〔原曰〕橘皮，能散、能泻、能温、能补、能和，化痰治嗽，顺气理中，调脾快膈，通五淋，疗酒病，其功当在诸药之上。〔时珍曰〕橘皮，苦能泄、能燥，辛能散，温能和。其治百病，总是取其理气燥湿之功。同补药则补，同泻药则泻，同升药则升，同降药则降。脾乃元气之母，肺乃摄气之籥，故橘皮为二经气分之药，但随所配而补泻升降也。【附方】**润下丸** 治湿痰，因火泛上，停滞胸膈，咳唾稠黏。陈橘皮半斤（入砂锅内，下盐五钱，化水淹过，煮干），粉甘草二两（去皮，蜜炙）。各取净末，蒸饼和丸梧子大。每服百丸，白汤下。**宽中丸** 治脾气不和，冷气客于中，壅遏不通，是为胀满。用橘皮四两，白术二两。为末酒糊丸梧子大。每食前木香汤下三十丸，日三服。**橘皮汤** 治男女伤寒并一切杂病呕哕，手足逆冷者。用橘皮四两，生姜一两。水二升，煎一升，徐徐呷之即止。**霍乱吐泻** 不拘男女，但有一点胃气存者，服之再生。广陈

（橘：常绿小乔木或灌木。枝细，多有刺。叶互生；叶柄有窄翼，顶端有关节；叶片披针形或椭圆形，具不明显的钝锯齿，有半透明油点。花瓣5，白色或带淡红色，开时向上反卷。柑果近圆形或扁圆形，果皮薄而宽，容易剥离。花期3～4月，果期10～12月。主要分布于广东、福建、四川、浙江、江西等地。）

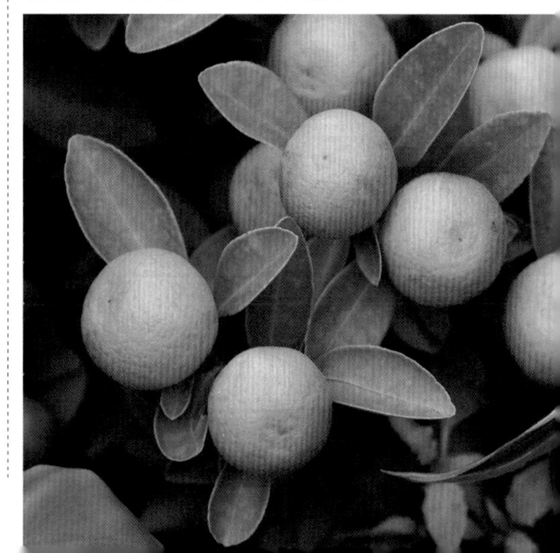

皮（去白）五钱，真藿香五钱。水二盏，煎一盏，时时温服。《圣惠》：用陈橘皮末二钱，汤点服。不省不省者灌之。仍烧砖沃醋，布裹砖，安心下熨之，便活。**反胃吐食** 真橘皮，以日照西壁土炒香，为末。每服二钱，生姜三片，枣肉一枚，水二钟温服。**痰膈气胀** 陈皮三钱。水煎热服。**卒然失声** 橘皮半两，水煎，徐呷。**经年气嗽** 橘皮、神麹、生姜（焙干）等分。为末，蒸饼和丸梧子大。每服三五十丸，食后、夜卧各一服。**化食消痰** 胸中热气。用橘皮半两。微熬，为末。水煎代茶，细呷。

青橘皮【修治】〔时珍曰〕青橘皮乃橘之未黄而青色者，薄而光，其气芳烈。入药以汤浸去瓤，切片醋拌，瓦炒过用。【气味】苦、辛，温，无毒。【主治】气滞，下食，破积结及膈气。颂|破坚癖，散滞气，去下焦诸湿，治左胁肝经积气。元素|治胸膈气逆，胁痛，小腹疝痛，消乳肿，疏肝胆，泻肺气。时珍【附方】**快膈汤** 治冷膈气及酒食后饱满。用青橘皮一斤，作四分：四两用盐汤浸，四两用百沸汤浸，四两用醋浸，四两用酒浸。各三日取出，去白切丝，以盐一两炒微焦，研末。每用二钱，以茶末五分，水煎温服。亦可点服。**理脾快气** 青橘皮一斤（晒干焙研末），甘草末一两，檀香末半两。和匀收之。每用一二钱，入盐少许，白汤点服。**疟疾寒热** 青皮一两。烧存性，研末。发前，温酒服一钱，临时再服。**妇人乳岩** 因久积忧郁，乳房内有核如指头，不痛不痒，五七年成痈，名乳岩，不可治也。用青皮四钱，水一盏半，煎一盏，徐徐服之，日一服。或用酒服。**聤耳出汁** 青皮烧研末，绵包塞之。**唇燥生疮** 青皮烧研，猪脂调涂。

橘瓤上筋膜【主治】口渴、吐酒。炒熟，煎汤饮，甚效。《大明》

橘核【修治】〔时珍曰〕凡用，须以新瓦焙香，去壳取仁，研碎入药。【气味】苦，平，无毒。【主治】肾疰腰痛，膀胱气痛，肾冷。炒研，每温酒服一钱，或酒煎服之。《大明》|治酒齄风、鼻赤。炒研，每服一钱，胡桃肉一个，擂酒服，以知为度。宗奭|小肠疝气及阴核肿痛。炒研五钱，老酒煎服，或酒糊丸服，甚效。时珍

柑

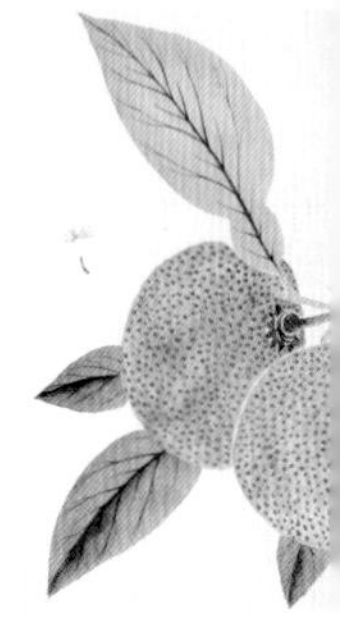

【释名】木奴。〔志曰〕柑，未经霜时犹酸，霜后甚甜，故名柑子。

【集解】〔时珍曰〕柑，南方果也，而闽、广、温、台、苏、抚、荆州为盛，川蜀虽有不及之。其树无异于橘，但刺少耳。柑皮比橘色黄而稍厚，理稍粗而味不苦。橘可久留，柑易腐败。柑树畏冰雪，橘树略可。此柑、橘之异也。柑、橘皮，今人多混用，不可不辨，详见橘下。

【气味】甘，大寒，无毒。

【主治】利肠胃中热毒，解丹石，止暴渴，利小便。《开宝》

（柑为芸香科植物茶枝柑等多种柑类植物。灌木或小乔木。叶互生，常椭圆形。花白色。果实扁圆形或馒头形；果皮易剥离，质松脆，白色内层棉絮状。果熟期12月中旬。）

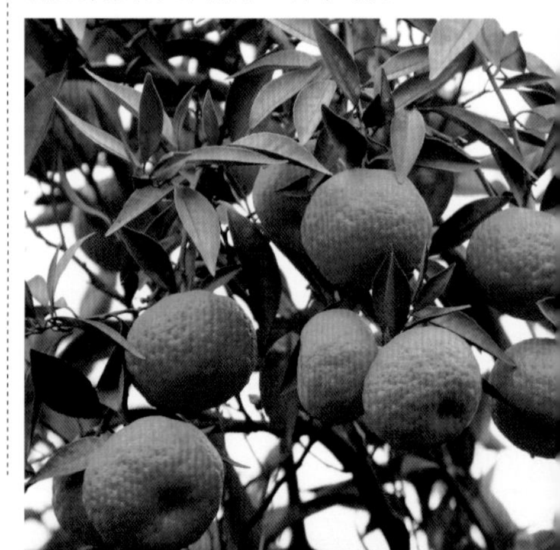

橙

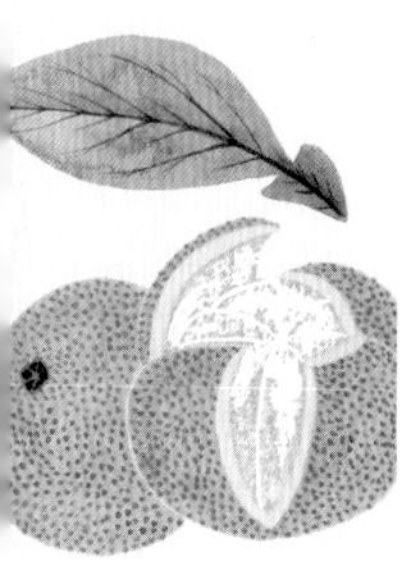

【释名】金球、鹄壳。

【集解】〔时珍曰〕橙产南土，其实似柚而香，叶有两刻缺如两段，亦有一种气臭者。柚乃柑属之大者，早黄难留；橙乃橘属之大者，晚熟耐久，皆有大小二种。案《事类合璧》云：橙树高枝，叶不甚类橘，亦有刺。其实大者如碗，颇似朱栾，经霜早熟，色黄皮厚，蹙衄如沸，香气馥郁。其皮可以熏衣，可以芼鲜，可以和葅醢，可以为酱齑，可以蜜煎，可以糖制为橙丁，可以蜜制为橙膏。嗅之则香，食之则美，诚佳果也。

【气味】酸，寒，无毒。

（甜橙：常绿小乔木。树枝有刺或无刺。叶互生，单身复叶；叶翼狭窄，顶端有关节；叶片质较厚，椭圆形或卵圆形，波状全缘或有不明显的波状锯齿，有半透明油腺点。花腋生，花瓣5，白色，舌形。柑果扁圆形或近球形，橙黄色或橙红色，果皮较厚，不易剥离，果汁黄色，味甜。花期4月，果熟期11～12月。江苏、浙江、江西、福建、台湾、湖北、湖南、广东、广西、四川、贵州、云南等地均有栽培。）

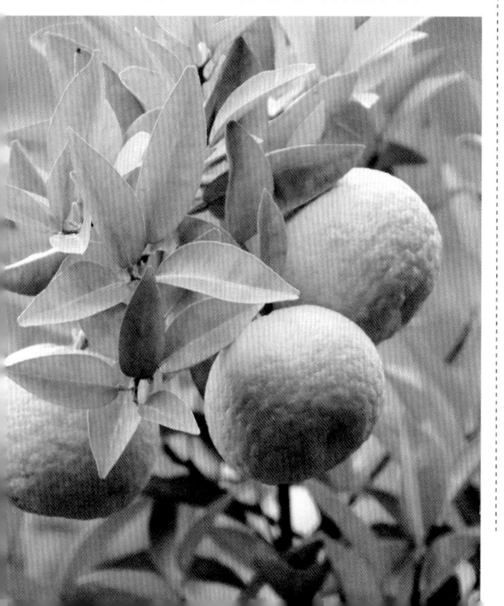

【主治】洗去酸汁，切和盐、蜜，煎成贮食，止恶心，能去胃中浮风恶气。《开宝》|行风气，疗瘿气，发瘰疬，杀鱼、蟹毒。士良

皮【气味】苦、辛，温，无毒。【主治】作酱、醋香美，散肠胃恶气，消食下气，去胃中浮风气。《开宝》|和盐贮食，止恶心，解酒病。孟诜|糖作橙丁，甘美，消痰下气，利膈宽中，解酒。时珍【附方】**香橙汤** 宽中快气，消酒。用橙皮二斤（切片），生姜五两（切，焙，擂烂），入炙甘草末一两，檀香末半两，和作小饼。每嚼一饼，沸汤入盐送下。

柚

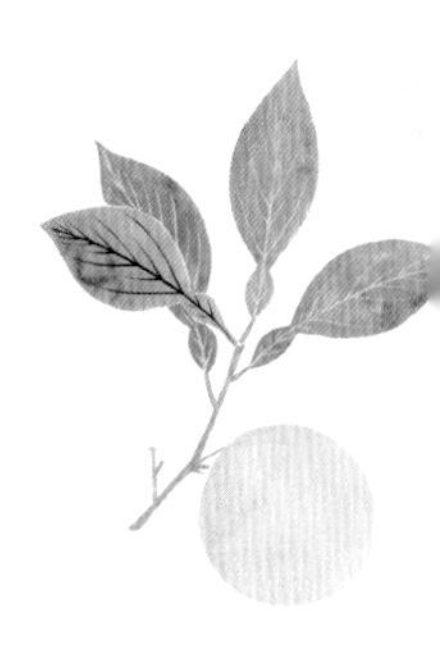

【释名】櫾、壶柑、臭橙、朱栾。

【集解】〔恭曰〕柚皮厚味甘，不似橘皮薄味辛而苦。其肉亦如橘，有甘有酸，酸者名壶柑。今俗人谓橙为柚，非矣。〔时珍曰〕柚，树、叶皆似橙。其实有大、小二种：小者如柑、如橙；大者如瓜、如升，有围及尺余者，亦橙之类也。今人呼为朱栾，形色圆正，都类柑、橙。但皮厚而粗，其味甘，其气臭，其瓣坚而酸恶不可食，其花甚香。南人种其核，长成以接柑、橘，云甚良也。盖橙乃橘属，故其皮皱厚而香，味苦而辛；柚乃柑属，故其皮粗厚而臭，味甘而辛。如此分，柚与橙、橘自明矣。

【气味】酸，寒，无毒。

【主治】消食，解酒毒，治饮酒人口气，去肠胃中恶气，疗妊妇不思食、口淡。《大明》

皮【气味】甘、辛，平，无毒。【主治】下气。宜食，不入药。弘景|消食快膈，散愤懑之气，化痰。时珍【附方】**痰气咳嗽** 用香栾，去核，切，砂瓶内浸酒，封固一夜，煮烂，蜜拌匀，时时含咽。

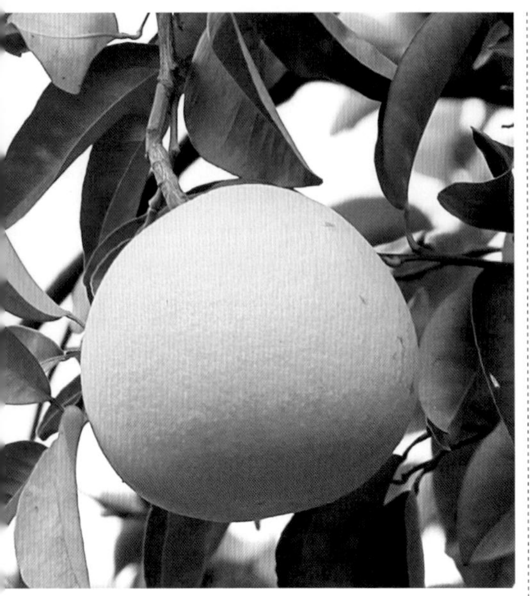

（柚：常绿乔木。小枝扁，有刺。单身复叶互生；叶柄有倒心形宽叶翼，叶片长椭圆形或阔卵形，边缘浅波状或有钝锯齿。花腋生，白色花瓣4～5，长圆形，肥厚。柑果梨形、倒卵形或扁圆形，柠檬黄色。花期4～5月，果熟期10～11月。浙江、江西、福建、台湾、湖北、湖南、广东、广西、四川、贵州、云南等地均有栽培。）

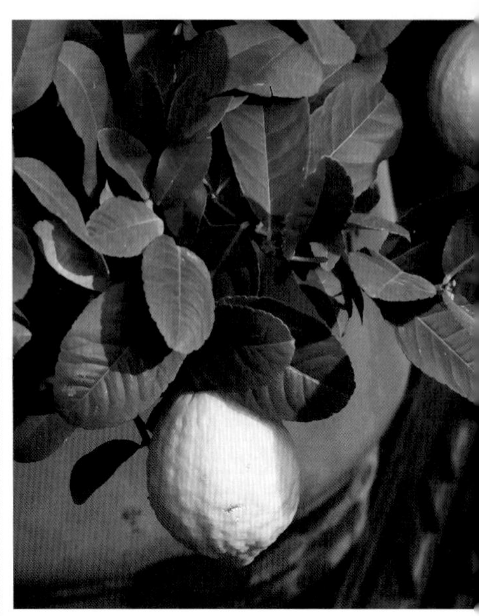

（枸橼：常绿小乔木或灌木。枝有短硬棘刺。叶互生，具短柄，无叶翼；叶片长圆形或倒卵状长圆形，边缘有锯齿，具半透明的油腺点。花生于叶腋；花瓣5，内面白色，外面淡紫色。柑果长圆形、卵形或近球形，先端有乳头状突起。花期4月，果熟期10～11月。江苏、浙江、福建、台湾、湖北、湖南、广东、广西、四川、云南等地皆有栽培。）

枸橼

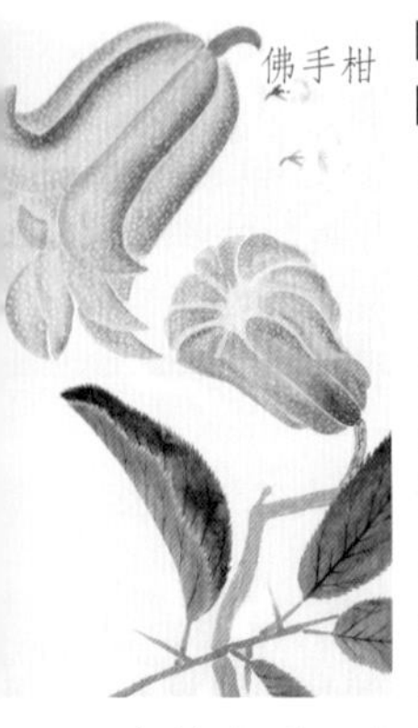

【释名】香橼、佛手柑。

【集解】〔藏器曰〕枸橼生岭南，柑、橘之属也。其叶大，其实大如盏，味辛酸。〔颂曰〕今闽广、江南皆有之，彼人呼为香橼子。形长如小瓜状，其皮若橙而光泽可爱，肉甚厚，白如萝卜而松虚。虽味短而香芬大胜，置衣笥中，则数日香不歇。寄至北方，人甚贵重。古作五和糁用之。〔时珍曰〕枸橼产闽广间。木似朱栾而叶尖长，枝间有刺。植之近水乃生。其实状如人手，有指，俗呼为佛手柑。有长一尺四五寸者。皮如橙柚而厚，皱而光泽。其色如瓜，生绿熟黄。其核细。其味不甚佳而清香袭人。南人雕镂花鸟，作蜜煎果食。置之几案，可供玩赏。若安芋片于蒂而以湿纸围护，经久不瘪。或捣蒜罨其蒂上，则香更充溢。

皮瓤【气味】辛、酸，无毒。**【主治】**下气，除心头痰水。藏器|煮酒饮，治痰气咳嗽。煎汤，治心下气痛。时珍

枇杷

【释名】〔宗奭曰〕其叶形似琵琶，故名。

【集解】〔颂曰〕枇杷，旧不著所出州土，今襄、汉、吴、蜀、闽、岭、江西南、湖南北皆有之。木高丈余，肥枝长叶，大如

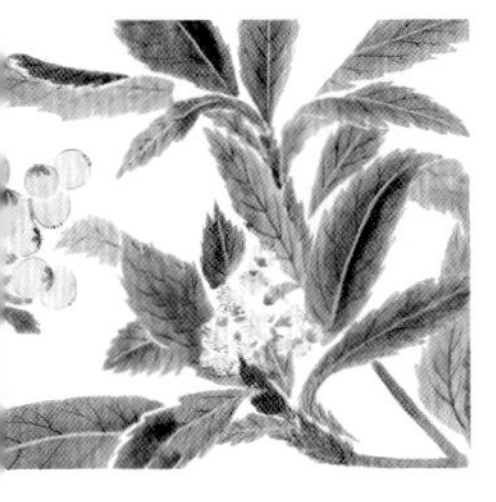

驴耳，背有黄毛，阴密婆娑可爱，四时不凋。盛冬开白花，至三四月成实作梂，生大如弹丸，熟时色如黄杏，微有毛，皮肉甚薄，核大如茅栗，黄褐色。四月采叶，曝干用。

实【气味】甘、酸，平，无毒。【主治】止渴下气，利肺气，止吐逆，主上焦热，润五脏。《大明》

叶【修治】〔恭曰〕凡用须火炙，以布拭去毛。不尔射人肺，令咳不已。或以粟秆作刷刷之，尤易洁净。〔时珍曰〕治胃病，以姜汁涂炙；治肺病，以蜜水涂炙，乃良。【气味】苦，平，无毒。【主治】卒啘不止，下气，煮汁服。《别录》〔弘景曰〕若不暇煮，但嚼汁咽，亦瘥。治呕哕不止，妇人产后口干。《大明》|煮汁饮，主渴疾，治肺气热嗽，及肺风疮，胸面上疮。诜|和胃降气，清热解暑毒，疗脚气。时珍

（枇杷：常绿小乔木。小枝、花梗密生锈色绒毛。叶片革质，叶片上部边缘有疏锯齿。圆锥花序顶生，花瓣白色，长圆形或卵形。果实球形或长圆形。花期10～12月，果期翌年5～6月。分布于中南及陕西、甘肃、江苏、安徽、浙江、江西、福建、台湾、四川、贵州、云南等地。）

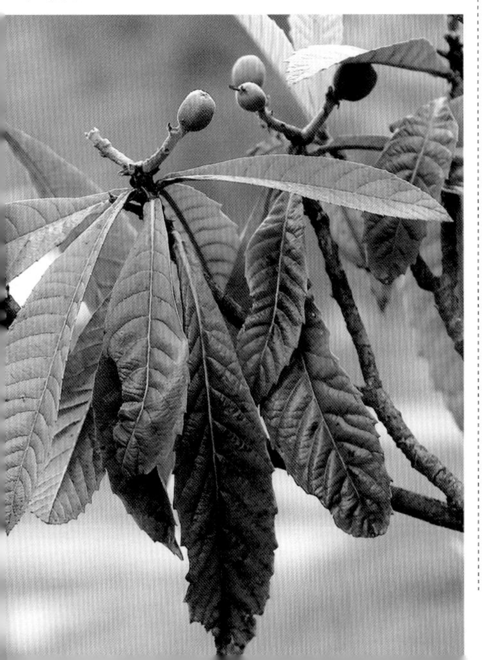

【发明】〔时珍曰〕枇杷叶，气薄味厚，阳中之阴。治肺胃之病，大都取其下气之功耳。气下则火降痰顺，而逆者不逆，呕者不呕，渴者不渴，咳者不咳矣。〔宗奭曰〕治肺热嗽甚有功。一妇人患肺热久嗽，身如火炙，肌瘦将成劳。以枇杷叶、木通、款冬花、紫菀、杏仁、桑白皮各等分，大黄减半。如常治讫，为末，蜜丸樱桃大。食后、夜卧各含化一丸，未终剂而愈矣。

【附方】**温病发哕**　因饮水多者。枇杷叶（去毛，炙香）、茅根各半斤。水四升，煎二升，稍稍饮之。**反胃呕哕**　枇杷叶（去毛，炙）、丁香各一两，人参二两。为末，每服三钱，水一盏，姜三片，煎服。**酒齄赤鼻**　枇杷叶、栀子仁等分。为末。每服二钱，温酒调下。日三服。

杨梅

【释名】杭子。〔时珍曰〕其形如水杨子而味似梅，故名。

【集解】〔志曰〕杨梅，生江南、岭南山谷。树若荔枝树，而叶细阴青。子形似水杨子，而生青熟红，肉在核上，无皮壳。四月、五月采之。〔时珍曰〕杨梅树叶如龙眼及紫瑞香，冬月不凋。二月开花结实，形如楮实子，五月熟，有红、白、紫三种，红胜于白，紫胜于红，颗大而核细，盐藏、蜜渍、糖收皆佳。

实【气味】酸、甘，温，无毒。【主治】盐藏食，去痰止呕哕，消食下酒。干作屑，临饮酒时服方寸匕，止吐酒。《开宝》|止渴，和五脏，能涤肠胃，除烦愦恶气。

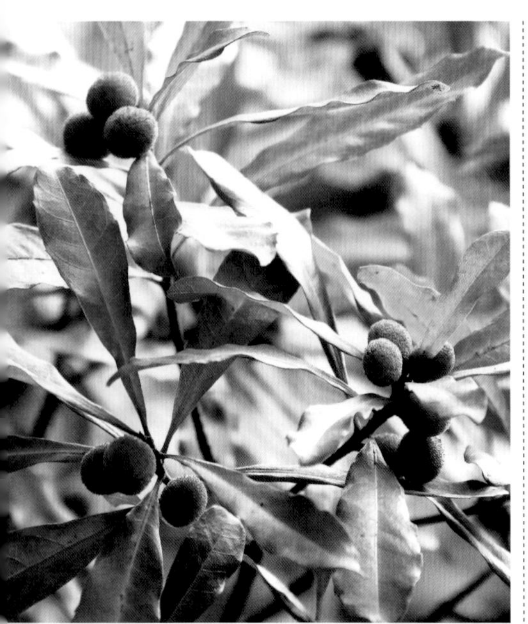

（杨梅：常绿乔木。单叶互生；叶片长椭圆形或倒披针形，革质，全缘。雄花序常数条丛生于叶腋，圆柱形；雌花序为卵状长椭圆形，常单生于叶腋。核果球形，外果皮暗红色，由多数囊状体密生而成。花期4月，果期6～7月。分布于江苏、浙江、江西、福建、台湾、湖南、广东、广西、四川、贵州、云南等地。）

烧灰服，断下痢，甚验。盐者常含一枚，咽汁，利五脏下气。诜

樱桃

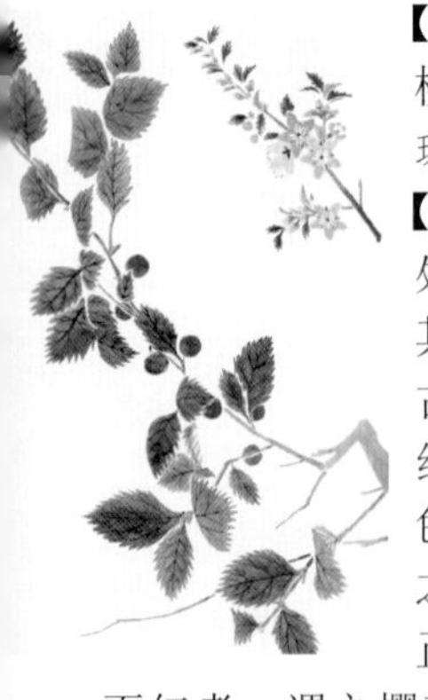

【释名】莺桃、含桃、荆桃。〔时珍曰〕其颗如璎珠，故谓之樱。

【集解】〔颂曰〕樱桃，处处有之，而洛中者最胜。其木多阴，先百果熟，故古人多贵之。其实熟时深红色者，谓之朱樱。紫色，皮里有细黄点者，谓之紫樱，味最珍重。又有正黄明者，谓之蜡樱。小而红者，谓之樱珠，味皆不及。极大者，

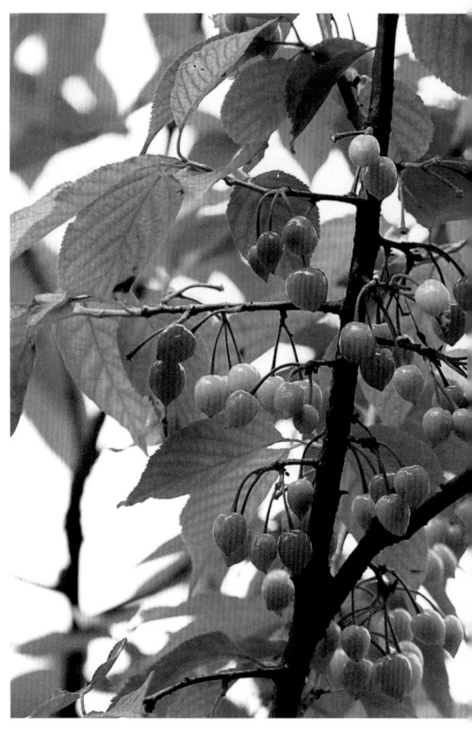

（樱桃：落叶灌木或乔木。树皮灰白色，有明显的皮孔。叶互生，叶片卵形或长圆状卵形，边有尖锐重锯齿。花序伞房状或近伞形，先叶开放，花瓣5，白色。核果近球形，红色。分布于华东及辽宁、河北、甘肃、陕西、湖北、四川、广西、山西、河南等地。）

有若弹丸，核细而肉厚，尤难得。〔时珍曰〕樱桃树不甚高。春初开白花，繁英如雪。叶团，有尖及细齿。结子一枝数十颗，三月熟时须守护，否则鸟食无遗也。盐藏、蜜煎皆可，或同蜜捣作糕食，唐人以酪荐食之。

【气味】甘，热，涩，无毒。

【主治】调中，益脾气，令人好颜色，美志。《别录》|止泄精、水谷痢。孟诜

山婴桃

【释名】朱桃、麦樱、英豆、李桃。

【集解】〔别录曰〕婴桃实大如麦，多毛。四月采，阴干。〔弘景曰〕婴桃即今朱婴，

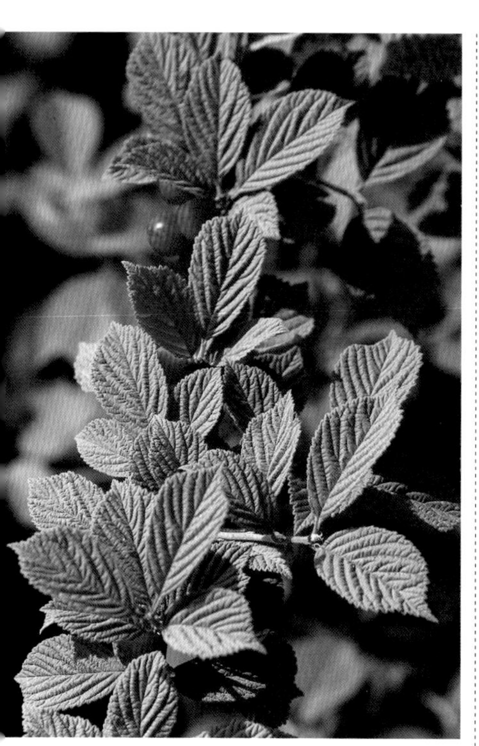

（山婴桃为蔷薇科植物山樱桃。山樱桃：落叶灌木。单叶互生，叶片卵状椭圆形或倒卵状椭圆形。花单生或两朵簇生；花瓣5，白色或粉红色，倒卵形。核果近球形，红色。花期4～5月，果期6～9月。分布于东北、华北及陕西、宁夏、甘肃、青海、山东、四川、云南、西藏等地。）

可煮食者。婴桃形相似而实乖异，山间时有之，方药不用。〔时珍曰〕树如朱婴，但叶长尖不团。子小而尖，生青熟黄赤，亦不光泽，而味恶不堪食。

实【气味】辛，平，无毒。【主治】止泄、肠澼，除热，调中益脾气，令人好颜色，美志。《别录》|止泄精。孟诜

银杏

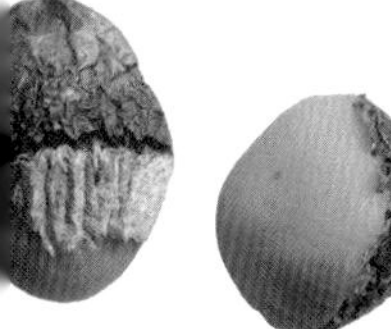

【释名】白果、鸭脚子。〔时珍曰〕原生江南，叶似鸭掌，因名鸭脚。宋初始入贡，改呼银杏，因其形似小杏而核色白也。今名白果。

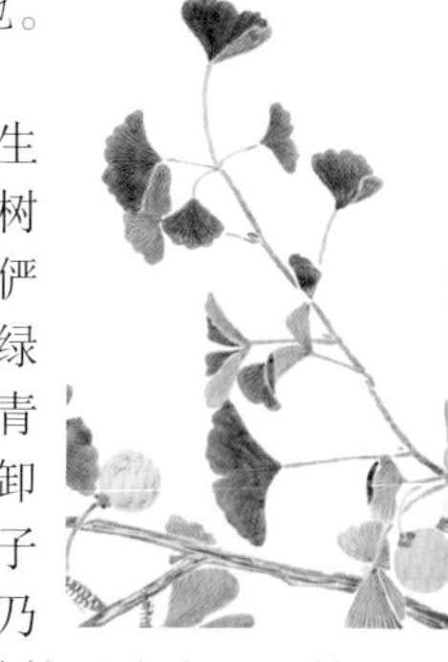

【集解】〔时珍曰〕银杏生江南，以宣城者为胜。树高二三丈。叶薄纵理，俨如鸭掌形，有刻缺，面绿背淡。二月开花成簇，青白色，二更开花，随即卸落，人罕见之。一枝结子百十，状如楝子，经霜乃熟烂。去肉取核为果，其核两头尖，三棱为雄，二棱为雌。其仁嫩时绿色，久则黄。须雌雄同种，其树相望，乃结实。

核仁【气味】甘、苦，平，涩，无毒。〔时珍曰〕熟食，小苦微甘，性温有小毒。【主治】生食，引疳解酒，熟食益人。李鹏飞|熟食，温肺益气，定喘嗽，缩小便，止白浊。生食，降痰，消毒杀虫。嚼浆涂鼻面手足，去皻疱皯黯皴皱，及疥癣疳䘌阴虱。时珍

（银杏：落叶乔木。叶片扇形，淡绿色，有多数2叉状并列的细脉。种子核果状，椭圆形至近球形，外种皮肉质，有白粉，熟时淡黄色或橙黄色；中种皮骨质，白色，具2～3棱。种子成熟期9～10月。全国各地均有栽培。）

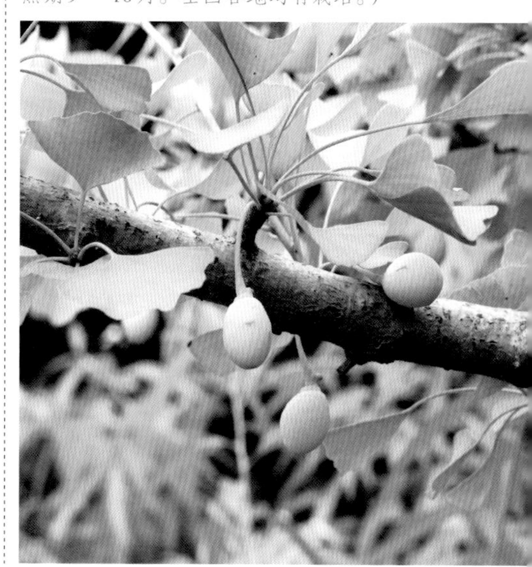

【发明】〔时珍曰〕其气薄味厚，性涩而收，色白属金。故能入肺经，益肺气，定喘嗽，缩小便。生捣能浣油腻，则其去痰浊之功，可类推矣。

【附方】**寒嗽痰喘** 白果七个。煨熟，以熟艾作七丸，每果入艾一丸，纸包再煨香，去艾吃。**哮喘痰嗽** 鸭掌散：用银杏五个，麻黄二钱半，甘草（炙）二钱。水一钟半，煎八分，卧时服。**咳嗽失声** 白果仁四两，白茯苓、桑白皮二两，乌豆半升（炒），蜜半斤。煮熟晒干为末，以乳汁半碗拌湿，九蒸九晒，丸如绿豆大。每服三五十丸，白汤下，神效。**小便频数** 白果十四枚，七生七煨，食之，取效，止。**小便白浊** 生白果仁十枚，擂水饮，日一服，取效，止。**赤白带下** 下元虚惫。白果、莲肉、江米各五钱，胡椒一钱半。为末。用乌骨鸡一只，去肠盛药，瓦器煮烂，空心食之。**肠风下血** 银杏煨熟，出火气，食之，米饮下。**手足皴裂** 生白果嚼烂，夜夜涂之。**头面癣疮** 生白果仁切断，频擦取效。**乳痈溃烂** 银杏半斤，以四两研酒服之，以四两研敷之。

胡桃

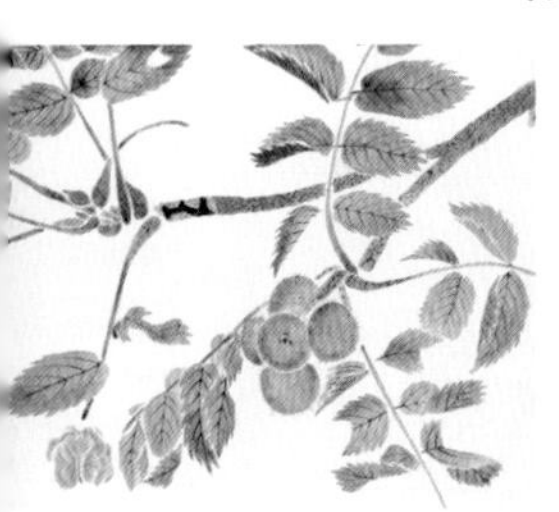

【释名】羌桃、核桃。〔颂曰〕此果本出羌胡，汉时张骞使西域始得种还，植之秦中，渐及东土，故名之。〔时珍曰〕此果外有青皮肉包之，其形如桃，胡桃乃其核也。

【集解】〔颂曰〕胡桃生北土，今陕、洛间甚多。大株厚叶多阴，实亦有房，秋冬熟时采之。〔时珍曰〕胡桃树高丈许，春初生叶，长四五寸，微似大青叶，两两相对，颇作恶气。三月开花如栗花，穗苍黄色。结实至秋如青桃状，熟时沤烂皮肉，取核为果。人多以榉柳接之。案刘恂《岭表录异》云：南方有山胡桃，底平如槟榔，皮厚而大坚，多肉少穰。其壳甚厚，须椎之方破。然则南方亦有，但不佳耳。

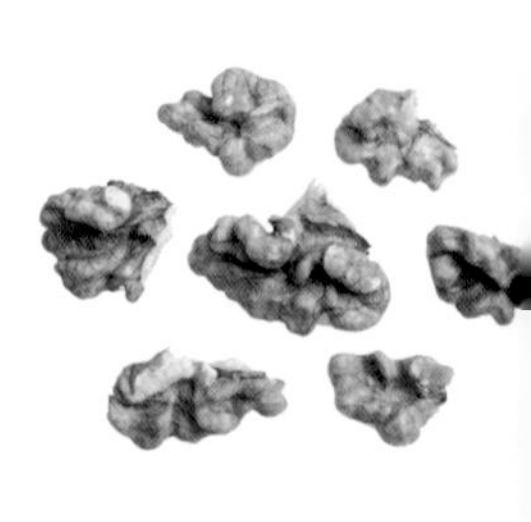

核仁【气味】甘，平、温，无毒。【主治】食之令人肥健、润肌、黑须发。多食利小便、去五痔。捣和胡粉，拔白须发，内孔中，则生黑毛。烧存性，和松脂研，敷瘰疬疮。《开宝》|食之令人能食，通润血脉，骨肉细腻。诜|治损伤、石淋。同破故纸蜜丸服，补下焦。颂|补气养血，润

（胡桃：落叶乔木。树皮灰白色，小枝具明显皮孔。奇数羽状复叶互生，小叶5～9枚，先端1片常较大，椭圆状卵形至长椭圆形，全缘。花与叶同时开放，雄葇荑花序腋生，下垂；雌花序穗状，直立，生于幼枝顶端。果实近球形，表面有斑点，内果皮骨质，表面凹凸不平，有2条纵棱。花期5～6月，果期9～10月。我国南北各地均有栽培。）

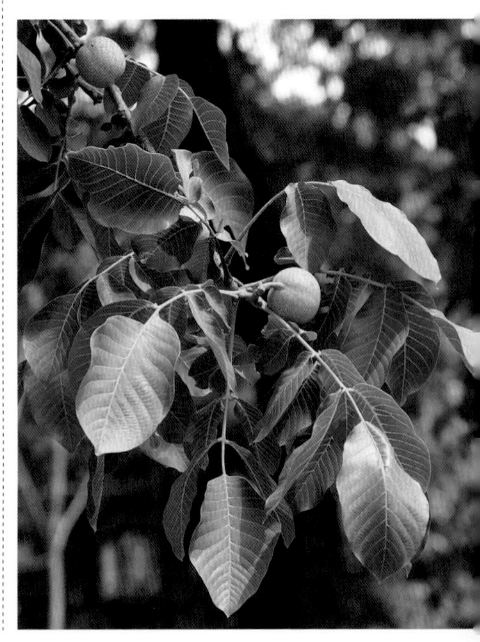

燥化痰，益命门，利三焦，温肺润肠，治虚寒喘嗽，腰脚重痛，心腹疝痛，血痢肠风，散肿毒，发痘疮，制铜毒。时珍【发明】〔时珍曰〕胡桃仁味甘气热，皮涩肉润。孙真人言其冷滑，误矣。近世医方用治痰气喘嗽、醋心及疠风诸病，而酒家往往醉后嗜之。则食多吐水、吐食、脱眉，及酒同食咯血之说，亦未必尽然也。但胡桃性热，能入肾肺，惟虚寒者宜之。而痰火积热者，不宜多食耳。【附方】**消肾溢精** 胡桃丸：治消肾病，因房欲无节及服丹石，或失志伤肾，遂致水弱火强，口舌干，精自溢出，或小便赤黄，大便燥实，或小便大利而不甚渴。用胡桃肉、白茯苓各四两，附子一枚（去皮，切片）。姜汁、蛤粉同焙为末，蜜丸梧桐子大。每服三十丸，米饮下。**小便频数** 胡桃煨熟，卧时嚼之，温酒下。**石淋痛楚** 便中有石子者。胡桃肉一升，细米煮浆粥一升，相和顿服，即瘥。**老人喘嗽** 气促，睡卧不得，服此立定。胡桃肉（去皮）、杏仁（去皮尖）、生姜各一两。研膏，入炼蜜少许和，丸弹子大。每卧时嚼一丸，姜汤下。**食物醋心** 胡桃烂嚼，以生姜汤下，立止。**血崩不止** 胡桃肉十五枚。灯上烧存性，研作一服，空心温酒调下，神效。**小肠气痛** 胡桃一枚，烧炭研末，热酒服之。**一切痈肿** 背痈、附骨疽，未成脓者。胡桃十个（煨熟去壳），槐花一两。研末，杵匀，热酒调服。**压扑伤损** 胡桃仁捣，和温酒顿服，便瘥。

胡桃青皮【气味】苦，涩，无毒。【主治】染髭及帛，皆黑。【附方】**乌髭发** 胡桃皮、蝌蚪等分。捣泥涂之，一染即黑。**白癜风** 青胡桃皮一个，硫黄一皂子大，研匀。日日掺之，取效。

榛

【释名】亲。〔时珍曰〕《礼记》郑玄注云：关中甚多此果。关中，秦地也。榛之从秦，盖取此意。

【集解】〔时珍曰〕榛树低小如荆，丛生。冬末开花如栎花，成条下垂，长二三寸。二月生叶如初生樱桃叶，多皱纹而有细齿及尖。其实作苞，三五相粘，一苞一实。实如栎实。下壮上锐，生青熟褐，其壳厚而坚，其仁白而圆，大如杏仁，亦有皮尖，然多空者，故谚云十榛九空。

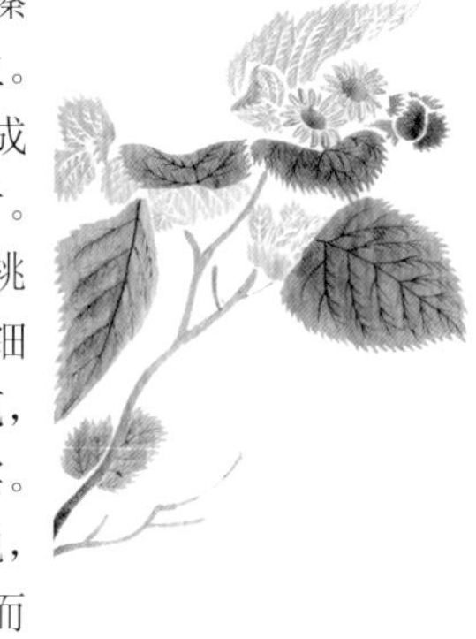

仁【气味】甘，平，无毒。【主治】益气力，实肠胃，令人不饥、健行。《开宝》｜止饥，调中开胃，甚验。《大明》

（榛：灌木或小乔木。树皮灰色；枝条暗灰色，小枝黄褐色。叶片卵圆形至宽倒卵形，边缘有不规则重锯齿。雄花序2～7排成总状。果苞针形，具细条棱，外面密生短柔毛和刺毛状腺体。坚果近球形，密被细绒毛。花期4～5月，果期9月。分布于东北、华北及陕西等地。）

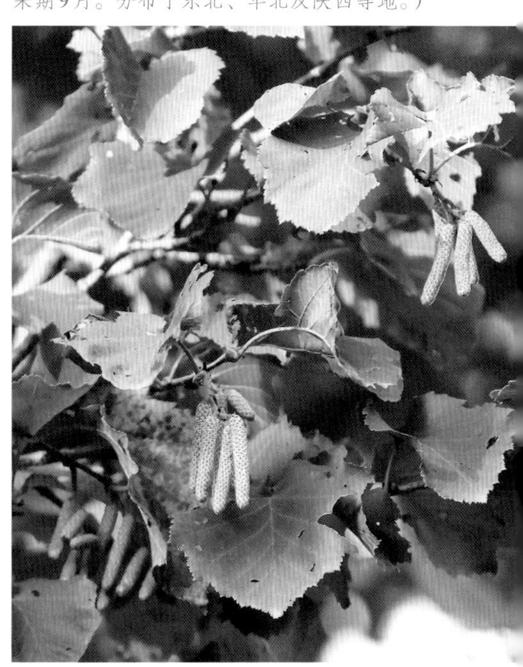

橡实

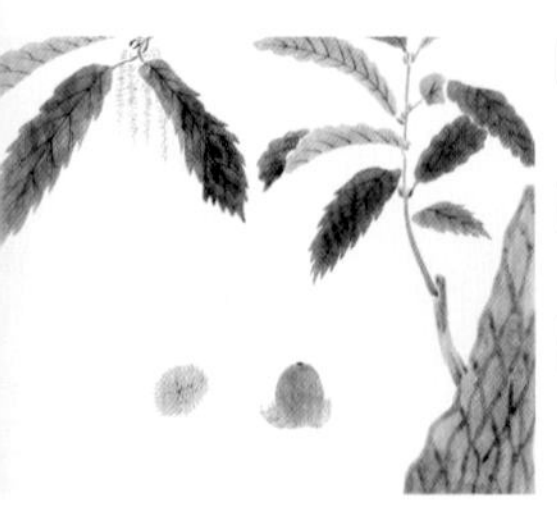

【释名】橡斗、皂斗、栎梂、柞子、芧、栩。〔时珍曰〕栎，柞木也。

【集解】〔颂曰〕橡实，栎木子也。所在山谷皆有。〔宗奭曰〕栎叶如栗叶，所在有之。木坚而不堪充材，亦木之性也。为炭则他木皆不及。〔时珍曰〕栎有二种：一种不结实者，其名曰棫，其木心赤，《诗》云"瑟彼柞棫"是也；一种结实者，其名曰栩，其实为橡。二者树小则耸枝，大则偃蹇。其叶如槠叶，而纹理皆斜勾。四五月开花如栗花，黄色。结实如荔枝核而有尖。其蒂有斗，包其半截。其仁如老莲肉，山人俭岁采以为饭，或捣浸取粉食，丰年可以肥猪。北人亦种之。其木高二三丈，坚实而重，有斑纹点点。大者可作柱栋，小者可为薪炭。其嫩叶可煎饮代茶。

实【气味】苦，微温，无毒。【主治】下痢，厚肠胃，肥健人。苏恭|涩肠止泻。煮食，止饥，御歉岁。《大明》【主治】恶疮，因风犯露致肿者，煎汁日洗，令脓血尽乃止，亦治痢。藏器|止水痢，消瘰疬。《大明》

（橡实为壳斗科植物麻栎。麻栎：落叶乔木。叶互生，革质，叶片长椭圆状披针形，具芒状锯齿。雄花序为葇荑花序；壳斗杯状，包围坚果约1/2；坚果卵球果或卵状长圆形。花期3～5月，果期翌年9～10月。分布于华东、中南、西南及辽宁、河北、山西、陕西、甘肃等地。）

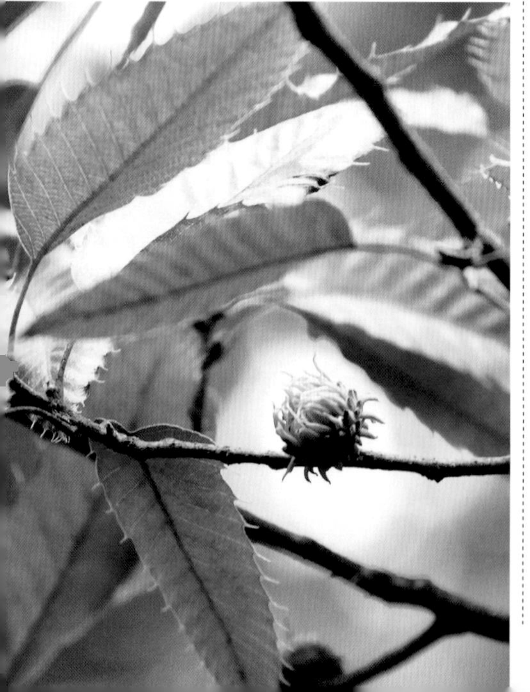

槲实

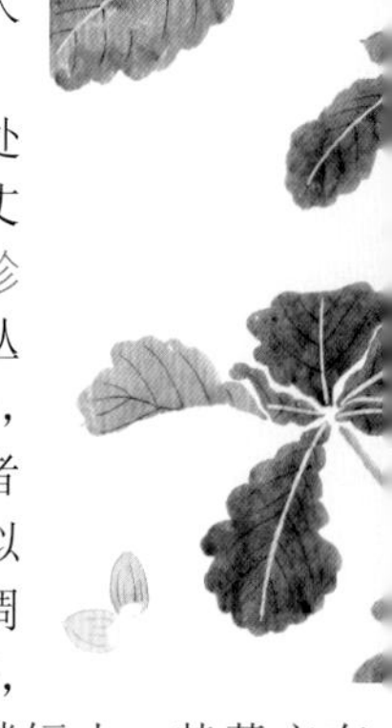

【释名】槲樕、朴樕、大叶栎、栎橿子。

【集解】〔颂曰〕槲，处处山林有之。木高丈余，与栎相类。〔时珍曰〕槲有二种：一种丛生小者名枹（音孚），见《尔雅》；一种高者名大叶栎。树、叶俱似栗，长大粗厚，冬月凋落，三四月开花亦如栗，八九月结实似橡子而稍短小，其蒂亦有斗。其实僵涩味恶，荒岁人亦食之。其木理粗不及橡木，所谓樗栎之材者指此。

仁【气味】苦，涩，平，无毒。【主治】蒸煮作粉，涩肠止痢，功同橡子。时珍

槲若【修治】〔颂曰〕若即叶之名也。入药须微炙令焦。【气味】甘、苦，平，无毒。【主治】疗痔，止血及血痢，止渴。恭|活血，利小便，除面上皶赤。时珍【附方】**卒然吐血** 槲叶为末。每服二钱，水一盏，煎七分，和滓服。**鼻衄不止** 槲叶。捣汁一小盏，顿服即止。**冷淋茎痛** 槲叶，研末。每服三钱，水一盏，葱白七寸，煎六分，去滓，食前温服，日二。**腋下胡臭** 槲若三升。切，水煮浓汁，洗毕，即以甘苦瓠壳烟熏之。后用辛夷、细辛、杜衡末，

醋浸一夜，傅之。

木皮 俗名赤龙皮。【气味】苦，涩，无毒。【主治】煎服，除蛊及漏，甚效。恭|煎汤，洗恶疮，良。权|能吐瘰疬，涩五脏。《大明》|止赤白痢，肠风下血。时珍【附方】

下部生疮 槲皮、榉皮煮汁，熬如饴糖，以导下部。**久痢不止** 槲白皮（姜汁炙五度）一两，干姜（炮）半两。为末。每服二钱，米饮调下。**久疮不已** 槲木皮一尺，阔六寸，切，以水一斗，煮取五升，入白沙糖十挺，煎取一升，分三服，即吐而愈。

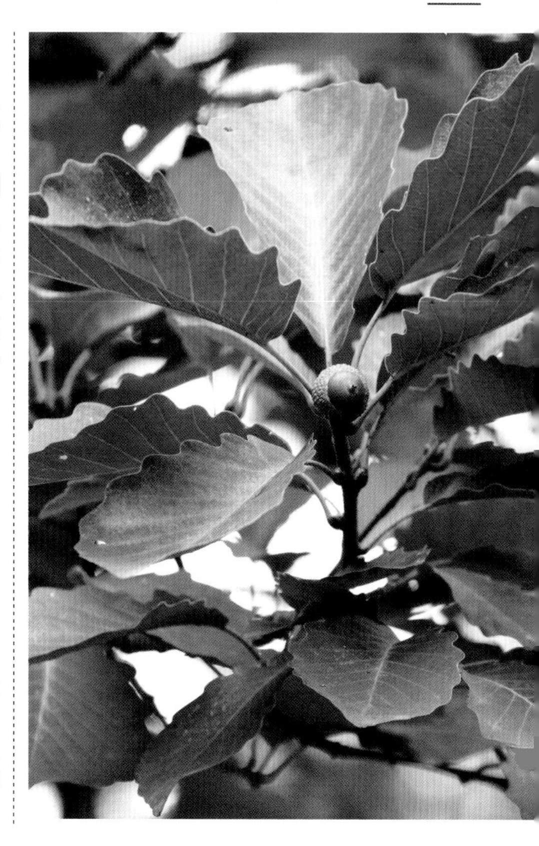

（槲树：落叶乔木；叶互生，革质或近革质，倒卵形或长倒卵形，基部耳形或窄楔形，边缘波状裂片或粗齿。雄花序长约4cm，轴密被浅黄色绒毛，生于新枝叶腋，花被具灰白色绒毛；雌花序长1～3cm，雌花数朵集生于幼枝上。坚果卵形或宽卵形。花期4～5月，果期9～10月。分布全国大部分地区。）

第三十一卷　果部三

果之三　夷果类

荔枝

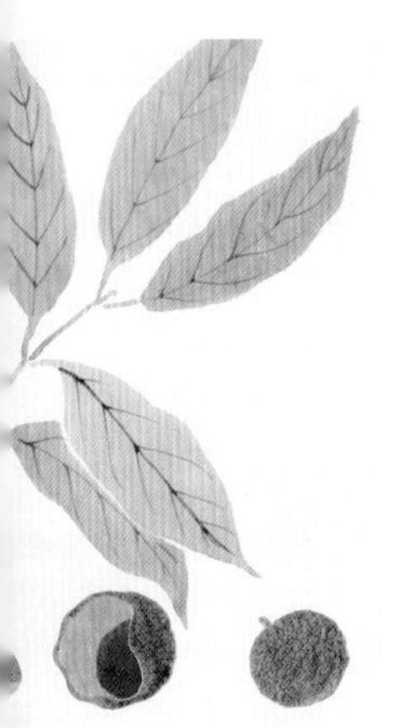

【释名】离枝、丹荔。〔时珍曰〕司马相如《上林赋》作离支。按白居易云：若离本枝，一日色变，三日味变。则离支之名，又或取此义也。

【集解】〔颂曰〕荔枝生岭南及巴中。其品以闽中为第一，蜀川次之，岭南为下。其木高二三丈，自径尺至于合抱，类桂木、冬青之属。绿叶蓬蓬然，四时荣茂不凋。其木性至坚劲，土人取其根，作阮咸槽及弹棋局。其花青白，状若冠之蕤绥。其子喜双实，状如初生松球。壳有皱纹如罗，初青渐红。肉色淡白如肪玉，味甘而多汁。夏至将中，则子翕然俱赤，乃可食也。大树下子至百斛，五六月盛熟时，彼方皆燕会其下以赏之，极量取啖，虽多亦不伤人，少过则饮蜜浆便解。荔枝始传于汉世，初惟出岭南，后出蜀中。〔时珍曰〕荔枝炎方之果，性最畏寒，易种而根浮。其木甚耐久，有经数百年犹结实者。其实生时肉白，干时肉红。日晒火烘，卤浸蜜煎，皆可致远。成朵晒干者谓之荔锦。

实【气味】甘，平，无毒。【主治】止渴，益人颜色。《开宝》|食之止烦渴，头重心躁，背膊劳闷。李珣|通神，益智，健气。孟诜|治瘰疬瘤赘，赤肿疔肿，发小儿痘疮。时珍【附方】**痘疮不发** 荔枝肉浸酒饮，并食之。忌生冷。**风牙疼痛**《普济》：用荔枝连壳（烧存性），研末，擦牙即止。乃治诸药不效仙方也。**呃逆不止** 荔枝七个，连皮核烧存性，为末。白汤调下，立止。

核【气味】甘，温，涩，无毒。【主治】心痛、小肠气痛，以一枚煨存性，研末，

（荔枝：常绿乔木。偶数羽状复叶，互生；小叶2或3对，叶片披针形或卵状披针形，全缘。圆锥花序顶生，阔大，多分枝；花瓣5。果卵圆形至近球形，成熟时通常暗红色至鲜红色。种子全部被肉质假种皮包裹。花期春季，果期夏季。分布于华南和西南等地。）

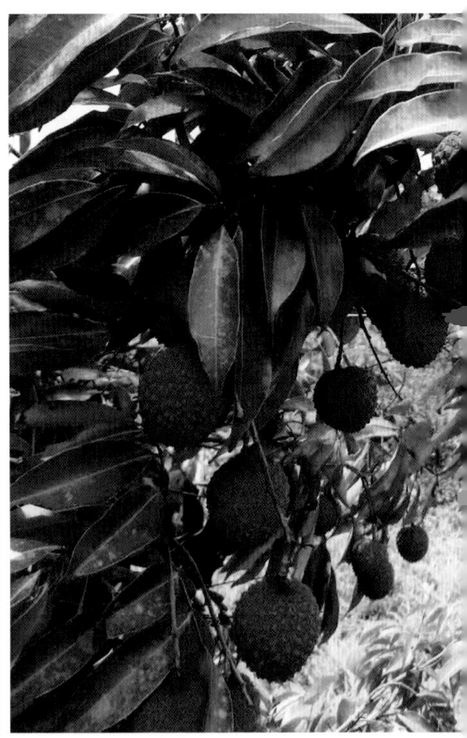

新酒调服。宗奭|治癫疝气痛，妇人血气刺痛。时珍【附方】**脾痛不止** 荔枝核为末，醋服二钱。数服即愈。**疝气㿉肿** 孙氏：用荔枝核（炒黑色）、大茴香（炒）等分，为末。每服一钱，温酒下。《皆效方》玉环来笑丹：用荔枝核四十九个，陈皮连白九钱，硫黄四钱，为末，盐水打面糊丸绿豆大。遇痛时，空心酒服九丸，良久再服。不过三服，甚效如神。亦治诸气痛。**阴肾肿痛** 荔枝核，烧研，酒服二钱。**肾肿如斗** 荔枝核、青橘皮、茴香等分，各炒研。酒服二钱，日三。

龙眼

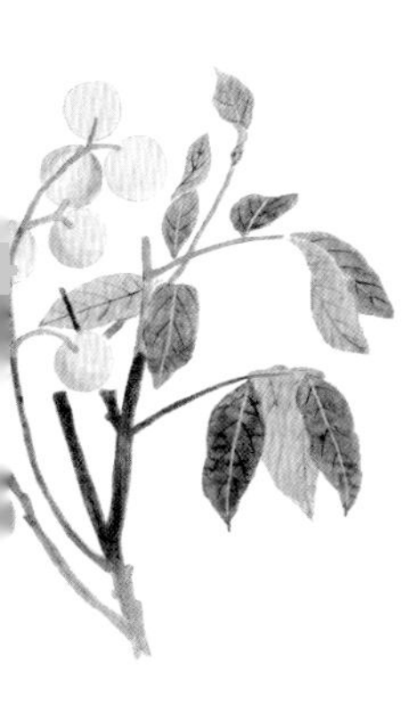

【释名】龙目、圆眼、益智、亚荔枝、荔枝奴、骊珠、燕卵、蜜脾、鲛泪、川弹子。〔时珍曰〕龙眼、龙目，象形也。

【集解】〔颂曰〕今闽、广、蜀道出荔枝处皆有之。嵇含《南方草木状》云：木高一二丈，似荔枝而枝叶微小，凌冬不凋。春末夏初，开细白花。七月实熟，壳青黄色，纹作鳞甲，形圆，大如弹丸，核若木梡子而不坚，肉薄于荔枝，白而有浆，其甘如蜜。实极繁，每枝三二十颗，作穗如蒲桃。

实【气味】甘，平，无毒。【主治】五脏邪气，安志厌食。除蛊毒，去三虫。久服强魂聪明，轻身不老，通神明。《本经》|开胃益脾，补虚长智。时珍【附方】**归脾汤** 治思虑过度，劳伤心脾，健忘怔忡，虚烦不眠，自汗惊悸。用龙眼肉、酸枣仁（炒）、黄芪（炙）、白术（焙）、茯神各一两，木香、人参各半两，炙甘草二钱半，㕮咀。每服五钱，姜三片，枣一枚，水二钟，煎一钟。温服。

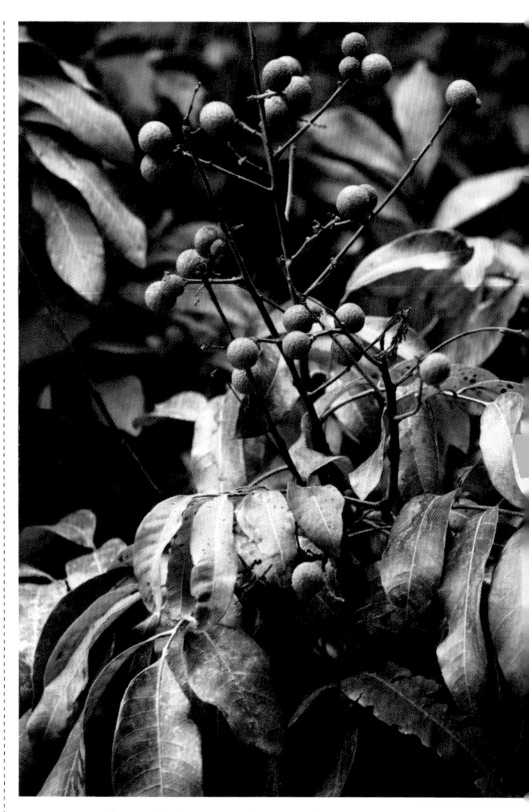

（龙眼：常绿乔木。偶数羽状复叶互生，小叶2～5对，互生，革质，椭圆形至卵状披针形，全缘或波浪形，暗绿色。圆锥花序顶生或腋生，花小，黄白色，花瓣5，匙形。核果球形，外皮黄褐色，粗糙。花期3～4月，果期7～9月。分布于福建、台湾、广东、广西、云南、贵州、四川等地。）

核【主治】胡臭。六枚，同胡椒二七枚研，遇汗出即擦之。时珍

橄榄

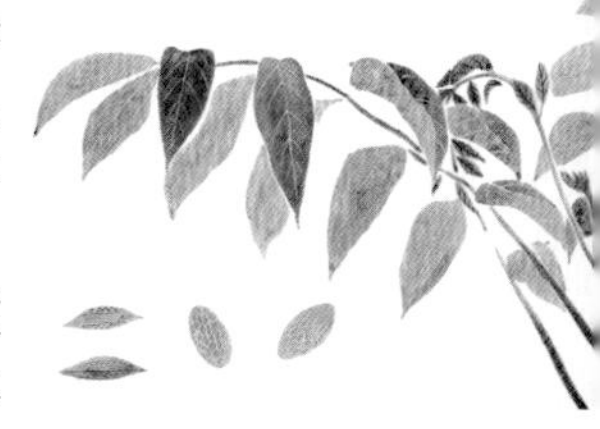

【释名】青果、忠果、谏果。〔时珍曰〕橄榄名义未详。此果虽熟，其色亦青，故俗呼青果。

【集解】〔志曰〕橄榄生岭南。树似木

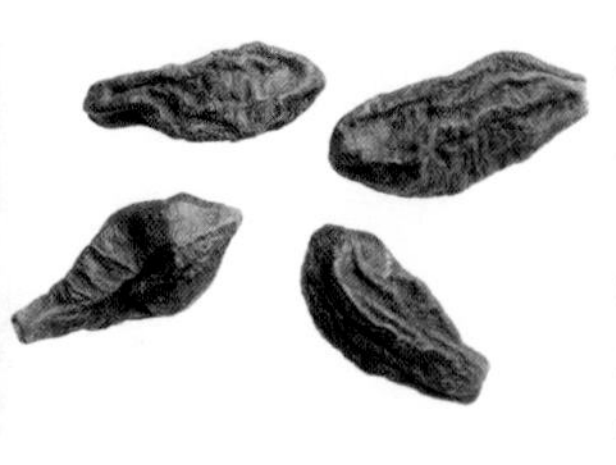

槵子树而高，端直可爱。结子形如生诃子，无棱瓣，八月、九月采之。〔珣曰〕按《南州异物志》云：闽、广诸郡及缘海浦屿间皆有之。树高丈余，叶似榉柳。二月开花，八月成实，状如长枣，两头尖，青色。核亦两头尖而有棱，核内有三窍，窍中有仁，可食。〔时珍曰〕橄榄树高，将熟时以木钉钉之，或纳盐少许于皮内，其实一夕自落，亦物理之妙也。其子生食甚佳，蜜渍、盐藏皆可致远。其木脂状如黑胶者，土人采取，爇之清烈，谓之榄香。杂以牛皮胶者，即不佳矣。又有绿榄，色绿。乌榄，色青黑，肉烂而甘。取肉捶碎干放，自有霜如白盐，谓之榄酱。青榄核内仁干小。惟乌榄仁最肥大，有文层叠如海螵蛸状而味甘美，谓之榄仁。又有一种方榄，出广西两江峒中，似橄榄而有三角或四角，即是波斯橄榄之类也。

（橄榄：常绿乔木。有胶黏性芳香的树脂。树皮淡灰色，平滑。奇数羽状复叶互生。圆锥花序顶生或腋生，花瓣3～5枚，白色，芳香。核果卵形，长约3cm，初时黄绿色，后变黄白色，两端锐尖。花期5～7月，果期8～10月。分布于福建、台湾、广东、海南、广西、四川、贵州、云南等地。）

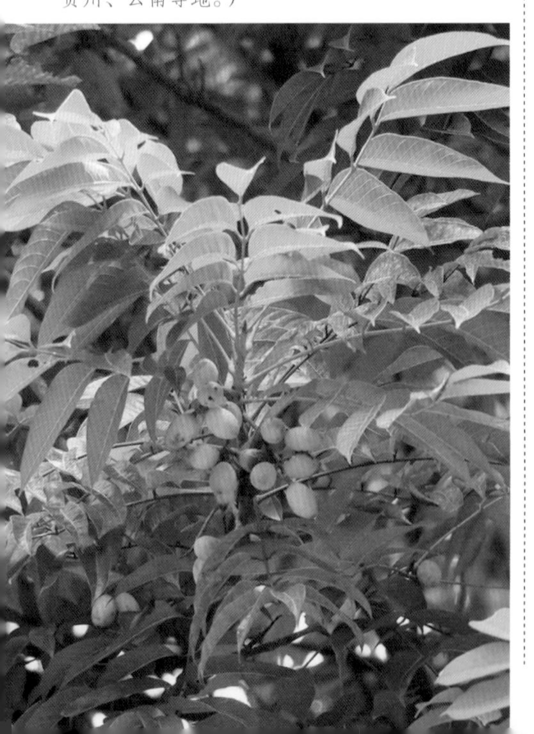

实【气味】酸、甘，温，无毒。【主治】生食、煮饮，并消酒毒，解鯸鲐鱼毒。《开宝》|嚼汁咽之，治鱼鲠。宗奭|生啖、煮汁，能解诸毒。苏颂|开胃下气，止泻。《大明》|生津液，止烦渴，治咽喉痛。咀嚼咽汁，能解一切鱼、鳖毒。时珍【附方】**唇裂生疮** 橄榄炒研，猪脂和涂之。**牙齿风疳** 脓血有虫。用橄榄烧研，入麝香少许，贴之。**下部疳疮** 橄榄烧存性，研末，油调敷之。或加孩儿茶等分。

榄仁【气味】甘，平，无毒。【主治】唇吻燥痛，研烂敷之。《开宝》

核【气味】甘，涩，温，无毒。【主治】磨汁服，治诸鱼骨鲠，及食鲙成积，又治小儿痘疮倒靥。烧研服之，治下血。时珍【附方】**肠风下血** 橄榄核，灯上烧存性，研末。每服二钱，陈米饮调下。**阴肾癞肿** 橄榄核、荔枝核、山楂核等分，烧存性，研末。每服二钱，空心茴香汤调下。**耳足冻疮** 橄榄核烧研，油调涂之。

木威子

【集解】〔藏器曰〕木威生岭南山谷。树高丈余，叶似楝叶。子如橄榄而坚，亦似枣，削去皮可为粽食。〔时珍曰〕木威子，橄榄之类也。陈氏说出顾微《广州记》中。而梁元帝《金楼子》云：橄榄树之南向者为橄榄，东向者为木威。此亦传闻谬说也。

实【气味】酸、辛，无毒。【主治】心中恶水，水气。藏器

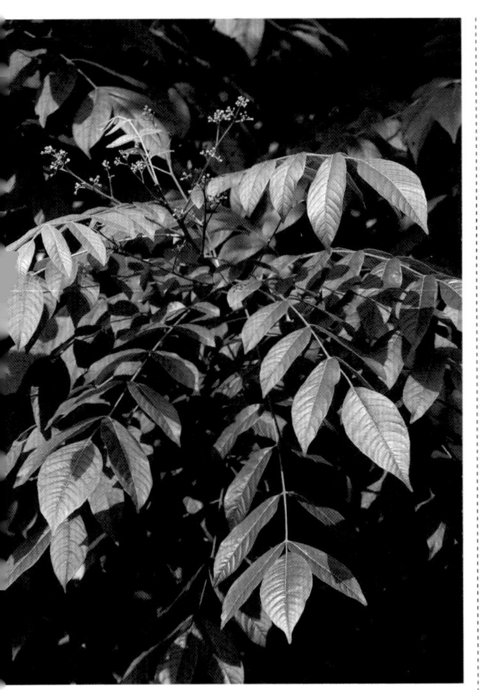

（木威子可能为橄榄科植物乌榄。乌榄：常绿大乔木。奇数羽状复叶互生，小叶15～21枚，革质，长圆形至卵状椭圆形，全缘。疏散的聚伞圆锥花序腋生。核果卵形至椭圆形，略呈三角形，成熟时紫黑色，表面平滑，核木质，两端钝。花期4～5月，果期5～11月。分布于福建、台湾、广东、海南、广西、云南等地。）

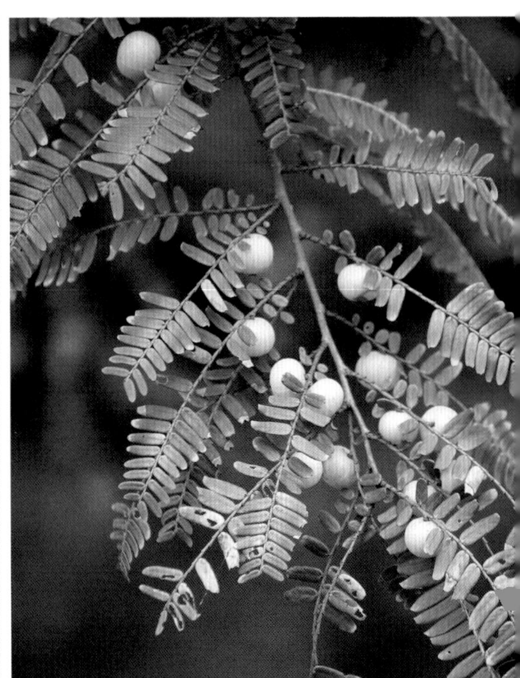

（庵摩勒为大戟科植物余甘子。余甘子：落叶小乔木或灌木。树皮灰白色，薄而易脱落，露出大块赤红色内皮。叶互生，2列，密生，极似羽状复叶。花簇生于叶腋，花小，黄色。果实肉质，圆而略带6棱，初为黄绿色，成熟后呈赤红色。花期4～5月，果期9～11月。分布于福建、台湾、广东、海南、广西、四川、贵州、云南等地。）

庵摩勒

【释名】余甘子、庵摩落迦果。〔藏器曰〕《梵书》名庵摩勒，又名摩勒落迦果。其味初食苦涩，良久更甘，故曰余甘。

【集解】〔颂曰〕余甘子，今二广诸郡及西川、戎、泸、蛮界山谷皆有之。木高一二丈，枝条甚软。叶青细密，朝开暮敛如夜合，而叶微小，春生冬凋。三月有花，着条而生，如粟粒，微黄。随即结实作莛，每条三两子，至冬而熟，如李子状，青白色，连核作五六瓣，干即并核皆裂，俗作果子啖之。〔时珍曰〕余甘，泉州山中亦有之。状如川楝子，味类橄榄，亦可蜜渍、盐藏。其木可制器物。

实【气味】甘，寒，无毒。**【主治】**风虚热气。《唐本》|补益强气。合铁粉一斤用，变白不老。取子压汁，和油涂头，生发去风痒，令发生如漆黑也。藏器|主丹石伤肺，上气咳嗽。久服，轻身延年长生。服乳石人，宜常食之。李珣|为末点汤服，解金石毒。宗奭|解硫黄毒。时珍。出《益部方物图》

五敛子

【释名】五棱子、阳桃。〔时珍曰〕按嵇含《草木状》云：南人呼棱为敛，故以为名。

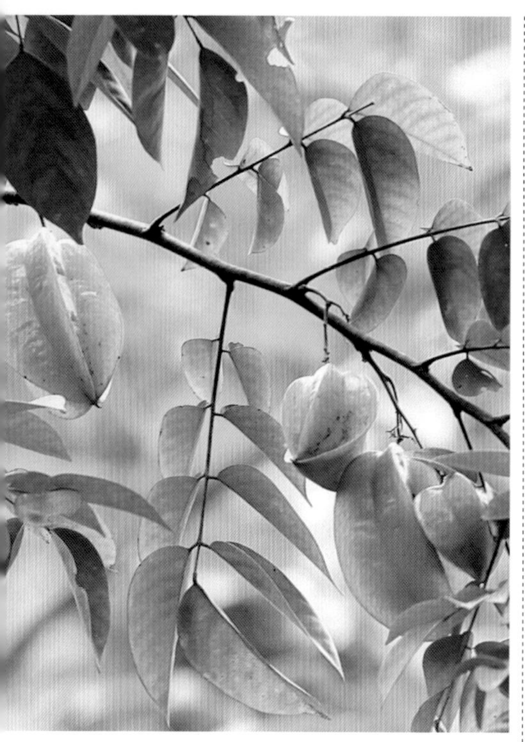

（五敛子为酢浆草科植物阳桃。阳桃：乔木。奇数羽状复叶。圆锥花序，花萼红紫色，覆瓦状排列；花冠近钟形，白色至淡紫色，花瓣倒卵形，旋转状排列。浆果具3～5翅状棱。花期7～8月，果期8～9月。多栽培于园林或村旁。分布于福建、台湾、广东、海南、广西、云南。）

【集解】〔时珍曰〕五敛子出岭南及闽中，闽人呼为阳桃。其大如拳，其色青黄润绿，形甚诡异，状如田家碌碡，上有五棱如刻起，作剑脊形。皮肉脆软，其味初酸久甘，其核如柰。五月熟，一树可得数石，十月再熟。以蜜渍之，甘酢而美，俗亦晒干以充果食。又有三廉子，盖亦此类也。

实【气味】酸、甘、涩，平，无毒。**【主治】**风热，生津止渴。时珍

榧实

【释名】柀子、赤果、玉榧、玉山果。〔时珍曰〕榧亦作棑，其木名文木，斐然章采，故谓之榧。

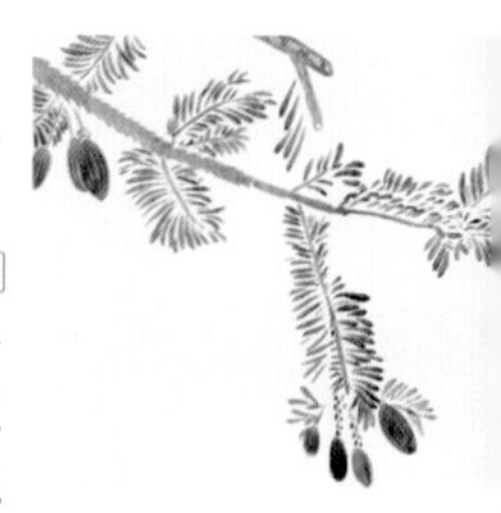

【集解】〔时珍曰〕榧生深山中，人呼为野杉。按罗愿《尔雅翼》云：柀似杉而异于杉。彼有美实而木有文采，其木似桐而叶似杉，绝难长。木有牝牡，牡者华而牝者实。冬月开黄圆花，结实大小如枣。其核长如橄榄核，有尖者、不尖者，无棱而壳薄，黄白色。其仁可生啖，亦可焙收。以小而心实者为佳，一树不下数十斛。

榧实【气味】甘，平，涩，无毒。**【主治】**常食，治五痔，去三虫蛊毒，鬼疰恶毒。《别录》|食之，疗寸白虫。弘景|消谷，助

（榧：常绿乔木。小枝近对生或轮生。叶呈假二列状排列，线状披针形，先端突刺尖，质坚硬。雄球花单生叶腋，雌球花成对生于叶腋。种子核果状，矩状椭圆形或倒卵状长圆形，先端有小短尖。花期4月，种子成熟期为次年10月。分布于安徽、江苏、浙江、福建、江西、湖南、湖北等地。）

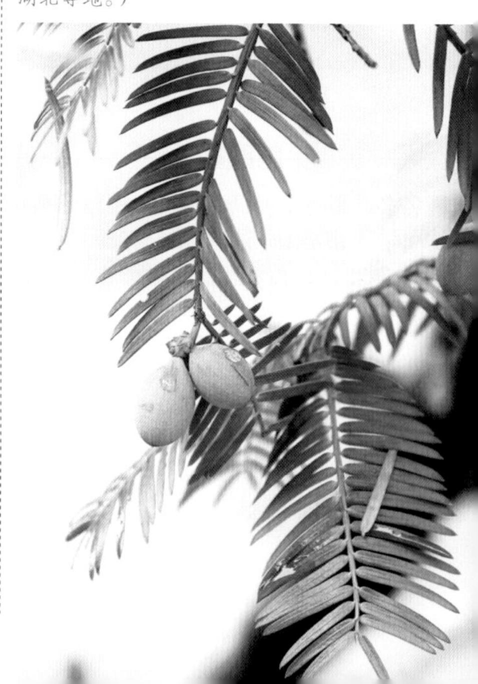

筋骨，行营卫，明目轻身，令人能食。多食一二升，亦不发病。孟诜|多食滑肠，五痔人宜之。宗奭|治咳嗽白浊，助阳道。生生编

【发明】〔震亨曰〕榧子，肺家果也。火炒食之，香酥甘美。但多食则引火入肺，大肠受伤尔。〔原曰〕榧子杀腹间大小虫，小儿黄瘦有虫积者宜食之。

【附方】**寸白虫**〔诜曰〕日食榧子七颗，满七日，虫皆化为水也。《外台秘要》：用榧子一百枚，去皮火燃，啖之，经宿虫消下也。胃弱者啖五十枚。**令发不落** 榧子三个，胡桃二个，侧柏叶一两，捣浸雪水梳头，发永不落且润也。**卒吐血出** 先食蒸饼两三个，以榧子为末，白汤服三钱，日三服。

海松子

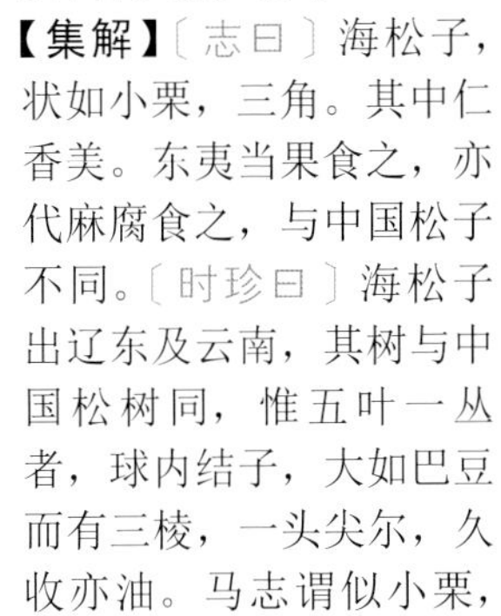

【释名】新罗松子。

【集解】〔志曰〕海松子，状如小栗，三角。其中仁香美。东夷当果食之，亦代麻腐食之，与中国松子不同。〔时珍曰〕海松子出辽东及云南，其树与中国松树同，惟五叶一丛者，球内结子，大如巴豆而有三棱，一头尖尔，久收亦油。马志谓似小栗，殊失本体。中国松子大如柏子，亦可入药，不堪果食。

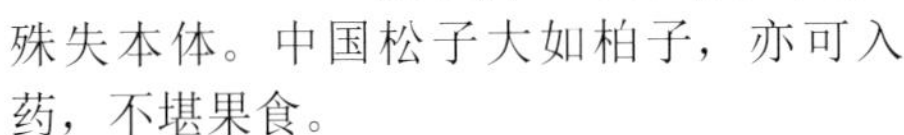

仁【气味】甘，小温，无毒。【主治】骨节风，头眩，去死肌，变白，散水气，润五脏，不饥。《开宝》|逐风痹寒气，虚羸少气，补不足，润皮肤，肥五脏。《大明》|主诸风，温肠胃。久服，轻身延年不老。李珣|润肺，治燥结咳嗽。时珍|同柏子仁，治虚秘。宗奭

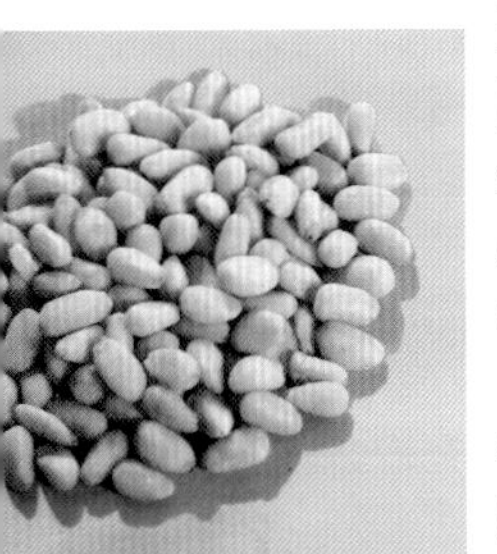

【发明】〔时珍曰〕服食家用松子皆海松子。曰：中国松子，肌细力薄，只可入药耳。按《列仙传》云：偓佺好食松实，体毛数寸，走及奔马。又犊子少在黑山食松子、茯苓，寿数百岁。又赤松子好食松实、天门冬、石脂，齿落更生，发落更出，莫知所终。皆指此松子也。

【附方】**肺燥咳嗽** 苏游凤髓汤：用松子仁一两，胡桃仁二两，研膏，和熟蜜半两收之。每服二钱，食后沸汤点服。**小儿寒嗽** 或作壅喘。用松子仁五个，百部（炒）、麻黄各三分，杏仁四十个（去皮尖，以少水略煮三五沸，化白砂糖丸芡子大。每食后含化十丸，大妙。**大便虚秘** 松子仁、柏子仁、麻子仁等分，研泥，溶白蜡和，丸梧子大。每服五十丸，黄芪汤下。

槟榔

【释名】宾门、仁频、洗瘴丹。〔时珍曰〕宾与郎皆贵客之称。

【集解】〔颂曰〕今岭外州郡皆有之。木大如桄榔，而高五七丈，正直无枝，皮似青桐，节似桂枝。叶生木颠，大如盾头，又似芭蕉叶。其实作房，从叶中出，旁有刺若棘针，重叠其下。一房数百实，如鸡子状，皆有皮壳。其实春生，至夏乃熟，肉满壳中，色正白。〔时珍曰〕槟榔树初生若笋竿积硬，引茎直上。茎干颇似桄榔、椰子而有节，旁无枝柯，条从心生。端顶有叶如甘蕉，条派开破，风至则如羽扇扫天之状。三月叶中肿起一房，因自拆裂，出穗凡数百颗，大如桃李。又生刺重累于下，以护卫其实。五月成熟，剥去其皮，煮其肉而干之。皮皆筋丝，与大腹皮同也。

槟榔子【气味】苦、辛，温，涩，无毒。【主治】消谷逐水，除痰澼，杀三虫，伏尸，疗寸白。《别

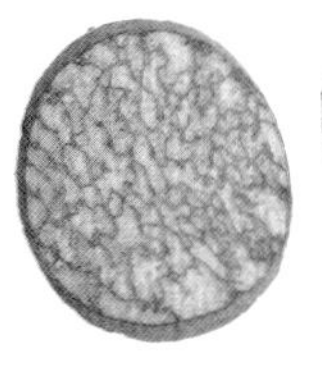

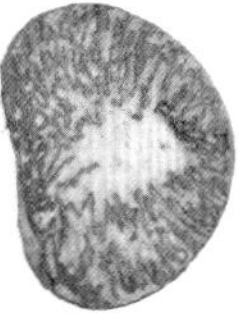

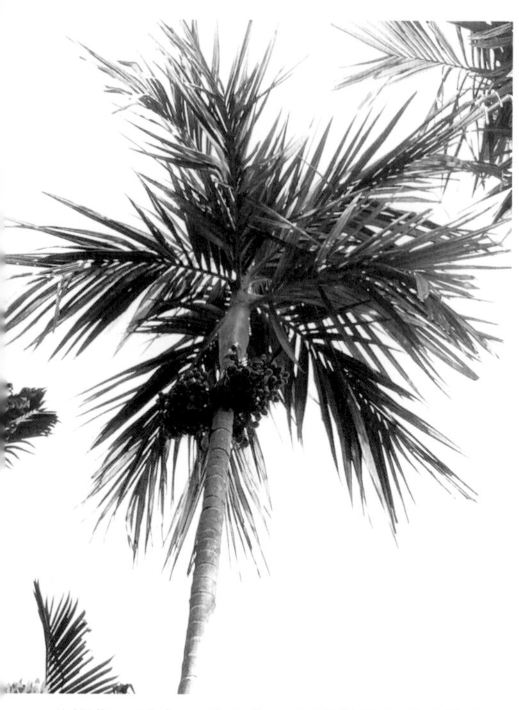

（槟榔：乔木；不分枝，叶脱落后形成明显的环纹。羽状复叶，丛生于茎顶端，叶轴三棱形；小叶片披针状线形或线形。花序着生于最下一叶的基部，有佛焰苞状大苞片，长倒卵形。坚果卵圆形或长圆形，熟时红色。我国福建、台湾、广东、海南、广西、云南等地有栽培。）

录》|治腹胀，生捣末服，利水谷道；敷疮，生肌肉止痛；烧灰，敷口吻白疮。苏恭|宣利五脏六腑壅滞，破胸中气，下水肿，治心痛积聚。甄权|除一切风，下一切气，通关节，利九窍，补五劳七伤，健脾调中，除烦，破癥结。《大明》|主贲豚膀胱诸气，五膈气，风冷气，脚气，宿食不消。李珣|治冲脉为病，气逆里急。好古|治泻痢后重，心腹诸痛，大小便气秘，痰气喘急，疗诸疟，御瘴疠。时珍

【发明】〔时珍曰〕按罗大经《鹤林玉露》云：岭南人以槟榔代茶御瘴，其功有四：一曰醒能使之醉，盖食之久，则熏然颊赤，若饮酒然，苏东坡所谓“红潮登颊醉槟榔”也；二曰醉能使之醒，盖酒后嚼之，则宽气下痰，余酲顿解，朱晦庵所谓“槟榔收得为祛痰”也。三曰饥能使之饱。四曰饱能使之饥。盖空腹食之，则充然气盛如饱；饱后食之，则饮食快然易消。

【附方】 **痰涎为害** 槟榔为末，白汤每服一钱。**醋心吐水** 槟榔四两，橘皮一两，为末。每服方寸匕，空心生蜜汤调下。**腰重作痛** 槟榔为末，酒服一钱。**小便淋痛** 面煨槟榔、赤芍药各半两，为末。每服三钱，入灯心，水煎，空心服，日二服。**血淋作痛** 槟榔一枚。以麦门冬煎汤，细磨浓汁一盏，顿热空心服，日二服。**寸白虫病** 槟榔二七枚，为末。先以水二升半，煮槟榔皮，取一升，空心，调末方寸匕服之，经日虫尽出。**口吻生疮** 槟榔烧研，入轻粉末，敷之良。

大腹子

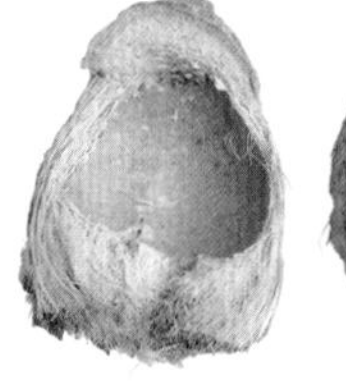
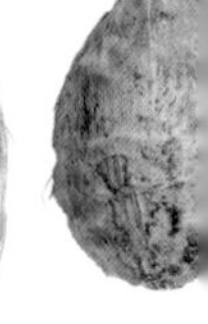

【释名】大腹槟榔、猪槟榔。〔时珍曰〕大腹以形名，所以别鸡心槟榔也。

【集解】〔时珍曰〕大腹子出岭表、滇南，即槟榔中一种腹大形扁而味涩者，不似槟榔尖长味良耳，所谓猪槟榔者是矣。以扶留藤、瓦屋灰同食之，以祛瘴疠。

大腹子【气味】辛，涩，温，无毒。**【主治】**与槟榔同功。时珍

大腹皮【气味】辛，微温，无毒。**【主治】**冷热气攻心腹、大肠壅毒，痰膈醋心。并以姜、盐同煎，入疏气药用之，良。《开宝》|下一切气，止霍乱，通大小肠，健脾开胃调中。《大明》|降逆气，消肌肤中水气浮肿，脚气壅逆，瘴疟痞满，胎气恶阻胀闷。时珍**【附方】** **漏疮恶秽** 大腹皮煎汤洗之。**乌癞风疮** 大腹子，生者或干者，连全皮勿伤动，以酒一升浸之，慢火熬干为末，腊猪脂和敷。

椰子

【释名】越王头、胥余。

【集解】〔颂曰〕椰子，岭南州郡皆有之。〔时珍曰〕椰子乃果中之大者。其树初栽时，用盐置根下则易发。木至斗大方结实，大者三四围，高五六丈，木似桄榔、槟榔之属，通身无枝。其叶在木顶，长四五尺，直耸指天，状如棕榈，势如凤尾。二月着花成穗，出于叶间，长二三尺，大如五斗器。仍连着实，一穗数枚，小者如栝楼，大者如寒瓜，长七八寸，径四五寸，悬着树端。六七月熟，有粗皮包之。皮内有核，圆而黑润，甚坚硬，厚二三分。壳内有白肉瓤如凝雪，味甘美如牛乳。瓤肉空处，有浆数合，钻蒂倾出，清美如酒。若久者，则混浊不佳矣。

椰子瓤【气味】甘，平，无毒。**【主治】**益气。《开宝》|治风。汪颖|食之不饥，令人面泽。时珍。出《异物志》

椰子浆【气味】甘，温，无毒。**【主治】**止消渴。涂头，益发令黑。《开宝》|治吐血水肿，去风热。李珣

(椰子：乔木，茎粗壮，有环状叶痕。叶羽状全裂。花序腋生，多分枝；佛焰苞纺锤形，厚木质。果卵球状或近球形，顶端微具三棱，果腔含有胚乳、胚和汁液。花果期主要在秋季。分布于我国广东南部诸岛及雷州半岛、海南、台湾及云南南部热带地区。)

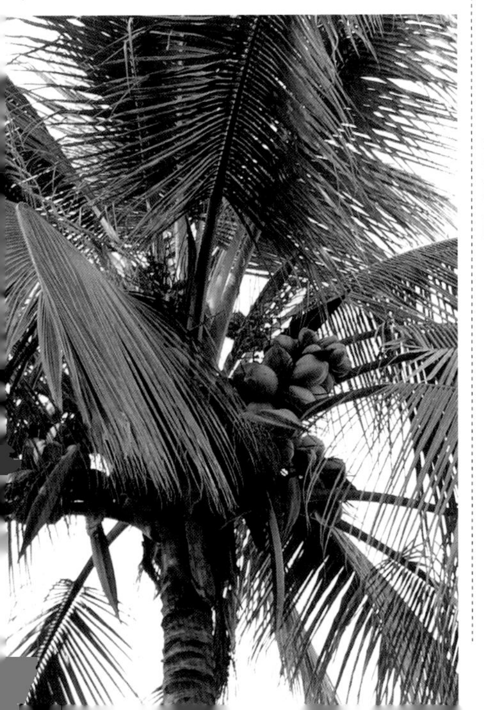

无漏子

【释名】千年枣、万年枣、海枣、波斯枣。

【集解】〔颂曰〕按刘恂《岭表录异》云：广州有一种波斯枣，木无旁枝，直耸三四丈，至巅四向，共生十余枝，叶如棕榈，彼土人呼为海棕木。三五年一着子，每朵约三二十颗，都类北方青枣，但小尔。舶商亦有携本国者至中国，色类沙糖，皮肉软烂，味极甘，似北地天蒸枣，而其核全别，两头不尖，双卷而圆，如小块紫矿，种之不生，盖蒸熟者也。

实【气味】甘，温，无毒。**【主治】**补中益气，除痰嗽，补虚损，好颜色，令人肥健。藏器|消食止咳，治虚羸，悦人。久服无损。李珣

桄榔子

【释名】木名姑榔木、面木、董棕、铁木。〔时珍曰〕其木似槟榔而光利，故名桄榔。

【集解】〔颂曰〕桄榔木，岭南二广州郡皆有之，人家亦植之庭院间。其木似栟榈而坚硬，斫其内取面，大者至数石，食之不饥。〔时珍曰〕按郭义恭《广志》云：木大者四五围，高五六丈，拱直无旁枝。巅顶生叶数十，破似棕叶，其木肌坚，斫入数寸，得粉赤黄色，可食。

子【气味】苦，平，无毒。**【主治】**破宿血。《开宝》

面【气味】甘，平，无毒。**【主治】**作饼炙食腴美，令人不饥，补益虚羸损乏，腰脚无力。久服轻身辟谷。李珣

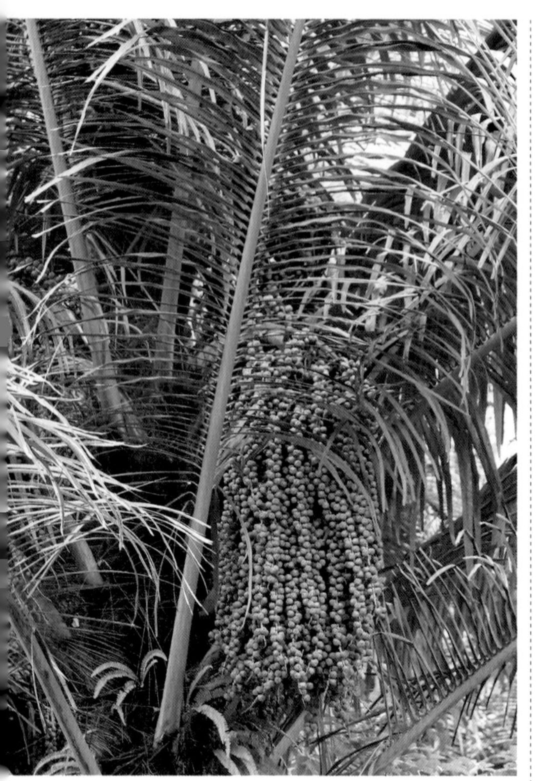

（桄榔：乔木。茎较粗壮，有疏离的环状叶痕。叶簇生于茎顶，羽状全裂，羽片线形或线状披针形。肉穗花序。果实倒卵状球形，具3棱，棕黑色。花期6月，果实约在开花后2～3年成熟。分布于台湾、广东、海南、广西及云南等地。）

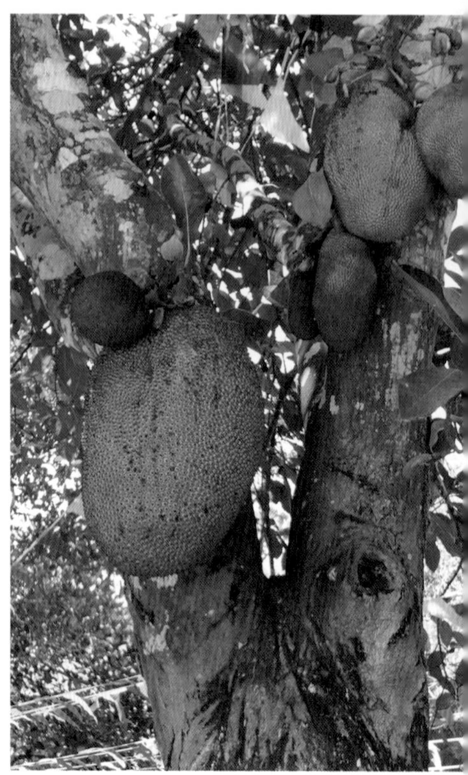

（波罗蜜为桑科植物木波罗。木波罗：常绿乔木。单叶，螺旋状排列；叶片厚革质，全缘，萌生枝或幼枝上叶3裂。雄花序圆柱形；雌花序圆柱形或长圆形；雌花花被管状，六棱形。聚合果长圆形、椭圆形或倒卵形，表面有六角形的瘤状突起。花期春、夏季，果期夏、秋季。生于热带地区。福建、台湾、广东、海南、广西、云南等地有栽培。）

波罗蜜

【释名】曩伽结。〔时珍曰〕波罗蜜，梵语也。因此果味甘，故借名之。

【集解】〔时珍曰〕波罗蜜生交趾、南邦诸国，今岭南、滇南亦有之。树高五六丈，树类冬青而黑润倍之。叶极光净，冬夏不凋。树至斗大方结实，不花而实，出于枝间，多者十数枚，少者五六枚，大如冬瓜，外有厚皮裹之，若栗球，上有软刺礌砢。五六月熟时，颗重五六斤，剥去外皮壳，内肉层叠如橘囊，食之味至甜美如蜜，香气满室。一实凡数百核，核大如枣。其中仁如栗黄，煮炒食之甚佳。

瓤【气味】甘、香、微酸，平，无毒。**【主治】**止渴解烦，醒酒益气，令人悦泽。时珍

核中仁【气味】同瓤。**【主治】**补中益气，令人不饥轻健。时珍

无花果

【释名】映日果、优昙钵、阿驵。〔时珍曰〕无花果凡数种，此乃映日果也。

【集解】〔时珍曰〕无花果出扬州及云南，

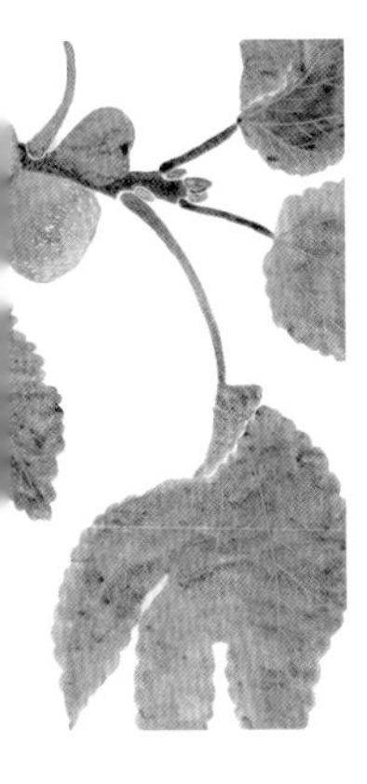

今吴、楚、闽、越人家，亦或折枝插成。枝柯如枇杷树，三月发叶如花构叶。五月内不花而实，实出枝间，状如木馒头，其内虚软。采以盐渍，压实令扁，晒干充果食。熟则紫色，软烂甘味如柿而无核也。

实【气味】甘，平，无毒。【主治】开胃，止泄痢。汪颖|治五痔，咽喉痛。时珍

叶【气味】甘、微辛，平，有小毒。【主治】煎汤频熏洗之，取效。震亨

（无花果：落叶灌木或小乔木。全株具乳汁。叶互生，叶片厚膜质，宽卵形或卵圆形，3～5裂，裂片卵形，边缘有不规则钝齿。榕果（花序托）梨形，呈紫红色或黄绿色，肉质，顶部下陷。花、果期8～11月。我国各地均有栽培。）

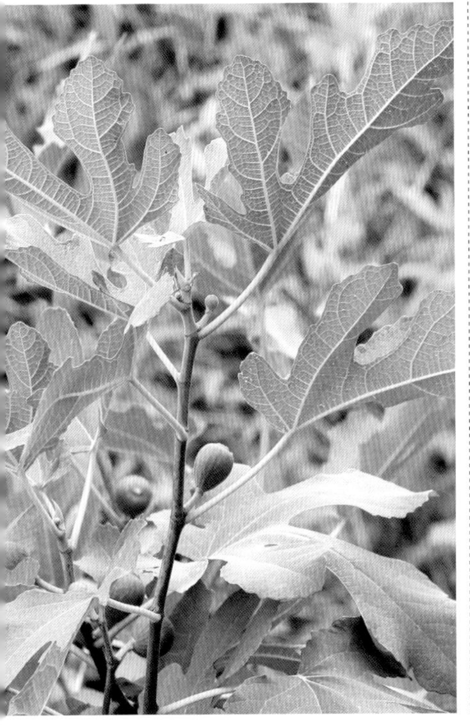

阿勒勃

【**释名**】婆罗门皂荚、波斯皂荚。〔时珍曰〕婆罗门，西域国名；波斯，西南国名也。

【**集解**】〔藏器曰〕阿勒勃生拂林国。状似皂荚而圆长，味甘好吃。〔时珍曰〕此即波斯皂荚也。按段成式《酉阳杂俎》云：波斯皂荚，彼人呼为忽野檐，拂林人呼为阿梨去伐。树长三四丈，围四五尺。叶似枸橼而短小，经寒不凋。不花而实，荚长二尺，中有隔。隔内各有一子，大如指头，赤色至坚硬，中黑如墨，味甘如饴可食，亦入药也。

子【气味】苦，大寒，无毒。【主治】心膈间热风，心黄，骨蒸寒热，杀三虫。藏器|炙黄入药，治热病，下痰，通经络，疗小儿疳气。李珣

（阿勒勃可能为腊肠树。腊肠树：落叶乔木。树皮粗糙，暗褐色。偶数羽状复叶互生，小叶3～4对，对生，叶片阔卵形、卵形或长圆形，全缘。总状花序疏松，下垂；花瓣黄色，5片，倒卵形。荚果圆柱形，黑褐色，不开裂，有3条槽纹。花期6～8月，果期10月。我国南部各地有栽培。）

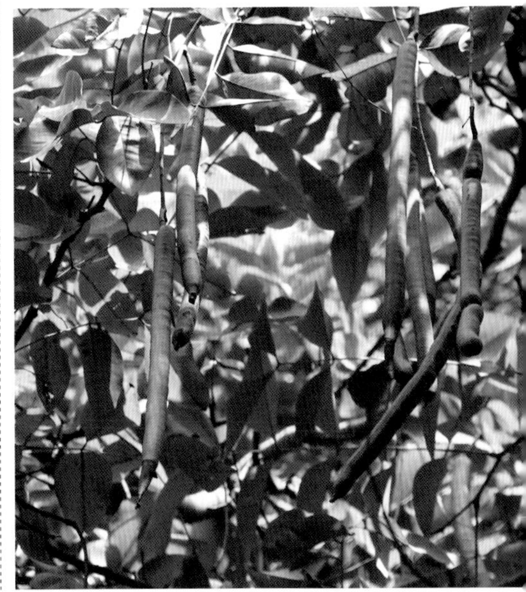

枳椇

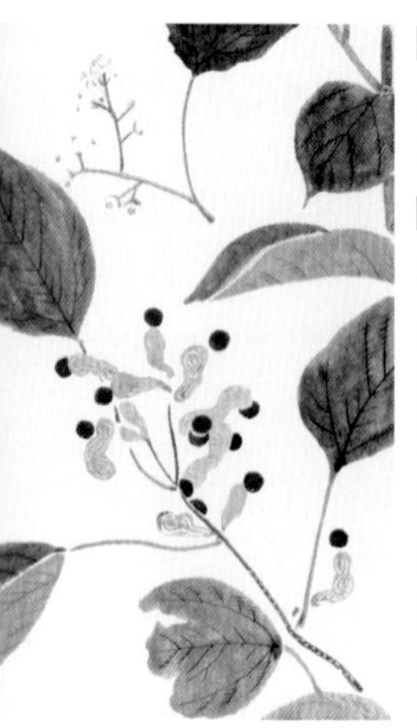

【释名】蜜屈律、木蜜、木饧、木珊瑚、鸡距子、鸡爪子。

【集解】〔时珍曰〕枳椇木高三四丈，叶圆大如桑柘，夏月开花。枝头结实，如鸡爪形，长寸许，扭曲，开作二三歧，俨若鸡之足距。嫩时青色，经霜乃黄，嚼之味甘如蜜。每开歧尽处，结一二小子，状如蔓荆子，内有扁核赤色，如酸枣仁形。

实【气味】甘，平，无毒。【主治】头风，小腹拘急《唐本》|止渴除烦，去膈上热，润五脏，利大小便，功用同蜂蜜。枝、叶煎膏亦同。藏器|止呕逆，解酒毒，辟虫毒。时珍

木皮【气味】甘，温，无毒。【主治】五痔，和五脏。唐本

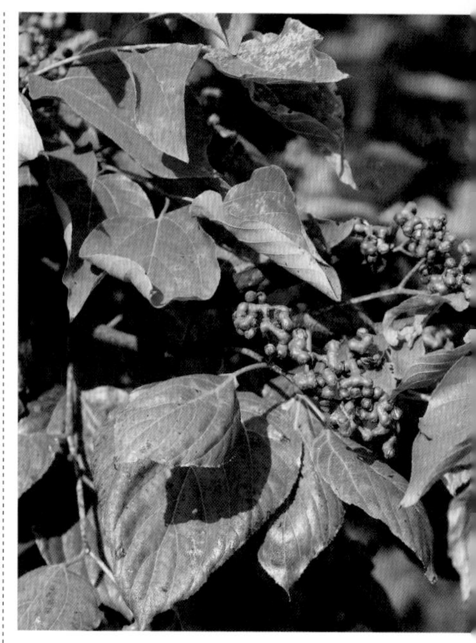

（枳椇：落叶乔木。叶互生，广卵形，边缘具锯齿，基出3主脉。聚伞花序腋生或顶生，花绿色，花瓣5，倒卵形。果实为圆形或广椭圆形，灰褐色；果梗肉质肥大，红褐色。花期6月，果熟期10月。分布于陕西、广东、湖北、浙江、江苏、安徽、福建等地。）

第三十二卷　果部四

果之四　味类

秦椒

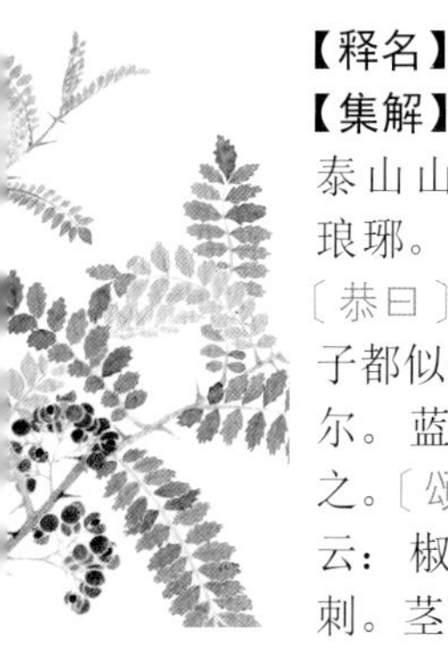

【释名】大椒、檓、花椒。

【集解】〔别录曰〕秦椒生泰山山谷及秦岭上，或琅琊。八月、九月采实。〔恭曰〕秦椒树、叶及茎、子都似蜀椒，但味短实细尔。蓝田、秦岭间大有之。〔颂曰〕陆玑《疏义》云：椒树似茱萸，有针刺。茎叶坚而滑泽，味亦辛香。蜀人作茶，吴人作茗，皆以其叶合煮为香。今成皋诸山有竹叶椒，其木亦如蜀椒，小毒热，不中合药也，可入饮食中及蒸鸡、豚用。东海诸岛上亦有椒，枝、叶皆相似。子长而不圆，甚香，其味似橘皮。岛上獐、鹿食其叶，其肉自然作椒、橘香。〔宗奭曰〕此秦地所产者，故言秦椒。大率椒株皆相似，但秦椒叶差大，粒亦大而纹低，不若蜀椒皱纹高为异也。然秦地亦有蜀椒种。〔时珍曰〕秦椒，花椒也。始产于秦，今处处可种，最易蕃衍。其叶对生，尖而有刺。四月生细花。五月结实，生青熟红，大于蜀椒，其目亦不及蜀椒目光黑也。

椒红【气味】辛，温，有毒。【主治】除风邪气，温中，去寒痹，坚齿发，明目。久服，轻身好颜色，耐老增年通神。《本经》|疗喉痹吐逆疝瘕，去老血，产后余疾腹痛，出汗，利五脏。《别录》|上气咳嗽，久风湿痹。孟诜|治恶风遍身，四肢㿏痹，口齿浮肿摇动，女人月闭不通，产后恶血痢，多年痢，疗腹中冷痛，生毛发，灭瘢。甄权|能下肿湿气。震亨

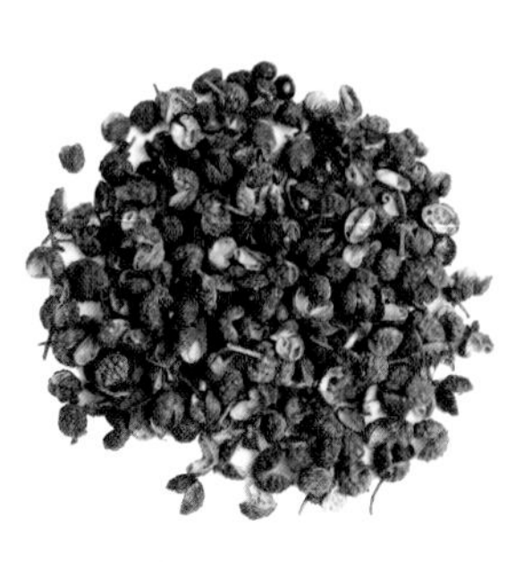

【附方】膏瘅尿多　其人饮少。用秦椒一分（出汗），瓜蒂二分，为末。水服方寸匕，日三服。**手足心肿**　乃风也。椒、盐

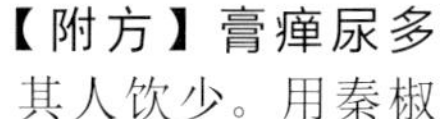

（花椒：落叶灌木或小乔木。茎枝疏生略向上斜的皮刺。奇数羽状复叶互生，叶轴腹面两侧有狭小的叶翼，背面散生向上弯的小皮刺。聚伞圆锥花序顶生。蓇葖果球形，红色或紫红色，密生粗大而凸出的腺点。花期4～6月，果期9～10月。我国大部分地区有分布。）

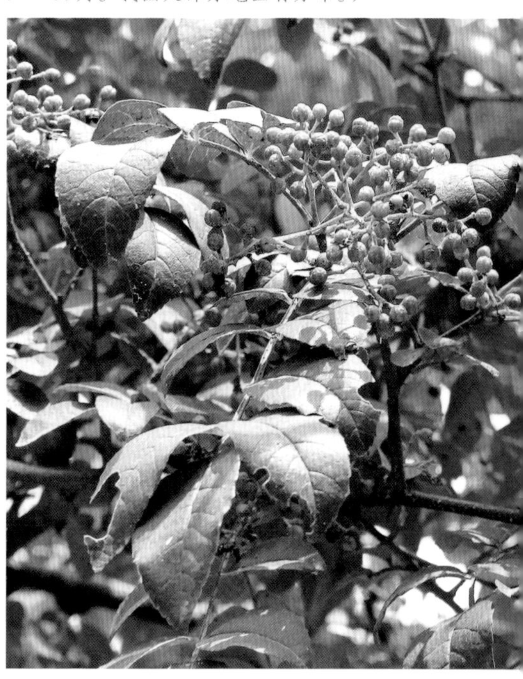

末等分，醋和敷之，良。**久患口疮** 大椒，去闭口者，水洗面拌，煮作粥，空腹吞之，以饭压下。重者可再服，以瘥为度。**牙齿风痛** 秦椒煎醋含漱。

蜀椒

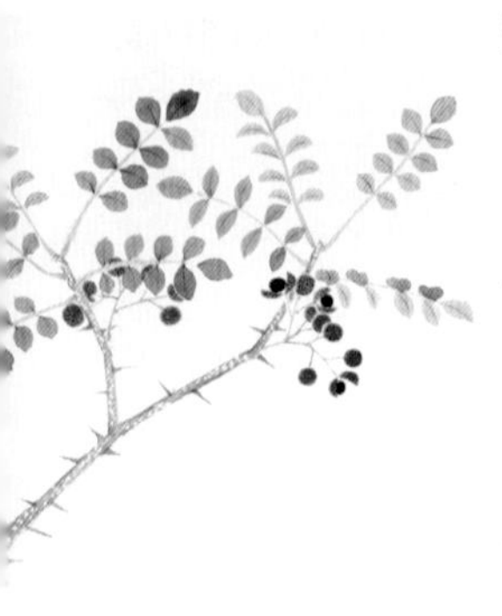

【释名】巴椒、汉椒、川椒、南椒、蓎藙、点椒。〔时珍曰〕蜀，古国名。汉，水名，今川西成都、广汉、潼川诸处是矣。巴亦国名，又水名，今川东重庆、夔州、顺庆、阆中诸处是矣。川则巴蜀之总称，因岷、沱、黑、白四大水，分东、西、南、北为四川也。

【集解】〔别录曰〕蜀椒生武都山谷及巴郡。八月采实，阴干。〔颂曰〕今归陕及蜀川、陕洛间人家，多作园圃种之。木高四五尺，似茱萸而小，有针刺。叶坚而滑，可煮饮食。四月结子无花，但生于枝叶间，颗如小豆而圆，皮紫赤色，八月采实。〔时珍曰〕蜀椒肉厚皮皱，其子光黑，如人之瞳人，故谓之椒目。

椒红**【气味】**辛，温，有毒。**【主治】**邪气咳逆，温中，逐骨节皮肤死肌，寒湿痹痛，下气。久服头不白，轻身增年。《本经》|除六腑寒冷，伤寒温疟大风汗不出，心腹留饮宿食，肠澼下痢，泄精，女子字乳余疾，散风邪瘕结，水肿黄疸，鬼疰蛊毒，杀虫、鱼毒。久服开腠理，通血脉，坚齿发，明目，调关节，耐寒暑，可作膏药。《别录》|治头风下泪，腰脚不遂，虚损留结，破血，下诸石水，治咳嗽，腹内冷痛，除齿痛。甄权|破癥结开胸，治天行时气，产后宿血，壮阳，疗阴汗，暖腰膝，缩小便，止呕逆。《大明》|通神去老，益血，利五脏，下乳汁，灭瘢，生毛发。孟诜|散寒除湿，解郁结，消宿食，通三焦，温脾胃，补右肾命门，杀蛔虫，止泄泻。时珍

【发明】〔时珍曰〕椒纯阳之物，乃手足太阴、右肾命门气分之药。其味辛而麻，其气温以热。禀南方之阳，受西方之阴。故能入肺散寒，治咳嗽；入脾除湿，治风寒湿痹，水肿泻痢；入右肾补火，治阳衰溲数，足弱久痢诸证。一妇年七十余，病泻五年，百药不效。予以感应丸五十丸投之，大便二日不行。再以平胃散加椒红、茴香，枣肉为丸与服，遂瘳。每因怒食举发，服之即止。此除湿消食，温脾补肾之验也。

【附方】椒红丸 治元脏伤惫，目暗耳聋。服此百日，觉身轻少睡，足有力，是其效也。服及三年，心智爽悟，目明倍常，面色红悦，髭发光黑。用蜀椒去目及合口者，炒出汗，曝干，捣取红一斤。以生地黄捣自然汁，入铜器中煎至一升，候稀稠得所，和椒末丸梧子大。每空心暖酒下三十丸。合药时勿令妇人、鸡、犬见。**补益心肾**《仙方》椒苓丸：补益心肾，明目驻颜，顺气祛风延年。真川椒一斤（炒去汗），白茯苓十两（去皮）。为末，炼蜜丸梧子大。每服五十丸，空心盐汤下。忌铁器。**寒湿脚气** 川椒二三升，疏布囊盛之，日以踏脚。贵人所用。**疮肿作痛** 生椒末、釜下土、荞麦粉等分研，醋和敷之。**手足皴裂** 椒四合，以水煮之，去渣渍之，半食顷，出令燥，须臾再浸，候干，涂猪羊脑髓，极妙。**漆疮作痒** 谭氏方：用汉椒煎汤洗之。《相感志》云：凡至漆所，嚼川椒涂鼻上，不生漆疮。**久冷下痢** 或不痢，腰腹苦冷。用蜀椒三升。酢渍一宿，麹三升，同椒一升，拌作粥食，不过三升瘥。**风虫牙痛**《总录》：用川椒红末，水和白面丸皂子大，烧热咬之，数度愈。一方：花椒四钱，牙皂七七个，醋一碗煎，漱之。**痔漏脱肛** 每日空心嚼川椒一钱，凉水送

下，三五次即收。**肾风囊痒** 川椒、杏仁研膏，涂掌心，合阴囊而卧，甚效。

椒目【气味】苦，寒，无毒。【主治】水腹胀满，利小便。苏恭|治十二种水气，及肾虚耳卒鸣聋，膀胱急。甄权|止气喘。震亨【附方】**水气肿满** 椒目炒，捣如膏，每酒服方寸匕。**崩中带下** 椒目炒碾细，每温酒服一勺。**眼生黑花** 年久不可治者。椒目（炒）一两，苍术（炒）一两。为末，醋糊丸梧子大。每服二十丸，醋汤下。

崖椒

【释名】野椒。

【集解】〔颂曰〕施州一种崖椒，叶大于蜀椒，彼土人四季采皮入药。〔时珍曰〕此即俗名野椒也。不甚香，而子灰色不黑，无光。野人用炒鸡、鸭食。

椒红【气味】辛，热，无毒。忌盐。〔时珍曰〕有毒。【主治】肺气上喘，兼咳嗽。并野姜为末，酒服一钱匕。苏颂

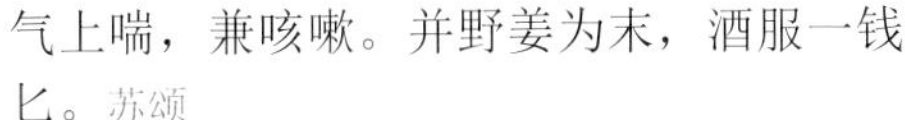

蔓椒

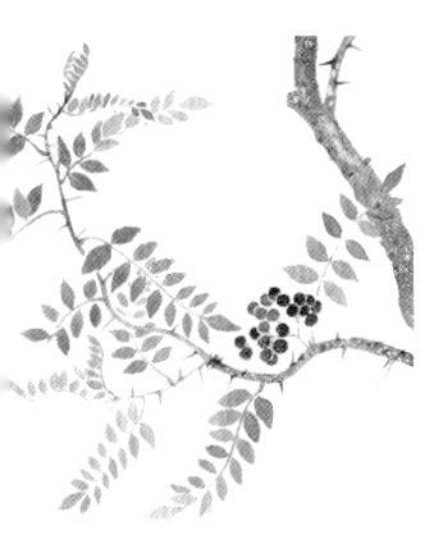

【释名】猪椒、豕椒、彘椒、豨椒、狗椒、金椒。〔时珍曰〕此椒蔓生，气臭如狗、彘，故得诸名。

【集解】〔别录曰〕蔓椒生云中川谷及丘冢间。采茎根，煮酿酒。〔时珍曰〕蔓椒野生林箐间，枝软如蔓，子、叶皆似椒，山人亦食之。

实、根、茎【气味】苦，温，无毒。【主治】风寒湿痹，历节疼，除四肢厥气，膝痛，煎汤蒸浴，取汗。《本经》|根主痔，烧末服，并煮汁浸之。藏器|贼风挛急。孟诜|通身水肿，用枝叶煎汁，熬如饧状，每空心服一匙，日三服。时珍。出《千金》

地椒

【集解】〔禹锡曰〕地椒出上党郡。其苗覆地蔓生，茎、叶甚细，花作小朵，色紫白，因旧茎而生。〔时珍曰〕地椒出北地，即蔓椒之小者。贴地生叶，形小，味微辛。土人以煮羊肉食，香美。

实【气味】辛，温，有小毒。【主治】淋渫肿痛。可作杀蛀虫药。嘉祐

【附方】**牙痛** 地花椒、川芎䓖尖等分。为末，擦之。《海上名方》

（地椒为唇形科植物百里香。百里香：茎多数，匍匐或上升。花枝高2～10cm，具2～4对叶，叶片卵形。花序头状；花冠唇形，紫红色至粉红色。小坚果近圆形或卵圆形，光滑。花期7～8月。分布于河北、山西、陕西、甘肃、青海。）

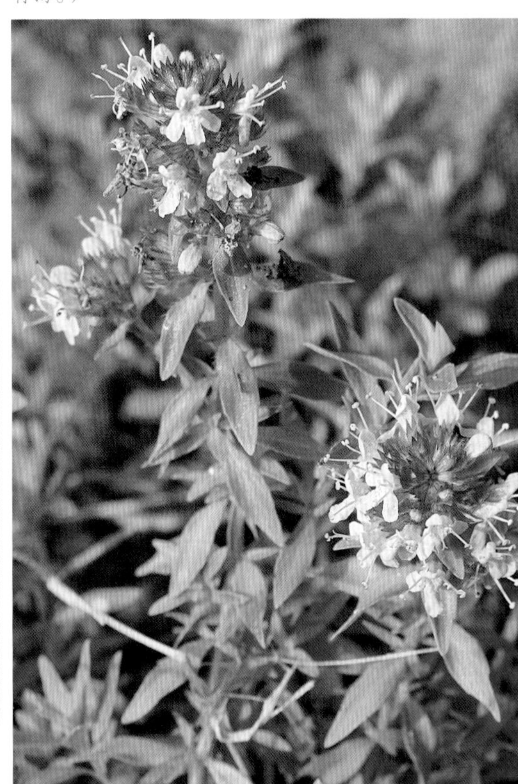

胡椒

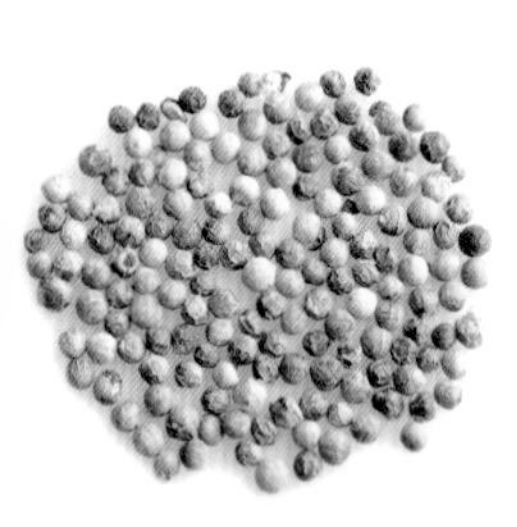

【释名】昧履支。〔时珍曰〕胡椒，因其辛辣似椒，故得椒名，实非椒也。

【集解】〔恭曰〕胡椒生西戎。形如鼠李子，调食用之，味甚辛辣。〔时珍曰〕胡椒，今南番诸国及交趾、滇南、海南诸地皆有之。蔓生附树及作棚引之。叶如扁豆、山药辈。正月开黄白花，结椒累累，缠藤而生，状如梧桐子，亦无核，生青熟红，青者更辣。四月熟，五月采收，曝干乃皱。今遍中国食品，为日用之物也。

实【气味】辛，大温，无毒。【主治】下气温中去痰，除脏腑中风冷。《唐本》|去胃口虚冷气，宿食不消，霍乱气逆，心腹卒痛，冷气上冲。李珣|调五脏，壮肾气，治冷痢，杀一切鱼、肉、鳖、蕈毒。《大明》|去胃寒吐水，大肠寒滑。宗奭|暖肠胃，除寒湿，反胃虚胀，冷积阴毒，牙齿浮热作痛。时珍

（胡椒：木质攀援藤本。节显著膨大。叶互生，革质，阔卵形或卵状长圆形，叶脉5～7条，最上1对离基1.5～3.5cm从中脉发出，其余为基出。穗状花序与叶对生。浆果球形，成熟时红色。花期6～10月。我国福建、台湾、广东、海南、广西、云南等地有栽培。）

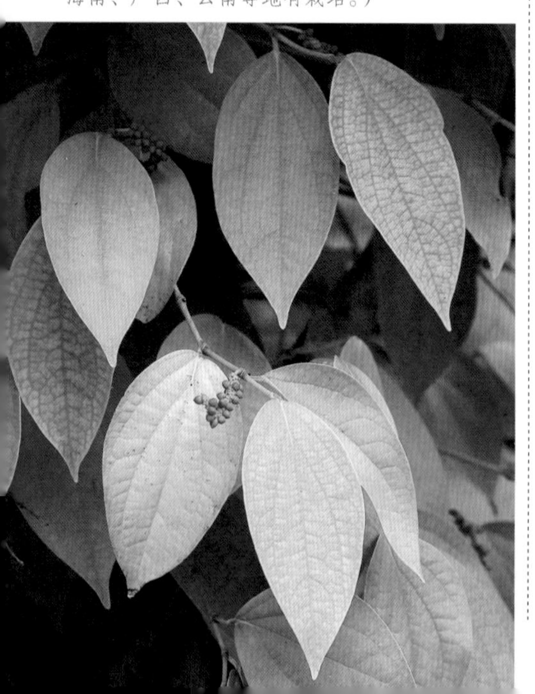

【发明】〔时珍曰〕胡椒大辛热，纯阳之物，肠胃寒湿者宜之。热病患食之，动火伤气，阴受其害。时珍自少嗜之，岁岁病目，而不疑及也。后渐知其弊，遂痛绝之，目病亦止。才食一二粒，即便昏涩。此乃昔人所未试者。盖辛走气，热助火，此物气味俱厚故也。病咽喉口齿者，亦宜忌之。

【附方】**心腹冷痛** 胡椒三七枚，清酒吞之。或云一岁一粒。**霍乱吐泻**《直指方》：用胡椒四十九粒，绿豆一百四十九粒。研匀，木瓜汤服一钱。**反胃吐食**《圣惠方》：用胡椒七钱半，煨姜一两，水煎，分二服。**大小便闭** 关格不通，胀闷二三日则杀人。胡椒二十一粒，打碎，水一盏，煎六分，去滓，入芒消半两，煎化服。**虚寒积癖** 在背膜之外，流于两胁，气逆喘急，久则营卫凝滞，溃为痈疽，多致不救。用胡椒二百五十粒，蝎尾四个，生木香二钱半，为末，粟米饭丸绿豆大。每服二十丸，橘皮汤下。名磨积丸。**惊风内钓** 胡椒、木鳖子仁等分。为末，醋调黑豆末，和杵，丸绿豆大。每服三四十丸，荆芥汤下。**伤寒咳逆** 日夜不止，寒气攻胃也。胡椒三十粒（打碎），麝香半钱，酒一钟，煎半钟，热服。**阿伽陀丸** 治妇人血崩。用胡椒、紫檀香、郁金、茜根、小檗皮等分。为末，水丸梧子大。每服二十丸，阿胶汤下。〔时珍曰〕按《酉阳杂俎》：胡椒出摩伽陀国。此方之名，因此而讹者也。**沙石淋痛** 胡椒、朴消等分。为末。每服用二钱，白汤下，日二。名二拗散。

毕澄茄

【释名】毗陵茄子。〔时珍曰〕皆番语也。

【集解】〔藏器曰〕毕澄茄生佛誓国。状似梧桐子及蔓荆子而微大。〔时珍曰〕海南诸番皆有之。蔓生，春开白花，夏结黑实，与胡椒一类二种，正如大腹之与槟榔相近耳。

实【气味】辛，温，无毒。**【主治】**下气消食，去皮肤风，心腹间气胀，令人能食，疗鬼气。能染发及香身。藏器|治一切冷气痃澼，并霍乱吐泻，肚腹痛，肾气膀胱冷。《大明》|暖脾胃，止呕吐哕逆。时珍

【附方】脾胃虚弱 胸膈不快，不进饮食。用荜澄茄为末，姜汁打神麹糊，丸梧子大。每姜汤下七十丸，日二服。**噎食不纳** 荜澄茄、白豆蔻等分。为末。干舐之。**反胃吐食** 吐出黑汁，治不愈者。用荜澄茄为末，米糊丸梧子大。每姜汤下三四十丸，日一服。愈后服平胃散三百帖。**伤寒咳逆** 呃噫，日夜不定者。用毕澄茄、高良姜各等分，为末。每服二钱，水六分，煎十沸，入酢少许，服之。**鼻塞不通** 肺气上攻而致者。毕澄茄丸。用毕澄茄半两，薄荷叶三钱，荆芥穗一钱半，为末，蜜丸芡子大。时时含咽。

吴茱萸

【释名】〔藏器曰〕茱萸南北总有，入药以吴地者为好，所以有吴之名也。

【集解】〔别录曰〕吴茱萸生上谷川谷及冤句。九月九日采，阴干。陈久者良。〔颂曰〕今处处有之，江浙、蜀汉尤多。木高丈余，皮青绿色。叶似椿而阔厚，紫色。三月开红紫细花。七月、八月结实似椒子，嫩时微黄，至熟则深紫。〔时珍曰〕茱萸枝柔而肥，叶长而皱，其实结于梢头，累累成簇而无核，与椒不同。一种粒大，一种粒小，小者入药为胜。

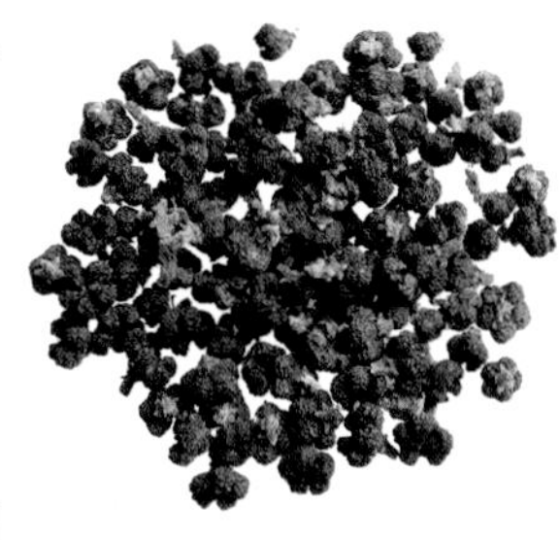

【气味】辛，温，有小毒。

【主治】温中下气，止痛，除湿血痹，逐风邪，开腠理，咳逆寒热。《本经》|利五脏，去痰冷逆气，饮食不消，心腹诸冷绞痛，中恶，心腹痛。《别录》|霍乱转筋，胃冷吐泻腹痛，产后心痛，治遍身𤸷痹刺痛，腰脚软弱，利大肠壅气，肠风痔疾，杀三虫。甄权|杀恶虫毒，牙齿虫䘌，鬼魅疰气。藏器|下产后余血，治肾气、脚气水肿，通关节，起阳健脾。《大明》|主痢，止泻，厚肠胃，肥健人。孟诜|治痞满塞胸，咽膈不通，润肝燥脾。好古|开郁化滞，治吞酸，厥阴痰涎头痛，阴毒腹痛，疝气血痢，喉舌口疮。时珍

【发明】〔时珍曰〕茱萸辛热，能散能温；苦热，能燥能坚。故其所治之症，皆取其散寒温中、燥湿解郁之功而已。

【附方】风𤸷痒痹 茱萸一升，酒五升，煮取一升半，温洗之，立止。**贼风口偏** 不

（吴茱萸：常绿灌木或小乔木。单数羽状复叶对生，小叶2～4对，椭圆形至卵形，全缘。聚伞花序顶生；花小，黄白色，花瓣5，长圆形。果实扁球形，成熟时裂开成5个果瓣。花期6～8月。果期9～10月。分布于贵州、广西、湖南、云南、陕西、浙江、四川等地。）

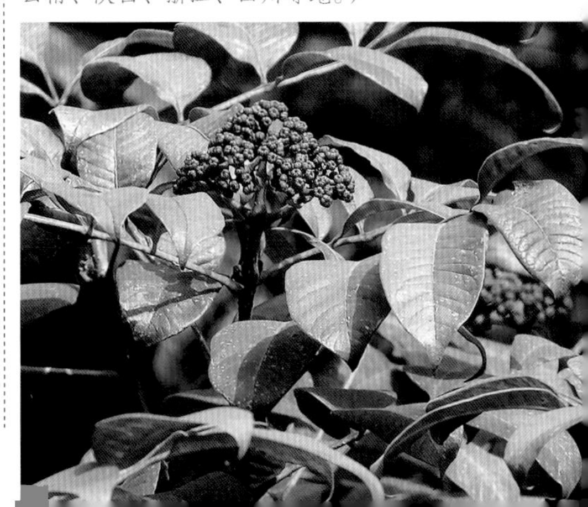

能语者。茱萸一升，姜豉三升，清酒五升，和煎五沸，待冷服半升，一日三服，得少汗即瘥。**冬月感寒** 吴茱萸五钱。煎汤服之，取汗。**呕涎头痛** 呕而胸满。吴茱萸汤：用茱萸一升，枣二十枚，生姜一大两，人参一两，以水五升，煎取三升，每服七合，日三服。**心腹冷痛** 吴茱萸五合。酒三升，煮沸，分三服。**食已吞酸** 胃气虚冷者。吴茱萸（汤泡七次焙）、干姜（炮）等分。为末，汤服一钱。**赤白下痢** 《和剂局方》戊己丸：治脾胃受湿，下痢腹痛，米谷不化。用吴茱萸、黄连、白芍药各一两，同炒为末，蒸饼丸梧子大。每服二三十丸，米饮下。**老小风疹** 一名火灼疮，一名火烂疮。茱萸煎酒，拭之良。**痈疽发背** 及发乳诸毒。用吴茱萸一升，捣为末。用苦酒调涂帛上，贴之。**寒热怪病** 寒热不止，数日四肢坚如石，击之似钟磬声，日渐瘦恶。用茱萸、木香等分，煎汤饮之愈。

食茱萸

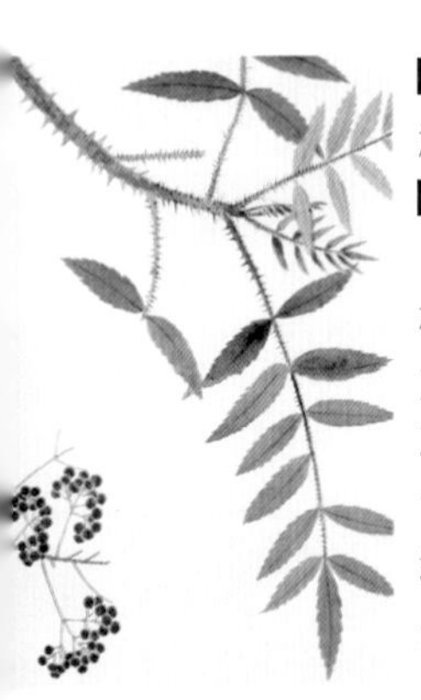

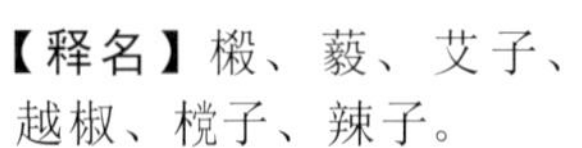

【释名】 榝、藙、艾子、越椒、樧子、辣子。

【集解】〔颂曰〕樧子出闽中、江东。其木高硕似樗，茎间有刺。其子辛辣如椒，南人淹藏作果品，或以寄远。《吴越春秋》云，越以甘蜜丸樧报吴增封之礼，则樧之相赠尚矣。又曰：食茱萸，南北皆有之。其木亦甚高大，有长及百尺者。枝茎青黄，上有小白点。叶类油麻，其花黄色。〔时珍曰〕食茱萸、樧子、辣子，一物也。高木长叶，黄花绿子，丛簇枝上。

实【气味】 辛、苦，大热，无毒。**【主治】** 功同吴茱萸，力少劣尔。疗水气用之佳。苏恭 | 心腹冷气痛，中恶，除咳逆，去脏腑冷，温中，甚良。孟诜 | 疗蛊毒飞尸着喉口者，刺破，以子揩之，令血出，当下涎沫。煮汁服之，去暴冷腹痛，食不消，杀腥物。藏器 | 治冷痢带下，暖胃燥湿。时珍

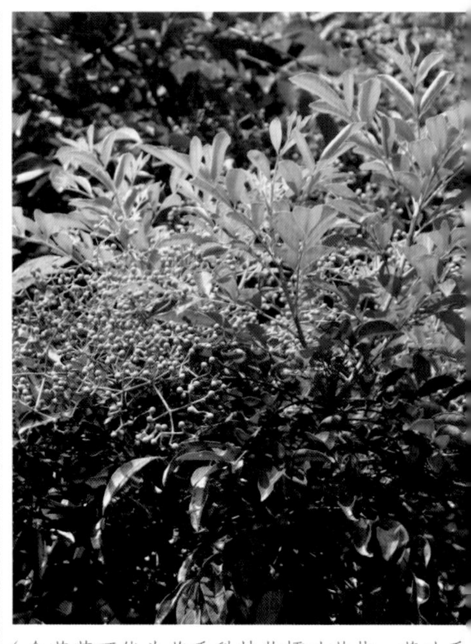

（食茱萸可能为芸香科植物樗叶花椒。落叶乔木。树干上常有基部为圆环状凸出的锐刺。奇数羽状复叶互生，小叶卵状长椭圆形或长椭园形，边缘具浅圆锯齿。伞房状圆锥花序。蓇葖果，果皮红色。花期7～8月，果期10～11月。分布于浙江、安徽、福建、广东、广西、贵州等地。）

【附方】赤白带下 樧子、石菖蒲等分，为末。每旦盐、酒温服二钱。**久泻虚痢** 腹痛者。樧子丸治之。樧子、肉豆蔻各一两，陈米一两半。以米一分同二味炒黄为末；一分生碾为末，粟米粥丸梧子大。每陈米饮下五十丸，日三服。

盐麸子

【释名】 盐肤子、盐梅子、盐梂子、木盐、天盐、叛奴盐、酸桶。

【集解】〔藏器曰〕盐麸子生吴、蜀山谷。树状如椿。七月子成穗，粒如小豆。上有

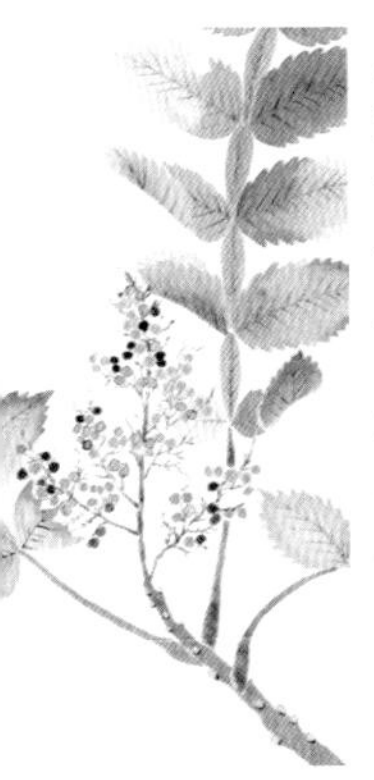

盐似雪，可为羹用。〔时珍曰〕木状如椿。其叶两两对生，长而有齿，面青背白，有细毛，味酸。正叶之下，节节两边，有直叶贴茎，如箭羽状。五六月开花，青黄色成穗，一枝累累。七月结子，大如细豆而扁，生青，熟微紫色。其核淡绿，状如肾形。核外薄皮上有薄盐，小儿食之，滇、蜀人采为木盐。叶上有虫，结成五倍子，八月取之。详见虫部。

子【气味】酸、咸，微寒，无毒。【主治】除痰饮瘴疟，喉中热结喉痹，止渴，解酒毒黄疸，飞尸蛊毒，天行寒热，咳嗽，变白，生毛发，去头上白屑，捣末服之。藏器|生津，降火化痰，润肺滋肾，消毒止痢收汗，治风湿眼病。时珍

【发明】〔时珍曰〕盐麸子气寒味酸而咸，阴中之阴也。咸能软而润，故降火化痰消毒；酸能收而涩，故生津润肺止痢。肾主五液：入肺为痰，入脾为涎，入心为汗，入肝为泪，自入为唾，其本皆水也。盐麸、五倍先走肾、肝，有救水之功。所以痰涎、盗汗、风湿、下泪、涕唾之证，皆宜用之。

（盐肤木：落叶小乔木或灌木。奇数羽状复叶互生，叶轴及柄常有翅；小叶边缘具粗锯齿。圆锥花序顶生，多分枝；花小，黄白色。核果球形，成熟时红色。花期8～9月，果期10月。生于灌丛、疏林中。分布于全国各地。）

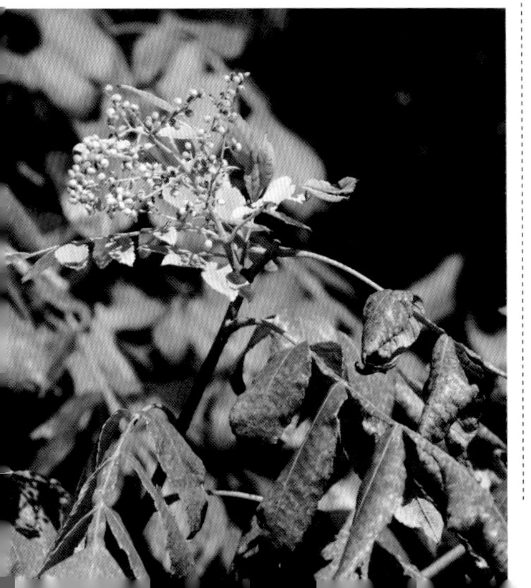

茗

【释名】槚、蔎、荈。

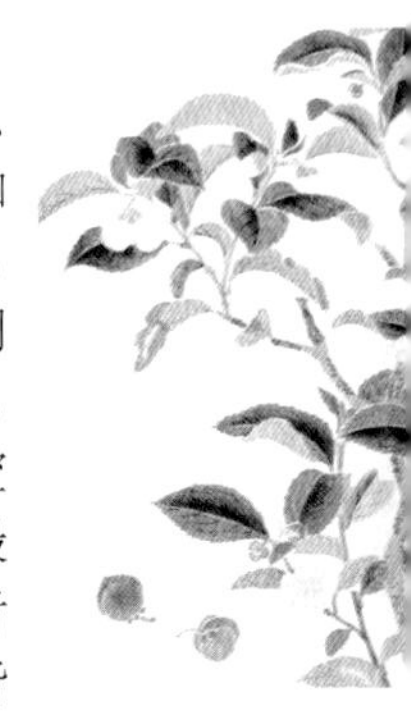

【集解】〔时珍曰〕茶有野生、种生，种者用子。其子大如指顶，正圆黑色。其仁入口，初甘后苦，最戟人喉，而闽人以榨油食用。二月下种，一坎须百颗乃生一株，盖空壳者多故也。畏水与日，最宜坡地荫处。清明前采者上，谷雨前者次之，此后皆老茗尔。采、蒸、揉、焙、修造皆有法，详见《茶谱》。茶之税始于唐德宗，盛于宋、元，及于我朝，乃与西番互市易马。夫茶一木尔，下为民生日用之资，上为朝廷赋税之助，其利博哉。昔贤所称，大约谓唐人尚茶，茶品益众。有雅州之蒙顶、石花、露芽、谷芽为第一，建宁之北苑龙凤团为上供。蜀之茶，则有东川之神泉兽目，硖州之碧涧明月，夔州之真香，邛州之火井，思安黔阳之都濡，嘉定之峨眉，泸州之纳溪，玉垒之沙坪。楚之茶，则有荆州之仙人掌，湖南之白露，长沙之铁色，蕲州蕲门之团面，寿州霍山之黄芽，庐州之六安英山，武昌之樊山，岳州之巴陵，辰州之溆浦，湖南之宝庆、茶陵。吴越之茶，则有湖州顾渚之紫笋，福州方山之生芽，洪州之白露，双井之白毛，庐山之云雾，常州之阳羡，池州之九华，丫山之阳坡，袁州之界桥，睦州之鸠坑，宣州之阳坑，金华之举岩，会稽之日铸。皆产茶有名者。

叶【气味】苦、甘，微寒，无毒。【主治】瘘疮，利小便，去痰热，止渴，令人少睡，有力悦志。《神农食经》|下气消食。作饮，加茱萸葱、姜良。苏恭|破热气，除瘴气，利大小肠。藏器|清头目，治中风昏愦，多睡不醒。好古|治伤暑。合醋，治泄痢，甚效。陈承|炒煎饮，治热毒赤白痢。同芎䓖、葱白煎饮，止头痛。吴瑞|浓煎，吐风热痰涎。时珍

【发明】〔好古曰〕茗茶气寒味苦，入手、足厥阴经。治阴证汤药内入此，去格拒之寒，及治伏阳，大意相似。〔机曰〕头目不清，热熏上也。以苦泄其热，则上清矣。且茶体轻浮，采摘之时，芽蘖初萌，正得春升之气，味虽苦而气则薄，乃阴中之阳，可升可降。利头目，盖本诸此。〔杨士瀛曰〕姜茶治痢。姜助阳，茶助阴，并能消暑、解酒食毒。且一寒一热，调平阴阳，不问赤、白、冷、热，用之皆良。生姜细切，与真茶等分，新水浓煎服之。苏东坡以此治文潞公有效。〔时珍曰〕茶苦而寒，阴中之阴，沉也，降也，最能降火。火为百病，火降则上清矣。然火有五，火有虚实。若少壮胃健之人，心肺脾胃之火多盛，故与茶相宜。温饮则火因寒气而下降，热饮则茶借火气而升散，又兼解酒食之毒，使人神思闿爽，不昏不睡，此茶之功也。若虚寒及血弱之人，饮之既久，则脾胃恶寒，元气暗损，土不制水，精血潜虚；成痰饮，成痞胀，成痿痹，成黄瘦，成呕逆，成洞泻，成腹痛，成疝瘕，种种内伤，此茶之害也。民生日用，蹈其弊者，往往皆是，而妇妪受害更多，习俗移人，自不觉尔。况真茶既少，杂茶更多，其为患也，又可胜言哉？人有嗜茶成癖者，时时咀啜不止，久而伤营伤精，血不华色，黄瘁痿弱，抱病不悔，尤可叹惋。

（茗为山茶科植物茶。茶：常绿灌木。单叶互生，叶片薄革质，椭圆形或倒卵状椭圆形，边缘有锯齿。花白色，芳香；花瓣5～8，宽倒卵形。蒴果近球形或扁形，果皮革质，较薄。花期10～11月，果期次年10～11月。长江流域及其以南各地广为栽培。）

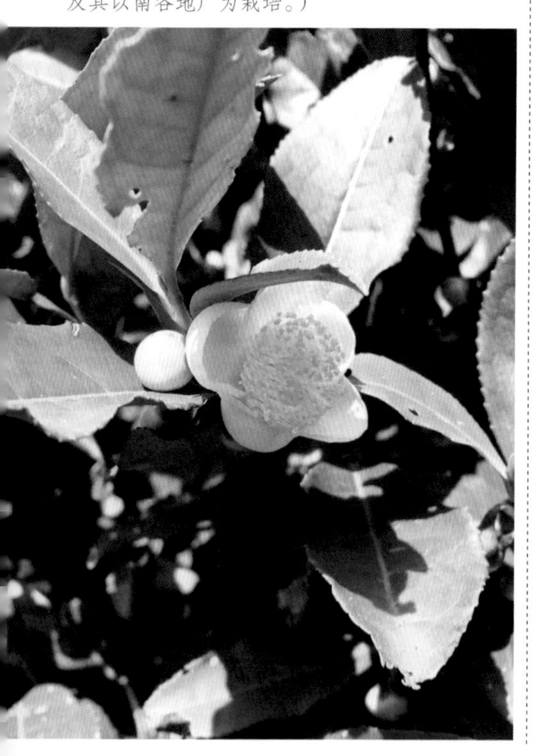

【附方】**产后秘塞** 以葱涎调蜡茶末，丸百丸，茶服自通。不可用大黄利药，利者百无一生。**腰痛难转** 煎茶五合，投醋二合，顿服。**阴囊生疮** 用蜡面茶，为末。先以甘草汤洗，后贴之妙。**脚丫湿烂** 茶叶嚼烂敷之，有效。**蠼螋尿疮** 初如糁粟，渐大如豆，更大如火烙浆疱，疼痛至甚者。速以草茶，并蜡茶俱可，以生油调敷。药至，痛立止。**痰喘咳嗽** 不能睡卧。好末茶一两，白僵蚕一两，为末，放碗内盖定，倾沸汤一小盏。临卧，再添汤点服。

第三十三卷　果部五

果之五　蓏类

甜瓜

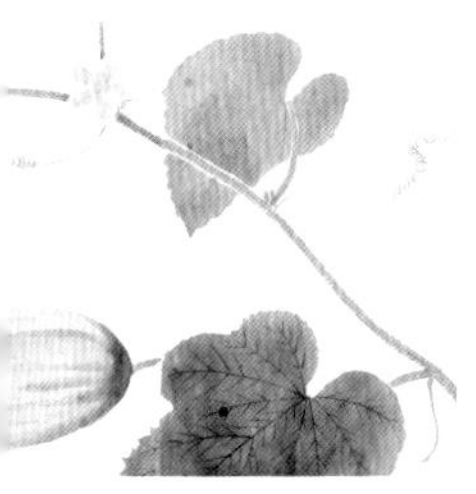

【释名】甘瓜、果瓜。〔时珍曰〕瓜字篆文，象瓜在须蔓间之形。甜瓜之味甜于诸瓜，故独得甘、甜之称。旧列菜部，误矣。

【集解】〔时珍曰〕甜瓜，北土、中州种莳甚多。二三月下种，延蔓而生，叶大数寸，五六月花开黄色，六七月瓜熟。其类甚繁：有团有长，有尖有扁；大或径尺，小或一捻；其棱或有或无；其色或青或绿，或黄斑、糁斑，或白路、黄路；其瓤或白或红，其子或黄或赤，或白或黑。按王祯《农书》云：瓜品甚多，不可枚举。以状得名，则有龙肝、虎掌、兔头、狸首、羊髓、蜜筒之称；以色得名，则有乌瓜、白团、黄䝨、白䝨、小青、大斑之别。然其味，不出乎甘香而已。《广志》惟以辽东、敦煌、庐江之瓜为胜。然瓜州之大瓜，阳城之御瓜，西蜀之温瓜，永嘉之寒瓜，未可以优劣论也。甘肃甜瓜，皮、瓤皆甘胜糖蜜，其皮暴干犹美。浙中一种阴瓜，种于阴处，熟则色黄如金，肤皮稍厚，藏之至春，食之如新。此皆种艺之功，不必拘于土地也。甜瓜子曝裂取仁，可充果食。凡瓜最畏麝气，触之甚至一蒂不收。

瓜瓤【气味】甘，寒，滑，有小毒。【主治】止渴，除烦热，利小便，通三焦间壅塞气，治口鼻疮。嘉祐|暑月食之，永不中暑。宗奭

瓜子仁【气味】甘，寒，无毒。【主治】腹内结聚，破溃脓血，最为肠胃脾内壅要药。《别录》|止月经太过，研末去油，水调服。藏器〔《炮炙论》序曰〕血泛经过，饮调瓜子。炒食，补中宜人。孟诜|清肺润肠，和中止渴。时珍【附方】**口臭** 用甜瓜子杵末，蜜和为丸。每旦漱口后含一丸。亦可贴齿。**腰腿疼痛** 甜瓜子三两，酒浸十日，为末。每服三钱，空心酒下，日三。

（甜瓜：一年生匍匐或攀援草本。单叶互生，叶片近圆形或肾形，边缘不分裂或3～7浅裂。雄花数朵，簇生于叶腋；花冠黄色，裂片卵状长圆形；雌花单生。果实球形或长椭圆形。花、果期夏季。各地有栽培。）

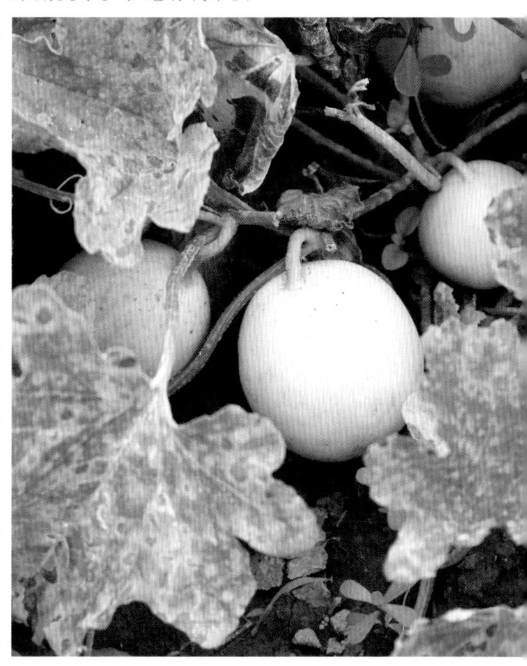

瓜蒂【气味】苦，寒，有毒。【主治】大水，身面四肢浮肿，下水杀蛊毒，咳逆上气，及食诸果，病在胸腹中，皆吐下之。《本经》|去鼻中息肉，疗黄疸。《别录》|治脑塞热齆，眼昏吐痰。《大明》|吐风热痰涎，治风眩头痛，癫痫喉痹，头目有湿气。时珍|得麝香、细辛，治鼻不闻香臭。好古

【发明】〔张机曰〕病如桂枝证，头不痛，项不强，寸脉微浮，胸中痞硬，气上冲咽喉，不得息者，此为胸中有寒也，当吐之；太阳中暍，身热疼重而脉微弱，此夏月伤冷水，水行皮中也，宜吐之；少阳病，头痛发寒热，脉紧不大，是膈上有痰也，宜吐之；病胸上诸实，郁郁而痛，不能食，欲人按之，而反有浊唾，下利日十余行，寸口脉微弦者，当吐之；懊侬烦躁不得眠，未经汗下者，谓之实烦，当吐之；宿食在上管者，当吐之，并宜以瓜蒂散主之。惟诸亡血虚家，不可与瓜蒂散也。〔宗奭曰〕此物吐涎，甚不损人，全胜石绿、硇砂辈也。〔时珍曰〕瓜蒂乃阳明经除湿热之药，故能引去胸脘痰涎，头目湿气，皮肤水气，黄疸湿热诸证，凡胃弱人及病后、产后用吐药，皆宜加慎，何独瓜蒂为然。【附方】**瓜蒂散** 治证见上。其方用瓜蒂二钱半（熬黄），赤小豆二钱半，为末。每用一钱，以香豉一合，热汤七合，煮糜去滓，和服。少少加之，快吐乃止。**太阳中暍** 身热头痛而脉微弱，此夏月伤冷水，水行皮中所致。瓜蒂二七个，水一升，煮五合，顿服取吐。**诸风诸痫** 诸风膈痰，诸痫涎涌。用瓜蒂炒黄为末，量人以酸齑水一盏，调下取吐。风痫，加蝎梢半钱。湿气肿满，加赤小豆末一钱；有虫，加狗油五七点，雄黄一钱，甚则加芫花半钱，立吐虫出。**急黄喘息** 心上坚硬，欲得水吃者。瓜蒂二小合，赤小豆一合，研末。暖浆水五合，服方寸匕。一炊久当吐，不吐再服。吹鼻取水亦可。**遍身如金** 瓜蒂四十九枚，丁香四十九枚，坩埚内烧存性，为末。每用一字，吹鼻取出黄水。亦可揩牙追涎。**热病发黄** 瓜蒂为末，以大豆许吹鼻中。轻则半日，重则一日，流取黄水乃愈。**身面浮肿** 并取瓜蒂、丁香、赤小豆各七枚，为末。吹豆许入鼻，少时黄水流出。隔日一用，瘥乃止。**疟疾寒热** 瓜蒂二枚，水半盏，浸一宿，顿服，取吐愈。**大便不通** 瓜蒂七枚，研末，绵裹，塞入下部即通。**风热牙痛** 瓜蒂七枚（炒研），麝香少许和之，绵裹咬定，流涎。

西瓜

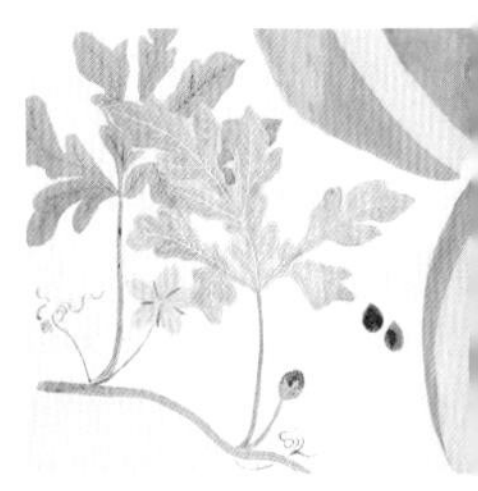

【释名】寒瓜。

【集解】〔瑞曰〕契丹破回纥，始得此种，以牛粪覆而种之。结实如斗大，而圆如匏，色如青玉，子如金色，或黑麻色。〔时珍曰〕按胡峤《陷虏记》言：峤征回纥，得此种归，名曰西瓜。则西瓜自五代时始入中国，今则南北皆有，而南方者味稍不及，亦甜瓜之类也。二月下种，蔓生，花、叶皆如甜瓜。七八月实熟，有围及径尺者，长至二尺者。其棱或有或无，其色或青或绿，其瓤或白或红，红者味尤胜。其子或黄或红，或黑或白，白者味更劣。其味有甘、有淡、有酸，酸者为下。

瓜瓤【气味】甘、淡，寒，无毒。【主治】消烦止渴，解暑热。吴瑞|疗喉痹。汪颖|宽中下气，利小水，治血痢，解酒毒。宁原|含汁，治口疮。震亨

皮【气味】甘，凉，无毒。【主治】口、舌、唇内生疮，烧研噙之。震亨【附方】**闲挫腰痛** 西瓜青皮，阴干为末，盐酒调服三钱。

瓜子仁【气味】甘，寒，无毒。【主治】与甜瓜仁同。时珍

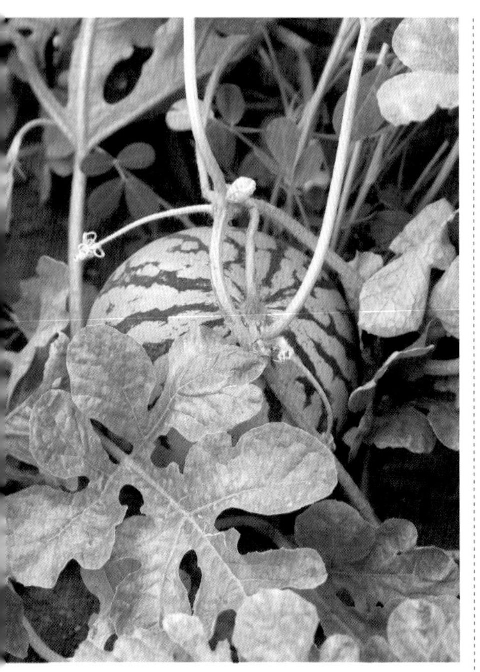

（西瓜：一年生蔓生藤本。叶片纸质，3深裂，裂片再羽状或二重羽状浅裂或深裂，边缘波状或有疏齿。花单生于叶腋，花冠淡黄色。果实球形或椭圆形，肉质。花果期夏季。我国各地有栽培。）

葡萄

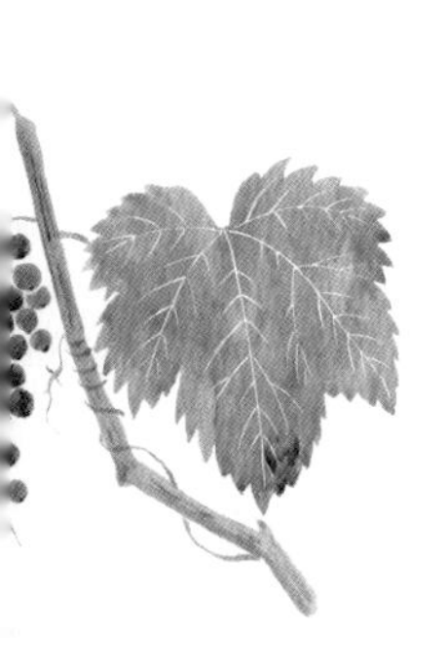

【释名】蒲桃、草龙珠。〔时珍曰〕其圆者名草龙珠，长者名马乳葡萄，白者名水晶葡萄，黑者名紫葡萄。《汉书》言：张骞使西域还，始得此种，而《神农本草》已有葡萄，则汉前陇西旧有，但未入关耳。

【集解】〔时珍曰〕葡萄，折藤压之最易生。春月萌苞生叶，颇似栝楼叶而有五尖。生须延蔓，引数十丈。三月开小花成穗，黄白色。仍连着实，星编珠聚，七八月熟，有紫、白二色。西人及太原、平阳皆作葡萄干，货之四方。蜀中有绿葡萄，熟时色绿。云南所出者，大如枣，味尤长。西边有琐琐葡萄，大如五味子而无核。

实【气味】甘，平，涩，无毒。【主治】筋骨湿痹，益气倍力强志，令人肥健，耐饥忍风寒。久食，轻身不老延年。可作酒。《本经》|逐水，利小便。《别录》|除肠间水，调中治淋。甄权|时气痘疮不出，食之，或研酒饮，甚效。苏颂【附方】**热淋涩痛** 葡萄（捣取自然汁）、生藕（捣取自然汁）、生地黄（捣取自然汁）、白沙蜜各五合。每服一盏，石器温服。

根及藤、叶【气味】同实。【主治】煮浓汁细饮，止呕哕及霍乱后恶心，孕妇子上冲心，饮之即下，胎安。孟诜|治腰脚肢腿痛，煎汤淋洗之良。又饮其汁，利小便，通小肠，消肿满。时珍【附方】**水肿** 葡萄嫩心十四个，蝼蛄七个（去头尾），同研，

（葡萄：高大缠绕藤本。叶互生，叶片纸质，圆卵形或圆形，常3～5裂，基部心形，边缘有粗而稍尖锐的齿缺。圆锥花序；花瓣5，黄绿色。浆果卵圆形至卵状长圆形，富汁液，熟时紫黑色或红而带青色，外被蜡粉。花期6月，果期9～10月。我国各地普遍栽培。）

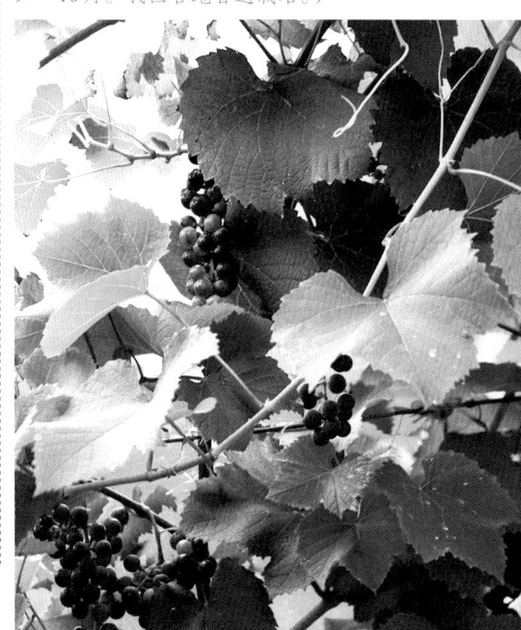

露七日，曝干为末。每服半钱，淡酒调下。暑月尤佳。

蘡薁

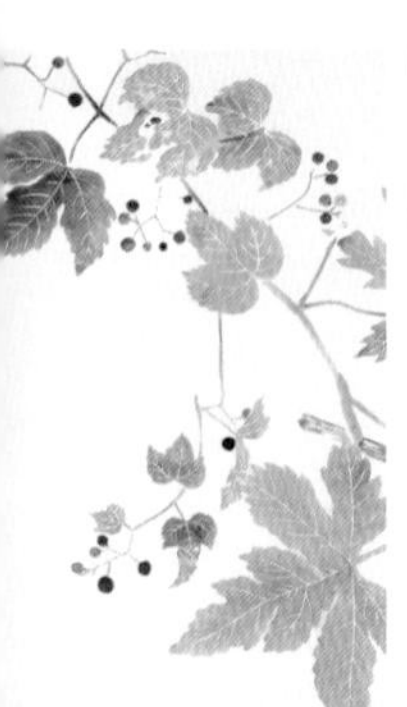

【释名】燕薁、婴舌、山葡萄、野葡萄。藤名木龙。

【集解】〔时珍曰〕蘡薁野生林墅间，亦可插植。蔓、叶、花、实，与葡萄无异。其实小而圆，色不甚紫也。

实【气味】甘、酸，平、无毒。【主治】止渴，悦色益气。苏恭

藤【气味】甘，平，无毒。【主治】哕逆，伤寒后呕哕，捣汁饮之良。苏恭|止渴，利小便。时珍【附方】**目中障翳** 蘡薁藤，以水浸过，吹气取汁，滴入目中，去热翳，赤、白障。**五淋血淋** 木龙汤。用木龙（即野葡萄藤也）、竹园荽、淡竹叶、麦门冬（连根苗）、红枣肉、灯心草、乌梅、当归各等分，煎汤代茶饮。

根【气味】同藤。【主治】下焦热痛淋闷，消肿毒。时珍【附方】**一切肿毒** 赤龙散：用野葡萄根，晒研为末，水调涂之，即消也。

（蘡薁：木质藤本。单叶互生，3深裂，中央裂片菱形，再3裂或不裂，有少数粗牙齿，侧生裂片不等2裂或不裂。圆锥花序，花瓣5，早落。浆果球形，熟时紫色。花期4～5月，果期5～8月。生于山地林中。分布于华东及台湾、湖北、四川等地。）

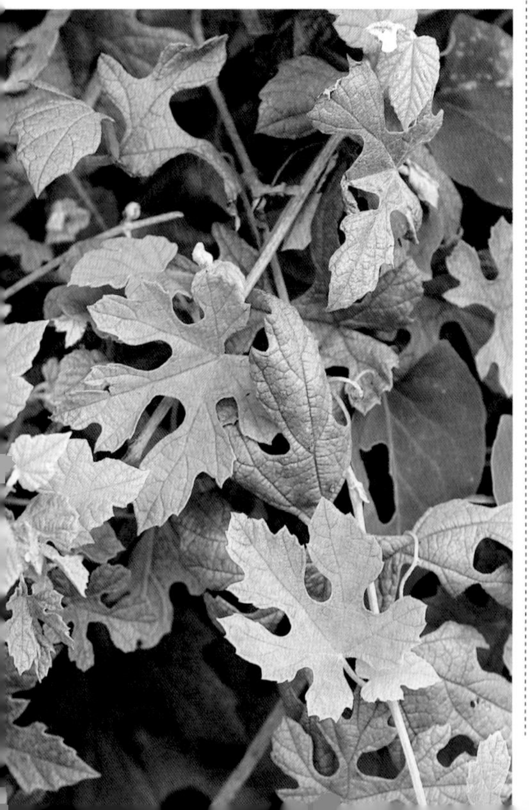

猕猴桃

【释名】猕猴梨、藤梨、阳桃、木子。〔时珍曰〕其形如梨，其色如桃，而猕猴喜食，故有诸名。

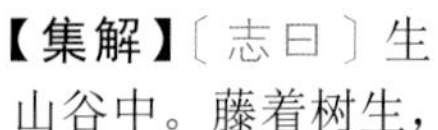

【集解】〔志曰〕生山谷中。藤着树生，叶圆有毛。其实形似鸡卵大，其皮褐色，

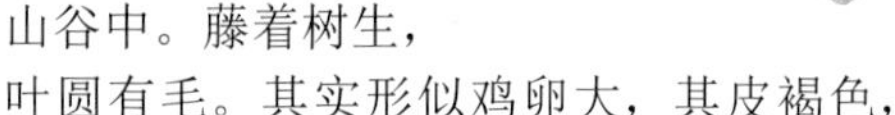

（猕猴桃：藤本。幼枝与叶柄密生灰棕色柔毛。单叶互生，叶片纸质，圆形、卵圆形或倒卵形，边缘有刺毛状齿，上面暗绿色，仅叶脉有毛，下面灰白色，密生灰棕色星状绒毛。花生于叶腋；花瓣5，刚开放时呈乳白色，后变黄色。浆果卵圆形或长圆形，密生棕色长毛，有香气。种子细小，黑色。花期6～7月，果熟期8～9月。分布于中南及陕西、四川、江苏、安徽、浙江、江西、福建、贵州、云南等地。）

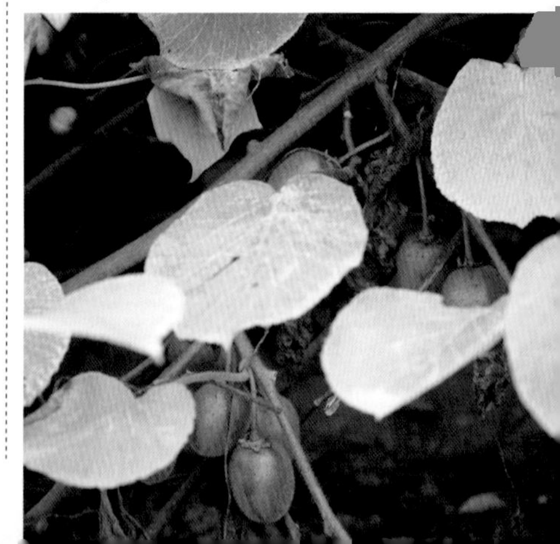

经霜始甘美可食。〔宗奭曰〕今陕西永兴军南山甚多。枝条柔弱，高二三丈，多附木而生。其子十月烂熟，色淡绿，生则极酸。子繁细，其色如芥子。

实【气味】酸、甘，寒，无毒。【主治】止暴渴，解烦热，压丹石，下石淋。《开宝》〔诜曰〕并宜取瓤和蜜作煎食。调中下气，主骨节风，瘫缓不随，长年白发，野鸡内痔病。藏器

藤中汁【气味】甘，滑，寒，无毒。【主治】热壅反胃，和生姜汁服之。又下石淋。藏器

枝、叶【主治】杀虫。煮汁饲狗，疗瘑疥。《开宝》

甘蔗

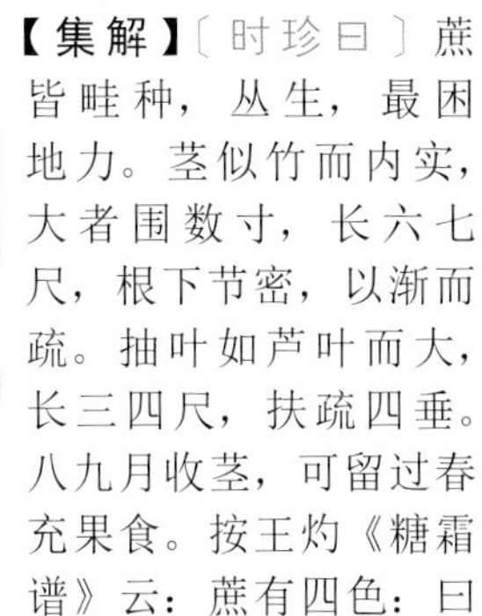

【释名】竿蔗、藷。

【集解】〔时珍曰〕蔗皆畦种，丛生，最困地力。茎似竹而内实，大者围数寸，长六七尺，根下节密，以渐而疏。抽叶如芦叶而大，长三四尺，扶疏四垂。八九月收茎，可留过春充果食。按王灼《糖霜谱》云：蔗有四色：曰杜蔗，即竹蔗也，绿嫩薄皮，味极醇厚，专用作霜；曰西蔗，作霜色浅；曰艻蔗，亦名蜡蔗，即荻蔗也，亦可作沙糖；曰红蔗，亦名紫蔗，即昆仑蔗也，止可生啖，不堪作糖。

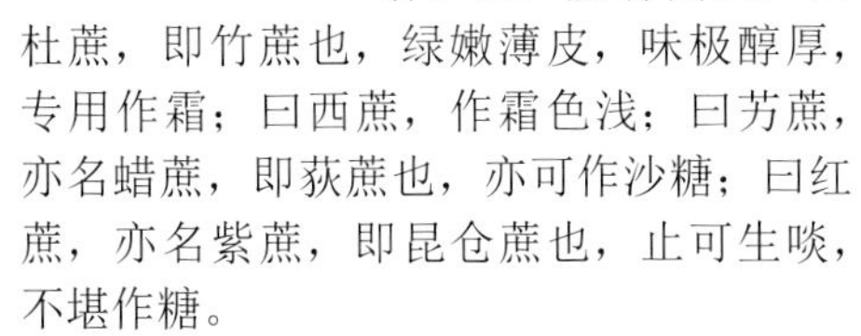

蔗【气味】甘，平，涩，无毒。【主治】下气和中，助脾气，利大肠。《别录》|利大小肠，消痰止渴，除心胸烦热，解酒毒。《大明》|止呕哕反胃，宽胸膈。时珍

【发明】〔时珍曰〕蔗，脾之果也。其浆甘寒，能泻火热，《素问》所谓甘温除大热之意。煎炼成糖，则甘温而助湿热，所谓积温成热也。蔗浆消渴解酒，自古称之。

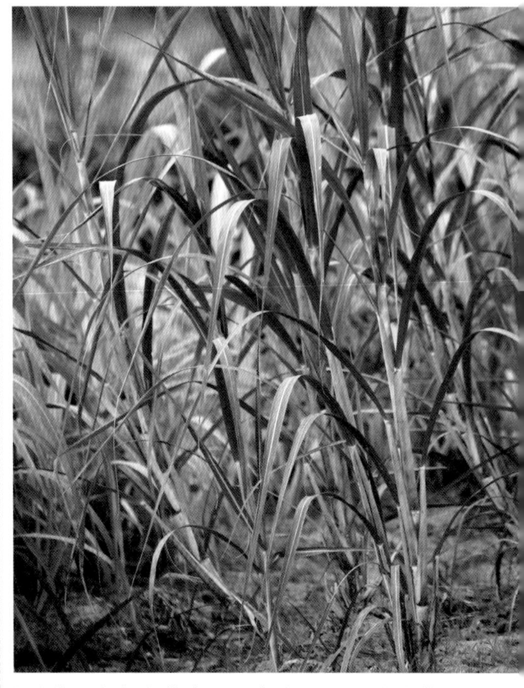

（甘蔗：多年生草本。秆高约3m，绿色或棕红色。叶鞘长于节间；叶舌膜质，截平；叶片扁平。花序大型，长达60cm。花、果期秋季。我国南方各地常有栽培。）

【附方】**发热口干** 小便赤涩。取甘蔗去皮，嚼汁咽之。饮浆亦可。**反胃吐食** 朝食暮吐，暮食朝吐，旋旋吐者。用甘蔗汁七升，生姜汁一升，和匀，日日细呷之。**干呕不息** 蔗汁，温服半升，日三次。入姜汁更佳。**虚热咳嗽** 口干涕唾。用甘蔗汁一升半，青粱米四合，煮粥，日食二次，极润心肺。

沙糖

【集解】〔时珍曰〕此紫沙糖也。法出西域，唐太宗始遣人传其法入中国。以蔗汁过樟木槽，取而煎成。清者为蔗糖，凝结有沙者为沙糖。漆瓮造成，如石、如霜、如冰者，为石蜜、为糖霜、为冰糖也。紫糖亦可煎化，印成鸟兽果物之状，以充席献。今之货者，又多杂以米饧诸物，不可

不知。

【气味】甘，寒，无毒。

【主治】心腹热胀，口干渴。《唐本》|润心肺大小肠热，解酒毒。腊月瓶封窖粪坑中，患天行热狂者，绞汁服，甚良。《大明》|和中助脾，缓肝气。时珍

【附方】**下痢禁口** 沙糖半斤，乌梅一个，水二碗，煎一碗，时时饮之。**腹中紧胀** 白糖以酒三升，煮服之。不过再服。**痘不落痂** 沙糖，调新汲水一杯服之（白汤调亦可），日二服。**上气喘嗽** 烦热，食即吐逆。用沙糖、姜汁等分，相和，慢煎二十沸，每咽半匙，取效。**食韭口臭** 沙糖解之。

石蜜

【释名】白沙糖。

【集解】〔志约曰〕石蜜出益州及西戎，煎炼沙糖为之，可作饼块，黄白色。〔时珍曰〕石蜜，即白沙糖也。凝结作饼块如石者为石蜜，轻白如霜者为糖霜，坚白如冰者为冰糖，皆一物有精粗之异也。以白糖煎化，模印成人物狮象之形者为飨糖，《后汉书注》所谓猊糖是也。以石蜜和诸果仁，及橙橘皮、缩砂、薄荷之类，作成饼块者，为糖缠。以石蜜和牛乳、酥酪作成饼块者，为乳糖。皆一物数变也。

【气味】甘，寒，冷利，无毒。

【主治】心腹热胀，口干渴。《唐本》|治目中热膜，明目。和枣肉、巨胜末为丸噙之，润肺气，助五脏，生津。孟诜|润心肺燥热，治嗽消痰，解酒和中，助脾气，缓肝气。时珍

【发明】〔时珍曰〕石蜜、糖霜、冰糖，比之紫沙糖性稍平，功用相同，入药胜之。然不冷利，若久食则助热、损齿、生虫之害同也。

刺蜜

【释名】草蜜、给勃罗。

【集解】〔藏器曰〕交河沙中有草，头上有毛，毛中生蜜。胡人名为给勃罗。〔时珍曰〕按李延寿《北史》云：高昌有草名羊刺，其上生蜜，味甚甘美。又《梁四公子记》云：高昌贡刺蜜。杰公云：南平城羊刺无叶，其蜜色白而味甘；盐城羊刺叶大，其蜜色青而味薄也。高昌即交河，在西番，今为火州。又段成式《酉阳杂俎》云：北天竺国有蜜草，蔓生大叶，秋冬不死，因受霜露，遂成蜜也。又《大明一统志》云：西番撒马儿罕地，有小草丛生，叶细如蓝，秋露凝其上，味甘如蜜，可

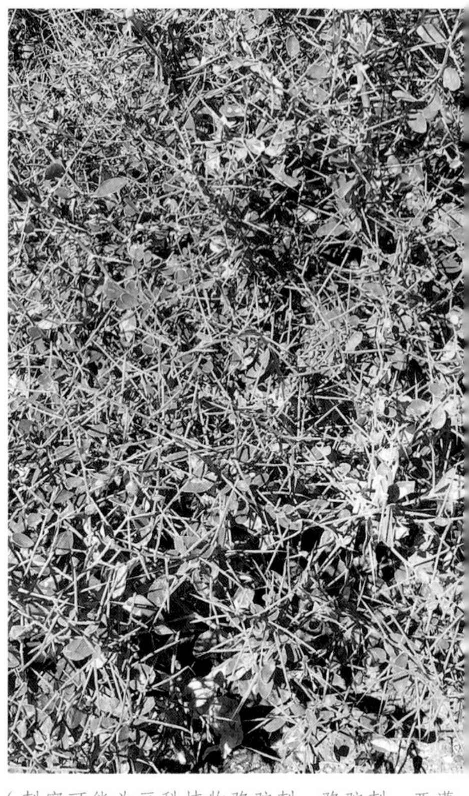

（刺蜜可能为豆科植物骆驼刺。骆驼刺：亚灌木，高达40cm。茎直立，具细条纹，从基部分枝。叶互生，卵形、倒卵形或倒圆卵形，全缘，具短柄。总状花序腋生，花序轴变成坚硬的锐刺，刺长为叶的2～3倍，刺上具3～6花。花冠深紫红色。荚果线形。生长于沙荒地、盐渍化低湿地和覆沙戈壁上。分布于宁夏、新疆、甘肃等地。）

熬为饧，土人呼为达即古宾，盖甘露也。【气味】甘，平，无毒。

【主治】骨蒸发热痰嗽，暴痢下血，开胃止渴除烦。藏器

果之六　水果类

莲藕

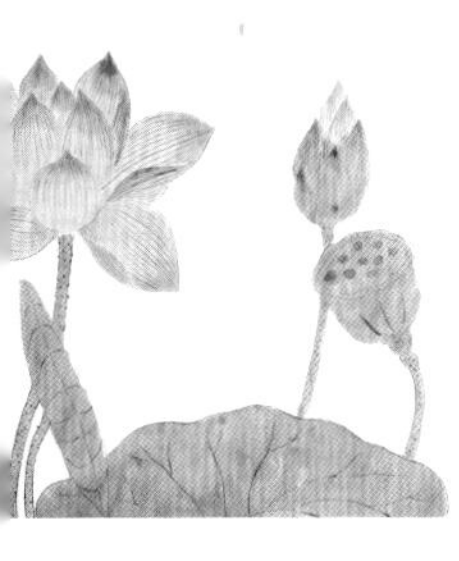

【释名】其根藕，其实莲，其茎叶荷。

【集解】〔时珍曰〕莲藕，荆、扬、豫、益诸处湖泽陂池皆有之。以莲子种者生迟，藕芽种者最易发。其芽穿泥成白蒻，即蔤也。长者至丈余，五六月嫩时，没水取之，可作蔬茹，俗呼藕丝菜。节生二茎：一为藕荷，其叶贴水，其下旁行生藕也；一为芰荷，其叶出水，其旁茎生花也。其叶清明后生。六七月开花，花有红、白、粉红三色。花心有黄须，蕊长寸余，须内即莲也。花褪连房成菂，菂在房如蜂子在窠之状。六七月采嫩者，生食脆美。至秋房枯子黑，其坚如石，谓之石莲子。八九月收之，斫去黑壳，货之四方，谓之莲肉。冬月至春掘藕食之，藕白有孔有丝，大者如肱臂，长六七尺，凡五六节。

莲实【气味】甘，平，涩，无毒。【主治】补中养神，益气力，除百疾。久服，轻身耐老，不饥延年。《本经》|主五脏不足，伤中气绝，益十二经脉血气。孟诜|止渴去热，安心止痢，治腰痛及泄精。多食令人欢喜。

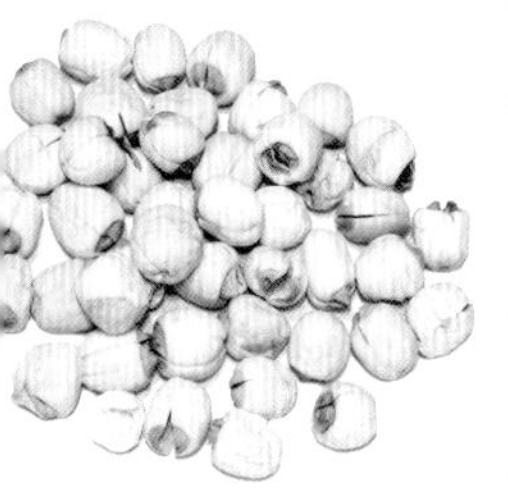

《大明》|交心肾，厚肠胃，固精气，强筋骨，补虚损，利耳目，除寒湿，止脾泄久痢，赤白浊，女人带下崩中诸血病。时珍|捣碎和米作粥饭食，轻身益气，令人强健。苏颂。出《诗疏》【附方】**白浊遗精** 石莲肉、龙骨、益智仁等分。为末。每服二钱，空心米饮下。《普济》：用莲肉、白茯苓等分，为末。白汤调服。**久痢禁口** 石莲肉炒为末。每服二钱，陈仓米汤调下，便觉思食，甚妙。加入香连丸，尤妙。**哕逆不止** 石莲肉六枚，炒赤黄色，研末。冷熟水半盏和服，便止。**产后咳逆** 呕吐，心忡目运。用石莲子两半，白茯苓一两，丁香五钱。为末。每米饮服二钱。**眼赤作痛** 莲实（去皮研末）一盏，粳米半升，以水煮粥，常食。**反胃吐食** 石莲肉为末，入少肉豆蔻末，米汤调服之。

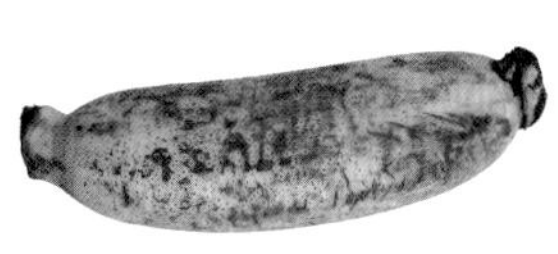

藕【气味】甘，平，无毒。【主治】热渴，散留血，生肌。久服令人心欢。《别录》|止怒止泄，消食解酒毒，及病后干渴。藏器|捣汁服，止闷除烦开胃，治霍乱，破产后血闷，捣膏，罯金疮并伤折，止暴痛。蒸煮食之，大能开胃。《大明》|生食，治霍乱后虚渴。蒸食，甚补五脏，实下焦。同蜜食，令人腹脏肥，不生诸虫，亦可休粮。孟诜|汁：解射罔毒、蟹毒。徐之才|捣浸澄粉服食，轻身益年。臞仙【附方】**时气烦渴** 生藕汁一盏，生蜜一合，和匀，细服。**霍乱吐利** 生藕，捣汁服。**上焦痰热** 藕汁、梨汁各半盏。和服。**小便热淋** 生藕汁、生地黄汁、葡萄汁各等分。每服一盏，入蜜温服。**冻脚裂坼** 蒸熟藕，捣烂涂之。

藕蔤【释名】藕丝菜。五六月嫩时，采为蔬茹，老则为藕梢，味不堪矣。【气味】甘，平，无毒。【主治】生食，主霍乱后虚渴烦闷不能食，解酒食毒。苏颂|功与藕同。时珍|解烦毒，下瘀血。汪颖

藕节【气味】涩，平，无毒。【主治】捣汁饮，主吐血不止，及口鼻出血。甄权|消瘀血，解热毒。产后血闷，和地黄研汁，入热酒、小便饮。《大明》|能止咳血唾血，血淋溺血，下血血痢血崩。时珍【发明】〔时珍曰〕一男子病血淋，痛胀祈死。予以藕汁调发灰，每服二钱，服三日而血止痛除。【附方】**鼻衄不止** 藕节捣汁饮，并滴鼻中。**卒暴吐血** 双荷散：用藕节、荷蒂各七个，以蜜少许擂烂，用水二钟，煎八分，去滓，温服。或为末丸服亦可。**大便下血** 藕节晒干研末，人参、白蜜煎汤，调服二钱，日二服。**鼻渊脑泻** 藕节、芎䓖，焙研为末。每服二钱，米饮下。

莲薏 即莲子中青心也。【气味】苦，寒，无毒。【主治】血渴，产后渴，生研末，米饮服二钱，立愈。士良|止霍乱。《大明》|清心去热。时珍。出《统旨》【附方】**劳心吐血** 莲子心七个，糯米二十一粒，为末，酒服。此临安张上舍方也。**小便遗精** 莲子心一撮。为末，入辰砂一分。每服一钱，白汤下，日二。

莲蕊须【气味】甘，涩，温，无毒。【主治】清心通肾，固精气，乌须发，悦颜色，益血，止血崩、吐血。时珍【附方】**久近痔漏** 三十年者，三服除根。用莲花蕊、黑牵牛头末各一两半，当归五钱，为末。每空心酒服二钱。忌热物。五日见效。孙氏《集效方》

莲花【释名】芙蓉、芙蕖、水华。【气味】苦、甘，温，无毒。忌地黄、葱、蒜。【主治】镇心益色。驻颜轻身。《大明》【附方】**天泡湿疮** 荷花贴之。**坠损呕血** 坠跌积血心胃，呕血不止。用干荷花为末，每酒服方寸匕，其效如神。

莲房【气味】苦，涩，温，无毒。【主治】破血。孟诜|治血胀腹痛，及产后胎衣不下，酒煮服之。水煮服之，解野菌毒。藏器|止血崩、下血、溺血。时珍【附方】**经血不止** 瑞莲散：用陈莲蓬壳烧存性，研末。每服二钱，热酒下。**血崩不止** 不拘冷热。用莲蓬壳、荆芥穗各（烧存性）等分为末。每服二钱，米饮下。**产后血崩** 莲蓬壳五个，香附二两，各烧存性，为末。每服二钱，米饮下，日二。**漏胎下血** 莲房烧研，面糊丸梧子大。每服百丸，汤、酒任下，日二。**小便血淋** 莲房烧存性，为末，入麝香少许。每服二钱半，米饮调下，日二。

荷叶【气味】苦，平，无毒。【主治】止渴，落胞破血，治产后口干，心肺躁烦。《大明》|治血胀腹痛，产后胎衣不下，酒煮服之。荷鼻：安胎，去恶血，留好血，止血痢，杀菌蕈毒，并煮水服。藏器|生发元气，裨助脾胃，涩精滑，散瘀血，消水肿痈肿，发痘疮，治吐血咯血衄血，下血溺血血淋，崩中产后恶血，损伤败血。时珍【附方】**阳水浮肿** 败荷叶，烧存性，研末。每服二钱，米饮调下，日三服。**打扑损伤** 恶血攻心，闷乱疼痛者。以干荷叶五片，烧存性，为末。每服三钱，童子热尿一盏，食前调下，日三服，利下恶物为度。**吐血不止** 嫩荷叶七个，擂水服之，甚佳。

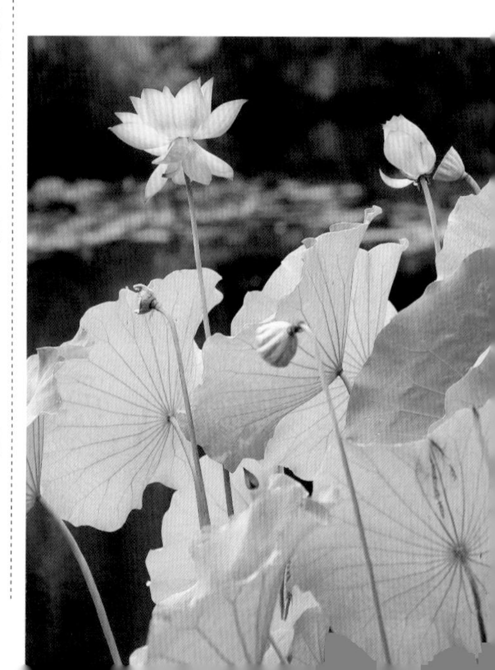

崩中下血 荷叶（烧研）半两，蒲黄、黄芩各一两，为末。每空心酒服三钱。**血痢不止** 荷叶蒂，水煮汁，服之。**下痢赤白** 荷叶烧研。每服二钱，红痢蜜；白痢沙糖汤下。**脱肛不收** 贴水荷叶焙研，酒服二钱，仍以荷叶盛末坐之。**偏头风痛** 升麻、苍术各一两，荷叶一个，水二钟，煎一钟，食后温服。或烧荷叶一个，为末，以煎汁调服。**阴肿痛痒** 荷叶、浮萍、蛇床等分。煎水，日洗之。

芰实

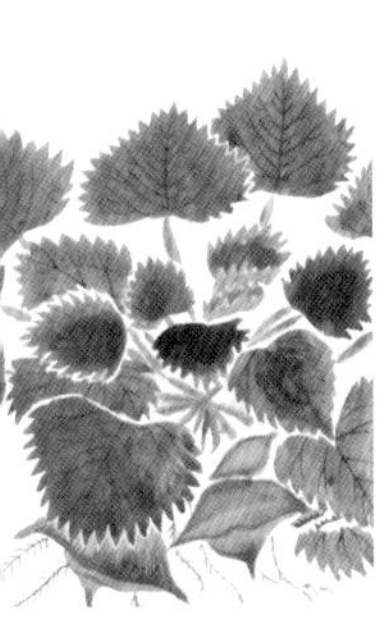

【释名】菱、水栗、沙角。〔时珍曰〕其叶支散，故字从支。其角棱峭，故谓之菱，而俗呼为菱角也。

【集解】〔时珍曰〕芰菱有湖泺处则有之。菱落泥中，最易生发。有野菱、家菱，皆三月生蔓延引。叶浮水上，扁而有尖，光面如镜。叶下之茎有股如虾股，一茎一叶，两两相差，如蝶翅状。五六月开小白花，背日而生，昼合宵炕，随月转移。其实有数种：或三角、四角，或两角、无角。野菱自生湖中，叶、实俱小。其角硬直刺人，其色嫩青老黑。嫩时剥食甘美，老则蒸煮食之。野人曝干，剁米为饭为粥，为糕为果，皆可代粮。其茎亦可曝收，和米作饭，以度荒歉，盖泽农有利之物也。家菱种于陂塘，叶、实俱大，角软而脆，亦有两角弯卷如弓形者，其色有青、有红、有紫，嫩时剥食，皮脆肉美，盖佳果也。老则壳黑而硬，坠入江中，谓之乌菱。冬月取之，风干为果，生、熟皆佳。夏月以粪水浇其叶，则实更肥美。

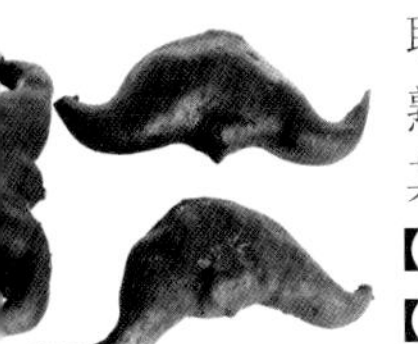

【气味】甘，平，无毒。

【主治】安中补五脏，不饥轻身。《别录》|蒸暴，和蜜饵之，断谷长生。弘景|解丹石毒。苏颂|鲜者，解伤寒积热，止消渴，解酒毒、射罔毒。时珍|捣烂澄粉食，补中延年。臞仙

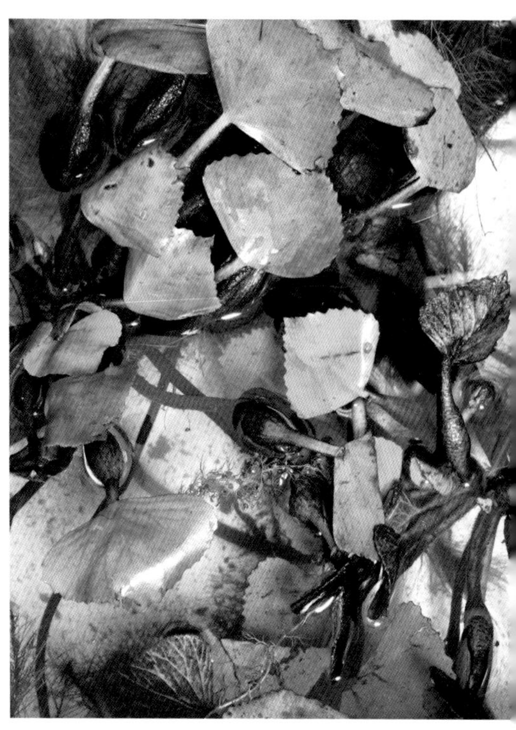

（芰实为菱科植物菱、乌菱等。水生草本。叶二型；浮生叶聚生于茎顶，成莲座状；叶柄长5 ~ 10cm，中部膨胀成宽1cm的海绵质气囊；叶三角形，边缘上半部有粗锯齿，近基部全缘，上面绿色，背面灰褐色或绿色。沉浸叶羽状细裂。花两性，白色，单生于叶腋；花瓣4。坚果倒三角形，两端有刺。花期6 ~ 7月，果期9 ~ 10月。生于池塘河沼中。）

芡实

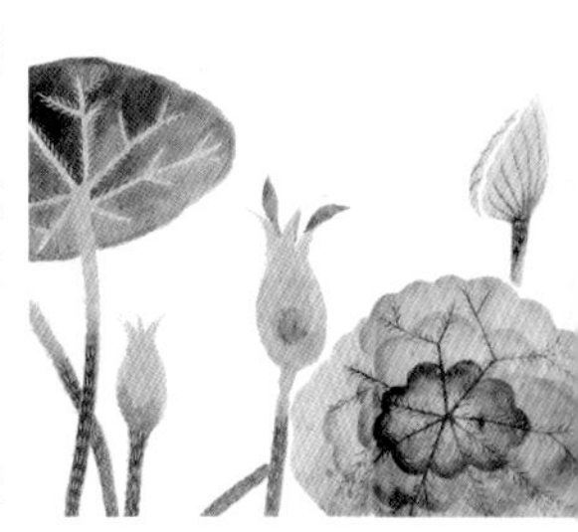

【释名】鸡头、雁喙、雁、鸿头、鸡、卯菱、芀子、水流黄。〔弘景曰〕茎上花似鸡冠，故名鸡头。

【集解】〔颂曰〕处

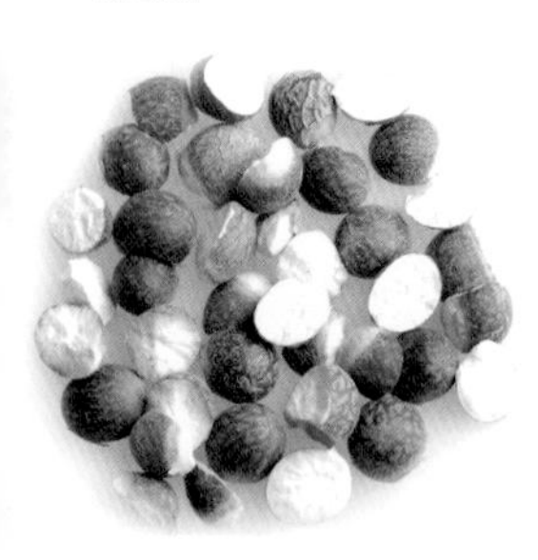

处有之，生水泽中。其叶俗名鸡头盘，花下结实。〔时珍曰〕芡茎三月生叶贴水，大于荷叶，皱文如縠，蹙衄如沸。面青背紫，茎、叶皆有刺。其茎长至丈余，中亦有孔有丝，嫩者剥皮可食。五六月生紫花，花开向日结苞，外有青刺，如猬刺及栗球之形。花在苞顶，亦如鸡喙及猬喙。剥开内有斑驳软肉裹子，累累如珠玑。壳内白米，状如鱼目。深秋老时，泽农广收，烂取芡子，藏至囷石，以备歉荒。其根状如三棱，煮食如芋。

【气味】甘，平，涩，无毒。

【主治】湿痹，腰脊膝痛，补中，除暴疾，益精气，强志，令耳目聪明。久服，轻身不饥，耐老神仙。《本经》|开胃助气。《日华》|止渴益肾，治小便不禁，遗精白浊带下。时珍

【附方】鸡头粥 益精气，强志意，利耳目。鸡头实三合（煮熟去壳），粳米一合煮粥，日日空心食。**四精丸** 治思虑、色欲过度，损伤心气，小便数，遗精。用秋石、白茯苓、芡实、莲肉各二两，为末，蒸枣和丸梧子大。每服三十丸，空心盐汤送下。**分清丸** 治浊病。用芡实粉、白茯苓粉，黄蜡化蜜和，丸梧子大。每服百丸，盐汤下。

（芡：一年生大型水生草本。初生叶沉水，箭形或椭圆肾形；后生叶浮于水面，椭圆肾形至圆形，上面深绿色，多皱褶，下面深紫色，叶脉凸起，边缘向上折。花单生，花瓣多数，紫红色，成数轮排列；花期7～8月。浆果球形；果期8～9月。生于池塘、湖沼及水田中。分布于东北、华北、华东、华中及西南等地。）

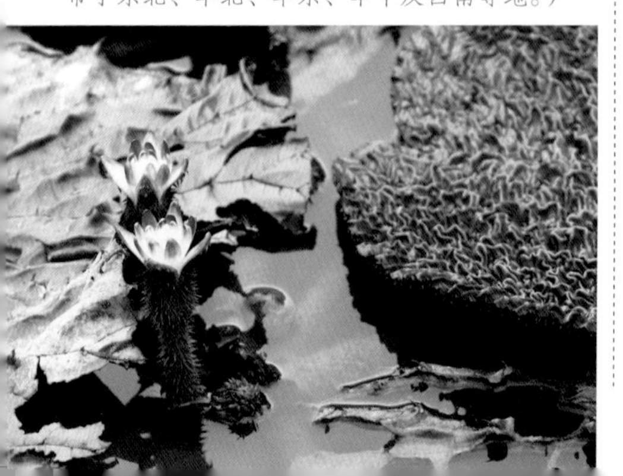

鸡头菜【气味】咸、甘，平，无毒。【主治】止烦渴，除虚热，生熟皆宜。时珍

根【气味】同茎。【主治】小腹结气痛，煮食之。士良【附方】**偏坠气块** 鸡头根切片煮熟，盐、醋食之。

乌芋

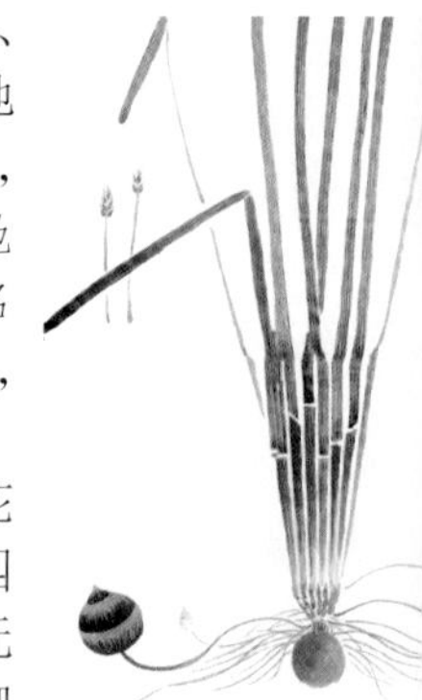

【释名】凫茈、凫茨、葧脐、黑三棱、芍、地栗。〔时珍曰〕乌芋，其根如芋而色乌也。凫喜食之，故《尔雅》名凫茈，后遂讹为凫茨，又讹为葧脐。

【集解】〔时珍曰〕凫茈生浅水田中。其苗三四月出土，一茎直上，无枝叶，状如龙须。肥田栽者，粗近葱、蒲，高二三尺。其根白蒻，秋后结颗，大如山楂、栗子，而脐有聚毛，累累下生入泥底。野生者，黑而小，食之多滓。种出者，紫而大，食之多毛。吴人以沃田种之，三月下种，霜后苗枯，冬春掘收为果，生食、煮食皆良。

根【气味】甘，微寒，滑，无毒。【主治】消渴痹热，温中益气。《别录》|下丹石，消风毒，除胸中实热气。可作粉食，明耳目，消黄疸。孟诜|开胃下食。《大明》|作粉食，厚人肠胃，不饥，能解毒，服金石人宜之。苏颂|疗五种膈气，消宿食，饭后宜食之。治误吞铜物。汪机|主

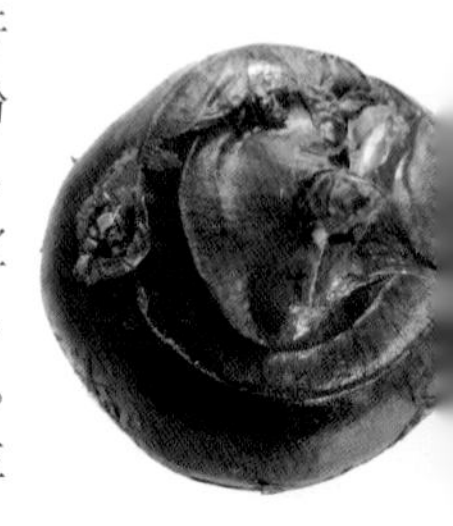

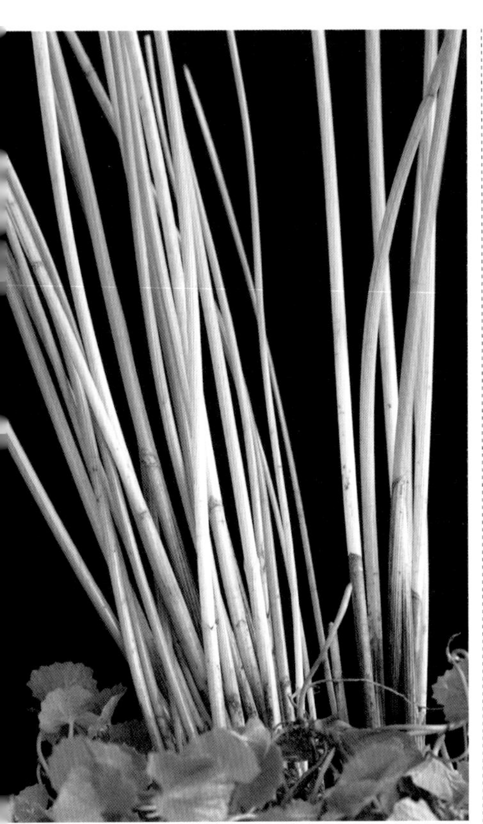

（乌芋为莎草科荸荠属植物荸荠。荸荠：多年生水生草本。地下匍匐茎末端膨大成扁圆形球状，黑褐色；地上茎圆柱形，高达75cm，丛生，直立，不分枝，中空，表面平滑，色绿。叶片退化，叶鞘薄膜质，上部斜截形。花期秋季。栽植于水田中。我国温暖地区均有栽培。）

血痢下血血崩，辟蛊毒。时珍

【附方】**大便下血** 葧脐捣汁大半钟，好酒半钟，空心温服。三日见效。**下痢赤白** 午日午时取完好葧脐，洗净拭干，勿令损破，于瓶内入好烧酒浸之，黄泥密封收贮。遇有患者，取二枚细嚼，空心用原酒送下。**妇人血崩** 凫茈一岁一个，烧存性，研末，酒服之。**小儿口疮** 用葧脐烧存性，研末，掺之。

慈姑

【释名】借姑、水萍、河凫茈、白地栗。

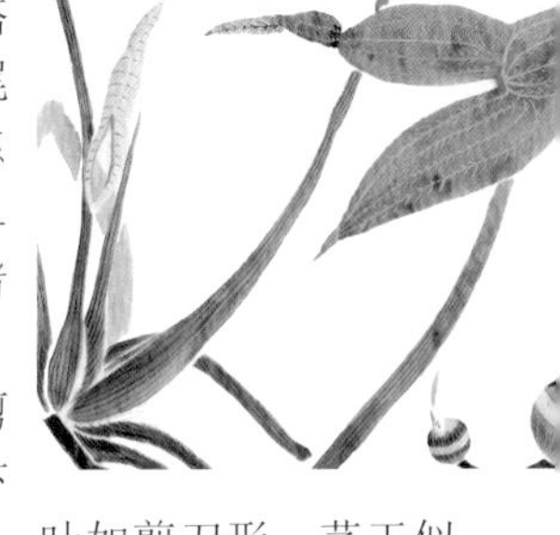

苗名剪刀草、箭搭草、槎丫草、燕尾草。〔时珍曰〕慈姑，一根岁生十二子，如慈姑之乳诸子，故以名之。

【集解】〔颂曰〕剪刀草，生江湖及汴洛近水河沟沙碛中。叶如剪刀形。茎干似嫩蒲，又似三棱。苗甚软，其色深青绿。每丛十余茎，内抽出一两茎，上分枝，开小白花，四瓣，蕊深黄色。根大者如杏，小者如栗，色白而莹滑。五六七月采叶，正二月采根，即慈姑也。煮熟味甘甜，

（野慈姑：多年生直立水生草本。有匍匐枝，枝端膨大成球茎。叶具长柄，叶通常为戟形。圆锥花序，花3～5朵为1轮，下部3～4轮为雌花，上部多轮为雄花；外轮花被片3，萼片状，卵形；内轮花被片3，花瓣状，白色，基部常有紫斑。瘦果斜倒卵形，背腹两面有翅。花期8～10月。生于沼泽、水塘，常栽培于水田。分布于南方各地。）

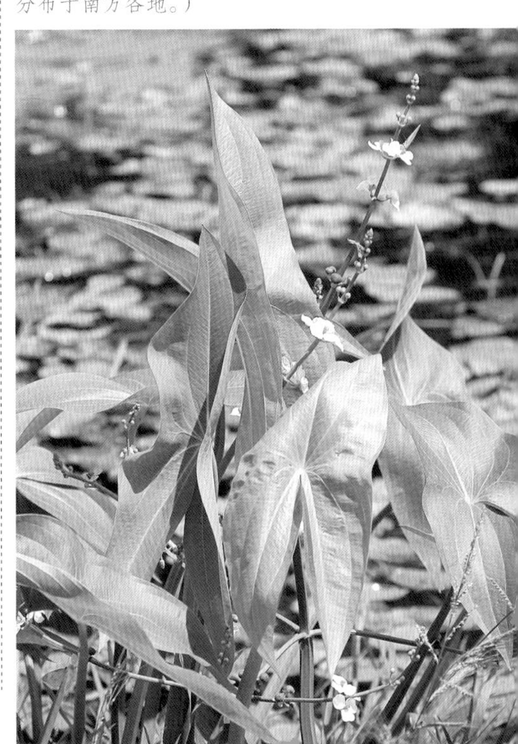

时人以作果子。〔时珍曰〕慈姑生浅水中，人亦种之。三月生苗，青茎中空，其外有棱。叶如燕尾，前尖后歧。霜后叶枯，根乃练结，冬及春初，掘以为果，须灰汤煮熟，去皮食，乃不麻涩戟人咽也。嫩茎亦可煠食。

根【气味】苦、甘，微寒，无毒。【主治】百毒，产后血闷，攻心欲死，产难胞衣不出，捣汁服一升。又下石淋。苏恭

叶【主治】诸恶疮肿，小儿游瘤丹毒，捣烂涂之，即便消退，甚佳。苏颂|治蛇、虫咬，捣烂封之。《大明》|调蚌粉，涂瘙痱。时珍

第三十四卷　木部一

木之一　香木类

柏

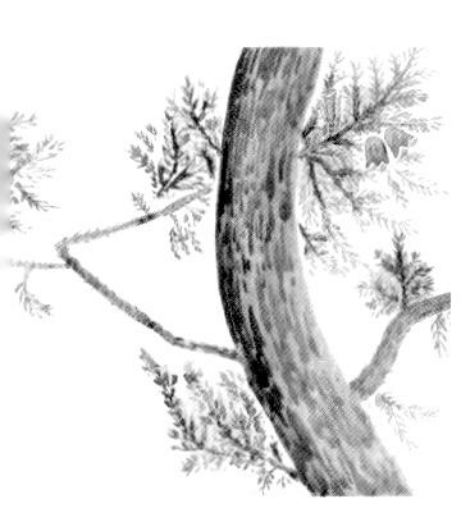

【释名】椈、侧柏。〔李时珍曰〕按魏子才《六书精蕴》云：万木皆向阳，而柏独西指，盖阴木而有贞德者，故字从白。白者，西方也。

【集解】〔苏颂曰〕柏实以乾州者为最。三月开花，九月结子成熟，取采蒸曝，舂擂取仁用。〔时珍曰〕《史记》言：松柏为百木之长。其树耸直，其皮薄，其肌腻，其花细琐，其实成梂，状如小铃，霜后四裂，中有数子，大如麦粒，芬香可爱。柏叶松身者，桧也。其叶尖硬，亦谓之栝。今人名圆柏，以别侧柏。松叶柏身者，枞也。松桧相半者，桧柏也。峨眉山中一种竹叶柏身者，谓之竹柏。

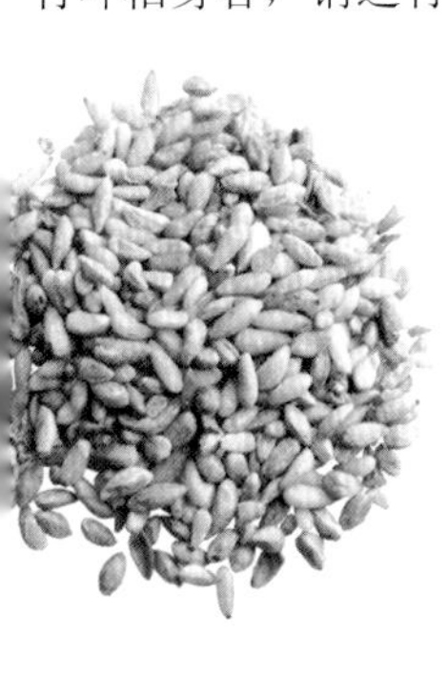

柏实【气味】甘，平，无毒。【主治】惊悸益气，除风湿，安五脏。久服，令人润泽美色，耳目聪明，不饥不老，轻身延年。《本经》|疗恍惚，虚损吸吸，历节腰中重痛，益血止汗。《别录》|治头风，腰肾中冷，膀胱冷脓宿水，兴阳道，益寿，去百邪鬼魅，小儿惊痫。甄权|润肝。好古|养心气，润肾燥，安魂定魄，益智宁神。烧沥，泽头发，治疥癣。时珍

【附方】服柏实法 平肝润肺，延年壮神。八月连房取实曝收，去壳研末。每服二钱，温酒下，一日三服。渴即饮水，令人悦泽。**老人虚秘** 柏子仁、松子仁、大麻仁

（柏为柏科植物侧柏。常绿乔木。树皮红褐色，呈鳞片状剥落。小枝扁平，呈羽状排列。叶细小鳞片状，紧贴于小枝上，亮绿色。球果卵圆形，浅蓝色，后变为木质，深褐色而硬，裂开，果鳞的顶端有一钩状刺，向外方卷曲。花期4月。果期9～10月。全国大部分地区有分布。）

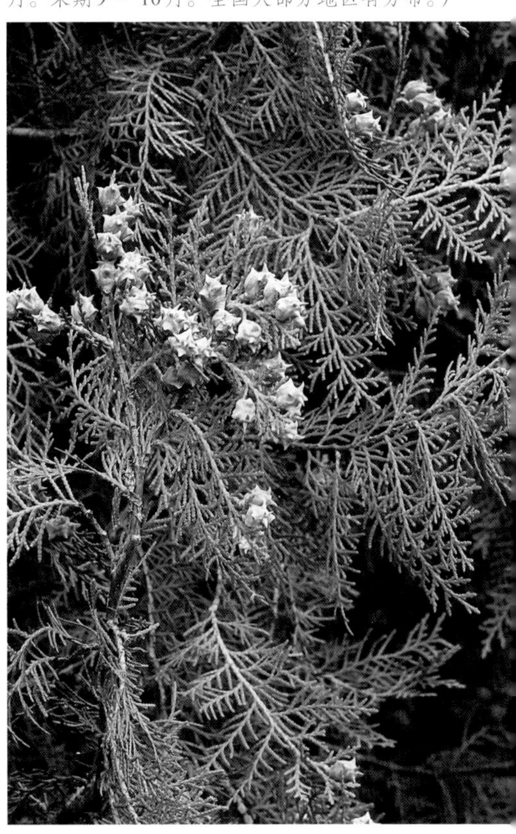

等分，同研，溶蜜蜡丸梧子大。以少黄丹汤，食前调服二三十丸，日二服。**肠风下血** 柏子十四个，捶碎，囊贮浸好酒三盏，煎八分服，立止。

柏叶【修治】〔时珍曰〕此服食治法也。常用或生或炒，各从本方。【气味】苦，微温，无毒。【主治】吐血衄血，痢血崩中赤白，轻身益气，令人耐寒暑，去湿痹，止饥。《别录》|治冷风历节疼痛，止尿血。甄权|灸罯冻疮。烧取汁涂头，黑润鬓发。《大明》|敷汤火伤，止痛灭瘢。服之，疗蛊痢。作汤常服，杀五脏虫，益人。苏颂【附方】**中风不省** 涎潮口禁，语言不出，手足亸曳。得病之日，便进此药，可使风退气和，不成废人。柏叶一握去枝，葱白一握连根研如泥，无灰酒一升，煎一二十沸，温服。如不饮酒，分作四五服，方进他药。**霍乱转筋** 柏叶捣烂，裹脚上，及煎汁淋之。**衄血不止** 柏叶、榴花研末，吹之。**小便尿血** 柏叶、黄连焙研，酒服三钱。**月水不断** 侧柏叶炙、芍药等分。每用三钱，水、酒各半，煎服。室女用侧柏叶、木贼炒微焦等分，为末。每服二钱，米饮下。**汤火烧灼** 柏叶生捣涂之，系定二三日，止痛灭瘢。**大风疠疾** 眉发不生。侧柏叶九蒸九晒，为末，炼蜜丸梧子大。每服五丸至十丸，日三、夜一服。百日即生。**头发不生** 侧柏叶阴干，作末，和麻油涂之。

枝节【主治】煮汁酿酒，去风痹、历节风。烧取湝油，疗㾦疮及虫癞良。苏恭【附方】**霍乱转筋** 以暖物裹脚，后以柏木片煮汤淋之。**齿䘌肿痛** 柏枝烧热，拄孔中。须臾虫缘枝出。**恶疮有虫** 久不愈者，以柏枝节烧沥取油傅之。三五次，无不愈。

根白皮【气味】苦，平，无毒。【主治】火灼烂疮，长毛发。《别录》【附方】**热油灼伤** 柏白皮，以腊猪脂煎油，涂疮上。

松

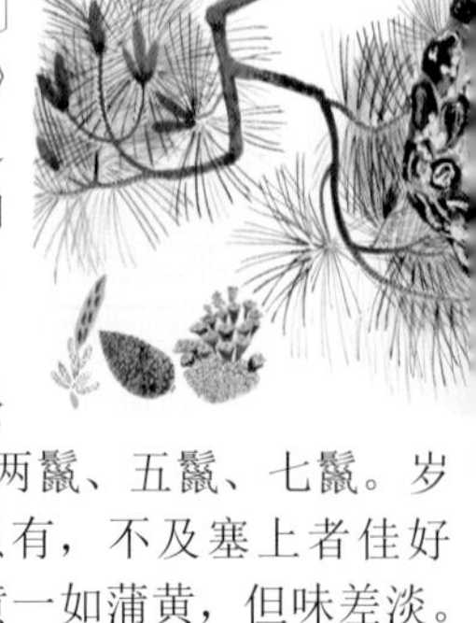

【释名】〔时珍曰〕按王安石《字说》云：松柏为百木之长。松犹公也，柏犹伯也。故松从公，柏从白。

【集解】〔颂曰〕松处处有之。其叶有两鬣、五鬣、七鬣。岁久则实繁。中原虽有，不及塞上者佳好也。〔宗奭曰〕松黄一如蒲黄，但味差淡。松子多海东来，今关右亦有，但细小味薄也。〔时珍曰〕松树磥砢修耸多节，其皮粗厚有鳞形，其叶后凋。二三月抽蕤生花，长四五寸，采其花蕊为松黄。结实状如猪心，叠成鳞砌，秋老则子长鳞裂。然叶有二针、三针、五针之别。三针者为栝子松，五针者为松子松。其子大如柏子，惟辽海及云南者，子大如巴豆可食，谓之海松子。详见果部。孙思邈云：松脂以衡山者为良。衡山东五百里，满谷所出者，与天下不同。苏轼云：镇定松脂亦良。抱朴子云：凡老松皮内自然聚脂为第一，胜于凿取及煮成者。其根下有伤处，不见日月者为阴脂，尤佳。老松余气结为茯苓。千年松脂化为琥珀。

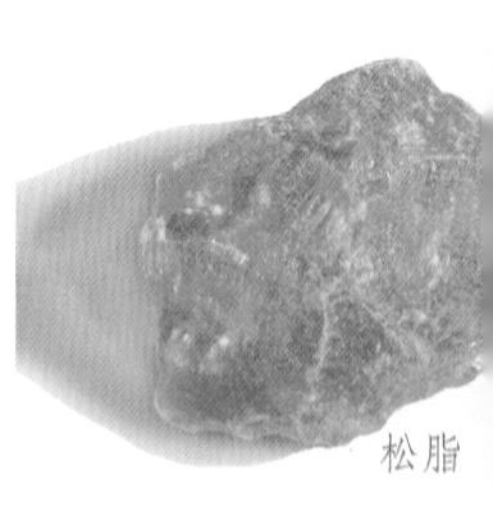
松脂

松脂【别名】松膏、松肪、松胶、松香、沥青。【气味】苦、甘，温，无毒。〔权曰〕甘，平。【主治】痈疽恶疮，头疡白秃，疥瘙风气，安五脏，除热。久服，轻身不老延年。《本经》|除胃中伏热，咽干消渴，风痹死肌。炼之令白。其赤者，主恶痹。《别录》|煎膏，生肌止痛，排脓抽风。贴诸疮脓血瘘烂。塞牙孔，杀虫。甄

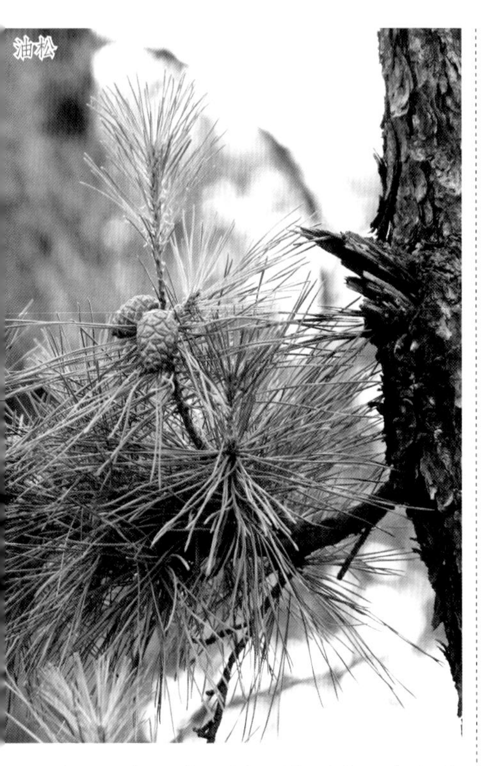

权|除邪下气，润心肺，治耳聋。古方多用辟谷。《大明》|强筋骨，利耳目，治崩带。时珍【发明】〔时珍曰〕松叶、松实，服饵所须；松节、松心，耐久不朽。松脂则又树之津液精华也。在土不朽，流脂日久，变为琥珀，宜其可以辟谷延龄。【附方】**历节诸风** 百节酸痛不可忍。松脂三十斤，炼五十遍。以炼酥三升，和松脂三升，搅令极稠。每旦空心酒服方寸匕，日三服。数食面粥为佳，慎血腥、生冷、酢物、果子，一百日瘥。**肝虚目泪** 炼成松脂一斤，酿米二斗，水七斗，麹二斗，造酒，频饮之。**妇人白带** 松香五两，酒二升煮干，木臼杵细，酒糊丸如梧子大。每服百丸，温酒下。**风虫牙痛** 刮松上脂，滚水泡化，一漱即止，已试验。**龋齿有孔** 松脂纴塞，须臾虫从脂出也。**久聋不听** 炼松脂三两，巴豆一两，和捣成丸。薄绵裹塞，一日二度。**一切肿毒** 松香八两，铜青二钱，蓖麻仁五钱，同捣作膏，摊贴甚妙。**疥癣湿疮** 松胶香研细，少入轻粉。先以油涂疮，糁末在上，一日便干。顽者三二度愈。**阴囊湿痒** 欲溃者。用板儿松香为末，纸卷作筒。每根入花椒三粒，浸灯盏内三宿，取出点烧，淋下油搽之。先以米泔洗过。

松节【气味】苦，温，无毒。【主治】百邪久风，风虚脚痹疼痛。《别录》|酿酒，主脚弱，骨节风。弘景|炒焦，治筋骨间病，能燥血中之湿。震亨|治风蛀牙痛，煎水含漱，或烧灰日揩，有效。时珍【发明】〔时珍曰〕松节，松之骨也。质坚气劲，久亦不朽，故筋骨间风湿诸病宜之。【附方】**历节风痛** 四肢如解脱。松节酒：用

（松为松科植物油松、马尾松。油松：乔木，树皮灰褐色，呈不规则鳞甲状裂。叶针形，2针一束。雄球花圆柱形，淡黄绿色，穗状；雌球花序阔卵形，紫色。球果卵形或圆卵形，鳞盾肥厚，隆起，扁菱形或菱状多角形。全国大部分地区有产。马尾松：乔木，树皮红褐色，裂成不规则的鳞状块片。针叶2针一束，细柔，微扭曲。雄球花淡红褐色，圆柱形，弯垂，穗状；雌球花单生或2～4个聚生于新枝近顶端，淡紫红色，球果卵圆形或圆锥状卵圆形。）

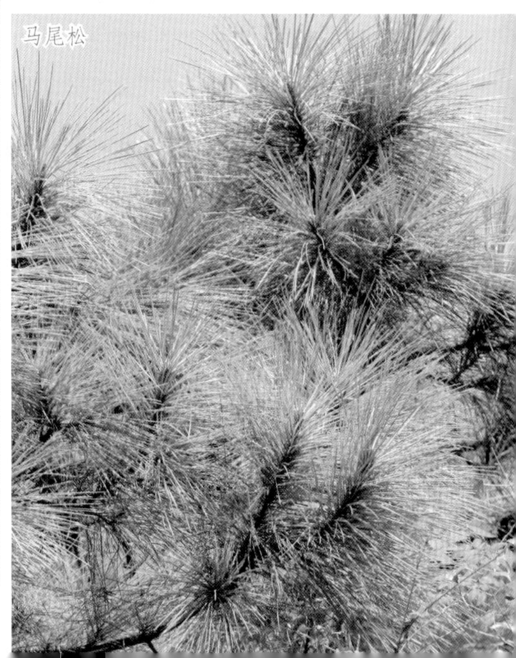

二十斤，酒五斗，浸三七日。每服一合，日五六服。**转筋挛急** 松节一两，剉如米大，乳香一钱，银石器慢火炒焦，存一二分性，出火毒，研末。每服一二钱，热木瓜酒调下。一应筋病皆治之。**风热牙病**《圣惠方》用油松节如枣大一块，碎切，胡椒七颗，入烧酒，须二三盏，乘热入飞过白矾少许。噙嗽三五口，立瘥。又用松节二两，槐白皮、地骨皮各一两，浆水煎汤。热漱冷吐，瘥乃止。**反胃吐食** 松节煎酒，细饮之。**颠扑伤损** 松节煎酒服。

松叶【气味】苦，温，无毒。【主治】风湿疮，生毛发，安五脏，守中，不饥延年。《别录》|细切，以水及面饮服之，或捣屑丸服，可断谷及治恶疾。弘景|炙署冻疮风湿疮，佳。《大明》|去风痛脚痹，杀米虫。时珍【附方】**中风口㖞** 青松叶一斤，捣汁，清酒一升，浸二宿，近火一宿。初服半升，渐至一升，头面汗出即止。**历节风痛** 松叶捣汁一升，以酒三升，浸七日。服一合，日三服。**风牙肿痛** 松叶一握，盐一合，酒二升煎，漱。**阴囊湿痒** 松毛煎汤，频洗。

松花【气味】甘，温，无毒。【主治】润心肺，益气，除风止血。亦可酿酒。时珍【发明】〔时珍曰〕今人收黄和白沙糖印为饼膏，充果饼食之，且难久收。恐轻身疗病之功，未必胜脂、叶也。【附方】**头旋脑肿** 三月收松花并薹五六寸如鼠尾者，蒸切一升，以生绢囊贮，浸三升酒中五日。空心暖饮五合。**产后壮热** 头痛颊赤，口干唇焦，烦渴昏闷。用松花、蒲黄、川芎、当归、石膏等分，为末。每服二钱，水二合，红花二捻，同煎七分，细呷。

杉

【释名】煔、沙木、檠木。

【集解】〔时珍曰〕杉木叶硬，微扁如刺，结实如枫实。江南人以惊蛰前后取枝插种，出倭国者谓之倭木，并不及蜀、黔诸峒所产者尤良。其木有赤、白二种，赤杉实而多油，白杉虚而干燥。有斑纹如雉者，谓之野鸡斑，作棺尤贵。其木不生白蚁，烧灰最发火药。

杉材【气味】辛，微温，无毒。【主治】漆疮，煮汤洗之，无不瘥。《别录》|煮水浸捋脚气肿满。服之，治心腹胀痛，去恶气。苏恭|治风毒奔豚，霍乱上气，并煎汤服。《大明》【发明】〔震亨曰〕杉屑属金有火。其节煮汁浸捋脚气肿满，尤效。【附方】**肺壅痰滞** 上焦不利，卒然咳嗽。杉木屑一两，皂角去皮酥炙三两，为末，蜜丸梧子大。每米饮下十丸，一日四服。**小儿阴肿** 赤痛，日夜啼叫，数日退皮，愈而复

（杉为杉科植物杉木。杉木为常绿乔木。树皮灰褐色，裂成长条片脱落。小枝近对生或轮生。叶条状披针形，革质，坚硬；在主枝上辐射伸展，在侧枝上排成二列状。雄球花圆锥状，簇生枝顶；雌球花单生或2～4个集生枝顶，卵圆形。球果近球形或卵圆形。花期4月，球果10月下旬成熟。栽培于我国长江流域及秦岭以南地区。）

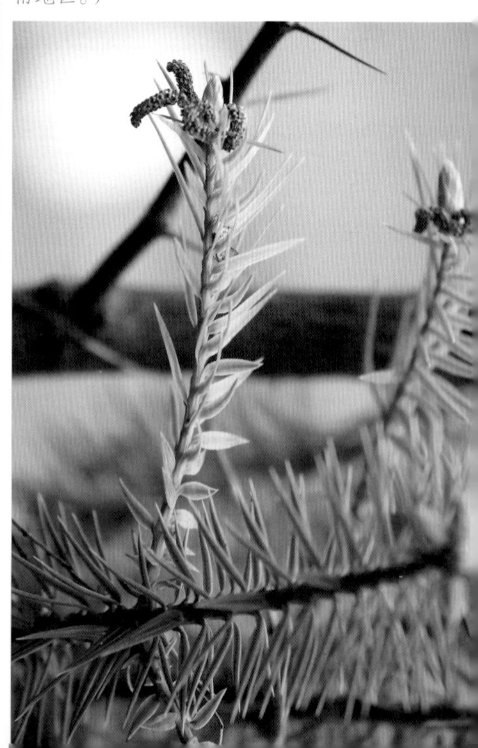

作。用老杉木烧灰，入腻粉，清油调傅，效。**肺壅失音** 杉木烧炭入碗中，以小碗覆之，用汤淋下，去碗饮水。不愈再作，音出乃止。**臁疮黑烂** 多年老杉木节烧灰，麻油调，隔箬叶贴之，绢帛包定，数贴而愈。

皮【主治】金疮血出，及汤火伤灼，取老树皮烧存性，研傅之。或入鸡子清调傅。一二日愈。时珍

叶【主治】风、虫牙痛，同芎䓖、细辛煎酒含漱。时珍

子【主治】疝气痛，一岁一粒，烧研酒服。时珍

桂、牡桂

【释名】梫。

【集解】〔时珍曰〕桂有数种，以今参访，牡桂，叶长如枇杷叶，坚硬有毛及锯齿，其花白色，其皮多脂。箘桂，叶如柿叶，而尖狭光净，有三纵文而无锯齿，其花有黄有白，其皮薄而卷。今商人所货，皆此二桂。但以卷者为箘桂，半卷及板者为牡桂，即自明白。苏恭所说，正合医家见今用者。陈藏器、陈承断箘、牡为一物者，非矣。陶弘景复以单字桂为叶似柏者，亦非也。柏叶之桂，乃服食家所云，非此治病之桂也。苏颂所说稍明，亦不当以钦州者为单字之桂也。

桂〔时珍曰〕此即肉桂也。厚而辛烈，去粗皮用。其去内外皮者，即为桂心。【气味】甘，辛，大热，有小毒。【主治】利肝肺气，心腹寒热冷疢，霍乱转筋，头痛腰痛出汗，止烦止唾，咳嗽鼻齆，堕胎，温中，坚筋骨，通血脉，理疏不足，宣导百药，无所畏。久服，神仙不老。《别录》|补下焦不足，治沉寒痼冷之病，渗泄止渴，去营卫中风寒，表虚自汗。春夏为禁药，秋冬下部腹痛，非此不能止。元素|补命门不足，益火消阴。好古|治寒痹风喑，阴盛失血，泻痢惊痫。时珍

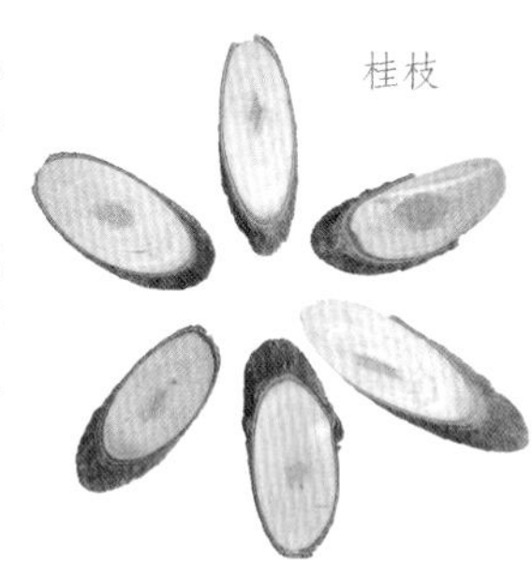

桂心【气味】苦、辛，无毒。【主治】九种心痛，腹内冷气痛不可忍，咳逆结气壅痹，脚痹不仁，止下痢，杀三虫，治鼻中息肉，破血，通利月闭，胞衣不下。甄权|治一切风气，补五劳七伤，通九窍，利关节，益精明目，暖腰膝，治风痹骨节挛缩，续筋骨，生肌肉，消瘀血，破痃癖癥瘕，杀草木毒。《大明》|治风僻失音喉痹，阳虚失血，内托痈疽痘疮，能引血化汗化

（桂为樟科植物肉桂。肉桂为常绿乔木，树皮灰褐色，芳香，幼枝略呈四棱形。叶互生，长椭圆形至近披针形，先端尖，基部钝，全缘。圆锥花序，花小，黄绿色。浆果椭圆形或倒卵形，暗紫色。花期5～7月。果期至次年2～3月。分布于福建、台湾、海南、广东、广西、云南等地。）

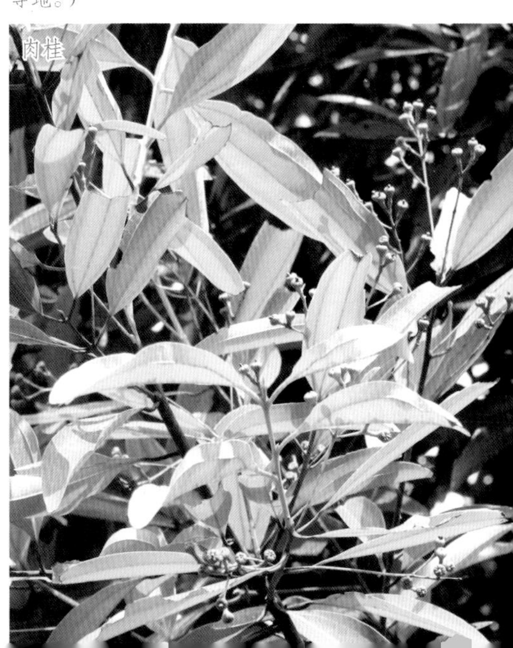

脓，解蛇蝮毒。时珍

牡桂〔时珍曰〕此即木桂也。薄而味淡，去粗皮用。其最薄者为桂枝，枝之嫩小者为柳桂。

【气味】辛，温，无毒。**【主治】**上气咳逆结气，喉痹吐吸，利关节，补中益气。久服通神，轻身不老。《本经》|心痛胁痛胁风，温筋通脉，止烦出汗。《别录》|去冷风疼痛。甄权|去伤风头痛，开腠理，解表发汗，去皮肤风湿。元素|泄奔豚，散下焦畜血，利肺气。成无己。横行手臂，治痛风。震亨

【附方】**中风失音** 桂着舌下，咽汁。又方：桂末三钱，水二盏，煎一盏服，取汗。**心腹胀痛** 气短欲绝。桂二两，水一升二合，煮八合，顿服之。中恶心痛 方同上。**产后心痛** 恶血冲心，气闷欲绝。桂心为末，狗胆汁丸芡子大。每热酒服一丸。

叶**【主治】**捣碎浸水，洗发，去垢除风。时珍

辛夷

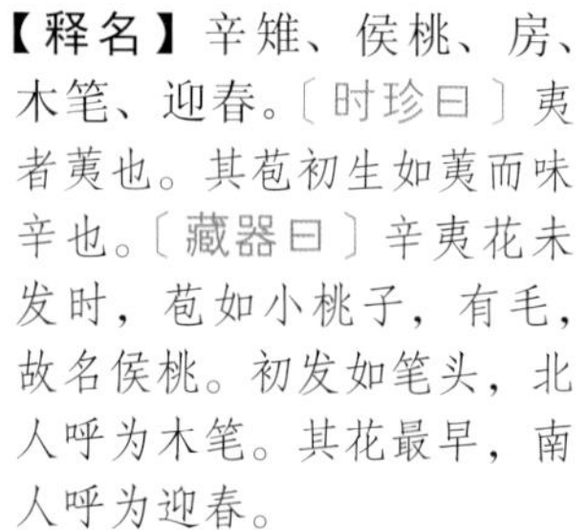

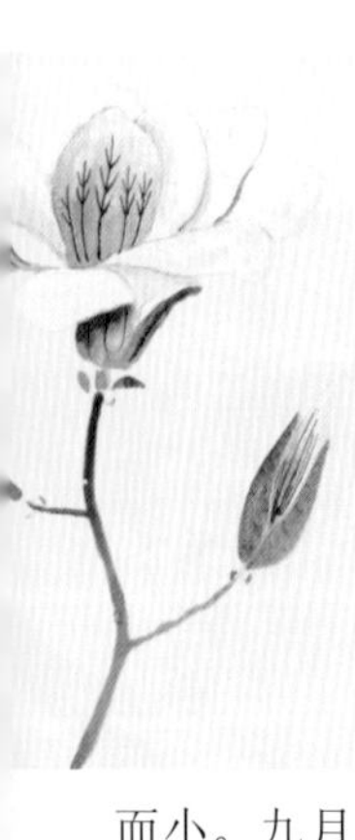

【释名】辛雉、侯桃、房、木笔、迎春。〔时珍曰〕夷者荑也。其苞初生如荑而味辛也。〔藏器曰〕辛夷花未发时，苞如小桃子，有毛，故名侯桃。初发如笔头，北人呼为木笔。其花最早，南人呼为迎春。

【集解】〔别录曰〕辛夷生汉中、魏兴、梁州川谷。其树似杜仲，高丈余。子似冬桃而小。九月采实，暴干，去心及外毛。毛射人肺，令人咳。〔宗奭曰〕辛夷处处有之，人家园亭亦多种植，先花后叶，即木笔花也。其花未开时，苞上有毛，尖长如笔，故取象而名。花有桃红、紫色二种，入药当用紫者，须未开时收之，已开者不佳。〔时珍曰〕辛夷花初出枝头，苞长半寸，而尖锐俨如笔头，重重有青黄茸毛顺铺，长半分许。及开则似莲花而小如盏，紫苞红焰，作莲及兰花香。亦有白色者，人呼为玉兰。

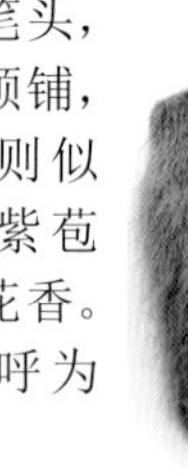

苞**【修治】**〔敩曰〕凡用辛夷，拭去赤肉毛了，以芭蕉水浸一宿，用浆水煮之，从巳至未，取出焙干用。若治眼目中患，即一时去皮，用向里实者。〔大明曰〕入药微炙。**【气味】**辛，温，无毒。**【主治】**五脏身体寒热，风头脑痛面䵟。久服下气，轻身明目，增年耐老。《本经》|温中解肌，利九窍，通鼻塞涕出，治面肿引齿痛，眩冒身兀兀如在车船

（辛夷为木兰科植物望春玉兰、玉兰等。望春玉兰为落叶乔木。冬芽卵形，苞片密生淡黄色茸毛。单叶互生，叶片长圆状披针形或卵状披针形，全缘。花先叶开放，呈钟状，白色，外面基部带紫红色，外轮花被3，中、内轮花被各3。聚合果圆筒形，稍扭曲。花期2～3月，果期9月。分布于陕西南部、甘肃、河南西部、湖北西部及四川等地。各地有栽培。）

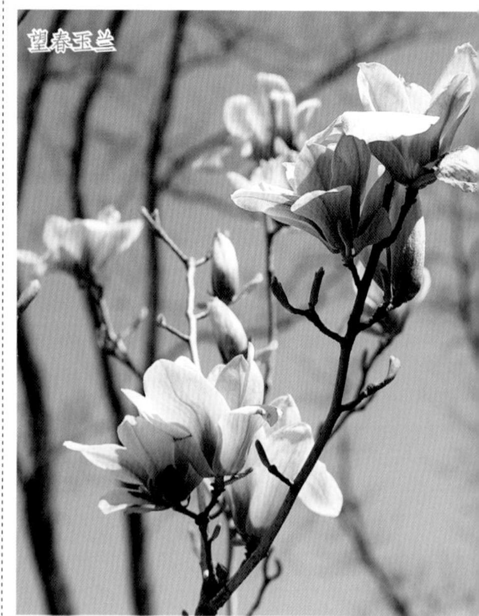

之上者，生须发，去白虫。《别录》|通关脉，治头痛憎寒，体噤瘙痒。入面脂，生光泽。《大明》|鼻渊鼻鼽，鼻窒鼻疮，及痘后鼻疮，并用研末，入麝香少许，葱白蘸入数次，甚良。时珍

【发明】〔时珍曰〕鼻气通于天。天者头也，肺也。肺开窍于鼻，而阳明胃脉环鼻而上行。脑为元神之府，而鼻为命门之窍，人之中气不足，清阳不升，则头为之倾，九窍为之不利。辛夷之辛温走气而入肺，其体轻浮，能助胃中清阳上行通于天，所以能温中，治头面目鼻九窍之病。

沉香

【释名】沉水香、蜜香。〔时珍曰〕木之心节置水则沉，故名沉水，亦曰水沉。半沉者为栈香，不沉者为黄熟香。

【集解】〔恭曰〕沉香、青桂、鸡骨、马蹄、煎香，同是一树，出天竺诸国。木似榉柳，树皮青色。叶似橘叶，经冬不凋。夏生花，白而圆。秋结实似槟榔，大如桑椹，紫而味辛。

【气味】辛，微温，无毒。

【主治】风水毒肿，去恶气。《别录》|主心腹痛，霍乱中恶，邪鬼疰气，清人神，并宜酒煮服之。诸疮肿，宜入膏中。李珣|调中，补五脏，益精壮阳，暖腰膝，止转筋吐泻冷气，破癥癖，冷风麻痹，骨节不任，风湿皮肤瘙痒，气痢。《大明》|补右肾命门。元素|补脾胃，及痰涎、血出于脾。李杲|益气和神。刘完素|治上热下寒，气逆喘急，大肠虚闭，小便气淋，男子精冷。时珍

【附方】**诸虚寒热** 冷痰虚热。冷香汤：用沉香、附子炮等分，水一盏，煎七分，露一夜，空心温服。**胃冷久呃** 沉香、紫苏、白豆蔻仁各一钱，为末。每柿蒂汤服五七分。**肾虚目黑** 暖水脏。用沉香一两，蜀椒去目炒出汗四两，为末，酒糊丸梧子大。每服三十丸，空心盐汤下。**大肠虚闭** 因汗

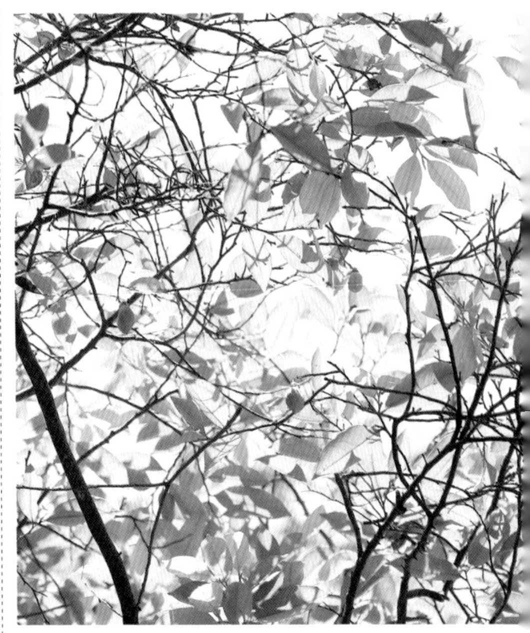

（沉香为瑞香科植物白木香。白木香为常绿乔木。树皮灰褐色，几平滑。单叶互生，叶片革质，长卵形、倒卵形或椭圆形，全缘。花黄绿色，花瓣10。蒴果卵球形，顶端具短尖头，密被黄色短柔毛，成熟2瓣裂。花期3～5月，果期5～6月。分布于海南、广东、云南、台湾等地。）

多，津液耗涸者。沉香一两，肉苁蓉酒浸焙二两，各研末，以麻仁研汁作糊，丸梧子大。每服一百丸，蜜汤下。**痘疮黑陷** 沉香、檀香、乳香等分，爇于盆内。抱儿于上熏之，即起。

丁香

【释名】丁子香、鸡舌香。〔藏器曰〕鸡舌香与丁香同种，花实丛生，其中心最大者为鸡舌。击破有顺理而解为两向，如鸡舌，故名，乃是母丁香也。

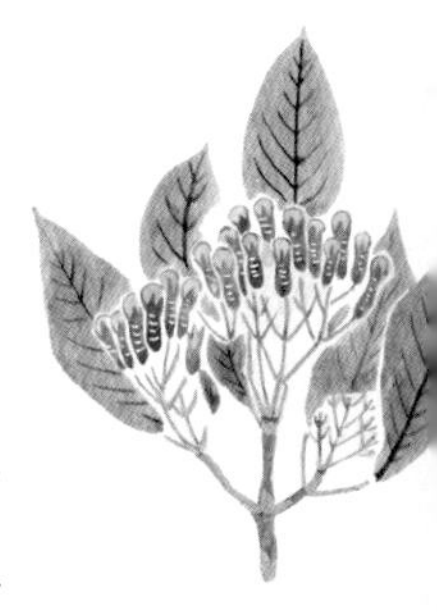

【集解】〔珣曰〕丁香生东海及昆仑国。二月、三月花开，紫白色。至七月方

始成实，小者为丁香，大者如巴豆，为母丁香。〔志曰〕丁香生交、广、南番。按《广州图》上丁香，树高丈余，木类桂，叶似栎叶。花圆细，黄色，凌冬不凋。其子出枝蕊上如钉，长三四分，紫色。其中有粗大如山茱萸者，俗呼为母丁香。二月、八月采子及根。

鸡舌香【气味】辛，微温，无毒。【主治】风水毒肿，霍乱心痛，去恶气。《别录》|吹鼻，杀脑疳。入诸香中，令人身香。甄权|同姜汁，涂拔去白须孔中，即生黑者异常。藏器

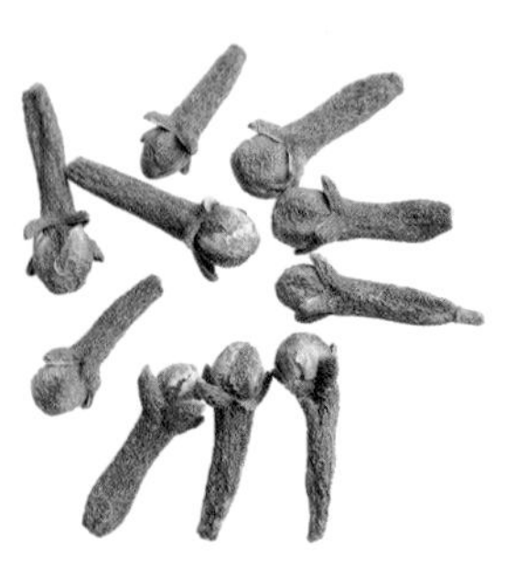

丁香【气味】辛，温，无毒。【主治】温脾胃，止霍乱拥胀，风毒诸肿，齿疳䘌。能发诸香。《开宝》|风疳䘌骨槽劳臭，杀虫辟恶去邪，治奶头花，止五色毒痢，五痔。李珣|治口气冷气，冷劳反胃，鬼疰蛊毒，杀酒毒，消痃癖，疗肾气奔豚气，阴痛腹痛，壮阳，暖腰膝。《大明》|疗呕逆，甚验。保升|去胃寒，理元气。气血盛者勿服。元素|治虚哕，小儿吐泻，痘疮胃虚，灰白不发。时珍

（丁香为常绿乔木。叶对生，叶片长方卵形或长方倒卵形，全缘。花芳香，聚伞圆锥花序顶生；花萼肥厚，绿色后转紫色，长管状，先端4裂，裂片三角形；花冠白色，稍带淡紫，短管状，4裂。浆果红棕色，长方椭圆形。广东、海南、广西等地有栽培。）

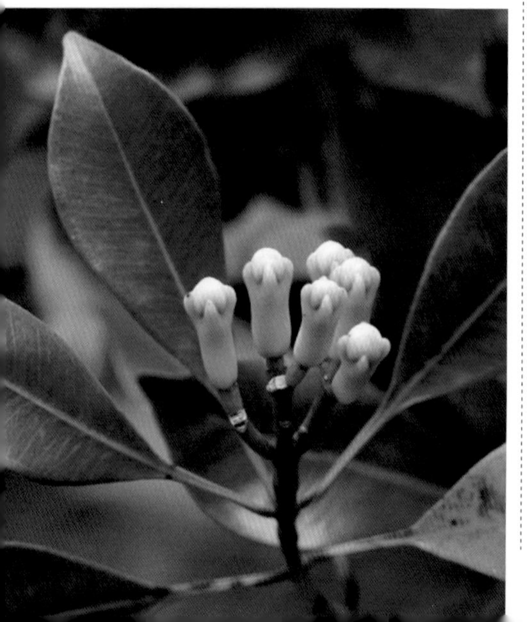

【发明】〔好古曰〕丁香与五味子、广茂同用，治奔豚之气。亦能泄肺，能补胃，大能疗肾。〔宗奭曰〕《日华子》言丁香治口气，此正是御史所含之香也。治脾胃冷气不和，甚良。母丁香气味尤佳。〔时珍曰〕葛洪《抱朴子》云：凡百病在目者，以鸡舌香、黄连、乳汁煎注之，皆愈。

【附方】**暴心气痛** 鸡舌香末，酒服一钱。**小儿吐泻** 丁香、橘红等分，炼蜜丸黄豆大。米汤化下。**婴儿吐乳** 小儿百日晬内吐乳，或粪青色。用年少妇人乳汁一盏，入丁香十枚，陈皮去白一钱，石器煎一二十沸，细细与服。**胃冷呕逆** 气厥不通。母丁香三个，陈橘皮一块，去白，焙，水煎，热服。**朝食暮吐** 丁香十五个研末，甘蔗汁、姜汁和丸莲子大。噙咽之。**反胃关格** 气噎不通。丁香、木香各一两。每服四钱，水一盏半，煎一盏。先以黄泥做成碗，滤药汁于内，食前服。此方乃掾史吴安之传于都事盖耘夫有效，试之果然。土碗取其助脾也。**妇人崩中** 昼夜不止。丁香二两，酒二升，煎一升，分服。**妇人产难** 母丁香三十六粒，滴乳香三钱六分，为末，同活兔胆和杵千下，丸作三十六丸。每服一丸，好酒化下，立验。名如意丹。**鼻中息肉** 丁香绵裹纳之。**唇舌生疮** 鸡舌香末，绵裹含之。**妒乳乳痈** 丁香末，水服方寸匕。

丁皮〔时珍曰〕即树皮也。似桂皮而厚。【气味】同丁香。【主治】齿痛。李珣|心腹冷气诸病。方家用代丁香。时珍

枝【主治】一切冷气，心腹胀满，恶心，

泄泻虚滑，水谷不消。用枝杖七斤，肉豆蔻面煨八斤，白面炒六斤，甘草炒十一斤，炒盐中三斤，为末。日日点服。《御药院方》

根【气味】辛，热，有毒。【主治】风热毒肿。不入心腹之用。《开宝》

檀香

【释名】旃檀、真檀。〔时珍曰〕檀，善木也，故字从亶。亶，善也。释氏呼为旃檀，以为汤沐，犹言离垢也。番人讹为真檀。云南人呼紫檀为胜沉香，即赤檀也。

【集解】〔时珍曰〕按《大明一统志》云：檀香出广东、云南，及占城、真腊、爪哇、渤泥、暹罗、三佛齐、回回等国，今岭南诸地亦皆有之。树、叶皆似荔枝，皮青色而滑泽。叶廷珪《香谱》云：皮实而色黄者为黄檀，皮洁而色白者为白檀，皮腐而色紫者为紫檀。其木并坚重清香，而白檀尤良。

（檀香为常绿小乔木。叶片椭圆状卵形。圆锥花序，花被管钟状，淡绿色；花被4裂，裂片卵状三角形，内部初时绿黄色，后呈深棕红色。核果，外果皮肉质多汁，成熟时深紫红色至紫黑色。花期5～6月，果期7～9月。我国台湾、广东、海南、云南有引种。）

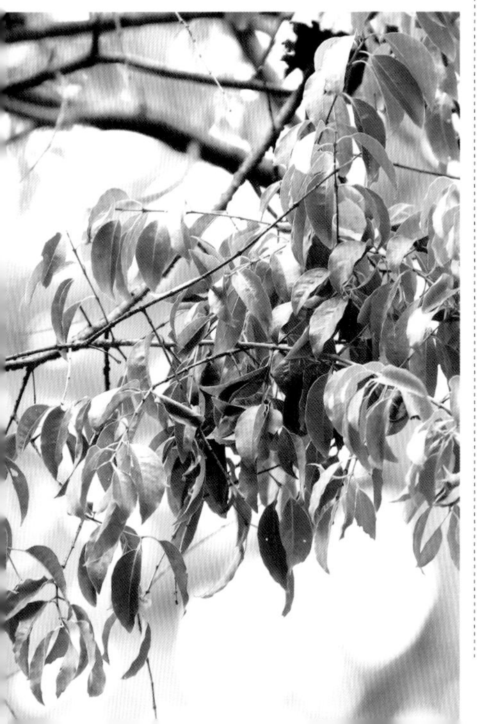

白旃檀【气味】辛，温，无毒。【主治】消风热肿毒。弘景|治中恶鬼气，杀虫。藏器|煎服，止心腹痛，霍乱肾气痛。水磨，涂外肾并腰肾痛处。《大明》|散冷气，引胃气上升，进饮食。元素|噎膈吐食。又面生黑子，每夜以浆水洗拭令赤，磨汁涂之，甚良。时珍【发明】〔时珍曰〕《楞严经》云：白旃檀涂身，能除一切热恼。今西南诸番酋，皆用诸香涂身，取此义也。杜宝《大业录》云：隋有寿禅师妙医术，作五香饮济人。沉香饮、檀香饮、丁香饮、泽兰饮、甘松饮，皆以香为主，更加别药，有味而止渴，兼补益人也。

紫檀【气味】咸，微寒，无毒。【主治】摩涂恶毒风毒。《别录》|刮末傅金疮，止血止痛。疗淋。弘景|醋磨，傅一切卒肿《大明》【发明】〔时珍曰〕紫檀可以消肿毒，治金疮。

降真香

【释名】紫藤香、鸡骨香。

【集解】〔慎微曰〕降真香出黔南。〔珣曰〕生南海山中及大秦国。其香似苏方木，烧之初不甚香，得诸香和之则特美。入药以番降紫而润者为良。〔时珍曰〕今广东、广西、云南、汉中、施州、永顺、保靖，及占城、安南、暹罗、渤泥、琉球诸地皆有之。朱辅《溪蛮丛笑》云：鸡骨香即降香，本出海南。今溪峒僻处所出者，似是而非，劲瘦不甚香。周达观《真腊记》：降香生丛林中，番人颇费砍斫之功，乃树心也。

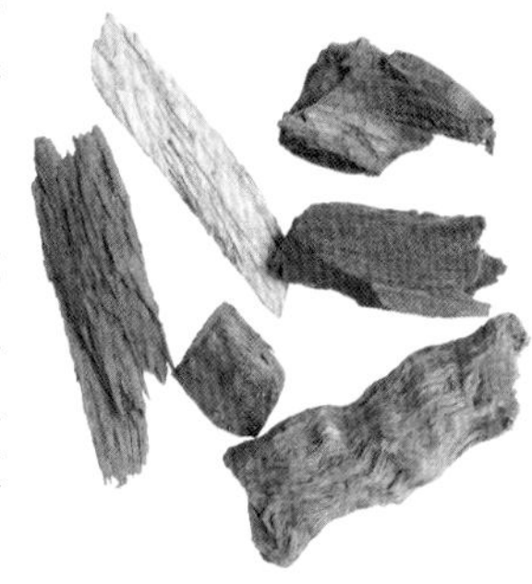

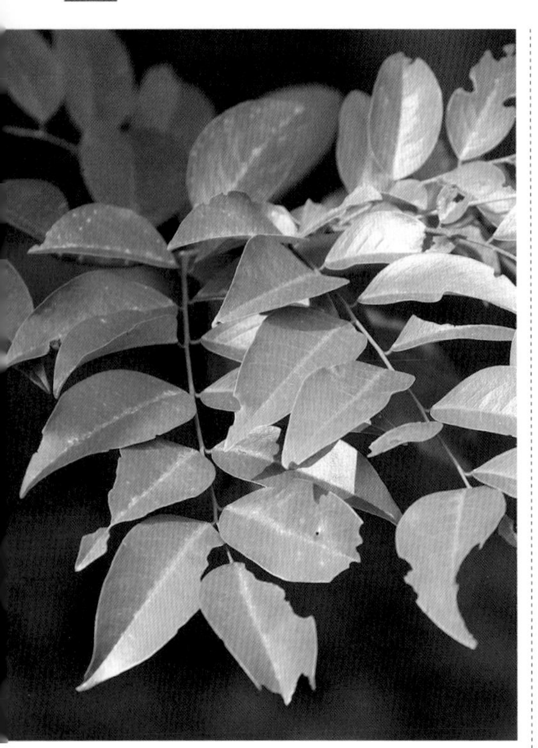

（降真香为豆科植物降香黄檀。降香黄檀为常绿乔木。小枝有苍白色、密集的皮孔。奇数羽状复叶互生，近革质，卵形或椭圆形。圆锥花序腋生，花小，花萼钟状，裂齿5；花冠淡黄色或乳白色。荚果舌状长椭圆形。花期3～4月，果期10～11月。主要分布于海南、广东、广西、云南等地。）

其外白皮，厚八九寸，或五六寸。焚之气劲而远。

【气味】辛，温，无毒。

【主治】烧之，辟天行时气，宅舍怪异。小儿带之，辟邪恶气。李珣|疗折伤金疮，止血定痛，消肿生肌。时珍

【发明】〔时珍曰〕降香，唐、宋《本草》失收。唐慎微始增入之，而不着其功用。今折伤金疮家多用其节，云可代没药、血竭。

【附方】**金疮出血** 降真香、五倍子、铜花等分为末，傅之。**痈疽恶毒** 番降末，枫、乳香，等分为丸，熏之，去恶气甚妙。

楠

【释名】枏。〔时珍曰〕南方之木，故字从南。

【集解】〔藏器曰〕枏木高大，叶如桑，出南方山中。〔宗奭曰〕楠材，今江南造船皆用之，其木性坚而善居水。

楠材【气味】辛，微温，无毒。**【主治】**霍乱吐下不止，煮汁服。《别录》|煎汤洗转筋及足肿。枝叶同功。《大明》**【附方】****水肿自足起** 削楠木、桐木煮汁渍足，并饮少许，日日为之。**心胀腹痛** 未得吐下。取楠木削三四两，水三升，煮三沸，饮之。**聤耳出脓** 楠木烧研，以绵杖缴入。

皮【气味】苦，温，无毒。**【主治】**霍乱吐泻，小儿吐乳，暖胃正气，并宜煎服。李珣

樟

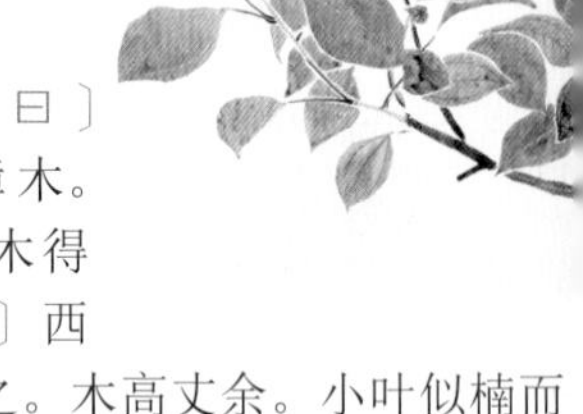

【释名】〔时珍曰〕其木理多文章，故谓之樟。

【集解】〔藏器曰〕江东船多用樟木。县名豫章，因木得名。〔时珍曰〕西南处处山谷有之。木高丈余。小叶似楠而尖长，背有黄赤茸毛，四时不凋。夏开细花，结小子。木大者数抱，肌理细而错纵有文，宜于雕刻，气甚芬烈。豫、章乃二木名，一类二种也。豫即钓樟。

樟材【气味】辛，温，无毒。**【主治】**恶气中恶，心腹痛鬼疰，霍乱腹胀，宿食不消，常吐酸臭水，酒煮服，无药处用之。煎汤，浴脚气疥癣风痒。作履，除脚气。藏器**【发明】**〔时珍曰〕霍乱及干霍乱须

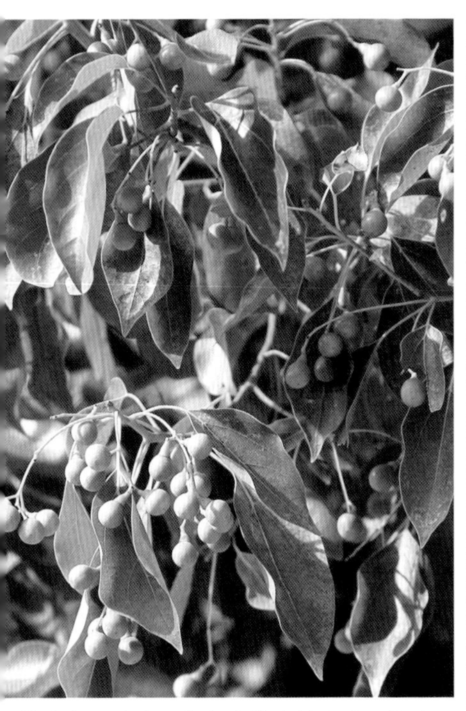

（樟为常绿乔木。枝和叶均有樟脑味。单叶互生，革质，卵状椭圆形至卵形，全缘或呈波状，脉在基部以上3出。圆锥花序；花小，绿白色或淡黄色，花被6裂，椭圆形。核果球形，熟时紫黑色。花期4～6月，果期8～11月。分布于广东、广西、云南、贵州、江苏、浙江、安徽、福建、台湾、江西、湖北、湖南、四川等地。）

吐者，以樟木屑煎浓汁吐之，甚良。又中恶、鬼气卒死者，以樟木烧烟熏之，待苏乃用药。此物辛烈香窜，能去湿气、辟邪恶故也。【附方】**手足痛风** 冷痛如虎咬者。用樟木屑一斗，急流水一石，煎极滚泡之，乘热安足于桶上熏之。以草荐围住，勿令汤气入目。其功甚捷，此家传经验方也。

瘿节【主治】风疰鬼邪。时珍

乌药

【释名】旁其、鳑魮、矮樟。〔时珍曰〕乌以色名。其叶状似鳑魮鲫鱼，故俗呼为鳑魮树。南人亦呼为矮樟，其气似樟也。

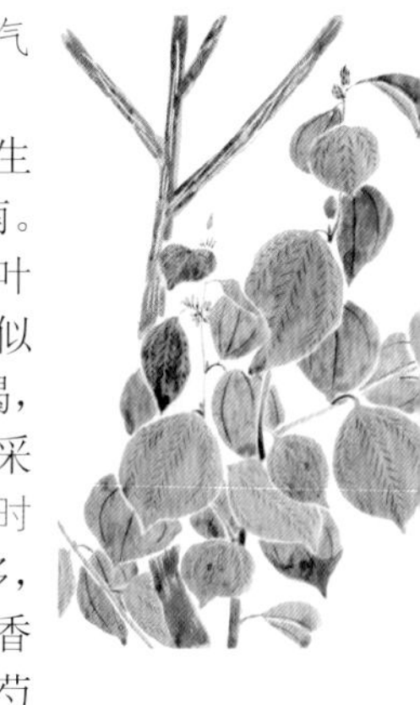

【集解】〔藏器曰〕乌药生岭南邕州、容州及江南。树生似茶，高丈余。一叶三椏，叶青阴白。根状似山芍药及乌樟，根色黑褐，作车毂纹，横生。八月采根。其直根者不堪用。〔时珍曰〕吴、楚山中极多，人以为薪。根、叶皆有香气，但根不甚大，才如芍药尔。嫩者肉白，老者肉褐色。其子如冬青子，生青熟紫，核壳极薄。其仁亦香而苦。

根【气味】辛，温，无毒。【主治】中恶

（乌药为常绿灌木或小乔木。根略成念珠状。单叶互生，革质，椭圆形至广倒卵形，全缘，基出叶脉3条。伞形花序腋生，花黄绿色，花被6片，广椭圆形。核果近球形，初绿色，成熟后变黑色。花期3～4月。果期10～11月。分布于陕西、安徽、浙江、江西、福建、台湾、湖北、湖南、广西、四川等地。）

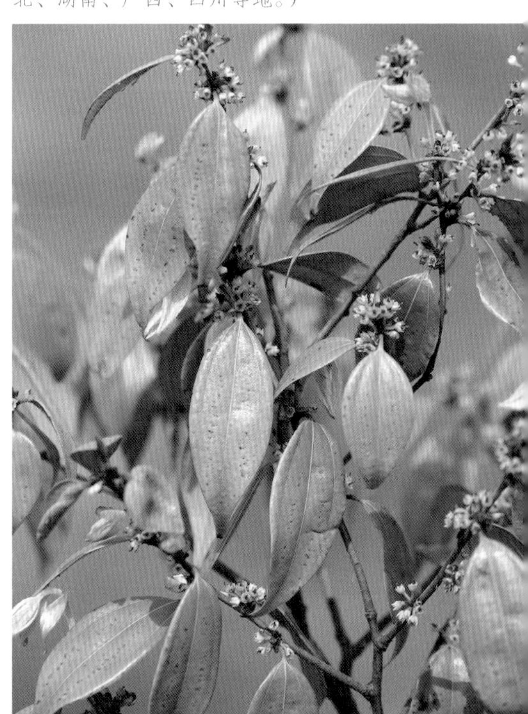

心腹痛，蛊毒疰忤鬼气，宿食不消，天行疫瘴，膀胱肾间冷气攻冲背膂，妇人血气，小儿腹中诸虫。藏器|除一切冷，霍乱，反胃吐食泻痢，痈疖疥疠，并解冷热，其功不可悉载。猫、犬百病，并可磨服。《大明》|理元气。好古|中气脚气疝气，气厥头痛，肿胀喘急，止小便频数及白浊。时珍【附方】**乌沉汤** 治一切气，一切冷，补五脏，调中壮阳，暖腰膝，去邪气，冷风麻痹，膀胱、肾间冷气，攻冲背膂，俯仰不利，风水毒肿，吐泻转筋，癥癖刺痛，中恶心腹痛，鬼气疰忤，天行瘴疫，妇人血气痛。用天台乌药一百两，沉香五十两，人参三两，甘草爁四两，为末。每服半钱，姜盐汤空心点服。

嫩叶【主治】炙碾煎饮代茗，补中益气，止小便滑数。藏器

子【主治】阴毒伤寒，腹痛欲死。取一合炒起黑烟，投水中，煎三五沸，服一大盏，汗出阳回即瘥。《斗门方》

枫香脂

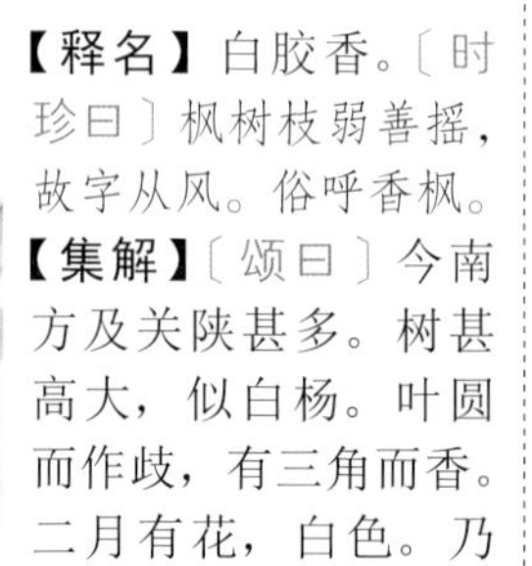

【释名】白胶香。〔时珍曰〕枫树枝弱善摇，故字从风。俗呼香枫。【集解】〔颂曰〕今南方及关陕甚多。树甚高大，似白杨。叶圆而作歧，有三角而香。二月有花，白色。乃连着实，大如鸭卵。八月、九月熟时，暴干可烧。《南方草木状》云：枫实惟九真有之。用之有神，乃难得之物。其脂为白胶香，五月斫为坎，十一月采之。〔时珍曰〕枫木枝干修耸，大者连数围。其木甚坚，有赤有白，白者细腻。其实成球，有柔刺。

香脂【修治】〔时珍曰〕凡用以齑水煮二十沸，入冷水中，揉扯数十次，晒干用。【气味】辛、苦，平，无毒。【主治】瘾疹风痒浮肿，煮水浴之。又主齿痛。《唐本》|一切痈疽疮疥，金疮吐衄咯血，活血生肌，止痛解毒。烧过揩牙，永无牙疾。

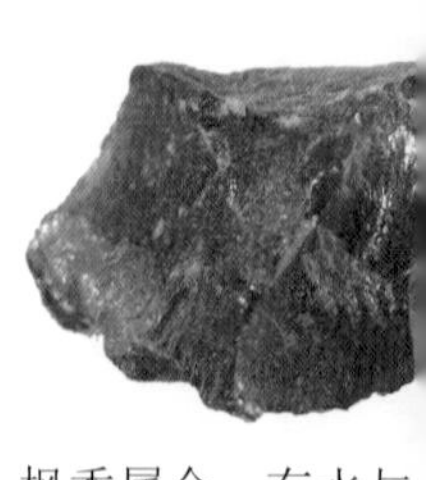

时珍【发明】〔震亨曰〕枫香属金，有水与火。其性疏通，故木易有虫穴，为外科要药。近世不知，误以松脂之清莹者为之，甚谬。〔宗奭曰〕枫香、松脂皆可乱乳香。但枫香微白黄色，烧之可见真伪。〔时珍曰〕枫香、松脂皆可乱乳香，其功虽次于乳香，而亦仿佛不远。【附方】**吐血衄血** 白胶香、蛤粉等分，为末。姜汁调服。**吐血咯血**《澹寮方》：用白胶香、铜青各一钱，为末。入干柿内，纸包煨熟，食之。《圣惠方》用白胶香切片炙黄一两，新绵一两烧灰，为末。每服一钱，米饮下。**瘰疬软疖** 白胶香一两化开，以蓖麻子六十四粒研入，待成膏，摊贴。**诸疮不合** 白胶

（枫香脂为金缕梅科植物枫香树的干燥树脂。枫香树为落叶乔木。树皮灰褐色，方块状剥落。单叶互生，叶片心形，常3裂，边缘有细锯齿。雄花淡黄绿色，成葇荑花序再排成总状；雌花排成圆球形的头状花序。头状果序圆球形，表面有刺。花期3～4月，果期9～10月。分布于秦岭及淮河以南各地。）

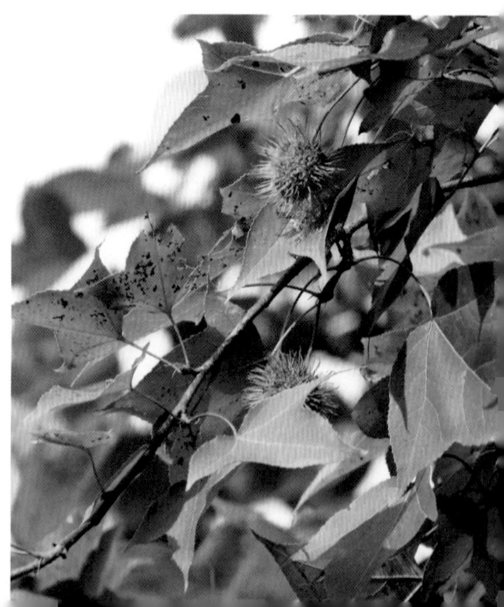

香、轻粉各二钱，猪脂和涂。**一切恶疮** 水沉金丝膏：用白胶香、沥青各一两，以麻油、黄蜡各二钱半，同熔化，入冷水中扯千遍，摊贴之。**小儿疥癣** 白胶香、黄檗、轻粉等分，为末。羊骨髓和，傅之。

木皮【气味】辛，平，有小毒。【主治】水肿，下水气，煮汁用之。苏恭|煎饮，止水痢为最。藏器|止霍乱刺风冷风，煎汤浴之。《大明》

根叶【主治】痈疽已成，擂酒饮，以滓贴之。时珍

熏陆香（乳香）

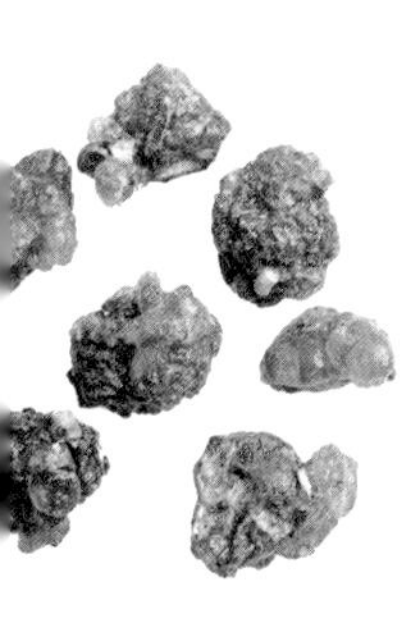

【释名】马尾香、天泽香、摩勒香、多伽罗香。〔宗奭曰〕熏陆即乳香，为其垂滴如乳头也。熔塌在地者为塌香，皆一也。〔时珍曰〕佛书谓之天泽香，言其润泽也。又谓之多伽罗香，又曰杜香。

【集解】〔时珍曰〕乳香今人多以枫香杂之，惟烧之可辨。南番诸国皆有。《宋史》言乳香有一十三等。按叶廷珪《香录》云：乳香一名熏陆香，出大食国南，其树类松。以斤斫树，脂溢于外，结而成香，聚而成块。上品为拣香，圆大如乳头，透明，俗呼滴乳。

【气味】微温，无毒。

【主治】熏陆主风水毒肿，去恶气伏尸，瘾疹痒毒。乳香同功。《别录》|乳香治耳聋，中风口噤不语，妇人血气，止大肠泄澼，疗诸疮，令内消，能发酒，理风冷。藏器|下气益精，补腰膝，治肾气，止霍乱，冲恶中邪气，心腹痛疰气。煎膏，止痛长肉。《大明》|治不眠。之才|补肾，定诸经之痛。元素|仙方用以辟谷。李珣|消痈疽诸毒，托里护心，活血定痛伸筋，治妇人产难折伤。时珍

【发明】〔时珍曰〕乳香香窜，能入心经，活血定痛，故为痈疽疮疡、心腹痛要药。《素问》云：诸痛痒疮疡，皆属心火是矣。产科诸方多用之，亦取其活血之功尔。

【附方】**口目㖞斜** 乳香烧烟熏之，以顺其血脉。**急慢惊风** 乳香半两，甘遂半两，同研末。每服半钱，用乳香汤下，小便亦可。**心气疼痛** 不可忍。用乳香三两，真茶四两，为末，以腊月鹿血和，丸弹子大。每温醋化一丸，服之。**阴证呃逆** 乳香同硫黄烧烟，嗅之。**梦寐遗精** 乳香一块，拇指大，卧时细嚼，含至三更咽下，三五服即效。**风虫牙痛** 不可忍者。《梅师方》用熏陆香嚼，咽其汁，立瘥。**漏疮脓血** 白乳香二钱，牡蛎粉一钱，为末，雪糕丸麻子大。每姜汤服三十丸。**玉茎作肿** 乳香、葱白等分，捣傅。**野火丹毒** 自两足起。乳香末，羊脂调涂。

没药

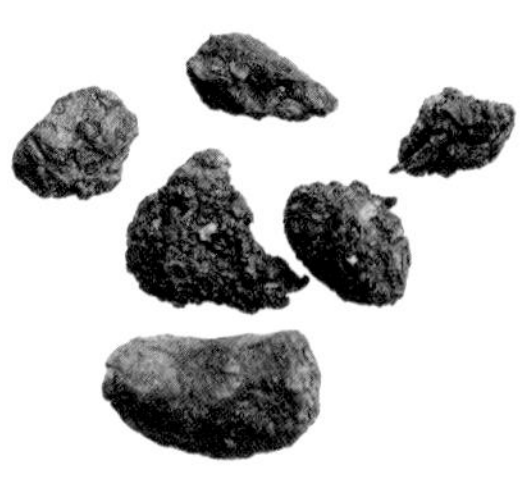

【释名】末药。〔时珍曰〕没、末皆梵言。

【集解】〔志曰〕没药生波斯国。其块大小不定，黑色，似安息香。〔颂曰〕今海南诸国及广州或有之。木之根株皆如橄榄，叶青而密。岁久者，则有脂液流滴在地下，凝结成块，或大或小，亦类安息香。

【气味】苦，平，无毒。

【主治】破血止痛，疗金疮杖疮，诸恶疮痔漏，卒下血，目中翳晕痛肤赤。《开宝》|破癥瘕宿血，损伤瘀血，消肿痛。《大明》|心胆虚，肝血不足。好古|坠胎，及产后心腹血气痛，并入丸散服。李珣|散血消肿，定痛生肌。时珍

【发明】〔时珍曰〕乳香活血，没药散血，皆能止痛消肿生肌。故二药每每相兼而用。

【附方】**历节诸风** 骨节疼痛，昼夜不止。

没药末半两，虎胫骨酥炙为末三两。每服二钱，温酒调下。**筋骨损伤** 米粉四两炒黄，入没药、乳香末各半两，酒调成膏，摊贴之。**金刃所伤** 未透膜者。乳香、没药各一钱，以童子小便半盏，温化服之。为末亦可。**妇人血运** 方同上。**血气心痛** 没药末二钱，水一盏，酒一盏，煎服。**产后恶血** 没药、血竭末各一钱，童子小便、温酒各半盏，煎沸服，良久再服。恶血自下，更不生痛。

骐麟竭

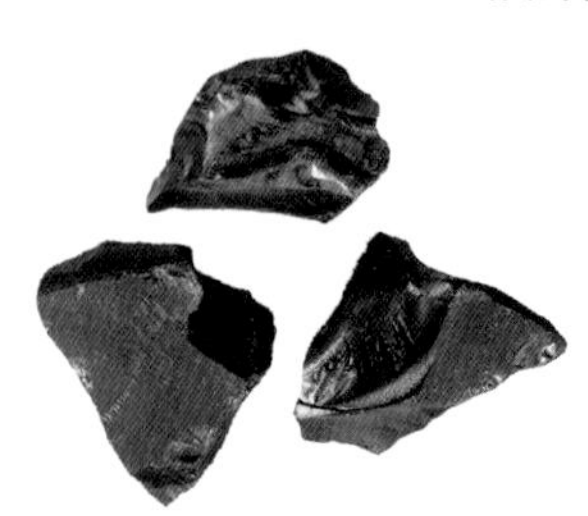

【释名】血竭。〔时珍曰〕骐麟亦马名也。此物如干血，故谓之血竭。曰骐麟者，隐之也。**【集解】**〔时珍曰〕骐麟竭是树脂。按《一统志》云：血竭树略如没药树，其肌赤色。采法亦于树下掘坎，斧伐其树，脂流于坎，旬日取之。多出大食诸国。今人试之，以透指甲者为真。独孤滔《丹房镜源》云：此物出于西胡，禀荧惑之气而结。以火烧之，有赤汁涌出，久而灰不变本色者，为真也。

【气味】甘、咸、平，无毒。

【主治】心腹卒痛，金疮血出，破积血，止痛生肉，去五脏邪气。《唐本》|打伤折损，一切疼痛，血气搅刺，内伤血聚，补虚，并宜酒服。李珣|补心包络、肝血不足。好古|益阳精，消阴滞气。《太清修炼法》|傅一切恶疮疥癣，久不合。性急，不可多使，却引脓。《大明》|散滞血诸痛，妇人血气，小儿瘛疭。时珍

【发明】〔时珍曰〕骐麟竭，木之脂液，如人之膏血，其味甘咸而走血，盖手、足厥阴药也。**【附方】****白虎风痛** 走注，两膝热肿。用骐麟竭、硫黄末各一两，每温酒服一钱。**新久脚气** 血竭、乳香等分同研，以木瓜一个，剜孔入药在内，以面厚裹，砂锅煮烂，连面捣，丸梧子大。每温酒服三十丸。忌生冷。**鼻出衄血** 血竭、蒲黄等分为末，吹之。**血痔肠风** 血竭末，傅之。**金疮出血** 骐麟竭末，傅之立止。**产后血冲** 心胸满喘，命在须臾。用血竭、没药各一钱，研细，童便和酒调服。**产后血运** 不知人及狂语。用骐麟竭一两，研末。每服二钱，温酒调下。**臁疮不合** 血竭末傅之，以干为度。

安息香

【释名】〔时珍曰〕此香辟恶，安息诸邪，故名。或云：安息，国名也。梵书谓之拙贝罗香。

【集解】〔恭曰〕安息香出西戎。状如松脂，黄黑色，为块。新者亦柔韧。〔珣曰〕生南海波斯国，树中脂也，状若桃胶，秋月采之。〔禹锡曰〕按段成式《酉阳杂俎》云：安息香树出波斯国，呼为辟邪树。长二三丈，皮色黄黑。叶有四角，经寒不凋。二月开花黄色，花心微碧。不结实。刻其树皮，其胶如饴，名安息香，六七月坚凝乃取之。烧之，通神明，辟众恶。

（安息香为安息香科植物安息香树或越南安息香的树脂。越南安息香：乔木，树皮灰褐色，有不规则纵裂纹；幼枝被褐色长绒毛。叶互生，叶片椭圆形、椭圆状卵形至卵形，边全缘。顶生圆锥花序较大；花白色，5裂，裂片卵状披针形；花萼及花冠均密被白色星状毛。果实近球形，外面密被星状绒毛。花期4～6月，果期8～10月。分布于福建、江西、湖南、广东、广西、海南、贵州、云南等地。）

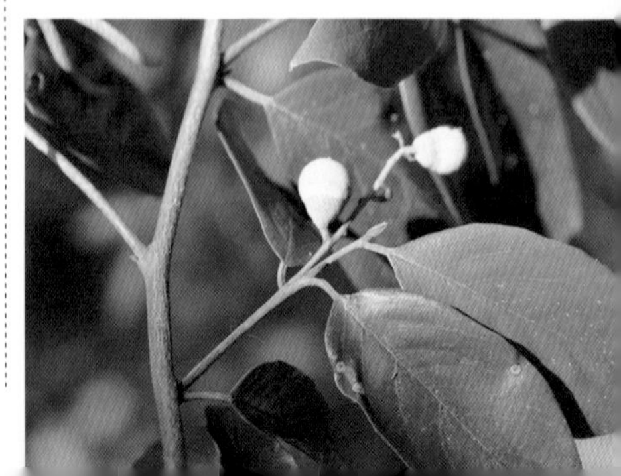

【气味】辛，苦，平，无毒。

【主治】心腹恶气，鬼疰。《唐本》|邪气魍魉，鬼胎血邪，辟蛊毒，霍乱风痛，男子遗精，暖肾气，妇人血噤，并产后血运。《大明》|妇人夜梦鬼交，同臭黄合为丸，烧熏丹穴，永断。李珣|烧之，去鬼来神。萧炳|治中恶魇寐，劳瘵传尸。时珍

【附方】**卒然心痛** 或经年频发。安息香研末，沸汤服半钱。**小儿肚痛** 曲脚而啼。安息香丸：用安息香酒蒸成膏。沉香、木香、丁香、藿香、八角茴香各三钱，香附子、缩砂仁、炙甘草各五钱，为末。以膏和，炼蜜丸芡子大。每服一丸，紫苏汤化下。**历节风痛** 用精猪肉四两切片，裹安息香二两，以瓶盛灰，大火上着一铜版片隔之，安香于上烧之，以瓶口对痛处熏之，勿令透气。

苏合香

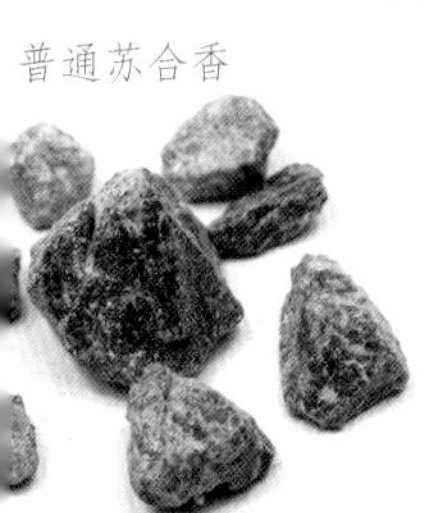
普通苏合香

【释名】〔时珍曰〕按郭义恭《广志》云：此香出苏合国，因以名之。梵书谓之咄鲁瑟剑。

【集解】〔恭曰〕今从西域及昆仑来。紫赤色，与紫真檀相似，坚实极芳香，性重如石，烧之灰白者好。〔颂曰〕今广州虽有苏合香，但类苏木，无香气。药中只用如膏油者，极芬烈。〔时珍曰〕按《寰宇志》云：苏合油出安南、三佛齐诸国。树生膏，可为药，以浓而无滓者为上。

【气味】甘，温，无毒。

【主治】辟恶，杀鬼精物，温疟蛊毒痫痓，去三虫，除邪，令人无梦魇。久服，通神明，轻身长年。《别录》

【发明】〔时珍曰〕苏合香气窜，能通诸窍脏腑，故其功能辟一切不正之气。按沈括《笔谈》云：太尉王文正公气羸多病。宋真宗面赐药酒一瓶，令空腹饮之，可以和气血，辟外邪。公饮之，大觉安健。次日称谢。上曰：此苏合香酒也。每酒一斗，入苏合香丸一两同煮。极能调和五脏，却腹中诸疾。

【附方】**苏合香丸** 治传尸骨蒸，殗殜肺痿，疰忤鬼气，卒心痛，霍乱吐利，时气鬼魅瘴疟，赤白暴痢，瘀血月闭，痃癖疔肿，小儿惊痫客忤，大人中风、中气、狐狸等病。用苏合油一两，安息香末二两，以无灰酒熬成膏，入苏合油内。白术、香附子、青木香、白檀香、沉香、丁香、麝香、荜拨、诃黎勒煨去核、朱砂、乌犀角镑各二两，龙脑、熏陆香各一两，为末，以香膏加炼蜜和成剂，蜡纸包收。每服旋丸梧子大，早朝取井华水，温冷任意，化服四丸。老人、小儿一丸。**水气浮肿** 苏合香、白粉、水银等分，捣匀，蜜丸小豆大。每服二丸，白水下。当下水出。

龙脑香

【释名】片脑、羯婆罗香。膏名婆律香。〔时珍曰〕龙脑者，因其状加贵重之称也。以白莹如冰，及作梅花片者为良，故俗呼为冰片脑，或云梅花脑。

【集解】〔时珍曰〕龙脑香，南番诸国皆有之。叶廷珪《香录》云：乃深山穷谷中千年老杉树，其枝干不曾损动者，则有香。若损动，则气泄无脑矣。土人解作板，板缝有脑出，乃劈取之。大者成片如花瓣，清者名脑油。

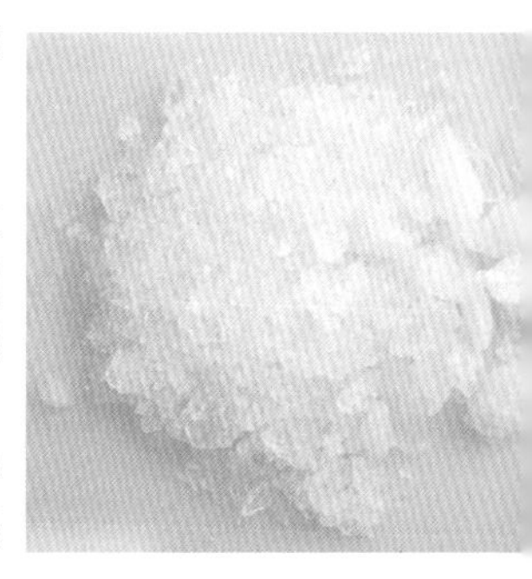

【气味】辛、苦，微寒，无毒。

【主治】妇人难产，研末少许，新汲水服，立下。《别录》|心腹邪气，风湿积聚，耳聋，明目，去目赤肤翳。《唐本》|内外障眼，镇心秘

精，治三虫五痔。李珣|散心盛有热。好古|入骨，治骨痛。李杲|治大肠脱。元素|疗喉痹脑痛，鼻息齿痛，伤寒舌出，小儿痘陷，通诸窍，散郁火。时珍

【附方】**目生肤翳** 龙脑末一两，日点三五度。**头目风热** 上攻。用龙脑末半两，南蓬砂末一两，频嗃两鼻。**头脑疼痛** 片脑一钱，纸卷作捻，烧烟熏鼻，吐出痰涎即愈。**风热喉痹** 灯心一钱，黄檗五分，并烧存性，白矾七分煅过，冰片脑三分，为末。每以一二分吹患处。此陆一峰家传绝妙方也。**中风牙噤** 无门下药者，开关散揩之。五月五日午时，用龙脑、天南星等分，为末。每以一字揩齿二三十遍，其口自开。**牙齿疼痛** 梅花脑、朱砂末各少许，揩之立止。**内外痔疮** 片脑一二分，葱汁化，搽之。

子【气味】辛，温。气似龙脑。【主治】下恶气，消食，散胀满，香人口。苏恭

樟脑

【释名】韶脑。

【集解】〔时珍曰〕樟脑出韶州、漳州。状似龙脑，白色如雪，樟树脂膏也。

【修治】〔时珍曰〕凡用，每一两以二碗合住，湿纸糊口，文武火熵之。半时许取出，冷定用。

【气味】辛，热，无毒。

【主治】通关窍，利滞气，治中恶邪气，霍乱心腹痛，寒湿脚气，疥癣风瘙，龋齿，杀虫辟蠹。着鞋中，去脚气。时珍

【发明】〔时珍曰〕樟脑纯阳，与焰消同性，水中生火，其焰益炽，今丹炉及烟火家多用之。辛热香窜，禀龙火之气，去湿杀虫，此其所长。

【附方】**牙齿虫痛**《普济方》用韶脑、朱砂等分，擦之神效。余居士《选奇方》用樟脑、黄丹、肥皂去皮核等分，研匀蜜丸。塞孔中。

阿魏

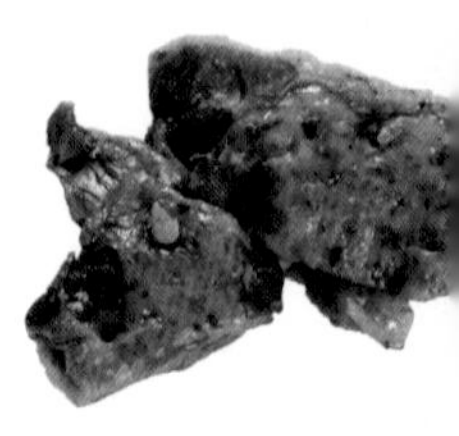

【释名】阿虞、熏渠、哈昔泥。〔时珍曰〕夷人自称曰阿，此物极臭，阿之所畏也。波斯国呼为阿虞。蒙古人谓之哈昔泥，元时食用以和料。其根名稳展，云淹羊肉甚香美，功同阿魏。

【集解】〔颂曰〕今惟广州有之，云是木膏液滴酿结成，与苏恭所说不同。按段成式《酉阳杂俎》云：阿魏木，生波斯国及伽阇那国，即北天竺也。木长八九尺，皮色青黄。三月生叶，似鼠耳。无花实。断其枝，汁出如饴，久乃坚凝，名阿魏。〔时珍曰〕阿魏有草、木二种。草者出西域，可晒可煎，苏恭所说是也。木者出南番，取其脂汁，李珣、苏颂、陈承所说是也。按《一统志》所载有此二种。云出火洲及沙鹿、海牙国者，草高尺许，根株独立，枝叶如盖，臭气逼人，生取其汁熬作膏，名阿魏。出三佛齐及暹逻国者，树不甚高，土人纳竹筒于树内，脂满其中，冬月破筒取之。或云其脂最毒，人不敢近。每采时，以羊系于树下，自远射之。脂之毒着羊，羊毙即为阿魏。

【气味】辛，平，无毒。

【主治】杀诸小虫，去臭气，破癥积，下恶气，除邪鬼蛊毒。《唐本》|治风邪鬼疰，心腹中冷。李珣|传尸冷气，辟瘟治疟，主霍乱心腹痛，肾气瘟瘴，御一切蕈、菜毒。《大明》|解自死牛、羊、马肉诸毒。汪机|消肉积。震亨

【附方】**癞疝疼痛** 败精恶血，结在阴囊所致。用阿魏二两，醋和荞麦面作饼裹之煨熟，大槟榔二枚钻孔，溶乳香填满，亦

以荞面裹之煨熟，入硇砂末一钱，赤芍药末一两，糊丸梧子大。每食前，酒下三十丸。**脾积结块** 鸡子五个，阿魏五分，黄蜡一两，同煎化，分作十服。每空心细嚼，温水送下。诸物不忌，腹痛无妨。十日后大便下血，乃积化也。**痞块有积** 阿魏五钱，五灵脂炒烟尽五钱，为末，以黄雄狗胆汁和，丸黍米大。空心唾津送下三十丸。忌羊肉、醋、面。**痎疟寒热** 阿魏、胭脂各一豆大，研匀，以蒜膏和，覆虎口上，男左女右。**牙齿虫痛** 阿魏、臭黄等分，为末，糊丸绿豆大。每绵裹一丸，随左右插入耳中，立效。

卢会

【释名】奴会、讷会、象胆。

【集解】〔珣曰〕卢会生波斯国。状似黑饧，乃树脂也。〔颂曰〕今惟广州有来者。其木生山野中，滴脂泪而成。采之不拘时月。〔时珍曰〕卢会原在草部。《药谱》及《图经》所状，皆言是木脂。而《一统志》云：爪哇、三佛齐诸国所出者，乃草属，状如鲎尾，采之以玉器捣成膏。与前说不同，何哉？岂亦木质草形乎。

【气味】苦，寒，无毒。

【主治】热风烦闷，胸膈间热气，明目镇心，小儿癫痫惊风，疗五疳，杀三虫及痔病疮瘘，解巴豆毒。《开宝》|主小儿诸疳热。李珣|单用，杀疳蛔。吹鼻，杀脑疳，除鼻痒。甄权|研末，傅䘌齿甚妙。治湿癣出黄汁。苏颂

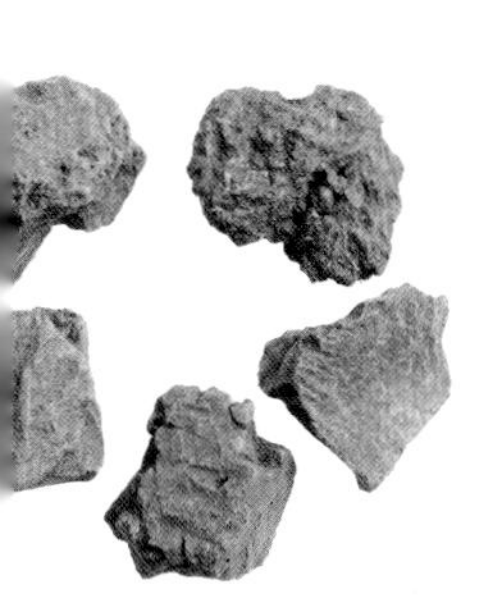

【发明】〔时珍曰〕卢会，乃厥阴经药也。其功专于杀虫清热。已上诸病，皆热与虫所生故也。

【附方】小儿脾疳 卢会、使君子等分，为末。每米饮服一二钱。

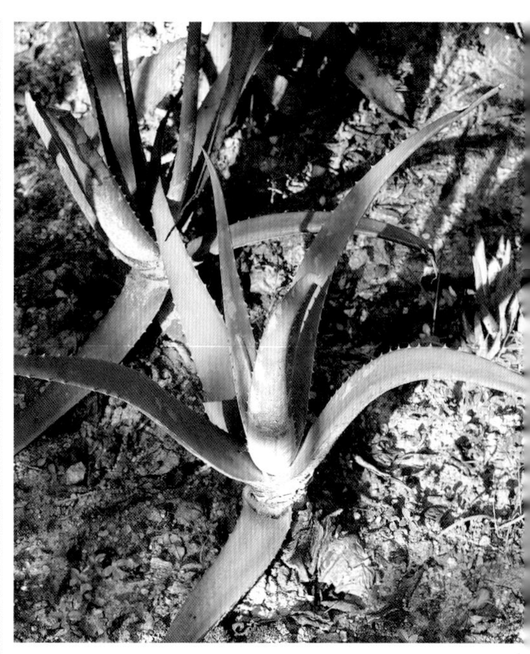

（卢会为百合科植物库拉索芦荟或其他同属近缘植物叶的汁液浓缩干燥物。库拉索芦荟为多年生草本。茎极短。叶簇生于茎顶，肥厚多汁；呈狭披针形，粉绿色，边缘有刺状小齿。花茎单生或稍分枝；总状花序疏散；花黄色或有赤色斑点。蒴果三角形。花期2～3月。分布于非洲北部，我国有栽培。）

胡桐泪

【释名】胡桐硷、胡桐律。〔珣曰〕胡桐泪，是胡桐树脂也，故名泪。

【集解】〔恭曰〕胡桐泪，出肃州以西平泽及山谷中。形似黄矾而坚实。有夹烂木者，云是胡桐树脂沦入土石硷卤地者。其树高大，皮叶似白杨、青桐、桑辈，故名胡桐木，堪器用。〔保升曰〕凉州以西有之。初生似柳，大则似桑、桐。其津下入地，与土石相染，状如姜石，极咸苦，得水便消，若矾石、消石之类。冬月采之。〔时珍曰〕木泪乃树脂流出者，其状如膏油。石泪乃脂入土石间者，其状成块，以其得卤斥之气，故入药为胜。

【气味】咸、苦，大寒，无毒。

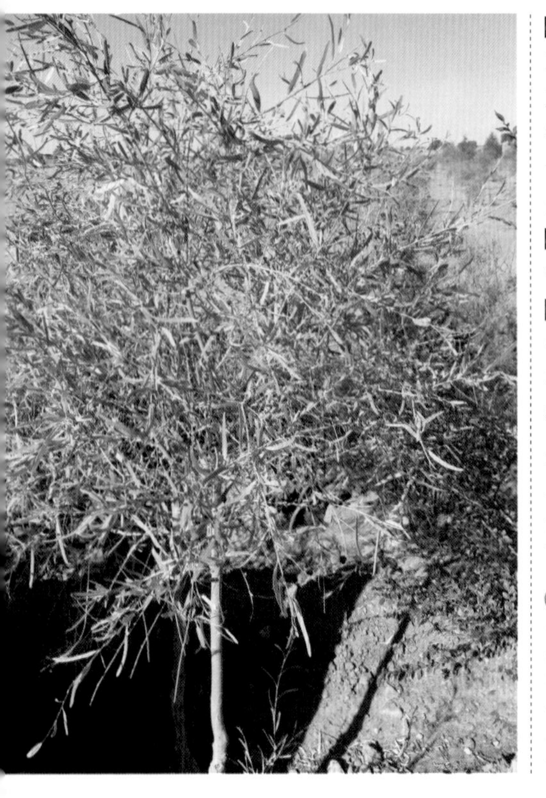

【主治】大毒热，心腹烦满，水和服之，取吐。牛马急黄黑汗，水研三二两灌之，立瘥。《唐本》|主风虫牙齿痛，杀火毒、面毒。《大明》|风疳䘌齿，骨槽风劳。能软一切物。多服令人吐。李珣|瘰疬非此不能除。元素|咽喉热痛，水磨扫之，取涎。时珍

【发明】〔时珍曰〕石泪入地受卤气，故其性寒能除热，其味咸能入骨软坚。

【附方】湿热牙疼 喜吸风。胡桐泪，入麝香掺之。牙疼出血胡桐泪半两研末，夜夜贴之。或入麝香少许。**走马牙疳** 胡桐硷、黄丹等分为末，掺之。**牙疳宣露** 脓血臭气者。胡桐泪一两，枸杞根一升。每用五钱，煎水热漱。又方：胡桐泪、葶苈等分，研掺。**牙齿蠹黑** 乃肾虚也。胡桐泪一两，丹砂半两，麝香一分，为末，掺之。

（胡桐泪为杨柳科杨属植物胡杨的树脂。胡杨为乔木。叶形变异甚多，在长枝或幼树的叶披针形、条状披针形或菱形，多为全缘，有短柄；在短枝或老树枝上为广卵形、肾形，边缘有牙齿；在同一树或一枝上可见有两者中间的叶形。葇荑花序。蒴果长椭圆形。分布于内蒙古西部、甘肃、青海、新疆等地。）

第三十五卷　木部二

木之二　乔木类

檗木

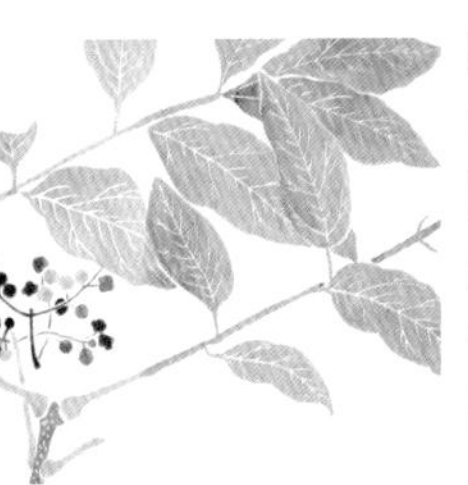

【释名】黄檗。根名檀桓。

【集解】〔恭曰〕子檗亦名山石榴，子似女贞，皮白不黄，亦名小檗，所在有之。〔禹锡曰〕按《蜀本》《图经》云：黄檗树高数丈。叶似吴茱萸，亦如紫椿，经冬不凋。皮外白，里深黄色。其根结块，如松下茯苓。今所在有，本出房、商、合等州山谷中。皮紧厚二三分、鲜黄者上。二月、五月采皮，日干。

【气味】苦，寒，无毒。

【主治】五脏肠胃中结热，黄疸肠痔，止泄痢，女子漏下赤白，阴伤蚀疮。《本经》|疗惊气在皮间，肌肤热赤起，目热赤痛，口疮。久服通神。《别录》|热疮疱起，虫疮血痢，止消渴，杀蛀虫。藏器|男子阴痿，及傅茎上疮，治下血如鸡鸭肝片。甄权|安心除劳，治骨蒸，洗肝明目，多泪，口干心热，杀疳虫，治蛔心痛，鼻衄，肠风下血，后分急热肿痛。《大明》|泻膀胱相火，补肾水不足，坚肾壮骨髓，疗下焦虚，诸痿瘫痪，利下窍，除热。元素|泻伏火，救肾水，治冲脉气逆，不渴而小便不通，诸疮痛不可忍。李杲|得知母，滋阴降火。得苍术，除湿清热，为治痿要药。得细辛，泻膀胱火，治口舌生疮。震亨|傅小儿头疮。时珍

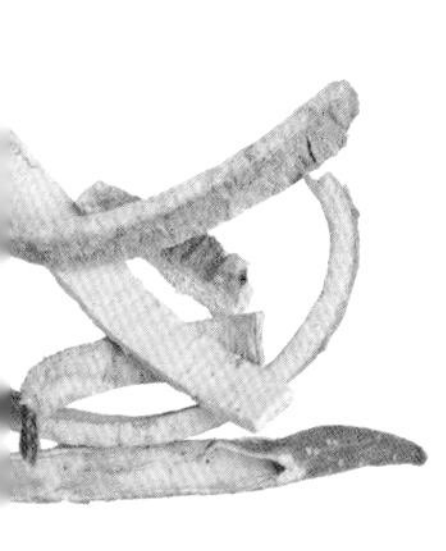

【发明】〔时珍曰〕古书言知母佐黄檗，滋阴降火，有金水相生之义。黄檗无知母，犹水母之无虾也。盖黄檗能制膀胱、命门阴中之火，知母能清肺金，滋肾水之化源。故洁古、东垣、丹溪皆以为滋阴降火要药，上古所未言也。盖气为阳，血为阴。邪火煎熬，则阴血渐涸，故阴虚火动之病须之。然必少壮气盛能食者，用之相

（檗木为芸香科植物黄檗、黄皮树。黄檗为落叶乔木。树皮厚，外皮灰褐色，木栓发达，不规则网状纵沟裂。奇数羽状复叶对生，小叶边缘有细钝齿。圆锥状聚伞花序，花小，黄绿色。浆果状核果呈球形，熟后紫黑色。花期5～6月，果期9～10月。分布于东北、华北及河南、安徽、宁夏等地。）

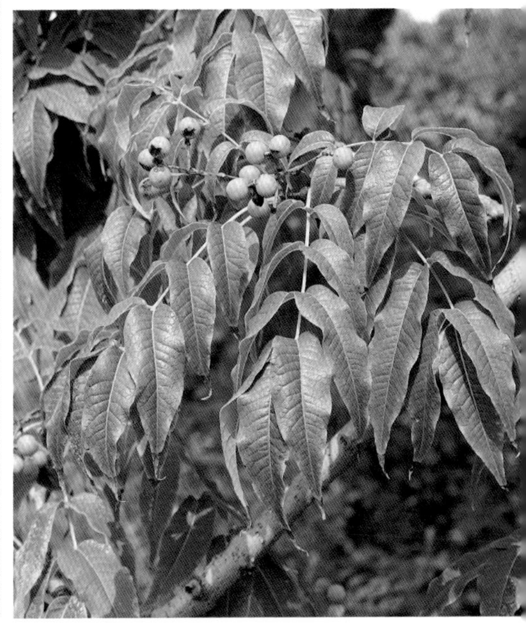

宜。若中气不足而邪火炽甚者，久服则有寒中之变。近时虚损，及纵欲求嗣之人，用补阴药，往往以此二味为君，日日服饵。降令太过，脾胃受伤，真阳暗损，精气不暖，致生他病。

【附方】男女诸虚 治男子、妇人诸虚百损，小便淋漓，遗精白浊等证。黄檗去皮切二斤，熟糯米一升，童子小便浸之，九浸九晒，蒸过晒研为末，酒煮面糊丸梧子大。每服一百丸，温酒送下。**脏毒痔漏** 下血不止。用川黄檗皮刮净一斤，分作四分，三分用酒、醋、童尿各浸七日，洗晒焙，一分生炒黑色，为末，炼蜜丸梧子大。每空心温酒下五十丸。久服除根。**赤白浊淫** 及梦泄精滑。黄檗炒、真蛤粉各一斤，为末，每服一百丸，空心温酒下。黄檗苦而降火，蛤粉咸而补肾也。**积热梦遗** 心忪恍惚，膈中有热，宜清心丸主之。黄檗末一两，片脑一钱，炼蜜丸梧子大。每服十五丸，麦门冬汤下。**消渴尿多** 能食。黄檗一斤，水一升，煮三五沸，渴即饮之，恣饮，数日即止。**呕血热极** 黄檗蜜涂，炙干为末。麦门冬汤调服二钱，立瘥。**眼目昏暗** 每旦含黄檗一片，吐津洗之。终身行之，永无目疾。**口舌生疮**《外台》用黄檗含之良。《深师》用蜜渍取汁，含之吐涎。**鼻中生疮** 黄檗、槟榔末，猪脂和傅。**唇疮痛痒** 黄檗末，以蔷薇根汁调涂，立效。**痈疽乳发** 初起者。黄檗末和鸡子白涂之，干即易。**痈疽肿毒**。黄檗皮炒、川乌头炮等分，为末。唾调涂之，留头，频以米泔水润湿。**小儿脓疮** 遍身不干。用黄檗末，入枯矾少许，掺之即愈。**男子阴疮** 有二种：一者阴蚀作臼，脓出；一者只生热疮。热疮用黄檗、黄芩等分煎汤，洗之。仍以黄檗、黄连作末，傅之。又法：黄檗煎汤洗之，涂以白蜜。**臁疮热疮** 黄檗末一两，轻粉三钱，猪胆汁调，搽之。**冻疮裂痛** 乳汁调黄檗末，涂之。

小檗

【释名】 子檗、山石榴。

【集解】〔弘景曰〕子檗树小，状如石榴，其皮黄而苦。又一种多刺，皮亦黄。并主口疮。〔恭曰〕小檗生山石间，所在皆有，襄阳岘山东者为良。一名山石榴，其树枝叶与石榴无别，但花异，子细黑圆如牛李子及女贞子尔。其树皮白，陶云皮黄，恐谬矣。今太常所贮，乃小树多刺而叶细者，名刺檗，非小檗也。〔藏器曰〕凡是檗木皆皮黄。今既不黄，非檗也。小檗如石榴，皮黄，子赤如枸杞子，两头尖，人剉枝以染黄。若云子黑而圆，恐是别物，非小檗也。〔时珍曰〕小檗山间时有之，小树也。其皮外白里黄，状如檗皮而薄小。

（小檗为小檗科植物细叶小檗、豪猪刺等。细叶小檗为落叶灌木。茎刺缺如或单一，有时三分叉。叶纸质，倒披针形至狭倒披针形，全缘；近无柄。穗状总状花序具8～15朵花，常下垂；花黄色，花瓣倒卵形或椭圆形。浆果长圆形，红色。花期5～6月，果期7～9月。分布于吉林、辽宁、内蒙古、青海、陕西、山西、河北。）

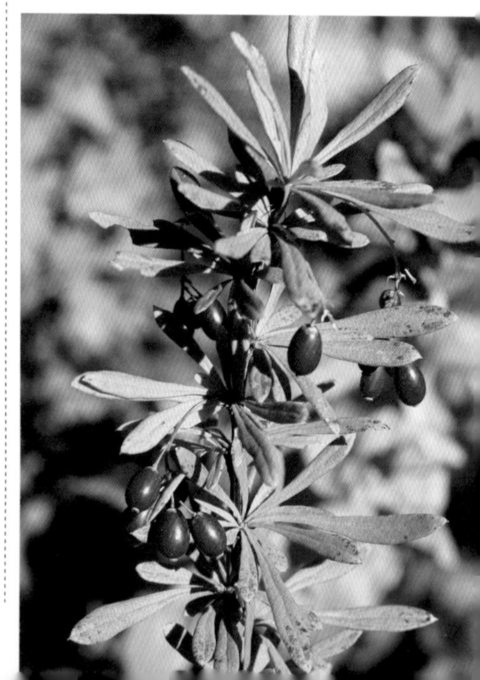

【气味】苦，大寒，无毒。
【主治】口疮痟䘌，杀诸虫，去心腹中热气。《唐本》|治血崩。时珍

黄栌

【集解】〔藏器曰〕黄栌生商洛山谷，四川界甚有之。叶圆木黄，可染黄色。
木【气味】苦，寒，无毒。【主治】除烦热，解酒疸目黄，水煮服之。藏器|洗赤眼及汤火漆疮。时珍

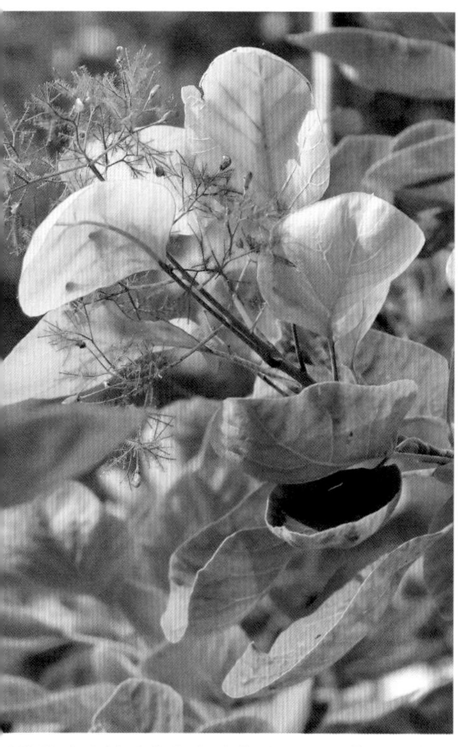

（黄栌为漆树科植物光叶黄栌。光叶黄栌为落叶灌木。单叶互生，倒卵形或卵圆形，全缘。圆锥花序，被柔毛；花瓣卵形或卵状披针形。小坚果扁肾形。分布于山西、陕西、甘肃、山东、江苏、浙江、河南、湖北、四川、贵州等地。）

厚朴

【释名】烈朴、赤朴、厚皮、重皮，树名榛，子名逐折。〔时珍曰〕其木质朴而皮厚，味辛烈而色紫赤，故有厚朴、烈、赤诸名。

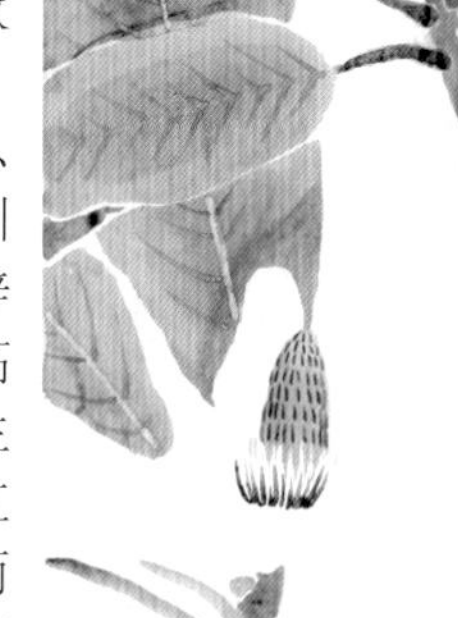

【集解】〔颂曰〕今洛阳、陕西、江淮、湖南、蜀川山谷往往有之，而以梓州、龙州者为上。木高三四丈，径一二尺。春生叶如槲叶，四季不凋。红花而青实。皮极鳞皱而厚，紫色多润者佳，薄而白者不堪。〔时珍曰〕朴树肤白肉紫，叶如檗叶。五六月开细花，结实如冬青子，生青熟赤，有核。七八月采之，味甘美。

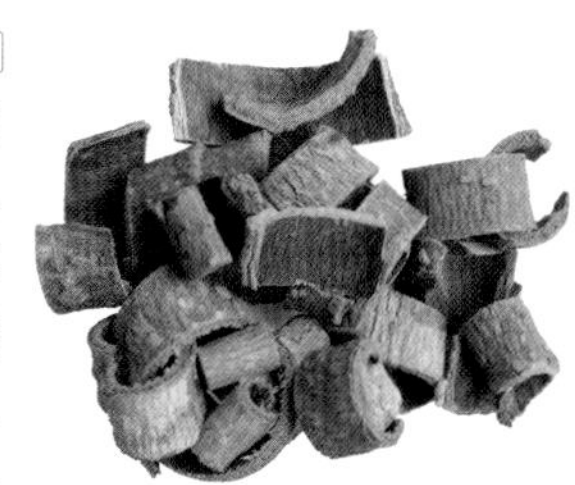

皮【修治】〔大明曰〕凡入药去粗皮，用姜汁炙，或浸炒用。〔宗奭曰〕味苦。不以姜制，则棘人喉舌。【气味】苦、温、无毒。【主治】中风伤寒，头痛寒热惊悸，气血痹，死肌，去三虫。《本经》|温中益气，消痰下气，疗霍乱及腹痛胀满，胃中冷逆，胸中呕不止，泄痢淋露，除惊，去留热心烦满，厚肠胃。《别录》|健脾，治反胃，霍乱转筋，冷热气，泻膀胱及五脏一切气，妇人产前产后腹脏不安，杀肠中虫，明耳目，调关节。《大明》|治积年冷气，腹内雷鸣虚吼，宿食不消，去结水，破宿血，化水谷，止吐酸水，大温胃气，治冷痛，主病人虚而尿白。甄权|主肺气胀满，膨而喘咳。好古
【发明】〔元素曰〕厚朴之用有三：平胃，一也；去腹胀，二也；孕妇忌之，三也。虽除腹胀，若虚弱人，宜斟酌用之，误服脱人元气。惟寒胀大热药中兼用，乃结者散之之神药也。
【附方】**脾胃虚损** 用厚朴去皮剉片，用生姜二斤连皮切片，以水五升同煮干，去姜，焙朴。以干姜四两，甘草二两，再同

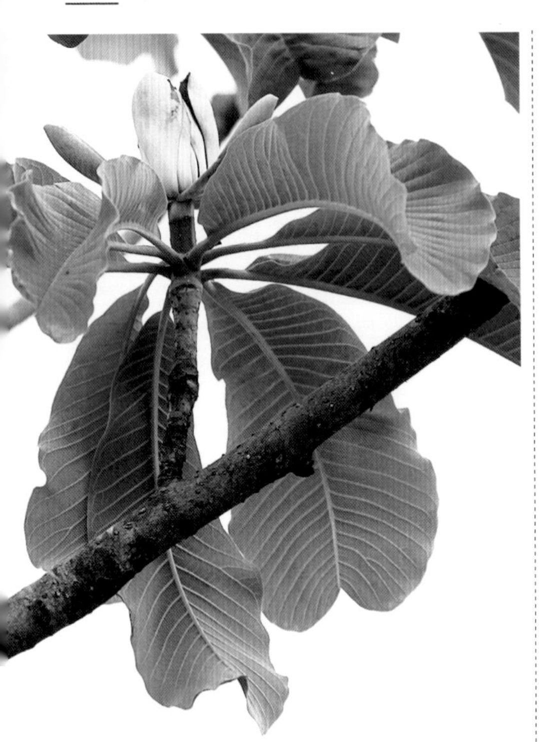

（厚朴为木兰科植物厚朴、凹叶厚朴。凹叶厚朴为落叶乔木。冬芽粗大，圆锥状，芽鳞密被淡黄褐色绒毛。叶革质，叶片7～9枚集生枝顶，长圆状倒卵形，先端凹陷成2钝圆浅裂。花梗粗短；萼片长圆状倒卵形，淡绿白色，常带紫红色；花瓣匙形，白色。聚合果长椭圆状卵形。花期4～5月，果期9～10月。分布于浙江、江西、安徽、广西等地。）

厚朴以水五升煮干，去草，焙姜、朴为末。用枣肉、生姜同煮熟，去姜，捣枣和丸梧子大。每服五十丸，米饮下。一方加熟附子。**痰壅呕逆** 心胸满闷，不下饮食。厚朴一两，姜汁炙黄为末。非时米饮调下二钱匕。**腹痛胀满** 厚朴七物汤：用厚朴半斤制，甘草、大黄各三两，枣十枚，大枳实五枚，桂二两，生姜五两，以水一斗，煎取四升。温服八合，日三。呕者，加半夏五合。**男女气胀** 心闷，饮食不下，冷热相攻，久患不愈。厚朴姜汁炙焦黑，为末。以陈米饮调服二钱匕，日三服。**霍乱腹痛** 厚朴汤：用厚朴炙四两，桂心二两，枳实五枚，生姜二两，水六升，煎取二升，分三服。**下痢水谷** 久不瘥者。厚朴三两，黄连三两，水三升，煎一升，空心细服。**大肠干结** 厚朴生研，猪脏煮捣和丸梧子大。每姜水下三十丸。**尿浑白浊** 心脾不调，肾气浑浊。用厚朴姜汁炙一两，白茯苓一钱，水、酒各一碗，煎一碗，温服。**月水不通** 厚朴三两炙切，水三升，煎一升，分二服，空心饮。不过三四剂，神验。一加桃仁、红花。

逐折【气味】甘，温，无毒。【主治】疗鼠瘘，明目益气。《别录》

杜仲

【释名】思仲、思仙、木绵。〔时珍曰〕昔有杜仲服此得道，因以名之。思仲、思仙，皆由此义，其皮中有银丝如绵，故曰木绵。其子名逐折，与厚朴子同名。

【集解】〔颂曰〕今出商州、成州、峡州近处大山中。叶亦类柘，其皮折之白丝相连。江南谓之棉。初生嫩叶可食，谓之棉芽。花、实苦涩，亦堪入药。木可作屐，益脚。

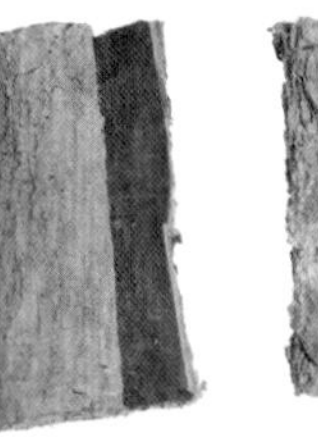

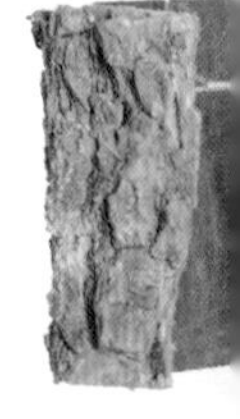

皮【修治】〔敩曰〕凡使削去粗皮。每一斤，用酥一两，蜜三两，和涂火炙，以尽为度。细剉用。【气味】辛，平，无毒。【主治】腰膝痛，补中益精气，坚筋骨，强志，除阴下痒湿，小便余沥。久服，轻身耐老。《本经》|脚中酸疼，不欲践地。《别录》|治肾劳，腰脊挛。《大明》|肾冷，𦢊腰痛。人虚而身强直，风也。腰不利，加而用之。甄权|能使筋骨相着。李杲|润肝燥，补肝经风虚。好古【附方】**肾虚腰痛** 崔元亮《海上集验方》用杜仲去皮炙黄一大斤，分作十剂。每夜取一剂，以水一大升，浸至五更，煎三分减一，取

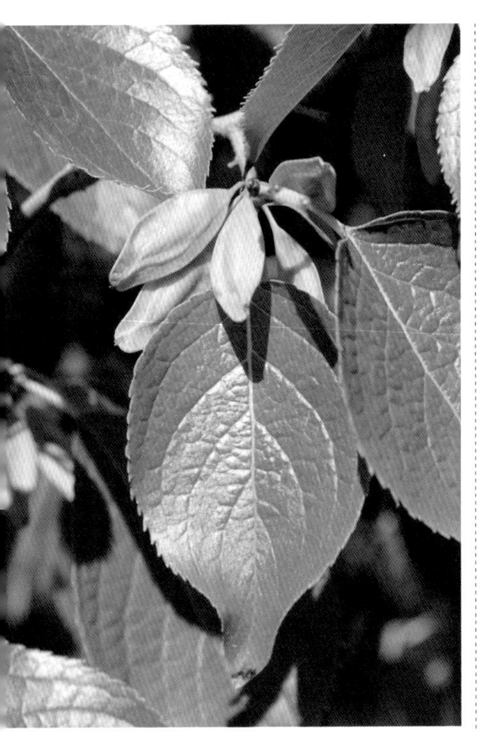

（杜仲为落叶乔木。树皮灰褐色，粗糙。单叶互生，叶片椭圆形、卵形或长圆形，边缘有锯齿。翅果扁平，长椭圆形，先端2裂，周围具薄翅。花期4～5月，果期9月。分布于陕西、甘肃、浙江、河南、湖北、四川、贵州、云南等地。）

汁，以羊肾三四枚切下，再煮三五沸，如作羹法，和以椒、盐，空腹顿服。**风冷伤肾** 腰背虚痛。杜仲一斤切炒，酒二升，渍十日，日服三合。**病后虚汗** 及目中流汁。杜仲、牡蛎等分，为末。卧时水服五匕，不止更服。**产后诸疾** 及胎脏不安。杜仲去皮，瓦上焙干，木臼捣末，煮枣肉和丸弹子大。每服一丸，糯米饮下，日二。

櫰芽【主治】作蔬，去风毒脚气，久积风冷，肠痔下血。亦可煎汤。苏颂

椿樗

【释名】香者名椿。臭者名樗。

【集解】〔颂曰〕二木南北皆有之。形干大抵相类，但椿木实则叶香可啖，樗木疏而气臭，膳夫亦能熬去气，并采无时。〔时珍曰〕椿、樗、栲，乃一木三种也。椿木皮细肌实而赤，嫩叶香甘可茹。樗木皮粗肌虚而白，其叶臭恶，歉年人或采食。栲木即樗之生山中者，木亦虚大，梓人亦或用之。然爪之如腐朽，故古人以为不材之木。不似椿木坚实，可入栋梁也。

叶【气味】苦，温，有小毒。〔时珍曰〕椿叶无毒，樗叶有小毒。【主治】煮水，洗疮疥风疽。樗木根、叶尤良。《唐本》|白秃不生发，取椿、桃、楸叶心捣汁，频涂之。时珍|嫩芽瀹食，消风祛毒。《生生编》

白皮及根皮【修治】〔时珍曰〕椿、樗木皮、根皮，并刮去粗皮，阴干，临时切焙入用。【气味】苦，温，无毒。【主治】

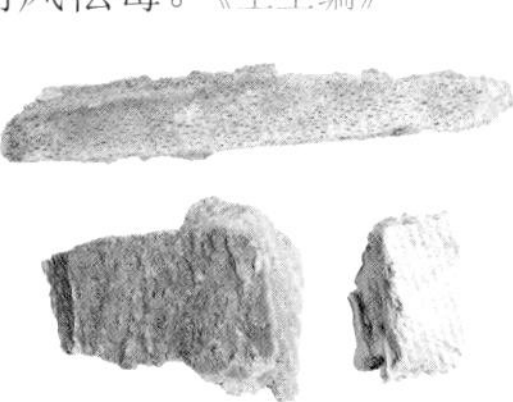

疳䘌。樗根尤良。《唐本》|去口鼻疳虫，杀蛔虫疥䘌，鬼注传尸，蛊毒下血，及赤白久痢。藏器|得地榆，止疳痢。萧炳|止女

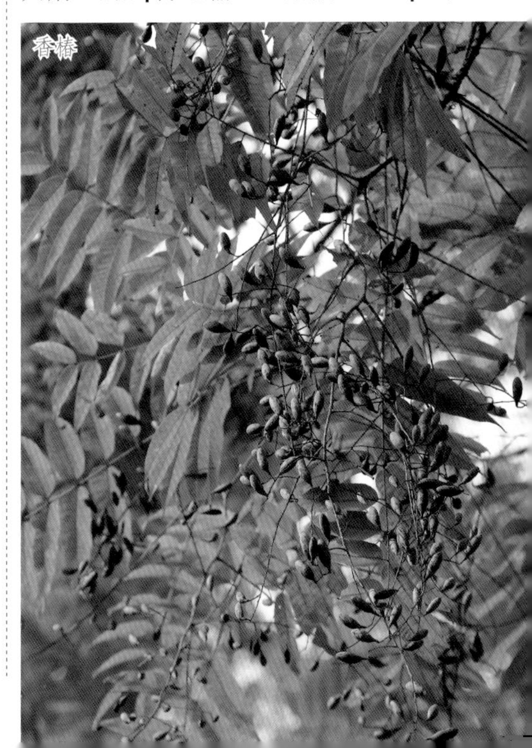

子血崩，产后血不止，赤带，肠风泻血不住，肠滑泻，缩小便。蜜炙用。《大明》|利溺涩。雷敩|治赤白浊，赤白带，湿气下痢，精滑梦遗，燥下湿，去肺胃陈积之痰。震亨

【附方】**休息痢疾** 日夜无度，腥臭不可近，脐腹撮痛。东垣《脾胃论》用椿根白皮、诃黎勒各半两，母丁香三十个，为末，醋糊丸梧子大。每服五十丸，米饮下。**水谷下利** 及每至立秋前后即患痢，兼腰痛。取樗根一大两捣筛，以好面捻作馄饨如皂子大，水煮熟。每日空心服十枚。并无禁忌，神良。**脏毒下痢** 赤白。用香椿洗刮取皮，日干为末。饮下一钱，立效。**下血经年** 樗根三钱，水一盏，煎七分，入酒半盏服。或作丸服。虚者，加人参等分。**女人白带** 椿根白皮、滑石等分，为末，粥丸梧子大。每空腹白汤下一百丸。

荚【释名】凤眼草。【主治】大便下血。《嘉祐》【附方】**肠风泻血** 椿荚半生半烧，为末。每服二钱，米饮下。

（椿为楝科植物香椿，樗为苦木科植物臭椿。香椿：为多年生落叶乔木。树皮暗褐色，成片状剥落。偶数羽状复叶互生，有特殊气味。圆锥花序顶生，花瓣5，白色。蒴果椭圆形或卵圆形。种子椭圆形，一端有翅。花期5～6月，果期9月。分布于华北、华东、中南、西南等地。臭椿：为落叶乔木。树皮平滑有直的浅裂纹，嫩枝赤褐色。奇数羽状复叶互生，揉搓后有臭味，全缘。圆锥花序，花绿色，花瓣5。翅果长圆状椭圆形。花期4～5月，果熟期8～9月。分布几乎遍及全国各地。）

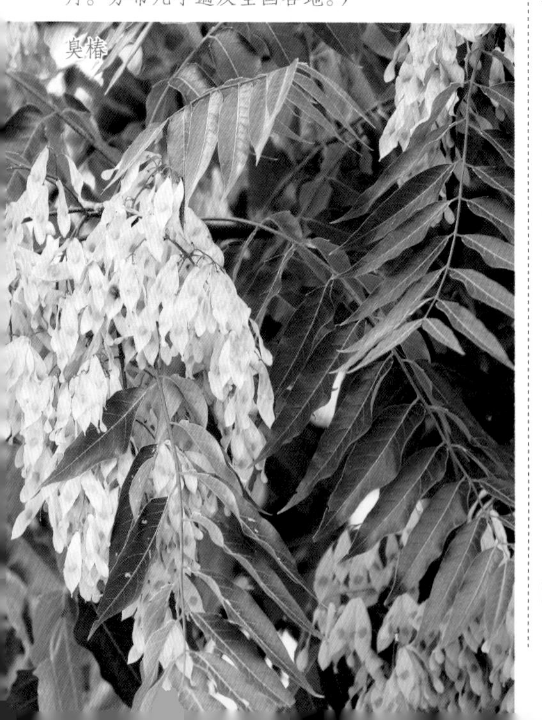
臭椿

漆

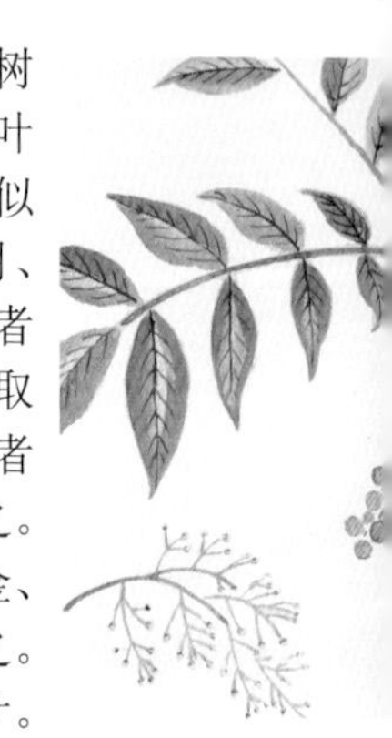

【集解】〔保升曰〕漆树高二三丈余，皮白，叶似椿，花似槐，其子似牛李子，木心黄。六月、七月刻取滋汁。金州者最善。漆性并急，凡取时须荏油解破，故淳者难得，可重重别制拭之。〔颂曰〕今蜀、汉、金、峡、襄、歙州皆有之。以竹筒钉入木中，取汁。〔时珍曰〕漆树人多种之，春分前移栽易成，有利。其身如柿，其叶如椿。以金州者为佳，故世称金漆，人多以物乱之。

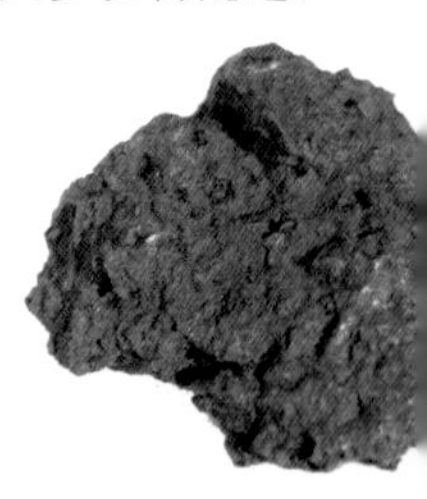

干漆【修治】〔大明曰〕干漆入药，须捣碎炒熟。不尔，损人肠胃。若是湿漆，煎干更好。亦有烧存性者。【气味】辛，温，无毒。【主治】绝伤，补中，续筋骨，填髓脑，安五脏，五缓六急，风寒湿痹。生漆：去长虫。久服，轻身耐老。《本经》|干漆：疗咳嗽，消瘀血痞结腰痛，女人疝瘕，利小肠，去蛔虫。《别录》|杀三虫，主女人经脉不通。甄权|治传尸劳，除风。《大明》|削年深坚结之积滞，破日久凝结之瘀血。元素

【发明】〔弘景曰〕仙方用蟹消漆为水，炼服长生。《抱朴子》云：淳漆不粘者，服

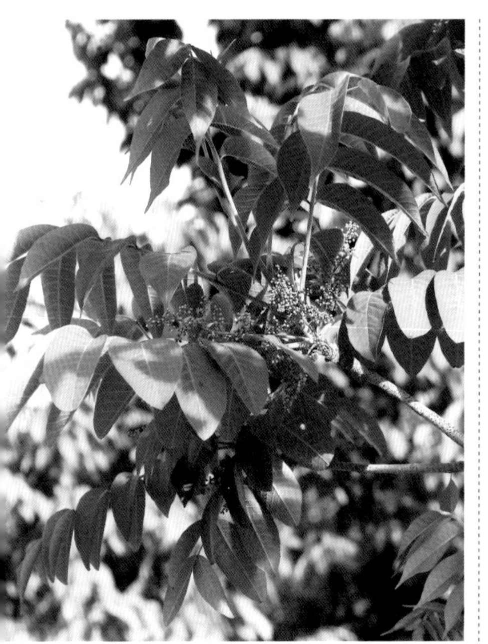

（漆为漆树科植物漆树的树脂经加工后的干燥品。漆树为落叶乔木。树皮灰白色，粗糙，有不规则纵裂。奇数羽状复叶螺旋状互生，小叶4～6对，全缘。圆锥花序，花黄绿色；花瓣5，长圆形。核果肾形或椭圆形，外果皮黄色。花期5～6月，果期7～10月。全国除黑龙江、吉林、内蒙古、新疆以外，各地均有分布。）

之通神长生。或以大蟹投其中，或以云母水，或以玉水合之服，九虫悉下，恶血从鼻出。服至一年，六甲、行厨至也。〔震亨曰〕漆属金，有水与火，性急而飞补。用为去积滞之药，中节则积滞去后，补性内行，人不知也。〔时珍曰〕漆性毒而杀虫，降而行血。所主诸证虽繁，其功只在二者而已。

【附方】**小儿虫病** 胃寒危恶证与痫相似者。干漆捣烧烟尽、白芜荑等分，为末。米饮服一字至一钱。**女人血气** 妇人不曾生长，血气疼痛不可忍，湿漆一两，熬一食顷，入干漆末一两，和丸梧子大。每服三四丸，温酒下。怕漆人不可服。**女人经闭**《指南方》万应丸：治女人月经瘀闭不来，绕脐寒疝痛彻，及产后血气不调，诸癥瘕等病。用干漆一两，打碎，炒烟尽，牛膝末一两，以生地黄汁一升，入银、石器中慢熬，俟可丸，丸如梧子大。每服一丸，加至三五丸，酒、饮任下，以通为度。**五劳七伤** 补益方：用干漆、柏子仁、山茱萸、酸枣仁各等分，为末，蜜丸梧子大。每服二七丸，温下，日二服。**喉痹欲绝** 不可针药者。干漆烧烟，以筒吸之。

梓

【释名】木王。

【集解】〔弘景曰〕此即梓树之皮。梓有三种，当用朴素不腐者。〔颂曰〕今近道皆有之，宫寺人家园亭亦多植之。

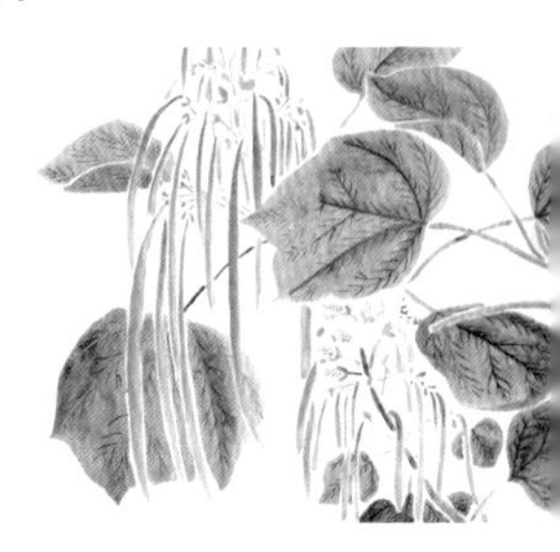

（梓为紫葳科植物梓树。梓树为落叶乔木。树皮灰褐色，纵裂；幼枝常带紫色。叶对生或近于对生，叶片阔卵形，长宽近相等，全缘或浅波状，常3浅裂。圆锥花序顶生，花冠钟状，淡黄色，内面具2黄色条纹及紫色斑点。蒴果线形，下垂。花期5～6月，果期7～8月。分布于长江流域及以北地区。）

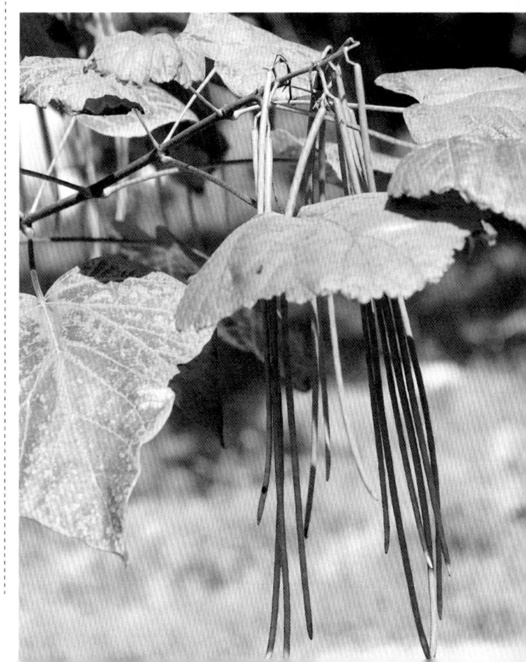

木似桐而叶小，花紫。〔大明曰〕梓有数般，惟楸梓皮入药佳，余皆不堪。

梓白皮【气味】苦，寒，无毒。【主治】热毒，去三虫。《本经》|疗目中疾，主吐逆胃反。小儿热疮，身头热烦，蚀疮，煎汤浴之，并捣傅。《别录》|煎汤洗小儿壮热，一切疮疥，皮肤瘙痒。《大明》|治温病复感寒邪，变为胃啘，煮汁饮之。时珍

【附方】**时气温病** 头痛壮热，初得一日。用生梓木削去黑皮，取里白者切一升，水二升五合煎汁。每服八合，取瘥。

叶【主治】捣傅猪疮。饲猪，肥大三倍。《别录》|疗手脚火烂疮。【附方】**风癣疙瘩** 梓叶、木绵子、羯羊屎、鼠屎等分，入瓶中合定，烧取汁涂之。

楸

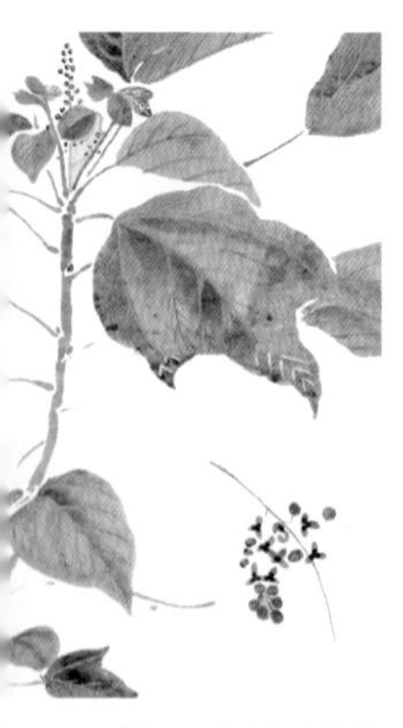

【释名】榎。〔时珍曰〕楸叶大而早脱，故谓之楸；榎叶小而早秀，故谓之榎。唐时立秋日，京师卖楸叶，妇子、儿童剪花戴之，取秋意也。

【集解】〔周定王曰〕楸有二种。一种刺楸，其树高大，皮色苍白，上有黄白斑点，枝梗间多大刺。叶似楸而薄，味甘，嫩时煠熟，水淘过拌食。〔时珍曰〕楸有行列，茎干直耸可爱。至秋垂条如线，谓之楸线，其木湿时脆，燥则坚，故谓之良材，宜作棋枰，即梓之赤者也。

木白皮【气味】苦，小寒，无毒。【主治】吐逆，杀三虫及皮肤虫。煎膏，粘傅恶疮疽瘘，痈肿疳痔。除脓血，生肌肤，长筋骨。藏器|消食涩肠下气，治上气咳嗽。亦入面药。李珣|口吻生疮，贴之，频易取效。时珍【附方】**瘘疮** 楸枝作煎，频洗取效。**白癜风疮** 楸白皮五斤，水五斗，煎五升，去滓，煎如稠膏。日三摩之。

叶【气味】同皮。【主治】捣傅疮肿。煮汤，洗脓血。冬取干叶用之。诸痈肿溃及内有刺不出者，取叶十重贴之。藏器。出《范汪方》【发明】〔时珍曰〕楸乃外科要药，而近人少知。葛常之《韵语阳秋》云：有人患发背溃坏，肠胃可窥，百方不瘥。一医用立秋日太阳未升时，采楸树叶，熬之为膏，傅其外，内以云母膏作小丸服，尽四两，不累日而愈也。东晋范汪，名医也，亦称楸叶治疮肿之功。则楸有拔毒排脓之力可知。【附方】**一切毒肿** 不问硬软。取楸叶十重傅肿上，旧帛裹之，日三易之。当重重有毒气为水，流在叶上。冬月取干叶，盐水浸软，或取根皮捣烂，傅之皆效。止痛消肿，食脓血，胜于众药。**灸疮不瘥** 痒痛不瘥。楸叶及根皮为末，傅之。**儿发不生** 楸叶中心，捣汁频涂。**小儿秃疮** 楸叶捣汁，涂之。

（楸为紫葳科植物楸树。楸树为落叶乔木。单叶3枚轮生，叶三角状卵形或长卵形。总状花序，花冠合瓣，二唇状，粉紫色，内有紫色斑点。蒴果细长。广泛分布于黄河及长江流域。）

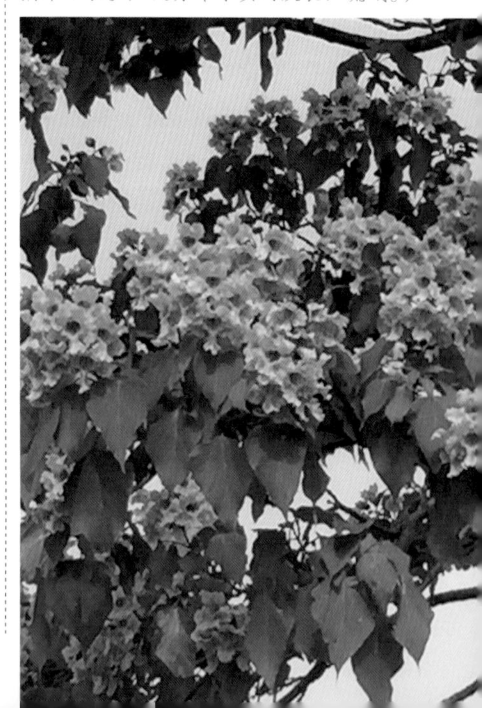

桐

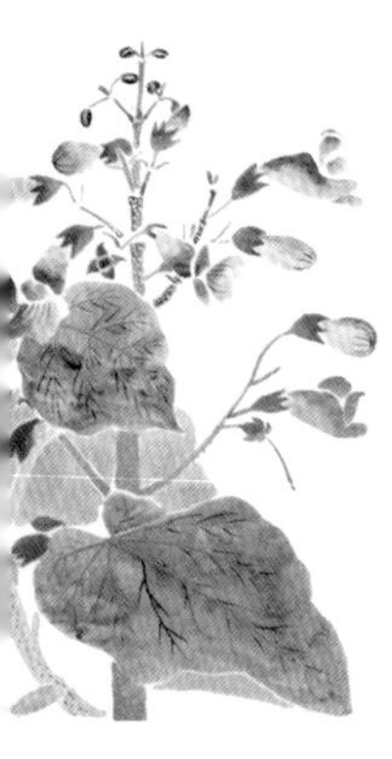

【释名】白桐、黄桐、泡桐、椅桐、荣桐。

【集解】〔颂曰〕桐处处有之。今江南人作油者，即冈桐也，有子大于梧子。江南有赪桐，秋开红花，无实。有紫桐，花如百合，实堪糖煮以啖。岭南有刺桐，花色深红。〔时珍曰〕陶注桐有四种，以无子者为青桐、冈桐，有子者为梧桐、白桐。寇注言白桐、冈桐皆无子。苏注以冈桐为油桐。而贾思勰《齐民要术》言：实而皮青者为梧桐，华而不实者为白桐。白桐冬结似子者，乃是明年之华房，非子也。冈桐即油桐也，子大有油。其说与陶氏相反。以今咨访，互有是否。盖白桐即泡桐也。叶大径尺，最易生长。皮色粗白，其木轻虚，不生虫蛀，作器物、屋柱甚良。二月开花，如牵牛花而白色。结实大如巨枣，长寸余，壳内有子片，轻虚如榆荚、葵实之状，老则壳裂，随风飘扬。其花紫色者名冈桐。荏桐即油桐也。青桐即梧桐之无实者。

桐叶【气味】苦，寒，无毒。【主治】恶蚀疮着阴。《本经》|消肿毒，生发。时珍

【附方】**手足肿浮** 桐叶煮汁渍之，并饮少许。或加小豆，尤妙。**痈疽发背** 大如盘，臭腐不可近。桐叶醋蒸贴上。退热止痛，渐渐生肉收口，极验秘方也。**发落不生** 桐叶一把，麻子仁三升，米泔煮五六沸，去滓。日日洗之则长。

木皮【主治】五痔，杀三虫。《本经》|疗奔豚气病。《别录》|五淋。沐发，去头风，生发滋润。甄权|治恶疮，小儿丹毒，煎汁涂之。时珍【附方】**跌扑伤损** 水桐树皮，去青留白，醋炒捣傅。

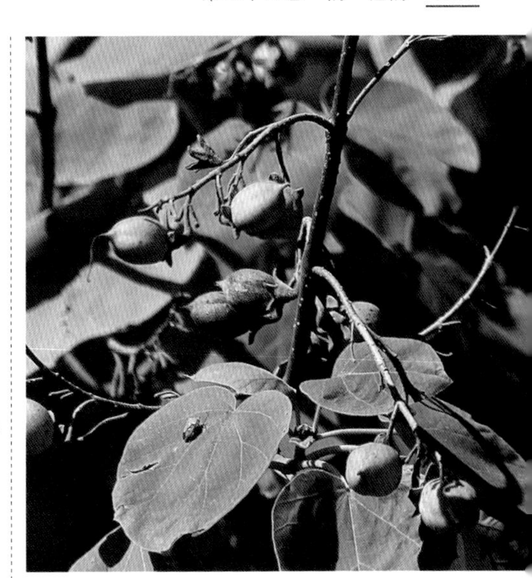

（桐为玄参科植物泡桐。泡桐为乔木。叶片长卵状心脏形，全缘。花序狭长几成圆柱形，花冠管状漏斗形，白色，内有紫斑。蒴果长圆形，室背2裂。花期2～3月，果期8～9月。分布于辽宁、河北、山东、江苏、安徽、江西、河南、湖北等地。）

花【主治】傅猪疮。饲猪，肥大三倍，《本经》【附方】**眼见诸物** 禽虫飞走，乃肝胆之疾。青桐子花、酸枣仁、玄明粉、羌活各一两，为末。每服二钱，水煎和滓，日三服。

梧桐

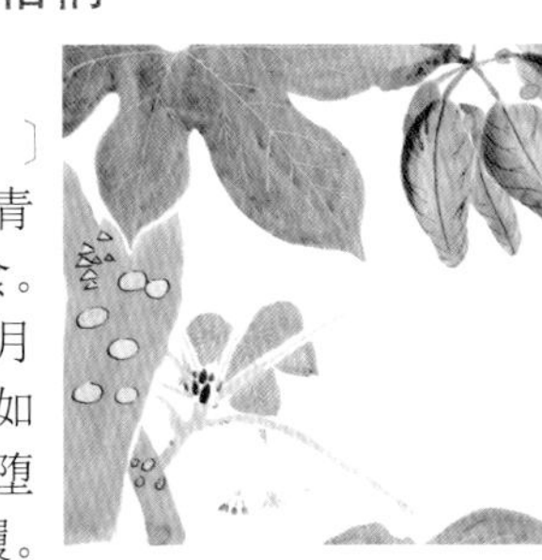

【释名】榇。

【集解】〔弘景曰〕梧桐皮白，叶似青桐，而子肥可食。〔宗奭曰〕梧桐四月开嫩黄小花，一如枣花枝头出丝，堕地成油，沾渍衣履。五六月结子，人收炒食，味如菱、芡。此是《月令》“清明桐始华”者。〔时珍曰〕梧桐处处有之。树似桐而皮青不皵，其本无节直生，理细而性坚。叶似桐而稍小，

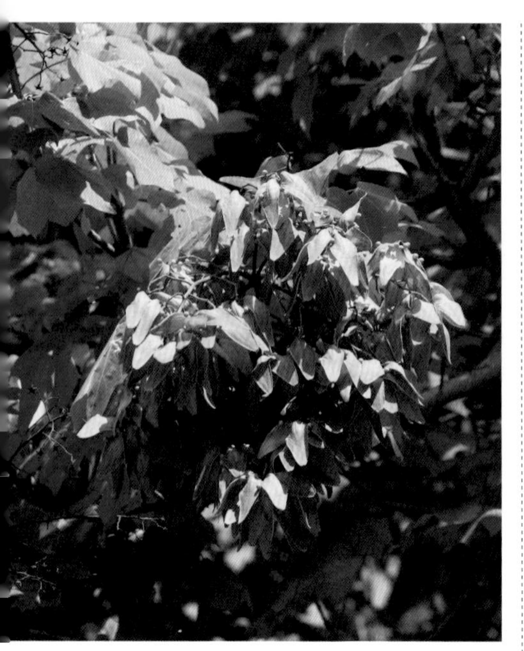

（梧桐为落叶乔木。树皮青绿色，平滑。单叶互生，掌状3～5裂，裂片三角形。圆锥花序顶生，花淡黄绿色，无花瓣。蓇葖果5，纸质，有柄，在成熟前每个心皮由腹缝开裂成叶状果瓣。种子球形，着生于叶状果瓣的边缘。花期6～7月，果熟期10～11月。分布于全国大部分地区。）

光滑有尖。其花细蕊，坠下如醭。其荚长三寸许，五片合成，老则裂开如箕，谓之囊鄂。其子缀于囊鄂上，多者五六，少或二三。子大如胡椒，其皮皱。

木白皮【主治】烧研，和乳汁涂须发，变黄赤。时珍|治肠痔。苏颂

叶【主治】发背，炙焦研末，蜜调傅，干即易。《肘后》

子【气味】甘，平，无毒。【主治】捣汁涂，拔去白发，根下必生黑者。又治小儿口疮，和鸡子烧存性，研掺。时珍

罂子桐

【释名】虎子桐、荏桐、油桐。〔时珍曰〕罂子，因实状似罂也。虎子，以其毒也。荏者，言其油似荏油也。

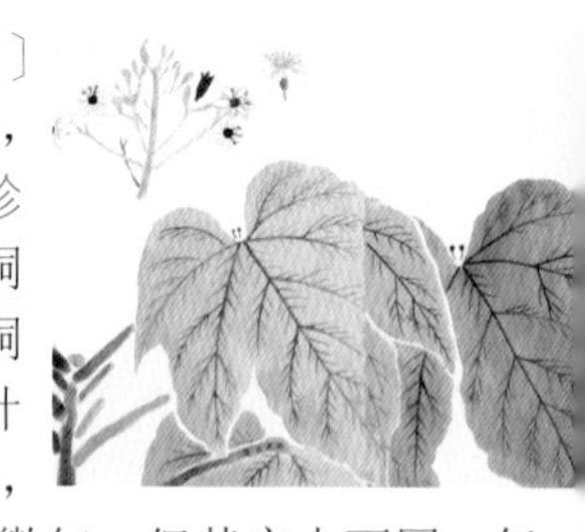

【集解】〔藏器曰〕罂子桐生山中，树似梧桐。〔时珍曰〕冈桐即白桐之紫花者。油桐枝、干、花、叶并类冈桐而小，树长亦迟，花亦微红。但其实大而圆，每实中有二子或四子，大如大风子。其肉白色，味甘而吐人。亦或谓之紫花桐。

桐子油【气味】甘、微辛，寒，有大毒。〔时珍曰〕桐油吐人，得酒即解。【主治】摩疥癣虫疮毒肿。毒鼠至死。藏器|傅恶疮，及宣水肿，涂鼠咬处。能辟鼠。《大明》|涂胫疮、汤火伤疮。吐风痰喉痹，及一切诸疾，以水和油，扫入喉中探吐；或以子研末，吹入喉中取吐。又点灯烧铜箸

（罂子桐为大戟科植物油桐。油桐为小乔木。单叶互生，叶片革质，卵状心形，全缘，有时3浅裂。花先叶开放，圆锥花序；花瓣5，白色，基部具橙红色的斑点与条纹。核果近球形。花期4～5月，果期10月。分布于陕西、甘肃、江苏、安徽、浙江、江西、福建、台湾、湖北、湖南、广东、广西、四川、贵州、云南等地。）

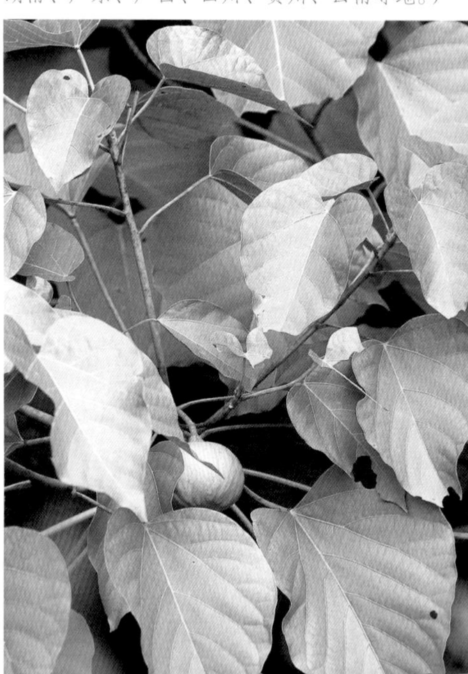

头，烙风热烂眼，亦妙。时珍

【附方】**痈肿初起** 桐油点灯，入竹筒内熏之，得出黄水即消。**血风臁疮** 胡粉煅过研，桐油调作隔纸膏，贴之。**脚肚风疮** 如癞。桐油、人乳等分，扫之。数次即愈。**酒皶赤鼻** 桐油入黄丹、雄黄，傅之。**冻疮皲裂** 桐油一碗，发一握，熬化瓶收。每以温水洗令软，傅之即安。**解砒石毒** 桐油二升，灌之。吐即毒解。

海桐

【释名】刺桐。〔珣曰〕生南海山谷中，树似桐而皮黄白色，有刺，故以名之。

【集解】〔颂曰〕海桐生南海及雷州，近海州郡亦有之。叶大如手，作三花尖。皮若梓白皮，而坚韧可作绳，入水不烂。不拘时月采之。又云：岭南有刺桐，叶如梧桐。其花附干而生，侧敷如掌，形若金凤，枝干有刺，花色深红。江南有赪桐，红花无实。〔时珍曰〕海桐皮有巨刺，如鼋甲之刺，或云即刺桐皮也。陈翥《桐谱》云：刺桐生山谷中。文理细紧，而性喜拆裂。体有巨刺，如槵树。其叶如枫、赪桐身青，叶圆大而长。高三四尺，便有花成朵而繁，红色如火，为夏秋荣观。

木皮【气味】苦，平，无毒。【主治】霍乱中恶，赤白久痢，除疳䘌疥癣，牙齿虫痛，并煮服及含之。水浸洗目，除肤赤。《开宝》|主腰脚不遂，血脉顽痹，腿膝疼痛，赤白泻痢。李珣|去风杀虫。煎汤，洗赤目。时珍

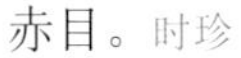

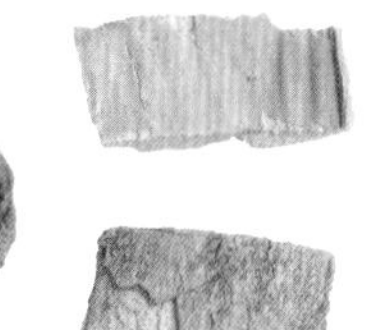

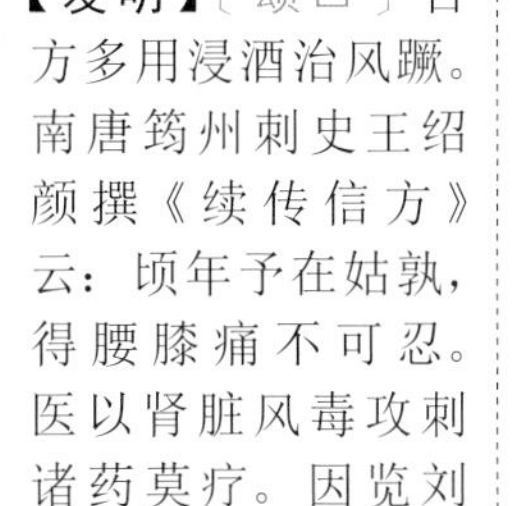

【发明】〔颂曰〕古方多用浸酒治风蹶。南唐筠州刺史王绍颜撰《续传信方》云：顷年予在姑孰，得腰膝痛不可忍。医以肾脏风毒攻刺诸药莫疗。因览刘禹锡《传信方》，备有此验。修服一剂，便减五分。其方用海桐皮二两，牛膝、芎䓖、羌活、地骨皮、五加皮各一两，甘草半钱，薏苡仁二两，生地黄十两，并净洗焙干剉，以绵包裹，入无灰酒二斗浸之，冬二七，夏一七。空心饮一盏，每日早、午、晚各一次，长令醺醺。此方不得添减，禁毒食。

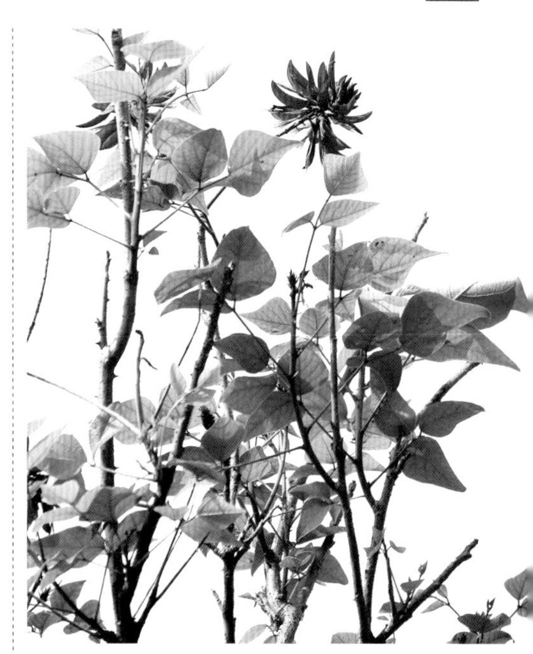

（海桐为豆科植物刺桐。刺桐为大乔木。枝有明显叶痕及短圆锥形的黑色直刺。羽状复叶具3小叶，常密集枝端。总状花序顶生，总花梗木质，粗壮；花冠蝶形，红色。荚果黑色，肥厚，种子间略缢缩。花期3月，果期8月。分布于台湾、福建、广东、广西等地。）

【附方】**风癣有虫** 海桐皮、蛇床子等分，为末，以腊猪脂调，搽之。**风虫牙痛** 海桐皮煎水，漱之。**中恶霍乱** 海桐皮煮汁，服之。

刺桐花【主治】止金疮血，殊效。苏颂

楝

【释名】苦楝。实名金铃子。

【集解】〔恭曰〕此有雌雄两种：雄者无

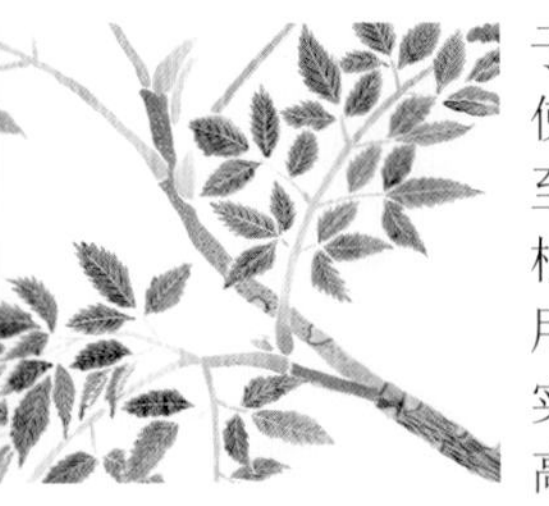

子，根赤有毒，服之使人吐不能止，时有至死者；雌者有子，根白微毒。入药当用雌者。〔颂曰〕楝实以蜀川者为佳。木高丈余，叶密如槐而长。三四月开花，红紫色，芬香满庭。实如弹丸，生青熟黄，十二月采之。根采无时。〔时珍曰〕楝长甚速，三五年即可作椽。其子正如圆枣，以川中者为良。

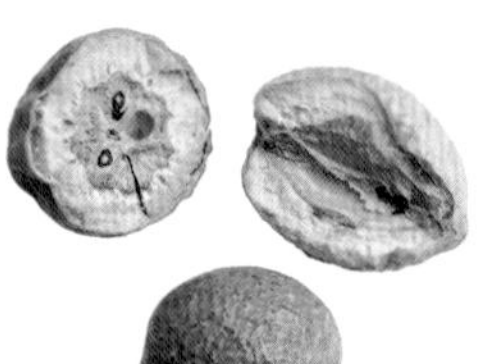

实【修治】〔敩曰〕凡采得熬干，酒拌令透，蒸待皮软，刮去皮，取肉去核用。凡使肉不使核，使核不使肉。如使核，捶碎，用浆水煮一伏时，晒干。【气味】苦，寒，有小毒。【主治】温疾伤寒，大热烦狂，杀三虫，疥疡，利小便水道。《本经》|主中大热狂，失心躁闷，作汤浴，不入汤使。甄权|入心及小肠，止上下部腹痛。李杲|泻膀胱。好古|治诸疝虫痔。时珍

【发明】〔时珍曰〕楝实导小肠、膀胱之热，因引心包相火下行，故心腹痛及疝气为要药。【附方】**热厥心痛** 或发或止，身热足寒，久不愈者。先灸太溪、昆仑，引热下行。内服金铃散：用金铃子、玄胡索各一两，为末。每服三钱，温酒调下。**小儿冷疝** 气痛，肤囊浮肿。金铃子去核五钱，吴茱萸二钱半，为末。酒糊丸黍米大。每盐汤下二三十丸。**脏毒下血** 苦楝子炒黄为末，蜜丸梧子大。米饮每吞十丸至二十丸。**腹中长虫** 楝实以淳苦酒渍一宿，绵囊，塞入谷道中三寸许，日二易之。**肾消膏淋** 病在下焦。苦楝子、茴香等分，炒为末。每温酒服一钱。**小儿五疳** 川楝子肉、川芎䓖等分，为末。猪胆汁丸。米饮下。

根及木皮【气味】苦，微寒，微毒。【主治】蛔虫，利大肠。《别录》|苦酒和，涂疥癣甚良。弘景|治游风热毒，风疹恶疮疥癞，小儿壮热，并煎汤浸洗。《大明》【附方】**消渴有虫** 苦楝根白皮一握切焙，入麝香少许，水二碗，煎至一碗，空心饮之，虽困顿不妨。下虫如蛔而红色，其渴自止。消渴有虫。人所不知。**小儿蛔虫** 楝木皮削去苍皮，水煮汁，量大小饮之。**小儿诸疮** 恶疮、秃疮、蠼螋疮、浸淫疮，并宜楝树皮或枝烧灰傅之。干者，猪脂调。**蜈蚣蜂伤** 楝树枝、叶汁，涂之良。

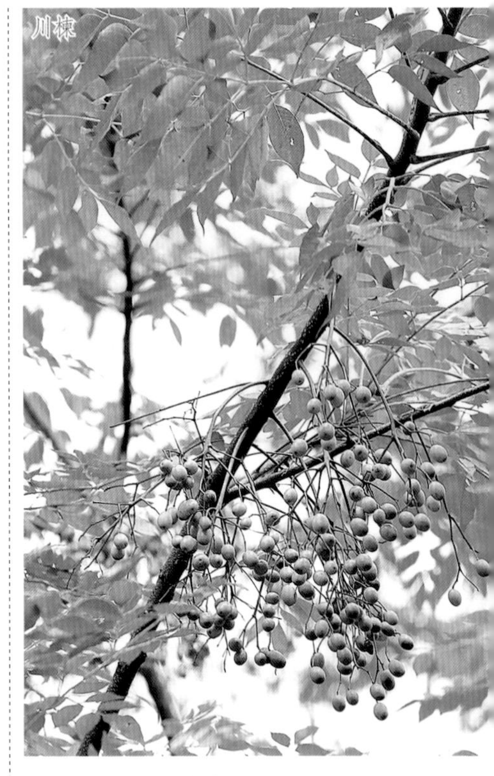

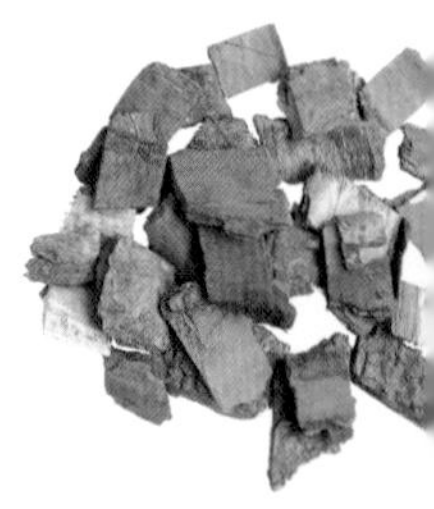

花【主治】热痱，焙末掺之。铺席下，杀蚤、虱。时珍

叶【主治】疝入囊痛，临发时煎酒饮。时珍

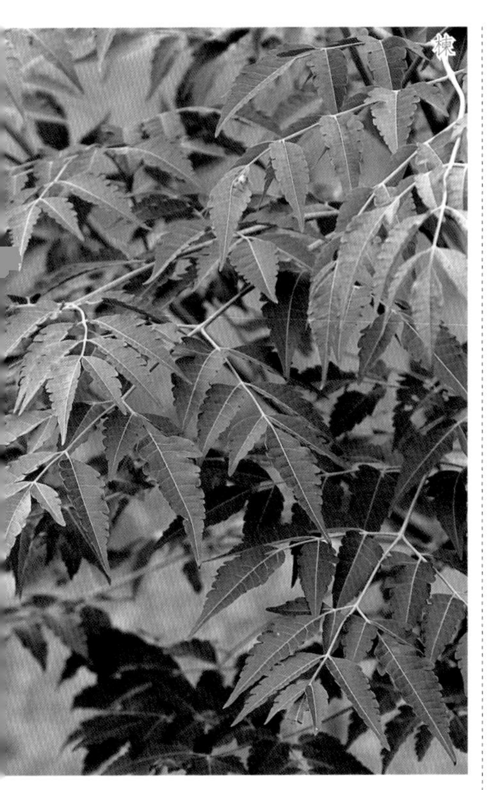

（楝为楝科植物楝、川楝。楝：为落叶乔木；树皮灰褐色，纵裂。叶为2～3回奇数羽状复叶，小叶对生，卵形、椭圆形至披针形，边缘有钝锯齿。圆锥花序，花瓣淡紫色，倒卵状匙形。核果球形至椭圆形，内果皮木质；种子椭圆形。花期4～5月，果期10～12月。分布于我国黄河以南各省区。川楝：为乔木。二至三回奇数羽状复叶，小叶卵形或窄卵形，全缘或少有疏锯齿。圆锥花序腋生；花瓣5～6，淡紫色，狭长倒披针形。核果椭圆形或近球形，黄色或栗棕色，果皮为坚硬木质，有棱。花期3～4月，果期9～11月。我国南方各地均有分布，以四川产者为佳。）

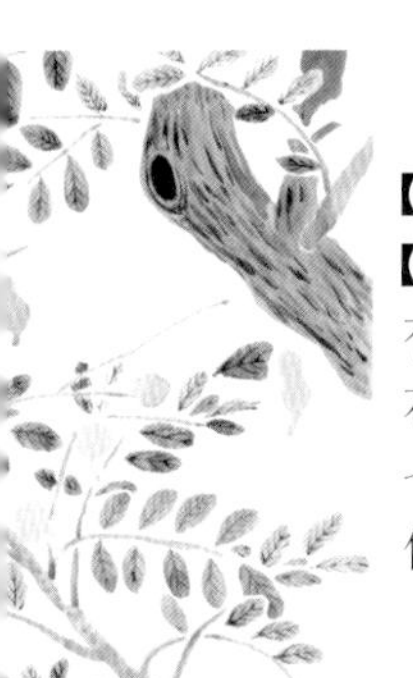

槐

【释名】櫰。

【集解】〔颂曰〕今处处有之。四月、五月开黄花，六月、七月结实。七月七日采嫩实，捣汁作煎。十月采老实入药。皮、根采无时。医家用之最多。〔时珍曰〕槐之生也，季春五日而兔目，十日而鼠耳，更旬而始规，二旬而叶成。初生嫩芽可煠熟，水淘过食，亦可作饮代茶。或采槐子种畦中，采苗食之亦良。其木材坚重，有青黄白黑色。其花未开时，状如米粒，炒过煎水染黄甚鲜。其实作荚连珠，中有黑子，以子连多者为好。

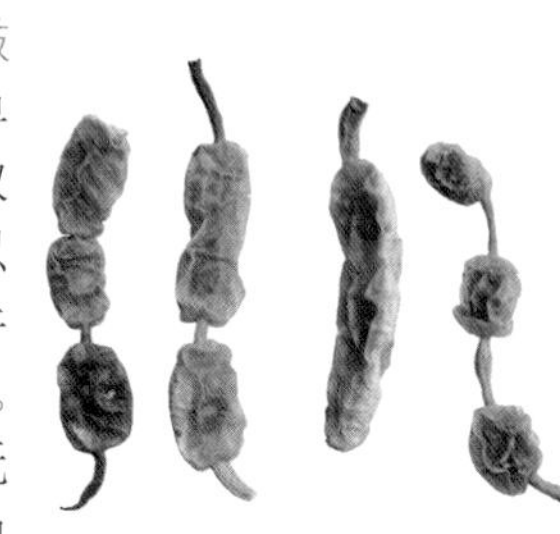

槐实【修治】〔敩曰〕凡采得，去单子并五子者，只取两子、三子者，以铜锤锤破，用乌牛乳浸一宿，蒸过用。**【气味】**苦，寒，无毒。**【主治】**五内邪气热，止涎唾，补绝伤，火疮，妇人乳瘕，子藏急痛。《本经》|久服，明目益气，头不白，延年。治五痔疮瘘，以七月七日取之，捣汁铜器盛之，日煎令可，丸如鼠屎，纳窍中，日三易乃愈。又堕胎。《别录》|治大热难产。甄权|杀虫去风。合房阴干煮饮，明目，除热泪，头脑心胸间热风烦闷，风眩欲倒，心头吐涎如醉，漾漾如舡车上者。藏器|治丈夫、妇人阴疮湿痒。催生，吞七粒。《大明》|疏导风热。宗奭|治口齿风，凉大肠，润肝燥。李杲**【附方】****槐角丸** 治五种肠风泻血。粪前有血名外痔，粪后有血名内痔，大肠不收名脱肛，谷道四面努肉如奶名举痔，头上有孔名瘘疮，内有虫名虫痔，并皆治之。槐角去梗炒一两，地榆、当归酒焙、防风、黄芩、枳壳麸炒各半两，为末，酒糊丸梧子大。每服五十丸，米饮下。**大肠脱肛** 槐角、槐花各等分，炒为末，用羊血蘸药，炙熟食之，以酒送下。猪腰子去皮，蘸炙亦可。**内痔外痔**《许仁则方》用槐角子一斗，捣汁晒稠，取地胆为末，同煎，丸梧子大。每饮服十丸。兼作挺子，纳下部。或以苦参末代地胆亦可。**目热昏暗** 槐子、黄连

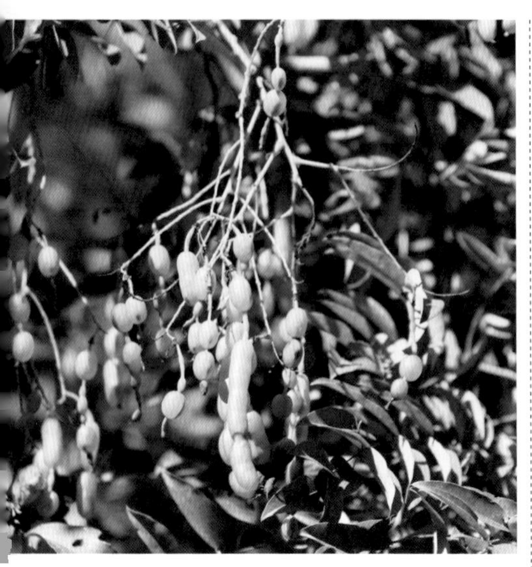

（槐为落叶乔木。单数羽状复叶互生。圆锥花序顶生；花乳白色，花冠蝶形。荚果呈连珠状。花期7～8月，果期10～11月。我国大部分地区有分布。）

二两，为末，蜜丸梧子大。每浆水下二十丸，日二服。**大热心闷** 槐子烧末，酒服方寸匕。

槐花【修治】〔宗奭曰〕未开时采收，陈久者良，入药炒用。【气味】苦，平，无毒。【主治】五痔，心痛眼赤，杀腹脏虫，及皮肤风热，肠风泻血，赤白痢，并炒研服。《大明》|凉大肠。元素|炒香频嚼，治失音及喉痹，又疗吐血衄血，崩中漏下。时珍【发明】〔时珍曰〕槐花味苦、色黄、气凉，阳明、厥阴血分药也。故所主之病，多属二经。【附方】**衄血不止** 槐花、乌贼鱼骨等分，半生半炒为末，吹之。**吐血不止** 槐花烧存性，入麝香少许研匀，糯米饮下三钱。**咯血唾血** 槐花炒研。每服三钱，糯米饮下。仰卧一时取效。**小便尿血** 槐花炒、郁金煨各一两，为末。每服二钱，淡豉汤下，立效。**大肠下血**《经验方》用槐花、荆芥穗等分，为末。酒服一钱匕。**妇人漏血** 不止。槐花烧存性，研。每服二三钱，食前温酒下。**血崩不止** 槐花三两，黄芩二两，为末。每服半两，酒一碗，铜秤锤一枚，桑柴火烧红，浸入酒内，调服。忌口。**中风失音** 炒槐花，三更后仰卧嚼咽。**杨梅毒疮** 乃阳明积热所生。槐花四两略炒，入酒二盏，煎十余沸，热服。胃虚寒者勿用。**外痔长寸** 用槐花煎汤，频洗并服之。数日自缩。**疔疮肿毒** 一切痈疽发背，不问已成未成，但焮痛者皆治。槐花微炒、核桃仁二两，无灰酒一钟，煎十余沸，热服。未成者二三服，已成者一二服见效。**白带不止** 槐花炒、牡蛎煅等分，为末。每酒服三钱，取效。

叶【气味】苦，平，无毒。【主治】煎汤，治小儿惊痫壮热，疥癣及丁肿。皮、茎同用。《大明》|邪气产难绝伤，及瘾疹牙齿诸风，采嫩叶食。孟诜【附方】**肠风痔疾** 用槐叶一斤，蒸熟晒干研末，煎饮代茶。久服明目。**鼻气窒塞** 以水五升煮槐叶，取三升，下葱、豉调和再煎，饮。

枝【气味】同叶。【主治】洗疮及阴囊下湿痒。八月断大枝，侯生嫩蘖，煮汁酿酒，疗大风痿痹甚效。《别录》|炮热，熨蝎毒。恭|青枝烧沥，涂癣。煅黑，揩牙去虫。煎汤，洗痔核。颂|烧灰，沐头长发。藏器|治赤目、崩漏。时珍【附方】**风热牙痛** 槐枝烧热烙之。**崩中赤白** 不问远近。取槐枝烧灰，食前酒下方寸匕，日二服。**阴疮湿痒** 槐树北面不见日枝，煎水洗三五遍。冷再暖之。

木皮、根白皮【气味】苦，平，无毒。【主治】烂疮，喉痹寒热。《别录》|煮汁，淋阴囊坠肿气痛，煮浆水，漱口齿风疳䘌血。甄权|治中风皮肤不仁，浴男子阴疝卵肿，浸洗五痔，一切恶疮，妇人产门痒痛，乃汤火疮。煎膏，止痛长肉，消痈肿。《大明》|煮汁服，治下血。苏颂【附方】**中风身直** 不得屈申反复者。取槐皮黄白者切之，以酒或水六升，煮取二升，稍稍服之。**风虫牙痛** 槐树白皮一握切，以酪一升

煮，去滓，入盐少许，含漱。**蠼螋恶疮** 槐白皮醋浸半日，洗之。

檀

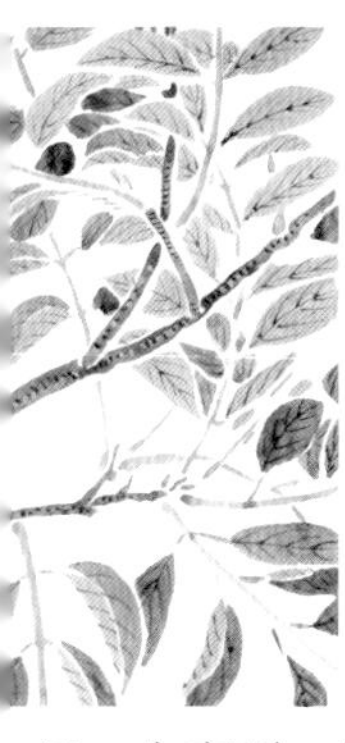

【释名】〔时珍曰〕朱子云：檀，善木也。其字从亶以此。亶者善也。

【集解】〔藏器曰〕按苏恭言：檀似秦皮。其叶堪为饮。树体细，堪作斧柯。至夏有不生者，忽然叶开，当有大水。农人侯之以占水旱，号为水檀。又有一种叶如檀，高五六尺，生高原，四月开花正紫，亦名檀树，其根如葛。〔颂曰〕江淮、河朔山中皆有之。亦檀香类，但不香尔。〔时珍曰〕檀有黄、白二种，叶皆如槐，皮青而泽，肌细而腻，体重而坚，状与梓榆、荚蒾相似。故俚语云：斫檀不谛得荚蒾，荚蒾尚可得驳马。驳马，梓榆也。又名六驳，皮色青白，多癣驳也。檀木宜杵、楤、锤器之用。

皮及根皮【气味】辛，平，有小毒。**【主治】**皮和榆皮为粉食，可断谷救荒。根皮：涂疮疥，杀虫。藏器

(檀为豆科植物南岭黄檀、羽叶黄檀等。南岭黄檀：乔木，树皮灰黑色，粗糙，有纵裂纹。羽状复叶，小叶6～7对，纸质，长圆形或倒卵状长圆形。圆锥花序腋生，花冠白色，旗瓣圆形。荚果舌状或长圆形，通常有种子1粒，稀2～3粒。花期6月。分布于浙江、福建、广东、海南、广西、四川、贵州。)

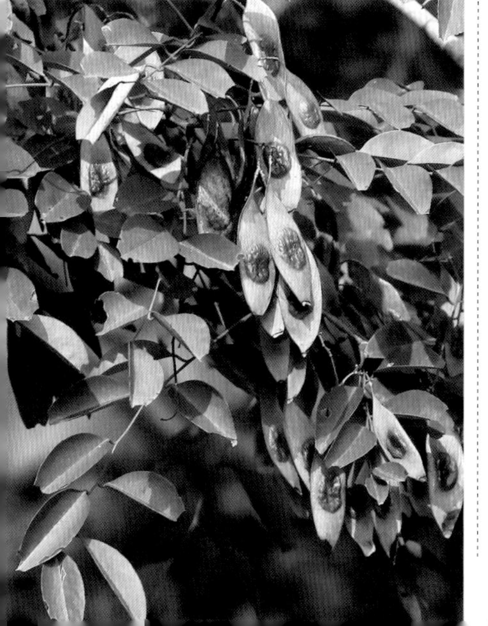

荚蒾

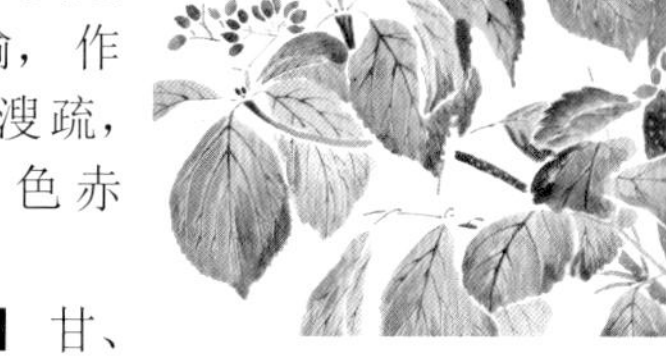

【释名】繄迷、羿先。

【集解】〔恭曰〕荚蒾叶似木槿及榆，作小树，其子如溲疏，两两相对，而色赤味甘。

枝叶【气味】甘、苦，平，无毒。**【主治】**三虫，下气消谷。

(荚蒾为落叶灌木。单叶对生，宽倒卵形、倒卵形或宽卵形，边缘具三角状锯齿。复伞形聚伞花序；花冠白色微黄，辐状，5深裂。核果红色，椭圆状卵圆形。花期5～6月，果期8～10月。分布于华中、西南及河北、陕西、江苏、安徽、浙江、江西、福建、台湾、广东、广西等地。)

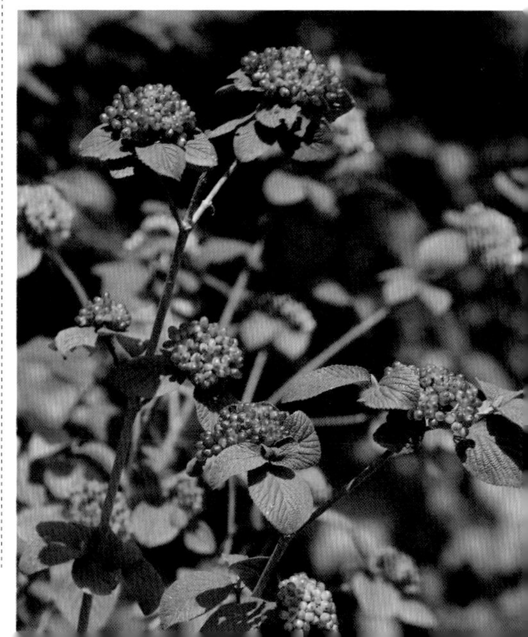

煮汁和米作粥，饲小儿甚美。《唐本》|作粥，灌六畜疮中生蛆，立出。藏器

秦皮

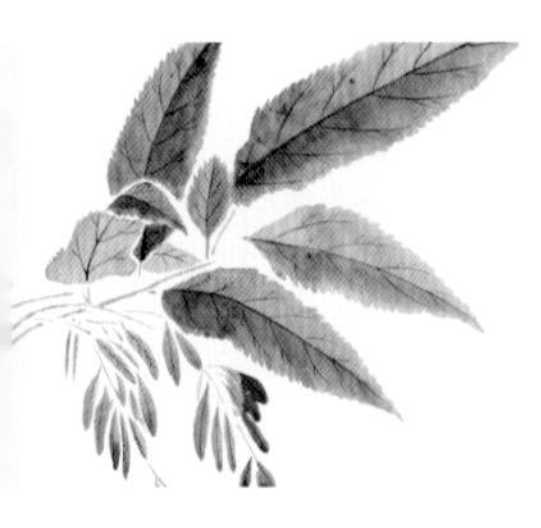

【释名】梣皮、桪木、石檀、苦树、苦枥。

【集解】〔别录曰〕秦皮生庐江川谷及冤句水边。二月、八月采皮，阴干。〔恭曰〕此树似檀，叶细，皮有白点而不粗错，取皮渍水便碧色，书纸看之皆青色者，是真。〔颂曰〕今陕西州郡及河阳亦有之。其木大都似檀，枝干皆青绿色。叶如匙头许大而不光。并无花实，根似槐根。

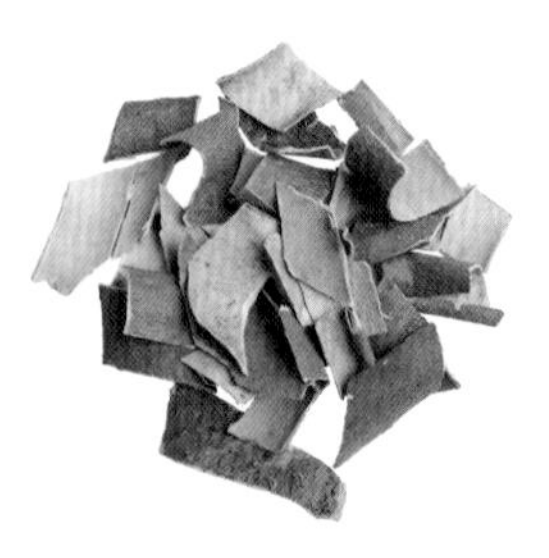

皮【气味】苦，微寒，无毒。**【主治】**风寒湿痹洗洗寒气，除热，目中青翳白膜。久服，头不白，轻身。《本经》|疗男子少精，妇人带下，小儿痫，身热。可作洗目汤。久服，皮肤光泽，肥大有子。《别录》|明目，去目中久热，两目赤肿疼痛，风泪不止。作汤，浴小儿身热。煎水澄清，洗赤目极效。甄权|主热痢下重，下焦虚。好古|同叶煮汤洗蛇咬，并研末傅之。藏器

【发明】〔时珍曰〕梣皮，色青气寒，味苦性涩，乃是厥阴肝、少阳胆经药也。故治目病、惊痫，取其平木也。治下痢、崩带，取其收涩也。又能治男子少精，益精有子，皆取其涩而补也。

【附方】**赤眼生翳** 秦皮一两，水一升半，煮七合，澄清。日日温洗。一方加滑石、黄连等分。**眼暴肿痛** 秦皮、黄连各一两，苦竹叶半升，水二升半，煮取八合，食后温服。此乃谢道人方也。**赤眼睛疮** 秦皮一两，清水一升，白碗中浸，春夏一食顷以上，看碧色出，即以箸头缠绵，仰卧点令满眼，微痛勿畏，良久沥去热汁。日点十度以上，不过两日瘥也。**血痢连年** 秦皮、鼠尾草、蔷薇根等分，以水煎取汁，铜器重釜煎成，丸如梧子大。每服五六丸，日二服。稍增，以知为度。亦可煎饮。

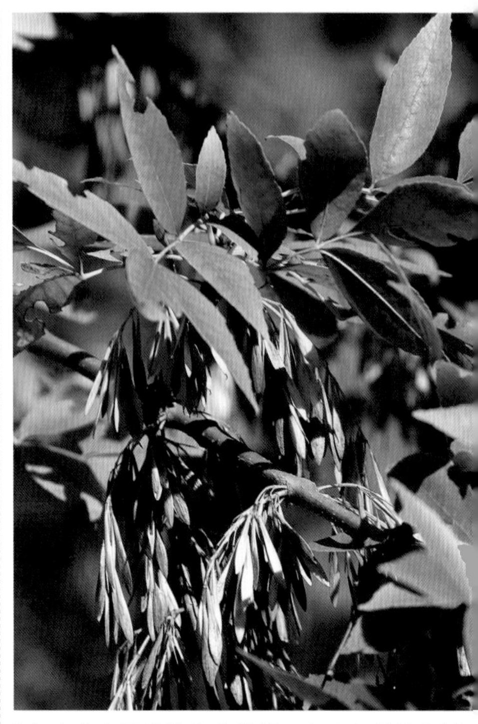

（秦皮为木樨科植物白蜡树、大叶白蜡等的树皮。白蜡树为落叶乔木。单数羽状复叶对生，小叶通常5片，叶片卵形，边缘有浅粗锯齿。圆锥花序。翅果匙形，常呈犁头状。花期5～6月。果期8～9月。分布于南北各省区。）

合欢

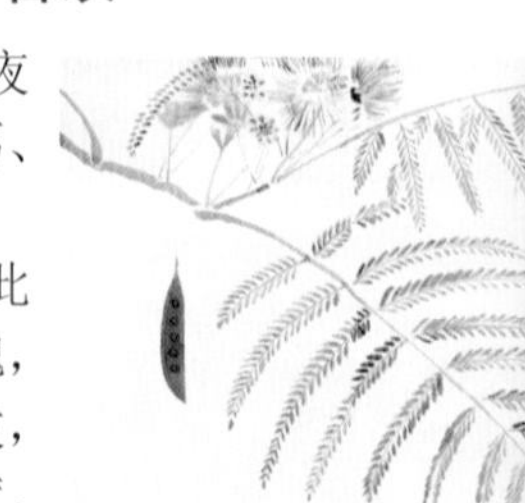

【释名】合昏、夜合、青裳、萌葛、乌赖树。

【集解】〔恭曰〕此树叶似皂荚及槐，极细。五月花发，红白色，上有丝茸。

秋实作荚，子极薄细。所在山谷有之，今东西京第宅山池间亦有种者，名曰合昏。〔颂曰〕今汴洛间皆有之，人家多植于庭除间。木似梧桐，枝甚柔弱。叶似皂角，极细而繁密，互相交结。每一风来，辄自相解了，不相牵缀。采皮及叶用，不拘时日。

木皮 去粗皮炒用。【气味】甘，平，无毒。【主治】安五脏，和心志，令人欢乐无忧。久服，轻身明目，得所欲。《本经》|煎膏，消痈肿，续筋骨。《大明》|杀虫。捣末，和铛下墨，生油调，涂蜘蛛咬疮。用叶，洗衣垢。藏器|折伤疼痛，研末，酒服二钱匕。宗奭|和血消肿止痛。时珍

【发明】〔震亨曰〕合欢属土，补阴之功甚捷。长肌肉，续筋骨，概可见矣。与白蜡同入膏用神效。

【附方】**肺痈唾浊** 心胸甲错。取夜合皮一掌大，水三升，煮取一半，分二服。**扑损折骨** 夜合树皮即合欢皮，去粗皮，炒黑色，四两，芥菜子炒一两，为末。每服二钱，温酒卧时服，以滓傅之，接骨甚妙。**小儿撮口** 夜合花枝浓煮汁，拭口中，并洗之。**中风挛缩** 夜合枝酒：夜合枝、柏枝、槐枝、桑枝、石榴枝各五两，并生剉。糯米五升，黑豆五升，羌活二两，防风五钱，细麹七斤半。先以水五斗煎五枝，取二斗五升，浸米、豆蒸熟，入麹与防风、羌活如常酿酒法，封三七日，压汁。每饮五合，勿过醉致吐，常令有酒气也。

（合欢为落叶乔木。二回羽状复叶，互生，小叶10～30对，线形至长圆形。头状花序生于枝端，花淡红色。荚果扁平。花期6～8月，果期8～10月。分布于东北、华东、中南及西南各地。）

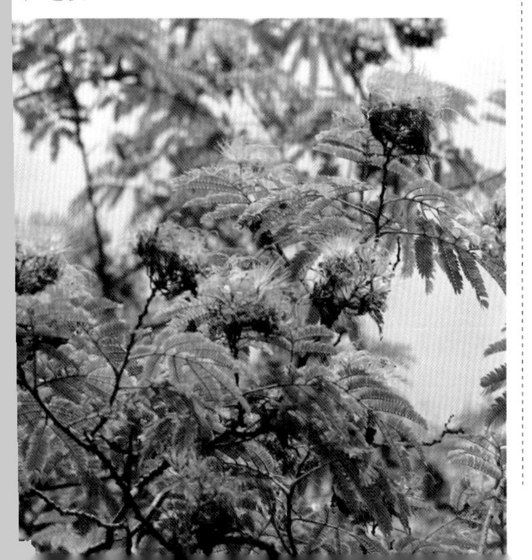

皂荚

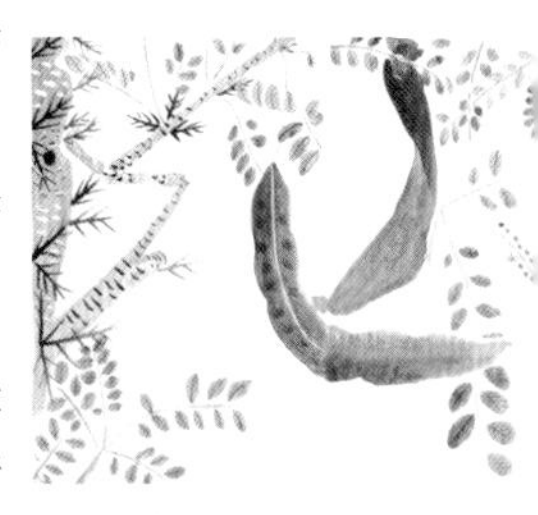

【释名】皂角、鸡栖子、乌犀、悬刀。

【集解】〔时珍曰〕皂树高大。叶如槐叶，瘦长而尖。枝间多刺。夏开细黄花。结实有三种：一种小如猪牙；一种长而肥厚，多脂而黏；一种长而瘦薄，枯燥不黏。以多脂者为佳。其树多刺难上，采时以蔑箍其树，一夜自落，亦一异也。有不结实者，树凿一孔，入生铁三五斤，泥封之，即结荚。人以铁砧捶皂荚，即自损。铁碾碾之，久则成孔。铁锅爨之，多爆片落。岂皂荚与铁有感召之情耶？

皂荚【气味】辛、咸，温，有小毒。【主治】风痹死肌邪气，风头泪出，利九窍，杀精物。《本经》|疗腹胀满，消谷，除咳嗽囊结，妇人胞不落，明目益精，可为沐药，不入汤。《别录》|通关节，头风，消痰杀虫，治骨蒸，开胃，中风口噤。《大明》|破坚癥，腹中痛，能堕胎。又将浸酒中，取尽其精，煎成膏涂帛，贴一切肿痛。甄权|溽暑久雨时，合苍术烧烟，辟瘟疫邪湿气。宗奭|烧烟，熏久痢脱肛。汪机|搜肝风，泻肝气。好古|通肺及大肠气，治咽喉痹塞，痰气喘咳，风疠疥癣。时

珍【发明】〔时珍曰〕皂荚属金，入手太阴、阳明之经。金胜木，燥胜风，故兼入足厥阴，治风木之病。其味辛而性燥，气浮而散。吹之导之，则通上下诸窍；服之，则治风湿痰喘肿满，杀虫；涂之，则散肿消毒，搜风治疮。【附方】**中风口噤** 不开，涎潮壅上。皂角一挺去皮，猪脂涂炙黄色，为末。每服一钱，温酒调下。气壮者二钱，以吐出风涎为度。**中风口㖞** 皂角五两，去皮为末，三年大醋和之。左㖞涂右，右㖞涂左，干更上之。**咽喉肿痛** 牙皂一挺去皮，米醋浸炙七次，勿令太焦，为末。每吹少许入咽，吐涎即愈。**咳逆上气** 唾浊不得卧。皂荚丸：用皂荚炙，去皮、子，研末，蜜丸梧子大。每服一丸，枣膏汤下，日三、夜一服。**痰喘咳嗽** 长皂荚三条去皮子：一荚入巴豆十粒，一荚入半夏十粒，一荚入杏仁十粒。用姜汁制杏仁，麻油制巴豆，蜜制半夏，一处火炙黄色为末。每用一字安手心，临卧以姜汁调

（皂荚为落叶乔木。棘刺粗壮，红褐色。双数羽状复叶。总状花序，花瓣4，淡黄白色，卵形或长椭圆形。荚果直而扁平，被白色粉霜。花期5月，果期10月。全国大部分地区有分布。）

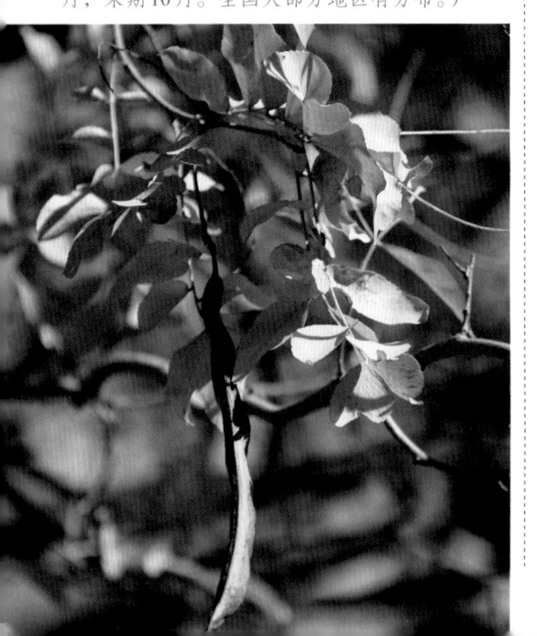

之，吃下神效。**肿满入腹** 胀急。皂荚去皮、子，炙黄为末，酒一斗，石器煮沸。服一斗，日三服。**二便关格**《千金方》用皂荚烧研，粥饮下三钱，立通。**身面卒肿** 洪满。用皂荚去皮炙黄，剉三升，酒一斗，渍透煮沸。每服一升，一日三服。**脚气肿痛** 皂角、赤小豆为末，酒、醋调，贴肿处。**风热牙痛** 皂角一挺去子，入盐满壳，仍加白矾少许，黄泥固济，煅研。日擦之。**肠风下血** 用长尺皂角五挺，去皮、子，酥炙三次，研末，精羊肉十两，细切捣烂和丸梧子大。每温水下二十丸。**大肠脱肛** 不蛀皂角五挺捶碎，水取汁二升。浸之，自收上。收后以汤荡其腰肚上下，令皂角气行，则不再作。仍以皂角去皮，酥炙为末，枣肉和丸，米饮下三十丸。**便毒肿痛** 皂角炒焦、水粉炒等分，研末，以热醋调，摊贴患处，频以水润之，即效。**妇人吹乳**《袖珍方》用猪牙皂角去皮，蜜炙为末。酒服一钱。**丁肿恶疮** 皂角去皮，酥炙焦为末，入麝香少许，人粪少许，和涂。五日后根出。**小儿头疮** 粘肥及白秃。用皂角烧黑为末，去痂傅之，不过三次即愈。**足上风疮** 作痒甚者。皂角炙热，烙之。**积年疥疮** 猪肚内放皂胆煮熟，去皂角，食之。**肾风阴痒** 以稻草烧皂角，烟熏十余次即止。

子【气味】辛，温，无毒。【主治】炒，舂去赤皮，以水浸软，煮熟，糖渍食之，疏导五脏风热壅。宗奭|核中白肉，入治肺药。核中黄心，嚼食，治膈痰吞酸。苏颂|仁，和血润肠。李杲|治风热大肠虚秘，瘰疬肿毒疮癣。时珍【附方】**腰脚风痛** 不能履地。皂角子一千二百个洗净，以少酥熬香为末，蜜丸梧子大。每空心以蒺藜子、酸枣仁汤下三十丸。**大肠虚秘** 风人、虚人、脚气人，大肠或秘或利。用上方服至百丸，以通为度。**下痢不止** 诸药不效。服此三服，宿垢去尽，即变黄色，屡验。皂角子，瓦焙为末，米糊丸梧子大。每服

四五十丸，陈茶下。**肠风下血** 皂荚子、槐实一两，用占谷糠炒香，去糠为末。陈粟米饮下一钱。**里急后重** 不蛀皂角子米糠炒过、枳壳炒等分，为末，饭丸梧子大。每米饮下三十丸。**小儿流涎** 脾热有痰。皂荚子仁半两，半夏（姜汤泡七次）一钱二分，为末，姜汁丸麻子大。每温水下五丸。**风虫牙痛** 皂角子末，绵裹弹子大两颗，醋煮热，更互熨之，日三五度。**一切丁肿** 皂角子仁作末，傅之。五日愈。

刺 一名天丁。【气味】辛，温，无毒。【主治】米醋熬嫩刺作煎，涂疮癣有奇效。苏颂|治痈肿妒乳，风疠恶疮，胎衣不下，杀虫。时珍【附方】**小便淋闭** 皂角刺烧存性、破故纸等分，为末。无灰酒服。**肠风下血** 便前近肾肝，便后近心肺。皂角刺灰二两，胡桃仁、破故纸炒、槐花炒各一两，为末。每服一钱，米饮下。**伤风下痢** 风伤久不已，而下痢脓血，日数十度。用皂角刺、枳实麸炒、槐花生用各半两，为末，炼蜜丸梧子大。每服三十丸，米汤下，日二服。**胎衣不下** 皂角棘烧为末。每服一钱，温酒调下。**妇人乳痈** 皂角刺烧存性一两，蚌粉一钱，和研。每服一钱，温酒下。**疮肿无头** 皂角刺烧灰，酒服三钱。嚼葵子三五粒。其处如针刺为效。

木皮根皮【气味】辛，温，无毒。【主治】风热痰气，杀虫。时珍【附方】**肺风恶疮**瘙痒。用木乳即皂荚根皮，秋冬采如罗纹者，阴干炙黄，白蒺藜（炒）、黄芪、人参、枳壳（炒）、甘草（炙），等分为末。沸汤每服一钱。**产后肠脱** 不收。用皂角树皮半斤，皂角核一合，川楝树皮半斤，石莲子（炒去心）一合，为粗末，以水煎汤，乘热以物围定，坐熏洗之。挹干，便吃补气丸药一服，仰睡。

肥皂荚

【集解】〔时珍曰〕肥皂荚生高山中。其树高大，叶如檀及皂荚叶。五六月开白花，结荚长三四寸，状如云实之荚，而肥厚多肉。内有黑子数颗，大如指头，不正圆，其色如漆而甚坚。中有白仁如栗，煨熟可食。亦可种之。十月采荚煮熟。捣烂和白面及诸香作丸，澡身面，去垢而腻润，胜于皂荚也。

荚【气味】辛，温，微毒。【主治】去风湿下痢便血。疮癣肿毒。时珍【附方】**肠风下血** 独子肥皂烧存性，一片为末，糊丸成，米饮下。**下痢禁口** 肥皂荚一枚，以盐实其内，烧存性，为末。以少许入白米粥内，食之即效。**头耳诸疮** 眉癣、燕窝疮。并用肥皂煅存性一钱，枯矾一分，研匀，香油调，涂之。**小儿头疮** 因伤汤水成脓，出水不止。用肥皂烧存性，入腻粉，麻油

（肥皂荚为乔木，无刺。二回羽状复叶。总状花序顶生，花白色或带紫色，花瓣5。荚果长椭圆形，扁或肥厚，具种子2～4颗。花期4～5月，果期8～10月。分布于江苏、安徽、浙江、江西、福建、湖北、湖南、广东、四川、贵州等地。）

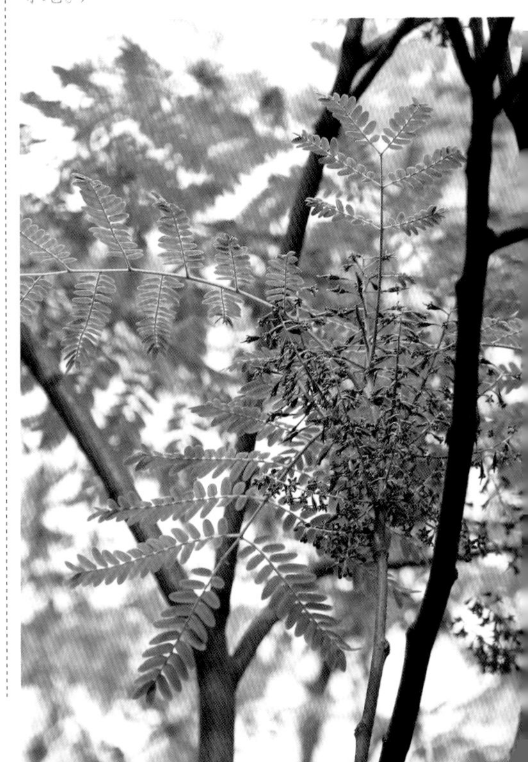

调搽。**腊梨头疮** 不拘大人、小儿。用独核肥皂去核，填入沙糖，入巴豆二枚扎定，盐泥包，煅存性，入槟榔、轻粉五七分，研匀，香油调搽。先以灰汁洗过。温水再洗，拭干乃搽。一宿见效，不须再洗。**癣疮不愈** 以川槿皮煎汤，用肥皂去核及内腊浸汤，时时搽之。**便毒初起** 肥皂捣烂傅之。甚效。**玉茎湿痒** 肥皂一个，烧存性，香油调搽即愈。

核【气味】甘，腥，温，无毒。【主治】除风气。时珍

无患子

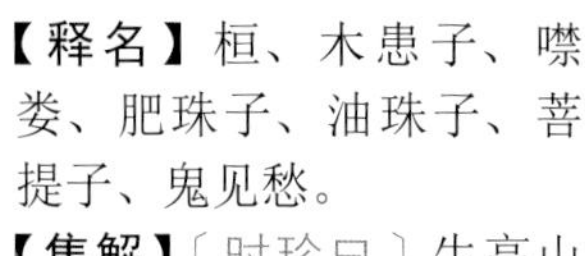

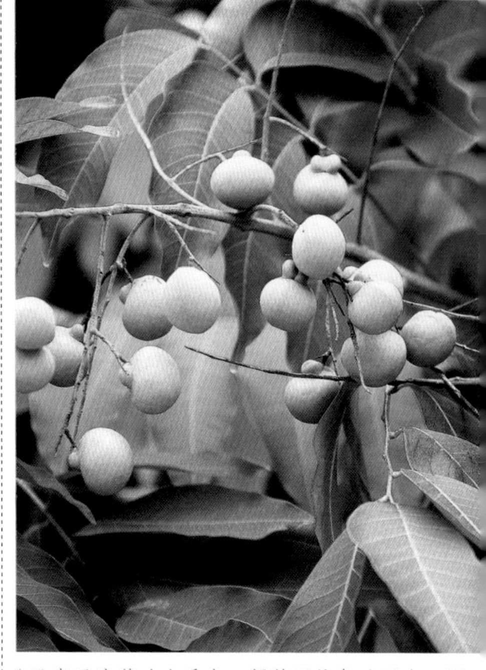

（无患子为落叶大乔木。偶数羽状复叶互生。圆锥形花序顶生，花小，辐射对称，花瓣5。核果肉质，果的发育分果爿近球形，橙黄色，干时变黑。花期春季，果期夏秋。分布于华东、中南至西南地区。各地常见栽培。）

【释名】桓、木患子、噤娄、肥珠子、油珠子、菩提子、鬼见愁。

【集解】〔时珍曰〕生高山中。树甚高大，枝叶皆如椿，特其叶对生。五六月开白花。结实大如弹丸，状如银杏及苦楝子，生青熟黄，老则文皱。黄时肥如油炸之形，味辛气膻且硬。其蒂下有二小子，相粘承之。实中一核，坚黑似肥皂荚之核，而正圆如珠。壳中有仁如榛子仁，亦辛膻，可炒食。十月采实，煮熟去核，捣和麦面或豆面作澡药，去垢同于肥皂，用洗真珠甚妙。

子皮 即核外肉也。【气味】微苦，平，有小毒。【主治】瀚垢，去面皯。喉痹，研纳喉中，立开。又主飞尸。藏器【附方】**洗头去风** 明目。用患子皮、皂角、胡饼、菖蒲同捶碎，浆水调作弹子大。每用泡汤洗头良。多能鄙事。**洗面去皯** 患子肉皮捣烂，入白面和，丸大丸。每日用洗面，去垢及皯甚良。

子中仁【气味】辛，平，无毒。【主治】烧之，辟邪恶气。藏器|煨食，辟恶，去口臭。时珍【附方】**牙齿肿痛** 肥珠子一两，大黄、香附各一两，青盐半两，泥固煅研。日用擦牙。

栾华

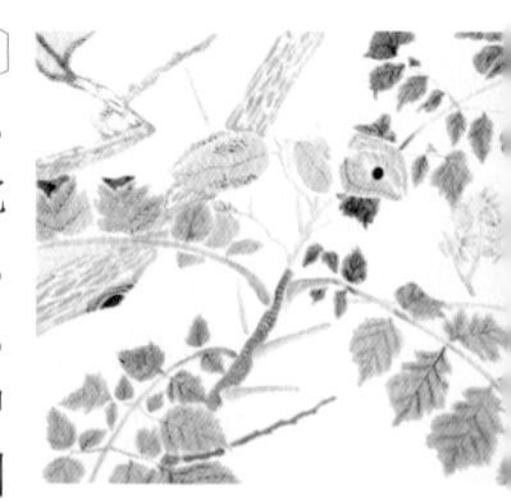

【集解】〔别录曰〕栾华生汉中川谷。五月采。〔恭曰〕此树叶似木槿而薄细。花黄似槐而稍长大。子壳似酸浆，其中有实如熟豌豆，圆黑坚硬，堪为数珠者，是也。五月、六月花可收，南人以染黄甚鲜明，又以疗目赤烂。

华【气味】苦，寒，无毒。【主治】目痛泪出伤眦，消目肿。《本经》|合黄连作煎，疗目赤烂。苏恭

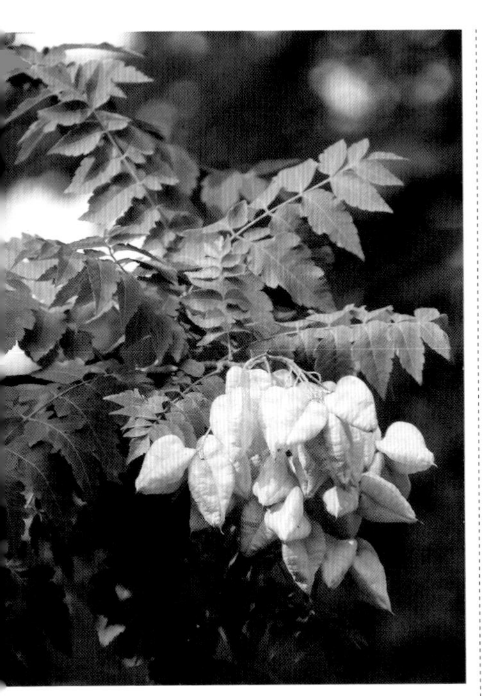

（栾华为无患子科植物栾树。栾树为落叶乔木或灌木。奇数羽状复叶。聚伞圆锥花序；花淡黄色，花瓣4。蒴果圆锥形，具三棱，先端渐尖，果瓣卵形，外面有网纹。种子近球形。花期6～8月，果期9～10月。常栽培作庭园观赏树。分布于我国大部分地区。）

诃黎勒

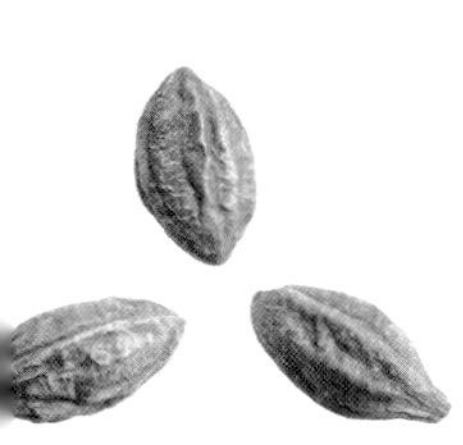

【释名】诃子。〔时珍曰〕诃黎勒，梵天主持来也。

【集解】〔颂曰〕今岭南皆有而广州最盛。树似木槵，花白。子形似栀子、橄榄，青黄色，皮肉相着。七月、八月实熟时采，六路者佳。六路即六棱也。《岭南异物志》云：广州法性寺有四五十株，子极小而味不涩，皆是六路。每岁州贡，只以此寺者。寺有古井，木根蘸水，水味不咸。每子熟时，有佳客至，则院僧煎汤以延之。其法用新摘诃子五枚，甘草一寸，破之，汲井水同煎，色若新茶。今其寺谓之乾明古寺，尚在，旧木犹有六七株。南海风俗尚贵此汤，然煎之不必尽如昔时之法也。诃子未熟时，风飘堕者，谓之随风子，暴干由之，益小者佳，彼人尤珍贵之。

【修治】〔敩曰〕凡用诃黎勒，酒浸后蒸一伏时，刀削去路，取肉剉焙用。用核则去肉。

【气味】苦，温，无毒。

【主治】冷气，心腹胀满，下食。《唐本》|破胸膈结气，通利津液，止水道，黑髭发。甄权|下宿物，止肠澼久泄，赤白痢。萧炳|消痰下气，化食开胃，除烦治水，调中，止呕吐霍乱，心腹虚痛，奔豚肾气，肺气喘急，五膈气，肠风泻血，崩中带下，怀孕漏胎，及胎动欲生，胀闷气喘。并患痢人肛门急痛，产妇阴痛，和蜡烧烟熏之，及煎汤熏洗。《大明》|治痰嗽咽喉不利，含三数枚殊胜。苏恭|实大肠，敛肺

（诃黎勒为使君子科植物诃子。诃子为乔木。单叶互生或近对生，全缘或微波状。穗状花序。花萼管杯状，淡绿带黄色，三角形；花瓣缺。核果，卵形或椭圆形，有5条钝棱。花期5月，果期7～9月。我国广东、广西、云南有分布。）

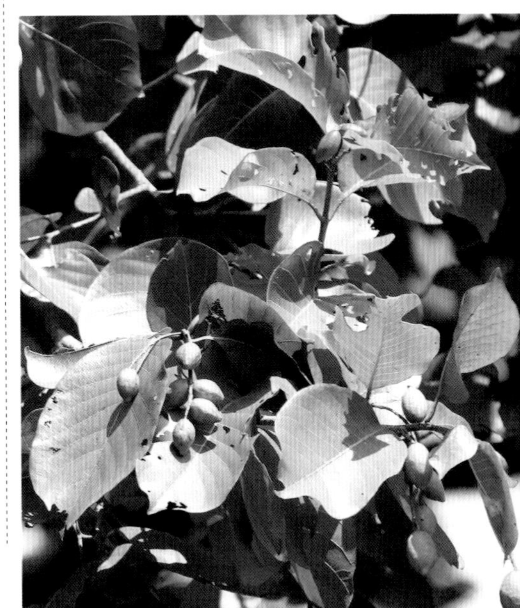

降火。震亨

【发明】〔宗奭曰〕气虚人亦宜缓缓煨熟少服。此物虽涩肠而又泄气，其味苦涩故尔。〔时珍曰〕诃子同乌梅、五倍子用则收敛，同橘皮、厚朴用则下气，同人参用则能补肺治咳嗽。东垣言嗽药不用者，非矣。但咳嗽未久者，不可骤用尔。

【附方】下气消食 诃黎一枚为末，瓦器中水一大升，煎三两沸，下药更煎三五沸，如麹尘色，入少盐，饮之。**气嗽日久** 生诃黎一枚，含之咽汁。瘥后口爽，不知食味，却煎槟榔汤一碗服，立便有味。此知连州成密方也。**呕逆不食** 诃黎勒皮二两，炒研，糊丸梧子大。空心汤服二十丸，日三服。**小儿风痰** 壅闭，语音不出，气促喘闷，手足动摇。诃子半生半炮去核、大腹皮等分，水煎服。名二圣散。**气痢水泻** 诃黎勒十枚面裹，煻火煨熟，去核研末，粥饮顿服。**赤白下痢** 诃子十二个，六生六煨，去核，焙为末。赤痢，生甘草汤下；白痢，炙甘草汤下。不过再服。

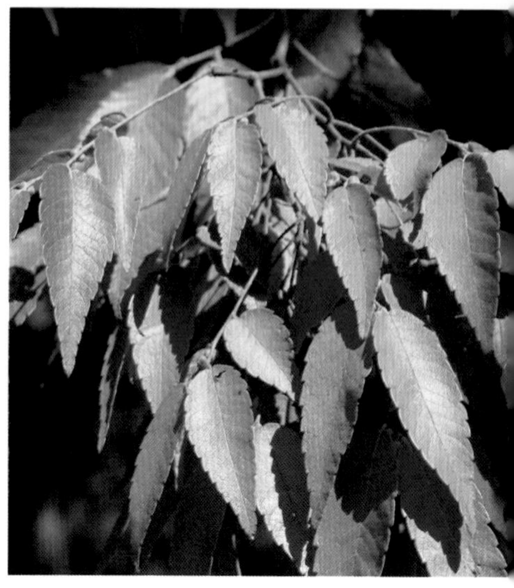

（榉为榆科植物榉树。榉树为乔木。叶互生，硬纸质，叶片椭圆状卵形、窄卵形或卵状披针形，上面粗糙，具脱落性硬毛，下面密被柔毛；边缘具单锯齿。雄花簇生于新枝下部的叶腋，雌花1～3朵生于新枝上部的叶腋。坚果上部偏斜。花期3～4月，果期10～11月。分布于中南、西南及陕西、甘肃、江苏、安徽；浙江、江西、福建等地。）

榉

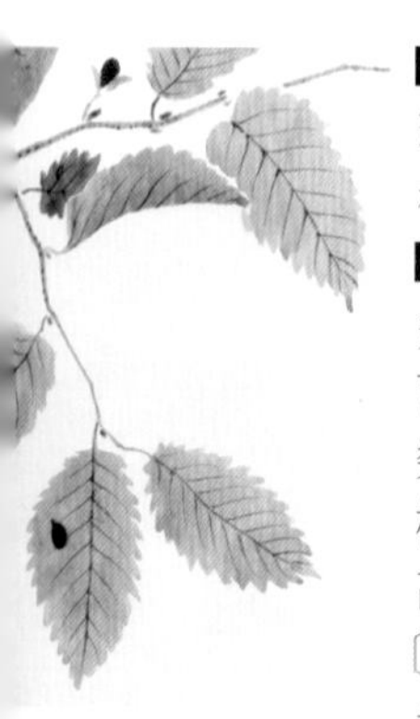

【释名】 榉柳、鬼柳。〔时珍曰〕其树高举，其木如柳，故名。

【集解】〔恭曰〕所在皆有，多生溪涧水侧。叶似樗而狭长。树大者连抱，高数仞，皮极粗厚。殊不似檀。〔宗奭曰〕最大者，木高五六丈，合二三人抱。〔时珍曰〕郑樵《通志》云：榉乃榆类而枤烈，其实亦如榆钱之状。乡人采其叶为甜茶。

木皮【气味】 苦，大寒，无毒。**【主治】** 时行头痛，热结在肠胃。《别录》|夏日煎饮，去热。弘景|俗用煮汁服，疗水气，断痢。苏恭|安胎。止妊妇腹痛。山榉皮：性平，治热毒风熘肿毒。《大明》**【附方】通身水肿** 榉树皮煮汁，日饮。**毒气攻腹** 手足肿痛。榉树皮和槲皮煮汁，煎如饴糖，以桦皮煮浓汁化饮。**飞血赤眼** 榉皮去粗皮切二两，古钱七文，水一升半，煎七合，去滓热洗，日二次。

叶【气味】 苦，冷，无毒。**【主治】** 挼贴火烂疮，有效。苏恭|治肿烂恶疮，盐捣之。《大明》

柳

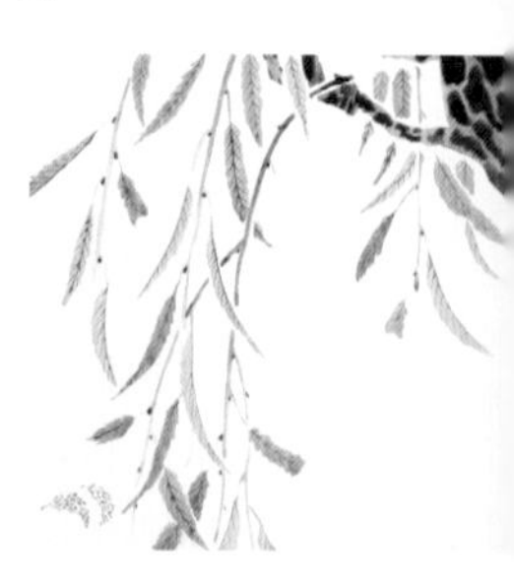

【释名】 小杨、杨柳。〔弘景曰〕柳即今水杨柳也。〔恭曰〕柳与水杨全不相似。水杨叶圆阔而尖，枝条短硬。柳叶狭长而青绿，枝条长软。

【集解】〔颂曰〕今处处有之，俗所谓杨柳者也。其类非一：蒲柳即水杨也，枝劲韧可为箭笴，多生河北。杞柳生水旁，叶粗而白，木理微赤，可为车毂。今人取其细条，火逼令柔，屈作箱箧。〔时珍曰〕杨柳，纵横倒顺插之皆生。春初生柔荑，即开黄蕊花。至春晚叶长成后，花中结细黑子，蕊落而絮出，如白绒，因风而飞。子着衣物能生虫，入池沼即化为浮萍。古者春取榆、柳之火。陶朱公言种柳千树，可足柴炭。其嫩芽可作饮汤。

柳华【释名】柳絮。【气味】苦，寒，无毒。【主治】风水黄疸，面热黑。《本经》|痂疥恶疮金疮。柳实：主溃痈，逐脓血。子汁：疗渴。《别录》|华：主止血，治湿痹，四肢挛急，膝痛。甄权【发明】〔宗奭曰〕柳花黄蕊干时絮方出，收之贴灸疮良。絮之下连小黑子，因风而起，得水湿便生，如苦荬、地丁之花落结子成絮。

（柳为杨柳科植物垂柳、旱柳。垂柳为乔木。树皮灰黑色，不规则开裂；枝细，下垂。叶狭披针形，边缘具锯齿。花序先叶或与叶同时开放。分布于长江及黄河流域，其他各地均有栽培。）

【附方】**吐血咯血** 柳絮焙研，米饮服一钱。**金疮血出** 柳絮封之，即止。**面上脓疮** 柳絮、腻粉等分，以灯盏油调涂。**走马牙疳** 杨花烧存性，入麝香少许，搽。**大风疠疮** 杨花四两，捣成饼，贴壁上，待干取下，米泔水浸一时取起，瓦焙研末二两，白花蛇、乌蛇各一条，去头尾，酒浸取肉，全蝎、蜈蚣、蟾酥、雄黄各五钱，苦参、天麻各一两，为末，水煎麻黄取汁熬膏，和丸梧子大，朱砂为衣。每服五十丸，温酒下。一日三服，以愈为度。

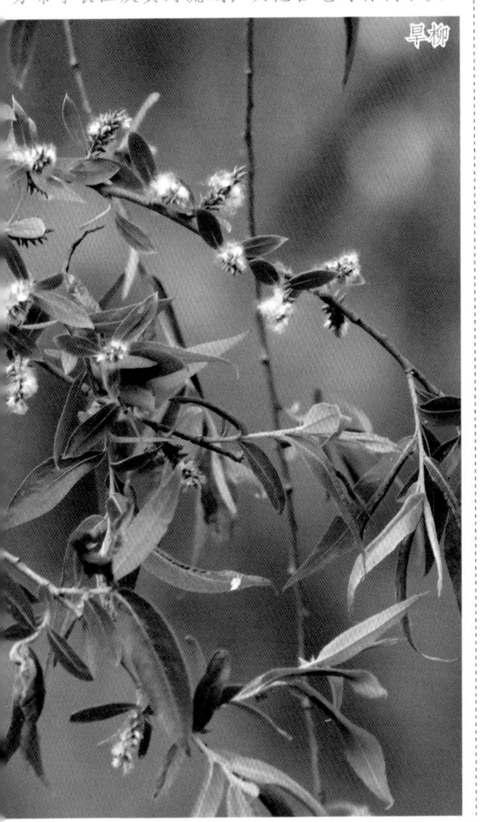
旱柳

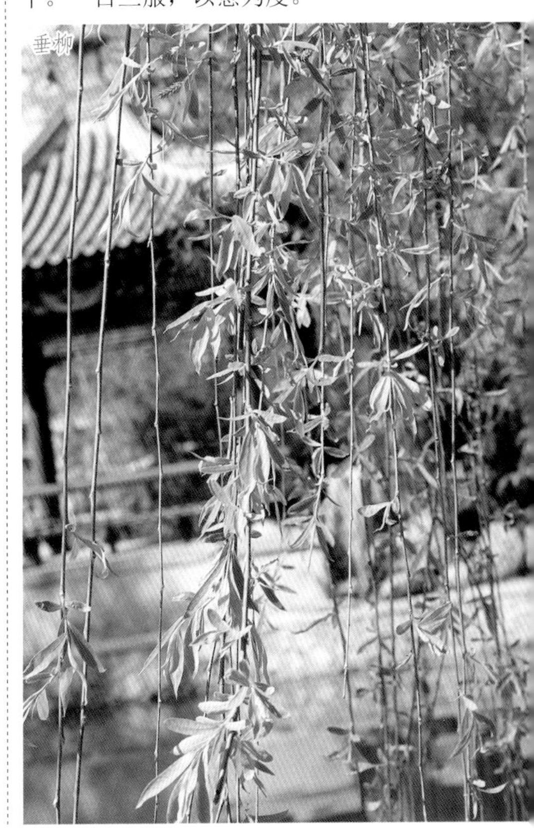
垂柳

叶【气味】同华。【主治】恶疥痂疮马疥，煎煮洗之，立愈。又疗心腹内血，止痛。《别录》|煎水，洗漆疮。弘景|天行热病，传尸骨蒸劳，下水气。煎膏，续筋骨，长肉止痛。主服金石人发大热闷，汤火疮毒入腹热闷，及行疮。日华|疗白浊，解丹毒。时珍【附方】**小便白浊** 清明柳叶煎汤代茶，以愈为度。**小儿丹烦** 柳叶一斤，水一斗，煮取汁三升。搨洗赤处，日七八度。**眉毛脱落** 垂柳叶阴干为末，每姜汁于铁器中调，夜夜摩之。**卒得恶疮** 不可名识者。柳叶或皮，水煮汁，入少盐，频洗之。

枝及根白皮【气味】同华。【主治】痰热淋疾。可为浴汤，洗风肿瘙痒。煮酒，漱齿痛。苏恭|小儿一日、五日寒热，煎枝浴之。藏器|煎服，治黄疸白浊。酒煮，熨诸痛肿，去风止痛消肿。时珍【附方】**黄疸初起** 柳枝煮浓汁半升，顿服。**脾胃虚弱** 不思饮食，食下不化，病似翻胃噎膈。清明日取柳枝一大把熬汤，煮小米作饭，洒面滚成珠子，晒干，袋悬风处。每用烧滚水随意下米，米沉住火，少时米浮，取看无硬心则熟，可顿食之。**齿龈肿痛** 垂柳枝、槐白皮、桑白皮、白杨皮等分，煎水，热含冷吐。又方：柳枝、槐枝、桑枝煎水熬膏，入姜汁、细辛、芎䓖末，每用擦牙。**耳痛有脓** 柳根细切，熟捣封之，燥即易之。**漏疮肿痛** 柳根红须，煎水日洗。**反花恶疮** 肉出如饭粒，根深脓溃。柳枝叶三斤，水五升，煎汁二升，熬如饧。日三涂之。**汤火灼疮** 柳皮烧灰涂之。亦可以根白皮煎猪脂，频傅之。**痔疮如瓜** 肿痛如火。柳枝煎浓汤洗之，艾灸三五壮。

柽柳

【释名】赤柽、赤杨、河柳、雨师、垂丝柳、人柳、三眠柳、观音柳。

【集解】〔志曰〕赤柽木生河西沙地。皮赤色。细叶。〔禹锡曰〕《尔雅》柽，河柳也。郭璞注云：今河旁赤茎小杨也。陆玑《诗疏》云：生水旁，皮赤如绛，枝叶如松。〔时珍曰〕柽柳小干弱枝，插之易生。赤皮，细叶如丝，婀娜可爱。一年三次作花，花穗长三四寸，水红色如蓼花色。南齐时，益州献蜀柳，条长，状若丝缕者，即此柳也。

木【气味】甘、咸，温，无毒。【主治】剥驴马血入肉毒，取木片火炙熨之，并煮汁浸之。《开宝》|枝叶：消痞，解酒毒，利小便。时珍【附方】**腹中痞积** 观音柳煎汤，露一夜，五更空心饮数次，痞自消。**一切诸风** 不问远近。柽叶半斤切，枝亦可，荆芥半斤，水五升，煮二升，澄清，入白蜜五合，竹沥五合，新瓶盛之，油纸封，入重汤煮一伏时。每服一小盏，日三服。

柽乳 即脂汁。【主治】合质汗药，治金疮。《开宝》

（柽柳为灌木。树皮及枝条均为红褐色。茎多分枝，枝条柔弱；叶片细小，鳞片状，蓝绿色。圆锥状复总花序顶生，花小，粉红色。蒴果狭小。花期6～7月，果期8～9月。生于河流冲积地、潮湿盐碱地和沙荒地。全国各地均有分布。）

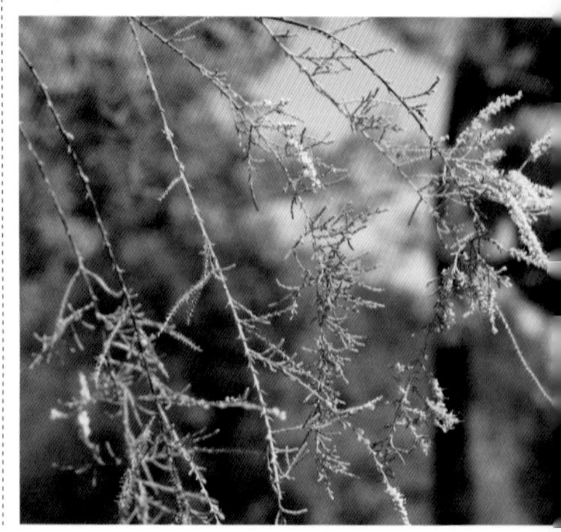

白杨

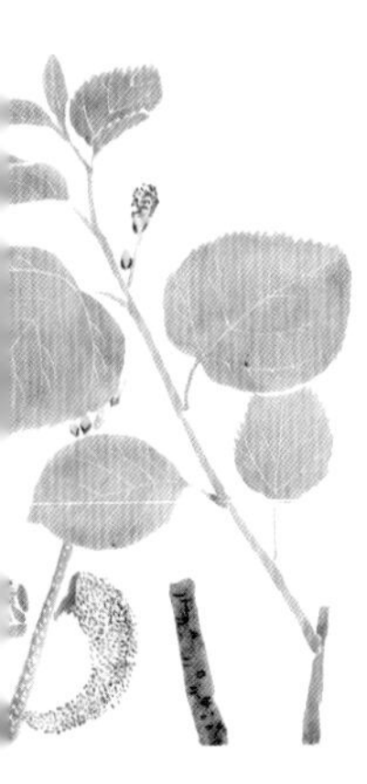

【释名】独摇。〔宗奭曰〕木身似杨微白，故曰白杨，非如粉之白也。

【集解】〔宗奭曰〕其根易生，斫木时碎札入土即生根，故易繁植，土地所宜尔。风才至，叶如大雨声。谓无风自动，则无此事。但风微时，其叶孤绝处，则往往独摇，以其蒂细长，叶重大，势使然也。〔时珍曰〕白杨木高大。叶圆似梨而肥大有尖，面青而光，背甚白色，有锯齿。木肌细白，性坚直，用为梁栱，终不挠曲。与移杨乃一类二种也，治病之功，大抵仿佛。嫩叶亦可救荒，老叶可作酒麹料。

木皮【修治】〔敩曰〕凡使，铜刀刮去粗皮蒸之，从巳至未。以布袋盛，挂屋东角，待干用。【气味】苦，寒，无毒。【主治】毒风脚气肿，四肢缓弱不随，毒气游易在皮肤中，痰癖等，酒渍服之。《唐本》|去风痹宿血，折伤，血沥在骨肉间，痛不可忍，及皮肤风瘙肿，杂五木为汤，浸损处。藏器|治扑损瘀血，并煎酒服。煎膏，可续筋骨。《大明》|煎汤日饮，止孕痢。煎醋含漱，止牙痛。煎浆水入盐含漱，治口疮。煎水酿酒，消瘿气。时珍【附方】**妊娠下痢** 白杨皮一斤，水一斗，煮取二升，分三服。

枝【主治】消腹痛，治吻疮。时珍【附方】**口吻烂疮** 白杨嫩枝，铁上烧灰，和脂傅之。**面色不白** 白杨皮十八两，桃花一两，白瓜子仁三两，为末。每服方寸匕，日三服。五十日，面及手足皆白。

叶【主治】龋齿，煎水含漱。又治骨疽久发，骨从中出，频捣傅之。时珍

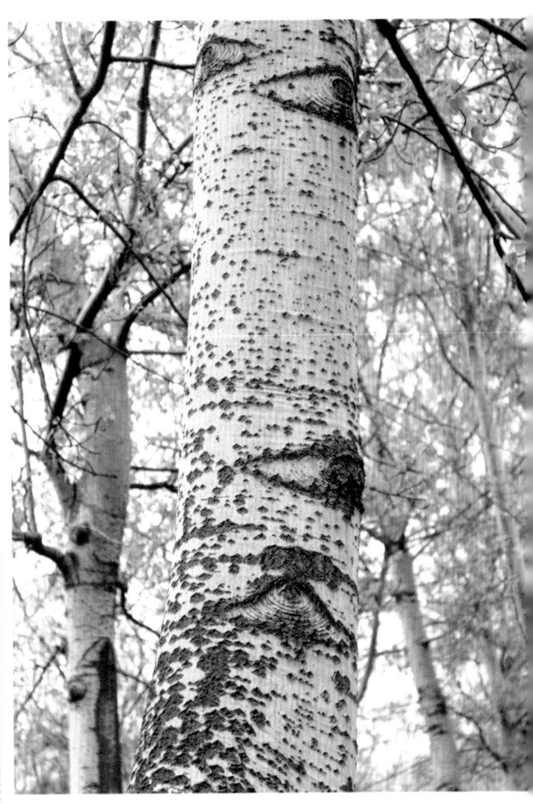

（白杨为杨柳科植物山杨、毛白杨、银白杨等。毛白杨：高大乔木。树皮灰绿色或灰白色，皮孔菱形散生。叶阔卵形或三角形状卵形，边缘具波状牙齿。雄花序长10～14cm，雌花序长4～7cm。果序长达14cm；蒴果2瓣裂。花期3～4月，果期4～5月。分布于辽宁、河北、山西、陕西、甘肃、江苏、安徽、浙江、河南等地。）

松杨

【释名】椋子木。〔时珍曰〕其材如松，其身如杨，故名松杨。《尔雅》云：椋即来也。其阴可荫凉，故曰椋木。〔藏器曰〕江西人呼凉木。松杨县以此得名。

【集解】〔藏器曰〕松杨生江南林落间。大树，叶如梨。〔志曰〕椋子木，叶似柿，两叶相当。子细圆如牛李，生青熟黑。其木坚重，煮汁色赤。郭璞云：椋材中车辋。八月、九月采木，日干用。

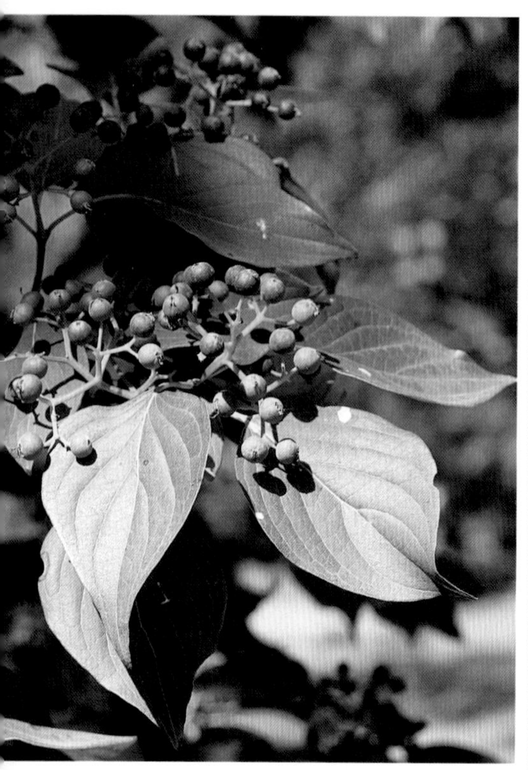

（松杨可能为山茱萸科植物楝木、毛梾。毛梾为落叶乔木。树皮黑灰色，纵裂成长条，幼枝对生。叶对生，椭圆形至长椭圆形，全缘。伞房状聚伞花序顶生，花白色。核果球形，成熟时黑色。花期5月，果期9月。分布于华东、中南、西南及辽宁、河北、山西等地。）

木【气味】甘、咸，平，无毒。【主治】折伤，破恶血，养好血，安胎止痛生肉。《唐本》

木皮【气味】苦，平，无毒。【主治】水痢不问冷热，浓煎令黑，服一升。藏器

榆

【释名】零榆。白者名枌。

【集解】〔颂曰〕榆处处有之。三月生荚，古人采仁以为糜羹，今无复食者，惟用陈老实作酱耳。按《尔雅疏》云：榆类有数十种，叶皆相似，但皮及木理有异耳。刺榆有针刺如柘，其叶如榆，瀹为蔬羹，滑于白榆，即《尔雅》所谓"枢、荎"，《诗经》所谓"山有枢"是也。白榆先生叶，却着荚，皮白色，二月剥皮，刮去粗皵，中极滑白，即《尔雅》所谓榆，白枌是也。荒岁农人取皮为粉，食之当粮，不损人。〔宗奭曰〕榆皮，初春先生荚者是也。嫩时收贮为羹茹。嘉佑中，丰沛人缺食多用之。〔时珍曰〕嫩叶煠，浸淘过可食。三月采榆钱可作羹，亦可收至冬酿酒。瀹过晒干为酱，即榆仁酱也。

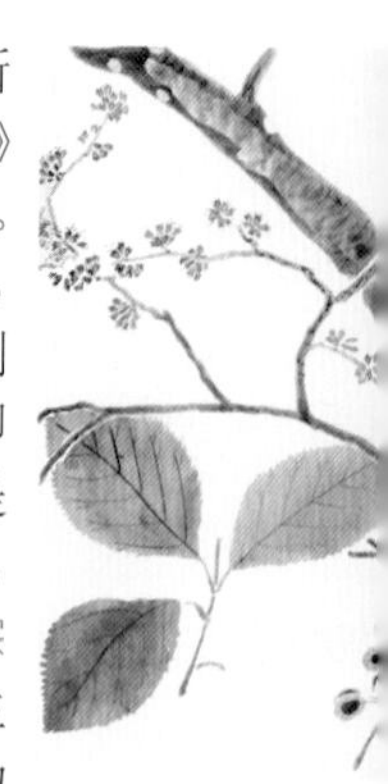

白皮【气味】甘，平，滑利，无毒。【主治】大小便不通，利水道，除邪气。久服。断谷轻身不饥。其实尤良。《本经》|疗肠胃邪热气，消肿，治小儿头疮痂疕。《别录》|通经脉。捣涎，傅癣疮。《大明》|滑胎，利五淋，治齁喘，疗不眠。甄权|生皮捣，和三年醋滓，封暴患赤肿，女人妒乳肿，日六七易，效。孟诜|利窍，渗湿热，行津液，消痈肿。时珍【发明】〔时珍曰〕榆皮、榆叶，性皆滑利下降，手足太阳、手阳明经药也。故人小便不通，五淋肿满，喘嗽不眠，经脉胎产诸证宜之。【附方】**齁喘不止** 榆白皮阴干焙为末。每日旦夜用水五合，末二钱，煎如胶，服。**虚劳白浊** 榆白皮二升，水二斗，煮取五升，分五服。**小便气淋** 榆枝、石燕子煎水，日服。**五淋涩痛** 榆白皮阴干焙研。每以二钱，水五合，煎如胶，日二服。**渴而尿多** 非淋也。用榆皮二片，去黑皮，以水一斗，煮取五升，一服三合，日三服。**身体暴肿** 榆皮捣末，同米作粥食之。小便良。**身首生疮** 榆白皮末，油和涂之，虫当出。**火灼烂疮** 榆白皮嚼涂之。**五色丹毒** 俗名游肿，犯者多死，不可轻视。以榆白皮末，鸡子白和，涂之。**痈疽发背** 榆根白皮切，清水

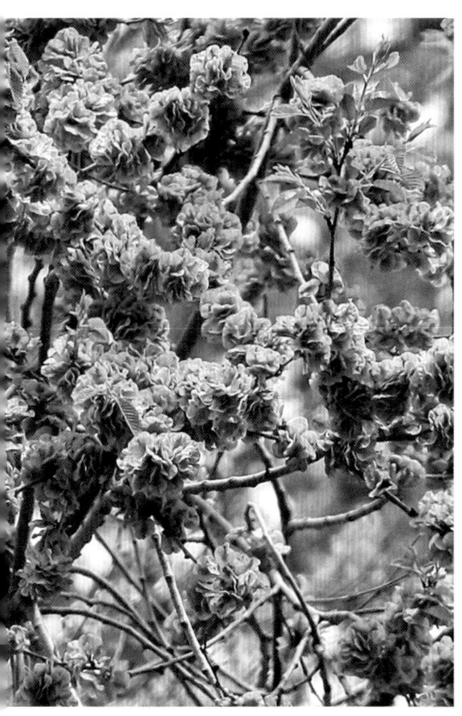

（榆为榆科植物榆树。榆树为落叶乔木。单叶互生，纸质，叶片倒卵形、椭圆状卵形或椭圆状披针形，边缘具单锯齿。花先叶开放，簇成聚伞花序；翅果近圆形或倒卵形，光滑，先端有缺口，种子位于翅果中央。花期3～4月，果期4～6月。分布于东北、华北、西北、华东、中南、西南及西藏等地。）

洗，捣极烂，和香油傅之，留头出气。燥则以苦茶频润，不黏更换新者。

叶【气味】同上。【主治】嫩叶作羹及煠食，消水肿，利小便，下石淋，压丹石。藏器|〔时珍曰〕暴干为末，淡盐水拌，或炙或晒干，拌菜食之，亦辛滑下水气。煎汁，洗酒齄鼻。同酸枣仁等分蜜丸，日服，治胆热虚劳不眠。时珍

花【主治】小儿痫，小便不利，伤热。《别录》

荚仁【气味】微辛，平，无毒。【主治】作糜羹食，令人多睡。弘景|主妇人带下，和牛肉作羹食。藏器|子酱：似芜荑，能助肺，杀诸虫，下气，令人能食，消心腹间恶气，卒心痛，涂诸疮癣，以陈者良。孟诜

朗榆

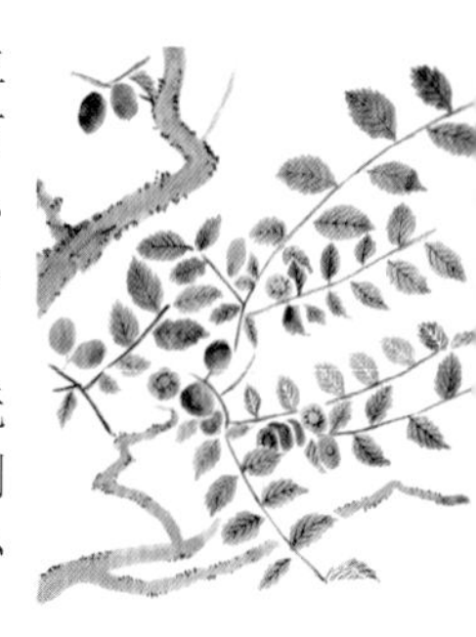

【集解】〔藏器曰〕朗榆生山中。状如榆，其皮有滑汁，秋生荚，如大榆。〔时珍曰〕大榆二月生荚，朗榆八月生荚，可分别。

皮【气味】甘，寒，无毒。【主治】下热淋，利水道，令人睡。藏器|治小儿解颅。时珍

（朗榆为榆科植物榔榆。榔榆：落叶乔木，树皮成不规则鳞片状脱落。老枝灰色，小枝红褐色。单叶互生，革质，边缘有单锯齿。花簇生于叶腋，有短梗；花被4裂。翅果卵状椭圆形，顶端凹陷，种子位于中央。花期7～9月，果期10～11月。分布于华东、中南、西南及河北、陕西、台湾等地。）

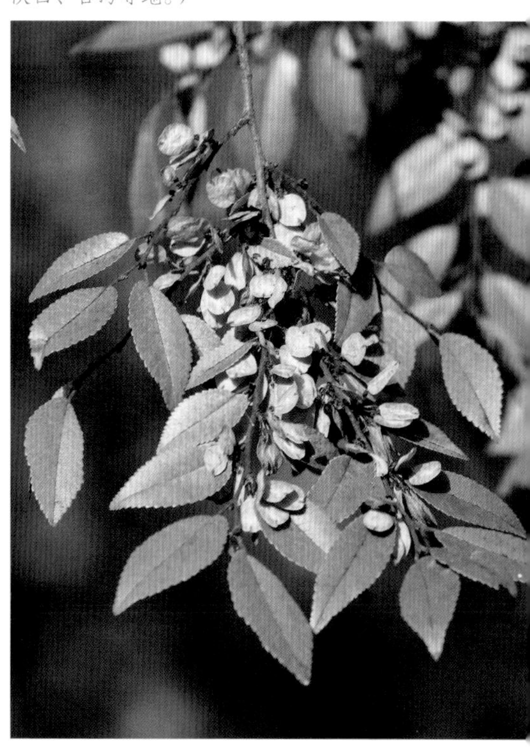

芜荑

【释名】莁荑、无姑。

【集解】〔颂曰〕近道亦有之，以太原者良。大抵榆类而差小，其实亦早成，此榆乃大，气臭。郭璞《尔雅》注云：无姑，姑榆也。生山中，叶圆而厚，剥取皮合渍之，其味辛香，所谓芜荑也。采实阴干用。今人又多取作屑，以五味，惟陈者良。人收藏之多以盐渍，则失气味，但宜食品，不堪入药。〔时珍曰〕芜荑有大小两种：小者即榆荚也，揉取仁，酝为酱，味尤辛。人多以外物相和，不可不择去之。

【气味】辛，平，无毒。

【主治】五内邪气，散皮肤骨节中淫淫温行毒，去三虫，化食。《本经》|逐寸白，散肠中嗢嗢喘息。《别录》|主积冷气，心腹癥痛，除肌肤节中风淫淫如虫行。《蜀本》|五脏皮肤肢节邪气。长食，治五痔，杀中恶虫毒，诸病不生。孟诜|治肠风痔瘘，恶疮疥癣。《大明》|杀虫止痛，治妇人子宫风虚，孩子疳泻冷痢。得诃子、豆蔻良。李珣|和猪脂捣，涂热疮。和蜜，治湿癣。和沙牛酪或马酪，治一切疮。张鼎

（芜荑为榆科植物大果榆。大果榆为落叶小乔木或灌木。树皮暗灰色或灰黑色，纵裂，粗糙。单叶互生，边缘具钝锯齿或重锯齿。花数朵簇生，花大，绿色。翅果特大。花期4～5月，果熟期5～6月。分布于东北、华北及陕西、甘肃、青海、江苏、安徽、河南等地。）

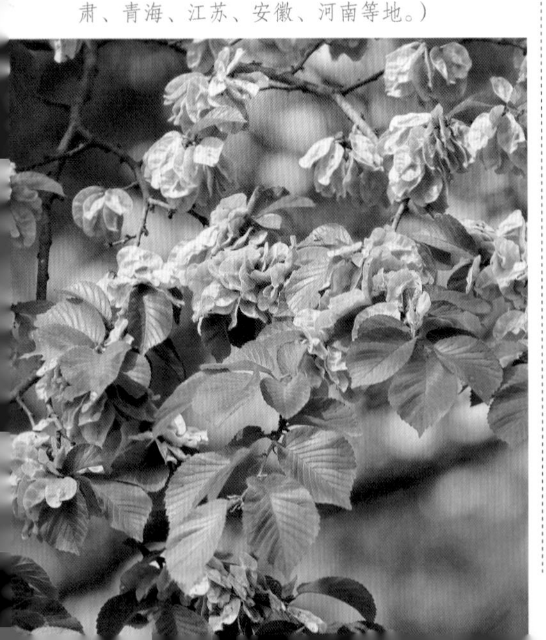

【附方】**脾胃有虫** 食即作痛，面黄无色。以石州芜荑仁二两，和面炒黄色为末。非时米饮服二钱匕。**制杀诸虫** 生芜荑、生槟榔各四两，为末，蒸饼丸梧子大。每服二十丸，白汤下。**脾胃气泄** 久患不止。芜荑五两捣末，饭丸梧子大。每日空心、午饭前，陈米饮下三十丸。久服，去三尸，益神驻颜。**婴孩惊喑** 风后失音不能言。肥儿丸：用芜荑炒、神麹炒、麦蘖炒、黄连炒各一钱，为末，猪胆汁打糊丸黍米大。每服十丸，木通汤下，黄连能去心窍恶血。**腹中鳖瘕** 平时嗜酒，血入于酒则为酒鳖；平时多气，血凝于气则为气鳖；虚劳痼冷，败血杂痰，则为血鳖。摇头掉尾，如虫之行，上侵人咽，下蚀人肛，或附胁背，或隐胸腹，大则如鳖，小或如钱。治法惟用芜荑炒煎服之。兼用暖胃益血理中之类，可杀之。若徒事雷丸、锡灰之类，无益也。

苏方木

【释名】苏木。〔时珍曰〕海岛有苏方国，其地产此木，故名。今人省呼为苏木尔。

【集解】〔恭曰〕苏方木自南海、昆仑来，而交州、爱州亦有之。树似庵罗，叶若榆叶而无涩，抽条长丈许，花黄，子青熟黑。其木，人用染绛色。〔时珍曰〕按嵇含《南方草木状》云：苏方树类槐，黄花黑子，出九真。煎汁忌铁器，则色黯。其木蠹之粪名曰紫纳，亦可用。暹罗国人贱用如薪。

【气味】甘、咸，平，无毒。

【主治】破血。产后血胀闷欲死者，水

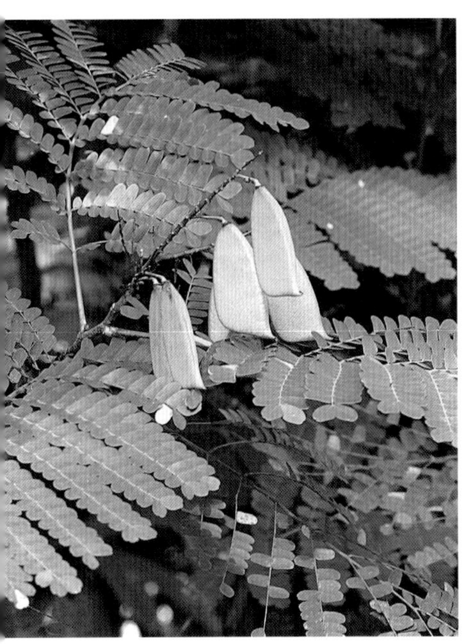

（苏方木为豆科植物苏木。苏木为灌木或小乔木。树干有刺。二回羽状复叶，羽片对生。圆锥花序；花瓣黄色。荚果木质、稍压扁，近长圆形至长圆状倒卵形。花期5～10月，果期7月至翌年3月。分布于广西、广东、台湾、贵州、云南、四川等地。）

煮五两，取浓汁服。《唐本》|妇人血气心腹痛，月候不调及蓐劳，排脓止痛，消痈肿扑损瘀血，女人失音血噤，赤白痢，并后分急痛。《大明》|虚劳血癖气壅滞，产后恶露不安，心腹搅痛，及经络不通，男女中风，口噤不语。并宜细研乳头香末方寸匕，以酒煎苏方木，调服。立吐恶物瘥。《海药》|霍乱呕逆，及人常呕吐，用水煎服。藏器|破疮疡死血，产后败血。李杲

【发明】〔元素曰〕苏木性凉，味微辛。发散表里风气，宜与防风同用。又能破死血，产后血肿胀满欲死者宜之。

【附方】**产后血运** 苏方木三两，水五升，煎取二升，分服。**产后气喘** 面黑欲死，乃血入肺也。用苏木二两，水两碗，煮一碗，入人参末一两服。随时加减，神效不可言。**破伤风病** 苏方木为散三钱，酒服立效。名独圣散。**脚气肿痛** 苏方木、鹭鸶藤等分，细剉，入淀粉少许，水二斗，煎一斗五升，先熏后洗。**偏坠肿痛** 苏方木二两，好酒一壶煮熟，频饮立好。**金疮接指** 凡指断及刀斧伤。用真苏木末敷之，外以蚕茧包缚完固，数日如故。

桦木

【释名】樺。〔时珍曰〕画工以皮烧烟熏纸，作古画字，故名樺。俗省作桦字也。

【集解】〔藏器曰〕桦木似山桃，皮堪为烛。〔时珍曰〕桦木生辽东及临洮、河州、西北诸地。其木色黄，有小斑点红色，能收肥腻。其皮厚而轻虚软柔，皮匠家用衬靴里，及为刀靶之类，谓之暖皮。胡人尤重之。以皮卷蜡，可作烛点。

木皮【气味】苦，平，无毒。【主治】诸

（桦木为桦木科植物白桦。白桦为乔木。树皮白色，剥裂；枝条暗灰色或暗褐色；小枝暗灰色，嫩枝红褐色。叶片卵状三角形、三角形、菱状三角形或卵状菱形，边缘有重齿。果序单生，圆柱形或长圆柱形，下垂。小坚果狭长圆形或卵形。花期5～6月，果熟期8～9月。分布于东北、华北及陕西、宁夏、甘肃、青海、河南、四川、云南、西藏等地。）

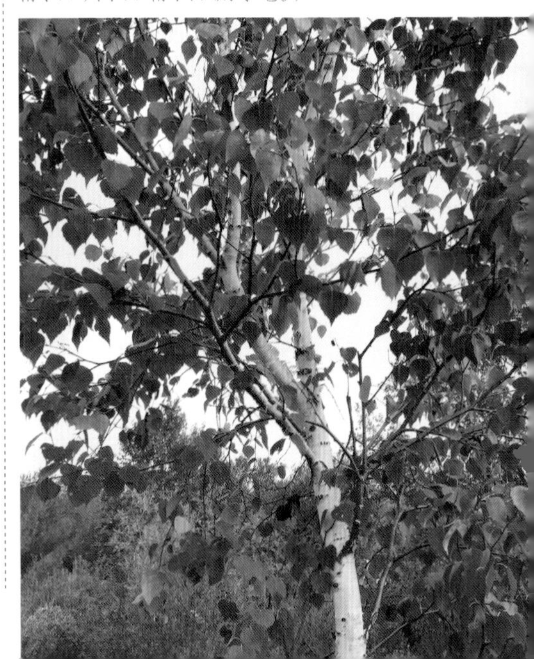

黄疸，浓煮汁饮之良。《开宝》|煮汁冷饮，主伤寒时行热毒疮，特良。即今豌豆疮也。藏器|烧灰合他药，治肺风毒。宗奭|治乳痈。时珍【附方】**乳痈初发** 肿痛结硬欲破，一服即瘥。以北来真桦皮烧存性研，无灰酒温服方寸匕，即卧，觉即瘥也。**乳痈腐烂** 靴内年久桦皮，烧灰。酒服一钱，日一服。**小便热短** 桦皮浓煮汁，饮。

脂【主治】烧之，辟鬼邪。藏器

棕榈

【释名】栟榈。〔时珍曰〕皮中毛缕如马之騣鬣，故名。

【集解】〔颂曰〕棕榈出岭南、西川，今江南亦有之。木高一二丈，无枝条。叶大而圆，有如车轮，萃于树杪。其下有皮重叠裹之，每皮一匝，为一节。二旬一采，皮转复生上。六七月生黄白花。八九月结实，作房如鱼子，黑色。九月、十月采其皮用。〔藏器曰〕其皮作绳，入土千岁不烂。昔有人开冢得一索，已生根。岭南有桄榔、槟榔、椰子、冬叶、虎散、多罗等木，叶皆与栟榈相类。〔时珍曰〕棕榈，川、广甚多，今江南亦种之，最难长。初生叶如白及叶，高二三尺则木端数叶大如扇，上耸，四散歧裂，其茎三棱，四时不凋。其干正直无枝，近叶处有皮裹之，每长一层即为一节。干身赤黑，皆筋络，宜为钟杵，亦可旋为器物。其皮有丝毛，错纵如织，剥取缕解，可织衣、帽、褥、椅之属，大为时利。每岁必两三剥之，否则树死，或不长也。三月于木端茎中出数黄苞，苞中有细子成列，乃花之孕也，状如鱼腹孕子，谓之棕鱼，亦曰棕笋。渐长出苞，则成花穗，黄白色。结实累累，大如豆，生黄熟黑，甚坚实。

（棕榈为常绿乔木。残留的褐色纤维状老叶鞘层层包被于茎干上。叶簇生于茎顶，叶片近圆扇状，具多数皱折，掌状分裂至中部。肉穗花序，淡黄色。核果球形或近肾形，熟时外果皮灰蓝色，被蜡粉。花期4～5月，果期10～12月。长江以南各地多有分布。）

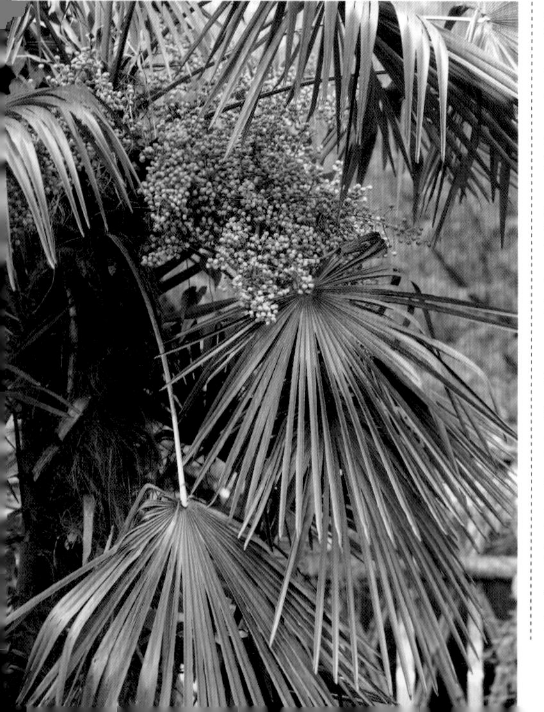

笋及子花【气味】苦，涩，平，无毒。【主治】涩肠，止泻痢肠风，崩中带下，及养血。藏器【附方】**大肠下血** 棕笋煮熟，切片晒干为末，蜜汤或酒服一二钱。

皮【气味】同子。【主治】止鼻衄吐血，破癥，治肠风赤白痢，崩中带下，烧存性用。《大明》|主金疮疥癣，生肌止血。李珣

【发明】〔宗奭曰〕棕皮烧黑，治妇人血露及吐血，须佐以他药。〔时珍曰〕棕灰性涩，若失血去多，瘀滞已尽者，用之切当，所谓涩可去脱也。与乱发同用更良。年久败棕入药尤妙。【附方】**鼻血不止** 棕榈灰，随左右吹之。**血崩不止** 棕榈皮烧存性，空心淡酒服三钱。一方加煅白矾等分。**下血不止** 棕榈皮半斤，栝楼一个，烧灰。每服二钱，米饮调下。**水谷痢下** 棕榈皮烧研，水服方寸匕。**小便不通** 棕皮毛烧存性，以水、酒服二钱即通利，累试甚验。

乌桕木

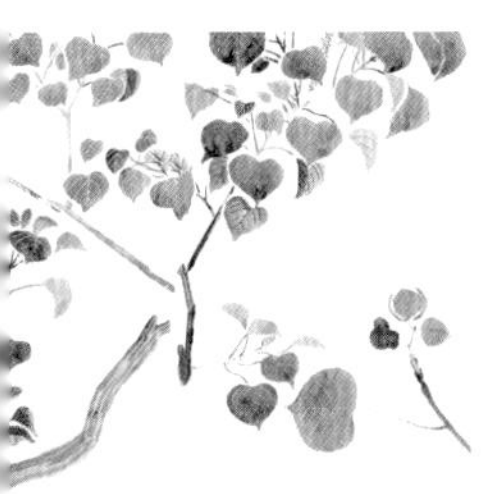

【释名】〔时珍曰〕乌桕，乌喜食其子，因以名之。

【集解】〔恭曰〕生山南平泽。树高数仞，叶似梨、杏。五月开细花，黄白色。子黑色。〔藏器曰〕叶可染皂。子可压油，然灯极明。〔宗奭曰〕叶如小杏叶，但微薄而绿色差淡。子八九月熟。初青后黑，分为三瓣。〔时珍曰〕南方平泽甚多。今江西人种植，采子蒸煮，取脂浇烛货之。子上皮脂，胜于仁也。

根白皮【气味】苦，微温，有毒。【主治】暴水，癥结积聚。《唐本》|疗头风，通大小便。《大明》|解蛇毒。震亨【发明】〔时珍曰〕乌桕根性沉而降，阴中之阴，利水通肠，功胜大戟。一野人病肿满气壮，令掘此根捣烂，水煎服一碗，连行数行而病平。气虚人不可用之。此方出《太平圣惠方》，言其功神圣，但不可多服尔。【附方】**小便不通** 乌桕根皮煎汤，饮之。**大便不通** 乌桕木根方长一寸，劈破，水煎半盏，服之立通。不用多吃，其功神圣，兼能取水。**二便关格** 二三日则杀人。乌桕东南根白皮，干为末，热水服二钱。先以芒消二两，煎汤服，取吐甚效。**水气虚肿** 小便涩。乌桕皮、槟榔、木通一两，为末。每服二钱，米饮下。**脚气湿疮** 极痒有虫。乌桕根为末傅之。少时有涎出良。**婴儿胎疮** 满头。用水边乌桕树根晒研，入雄黄末少许，生油调搽。

叶【气味】同根。【主治】食牛马六畜肉，生疔肿欲死者。捣自然汁一二碗，顿服得大利，去毒即愈。未利再服。冬用根。时珍

桕油【气味】甘，凉，无毒。【主治】涂头，变白为黑。服一合，令人下利，去阴下水气。炒子作汤亦可。藏器|涂一切肿毒疮疥。时珍【附方】**脓泡疥疮** 桕油二两，水银二钱，樟脑五钱，同研，频入唾津，不见星乃止。以温汤洗净疮，以药填入。**小儿虫疮** 用旧绢作衣，化桕油涂之，与儿穿着。次日虫皆出油上，取下爁之有声是也。别以油衣与穿，以虫尽为度。

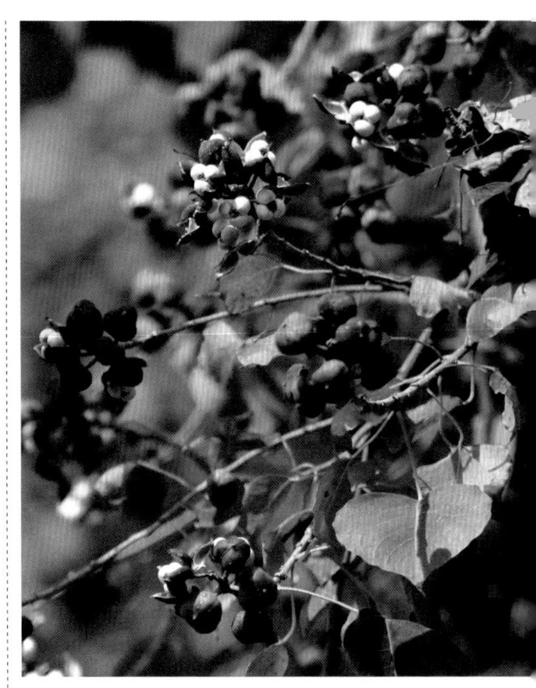

（乌桕为落叶乔木。树皮暗灰色，有纵裂纹。单叶互生；叶柄顶端有2腺体；叶片纸质，菱形至宽菱状卵形，全缘。穗状花序顶生。蒴果椭圆状球形，成熟时褐色，室背开裂为3瓣，每瓣有种子1颗；种子近球形，黑色，外被白蜡。花期4～7月，果期10～12月。分布于华东、中南、西南及台湾。）

巴豆

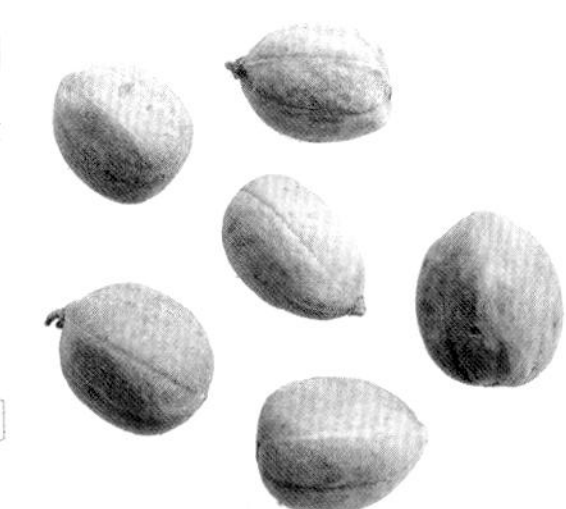

【释名】巴菽、刚子、老阳子。〔时珍曰〕此物出巴蜀，而形如菽豆，故以名之。

【集解】〔别录曰〕巴豆生巴郡川谷。

八月采，阴干用之，去心、皮。〔颂曰〕今嘉州、眉州、戎州皆有之。木高一二丈。叶如樱桃而厚大，初生青色，后渐黄赤，至十二月叶渐凋，二月复渐生，四月旧叶落尽，新叶齐生，即花发成穗，微黄色。五六月结实作房，生青，至八月熟而黄，类白豆蔻，渐渐自落，乃收之。一房有二瓣，一瓣一子，或三子。子仍有壳，用之去壳。

【修治】〔时珍曰〕巴豆有用仁者，用壳者，用油者，有生者，麸炒者，醋煮者，烧存性者，有研烂以纸包压去油者，谓之巴豆霜。

【气味】辛，温，有毒。〔之才曰〕中其毒者，用冷水、黄连汁、大豆汁解之。

【主治】伤寒温疟寒热，破癥瘕结聚坚积，留饮痰癖，大腹，荡涤五脏六腑，开通闭塞，利水谷道，去恶肉，除鬼毒蛊疰邪物，杀虫鱼。《本经》|疗女子月闭烂胎，金疮脓血，不利丈夫，杀斑蝥蛇虺毒。可练饵之，益血脉，令人色好，变化与鬼神通。《别录》|治十种水肿，痿痹，落胎。《药性》|通宣一切病，泄壅滞，除风补劳，健脾开胃，消痰破血，排脓消肿毒，杀腹脏虫，治恶疮息肉，及疥癞疔肿。《日华》|导气消积，去脏腑停寒，治生冷硬物所伤。元素|治泻痢惊痫，心腹痛疝气，风㖞耳聋，喉痹牙痛，通利关窍。时珍

【发明】〔时珍曰〕巴豆峻用则有戡乱劫病之功，微用亦有抚缓调中之妙。譬之萧、曹、绛、灌，乃勇猛武夫，而用之为相，亦能辅治太平。

【附方】一切积滞 巴豆一两，蛤粉二两，黄檗三两，为末，水丸绿豆大。每水下五丸。**寒澼宿食** 不消，大便闭塞。巴豆仁一升，清酒五升，煮三日三夜，研熟，合酒微火煎令可丸如豌豆大。每服一丸，水下。欲吐者，二丸。**水蛊大腹** 动摇水声，皮肤色黑。巴豆九十枚，去心、皮，熬黄，杏仁六十枚，去皮、尖，熬黄，捣丸小豆大。水下一丸，以利为度。勿饮酒。**心痛腹胀** 大便不通。走马汤：用巴豆二枚，去皮、心，熬黄，杏仁二枚，以绵包椎碎，热汤一合，捻取白汁服之，当下而愈。量老小用之。**积滞泄痢** 腹痛里急。杏仁（去皮尖）、巴豆（去皮心）各四十九个，同烧存性，研泥，熔蜡和，丸绿豆大。每服二三丸，煎大黄汤下，间日一服。一加百草霜三钱。**泻血不止** 巴豆一个去皮，以鸡子开一孔纳入，纸封煨熟，去豆食之，其病即止。虚人分作二服，决效。**夏月水泻** 不止。巴豆一粒，针头烧存性，化蜡和作一丸。倒流水下。**寒痰气喘** 青橘皮一片，展开入刚子一个，麻扎定，火上烧存性，研末。姜汁和酒一钟，呷服。天台李翰林用此治莫秀才，到口便止，神方也。**中风口㖞** 巴豆七枚去皮研，左㖞涂右手心，右㖞涂左手心，仍以暖水一盏安药上。须臾即正洗去。**疥疮搔痒** 巴豆十粒，炮黄去皮心，右顺手研，入酥少

（巴豆为常绿乔木。单叶互生，近叶柄处有2腺体，叶缘有疏浅锯齿，主脉3基出。总状花序顶生，雄花绿色，较小，花瓣5，反卷；雌花花萼5裂，无花瓣。蒴果长圆形至倒卵形，有3钝角。花期3～5月，果期6～7月。分布于西南及福建、湖北、湖南、广东、广西等地。）

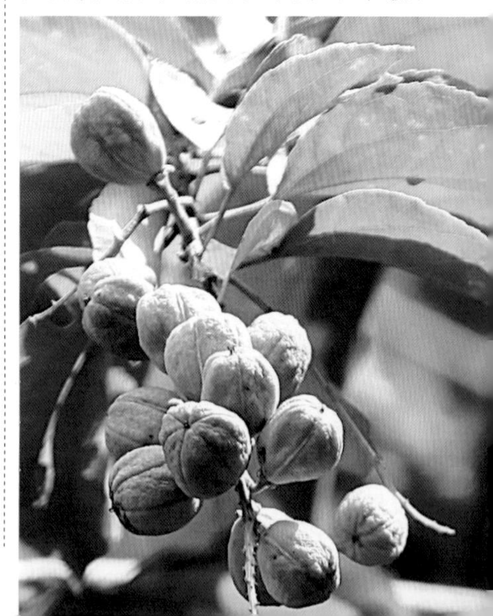

许，腻粉少许，抓破点上，不得近目并外肾上。如熏目著肾，则以黄丹涂之，甚妙。**一切恶疮** 巴豆三十粒，麻油煎黑，去豆，以油调硫黄、轻粉末，频涂取效。**痈疽恶肉** 乌金膏：解一切疮毒，及腐化瘀肉，最能推陈致新。巴豆仁炒焦，研膏，点痛处则解毒，涂瘀肉上则自化。加乳香少许亦可。若毒深不能收敛者，宜作捻纴之，不致成疮。**疣痣黑子** 巴豆一钱，石灰炒过，人言一钱，糯米五分炒，研点之。

油【主治】中风痰厥气厥，中恶喉痹，一切急病，咽喉不通，牙关紧闭。以研烂巴豆绵纸包，压取油作捻点灯，吹灭熏鼻中，或用热烟刺入喉内，即时出涎或恶血便苏。又舌上无故出血，以熏舌之上下，自止。时珍

壳【主治】消积滞，治泻痢。时珍【附方】**一切泻痢** 脉浮洪者，多日难已；脉微小者，服之立止。名胜金膏。巴豆皮、楮叶同烧存性研，化蜡丸绿豆大。每甘草汤下五丸。**痢频脱肛** 黑色坚硬。用巴豆壳烧灰，芭蕉自然汁煮，入朴消少许，洗软，用真麻油点火滴于上，以枯矾、龙骨少许为末，掺肛头上，以芭蕉叶托入。

大风子

【释名】〔时珍曰〕能治大风疾，故名。

【集解】〔时珍曰〕大风子，今海南诸国皆有之。按周达观《真腊记》云：大风乃大树之子，状如椰子而圆。其中有核数十枚，大如雷丸子。中有仁白色，久则黄而油，不堪入药。

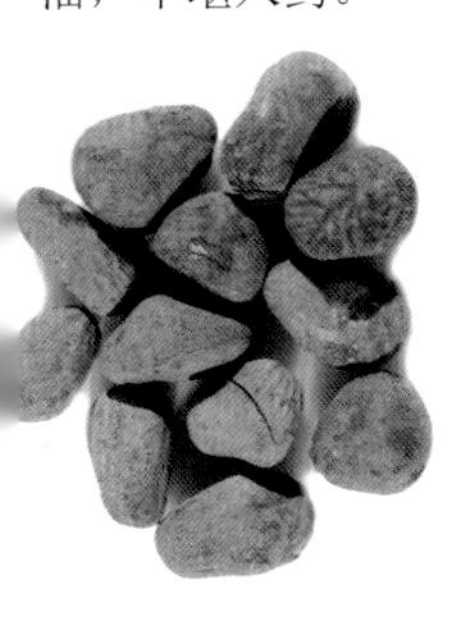

仁【修治】〔时珍曰〕取大风子油法：用子三斤，去壳及黄油者，研极烂，瓷器盛之，封口入滚汤中，盖锅密封，勿令透气，文武火煎至黑色如膏，名大风油，可以和药。【气味】辛，热，有毒。【主治】风癣疥癞，杨梅诸疮，攻毒杀虫。时珍【发明】〔时珍曰〕大风油治疮，有杀虫劫毒之功，盖不可多服。用之外涂，其功不可没也。【附方】**大风诸癞** 大风子油一两，苦参末三两，入少酒，糊丸梧子大。每服五十丸，空心温酒下。仍以苦参汤洗之。**大风疮裂** 大风子烧存性，和麻油、轻粉研涂。仍以壳煎汤洗之。**手背皴裂** 大风子捣泥，涂之。

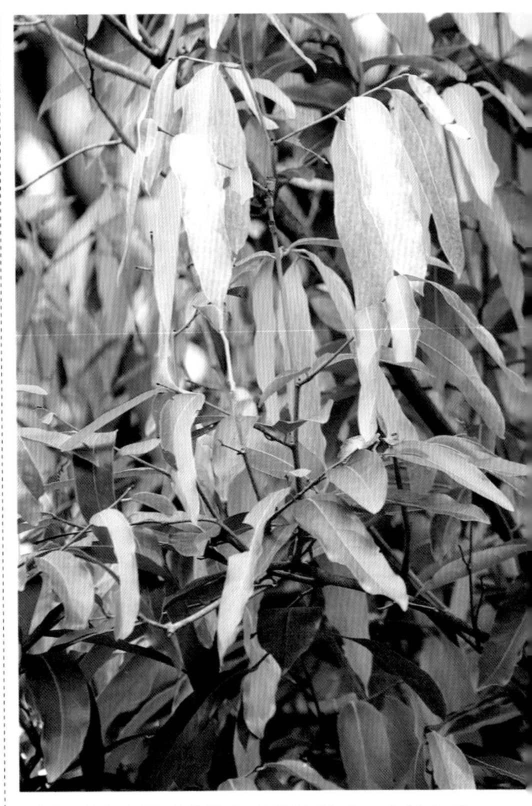

（大风子为大风子科植物泰国大风子。泰国大风子为常绿乔木。单叶互生，革质，全缘。花数朵簇生，花瓣5，卵形，黄绿色。浆果球形，果皮坚硬。种子30～50颗，卵形，略呈多角体状。花期1～3月。海南及云南等地有栽培。）

海红豆

【集解】〔珣曰〕按徐表《南州记》云：生

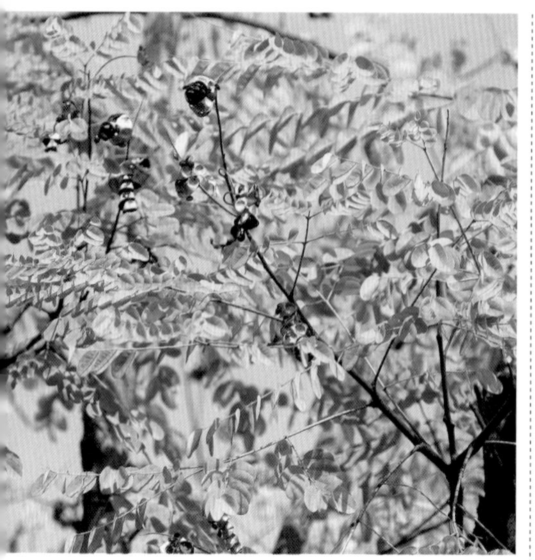

（海红豆为落叶乔木。二回羽状复叶，羽片3～5对。总状花序；花小，白色或淡黄色；花瓣5，披针形。荚果狭长圆形，盘旋，开裂后果瓣旋卷；种子近圆形至椭圆形，鲜红色，有光泽。花期4～7月，果期7～10月。分布于福建、台湾、广东、海南、广西、贵州、云南等地。）

南海人家园圃中。大树而生，叶圆有荚。近时蜀中种之亦成。〔时珍曰〕树高二三丈，叶似梨叶而圆。按宋祁《益部方物图》云：红豆叶如冬青而圆泽，春开花白色，结荚枝间。其子累累如缀珠，若大红豆而扁，皮红肉白，以似得名，蜀人用为果饤。

豆【气味】微寒，有小毒。【主治】人黑皮鼾黵花癣，头面游风。宜入面药及澡豆。李珣

相思子

【释名】红豆。〔时珍曰〕按《古今诗话》云：相思子圆而红。故老言：昔有人殁于边，其妻思之，哭于树下而卒，因以名之。此与韩凭冢上相思树不同，彼乃连理梓木也。或云即海红豆之类，未审的否？

【集解】〔时珍曰〕相思子生岭南。树高丈余，白色。其叶似槐，其花似皂荚，其荚

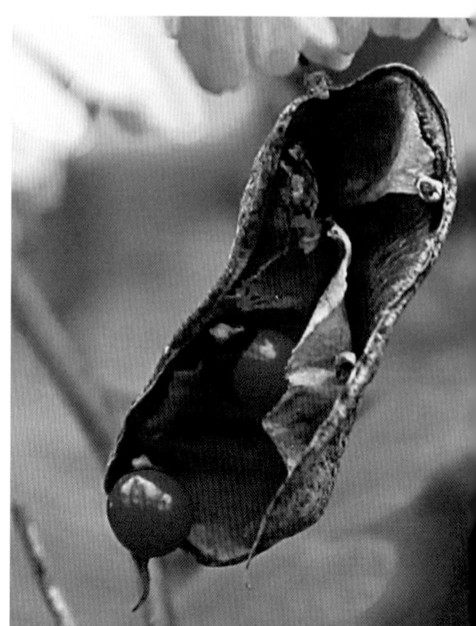

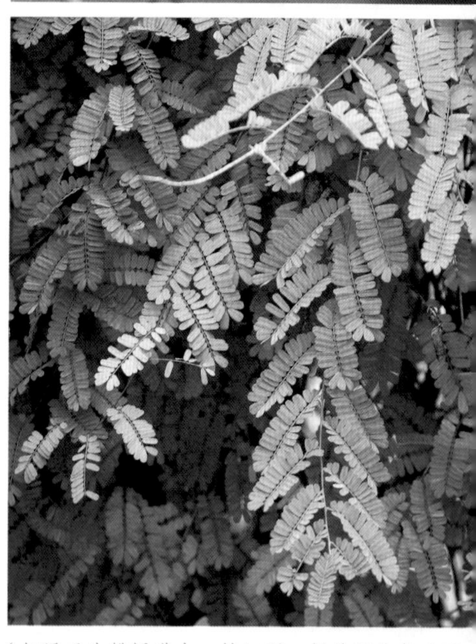

（相思子为攀援灌木。枝细弱。偶数羽状复叶互生。总状花序；花冠淡紫色。荚果黄绿色，菱状长圆形。种子4～6颗，椭圆形，在脐的一端黑色，上端朱红色，有光泽。花期3～5月，果期9～10月。分布于福建、台湾、广东、海南、广西、云南等地。）

似扁豆。其子大如小豆，半截红色，半截黑色，彼人以嵌首饰。

【气味】苦，平，有小毒，吐人。

【主治】通九窍，去心腹邪气，止热闷头痛，风痰瘴疟，杀腹脏及皮肤内一切虫，除蛊毒。取二七枚研服，即当吐出。时珍

石瓜

【集解】〔时珍曰〕石瓜出四川峨眉山中及芒部地方。其树修干，树端挺叶，肥滑如冬青，状似桑。其花浅黄色。结实如缀，长而不圆，壳裂则子见，其形似瓜，其坚如石，煮液黄色。

【气味】苦，平，微毒。

【主治】心痛。煎汁，洗风痹。时珍

（石瓜可能为番木瓜科植物番木瓜。番木瓜为乔木，茎不分枝，有大的叶痕。叶掌状7～9深裂，每一裂片再为羽状分裂。雄花无柄，聚生，草黄色；雌花单生或数朵排成伞房花序，花瓣黄白色。果矩圆形或近球形，熟时橙黄色；果肉厚，黄色，内壁着生多数黑色的种子。花期全年。广东、福建、台湾、广西、云南等地有栽培。）

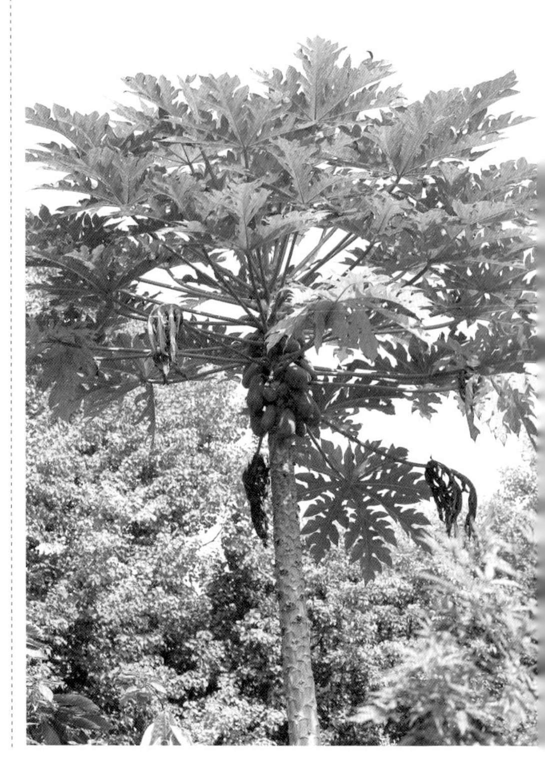

第三十六卷　木部三

木之三　灌木类

桑

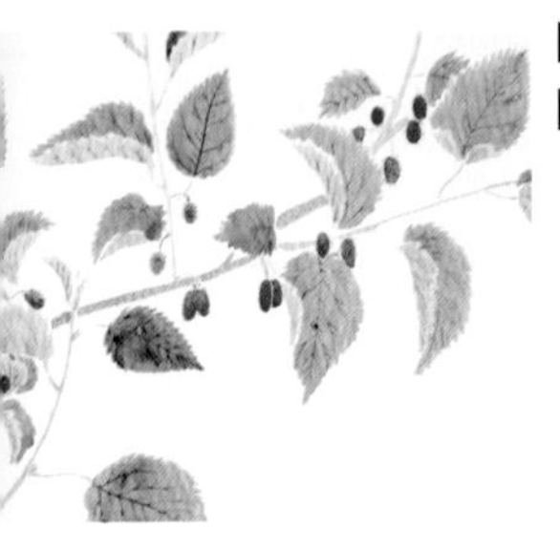

【释名】子名椹。

【集解】〔时珍曰〕桑有数种：有白桑，叶大如掌而厚；鸡桑，叶花而薄；子桑，先椹而后叶；山桑，叶尖而长。以子种者，不若压条而分者。桑生黄衣，谓之金桑。其木必将槁矣。

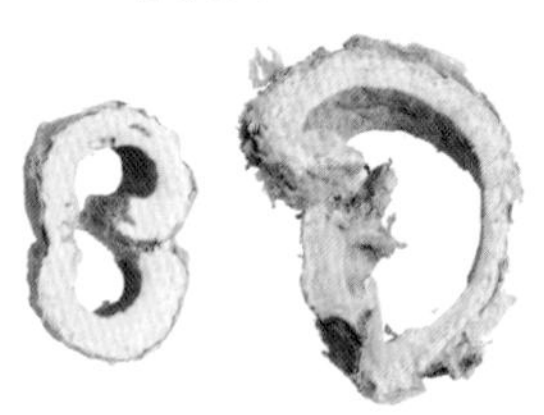

桑根白皮【气味】甘，寒，无毒。**【主治】**伤中，五劳六极，羸瘦，崩中绝脉，补虚益气。《本经》|去肺中水气，唾血热渴，水肿腹满腹胀，利水道，去寸白，可以缝金疮。《别录》|治肺气喘满，虚劳客热头痛，内补不足。甄权|煮汁饮，利五脏。入散用，下一切风气水气。孟诜|调中下气，消痰止渴，开胃下食，杀腹脏虫，止霍乱吐泻。研汁，治小儿天吊惊痫客忤。用傅鹅口疮，大验。《大明》|泻肺，利大小肠，降气散血。时珍**【发明】**〔杲曰〕桑白皮，甘以固元气不足而补虚，辛以泻肺气之有余而止嗽。又云：桑白皮泻肺，然性不纯良，不宜多用。〔时珍曰〕桑白皮长于利小水，乃实则泻其子也。故肺中有水气及肺火有余者宜之。〔颂曰〕桑白皮作线缝金疮肠出，更以热鸡血涂之。**【附方】****咳嗽吐血** 甚者殷鲜。桑根白皮一斤，米泔浸三宿，刮去黄皮，剉细，入糯米四两，焙干为末。每服一钱，米饮下。**消渴尿多** 入地三尺桑根，剥取白皮炙黄黑，剉，以水煮浓汁，随意饮之。亦可入少米。勿用盐。**产后下血** 炙桑白皮，煮水饮之。**血露不绝** 锯截桑根，取屑五指撮，以醇酒服之。日三服。**金刃伤疮** 新桑白皮烧灰，和马粪涂疮上，数易之。亦可煮汁服之。**发槁不泽** 桑根白皮、柏叶各一斤，煎汁沐之即润。**小儿火丹** 桑根白皮煮汁浴之。或为末，羊膏和涂之。**石痈坚硬** 不作脓者，蜀桑白皮阴干为末，烊胶和酒调傅，以软为度。

皮中白汁【主治】小儿口疮白漫，拭净涂之便愈。又涂金刃所伤燥痛，须臾血止，仍以白皮裹之。甚良。苏颂|涂蛇、蜈蚣、蜘蛛伤，有验。取枝烧沥，治大风疮疥，生眉、发。时珍**【附方】****小儿鹅口** 桑皮汁，和胡粉涂之。**小儿唇肿** 桑木汁涂之。即愈。**解百毒气** 桑白汁一合服之，须臾吐利自出。**破伤中风** 桑沥、好酒，对和温服，以醉为度。醒服消风散。

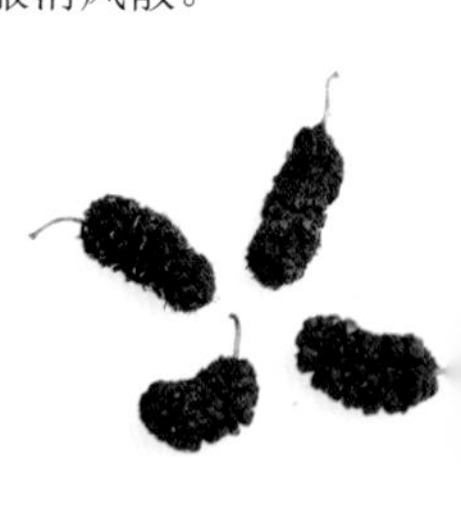

桑椹【主治】单食，止消渴。苏恭|利五脏关节，通血气，久服不饥，安魂镇神，令人聪明，变白不老。多收暴干为末。蜜丸日服。藏器|捣汁饮，解中酒毒。酿酒服，利水气消肿。时珍

【发明】〔时珍曰〕椹有乌、白二种。杨氏《产乳》云：孩子不得与桑椹，令儿心寒。而陆玑《诗疏》云：鸠食桑椹多则醉

伤其性。何耶？《四民月令》云：四月宜饮桑椹酒，能理百种风热，其法用椹汁三斗，重汤煮至一斗半，入白蜜二合，酥油一两，生姜一合，煮令得所，瓶收。每服一合，和酒饮之。亦可以汁熬烧酒，藏之经年，味力愈佳。史言魏武帝军乏食，得干椹以济饥。金末大荒，民皆食椹，获活者不可胜计，则椹之干湿皆可救荒，平时不可不收采也。【附方】**水肿胀满** 水不下则满溢。水下则虚竭还胀，十无一活，宜用桑椹酒治之。桑心皮切，以水二半，煮汁一斗，入桑椹再煮，取五升，以糯饭五升，酿酒饮。

叶【气味】苦、甘，寒，有小毒。【主治】除寒热，出汗。《本经》|汁：解蜈蚣毒。《别录》|煎浓汁服，能除脚气水肿，利大小肠。苏恭|炙熟煎饮，代茶止渴。孟诜|煎饮。利五脏，通关节，下气。嫩叶煎酒服，治一切风。蒸熟捣，罯风痛出汗，并扑损瘀血。挼烂，涂蛇、虫伤。《大明》|研汁，治金疮及小儿吻疮。煎汁服，止霍乱腹痛吐下，亦可以干叶煮之。鸡桑叶：煮汁熬膏服，去老风及宿血。藏器|治劳热咳嗽，明目长发。时珍【发明】〔震亨曰〕经霜桑叶研末，米饮服，止盗汗。〔时珍曰〕桑叶乃手、足阳明之药，汁煎代茗，能止消渴。【附方】**盲洗法** 昔武胜军宋促孚患此二十年，用此法，二年目明如故。新研青桑叶阴干，逐月按日就地上烧存性，每以一合，于瓷器内煎减二分，倾出澄清，温热洗目，至百度，屡试有验。**风眼下泪** 腊月不落桑叶煎汤，日日温洗。或入芒消。**赤眼涩痛** 桑叶为末，纸卷烧烟熏鼻取效。**头发不长** 桑叶、麻叶煮泔水沐之。七次可长数尺。**吐血不止** 晚桑叶焙研。凉茶服三钱。只一服止。后用补肝肺药。**肺毒风疮** 状如大风。绿云散：用好桑叶净洗，蒸熟一宿，日干为末。水调二钱匕服。**痈口不敛** 经霜黄桑叶为末。傅之。**汤火伤疮** 经霜桑叶烧存性，为末。油和傅之。三日愈。**手足麻木** 不知痛痒。霜降后桑叶煎汤，频洗。

枝【气味】苦，平。【主治】遍体风痒干燥，水气脚气风气，四肢拘挛，中气眼运，肺气咳嗽，消食利小便，久服轻身，聪明耳目，令人光泽。疗口干及痈疽后渴，用嫩条细切一升，熬香煎饮，亦无禁忌。久服，终身不患偏风。苏颂【发明】〔颂曰〕桑枝不冷不热，可以常服。抱朴子言：《仙经》云，一切仙药，不得桑煎不服。〔时珍曰〕煎药用桑者，取其能利关节，除风寒湿痹诸痛也。【附方】**服食变白** 久服通血气，利五脏。鸡桑嫩枝，阴干为末。蜜和作丸。每日酒服六十丸。**水气脚气** 桑条二两炒香，以水一升，煎二合，每日空心服之，亦无禁忌。**风热臂痛** 桑枝一小升切炒，水三升，煎二升，一日

（桑为落叶灌木或小乔木。树皮灰白色，有条状浅裂。单叶互生，叶片卵形或宽卵形，边缘有粗锯齿或圆齿，有时有不规则的分裂。穗状葇荑花序，花黄绿色。聚合果腋生，肉质，椭圆形，深紫色或黑色。花期4～5月，果期5～6月。我国各地大都有野生或栽培。）

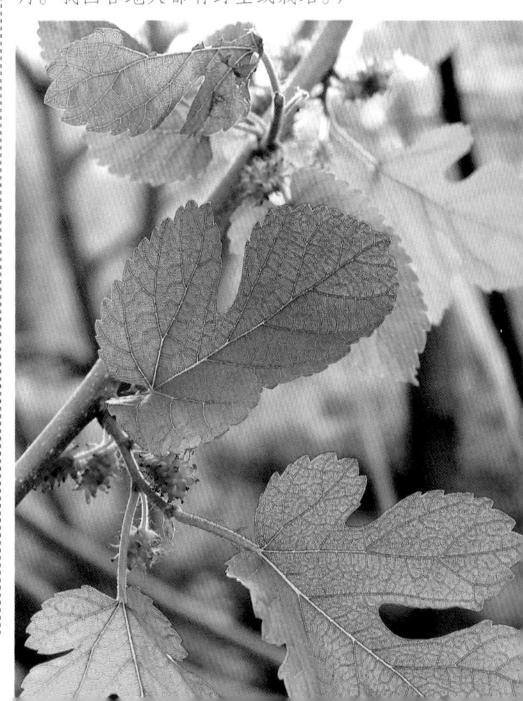

服尽。许叔微云：常病臂痛，诸药不效，服此数剂寻愈。**紫白癜风** 桑枝十斤，益母草三斤，水五斗，漫煮至五斤，去滓再煎成膏，每卧时温酒调服半合，以愈为度。

桑柴灰【气味】辛，寒，有小寒。【主治】蒸淋取汁为煎，与冬灰等分，同灭痣疵黑子，蚀恶肉。煮小豆食，大下水胀。傅金疮，止血生肌。苏恭|桑霜：治噎食积块。时珍【附方】**目赤肿痛** 桑灰一两，黄连半两，为末。每以一钱泡汤，澄清洗之。**洗青盲眼** 用桑柴灰一合，煎汤沃之。于瓷器中，澄取极清，稍热洗之。如冷即重汤顿温。不住手洗。久久视物如鹰鹘也。一法以桑灰、童子小便和作丸。每用一丸，泡汤澄洗。**身面水肿** 坐卧不得。取东引花桑枝，烧灰淋汁，煮赤小豆。每饥即饱食之，不得吃汤饮。**白癜驳风** 桑柴灰二斗，甑内蒸之，取釜内热汤洗。不过五六度瘥。**大风恶疾** 眉发脱落，以桑柴灰汤淋取汁，洗头面，以大豆水研浆，解释灰味，弥佳。次用熟水，入绿豆面濯之。三日一洗头，一日一洗面。不过十度良。**头风白屑** 桑灰淋汁沐之，神良。

柘

【集解】〔时珍曰〕处处山中有之。喜丛生，干疏而直，叶丰而厚，团而有尖。其叶饲蚕，取丝作琴瑟，清响胜常。

木白皮【气味】甘，温，无毒。【主治】妇人崩中血结，疟疾。《大明》|煮汁酿酒服，主风虚耳聋，补劳损虚羸，腰肾冷，梦与人交接泄精者。藏器

【发明】〔时珍曰〕柘能通肾气，故《圣惠方》治耳鸣耳聋一二十年者，有柘根酒，用柘根二十斤，菖蒲五斗，各以水一石，煮取汁五斗。故铁二十斤煅赤，以水五斗浸取清。合水一石五斗，用米二石，麹二斗，如常酿酒成。用真慈石三斤为末，浸酒中三宿，日夜饮之。取小醉而眠。闻人声乃止。

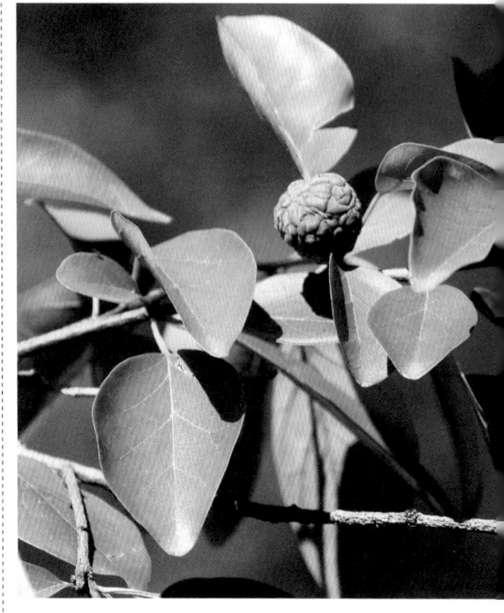

（柘为桑科植物柘树。柘树为落叶灌木或小乔木。小枝具坚硬棘刺。单叶互生，叶片近革质，卵圆形或倒卵形，全缘或3裂。球形头状花序。聚花果球形，橘红色或橙黄色，表面呈微皱缩。花期5～6月，果期9～10月。分布于华东、中南、西南及河北、陕西、甘肃等地。）

【附方】**洗目令明** 柘木煎汤，按日温洗。自寅至亥乃止，无不效者。**小儿鹅口** 重舌。柘根五斤剉，水五升，煮二升，去滓，煎取五合，频涂之。无根，弓材亦可。

奴柘

【集解】〔藏器曰〕生江南山野。似柘，节有刺，冬不凋。〔时珍曰〕此树似柘而小，有刺。叶亦如柞叶而小，可饲蚕。

刺【气味】苦，小温，无毒。【主治】老妇血瘕，男子痃癖闷痞。取刺和三棱草、马鞭草作煎，如稠糖。病在心，食后；在脐，空心服。当下恶物。藏器

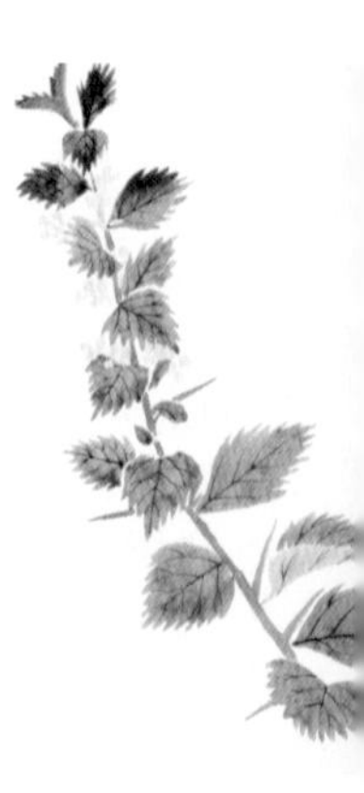

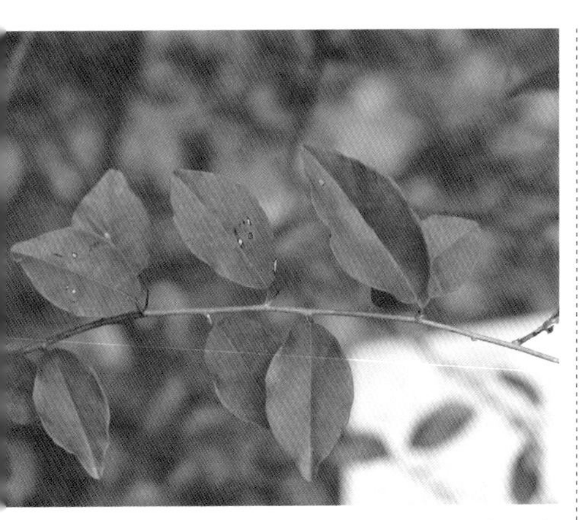

（奴柘为桑科植物构棘。构棘为常绿灌木，高2～4m。直立或攀援状；枝灰褐色，光滑，皮孔散生，具直立或略弯的棘刺。单叶互生；叶片革质，倒卵状椭圆形、椭圆形或长椭圆形，全缘。球状花序单个或成对腋生。聚花果球形，肉质，熟时橙红色。花期4～5月，果期9～10月。分布于安徽、浙江、江西、福建、湖北、湖南、广东、海南、广西、四川、贵州、云南等地。）

楮

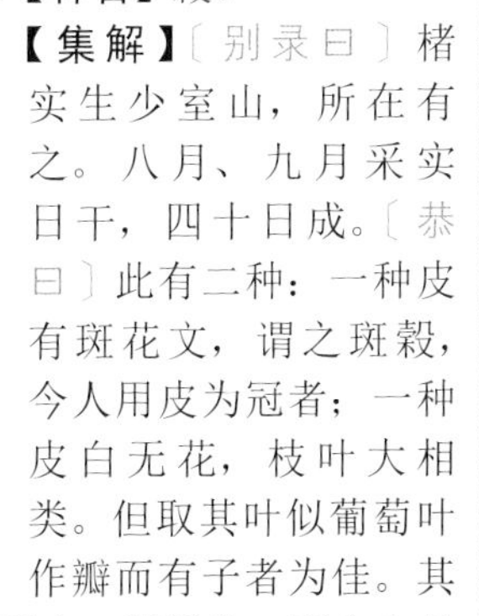

【释名】榖。

【集解】〔别录曰〕楮实生少室山，所在有之。八月、九月采实日干，四十日成。〔恭曰〕此有二种：一种皮有斑花文，谓之斑榖，今人用皮为冠者；一种皮白无花，枝叶大相类。但取其叶似葡萄叶作瓣而有子者为佳。其实初夏生，大如弹丸，青绿色，至六七月渐深红色，乃成熟。八九月采，水浸去皮、穰，取中子。〔时珍曰〕按许慎《说文》言楮、榖乃一种也。不必分别，惟辨雌雄耳。雄者皮斑而叶无桠叉，三月开花成长穗，如柳花状，不结实，歉年人采花食之。雌者皮白而叶有桠叉，亦开碎花。结实如杨梅，半熟时水澡去子，蜜煎作果食。二种树并易生，叶多涩毛。南人剥皮捣煮造纸，亦缉练为布，不坚易朽。

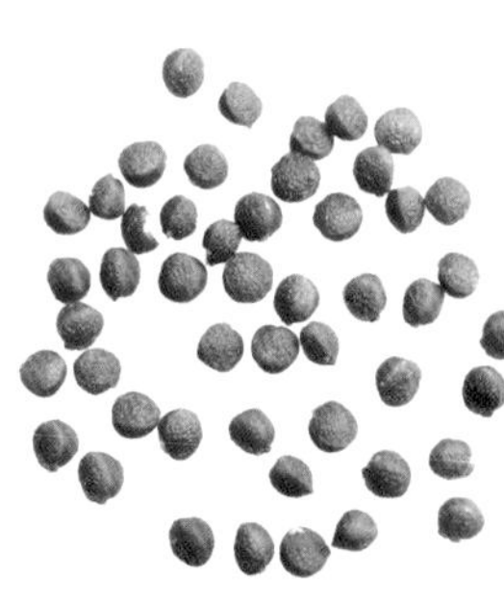

楮实【气味】甘，寒，无毒。【主治】阴痿水肿，益气充肌明目。久服，不饥不老，轻身。《别录》|壮筋骨，助阳气，虚劳，健腰膝，益颜色。《大明》【发明】〔颂曰〕仙方单服，其实正赤时，收子阴干，筛末，水服二钱匕，益久乃佳。抱朴子云：楮木实赤者服之，老者成少。令人彻视见鬼神。道士梁须年七十，服之更少壮，到百四十岁，能行及走马。【附方】**水气蛊胀** 楮实

（楮为桑科植物构树。构树为落叶乔木。单叶互生，叶片卵形，不分裂或3～5深裂，边缘锯齿状。雄花为腋生葇荑花序，下垂；雌花为球形头状花序。聚花果肉质，成球形，橙红色。花期5月，果期9月。全国大部分地区有分布。）

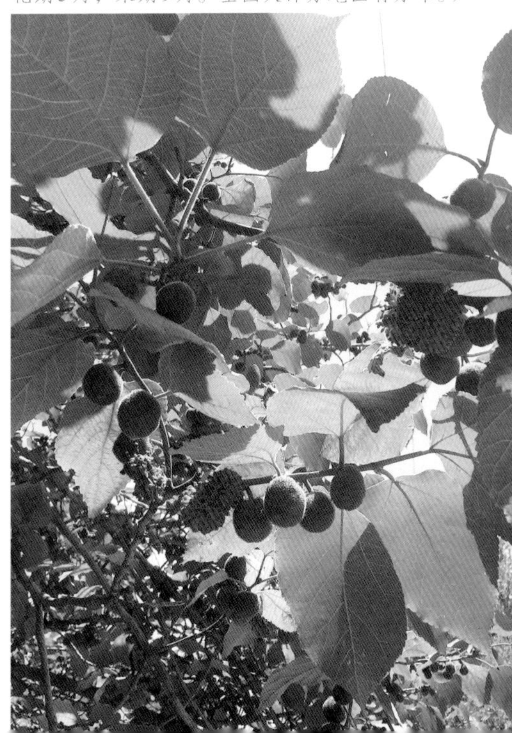

子丸，以洁净府。用楮实子一斗，水二斗，熬成膏，茯苓三两，白丁香一两半，为末，以膏和丸梧子大。从少至多，服至小便清利，胀减为度。后服治中汤养之。忌甘苦峻补及发动之物。**肝热生翳** 楮实子研细，食后蜜汤服一钱，日再服。**喉痹喉风** 五月五日，或六月六日、七月七日，采楮桃阴干。每用一个为末。井华水服之。重者以两个。**目昏难视** 楮桃、荆芥穗各五百枚，为末，炼蜜丸弹子大。食后嚼一丸，薄荷汤送下，一日三服。

叶【气味】甘，凉，无毒。【主治】小儿身热，食不生肌。可作浴汤。又主恶疮生肉。《别录》|治刺风身痒。《大明》|治鼻衄数升不断者，捣汁三升，再三服之，良久即止。嫩芽茹之。去四肢风痹，赤白下痢。苏颂|炒研搜面作馎饦食之。主水痢。甄权|利小便，去风湿肿胀，白浊疝气癣疮。时珍【附方】**老少瘴痢** 日夜百余度者。取干楮叶三两熬，捣为末，每服方寸匕，乌梅汤下。日再服。取羊肉裹末，纳肛中，利出即止。**脱肛不收** 五花构叶阴干为末。每服二钱，米饮调下。兼涂肠头。**小便白浊** 构叶为末，蒸饼丸梧子大。每服三十丸，白汤下。**通身水肿** 楮枝叶煎汁如饧，空腹服一匕，日三服。**虚肥面肿** 积年气上如水病，但脚不肿，用榖楮叶八两，以水一斗，煮取六升，去滓，纳米煮粥，常食勿绝。**卒风不语** 榖枝叶剉细，酒煮沫出，随多少，日匕饮之。**吐血鼻血** 楮叶捣汁一二升，旋旋温饮之。**一切眼翳** 三月收榖木软叶，晒干为末，入麝香少许，每以黍米大注眦内，其翳自落。**疝气入囊** 五月五日采榖树叶，阴干为末。每服一二匙，空心温酒下。**癣疮湿痒** 楮叶捣傅。**痔瘘肿痛** 楮叶半斤，捣烂封之。

枝茎【主治】隐疹痒，煮汤洗浴。《别录》|捣浓汁饮半升，治小便不通。时珍【附方】**头风白屑** 楮木作枕，六十日一易新者。**暴赤眼痛** 碜涩者，嫩楮枝去叶放地，火烧，以碗覆之。一日取灰泡汤，澄清温洗。

树白皮【气味】甘，平，无毒。【主治】逐水，利小便，《别录》|治水肿气满。甄权|喉痹。吴普|煮汁酿酒饮，治水肿入腹，短气咳嗽。为散服，治下血血崩。时珍【附方】**血痢血崩** 楮树皮、荆芥等分，为末。冷醋调服一钱，血崩以煎匕服，神效不可具述。**风水肿浮** 一身尽浮。楮气散：用楮白皮、猪苓、木通各二钱，桑白皮三钱，陈橘皮一钱，生姜三片，水二钟煎服。日一剂。**膀胱石水** 四肢瘦削，小腹胀满，构根白皮、桑根白皮各二升，白术四两，黑大豆五升，流水一斗，煮四升，入清酒二升，再煮至三升，日再一匕服之。**目中翳膜** 楮白皮暴干，作一绳子如钗股大，烧灰细研。每点少许，日三五次，瘥乃止。

皮间白汁【气味】甘，平，无毒。【主治】疗癣。《别录》|傅蛇、虫、蜂、蝎、犬咬。《大明》

【附方】**天行病后** 胀满两胁刺胀，脐下如水肿，以构树枝汁，随意服之。小便利即消。

枳

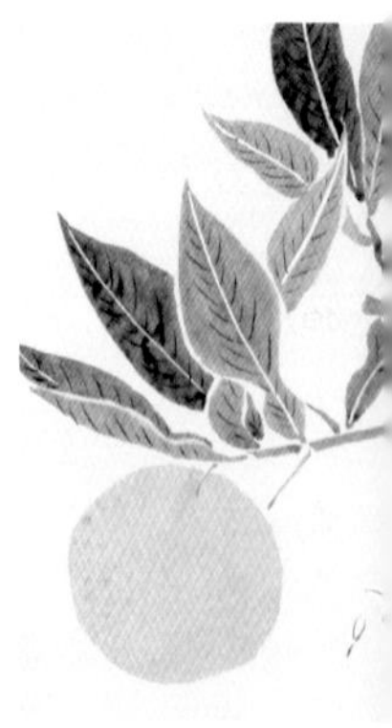

【释名】子名枳实，枳壳。〔时珍曰〕枳乃木名。从枳，谐声也。实乃其子，故曰枳实。后人因小者性速，又呼老者为枳壳。生则皮厚而实，熟则壳薄而虚。

【集解】〔志曰〕枳壳生商州川谷。〔颂曰〕今洛西、江湖州郡皆有之，以商州者为佳。木如橘而小，高五七尺。叶如橙，多刺。春生白花，至秋成实。七月、八月采者为实，九月、十月采者为壳。今医家以皮厚而小者为枳实，完大者为枳壳，皆以翻肚如盆口状、陈久者为胜。近道所出者，俗呼臭橘，不堪用。

【修治】〔弘景曰〕枳实采，破令干，除核，微炙令干用。以陈者为良，俗方多用，道家不须。

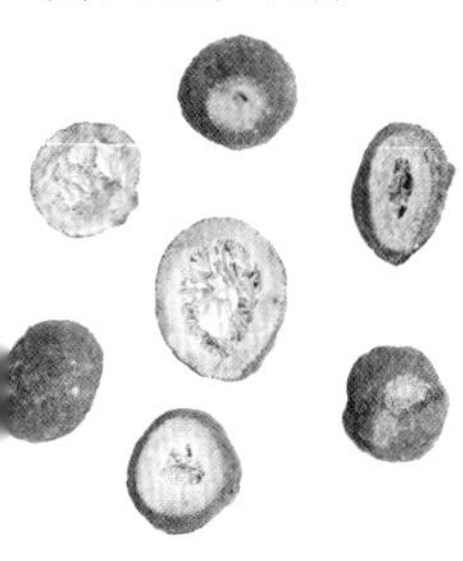

枳实【气味】苦，寒，无毒。【主治】大风在皮肤中，如麻豆苦痒，除寒热结，止痢，长肌肉，利五脏，益气轻身。《本经》|除胸胁痰癖，逐停水，破结实，消胀满，心下急痞痛逆气，胁风痛，安胃气，止溏泄，明目。《别录》|解伤寒结胸，主上气喘咳，肾内伤冷，阴痿而有气，加而用之。甄权|消食，散败血，破积坚，去胃中湿热。元素【发明】〔震亨曰〕枳实泻痰，能冲墙倒壁，滑窍破气之药也。〔元素曰〕心下痞及宿食不消，并宜枳实、黄连。

【附方】**卒胸痹痛** 枳实捣末。汤服方寸匕，日三夜一。**产后腹痛** 枳实麸炒、芍药酒炒各二钱，水一盏煎服。亦可为末服。**奔豚气痛** 枳实炙为末。饮下方寸匕，日三、夜一。**妇人阴肿** 坚痛。枳实半斤碎炒，帛裹熨之，冷即易。**大便不通** 枳实、皂荚等分，为末，饭丸，米饮下。**肠风下血** 枳实半斤麸炒，黄芪半斤，为末。米饮非时服二钱匕。糊丸亦可。**小儿头疮** 枳实烧灰，猪脂调涂。

枳壳【气味】苦、酸，微寒，无毒。【主治】风痹麻痹，通利关节，劳气咳嗽，背膊闷倦，散留结胸膈痰滞，逐水，消胀满大肠风，安胃，止风痛。《开宝》|遍身风疹，肌中如麻豆恶疮，肠风痔疾，心腹结气，两胁胀虚，关膈壅塞。甄权|健脾开胃，调五脏，下气，止呕逆，消痰，治反胃霍乱泻痢，消食，破癥结痃癖五膈气，及肺气水肿，利大小肠，除风明目。炙热，熨痔肿。《大明》|泄肺气，除胸痞。元素|治里急后重。时珍【发明】〔杲曰〕气血弱者不可服，以其损气也。【附方】**伤寒呃噫** 枳壳半两，木香一钱，为末。每白汤服一钱，未知再服。**老幼腹胀** 血气凝滞，用此宽肠顺气，名四炒丸。商州枳壳厚而绿背者，去穰，四两，分作四分：一两用苍术一两同炒，一两用萝卜子一两同炒，一两用干漆一两同炒，一两用茴香一两同炒黄。去四味，只取枳壳为末。以四味煎汁煮面糊，和丸梧子大。每食后，米饮下五十丸。**消积顺气** 治五积六聚，不拘男妇老小，但是气积，并皆治之。乃仙传方也。枳壳三斤去穰，每个入巴豆仁一个，合定扎煮，慢火水煮一日。汤减再加热汤，勿用冷水。待时足汁尽，去巴豆，切片晒干勿炒，为末。醋煮面糊丸梧子

（枳为芸香科植物酸橙。酸橙为常绿小乔木。枝三棱形，有长刺。单叶互生；叶柄有狭长形或狭长倒心形的叶翼；叶片革质，全缘或微波状。花单生或数朵簇生，花瓣5，白色，长圆形。柑果近球形，熟时橙黄色，味酸。花期4～5月，果期6～11月。我国长江流域及其以南各省区均有栽培。）

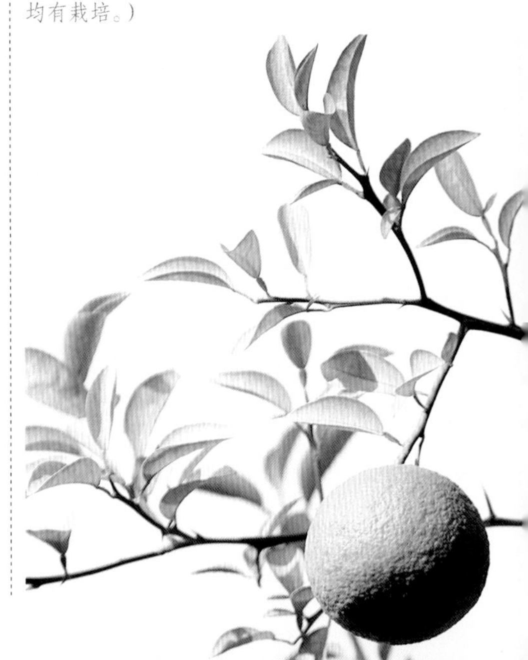

大。每服三四十丸，随病汤使。**顺气止痢** 枳壳炒二两四钱。甘草六钱，为末。每沸汤服二钱。**肠风下血** 不拘远年近日。《简便方》用枳壳一两，黄连五钱，水一钟，煎半钟，空心服。**痔疮肿痛**《必效方》用枳壳煨熟熨之，七枚立定。《本事方》用枳壳末入瓶中，水煎百沸，先熏后洗。**小儿惊风** 不惊丸：枳壳去穰麸炒、淡豆豉等分，为末。每服一字，甚者半钱。急惊，薄荷自然汁下。慢惊，荆芥汤入酒三五点下。日三服。**牙齿疼痛** 枳壳酒含漱。**风疹作痒** 枳壳三两，麸炒为末。每服二钱，水一盏，煎六分，去滓温服。仍以汁涂。**利气明目** 枳壳麸炒一两为末，点汤代茶。

枸橘

【释名】臭橘。

【集解】〔时珍曰〕枸橘处处有之，树、叶并与橘同，但干多刺。三月开白花，青蕊不香。结实大如弹丸，形如枳实而壳薄，不香。人家多收种为藩蓠，亦或收小实，伪充枳实及青橘皮售之，不可不辨。

叶**【气味】**辛，温，无毒。

【主治】下痢脓血后重，同萆薢等分炒存性研，每茶调二钱服。又治喉瘘，消肿导毒。时珍

【附方】咽喉怪证 咽喉生疮，层层如迭，不痛，日久有窍出臭气，废饮食。用臭橘叶煎汤连服。必愈。

橘核**【主治】**肠风下血不止。同樗根白皮等分炒研，每服一钱，皂荚子煎汤调服。时珍**【附方】白疹瘙痒** 遍身者。小枸橘细切，麦麸炒黄为末。每服二钱，酒浸少时，饮酒，初以枸橘煎汤洗患处。

树皮**【主治】**中风强直，不得屈伸。细切一升，酒二升，浸一宿。每日温服半升。酒尽再作。时珍

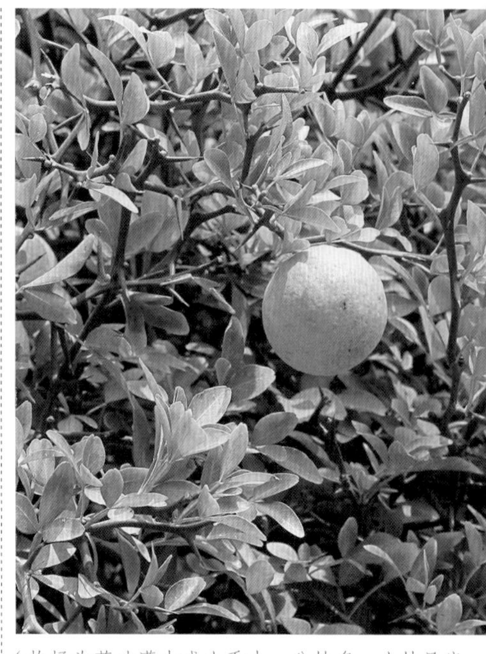

（枸橘为落叶灌木或小乔木。分枝多，小枝呈扁压状。茎枝具腋生粗大的棘刺。三出复叶互生。花白色，花瓣5，倒卵状匙形。柑果球形，熟时橙黄色。花期4～5月，果期7～10月。陕西、甘肃、河北、山东、江苏、安徽、浙江、江西、福建、台湾、河南、湖北、湖南、广东、广西、四川、贵州、云南等地均有栽培。）

卮子

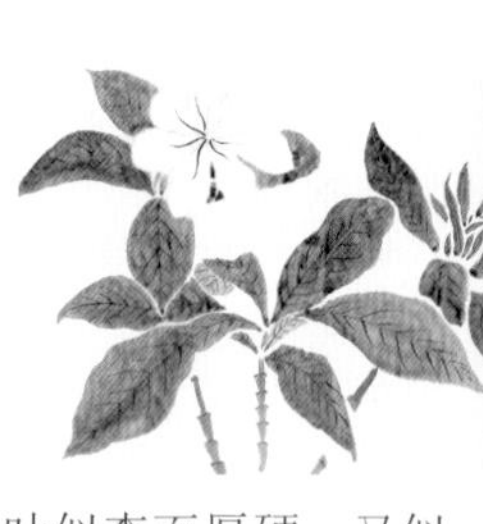

【释名】木丹、越桃、鲜支。花名薝蔔。〔时珍曰〕卮，酒器也。卮子象之，故名。俗作栀。

【集解】〔颂曰〕今南方及西蜀州郡皆有之。木高七八尺。叶似李而厚硬，又似樗蒲子。二三月生白花，花皆六出。甚芬香，俗说即西域薝蔔也。夏秋结实如诃子状，生青熟黄，中仁深红。〔时珍曰〕卮子叶如兔耳，厚而深绿，春荣秋瘁。入夏开花，大如酒杯，白瓣黄蕊，随即结实，

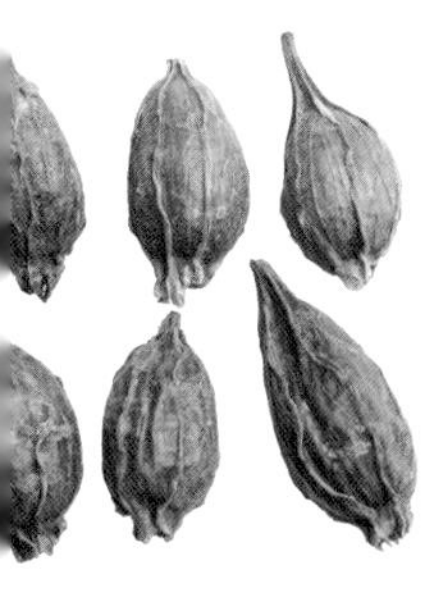

薄皮细子有须，霜后收之。蜀中有红卮子，花烂红色，其实染物则赭红色。

【气味】苦、寒，无毒。

【主治】五内邪气，胃中热气，面赤酒疱皶鼻，白癞赤癞疮疡。《本经》|疗目赤热痛，胸心大小肠大热，心中烦闷，《别录》|去热毒风，除时疾热，解五种黄病，利五淋，通小便，解消渴，明目。主中恶，杀䗪虫毒。甄权|解玉支毒。弘景|羊踯躅也。主喑哑，紫癜风。孟诜|治心烦懊侬不得眠，脐下血滞而小便不利。元素|泻三焦火，清胃脘血，治热厥心痛，解热郁，行结气。震亨|治吐血衄血，血痢下血血淋，损伤瘀血，及伤寒劳复，热厥头痛，疝气，汤火伤。时珍

【发明】〔震亨曰〕卮子泻三焦之火，及痞块中火邪，最清胃脘之血。其性屈曲下行，能降火从小便中泄去。〔杲曰〕仲景以卮子色赤味苦，入心而治烦；香豉色黑味咸，入肾而治躁。〔颂曰〕张仲景及古今名医治发黄，皆用卮子、茵陈、甘草、香豉四物作汤饮。又治大病后劳复，皆用栀子、鼠矢等汤，利小便而愈。其方极多，不可悉载。

【附方】**鼻中衄血** 山卮子烧灰吹之。屡用有效。**小便不通** 卮子仁十四个，独头蒜一个，沧盐少许，捣贴脐及囊，良久即通。**血淋涩痛** 生山卮子末、滑石等分，葱汤下。**下利鲜血** 卮子烧灰。水服一钱匕。**热毒血痢** 卮子十四枚，去皮捣末，蜜丸梧子大。每服三丸，日三服，大效。亦可水煎服。**临产下痢** 卮子烧研，空心热酒服一匙，甚者不过五服。**热水肿疾** 山卮子仁炒研，米饮服三钱。若上焦热者，连壳用。**霍乱转筋** 心腹胀满，未得吐下。卮子二七枚烧研，熟酒服之立愈。**胃脘火痛** 大山卮子七枚或九枚炒焦，水一盏，煎七分，入生姜汁饮之，立止。复发者，必不效。用玄明粉一钱服，立止。**热病食复** 及交接后发动欲死，不能语。卮子三十枚，水三升，煎一升服，令微汗。**小儿狂躁** 蓄热在下，身热狂躁，昏迷不食。卮子仁七枚，豆豉五钱，水一盏，煎七分，服之。或吐或不吐，立效。**赤眼肠秘** 山卮子七个，钻孔煨熟，水一升，煎半升，去滓，入大黄末三钱，温服。**风痰头痛** 不可忍。卮子末和蜜，浓傅舌上，吐即止。**火焰丹毒** 卮子捣，和水涂之。**眉中练癣** 卮子烧研，和油傅之。**折伤肿痛** 卮子、白面同捣，涂之甚效。**汤烫火烧** 卮子末和鸡子清，厚扫之。

（卮子为茜草科植物栀子。栀子为常绿灌木。单叶对生或三叶轮生，全缘。花单生，大形，极香；花冠高脚碟状，白色，后变乳黄色，裂片5或更多，倒卵状长圆形。果实深黄色，倒卵形或长椭圆形，有5～9条翅状纵棱。花期5～7月，果期8～11月。分布于中南、西南及江苏、安徽、浙江、江西、福建、台湾等地。）

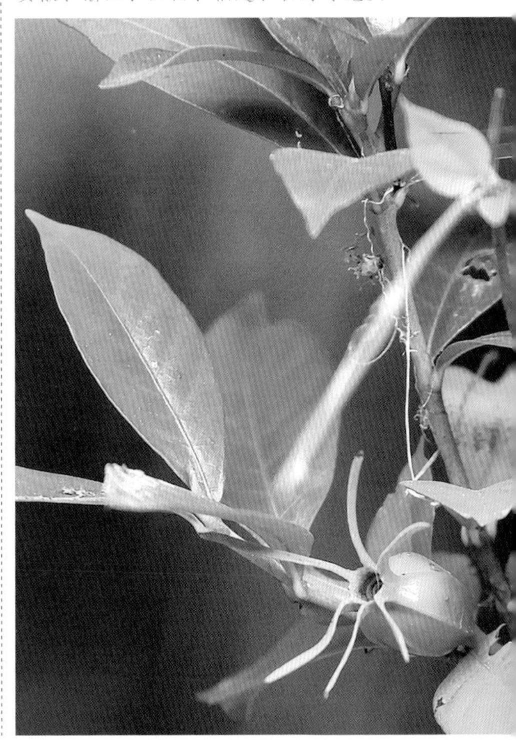

酸枣

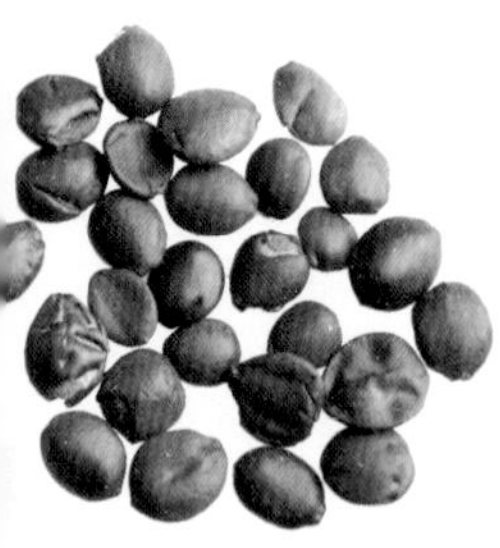

【释名】樲、山枣。

【集解】〔藏器曰〕惟嵩阳子云：余家于滑台。今酸枣县，即滑之属邑也。其树高数丈，径围一二尺，木理极细，坚而且重，可为车轴及匙、箸等。其树皮亦细而硬，文似蛇鳞。其枣圆小而味酸，其核微圆而仁稍长，色赤如丹。此医之所重，居人不易得。今市人卖者，皆棘子也。又云：山枣树如棘，其子如生枣，其核如骨，其肉酸滑好食，山人以当果。

（酸枣为落叶灌木。枝上有两种刺，一种为针形刺，长约2cm，一种为反曲刺，长约5mm。叶互生，边缘有细锯齿，主脉3条。花2～3朵簇生叶腋，小形，黄绿色；花瓣小，5片。核果近球形，熟时暗红色。花期4～5月，果期9～10月。分布于辽宁、内蒙古、河北、河南、山东、山西、陕西、甘肃、安徽、江苏等地。）

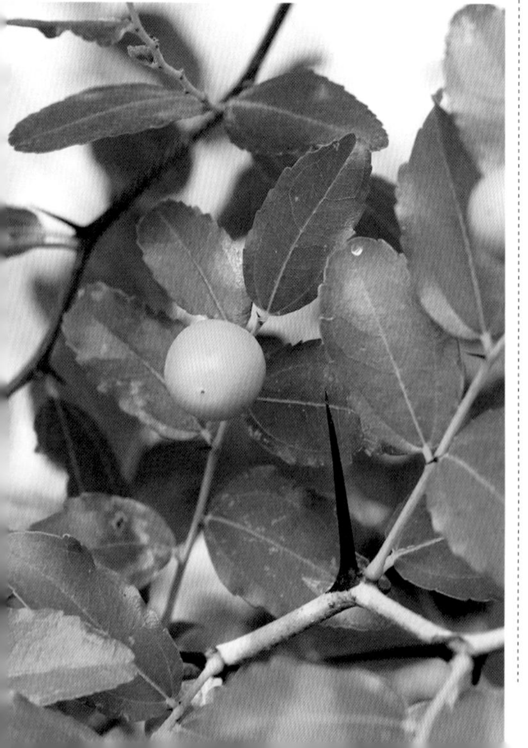

酸枣【气味】酸，平，无毒。【主治】心腹寒热，邪结气聚，四肢酸痛湿痹。久服，安五脏，轻身延年。《本经》|烦心不得眠，脐上下痛，血转久泄，虚汗烦渴，补中，益肝气，坚筋骨，助阴气，能令人肥健。《别录》|筋骨风，炒仁研汤服。甄权

【发明】〔恭曰〕《本经》用实疗不得眠，不言用仁，今方皆用仁。补中益肝，坚筋骨，助阴气，皆酸枣仁之功也。〔时珍曰〕酸枣实味酸性收，故主肝病，寒热结气，酸痹久泄，脐下满痛之证。其仁甘而润，故熟用疗胆虚不得眠、烦渴虚汗之证。生用疗胆热好眠，皆足厥阴、少阳药也。

【附方】**胆风沉睡** 胆风毒气，虚实不调，昏沉多睡，用酸枣仁一两，生用，金挺蜡茶二两，以生姜汁涂，炙微焦，为散。每服二钱，水七分，煎六分，温服。**胆虚不眠** 心多惊悸。用酸枣仁一两炒香，捣为散。每服二钱，竹叶汤调下。**振悸不眠**《胡洽方》酸枣仁汤：用酸枣仁二升，茯苓、白术、人参、甘草各二两，生姜六两，水八升，煮三升，分服。**虚烦不眠**《深师方》酸枣仁汤：用酸枣仁二升，蝭母、干姜、茯苓、芎䓖各二两，甘草炙一两，以水一斗，先煮枣仁，减三升，乃同煮取三升，分服。**骨蒸不眠** 心烦。用酸枣仁一两，水二盏研绞取汁，下粳米二合煮粥，候熟，下地黄汁一合再煮，匀食。

蕤核

【释名】白桵。

【集解】〔弘景曰〕今出彭城。大如乌豆，形圆而扁，有文理，状似胡桃核。〔保升曰〕今出雍州。树生，叶细似枸杞而狭长，花白。子附茎生，紫赤色，大如五味子。茎多细刺。五月、六月熟。采实日干。

仁【气味】甘，温，无毒。【主治】心腹邪热结气，明目，目赤痛伤泪出，目肿眦烂。久服，轻身益气不饥。《本经》|强志，

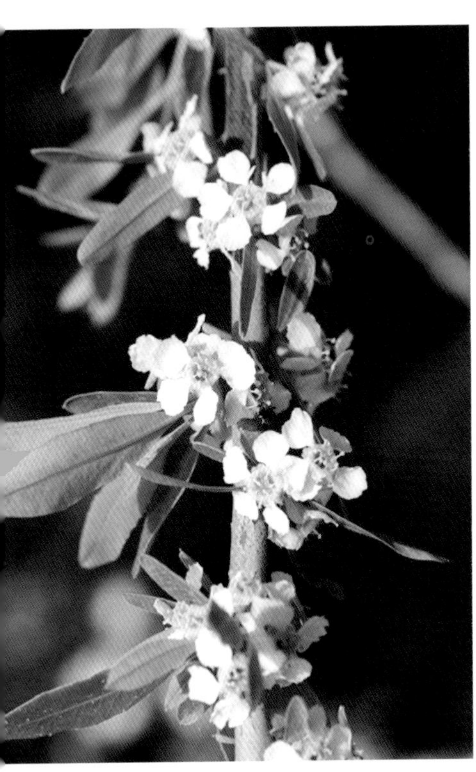

（蕤核为灌木。树皮红褐色或棕褐色，幼枝灰绿色或灰褐色，具较细短刺或叶腋有短刺。单叶互生，在短枝上呈簇生状，具短柄；叶片狭长椭圆形至条状披针形，边缘有细锯齿或近基部全缘。花单生或3朵簇生；花瓣5，白色。核果球形，熟时紫黑色；核扁卵形，有网状花纹。花期4～5月，果期8～9月。分布于山西、内蒙古、陕西、甘肃、河南、四川等地。）

明耳目。吴普|破心下结痰痞气，齆鼻。《别录》|治鼻衄。甄权|生治足睡，熟治不眠。藏器

【发明】〔颂曰〕按刘禹锡《传信方》所着治眼法最奇。云：眼风痒，或生翳，或赤眦，一切皆主之。宣州黄连末、蕤核仁去皮研膏，等分和匀，取无虫干枣二枚，割下头，去核，以二物填满，却以割下头合定，用少薄绵裹之，以大茶碗盛，于银器中，文武火煎取一鸡子大，以绵滤罐收，点眼万万不失。

【附方】**百点膏** 治一切眼疾。蕤仁去油三钱，甘草、防风各六钱，黄连五钱，以三味熬取浓汁，次下蕤仁膏，日点。**拔云膏** 取下翳膜。蕤仁去油五分，青盐一分，猪胰子五钱，共捣二千下如泥，罐收，点之。又方：蕤仁一两去油，入白蓬砂一钱，麝香二分，研匀收之。去翳，妙不可言。

山茱萸

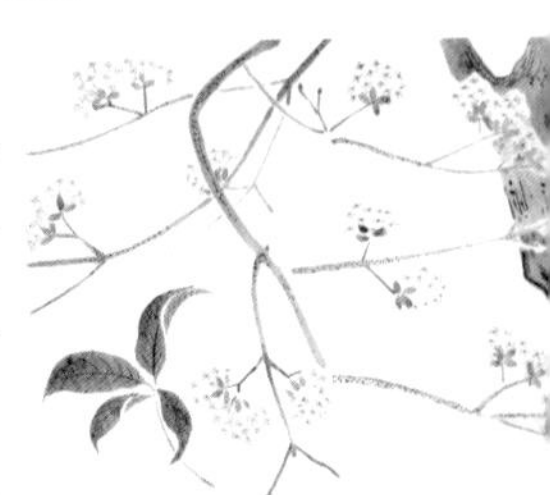

【释名】蜀酸枣、肉枣、魃实、鸡足、鼠矢。〔宗奭曰〕山茱萸与吴茱萸甚不相类，治疗大不同，未审何缘命此名也？

【集解】〔弘景曰〕出近道诸山中大树。子初熟未干，赤色，如胡颓子，亦可啖；既干，皮甚薄，当合核用也。〔颂曰〕今海州、兖州亦有之。木高丈余，叶似榆，花白色。

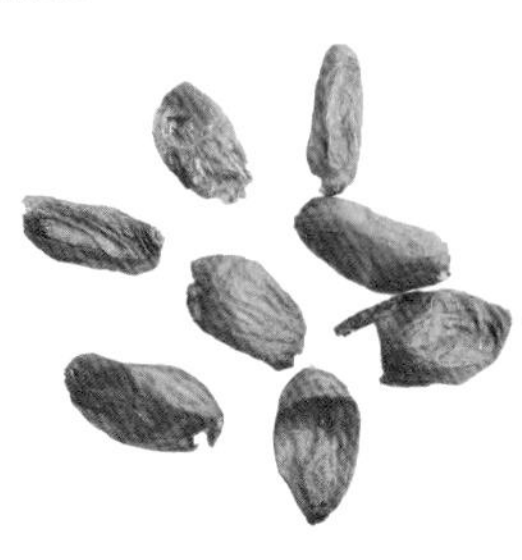

实【修治】〔敩曰〕凡使以酒润，去核取皮，一斤只取四两已来，缓火熬干方用。能壮元气，秘精。其核能滑精，不可服。

【气味】酸，平，无毒。【主治】心下邪气寒热，温中，逐寒湿痹，去三虫。久服轻身。《本经》|肠胃风邪，寒热疝瘕，头风风气去来，鼻塞目黄，耳聋面疱，下气出汗，强阴益精，安五脏，通九窍，止小便利。久服，明目强力长年。《别录》|治脑骨痛，疗耳鸣，补肾气，兴阳道，坚阴茎，添精髓，止老人尿不节，治面上疮，能发汗，止月水不定，甄权|暖腰膝，助水脏，除一切风，逐一切气，破癥结，治酒齄。《大明》|温肝。元素

【发明】〔好古曰〕滑则气脱，涩剂所以收之。山茱萸止小便利，秘精气，取其味酸涩以收滑也。

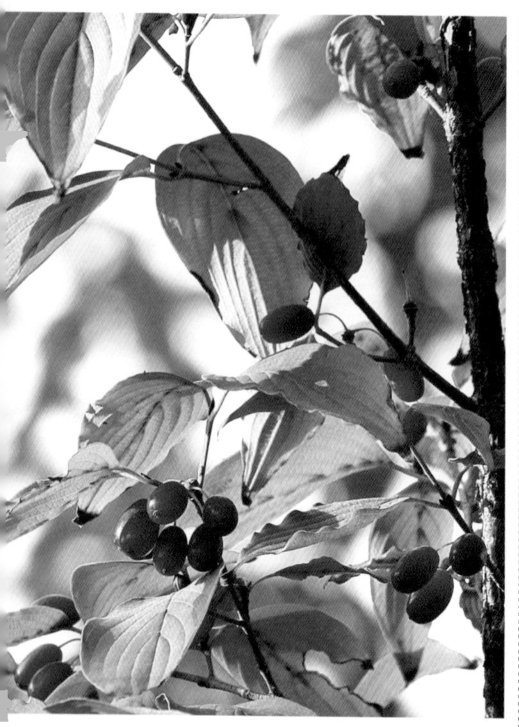

（山茱萸为落叶小乔木。单叶对生，全缘。花先叶开放，成伞形花序，簇生于小枝顶端；花小，花瓣4，黄色。核果长椭圆形，成熟后红色。花期5～6月，果期8～10月。分布于陕西、河南、山西、山东、安徽、浙江、四川等地。）

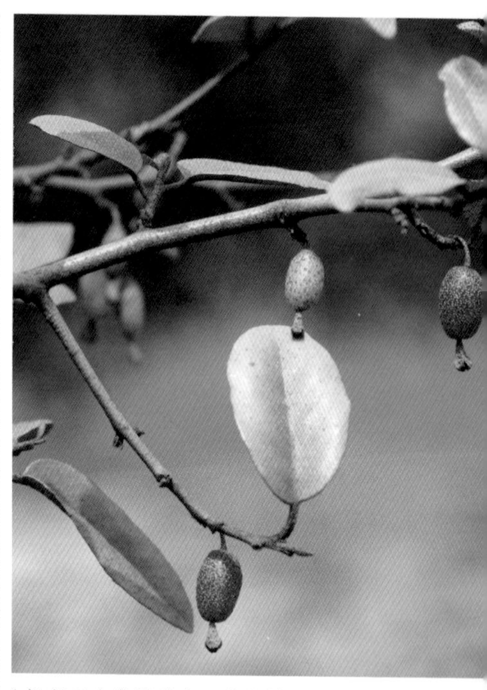

（胡颓子为常绿灌木。茎具刺；小枝密被锈色鳞片。单叶互生，革质，全缘，上面绿色，下面银白色，密被银白色和少数褐色鳞片。花白色或银白色，被鳞片，花被筒圆形或漏斗形，先端4裂。果实椭圆形，幼时被褐色鳞片，成熟时红色。花期9～12月，果期翌年4～6月。分布于江苏、安徽、浙江、江西、福建、湖北、湖南、广东、广西、四川、贵州等地。）

【附方】草还丹 益元阳，补元气，固元精，壮元神，乃延年续嗣之至药也。山茱萸酒浸取肉一斤，破故纸酒浸焙干半斤，当归四两，麝香一钱，为末，炼蜜丸梧子大。每服八十一丸，临卧盐酒下。

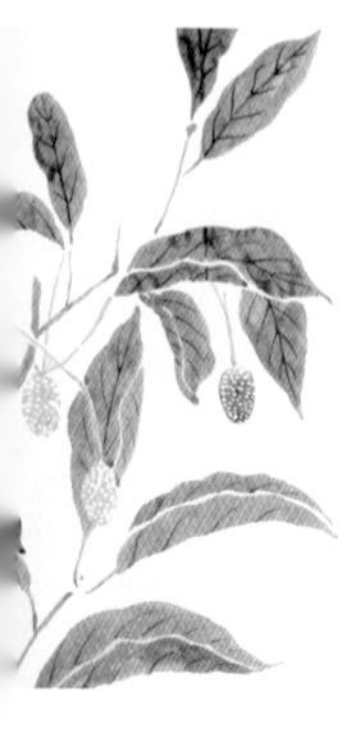

胡颓子

【释名】 蒲颓子、卢都子、雀儿酥、半含春、黄婆奶。〔时珍曰〕雀儿喜食之。越人呼为蒲颓子。南人呼为卢都子。吴人呼为半含春，言早熟也。襄汉人呼为黄婆奶，象乳头也。

【集解】〔时珍曰〕其树高六七尺，其枝柔软如蔓，其叶微似棠梨，长狭而尖，面青背白，俱有细点如星，老则星起如麸，经冬不凋。春前生花朵如丁香，蒂极细，倒垂，正月乃敷白花。结实小长，俨如山茱萸，上亦有细星斑点，生青熟红，立夏前采食，酸涩，核亦如山茱萸，但有八棱，软而不坚。

子【气味】 酸，平，无毒。〔弘景曰〕寒热病不可用。**【主治】** 止水痢。藏器

根【气味】 同子。**【主治】** 煎汤，洗恶疮疥并犬马病疮。藏器|吐血不止，煎水饮之；喉痹痛塞，煎酒灌之，皆效。时珍

叶【气味】 同子。**【主治】** 肺虚短气喘咳剧者，取叶焙研，米饮服二钱。时珍

金樱子

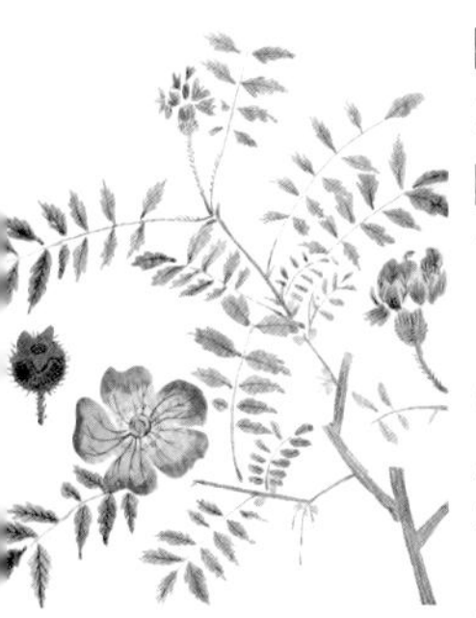

【释名】刺梨子、山石榴、山鸡头子。

【集解】〔颂曰〕今南中州郡多有，而以江西、剑南、岭外者为胜。丛生郊野中，大类蔷薇，有刺，四月开白花。夏秋结实，亦有刺，黄赤色，形似小石榴，十一月、十二月采。江南、蜀中人熬作煎，酒服，云补治有殊效。〔时珍曰〕山林间甚多。花最白腻，其实大如指头，状如石榴而长。

子【气味】酸，涩，平，无毒。【主治】脾泄下痢，止小便利，涩精气。久服，令人耐寒轻身。《蜀本》【发明】〔时珍曰〕无故而服之，以取快欲则不可。若精气不固者服之，何咎之有。【附方】**活血驻颜** 金樱子煎：霜后用竹夹子摘取，入木臼中杵去刺，擘去核。以水淘洗过，捣烂。入大锅，水煎，不得绝火。煎减半，滤过，仍煎似稀饧。每服一匙，用暖酒一盏调服。**补血益精** 金樱子即山石榴，去刺及子，焙，四两，缩砂二两，为末。炼蜜和丸梧子大。每服五十丸，空心温酒服。**久痢不止** 严紧绝妙方：罂粟壳醋炒、金樱花、叶及子等分，为末。蜜丸芡子大。每服五七丸，陈皮汤化下。

（金樱子为常绿攀援灌木。茎有钩状皮刺和刺毛。羽状复叶，叶柄和叶轴具小皮刺和刺毛。小叶革质，通常3边缘具细齿状锯齿。花单生于侧枝顶端，花梗和萼筒外面均密被刺毛；花瓣5，白色。果实倒卵形，紫褐色，外面密被刺毛。花期4～6月，果期7～11月。分布于华中、华南、华东及四川、贵州等地。）

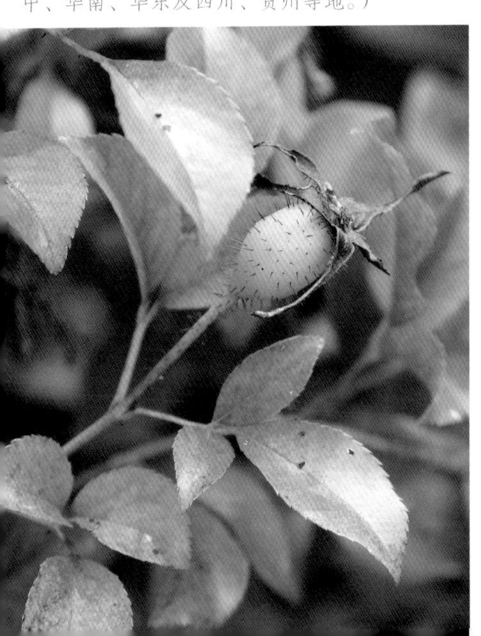

花【气味】同子。【主治】止冷热痢，杀寸白虫，和铁粉研匀，拔白发涂之，即生黑者。亦可染须。《大明》

叶【主治】**痈肿** 嫩叶研烂，入少盐涂之，留头泄气。又金疮出血，五月五日采。同桑叶、苎叶等分，阴干研末傅之，血止口合，名军中一捻金。时珍

郁李

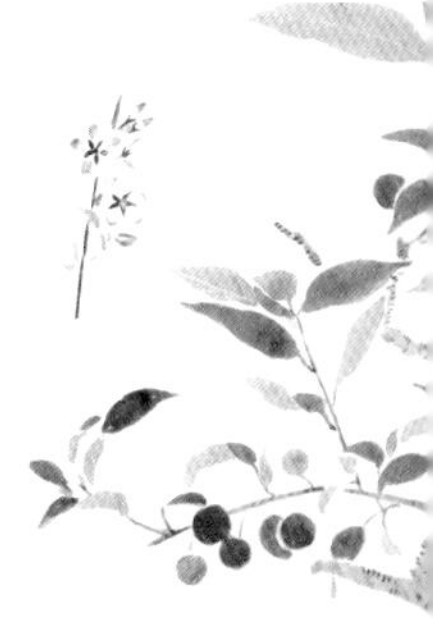

【释名】薁李、爵李、雀梅、棠棣。

【集解】〔别录曰〕郁李生高山川谷及丘陵上。五月、六月采根。〔弘景曰〕山野处处有之。子熟赤色，亦可啖。〔宗奭曰〕郁李子如御李子，红熟堪啖，微涩，亦可蜜煎，陕西甚多。

核仁【气味】酸，平，无毒。【主治】大腹水肿，面目四肢浮肿，利小便水道。《本经》|肠中结气，关格不通。甄权|泄五脏，膀胱急痛，宣腰胯冷脓，消宿食下气。《大明》|破癖气，下四肢水，酒服四十九粒，能泻结气。孟诜|破血润燥。元素|专治大肠气滞，燥涩不通。李杲|研和龙脑，点赤眼。宗奭

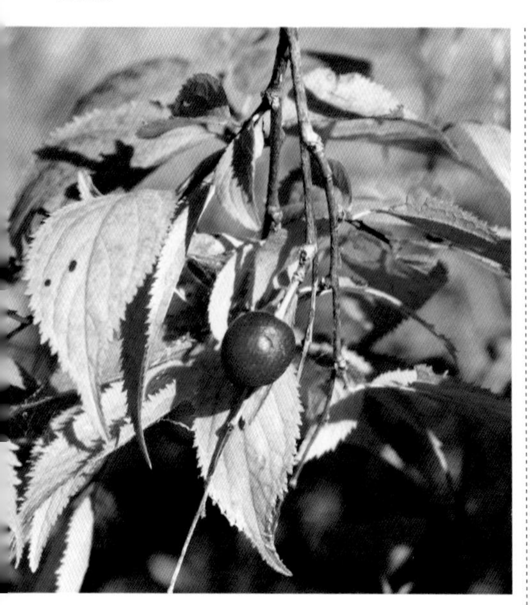

（郁李为落叶灌木。单叶互生，边缘具不整齐重锯齿。花2～3朵簇生；花瓣5，浅红色或近白色，具浅褐色网纹，边缘疏生浅齿。核果近圆球形，暗红色。花期5月。果期6月。分布于辽宁、内蒙古、河北、河南、山西、山东、江苏、浙江、福建、湖北、广东等地。）

【发明】〔时珍曰〕郁李仁甘苦润，其性降，故能下气利水。

【附方】**小儿惊热** 痰实，欲得溏动者。大黄酒浸炒、郁李仁去皮研各一钱，滑石末一两，捣和丸黍米大。二岁小儿三丸，量人加减，白汤下。**肿满气急** 不得卧。用郁李仁一大合捣末，和面作饼。吃入口即大便通，泄气便愈。**脚气浮肿** 心腹满，大小便不通，气急喘息者。郁李仁十二分捣烂，水研绞汁，苡薏捣如粟大，三合，同煮粥食之。**皮肤血汗** 郁李仁去皮研一钱，鹅梨捣汁调下。

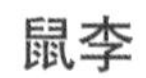

鼠李

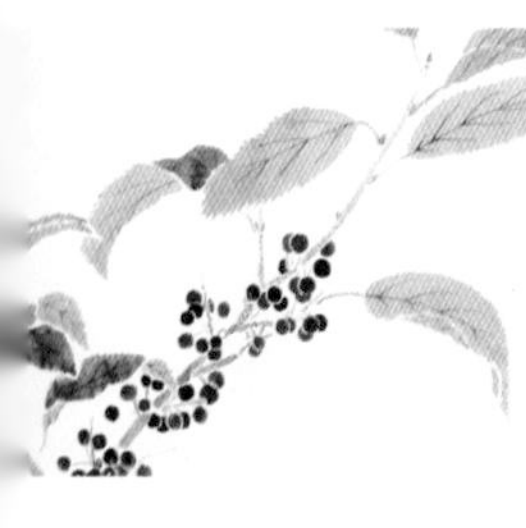

【释名】楮李、鼠梓、山李子、牛李、皂李、赵李。

【集解】〔别录曰〕鼠李生田野，采无时。〔颂曰〕即乌巢子也。今蜀川多有之，枝叶如李，其实若五味子，色�黑，其汁紫色，熟时采，日干用。皮采无时。〔宗奭曰〕即牛李也。木高七八尺，叶如李，但狭而不泽。子于条上四边生，生时青，熟则紫黑色。至秋叶落，子尚在枝。是处皆有，今关陕及湖南、江南北甚多。〔时珍曰〕生道路边。其实附枝如穗。人采其嫩者，取汁刷染绿色。

子【气味】苦，凉，微毒。【主治】寒热瘰疬疮。《本经》|水肿腹胀满。《大明》|下血及碎肉，除疝瘕积冷，九蒸酒渍，服三合，日再服。又捣傅牛马六畜疮中生虫。苏恭|痘疮黑陷及疥癣有虫。时珍【发明】〔时珍曰〕牛李治痘疮黑陷及出不快，或触秽气黑陷。【附方】**诸疮寒热** 毒痹，及六畜虫疮。鼠李生捣傅之。**齿䘌肿痛** 牛李

（鼠李为落叶小乔木或大灌木。单叶对生，边缘具圆细锯齿。花2～5束生于叶腋，黄绿色，花冠漏斗状钟形，4裂。核果近球形，成熟后紫黑色。花期5～6月，果期8～9月。分布于东北、河北、山东、山西、陕西、四川、湖北、湖南、贵州、云南、江苏、浙江等地。）

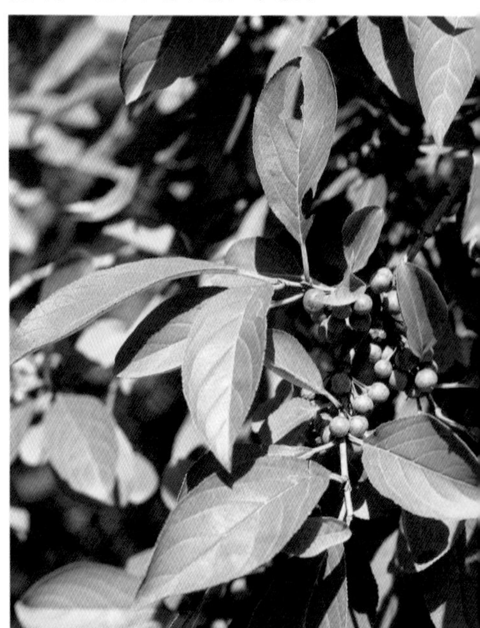

煮汁，空腹饮一盏，仍频含漱。

皮【气味】苦，微寒，无毒。【主治】身皮热毒。《别录》|风痹。《大明》|诸疮寒热。苏恭|口疳龋齿，及疳虫蚀人脊骨者，煮浓汁灌之，神良。孟诜

女贞

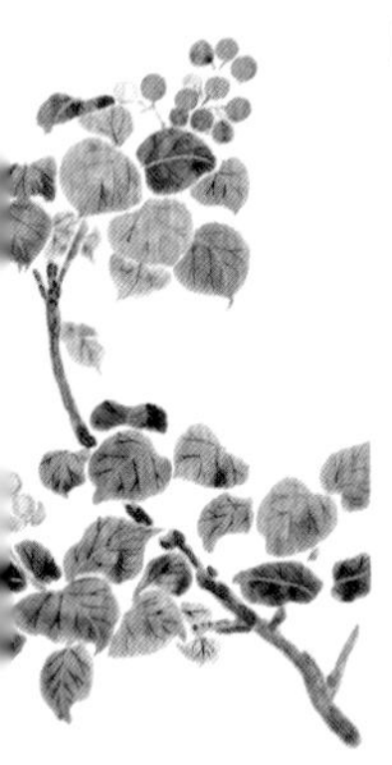

【释名】贞木、冬青、蜡树。〔时珍曰〕此木凌冬青翠，有贞守之操，故以贞女状之。

【集解】〔弘景曰〕诸处时有。叶茂盛，凌冬不凋，皮青肉白，与秦皮为表里。其树以冬生可爱，仙方亦服食之。俗方不复用，人无识者。〔时珍曰〕女贞、冬青、枸骨，三树也。女贞即今俗呼蜡树者，冬青即今俗呼冻青树者，枸骨即今俗呼猫儿刺者。东人因女贞茂盛，亦呼为冬青，与冬青同名异物，盖一类二种尔。二种皆因子自生，最易长。其叶厚而柔长，绿色，面青背淡。女贞叶长者四五寸，子黑色；冻青叶微团，子红色，为异。其花皆繁，子并累累满树，冬月鹳鸽喜食之，木肌皆白腻。

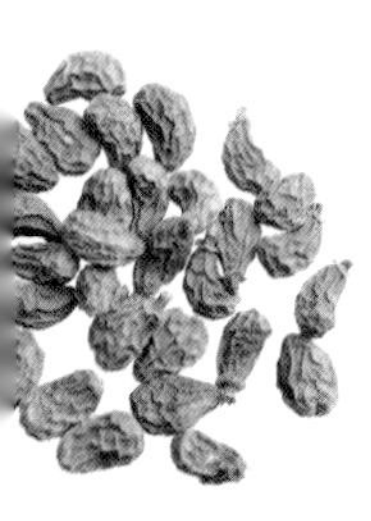

实【气味】苦，平，无毒。【主治】补中，安五脏，养精神，除百病。久服，肥健轻身不老。《本经》|强阴，健腰膝，变白发，明目。时珍【附方】**虚损百病** 久服发白再黑，返老还童。用女贞实，十月上巳日收，阴干，用时以酒浸一日，蒸透晒干，一斤四两，旱莲草五月收，阴干，十两，为末；桑椹子三月收，阴干，十两，为末，炼蜜丸如梧子大。每服七八十丸，淡盐汤下。若四月收桑椹捣汁和药，七月收旱莲捣汁和药，即不用蜜矣。**风热赤眼** 冬青子不以多少，捣汁熬膏，净瓶收固，埋地中七日。每用点眼。

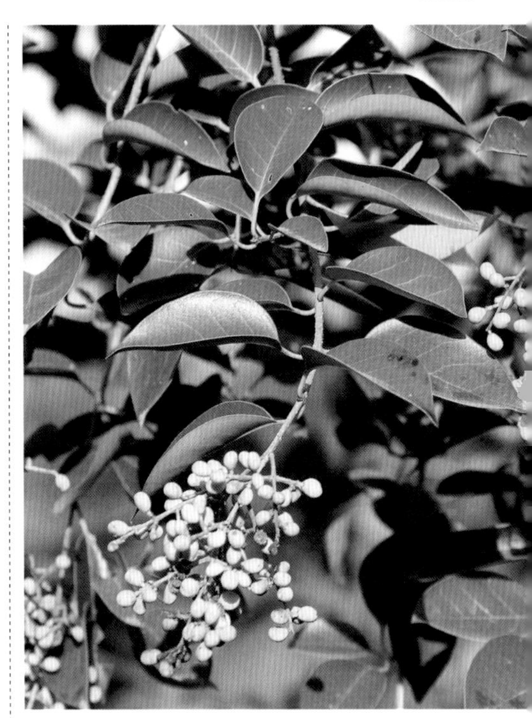

（女贞为常绿灌木或乔木。单叶对生，叶片革质，全缘。圆锥花序顶生，花冠裂片4，长方卵形，白色。果肾形或近肾形，被白粉。花期5～7月，果期7月至翌年5月。分布于陕西、甘肃及长江以南各地。）

叶【气味】微苦，平，无毒。【主治】除风散血，消肿定痛，治头目昏痛。诸恶疮肿，胻疮溃烂久者，以水煮乘热贴之，频频换易，米醋煮亦可。口舌生疮，舌肿胀出，捣汁含浸吐涎。时珍【附方】**风热赤眼**《简便方》用雅州黄连二两，冬青叶四两，水浸二日夜，熬成膏收，点眼。**一切眼疾** 冬青叶研烂，入朴消贴之。

冬青

【释名】冻青。〔藏器曰〕冬月青翠，故名冬青。江东人呼为冻青。

【集解】〔藏器曰〕冬青木肌白，有文作象

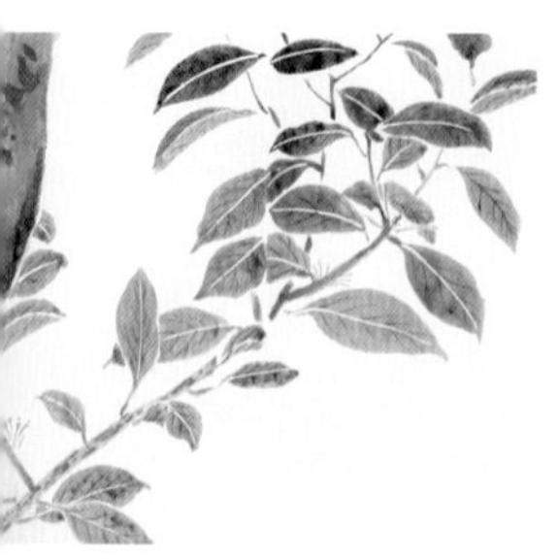

齿笏。其叶堪染绯。李邕云：冬青出五台山，叶似椿，子赤如郁李，微酸性热。与此小异，当是两种冬青。〔时珍曰〕冻青亦女贞别种也，山中时有之。但以叶微团而子赤者为冻青，叶长而子黑者为女贞。按《救荒本草》云：冻青树高丈许，树似枸骨子树而极茂盛。又叶似栌子树叶而小，亦似椿叶微窄而头颇圆，不尖。五月开细白花，结子如豆大，红色。其嫩芽炸熟，水浸去苦味，淘洗，五味调之可食。

子及木皮【气味】甘、苦，凉，无毒。【主治】浸酒，去风虚，补益肌肤。皮之功同。藏器【附方】**痔疮** 冬至日取冻青树子，盐酒浸一夜，九蒸九晒，瓶收。每日空心酒吞七十粒，卧时再服。

叶【主治】烧灰，入面膏，治皲瘃，灭瘢痕，殊效。苏颂

（冬青为常绿乔木。单叶互生，革质，边缘疏生浅锯齿。聚伞花序，花淡紫色或紫红色，花瓣卵形，开放时反折。果长球形，成熟时红色。花期4～6月，果期7～12月。分布于长江以南各地。）

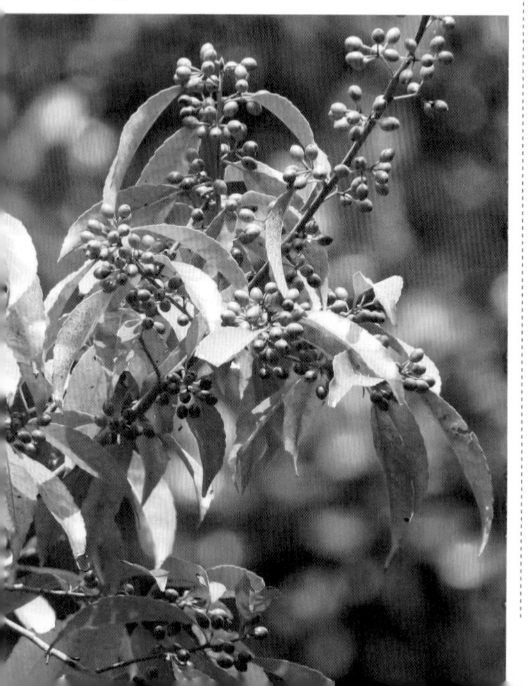

枸骨

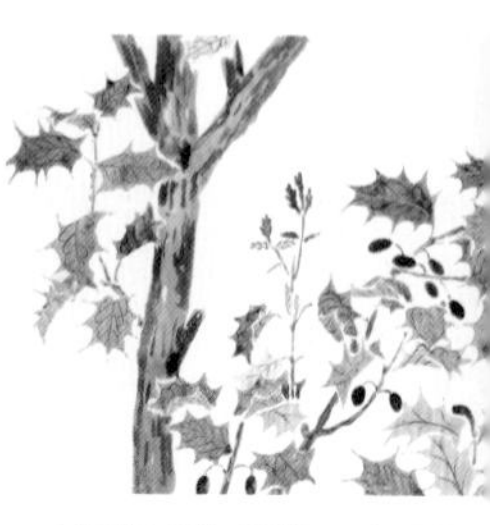

【释名】猫儿刺。〔藏器曰〕此木肌白，如狗之骨。〔时珍曰〕叶有五刺，如猫之形，故名。

【集解】〔时珍曰〕狗骨树如女贞，肌理甚白。叶长二三寸，青翠而厚硬，有五刺角，四时不凋。五月开细白花。结实如女贞及菝葜子，九月熟时，绯红色，皮薄味甘，核有四瓣。人采其木皮煎膏，以粘鸟雀，谓之粘黐。

（枸骨为常绿灌木或小乔木。单叶互生，硬革质，长椭圆状方形，先端具3个硬刺。花淡黄色，花瓣4，倒卵形。核果椭圆形，鲜红色。花期4～5月。果期9～10月。分布于浙江、江苏、安徽、江西、湖北、湖南、河南、广西等地。）

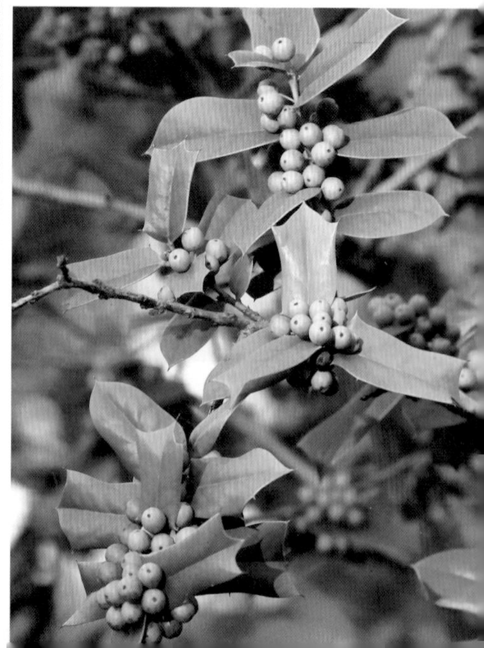

木皮【气味】微苦，凉，无毒。【主治】浸酒，补腰脚令健。藏器

枝叶【气味】同皮。【主治】烧灰淋汁或煎膏，涂白风。藏器

卫矛

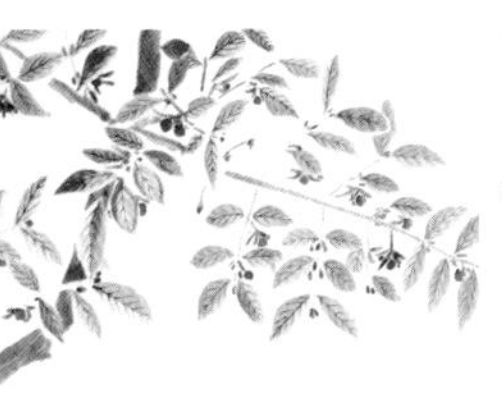

【释名】鬼箭、神箭。〔时珍曰〕刘熙《释名》言齐人谓箭羽为卫。此物干有直羽，如箭羽、矛刃自卫之状，故名。

【集解】〔别录曰〕卫矛生霍山山谷。八月采，阴干。〔普曰〕叶如桃，箭如羽，正月、二月、七月采，阴干。或生田野。〔时珍曰〕鬼箭生山石间，小株成丛。春长嫩条，条上四面有羽如箭羽，视之若三羽尔。青叶状似野茶，对生，味酸涩。三四月开碎花，黄绿色。结实大如冬青子。

（卫矛为落叶灌木。小枝通常四棱形，棱上常具木栓质扁条状翅。单叶对生，边缘有细锯齿。聚伞花序腋生，花小，淡黄绿色，花瓣4，近圆形。蒴果椭圆形，绿色或紫色。花期5～6月，果期9～10月。分布于东北及河北、陕西、甘肃、山东、江苏、安徽、浙江、湖北、湖南、四川、贵州、云南等地。）

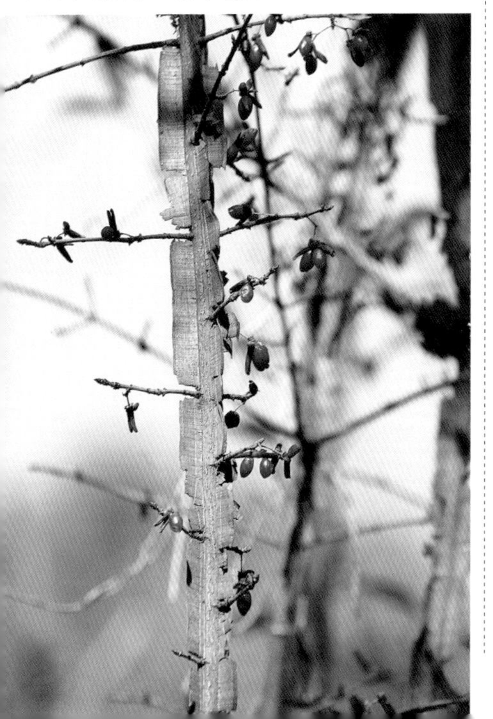

【修治】〔敩曰〕采得只使箭头用，拭去赤毛，以酥拌缓炒，每一两，用酥二钱半。

【气味】甘，寒，无毒。

【主治】女子崩中下血，腹满汗出，除邪，杀鬼毒蛊疰。《本经》|中恶腹痛，去白虫，消皮肤风毒肿，令阴中解。《别录》|疗妇人血气，大效。苏恭|破陈血，能落胎，主百邪鬼魅。甄权|通月经，破癥结，止血崩带下，杀腹脏虫及产后血咬腹痛。《大明》

【附方】**产后败血** 儿枕块硬，疼痛发歇，及新产乘虚，风寒内搏，恶露不快，脐腹坚胀。当归散：用当归（炒）、鬼箭（去中心木）、红蓝花各一两。每服三钱，酒一大盏，煎七分，食前温服。**鬼疟日发** 鬼箭羽、鲮鲤甲（烧灰）各二钱半，为末。每以一字，发时嗃鼻。又法：鬼箭羽末一分，砒霜一钱，五灵脂一两，为末。发时冷水服一钱。

山矾

【释名】芸香、椗花、柘花、玚花、春桂、七里香。〔时珍曰〕黄庭坚云：江南野中椗花极多。野人采叶烧灰，以染紫为黝，不借矾而成。子因以易其名为山矾。

【集解】〔时珍曰〕山矾生江、淮、湖、蜀野中树者，大者株高丈许。其叶似栀子，叶生不对节，光泽坚强，略有齿，凌冬不凋。三月开花繁白，如雪六出，黄蕊甚芬香。结子大如椒，青黑色，熟则黄色，可食。其叶味涩，人取以染黄及收豆腐，或杂入茗中。

叶【气味】酸，涩、微甘，无毒。【主治】久痢，止渴，杀蚤、蠹。用三十片，同老姜三片，浸水蒸热，洗烂弦风眼。时珍

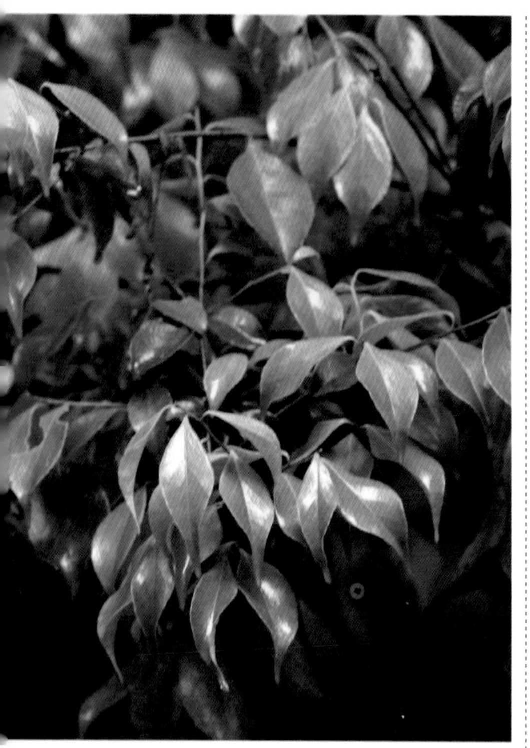

（山矾为乔木，嫩枝褐色。叶薄革质，卵形、狭倒卵形、倒披针状椭圆形，先端常呈尾状渐尖，边缘具浅锯齿或波状齿，有时近全缘。总状花序；花冠白色，5深裂几达基部。核果卵状坛形。花期2～3月，果期6～7月。分布于我国江苏、浙江、福建、台湾、广东、海南、广西、江西、湖南、湖北、四川、贵州，云南。）

南烛

【释名】南天烛、南烛草木、草木之王、牛筋、乌饭草。

【集解】〔藏器曰〕南烛生高山，经冬不凋。〔颂曰〕今惟江东州郡有之。株高三五尺。叶类苦楝而小，凌冬不凋。冬生红子作穗。人家多植庭除间，俗谓之南天烛。此木至难长，初生三四年，状若菘菜之属，亦颇似栀子，

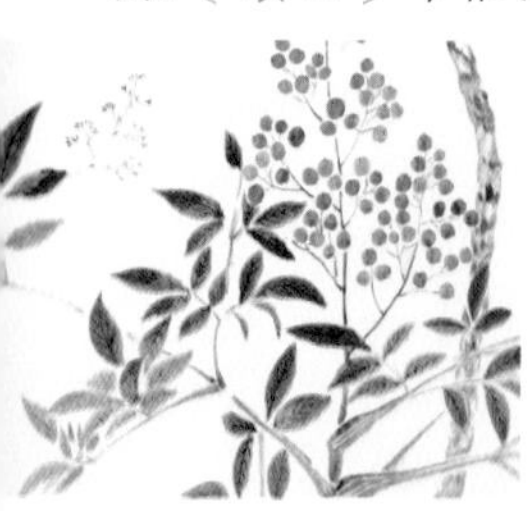

二三十年乃成大株，故曰木而似草也。其子如茱萸，九月熟，酸美可食。叶不相对，似茗而圆厚，味小酢，冬夏常青。〔时珍曰〕南烛，吴楚山中甚多。叶似山矾，光滑而味酸涩。三月开小白花。结实如朴树子成簇，生青，九月熟则紫色，内有细子，其味甘酸，小儿食之。

枝叶【气味】苦，平，无毒。**【主治】**止泄除睡，强筋益气力。久服，轻身长年，令人不饥，变白却老。藏器

【发明】〔颂曰〕孙思邈《千金》月令方：南烛煎，益髭发及容颜，兼补暖。三月三

（南烛可能为小檗科植物南天竹。南天竹为常绿灌木，茎圆柱形，幼嫩部分常红色。叶互生，革质，叶柄基部膨大呈鞘状；叶通常为三回羽状复叶，小叶片椭圆状披针形，全缘，两面深绿色，冬季常变为红色。花成大型圆锥花序，萼片多数，每轮3片，内轮呈白色花瓣状。浆果球形，熟时红色或有时黄色。花期5～7月，果期8～10月。生长于疏林及灌木丛中，多栽培于庭院。分布于陕西、江苏、浙江、安徽、江西、福建、湖北、广东、广西、云南、四川、贵州等地。）

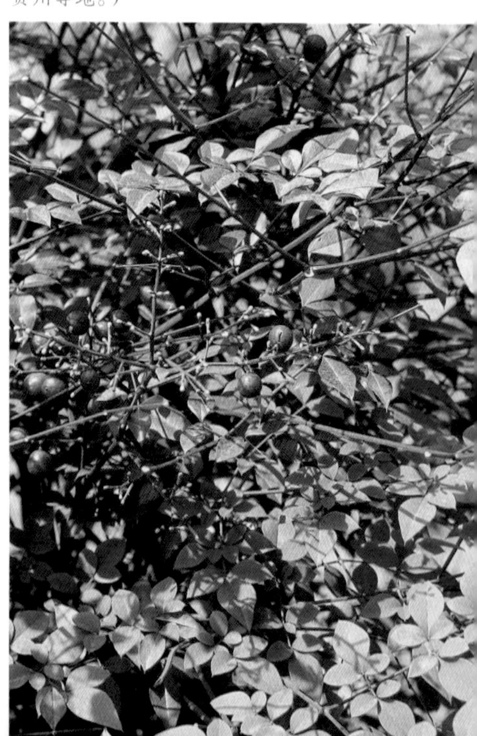

日采叶并蕊子，入大净瓶中，干盛，以童子小便浸满瓶，固济其口，置闲处，经一周年取开。每用一匙温酒调服，一日二次，极有效验。

【附方】一切风疾 久服轻身明目，黑发驻颜。用南烛树，春夏取枝叶，秋冬取根皮，细剉五斤，水五斗，慢火煎取二斗，去滓，净锅慢火煎如稀饴，瓷瓶盛之。每温酒服一匙，日三服。一方入童子小便同煎。**误吞铜铁** 不下。用南烛根烧研，熟水调服一钱，即下。

子【气味】酸、甘，平，无毒。**【主治】**强筋骨，益气力，固精驻颜。时珍

五加

【释名】五佳、五花、文章草、白刺、追风使、木骨、豺漆、豺节。〔时珍曰〕此药以五叶交加者良，故名五加，又名五花。〔颂曰〕蕲州人呼为木骨，吴中俗名追风使。

【集解】〔弘景曰〕近道处处有之，东间弥多。四叶者亦好。〔颂曰〕今江淮、湖南州郡皆有之。春生苗，茎、叶俱青，作丛。赤茎又似藤葛，高三五尺，上有黑刺。叶生五枚作簇者良。四叶、三叶者最多，为次。每一叶下生一刺。三四月开白花，结青子，至六月渐黑色。根若荆根，皮黄黑，肉白色，骨硬。〔时珍曰〕春月于旧枝上抽条叶，山人采为蔬茹。正如枸杞生北方沙地者皆木类，南方坚地者如草类也。唐时惟取峡州者充贡。

根皮同茎【气味】辛，温，无毒。**【主治】**心腹疝气腹痛，益气疗躄，小儿三岁不能行，疽疮阴蚀。《本经》|男子阴痿，囊下湿，小便余沥，女人阴痒及腰脊痛，两脚疼痹风弱，五缓虚羸，补中益精，坚筋骨，强志意。久服，轻身耐老。《别录》|破逐恶风血，四肢不遂，贼风伤人，软脚臂腰，主多年瘀血在皮肌，治痹湿内不足。甄权|明目下气，治中风骨节挛急，补五劳七伤。《大明》|酿酒饮，治风痹四肢挛急。苏颂|作末浸酒饮，治目僻眼䁾。雷斆|叶：作蔬食，去皮肤风湿。《大明》

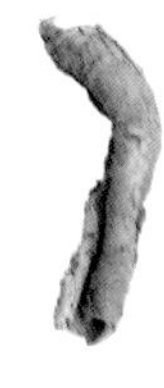

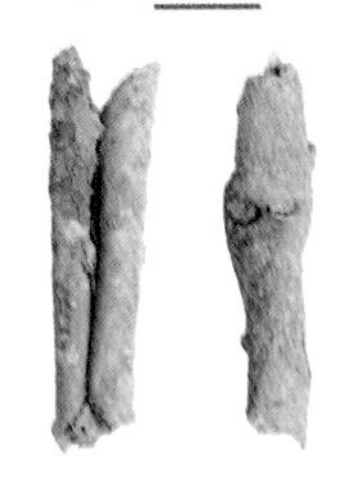

【发明】〔时珍曰〕五加治风湿痿痹，壮筋骨，其功良深。仙家所述，虽若过情，盖奖辞多溢，亦常理尔。造酒之方：用五加根皮洗净，去骨、茎、叶，亦可以水煎汁，和麴酿米酒成，时时饮之。亦可煮酒

（五加为五加科植物细柱五加。细柱五加为灌木。枝软弱而下垂，蔓生状，节上通常疏生反曲扁刺。掌状复叶互生，小叶5，边缘有细锯齿。伞形花序，花黄绿色，花瓣5。核果浆果状，扁球形，成熟时黑色。花期4～7月，果期7～10月。分布于中南、西南及山西、陕西、江苏、安徽、浙江、江西、福建等地。）

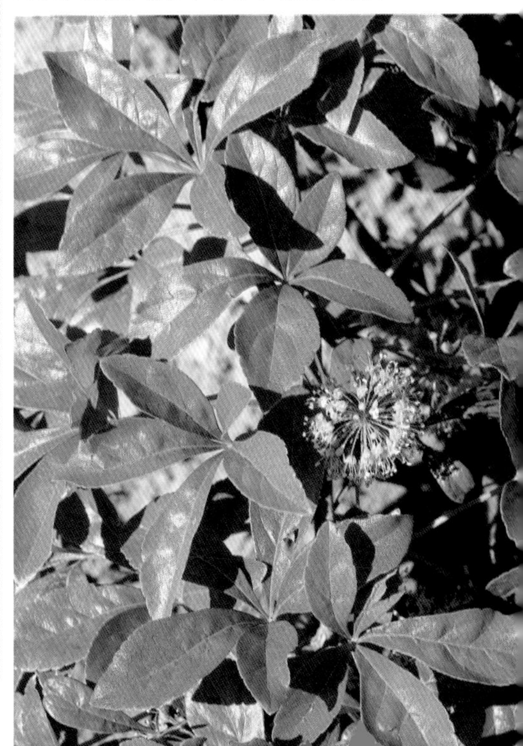

饮。加远志为使更良。能去风湿，壮筋骨，顺气化痰，添精补髓。久服延年益老，功难尽述。王纶《医论》云：风病饮酒能生痰火，惟五加一味浸酒，日饮数杯，最有益。诸浸酒药，惟五加与酒相合，且味美也。

【附方】**虚劳不足** 五加皮、枸杞根白皮各一斗，水一石五斗，煮汁七斗，分取四斗，浸麹一斗，以三斗拌饭，如常酿酒法，待熟任饮。**男妇脚气** 骨节皮肤肿湿疼痛，服此进饮食，健气力，不忘事，名五加皮丸。五加皮四两，酒浸，远志去心四两，酒浸，并春秋三日，夏二日，冬四日，日干为末，以浸酒为糊，丸梧子大。每服四五十丸，空心温酒下。药酒坏，别用酒为糊。**小儿行迟** 三岁不能行者，用此便走。五加皮五钱，牛膝、木瓜二钱半，为末。每服五分，米饮入酒二三点调服。

枸杞、地骨皮

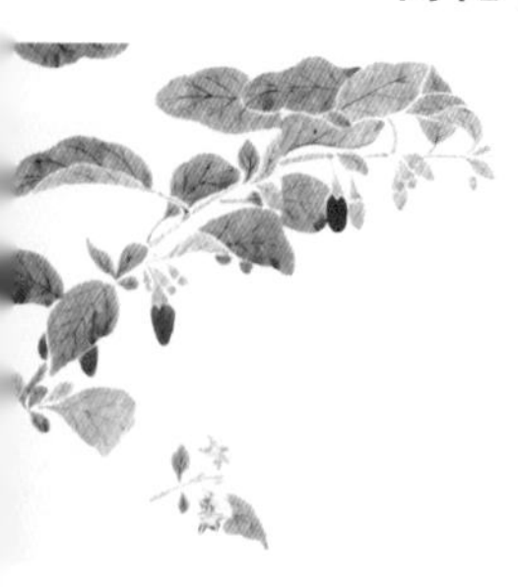

【释名】枸檵、枸棘、苦杞、甜菜、天精、地骨、地节、地仙、却老、羊乳、仙人杖、西王母杖。〔时珍曰〕枸、杞二树名。此物棘如枸之刺，茎如杞之条，故兼名之。〔颂曰〕仙人杖有三种：一是枸杞；一是菜类，叶似苦苣；一是枯死竹竿之黑者也。

【集解】〔颂曰〕今处处有之。春生苗，叶如石榴叶而软薄堪食，俗呼为甜菜。其茎干高三五尺，作丛。六月、七月生小红紫花。随便结红实，形微长如枣核。其根名地骨。陆玑《诗疏》云：一名苦杞。春生，作羹茹微苦。〔时珍曰〕古者枸杞、地骨取常山者为上，其他丘陵阪岸者皆可用。后世惟取陕西者良，而又以甘州者为绝品。今陕之兰州、灵州、九原以西枸杞，并是大树，其叶厚根粗。河西及甘州者，其子圆如樱桃，暴干紧小少核，干亦红润甘美，味如葡萄，可作果食，异于他处者。

【气味】枸杞：苦，寒，无毒。〔别录曰〕冬采根，春、夏采叶，秋采茎、实。〔时珍曰〕窃谓枸杞苗叶苦甘而气凉，根味甘淡气寒，子味甘气平。气味既殊，则功用当别。此后人发前人未到之处者也。

【主治】枸杞：主五内邪气，热中消渴，周痹风湿。久服，坚筋骨，轻身不老，耐寒暑。《本经》|下胸胁气，客热头痛，补内伤大劳嘘吸，强阴，利大小肠。《别录》|补精气诸不足，易颜色，变白，明目安神，令人长寿。甄权

苗【气味】苦，寒。【主治】除烦益志，补五劳七伤，壮心气，去皮肤骨节间风，消热毒，散疮肿。《大明》|和羊肉作羹，益人，除风明目。作饮代茶，止渴，消热烦，益阳事，解面毒，与乳酪相恶。汁注目中，去风障赤膜昏痛。甄权|去上焦心肺客热。时珍

地骨皮【气味】苦，寒。【主治】细剉，拌面煮熟，吞之，去肾家风，益精气。甄权|去骨热消渴。孟诜|解骨蒸肌热消渴，风湿痹，坚筋骨，凉血。元素|治在表无定之风邪，传尸有汗之骨蒸。李杲|泻肾火，降肺中伏火，去胞中火。退热，补正气。好古|治上膈吐血。煎汤嗽口，止齿血，治骨槽风。吴瑞|治金疮神验。陈承|去下焦肝肾虚热。时珍

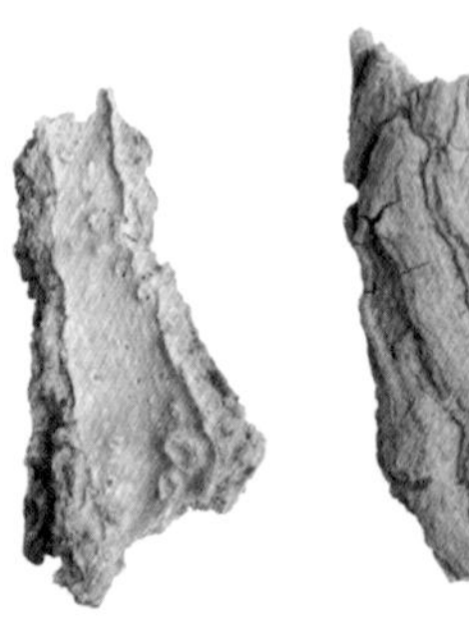

枸杞子【气味】苦，寒。〔权曰〕甘，平。【主治】坚筋骨，耐老，除风，去虚劳。补精气。孟诜|主心病嗌干心痛，渴而引饮，肾病消中。好古|滋肾润肺。榨油点灯，明目。时珍

【发明】〔时珍曰〕根、苗、子之气味稍殊，而主治亦未必无别。盖其苗乃天精，苦甘而凉，上焦心肺客热者宜之；根乃地骨，甘淡而寒，下焦肝肾虚热者宜之。此皆三焦气分之药，所谓热淫于内，泻以甘寒也。至于子则甘平而润，性滋而补，不能退热，止能补肾润肺，生精益气。此乃平补之药，所谓精不足者，补之以味也。分而用之，则各有所主；兼而用之，则一举两得。世人但知用黄芩、黄连，苦寒以治上焦之火；黄檗、知母，苦寒以治下焦阴火。谓之补阴降火，久服致伤元气。而不知枸杞、地骨甘寒平补，使精气充而邪火自退之妙，惜哉！

【附方】**四神丸** 治肾经虚损，眼目昏花，或云翳遮睛。甘州枸杞子一升，好酒润透。分作四分：四两用蜀椒一两炒，四两用小茴香一两炒，四两用脂麻一两炒，四两用川楝肉一两炒。拣出枸杞，加熟地黄、白术、白茯苓各一两，为末，炼蜜丸，日服。**地骨酒** 壮筋骨，补精髓，延年耐老。枸杞根、生地黄、甘菊花各一斤，捣碎，以水一石，煮取汁五斗，炊糯米五斗，细麹拌匀，入瓮如常封酿。待熟澄清，日饮三盏。**骨蒸烦热** 及一切虚劳烦热，大病后烦热，并用地仙散：地骨皮二两，防风一两，甘草炙半两。每用五钱，生姜五片，水煎服。**肾虚腰痛** 枸杞根、杜仲、萆薢各一斤，好酒三斗渍之，罂中密封，锅中煮一日。饮之任意。**小便出血** 新地骨皮洗净，捣自然汁，无汁则以水煎汁。每服一盏，入酒少许，食前温服。**天行赤目** 暴肿。地骨皮三斤，水三斗，煮三升，去滓，入盐一两，取二升。频频洗点。**风虫牙痛** 枸杞根白皮，煎醋漱之，虫即出。亦可煎水饮。**口舌糜烂** 地骨皮汤：治膀胱移热于小肠，上为口糜，生疮溃烂，心胃壅热，水谷不下。用柴胡、地骨皮各三钱，水煎服之。**男子下疳** 先以浆水洗之，后搽地骨皮末。生肌止痛。**妇人阴肿** 或生疮。枸杞根煎水，频洗。**足趾鸡眼** 作痛作疮。地骨皮同红花研细傅之，次日即愈。**目涩有翳** 枸杞叶二两，车前叶二两，挼汁，以桑叶裹，悬阴地一夜。取汁点之，不过三五度。**五劳七伤** 庶事衰弱。枸杞叶半斤切，粳米二合，豉汁和，煮作粥。日日食之良。

（枸杞为落叶灌木。茎具短棘。单叶互生，全缘。花腋生，花冠漏斗状，先端5裂，裂片长卵形，紫色。浆果卵形或长圆形，深红色或橘红色。花期6～9月，果期7～10月。分布于我国南北各地。）

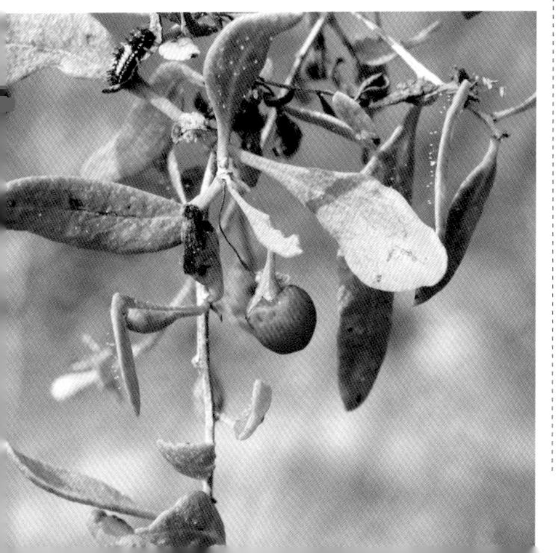

溲疏

【释名】巨骨。

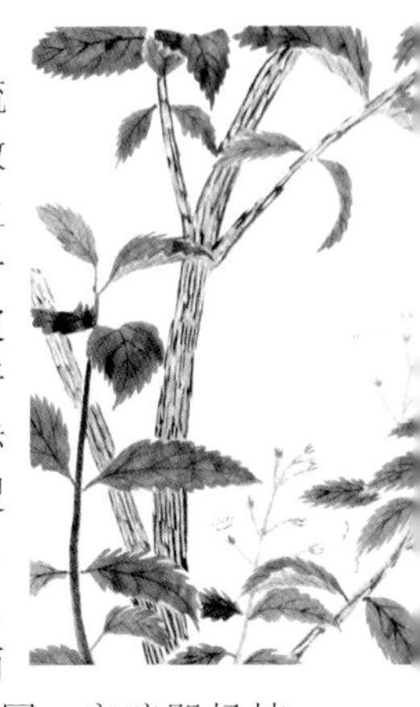

【集解】〔别录曰〕溲疏生熊耳川谷，及田野故丘墟地。四月采。〔当之曰〕溲疏一名杨栌，一名牡荆，一名空疏。皮白中空，时时有节。子似枸杞子，冬月熟，赤色，味甘苦。〔恭曰〕溲疏形似空疏，树高丈许，白皮。其子八九月熟，赤色，似枸杞，必两两相对，味苦，与空疏不同。空疏即杨栌，其子为荚，不似溲疏。〔机曰〕按李当之但言溲疏子似枸杞子，不曾言树相似。马

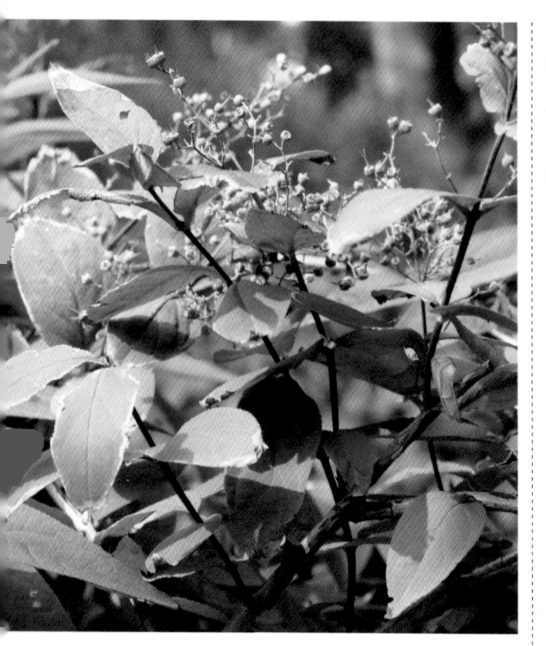

（溲疏为落叶灌木。小枝中空，赤褐色，老时则光滑或呈薄片状剥落。单叶对生，边缘具小齿。圆锥花序；花瓣5，白色或外面有粉红色斑点。蒴果近球形。花期5～6月，果期7～10月。分布于山东、江苏、安徽、浙江、江西、湖北、贵州等地。）

志因其子相似，遂谓树亦相似，以有刺、无刺为别。苏颂又因巨骨、地骨之名，疑其相类。殊不知枸杞未尝无刺，但小则刺多，大则刺少耳。本草中异物同名甚多，况一骨字之同耶？以此为言，尤见穿凿。〔时珍曰〕汪机所断似矣，而自亦不能的指为何物也。

【气味】辛。寒，无毒。

【主治】皮肤中热，除邪气，止遗溺，利水道。《本经》|除胃中热，下气，可作浴汤。《别录》

石南

【释名】风药。〔时珍曰〕生于石间向阳之处，故名石南。桂阳呼为风药，充茗及浸酒饮能愈头风，故名。

【集解】〔颂曰〕今南北皆有之。生于石上，株极有高大者。江湖间出者，叶如枇杷，上有小刺，凌冬不凋。春生白花成簇。秋结细红实。关陇间出者，叶似莽草，青黄色，背有紫点，雨多则并生，长及二三寸。根横，细紫色。无花实，叶至茂密。南北人多移植亭院间，阴翳可爱，不透日气。入药以关中叶细者为良。《魏王花木志》云：南方石南树野生。二月开花，连着实。实如燕覆子，八月熟。民采取核，和鱼羹尤美。今无用者。

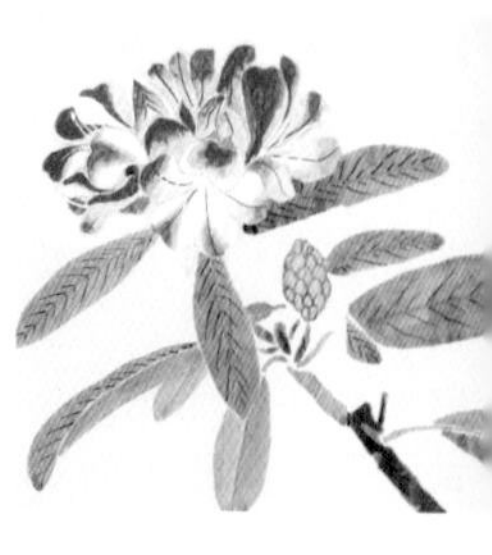

叶【气味】辛、苦，平，有毒。**【主治】**养肾气，内伤阴衰，利筋骨皮毛。《本经》|疗脚弱五脏邪气，除热。女子不可久服，令思男。《别录》|能添肾气，治软脚烦闷

（石南为蔷薇科植物石楠。石楠为常绿灌木或小乔木。单叶互生，叶片革质，边缘有疏生细锯齿，近基部全缘。复伞房花序顶生，花密生，花瓣5，花瓣白色，近圆形。果实球形，红色，后成褐紫色。花期4～5月，果期10月。分布于河南、江苏、安徽、浙江、福建、江西、广东、广西、云南、湖北、四川、湖南等地。）

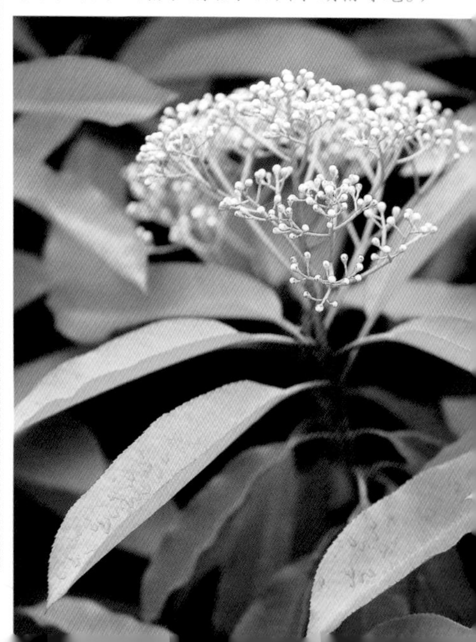

疼，杀虫，逐诸风。甄权|浸酒饮，治头风。时珍【发明】〔时珍曰〕毛文锡《茶谱》云：湘人四月采杨桐草，捣汁浸米蒸，作为饭食；必采石南芽为茶饮，乃去风也。暑月尤宜。杨桐即南烛也。【附方】**鼠瘘不合** 石南、生地黄、茯苓、黄连、雌黄等分，为散。日再傅之。**小儿通晴** 小儿误跌，或打着头脑受惊，肝系受风，致瞳人不正，观东则见西，观西则见东。宜石南散，吹鼻通顶。石南一两，藜芦三分，瓜丁五七个，为末。每吹少许入鼻，一日三度。内服牛黄平肝药。

实【主治】杀虫毒，破积聚，逐风痹。《本经》

牡荆

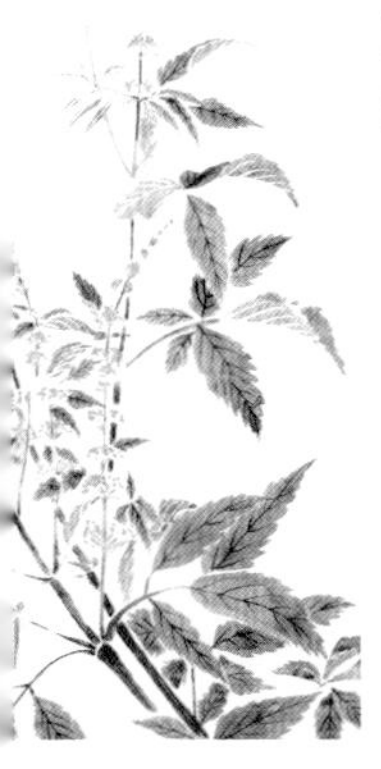

【释名】黄荆、小荆。〔弘景曰〕既是牡荆，不应有子。小荆应是牡荆。牡荆子大于蔓荆子，而反呼小荆，恐以树形为言。不知蔓荆树亦高大也。〔恭曰〕牡荆作树，不为蔓生，故称为牡，非无实之谓也。蔓荆子大，牡荆子小，故呼小荆。〔时珍曰〕古者刑杖以荆，故字从刑。

【集解】〔颂曰〕牡荆，今眉州、蜀州及近汴京亦有之，俗名黄荆是也。枝茎坚劲，作科不作蔓，叶如蓖麻，更疏瘦。花红作穗。实细而黄，如麻子大。或云即小荆也。牡荆体慢质实，烟火不入其中，主治心风第一。〔时珍曰〕牡荆处处山野多有，樵采为薪。年久不樵者，其树大如碗也。其木心方，其枝对生，一枝五叶或七叶。叶如榆叶，长而尖，有锯齿。五月杪间开花成穗，红紫色。其子大如胡荽子，而有白膜皮裹之。

实【气味】苦，温，无毒。【主治】除骨间寒热，通利胃气，止咳逆，下气。《别录》|得柏实、青葙、术，疗风。之才|炒焦为末，饮服，治心痛及妇人白带。震亨|用半升炒熟，入酒一盏，煎一沸，热服，治小肠疝气甚效。浸酒饮，治耳聋。时珍

【附方】**湿痰白浊** 牡荆子炒为末。每酒服二钱。

叶【气味】苦，寒，无毒。【主治】久痢，霍乱转筋，血淋，下部疮，湿䘌薄脚，主脚气肿满。《别录》【附方】**九窍出血** 荆叶捣汁，酒和，服二合。**小便尿血** 荆叶汁，酒服二合。

根【气味】甘、苦，平，无毒。【主治】水煮服，治心风头风，肢体诸风，解肌发汗。《别录》【发明】〔时珍曰〕牡荆苦能降，辛温能散；降则化痰，散则祛风，故风痰之病宜之。

荆茎【主治】灼烂。《别录》|治灼疮发热疮，有效。藏器|同荆芥、荜拨煎水，漱风牙痛。时珍

【附方】**青盲内障** 春初取黄荆嫩头，九蒸九暴，半斤，用乌鸡一只，以米饲五日，安净板上，饲以大麻子，二三日，收粪干，入瓶内熬黄，和荆头为末，炼蜜丸梧

（牡荆为落叶灌木或小乔木。掌状复叶对生，小叶5，边缘具粗锯齿。圆锥花序顶生，花冠淡紫色，先端5裂，二唇形。果实球形，黑色。花、果期7～10月。分布于华东及河北、湖南、湖北、广东、广西、四川、贵州。）

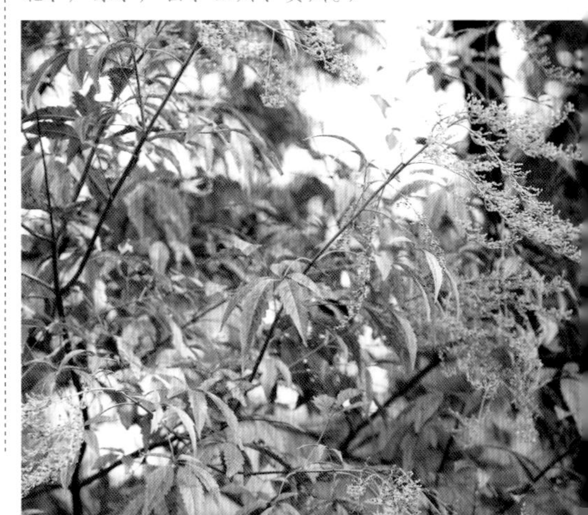

子大。每服十五丸至二十丸，陈米饮下，日二。

荆沥【气味】甘，平，无毒。【主治】饮之，去心闷烦热，头风旋运目眩，心头漾漾养欲吐，卒失音，小儿心热惊痫，止消渴，除痰唾，令人不睡。藏器|除风热，开经络，导痰涎，行血气，解热痢。时珍

【发明】〔时珍曰〕荆沥气平味甘，化痰去风为妙药。故孙思邈《千金翼》云：凡患风人多热，常宜以竹沥、荆沥、姜汁各五合，和匀热服，以瘥为度。【附方】**中风口噤** 荆沥，每服一升。**头风头痛** 荆沥，日日服之。**喉痹疮肿** 荆沥细细咽之。或以荆一握，水煎服之。**目中卒痛** 烧荆木，取黄汁点之。**心虚惊悸** 羸瘦者。荆沥二升，火煎至一升六合，分作四服，日三夜一。**赤白下痢** 五六年者。荆沥。每日服五合。

蔓荆

【释名】〔恭曰〕蔓荆苗蔓生，故名。

【集解】〔恭曰〕蔓荆生水滨。苗茎蔓延长丈余。春因旧枝而生小叶，五月叶成，似杏叶。六月有花，红白色，黄蕊。九月有实，黑斑，大如梧子而虚轻。

（蔓荆为落叶灌木，有香味；小枝四棱形，密生细柔毛。通常三出复叶，有时在侧枝上可有单叶，对生；小叶全缘。圆锥花序顶生，花冠淡紫色或蓝紫色，顶端5裂，二唇。核果近圆形，成熟时黑色。花期7月，果期9～11月。分布于福建、台湾、广东、广西、云南。）

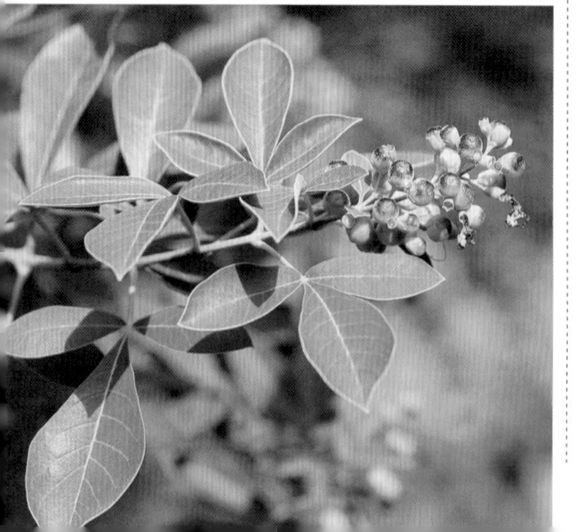

实【修治】〔时珍曰〕寻常只去膜，打碎用之。【气味】苦，微寒，无毒。【主治】筋骨间寒热，湿痹拘挛，明目坚齿，利九窍，去白虫。久服，轻身耐老。小荆实亦等。《本经》|风头痛，脑鸣，目泪出，益气。令人光泽脂致。《别录》|治贼风，长髭发。甄权|利关节，治痫疾，赤眼。《大明》|太阳头痛，头沉昏闷，除昏暗，散风邪，凉诸经血，止目睛内痛。元素|搜肝风。好古

【发明】〔时珍曰〕蔓荆气清味辛，体轻而浮，上行而散。故所主者，皆头面风虚之证。

【附方】**令发长黑** 蔓荆子、熊脂等分，醋调涂之。**头风作痛** 蔓荆子一升，为末，绢袋盛，浸一斗酒中七日，温饮，日三次。**乳痈初起** 蔓荆子炒，为末。酒服方寸匕，渣傅之。

紫荆

【释名】紫珠，皮名肉红、内消。〔时珍曰〕其木似黄荆而色紫，故名。其皮色红而消肿，故疡科呼为肉红，又曰内消，与何首乌同名。

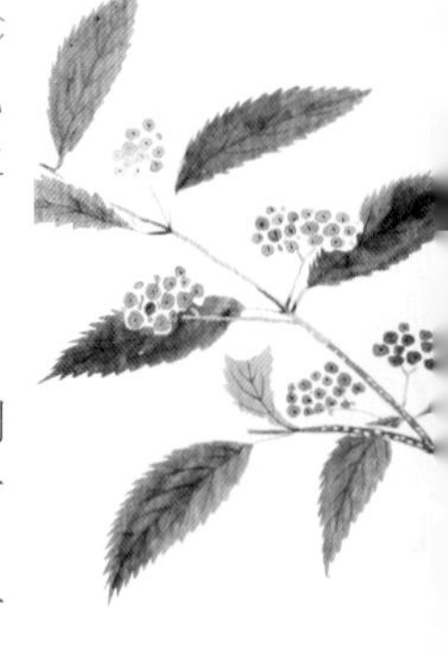

【集解】〔颂曰〕紫荆处处有之，人多种于庭院间。木似黄荆，叶小无桠，花深紫可爱。〔藏器曰〕即田氏之荆也。至秋子熟，正紫，圆如小珠，名紫珠。江东林泽间尤多。

木并皮【气味】苦，平，无毒。【主治】破宿血，下五淋，浓煮汁服。《开宝》|通小肠。《大明》|解诸毒物，痈疽喉痹，飞尸蛊毒，肿下瘘，蛇、虺、虫、蚕、狂犬

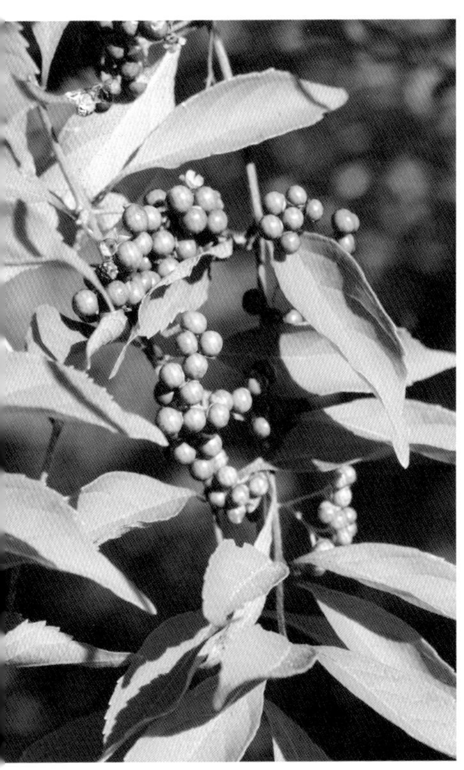

（紫荆可能为马鞭草科植物杜虹花、白棠子树。白棠子树为灌木。单叶对生，叶片卵状椭圆形或椭圆形，边缘有细锯齿。聚伞花序；花冠紫色或淡紫色。果实近球形，紫色。花期5～7月，果期8～11月。分布于我国南部。）

毒，并煮汁服。亦以汁洗疮肿，除血长肤。藏器|活血行气，消肿解毒，治妇人血气疼痛，经水凝涩。时珍

【发明】〔时珍曰〕紫荆能活血消肿，利小便而解毒。

【附方】**一切痈疽** 发背流注诸肿毒，冷热不明者。紫荆皮炒三两，独活去节炒三两，赤芍药炒二两，生白芷一两，木蜡炒一两，为末。用葱汤调，热敷。血得热则行，葱能散气也。疮不甚热者，酒调之。痛甚者，加乳香。筋不伸者，亦加乳香。**鹤膝风挛** 紫荆皮三钱，老酒煎服，日二次。**痔疮肿痛** 紫荆皮五钱，新水食前煎服。**产后诸淋** 紫荆皮五钱，半酒半水煎，温服。

木槿

【释名】椵、榇、蕣、日及、朝开暮落花、藩篱草、花奴、玉蒸。

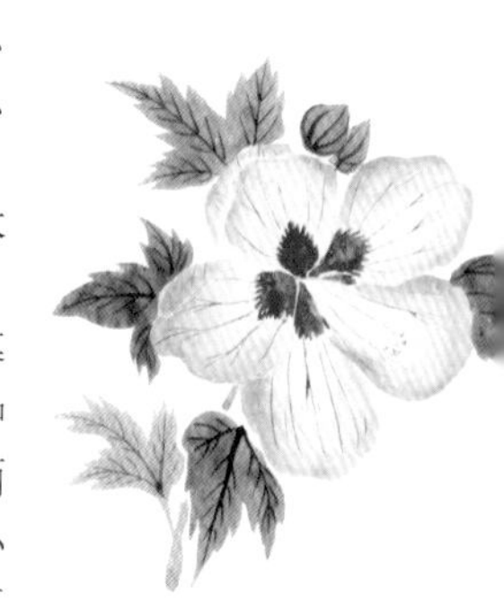

【集解】〔宗奭曰〕木槿花如小葵，淡红色，五叶成一花，朝开暮敛。湖南北人家多种植为篱障。花与枝两用。〔时珍曰〕槿，小木也。可种可插，其

（木槿为落叶灌木。小枝密被黄色星状绒毛。叶互生，叶片菱形至三角状卵形，具深浅不同的3裂或不裂，边缘具不整齐齿。花钟形，淡紫色，花瓣倒卵形。蒴果卵圆形。花期7～10月。华东、中南、西南及河北、陕西、台湾等地均有栽培。）

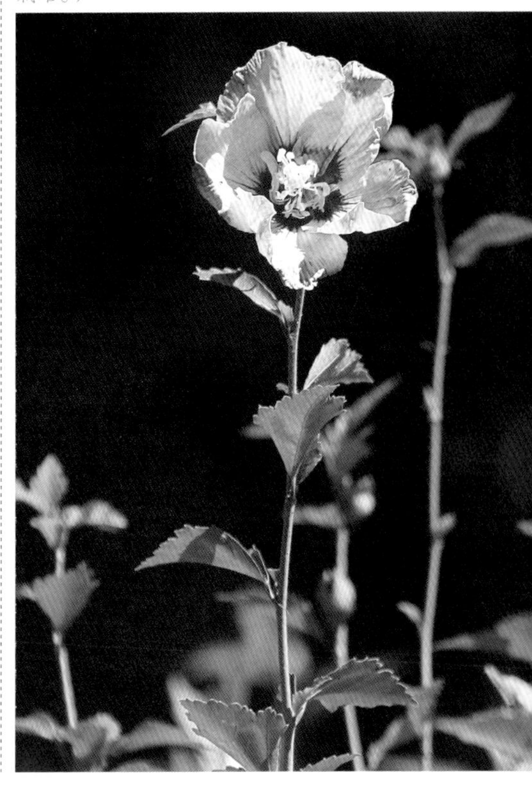

木如李。其叶末尖而有桠齿。其花小而艳，或白或粉红，有单叶、千叶者。五月始开，故《逸书月令》云“仲夏之月木槿荣”是也。结实轻虚，大如指头，秋深自裂，其中子如榆荚、泡桐、马兜铃之仁，种之易生。嫩叶可茹，作饮代茶。

皮并根【气味】甘，平，滑，无毒。【主治】止肠风泻血，痢后热渴，作饮服之，令人得睡，并炒用。藏器|治赤白带下，肿痛疥癣，洗目令明，润燥活血。时珍【附方】**赤白带下** 槿根皮二两，切，以白酒一碗半，煎一碗，空心服之。白带用红酒甚妙。**头面钱癣** 槿树皮为末，醋调，重汤顿如胶，内傅之。**牛皮风癣** 川槿皮一两，大风子仁十五个，半夏五钱，剉，河水、井水各一碗，浸露七宿，入轻粉一钱，入水中，秃笔扫涂，覆以青衣，数日有臭涎出妙。忌浴澡。夏月用尤妙。**痔疮肿痛** 藩蓠草根煎汤，先熏后洗。**大肠脱肛** 槿皮或叶煎汤熏洗，后以白矾、五倍末傅之。

花【气味】同皮。【主治】肠风泻血，赤白痢，并焙入药。作汤代茶，治风。《大明》|消疮肿，利小便，除湿热。时珍【附方】**下痢噤口** 红木槿花去蒂，阴干为末。先煎面饼二个，蘸末食之。**风痰拥逆** 木槿花晒干焙研。每服一二匙，空心沸汤下。白花尤良。

子【气味】同皮。【主治】偏正头风，烧烟熏患处。【附方】**黄水脓疮**，烧存性，猪骨髓调涂之。时珍

扶桑

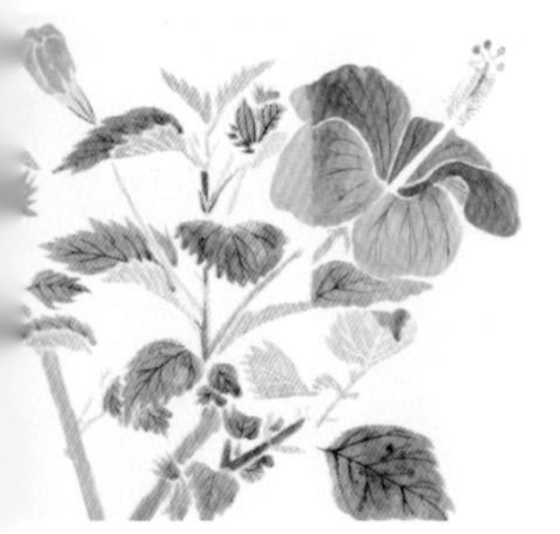

【释名】佛桑、朱槿、赤槿。〔时珍曰〕东海日出处有扶桑树。此花光艳照日，其叶似桑，因以比之。

【集解】〔时珍曰〕扶桑产南方，乃木槿别种。二枝柯柔弱，叶深绿，微涩如桑。其花有红、黄、白三色，红者尤贵，呼为朱槿。嵇含《草木状》云：朱槿一名赤槿，一名日及，出南凉郡。花、茎、叶皆如桑。其叶光而厚。木高四五尺，而枝叶婆娑。其花深红色，五出，大如蜀葵，重敷柔泽。有蕊一条，长如花叶，上缀金屑，日光所烁，疑若焰生。一丛之上，日开数百朵，朝开暮落。自一月始，至中冬乃歇。插枝即活。

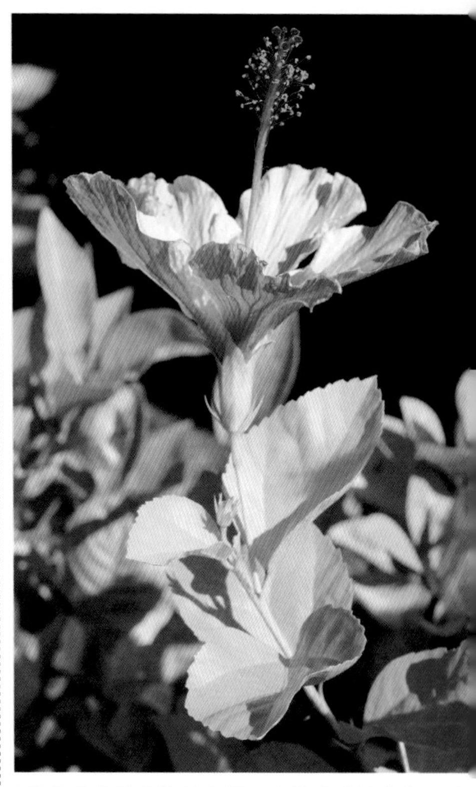

（扶桑为锦葵科植物朱槿。朱槿为常绿灌木。叶互生，叶片阔卵形或狭卵形，边缘具粗齿或缺刻。花单生于叶腋间，常下垂。花冠漏斗形，玫瑰红或淡红、淡黄等色，花瓣倒卵形。花期全年。福建、台湾、广东、海南、广西、四川、云南等地有栽培。）

叶及花【气味】甘，平，无毒。【主治】痈疽腮肿，取叶或花，同白芙蓉叶、牛蒡叶、白蜜研膏傅之，即散。时珍

木芙蓉

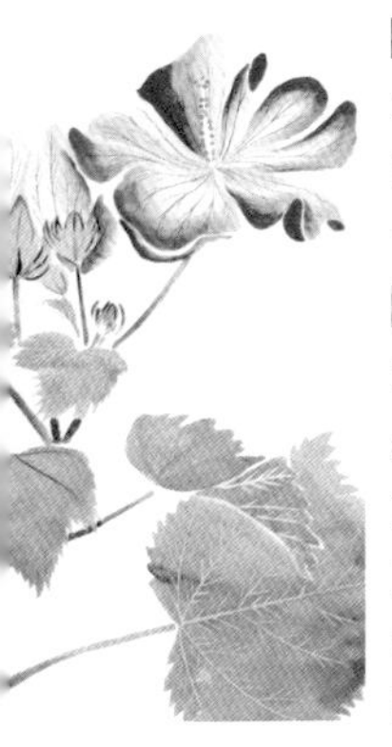

【释名】地芙蓉、木莲、华木、桃木、拒霜。〔时珍曰〕此花艳如荷花，故有芙蓉、木莲之名。

【集解】〔时珍曰〕木芙蓉处处有之，插条即生，小木也。其干丛生如荆，高者丈许。其叶大如桐，有五尖及七尖者，冬凋夏茂。秋半始着花，花类牡丹、芍药，有红者、白者、黄者、千叶者，最耐寒而不落。不结实。山人取其皮为索。川、广有添色拒霜花，初开白色，次日稍红，又明日则深红，先后相间如数色。霜时采花，霜后采叶，阴干入药。

叶并花【气味】微辛，平，无毒。**【主治】**清肺凉血，散热解毒，治一切大小痈疽肿毒恶疮，消肿排脓止痛。时珍

【发明】〔时珍曰〕芙蓉花并叶，气平而不寒不热，味微辛而性滑涎粘，其治痈肿之功，殊有神效。近时疡医秘其名为清凉膏、清露散、铁箍散，皆此物也。其方治一切痈疽发背，乳痈恶疮，不拘已成未成，已穿未穿。并用芙蓉叶，或根皮，或花，或生研，或干研末，以蜜调涂于肿处四围，中间留头，干则频换。初起者，即觉清凉，痛止肿消。已成者，即脓聚毒出。已穿者，即脓出易敛。妙不可言。或加生赤小豆末，尤妙。

【附方】赤眼肿痛 芙蓉叶末，水和，贴太阳穴。**经血不止** 拒霜花、莲蓬壳等分，为末。每用米饮下二钱。**偏坠作痛** 芙蓉叶、黄檗各三钱，为末。以木鳖子仁一个磨醋，调涂阴囊，其痛自止。**痈疽肿毒** 重阳前取芙蓉叶研末，端午前取苍耳烧存性研末，等分，蜜水调，涂四围，其毒自不走散。名铁井阑。**头上癞疮** 芙蓉根皮为末，香油调傅。先以松毛、柳枝煎汤洗之。**汤火灼疮** 油调芙蓉末，傅之。**一切疮肿** 木芙蓉叶、菊花叶同煎水，频熏洗之。

（木芙蓉为落叶灌木或小乔木。小枝、叶柄密被星状毛与直毛相混的细绵毛。叶互生，叶宽卵形至卵圆形或心形，常5～7裂。花单生于枝端叶腋间，花初开时白色或淡红色，后变深红色，花瓣近圆形。蒴果扁球形，被淡黄色刚毛和绵毛，果爿5。花期8～10月。华东、中南、西南及辽宁、河北、陕西、台湾等地有栽培）。

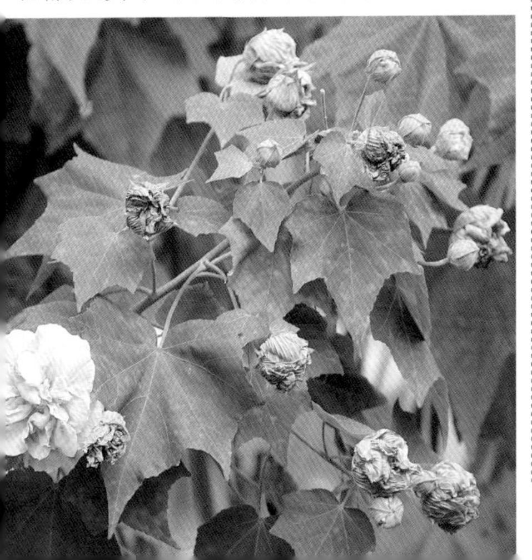

山茶

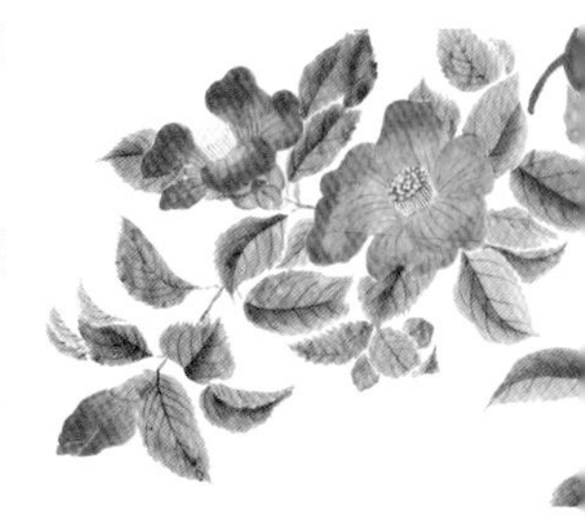

【释名】〔时珍曰〕其叶类茗，又可作饮，故得茶名。

【集解】〔时珍曰〕山茶产南方。树生，高者丈许，枝干交加。叶颇似茶叶，而厚硬有棱，中阔头尖，面绿背淡。深冬开花，红瓣黄蕊。周定王《救荒本草》云：山茶嫩叶煠熟水淘可食，亦可蒸晒作饮。

花【气味】缺**【主治】**吐血衄血，肠风下血，并用红者为末，入童溺、姜汁及酒调服，可代郁金。震亨|汤火伤灼，研末，麻油调涂。时珍

子【主治】妇人发膭，研末掺之。时珍。《摘玄方》

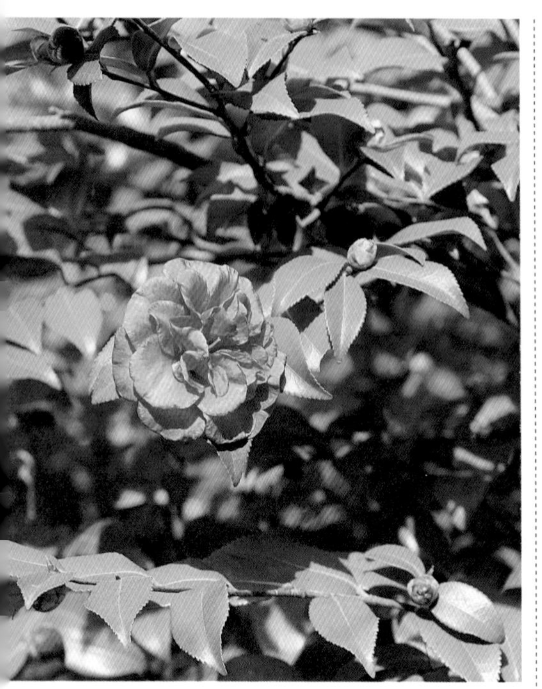

（山茶为常绿灌木或小乔木。单叶互生，革质，倒卵形或椭圆形，边缘有细锯齿。花瓣有白、淡红等色，花瓣近圆形，先端有凹缺。蒴果近球形，光滑无毛。花期4～5月，果期9～10月。全国各地常有栽培。）

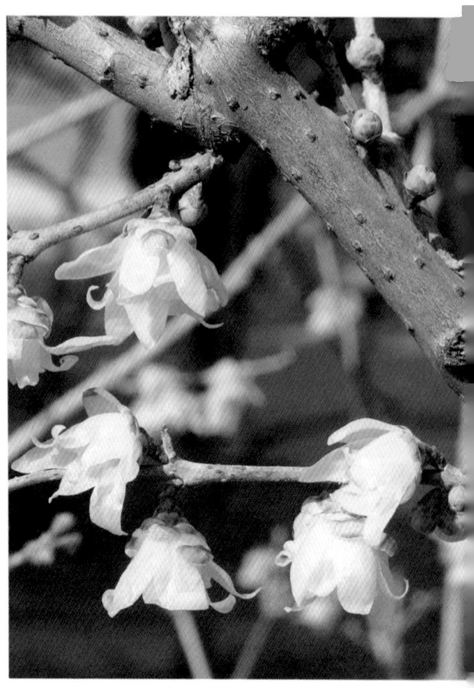

（蜡梅为落叶灌木。茎丛出，多分枝。叶对生，有短柄，叶片卵形或矩圆状披针形，全缘。花先于叶开放，黄色，富有香气；花被多数，呈花瓣状，成多层的覆瓦状排列，黄色。瘦果椭圆形，深紫褐色。我国各地均有栽植。分布于江苏、浙江、四川、贵州等地。）

蜡梅

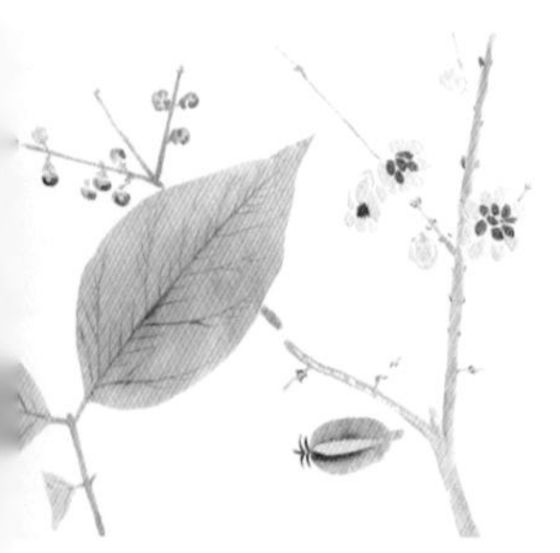

【释名】黄梅花。〔时珍曰〕此物本非梅类，因其与梅同时，香又相近，色似蜜蜡，故得此名。

【集解】〔时珍曰〕蜡梅小树，丛枝尖叶。种凡三种：以子种出不经接者，腊月开小花而香淡，名狗蝇梅；经接而花疏，开时含口者，名磬口梅；花蜜而香浓，色深黄如紫檀者，名檀香梅，最佳。结实如垂铃，尖长寸余，子在其中。其树皮浸水磨墨，有光采。

花【气味】辛，温，无毒。【主治】解暑生津。时珍

伏牛花

【释名】隔虎、刺花。

【集解】〔颂曰〕伏牛花生蜀地，所在皆有，今惟益州蜀地有之，多生川泽中。叶青细，似黄檗叶而不光，茎亦有刺，开花淡黄色作穗，似杏花而小。三月采，阴干。又睦州所上虎刺，云凌冬不凋。彼人无时采根、叶，治风肿疾。

花【气味】苦、甘，平，无毒。【主治】久风湿痹，四肢拘挛，骨肉疼痛。作汤，治风眩头痛，五痔下血。《开宝》【发明】〔时珍曰〕伏牛花治风湿有名，而用者颇少。杨子建《护命方》有伏牛花散，治

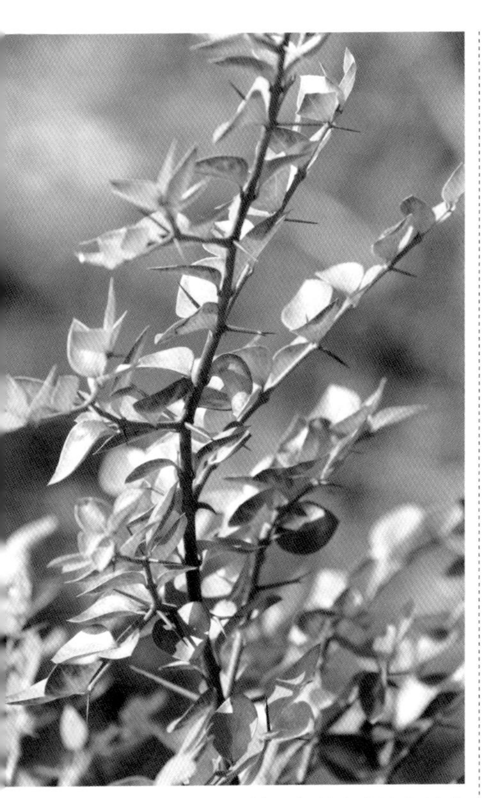

（伏牛花为茜草科植物虎刺。虎刺为常绿有刺灌木，茎二权分枝，有硬直刺，长1～2cm，常对生于叶柄间。叶对生，有短柄；叶卵形或阔椭圆形，常一对较大，而邻节一对较小，革质，全缘。花小，白色，生于叶腋；花冠漏斗状，先端4裂。核果近球形，鲜红色。花期4～5月，果期11～12月。生于阴山坡竹林下或溪谷两旁的灌木丛中。分布于长江流域及其以南各地。）

男女一切头风，发作有时，甚则大腑热秘。用伏牛花、山茵陈、桑寄生、白牵牛、川芎䓖、白僵蚕、蝎梢各二钱，荆芥穗四钱，为末。每服二钱，水煎一沸，连滓服。

根、叶、枝【主治】一切肿痛风疾，细剉焙研，每服一钱匕，用温酒调下。颂

密蒙花

【释名】水锦花。〔时珍曰〕其花繁密蒙茸如簇锦，故名。

【集解】〔颂曰〕密蒙花，蜀中州郡皆有之。树高丈余。叶似冬青叶而厚，背白有细毛，又似橘叶。花微紫色。二月、三月采花，暴干用。〔宗奭曰〕利州甚多。叶冬不凋，亦不似冬青，柔而不光洁，不深绿。其花细碎，数十房成一朵，冬生春开。

花【修治】〔敩曰〕凡使拣净，酒浸一宿，漉出候干，拌蜜令润，蒸之从卯至酉，日干再拌蒸，如此三度，日干用。每一两用酒八两，蜜半两。【气味】甘，平、微寒，无毒。【主治】青盲肤翳，赤肿多眵泪，消目

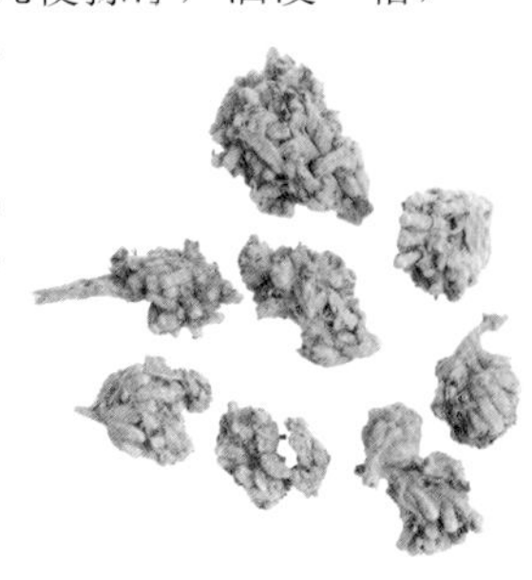

（密蒙花为落叶灌木。小枝灰褐色，密被灰白色绒毛。叶对生，狭椭圆形至线状披针形，全缘或有小锯齿。圆锥花序顶生，花冠筒状，先端4裂，筒部紫堇色，口部橘黄色。花期2～3月，果期7～8月。主要分布于湖北、四川、陕西、河南、广东、广西、云南等地。）

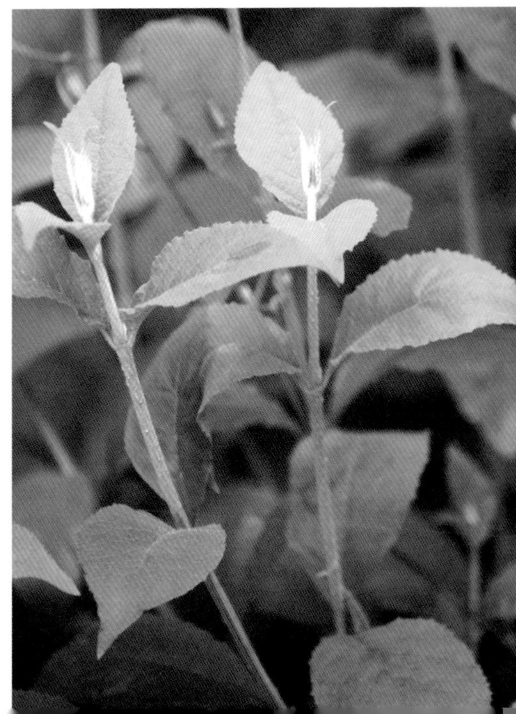

中赤脉，小儿麸豆及疳气攻眼。《开宝》|羞明怕日。刘守真|入肝经气、血分，润肝燥。好古【附方】**目中障翳** 密蒙花、黄檗根各一两，为末，水丸梧子大。每卧时汤服十丸至十五丸。

木绵

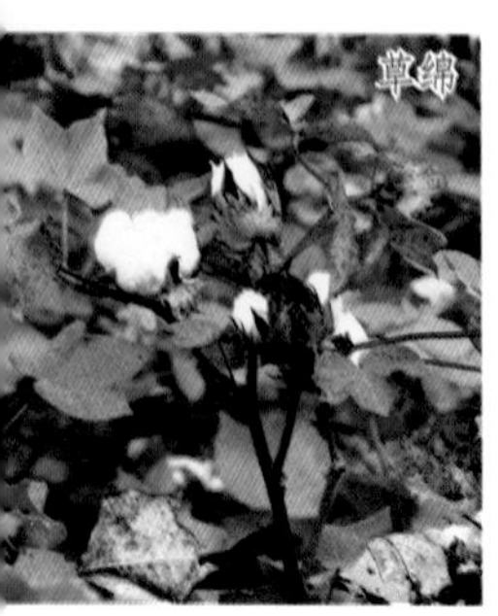

【释名】古贝、古终。〔时珍曰〕木绵有二种：似木者名古贝，似草者名古终。

【集解】〔时珍曰〕木绵有草、木二种。交广木绵，树大如抱。其枝似桐。其叶大，如胡桃叶。入秋开花，红如山茶花，黄蕊，花片极厚，为房甚繁，逼侧相比。结实大如拳，实中有白绵，绵中有子。今人谓之斑枝花，讹为攀枝花。江南、淮北所种木绵，四月下种，茎弱如蔓。高者四五尺，叶有三尖如枫叶，入秋开花黄色，如葵花而小。亦有红紫者，结实大如桃，中有白绵，绵中有子，大如梧子。亦有紫绵者，八月采棣，谓之绵花。

白绵及布【气味】甘，温，无毒。【主治】血崩金疮，烧灰用。时珍

子油 用两瓶合烧取沥。【气味】辛，热，微毒。【主治】恶疮疥癣。燃灯，损目。时珍

（木棉为落叶大乔木。树干常有圆锥状的粗刺。掌状复叶，小叶5～7枚，长圆形。花先叶开放，红色或橙红色；花瓣肉质，倒卵状长圆形。蒴果长圆形，室背5瓣开裂，内有丝状绵毛。花期春季，果期夏季。分布于华南、西南等地。）

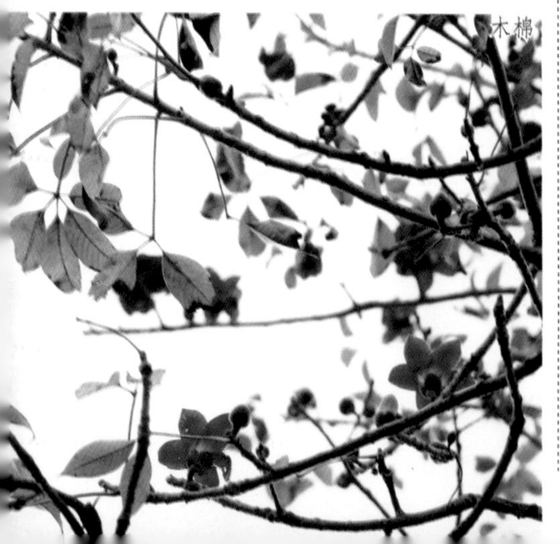

柞木

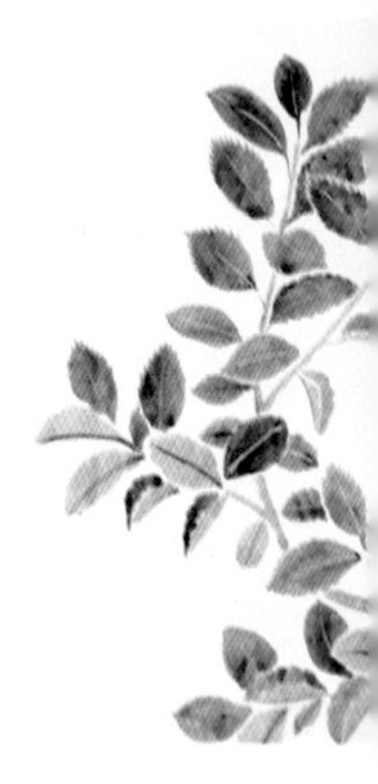

【释名】凿子木。〔时珍曰〕此木坚韧，可为凿柄，故俗名凿子木。

【集解】〔藏器曰〕柞木生南方，细叶，今之作梳者是也。〔时珍曰〕此木处处山中有之，高者丈余。叶小而有细齿，光滑而韧。其木及叶丫皆有针刺，经冬不凋。五月开碎白花，不结子。

（柞木为常绿灌木或小乔大。枝干常疏生长刺。叶革质，互生；叶片广卵形、卵形至卵状椭圆形，边缘有锯齿。总状花序腋生，萼片卵圆形，无花瓣。浆果球形，成熟时黑色。花期夏季。分布于秦岭以南和长江以南各地。）

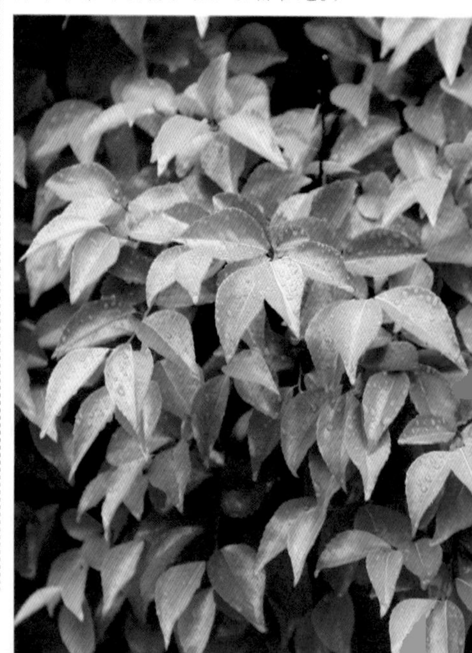

其木心理皆白色。

木皮【气味】苦，平，无毒。〔时珍曰〕酸，涩。【主治】黄疸病，烧末，水服方寸匕，日三。藏器|治鼠瘘难产，催生利窍。时珍

叶【主治】肿毒痈疽。时珍【附方】**柞木饮** 治诸般痈肿发背。用干柞木叶，干荷叶中心蒂、干萱草根、甘草节、地榆各四两，细剉。每用半两，水二碗，煎一碗，早晚各一服。已成者其脓血自渐干涸，未成者其毒自消散也。忌一切饮食毒物。

黄杨木

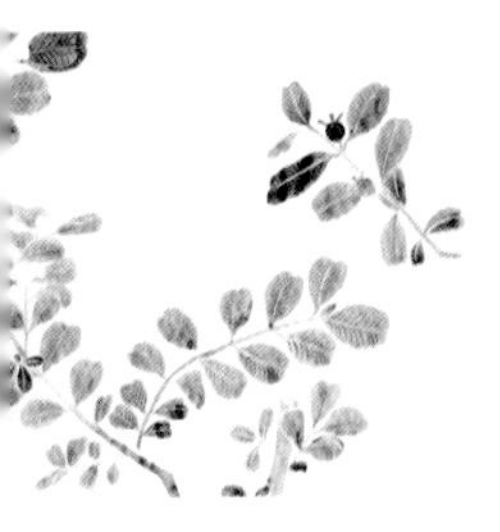

【集解】〔时珍曰〕黄杨生诸山野中，人家多栽种之。枝叶攒簇上耸，叶似初生槐芽而青厚，不花不实，四时不凋。其性难长，俗说岁长一寸，遇闰则退。今试之，但闰年不长耳。其木坚腻，作梳剜印最良。按段成式《酉阳杂俎》云：世重黄杨，以其无火也。用水试之，沉则无火。凡取此木，必以阴晦，夜无一星，伐之则不裂。

叶【气味】苦，平，无毒。【主治】妇人难产，入达生散中用。又主暑月生疖，捣烂涂之。时珍

（黄杨为常绿灌木。叶对生，叶片革质，阔椭圆形、阔倒卵形、卵状椭圆形或长圆形，叶面光滑。穗状花序腋生，花密集。蒴果近球形，由3心皮组成，沿室背3瓣裂，成熟时黑色。花期3～4月，果期5～7月。分布于华东、中南及陕西、甘肃、四川、贵州等地。）

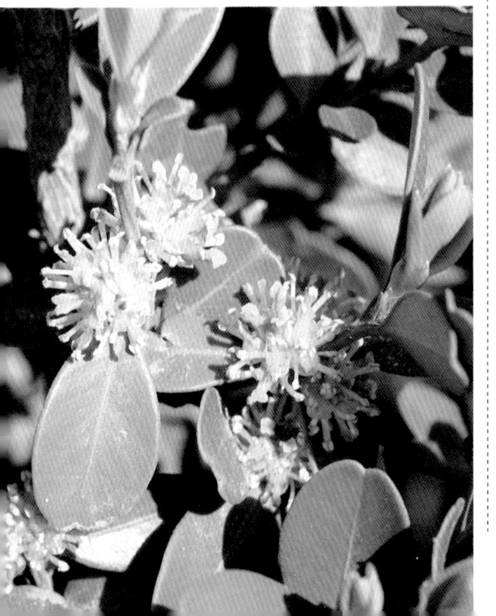

卖子木

【释名】买子木。

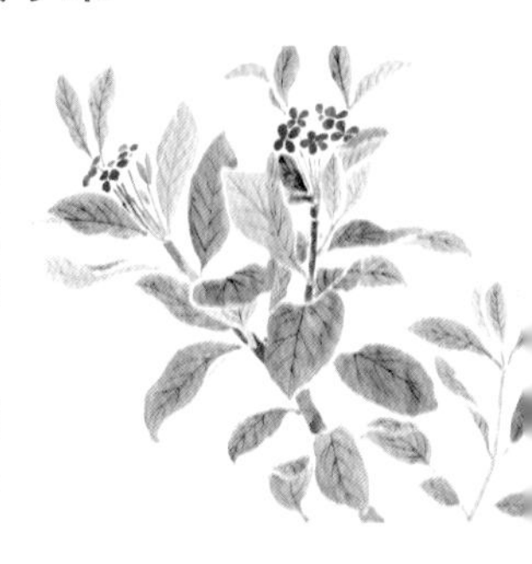

【集解】〔恭曰〕卖子木出岭南、邛州山谷中。其叶似柿。〔颂曰〕今惟川西、渠州岁贡，作买子木。木高五七尺，径寸许。春生嫩枝条，叶尖，长一二寸，俱青绿色，枝梢淡紫色。四五月开碎花，百十枝围攒作大朵，焦红色。

（卖子木为茜草科植物龙船花。龙船花为常绿灌木。叶对生，薄革质，椭圆形或倒卵形，全缘。聚伞花序顶生；花冠略肉质，红色，4裂，裂片近圆形。浆果近球形，熟时紫红色。花期4～8月。分布于福建、台湾、广东、广西。）

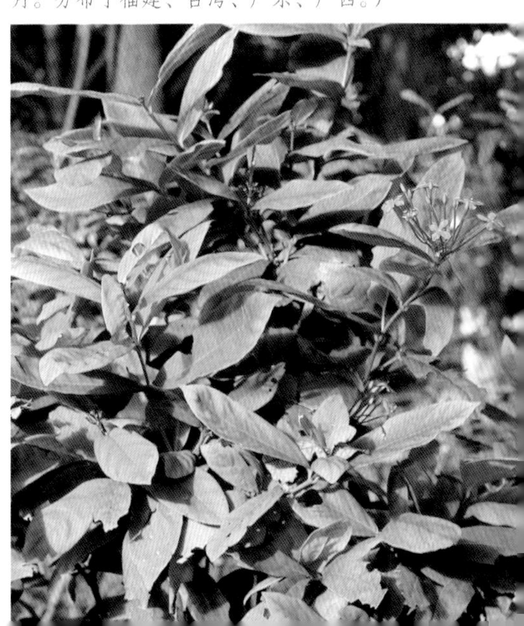

随花便生子如椒目，在花瓣中黑而光洁，每株花裁三五大朵尔。五月采其枝叶用。

木【修治】〔敩曰〕凡采得粗捣，每一两用酥五钱，同炒干入药。【气味】甘、微咸，平，无毒。【主治】折伤血内溜，续绝补骨髓，止痛安胎。《唐本》

接骨木

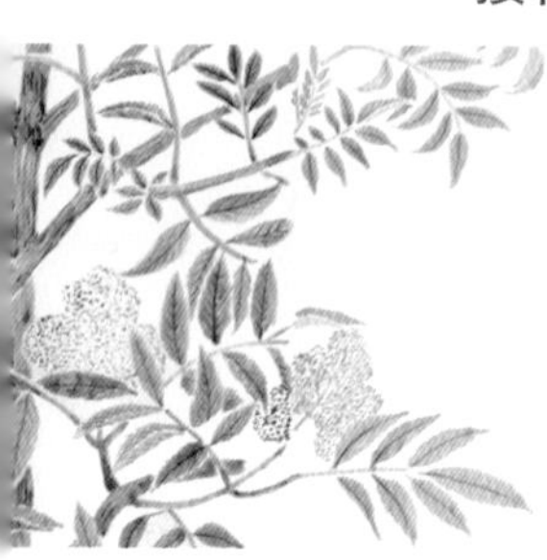

【释名】续骨木、木蒴藋。

【集解】〔恭曰〕所在皆有之。叶如陆英，花亦相似。但作树高一二丈许，木体轻虚无心。斫枝扦之便生，人家亦种之。

【气味】甘、苦，平，无毒。

【主治】折伤，续筋骨，除风痹龋齿，可作浴汤。《唐本》|根皮：主痰饮，下水肿及痰疟，煮汁服之。当利下及吐出。不可多服。藏器|打伤瘀血及产妇恶血，一切血不行，或不止，并煮汁服。时珍。出《千金》

【附方】**折伤筋骨** 接骨木半两，乳香半钱，芍药、当归、芎䓖、自然铜各一两，为末。化黄蜡四两，投药搅匀，众手丸如芡子大。若止伤损，酒化一丸。若碎折筋骨，先用此傅帖，乃服。**产后血运** 五心烦热，气力欲绝，及寒热不禁。以接骨木破如笄子一握，用水一升，煎取半升，分服。或小便频数，恶血不止，服之即瘥。此木煮之三次，其力一般。乃起死妙方。

叶【主治】痎疟，大人七叶，小儿三叶，生捣汁服，取吐。藏器

（接骨木为落叶灌木或小乔木。奇数羽状复叶对生。圆锥聚伞花序顶生，花白色或淡黄色，裂片5。浆果状核果近球形，黑紫色或红色。花期4～5月，果期9～10月。分布于东北、中南、西南及河北、山西、陕西、甘肃、山东、江苏、安徽、浙江、福建、广东、广西等地。）

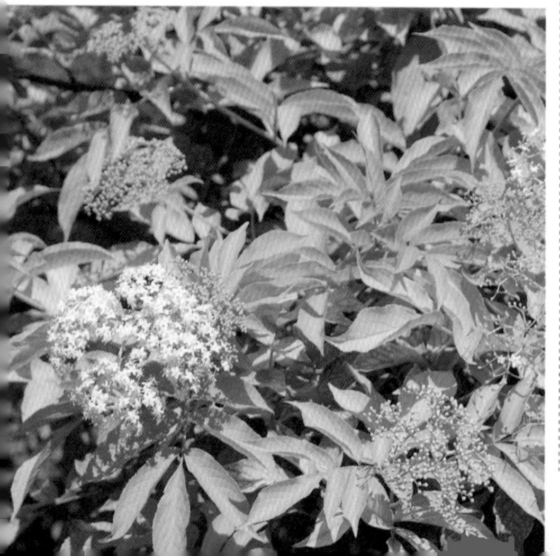

楤木

【集解】〔藏器曰〕生江南山谷。高丈余，直上无枝，茎上有刺。山人折取头茹食，谓之吻头。〔时珍曰〕今山中亦有之。树顶丛生叶，山人采食。谓之鹊不踏，以其多刺而无枝故也。

白皮【气味】辛，平，有小毒。【主治】水癞，煮汁服一盏，当下水。如病已困，取根捣碎，坐之取气，水自下。又能烂人牙齿，有虫者取片许内孔中，当自烂落。藏器

（楤木为落叶灌木或乔木。茎直立，通常具针刺。2回或3回单数羽状复叶。圆锥状花序，由多数小伞形花序组成，密被褐色短毛；花瓣5，白色。浆果状核果，近球形。花期7～8月。果期9～10月。分布于河北、山东、河南、陕西、甘肃、安徽、江苏、浙江、湖南、湖北、江西、福建、四川、贵州、云南等地。）

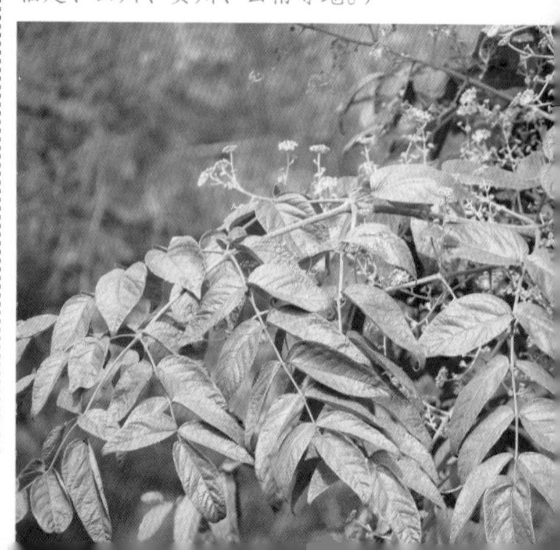

第三十七卷　木部四

木之四　寓木类

茯苓

【释名】伏灵、伏菟、松腴、不死面，抱根者名伏神。〔宗奭曰〕多年樵斫之松根之气味，抑郁未绝，精英未沦。其精气盛者，发泄于外，结为茯苓。故不抱根，离其本体，有零之义也。津气不盛，止能附结本根，既不离本，故曰伏神。

【集解】〔别录曰〕茯苓、茯神生太山山谷大松下。二月、八月采，阴干。〔弘景曰〕今出郁州。大者如三四升器，外皮黑而细皱，内坚白，形如鸟、兽、龟、鳖者良。虚赤者不佳。性无朽蛀，埋地中三十年，犹色理无异也。〔时珍曰〕下有茯苓，则上有灵气如丝之状，山人亦时见之，非兔丝子之兔丝也。茯苓有大如斗者，有坚如石者，绝胜。其轻虚者不佳，盖年浅未坚故尔。

【气味】甘，平，无毒。

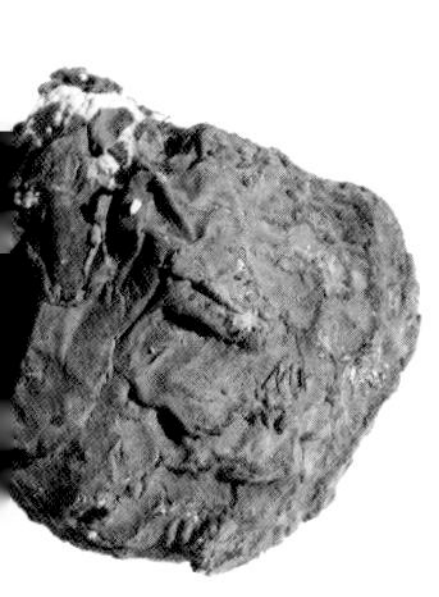

【主治】胸胁逆气，忧恚惊邪恐悸，心下结痛，寒热烦满咳逆，口焦舌干，利小便。久服，安魂养神，不饥延年。《本经》|止消渴好睡，大腹淋沥，膈中痰水，水肿淋结，开胸腑，调脏气，伐肾邪，长阴，益气力，保神气。《别录》|开胃止呕逆，善安心神，主肺痿痰壅，心腹胀满，小儿惊痫，女人热淋。甄权|补五劳七伤，开心益志，止健忘，暖腰膝，安胎。《大明》|止渴，利小便，除湿益燥，和中益气，利腰脐间血。元素|逐水缓脾，生津导气，平火止泄，除虚热，开腠理。李杲|泻膀胱，益脾胃，治肾积奔豚。好古

赤茯苓【主治】破结气。甄权|泻心、小肠、膀胱湿热，利窍行水。时珍

茯苓皮【主治】水肿肤胀，开水道，开腠理。时珍

茯神【气味】甘，平，无毒。**【主治】**辟不祥，疗风眩风虚，五劳口干，止惊悸、多恚怒、善忘，开心益智，安魂魄，养精神。《别录》|补劳乏，主心下急痛坚满。人虚而小肠不利者，加而用之。甄权

【发明】〔弘景曰〕仙方止云茯苓而无茯神，为疗既同，用应无嫌。〔时珍曰〕《神农本草》止言茯苓，《名医别录》始添茯神，而主治皆同。后人治心病必用茯神。故洁古张氏云：风眩心虚，非茯神不能除。然茯苓未尝不治心病也。陶弘景始言茯苓赤泻白补。李杲复分赤入丙丁，白入壬癸。此其发前人之秘者。时珍则谓茯苓、茯神，只当云赤入血分，白入气分，各从其类，如牡丹、芍药之义，不当以丙丁、壬癸分也。若以丙丁、壬癸分，则白茯神不能治心病，赤茯苓不能入膀胱矣。张元素不分赤白之说，于理欠通。《圣济录》松节散：用茯神心中木一两，乳香一钱，石器炒，研为末。每服二钱，木瓜酒下。治风寒冷湿搏于筋骨，足筋挛痛，行步艰难，但是诸筋挛缩疼痛并主之。

【附方】养心安神　朱雀丸：治心神不定，恍惚健忘不乐，火不下降，水不上升，时复振跳。常服，消阴养火，全心气。茯神二两，去皮，沉香半两，为末，炼蜜丸小

豆大。每服三十丸，食后参汤下。**虚滑遗精** 白茯苓二两，缩砂仁一两，为末，入盐二钱。精羊肉批片，掺药炙食，以酒送下。**浊遗带下** 威喜丸：治丈夫元阳虚惫，精气不固，小便下浊，余沥常流，梦寐多惊，频频遗泄，妇人白淫白带并治之。白茯苓去皮四两作匮，以猪苓四钱半，入内煮二十余沸，取出日干，择去猪苓，为末，化黄蜡搜和，丸弹子大。每嚼一丸，空心津下，以小便清为度。忌米醋。**小便频多** 白茯苓去皮、干山药去皮，以白矾水瀹过，焙，等分为末。每米饮服二钱。**小便不禁** 茯苓丸：治心肾俱虚，神志不守，小便淋沥不禁。用白茯苓、赤茯苓等分，为末。以新汲水挼洗去筋，控干，以酒煮地黄汁捣膏搜和，丸弹子大。每嚼一丸，空心盐酒下。**飧泄滑痢** 不止。白茯苓一两，木香煨半两，为末。紫苏木瓜汤下二钱。**妊娠水肿** 小便不利，恶寒。赤茯苓去皮、葵子各半两，为末。每服二钱，新汲水下。**卒然耳聋** 黄蜡不拘多少，和茯苓末细嚼，茶汤下。**痔漏神方** 赤、白茯苓去皮、没药各二两，破故纸四两，石臼捣成一块。春、秋酒浸三日，夏二日，冬五日。取出木笼蒸熟，晒干为末，酒糊丸梧子大。每酒服二十丸，渐加至五十丸。**水肿尿涩** 茯苓皮、椒目等分，煎汤，日饮取效。

琥珀

【释名】江珠。〔时珍曰〕虎死则精魄入地化为石，此物状似之，故谓之虎魄。

【集解】〔珣曰〕琥珀是海松木中津液，初若桃胶，后乃凝结。〔保升曰〕枫脂入地千年变为琥珀，不独松脂变也。大抵木脂入地千年皆化，但不及枫、松有脂而多经年岁尔。

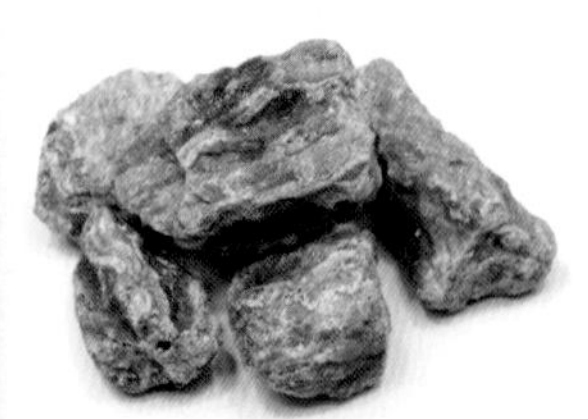

【修治】〔敩曰〕入药，用水调侧柏子末，安瓷锅中，置琥珀于内煮之，从巳至申，当有异光，捣粉筛用。

【气味】甘，平，无毒。

【主治】安五脏，定魂魄，杀精魅邪鬼，消瘀血，通五淋。《别录》|壮心，明目磨翳，止心痛癫邪，疗蛊毒，破结瘕，治产后血枕痛。《大明》|止血生肌，合金疮。藏器|清肺，利小肠。元素

【发明】〔藏器曰〕和大黄、鳖甲作散，酒下方寸匕，下恶血、妇人腹内血，尽即止。宋高祖时，宁州贡琥珀枕，碎以赐军士，傅金疮。

【附方】琥珀散 止血生肌，镇心明目，破癥瘕气块，产后血运闷绝，儿枕痛，并宜饵此方。琥珀一两，鳖甲一两，京三棱一两，延胡索半两，没药半两，大黄六铢，熬捣为散。空心酒服三钱匕，日再服。神验莫及。产后即减大黄。**小儿胎惊** 琥珀、防风各一钱，朱砂半钱，为末。猪乳调一字，入口中，最妙。**小便淋沥** 琥珀为末二钱，麝香少许，白汤服之，或萱草煎汤服。老人、虚人以人参汤下。亦可蜜丸，以赤茯苓汤下。**小便尿血** 琥珀为末。每服二钱，灯心汤下。

猪苓

【释名】豭猪屎、豕橐、地乌桃。〔弘景曰〕其块黑似猪屎，故以名之。〔时珍曰〕马屎曰通，猪屎曰零，即苓字，其块零落而下故也。

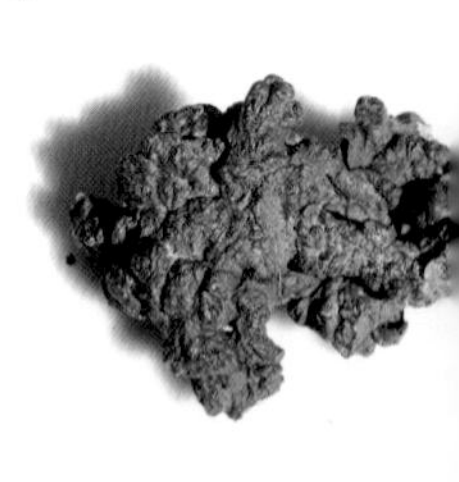

【集解】〔别录曰〕猪苓生衡山山谷，及济阴冤句。二月、八月采，阴干。〔弘景曰〕是枫树苓，其皮黑色，肉白而实者佳，削去皮用。〔时珍曰〕猪苓亦是木之余气所结，如松之余气结茯苓之义。他木皆有，枫木为多耳。

【气味】甘，平，无毒。

【主治】痎疟，解毒蛊疰不祥，利水道。久服，轻身耐老。《本经》|解伤寒温疫大热，发汗，主肿胀满腹急痛。甄权|治渴除湿，去心中懊侬。元素|泻膀胱。好古|开腠理，治淋肿脚气，白浊带下，妊娠子淋胎肿，小便不利。时珍

【附方】**伤寒口渴** 邪在脏也，猪苓汤主之。猪苓、茯苓、泽泻、滑石、阿胶各一两，以水四升，煮取二升。每服七合，日三服。呕而思水者，亦主之。**通身肿满** 小便不利。猪苓五两，为末。熟水服方寸匕，日三服。

雷丸

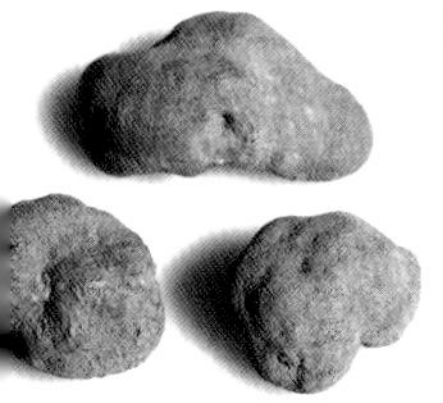

【释名】雷实、雷矢、竹苓。〔时珍曰〕雷斧、雷楔，皆霹雳击物精气所化。此物生土中，无苗叶而杀虫逐邪，犹雷之丸也。竹之余气所结，故曰竹苓。苓亦屎也，古者屎、苓字通用。

【集解】〔别录曰〕雷丸生石城山谷及汉中土中。八月采根，暴干。〔弘景曰〕今出建平、宜都间。累累相连如丸。〔恭曰〕雷丸，竹之苓也。无有苗蔓，皆零，无相连者。〔时珍曰〕雷丸大小如栗，状如猪苓而圆，皮黑肉白，甚坚实。

【气味】苦，寒，有小毒。

【主治】杀三虫，逐毒气胃中热。利丈夫，不利女子。《本经》|作摩膏，除小儿百病，逐邪气恶风汗出，除皮中热结积蛊毒，白虫寸白自出不止。久服，令人阴痿。《别录》|逐风，主癫痫狂走。甄权

【附方】**小儿出汗** 有热。雷丸四两，粉半斤，为末扑之。**下寸白虫** 雷丸，水浸去皮，切焙为末。五更初，食炙肉少许，以稀粥饮服一钱匕。须上半月服，虫乃下。**筋肉化虫** 方见石部雄黄下。

桑上寄生

【释名】寄屑、寓木、宛童、茑木。〔时珍曰〕此物寄寓他木而生，如鸟立于上，故曰寄生、寓木、茑木。俗呼为寄生草。

【集解】〔别录曰〕桑上寄生，生弘农川谷桑树上。三月三日采茎叶，阴干。〔弘景曰〕寄生松上、杨上、枫上皆有，形类是一般，但根津所因处为异，则各随其树名之。生树枝间，根在枝节之内。叶圆青赤，厚泽易折。旁自生枝节。冬夏生，四月花白。五月实赤，大如小豆。处处皆有，以出彭城者为胜。〔恭曰〕此多生枫、槲、榉柳、水杨等树上。叶无阴阳，如细

（桑上寄生为桑寄生科植物桑寄生。桑寄生：灌木，高0.5～1m。嫩枝、叶密被锈色星状毛；小枝灰褐色，具细小皮孔。叶对生或近对生，叶片厚纸质，卵形至长卵形。伞形花序腋生，花褐色，花冠花蕾时管状，稍弯，下半部膨胀，顶端卵球形，裂片4，匙形，反折。浆果椭圆状或近球形。花、果期4月至翌年1月。寄生于山地阔叶林中桑树等植物上。分布于云南、四川、甘肃、陕西、山西、河南、贵州、湖北、湖南、广西、广东、江西、浙江、福建、台湾。）

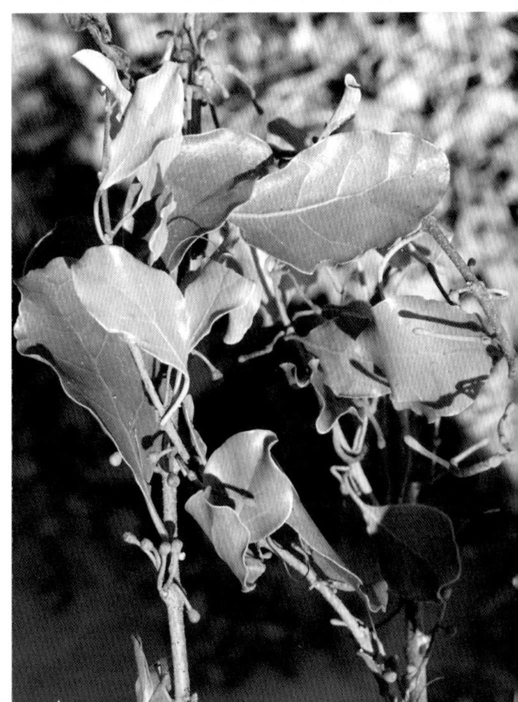

柳叶而厚脆。茎粗短。子黄色，大如小枣。惟虢州有桑上者，子汁甚黏，核大似小豆，九月始熟，黄色。〔时珍曰〕寄生高者二三尺。其叶圆而微尖，厚而柔，面青而光泽，背淡紫而有茸。

【修治】〔敩曰〕采得，铜刀和根、枝、茎、叶细剉，阴干用。勿见火。

【气味】苦，平，无毒。〔别录曰〕甘，无毒。

【主治】腰痛，小儿背强，痈肿，充肌肤，坚发齿，长须眉，安胎。《本经》|去女子崩中内伤不足，产后余疾，下乳汁，主金疮，去痹。《别录》|助筋骨，益血脉。《大明》|主怀妊漏血不止，令胎牢固。甄权

实【气味】甘，平，无毒。【主治】明目，轻身，通神。《本经》

【附方】**膈气** 生桑寄生捣汁一盏，服之。**胎动腹痛** 桑寄生一两半，阿胶炒半两，艾叶半两，水一盏半，煎一盏，去滓温服。或去艾叶。**毒痢脓血** 六脉微小，并无寒热。宜以桑寄生二两，防风、大芎二钱半，炙甘草三铢，为末。每服二钱，水一盏，煎八分，和滓服。**下血后虚** 下血止后，但觉丹田元气虚乏，腰膝沉重少力。桑寄生为末。每服一钱，非时白汤点服。

枫柳

【集解】〔恭曰〕枫柳出原州。叶似槐，茎赤根黄。子六月熟，绿色而细。剥取茎皮用。〔时珍曰〕苏恭言枫柳有毒，出原州。陈藏器驳之，以为枫柳皮即今枫树皮，性涩能止水痢。按《斗门方》言即今枫树上寄生，其叶亦可制粉霜，此说是也。若是枫树，则处处甚多，何必专出原州耶？陈说误矣。

皮【气味】辛，大热，有毒。【主治】风，龋齿痛。《唐本》|积年痛风不可忍，久治无效者。细剉焙，不限多少，入脑、麝浸酒常服，以醉为度。《斗门方》

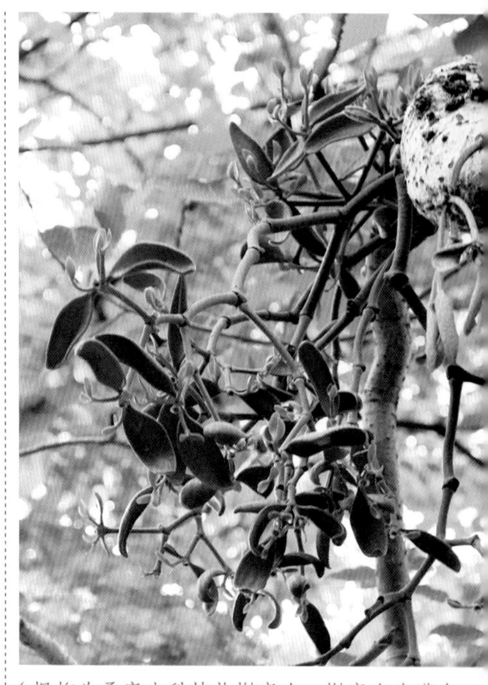

（枫柳为桑寄生科植物槲寄生。槲寄生为灌木，高30～80cm。茎、枝均圆柱状，二歧或三歧，节稍膨大。叶对生；叶柄短；叶片厚革质或革质，长椭圆形至椭圆状披针形。花序顶生或腋生于茎叉状分枝处；雄花序聚伞状，总苞舟形。浆果球形或椭圆形，成熟时淡黄色或橙红色，果皮平滑。花期4～5月，果期9～11月。寄生于榆树、柳树、杨树、栎树、枫杨、椴树等植物上。分布于东北、华北、华东、华中及陕西、宁夏、甘肃、青海、广西。）

木之五 苞木类

竹

【释名】〔时珍曰〕竹字象形。

【集解】〔弘景曰〕竹类甚多，入药用篁竹，次用淡、苦竹。又一种薄壳者，名甘竹，叶最胜。又有实中竹、篁竹，并以笋为佳，于药无用。〔时珍曰〕竹惟江河之南甚多，故曰九河鲜有，五岭实繁。大抵皆土中苞笋，各以时而出，旬日落箨而成竹也。茎有节，节有枝；枝有节，节有

叶。叶必三之，枝必两之。根下之枝，一为雄，二为雌，雌者生笋。六十年一花，花结实，其竹则枯。

篁竹叶【气味】苦，平，无毒。〔别录曰〕大寒。【主治】咳逆上气，溢筋，急恶疡，杀小虫。《本经》|除烦热风痉，喉痹呕吐。《别录》|煎汤，熨霍乱转筋。时珍

淡竹叶【气味】辛，平、大寒，无毒。〔权曰〕甘，寒。【主治】胸中痰热，咳逆上气。《别录》|吐血，热毒风，止消渴，压丹石毒。甄权|消痰，治热狂烦闷，中风失音不语，壮热头痛头风，止惊悸，温疫迷闷，妊妇头旋倒地，小儿惊痫天吊。《大明》|喉痹，鬼疰恶气，烦热，杀小虫。孟诜|凉心经，益元气，除热缓脾。元素|煎浓汁，漱齿中出血，洗脱肛不收。时珍

苦竹叶【气味】苦，冷，无毒。【主治】口疮目痛，明目利九窍。《别录》|治不睡，止消渴，解酒毒，除烦热，发汗，疗中风喑哑。《大明》|杀虫。烧末，和猪胆，涂小儿头疮耳疮疥癣；和鸡子白，涂一切恶疮，频用取效。时珍

淡竹茹【气味】甘，微寒，无毒。【主治】呕啘，温气寒热，吐血崩中。《别录》|止肺痿唾血鼻衄，治五痔。甄权|噎膈。孟诜|伤寒劳复，小儿热痫，妇人胎动。时珍

苦竹茹【主治】下热壅。孟诜|水煎服，止尿血。时珍

筀竹茹【主治】劳热。《大明》

【附方】**伤寒劳复** 伤寒后交接劳复，卵肿腹痛。竹皮一升，水三升，煮五沸，服汁。**妇人劳复** 病初愈，有所劳动，致热气冲胸，手足搐搦拘急，如中风状。淡竹青茹半斤，栝楼二两，水二升，煎一升，分二服。**月水不断** 青竹茹微炙，为末。每服三钱，水一盏，煎服。

淡竹沥【修治】〔机

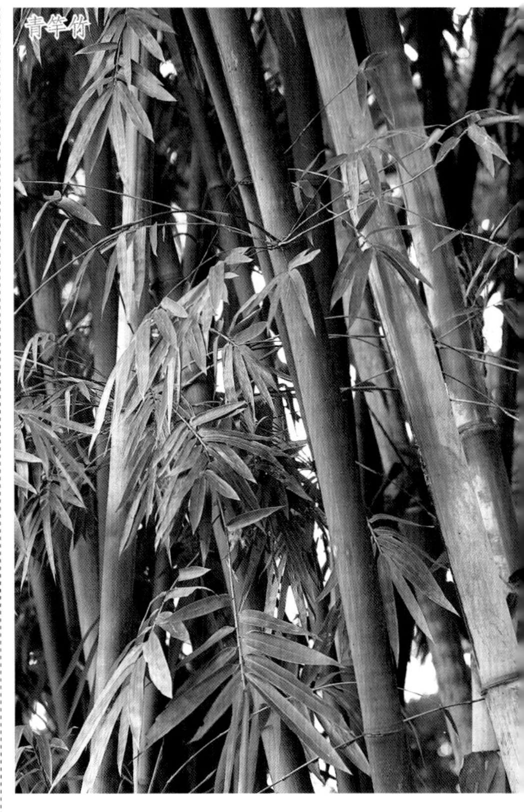

曰〕将竹截作二尺长，劈开。以砖两片对立，架竹于上。以火炙出其沥，以盘承取。【气味】甘，大寒，无毒。【主治】暴中风风痹，胸中大热，止烦闷，消渴，劳复。《别录》|中风失音不语，养血清痰，风痰虚痰在胸膈，使人癫狂，痰在经络四肢及皮里膜外，非此不达不行。震亨|治子冒风痉，解射罔毒。时珍

篁竹沥【主治】风痉。《别录》

苦竹沥【主治】口疮目痛，明目，利九窍。《别录》|功同淡竹。《大明》|治齿疼。时珍

慈竹沥【主治】疗热风，和粥饮服。孟诜

【附方】**中风口噤** 竹沥、姜汁等分，日日饮之。**小儿伤寒** 淡竹沥、葛根汁各六合，细细与服。**小儿狂语** 夜后便发。竹沥夜服二合。**妇人胎动** 妊娠因夫所动，困绝。以

竹沥饮一升，立愈。**消渴尿多** 竹沥恣饮，数日愈。**产后虚汗** 淡竹沥三合，暖服，须臾再服。

竹黄

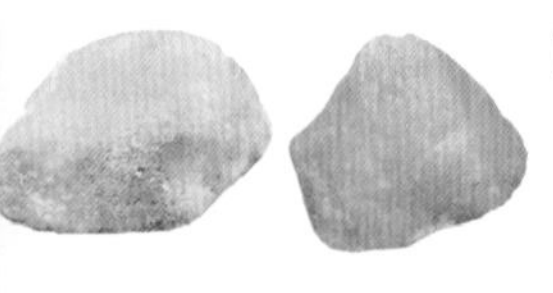
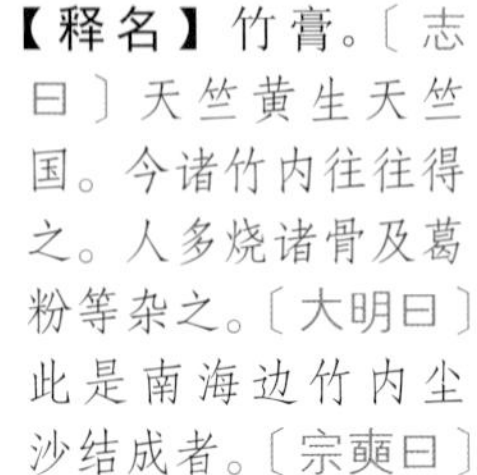

【释名】 竹膏。〔志曰〕天竺黄生天竺国。今诸竹内往往得之。人多烧诸骨及葛粉等杂之。〔大明曰〕此是南海边竹内尘沙结成者。〔宗奭曰〕此是竹内所生，如黄土着竹成片者。〔时珍曰〕按吴僧赞宁云：竹黄生南海镛竹中。此竹极大，又名天竹。其内有黄，可以疗疾。《本草》作天竺者，非矣。等竹亦有黄。此说得之。

【气味】 甘，寒，无毒。〔大明曰〕平。伏粉霜。

【主治】 小儿惊风天吊，去诸风热，镇心明目，疗金疮，滋养五脏。《开宝》| 治中风痰壅卒失音不语，小儿客忤痫疾。《大明》| 制药毒发热。保升

【发明】〔宗奭曰〕天竹黄凉心经，去风热。作小儿药尤宜，和缓故也。〔时珍曰〕竹黄出于大竹之津气结成，其气味功用与竹沥同，而无寒滑之害。

【附方】 **小儿惊热** 天竹黄二钱，雄黄、牵牛末各一钱，研匀，面糊丸粟米大。每服三五丸，薄荷汤下。

第三十八卷　服器部

服器部之一

锦

【释名】〔时珍曰〕锦以五色丝织成文章，故字从帛从金，谐声，且贵之也。

【主治】故锦：煮汁服，蛊毒。烧灰，傅小儿口中热疮。藏器|烧灰，主失血、下血、血崩，金疮出血，小儿脐疮湿肿。时珍

【附方】**吐血不止** 红锦三寸烧灰，水服。**上气喘急** 故锦一寸烧灰，茶服神效。

绢

【释名】〔时珍曰〕绢，疏帛也。生曰绢，熟曰练。入药用黄丝绢，乃蚕吐黄丝所织，非染色也。

【主治】**黄丝绢：**煮汁服，止消渴，产妇脬损，洗痘疮溃烂。烧灰，止血痢、下血、吐血、血崩。时珍|**绯绢：**烧灰，入疟药。时珍

【附方】**妇人血崩** 黄绢灰五分，棕榈灰一钱，贯众灰、京墨灰、荷叶灰各五分，水、酒调服，即止。

帛

【释名】〔时珍曰〕素丝所织，长狭如巾，故字从白巾。厚者曰缯，双丝者曰缣。后人以染丝造之，有五色帛。

【主治】**绯帛：**烧研，傅初生儿脐未落时肿痛，又疗恶疮疔肿，诸疮有根者，入膏用为上。仍以掌大一片，同露蜂房、棘刺钩、烂草节、乱发等分烧研，空腹服方寸匕。藏器|主坠马及一切筋骨损。好古|烧研，疗血崩，金疮出血，白驳风。时珍|**五色帛：**主盗汗，拭干讫，弃道头。藏器

布

【释名】〔时珍曰〕布有麻布、丝布、木绵布。

【主治】新麻布：能逐瘀血，妇人血闭腹痛、产后血痛。以数重包白盐一合，煅研，温酒服之。旧麻布：同旱莲草等分，瓶内泥固煅研。日用揩齿，能固牙乌须。时珍|白布：治口唇紧小，不能开合饮食。不治杀人。作大炷安刀斧上，烧令汗出，拭涂之，日三五度。仍以青布烧灰，酒服。时珍|青布：解诸物毒，天行烦毒，小儿寒热丹毒，并水渍取汁饮之。浸汁和生姜汁服，止霍乱。烧灰，傅恶疮经年不瘥者，及灸疮止血，令不伤风水。烧烟，熏嗽，杀虫，熏虎狼咬疮，能出水毒。入诸膏药，疗疔肿、狐尿等恶疮。藏器|烧灰酒服，主唇裂生疮口臭。仍和脂涂之，与蓝靛同功。时珍

【附方】**恶疮防水** 青布和蜡烧烟筒中熏之，入水不烂。**疮伤风水** 青布烧烟于器中，以器口熏疮。得恶汁出，则痛痒瘥。**臁疮溃烂** 陈艾五钱，雄黄二钱，青布卷作大炷，点火熏之。热水流数次愈。

绵

【集解】〔时珍曰〕古之绵絮，乃茧丝缠延，不可纺织者。今之绵絮，则多木绵也。入药仍用丝绵。

【主治】**新绵：**烧灰，治五野鸡病，每服酒二钱。**衣中故绵絮：**主下血，及金疮出血不止，以一握煮汁服。藏器|**绵灰：**主吐血衄血，下血崩中，赤白带下，疳疮脐

疮，聤耳。时珍

【附方】**吐血咯血** 新绵一两，烧灰，白胶切片炙黄一两，每服一钱，米饮下。**吐血衄血** 好绵烧灰，打面糊，入清酒调服之。**肠风泻血** 破絮烧灰、枳壳麸炒等分，麝香少许，为末。每服一钱，米饮下。**脐疮不干** 绵子烧灰，傅之。**聤耳出汁** 故绵烧灰，绵裹塞之。

服器部之二 器物类

纸

【释名】〔时珍曰〕古者编竹炙青书字，谓之汗青，故简策字皆从竹。至秦汉间以缯帛书事，谓之幡纸，故纸字从糸，或从巾也。从氏，谐声也。刘熙《释名》云：纸者砥也，其平如砥也。东汉和帝时，耒阳蔡伦始采树皮、故帛、鱼网、麻缯，煮烂造纸，天下乃通用之。苏易简《纸谱》云：蜀人以麻，闽人以嫩竹，北人以桑皮，剡溪以藤，海人以苔，浙人以麦麸、稻秆，吴人以茧，楚人以楮，为纸。又云：凡烧药，以墨涂纸裹药，最能拒火。药品中有闪刀纸，乃折纸之际，一角叠在纸中，匠人不知漏裁者，医人取入药用。今方中未见用此，何欤。

【气味】诸纸：甘，平，无毒。

【主治】楮纸：烧灰，止吐血、衄血、血崩，金疮出血。时珍|竹纸：包犬毛烧末，酒服，止疟。《圣惠》|藤纸：烧灰，傅破伤出血，及大人小儿内热，衄血不止，用故藤纸瓶中烧存性二钱，入麝香少许，酒服。仍以纸捻包麝香，烧烟熏鼻。时珍|草纸：作捻，纴痈疽，最拔脓。蘸油燃灯，照诸恶疮浸淫湿烂者，出黄水，数次取效。时珍|麻纸：止诸失血，烧灰用。时珍|纸钱：主痈疽将溃，以筒烧之，乘热吸患处。其灰止血。其烟久嗅，损人肺气。时珍

【附方】**吐血不止** 白薄纸五张烧灰，水服。效不可言。**衄血不止** 屏风上故纸烧灰，酒服一钱，即止。**皮肤血溅** 出者，以煮酒坛上纸，扯碎如杨花，摊在出血处，按之即止。**血痢不止** 白纸三张，裹盐一匙，烧赤研末。分三服，米饮下。**月经不绝** 来无时者。案纸三十张烧灰，清酒半升和服，顿定。冬月用暖酒服之。**诸虫入耳** 以纸塞耳鼻，留虫入之耳不塞，闭口勿言，少顷虫当出也。

拨火杖

【释名】火槽头、火柴头。〔时珍曰〕拨火之杖，烧残之柴，同一理。

【主治】蝎螫，以横井上立愈。其上立炭，刮傅金疮，止血生肉。带之。辟邪恶鬼。带火纳水底，取得水银着出。藏器|止小儿惊忤夜啼。时珍

【附方】**客忤夜啼** 用本家厨下烧残火柴头一个，削平焦处。向上朱砂书云：拨火杖，拨火杖，天上五雷公，差来作神将。捉住夜啼鬼，打杀不要放。急急如律令。书毕，勿令人知，安立床前脚下，男左女右。

梳篦

【释名】栉。〔时珍曰〕刘熙《释名》云：梳，其齿疏通也。篦，其齿细密相比也。栉，其齿连节也。赫连氏始作之。

【主治】虱病，煮汁服之。及活虱入腹为病成癥瘕者。藏器|主小便淋沥，乳汁不通，霍乱转筋，噎塞。时珍

【附方】**霍乱转筋** 入腹痛。用败木梳一枚烧灰，酒服，永瘥。**噎塞不通** 寡妇木梳一枚烧灰，煎锁匙汤调下二钱。**小便淋痛** 多年木梳烧存性，空心冷水服。男用女，女用男。**乳汁不行** 内服通乳药。外用木梳梳乳，周回百余遍，即通。**蜂虿叮螫** 油木梳炙热，熨之。

蒲扇

【释名】 箑。〔时珍曰〕上古以羽为扇，故字从羽。

【主治】 败蒲扇灰和粉，粉身止汗，弥败者佳。新造屋柱下四隅埋之，蚊永不入。藏器|烧灰酒服一钱，止盗汗，及妇人血崩，月水不断。时珍

蒲席

【释名】 荐。〔弘景曰〕蒲席惟船家用之，状如蒲帆。人家所用席，皆是菅草，而荐多是蒲也。方家烧用。〔时珍曰〕席、荐皆以蒲及稻藁为之，有精粗之异。吴人以龙须草为席。

【主治】 败蒲席：平。主筋溢恶疮。《别录》|单用破血。从高坠下，损瘀在腹刺痛，取久卧者烧灰，酒服二钱。或以蒲黄、当归、大黄、赤芍药、朴消，煎汤调服，血当下。甄权

【附方】 **霍乱转筋** 垂死者。败蒲席一握切，浆水一盏煮汁，温服。**小便不利** 蒲席灰七分，滑石二分，为散。饮服方寸匕，日三。**痈疽不合** 破蒲席烧灰，腊月猪脂和，纳孔中。**夜卧尿床** 本人荐草烧灰，水服，立瘥。

第三十九卷　虫部一

虫之一　卵生类上

蜂蜜

【释名】蜂糖、石蜜、石饴、岩蜜。

【集解】〔别录曰〕石蜜生武都山谷、河源山谷及诸山石间。色白如膏者良。〔藏器曰〕寻常蜜亦有木上作者，土中作者。北方地燥，多在土中；南方地湿，多在木中。各随土地所宜，其蜜一也。崖蜜别是一蜂，如陶所说出南方崖岭间，房悬崖上，或土窟中。人不可到，但以长竿刺令蜜出，以物承取，多者至三四石，味醶色绿，入药胜于凡蜜。〔颂曰〕食蜜亦有两种：一在山林木上作房，一在人家作窠槛收养之，蜜皆浓厚味美。近世宣州有黄连蜜，色黄，味小苦，主目热。雍、洛间有梨花蜜，白如凝脂。亳州太清宫有桧花蜜，色小赤。柘城县有何首乌蜜，色更赤。并蜂采其花作之，各随花性之温凉也。

【气味】甘，平，无毒。〔颖曰〕诸蜜气味，当以花为主。冬、夏为上，秋次之，春则易变而酸。闽、广蜜极热，以南方少霜雪，诸花多热也。川蜜温，西蜜则凉矣。〔时珍曰〕蜂蜜生凉熟温，不冷不燥，得中和之气，故十二脏腑之病，罔不宜之。

【主治】心腹邪气，诸惊痫痓，安五脏诸不足，益气补中，止痛解毒，除众病，和百药。久服，强志轻身，不饥不老，延年神仙。《本经》|养脾气，除心烦，饮食不下，止肠澼，肌中疼痛，口疮，明耳目。《别录》|牙齿疳䘌，唇口疮，目肤赤障，杀虫。藏器|治卒心痛及赤白痢，水作蜜浆，顿服一碗止；或以姜汁同蜜各一合，水和顿服。常服，面如花红。甄权|治心腹血刺痛，及赤白痢，同生地黄汁各一匙服，即下。孟诜|同薤白捣，涂汤火伤，即时痛止。宗奭|《肘后》用白蜜涂上，竹膜贴之，日三。和营卫，润脏腑，通三焦，调脾胃。时珍

【发明】〔时珍曰〕蜂采无毒之花，酿以小便而成蜜，所谓臭腐生神奇也。其入药之功有五：清热也，补中也，解毒也，润燥也，止痛也。生则性凉，故能清热；熟则性温，故能补中。甘而和平，故能解毒；柔而濡泽，故能润燥。缓可以去急，故能止心腹、肌肉、疮疡之痛；和可以致中，故能调和百药，而与甘草同功。张仲景治阳明结燥，大便不通，蜜煎导法，诚千古神方也。

【附方】**大便不通** 用蜜二合，铜器中微火煎之，候凝如饴状，至可丸，乘热捻作挺，令头锐，大如指，长寸半许。候冷即硬，纳便道中，少顷即通也。**产后口渴** 用炼过蜜，不计多少，熟水调服，即止。**瘾疹瘙痒** 白蜜不以多少，好酒调下，有效。**五色丹毒** 蜜和干姜末傅之。**口中生疮** 蜜浸大青叶含之。**阴头生疮** 以蜜煎甘草涂之瘥。**肛门生疮** 肛门主肺，肺热即肛塞肿缩生疮。白蜜一升，猪胆汁一枚相和，微火煎令可丸，丸三寸长作挺，涂油纳下部，卧令后重，须臾通泄。**热油烧痛** 以白蜜涂之。**疔肿恶毒** 用生蜜与隔年葱研膏，先刺破涂之。如人行五里许，则疔出，后以热醋汤洗去。**面上䵟点** 取白蜜和茯苓末涂之，七日便瘥也。

蜜蜡

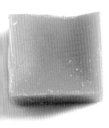

【释名】〔弘景曰〕生于蜜中，故谓蜜蜡。

【集解】〔弘景曰〕蜂先以此为蜜跖，煎蜜亦得之。初时极香软。人更煮炼，或少加醋酒，便黄赤，以作烛色为好。今医家皆用白蜡，但取削之，于夏月暴百日许，自然白也。卒用之，烊内水中十余遍，亦白。

【气味】甘，微温，无毒。

【主治】蜜蜡：主下痢脓血，补中，续绝伤金疮，益气，不饥，耐老。《本经》〔权曰〕和松脂、杏仁、枣肉、茯苓等分合成，食后服五十丸，便不饥。白蜡：疗人泄澼后重见白脓，补绝伤，利小儿。久服，轻身不饥。《别录》|孕妇胎动，下血不绝，欲死。以鸡子大，煎三五沸，投美酒半升服，立瘥。又主白发，镊去，消蜡点孔中，即生黑者。甄权

【发明】〔时珍曰〕蜜成于蜡，而万物之至味，莫甘于蜜，莫淡于蜡。得非厚于此，必薄于彼耶？蜜之气味俱厚，属乎阴也，故养脾；蜡之气味俱薄，属乎阳也，故养胃。厚者味甘，而性缓质柔，故润脏腑；薄者味淡，而性啬质坚，故止泄痢。

【附方】**仲景调气饮** 治赤白痢，小腹痛不可忍，下重，或面青手足俱变者。用黄蜡三钱，阿胶三钱，同熔化，入黄连末五钱搅匀，分三次热服，神妙。**千金胶蜡汤** 治热痢，及妇人产后下痢。用蜡二棋子大，阿胶二钱，当归二钱半，黄连三钱，黄檗一钱，陈廪米半升，水三钟，煮米至一升，去米入药，煎至一钟，温服神效。**肺虚咳嗽** 立效丸：治肺虚膈热，咳嗽气急烦满，咽干燥渴，欲饮冷水，体倦肌瘦，发热减食，喉音嘶不出。黄蜡熔滤令净，浆水煮过八两，再化作一百二十丸，以蛤粉四两为衣养药。每服一丸，胡桃半个，细嚼温水下，即卧，闭口不语，日二。**脚上冻疮** 浓煎黄蜡涂之。**诸般疮毒** 臁疮、金疮、汤火等疮。用黄蜡一两，香油二两，黄丹半两，同化开，顿冷，瓶收。摊贴。

蜜蜂

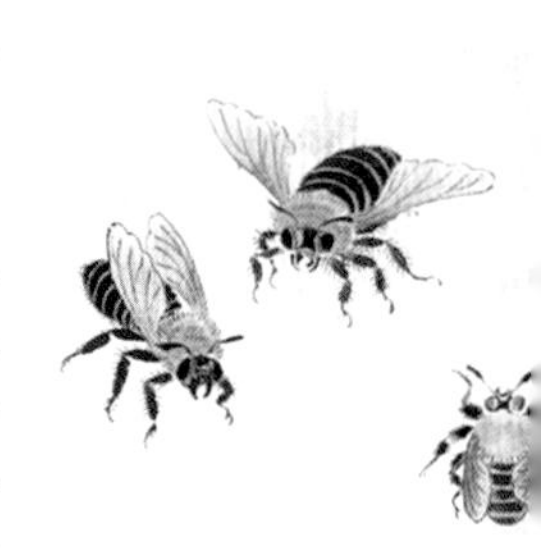

【释名】蜡蜂。〔时珍曰〕蜂尾垂锋，故谓之蜂。

【集解】〔时珍曰〕其蜂有三种：一种在林木或土穴中作房，为野蜂；一种人家以器收养者，为家蜂，并小而微黄，蜜皆浓美；一种在山岩高峻处作房，即石蜜也，其蜂黑色似牛虻。三者皆群居有王。王大于众蜂，而色青苍。皆一日两衙，应潮上下。凡蜂之雄者尾锐，雌者尾歧，相交则黄退。嗅花则以须代鼻，采花则以股抱之。

蜂子【气味】甘，平、微寒，无毒。【主治】头疯，除蛊毒，补虚羸伤中。久服令人光泽，好颜色，不老。《本经》|轻身益气，治心腹痛，面目黄，大人小儿腹中五虫从口吐出者。《别录》|主丹毒风疹，腹内留热，利大小便涩，去浮血，下乳汁，妇人带下病。藏器|大风疠疾。时珍

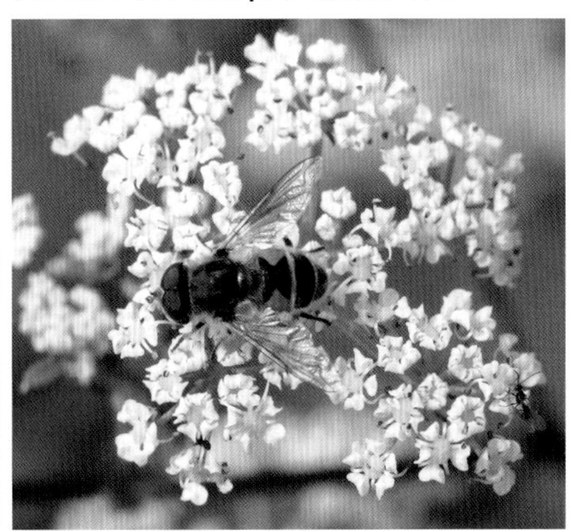

土蜂

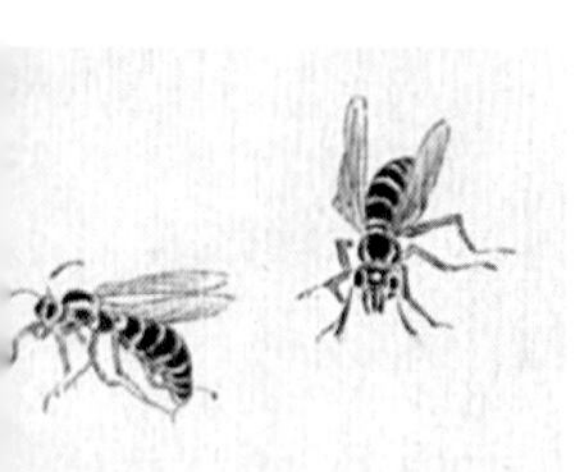

【释名】蜚零、蟺蜂、马蜂。

【集解】〔藏器曰〕土蜂穴居作房，赤黑色，最大，螫人至死，亦能酿蜜，其子亦大而白。〔颂曰〕土蜂子，江东人亦啖之。又有木蜂似土蜂，人亦食其子。然则蜜蜂、土蜂、木蜂、黄蜂子俱可食。大抵蜂类同科，其性效不相远矣。

蜂【主治】烧末，油和，傅蜘蛛咬疮。

蜂子【气味】甘，平，有毒。【主治】痈肿。《本经》|嗌痛。《别录》|利大小便，治妇人带下。《日华》|功同蜜蜂子。藏器|酒浸傅面，令人悦白。时珍【附方】**面黑令白** 土蜂子未成头翅者，炒食，并以酒浸傅面。

房【主治】痈肿不消。为末，醋调涂之，干更易之。不入服食。《药性》|疗疔肿疮毒。时珍【附方】**疔肿疮毒** 已笃者，二服即愈，轻者一服立效。用土蜂房一个，蛇蜕一条，黄泥固济，煅存性，为末。每服一钱，空心好酒下。少顷腹中大痛，痛止，其疮已化为黄水矣。

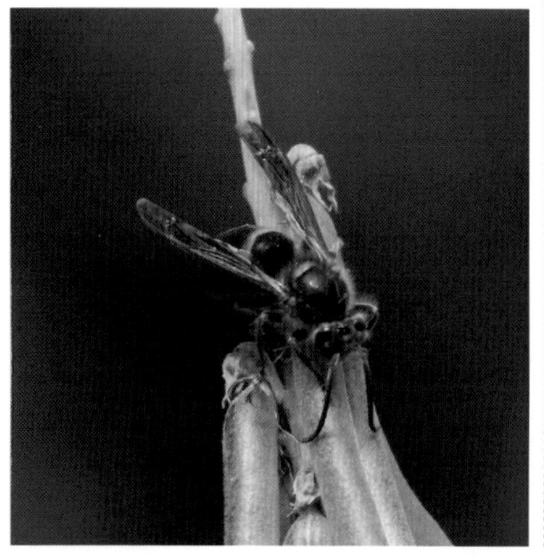

大黄蜂

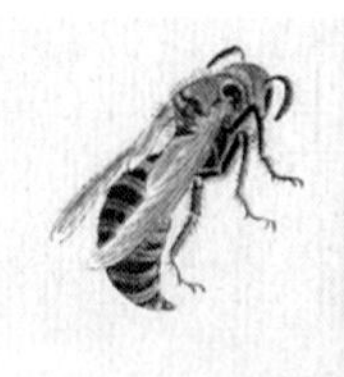

【释名】黑色者名胡蜂，壶蜂、玄瓠蜂。

【集解】〔颂曰〕大黄蜂子，在人家屋上作房及大木间即瓠瓠蜂之子也。岭南人取其子作馔食之。其蜂黄色，比蜜蜂更大。按《岭表录异》云：宣、歙人好食蜂儿。山林间大蜂结房，大者如巨钟，其房数百层。土人采时，着草衣蔽身，以捍其毒螫。复以烟火熏散蜂母，乃敢攀缘崖木断其蒂。一房蜂儿五六斗至一石。拣状如蚕蛹莹白者，以盐炒暴干，寄入京洛，以为方物。

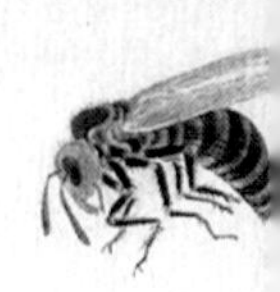

蜂子【气味】甘，凉，有小毒。【主治】心腹胀满痛，干呕，轻身益气。《别录》|治雀卵斑，面疱。余功同蜜蜂子。时珍【附方】**雀斑面疱** 七月七日取露蜂子，于漆碗中水酒浸过，滤汁，调胡粉傅之。

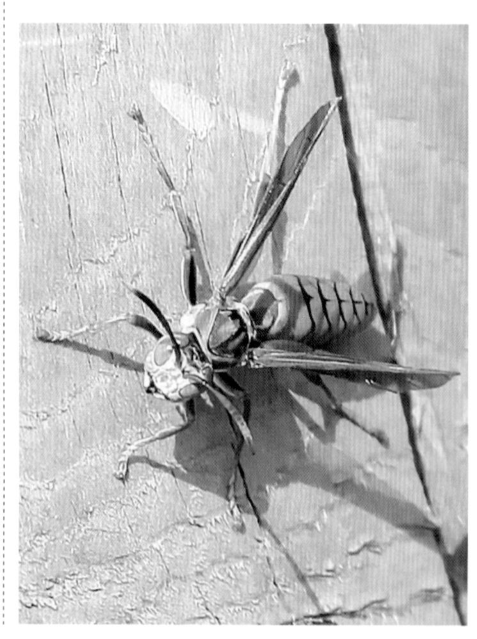

露蜂房

【释名】蜂肠、蜂勦、百穿、紫金沙。

【集解】〔弘景曰〕此蜂房多在树木中及地中。今曰露蜂房，当用人家屋间及树枝间苞裹者。〔恭曰〕此房悬在树上得风露者。其蜂黄黑色，长寸许，螫马、牛及人，乃至欲死。非人家屋下小小蜂房也。〔宗奭曰〕露蜂房有二种：一种小而色淡黄，窠长六七寸至一尺，阔二三寸，如蜜脾下垂一边，多在丛木深林之中，谓之牛舌蜂；一种多在高木之上，或屋之下，外面围如三四斗许，或一二斗，中有窠如瓠状，由此得名玄瓠蜂，其色赤黄，大于诸蜂。

【气味】苦，平，有毒。

【主治】惊痫瘛疭，寒热邪气，癫疾，鬼精蛊毒，肠痔。火熬之良。《本经》|疗蜂毒、毒肿。合乱发、蛇皮烧灰，以酒日服二方寸匕，治恶疽、附骨痈，根在脏腑，历节肿出，疔肿恶脉诸毒皆瘥。《别录》|疗上气赤白痢，遗尿失禁。烧灰酒服，主阴痿。水煮，洗狐尿刺疮。服汁，下乳石毒。苏恭|煎水，洗热病后毒气冲目。炙研，和猪脂，涂瘰疬成瘘。苏颂|煎水漱牙齿，止风虫疼痛。又洗乳痈、蜂叮、恶疮。《大明》

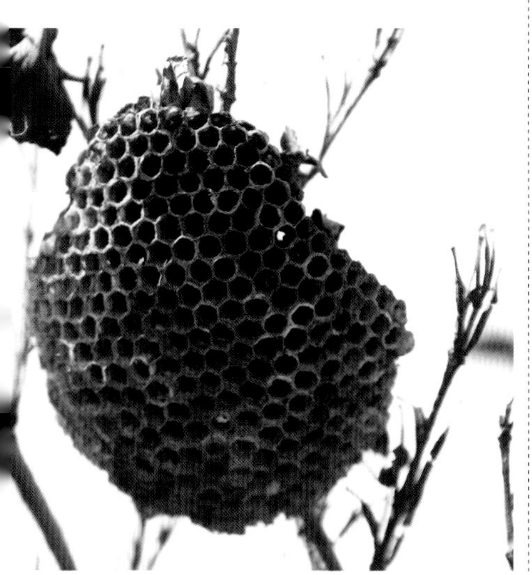

【发明】〔时珍曰〕露蜂房，阳明药也。外科、齿科及他病用之者，亦皆取其以毒攻毒，兼杀虫之功耳。

【附方】小儿卒痫 大蜂房一枚，水三升，煮浓汁浴之，日三四次佳。**脐风湿肿** 久不瘥者。蜂房烧末，傅之效。**手足风痹** 黄蜂窠大者一个，小者三四个，烧灰，独头蒜一碗，百草霜一钱半，同捣傅上。一时取下，埋在阴处。忌生冷、荤腥。**风虫牙痛** 露蜂房煎醋，热漱之。**喉痹肿痛** 露蜂房灰、白姜蚕等分，为末。每乳香汤服半钱。**舌上出血** 窍如针孔。用紫金沙即露蜂房顶上实处一两，贝母四钱，卢会三钱，为末，蜜和丸雷丸大。每用一丸，水一小盏，煎至五分，温服。吐血，温酒调服。**吐血衄血** 方同上。**崩中漏下** 五色，使人无子。蜂房末三指撮，温酒服之，大神效。**小儿下痢** 赤白者。蜂房烧末，饮服五分。**小儿咳嗽** 蜂房二两，洗净烧研。每服一字，米饮下。**二便不通** 蜂房烧末，酒服二三钱，日二服。不拘大人、小儿。**阴痿不兴** 蜂窠烧研，新汲井水服二钱，可御十女。**头上疮癣** 蜂房研末，腊猪脂和，涂之效。**蜂螫肿疼** 蜂房为末，猪膏和傅。或煎水洗。

竹蜂

【释名】留师。

【集解】〔藏器曰〕《方言》云：竹蜂，留师也。蜂如小指大，正黑色，啮竹而窠，蜜如稠糖，酸甜好食。〔时珍曰〕《六帖》云：竹蜜蜂出蜀中。于野竹上结窠，绀色，大如鸡子，长寸许，有蒂。窠有蜜，甘倍常蜜。即此也。

按今人家一种黑蜂，大如指头，能穴竹木而居，腹中有蜜，小儿扑杀取食，亦此类也。

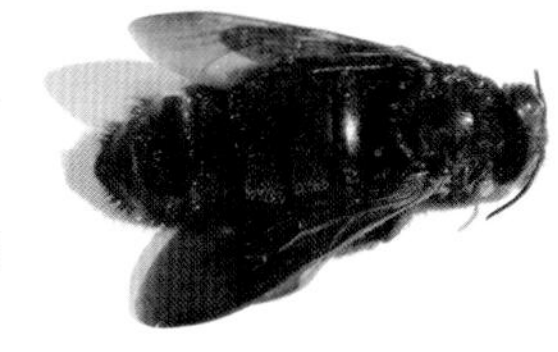

留师蜜【气味】甘、酸，寒，无毒。

【主治】牙齿䘌痛及口疮，并含之良。藏器

蠮螉

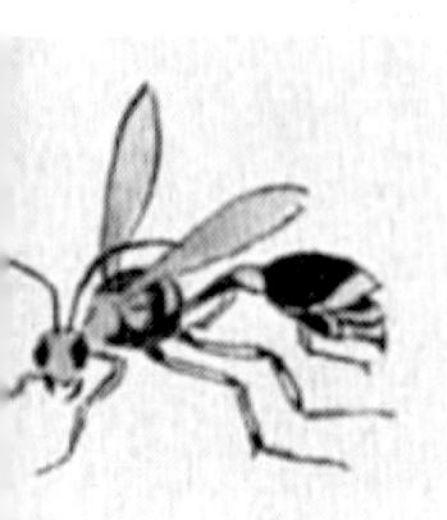

【释名】土蜂、细腰蜂、果赢、蒲芦。〔时珍曰〕蠮螉，象其声也。

【集解】〔弘景曰〕今一种蜂，黑色，腰甚细，衔泥于人屋及器物边作房，如并竹管者是也。其生子如粟米大，置中，乃捕取草上青蜘蛛十余枚，满中，仍塞口，以待其子大为粮也。

【气味】辛，平，无毒。

【主治】久聋，咳逆毒气，出刺出汗。《本经》|疗鼻窒。《别录》|治呕逆。生研，能罯竹木刺。《大明》

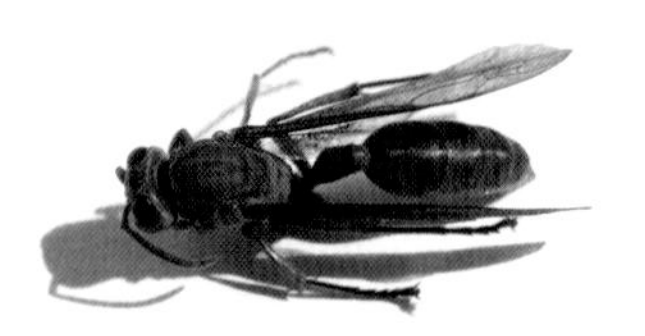

虫白蜡

【集解】〔机曰〕虫白蜡与蜜蜡之白者不同，乃小虫所作也。其虫食冬青树汁，久而化为白脂，粘敷树枝。人谓虫屎着树而然，非也。至秋刮取，以水煮熔，滤置冷水中，则凝聚成块矣。碎之，文理如白石膏而莹彻。人以和油浇烛，大胜蜜蜡也。〔时珍曰〕唐宋以前，浇烛、入药所用白蜡，皆蜜蜡也。此虫白蜡，则自元以来，人始知之，今则为日用物矣。四川、湖广、滇南、闽岭、吴越东南诸郡皆有之，以川、滇、衡、永产者为胜。其虫大如虮虱，芒种后则延缘树枝，食汁吐涎，粘于嫩茎，化为白脂，乃结成蜡，状如凝霜。处暑后则剥取，谓之蜡渣。若过白露，即粘住难刮矣。其渣炼化滤净，或甑中蒸化，沥下器中，待凝成块，即为蜡也。其虫嫩时白色作蜡，及老则赤黑色，乃结苞于树枝。初若黍米大，入春渐长，大如鸡头子，紫赤色，累累抱枝，宛若树之结实也。芒种后苞拆卵化，虫乃延出叶底，复上树作蜡也。

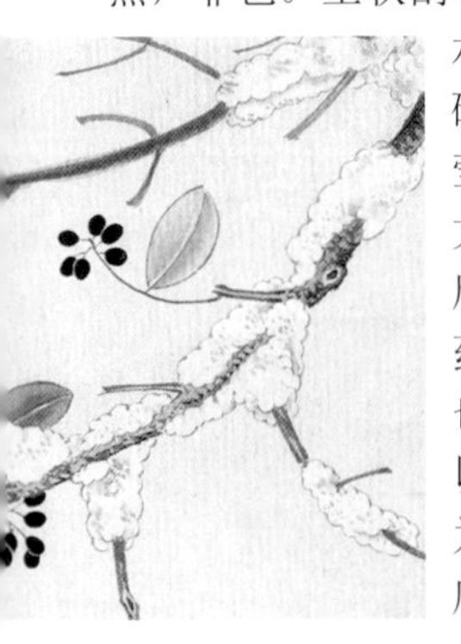

【气味】甘，温，无毒。

【主治】生肌止血定痛，补虚续筋接骨。震亨|入丸散服，杀瘵虫。时珍

【附方】**头上秃疮** 蜡烛频涂，勿令日晒，久则自然生发。《集玄方》

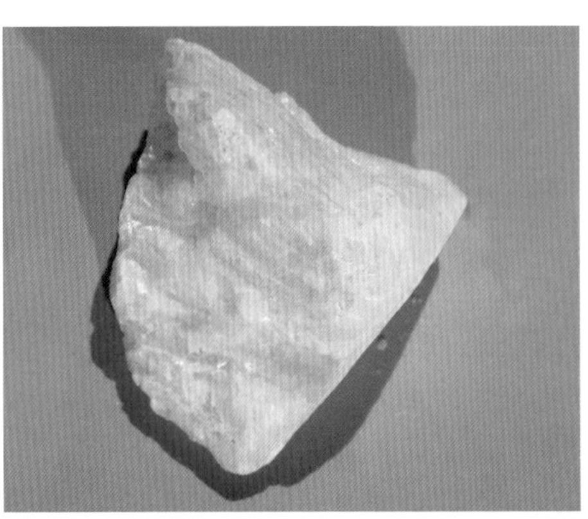

（虫白蜡为蚧科动物白蜡虫的雄虫所分泌的蜡，经精制而成。）

五倍子

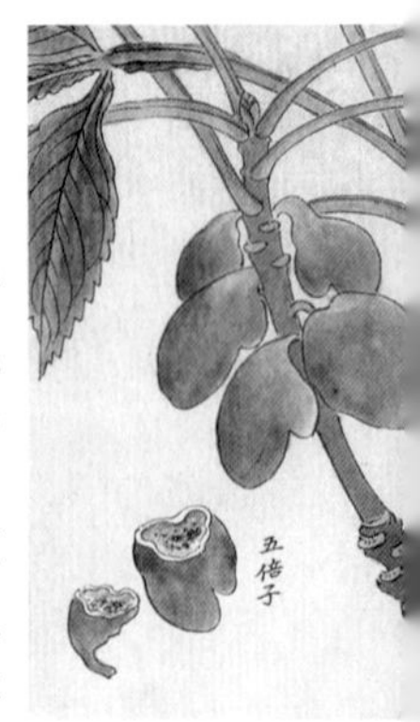

【释名】文蛤、百虫仓，法酿过名百药煎。

【集解】〔志曰〕五倍子在处有之。其子色青，大者如拳，而内多虫。〔时珍曰〕五倍子，宋《开宝本草》收入草部，《嘉祐本草》移入木部，虽知生于肤木

之上，而不知其乃虫所造也。肤木，即盐肤子木也。详见果部盐麸子下。此木生丛林处者，五六月有小虫如蚁，食其汁，老则遗种，结小球于叶间，正如蛅蟖之作雀瓮，蜡虫之作蜡子也。初起甚小，渐渐长坚，其大如拳，或小如菱，形状圆长不等。初时青绿，久则细黄，缀于枝叶，宛若结成。其壳坚脆，其中空虚，有细虫如蠛蠓。山人霜降前采取，蒸杀货之。否则，虫必穿坏，而壳薄且腐矣。

【气味】酸，平，无毒。

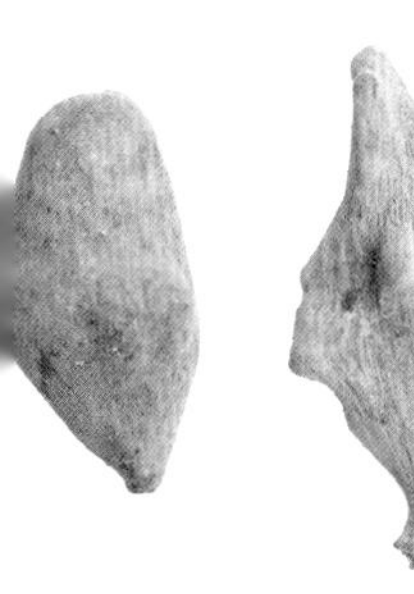

【主治】齿宣疳䘌，肺脏风毒流溢皮肤，作风湿癣，瘙痒脓水，五痔下血不止，小儿面鼻疳疮。《开宝》|肠虚泄痢，为末，熟汤服之。藏器|生津液，消酒毒，治中蛊毒、毒药。《日华》|口疮掺之，便可饮食。宗奭|敛肺降火，化痰饮，止咳嗽、消渴、盗汗、呕吐、失血、久痢、黄病、心腹痛、小儿夜啼，乌须发，治眼赤湿烂，消肿毒、喉痹，敛溃疮、金疮，收脱肛、子肠坠下。时珍

【发明】〔时珍曰〕盐麸子及木叶，皆酸咸寒凉，能除痰饮咳嗽，生津止渴，解热毒酒毒，治喉痹下血血痢诸病。五倍子乃虫食其津液结成者，故所主治与之同功。其味酸咸，能敛肺止血化痰，止渴收汗；其气寒，能散热毒疮肿；其性收，能除泄痢湿烂。

【附方】**虚劳遗浊** 玉锁丹：治肾经虚损，心气不足，思虑太过，真阳不固，漩有余沥，小便白浊如膏，梦中频遗，骨节拘痛，面黧肌瘦，盗汗虚烦，食减乏力。此方性温不热，极有神效。用五倍子一斤，白茯苓四两，龙骨二两，为末，水糊丸梧子大。每服七十丸，食前用盐汤送下，日三服。**寐中盗汗** 五倍子末、荞麦面等分，水和作饼，煨熟。夜卧待饥时，干吃二三个，勿饮茶水，甚妙。**自汗盗汗** 常出为自汗，睡中出为盗汗。用五倍子研末，津调填脐中，缚定，一夜即止也。**心疼腹痛** 五倍子生研末。每服一钱，铁杓内炒，起烟黑色者为度。以好酒一钟，倾入杓内，服之立止。**消渴饮水** 五倍子为末，水服方寸匕，日三服。**小儿呕吐** 不定。用五倍子二个，一生一熟，甘草一握，湿纸裹，煨过，同研为末。每服半钱，米泔调下，立瘥。**小儿夜啼** 五倍子末，津调，填于脐内。**暑月水泄** 五倍子末，饭丸黄豆大。每服二十丸，荷叶煎水下，即时见效。**泻痢不止** 五倍子一两，半生半烧。为末，糊丸梧子大。每服三十丸。红痢，烧酒下；白痢，水酒下；水泄，米汤下。**滑痢不止** 用五倍子醋炒七次，为末。米汤送下。**赤痢不止** 文蛤炒研末，水浸乌梅肉和丸梧子大。每服七十丸，乌梅汤下。**肠风下血** 五倍子、白矾各半两，为末，顺流水丸梧子大。每服七丸，米下。忌酒。**脏毒下血** 五倍子不拘多少，为末，大鲫鱼一枚，去肠胃鳞腮，填药令满，入瓶内煅存性，为末。每服一钱，温酒下。**粪后下血** 不拘大人、小儿。五倍子末，艾汤服一钱。**耳疮肿痛** 五倍子末，冷水调涂。湿则干掺之。**鼻出衄血** 五倍子末吹之。仍以末同新绵灰等分，米饮服二钱。**牙缝出血** 不止者。五倍子烧存性，研末，傅之即止。**牙龈肿痛** 五倍子一两，瓦焙研末。每以半钱傅痛处，片时吐去涎。内服去风热药。**天行口疮** 五倍子末掺之，吐涎即愈。**口舌生疮**《儒门事亲》赴筵散：用五倍子、密陀僧等分，为末。浆水漱过，干贴之。**下部疳疮**《全幼心鉴》用五倍子、枯矾等分，研末。先以齑水洗过，搽之。**阴囊湿疮** 出水不瘥。用五倍子、腊茶各五钱，腻粉少许，研末。先以葱椒汤洗过，香油调搽，以瘥为度。**鱼口疮毒** 初起，未成脓者。用南五倍子炒黄研末，入百草霜等分，以腊

醋调，涂于患处。一日一夜即消。**一切诸疮** 五倍子、黄檗等分，为末，傅之。**一切肿毒** 五倍子炒紫黑色，蜜调，涂之。**一切癣疮** 五倍子去虫、白矾烧过各等分，为末，搽之。干则油调。

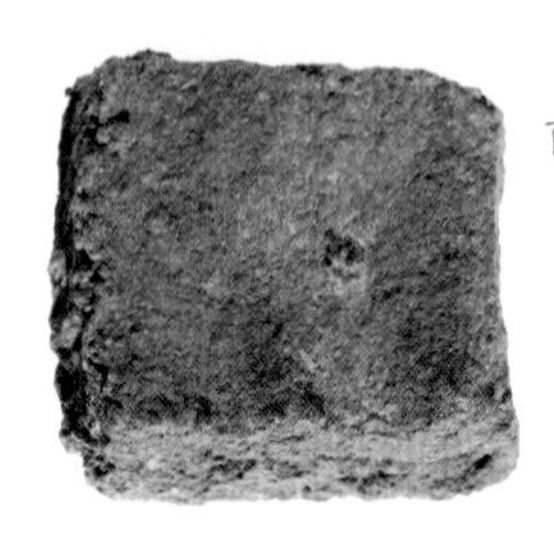
百药煎

百药煎【修治】〔时珍曰〕用五倍子为粗末。每一斤，以真茶一两煎浓汁，入酵糟四两，擂烂拌和，器盛置糠缸中之，待发起如发面状即成矣。捏作饼丸，晒干用。【气味】酸、咸、微甘，无毒。【主治】清肺化痰定嗽，解热生津止渴，收湿消酒，乌须发，止下血，久痢脱肛，牙齿宣䘌，面鼻疳蚀，口舌糜烂，风湿诸疮。时珍

【发明】〔时珍曰〕百药煎，功与五倍子不异。但经酿造，其体轻虚，其性浮收，且味带余甘，治上焦心肺咳嗽痰饮、热渴诸病，含噙尤为相宜。【附方】**敛肺劫嗽** 百药煎、诃黎勒、荆芥穗等分为末，姜汁入蜜和丸芡子大。时时噙之。**定嗽化痰** 百药煎、片黄芩、橘红、甘草各等分，共为细末，蒸饼丸绿豆大。时时干咽数丸，佳。**风热牙痛** 百药煎泡汤噙漱。**牙龈疳蚀** 百药煎、五倍子、青盐（煅）各一钱半，铜绿一钱，为末。日掺二三次，神效。**大肠便血** 百药煎、荆芥穗（烧存性）等分为末，糊丸梧子大。每服五十丸，米饮下。

紫铆

【释名】赤胶、紫梗。〔时珍曰〕铆与矿同。此物色紫，状如矿石，破开乃红，故名。今南番连枝折取，谓之紫梗是矣。

【集解】〔恭曰〕紫铆紫色如胶。作赤麖皮及宝钿，用为假色，亦以胶宝物。云蚁于海畔树藤皮中为之。紫铆树名渴廪，骐驎竭树名渴留，正如蜂造蜜也。研取用之。吴录所谓赤胶是也。

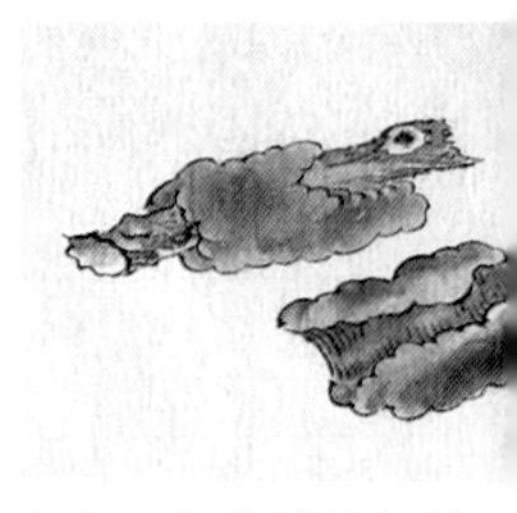

〔宗奭曰〕紫铆状如糖霜，结于细枝上，累累然，紫黑色，研破则红。〔时珍曰〕紫铆出南番。乃细虫如蚁、虱，缘树枝造成，正如今之冬青树上小虫造白蜡一般，故人多插枝造之。今吴人用造胭脂。按张勃《吴录》云：九真移风县，有土赤色如胶。人视土知其有蚁，因垦发，以木枝插其上，则蚁缘而上，生漆凝结，如螳螂螵蛸子之状。人折漆以染絮物，其色正赤，谓之蚁漆赤絮。此即紫铆也。血竭乃其树之脂膏，别见木部。

【气味】甘、咸，平，有小毒。〔大明曰〕无毒。

【主治】五脏邪气，金疮带下，破积血，生肌止痛，与骐驎竭大同小异。苏恭|湿痒疮疥，宜入膏用。李珣|益阳精，去阴滞气。《太清伏炼法》

【附方】齿缝出血 紫铆、乳香、麝香、白矾等分，为末，掺之。水漱。**产后血运** 狂言失志。用紫铆一两，为末。酒服二钱匕。**经水不止** 日渐黄瘦。紫铆末，每服二钱，空心白汤下。

螳螂、桑螵蛸

【释名】蛄螂、刀螂、拒斧、不过、蚀疣。其子房名螵蛸、蜱蛸、�チ蟭、致神。

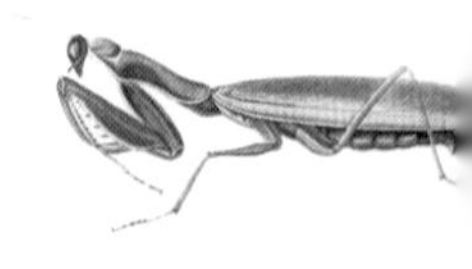

〔时珍曰〕蛄螂，两臂如斧，当辙不避，故得当郎之名。俗呼为刀螂，兖人谓之拒斧，又呼不过也。代人谓之天马，因其首如骧马

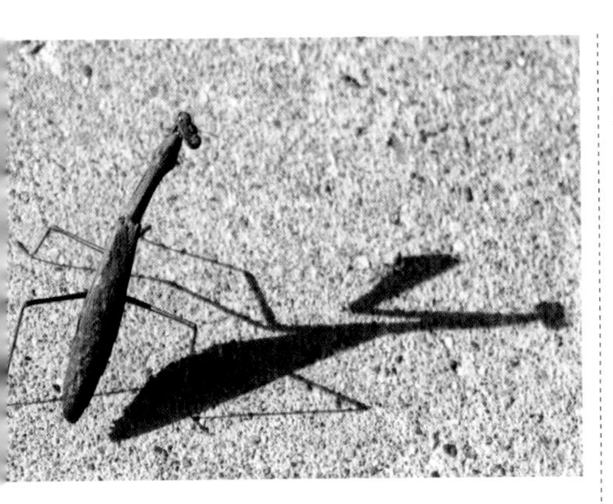

也。燕赵之间谓之蚀疣。疣即疣子，小肉赘也。今人病疣者，往往捕此食之，其来有自矣。其子房名螵蛸者，其状轻飘如绡也。村人每炙焦饲小儿，云止夜尿，则䗛蟭、致神之名，盖取诸此。

螳螂【主治】小儿急惊风搐搦，又出箭镞。生者能食疣目。时珍

桑螵蛸【气味】咸、甘，平，无毒。【主治】伤中疝瘕阴痿，益精生子，女子血闭腰痛，通五淋，利小便水道。《本经》|疗男子虚损，五脏气微，梦寐失精遗溺。久服益气养神。《别录》|炮熟空心食之，止小便利。甄权【发明】〔宗奭曰〕男女虚损，肾衰阴痿，梦中失精遗溺，白浊疝瘕，不可阙也。邻家一男子，小便日数十次，如稠米泔，心神恍惚，瘦瘁食减，得之女劳。令服桑螵蛸散药，未终一剂而愈。其药安神魂，定心志，治健忘，补心气，止小便数。用桑螵蛸、远志、龙骨、菖蒲、人参、茯神、当归、龟甲醋炙各一两，为末。卧时，人参汤调下二钱。

【附方】**遗精白浊** 盗汗虚劳。桑螵蛸（炙）、白龙骨等分，为细末。每服二钱，空心用盐汤送下。**小便不通** 桑螵蛸（炙黄）三十枚，黄芩二两，水煎。分二服。**妊娠遗尿**不禁。桑螵蛸十二枚，为末。分二服，米饮下。**咽喉肿塞** 桑上螳螂窠一两，烧灰，马屁勃半两，研匀，蜜丸梧子大。煎犀角汤，每服三五丸。

雀瓮

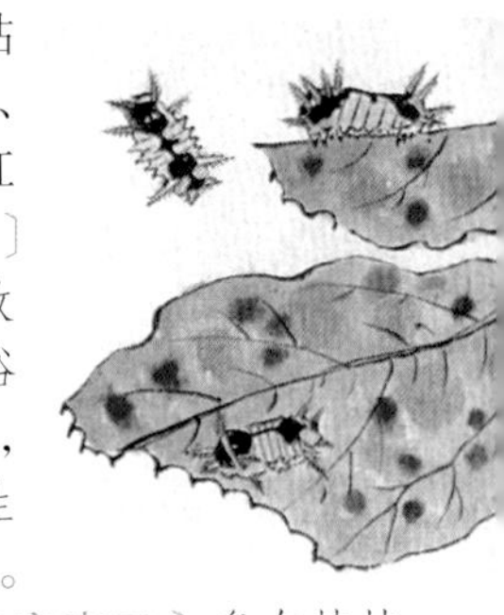

【释名】雀儿饭瓮、蛅蟖房、蚝虫窠、躁舍、天浆子、棘刚子、红姑娘、毛虫。〔藏器曰〕毛虫作茧，形如瓮，故名雀瓮。〔时珍曰〕俗呼毛虫，又名杨瘌子，因有螫毒也。此虫多生石榴树上，故名天浆。天浆乃甜榴之名也。〔宗奭曰〕多在棘枝上，故曰棘刚子。

【集解】〔别录曰〕雀瓮出汉中。生树枝间，蛅蟖房也。八月采，蒸之。〔弘景曰〕蛅蟖，蚝虫也。在石榴树上。其背毛螫人。生卵形如鸡子，大如巴豆。〔藏器曰〕蚝虫好在果树上，大小如蚕，身面背上有五色斑毛，有毒能刺螫人。欲老者，口中吐白汁，凝聚渐硬，正如雀卵。其虫以瓮为茧，在中成蛹，如蚕之在茧也。夏月羽化而出作蛾，放子于叶间如蚕子。陶言其生卵如鸡子，误矣。〔恭曰〕雀瓮在树间，似螵蛸虫。此物紫白裥斑，状似砗磲文可爱也。〔时珍曰〕蛅蟖处处树上有之，牡丹上尤多。入药惟取榴棘上、房内有蛹者，正如螵蛸取桑上者。

【气味】甘，平，无毒。

【主治】寒热结气，蛊毒鬼疰，小儿惊痫。《本经》〔颂曰〕今医家治小儿慢惊。用天浆子有虫者、白僵蚕、干蝎三物各三枚，微炒捣末。煎麻黄汤，调服一字，日三服，随儿大小加减，大有效也。〔藏器曰〕雀瓮打破取汁，与小儿饮，令无疾。小儿病撮口者，渐渐口撮不得饮乳。但先剺口傍见血，以瓮研汁涂之。或同鼠妇生捣涂之。今人产子时，凡诸物皆令开口不令闭者，盖厌禳之也。

【附方】**撮口噤风** 用棘科上雀儿饭瓮子未开口者，取内物和乳汁研，灌之。**小儿脐**

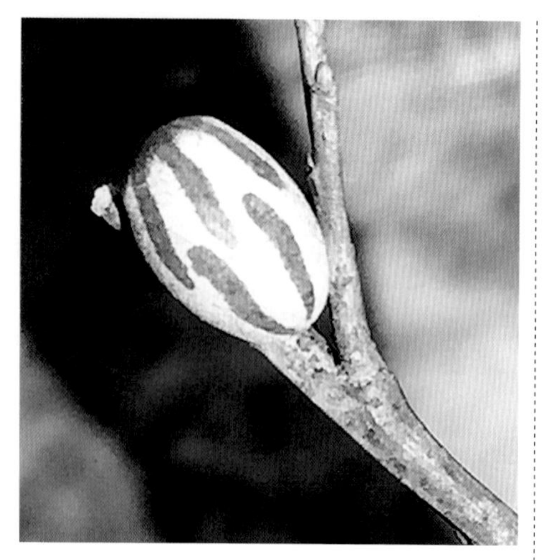

风 白龙膏用天浆子（有虫者）一枚，真僵蚕（炒）一枚，腻粉少许，研匀。以薄荷自然汁调，灌之。取下毒物神效。**急慢惊风** 口眼㖞斜，搐搦痰盛。用天浆子房去皮生用三枚，干蝎生用七枚，朱砂一钱，研匀，饭丸粟大。每服二丸，荆芥汤送下。**乳蛾喉痹** 用天浆子，即红姑娘，徐徐嚼咽。**小儿痫疾** 棘枝上雀瓮，研，其间虫也，取汁灌之。

蚕

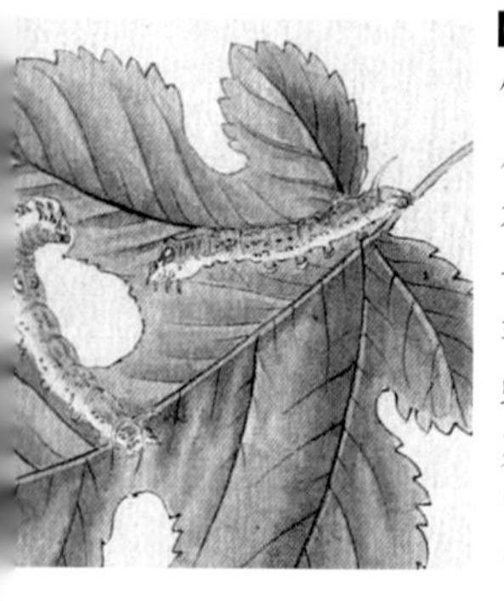

【释名】自死者名白僵蚕。〔时珍曰〕蚕从朁，象其头身之形，从䖵，以其繁也。俗作蚕字者，非矣。蚕音腆，蚯蚓之名也。蚕病风死，其色自白，故曰白僵。死而不朽曰僵。再养者曰原蚕。蚕之屎曰沙，皮曰蜕，瓮曰茧，蛹曰螝，音龟，蛾曰罗，卵曰蜕，蚕初出曰𧌒，音苗，蚕纸曰连也。

【集解】〔时珍曰〕蚕，孕丝虫也。种类甚多，有大、小、白、乌、斑色之异。其虫属阳，喜燥恶湿，食而不饮，三眠三起，二十七日而老。自卵出而为𧌒，自𧌒蜕而为蚕，蚕而茧，茧而蛹，蛹而蛾，蛾而卵，卵而复𧌒，亦有胎生者，与母同老，盖神虫也。凡蚕类入药，俱用食桑者。

白僵蚕【气味】咸、辛，平，无毒。**【主治】**小儿惊痫夜啼，去三虫，灭黑䵟，令人面色好，男子阴痒病。《本经》|女子崩中赤白，产后腹痛，灭诸疮瘢痕。为末，封疔肿，拔根极效。《别录》|治口噤发汗。同白鱼、鹰屎白等分，治疮灭痕。《药性》|以七枚为末，酒服，治中风失音，并一切风疰。小儿客忤，男子阴痒痛，女子带下。《日华》|焙研姜汁调灌，治中风、喉痹欲绝，下喉立愈。苏颂|散风痰结核瘰疬，头风，风虫齿痛，皮肤风疮，丹毒作痒，痰疟癥结，妇人乳汁不通，崩中下血，小儿疳蚀鳞体，一切金疮，疔肿风痔。时珍

【附方】小儿惊风 白僵蚕、蝎梢等分，天雄尖、附子尖各一钱，微炮为末。每服一字，或半钱，以姜汤调灌之，甚效。**风痰喘嗽** 夜不能卧。白僵蚕炒研、好茶末各一两，为末。每用五钱，卧时泡沸汤服。**喉风喉痹** 仁存开关散：用白僵蚕炒、白矾半生半烧等分，为末。每以一钱，用自然姜汁调灌，得吐顽痰立效。小儿加薄荷、生姜少许，同调。一方用白梅肉和丸，绵裹含之，咽汁也。《朱氏集验》用白僵蚕炒半两，生甘草一钱，为末。姜汁调服，涎出立愈。《圣惠》用白僵蚕三七枚，乳香一分，为末。每以一钱烧烟，熏入喉中，涎出即愈。**偏正头风** 并夹头风，连两太阳穴痛。《圣惠方》用白僵蚕为末，葱茶调服方寸匕。**卒然头痛** 白僵蚕为末，每用熟水下二钱，立瘥。**风虫牙痛** 白直僵蚕炒、蚕蜕纸烧等分为末，擦之。良久，以盐汤漱口。**疟疾不止** 白僵蚕直者一个，切作七段，绵裹为丸，朱砂为衣，作一服。日未出时，面向东，用桃、李枝七寸煎汤，吞下。**面上黑䵟** 白僵蚕末，水和搽之。**瘾疹**

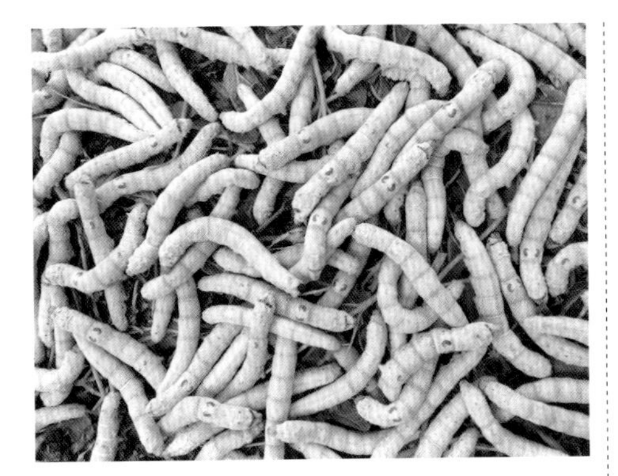

风疮 疼痛。白僵蚕焙研，酒服一钱，立瘥。**野火丹毒** 从背上两胁起者。僵蚕二七枚，和慎火草捣涂。**小儿口疮** 通白者。白僵蚕炒黄，拭去黄肉、毛，研末，蜜和傅之，立效。**项上瘰疬** 白僵蚕为末。水服五分，日三服。十日瘥。**崩中下血** 不止。用白僵蚕、衣中白鱼等分，为末。井华水服之，日二。

蚕蛹【主治】炒食，治风及劳瘦。研傅瘑疮恶疮。《大明》|为末饮服，治小儿疳瘦，长肌退热，除蛔虫。煎汁饮，止消渴。时珍【附方】**消渴烦乱** 蚕蛹二两，以无灰酒一中盏，水一大盏，同煮一中盏，温服。

蚕茧 已出蛾者。【气味】甘，温，无毒。【主治】烧灰酒服，治痈肿无头，次日即破。又疗诸疳疮，及下血血淋血崩。煮汁饮，止消渴反胃，除蛔虫。时珍【附方】**痘疮疳蚀** 脓水不绝。用出了蚕蛾茧，以生白矾末填满，煅枯为末，擦之甚效。**口舌生疮** 蚕茧五个，包蓬砂，瓦上焙焦为末，抹之。**大小便血** 茧黄散：治肠风，大小便血，淋沥疼痛。用茧黄、蚕蜕纸并烧存性、晚蚕沙、白僵蚕并炒等分为末，入麝香少许。每服二钱，用米饮送下，日三服，甚效。**反胃吐食** 蚕茧十个煮汁，烹鸡子三枚食之，以无灰酒下，日二服，神效。或以缲丝汤煮粟米粥食之。

蚕蜕【释名】马明退、佛退。【气味】甘，平，无毒。【主治】血病，益妇人。《嘉祐》|妇人血风。宗奭|治目中翳障及疳疮。时珍

蚕连【主治】吐血鼻洪，肠风泻血，崩中带下，赤白痢。傅疔肿疮。《日华》|治妇人血露。宗奭|牙宣牙痛，牙痈牙疳，头疮喉痹，风癫狂祟，蛊毒药毒，沙证腹痛，小便淋闷，妇人难产及吹乳疼痛。时珍

【附方】**吐血不止** 蚕蜕纸烧存性，蜜和丸如芡实大。含化咽津。**牙宣牙痛** 及口疮。并用蚕蜕纸烧灰，干傅之。**风虫牙痛** 蚕纸烧灰擦之。良久，盐汤漱口。**走马牙疳**《集验》用蚕蜕纸灰，入麝香少许，贴之。《直指》加白僵蚕等分。**一切疳疮** 马明退烧灰三钱，轻粉、乳香少许。先以温浆水洗净，傅之。**小儿头疮** 蚕蜕纸烧存性，入轻粉少许，麻油调傅。**熏耳治聋** 蚕蜕纸作捻，入麝香二钱，入笔筒烧烟熏之。三次即开。**中诸药毒** 用蚕纸数张烧灰，冷水服。**小便涩痛** 不通。用蚕蜕纸烧存性，入麝香少许，米饮每服二钱。**热淋如血** 蚕种烧灰，入麝香少许，水服二钱，极效方也。**崩中不止** 蚕故纸一张，剪碎炒焦，槐子炒黄各等分，为末。酒服立愈。**吹奶疼痛** 马明退烧灰一钱五分，轻粉五分，麝香少许，酒服。**妇人难产** 蚕布袋一张，蛇蜕一条，入新瓦中，以盐泥固，煅为末。以榆白皮汤调服。**痔漏下血** 蚕纸半张，碗内烧灰，酒服自除。

原蚕

【释名】晚蚕、魏蚕、夏蚕、热蚕。

【集解】〔颂曰〕原蚕东南州郡多养之。此是重养者，俗呼为晚蚕。北人不甚养之。〔弘景曰〕僵蚕为末，涂马齿，即不能食草。以桑叶拭去，乃还食。此见蚕即马类也。〔时珍曰〕马与龙同气，故有龙马；而蚕又与马同气，故蚕有龙头、马头者。蜀人谓蚕之先为马头娘者以此。好事者因附会其说，以为马皮卷女，入桑化蚕，

谬矣。

雄原蚕蛾【气味】咸，温，有小毒。【主治】益精气，强阴道，交接不倦，亦止精。《别录》|壮阳事，止泄精、尿血，暖水脏，治暴风、金疮、冻疮、汤火疮，灭瘢痕。时珍【附方】**丈夫阴痿** 未连蚕蛾二升，去头翅足，炒为末，蜜丸梧子大。每夜服一丸，可御十室。以菖蒲酒止之。**遗精白浊** 晚蚕蛾焙干，去翅足，为末，饭丸绿豆大。每服四十丸，淡盐汤下。此丸常以火烘，否则易糜湿也。**血淋疼痛** 晚蚕蛾为末，热酒服二钱。**蛇虺咬伤** 生蚕蛾研，傅之。

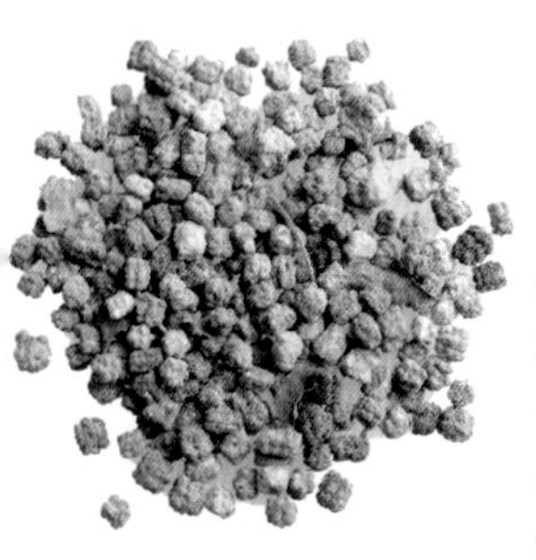

原蚕沙〔颂曰〕蚕沙、蚕蛾，皆用晚出者良。〔时珍曰〕蚕沙用晒干，淘净再晒，可久收不坏。【气味】甘、辛，温，无毒。【主治】肠鸣，热中消渴，风痹瘾疹。《别录》|炒黄，袋盛浸酒，去风缓，诸节不随，皮肤顽痹，腹内宿冷，冷血瘀血，腰脚冷疼。炒热袋盛，熨偏风，筋骨瘫缓，手足不随，腰脚软，皮肤顽痹。藏器|治消渴癥结，及妇人血崩，头风、风赤眼，去风除湿。时珍|【发明】〔时珍曰〕蚕属火，其性燥，燥能胜风去湿，故蚕沙主疗风湿之病。有人病风痹，用此熨法得效。【附方】**半身不遂** 蚕沙二硕，以二袋盛之，蒸熟，更互熨患处。仍有羊肚，粳米煮粥，日食一枚，十日即止。**头风白屑** 作痒。蚕沙烧灰淋汁洗之。**妇人血崩** 蚕沙为末，酒服三五钱。**月经久闭** 蚕沙四两，砂锅炒半黄色，入无灰酒一壶，煮沸，澄去沙。每温服一盏，即通。**跌扑伤损** 扭闪出骨窍等证。蚕沙四两炒黄，绿豆粉四两炒黄，枯矾二两四钱，为末，醋调傅之，绢包缚定。换三四次即愈。忌产妇近之。

石蚕

【释名】沙虱、石蠹虫、石下新妇。〔弘景曰〕沙虱乃东间水中细虫。人入水浴，着身略不可见，痛如针刺，挑亦得之。今此或名同而物异耳。

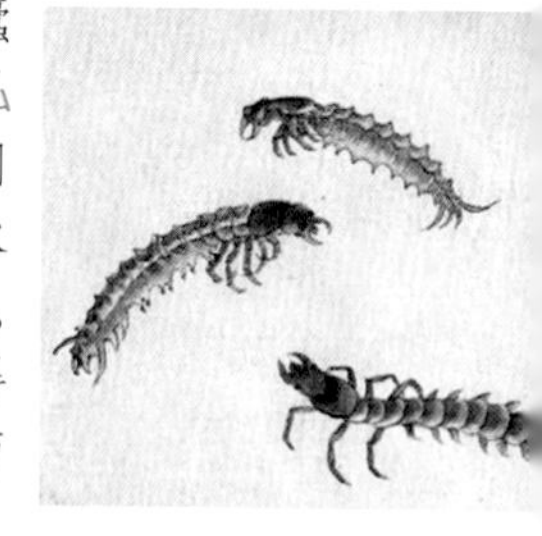

（石蚕为石蚕科昆虫石蛾或其近缘昆虫的幼虫。幼虫略似蚕，有胸足3对，腹部有原足1对，并有腮。）

【集解】〔别录曰〕石蚕生江汉池泽。〔宗奭曰〕石蚕在处山河中多有之。附生水中石上，作丝茧如钗股，长寸许，以蔽其身。其色如泥，蚕在其中，故谓之石蚕，亦水中虫耳。方家用者绝稀。〔藏器曰〕石蠹虫一名石下新妇，今伊洛间水底石下有之。状如蚕，解放丝连缀小石如茧。春夏羽化作小蛾，水上飞。〔时珍曰〕《本经》石蚕，《别录》石蠹，今观陈、寇二说及主治功用，盖是一物无疑矣。又石类亦有石蚕，与此不同。

【气味】咸，寒，有毒。

【主治】五癃，破石淋堕胎。其肉：解结气，利水道，除热。《本经》|石蠹虫：主石癃，小便不利。《别录》

【发明】〔宗奭曰〕石蚕谓之草者，谬也。经言肉解结气，注中更不辨定，何耶？〔时珍曰〕石蚕连皮壳用也，肉则去皮壳也。

九香虫

【释名】黑兜虫。

【集解】〔时珍曰〕九香虫，产于贵州永宁卫赤水河中。大如小指头，状如水黾，身青黑色。至冬伏于石下，土人多取之，以充人事。至惊蛰后即飞出，不可用矣。

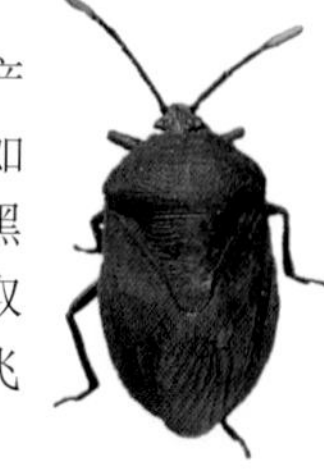

【气味】咸，温，无毒。

【主治】膈脘滞气，脾肾亏损，壮元阳。时珍

【发明】〔时珍曰〕《摄生方》乌龙丸：治上证，久服益人，四川何卿总兵常服有效。其方：用九香虫一两，半生焙，车前子微炒、陈橘皮各四钱，白术焙五钱，杜仲酥炙八钱。上为末，炼蜜丸梧桐子大。每服一钱五分，以盐白汤或盐酒服，早晚各一服。此方妙在此虫。

海蚕

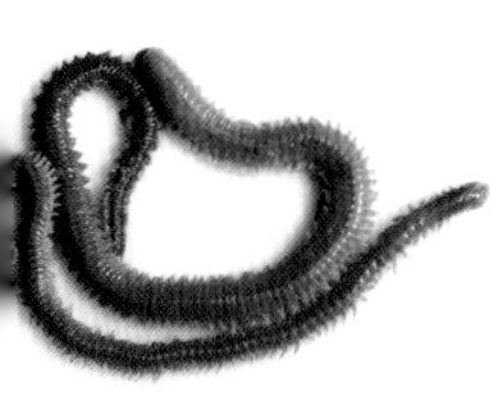
（海蚕为沙蚕科动物沙蚕。）

【集解】〔李珣曰〕按《南州记》云：海蚕生南海山石间。状如蚕，大如拇指。其沙甚白，如玉粉状。每有节，难得真者，彼人以水搜葛粉、石灰，以梳齿印成伪充之。纵服无益，反能损人，宜慎之。

沙【气味】咸，大温，无毒。【主治】虚劳冷气，诸风不遂。久服，补虚羸，令人光泽，轻身延年不老。李珣

茠香虫

【集解】〔时珍曰〕生茠香枝叶中。状如尺蠖，青色。

【主治】小肠疝气。时珍

（茠香虫为凤蝶科昆虫金凤蝶的幼虫。）

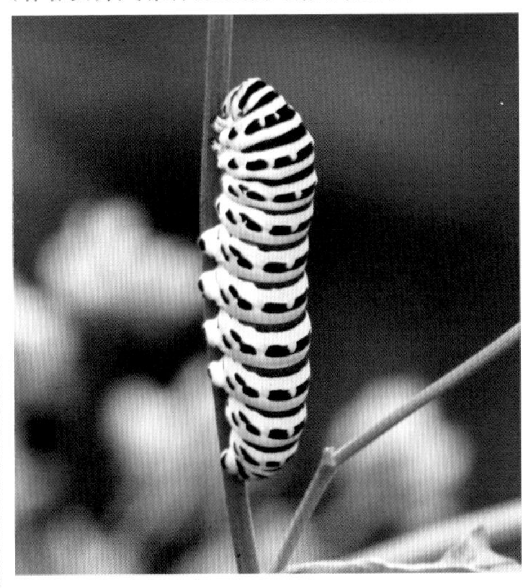

第四十卷　虫部二

虫之二　卵生类下

青蚨

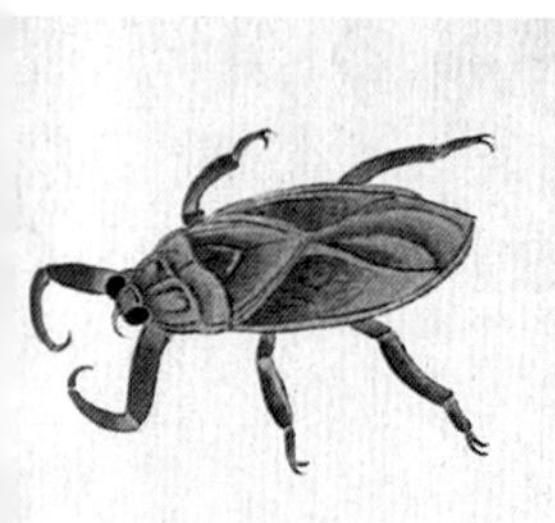

【释名】蚨蝉、蒲虻、鱼父鱼伯。

【集解】〔藏器曰〕青蚨生南海，状如蝉，其子着木。取以涂钱，皆归本处。《搜神记》云：南方有虫名𧋍蝺，形大如蝉，辛美可食。子着草叶上如蚕种。取其子，则母飞来。虽潜取之，亦知其处。杀其母涂钱，以子涂贯，用钱去则自还。〔时珍曰〕按《异物志》云：青蚨形如蝉而长。其子如虾子，着草叶上。得其子则母飞来。煎食甚辛而美。《岣嵝神书》云：青蚨一名蒲虻，似小蝉，大如虻，青色有光。生于池泽，多集蒲叶上。春生子于蒲上，八八为行，或九九为行，如大蚕子而圆。取其母血及火炙子血涂钱，市物仍自还归，用之无穷，诚仙术也。其说俱仿佛。但藏器云子着木上，稍有不同。而许氏《说文》亦曰：青蚨，水虫也。盖水虫而产子于草木尔。

【气味】辛，温，无毒。

【主治】补中，益阳道，去冷气，令人悦泽。藏器|秘精，缩小便。《药谱》

蛱蝶

【释名】蛱蝶、蝴蝶。〔时珍曰〕蛱蝶轻薄，夹翅而飞，枼枼然也。蝶美于须，蛾美于眉，故又名蝴蝶，俗谓须为胡也。

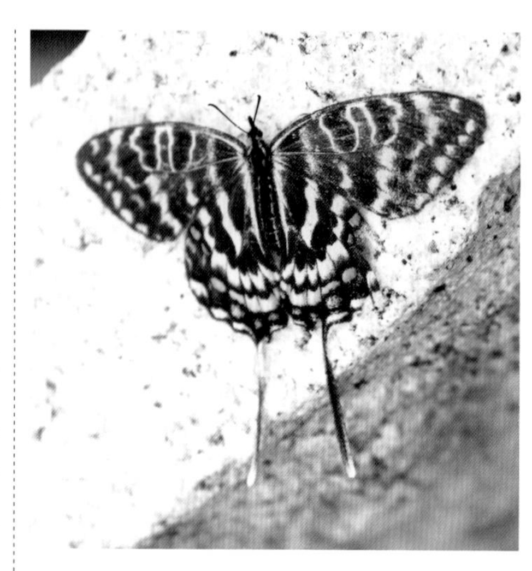

【主治】小儿脱肛 阴干为末，唾调半钱涂手心，以瘥为度。时珍

蜻蛉

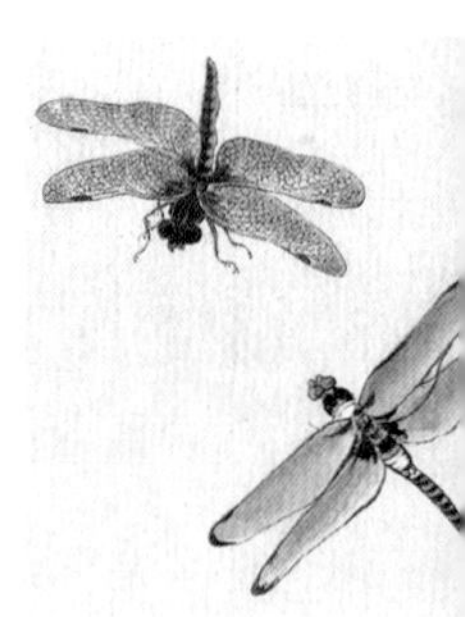

【释名】蜻虰、蜻蝏、虰蛏、负劳。〔时珍曰〕蜻、蟌，言其色青葱也。蛉、虰，言其状伶仃也，或云其尾如丁也。或云其尾好亭而挺，故曰蝏，曰蜓。

【集解】〔时珍曰〕蜻蛉大头露目，短颈长腰軃尾，翼薄如纱。食蚊虻，饮露水。罗愿云：水虿化蜻蛉，蜻蛉仍交于水上，附物散卵，复为水虿也。张华《博物志》亦言五月五日，埋蜻蛉头于户内，可化青珠，未知然否。古方惟用大而青者，近时房中术，亦有用红色者。

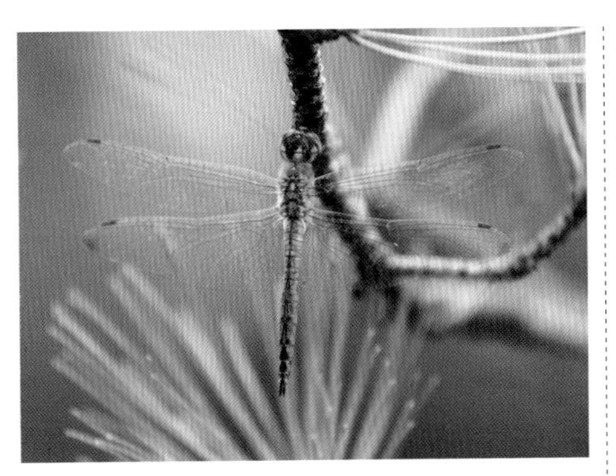

【气味】微寒，无毒。

【主治】强阴，止精。《别录》|壮阳，暖水脏。《日华》

樗鸡

【释名】红娘子、灰花蛾。〔时珍曰〕其鸣以时，故得鸡名。其羽文彩，故俗呼红娘子、灰花蛾云。

【集解】〔别录曰〕生河内川谷樗树上。七月采，暴干。〔宗奭曰〕汴洛诸界尤多。形类蚕蛾，但腹大，头足微黑，翅两重，外一重灰色，内一重深红，五色皆具。〔时珍曰〕樗即臭椿也。此物初生，头方而扁，尖喙向下，六足重翼，黑色。及长则能飞，外翼灰黄有斑点，内翅五色相间。其居树上，布置成行。秋深生子在樗皮上。

(樗鸡可能为蜡蝉科动物斑衣蜡蝉的成虫。)

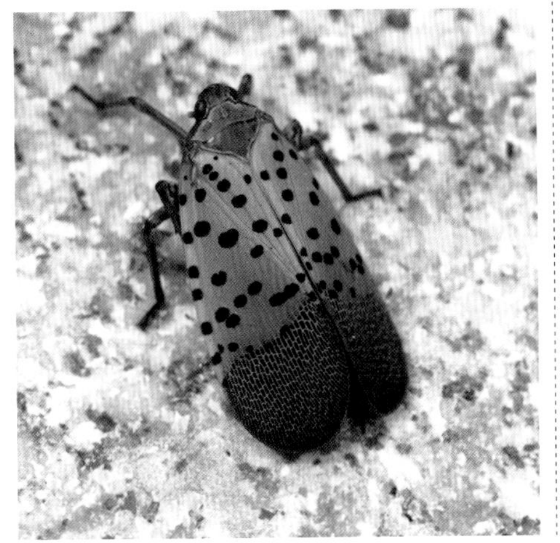

【气味】苦，平，有小毒，不可近目。

【主治】心腹邪气，阴痿，益精强志，生子好色，补中轻身。《本经》|腰痛下气，强阴多精。《别录》|通血闭，行瘀血。宗奭|主瘰疬，散目中结翳，辟邪气，疗猘犬伤。时珍

枣猫

【集解】〔时珍曰〕枣猫，古方无考，近世方广《丹溪心法附余》，治小儿方用之。注云：生枣树上飞虫也。大如枣子，青灰色，两角。采得，阴干用之。

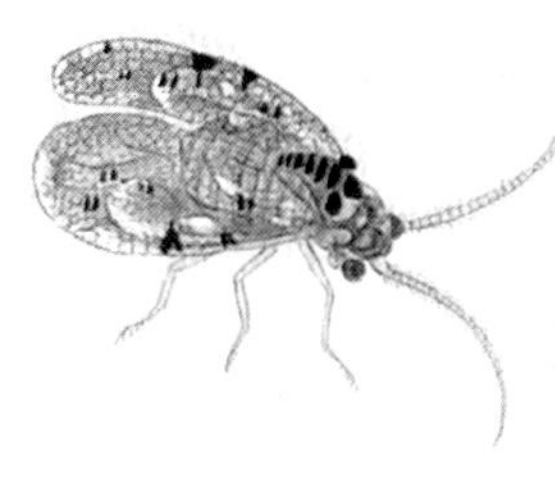

【气味】缺。

【主治】小儿脐风。〔时珍曰〕按方广云：小儿初生，以绵裹脐带，离脐五六寸扎定，咬断。以鹅翎筒送药一二分，入脐大孔，轻轻揉散。以艾炷灸脐头三壮。结住勿打动，候其自落，永无脐风之患，万不失一。脐硬者用之，软者无病，不必用也。其法用阴干枣猫儿研末三个，真珠槌研四十九粒，炒黄丹五分，白枯矾、蛤粉、血竭各五分，研匀，如上法用。脐有三孔，一大二小也。

斑蝥

【释名】斑猫、盤蝥虫、龙蚝、斑蚝。〔时珍曰〕斑言其色，蝥刺言其毒，如矛刺也。亦作盤蝥，俗讹为斑猫，又讹斑蚝为斑尾也。

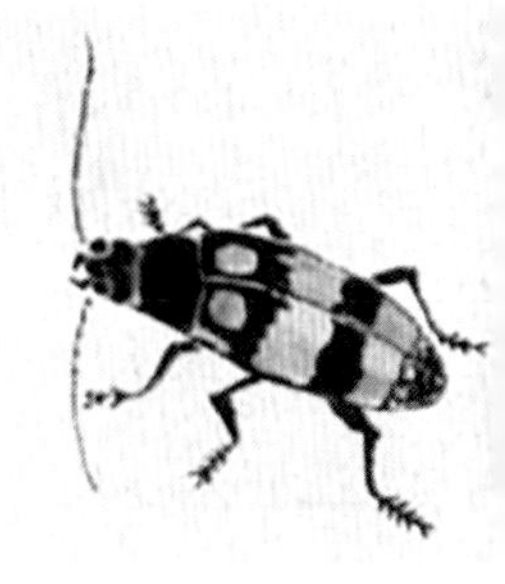

【集解】〔别录曰〕

斑猫生河东山谷。八月取，阴干。〔弘景曰〕此一虫五变，主疗皆相似。二三月在芫花上，即呼为芫青；四五月在王不留行草上，即呼为王不留行虫；六七月在葛花上，即呼为葛上亭长；八九月在豆花上，即呼为斑蝥；九月十月复还为地蝥，即呼为地胆，此是伪地胆耳，为疗犹同也。其斑蝥大如巴豆，甲上有黄黑斑点；芫青，青黑色；亭长，身黑头赤。〔时珍曰〕按《太平御览》引《神农本草经》云：春食芫花为芫青，夏食葛花为亭长，秋食豆花为斑蝥，冬入地中为地胆，黑头赤尾。

【气味】 辛，寒，有毒。〔普曰〕扁鹊：甘，有大毒。〔时珍曰〕斑猫、芫青、亭长、地胆之毒，靛汁、黄连、黑豆、葱、茶，皆能解之。

【主治】 寒热，鬼疰蛊毒，鼠瘘，疮疽，蚀死肌，破石癃。《本经》|血积，伤人肌。治疥癣，堕胎。《别录》|瘰疬，通利水道。甄权|疗淋疾，傅恶疮瘘烂。《日华》|治疝瘕，解疔毒、猘犬毒、沙虱毒、蛊毒、轻粉毒。时珍

【发明】〔时珍曰〕斑蝥，人获得之，尾后恶气射出，臭不可闻。故其入药亦专主走下窍，直至精溺之处，蚀下败物，痛不可当。

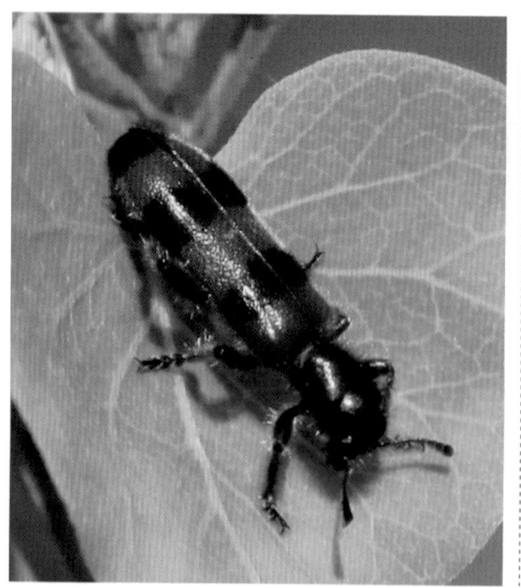

【附方】 **内消瘰疬** 不拘大人小儿。《经验方》用斑蝥一两，去翅、足，以粟一升同炒，米焦去米不用，入薄荷四两为末，乌鸡子清丸如绿豆大。空心腊茶下三丸，加至五丸，却每日减一丸，减至一丸后，每日五丸，以消为度。《广利》：治瘰疬经久不瘥。用斑蝥一枚，去翅足，微炙，以浆水一盏，空腹吞之。用蜜水亦可。重者，不过七枚瘥也。**痈疽拔脓** 痈疽不破，或破而肿硬无脓。斑蝥为末，以蒜捣膏，和水一豆许，贴之。少顷脓出，即去药。**疔肿拔根** 斑蝥一枚捻破，以针划疮上，作米字形样，封之，即出根也。**积年癣疮**《外台》用斑蝥半两，微炒为末，蜜调傅之。《永类》用斑蝥七个，醋浸，露一夜，搽之。**疣痣黑子** 斑蝥三个，人言少许，以糯米五钱炒黄，去米，入蒜一个，捣烂点之。

芫青

【释名】 青娘子。〔时珍曰〕居芫花上而色青，故名芫青。世俗讳之，呼为青娘子，以配红娘子也。

【集解】〔别录曰〕三月取，暴干。〔弘景曰〕二月三月在芫花上，花时取之，青黑色。〔恭曰〕出宁州。〔颂曰〕处处有之。形似斑蝥，但色纯青绿，背上一道黄文，

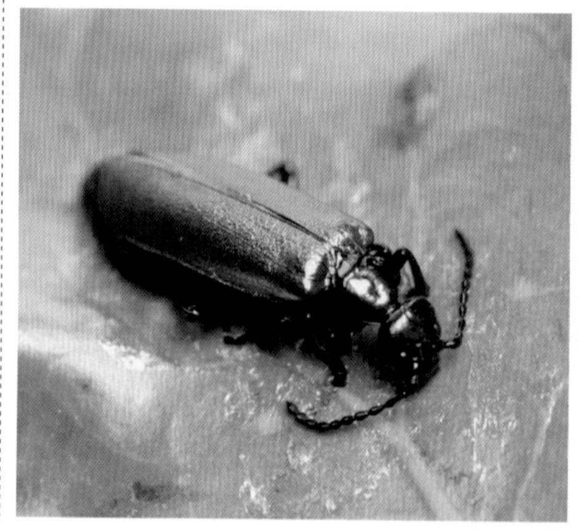

尖喙。三四月芫花发时乃生，多就芫花上采之，暴干。〔时珍曰〕但连芫花茎叶采置地上，一夕尽自出也。

【气味】辛，微温，有毒。〔时珍曰〕芫青之功同斑蝥，而毒尤猛，盖芫花有毒故也。

【主治】蛊毒、风疰、鬼疰，堕胎。《别录》|治鼠瘘。弘景|主疝气，利小水，消瘰疬，下痰结，治耳聋目翳，猘犬伤毒。余功同斑蝥。时珍

【附方】**偏坠疼痛** 青娘子、红娘子各十枚，白面拌炒黄色，去前二物，熟汤调服，立效也。**塞耳治聋** 芫青、巴豆仁、蓖麻仁各一枚，研，丸枣核大，绵包塞之。

葛上亭长

【释名】〔弘景曰〕此虫黑身赤头，如亭长之着玄衣赤帻，故名也。

【集解】〔别录曰〕七月取，暴干。〔弘景曰〕葛花开时取之。身黑头赤，腹中有卵，白如米粒。〔保升曰〕处处有之。五六月葛叶上采之。形似芫青而苍黑色。〔敩曰〕亭长形黑黄，在葛上食蔓胶汁。又有赤头，身黑色，额上有大红一点，各有用处。

【气味】辛，微温，有毒。

【主治】蛊毒鬼疰，破淋结积聚，堕胎。《别录》|通血闭癥块鬼胎。余功同斑蝥。时珍

【附方】**经脉不通** 妇人经脉不通，癥块胀满，腹有鬼胎。用葛上亭长五枚，以糙米和炒，去翅足，研末。分三服，空心甘草汤下。须臾觉脐腹急痛，以黑豆煎汤服之，当通。

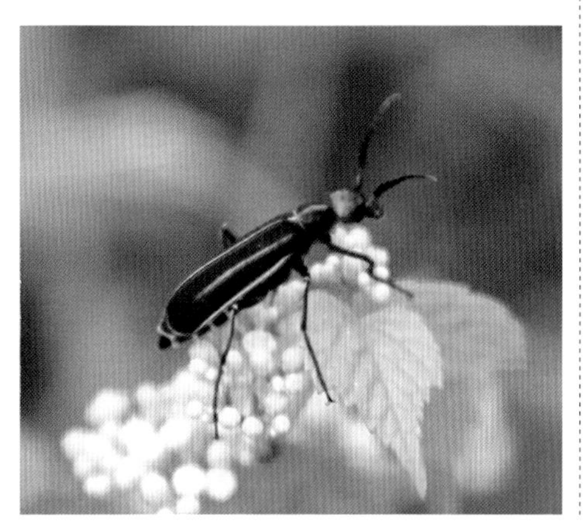

地胆

【释名】蚖青、青蠵携。〔弘景曰〕地胆是芫青所化，故亦名蚖青。〔时珍曰〕地胆者，居地中，其色如胆也。

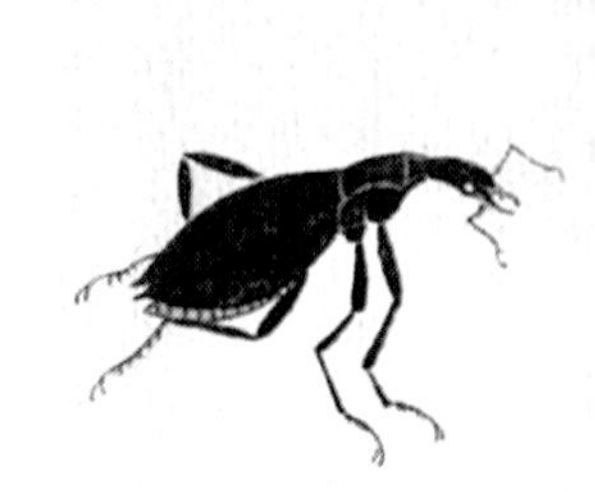

【集解】〔弘景曰〕真地胆出梁州，状如大马蚁，有翼；伪者是斑蝥所化，状如大豆。大抵疗体略同，亦难得真耳。〔时珍曰〕今处处有之，在地中或墙石内，盖芫青、亭长之类，冬月入蛰者，状如斑蝥。苏恭未见，反非陶说，非也。盖芫青，青绿色；斑蝥，黄斑色；亭长，黑身赤头；地胆，黑头赤尾。色虽不同，功亦相近。

【气味】辛，寒，有毒。

【主治】鬼疰寒热，鼠瘘恶疮死肌，破癥瘕，堕胎。《本经》|蚀疮中恶肉，鼻中息肉，散结气石淋。去子，服一刀圭即下。《别录》|宣拔瘰疬，从小便中出，上亦吐出。又治鼻齆。《药性》|治疝积疼痛。余功同斑蝥。时珍

【发明】〔颂曰〕今医家多用斑蝥、芫青，而稀用亭长、地胆，盖功亦相类耳。

【附方】**小肠气痛** 地胆去翅足头微炒、朱砂各半两，滑石一两，为末。每苦杖酒食前调服二钱，即愈。**鼻中息肉** 地胆生研汁，灌之。干者酒煮取汁。又方：细辛、白芷等分为末，以生地胆汁和成膏。每用少许点之，取消为度。

蜘蛛

【释名】次蟗、蝇蝓、蚍蜉、蝃蝥。

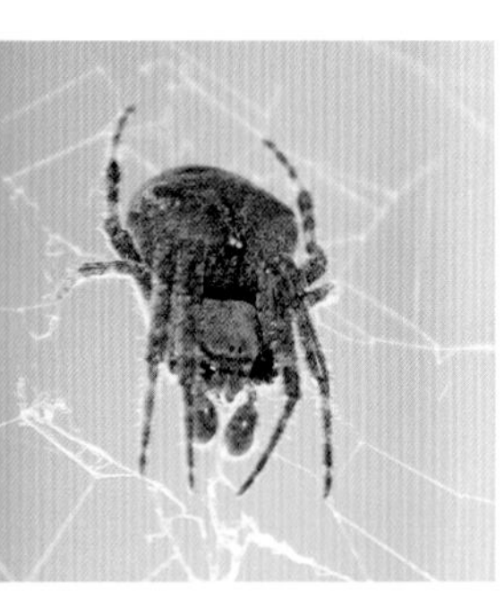

【集解】〔弘景曰〕蜘蛛数十种，今入药惟用悬网如鱼罾者，亦名蚰蜒。赤斑者名络新妇，亦入方术家用。其余并不入药。〔宗奭曰〕蜘蛛品多，皆有毒。今人多用人家檐角、篱头、陋巷之间，空中作圆网，大腹深灰色者耳。遗尿着人，令人生疮。〔时珍曰〕蜘蛛布网，其丝右绕。其类甚多，大小颜色不一。

【气味】微寒，有小毒。

【主治】大人、小儿癀，及小儿大腹丁奚，三年不能行者。《别录》|蜈蚣、蜂、虿螫人，取置咬处，吸其毒。弘景|主疮毒温疟，止呕逆霍乱。苏恭|取汁，涂蛇伤。烧啖，治小儿腹疳。苏颂|主口㖞、脱肛、疮肿、胡臭、齿䘌。时珍|斑者，治疟疾疔肿。《日华》

【附方】**小儿口噤**《圣惠》小儿十日内，口噤不能吮乳。蜘蛛一枚，去足，炙焦研末，入猪乳一合，和匀。分作三服，徐徐灌之，神效无比。**泄痢脱肛** 已久者，黑圣散主之。大蜘蛛一个，瓠叶两重包扎定，合子内烧存性，入黄丹少许，为末。先以白矾、葱、椒煎汤洗，拭干，以前药末置软帛上，托入收之，甚是有效也。**走马牙疳** 出血作臭。用蜘蛛一枚，铜绿半钱，麝香少许，杵匀擦之。无蛛用壳。**颏下结核** 大蜘蛛不计多少，好酒浸过，同研烂，澄去滓。临卧时服之，最效。**瘰疬结核** 无问有头、无头。用大蜘蛛五枚，日干，去足细研，酥调涂之，日再上。**疔肿拔根** 取户边蜘蛛杵烂，醋和。先挑四畔血出，根稍露，傅之，干即易。一日夜根拔出，大有神效。**蛇虺咬伤** 蜘蛛捣烂傅之，甚效。**一切恶疮** 蜘蛛晒，研末，入轻粉，麻油涂之。

蜕壳【主治】虫牙、牙疳。时珍

网【主治】喜忘，七月七日取置衣领中，勿令人知。《别录》|以缠疣赘，七日消落，有验。苏恭|疗疮毒，止金疮血出。炒黄研末，酒服，治吐血。时珍。出《圣惠方》【附方】**积年诸疮** 蜘蛛膜贴之，数易。**肛门鼠痔** 蜘蛛丝缠之。即落。**疣瘤初起** 柳树上花蜘蛛缠之，久则自消。

草蜘蛛

【集解】〔藏器曰〕蚰蜒在孔穴中，及草木稠密处，作网如蚕丝为幕，就中开一门出入，形段微似蜘蛛而斑小。陶言蚰蜒即蜘蛛，误矣。〔时珍曰〕《尔雅》鼅鼄，蝃蝥也。草鼅鼄，在草上络幕者，据此则陶氏所谓蚰蜒，正与《尔雅》相合，而陈氏所谓蚰蜒，即《尔雅》之草蜘蛛也，今改正之。然草上亦有数种，入药亦取其大者尔。有甚毒者，不可不知。李氏《三元书》云：草上花蜘蛛丝最毒，能缠断牛尾。有人遗尿，丝缠其阴至断烂也。又沈存中《笔谈》言草蜘蛛咬人，为天蛇毒，则误矣。详见鳞部天蛇下。

【主治】出疔肿根，捣膏涂之。藏器

丝【主治】去瘤赘疣子，禳疟疾。时珍

【附方】**瘤疣** 用稻上花蜘蛛十余，安桃枝上，待丝垂下，取东边者捻为线系之。七日一换，自消落也。**截疟** 五月五日取花

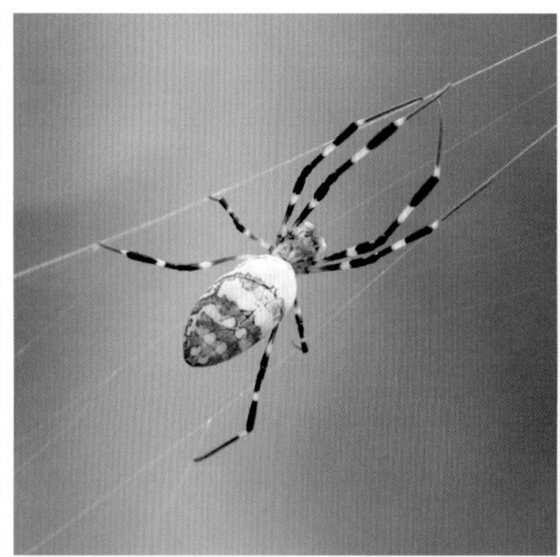

蜘蛛晒干，绛囊盛之。临期男左女右系臂上，勿令知之。

壁钱

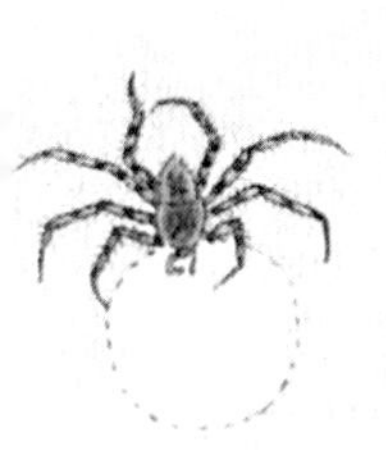

【释名】壁镜。

【集解】〔藏器曰〕壁钱虫似蜘蛛，作白幕如钱，贴墙壁间，北人呼为壁茧。〔时珍曰〕大如蜘蛛，而形扁斑色，八足而长，亦时蜕壳，其膜色光白如茧。或云其虫有毒，咬人至死。惟以桑柴灰煎取汁，调白矾末傅之。妙。

（壁钱为壁镜科动物华南壁钱和北国壁钱。华南壁钱：体扁平，全体密生细毛。头胸部的横径长过直径。胸甲广阔，心形，腹部亦似心形。体灰褐色，背面有一圈不规则的浅黄色斑纹；背正中央有4个黑褐色圆斑，周缘白色。头胸部浅棕色。有4对长脚，颜色较头部略浅。腹部灰黑色。北国壁钱：体扁，灰褐色。头胸部呈心脏形。附肢8对，第一对螯状，第二对为脚须，似触角，雄性者末节膨大而成交配器；其他4对，为步足，等长，易脱落。腹部卵圆形，有许多小黑点。）

【气味】无毒。

【主治】鼻衄，及金疮出血不止，捺取虫汁，注鼻中及点疮上。亦疗五野鸡病下血。藏器|治大人、小儿急疳，牙蚀腐臭，以壁虫同人中白等分，烧研贴之。又主喉痹。时珍。出《圣惠》等方

窠幕【主治】小儿呕逆，取二七枚煮汁饮之。藏器|产后咳逆，三五日不止欲死者，取三五个煎汁呷之。良。又止金疮、诸疮出血不止，及治疮口不敛，取茧频贴之。止虫牙痛。时珍

蝰蛸

【释名】蛈蜴、颠当虫、蛈母、土蜘蛛。

【集解】〔藏器曰〕蝰蛸是处有之。形似蜘蛛，穴土为窠，穴上有盖覆穴口。〔时珍曰〕蛈蜴，即《尔雅》蜘蛛也，土中布网。按段成式《酉阳杂俎》云：斋前雨后多颠当窠，深如蚓穴，网丝其中，土盖与地平，大如榆荚。常仰捍其盖，伺蝇、蠖过，辄翻盖捕之。才入复闭，与地一色，无隙可寻，而蜂复食之。秦中儿谣云：颠当颠当牢守门，蠮螉寇汝无处奔。

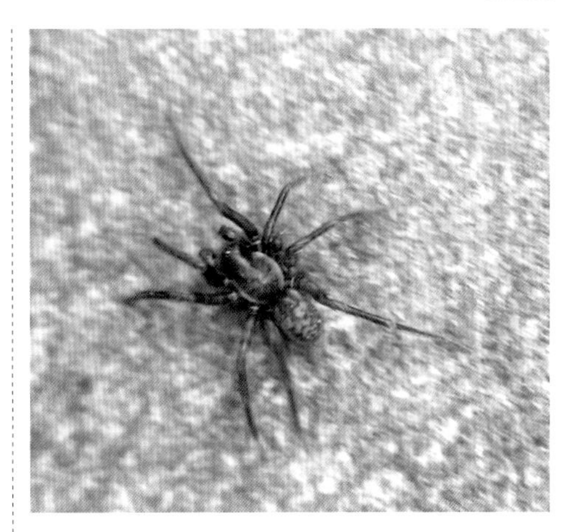

【气味】有毒。

【主治】一切疔肿、附骨疽蚀等疮，宿肉赘瘤，烧为末，和腊月猪脂傅之。亦可同诸药傅疔肿，出根为上。藏器

蝎

【释名】虿螂、主簿虫、杜白、虿尾虫。

【集解】〔时珍曰〕蝎形如水黾，八足而长尾，有节色青。今捕者多以盐泥食之，入药去足焙用。

【气味】甘、辛，平，有毒。

【主治】诸风瘾疹，及中风半身不遂，口眼㖞斜，语涩，手足抽掣。《开宝》|小儿惊痫风搐，大人痎疟，耳聋疝气，诸风疮，女人带下阴脱。时珍

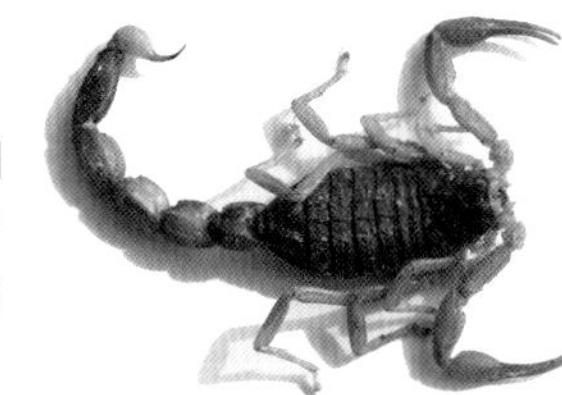

【发明】〔时珍曰〕蝎产于东方，色青属木，足厥阴经药也，故治厥阴诸病。

诸风掉眩搐掣，疟疾寒热，耳聋无闻，皆属厥阴风木。

【附方】**小儿脐风** 宣风散：治初生断脐后伤风湿，唇青口撮，出白沫，不乳。用全蝎二十一个，无灰酒涂炙为末，入麝香少许。每用金银煎汤，调半字服之。**风淫湿痹** 手足不举，筋节挛疼，先与通关，次以全蝎七个瓦炒，入麝香一字研匀，酒三盏，空心调服。如觉已透则止，未透再服。如病未尽除，自后专以婆蒿根洗净，酒煎，日二服。**肾气冷痛**《圣惠》定痛丸：治肾脏虚，冷气攻脐腹，疼痛不可忍，及两胁疼痛。用干蝎七钱半，焙为末，以酒及童便各三升，煎如稠膏，丸梧子大。每酒下二十丸。**小肠疝气** 用紧小全蝎，焙为末。每发时服一钱，入麝香半字，温酒调服。少顷再进，神效。**肾虚耳聋** 十年者，二服可愈。小蝎四十九个，生姜如蝎大四十九片，同炒，姜干为度，研末，温酒服之。至一二更时，更时一服，至醉不妨。次日耳中如笙簧声，即效。**脓耳疼痛** 蝎梢七枚，去毒焙，入麝香半钱为末。挑少许入耳中，日夜三四次，以愈为度。**偏正头风** 气上攻不可忍。用全蝎二十一个，地龙六条，土狗三个，五倍子五钱，为末。酒调，摊贴太阳穴上。**风牙疼痛** 全蝎三个，蜂房二钱，炒研，擦之。**肠风下血** 干蝎炒、白矾烧各二两，为末。每服半钱，米饮下。**诸痔发痒** 用全蝎不以多少，烧烟熏之，即效。**诸疮毒肿** 全蝎七枚，栀子七个，麻油煎黑，去滓，入黄蜡，化成膏，傅之。

水蛭

【释名】蛭、至掌，大者名马蜞、马蛭、马蟥、马鳖。〔宗奭曰〕汴人谓大者为马鳖，腹黄者为马蟥。

【集解】〔别录曰〕水蛭生雷泽池泽。五月六月采，暴干。〔弘景曰〕处处河池有之。蛭有数种，以水中马蜞得啮人、腹中

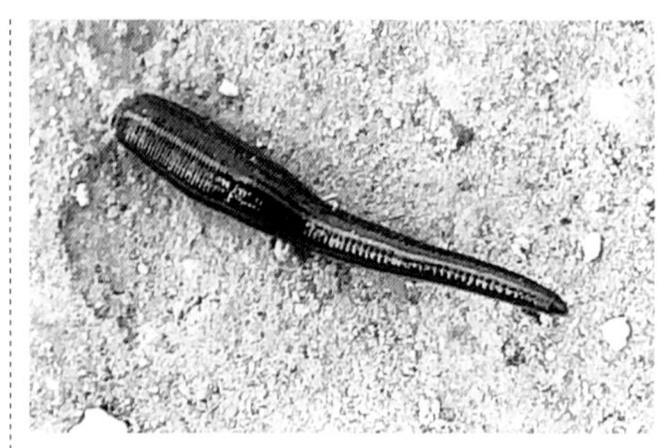

有血者，干之为佳。山蛭及诸小者，皆不堪用。〔保升曰〕惟采水中小者用之。别有石蛭生石上，泥蛭生泥中，二蛭头尖腰色赤。误食之，令人眼中如生烟，渐致枯损。

【气味】咸、苦，平，有毒。

【主治】逐恶血瘀血月闭，破血癥积聚，无子，利水道。《本经》|堕胎。《别录》|治女子月闭，欲成血劳。《药性》|咂赤白游疹，及痈肿毒肿。藏器|治折伤坠扑畜血有功。寇宗奭

【附方】**产后血运** 血结聚于胸中，或偏于少腹，或连于胁肋。用水蛭炒，虻虫去翅足炒，没药、麝香各一钱，为末，四物汤调下。血下痛止，仍服四物汤。**跌扑损伤** 瘀血凝滞，心腹胀痛，大小便不通欲死。用红蛭石灰炒黄半两，大黄、牵牛头末各二两，为末。每服二钱，热酒调下。当下恶血，以尽为度。名夺命散。**坠跌打击** 内伤神效方：水蛭、麝香各一两剉碎，烧令烟出，为末。酒服一钱，当下畜血。未止再服，其效如神。

蚁

【释名】玄驹、蚍蜉。〔时珍曰〕蚁有君臣之义，故字从义。亦作螘。大者为蚍蜉，亦曰马蚁。赤者名蛪，飞者名螱。扬雄《方言》云：齐鲁之间谓蚼蚁，梁益之间谓之玄蚼，幽燕谓之蚁蛘。

【集解】〔时珍曰〕蚁处处有之。有大、小、黑、白、黄、赤数种，穴居卵生。其

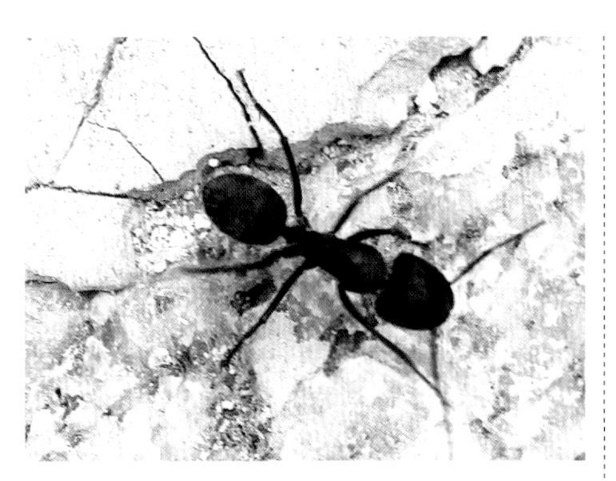

居有等，其行有队。能知雨候，春出冬蛰。壅土成封，曰蚁封以及蚁垤、蚁蝼、蚁冢，状其如封、垤、蝼、冢也。其卵名蚳，音迟，山人掘之，有至斗石者。古人食之，故内则、周官馈食之豆有蚳醢也。今惟南夷食之。

青腰虫

【集解】〔藏器曰〕虫大如中蚁，赤色，腰中青黑，似狗猲，一尾而尖，有短翅能飞，春夏有之也。

【主治】有大毒。着人皮肉，肿起。剥人面皮，除印字至骨者亦尽。食恶疮息肉，杀癣虫。藏器

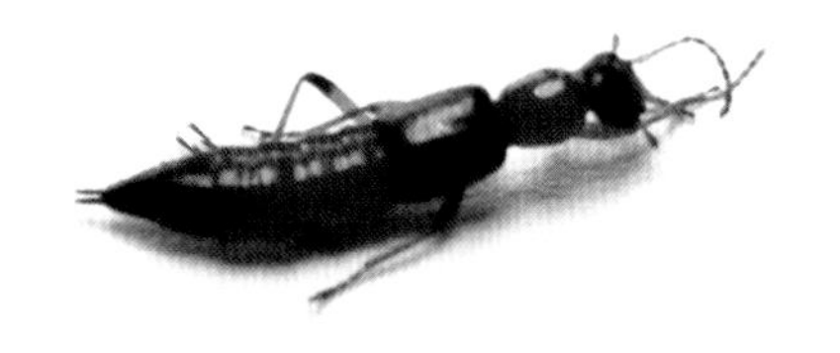

（青腰虫为隐翅虫科昆虫毒隐翅虫。）

蛆

【释名】〔时珍曰〕蛆行趑趄，故谓之蛆。或云沮洳则生，亦通。

【集解】〔时珍曰〕蛆，蝇之子也。凡物败臭则生之。古法治酱生蛆，以草乌切片投之。张子和治痈疽疮疡生蛆，以木香、槟榔散末傅之。李楼治烂痘生蛆，以嫩柳叶铺卧引出之。高武用猪肉片引出，以藜芦、贯众、白敛为末，用真香油调傅之也。

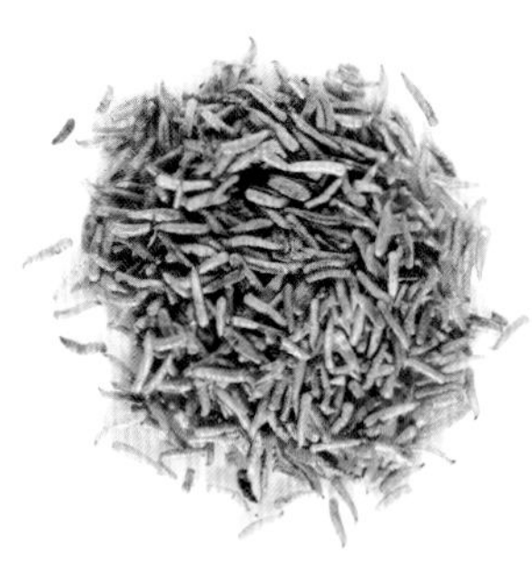

【气味】寒，无毒。

【主治】粪中蛆：治小儿诸疳积疳疮，热病谵妄，毒痢作吐。泥中蛆：治目赤，洗净晒研贴之。马肉蛆：治针、箭入肉中，及取虫牙。**蛤蟆肉蛆**：治小儿诸疳。时珍

【附方】一切疳疾 六月取粪坑中蛆淘净，入竹筒中封之，待干研末。每服一二钱，入麝香，米饮服之。**小儿痹积** 用粪中蛆洗浸，晒干为末，入甘草末少许，米糊丸梧子大。每服五七丸，米饮下，甚妙。**齿鼻疳疮** 粪蛆有尾者烧灰一钱，褐衣灰五分，和匀。频吹，神效无比。**热痢吐食** 因服热药而致者。用粪中蛆，流水洗净，晒干为末。每服一钱，米饮下。**眼目赤瞎** 青泥中蛆淘净，日干为末。令患人仰卧合目，每次用一钱散目上，须臾药行，待少时去药，赤瞎亦无。

蝇

【释名】〔时珍曰〕蝇飞营营，其声自呼，故名。

【集解】〔时珍曰〕蝇处处有之。夏出冬蛰，喜暖恶寒。苍者声雄壮，负金者声清括，青者粪能败物，巨者首如火，麻者茅根所化。蝇声在鼻，而足喜交。其蛆胎生。蛆入灰中蜕化为蝇，如蚕、蝎之化蛾也。蝇溺水死，得灰复活。

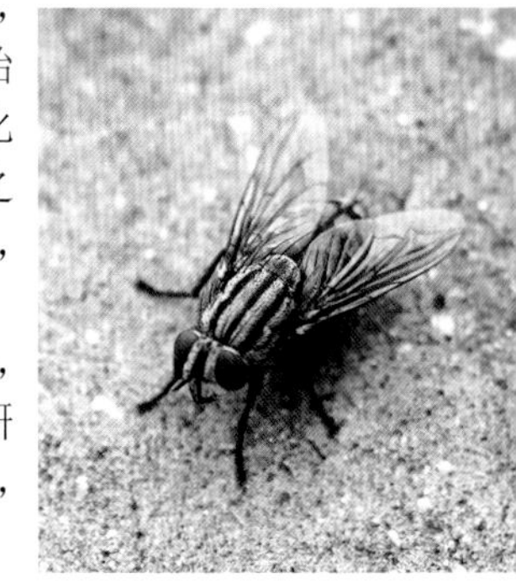

【主治】拳毛倒睫，以腊月蛰蝇，干研为末，以鼻频嗅之，即愈。时珍

第四十一卷　虫部三

虫之三　化生类

蛴螬

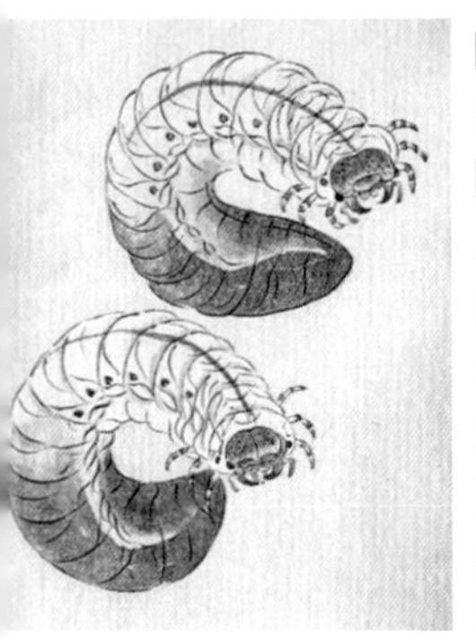

【释名】蟦蛴、蜰蛴、乳齐、地蚕、应条。

【集解】〔别录曰〕蛴螬生河内平泽，及人家积粪草中。取无时，反行者良。〔弘景曰〕大者如足大趾，以背滚行，乃快于脚。杂猪蹄作羹于乳母，不能别之。〔时珍曰〕其状如蚕而大，身短节促，足长有毛。生树根及粪土中者，外黄内黑；生旧茅屋上者，外白内黯。皆湿热之气熏蒸而化，宋齐丘所谓"燥湿相育，不母而生"，是矣。久则羽化而去。

【气味】咸，微温，有毒。

【主治】恶血血瘀，痹气破折，血在胁下坚满痛，月闭，目中淫肤、青翳、白膜。《本经》|疗吐血在胸腹不去，破骨踒折血结，金疮内塞，产后中寒，下乳汁《别录》|取汁滴目，去翳障。主血止痛。《药性》|傅恶疮。《日华》|汁主赤白不游疹，疹擦破涂之。藏器|取汁点喉痹，得下即开。苏颂|主唇紧口疮，丹疹，破伤风疮，竹木入肉，芒物眯目。时珍

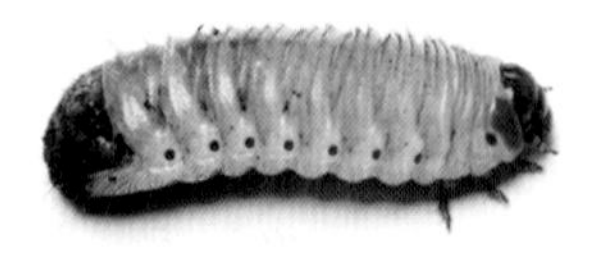

（蛴螬为鳃金龟科动物东北大黑鳃金龟及其近缘动物的幼虫。）

【附方】**小儿脐疮** 蛴螬研末傅之。不过数次。**小儿唇紧** 蛴螬研末，猪脂和，傅之。**赤白口疮** 蛴螬研汁，频搽取效。**痈疽痔漏** 蛴螬研末傅之，日一上。**断酒不饮** 蛴螬研末，酒服，永不饮。

木蠹虫

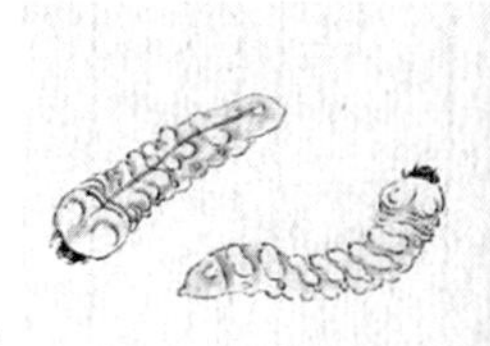

【释名】蝎、蝤蛴、蛣蝠、蛀虫。〔时珍曰〕蠹，古又作螙，食木虫也，会意。

【集解】〔藏器曰〕木蠹一如蛴螬，节长足短，生腐木中，穿木如锥，至春雨化为天牛。苏恭以为蛴螬，深误矣。〔时珍曰〕似蚕而在木中食木者，为蝎；似蚕而在树上食叶者，为蠋；似蠋而小，行则首尾相就，屈而后伸者，为尺蠖；似尺蠖而青小者，为螟蛉。三虫皆不能穴木，至夏俱羽化为蛾。惟穴木之蠹，宜入药用。

【气味】辛，平，有小毒。

【主治】血瘀劳损，月闭不调，腰脊痛，有损血，及心腹间疾。藏器

蚱蝉

【释名】蜩、齐女。〔时珍曰〕崔豹《古今注》言：齐王后怨王而死，化为蝉，故蝉名齐女。此谬说也。按诗人美庄姜为齐侯之子，螓首蛾眉。螓亦蝉名，人隐其名，呼为齐女，义盖取此。

【集解】〔别录曰〕蚱蝉生杨柳上。五月采，蒸干之，勿令蠹。〔弘景曰〕蚱蝉，哑蝉，雌蝉也。不能鸣。〔恭曰〕蚱蝉，

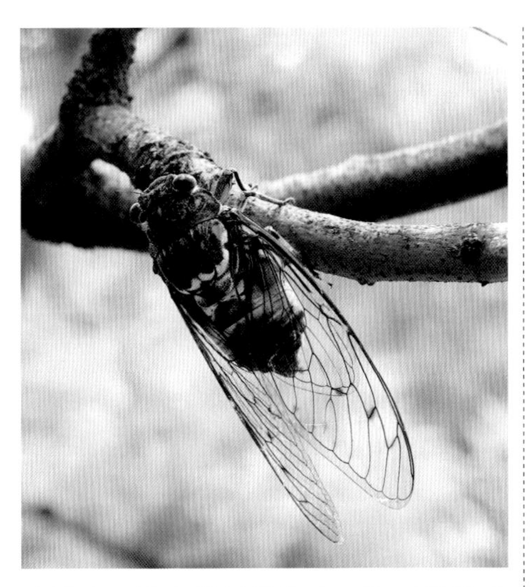

鸣蝉也。诸虫皆以雄为良，陶云雌蝉非矣。〔颂曰〕按《玉篇》云：蚱，蝉声也。正与《月令》“仲夏蝉始鸣”相合，恭说得之。《尔雅》云：蝒，马蜩。乃蝉之最大者，即此也。蝉类虽众，独此一种入药。医方多用蝉壳，亦此壳也。本生土中，云是蜣螂所转丸，久而化成此虫，至夏登木而蜕。〔时珍曰〕蝉，诸蜩总名也。

蚱蝉【气味】咸、甘，寒，无毒。【主治】小儿惊痫夜啼，癫病寒热。《本经》|惊悸，妇人乳难，胞衣不出，能堕胎。《别录》|小儿痫绝不能言。苏恭|小儿惊哭不止，杀疳虫，去壮热，治肠中幽幽作声。《药性》【附方】**百日发惊** 蚱蝉去翅足炙三分，赤芍药三分，黄芩二分，水二盏，煎一盏，温服。**破伤风病** 无问表里，角弓反张。秋蝉一个，地肤子炒八分，麝香少许，为末。酒服二钱。**头风疼痛** 蚱蝉二枚生研，入乳香、朱砂各半分，丸小豆大。每用一丸，随左右纳鼻中，出黄水为效。

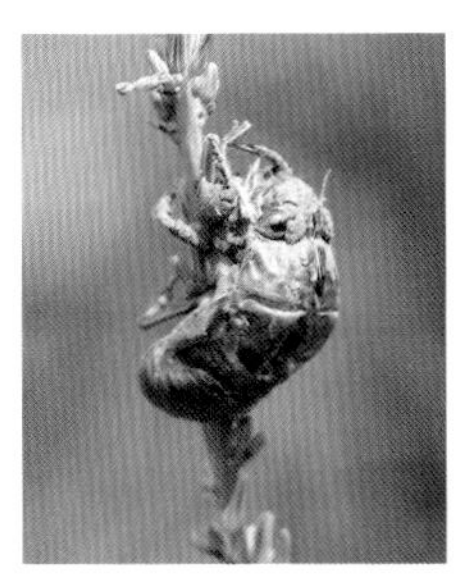

蝉蜕【释名】蝉壳、枯蝉、腹蛸、金牛儿。【修治】〔时珍曰〕凡用蜕壳，沸汤洗去泥土、翅、足，浆水煮过，晒干用。【气味】咸、甘，寒，无毒。【主治】小儿惊痫，妇人生子不下。烧灰水服，治久痢。《别录》|小儿壮热惊痫，止渴。《药性》|研末一钱，井华水服，治哑病。藏器|除目昏障翳。以水煎汁服，治小儿疮疹出不快，甚良。宗奭|治头风眩运，皮肤风热，痘疹作痒，破伤风及疔肿毒疮，大人失音，小儿噤风天吊，惊哭夜啼，阴肿。时珍【发明】〔时珍曰〕蝉乃土木余气所化，饮风吸露，其气清虚。故其主疗，皆一切风热之证。古人用身，后人用蜕，大抵治脏腑经络，当用蝉身；治皮肤疮疡风热，当用蝉蜕，各从其类也。又主哑病、夜啼者，取其昼鸣而夜息也。【附方】**小儿夜啼**《心鉴》：治小儿一百二十日内夜啼。用蝉蜕四十九个，去前截，用后截，为末，分四服。钓藤汤调灌之。《普济》蝉花散：治小儿夜啼不止，状若鬼祟。用蝉蜕下半截，为末，一字，薄荷汤入酒少许调下。或者不信，将上半截为末，煎汤调下，即复啼也。古人立方，莫知其妙。**小儿天吊** 头目仰视，痰塞内热。用金牛儿即蝉蜕，以浆水煮一日，晒干为末。每服一字，冷水调下。**破伤风病** 发热。《医学正传》用蝉蜕炒研，酒服一钱，神效。《普济方》用蝉蜕为末，葱涎调，涂破处。即时取去恶水，立效。名追风散。**头风旋运** 蝉壳一两，微炒为末。非时酒下一钱，白汤亦可。**小儿阴肿** 多因坐地风袭，及虫蚁所吹。用蝉蜕半两，煎水洗。仍服五苓散，即肿消痛止。**胃热吐食** 清膈散：用蝉蜕五十个去泥，滑石一两，为末。每服二钱，水一盏，入蜜调服。**丁疮毒肿** 不破则毒入腹。《青囊杂纂》用蝉蜕炒为末。蜜水调服一钱。外以津和，涂之。《医方大成》：用蝉蜕、僵蚕等分，为末。醋调，涂疮四围。候根出，拔去再涂。

蜣螂

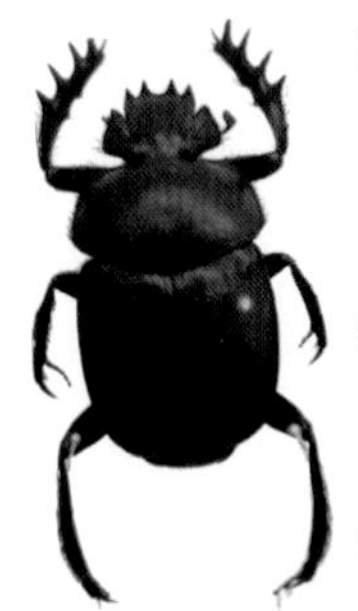

【释名】蛣蜣、推丸、推车客、黑牛儿、铁甲将军、夜游将军。〔弘景曰〕喜入粪土中取屎丸而推却之，故俗名推丸。〔时珍曰〕其虫深目高鼻，状如羌胡，背负黑甲，状如武士，故有蜣螂、将军之称。

【集解】〔宗奭曰〕蜣螂有大、小二种，大者名胡蜣螂，身黑而光，腹翼下有小黄，子附母而飞，昼伏夜出，见灯光则来，宜入药用；小者身黑而暗，昼飞夜伏。狐并喜食之。小者不堪用，惟牛马胀结，以三十枚研水灌之，绝佳。〔时珍曰〕蜣螂以土包粪，转而成丸，雄曳雌推，置于坎中，覆之而去。数日有小蜣螂出，盖孚乳于中也。

【气味】咸，寒，有毒。

【主治】小儿惊痫瘛疭，腹胀寒热，大人癫疾狂易。《本经》|手足端寒，肢满贲豚。捣丸塞下部，引痔虫出尽，永瘥。《别录》|治小儿疳蚀。《药性》|能堕胎，治疰忤。和干姜傅恶疮，出箭头。《日华》|烧末，和醋傅蜂瘘。藏器|去大肠风热。权度|治大小便不通，下痢赤白，脱肛，一切痔瘘疔肿，附骨疽疮，疬疡风，灸疮出血不止，鼻中息肉，小儿重舌。时珍

【发明】〔时珍曰〕蜣螂乃手足阳明、足厥阴之药，故所主皆三经之病。《总微论》言：古方治小儿惊痫，蜣螂为第一。

【附方】**小儿惊风** 不拘急慢。用蜣螂一枚杵烂，以水一小盏，于百沸汤中荡热，去滓饮之。**小儿疳疾** 土裹蜣螂煨熟，与食之。**大肠脱肛** 蜣螂烧存性，为末，入冰片研匀。掺肛上，托之即入。**小便血淋** 蜣螂研水服。**疔肿恶疮** 杨柳上大乌壳硬虫，或地上新粪内及泥堆中者，生取，以蜜汤浸死，新瓦焙焦为末，先以烧过针拨开，好醋调，傅之。

天牛

【释名】天水牛、八角儿。〔时珍曰〕此虫有黑角如八字，似水牛角，故名。

【集解】〔时珍曰〕天牛处处有之。大如蝉，黑甲光如漆，甲上有黄白点，甲下有翅能飞。目前有二黑角甚长，前向如水牛角，能动。其喙黑而扁，如钳甚利，亦似蜈蚣喙。六足在腹，乃诸树蠹虫所化也。夏月有之，出则主雨。

【气味】有毒。

【主治】疟疾寒热，小儿急惊风，及疔肿箭镞入肉，去痣靥。时珍

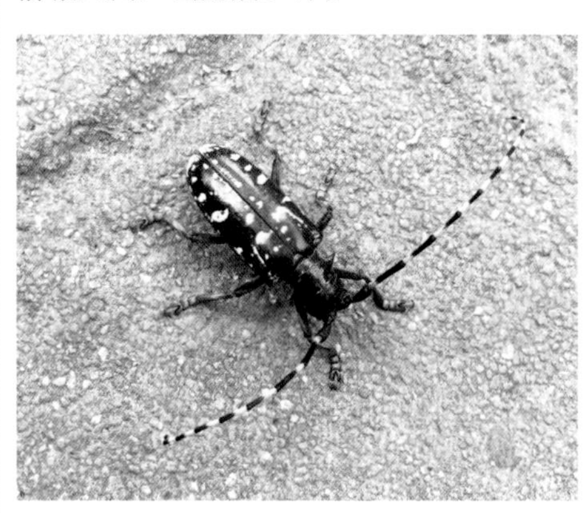

蝼蛄

【释名】螻蛄、天蝼、螜、蝼蝈、仙姑、石鼠、梧鼠、土狗。

【集解】〔时珍曰〕蝼蛄穴土而居，有短翅四足。雄者善鸣而飞，雌者腹大羽小，不善飞翔，吸风食土，喜就灯光。入药用雄。

【气味】咸，寒，无毒。〔日华曰〕凉，有毒。去翅足，炒用。

【主治】产难，出肉中刺，溃痈肿，下哽噎，解毒，除恶疮。《本经》|水肿，头面肿。《日华》|利大小便，通石淋，治瘰疬骨哽。时珍|治口疮甚效。震亨

【发明】〔弘景曰〕自腰以前甚涩，能止大小便；自腰以后甚利，能下大小便。〔朱

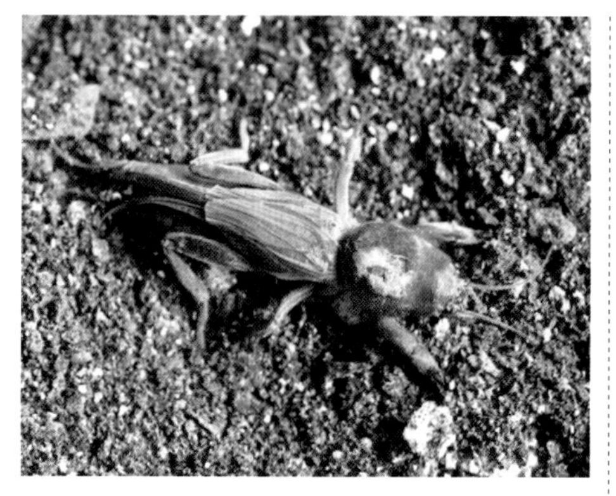

震亨曰〕蝼蛄治水甚效，但其性急，虚人戒之。〔颂曰〕今方家治石淋导水，用蝼蛄七枚，盐二两，新瓦上铺盖焙干，研末。每温酒服一钱匕，即愈也。

【附方】十种水病 腹满喘促不得卧。《圣惠方》以蝼蛄五枚，焙干为末。食前白汤服一钱，小便利为效。杨氏加甘遂末一钱，商陆汁一匙，取下水为效。忌盐一百日。**大腹水病**《肘后》用蝼蛄炙熟，日食十个。**石淋作痛** 方见发明下。**牙齿疼痛** 土狗一个，旧糟裹定，湿纸包，煨焦，去糟研末，傅之立止。

萤火

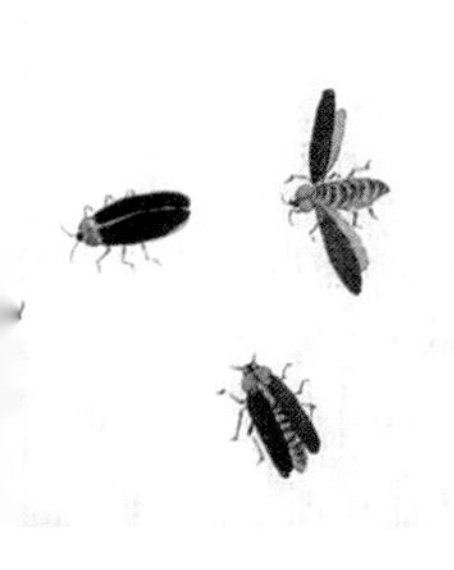

【释名】夜光、熠耀、即炤、夜照、景天、救火、据火、挟火、宵烛、丹鸟。〔宗奭曰〕萤常在大暑前后飞出，是得大火之气而化，故明照如此。〔时珍曰〕萤从荧省。荧，小火也，会意。

【集解】〔别录曰〕萤火生阶地池泽。七月七日取，阴干。〔弘景曰〕此是腐草及烂竹根所化。初时如蛹，腹下已有光，数日变而能飞。〔时珍曰〕萤有三种：一种小而宵飞，腹下光明，乃茅根所化也，吕氏《月令》所谓"腐草化为萤"者是也；一种长如蛆蠋，尾后有光，无翼不飞，乃竹根所化也，一名蠲，俗名萤蛆，《明堂月令》所谓"腐草化为蠲"者是也，其名宵行，茅竹之根，夜视有光，复感湿热之气，遂变化成形尔；一种水萤，居水中，唐·李子卿《水萤赋》所谓"彼何为而化草，此何为而居泉"是也。入药用飞萤。

【气味】辛，微温，无毒。

【主治】明目。《本经》|疗青盲。甄权|小儿火疮伤，热气蛊毒鬼疰，通神精。《别录》

【发明】〔时珍曰〕萤火能辟邪明目，盖取其照幽夜明之义耳。

【附方】黑发 七月七日夜，取萤火虫二七枚，捻发自黑也。**明目** 劳伤肝气目暗方：用萤火二七枚，纳大鲤鱼胆中，阴干百日为末。每点少许，极妙。一方用白犬胆。

衣鱼

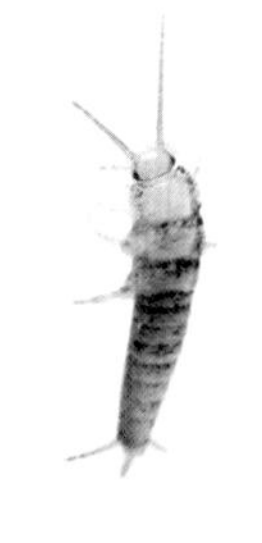

【释名】白鱼、蟫鱼、蛃鱼、壁鱼、蠹鱼。〔宗奭曰〕衣鱼生久藏衣帛中及书纸中。其形稍似鱼，其尾又分二歧，故得鱼名。

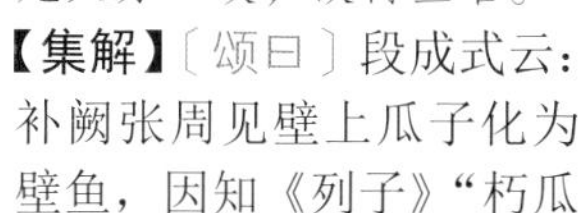

【集解】〔颂曰〕段成式云：补阙张周见壁上瓜子化为壁鱼，因知《列子》"朽瓜化鱼"之言不虚也。俗传壁鱼入道经中，食神仙字，则身有五色。人得吞之，可致神仙。〔时珍曰〕衣鱼，其蠹衣帛书画，始则黄色，老则有白粉，碎之如银，可打纸笺。按段成式言：何讽于书中得一发长四寸，卷之无端，用力绝之，两端滴水。一方士云：此名脉望，乃衣鱼三食神仙字，则化为此。夜持向天，可以坠星，求丹。又异于吞鱼致仙之说。大抵谬妄，宜辩正之。

【气味】咸，温，无毒。〔甄权曰〕有毒。

【主治】妇人疝瘕，小便不利，小儿中风项强，背起摩之。《本经》|疗淋涂疮，灭瘢堕胎。《别录》|小儿淋闭，以摩脐及小腹

即通。陶弘景|合鹰屎、僵蚕，同傅疮瘢即灭。苏颂|主小儿脐风撮口，客忤天吊，风痫口㖞，重舌，目翳目眯，尿血转胞，小便不通。时珍

【发明】〔时珍曰〕衣鱼乃太阳经药，故所主中风项强，惊痫天吊，目翳口㖞，淋闭，皆手足太阳经病也。

鼠妇

【释名】鼠负、负蟠、鼠姑、鼠粘、湿生虫、地鸡、地虱。〔弘景曰〕鼠妇，《尔雅》作鼠负，言鼠多在坎中，背粘负之，故曰鼠负。今作妇字，如似乖理。〔韩保升曰〕多在瓮器底及土坎中，常惹着鼠背，故名。〔时珍曰〕因湿化生，故俗名湿生虫。曰地鸡、地虱者，象形也。

【集解】〔别录曰〕鼠妇生魏郡平谷，及人家地上。五月五日采。〔颂曰〕今处处有之，多在下湿处、瓮器底及土坎中。〔宗奭曰〕湿生虫多足，大者长三四分，其色如蚓，背有横纹蹙起，用处绝少。

【气味】酸，温，无毒。〔大明曰〕有毒。

【主治】气癃不得小便，妇人月闭血瘕，痫痓寒热，利水道。堕胎。《日华》|治久疟寒热，风虫牙齿疼痛，小儿撮口惊风，鹅口疮，痘疮倒靥，解射工毒、蜘蛛毒，蚰蜒入耳。时珍

【附方】**产妇尿秘** 鼠妇七枚熬，研末，酒服。**鹅口白疮** 地鸡研水涂之，即愈。

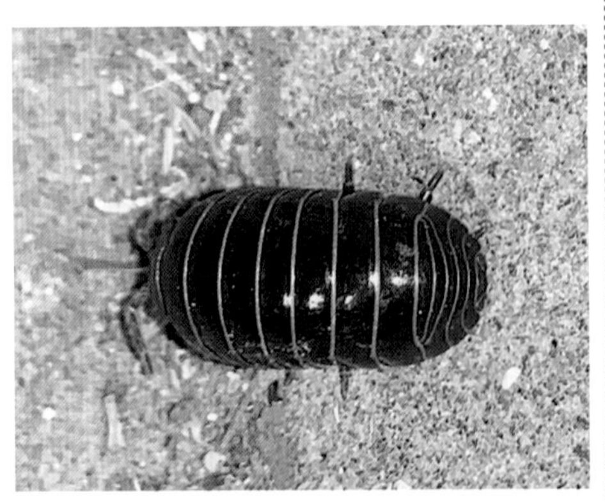

䗪虫

【释名】地鳖、土鳖、地蜱虫、簸箕虫、蚵蚾虫、过街。〔弘景曰〕形扁扁如鳖，故名土鳖。〔宗奭曰〕今人呼为簸箕虫，亦象形也。

【集解】〔别录曰〕生河东川泽及沙中，人家墙壁下土中湿处。十月采，暴干。〔弘景曰〕形扁如鳖，有甲不能飞，小有臭气。〔恭曰〕此物好生鼠壤土中，及屋壁下。状似鼠妇，而大者寸余，形小似鳖，无甲而有鳞。

【气味】咸，寒，有毒。

【主治】心腹寒热洗洗，血积癥瘕，破坚，下血闭，生子大良。《本经》|月水不通，破留血积聚。《药性》|通乳脉，用一枚，擂水半合，滤服。勿令知之。宗奭|行产后血积，折伤瘀血，治重舌木舌口疮，小儿腹痛夜啼。时珍

【发明】〔颂曰〕张仲景治杂病方及久病积结，有大黄䗪虫丸，又有大鳖甲丸，及妇人药并用之，以其有破坚下血之功也。

【附方】**大黄䗪虫丸** 治产妇腹痛有干血。用䗪虫二十枚，去足，桃仁二十枚，大黄二两，为末，炼蜜杵和，分为四丸。每以一丸，酒一升，煮取二合，温服，当下血

(䗪虫为鳖蠊科动物地鳖或冀地鳖。)

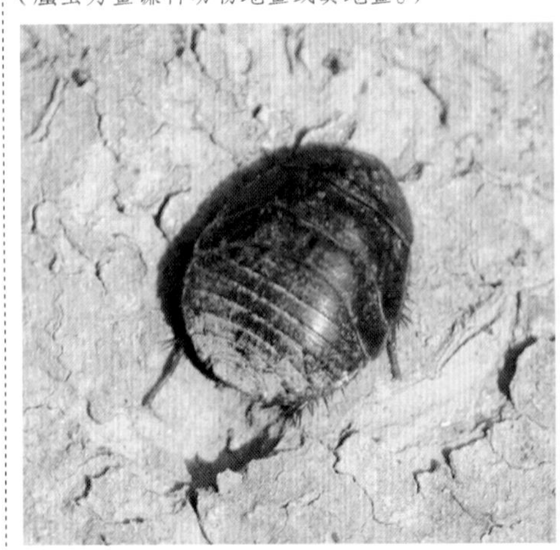

也。**重舌塞痛** 地鳖虫和生薄荷研汁，帛包捻舌下肿处。**腹痛夜啼** 䗪虫炙、芍药、芎䓖各二钱，为末。每用一字，乳汁调下。**折伤接骨** 杨拱《摘要方》用土鳖焙存性，为末。每服二三钱，接骨神效。

蜚蠊

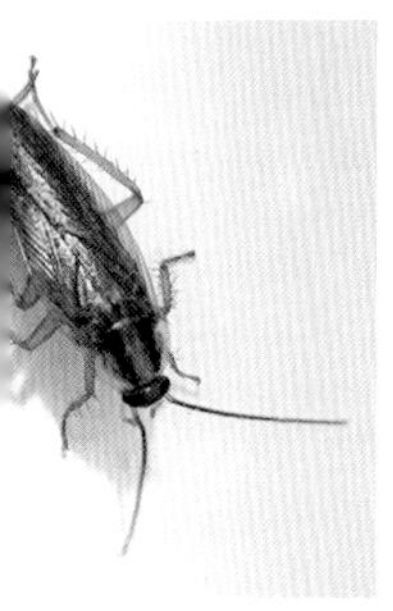
（蜚蠊为蜚蠊科动物东方蜚蠊。现代中药名为蟑螂。）

【释名】石姜、卢蜰、负盘、滑虫、茶婆虫、香娘子。〔弘景曰〕此有两三种，以作廉姜气者为真，南人啖之，故名。〔时珍曰〕蜚蠊、行夜、蛗螽三种，西南夷皆食之，混呼为负盘。俗又讹盘为婆，而讳称为香娘子也。

【集解】〔别录曰〕生晋阳山泽，及人家屋间。形似蚕蛾，腹下赤。二月、八月及立秋采。〔弘景曰〕形似䗪虫，而轻小能飞。本生草中，八九月知寒，多入人家屋里逃尔。〔时珍曰〕今人家壁间、灶下极多，甚者聚至千百。身似蚕蛾，腹背俱赤，两翅能飞，喜灯火光，其气甚臭，其屎尤甚。

【气味】咸，寒，有毒。

【主治】瘀血癥坚寒热，破积聚，喉咽闭，内寒无子。《本经》|通利血脉。《别录》|食之下气。苏恭

行夜

【释名】负盘、屁盘虫、气蟞。〔弘景曰〕行夜，今小儿呼屁盘虫，或曰气蟞，即此也。〔藏器曰〕气盘有短翅，飞不远，好夜中行，人触之即气出。虽与蜚蠊同名相似，终非一物。戎人食之，味极辛辣。〔时珍曰〕行夜与蜚蠊形状相类，但以有廉姜气味者为蜚蠊，触之气出者为屁盘，作分别尔。

【气味】辛，温，有小毒。

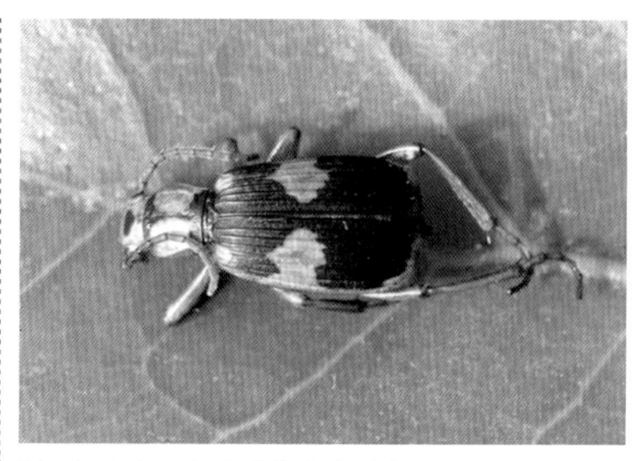
（行夜为步行虫科动物虎斑步岬。）

【主治】腹痛寒热，利血。《别录》

灶马

【释名】灶鸡。

【集解】〔时珍曰〕灶马处处有之，穴灶而成。按《酉阳杂俎》云：灶马状如促织，稍大脚长，好穴灶旁。俗言灶有马，足食之兆。

【主治】竹刺入肉，取一枚捣傅。时珍

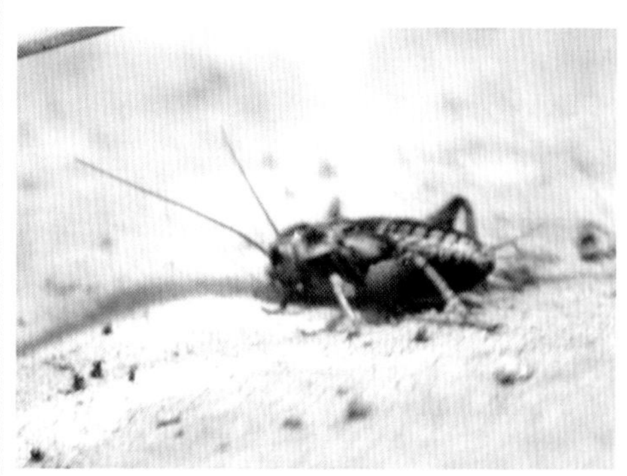
（灶马为蟋蟀科动物灶马蟋。）

蛗螽

【释名】负蟞、蚱蜢。〔时珍曰〕此有数种，蛗螽总名也。江东呼为蚱蜢，谓其瘦长善跳，窄而猛也。

【集解】〔时珍曰〕蛗螽，在草上者曰草螽，在土中者曰土螽，似草螽而大者曰螽斯，似螽斯而细长者曰蟿螽。数种皆类蝗而大小不一。长角，修股善跳，有青、

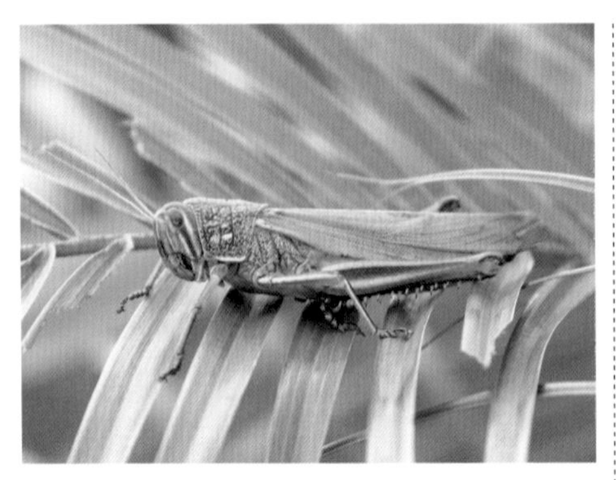

（皇螽为蝗科动物飞蝗、中华稻蝗等多种昆虫。现代中药名为蚱蜢。）

黑、斑数色，亦能害稼。五月动股作声，至冬入土穴中。芒部夷人食之。蔡邕《月令》云：其类乳于土中，深埋其卵，至夏始出。冬有大雪，则入土而死。

【气味】辛，有毒。

【主治】五月五日候交时收取，夫妇佩之，令相爱媚。藏器

蜚虻

【释名】虻虫。

【集解】〔弘景曰〕此即方家所用虻虫，啖牛马血者。伺其腹满，掩取干之。〔宗奭曰〕蜚虻今人多用之。大如蜜蜂，腹凹褊，微黄绿色。雄、霸州、顺安军、沿塘泺界河甚多。以其惟食牛马等血，故治瘀血血闭也。

【气味】苦，微寒，有毒。

【主治】逐瘀血，破血积，坚痞癥瘕，寒热，通利血脉及九窍。《本经》|女子月水不通，积聚，除贼血在胸腹五脏者，及喉痹结塞。《别录》|破癥结，消积脓，堕胎。《日华》

【附方】**蛇螫血出** 九窍皆有者。取虻虫初食牛马血腹满者三七枚，烧研汤服。**扑坠瘀血** 虻虫二十枚，牡丹皮一两，为末。酒服方寸匕，血化为水也。若久宿血在骨节中者，二味等分。

（蜚虻为虻科动物华虻、双斑黄虻。现代中药名为虻虫。）

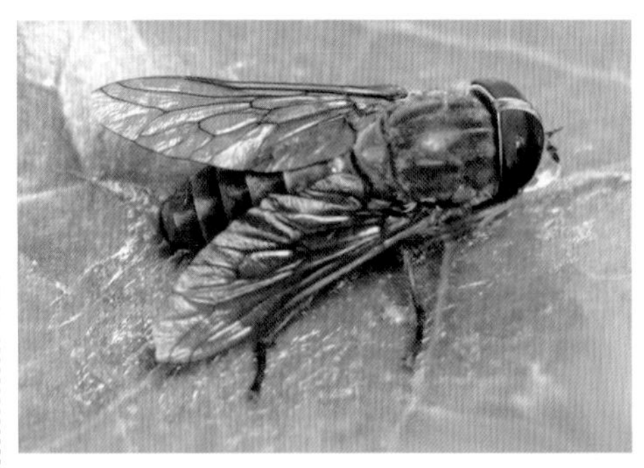

第四十二卷　虫部四

虫之四　湿生类

蟾蜍

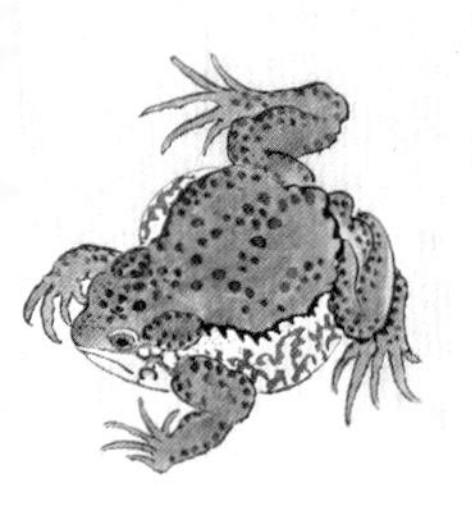

【释名】蝌蚪、苦蠪、蚵蚾、癞蛤蟆。

【集解】〔别录曰〕蟾蜍生江湖池泽。五月五日取东行者，阴干用。〔颂曰〕今处处有之。蟾蜍多在人家下湿处，形大，背上多痱磊，行极迟缓，不能跳跃，亦不解鸣。蛤蟆多在陂泽间，形小，皮上多黑斑点，能跳接百虫，举动极急。二物虽一类，而功用小别，亦当分而用之。

【气味】辛，凉，微毒。

【主治】阴蚀，疽疠恶疮，猘犬伤疮，能合玉石。《别录》|烧灰傅疮，立验。又治温病发斑困笃者，去肠，生捣食一二枚，无不瘥者。弘景|杀疳虫，治鼠漏恶疮。烧灰，傅一切有虫恶痒滋胤疮。《药性》|治疳气，小儿面黄癖气，破癥结。烧灰油调，傅恶疮。《日华》|主小儿劳瘦疳疾，最良。苏颂|治一切五疳八痢，肿毒，破伤风病，脱肛。时珍

【附方】**腹中冷癖** 水谷痫结，心下停痰，两胁痞满，按之鸣转，逆害饮食。大蟾蜍一枚，去皮、肠，支解之，芒消强人一升，中人七合，弱人五合，水七升，煮四升，顿服，得下为度。**五疳八痢** 面黄肌瘦，好食泥土，不思乳食。用大干蟾蜍一枚，烧存性，皂角去皮弦一钱，烧存性，蛤粉水飞三钱，麝香一钱，为末，糊丸粟米大。每空心米饮下三四十丸，日二服。名五疳保童丸。**肿毒初起** 大蛤蟆一个剁碎，同炒石灰研如泥，傅之。频易。

蟾酥**【采治】**〔时珍曰〕取蟾酥不一，或以手捏眉棱，取白汁于油纸上及桑叶上，插背阴处，一宿即自干白，安置竹筒内盛之，真者轻浮，入口味甜也。或以蒜及胡椒等辣物纳口中，则蟾身白汁出，以竹篦刮下，面和成块，干之。其汁不可入人目，令人赤、肿、盲，或以紫草汁洗点即消。**【气味】**甘、辛，温，有毒。**【主治】**小儿疳疾、脑疳。〔甄权曰〕端午日取眉脂，以朱砂、麝香为丸，如麻子大。治小孩子疳瘦，空心服一丸。如脑疳，以奶汁调，滴鼻中，甚妙。酥同牛酥，或吴茱萸苗汁调，摩腰眼、阴囊，治腰肾冷，并助阳气。又疗虫牙。《日华》|治齿缝出血及牙疼，以纸纴少许按之，立止。宗奭|发背、疔疮，一切恶肿。时珍**【附方】****拔取疔毒** 蟾酥，以白面、黄丹搜作剂，每丸麦粒大。以指爬动疮上插入。重者挑破纳之。仍以水澄膏贴之。**疔疮恶肿** 蟾酥一钱，巴豆四个，捣烂，饭丸锭子如绿豆大。每服一丸，姜汤下。良久，以萹蓄根、黄荆子

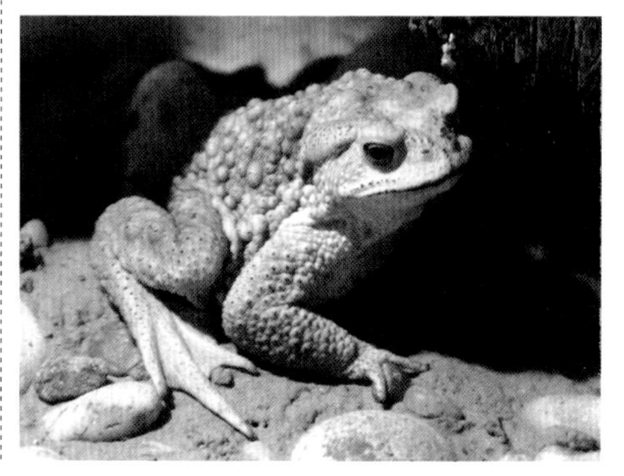

研酒半碗服，取行四五次，以粥补之。**诸疮肿硬** 针头散：用蟾酥、麝香各一钱，研匀，乳汁调和，入罐中待干。每用少许，津调傅之。外以膏护住，毒气自出，不能为害也。**一切疮毒** 蟾酥一钱，白面二钱，朱砂少许，井华水调成小锭子如麦大。每用一锭，井华水服。如疮势紧急，五七锭。葱汤亦可，汗出即愈。

蛤蟆

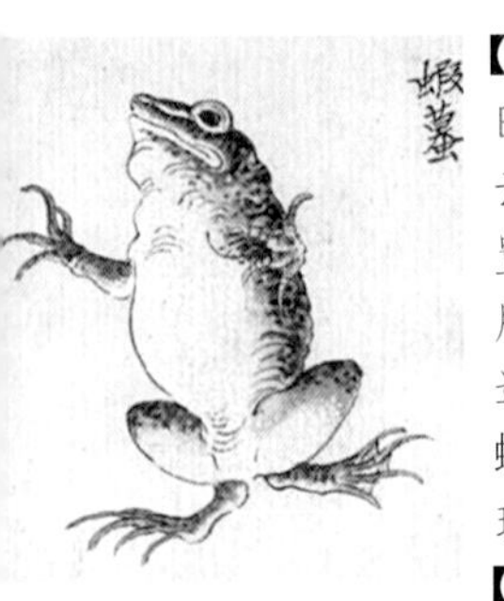

【释名】蟼蟆。〔时珍曰〕按王荆公《字说》云：俗言虾蟆怀土，取置远处，一夕复还其所。虽或遐之，常慕而返，故名虾蟆。或作蛤蟆，蛤言其声，蟆言其斑也。

【集解】〔藏器曰〕蛤蟆在陂泽中，背有黑点，身小能跳接百虫，解作呷呷声，举动极急。蟾蜍在人家湿处，身大，青黑无点，多痱磊，不能跳，不解作声，行动迟缓。又有蛙蛤、蝼蝈、长肱、石榜、蠼子之类，或在水田中，或在沟渠侧。〔时珍曰〕蛤蟆、青蛙畏蛇，而制蜈蚣。三物相值，彼此皆不能动。

【气味】辛，寒，有毒。

【主治】邪气，破癥坚血，痈肿阴疮。服之不患热病。《本经》|主百邪鬼魅，涂痈肿及热结肿。《药性》|治热狂，贴恶疮，解烦热，治犬咬。《日华》

【附方】**风热邪病** 蛤蟆（烧灰）、朱砂等分，为末。每服一钱，酒服，日三，甚有神验。**瘰疬溃烂** 用黑色蛤蟆一枚，去肠焙研，油调傅之。忌铁器。**头上软疖** 蛤蟆剥皮贴之，收毒即愈。

蛙

【释名】长股、田鸡、青鸡、坐鱼、蛤鱼。〔宗奭曰〕蛙后脚长，故善跃。大其声则曰蛙，小其声则曰蛤。〔时珍曰〕蛙好鸣，其声自呼。南人食之，呼为田鸡，云肉味如鸡也。又曰坐鱼，其性好坐也。

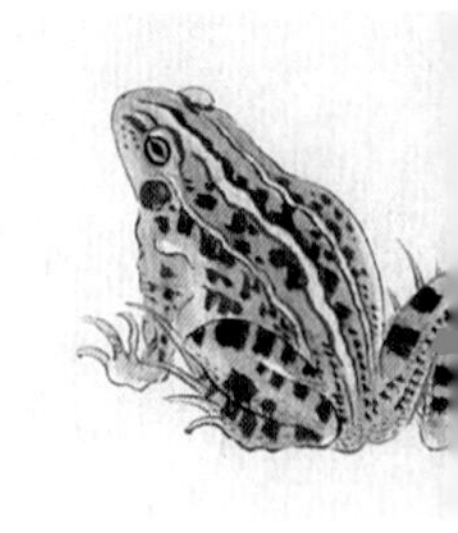

【集解】〔别录曰〕蛙生水中，取无时。〔颂曰〕今处处有之。似蛤蟆而背青绿色，尖嘴细腹，俗谓之青蛙。亦有背作黄路者，谓之金线蛙。〔时珍曰〕四月食之最美，五月渐老，可采入药。农人占其声之早晚大小，以卜丰歉。

【气味】甘，寒，无毒。

【主治】小儿赤气，肌疮脐伤，止痛，气不足。《别录》|小儿热疮，杀尸疰病虫，去劳劣，解热毒。《日华》|食之解劳热。宗奭|利水消肿。烧灰，涂月蚀疮。时珍|馔食，调疳瘦，补虚损，尤宜产妇。捣汁服，治蛤蟆瘟病。嘉谟

蝌斗

【释名】活师、活东、玄鱼、悬针、水仙子、蛤蟆台。〔时珍曰〕蝌斗，一作蛞斗，音阔。按罗愿《尔雅翼》云：其状如鱼，其尾如针，又并其头、尾观之，有似斗形。故有诸名。玄鱼言其色，悬针状其尾也。

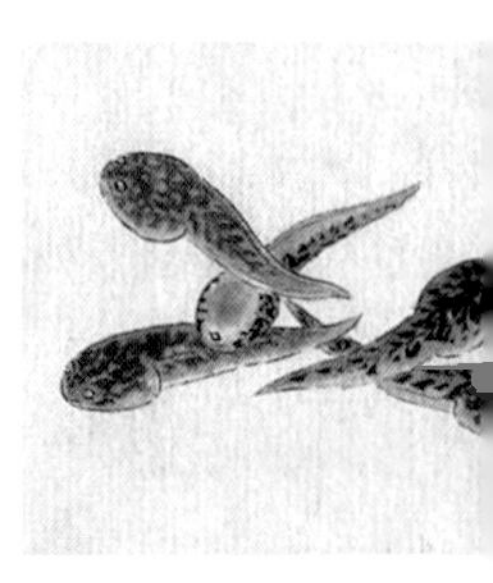

【集解】〔时珍曰〕蝌斗生水中，蛤蟆、青蛙之子也。二三月蛙、蟆曳肠于水际草上，缠缴如索，日见黑点渐深，至春水时，鸣以聒之，则蝌斗皆出，谓之聒子，所谓蛤蟆声抱是矣。蝌斗状如河豚，头圆，身上青黑色，始出有尾无足，稍大则足生尾脱。

【主治】火飙热疮及疥疮，并捣碎傅之。

又染髭发，取青胡桃子上皮，和捣为泥染之，一染不变也。藏器

蜈蚣

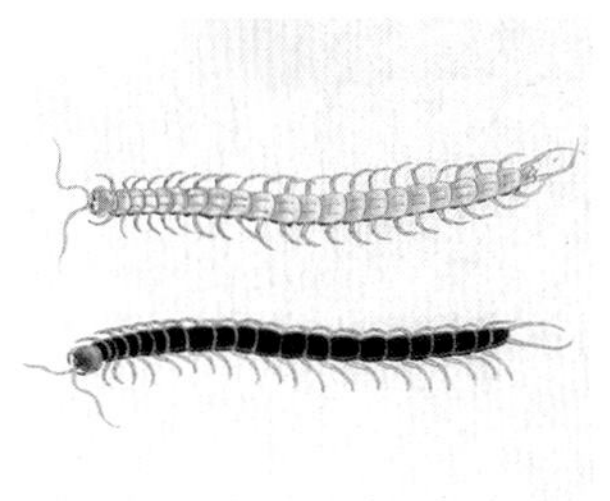

【集解】〔别录曰〕蜈蚣生大吴川谷及江南。头足赤者良。〔弘景曰〕今赤足者，多出京口、长山、高丽山、茅山，于腐烂积草处得之，勿令伤，暴干。黄足者甚多而不堪用，人以火炙令赤当之，非真也。蜈蚣啮人，以桑汁、白盐涂之即愈。〔时珍曰〕蜈蚣西南处处有之。春出冬蛰，节节有足，双须歧尾。性畏蜘蛛，以溺射之，即断烂也。

【气味】辛，温，有毒。

【主治】鬼疰蛊毒，啖诸蛇、虫、鱼毒，杀鬼物老精温疟，去三虫。《本经》|疗心腹寒热积聚，堕胎，去恶血。《别录》|治癥癖。《日华》|小儿惊痫风搐，脐风口噤，丹毒秃疮瘰疬，便毒痔漏，蛇瘕蛇瘴蛇伤。时珍

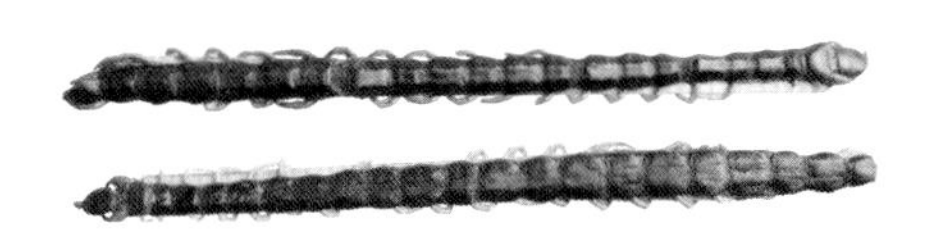

【发明】〔时珍曰〕盖行而疾者，惟风与蛇。蜈蚣能制蛇，故亦能截风，盖厥阴经药也。故所主诸证，多属厥阴。

【附方】**小儿撮口** 但看舌上有疮如粟米大是也。以蜈蚣汁刮破指甲研，傅两头肉即愈。如无生者，干者亦可。**小儿急惊** 万金散：蜈蚣一条全者，去足，炙为末，丹砂、轻粉等分研匀，阴阳乳汁和丸绿豆大。每岁一丸，乳汁下。**天吊惊风** 目久不下，眼见白睛，及角弓反张，声不出者，双金散主之。用大蜈蚣一条去头足，酥炙，用竹刀批开，记定左右；又以麝香一钱，亦分左右各记明，研末包定。每用左边者吹左鼻，右边者吹右鼻，各少许，不可过多。若眼未下，再吹些须，眼下乃止。**口眼㖞斜** 口内麻木者。用蜈蚣三条，一蜜炙，一酒浸，一纸裹煨，并去头足；天南星一个，切作四片，一蜜炙，一酒浸，一纸裹煨，一生用；半夏、白芷各五钱，通为末，入麝少许。每服一钱，热酒调下，日一服。**天蛇头疮** 生手指头上。用蜈蚣一条，烧烟熏一二次即愈。或为末，猪胆汁调，涂之。奇效。**丹毒瘤肿** 用蜈蚣一条，白矾一皂子大，雷丸一个，百部二钱，研末，醋调傅之。**瘰疬溃疮** 茶、蜈蚣二味，炙至香熟，捣筛为末。先以甘草汤洗净，傅之。**聤耳出脓** 蜈蚣末，吹之。**小儿秃疮** 大蜈蚣一条，盐一分，入油内浸七日。取油搽之，极效。**痔疮疼痛**《直指》用赤足蜈蚣焙为末，入片脑少许，唾调傅之。**腹大如箕** 用蜈蚣三五条，酒炙研末。每服一钱，以鸡子二个，打开入末在内，搅匀纸糊，沸汤煮熟食之。日一服，连进三服瘳。

山蛩虫

【集解】〔藏器曰〕生山林间。状如百足而大，乌斑色，长二三寸。〔时珍曰〕盖此

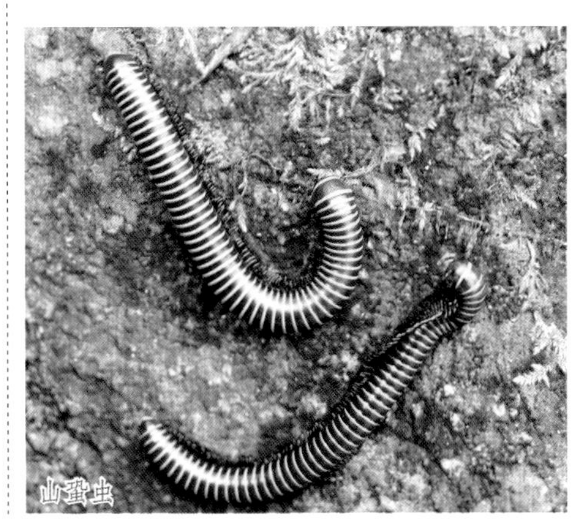
山蛩虫

即马陆之在山而大者耳，故曰山蛩。鸡、犬皆不敢食之。

【气味】有大毒。

【主治】人嗜酒不已，取一节烧灰，水服，便不喜闻酒气。过一节则毒人至死。又烧黑傅恶疮，亦治蚕病白僵，烧灰粉之。藏器

蚯蚓

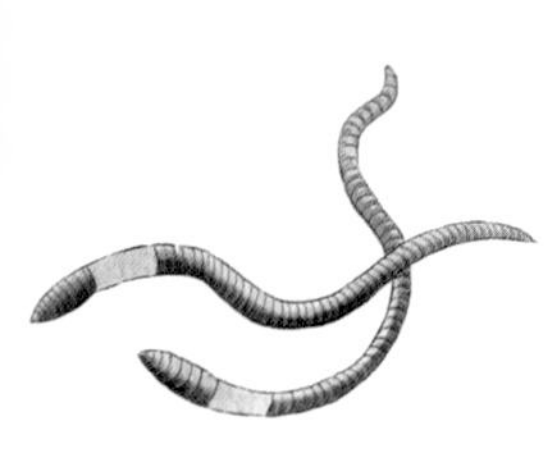

【释名】螼螾、朐䏰、坚蚕、蛩蟺、曲蟺、土蟺、土龙、地龙子、寒蚓、附蚓、歌女。〔时珍曰〕蚓之行也，引而后申，其塿如丘，故名蚯蚓。

【集解】〔时珍曰〕今处处平泽膏壤地中有之。孟夏始出，仲冬蛰结。雨则先出，晴则夜鸣。或云结时能化为百合也。与蛗螽同穴为雌雄。故郭璞赞云：蚯蚓土精，无心之虫。交不以分，淫于蛗螽。是矣。《经验方》云：蚯蚓咬人，形如大风，眉须皆落，惟以石灰水浸之良。

白颈蚯蚓【气味】咸，寒，无毒。**【主治】**蛇瘕，去三虫伏尸，鬼疰蛊毒，杀长虫。《本经》|化为水，疗伤寒，伏热狂谬，大腹黄疸。《别录》|温病，大热狂言，饮汁皆瘥。炒作屑。去蛔虫。去泥，盐化为水，主天行诸热，小儿热病癫痫，涂丹毒，傅漆疮。藏器|葱化为汁，疗耳聋。苏恭|治中风、痫疾、喉痹。《日华》|解射罔毒。《蜀本》|炒为末，主蛇伤毒。《药性》|治脚风。苏颂|主伤寒疟疾，大热狂烦，及大人、小儿小便不通，急慢惊风、历节风痛，肾脏风注，头风齿痛，风热赤眼，木舌喉痹，鼻息聤耳，秃疮瘰疬，卵肿脱肛，解蜘蛛毒，疗蚰蜒入耳。时珍

【发明】〔时珍曰〕上食槁壤，下饮黄泉，故其性寒而下行。性寒故能解诸热疾，下行故能利小便、治足疾而通经络也。

【附方】伤寒热结 六七日狂乱，见鬼欲走。以大蚓半斤去泥，用人溺煮汁饮。或生绞汁亦可。**小便不通** 蚯蚓捣烂浸水，滤取浓汁半碗服，立通。**老人尿闭** 白颈蚯蚓、茴香等分杵汁，饮之即愈。**慢惊虚风** 用平正附子去皮脐，生研为末，以白颈蚯蚓于末内滚之，候定，刮蚓上附末，丸黄米大。每服十丸，米饮下。**小儿卵肿** 用地龙连土为末，津调傅之。**风热头痛** 地龙（炒研）、姜汁半夏饼、赤茯苓等分为末。每服一字至半钱，生姜、荆芥汤下。**偏正头痛** 不可忍者。《圣惠》龙香散用地龙（去土焙）、乳香等分为末。每以一字作纸捻，灯上烧烟，以鼻嗅之。**风赤眼痛** 地龙十条，炙为末，茶服三钱。**咽喉卒肿** 不下食。地龙十四条，捣涂喉外。又以一条，着盐化水，入蜜少许，服之。**鼻中息肉** 地龙炒一分，牙皂一挺，为末。蜜调涂之，清水滴尽即除。**聤耳出脓** 生地龙、釜上墨、生猪脂等分，研匀，葱汁和，捻作挺子，绵裹塞之。《圣惠方》用地龙为末，吹之。**耳中耵聍** 干结不出。用白蚯蚓入葱叶中化为水，滴耳令满。不过数度，即易挑出。**阳证脱肛** 以荆芥、生姜煎汤洗之，用地龙蟠如钱样者去土一两，朴消二钱，为末，油调傅之。

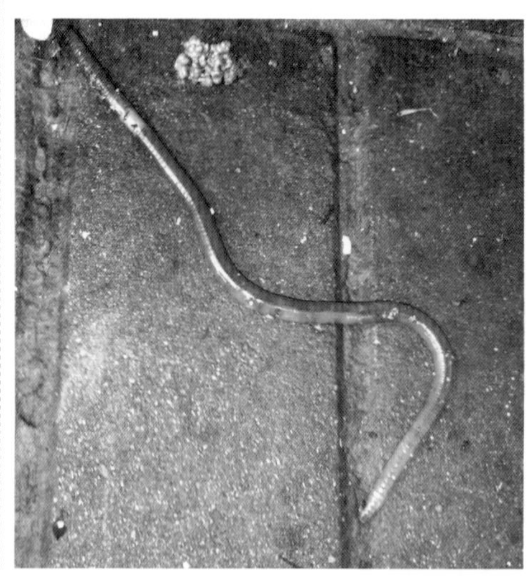

蜗牛

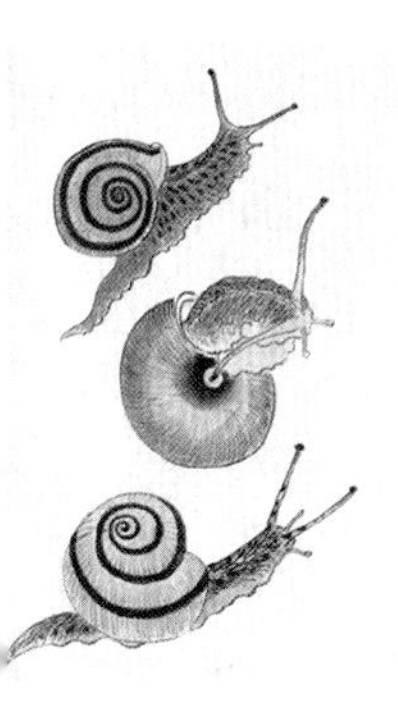

【释名】 蠡牛、蚹蠃、螔蝓、山蜗、土牛儿。〔弘景曰〕蜗牛，山蜗也。形似瓜字，有角如牛，故名。〔时珍曰〕其头偏戾如㖞，其形盘旋如涡，故有蜗、涡二者，不独如瓜字而已。

【集解】〔弘景曰〕蜗牛生山中及人家。头形如蛞蝓，但背负壳耳。〔保曰〕形似小螺，白色。头有四黑角，行则头出。惊则首尾俱缩入壳中。〔颂曰〕凡用蜗牛，以形圆而大者为胜。久雨乍晴，竹林池沼间多有之。其城墙阴处，一种扁而小者，无力，不堪用。〔时珍曰〕蜗身有涎，能制蜈、蝎。夏热则自悬叶下，往往升高，涎枯则自死也。

蜗牛【气味】 咸，寒，有小毒。**【主治】** 贼风㖞僻，踠跌，大肠脱肛，筋急及惊痫。《别录》|生研汁饮，止消渴。甄权|治小儿脐风撮口，利小便，消喉痹，止鼻衄，通耳聋，治诸肿毒痔漏，制蜈蚣、蝎虿毒，研烂涂之。时珍

【附方】小便不通 蜗牛捣贴脐下，以手摩之。加麝香少许更妙。**耳腮痄肿** 及喉下诸肿。用蜗牛同面研，傅之。**面上毒疮** 初起者。急寻水蜒蚰一二条，用酱少许共捣，涂纸上贴之，即退。纸上留一小孔出气。

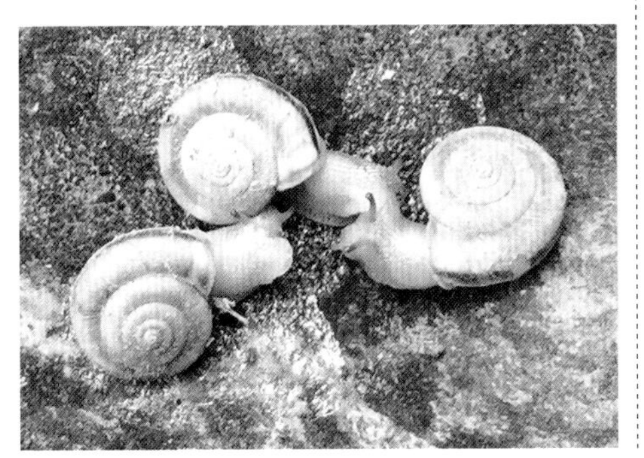

撮口脐风 乃胎热也。用蜗牛五枚去壳，研汁涂口，取效乃止。又方：用蜗牛十枚，去壳研烂，入莳萝末半分研匀，涂之，取效甚良。

蜗壳【主治】 一切疳疾。颂|牙䘌，面上赤疮，鼻上酒齄，久利下脱肛。时珍

蛞蝓

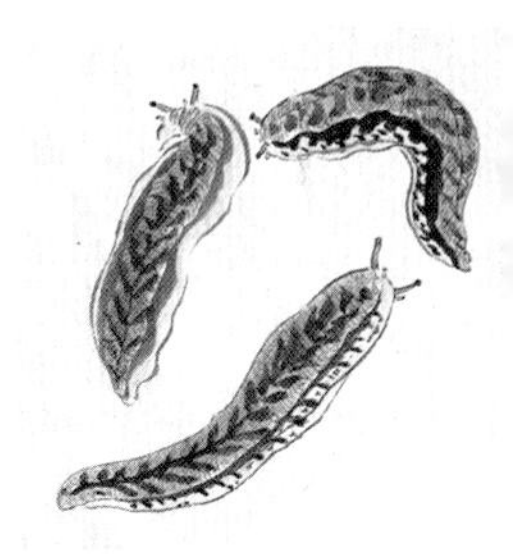

【释名】 陵蠡、附蜗、土蜗、托胎虫、鼻涕虫、蜒蚰螺。

【集解】〔弘景曰〕蛞蝓无壳，不应有蜗名。附蜗，取蜗牛也。岂以其头形似蜗牛，故亦名蜗㪚？〔宗奭曰〕蛞蝓、蜗牛，二物也。蛞蝓二角，身肉止一段。蜗牛四角，背上别有肉，以负壳行。若为一物，经中焉得分为二条。

【气味】 咸，寒，无毒。

【主治】 贼风㖞僻，轶筋及脱肛，惊痫挛缩。《本经》|蜈蚣、蝎毒。《衍义》|肿毒焮热，热疮肿痛。时珍

【附方】脚胫烂疮 臭秽不可近。用蜒蚰十条，瓦焙研末，油调傅之，立效。

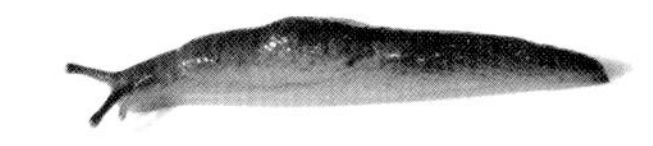

溪鬼虫

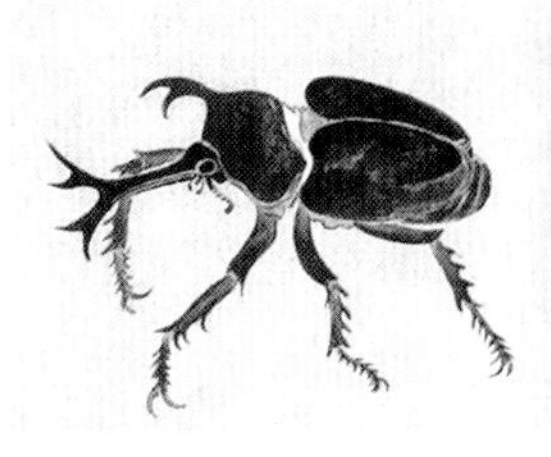

【释名】 射工、射影、水弩、含沙、短狐、水狐。〔时珍曰〕此虫足角如弩，以气为矢，因水势含沙以射人影或成病，故有射弩诸名。《酉阳杂俎》谓之抱枪。云：形如蛣蜣，腹下有刺似枪，螫人有毒也。

【集解】〔藏器曰〕射工出南方有溪毒处山

林间。大如鸡子，形似蛣蜣，头有一角长寸余，角上有四岐，黑甲下有翅能飞。〔慎微曰〕《玄中记》云：水狐虫长三四寸，其色黑，广寸许，背上有甲，厚三分。其口有角，向前如弩，以气射人，去二三步即中人，十死六七也。《博物志》云：射工，江南山溪水中甲虫也。长一二寸，口有弩形，以气射人影，令人发疮，不治杀人。〔时珍曰〕射工长二三寸，广寸许，形扁，前阔后狭，颇似蝉状，故《抱朴子》言其状如鸣蜩也。腹软背硬，如鳖负甲，黑色，故陆玑言其形如鳖也。六七月甲下有翅能飞，作铋铋声。阔头尖喙，有二骨眼。其头目丑黑如狐如鬼，喙头有尖角如爪，长一二分。有六足如蟹足：二足在喙下，大而一爪；四足在腹下，小而歧爪。或时双屈前足，抱拱其喙，正如横弩上矢之状。冬则蛰于谷间，所居之处，大雪不积，气起如蒸。掘下一尺可得，阴干留用。蟾蜍、鸳鸯能食之，鹅、鸭能辟之。

角【主治】带之辟溪毒。藏器 | 阴干为末佩之，亦辟射工毒。时珍。出《抱朴子》

水黾

【释名】水马。

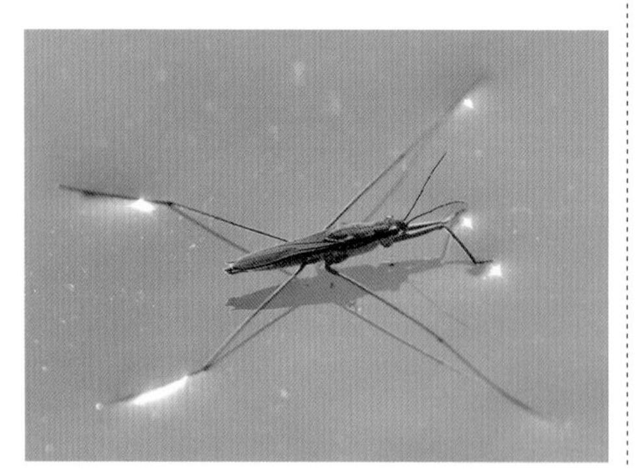

【集解】〔藏器曰〕水黾群游水上，水涸即飞。长寸许，四脚，非海马之水马也。〔时珍曰〕水虫甚多，此类亦有数种。今有一种水爬虫，扁身大腹而背硬者，即此也。水爬，水马之讹耳。一种水虿，长身如蝎，能变蜻蜓。

【气味】有毒。

【主治】令人不渴，杀鸡犬。藏器

豉虫

【释名】豉母虫。

【集解】〔时珍曰〕陈藏器《拾遗》有豉虫，而不言出处形状。按葛洪《肘后方》云：江南有射工虫，在溪涧中射人影成病，或如伤寒，或似中恶，或口不能语，或恶寒热，四肢拘急，身体有疮。取水上浮走豉母虫一枚，口中含之便瘥，已死亦活。此虫正黑，如大豆，浮游水上也。今有水虫，大如豆而光黑，即此矣。名豉母者，亦象豆形也。

【气味】有毒。

【主治】杀禽兽，蚀息肉，傅恶疮。藏器 | 白梅裹含之，除射工毒。时珍

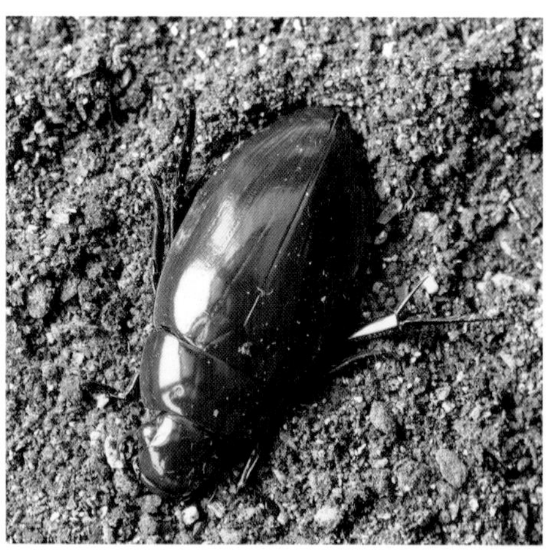

第四十三卷　鳞部一

鳞之一　龙类

龙

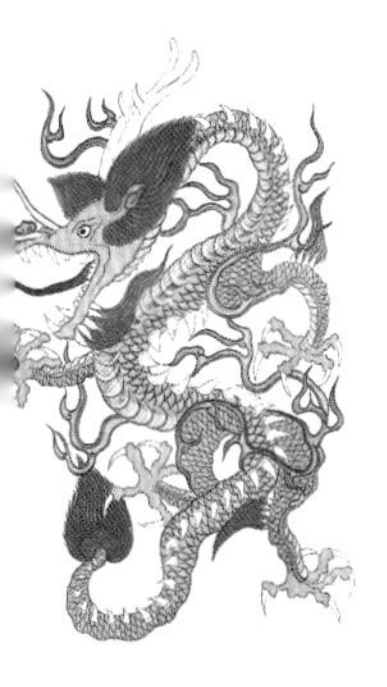

【释名】〔时珍曰〕按许慎《说文》龙字篆文象形。《生肖论》云：龙耳亏聪，故谓之龙。梵书名那伽。

【集解】〔时珍曰〕按罗愿《尔雅翼》云：龙者鳞虫之长。王符言其形有九似：头似驼，角似鹿，眼似兔，耳似牛，项似蛇，腹似蜃，鳞似鲤，爪似鹰，掌似虎，是也。其背有八十一鳞，具九九阳数，其声如戛铜盘。口旁有须髯，颔下有明珠，喉下有逆鳞。头上有博山，又名尺木，龙无尺木不能升天。呵气成云，既能变水，又能变火。

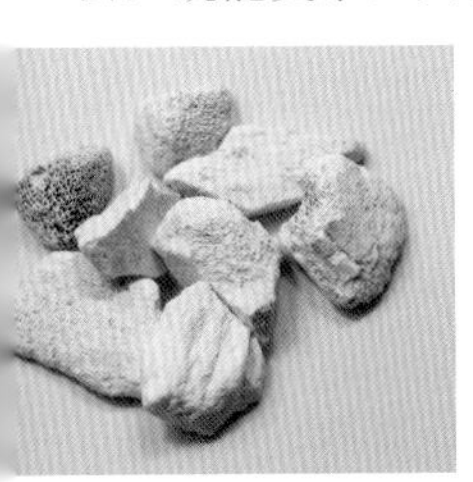

龙骨〔弘景曰〕今多出梁、益、巴中。骨欲得脊脑，作白地锦文，舐之着舌者良。【修治】〔时珍曰〕近世方法，但煅赤为粉。亦有生用者。【气味】甘，平，无毒。【主治】心腹鬼疰，精物老魅，咳逆，泄痢脓血，女子漏下，癥瘕坚结，小儿热气惊痫。《本经》|心腹烦满，恚怒气伏在心下，不得喘息，肠痈内疽阴蚀，四肢痿枯，夜卧自惊，汗出止汗，缩小便溺血，养精神，定魂魄，安五脏。白龙骨：主多寐泄精，小便泄精。《别录》|逐邪气，安心神，止夜梦鬼交，虚而多梦纷纭，止冷痢，下脓血，女子崩中带下。甄权|怀孕漏胎，止肠风下血，鼻洪吐血，止泻痢渴疾，健脾，涩肠胃。《日华》|益肾镇惊，止阴疟，收湿气脱肛，生肌敛疮。时珍【附方】**健忘** 久服聪明，益智慧。用白龙骨、虎骨、远志等分，为末。食后酒服方寸匕。日三。**劳心梦泄** 龙骨、远志等分，为末。炼蜜丸如梧子大，朱砂为衣。每服三十丸，莲子汤下。**暖精益阳** 前方去朱砂。每冷水空心下三十丸。**睡即泄精** 白龙骨四分，韭子五合，为散。空心酒服方寸匕。**遗尿淋沥** 白龙骨、桑螵蛸等分，为末。每盐汤服二钱。**泄泻不止** 白龙骨、白石脂等分为末，水丸梧子大。紫苏、木瓜汤下，量大人、小儿用。**热病下痢** 欲死者。龙骨半斤研，水一斗，煮取五升，候极冷，稍饮，得汗即愈，效。**久痢休息** 不止者。龙骨四两打碎，水五升，煮取二升半，分五服，冷饮。仍以米饮和丸，每服十丸。**久痢脱肛** 白龙骨粉扑之。**男妇溺血** 龙骨末水服方寸匕，日三。**小儿脐疮** 龙骨煅研，傅之。**阴囊汗痒** 龙骨、牡蛎粉，扑之。

龙齿【修治】同龙骨。或云以酥炙。【气味】涩，凉，无毒。【主治】杀精物。大人惊痫诸痉，癫疾狂走，心下结气。不能喘息。小儿五惊、十二痫。《本经》|小儿身热不可近，大人骨间寒热，杀蛊毒。《别录》|镇心，安魂魄。甄权|治烦闷、热狂、鬼魅。《日华》

鼍龙

【释名】鮀鱼、土龙。〔时珍曰〕鼍字象其头、腹、足、尾之形，故名。

【集解】〔藏器曰〕鼍性嗜睡，恒闭目。力

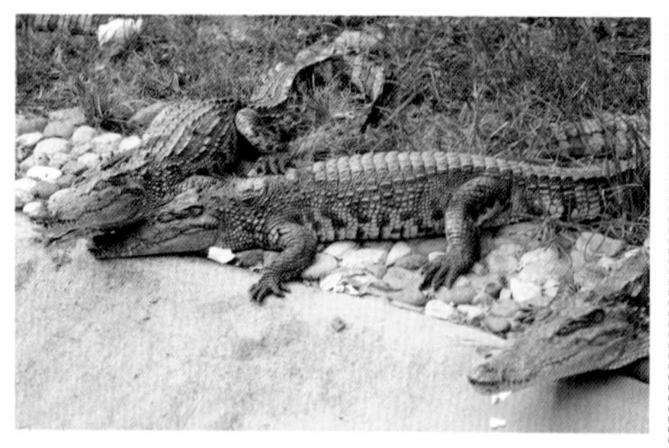

（鼍龙为鼍科动物扬子鳄。）

至猛，能攻江岸。人于穴中掘之，百人掘，须百人牵之；一人掘，亦一人牵之。不然，终不可出。〔颂曰〕今江湖极多。形似守宫、鲮鲤辈，而长一二丈，背尾俱有鳞甲。夜则鸣吼，舟人畏之。〔时珍曰〕鼍穴极深，渔人以篾缆系饵探之，候其吞钩，徐徐引出。性能横飞，不能上腾。其声如鼓，夜鸣应更，谓之鼍鼓，亦曰鼍更，俚人听之以占雨。其枕莹净，胜于鱼枕。生卵甚多至百，亦自食之。南人珍其肉，以为嫁娶之敬。

鼍甲【修治】酥炙，或酒炙用。【气味】酸，微温，有毒。【主治】心腹癥瘕，伏坚积聚，寒热，女子小腹阴中相引痛，崩中下血五色，及疮疥死肌。《本经》|五邪涕泣时惊，腰中重痛，小儿气癃眦溃。《别录》|小腹气疼及惊恐。孟诜|除血积，妇人带下，百邪魍魉。甄权|疗牙齿疳䘌宣露。《日华》|杀虫，治瘰疬瘘疮，风顽瘙疥恶疮。炙烧，酒浸服之，功同鳖甲。藏器|治阴疟。时珍

肉【气味】甘，有小毒。【主治】少气吸吸，足不立地。《别录》|湿气邪气，诸蛊，腹内癥瘕，恶疮。藏器

鲮鲤

【释名】龙鲤、穿山甲、石鲮鲤。〔时珍曰〕其形肖鲤，穴陵而居，故曰鲮鲤，而俗称为穿山甲。

【集解】〔颂曰〕鲮鲤即今穿山甲也。生湖广、岭南，及金、商、均、房诸州，深山

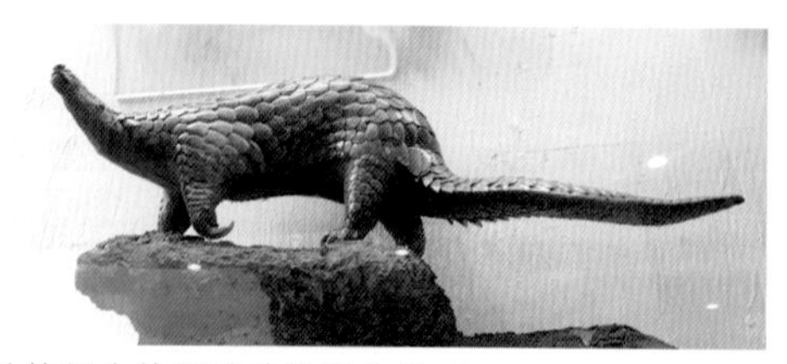

（鲮鲤为鲮鲤科动物穿山甲。）

大谷中皆有之。〔弘景曰〕形似鼍而短小，又似鲤而有四足，黑色，能陆能水。日中出岸，张开鳞甲如死状，诱蚁入甲，即闭而入水，开甲蚁皆浮出，因接而食之。〔时珍曰〕鲮鲤状如鼍而小，背如鲤而阔，首如鼠而无牙，腹无鳞而有毛，长舌尖喙，尾与身等。尾鳞尖厚，有三角，腹内脏腑俱全，而胃独大，常吐舌诱蚁食之。

甲【修治】〔时珍曰〕方用或炮、或烧，或酥炙、醋炙、童便炙，或油煎、土炒、蛤粉炒，当各随本方，未有生用者。仍以尾甲乃力胜。【气味】咸，微寒，有毒。【主治】五邪，惊啼悲伤，烧灰，酒服方寸匕。《别录》|小儿惊邪，妇人鬼魅悲泣，及疥癣痔漏。《大明》|疗蚁瘘疮癞，及诸疰疾。弘景|烧灰傅恶疮。又治山岚瘴疟。甄权|除痎疟寒热，风痹强直疼痛，通经脉，下乳汁，消痈肿，排脓血，通窍杀虫。时珍【附方】**乳汁不通** 涌泉散：用穿山甲炮研末，酒服方寸匕，日二服。外以油梳梳乳，即通。

石龙子

【释名】山龙子、泉龙、蜥蜴、猪婆蛇、守宫。〔时珍曰〕此物生山石间，能吐雹，可祈雨，故得龙子之名。蜥蜴本作析易。许慎云：易字篆文象形。陆佃云：蜴善变易吐雹，有阴阳析易之义。《周易》之名，盖取乎此。今俗呼为猪婆蛇是矣。

【集解】〔弘景曰〕其类有四种：形大纯黄者为蛇医母，亦名蛇舅，不入药用；似蛇医而形小尾长，见人不动者，为龙子；形小而五色，尾青碧可爱者，为蜥蜴，并

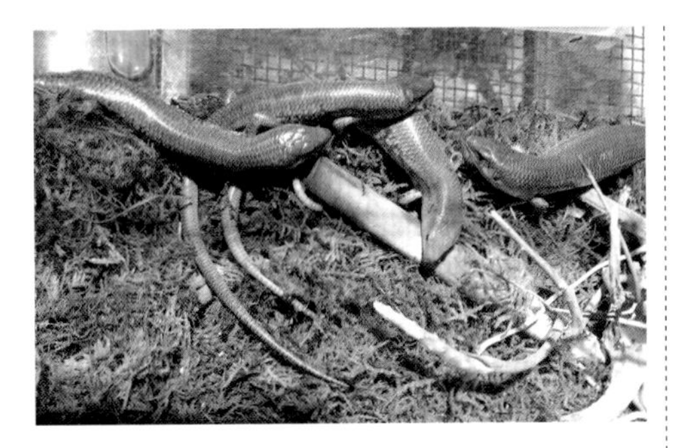

不螫人；一种缘篱壁，形小色黑者，为蝘蜓，言螫人必死，亦未闻中之者。〔时珍曰〕大抵是水、旱二种，有山石、草泽、屋壁三者之异。生山石间者曰石龙，即蜥蜴，俗呼猪婆蛇；似蛇有四足，头扁尾长，形细，长七八寸，大者一二尺，有细鳞金碧色；其五色全者为雄，入药尤胜。生草泽间者曰蛇医，又名蛇师、蛇舅母、水蜥蜴、蝾螈，俗亦呼猪婆蛇；蛇有伤，则衔草以敷之，又能入水与鱼合，故得诸名；状同石龙而头大尾短，形粗，其色青黄，亦有白斑者，不入药用。生屋壁间者曰蝘蜓，即守宫也；似蛇医而短小，灰褐色，并不螫人。

【气味】咸，寒，有小毒。

【主治】五癃邪结气，利小便水道，破石淋下血。《别录》|消水饮阴㿗，滑窍破血。娠妇忌用。时珍

守宫

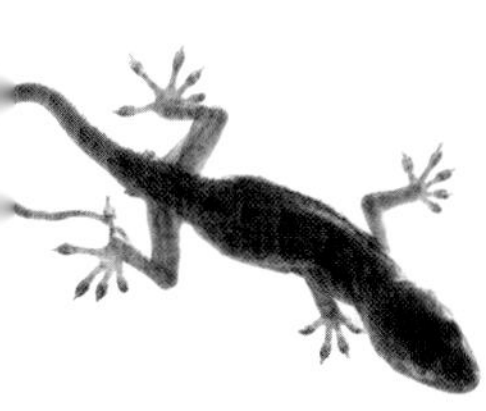

（守宫为壁虎科动物无疣壁虎或无蹼壁虎或多疣壁虎。）

【释名】壁宫、壁虎、蝎虎、蝘蜓。〔弘景曰〕蝘蜓喜缘篱壁间，以朱饲之，满三斤杀，干末以涂女人身，有交接事便脱，不尔如赤志，故名守宫，而蜥蜴亦名守宫，殊难分别，按东方朔云若非守宫则蜥蜴是矣。〔恭曰〕蝘蜓又名蝎虎，以其常在屋壁，故名守宫，亦名壁宫。饲朱点妇人，谬说也。〔时珍曰〕守宫善捕蝎、蝇，故得虎名。

【集解】〔时珍曰〕守宫，处处人家墙壁有之。状如蛇医，而灰黑色，扁首长颈，细鳞四足，长者六七寸，亦不闻噬人。

【气味】咸，寒，有小毒。

【主治】中风瘫痪，手足不举，或历节风痛，及风痓惊痫，小儿疳痢，血积成痞，疠风瘰疬，疗蝎螫。时珍

【附方】久年惊痫 守宫膏：用守宫一个，剪去四足，连血研烂，入珍珠、麝香、龙脑各一字，研匀，以薄荷汤调服。仍先或吐或下去痰涎，而后用此，大有神效。**瘫痪走痛** 用蝎虎（即蝘蜓）一枚炙黄，陈皮五分，罂粟壳一钱，甘草、乳香、没药各二钱半，为末。每服三钱，水煎服。**历节风痛** 不可忍者。壁虎丸：用壁虎三枚生研，蛴螬三枚，湿纸包煨研，地龙五条生研，草乌头三枚生研，木香五钱，乳香末二钱半，麝香一钱，龙脑五分，合研成膏，入酒糊捣丸如梧桐子大。每日空心乳香酒服三十丸，取效。

蛤蚧

【释名】蛤蟹、仙蟾。〔时珍曰〕蛤蚧因声而名，仙蟾因形而名。岭南人呼蛙为蛤，又因其首如蛙、蟾也。雷敩以雄为蛤，以雌为蚧，亦通。

【集解】〔志曰〕蛤蚧生岭南山谷，及城墙或大树间。形如大守宫，身长四五寸，尾

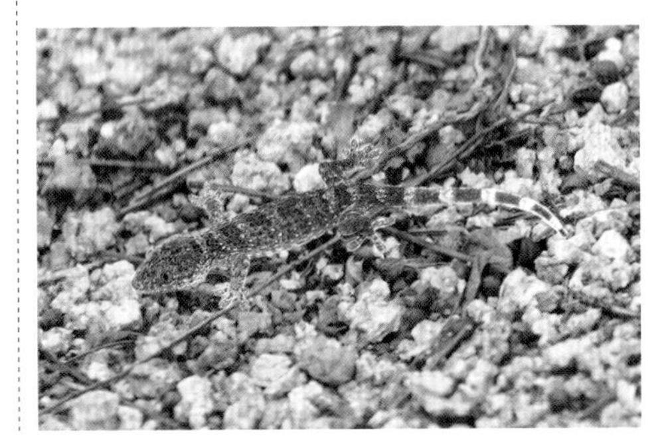

与身等。最惜其尾，见人取之，多自啮断其尾而去。药力在尾，尾不全者不效。〔敩曰〕雄为蛤，皮粗口大，身小尾粗；雌为蚧，皮细口尖，身大尾小。〔时珍曰〕按段公路《北户录》云：其首如蟾蜍，背绿色，上有黄斑点，如古锦纹，长尺许，尾短，其声最大，多居木窍间，亦守宫、蜥蜴之类也。

【气味】咸，平，有小毒。

【主治】久咳嗽，肺劳传尸，杀鬼物邪气，下淋沥，通水道。《开宝》|下石淋，通月经，治肺气，疗咳血。《日华》|肺痿咯血，咳嗽上气，治折伤。《海药》|补肺气，益精血，定喘止嗽，疗肺痈消渴，助阳道。时珍

鳞之二 蛇类

蛇蜕

【释名】蛇皮、蛇壳、龙退、龙子衣、龙子皮、蛇符、蛇筋。

【气味】咸、甘，平，无毒。火熬之良。

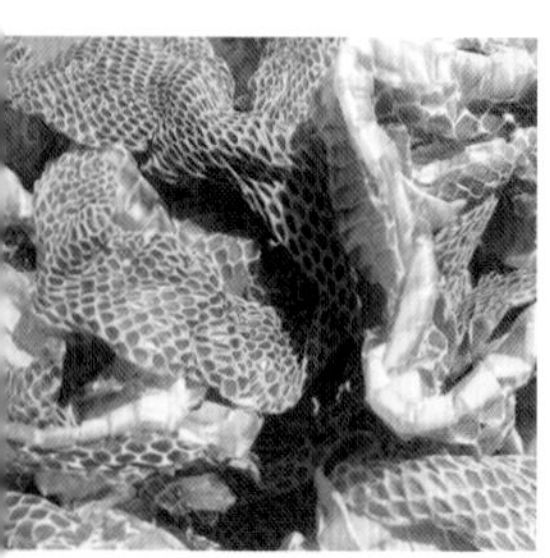

【主治】小儿百二十种惊痫蛇痫，癫疾瘛疭，弄舌摇头，寒热肠痔，蛊毒。《本经》|大人五邪，言语僻越，止呕逆明目。烧之疗诸恶疮。《别录》|喉痹，百鬼魅。甄权|炙用辟恶，止小儿惊悸客忤煎汁傅疬疡，白癜风。催生。《日华》|安胎。孟诜|止疟。辟恶去风杀虫。烧末服，治妇人吹奶，大人喉风，退目翳，消木舌。傅小儿重舌重腭，唇紧解颅，面疮月蚀，天泡疮，大人疔肿，漏疮肿毒。煮汤，洗诸恶虫伤。时珍

【发明】〔时珍曰〕入药有四义：一能辟恶，取其变化性灵也，故治邪僻、鬼魅、蛊疟诸疾；二能去风，取其属巽性窜也，故治惊痫、癜驳、喉舌诸疾；三能杀虫，故治恶疮、痔漏、疥癣诸疾，用其毒也；四有蜕义，故治翳膜、胎产、皮肤诸疾，会意从类也。

【附方】喉痹《心镜》治小儿喉痹肿痛。烧末，以乳汁服一钱。**小便不通** 全蛇蜕一条，烧存性研，温酒服之。**癜风白驳**《圣惠》用蛇皮灰，醋调涂。

蚺蛇

【释名】南蛇、埋头蛇。〔时珍曰〕蛇属纡行，此蛇身大而行更纡徐，冉冉然也，故名蚺蛇。或云鳞中有毛如髯也。产于岭南，以不举首者为真，故世称为南蛇、埋头蛇。

【集解】〔恭曰〕其形似鳢，头似鼍，尾圆无鳞，性难死。土人截其肉作脍，谓为珍味。〔时珍曰〕按刘恂《录异记》云：蚺蛇，大者五六丈，围四五尺；小者不下三四丈，身有斑纹，如故锦缬。

胆【气味】甘、苦，寒，有小毒。【主治】目肿痛，心腹䘌痛，下部䘌疮。《别录》|小儿八痫。甄权|杀五疳。水化灌鼻中，除小儿脑热，疳疮䘌漏。灌下部，治小儿疳痢。同麝香，傅齿疳宣露。孟诜|破血，止血痢，虫蛊下血。藏器|明目，去翳膜，疗大风。时珍【附方】**小儿疳痢** 羸瘦多睡，坐则闭目，食不下。用蚺蛇胆豆许二枚，煮

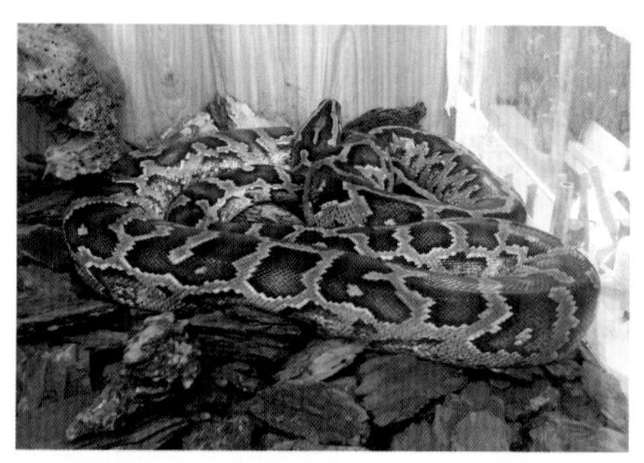

（蚺蛇为蟒蛇科动物蟒蛇。）

通草汁研化，随意饮之。并涂五心、下部。**痔疮肿痛** 蚺蛇胆研，香油调涂，立效。

肉【气味】甘，温，有小毒。四月勿食。

【主治】飞尸游蛊，喉中有物，吞吐不出。藏器｜除疳疮，辟温疫瘴气。孟诜｜除手足风痛，杀三虫，去死肌，皮肤风毒疠风，疥癣恶疮。时珍【附方】**蚺蛇酒** 治诸风摊缓，筋挛骨痛，痹木瘙痒，杀虫辟瘴，及疠风疥癣恶疮。用蚺蛇肉一斤，羌活一两，绢袋盛之。用糯米二斗蒸熟，安麹于缸底，置蛇于麹上，乃下饭密盖，待熟取酒。以蛇焙研和药。其酒每随量温饮数杯。忌风及欲事。亦可袋盛浸酒饮。

白花蛇

【释名】蕲蛇、褰鼻蛇。〔宗奭曰〕诸蛇鼻向下，独此鼻向上，背有方胜花文，以此得名。

【集解】〔志曰〕白花蛇生南地，及蜀郡诸山中。九月、十月采捕，火干。白花者良。〔颂曰〕今黔中及蕲州、邓州皆有之。其文作方胜白花，喜螫人足。黔人有被螫者，立断之，续以木脚。此蛇入人室屋中作烂瓜气者，不可向之，须速辟除之。〔时珍曰〕花蛇，湖、蜀皆有，今惟以蕲蛇擅名。然蕲地亦不多得，市肆所货、官司所取者，皆自江南兴国州诸山中来。其蛇龙头虎口，黑质白花，胁有二十四个方胜文，腹有念珠斑，口有四长牙，尾上有一佛指甲，长一二分，肠形如连珠。多在石南藤上食其花叶，人以此寻获。先撒沙土一把，则蟠而不动。以叉取之，用绳悬起，劙刀破腹去肠物，则反尾洗涂其腹，盖护创尔。乃以竹支定，屈曲盘起，扎缚炕干。出蕲地者，虽干枯而眼光不陷，他处者则否矣。

（白花蛇为眼镜蛇科动物银环蛇。）

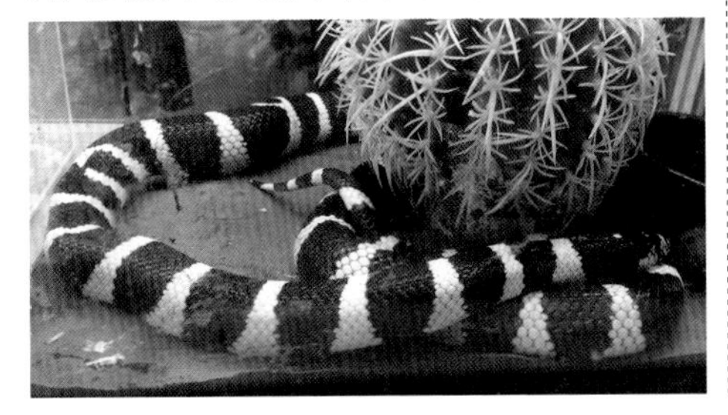

肉【气味】甘，咸，温，有毒。〔时珍曰〕得酒良。

【主治】中风湿痹不仁，筋脉拘急，口面㖞斜，半身不遂，骨节疼痛，脚弱不能久立，暴风瘙痒，大风疥癣。《开宝》〔颂曰〕花蛇治风，速于诸蛇。黔人治疥癣遍体，诸药不效者。生取此蛇剂断，以砖烧红，沃醋令气蒸，置蛇于上，以盆覆一夜。如此三次，去骨取肉，芼以五味令烂，顿食之。瞑眩一昼夜乃醒，疮疕随皮便退，其疾便愈。治肺风鼻塞，浮风瘾疹，身上生白癜风，疬疡斑点。甄权｜通治诸风，破伤风，小儿风热，急慢惊风搐搦，瘰疬漏疾，杨梅疮，痘疮倒陷。时珍

【附方】**驱风膏** 治风瘫疠风，遍身疥癣。用白花蛇肉四两，酒炙，天麻七钱半，薄荷、荆芥各二钱半，为末。好酒二升，蜜四两，石器熬成膏。每服一盏，温汤服，日三服。急于暖处出汗，十日效。**三蛇愈风丹** 治疠风，手足麻木，眉毛脱落，皮肤瘙痒，及一切风疮。白花蛇、乌梢蛇、土蝮蛇各一条，并酒浸，取肉晒干，苦参头末四两，为末，以皂角一斤切，酒浸，去酒，以水一碗，挼取浓汁，石器熬膏和丸梧子大。每服七十丸，煎通圣散下，以粥饭压之，日三服。三日一浴，取汗避风。治例无蝮蛇，有大枫子肉三两。

乌蛇

【释名】乌梢蛇、黑花蛇。

【集解】〔志曰〕乌蛇生商洛山。背有三棱，色黑如漆。性善，不噬物。江东有黑梢蛇，能缠物至死，亦此类也。〔颂曰〕《乾宁记》云：此蛇不食生命，亦不害人，多在芦丛中吸南风及其花气。最难采捕，

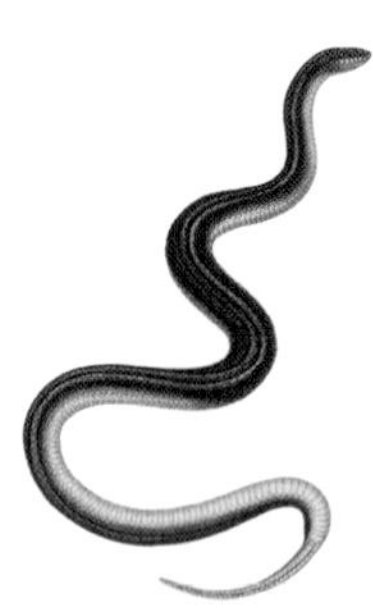
（乌蛇为游蛇科动物乌梢蛇。）

多于芦枝上得之。其身乌而光，头圆尾尖，眼有赤光。至枯死眼不陷如活者，称之重七钱至一两者为上，十两至一镒者为中，粗大者力弥减也。作伪者用他蛇熏黑，亦能乱真，但眼不光耳。

肉【气味】甘，平，无毒。【主治】诸风顽痹，皮肤不仁，风瘙瘾疹，疥癣。《开宝》|热毒风，皮肌生癞，眉髭脱落，㾦疥等疮。甄权|功与白花蛇同，而性善无毒。时珍【附方】**大风** 用乌蛇三条蒸熟，取肉焙研末，蒸饼丸米粒大，以喂乌鸡。待尽杀鸡烹熟，取肉焙研末，酒服一钱。或蒸饼丸服。不过三五鸡即愈。**紫白癜风** 乌蛇肉酒炙六两，枳壳麸炒、牛膝、天麻各三两，熟地黄四两，白蒺藜炒、五加皮、防风、桂心各二两，剉片，以绢袋盛，于无灰酒二斗中浸之，密封七日。每温服一小盏。忌鸡、鹅、鱼肉、发物。

胆【主治】大风疠疾，木舌胀塞。时珍【附方】**木舌塞胀** 不治杀人。用蛇胆一枚，焙干为末，傅舌上，有涎吐去。

皮【主治】风毒气，眼生翳，唇紧唇疮。时珍

黄颔蛇

【释名】黄喉蛇。

【集解】〔时珍曰〕多在人家屋间，吞鼠子、雀雏。黄颔黄黑相间，喉下色黄，大者近丈。皆不甚毒。

肉【气味】甘，温，有小毒。【主治】酿酒，或入丸散，主风癞顽癣恶疮。自死蛇渍汁，涂大疥。煮汁，浸臂腕作痛。烧灰，同猪脂，涂风癣漏疮，妇人妒乳，猘犬咬伤。时珍。【附方】**恶疮似癞** 及马疥大如钱者。自死蛇一条，水渍至烂，去骨取汁涂之，随手瘥。

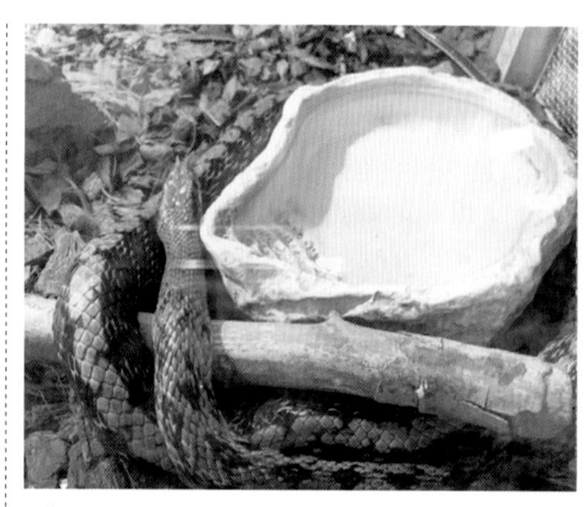
（黄颔蛇为游蛇科动物黑眉锦蛇。）

蝮蛇

【释名】反鼻蛇。

【集解】〔弘景曰〕蝮蛇，黄黑色如土，白斑，黄颔尖口，毒最烈。〔藏器曰〕众蛇之中，此独胎产。着足断足，着手断手，不尔合身糜烂。七八月毒盛时，啮树以泄其毒，树便死。又吐涎沫于草木上，着人成疮身肿，名曰蛇漠疮，卒难治疗。

胆【气味】苦，微寒，有毒。【主治】䘌疮。《别录》|杀下部虫。甄权|疗诸漏，研傅之。若作痛，杵杏仁摩之。时珍。出《外台》

肉【气味】甘，温，有毒。【主治】酿作酒，疗癞疾诸瘘，心腹痛，下结气，除蛊毒。《别录》|五痔，肠风泻血。甄权|大风，诸恶风，恶疮瘰疬，皮肤顽痹，半身枯死，手足脏腑间重疾。

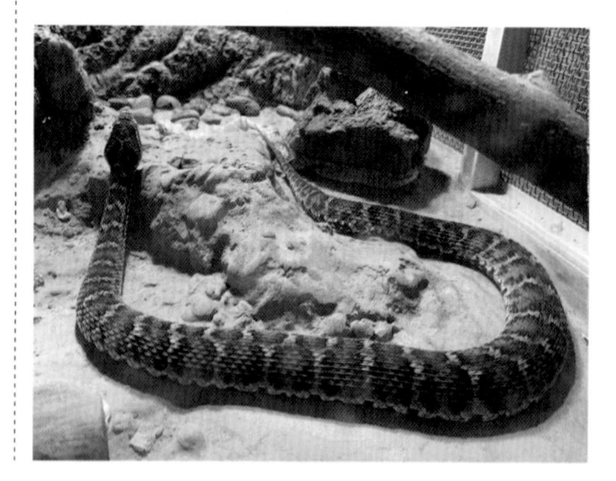

第四十四卷　鳞部二

鳞之三　鱼类

鲤鱼

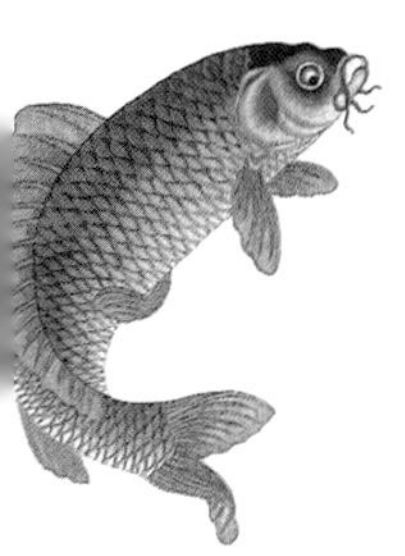

【释名】〔时珍曰〕鲤鳞有十字文理，故名鲤。虽困死，鳞不反白。〔颂曰〕崔豹云：兖州人呼赤鲤为玄驹，白鲤为白骥，黄鲤为黄骓。

【集解】〔别录曰〕生九江池泽。取无时。〔颂曰〕处处有之。其鳞一道，从头至尾，无大小，皆三十六鳞，每鳞有小黑点。诸鱼惟此最佳，故为食品上味。〔弘景曰〕鲤为诸鱼之长，形既可爱，又能神变，乃至飞越江湖，所以仙人琴高乘之也。

肉【气味】甘，平，无毒。【主治】煮食，治咳逆上气，黄疸，止渴。治水肿脚满，下气。《别录》|治怀妊身肿，及胎气不安。《日华》|煮食，下水气，利小便。时珍|作鲙，温补，去冷气，痃癖气块，横关伏梁，结在心腹。藏器|治上气，咳嗽喘促。《心镜》|烧末，能发汗，定气喘咳嗽，下乳汁，消肿。米饮调服，治大人小儿暴痢。用童便浸煨，止反胃及恶风入腹。时珍

【发明】〔时珍曰〕鲤乃阴中之阳，其功长于利小便，故能消肿胀黄疸，脚气喘嗽，湿热之病。作鲙则性温，故能去痃结冷气之病。烧之则从火化，故能发散风寒，平肺通乳，解肠胃及肿毒之邪。

【附方】**水肿**《范汪》用大鲤鱼一头，醋三升，煮干食。一日一作。《外台》用大鲤一尾，赤小豆一升，水二斗，煮食饮汁，一顿服尽，当下利尽即瘥。**妊娠水肿** 方同上。**水肿胀满** 赤尾鲤鱼一斤，破开，不见水及盐，以生矾五钱研末，入腹内，火纸包裹，外以黄土泥包，放灶内煨熟取出，去纸、泥，送粥。食头者上消，食身、尾者下消，一日用尽。**乳汁不通** 用鲤鱼一头烧末。每服一钱，酒调下。**咳嗽气喘** 用鲤鱼一头去鳞，纸裹炮熟，去刺研末，同糯米煮粥，空心食。

胆【气味】苦，寒，无毒。【主治】目热赤痛，青盲，明目。久服强悍，益志气。《本经》|点眼，治赤肿翳痛。涂小儿热肿。甄权|点雀目，燥痛即明。《肘后》|滴耳，治聋。藏器【附方】**大人阴痿** 鲤鱼胆、雄鸡肝各一枚为末，雀卵和，丸小豆大。每吞一丸。

鳞【主治】产妇滞血腹痛，烧灰酒服。亦治血气。苏颂|烧灰，治吐血，崩中漏下，带下痔瘘，鱼鲠。时珍

鲊鱼

【释名】鲢鱼。〔时珍曰〕酒之美者曰酤，鱼之美者曰鲊。

【集解】〔时珍曰〕鲊鱼，处处有之。状如鳙，而头小形扁，细鳞肥腹。其色最白，故《西征赋》云：华鲂跃鳞，素鲊扬鬐。失水易死，盖弱鱼也。

肉【气味】甘，温，无毒。【主治】温中益气。多食，令人热中发渴，又发疮疥。时珍

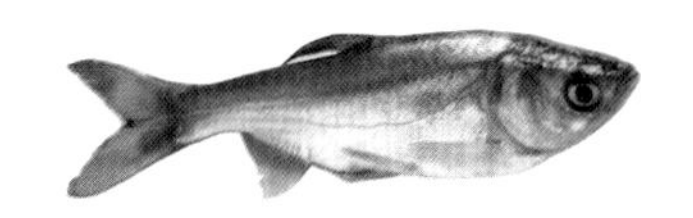

（鲊鱼为鲤科动物白鲢。）

鳙鱼

【释名】鱃鱼。〔时珍曰〕此鱼中之下品，盖鱼之庸常以供馐食者，故曰鳙、曰鱃。

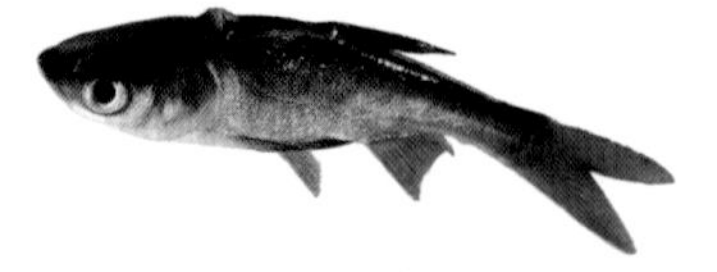

（鳙鱼俗名花鲢。）

【集解】〔藏器曰〕陶注鲍鱼云：今以鳙鱼长尺许者，完作淡干鱼，都无臭气。其鱼目旁，有骨名乙，《礼记》云食鱼去乙是矣。〔时珍曰〕处处江湖有之，状似鲢而色黑。其头最大，有至四五十斤者，味亚于鲢。鲢之美在腹，鳙之美在头。或以鲢、鳙为一物，误矣。首之大小，色之黑白，大不相侔。

肉【气味】甘，温，无毒。【主治】暖胃益人。汪颖|食之已疣。多食，动风热，发疮疥。时珍

鳟鱼

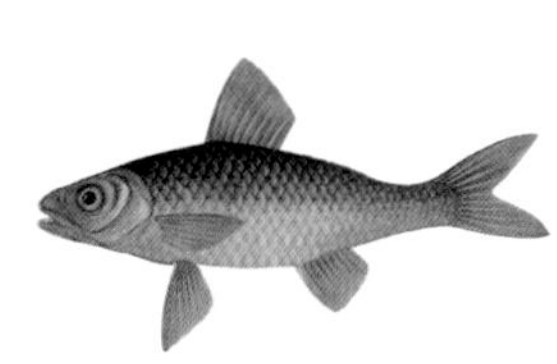

【释名】鮅鱼、赤眼鱼。

【集解】〔时珍曰〕处处有之。状似鲆而小，赤脉贯瞳，身圆而长，鳞细于鲆，青质赤章。好食螺、蚌，善于遁网。

肉【气味】甘，温，无毒。【主治】暖胃和中。多食，动风热，发疥癣。时珍

鲩鱼

【释名】鲩鱼、草鱼。〔时珍曰〕鲩又音混，郭璞作鲆。其性舒缓，故曰鲩，曰鲩。俗名草鱼，因其食草也。江、闽畜鱼者，以草饲之焉。

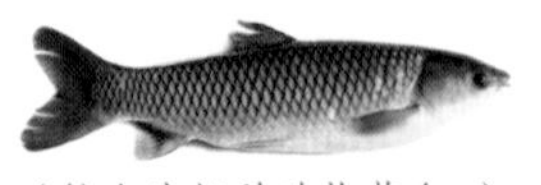

（鲩鱼为鲤科动物草鱼。）

【集解】〔藏器曰〕鲩生江湖中，似鲤。〔时珍曰〕郭璞云鲆子似鳟而大是矣。其形长身圆，肉厚而松，状类青鱼。有青鲩、白鲩二色。白者味胜，商人多鲃。

肉【气味】甘，温，无毒。【主治】暖胃和中。时珍

胆 腊月收取阴干。【气味】苦，寒，无毒。【主治】喉痹飞尸，水和搅服。藏器|一切骨鲠、竹木刺在喉中，以酒化二枚，温呷取吐。时珍

青鱼

【释名】〔时珍曰〕青亦作鲭，以色名也。

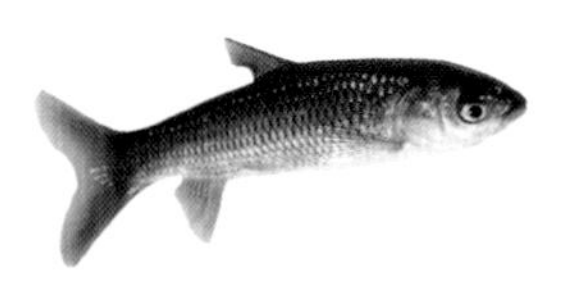

【集解】〔颂曰〕青鱼生江湖间，南方多有，北地时或有之，取无时。似鲩而背正青色。南人多以作鲊，古人所谓五侯鲭即此。其头中枕骨蒸令气通，曝干状如琥珀。荆楚人煮拍作酒器、梳、篦，甚佳。

肉【气味】甘，平，无毒。【主治】脚气湿痹。《开宝》|同韭白煮食，治脚气脚弱烦闷，益气力。张鼎

头中枕【主治】水磨服，主心腹卒气痛。《开宝》|治血气心痛，平水气。《日华》|作饮器，解蛊毒。时珍

胆 腊月收取阴干。【气味】苦，寒，无毒。【主治】点暗目，涂热疮。《开宝》|消赤目肿痛，吐喉痹痰涎及鱼骨鲠，疗恶疮。时珍

鲻鱼

【释名】子鱼。〔时珍曰〕鲻，色缁黑，故名。粤人讹为子鱼。

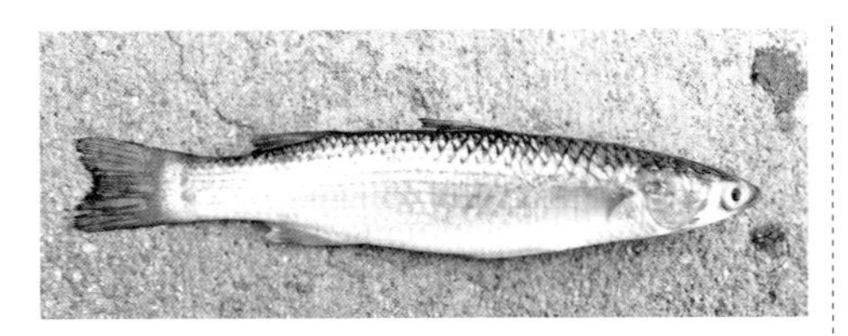

【集解】〔志曰〕鲻鱼生江河浅水中。似鲤，身圆头扁，骨软，性喜食泥。〔时珍曰〕生东海。状如青鱼，长者尺余。其子满腹，有黄脂味美，獭喜食之。吴越人以为佳品，腌为鲞腊。

肉【气味】甘，平，无毒。【主治】开胃，利五脏，令人肥健。与百药无忌。《开宝》

白鱼

【释名】鲚鱼。〔时珍曰〕白亦作鲌。白者，色也。鲚者，头尾向上也。

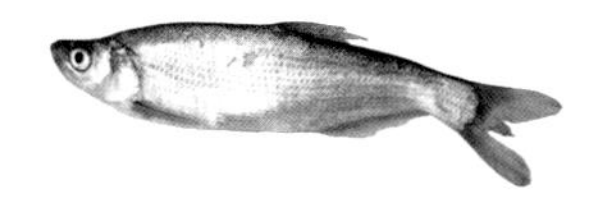

【集解】〔刘翰曰〕生江湖中。色白头昂，大者长六七尺。〔时珍曰〕鲌形窄，腹扁，鳞细，头尾俱向上，肉中有细刺。武王白鱼入舟即此。

肉【气味】甘，平，无毒。【主治】开胃下气，去水气，令人肥健。《开宝》|助脾气，调五脏，理十二经络，舒展不相及气。《食疗》|治肝气不足，补肝明目，助血脉。灸疮不发者，作鲙食之，良。患疮疖人食之，发脓。《日华》

鳡鱼

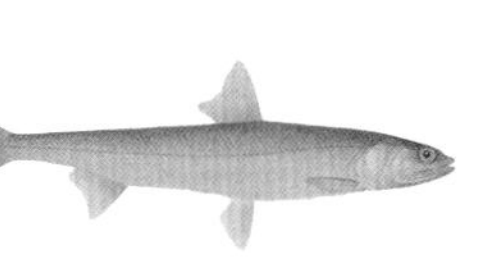

【释名】鲐鱼、鳏鱼、黄颊鱼。〔时珍曰〕鳡，敢也。鲐，胎也。胎，音陷，食而无厌也。健而难取，吞啗同类，力敢而胎物者也。其性独行，故曰鳏。

【集解】〔时珍曰〕鳡生江湖中，体似鲹而腹平，头似鲩而口大，颊似鲇而色黄，鳞似鳟而稍细。大者三四十斤，啖鱼最毒，池中有此，不能畜鱼。

肉【气味】甘，平，无毒。【主治】食之已呕，暖中益胃。时珍

石首鱼

【释名】石头鱼、𩾌养鱼、江鱼、黄花鱼，干者名鲞鱼。

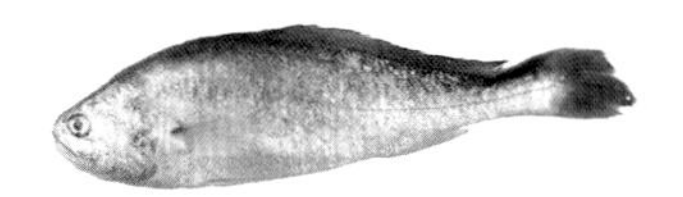

（石首鱼为石首鱼科动物大黄鱼。）

【集解】〔志曰〕石首鱼，出水能鸣，夜视有光，头中有石如棋子。一种野鸭，头中有石，云是此鱼所化。〔时珍曰〕生东南海中。其形如白鱼，扁身弱骨，细鳞黄色如金。首有白石二枚，莹洁如玉。至秋化为冠凫，即野鸭有冠者也。腹中白鳔可作胶。

肉【气味】甘，平，无毒。【主治】合莼菜作羹，开胃益气。《开宝》

鲞【主治】炙食，能消瓜成水，治暴下痢，及卒腹胀不消。《开宝》|消宿食，主中恶。鲜者不及。张鼎

头中石魫【主治】下石淋，水磨服，亦烧灰饮服，日三。《开宝》|研末或烧研水服，主淋沥，小便不通。煮汁服，解砒霜毒、野菌毒、蛊毒。时珍【附方】**石淋诸淋** 石首鱼头石十四个，当归等分，为末。水二升，煮一升，顿服立愈。**聤耳出脓** 石首鱼魫研末，或烧存性研，掺耳。

勒鱼

【释名】〔时珍曰〕鱼腹有硬刺勒人，故名。

【集解】〔时珍曰〕勒鱼出东南海中，以四月至。渔人设网候之，听水中有声，则鱼至矣。有一次、二次、三次乃止。状如鲥鱼，小首细鳞。腹下有硬刺，如鲥腹之

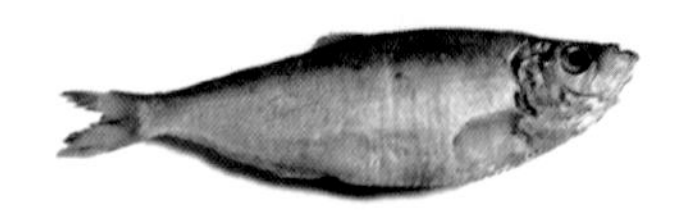

（勒鱼为鲱科动物鳓鱼。）

刺。头上有骨，合之如鹤喙形。干者谓之勒鲞，吴人嗜之。甜瓜生者，用勒鲞骨插蒂上，一夜便熟。石首鲞骨亦然。

肉【气味】甘，平，无毒。【主治】开胃暖中。作鲞尤良。时珍

鲚鱼

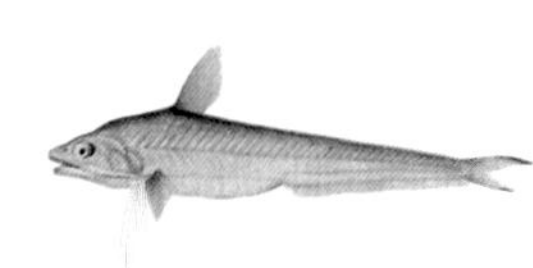

【释名】鮆鱼、鮤鱼、鱴刀、魛鱼、鳢鱼、望鱼。〔时珍曰〕鱼形如剂物裂篾之刀，故有诸名。

【集解】〔时珍曰〕鲚生江湖中，常以三月始出。状狭而长薄，如削木片，亦如长薄尖刀形。细鳞白色。吻上有二硬须，腮下有长鬣如麦芒。腹下有硬角刺，快利若刀。腹后近尾有短鬣，肉中多细刺。煎、炙或作鲊、鳙食皆美，烹煮不如。又《异物志》云：鳢鱼初夏从海中泝流而上。长尺余，腹下如刀，肉中细骨如鸟毛。

肉【气味】甘，温，无毒。

鲊【主治】贴痔瘘。时珍

鲳鱼

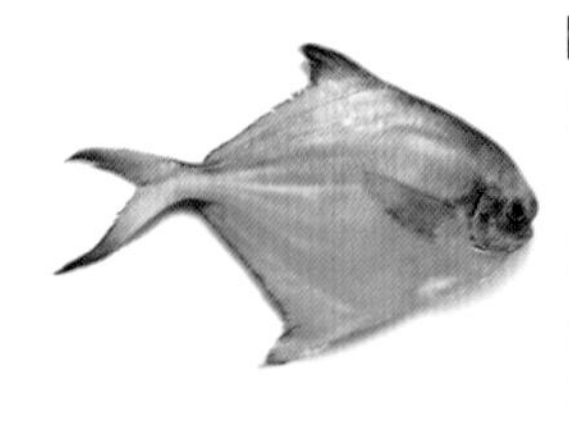

【释名】鲐鱼、鲳鯸鱼、昌鼠。〔时珍曰〕昌，美也，以味名。或云：鱼游于水，群鱼随之，食其涎沫，有类于娼，故名。闽人讹为鲐鱼。

【集解】〔藏器曰〕鲳鱼生南海。状如鲫，身正圆，无硬骨，作炙食至美。〔时珍曰〕闽、浙、广南海中，四五月出之。《岭表录异》云：鲐鱼形似鳊鱼，脑上突起，连背而身圆肉厚，白如鳜肉，只有一脊骨。治之以葱、姜，缶之以粳米，其骨亦软而可食。

肉【气味】甘，平，无毒。【主治】令人肥健，益气力。藏器

鲫鱼

【释名】鲋鱼。

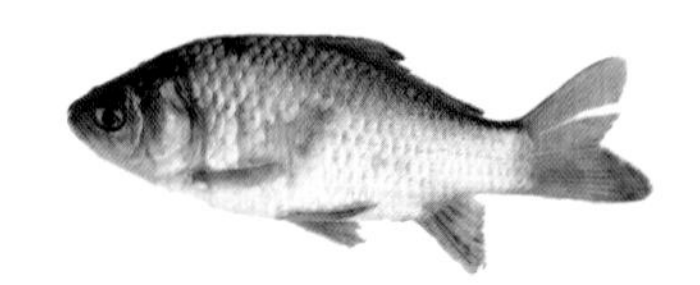

【集解】〔保升曰〕鲫，所在池泽有之。形似小鲤，色黑而体促，肚大而脊隆。大者至三四斤。〔时珍曰〕鲫喜偎泥，不食杂物，故能补胃。冬月肉厚子多，其味尤美。

肉【气味】甘，温，无毒。【主治】合五味煮食，主虚羸。藏器|温中下气。《大明》|止下痢肠痔。保升|夏月热痢有益，冬月不宜。合莼作羹，主胃弱不下食，调中益五脏。合茭首作羹，主丹石发热。孟诜|生捣，涂恶核肿毒不散及瘑疮。同小豆捣，涂丹毒。烧灰，和酱汁，涂诸疮十年不瘥者。以猪脂煎灰服，治肠痈。苏恭|合小豆煮汁服，消水肿。炙油，涂妇人阴疳诸疮，杀虫止痛。酿白矾烧研饮服，治肠风血痢。酿硫黄煅研，酿五倍子煅研，酒服，并治下血。酿茗叶煨服，治消渴。酿胡蒜煨研饮服，治膈气。酿绿矾煅研饮服，治反胃。酿盐花烧研，掺齿疼。酿当归烧研，揩牙乌髭止血。酿砒烧研，治急疳疮。酿白盐煨研，搽骨疽。酿附子炙焦，同油涂头疮白秃。时珍

子 忌猪肝。【主治】调中，益肝气。张鼎

胆【主治】取汁，涂疳疮、阴蚀疮，杀虫止痛。点喉中，治骨鲠竹刺不出。时珍

鲂鱼

【释名】鳊鱼。〔时珍曰〕鲂，方也。鳊，扁也。其状方，其身扁也。

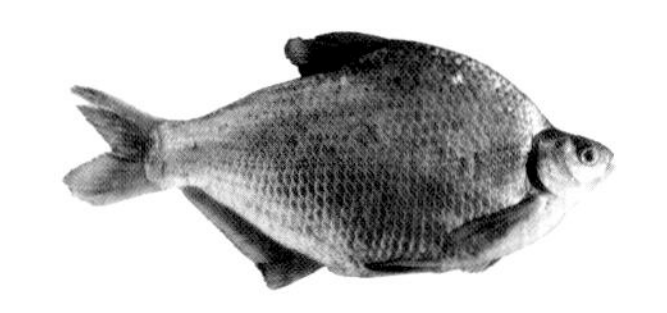

【集解】〔时珍曰〕鲂鱼处处有之，汉沔尤多。小头缩项，穹脊阔腹，扁身细鳞，其色青白。腹内有肪，味最腴美。其性宜活水。故诗云：岂其食鱼，必河之鲂。俚语云：伊洛鲤鲂，美如牛羊。又有一种火烧鳊，头尾俱似鲂，而脊骨更隆，上有赤鬣连尾，如蝙蝠之翼，黑质赤章，色如烟熏，故名。其大有至二三十斤者。

肉【气味】甘，温，无毒。**【主治】**调胃气，利五脏。和芥食之，能助肺气，去胃风，消谷。作鲙食之，助脾气，令人能食。作羹臛食，宜人，功与鲫同。疳痢人勿食。孟诜

鲈鱼

【释名】四鳃鱼。〔时珍曰〕黑色曰卢。此鱼白质黑章，故名。淞人名四鳃鱼。

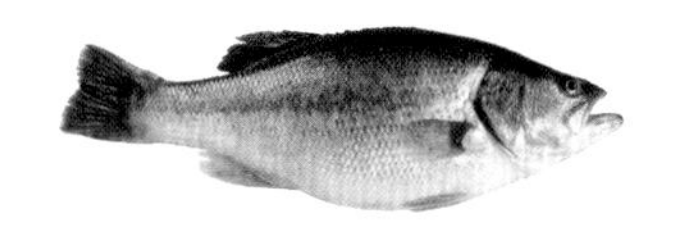

【集解】〔时珍曰〕鲈出吴中，淞江尤盛，四五月方出。长仅数寸，状微似鳜而色白，有黑点，巨口细鳞，有四鳃。杨诚斋诗颇尽其状，云：鲈出鲈乡芦叶前，垂虹亭下不论钱。买来玉尺如何短，铸出银梭直是圆。白质黑章三四点，细鳞巨口一双鲜。春风已有真风味，想得秋风更迥然。

肉【气味】甘，平，有小毒。**【主治】**补五脏，益筋骨，和肠胃，治水气。多食宜人，作鲊尤良。曝干甚香美。《嘉祐》|益肝肾。宗奭|安胎补中。作鲙尤佳。孟诜

鳜鱼

【释名】石桂鱼、水豚。〔时珍曰〕鳜，蹶也，其体不能屈曲如僵蹶也。〔大明曰〕其味如豚，故名水豚，又名鳜豚。

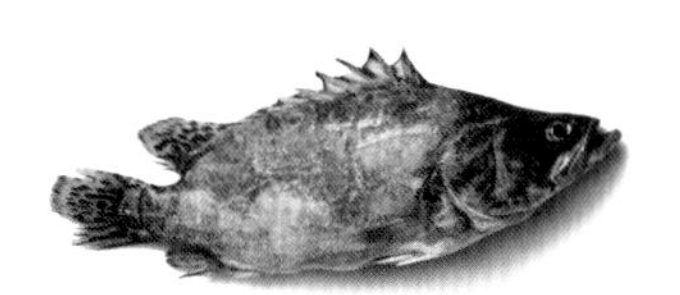

【集解】〔时珍曰〕鳜生江湖中，扁形阔腹，大口细鳞。有黑斑，采斑色明者为雄，稍晦者为雌，皆有鬐鬣刺人。厚皮紧肉，肉中无细刺。有肚能嚼亦啖小鱼。夏月居石穴，冬月偎泥罧，鱼之沉下者也。小者味佳，至三五斤者不美。

肉【气味】甘，平，无毒。**【主治】**腹内恶血，去腹内小虫，益气力，令人肥健。《开宝》|补虚劳，益脾胃。孟诜|治肠风泻血。《日华》

胆【气味】苦，寒，无毒。**【主治】**骨鲠，不拘久近。时珍

石斑鱼

【释名】石矾鱼、高鱼。

【集解】〔时珍曰〕石斑生南方溪涧水石处。长数寸，白鳞黑斑。浮游水面，闻人声则划然深入。

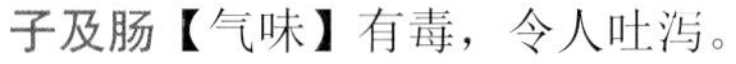

子及肠【气味】有毒，令人吐泻。

黄鲴鱼

【释名】黄骨鱼。〔时珍曰〕鱼肠肥曰鲴。此鱼肠腹多脂，渔人炼取黄油然灯，甚腥也。南人讹为

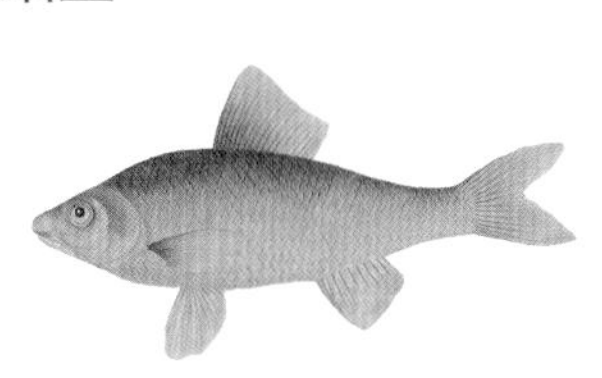

黄姑，北人讹为黄骨鱼。

【集解】〔时珍曰〕生江湖中小鱼也。状似白鱼，而头尾不昂，扁身细鳞，白色。阔不逾寸，长不近尺。可作鲊菹，煎炙甚美。

肉【气味】甘，温，无毒。【主治】白煮汁饮，止胃寒泄泻时珍

油【主治】疮癣有虫。然灯，昏人目。时珍

鲦鱼

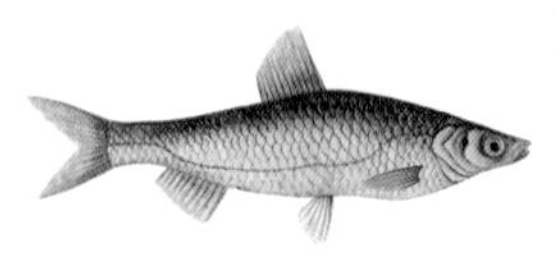

【释名】白鲦、鳘鱼、鮂鱼。〔时珍曰〕鲦，条也。鳘，粲也。鮂，囚也。条，其状也。粲，其色也。囚，其性也。

【集解】〔时珍曰〕鲦，生江湖中小鱼也。长仅数寸，形狭而扁，状如柳叶，鳞细而整，洁白可爱，性好群游。

【气味】甘，温，无毒。

【主治】煮食，已忧暖胃，止冷泻。时珍

鲙残鱼

【释名】王余鱼、银鱼。

【集解】〔时珍曰〕鲙残出苏、淞、浙江。大者长四五寸，身圆如筯，洁白如银，无鳞。若已鲙之鱼，但目有两黑点尔，彼人尤重小者，曝干以货四方。清明前有子，食之甚美；清明后子出而瘦，但可作鲊腊耳。

【气味】甘，平，无毒。

【主治】作羹食，宽中健胃。宁源

鱵鱼

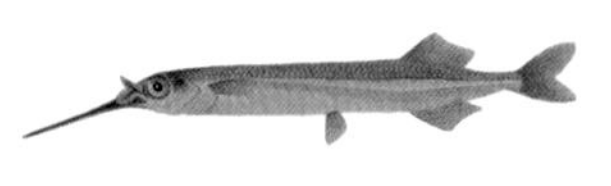

【释名】姜公鱼、铜䱡鱼。〔时珍曰〕此鱼喙有一针，故有诸名。俗云姜太公钓针，亦傅会也。

【集解】〔时珍曰〕生江湖中。大小形状，并同鲙残，但喙尖有一细黑骨如针为异耳。

【气味】甘，平，无毒。

【主治】食之无疫。时珍

金鱼

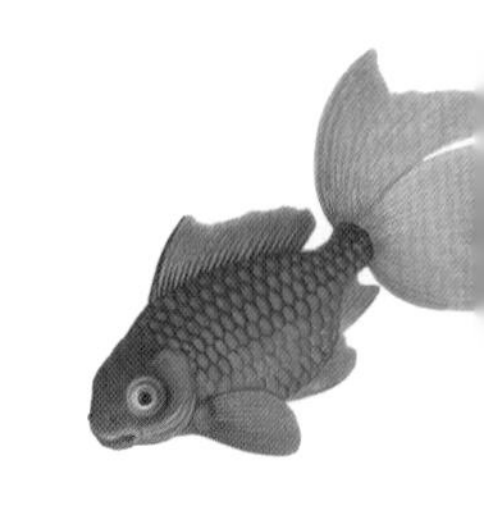

【集解】〔时珍曰〕金鱼有鲤、鲫、鳅、鳘数种，鳅、鳘尤难得，独金鲫耐久，前古罕知。自宋始有畜者，今则处处人家养玩矣。春末生子于草上，好自吞啖，亦易化生。初出黑色，久乃变红。又或变白者，名银鱼。亦有红、白、黑、斑相间无常者。其肉味短而韧。

肉【气味】甘、咸，平，无毒。【主治】久痢。时珍

鳞之四 无鳞鱼

鳢鱼

【释名】蠡鱼、黑鳢、玄鳢、乌鳢、鲖鱼、文鱼。〔时珍曰〕鳢首有七星，夜朝北斗，有自然之礼，故谓之鳢。又与蛇通气，色黑，北方之鱼也，故有玄、黑诸名。俗呼火柴头鱼，即此也。其小者名鲖鱼。

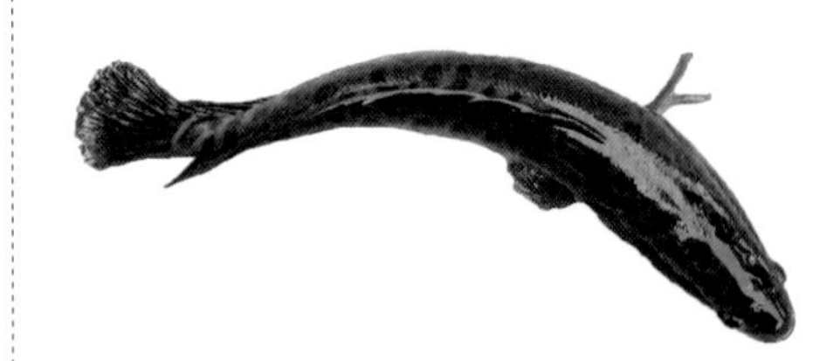

【集解】〔时珍曰〕形长体圆，头尾相等，细鳞玄色，有斑点花文，颇类蝮蛇，有舌有齿有肚，背腹有鬣连尾，尾无歧。形状可憎，气息腥恶，食品所卑。南人有珍之者，北人尤绝之。道家指为水厌，斋箓所忌。

肉【气味】甘，寒，无毒。【主治】疗五痔，治湿痹，面目浮肿，下大水。《本经》|下大小便，壅塞气。作鲙，与脚气、风气人食，良。孟诜|主妊娠有水气。苏颂

鳗鲡鱼

【释名】白鳝、蛇鱼。

【集解】〔时珍曰〕鳗鲡，其状如蛇，背有肉鬣连尾，无鳞有舌，腹白。大者长数尺，脂膏最多。

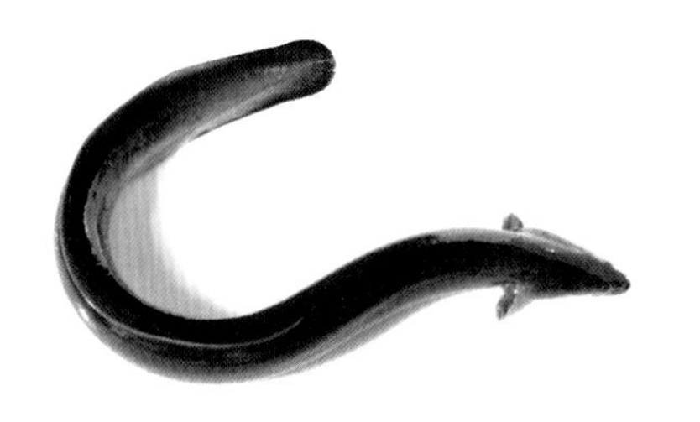

肉【气味】甘，平，有毒。【主治】五痔疮瘘，杀诸虫。〔诜曰〕痔瘘熏之虫即死。杀诸虫，烧炙为末，空腹食，三五度即瘥。治恶疮，女人阴疮虫痒，治传尸疰气劳损，暖腰膝，起阳。《日华》|疗湿脚气，腰肾间湿风痹，常如水洗，以五味煮食，甚补益。患诸疮瘘疬疡风人，宜长食之。孟诜|治小儿疳劳，及虫心痛。时珍|妇人带下，疗一切风瘙如虫行，又压诸草石药毒，不能为害。张鼎。

膏【主治】诸瘘疮。陶弘景|耳中虫痛。苏恭|曝干微炙取油，涂白驳风，即时色转，五七度便瘥。宗奭《集验方》云：白驳生头面上，浸淫渐长似癣者，刮令燥痛，炙热脂搽之，不过三度即瘥。

鳝鱼

【释名】黄䱉。〔宗奭曰〕鳝腹黄，故世称黄鳝。

【集解】〔韩保升曰〕鳝鱼生水岸泥窟中。似鳗鲡而细长，亦似蛇而无鳞，有青、黄二色。〔时珍曰〕黄质黑章，体多涎沫，

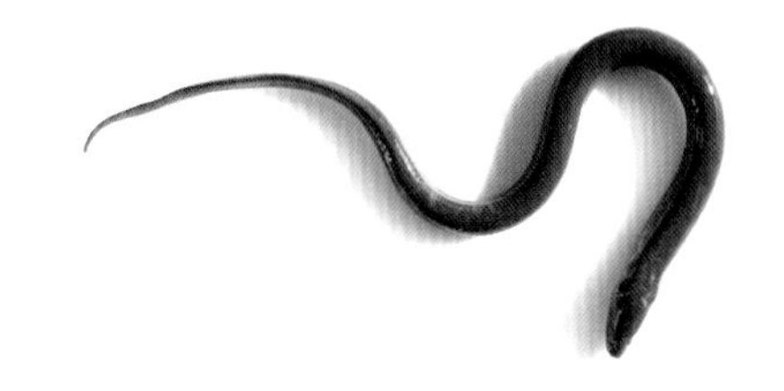

大者长二三尺，夏出冬蛰。一种蛇变者名蛇鳝，有毒害人。南人鬻鳝肆中，以缸贮水，畜数百头。夜以灯照之。其蛇化者，必项下有白点，通身浮水上，即弃之。或以蒜瓣投于缸中，则群鳝跳掷不已，亦物性相制也。〔藏器曰〕作臛，当重煮之。不可用桑柴，亦蛇类也。

肉【气味】甘，大温，无毒。【主治】补中益血，疗沈唇。《别录》|补虚损，妇人产后恶露淋沥，血气不调，羸瘦，止血，除腹中冷气肠鸣，及湿痹气。藏器|善补气，妇人产后宜食。震亨|补五脏，逐十二风邪，患湿风恶气人。用臛空腹饱食，暖卧取汗出如胶，从腰脚中出，候汗干，暖五枝汤浴之。避风。三五日一作，甚妙。孟诜|专贴一切冷漏、痔瘘、臁疮引虫。时珍

血 尾上取之。【主治】涂癣及瘘。藏器|疗口眼㖞斜，同麝香少许，左㖞涂右，右㖞涂左，正即洗去。治耳痛，滴数点入耳。治鼻衄，滴数点入鼻。治疹后生翳，点少许入目。治赤疵，同蒜汁、墨汁频涂之。又涂赤游风。时珍

鳅鱼

【释名】泥鳅、鳛鱼。

【集解】〔时珍曰〕海鳅鱼生海中，极大。

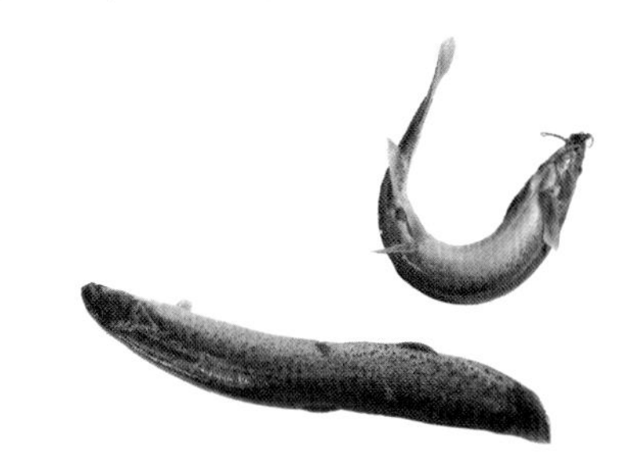

江鳝鱼生江中，长七八寸。泥鳝鱼生湖池，最小，长三四寸，沉于泥中。状微鳝而小，锐首圆身，青黑色，无鳞，以涎自染，滑疾难握。

【气味】甘，平，无毒。

【主治】暖中益气，醒酒，解消渴。时珍|同米粉煮羹食，调中收痔。吴球

【附方】消渴饮水 用泥鳅鱼十头阴干，去头尾，烧灰，干荷叶等分为末。每服二钱，新汲水调下，日三。名沃焦散。**指牙乌髭** 泥鳅鱼，槐蕊、狼把草各一两，雄燕子一个，酸石榴皮半两，捣成团，入瓦罐内，盐泥固济，先文后武，烧炭十斤，取研，日用。一月以来，白者皆黑。**阳事不起** 泥鳅煮食之。

鲟鱼

【释名】鳣鱼、鲔鱼、王鲔、碧鱼。〔时珍曰〕此鱼延长，故从寻从覃，皆延长之义。

【集解】〔藏器曰〕鲟生江中。背如龙，长一二丈。〔时珍曰〕出江淮、黄河、辽海深水处，亦鳣属也。岫居，长者丈余。至春始出而浮阳，见日则目眩。其状如鳣，而背上无甲。其色青碧，腹下色白。其鼻长与身等，口在颔下，食而不饮。颊下有青斑纹，如梅花状。尾歧如丙。肉色纯白，味亚于鳣，鬐骨不脆。

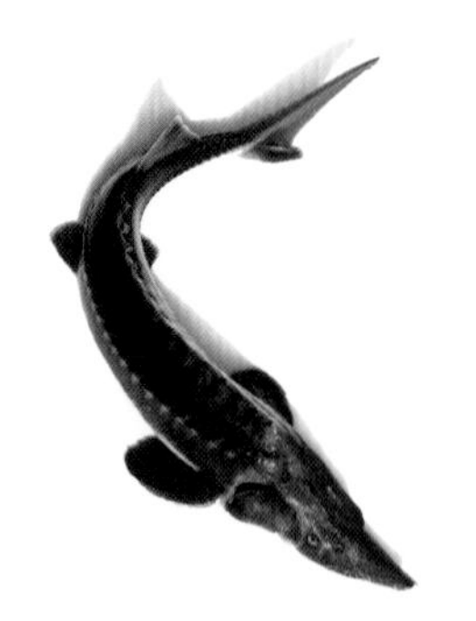

肉【气味】甘，平，无毒。【主治】补虚益气，令人肥健。藏器|煮汁饮，治血淋。孟诜

子 状如小豆。【主治】食之肥美，杀腹内小虫。藏器

鮠鱼

【释名】鮰鱼、鳠鱼、鳓鱼。〔时珍曰〕北人呼鳠，南人呼鮠，并与鮰，音相近。迩来通称鮰鱼，而鳠、鮠之名不彰矣。

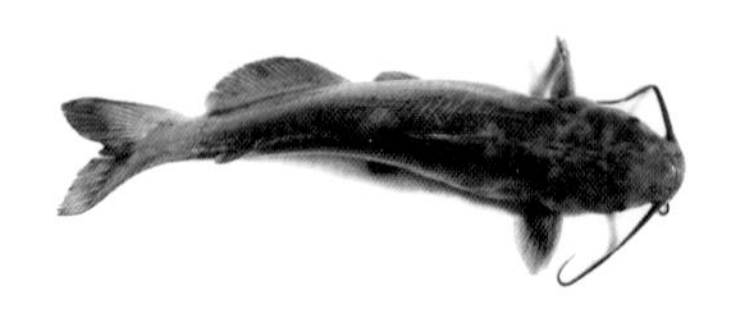

【集解】〔时珍曰〕鮠生江淮间无鳞鱼，亦鲟属也。头尾身鬐俱似鲟状，惟鼻短尔。口亦在颔下，骨不柔脆，腹似鲇鱼，背有肉鬐。

肉【气味】甘，平，无毒。〔颂曰〕能动痼疾。不可合野猪、野鸡肉食，令人生癞。【主治】开胃，下膀胱水。藏器

鮧鱼

【释名】鳀鱼、鰋鱼、鲇鱼。〔时珍曰〕鱼额平夷低偃，其涎黏滑。鮧，夷也。鰋，偃也。鲇，黏也。

【集解】〔时珍曰〕鲇乃无鳞之鱼，大首偃额，大口大腹，鮠身鳢尾，有齿有胃有须。生流水者，色青白；生止水者，色青黄。大者亦至三四十斤，俱是大口大腹，并无口小者。鳠即今之鮰鱼，似鲇而口在颔下，尾有歧，南人方音转为鮠也。今厘正之。凡食鲇、鮠，先割翅下悬之，则涎自流尽，不黏滑也。

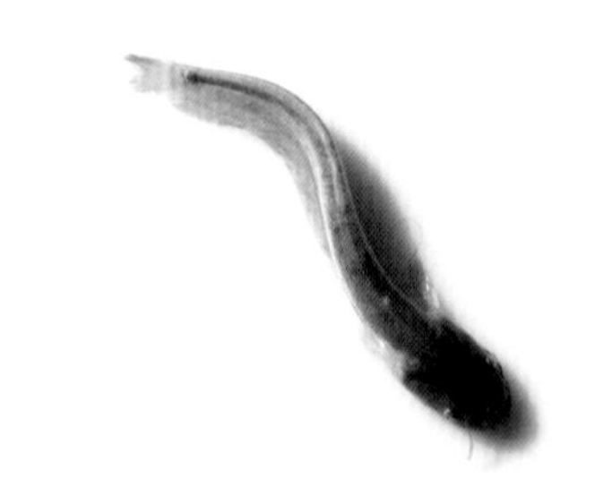

肉【气味】甘，温，无毒。【主治】百病。《别录》|作臛，补人。弘景|疗水肿，利小便。苏恭|治口眼㖞斜，活鲇切尾尖，朝吻贴之即正。又五痔下血肛痛，同葱煮食之。时珍

涎【主治】三消渴疾，和黄连末为丸，乌梅汤每服五七丸，日三服，效。苏颂

鳑鱼

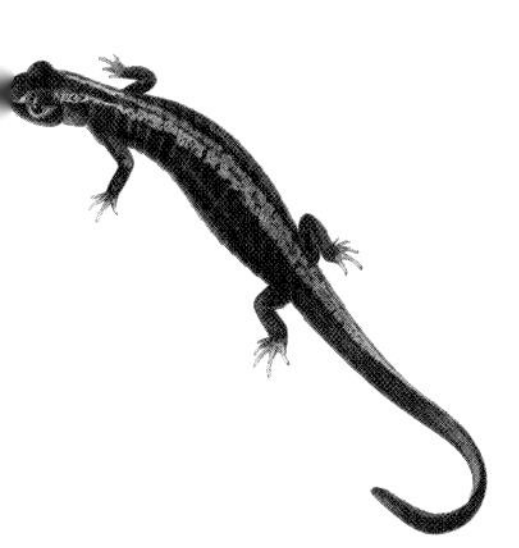

【释名】人鱼、孩儿鱼。〔时珍曰〕鳑声如孩儿，故有诸名。

【集解】〔弘景曰〕人鱼，荆州临沮青溪多有之。似鳀而有四足，声如小儿。其膏然之不消耗，秦始皇骊山冢中所用人鱼膏是也。〔宗奭曰〕鳑鱼形微似獭，四足，腹重坠如囊，身微紫色，无鳞，与鲇、鮠相类。尝剖视之，中有小蟹、小鱼、小石数枚也。〔时珍曰〕孩儿鱼有二种：生江湖中，形色皆如鲇、鮠，腹下翅形似足，其腮颊轧轧，音如儿啼，即鳑鱼也；一种生溪涧中，形声皆同，但能上树，乃鲵鱼也。

【气味】甘，有毒。

【主治】食之，疗瘕疾。弘景|无蛊疾。时珍

鲵鱼

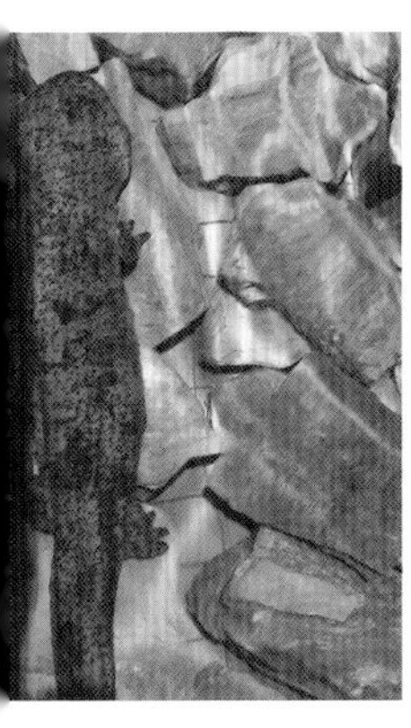

【释名】人鱼、魶鱼、鳎鱼。大者名鰕。〔时珍曰〕鲵，声如小儿，故名。即鳑鱼之能上树者。俗云鲇鱼上竿，乃此也。与海中鲸，同名异物。蜀人名魶，秦人名鳎。

【集解】〔藏器曰〕鲵生山溪中。似鲇有四足，长尾，能上树。大旱则含水上山，以草叶覆身，张口，鸟来饮水，因吸食之。声如小儿啼。〔时珍曰〕按郭璞云：鲵鱼似鲇，四脚，前脚似猴，后脚似狗，声如儿啼，大者长八九尺。

【气味】甘，有毒。

黄颡鱼

【释名】黄鲿鱼、黄颊鱼、鉠軋、黄軋。

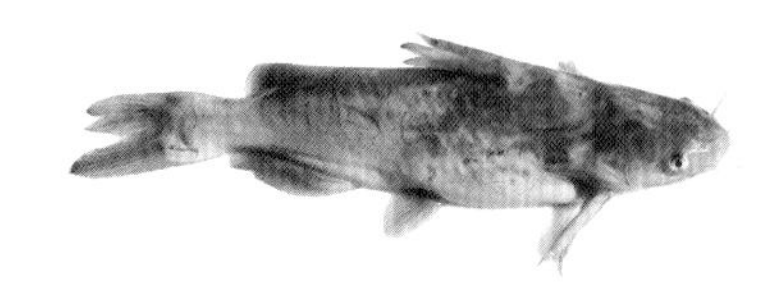

【集解】〔时珍曰〕黄颡，无鳞鱼也。身尾俱似小鲇，腹下黄，背上青黄，腮下有二横骨，两须，有胃。群游作声如轧轧。性最难死。陆玑云：鱼身燕头，颊骨正黄。鱼之有力能飞跃者。陆佃云：其胆春夏近上，秋冬近下，亦一异也。

【气味】甘，平，微毒。

【主治】肉，至能醒酒。弘景|祛风。吴瑞|煮食，消水肿，利小便。烧灰，治瘰疬久溃不收敛，及诸恶疮。时珍

【附方】**水气浮肿** 用黄颡三尾，绿豆一合，大蒜三瓣，水煮烂。去鱼食豆，以汁调商陆末一钱服。其水化为清气而消。诗云：一头黄颡八须鱼，绿豆同煎一合余。白煮作羹成顿服，管教水肿自消除。

涎 翅下取之。【主治】消渴。吴瑞【附方】**生津丸** 治消渴饮水无度。以黄颡鱼涎和青蛤粉、滑石末等分，丸梧子大。每粟米汤下三十丸。

颊骨【主治】喉痹肿痛，烧研，茶服三钱。时珍。并出《普济》

河豚

【释名】鯸鮧、鹕鮧、鲵鱼、嗔鱼、吹肚鱼。〔时珍曰〕豚，言其味美也。

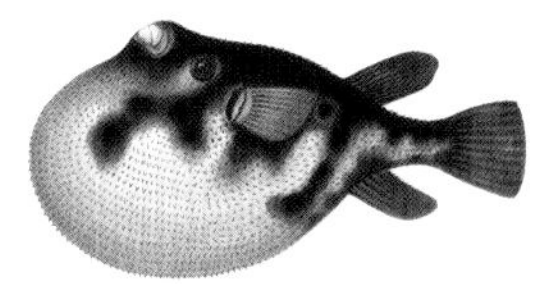

【集解】〔志曰〕河豚，江、淮、河海皆有之。〔藏器曰〕腹白，背有赤道如印，目能开阖。触物即嗔怒，腹胀如气球浮起，故人以物撩而取之。〔时珍曰〕今吴越最多。状如蝌斗，大者尺余，背色青白，有黄缕文，无鳞无腮无胆，腹下白而不光。率以三头相从为一部。彼人春月甚珍贵之，尤重其腹腴，呼为西施乳。

【气味】甘，温，无毒。〔宗奭曰〕河豚有大毒，而云无毒何也？味虽珍美，修治失法，食之杀人，厚生者宜远之。

【主治】补虚，去湿气，理腰脚，去痔疾，杀虫。《开宝》|伏硇砂。《土宿本草》

肝及子【气味】有大毒。【主治】疥癣虫疮。用子同蜈蚣烧研，香油调，搽之。时珍

海豚鱼

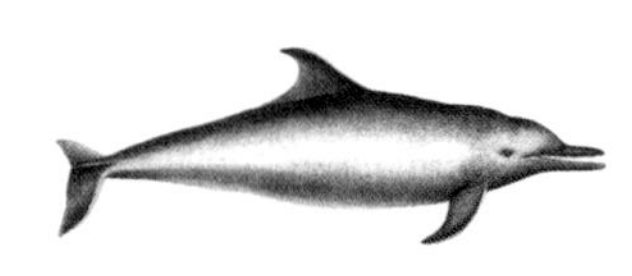

【释名】海豨，生江中者名江豚、江猪、水猪。〔时珍曰〕海豚、江豚，皆因形命名。

【集解】〔藏器曰〕海豚生海中，候风潮出没。形如豚，鼻在脑上作声，喷水直上，百数为群。其子如蠡鱼子，数万随母而行。人取子系水中，其母自来就而取之。江豚生江中，状如海豚而小，出没水上，舟人候之占风。其中有油脂，点灯照樗蒱即明，照读书工作即暗，俗言懒妇所化也。〔时珍曰〕其状大如数百斤猪，形色青黑如鲇鱼，有两乳，有雌雄，类人。数枚同行，一浮一没，谓之拜风。其骨硬，其肉肥，不中食。

肉【气味】咸，腥，味如水牛肉，无毒。【主治】飞尸、蛊毒、瘴疟，作脯食之。藏器

肪【主治】摩恶疮、疥癣、痔瘘，犬马瘑疥，杀虫。藏器

比目鱼

【释名】鲽、鞋底鱼。〔时珍曰〕比，并也。鱼各一目，相并而行也。

【集解】〔时珍曰〕案郭璞云：所在水中有之。状如牛脾及女人鞋底，细鳞紫白色，两片相合乃得行。其合处半边平而无鳞，口近腹下。

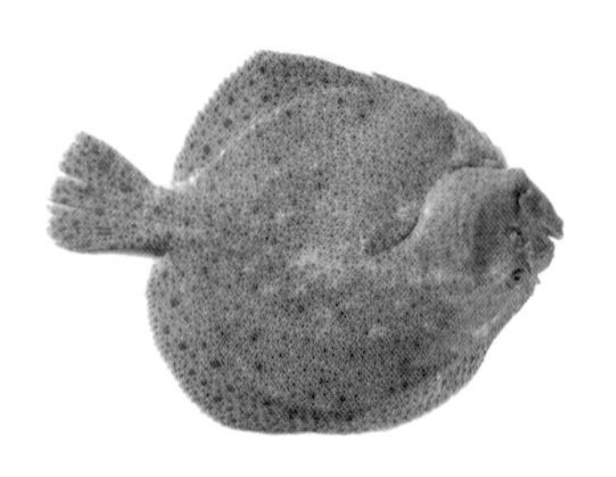

【气味】甘，平，无毒。

【主治】补虚益气力。多食动气。孟诜

鮹鱼

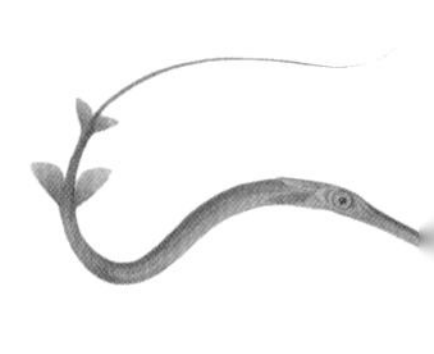

【集解】〔藏器曰〕出江湖。形似马鞭，尾有两歧，如鞭鞘，故名。

【气味】甘，平，无毒。

【主治】五痔下血，瘀血在腹。藏器

鲛鱼

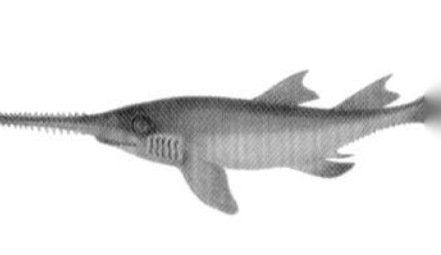

【释名】沙鱼、䱜鱼、鳆鱼、溜鱼。〔时珍曰〕鲛皮有沙，其文交错鹊驳，故有诸名。古曰鲛，今曰沙，其实一也。

【集解】〔保升曰〕圆广尺余，尾亦长尺许，背皮粗错。〔颂曰〕有二种，皆不类鳖，南人通谓之沙鱼。大而长喙如锯者曰胡沙，性善而肉美；小而皮粗者曰白沙，肉强而有小毒。彼人皆盐作修脯。其皮刮治去沙，剪作鲙，为食品美味，益人。其皮可饰刀靶。〔宗奭曰〕鲛鱼、沙鱼形稍异，而皮一等。〔时珍曰〕古曰鲛，今曰沙，是一类而有数种也，东南近海诸郡皆有之。形并似鱼，青目赤颊，背上有鬣，

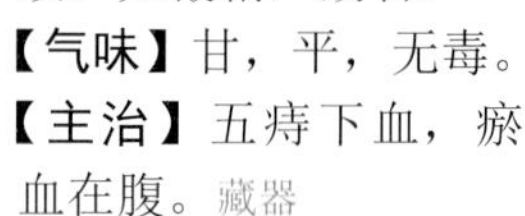

腹下有翅，味并肥美，南人珍之。大者尾长数尺，能伤人。皮皆有沙，如真珠斑。其背有珠文如鹿而坚强者，曰鹿沙，亦曰白沙，云能变鹿也。背有斑文如虎而坚强者，曰虎沙，亦曰胡沙，云虎鱼所化也。鼻前有骨如斧斤，能击物坏舟者，曰锯沙，又曰挺额鱼，亦曰鐇䱜，谓鼻骨如鐇斧也，音蕃。

肉【气味】甘，平，无毒。【主治】作鲙，补五脏，功亚于鲫，亦可作鳙、鲊。诜|甚益人。颂

皮【气味】甘、咸，平，无毒。【主治】心气鬼疰，蛊毒吐血。《别录》|蛊气蛊疰。恭|烧灰水服，主食鱼中毒。藏器|烧研水服，解鯸鮧鱼毒，治食鱼鲙成积不消。时珍

乌贼鱼

【释名】乌鲗、墨鱼、缆鱼，干者名鲞，骨名海螵蛸。〔颂曰〕腹中有墨可用，故名乌鲗。能吸波噀墨，令水溷黑，自卫以防人害。〔大明曰〕鱼有两须，遇风波即以须下碇，或粘石如缆，故名缆鱼。

【集解】〔别录曰〕乌贼鱼生东海池泽。取无时。〔颂曰〕近海州郡皆有之。形若革囊，口在腹下。八足聚生于口旁。其背上只有一骨，厚三四分，状如小舟，形轻虚而白。又有两须如带，甚长。腹中血及胆正如墨，可以书字。但逾年则迹灭，惟存空纸尔。世言乌贼怀墨而知礼，故俗谓是海若白事小吏也。〔时珍曰〕乌鲗无鳞有须，黑皮白肉，大者如蒲扇。炸熟以姜、醋食之，脆美。背骨名海螵蛸，形似樗蒲子而长，两头尖，色白，脆如通草，重重有纹，以指甲可刮为末，人亦镂之为钿饰。

肉【气味】酸，平，无毒。【主治】益气强志。《别录》|益人，通月经。《大明》

骨 一名海螵蛸。【气味】咸，微温，无毒。【主治】女子赤白漏下，经汁血闭，阴蚀

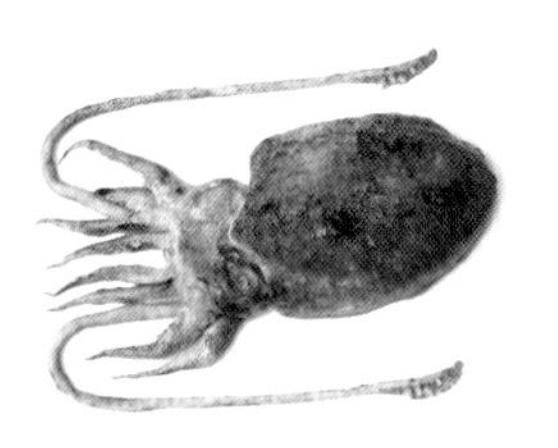

肿痛，寒热癥瘕，无子。《本经》|惊气入腹，腹痛环脐，丈夫阴中肿痛，令人有子，又止疮多脓汁不燥。《别录》|疗血崩，杀虫。《日华》|炙研饮服，治妇人血瘕，大人小儿下痢，杀小虫。藏器|治眼中热泪，及一切浮翳，研末和蜜点之。久服益精。孟诜|主女子血枯病，伤肝唾血下血，治疟消瘿。研末，傅小儿疳疮，痘疮臭烂，丈夫阴疮，汤火伤，跌伤出血。烧存性，酒服，治妇人小户嫁痛。同鸡子黄，涂小儿重舌鹅口。同蒲黄末，傅舌肿，血出如泉。同槐花末花吹鼻，止衄血。同银朱吹鼻，治候痹，同白矾末吹鼻，治蝎螫疼痛。同麝香吹耳，治聤耳有脓及耳聋。时珍【附方】**雀目夜眼** 乌贼骨半斤为末，化黄蜡三两和，捏作钱大饼子。每服一饼，以猪肝二两，竹刀批开，掺药扎定，米泔水半碗，煮熟食之，以汁送下。**血风赤眼** 女人多之。用乌贼鱼骨二钱，铜绿一钱，为末。每用一钱，热汤泡洗。**底耳出脓** 海螵蛸半钱，麝香一字，为末。以绵杖缴净，吹入耳中。**小儿脐疮** 出血及脓。海螵蛸、胭脂为末，油调搽之。**头上生疮** 海螵蛸、白胶香各二钱，轻粉五分，为末。先以油润净乃搽末，二三次即愈。**疬疡白驳** 先以布拭赤，用乌贼骨磨三年酢，涂之。**卒然吐血** 乌贼骨末，米饮服二钱。**跌破出血** 乌贼鱼骨末，傅之。**阴囊湿痒** 乌贼骨、蒲黄，扑之。

腹中墨【主治】血刺心痛，醋磨服之。藏器|炒、研，醋服亦可。

章鱼

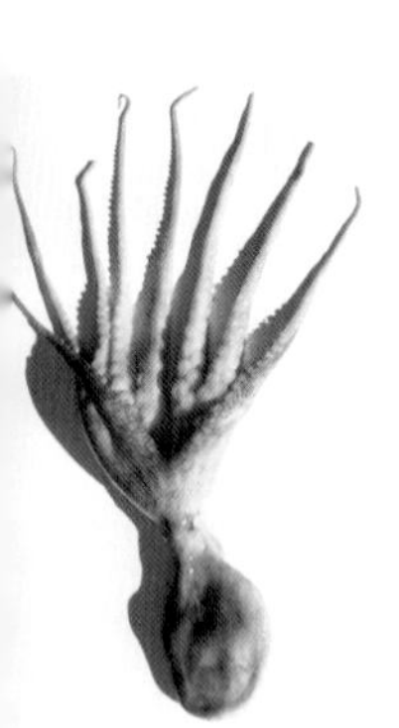

【释名】章举。

【集解】〔颂曰〕章鱼、石距二物，似乌贼而差大，更珍好，食品所重，不入药用。〔时珍曰〕章鱼生南海。形如乌贼而大，八足，身上有肉。闽、粤人多采鲜者，姜、醋食之，味如水母。

【气味】甘、咸，寒，无毒。

【主治】养血益气。时珍

海鹞鱼

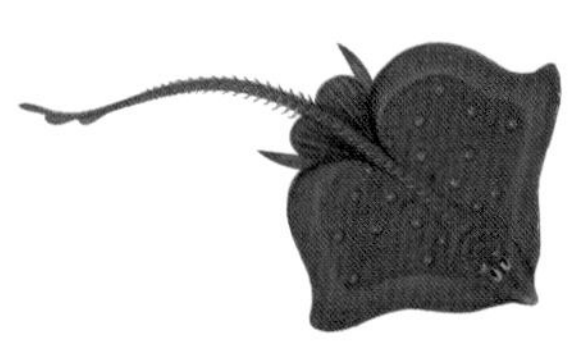

【释名】邵阳鱼、荷鱼、鲼鱼、鯆魮鱼、蕃踏鱼、石蛎。〔时珍曰〕海鹞，象形。

【集解】〔时珍曰〕海中颇多，江湖亦时有之。状如盘及荷叶，大者围七八尺。无足无鳞，背青腹白。口在腹下，目在额上。尾长有节，螫人甚毒。皮色肉味，俱同鲇鱼。肉内皆骨，节节联比，脆软可食，吴人腊之。

肉【气味】甘、咸，平，无毒。【主治】不益人。弘景|男子白浊膏淋，玉茎涩痛。宁源

尾【气味】有毒。【主治】齿痛。陶弘景

文鳐鱼

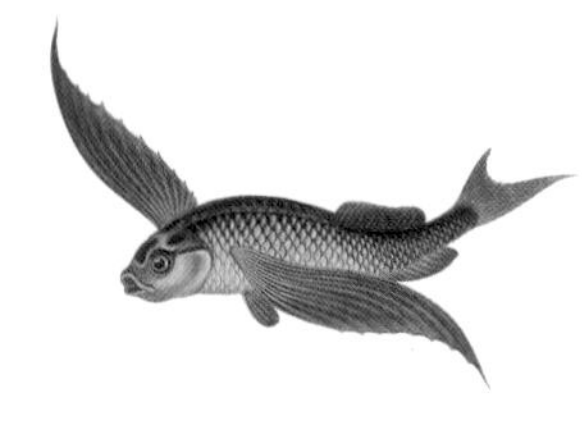

【释名】飞鱼。

【集解】〔藏器曰〕生海南。大者长尺许，有翅与尾齐。群飞海上。〔时珍曰〕按《西山经》云：观水西注于流沙，多文鳐鱼。状如鲤，鸟翼鱼身，苍文白首赤喙。常以夜飞，从西海游于东海。其音如鸾鸡。

肉【气味】甘，酸，无毒。【主治】妇人难产，烧黑研末，酒服一钱。临月带之，令人易产。藏器|已狂已痔。时珍

海蛇

【释名】水母、樗蒲鱼、石镜。

【集解】〔藏器曰〕蛇生东海。状如血衉，大者如床，小者如斗。无眼目腹胃，以虾为目，虾动蛇沉，故曰水母目虾。煠出以姜、醋进之，海人以为常味。〔时珍曰〕水母形浑然凝结，其色红紫，无口眼腹。下有物如悬絮，群虾附之，咂其涎沫，浮泛如飞。为潮所拥，则虾去而蛇不得归。人因割取之，浸以石灰、矾水，去其血汁，其色遂白。其最厚者，谓之蛇头，味更胜。生、熟皆可食。茄柴灰和盐水淹之良。

【气味】咸，温，无毒。

【主治】妇人劳损，积血带下，小儿风疾丹毒，汤火伤。藏器|疗河鱼之疾。时珍。出《异苑》

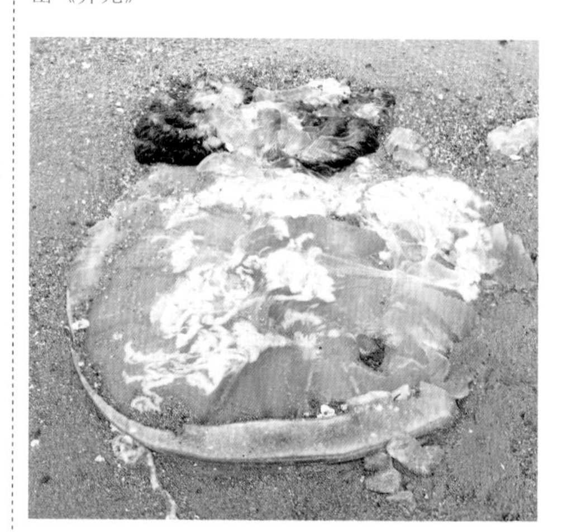

虾

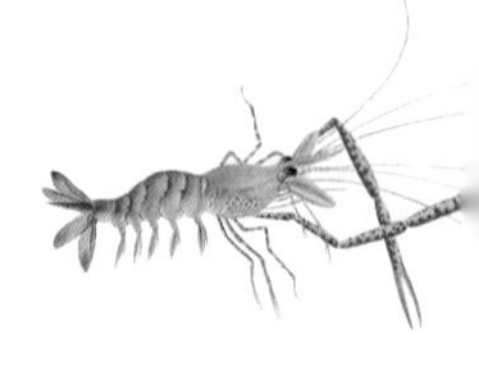

【释名】〔时珍曰〕鰕，音霞，俗作虾，入汤则红色如霞也。

【集解】〔时珍曰〕江湖出者大而色白，溪

池出者小而色青。皆磔须钺鼻，背有断节，尾有硬鳞，多足而好跃，其肠属脑，其子在腹外。凡有数种：米虾、糠虾，以精粗名也；青虾、白虾，以色名也；梅虾，以梅雨时有也：泥虾、海虾，以出产名也。岭南有天虾，其虫大如蚁，秋社后，群堕水中化为虾，人以作鲊食。凡虾之大者，蒸曝去壳，谓之虾米，食以姜、醋，馔品所珍。

【气味】甘，温，有小毒。

【主治】五野鸡病，小儿赤白游肿，捣碎傅之。孟诜|作羹，治鳖瘕，托痘疮，下乳汁。法制，壮阳道；煮汁，吐风痰；捣膏，傅虫疽。时珍

海虾

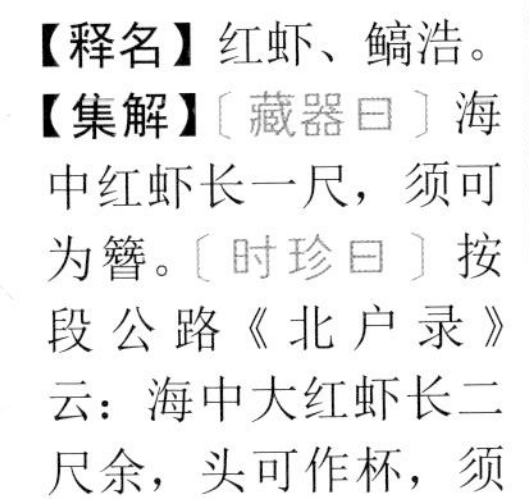

【释名】红虾、鰝浩。

【集解】〔藏器曰〕海中红虾长一尺，须可为簪。〔时珍曰〕按段公路《北户录》云：海中大红虾长二尺余，头可作杯，须可作簪、杖。其肉可为鲙，甚美。又刘恂《岭表录异》云：海虾皮壳嫩红色，前足有钳者，色如朱，最大者长七八尺至一丈也。闽中有五色虾，亦长尺余。彼人两两干之，谓之对虾，以充上馔。

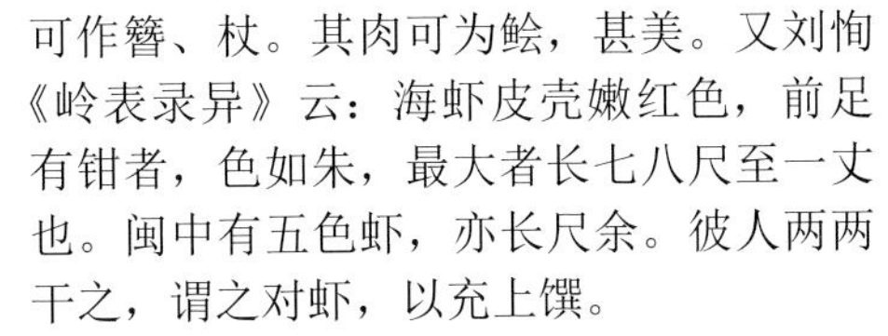

【气味】甘，平，有小毒。

鲊【主治】飞尸蛔虫，口中甘䘌，龋齿头疮，去疥癣风瘙身痒，治山蚊子入人肉，初食疮发则愈。藏器

海马

【释名】水马〔弘景曰〕是鱼虾类也。状如马形，故名。

【集解】〔藏器曰〕海马出南海。形如马，长五六寸，虾类也。〔宗奭曰〕其首如马，其身如虾，其背伛偻，有竹节纹，长二三寸。

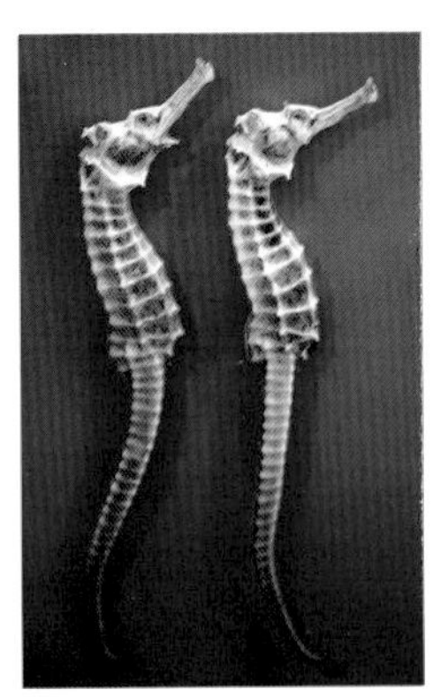

【气味】甘，温，平，无毒。

【主治】妇人难产，带之于身，甚验。临时烧末饮服，并手握之，即易产。藏器|主产难及血气痛。苏颂|暖水脏，壮阳道，消瘕块，治疔疮肿毒。时珍

【附方】**海马汤**　治远年虚实积聚癥块。用海马雌雄各一枚，木香一两，大黄炒、白牵牛炒各二两，巴豆四十九粒，青皮二两，童子小便浸软，包巴豆扎定，入小便内再浸七日，取出麸炒黄色，去豆不用，取皮同众药为末。每服二钱，水一盏，煎三五沸，临卧温服。**海马拔毒散**　治疔疮发背恶疮有奇效。用海马炙黄一对，穿山甲黄土炒、朱砂、水银各一钱，雄黄三钱，龙脑、麝香各少许为末，入水银研不见星。每以少许点之，一日一点，毒自出也。

鲍鱼

【释名】薨鱼、萧折鱼、干鱼。〔时珍曰〕鲍即今之干鱼也。其淡压为腊者，曰淡鱼，曰鲹鱼，音搜。以物穿风干者，曰法鱼，曰鲅鱼，音怯。其以盐渍成者，曰腌鱼，曰咸鱼，曰鲃鱼，音叶，曰鳇鱼，音蹇。今俗通呼曰干鱼。

【集解】〔别录曰〕鲍鱼辛臭，勿令中咸。〔弘景曰〕俗人以盐鲃成，名鲃鱼，鳇字似鲍也。今鲍乃鳙鱼淡干者，都无臭气。不知入药者，正何种鱼也，方家亦少用之。〔颂曰〕今汉、沔所作淡干鱼，味辛而臭者是也。

肉【气味】辛，臭，温，无毒。【主治】坠堕骽（与腿同）。蹶（厥）踠折，瘀血、

血痹在四肢不散者，女子崩中血不止。《别录》|煮汁，治女子血枯病伤肝，利肠。同麻仁、葱、豉煮羹，通乳汁。时珍

鲢鳠

【释名】鳔，作胶名鳔胶。〔时珍曰〕鲢鳠，音逐夷。今人以鳔煮冻作膏，切片以姜、醋食之，呼为鱼膏者是也。鳔即诸鱼之白脬，其中空如泡，故曰鳔。可治为胶，亦名縼胶。诸鳔皆可为胶，而海渔多以石首鳔作之，名江鳔，谓江鱼之鳔也。粘物甚固。此乃工匠日用之物，而记籍多略之。

鳔【气味】甘，平，无毒。**【主治】**竹木入肉，经久不出者。取白傅疮上四边，肉烂即出。藏器|止折伤血出不止。时珍|烧灰，傅阴疮、瘘疮、月蚀疮。李珣

鳔胶【气味】甘、咸，平，无毒。**【主治】**烧存性，治妇人产难，产后风搐，破伤风痉，止呕血，散瘀血，消肿毒。伏硇砂。时珍

鱼鲙

【释名】鱼生。〔时珍曰〕刽切而成，故谓之鲙。凡诸鱼之鲜活者，薄切洗净血腥，沃以蒜齑、姜醋、五味食之。

【气味】甘，温，无毒。

【主治】温补，去冷气湿痹，除膀胱水，腹内伏梁气块，冷痃结癖疝气，喉中气结，心下酸水，开胃口，利大小肠，补腰脚，起阳道。藏器|宜脚气风气人，治上气喘咳。思邈|鲫鲙：主久痢肠澼痔疾，大人小儿丹毒风眩。孟诜

鱼鲊

【释名】〔时珍曰〕按刘熙《释名》云：鲊，酝也。以盐糁酝酿而成也。诸鱼皆可为之。大者曰鲊，小者曰鲹。一云：南人曰鲹，北人曰鲊。

【气味】甘、咸，平，无毒。〔时珍曰〕诸鲊皆不可合生胡荽、葵菜、豆藿、麦酱、蜂蜜食，令人消渴及霍乱。凡诸无鳞鱼鲊，食之尤不益人。

【主治】癣疮，和柳叶捣碎炙热傅之。取酸臭者，连糁和屋上尘，傅虫疮及马病疮。藏器|治聤耳痔瘘，诸疮有虫，疗白驳、代指病，主下痢脓血。时珍

【附方】白驳风 以荷叶裹鲊令臭，拭热，频频擦之，取效乃止。**代指痛** 先刺去脓血，炙鲊皮裹之。

鱼脂

【释名】鱼油。

【气味】甘，温，有小毒。

【主治】癥疾，用和石灰泥船鱼脂腥臭者二斤，安铜器内，燃火炷令暖，隔纸熨癥上，昼夜勿息火。又涂牛狗疥，立愈。藏器

鱼魫

【释名】〔时珍曰〕诸鱼脑骨曰魫，曰丁。鱼尾曰魩，音抹，曰丙。鱼肠曰鲴，曰乙。鱼骨曰鲠，曰刺。鱼脬曰鳔，曰白。鱼翅曰鳍，曰鬣。鱼子曰鲦，曰鲵。

【主治】能销毒。藏器|解蛊毒。作器盛饮

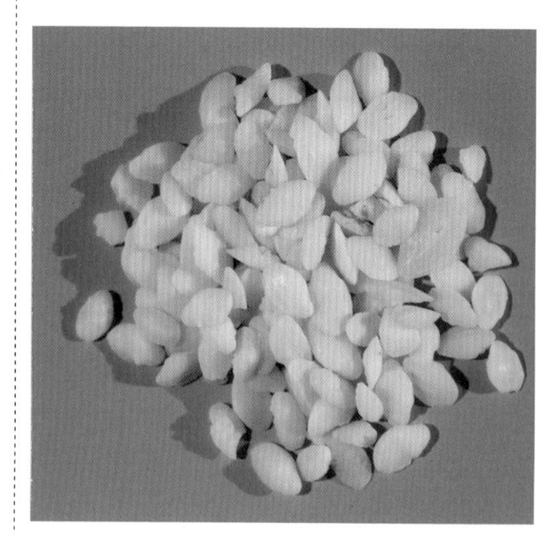

食，遇蛊辄裂破也。时珍。《延寿书》

鱼鳞

【释名】〔时珍曰〕鳞者，粼也。鱼产于水，故鳞似粼；鸟产于林，故羽似叶；兽产于山，故毛似草。鱼行上水，鸟飞上风，恐乱鳞、羽也。

【主治】食鱼中毒，烦乱或成癥积，烧灰水服二钱。时珍|诸鱼鳞烧灰，主鱼骨鲠。《别录》

鱼子

【释名】鲦、鱽。

【集解】〔孟诜曰〕凡鱼生子，皆粘在草上及土中。冬月寒水过后，亦不腐坏。到五月三伏日，雨中，便化为鱼，〔时珍曰〕凡鱼皆冬月孕子，至春末夏初则于湍水草际生子。有牡鱼随之，洒白盖其子。数日即化出，谓之鱼苗，最易长大。孟氏之说，盖出谬传也。

【主治】目中障翳。时珍

第四十五卷　介部一

介之一　龟鳖类

水龟

【释名】玄衣督邮。

【集解】〔时珍曰〕甲虫三百六十，而神龟为之长。龟形象离，其神在坎。上隆而文以法天，下平而理以法地。背阴向阳，蛇头龙颈。外骨内肉，肠属于首，能运任脉。广肩大腰，卵生思抱，其息以耳。雌雄尾交，亦与蛇匹。或云大腰无雄者，谬也。今人视其底甲，以辨雌雄。龟以春夏出蛰脱甲，秋冬藏穴导引，故灵而多寿。

龟甲【释名】神屋、败龟版、败将、漏天机【集解】〔时珍曰〕古者取龟用秋，攻龟用春。今之采龟者，聚至百十，生锯取甲，而食其肉。彼有龟王、龟相、龟将等名，皆视其腹背左右之以别之。龟之直中文，名曰千里。其首之横文第一级左右有斜理皆接乎千里者，即龟王也。他龟即无此矣。言占事帝王用王，文用相，武用将，各依等级。【气味】甘，平，有毒。【主治】甲：治漏下赤白，破癥瘕痎疟，五痔阴蚀，湿痹四肢重弱，小儿囟不合。久服，轻身不饥。《本经》|惊恚气，心腹痛，不可久立，骨中寒热，伤寒劳复，或肌体寒热欲死，以作汤，良。久服，益气资智，使人能食。烧灰，治小儿头疮难燥，女子阴疮。《别录》|溺：主久嗽，断疟。弘景|壳：炙末酒服，主风脚弱。萧炳|版：治血麻痹。《日华》烧灰，治脱肛。甄权|下甲：补阴，主阴血不足，去瘀血，止血痢，续筋骨，治劳倦，四肢无力。震亨|治腰脚酸痛，补心肾，益大肠，止久痢久泄，主难产，消痈肿。烧灰，傅臁疮。时珍【发明】〔震亨曰〕败龟版属金、水，大有补阴之功，而《本草》不言，惜哉！盖龟乃阴中至阴之物，禀北方之气而生，故能补阴、治血、治劳也。〔时珍曰〕龟、鹿皆灵而有寿。龟首常藏向腹，能通任脉，故取其甲以补心、补肾、补血，皆以养阴也。鹿鼻常反向尾，能通督脉，故取其角以补命、补精、补气，皆以养阳也。【附方】**补阴丸** 丹溪方用龟下甲酒炙、熟地黄九蒸九晒各六两，黄檗盐水浸炒、知母酒炒各四两，石器为末，以猪脊髓和丸梧子大。每服百丸，温酒下。一方：去地黄，加五味子炒一两。

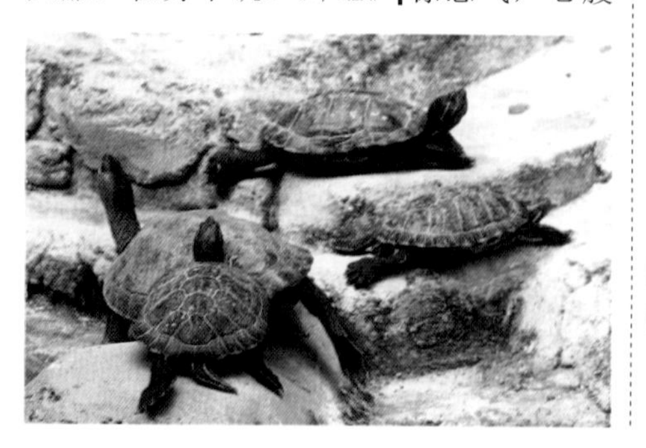

肉【气味】甘、酸，温，无毒。【主治】酿酒，治大风缓急，四肢拘挛，或久瘫缓不收，皆瘥。苏恭|煮食，除湿痹风痹，身肿踒折。孟诜|治筋骨疼痛及一二十年寒嗽，止泻血、血痢。时珍

秦龟

【释名】山龟。

【集解】〔弘景曰〕此即山中龟不入水者。其形大小无定，方药稀用。〔恭曰〕秦龟即蠵蠵，更无别也。〔士良曰〕秦人呼蠵

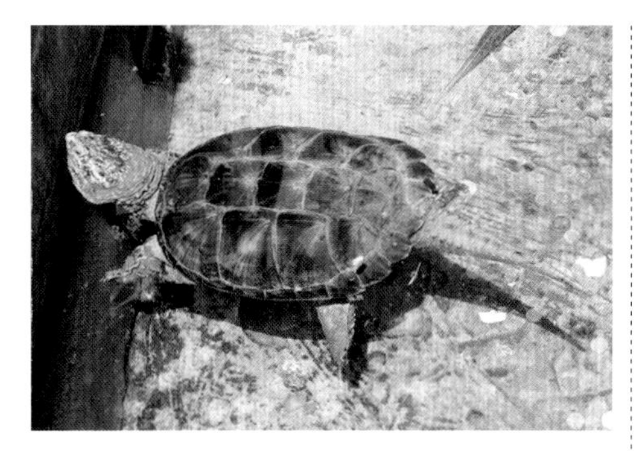

蠵为山龟，是矣。〔藏器曰〕蠵蠵生海水中。秦龟生山阴，是深山中大龟，如碑下趺者。食草根竹萌，冬蛰春出。卜人亦取以占山泽，揭甲亦可饰器物。〔颂曰〕蠵蠵生岭南，别是一种山龟，非秦龟也。

甲【气味】苦，温，无毒。【主治】除湿痹气，身重。四肢关节不可动摇。《别录》|顽风冷痹，关节气壅，妇人赤白带下，破积癥。孟诜|补心。宗奭|治鼠瘘。时珍

瑇瑁

【释名】玳瑁。

【集解】〔藏器曰〕瑇瑁生岭南海畔山水间。大如扇似龟，甲中有文。〔士良曰〕其身似龟，首、嘴如鹦鹉。〔时珍曰〕按范成大《虞衡志》云：玳瑁生海洋深处，状如龟鼋，而壳稍长，背有甲十二片，黑白斑文，相错而成。其裙边缺如锯齿。无足而有四鬣，前长后短，皆有鳞，斑文如甲。海人养以盐水，饲以小鱼。

甲【气味】甘，寒，无毒。【主治】解岭

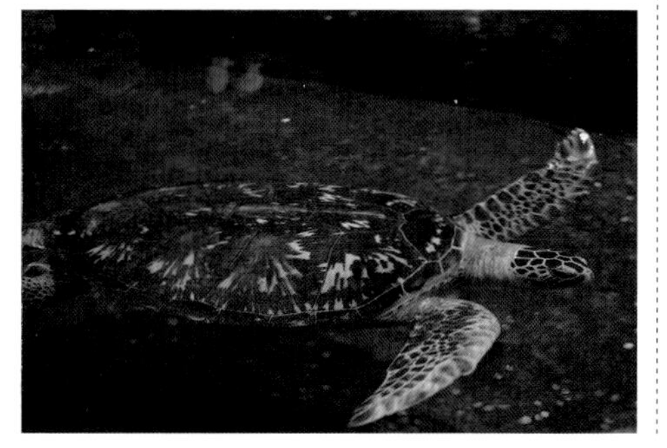

南百药毒。藏器|破癥结，消痈毒，止惊痫。《日华》|疗心风，解烦热，行气血，利大小肠，功与肉同。士良|磨汁服，解蛊毒。生佩之，辟蛊毒。苏颂|解痘毒，镇心神，急惊客忤，伤寒热结狂结。时珍

肉【气味】甘，平，无毒。【主治】诸风毒，逐邪热，去胸膈风痰，行气血，镇心神，利大小肠，通妇人经脉。士良

鳖

【释名】团鱼、神守。

【集解】〔时珍曰〕鳖，甲虫也。水居陆生，穹脊连胁，与龟同类。四缘有肉裙，故曰龟，甲里肉；鳖，肉里甲。无耳，以目为听。纯雌无雄，以蛇及鼋为匹。

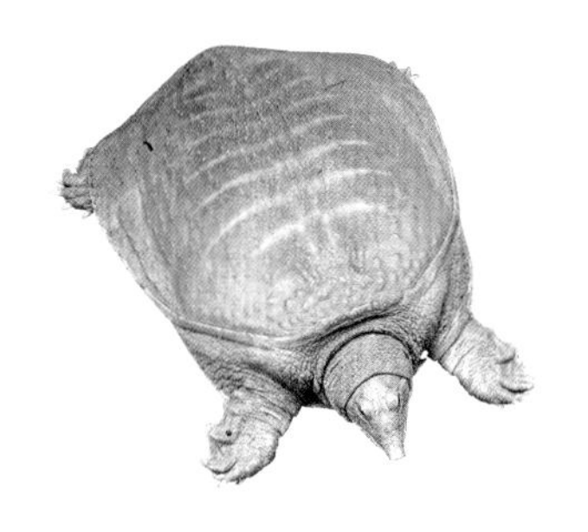

鳖甲【气味】咸，平，无毒。【主治】心腹癥瘕，坚积寒热，去痞疾息肉，阴蚀痔核恶肉。《本经》|疗温疟，血瘕腰痛，小儿胁下坚。《别录》|宿食，癥块痃癖，冷瘕劳瘦，除骨热，骨节间劳热，结实壅塞，下气，妇人漏下五色，下瘀血。甄权|去血气，破癥结恶血，堕胎。消疮肿肠痈，并扑损瘀血。《日华》|补阴补气。震亨|除老疟疟母，阴毒腹痛，劳复食复，斑痘烦喘，小儿惊痫，妇人经脉不通，难产，产后阴脱，丈夫阴疮石淋，敛溃痈。时珍【附方】**奔豚气痛** 上冲心腹。鳖甲醋炙三两，京三棱煨二两，桃仁去皮尖四两，汤浸研汁三升，煎二升，入末，煎良久，下醋一升，煎如饧，以瓶收之。每空心酒服半匙。**血瘕癥癖**〔甄权曰〕用鳖

甲、琥珀、大黄等分作散，酒服二钱，少时恶血即下。若妇人小肠中血下尽，即休服也。**痃癖癥积**〔甄权曰〕用鳖甲醋炙黄研末，牛乳一合，每调一匙，朝朝服之。**妇人漏下**〔甄权曰〕鳖甲醋炙研末，清酒服方寸匕，日二。又用干姜、鳖甲、诃黎勒皮等分为末，糊丸。空心下三十丸，日再。**沙石淋痛** 用九肋鳖甲醋炙研末，酒服方寸匕，日三服。石出瘥。**痈疽不敛** 不拘发背一切疮。用鳖甲烧存性，研掺甚妙。**肠痈内痛** 鳖甲烧存性研，水服一钱，日三。

肉【气味】甘，平，无毒。**【主治】**伤中益气，补不足。《别录》|热气湿痹，腹中激热，五味煮食，当微泄。藏器|妇人漏下五色，羸瘦，宜常食之。孟诜|妇人带下，血瘕腰痛。《日华》|去血热，补虚。久食，性冷。苏颂|补阴。震亨|作臛食，治久痢，长髭须。作丸服，治虚劳痃癖脚气。时珍

鼋

【释名】〔时珍曰〕按《说文》云：鼋，大鳖也。甲虫惟鼋最大，故字从元。元者，大也。

【集解】〔颂曰〕鼋生南方江湖中。大者围一二丈。南人捕食之。肉有五色而白者多。其卵圆大如鸡、鸭子，一产一二百枚。〔时珍曰〕鼋如鳖而大，背有腽肭，青黄色，大头黄颈，肠属于首。以鳖为雌，卵生思化，故曰鼋鸣鳖应。

甲【气味】甘，平，无毒。**【主治】**炙黄酒浸，治瘰疬，杀虫逐风，恶疮痔瘘，风顽疥瘙，功同鳖甲。藏器|五脏邪气，杀百虫毒、百药毒，续筋骨。《日华》|妇人血热。苏颂

肉【气味】甘，平，微毒。**【主治】**湿气、邪气、诸虫。藏器|食之补益。陶弘景

蟹

【释名】螃蟹、横行介士、无肠公子，雄曰蜋蚏，雌曰博带。〔宗奭曰〕此物之来，秋初如蝉蜕壳，名蟹之意。必取此义。

【集解】〔时珍曰〕蟹，横行甲虫也。外刚内柔，于卦象离。骨眼蜩腹，蛭脑鲎足，二螯八跪，利钳尖爪，壳脆而坚，有十二星点。雄者脐长，雌者脐团。腹中之黄，应月盈亏。其性多躁，引声噀沫，至死乃已。生于流水者，色黄而腥；生于止水者，色绀而馨。佛书言：其散子后即自枯死。霜前食物故有毒，霜后将蛰故味美。所谓入海输芒者，亦谬谈也。蟛蜞大于蟛蜎，生于陂池田港中，故有毒，令人吐下。似蟛蜞而生于沙穴中，见人便走者，沙狗也，不可食。似蟛蜞而生海中，潮至出穴而望者，望潮也，可食。两螯极小如石者，蚌江也，不可食。生溪涧石穴中，小而壳坚赤者，石蟹也，野人食之。又海中有红蟹，大而色红。飞蟹能飞。善苑国有百足之蟹。海中蟹大如钱，而腹下又有小蟹如榆荚者，蟹奴也。居蚌腹者，蛎奴也，又名寄居蟹。并不可食。蟹腹中有虫，如小木鳖子而白者，不可食，大能发风也。

【修治】〔时珍曰〕凡蟹生烹，盐藏糟收，酒浸酱汁浸，皆为佳口。但久留易沙，见灯亦沙，得椒易脂。得皂荚或蒜及韶粉可免沙脂。得白芷则黄不散。得葱及五味子同煮则色不变。

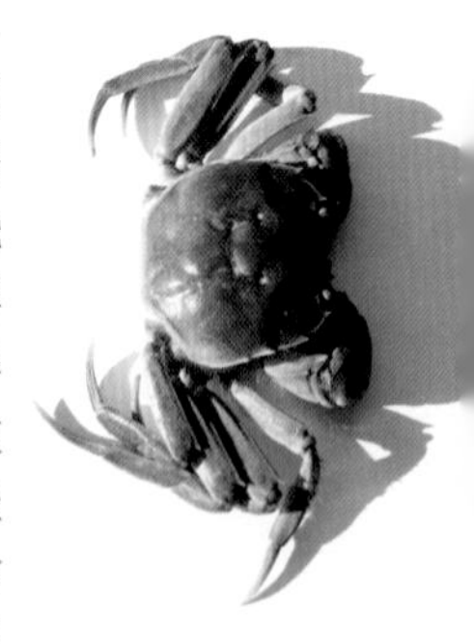

蟹【气味】咸，寒，有小毒。**【主治】**胸中邪气，热结痛，㖞僻面肿，能败漆。烧之致鼠。《本经》|解结散血，愈漆疮，养筋益气。《别录》|散诸热，治胃气，理经脉，消食。以醋食之，利肢节，去五脏中烦闷气，益人。孟诜|产后肚痛血不下者，以酒食之。筋骨折伤者，生捣炒罯之。《日华》|能续断绝筋骨。去壳同黄捣烂，微炒，纳入疮中，筋即连也。藏器|小

儿解颅不合，以鳌同白及末捣涂，以合为度。宗奭 | 杀莨菪毒，解鳝鱼毒、漆毒，治疟及黄疸。捣膏涂疥疮、癣疮。捣汁，滴耳聋。时珍

蟛蜞【气味】咸，寒，无毒。【主治】解热气，治小儿痞气，煮食。《日华》

蟛蜞【气味】咸，冷，有毒。【主治】取膏，涂湿癣、疽疮。藏器

石蟹【主治】捣傅久疽疮，无不瘥者。藏器

壳【主治】烧存性，蜜调，涂冻疮及蜂虿伤，酒服，治妇人儿枕痛及血崩腹痛，消积。时珍

鲎鱼

【释名】〔时珍曰〕按罗愿《尔雅翼》云：鲎者，候也。鲎善候风，故谓之鲎。

【集解】〔时珍曰〕鲎状如惠文冠及熨斗之形，广尺余。其甲莹滑青黑色。鳌背骨眼，眼在背上，口在腹下，头如蜣螂。十二足，似蟹，在腹两旁，长五六寸，尾长一二尺，有三棱如棕茎。背上有骨如角，高七八寸，如石珊瑚状。每过海，相负于背，乘风而游，俗呼鲎帆，亦曰鲎簰。其血碧色。腹有子如黍米，可为醯酱。尾有珠如粟。其行也雌常负雄，失其雌则雄即不动。渔人取之，必得其双。雄小雌大，置之水中，雄浮雌沉，故闽人婚礼用之。其藏伏沙上，亦自飞跃。皮壳甚坚，可为冠，亦屈为杓，入香中能发香气。尾可为小如意。

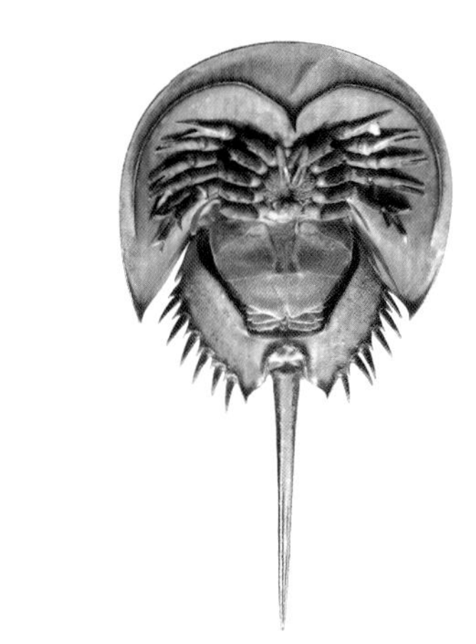

肉【气味】辛、咸，平，微毒。【主治】治痔杀虫。孟诜

尾【主治】烧焦，治肠风泻血，崩中带下，及产后痢。《日华》

壳【主治】积年呷嗽。时珍

第四十六卷　介部二

介之二　蛤蚌类

牡蛎

【释名】牡蛤、蛎蛤、古贲、蠔。

【集解】〔颂曰〕今海旁皆有之，而通、泰及南海、闽中尤多。皆附石而生，磈礧相连如房，呼为蛎房。晋安人呼为蠔莆。初生止如拳石，四面渐长，至一二丈者，崭岩如山，俗呼蠔山。每一房内有肉一块，大房如马蹄，小者如人指面。每潮来，诸房皆开，有小虫入，则合之以充腹。海人取者，皆凿房以烈火逼之，挑取其肉当食品，其味美好，更有益也。

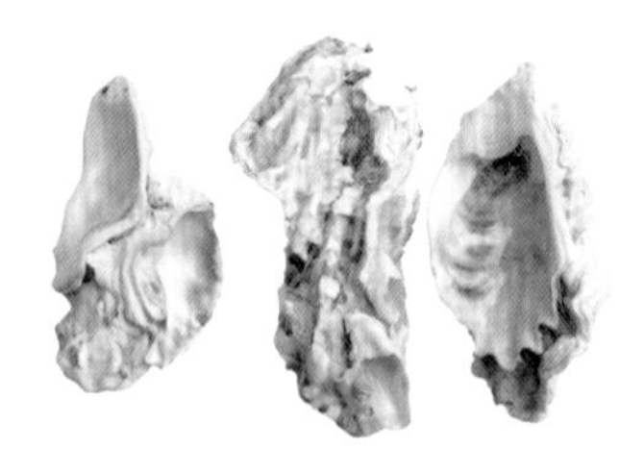

【气味】咸，平、微寒，无毒。

【主治】伤寒寒热，温疟洒洒，惊恚怒气，除拘缓鼠瘘，女子带下赤白。久服，强骨节，杀邪鬼，延年。《本经》|除留热在关节营卫，虚热去来不定，烦满心痛气结，止汗止渴，除老血，疗泄精，涩大小肠，止大小便，治喉痹咳嗽，心胁下痞热。《别录》|粉身，止大人、小儿盗汗。同麻黄根、蛇床子、干姜为粉，去阴汗。藏器|治女子崩中，止痛，除风热温疟，鬼交精出。孟诜|男子虚劳，补肾安神，去烦热，小儿惊痫。李珣|去胁下坚满，瘰疬，一切疮好古|化痰软坚，清热除湿，止心脾气痛，痢下赤白浊，消疝瘕积块，瘿疾结核。时珍

【附方】**心脾气痛** 气实有痰者，牡蛎煅粉，酒服二钱。**虚劳盗汗** 牡蛎粉、麻黄根、黄芪等分为末。每服二钱，水二盏，煎七分，温服，日一。**产后盗汗** 牡蛎粉、麦麸炒黄等分。每服一钱，用猪肉汁调下。**消渴饮水** 腊日或端午日，用黄泥固济牡蛎，煅赤研末。每服一钱，用活鲫鱼煎汤调下。只二三服愈。**小便数多** 牡蛎五两烧灰，小便三升，煎二升，分三服。神效。**梦遗便溏** 牡蛎粉，醋糊丸梧子大。每服三十丸，米饮下，日二服。**月水不止** 牡蛎煅研，米醋搜成团，再煅研末，以米醋调艾叶末熬膏，丸梧子大。每醋汤下四五十丸。**金疮出血** 牡蛎粉傅之。**痈肿未成** 用此拔毒。水调牡蛎粉末涂之。干更上。**甲疽溃痛** 弩肉裹趾甲，脓血不瘥者。用牡蛎头厚处，生研为末。每服二钱，红花煎酒调下，日三服。仍用敷之，取效。**面色黧黑** 牡蛎粉研末，蜜丸梧子大。每服三十丸，白汤下，日一服。并炙其肉食之。

肉**【气味】**甘，温，无毒。**【主治】**煮食，治虚损，调中，解丹毒，妇人血气。以姜、醋生食，治丹毒，酒后烦热，止渴。藏器|炙食甚美，令人细肌肤，美颜色。苏颂

蚌

【释名】〔时珍曰〕蚌与蛤同类而异形。长者通曰蚌，圆者通曰蛤。故蚌从丰，蛤从合，皆象形也。后世混称蛤蚌者，非也。

【集解】〔藏器曰〕生江汉渠渎间，老蚌含珠，壳堪为粉。非大蛤也。〔时珍曰〕蚌类甚繁，今处处江湖中有之，惟洞庭、汉

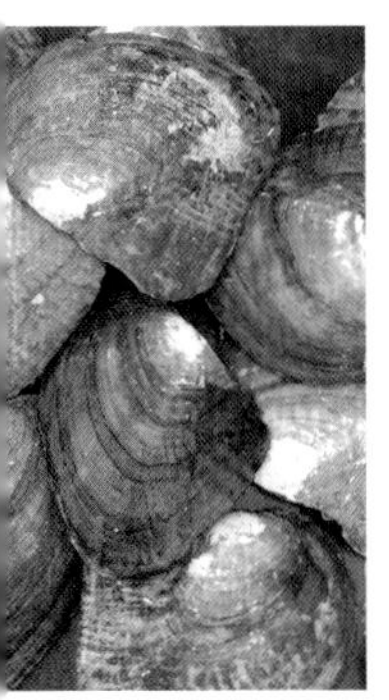

沔独多。大者长七寸，状如牡蛎辈；小者长四寸，状如石决明辈。其肉可食，其壳可为粉。湖沔人皆印成锭市之，谓之蚌粉，亦曰蛤粉。

肉【气味】甘、咸，冷，无毒。【主治】止渴除热，解酒毒，去眼赤。孟诜|明目除湿，主妇人劳损下血。藏器|除烦，解热毒，血崩带下，痔瘘，压丹石药毒。以黄连末纳入取汁，点赤眼、眼暗。《日华》

蚌粉【气味】咸，寒，无毒。【主治】诸疳，止痢并呕逆。醋调，涂痈肿。《日华》|烂壳粉：治反胃，心胸痰饮，用米饮服。藏器|解热燥湿，化痰消积，止白浊带下痢疾，除湿肿水嗽，明目，搽阴疮湿疮痱痒。时珍【附方】**反胃吐食** 用真正蚌粉，每服称过二钱，捣生姜汁一盏，再入米醋同调送下。**脚指湿烂** 用蚌蛤粉干搽之。

蚬

【释名】扁螺。〔时珍曰〕蚬，晛也。壳内光耀，如初出日采也。

【集解】〔藏器曰〕处处有之。小如蚌黑色。能候风雨，以壳飞。〔时珍曰〕溪湖中多有之。其类亦多，大小厚薄不一。渔家多食之耳。

肉【气味】甘、咸，冷，无毒。【主治】治时气，开胃，压丹石药毒及疔疮，下湿气，通乳，糟煮食良。生浸取汁，洗疔疮。苏恭|去暴热，明目，利小便，下热气脚气湿毒，解酒毒目黄。浸汁服，治消渴。《日华》|生蚬浸水，洗痘痈，无瘢痕。时珍

(蚬为蚬科动物河蚬或其近缘动物。)

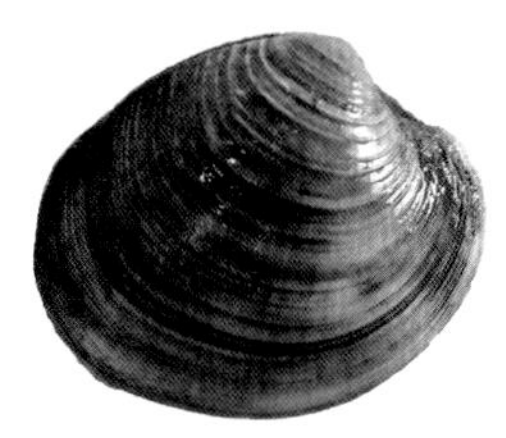

烂壳【气味】咸，温，无毒。【主治】止痢。弘景|治阴疮。苏恭|疗失精反胃。《日华》|烧灰饮服，治反胃吐食，除心胸痰水。藏器|化痰止呕，治吞酸心痛及暴嗽。烧灰，涂一发湿疮，与蚌粉同功。时珍

【附方】卒嗽不止 用白蚬壳捣为细末。以熟米饮调，每服一钱，日三服，甚效。**痰喘咳嗽** 用白蚬壳多年陈者，烧过存性，为极细末。以米饮调服一钱，日三服。

真珠

【释名】珍珠、蚌珠。

【集解】〔颂曰〕生于珠牡，亦曰珠母，蚌类也。〔时珍曰〕《南越志》云：珠有九品，以五分至一寸八九分者为大品，有光彩；一边似度金者，名珰珠；次则走珠、滑珠等品也。《格古论》云：南番珠色白圆耀者为上，广西者次之。北海珠色微青者为上，粉白、油黄者下也。西番马价珠为上，色青如翠，其老色、夹石粉青、油烟者下也。凡蚌闻雷则瘷瘦。其孕珠如怀孕，故谓之珠胎。中秋无月，则蚌无胎。左思赋云蚌蛤珠胎，与月盈亏，是矣。

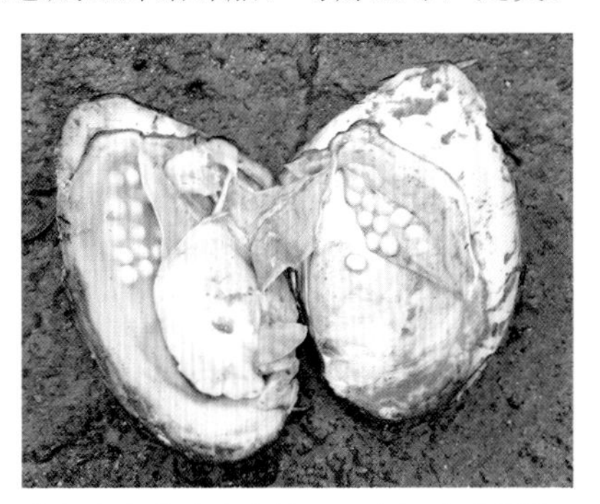

(真珠为马氏珍珠贝、三角帆蚌或褶纹冠蚌等受刺激形成的珍珠。)

【修治】〔李珣曰〕凡用，以新完未经钻缀者研如粉，方堪服食。〔时珍曰〕凡入药，不用首饰及见尸气者。以人乳浸三日，煮过如上捣研。

【气味】咸、甘，寒，无毒。

【主治】镇心。点目，去肤翳障膜。涂面，令人润泽好颜色。涂手足，去皮肤逆胪。绵裹塞耳，主聋。《开宝》|磨翳坠痰。甄权|除面䵟，止泄。合知母，疗烦热消渴。合左缠根；治小儿麸豆疮入眼。李珣|除小儿惊热。宗奭|安魂魄，止遗精白浊，解痘疔毒，主难产，下死胎胞衣。时珍

【附方】**安魂定魄** 真珠末豆大一粒，蜜一蚬壳，和服，日三。尤宜小儿。**卒忤不言** 真珠末，用鸡冠血和丸小豆大。以三四粒纳口中。

石决明

【释名】九孔螺，壳名千里光。〔时珍曰〕决明、千里光，以功名也。九孔螺，以形名也。

【集解】〔时珍曰〕石决明形长如小蚌而扁，外皮甚粗，细孔杂杂，内则光耀，背侧一行有孔如穿成者，生于石崖之上，海人泅水，乘其不意，即易得之。否则紧粘难脱也。

【修治】〔时珍曰〕今方家只以盐同东流水煮一伏时，研末水飞用。

壳【气味】咸，平，无毒。**【主治】**目障翳痛，青盲。久服，益精轻身。《别录》|明目磨障。《日华》|肝肺风热，青盲内障，骨蒸劳极。李珣|水飞，点外障翳。寇宗奭|通五淋。时珍**【附方】****羞明怕日** 用千里光、黄菊花、甘草各一钱，水煎，冷服。**痘后目翳** 用石决明火煅研、谷精草各等分，共为细末。以猪肝蘸食。**小便五淋** 用石决明去粗皮，研为末，飞过。熟水服二钱，每日二服。如淋中有软硬物，即加朽木末五分。**肝虚目翳** 凡气虚、血虚、肝虚，眼白俱赤，夜如鸡啄，生浮翳者。用海蚌壳烧过成灰、木贼焙各等分为末。每服三钱，用姜、枣同水煎，和渣通口服。每日服二次。**青盲雀目** 用石决明一两，烧过存性，外用苍术三两，去皮为末。每服三钱，以猪肝批开，入药末在内扎定，砂罐煮熟，以气熏目。待冷，食肝饮汁。

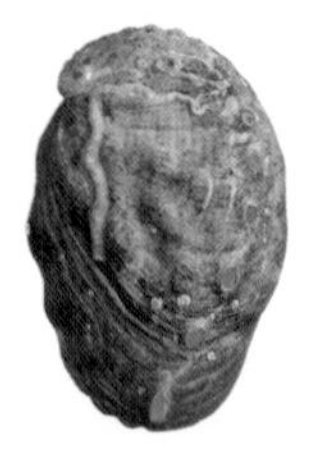
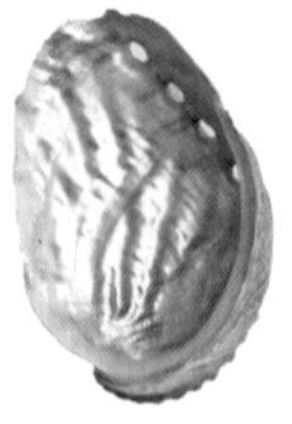

（石决明为鲍科动物杂色鲍、皱纹盘鲍、羊鲍等。）

海蛤

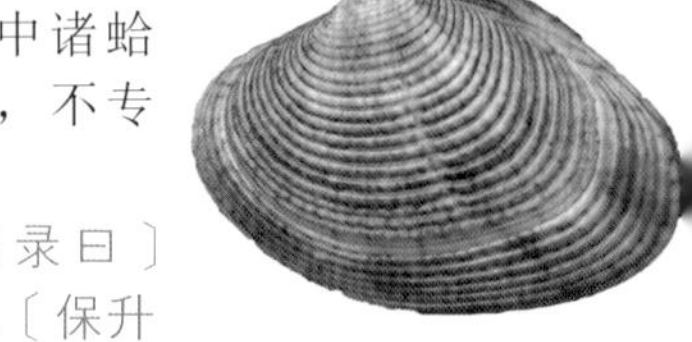

【释名】〔时珍曰〕海蛤者，海中诸蛤烂壳之总称，不专指一蛤也。

【集解】〔别录曰〕海蛤生东海。〔保升曰〕今登、莱、沧州海沙湍处皆有，四五月淘沙取之。南海亦有之。〔时珍曰〕按沈存中《笔谈》云：海蛤即海边沙泥中得之。大者如棋子，小者如油麻粒，黄白色，或黄赤相杂。盖非一类，乃诸蛤之壳，为海水砻砺，日久光莹，都无旧质。蛤类至多，不能分别其为何蛤，故通谓之海蛤也。

【正误】〔吴普曰〕海蛤头有文，文如锯齿。〔时珍曰〕此乃魁蛤，非海蛤也。盖误矣，今正之。

【气味】苦、咸，平，无毒。

【主治】咳逆上气，喘息烦满，胸痛寒热。《本经》|疗阴痿。《别录》|主十二水满急痛，利膀胱大小肠。唐注|治水气浮肿，下小便，治嗽逆上气，项下瘤瘿。甄权|疗呕逆，胸胁胀急，腰痛五痔，妇人崩中带下。《日华》|止消渴，润五脏，治服丹石人有疮。萧炳|清热利湿，化痰饮，消积聚。除血痢，妇人结胸，伤寒反汗搐搦，中风瘫痪。时珍

【附方】**水肿发热** 小便不通者，海蛤汤主之。海蛤、木通、猪苓、泽泻、滑石、黄

葵子、桑白皮各一钱，灯心三分，水煎服，日二。**气肿湿肿** 用海蛤、海带、海藻、海螵蛸、海昆布、凫茨、荔枝壳等分，流水煎服，日二次。**血痢内热** 海蛤末，蜜水调服二钱，日二。**衄血不止** 蛤粉一两，罗七遍，槐花半两炒焦，研匀。每服一钱，新汲水调下。

文蛤

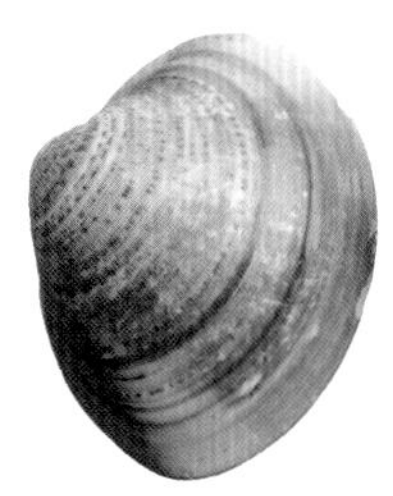

【释名】花蛤。

【集解】〔别录曰〕文蛤生东海，表有文。取无时。〔弘景曰〕小大皆有紫斑。〔保升曰〕今出莱州海中。三月中旬采。背上有斑文。〔恭曰〕大者圆三寸，小者圆五六分。〔时珍曰〕按沈存中《笔谈》云：文蛤即今吴人所食花蛤也。其形一头小，一头大，壳有花斑的便是。

【气味】咸，平，无毒。

【主治】恶疮，蚀五痔。《本经》|咳逆胸痹，腰痛胁急，鼠瘘大孔出血，女人崩中漏下。《别录》|能止烦渴，利小便，化痰软坚，治口鼻中蚀疳。时珍

【附方】**伤寒文蛤散**〔张仲景云〕病在阳，当以汗解，反以冷水噀之，或灌之，更益烦热，意欲饮水，反不渴者，此散主之。文蛤五两为末，每服方寸匕，沸汤下，甚效。**疳蚀口鼻** 数日欲尽。文蛤烧灰，以腊脂和，涂之。

蛤蜊

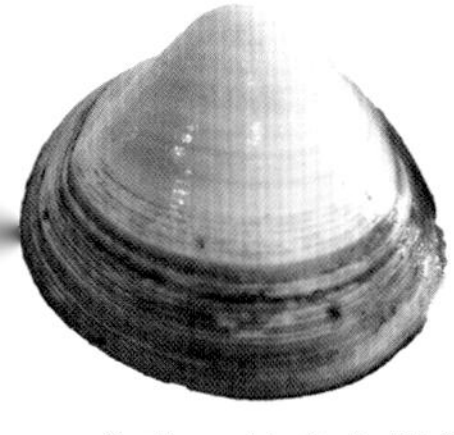

【释名】〔时珍曰〕蛤类之利于人者，故名。

【集解】〔机曰〕蛤蜊，生东南海中，白壳紫唇，大二三寸者。闽、浙人以其肉充海错，亦作为酱醯。其壳火煅作粉，名曰蛤蜊粉也。

肉【气味】咸，冷，无毒。【主治】润五脏，止消渴，开胃，治老癖为寒热，妇人血块，宜煮食之。禹锡|煮食醒酒。弘景

蛤蜊粉【气味】咸，寒，无毒。【主治】热痰湿痰，老痰顽痰，疝气白浊带下。同香附末，姜汁调服，主心痛。震亨|清热利湿，化痰饮，定喘嗽，止呕逆，消浮肿，利小便，止遗精白浊，心脾疼痛，化积块，解结气，消瘿核，散肿毒，治妇人血病。油调，涂汤火伤。时珍【附方】**气虚水肿** 昔滁州酒库攒司陈通，患水肿垂死，诸医不治。一妪令以大蒜十个捣如泥，入蛤粉，丸梧子大。每食前，白汤下二三十丸。服尽，小便下数桶而愈。**心气疼痛** 真蛤粉炒过白，佐以香附末等分，白汤淬服。**雀目夜盲** 真蛤粉炒黄为末，以油蜡化和丸皂子大，内于猪腰子中，麻扎定，蒸食之。一日一服。

蛏

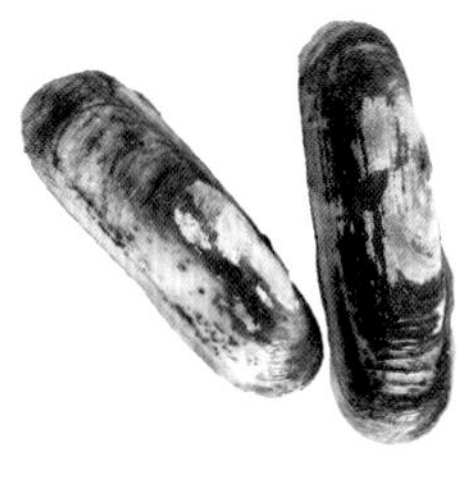

【集解】〔藏器曰〕蛏生海泥中。长二三寸，大如指，两头开。〔时珍曰〕蛏乃海中小蚌也。其形长短大小不一，与江湖中马刀、蝛、蚬相似，其类甚多。

肉【气味】甘，温，无毒。【主治】补虚，主冷痢，煮食之。去胸中邪热烦闷，饭后食之，与服丹石人相宜。治妇人产后虚损。《嘉祐》

魁蛤

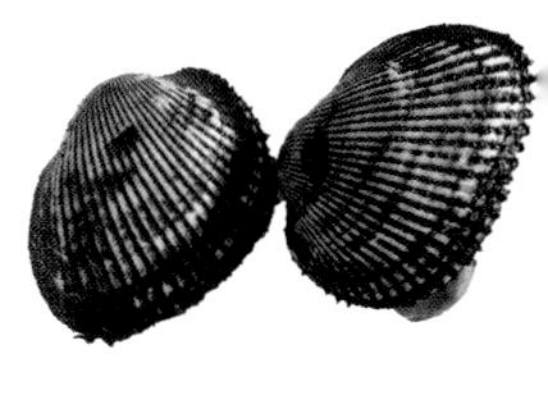

【释名】魁陆、蚶、瓦屋子、瓦垄子。

【集解】〔别录曰〕魁蛤生东海。正圆，两头空，表有文。采无时。〔藏器曰〕蚶生海中。壳如瓦屋。〔时珍曰〕背上沟文似瓦屋之垄，肉味极佳。今浙东以近海田种

之，谓之蚶田。

肉【气味】甘，平，无毒。**【主治】**痿痹，泄痢便脓血。《别录》|润五脏，止消渴，利关节。服丹石人宜食之，免生疮肿热毒。鼎|心腹冷气，腰脊冷风，利五脏，健胃，令人能食。藏器|温中消食起阳。萧炳|益血色。《日华》

壳【修治】〔日华曰〕凡用，取陈久者炭火煅赤，米醋淬三度，出火毒，研粉。**【气味】**甘、咸，平，无毒。**【主治】**烧过，醋淬，醋丸服，治一切血气、冷气、癥瘕。《日华》|消血块，化痰积。震亨|连肉烧存性研，傅小儿走马牙疳有效。时珍

【发明】〔时珍曰〕咸走血而软坚，故瓦垄子能消血块，散痰积。

车渠

【释名】海扇。〔时珍曰〕按《韵会》云：车渠，海中大贝也。背上垄文如车轮之渠，故名。车沟曰渠。

【集解】〔李珣曰〕车渠，云是玉石之类。生西国，形如蚌蛤，有文理。西域七宝，此其一也。〔时珍曰〕车渠，大蛤也。大者长二三尺，阔尺许，厚二三寸。壳外沟垄如蚶壳而深大，皆纵文如瓦沟，无横文也。壳内白皙如玉。亦不甚贵，番人以饰器物，谬言为玉石之类。或云玉中亦有车渠，而此蛤似之故也。

壳【气味】甘、咸，大寒，无毒。**【主治】**安神镇宅，解诸毒药及虫螫。同玳瑁等分，磨人乳服之，极验。珣

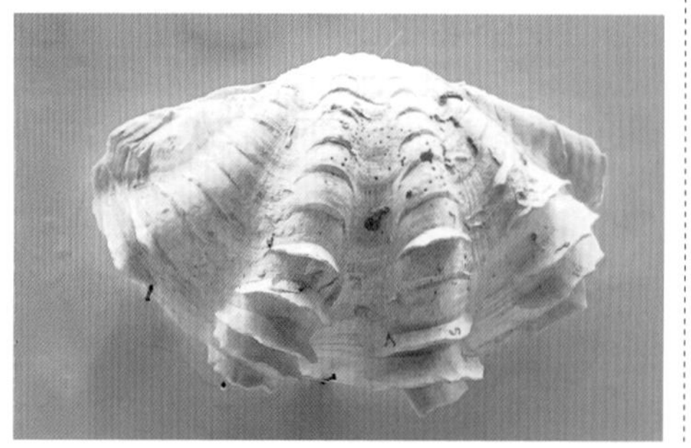

贝子

【释名】贝齿、白贝。〔颂曰〕贝腹下洁白，有刻如鱼齿，故曰贝齿。

【集解】〔弘景曰〕出南海。此是小小白贝子，人以饰军容服物者。〔珣曰〕云南极多，用为钱货交易。〔颂曰〕贝子，贝类之最小者。亦若蜗状，长寸许。色微白赤，有深紫黑者。今多穿与小儿戏弄，北人用缀衣及毡帽为饰，剃头家用以饰鉴，画家用以砑物。〔时珍曰〕贝子，小白贝也。大如拇指顶，长寸许，背腹皆白。诸贝皆背隆重如龟背，腹下两开相向，有齿刻如鱼齿，其中肉如蝌斗，而有首尾。又古有《相贝经》甚详。其文云：朱仲受之于琴高，以遗会稽太守严助曰：径尺之贝，三代之正瑞，灵奇之秘宝。其次则盈尺，状如赤电黑云者，谓之紫贝。素质红章，谓之珠贝。青地绿文，谓之绶贝。黑文黄画，谓之霞贝。紫贝愈疾，珠贝明目，绶贝消气障，霞贝伏蛆虫。虽不能延龄增寿，其御害一也。

【修治】〔珣曰〕凡入药，烧过用。

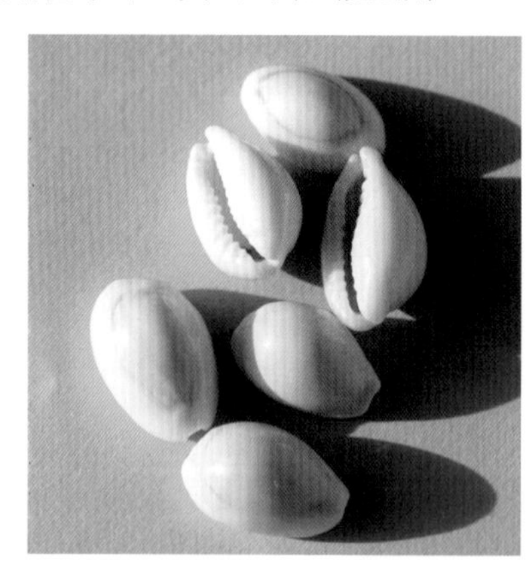

（贝子为宝贝科货贝属动物货贝、环纹货贝等。）

【气味】咸，平，有毒。

【主治】目翳，五癃，利水道，鬼疰蛊毒，腹痛下血。《本经》|温疰寒热，解肌，散结热。《别录》|烧研，点目去翳。弘景|伤寒

狂热。甄权|下水气浮肿，小儿疳蚀吐乳。李珣|治鼻渊出脓血，下痢，男子阴疮，解漏脯、面臛诸毒，射罔毒，药箭毒。时珍

【附方】**目花翳痛** 贝子一两，烧研如面，入龙脑少许点之。若息肉，加真珠末等分。**鼻渊脓血** 贝子烧研。每生酒服二钱，日三服。**二便关格** 不通闷胀，二三日则杀人。以贝齿三枚，甘遂二铢，为末，浆水和服，须臾即通也。**小便不通** 白海贝巴一对，生一个，烧一个，为末，温酒服。**下疳阴疮** 白海贝巴三个，煅红研末，搽之。

紫贝

【释名】文贝、砑螺。

【集解】〔恭曰〕紫贝出东、南海中。形似贝子而大二三寸，背有紫斑而骨白。南夷采以为货市。〔宗奭曰〕紫贝背上深紫有黑点。

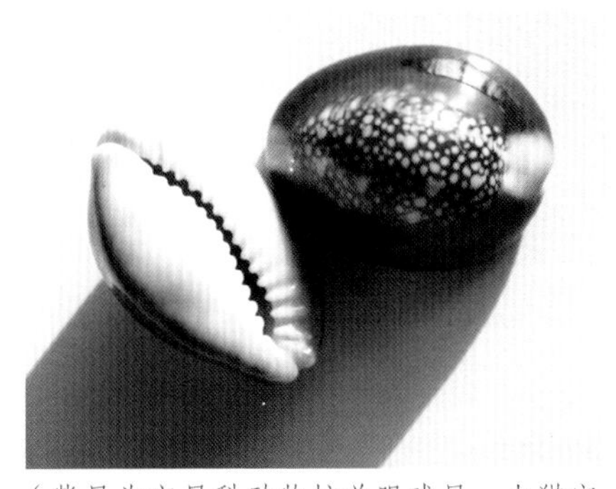

（紫贝为宝贝科动物蛇首眼球贝、山猫宝贝或绶贝等。）

【修治】同贝子。

【气味】咸，平，无毒。

【主治】明目，去热毒。《唐本》|小儿癍疹目翳。时珍

【附方】**癍疹入目** 紫贝一个，即砑螺也，生研细末，用羊肝切片，掺上扎定，米泔煮熟，瓶盛露一夜，空心嚼食之。

珂

【释名】马轲螺。

【集解】〔别录曰〕珂生南海。采无时。白如蚌。〔恭曰〕珂，贝类也。大如鳆，皮黄黑而骨白，堪以为饰。

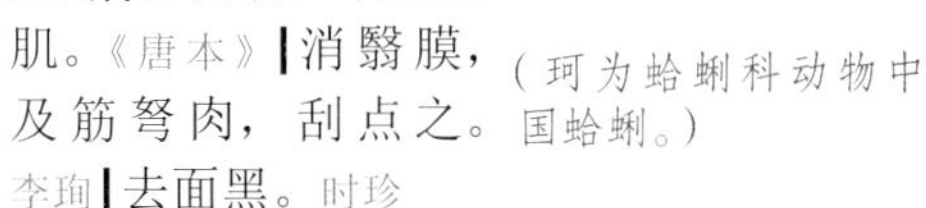

（珂为蛤蜊科动物中国蛤蜊。）

【气味】咸，平，无毒。

【主治】目翳，断血生肌。《唐本》|消翳膜，及筋弩肉，刮点之。李珣|去面黑。时珍

【附方】**目生浮翳** 马珂三分，白龙脑半钱，枯过白矾一分，研匀点之。**面黑令白** 马珂、白附子、珊瑚、鹰矢白等分，为末。每夜人乳调傅，旦以浆水洗之。

淡菜

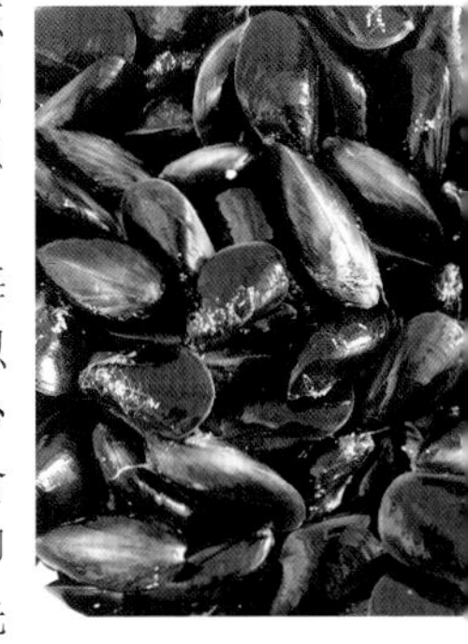

【释名】壳菜、海蜌、东海夫人。〔时珍曰〕淡以味，壳以形，夫人以似名也。

【集解】〔藏器曰〕东海夫人，生东南海中。似珠母，一头小，中衔少毛。味甘美，南人好食之。〔诜曰〕常时烧食即苦，不宜人。与少米先煮熟，后除去毛，再入萝卜，或紫苏，或冬瓜同煮，即更妙。

【气味】甘，温，无毒。

【主治】虚劳伤惫，精血衰少，及吐血，久痢肠鸣，腰痛疝瘕，妇人带下，产后瘦瘠。藏器|产后血结，腹内冷痛，治癥瘕，润毛发，治崩中带下，烧食一顿令饱。孟诜|煮熟食之，能补五脏，益阳事，理腰脚气，能消宿食，除腹中冷气痃癖。亦可烧汁沸出食之。《日华》|消瘿气。时珍

海螺

【释名】流螺、假猪螺。

【集解】〔颂曰〕海螺即流螺，厣曰甲香，

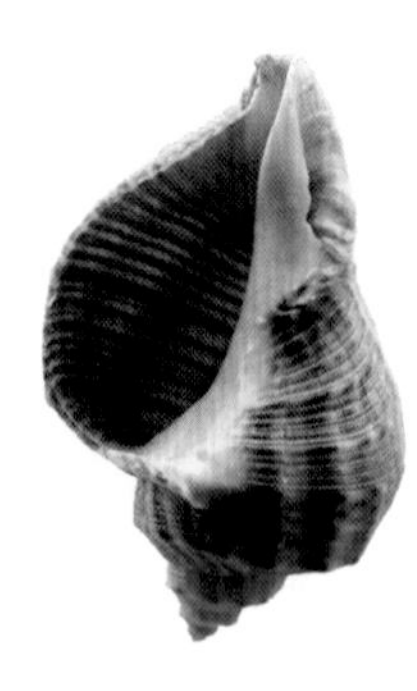

生南海。今岭外、闽中近海州郡及明州皆有之，或只以台州小者为佳。其螺大如小拳，青黄色，长四五寸。诸螺之中，此肉味最厚，南人食之。海中螺类绝有大者。珠螺莹洁如珠，鹦鹉螺形如鹦鹉头，并可作杯。梭尾螺形如梭，今释子所吹者。皆不入药。〔时珍曰〕螺，蚌属也。大者如斗，出日南涨海中。香螺厣可杂甲香，老钿螺光彩可饰镜背者，红螺色微红，青螺色如翡翠，蓼螺味辛如蓼，紫贝螺即紫贝也。鹦鹉螺质白而紫，头如鸟形，其肉常离壳出食，出则寄居虫入居，螺还则虫出也。肉为鱼所食，则壳浮出，人因取之作杯。

肉【气味】甘，冷，无毒。【主治】目痛累年，或三四十年。生螺，取汁洗之；或入黄连末在内，取汁点之。藏器|合菜煮食，治心痛。孙思邈

甲香【气味】咸，平，无毒。【主治】心腹满痛，气急，止痢下淋。《唐本》|和气清神，主肠风痔瘘。李珣|瘘疮疥癣，头疮馋疮甲疽，蛇、蝎、蜂螫。藏器

田螺

【集解】〔弘景曰〕田螺生水田中，及湖渎岸侧。形圆，大如梨、橘，小者如桃、李，人煮食之。〔保升曰〕状类蜗牛而尖长，青黄色，春夏采之。〔时珍曰〕螺，蚌属也。其壳旋文。其肉视月盈亏，故王充云：月毁于天，螺消于渊。《说卦》云：离为螺，为蚌，为龟，为鳖，为蟹。皆以其外刚而内柔也。

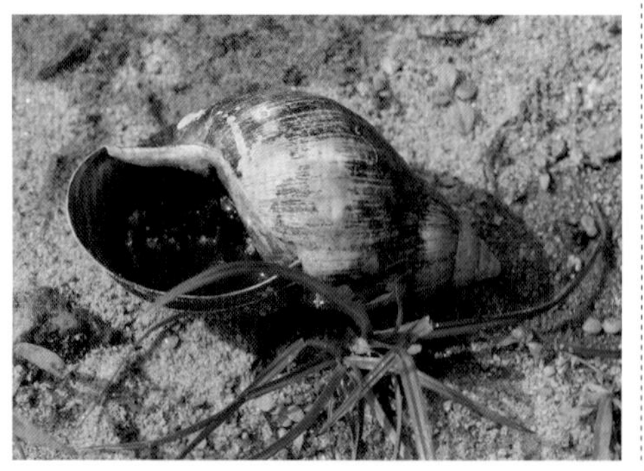

肉【气味】甘，大寒，无毒。【主治】目热赤痛，止渴。《别录》|煮汁，疗热醒酒。用真珠、黄连末内入，良久，取汁注目中，止目痛。弘景|煮食，利大小便，去腹中结热，目下黄，脚气冲上，小腹急硬，小便赤涩，手足浮肿。生浸取汁饮之，止消渴。捣肉，傅热疮。藏器|压丹石毒。孟诜|利湿热，治黄疸。捣烂贴脐，引热下行，止噤口痢，下水气淋闭。取水，搽痔疮胡臭。烧研，治瘰疬癣疮。时珍

壳【气味】甘，平，无毒。【主治】烧研，主尸疰心腹痛，失精，止泻。《别录》|烂者烧研水服，止反胃，去卒心痛。藏器|烂壳研细末服之，止下血，小儿惊风有痰，疮疡脓水。时珍

寄居虫

【释名】寄生虫。

【集解】〔藏器曰〕陶注蜗牛云：海边大有，似蜗牛，火炙壳便走出，食之益人。

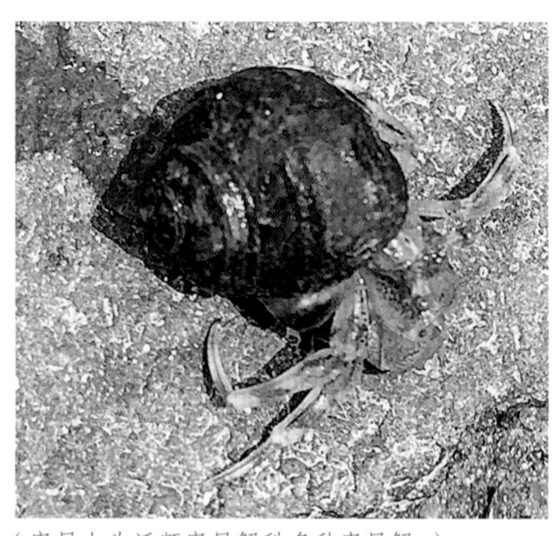

（寄居虫为活额寄居蟹科多种寄居蟹。）

按寄居在螺壳间，非螺也。候螺蛤开，即自出食；螺蛤欲合，已还壳中。海族多被其寄。又南海一种似蜘蛛，入螺壳中，负壳而走。触之即缩如螺，火炙乃出。〔时珍曰〕按孙愐云：寄居在龟壳中者名曰蜎。则寄居非一种也。

【主治】益颜色，美心志。弘景

海燕

【集解】〔时珍曰〕海燕出东海。大二寸，状扁面圆，背上青黑，腹下白脆，似海螵蛸，有纹如簟茵。口在腹下，食细沙。口旁有五路正勾，即其足也。

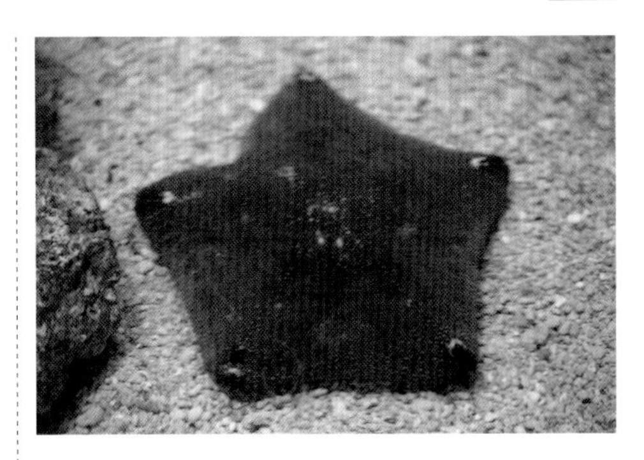

【气味】咸，温，无毒。

【主治】阴雨发损痛，煮汁服，取汗即解。亦入滋阳药。时珍

第四十七卷　禽部一

禽之一　水禽类

鹤

【释名】仙禽、胎禽。

【集解】〔禹锡曰〕鹤有白有玄，有黄有苍。入药用者，他色次之。〔时珍曰〕鹤大于鹄，长三尺，高三尺余，喙长四寸。丹顶赤目，赤颊青脚、修颈凋尾，粗膝纤指。白羽黑翎，亦有灰色、苍色者。尝以夜半鸣，声唳云霄。雄鸣上风，雌鸣下风，声交而孕。亦啖蛇虺，闻降真香烟则降，其粪能化石，皆物类相感也。

白鹤血【气味】咸，平，无毒。**【主治】**益气力，补虚乏，去风益肺。《嘉祐》

卵【气味】甘、咸，平，无毒。**【主治】**预解痘毒，多者令少，少者令不出。每用一枚煮，与小儿食之。时珍。出《活幼全书》

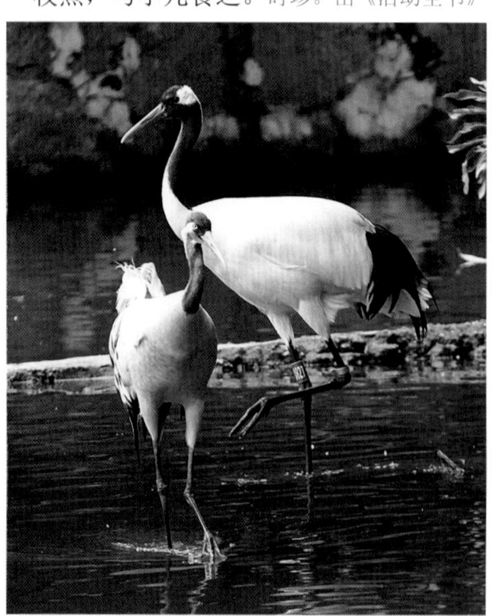

骨【主治】酥炙，入滋补药。时珍

鹳

【释名】皂君、负釜。

【集解】〔弘景曰〕鹳有两种：似鹄而巢树者为白鹳，黑色曲颈者为乌鹳。今宜用白者。〔宗奭曰〕鹳身如鹤，但头无丹，项无乌带，兼不善唳，止以喙相击而鸣。多在楼殿吻上作窠。尝日夕观之，并无作池养鱼之说。〔时珍曰〕鹳似鹤而顶不丹，长颈赤喙，色灰白，翅尾俱黑。多巢于高木。其飞也，奋于层霄，旋绕如阵，仰天号鸣，必主有雨。其抱卵以影，或云以声聒之。

骨【气味】甘，大寒，无毒。**【主治】**鬼蛊诸疰毒，五尸心腹痛。《别录》

脚骨及嘴【主治】喉痹飞尸，蛇虺咬，及小儿闪癖，大腹痞满，并煮汁服之，亦烧灰饮服。藏器

卵【主治】预解痘毒，水煮一枚，与小儿

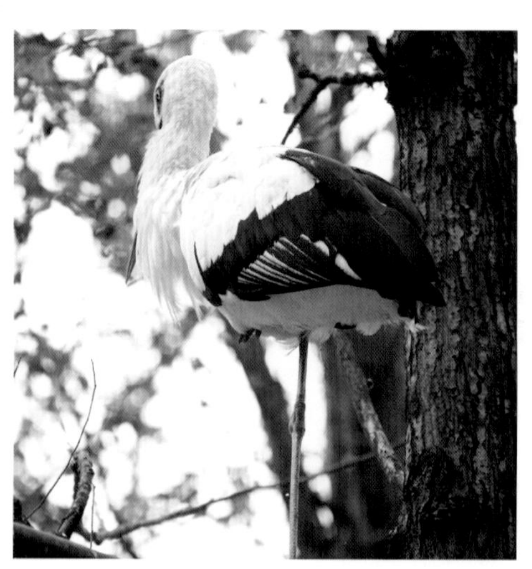

啖之，令不出痘，或出亦稀。时珍。出《活幼全书》

鸧鸡

【释名】鸧鸹、麋鸹、鸹鹿、麦鸡。

【集解】〔颖曰〕鸧鸡状如鹤大，而顶无丹，两颊红。〔时珍曰〕鸧，水鸟也，食于田泽洲渚之间。大如鹤，青苍色，亦有灰色者。长颈高脚，群飞，可以候霜。

肉【气味】甘，温，无毒。【主治】杀虫，解蛊毒。汪颖

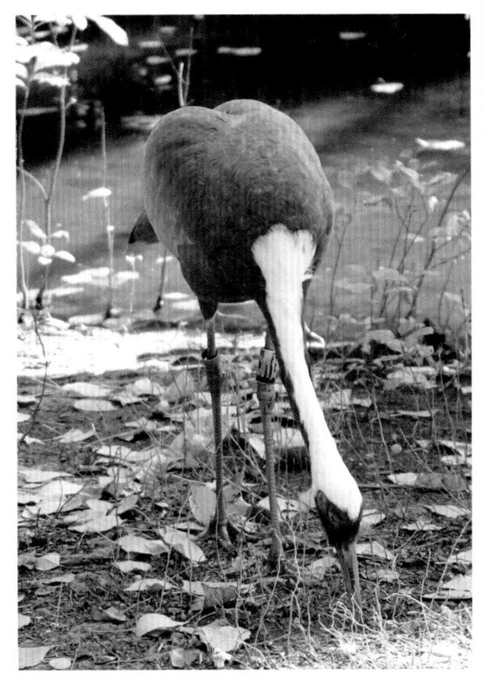

鹈鹕

【释名】犁鹕、鹁鸅、淘鹅。

【集解】〔禹锡曰〕鹈鹕，大如苍鹅。颐下有皮袋，容二升物，展缩由之，袋盛水以养鱼。〔时珍曰〕鹈鹕处处有之，水鸟也。似鹗而甚大，灰色如苍鹅。喙长尺余，直而且广，口中正赤，颔下胡大如数升囊。好群飞，沉水食鱼，亦能竭小水取鱼。俚人食其肉，取其脂入药。用翅骨、胻骨作

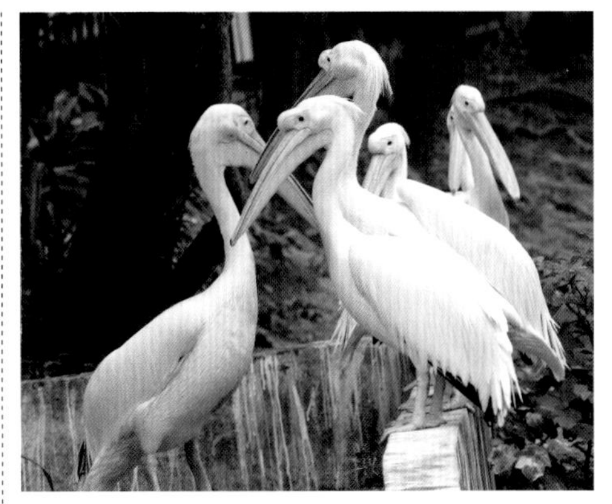

筒，吹喉、鼻药甚妙。其盛水养鱼、身是水沫之说，盖妄谈也。

脂油【气味】咸，温，滑，无毒。【主治】涂痈肿，治风痹，透经络，通耳聋。

嘴【气味】咸，平，无毒。【主治】赤白久痢成疳，烧存性研末，水服一方寸匕。《嘉祐》

鹅

【释名】家雁、舒雁。

【集解】〔时珍曰〕江淮以南多畜之。有苍、白二色，及大而垂胡者。并绿眼黄喙红掌，善斗，其夜鸣应更。

白鹅膏 腊月炼收。【气味】甘，微寒，无毒。【主治】灌耳，治卒聋。《别录》|润皮

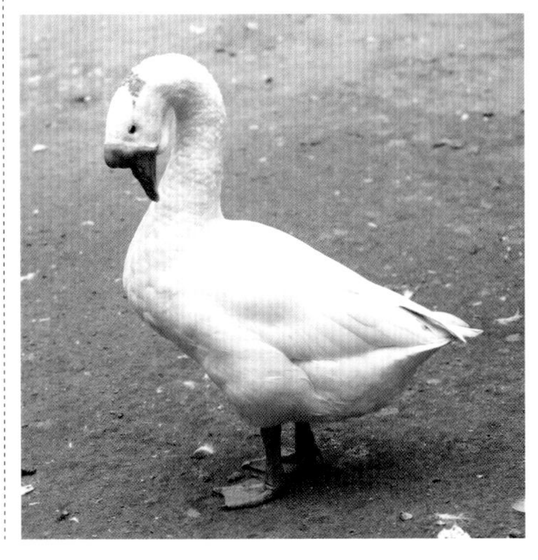

肤，可合面脂。《日华》|涂面急，令人悦白。唇沛，手足皴裂，消痈肿，解礜石毒。时珍

肉【气味】甘，平，无毒。【主治】利五脏。《别录》|解五脏热，服丹石人宜之。孟诜|煮汁，止消渴。藏器

血【气味】咸，平，微毒。【主治】中射工毒者，饮之，并涂其身。陶弘景|解药毒。〔时珍曰〕祈祷家多用之。

卵【气味】甘，温，无毒。【主治】补中益气。多食发痼疾。孟诜

雁

【释名】鸿。

【集解】〔宗奭曰〕雁热则即北，寒则即南，以就和气。〔时珍曰〕雁状似鹅，亦有苍、白二色。今人以白而小者为雁，大者为鸿，苍者为野鹅，亦曰鴚鹅，尔雅谓之鵱鷜也。雁有四德：寒则自北而南，止于衡阳，热则自南而北，归于雁门，其信也；飞则有序，而前鸣后和，其礼也；失偶不再配，其节也；夜则群宿而一奴巡警，昼则衔芦以避缯缴，其智也。而捕者豢之为媒，以诱其类，是则一愚矣。南来时瘠瘦不可食，北向时乃肥，故宜取之。

雁肪【气味】甘，平，无毒。【主治】风挛拘急偏枯，血气不通利。久服，益气不饥，轻身耐老。《本经》《心镜》云：上证，用肪四两炼净。每日空心暖酒服一匙。长毛发须眉。《别录》| 杀诸石药毒。吴普|治耳聋，和豆黄作丸，补劳瘦，肥白人。《日华》|涂痈肿耳疳，又治结热胸痞呕吐。〔时珍曰〕《外台》治此证有雁肪汤。【附方】**生发** 雁肪日日涂之。

肉【气味】甘，平，无毒。【主治】风麻痹。久食动气，壮筋骨。《日华》|利脏腑，解丹石毒。时珍

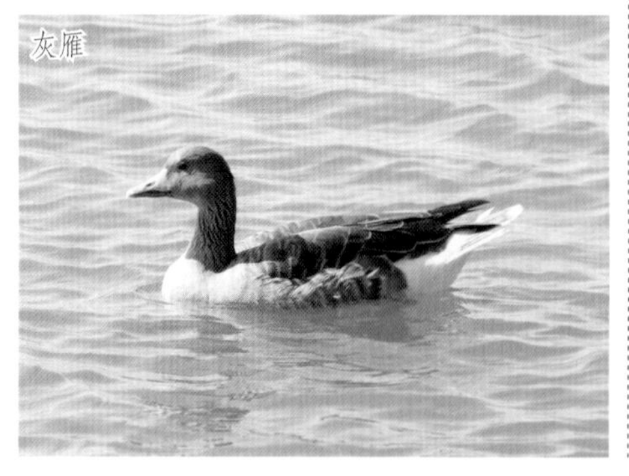

鹄

【释名】天鹅。

【集解】〔时珍曰〕鹄大于雁，羽毛白泽，其翔极高而善步，所谓鹄不浴而白，一举千里，是也。亦有黄鹄、丹鹄，湖、海、江、汉之间皆有之，出辽东者尤甚，而畏海青鹘。其皮毛可为服饰，谓之天鹅绒。案《饮膳正要》云：天鹅有四等，大金头鹅，似雁而长项，入食为上，美于雁；小金头鹅，形差小；花鹅，色花；一种不能鸣鹅，飞则翔响，其肉微腥。并不及大金头鹅，各有所产之地。

肉【气味】甘，平，无毒。【主治】腌炙食之，益人气力，利脏腑。时珍

油 冬月取肪炼收。【主治】涂痈肿，治小儿疳耳。时珍

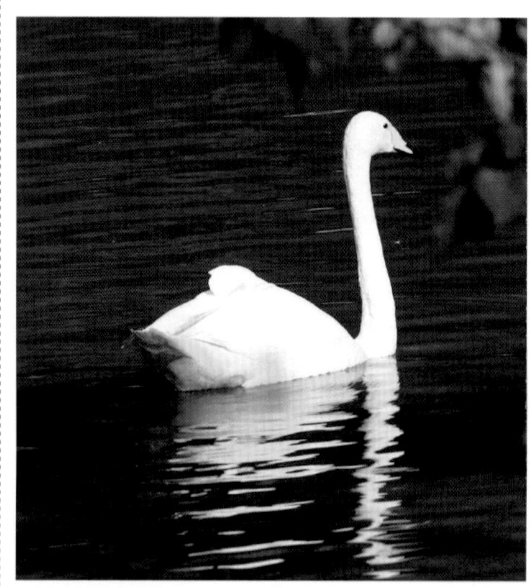

（鹄为鸭科动物大天鹅。）

䴘

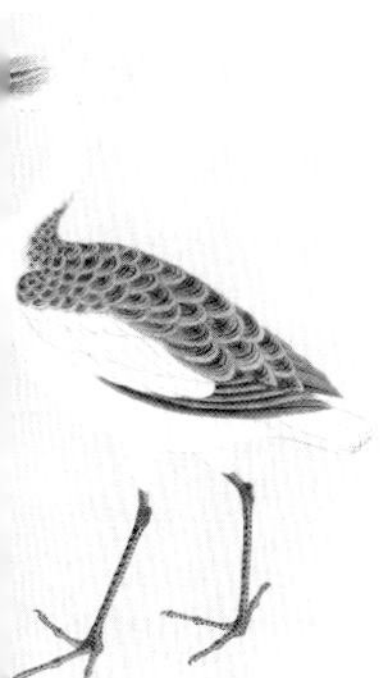

【释名】独豹。

【集解】〔时珍曰〕䴘，水鸟也。似雁而斑文，无后趾。性不木止，其飞也肃肃，其食也龄，肥腯多脂，肉粗味美。

肉【气味】甘，平，无毒。【主治】补益虚人，去风痹气。《正要》

肪【主治】长毛发，泽肌肤，涂痈肿。时珍

鹜

【释名】鸭、舒凫、家凫。

鹜肪 白鸭者良，炼过用。【气味】甘，大寒，无毒。

【主治】风虚寒热，水肿。《别录》【附方】瘰疬汁出 不止。用鸭脂调半夏末傅之。

肉【气味】甘，冷，微毒。【主治】补虚除客热，和脏腑，利水道，疗小儿惊痫。《别录》|解丹毒，止热痢。《日华》|头生疮肿。和葱、豉煮汁饮之，去卒然烦热。孟诜

头 雄鸭者良。【主治】煮服，治水肿，通利小便。【附方】**鸭头丸** 治阳水暴肿，面赤，烦躁喘急，小便涩，其效如神，此裴河东方也。用甜葶苈炒二两，熬膏，汉防己末二两，以绿头鸭血同头全捣三千杵，丸梧子大。每木通汤下七十丸，日三服。一加猪苓一两。

脑【主治】冻疮，取涂之良。时珍

血 白鸭者良。【气味】咸，冷，无毒。【主治】解诸毒。《别录》|热饮，解野葛毒。已死者，入咽即活。孟诜|热血，解中生金、生银、丹石、砒霜诸毒，射工毒。又治中恶及溺水死者，灌之即活。蚯蚓咬疮，涂之即愈。时珍

舌【主治】痔疮杀虫，取相制也。时珍

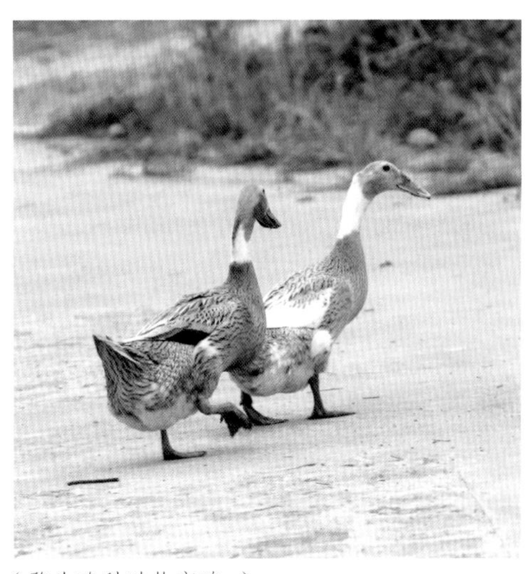

（鹜为鸭科动物家鸭。）

肫衣 即肶胵内皮也。【主治】诸骨哽，炙研，水服一钱即愈，取其消导也。时珍

卵【气味】甘、咸，微寒，无毒。【主治】心腹胸膈热。《日华》【发明】〔时珍曰〕今人盐藏鸭子，其法多端。俗传小儿泄痢，炙咸卵食之，亦间有愈者。盖鸭肉能治痢，而炒盐亦治血痢故耳。

凫

【释名】野鸭、野鹜、沉凫。

【集解】〔时珍曰〕凫，东南江海湖泊中皆有之。数百为群，晨夜蔽天，而飞声如风雨，所至稻粱一空。陆玑《诗疏》云：状似鸭而小，杂青白色，背上有文，短喙

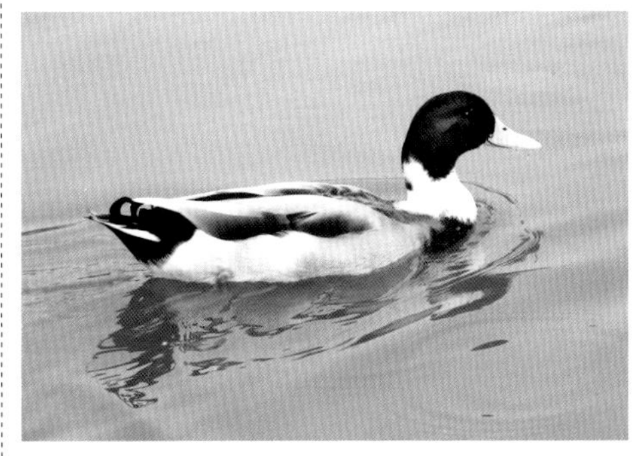

（凫为鸭科动物绿头鸭。）

长尾，卑脚红掌，水鸟之谨愿者，肥而耐寒。或云食用绿头者为上，尾尖者次之。

肉【气味】甘，凉，无毒。【主治】补中益气，平胃消食，除十二种虫。身上有诸小热疮，年久不愈者，但多食之，即瘥。孟诜|治热毒风及恶疮疖，杀腹脏一切虫，治水肿。《日华》

血【主治】解挑生蛊毒，热饮探吐。时珍。出《摘玄》

鸳鸯

【释名】黄鸭、匹鸟。〔时珍曰〕鸳鸯终日并游，有宛在水中央之意也。

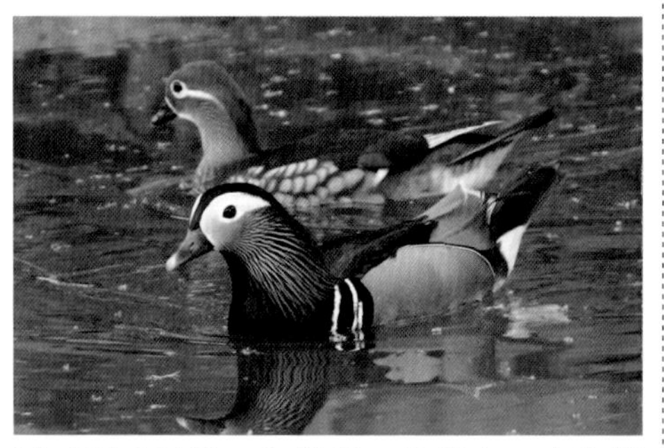

【集解】〔时珍曰〕鸳鸯，凫类也，南方湖溪中有之。栖于土穴中，大如小鸭，其质杏黄色，有文采，红头翠鬣，黑翅黑尾，红掌，头有白长毛垂之至尾。交颈而卧，其交不再。

肉【气味】咸，平，有小毒。【主治】诸瘘疥癣，以酒浸，炙令热，傅贴疮上，冷即易。《嘉祐》|清酒炙食，治瘘疮。作羹臛食之，令人肥丽。夫妇不和者，私与食之，即相爱怜。孟诜|炙食，治梦寐思慕者。孙思邈

鹭

【释名】鹭鸶、丝禽、雪客、舂锄、白鸟。

【集解】〔时珍曰〕鹭，水鸟也。林栖水食，群飞成序。洁白如雪，颈细而长，脚青善翘，高尺余，解指短尾，喙长三寸。顶有长毛数十茎，毵毵然如丝，欲取鱼则

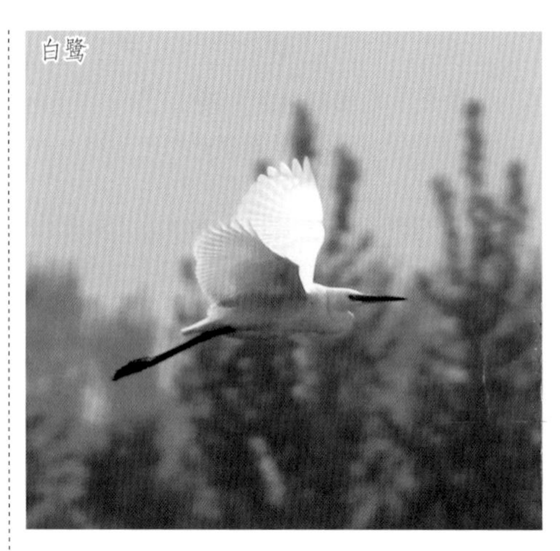
白鹭

弭之。〔颖曰〕似鹭而头无丝、脚黄色者，俗名白鹤子。又有红鹤，相类色红，《禽经》所谓朱鹭是也。

肉【气味】咸，平，无毒。【主治】虚瘦，益脾补气，炙熟食之。汪颖

头【主治】破伤风，肢强口紧，连尾烧研，以腊猪脂调傅疮口。《救急方》

鸥

【释名】鹥、水鸮。〔时珍曰〕鸥者浮水上，轻漾如沤也。在海者名海鸥，在江者名江鸥，江夏人讹为江鹅也。

【集解】〔时珍曰〕鸥生南方江海湖溪间。形色如白鸽及小白鸡，长喙长脚，群飞耀日，三月生卵。罗氏谓青黑色，误矣。

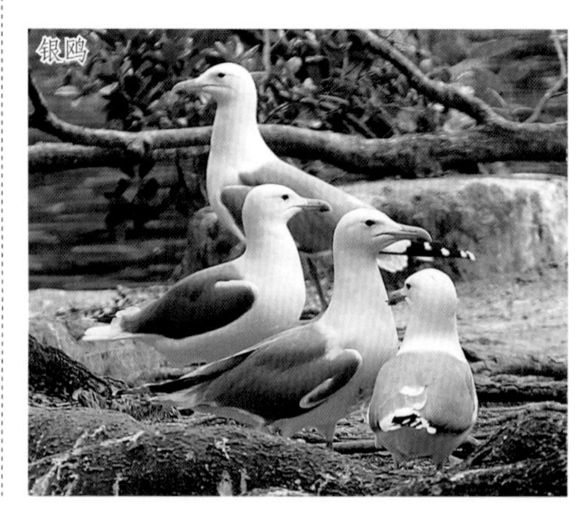
银鸥

鸬鹚

【释名】鹢、水老鸦。

【集解】〔时珍曰〕鸬鹚，处处水乡有之。似鶂而小，色黑。亦如鸦，而长喙微曲，善没水取鱼。日集洲渚，夜巢林木，久则粪毒多令木枯也。南方渔舟往往縻畜数十，令其捕鱼。杜甫诗：家家养乌鬼，顿顿食黄鱼。或谓即此。

肉【气味】酸、咸，冷，微毒。【主治】大腹鼓胀，利水道。时珍

头【气味】微寒。【主治】哽及噎，烧研，酒服。《别录》

骨【主治】烧灰水服，下鱼骨哽。弘景

【附方】**雀卵面斑** 鸬鹚骨烧研，入白芷末，猪脂和，夜涂旦洗。

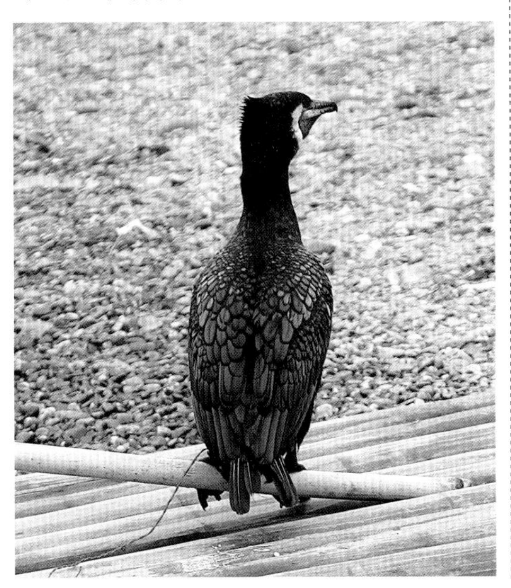

喙【主治】噎病，发即衔之，便安。范汪

嗉【主治】鱼哽，吞之最效。时珍

蜀水花〔别录曰〕鸬鹚屎也。【气味】冷，微毒。【主治】去面上黑䵟黡痣。《别录》|疗面瘢疵，及汤火疮痕。和脂油，傅疔疮。《大明》|南人治小儿疳蛔，干研为末，炙猪肉蘸食，云有奇效。苏颂|杀虫。时珍【附方】**鼻面酒齄** 鸬鹚屎一合研末，以腊月猪脂和之。每夜涂旦洗。**鱼骨哽咽** 鸬鹚屎研，水服方寸匕，并以水和涂喉外。

鱼狗

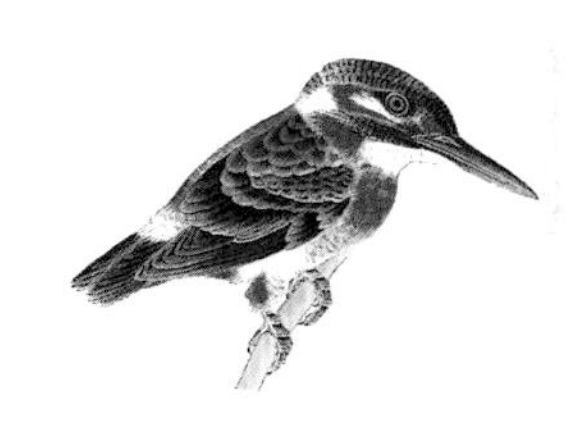

【释名】鴗、天狗、水狗、鱼虎、鱼师、翠碧鸟。〔时珍曰〕狗、虎、师，皆兽之噬物者。此鸟害鱼，故得此类命名。

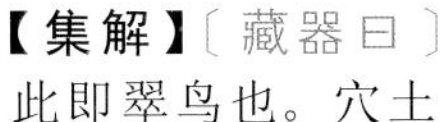

【集解】〔藏器曰〕此即翠鸟也。穴土为窠。大者名翠鸟，小者名鱼狗。青色似翠，其尾可为饰。亦有斑白者，俱能水上取鱼。〔时珍曰〕鱼狗，处处水涯有之。大如燕，喙尖而长，足红而短，背毛翠色带碧，翅毛黑色扬青，可饰女人首物，亦翡翠之类。

肉【气味】咸，平，无毒。【主治】鱼哽，及鱼骨入肉不出，痛甚者，烧研饮服。或煮汁饮，亦佳。藏器

第四十八卷　禽部

禽之二　原禽类

鸡

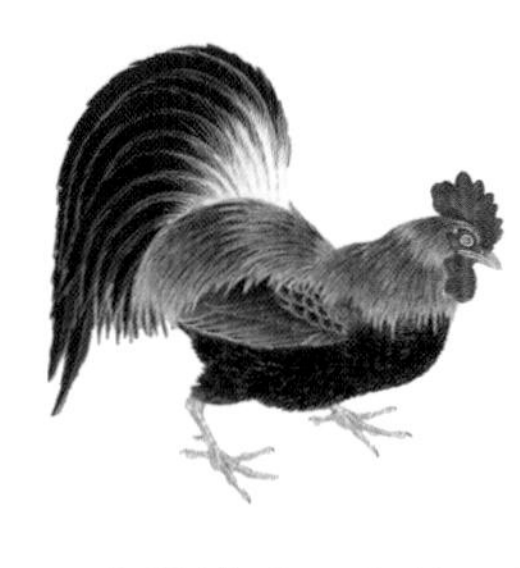

【释名】烛夜。

【集解】〔时珍曰〕鸡类甚多，五方所产，大小形色往往亦异。朝鲜一种长尾鸡，尾长三四尺。辽阳一种食鸡，一种角鸡，味俱肥美，大胜诸鸡。南越一种长鸣鸡，昼夜啼叫。南海一种石鸡，潮至即鸣。蜀中一种鹎鸡，楚中一种伧鸡，并高三四尺。江南一种矮鸡，脚才二寸许也。鸡在卦属巽，在星应昴，无外肾而亏小肠。凡人家无故群鸡夜鸣者，谓之荒鸡，主不祥。若黄昏独啼者，主有天恩，谓之盗啼。老鸡能人言者，牝鸡雄鸣者，雄鸡生卵者，并杀之即已。俚人畜鸡无雄，即以鸡卵告灶而伏出之。南人以鸡卵画墨，煮熟验其黄，以卜凶吉。又以鸡骨占年。其鸣也知时刻，其棲也知阴晴。

丹雄鸡肉【气味】甘，微温，无毒。【主治】女人崩中漏下赤白沃。通神，杀恶毒，辟不祥。补虚温中止血。《本经》|能愈久伤乏疮不瘥者。《别录》|补肺。孙思邈

白雄鸡肉【气味】酸，微温，无毒。【主治】下气，疗狂邪，安五脏，伤中消渴。《别录》|调中除邪，利小便，去丹毒风。《日华》

乌雄鸡肉【气味】甘，微温，无毒。【主治】补中止痛。《别录》|止肚痛，心腹恶气，除风湿麻痹，诸虚羸，安胎，治折伤并痈疽。生捣，涂竹木刺入肉。《日华》

黑雌鸡肉【气味】甘、酸，温、平。无毒。【主治】作羹食，治风寒湿痹，五缓六急，安胎。《别录》|安心定志，除邪辟恶气，治血邪，破心中宿血，治痈疽，排脓补新血，及产后虚羸，益色助气。《日华》|治反胃及腹痛，踒折骨痛，乳痈。又新产妇以一只治净，和五味炒香，投二升酒中，封一宿取饮，令人肥白。又和乌油麻二升熬香，入酒中极效。孟诜

黄雌鸡肉【气味】甘、酸、咸，平，无毒。【主治】伤中消渴，小便数而不禁，肠澼泄痢，补益五脏，续绝伤，疗五劳，益气力。《别录》|治劳劣，添髓补精，助阳气，暖小肠，止泄精，补水气。《日华》|补丈夫阳气，治冷气疾着床者，渐渐食之，良。以光粉、诸石末和饭饲鸡，煮食甚补益。孟诜|治产后虚羸，煮汁煎药服，佳。时珍

乌骨鸡【气味】甘，平，无毒。【主治】补虚劳羸弱，治消渴，中恶鬼击心腹痛，益产妇，治女人崩中带下，一切虚损诸病，大人小儿下痢禁口，并煮食饮汁，亦可捣和丸药。时珍【附方】**赤白带下** 白果、莲肉、江米各五钱，胡椒一钱，为末。乌骨鸡一只，如常治净，装末入腹煮熟，空心食之。**遗精白浊** 下元虚惫者。用前方食之良。**脾虚滑泄** 乌骨母鸡一只治净，用豆蔻一两，草果二枚，烧存性，掺入鸡腹内，扎定煮熟，空心食之。

鸡冠血 三年雄鸡良。【气味】咸，平，无毒。【主治】乌鸡者，主乳难。《别录》|治目泪不止，日点三次，良。孟诜|亦点暴

赤目。时珍|丹鸡者，治白癜风。《日华》|并疗经络间风热。涂颊，治口㖞不正，涂面，治中恶；卒饮之，治缢死欲绝，及小儿卒惊客忤。涂诸疮癣，蜈蚣、蜘蛛毒，马啮疮，百虫入耳。时珍

鸡血 乌鸡、白鸡者良。【气味】咸，平，无毒。【主治】踒折骨痛及痿痹，中恶腹痛，乳难。《别录》|治剥驴马被伤，及马咬人，以热血浸之。白癜风、疬疡风，以雄鸡翅下血涂之。藏器|热血服之，主小儿下血及惊风，解丹毒蛊毒，鬼排阴毒，安神定志。〔时珍曰〕《肘后》治惊邪恍惚，大方中亦用之。

肝 雄鸡者良。【气味】甘、苦，温，无毒。〔时珍曰〕微毒。《内则》云：食鸡去肝，为不利人也。【主治】起阴。《别录》|补肾。治心腹痛，安漏胎下血，以一具切，和酒五合服之。孟诜|疗风虚目暗。治女人阴蚀疮，切片纳入，引虫出尽，良。时珍

膍胵 里黄皮，一名鸡内金，膍胵音脾鸱，鸡肫也。近人讳之，呼肫内黄皮为鸡内金。男用雌，女用雄。【气味】甘，平，无毒。【主治】泄痢，小便频遗，除热止烦。《别录》|止泄精并尿血，崩中带下，肠风泻血。《日华》|治小儿食疟，疗大人淋漓反胃，消酒积，主喉闭乳蛾，一切口疮，牙疳诸疮。时珍【附方】**消导酒积** 鸡膍胵、干葛为末，等分，面糊丸梧子大。每服五十丸，酒下。

鸡子 即鸡卵也。黄雌者为上，乌雌者次之。【气味】甘，平，无毒。【主治】除热火灼烂疮、痫痉，可作虎魄神物。《别录》|镇心，安五脏，止惊安胎，治妊娠天行热疾狂走，男子阴囊湿痒，及开喉声失音。醋煮食之，治赤白久痢，及产后虚痢。光粉同炒干，止疳痢，及妇人阴疮。和豆淋酒服，治贼风麻痹，醋浸令坏，傅疵䵟。作酒，止产后血运，暖水脏，缩小便，止耳鸣。和蜡炒，治耳鸣、聋，及疳痢。《日华》|益气。以浊水煮一枚，连水服之，主产后痢。和蜡煎，止小儿痢。藏器|小儿发热，以白蜜一合，和三颗搅服，立瘥。孟诜

卵白【气味】甘，微寒，无毒。【主治】目热赤痛，除心下伏热，止烦满咳逆，小儿下泄，妇人产难，胞衣不出，并生吞之。醋浸一宿，疗黄疸，破大烦热。《别录》|产后血闭不下，取白一枚，入醋一半搅服。藏器|和赤小豆末，涂一切热毒、丹肿、腮痛神效。冬月以新生者酒渍之，密封七日取出，每夜涂面，去䵟𪒠䵳疱，令人悦色。时珍

卵黄【气味】甘，温，无毒。【主治】醋煮，治产后虚痢，小儿发热。煎食，除烦热。炼过，治呕逆。和常山末为丸，竹叶汤服，治久疟。《药性》|炒取油，和粉，傅头疮。《日华》|卒干呕者，生吞数枚，良。小便不通者，亦生吞之，数次效。补阴血，解热毒，治下痢，甚验。时珍

卵壳中白皮【主治】久咳气结，得麻黄、紫苑服，立效。《别录》【附方】**咳嗽日久** 鸡子白皮炒十四枚，麻黄三两，焙，为末。每服方寸匕，饮下，日二。

雉

【释名】野鸡。

【集解】〔时珍曰〕雉，南北皆有之。形大如鸡，而斑色绣翼。雄者文采而尾长，雌

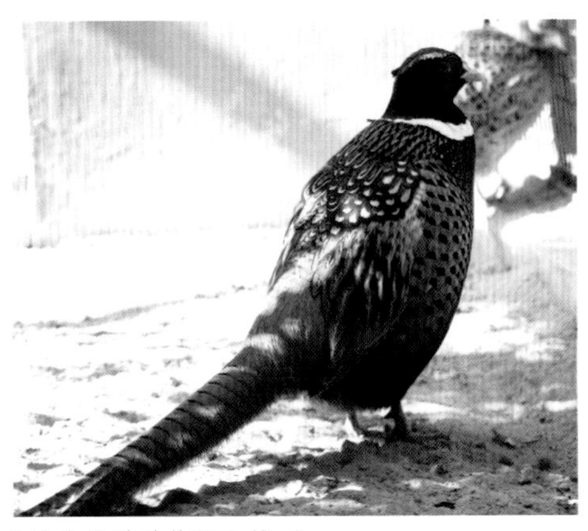

（雉为雉科动物环颈雉。）

者文暗而尾短。其性好斗，其鸣曰鹭，鹭音杳，其交不再，其卵褐色。将卵时，雌避其雄而潜伏之，否则雄食其卵也。

肉【气味】酸，微寒，无毒。【主治】补中，益气力，止泄痢，除蚁瘘。《别录》

【附方】**脾虚下痢** 日夜不止，野鸡一只，如食法，入橘皮、葱、椒、五味，和作馄饨煮，空心食之。**产后下痢** 用野鸡一只，作馄饨食之。**消渴饮水** 小便数。用野鸡一只、五味煮取三升已来汁饮之。肉亦可食，甚效。

鹳雉

【释名】鹳鸡、山鸡、山雉。〔时珍曰〕翟，美羽貌。雉居原野，鹳居山林，故得山名。

【集解】〔时珍曰〕山鸡有四种，名同物异。似雉而尾长三四尺者，鹳雉也。似鹳而尾长五六尺，能走且鸣者，鸫雉也，俗通呼为鹳矣。其二则鷩雉、锦鸡也。鸫、鹳皆勇健自爱其尾，不入丛林，雨雪则岩伏木栖，不敢下食，往往饿死。

肉【气味】甘，平，有小毒。【主治】五脏气喘不得息者，作羹臛食。孟诜|炙食，补中益气。时珍

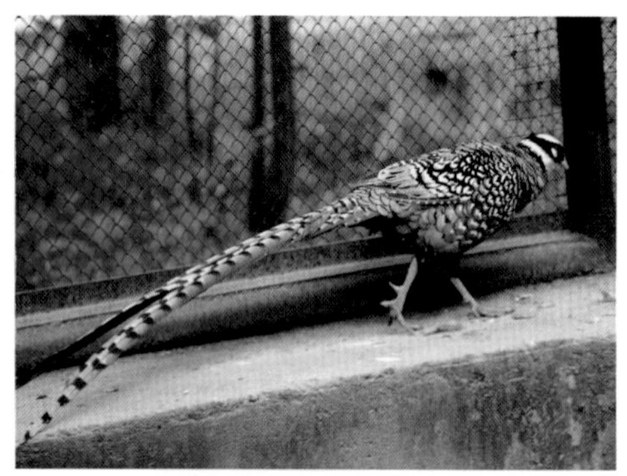

（鹳雉为雉科动物长尾雉。）

鷩雉

【释名】山鸡、锦鸡、金鸡、采鸡。

【集解】〔时珍曰〕山鸡出南越诸山中，湖

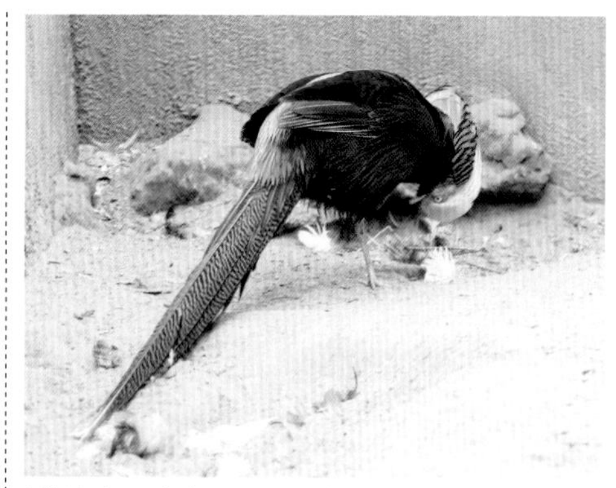

（鷩雉为雉科动物红腹锦鸡。）

南、湖北亦有之。状如小鸡，其冠亦小，背有黄赤文，绿项红腹红嘴，利距善斗，以家鸡斗之，即可获。此乃《尔雅》所谓鷩，山鸡者也。锦鸡则小于鷩，而背文扬赤，膺前五色炫耀如孔雀羽。此乃《尔雅》所谓鶾，天鸡者也。

肉【气味】甘，温，微毒。【主治】食之令人聪慧。汪颖|养之禳火灾。藏器

鹖鸡

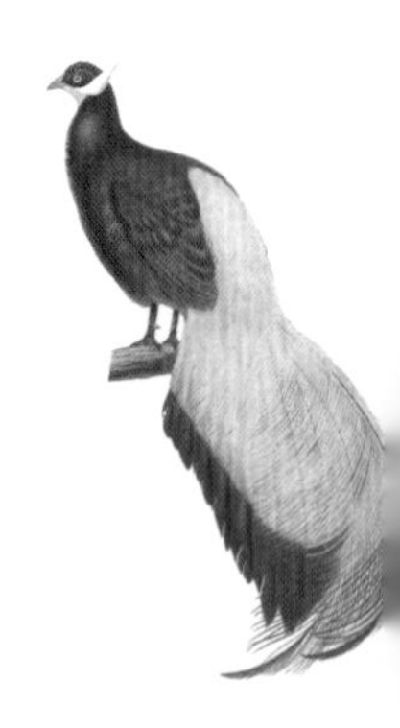

【释名】〔时珍曰〕其羽色黑黄而褐，故曰鹖。

【集解】〔藏器曰〕鹖鸡出上党。魏武帝赋云：鹖鸡猛气，其斗期于必死。今人以鹖为冠。象此也。〔时珍曰〕鹖状类雉而大，黄黑色，首有毛角如冠。性爱其党，有被侵者，直往赴斗，虽死犹不置。故古者虎贲戴鹖冠。《禽经》云鹖，毅鸟也，毅不知死，是矣。性复粗暴，每有所攫，应手摧碎。上党即今潞州。

肉【气味】甘，平，无毒。【主治】炙食，令人勇健。藏器|炙食，令人肥润。汪颖

白鹇

【释名】白鵫、闲客。

【集解】〔颂曰〕白鹇出江南，雉类也。白色，而背有细黑文。可畜，彼人亦食之。〔颖曰〕即白雉也。〔时珍曰〕鹇似山鸡而色白，有黑文如涟漪，尾长三四尺，体备冠距，红颊赤嘴丹爪，其性耿介。李太白言其卵可以鸡伏。亦有黑鹇。

肉【气味】甘，平，无毒。【主治】补中解毒。汪颖

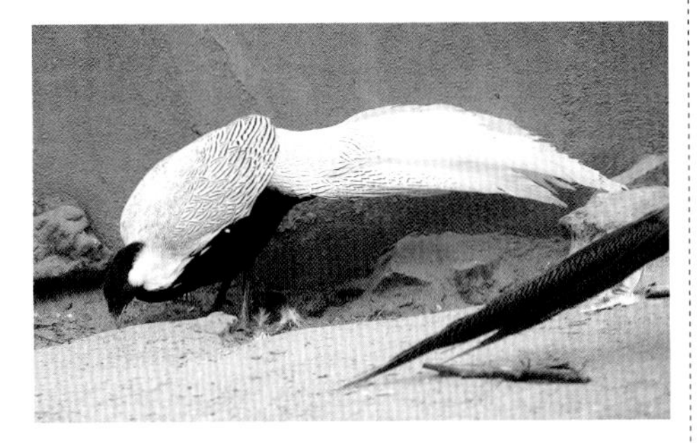

鹧鸪

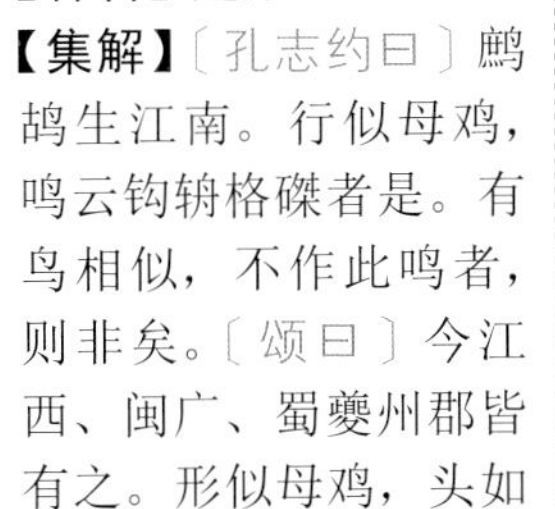

【释名】越雉。

【集解】〔孔志约曰〕鹧鸪生江南。行似母鸡，鸣云钩辀格磔者是。有鸟相似，不作此鸣者，则非矣。〔颂曰〕今江西、闽广、蜀夔州郡皆有之。形似母鸡，头如鹑，臆前有白圆点如真珠，背毛有紫赤浪文。〔时珍曰〕鹧鸪性畏霜露，早晚稀出，夜栖以木叶蔽身。多对啼，今俗谓其鸣曰行不得哥也。其性好洁，猎人因以䅟竿粘之。或用媒诱取。南人专以炙食充庖，云肉白而脆，味胜鸡、雉。

肉【气味】甘，温，无毒。【主治】岭南野葛、菌子毒，生金毒，及温疟久病欲死者，合毛熬酒渍服之。或生捣取汁服，最良。《唐本》|酒服，主蛊气欲死。《日华》|能利五脏，益心力聪明。孟诜

竹鸡

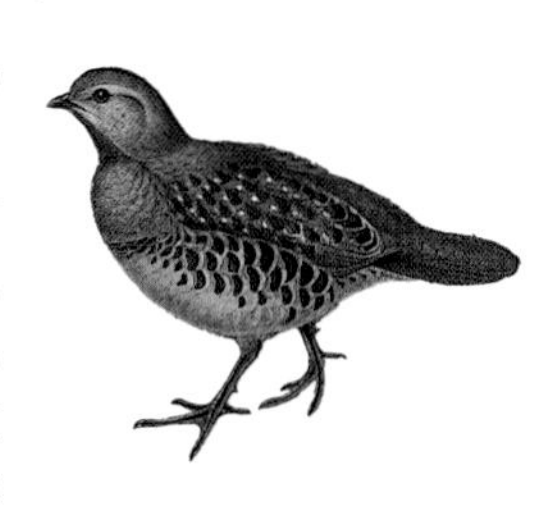

【释名】山菌子、鸡头鹘、泥滑滑。

【集解】〔藏器曰〕山菌子生江东山林间。状如小鸡，无尾。〔时珍曰〕竹鸡今江南川广处处有之，多居竹林。形比鹧鸪差小，褐色多斑，赤文。其性好啼，见其俦必斗。捕者以媒诱其斗，因而网之。谚云：家有竹鸡啼，白蚁化为泥。盖好食蚁也。亦辟壁虱。

肉【气味】甘，平，无毒。【主治】野鸡病，杀虫，煮炙食之。藏器

鹑

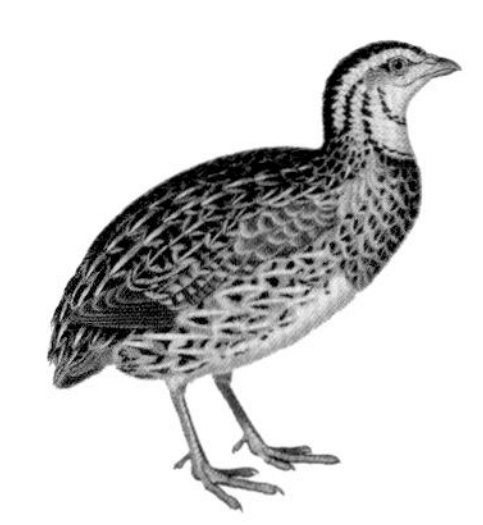

（鹑为雉科动物鹌鹑。）

【释名】〔时珍曰〕鹑性淳，窜伏浅草，无常居而有常匹，随地而安，《庄子》所谓圣人鹑居是矣。

【集解】〔时珍曰〕鹑大如鸡雏，头细而无尾，毛有斑点，甚肥。雄者足高，雌者足卑。其性畏寒，其在田野，夜则群飞，昼则草伏。人能以声呼取之，畜令斗抟。

肉【气味】甘，平，无毒。【主治】补五脏，益中续气，实筋骨，耐寒暑，消结热。和小豆、生姜煮食，止泄痢。酥煎食，令人下焦肥。《嘉祐》|小儿患疳，及下痢五色，旦旦食之，有效。寇宗奭

鸽

【释名】鹁鸽、飞奴。

【集解】〔宗奭曰〕鸽之毛色，于禽中品第最多，惟白鸽入药。凡鸟皆雄乘雌，此独雌乘雄，故其性最淫。〔时珍曰〕处处人

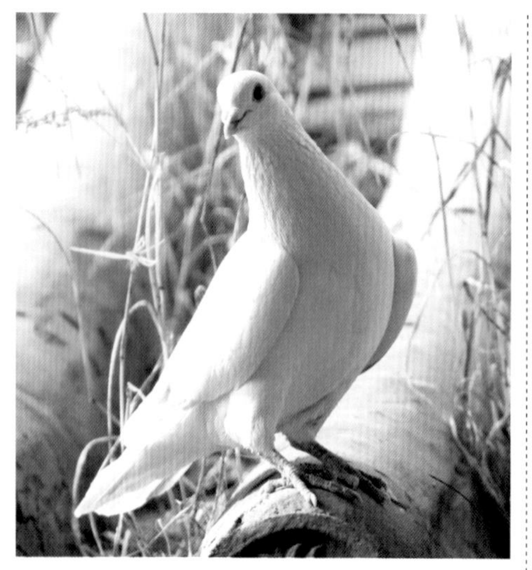

家畜之，亦有野鸽。名品虽多，大要毛羽不过青、白、皂、绿、鹊斑数色。眼目有大小，黄、赤、绿色而已。亦与鸠为匹偶。

白鸽肉【气味】咸，平，无毒。【主治】解诸药毒，及人、马久患疥，食之立愈。《嘉祐》|调精益气，治恶疮疥癣，风瘙白癜，疬疡风，炒熟酒服。虽益人，食多恐减药力。孟诜

卵【主治】解疮毒、痘毒。时珍

屎 名左盘龙。【气味】辛，温，微毒。【主治】人、马疥疮，炒研傅之。驴、马，和草饲之。《嘉祐》|消肿及腹中痞块。汪颖|消瘰疬诸疮，疗破伤风及阴毒垂死者，杀虫。时珍【附方】**头疮白秃** 鸽粪研末傅之，先以醋、泔洗净。亦可烧研掺之。**反花疮毒** 初生恶肉如米粒，破之血出，肉随生，反出于外。用鹁鸽屎三两，炒黄为末。温浆水洗，后傅之。**鹅掌风** 鸽屎白、雄鸡屎，炒研，煎水日洗。

雀

【释名】瓦雀、宾雀。〔时珍曰〕雀，短尾小鸟也。故字从小，从隹。隹音锥，短尾也。栖宿檐瓦之间，驯近阶除之际，如宾客

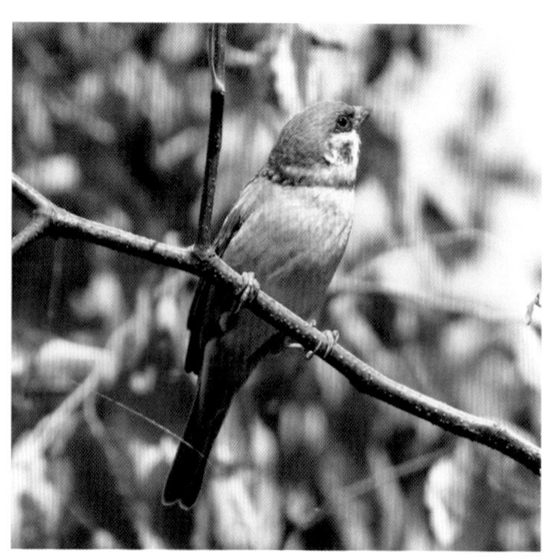

然，故曰瓦雀、宾雀，又谓之嘉宾也。俗呼老而斑者为麻雀，小而黄口者为黄雀。

【集解】〔时珍曰〕雀，处处有之。羽毛斑褐，颔嘴皆黑。头如颗蒜，目如擘椒。尾长二寸许，爪距黄白色，跃而不步。其视惊瞿，其目夜盲，其卵有斑，其性最淫。小者名黄雀，八九月群飞田间。体绝肥，背有脂如披绵。性味皆同，可以炙食，作鲊甚美。

肉【气味】甘，温，无毒。【主治】冬三月食之。起阳道，令人有子。藏器|壮阳益气，暖腰膝，缩小便，治血崩带下。《日华》|益精髓。续五脏不足气。宜常食之，不可停辍。孟诜

巧妇鸟

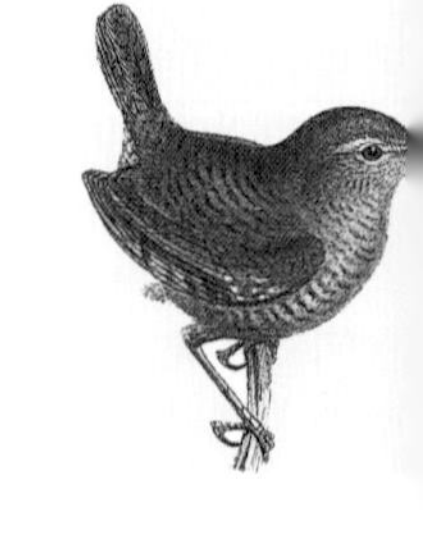

【释名】鹪鹩、桃虫、蒙鸠、女匠、黄脰雀。

【集解】〔藏器曰〕巧妇小于雀，在林薮间为窠。窠如小袋。〔时珍曰〕鹪鹩处处有之。生蒿木之间，居藩篱之上，状似黄雀而小，灰色有斑，声如吹嘘，喙如利锥。取茅苇毛毳而窠，大如鸡卵，而系之以麻发，至为精密。悬

于树上，或一房、二房。故曰巢林不过一枝，每食不过数粒。小人畜驯，教其作戏也。

肉【气味】甘，温，无毒。【主治】炙食甚美，令人聪明。汪颖

燕

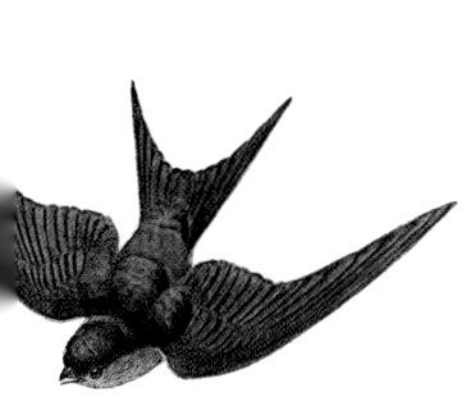

【释名】乙鸟、玄鸟、鸷鸟、鷾鸸、游波、天女。

【集解】〔弘景曰〕燕有两种：紫胸轻小者是越燕，不入药用；胸斑黑而声大者，是胡燕，可入药用。胡燕作窠长，能容二匹绢者，令人家富也。若窠户北向而尾屈色白者，是数百岁燕，《仙经》谓之肉芝，食之延年。〔时珍曰〕燕大如雀而身长，籋口丰颔，布翅歧尾，背飞向宿，营巢避戊己日，春社来，秋社去。其来也，衔泥巢于屋宇之下；其去也，伏气蛰于窟穴之中。或谓其渡海者，谬谈也。玄鸟至时祈高禖，可以求嗣，或以为吞燕卵而生子者，怪说也。或云燕蛰于井底，燕不入屋，井虚也。燕巢有艾则不居。凡狐貉皮毛，见燕则毛脱。物理使然。

肉【气味】酸，平，有毒。【主治】出痔虫、疮虫。《别录》

伏翼

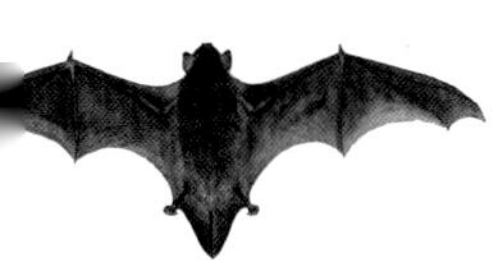

【释名】蝙蝠、天鼠、仙鼠、飞鼠、夜燕。〔恭曰〕伏翼者，以其昼伏有翼也。

【集解】〔宗奭曰〕伏翼日亦能飞，但畏鸷鸟不敢出耳。此物善服气，故能寿。冬月不食，可知矣。〔时珍曰〕伏翼形似鼠，灰黑色。有薄肉翅，连合四足及尾如一。夏出冬蛰，日伏夜飞，食蚊蚋。自能生育，或云鼍虱化蝠，鼠亦化蝠，蝠又化魁蛤，恐不尽然。生乳穴者甚大。或云燕避戊己，蝠伏庚申，此理之不可晓者也。若夫白色者，自有此种尔。

天鼠屎【释名】鼠法、石肝、夜明砂、黑砂星。【修治】〔时珍曰〕凡采得，以水淘去灰土恶气，取细砂晒干焙用。【气味】辛，寒。无毒。【主治】面痈肿，皮肤洗洗时痛，腹中血气，破寒热积聚，除惊悸。《本经》|去面上黑䵟。《别录》|烧灰，酒服方寸匕，下死胎。苏恭|炒服，治瘰疬。《日华》|治马扑损痛，以三枚投热酒一升，取清服立止，数服便瘥。苏颂。出《续传信方》|熬捣为末，拌饭与一岁至两岁小儿食之，治无辜病，甚验。慎微|治疳有效。宗奭|治目盲障翳，明目除疟。时珍

【附方】**内外障翳** 夜明砂末，化入猪肝内，煮食饮汁，效。**青盲不见** 夜明砂，糯米炒黄一两，柏叶炙一两，为末，牛胆汁和丸梧子大。每夜卧时，竹叶汤下二十丸；至五更，米饮下二十丸，瘥乃止。**小儿雀目** 夜明砂一两，炒研，猪胆汁和丸绿豆大。每米饮下五丸。

寒号虫

【释名】鶡鴠、独舂。屎名五灵脂。

【集解】〔志曰〕五灵脂出北地，寒号虫粪也。〔禹锡曰〕寒号虫四足，有肉翅不能远飞。〔颂曰〕今惟河州郡有之。五灵脂色黑如铁，采无时。〔时珍曰〕曷旦乃候时之鸟也，五台诸山甚多。其状如小鸡，四足有肉翅。夏月毛采五色，自鸣若曰：凤皇不如我。至冬毛落如鸟雏，忍寒而号曰：得过且过。其屎恒集一处，气甚臊恶，粒大如豆。采之有如糊者，有粘块如糖者。人亦以沙石杂而货之。凡用以糖心润泽者为真。

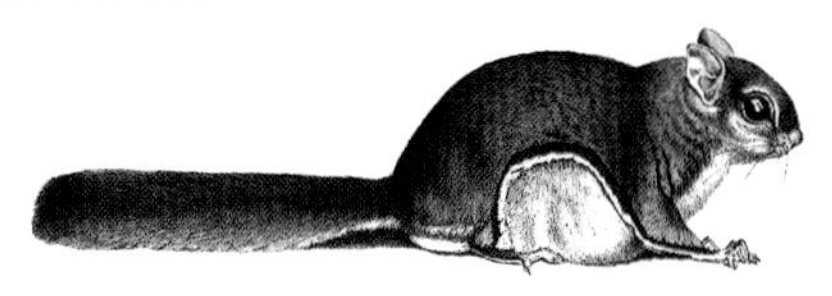

（寒号虫为鼯鼠科动物复齿鼯鼠。）

肉【气味】甘，温，无毒。【主治】食之，补益人。汪颖

五灵脂【修治】〔颂曰〕此物多夹沙石，绝难修治。凡用研为细末，以酒飞去沙石，晒干收用。【气味】甘，温，无毒。恶人参，损人。【主治】心腹冷气，小儿五疳，辟疫，治肠风，通利气脉，女子血闭。《开宝》|疗伤冷积。苏颂|凡血崩过多者，半炒半生，酒服，能行血止血。治血气刺痛甚效。震亨|止妇人经水过多，赤带不绝，胎前产后血气诸痛，男女一切心腹、胁肋、少腹诸痛，疝痛，血痢肠风腹痛，身体血痹刺痛，肝疟发寒热，反胃消渴，及痰涎挟血成窠，血贯瞳子，血凝齿痛，重舌，小儿惊风，五痫癫疾，杀虫，解药毒，及蛇、蝎、蜈蚣伤。时珍【附方】**失笑散** 治男女老少，心痛腹痛，少腹痛，小肠疝气，诸药不效者，能行能止；妇人妊娠心痛，及产后心痛、少腹痛、血气痛尤妙。用五灵脂、蒲黄等分，研末。先以醋二杯调末，熬成膏，入水一盏，煎至七分，连药热服。未止再服。一方以酒代醋。一方以醋糊和丸，童尿、酒服。**五灵脂散** 治丈夫脾积气痛，妇人血崩诸痛。飞过五灵脂炒烟尽，研末。每服一钱，温酒调下。此药气恶难吃，烧存性乃妙也。或以酒、水、童尿煎服。**产后腹痛** 五灵脂、香附、桃仁等分研末，醋糊丸，服一百丸。或用五灵脂末，神麹糊丸，白术、陈皮汤下。

第四十九卷　禽部

禽之三　林禽类

斑鸠

【释名】斑隹、锦鸠、鹁鸠。

【集解】〔宗奭曰〕斑鸠有有斑者，有无斑者，有灰色者，有大者，有小者。虽有此数色，其用则一也。尝养之数年，并不见春秋分变化。〔时珍曰〕鸣鸠能化鹰，而斑鸠化黄褐侯之说，不知所出处。今鸠小而灰色，及大而斑如梨花点者，并不善鸣。惟项下斑如真珠者，声大能鸣，可以作媒引鸠，入药尤良。鸠性慤孝，而拙于为巢，才架数茎，往往堕卵。天将雨即逐其雌，霁则呼而反之。故曰鷦巧而危，鸠拙而安。或云雄呼晴，雌呼雨。

鸠肉【气味】甘，平，无毒。【主治】明目。多食，益气，助阴阳。《嘉祐》|久病虚损人食之，补气。宗奭|食之，令人不噎。时珍

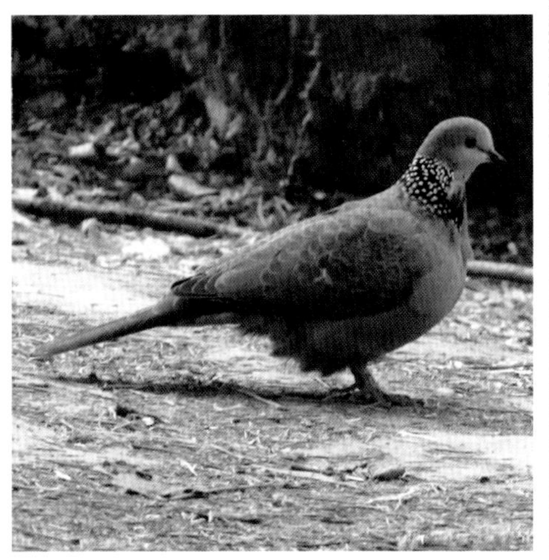

鸤鸠

【释名】布谷、鴶鵴、获谷、郭公。〔时珍曰〕布谷名多，皆各因其声似而呼之。如俗呼阿公阿婆、割麦插禾、脱却破裤之类，皆因其鸣时可为农候故耳。

【集解】〔藏器曰〕布谷似鹞长尾，牝牡飞鸣，以翼相拂击。〔时珍曰〕案《毛诗疏义》云：鸣鸠大如鸠而带黄色，啼鸣相呼而不相集。不能为巢，多居树穴及空鹊巢中。哺子朝自上下，暮自下上也。二月谷雨后始鸣，夏至后乃止。

肉【气味】甘，温，无毒。【主治】安神定志，令人少睡。汪颖

脚胫骨【主治】令人夫妻相爱。五月五日收带之，各一，男左女右。云置水中，自能相随也。藏器

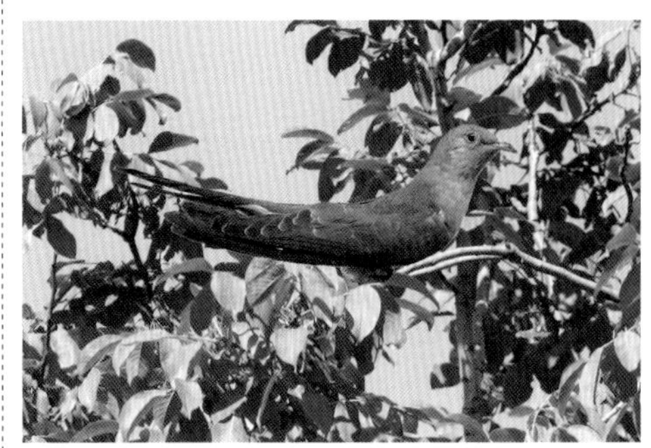

（鸤鸠为杜鹃科动物大杜鹃。）

桑鳸

【释名】窃脂、青雀、蜡觜雀。〔时珍曰〕桑鳸乃鳸之在桑间者，其觜或淡白如脂，或凝黄如蜡，故古名窃脂，俗名蜡觜。

【集解】〔时珍曰〕鳸鸟处处山林有之。大如鸲鹆，苍褐色，有黄斑点，好食粟稻。

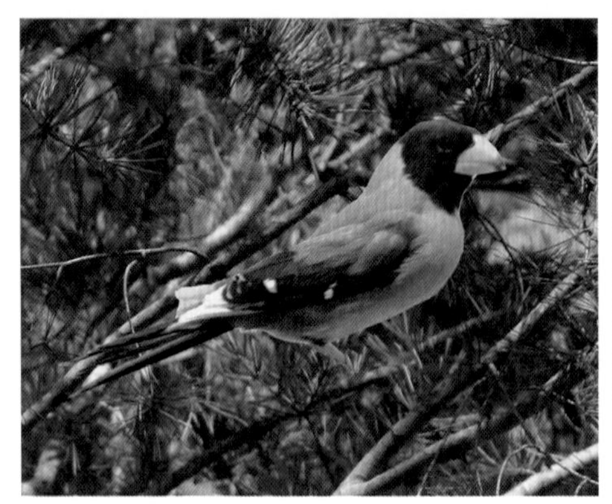

（桑鳸为雀科动物黑头蜡嘴雀等。）

诗云交交桑鳸，有莺其羽是矣。其觜喙微曲，而厚壮光莹，或浅黄浅白，或浅青浅黑，或浅玄浅丹。鳸类有九种，皆以喙色及声音别之，非谓毛色也。

肉【气味】甘，温，无毒。【主治】肌肉虚羸，益皮肤。汪颖

伯劳

【释名】伯鹩、博劳、伯赵、䴗、䳺。

毛【气味】平，有毒。【主治】小儿继病，取毛带之。继病者，母有娠乳儿，儿病如疟痢，他日相继腹大，或瘥或发。他人有娠，相近亦能相继也。北人未识此病。《嘉祐》

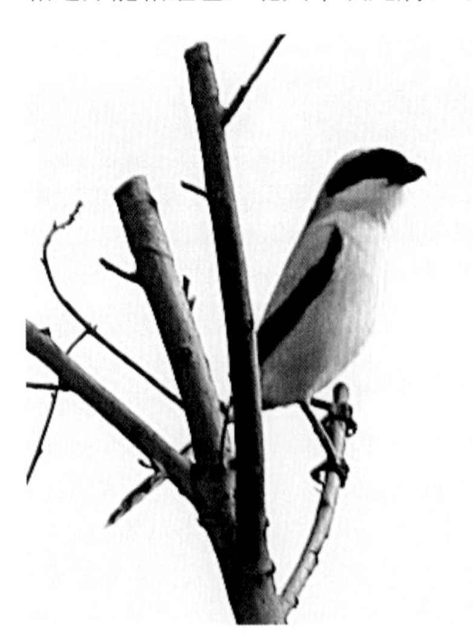

鸜鹆

【释名】鸲鹆、哵哵鸟、八哥、寒皋。〔时珍曰〕此鸟好浴水，其睛瞿瞿然，故名。

【集解】〔恭曰〕鸜鹆，似䴗而有帻者是也。〔藏器曰〕五月五日取雏，剪去舌端，即能效人言，又可使取火也。〔时珍曰〕鸜鹆巢于鹊巢、树穴，及人家屋脊中。身首俱黑，两翼下各有白点。其舌如人舌，剪剔能作人言。嫩则口黄，老则口白。头上有帻者，亦有无帻者。肉【气味】甘，平，无毒。【主治】五痔止血。炙食，或为散饮服。《唐本》|炙食一枚，治吃噫下气，通灵。《日华》|治老嗽。腊月腊日取得，五味腌炙食，或作羹食，或捣散蜜丸服之。非腊日者不可用。孟诜

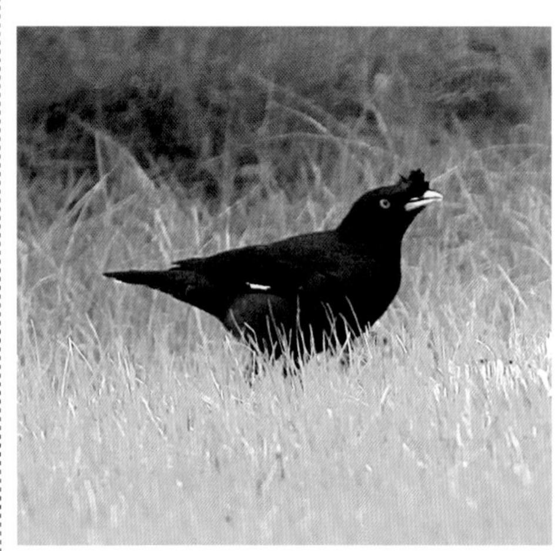

（鸜鹆为椋鸟科八哥属动物八哥。）

百舌

【释名】反舌。

【集解】〔时珍曰〕百舌处处有之，居树孔、窟穴中。状如鸲鹆而小，身略长，灰黑色，微有斑点，喙亦尖黑，行则头俯，好食蚯蚓。立春后则鸣啭不已，夏至后则无声，十月后则藏蛰。

肉【气味】缺。【主治】炙食，治小儿久不语，及杀虫。藏器

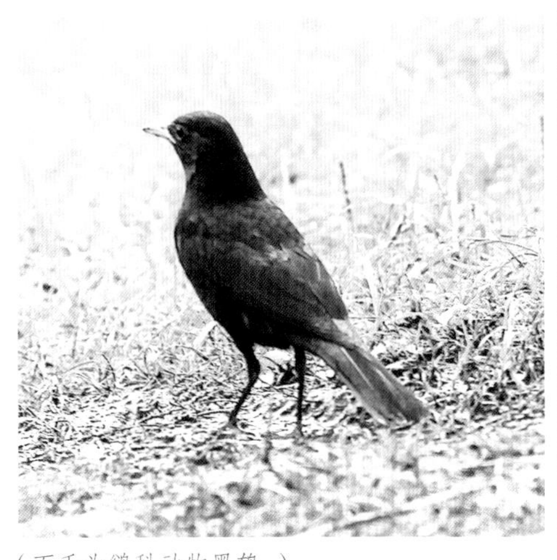

（百舌为鹟科动物黑鸫。）

练鹊

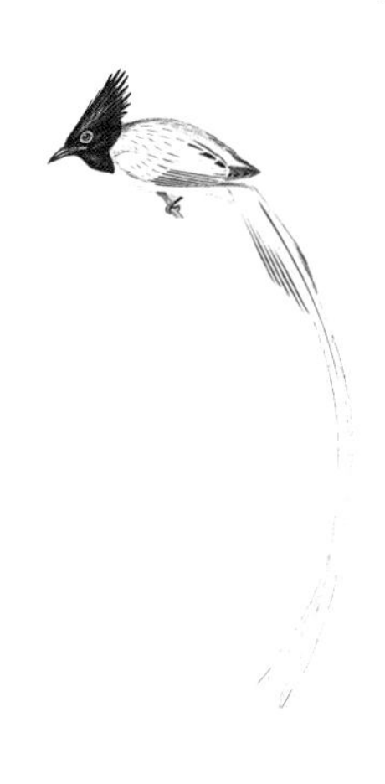

【集解】〔禹锡曰〕练鹊似鸲鹆而小，黑褐色。食槐子者佳。冬春间采之。〔时珍曰〕其尾有长白毛如练带者是也。

【气味】甘，温、平，无毒。

【主治】益气，治风疾。细剉炒香，袋盛浸酒中，每日取酒温饮服之。《嘉祐》

莺

【释名】黄鸟、离黄、黧黄、仓庚、青鸟、黄伯劳。

【集解】〔时珍曰〕莺处处有之。大于鸜鹆，雌雄双飞，体毛黄色，羽及尾有黑色相间，黑眉尖觜，青脚。立春后即鸣，麦黄椹熟时尤甚，其音圆滑，如织机声，乃应节趋时之鸟也。

肉【气味】甘，温，无毒。【主治】补益阳气，助脾。汪颖|食之不妒。时珍

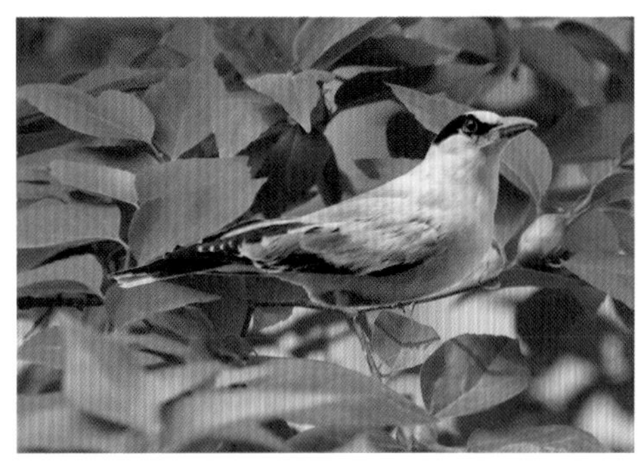

（莺为黄鹂科动物黄鹂。）

啄木鸟

【释名】斫木、䳰。

【集解】〔时珍曰〕啄木小者如雀，大者如鸦，面如桃花，喙、足皆青色，刚爪利觜。觜如锥，长数寸。舌长于咮，其端有针刺，啄得蠹，以舌钩出食之。《博物志》云：此鸟能以觜画字，令虫自出。其山啄木头上有赤毛，野人呼为火老鸦，能食火炭。王元之诗云：淮南啄木大如鸦，顶似仙鹤堆丹砂。即此也。亦入药用，其功相同。

肉【气味】甘、酸，平，无毒。【主治】痔瘘，及牙齿疳䘌虫牙。烧存性，研末，纳孔子中，不过三次。《嘉祐》|追劳虫，治风痫。时珍

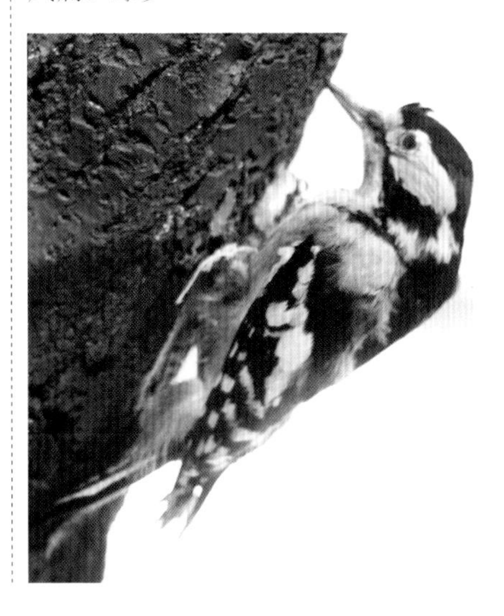

乌鸦

【释名】鸦乌、老雅、鸒、鵯鶋、楚乌、大觜乌。

【集解】〔时珍曰〕乌鸦大觜而性贪鸷，好鸣善避缯缴，古有《鸦经》以占吉凶。然北人喜鸦恶鹊，南人喜鹊恶鸦，惟师旷以白项者为不祥，近之。

肉【气味】酸，涩，平，无毒。**【主治】**瘦病咳嗽，骨蒸劳疾。腊月以瓦瓶泥固烧存性，为末，每饮服一钱。又治小儿痫疾及鬼魅。《嘉祐》|治暗风痫疾，及五劳七伤，吐血咳嗽，杀虫。时珍

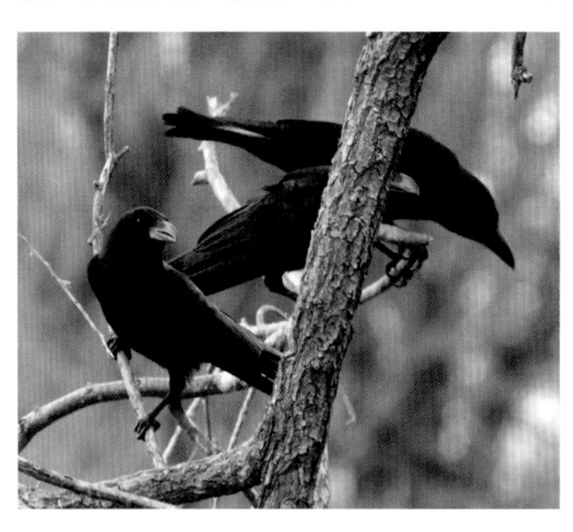

鹊

【释名】飞驳乌、喜鹊、干鹊。〔时珍曰〕鹊古文作舄，象形。鹊鸣唶唶，故谓之鹊。鹊色驳杂，故谓之驳。灵能报喜，故谓之喜。性最恶湿，故谓之干。佛经谓之刍尼，小说谓之神女。

【集解】〔时珍曰〕鹊，乌属也。大如鸦而长尾，尖觜黑爪，绿背白腹，尾翮黑白驳杂。上下飞鸣，以音感而孕，以视而抱，季冬始巢，开户背太岁向太乙。知来岁风多，巢必卑下。故曰干鹊知来，狌狌知往。段成式云：鹊有隐巢木如梁，令鸷鸟不见。人若见之，主富贵也。

雄鹊肉【气味】甘，寒，无毒。**【主治】**

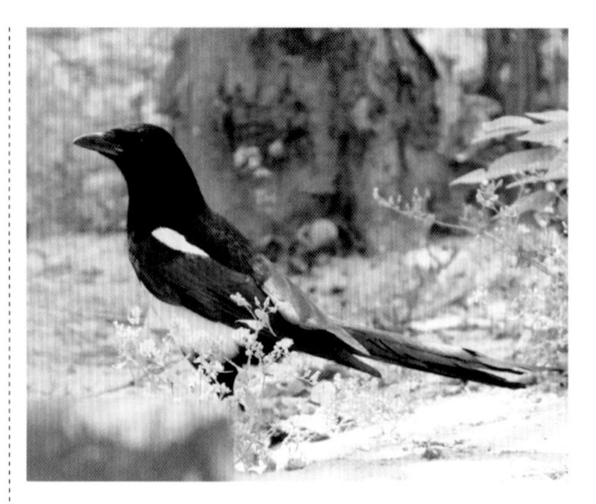

石淋，消结热。可烧作灰，以石投中解散者，是雄也。《别录》〔藏器曰〕烧灰淋汁饮之，令淋石自下。治消渴疾、去风及大小肠涩，并四肢烦热，胸膈痰结。妇人不可食。苏颂|冬至埋鹊于圊前，辟时疾温气。时珍。出《肘后》

山鹊

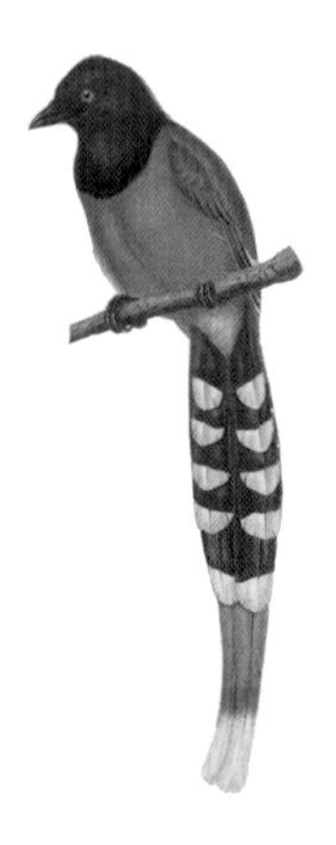

【释名】鸒、鷽、山鷓、赤嘴乌。

【集解】〔时珍曰〕山鹊，处处山林有之。状如鹊而乌色，有文采，赤嘴赤足，尾长不能远飞，亦能食鸡、雀。谚云：朝鸒叫晴，暮鸒叫雨。

【气味】甘，温，无毒。

【主治】食之解诸果毒。汪颖

鹦䳇

【释名】鹦哥、干皋。

【集解】〔时珍曰〕鹦䳇有数种：绿鹦䳇出陇蜀，而滇南、交广近海诸地尤多，大如乌鹊，数百群飞，南人以为鲊食；红鹦䳇紫赤色，大亦如之；白鹦䳇出西洋、南番，大如母鸡；五色鹦䳇出海外诸国，大于白而小于绿者，性尤慧利。俱丹味钩吻，长尾赤足，金睛深目，上下目睑皆能

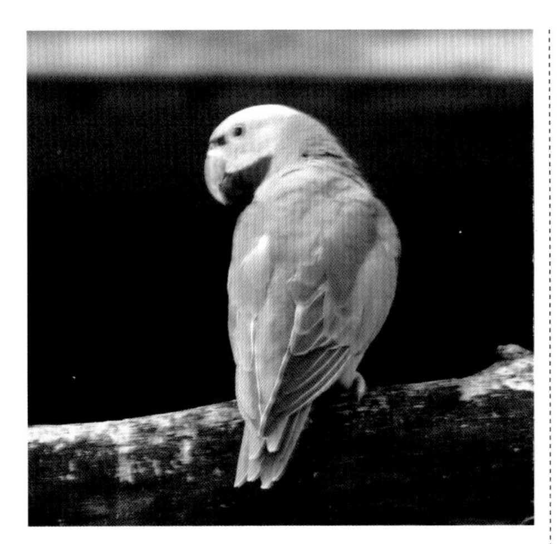

眨动，舌如婴儿。其趾前后各二，异于众鸟。

禽之四　山禽类

孔雀

【释名】越鸟。

【集解】〔时珍曰〕按《南方异物志》云：孔雀，交趾、雷、罗诸州甚多，生高山乔木之上。大如雁，高三四尺，不减于鹤。细颈隆背，头戴三毛长寸许。数十群飞，栖游冈陵。晨则鸣声相和，其声曰都护。雌者尾短无金翠。雄者三年尾尚小，五年乃长二三尺。夏则脱毛，至春复生。自背至尾有圆文，五色金翠，相绕如钱。自爱其尾，山栖必先择置尾之地。雨则尾重不能高飞，南人因往捕之。或暗伺其过，生断其尾，以为方物。若回顾，则金翠顿减矣。山人养其雏为媒，或探其卵，鸡伏出之。饲以猪肠、生菜之属。闻人拍手歌舞，则舞。

肉【气味】咸，凉，微毒。【主治】解药毒、蛊毒。《日华》

驼鸟

【释名】驼蹄鸡、食火鸡、骨托禽。

【集解】〔藏器曰〕驼鸟如驼，生西戎。高宗永徽中，吐火罗献之。高七尺，足如橐驼，鼓翅而行，日三百里，食铜铁也。〔时珍曰〕此亦是鸟也，能食物所不能食者。按李延寿《后魏书》云：波斯国有鸟，形如驼，能飞不高，食草与肉，亦啖火，日行七百里。郭义恭《广志》云：安息国贡大雀，雁身驼蹄，苍色，举头高七八尺，张翅丈余，食大麦，其卵如瓮，其名驼鸟。

屎【气味】无毒。【主治】人误吞铁石入腹，食之立消。藏器

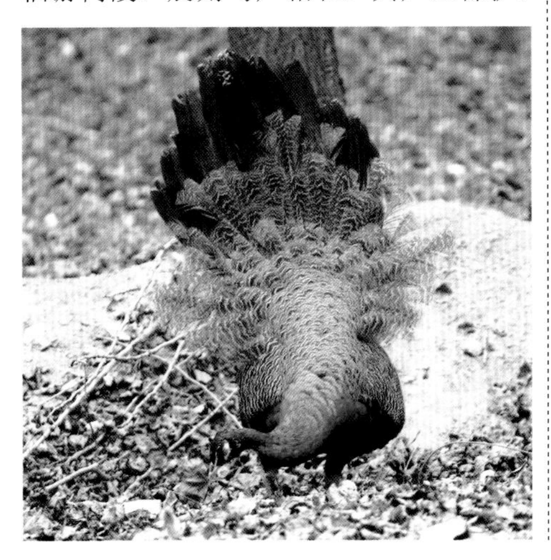

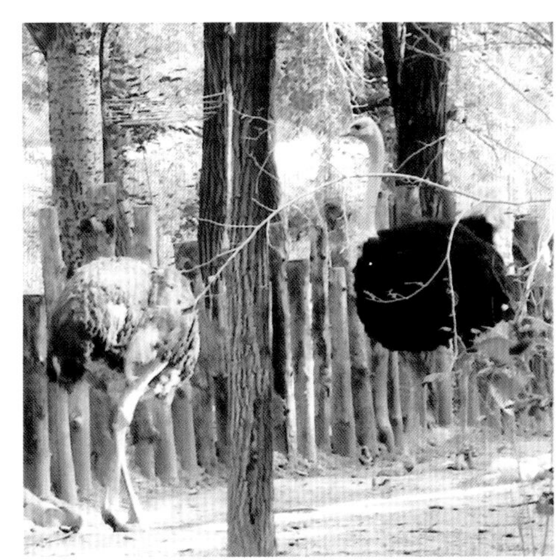

鹰

【释名】角鹰、鷞鸠。

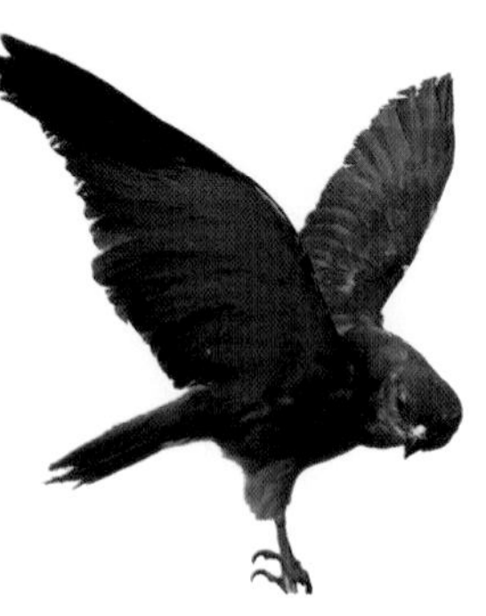

【集解】〔时珍曰〕鹰出辽海者上，北地及东北胡者次之。北人多取雏养之，南人八九月以媒取之。乃鸟之疏暴者。有雉鹰、兔鹰，其类以季夏之月习击，孟秋之月祭鸟。隋·魏彦深《鹰赋》颇详，其略云：资金方之猛气，擅火德之炎精。指重十字，尾贵合卢。觜同钩利，脚等荆枯。或白如散花，或黑如点漆。大文若锦，细斑似缬。身重若金，爪刚如铁。毛衣屡改，厥色无常。寅生酉就，总号为黄。二周作鹞，三岁成苍。雌则体大，雄则形小。察之为易，调之实难。姜以取热，酒以排寒。生于窟者好眠，巢于木者常立。双骹长者起迟，六翮短者飞急。

肉【气味】缺。【主治】食之治野狐邪魅。藏器

屎白【气味】微寒，有小毒。【主治】伤挞灭痕。《本经》|烧灰酒服，治中恶。《药性》|烧灰，酒服方寸匕，主邪恶，勿令本人知。苏恭|消虚积，杀劳虫，去面疱皯䵳。时珍【发明】〔弘景曰〕单用不能灭瘢。须合僵蚕、衣鱼之属为膏，乃效。【附方】**灭痕**《千金》用鹰屎白和人精傅，日三。《圣惠》用鹰屎二两，僵蚕一两半，为末，蜜和傅。《总录》用鹰屎白、白附子各一两，为末，醋和傅，日三五次，痕灭止。

鹏

【释名】鹫、鷲。

【集解】〔时珍曰〕鹏似鹰而大，尾长翅短，土黄色，鸷悍多力，盘旋空中，无

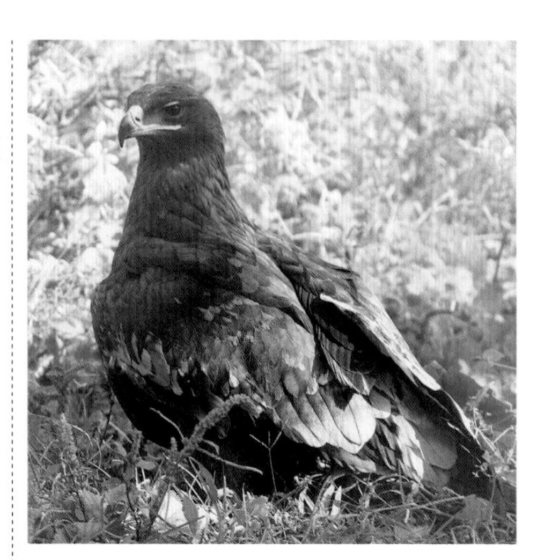

细不睹。皂鹏即鹫也，出北地，色皂。青鹏出辽东，最俊者谓之海东青。羌鹫出西南夷，黄头赤目，五色皆备。鹏类能搏鸿鹄、獐鹿、犬豕。又有虎鹰，翼广丈余，能搏虎也。鹰、鹏虽鸷而畏燕子，物无大小也。其翮可为箭羽。

骨【气味】缺。【主治】折伤断骨。烧灰，每服二钱，酒下，在上食后，在下食前，骨即接如初。时珍。出《接骨方》

鸱

【释名】雀鹰、鸢、鷤、隼、鹞。

【集解】〔弘景曰〕鸱，即俗呼老鸱者。又有鹏、鹗，并相似而大。〔时珍曰〕鸱似鹰而稍小，其尾如舵，极善高翔，专捉鸡、雀。鸱类有数种。按《禽经》云：善抟者曰鹗，窃玄者曰鹏，骨曰鹘，了曰鹞，展曰鹯，夺曰鵽。又云：鹘生三子，一为鸱。鹘，小于鸱而最猛捷，能击鸠、鸽，亦名鹬子，一名笼脱。鹯，色青，向风展翅迅摇，搏捕鸟雀，鸣

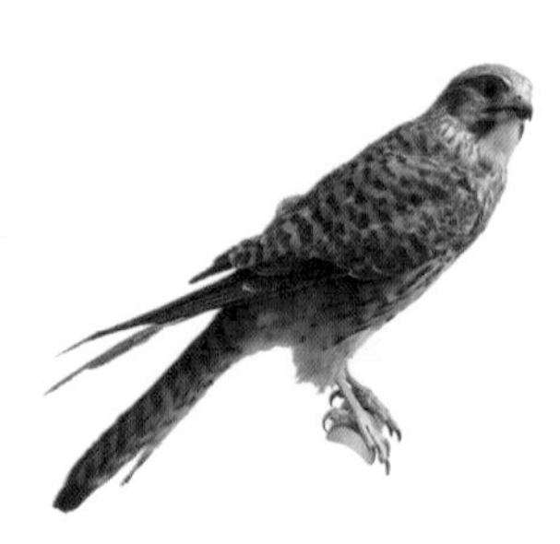

则大风，一名晨风。鹨，小于鹯，其脰上下，亦取鸟雀如攘掇也，一名鹞子。

肉【气味】缺。【主治】食之，治癫痫。孟诜|食之，消鸡肉、鹌鹑成积。时珍

骨【主治】鼻衄不止。取老鸱翅关大骨，微炙研末，吹之。时珍。出《圣济总录》

鸱鸺

【释名】角鸱、怪鸱、雚、老兔、钩鵅。

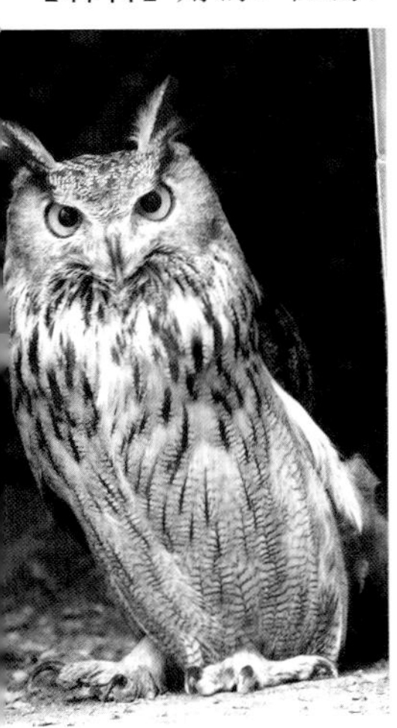

【集解】〔藏器曰〕其状似鸱有角，怪鸟也。夜飞昼伏，入城城空，入室室空。常在一处则无害。若闻其声如笑者，宜速去之。北土有训狐，二物相似，各有其类。训狐声呼其名，两目如猫儿，大如鸲鹆，作笑声，当有人死。又有鸺鹠，亦是其类，微小而黄，夜能入人家，拾人手爪，知人吉凶。有人获之，嗉中犹有爪。故除爪甲者，埋之户内，为此也。〔时珍曰〕此物有二种：鸱鸺大如鸱鹰，黄黑斑色，头目如猫，有毛角两耳。昼伏夜出，鸣则雌雄相唤，其声如老人，初若呼，后若笑，所至多不祥。

肉【主治】疟疾。用一只，去毛肠，油炸食之。时珍。出《阴宪副方》

鸮

【释名】枭鸱、土枭、山鸮、鸡鸮、鵩、训狐、流离。

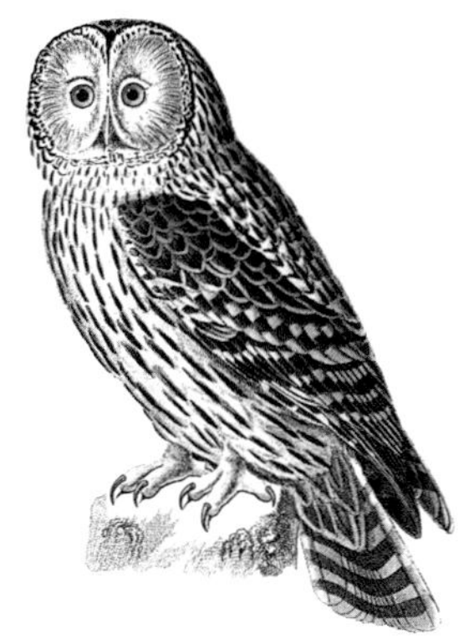

【集解】〔时珍曰〕鸮、鵩、鸺鹠、枭，皆恶鸟也，说者往往混注。贾谊谓鵩似鸮，藏器谓鸮与训狐为二物，许慎、张华谓鸮鵩、鸺鹠训为一物，王逸谓鵩即训狐，陈正敏谓枭为伯劳，宗懔谓土枭为鸲鹆，各执一说。今通考据，并咨询野人，则鸮、枭、鵩、训狐，一物也。鸺鹠，一物也。藏器所谓训狐之状者，鸺鹠也。鸮，即今俗所呼幸胡者是也，处处山林时有之。少美好而长丑恶，状如母鸡，有斑文，头如鸲鹆，目如猫目，其名自呼，好食桑椹。古人多食之，故礼云不食鸮胖，谓胁侧薄弱也。

肉【气味】甘，温，无毒。【主治】鼠瘘，炙食之。藏器|风痫，噎食病。时珍

第五十卷　兽部一

兽之一　畜类

豕

【释名】猪、豚、豭、彘、豮。

【集解】〔时珍曰〕猪天下畜之，而各有不同。生青兖徐淮者耳大，生燕冀者皮厚，生梁雍者足短，生辽东者头白，生豫州者味短，生江南者耳小，谓之江猪，生岭南者白而极肥。猪孕四月而生，在畜属水，在卦属坎，在禽应室星。

豭猪肉【气味】酸，冷，无毒。凡猪肉：苦，微寒，有小毒。江猪肉：酸，平，有小毒。豚肉：辛，平，有小毒。〔时珍曰〕北猪味薄，煮之汁清；南猪味厚，煮之汁浓，毒尤甚。入药用纯黑豭猪。凡白猪、花猪、豥猪、牝猪、病猪、黄膘猪、米猪，并不可食。黄膘煮之汁黄，米猪肉中有米。【主治】疗狂病久不愈。《别录》|压丹石，解热毒，宜肥热人食之。《拾遗》|补肾气虚竭。《千金》|疗水银风，并中土坑恶气。《日华》

豭猪头肉【气味】有毒。【主治】寒热五癃鬼毒。《千金》|同五味煮食，补虚乏气力，去惊痫五痔，下丹石，亦发风气。《食疗》

项肉 俗名槽头肉，肥脆，能动风。【主治】酒积，面黄腹胀。以一两切如泥，合甘遂末一钱作丸，纸裹煨香食之，酒下，当利出酒布袋也。时珍。出《普济》

脂膏【修治】〔时珍曰〕凡凝者为肪为脂，释者为膏为油，腊月炼净收用。【气味】甘，微寒，无毒。反乌梅、梅子。【主治】煎膏药，解斑蝥、芫青毒。《别录》|解地胆、亭长、野葛、硫黄毒，诸肝毒，利肠胃，通小便，除五疸水肿，生毛发。时珍|破冷结，散宿血。孙思邈|利血脉，散风热，润肺。入膏药，主诸疮。苏颂|杀虫，治皮肤风，涂恶疮。《日华》|治痈疽。苏恭|悦皮肤。作手膏，不皲裂。陶弘景|胎产衣不下，以酒多服，佳。徐之才|鬐膏：生发悦面。《别录》

血【气味】咸，平，无毒。【主治】生血：疗贲豚暴气，及海外瘴气。《日华》|中风绝伤，头风眩运，及淋沥。苏恭|卒下血不止，清酒和炒食之。思邈|清油炒食，治嘈杂有虫。时珍|压丹石，解诸毒。吴瑞

心【气味】甘、咸，平，无毒。【主治】惊邪忧恚。《别录》|虚悸气逆，妇人产后中风，血气惊恐。思邈|补血不足，虚劣。苏颂|五脏：主小儿惊痫，出汗。苏恭

肝 入药用子肝。【气味】苦，温，无毒。【主治】小儿惊痫。苏恭|切作生，以姜、醋食，主脚气，当微泄。若先利，即勿服。藏器|治冷劳脏虚，冷泄久滑赤白，带

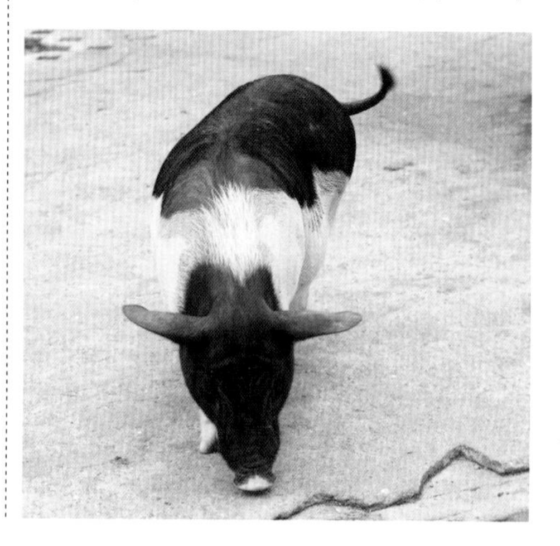

下，以一叶薄批，揾着诃子末炙之，再揾再炙，尽末半两，空腹细嚼，陈米饮送下。苏颂|补肝明目，疗肝虚浮肿。时珍

肺【气味】甘，微寒，无毒。【主治】补肺。苏颂|疗肺虚咳嗽，以一具，竹刀切片，麻油炒熟，同粥食。又治肺虚嗽血，煮蘸薏苡仁末食之。时珍。出《要诀诸方》

肾 俗名腰子。【气味】咸，冷，无毒。【主治】理肾气，通膀胱。《别录》|补膀胱水脏，暖膝，治耳聋。《日华》|补虚壮气，消积滞。苏颂|除冷利。孙思邈|止消渴，治产劳虚汗，下痢崩中。时珍【附方】**肾虚遗精** 多汗，夜梦鬼交。用猪肾一枚，切开去膜，入附子末一钱，湿纸裹煨熟，空心食之，饮酒一杯。不过三五服，效。**肾虚阴痿** 羸瘦，精衰少力。用豮猪肾一对，切片，枸杞叶半斤，以豉汁一盏，同椒、盐煮羹食。**肾虚腰痛** 用猪腰子一枚切片，以椒、盐淹去腥水，入杜仲末三钱在内，荷叶包煨食之，酒下。

肚【气味】甘，微温，无毒。【主治】补中益气止渴，断暴痢虚弱。《别录》|补虚损，杀劳虫。酿黄糯米蒸捣为丸，治劳气，并小儿疳蛔黄瘦病。《日华》|主骨蒸热劳，血脉不行，补羸助气，四季宜食。苏颂|消积聚癥瘕，治恶疮。吴普

肠【气味】甘，微寒，无毒。【主治】虚渴，小便数，补下焦虚竭。孟诜|止小便。《日华》|去大小肠风热，宜食之。苏颂|润肠治燥，调血痢脏毒。时珍

脬亦作胞【气味】甘、咸，寒，无毒。【主治】梦中遗溺，疝气坠痛，阴囊湿痒，玉茎生疮。

舌【主治】健脾补不足，令人能食，和五味煮汁食。孟诜

蹄【气味】甘、咸，小寒，无毒。【主治】煮汁服，下乳汁，解百药毒，洗伤挞诸败疮。《别录》|滑肌肤，去寒热。苏颂|煮羹，通乳脉，托痈疽，压丹石。煮清汁，洗痈疽，渍热毒，消毒气，去恶肉，有效。时珍【附方】**妇人无乳**《外台》用母猪蹄一具，水二斗，煮五六升，饮之，或加通草六分。《广济》用母猪蹄四枚，水二斗，入土瓜根、通草、漏卢各三两，再煮六升，去滓，纳葱、豉作粥或羹食之。或身体微热，有少汗出佳。未通再作。

尾【主治】腊月者，烧灰水服，治喉痹。和猪脂，涂赤秃发落。时珍。出《千金》

狗

【释名】犬、地羊。

【集解】〔时珍曰〕狗类甚多，其用有三：田犬长喙善猎，吠犬短喙善守，食犬体肥供馔。凡《本草》所用，皆食犬也。犬以三月而生，在畜属木，在卦属艮，在禽应娄星。豺见之跪，虎食之醉，犬食番木鳖则死，物性制伏如此。

肉 黄犬为上，黑犬、白犬次之。【气味】咸、酸，温，无毒。【主治】安五脏，补绝伤，轻身益气。《别录》|宜肾。思邈|补胃气，壮阳道，暖腰膝，益气力。《日华》|补五劳七伤，益阳事，补血脉，厚肠胃，实下焦，填精髓，和五味煮，空心食之。凡食犬不可去血，则力少不益人。孟诜

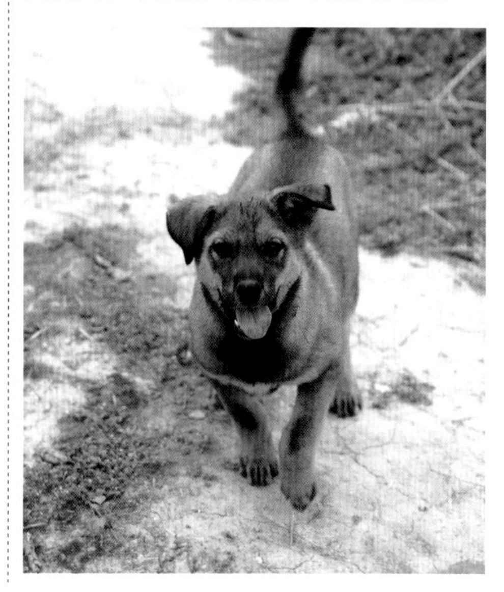

羊

【释名】羖、羝、羯。

【集解】〔时珍曰〕生江南者为吴羊，头身相等而毛短。生秦晋者为夏羊，头小身大而毛长。土人二岁而剪其毛，以为毡物，谓之绵羊。广南英州一种乳羊，食仙茅，极肥，无复血肉之分，食之甚补人。诸羊皆孕四月而生。其目无神，其肠薄而萦曲。在畜属火，故易繁而性热也。在卦属兑，故外柔而内刚也。其性恶湿喜燥，食钩吻而肥，食仙茅而肪，食仙灵脾而淫，食踯躅而死。物理之宜忌，不可测也。

羊肉【气味】苦、甘，大热，无毒。【主治】暖中，字乳余疾，及头脑大风汗出，虚劳寒冷，补中益气，安心止惊。《别录》|止痛，利产妇。思邈|治风眩瘦病，丈夫五劳七伤，小儿惊痫。孟诜|开胃健力。《日华》【发明】〔颂曰〕肉多入汤剂。《胡洽方》有大羊肉汤，治妇人产后大虚，心腹绞痛厥逆，医家通用大方也。〔宗奭曰〕仲景治寒疝，羊肉汤，服之无不验者，一妇冬月生产，寒入子户，腹下痛不可按，此寒疝也。医欲投抵当汤。予曰：非其治也。以仲景羊肉汤减水，二服即愈。【附方】**羊肉汤** 张仲景治寒劳虚羸，及产后心腹疝痛。用肥羊肉一斤，水一斗，煮汁八升，入当归五两，黄芪八两，生姜六两，煮取二升，分四服。胡洽方无黄芪，《千金方》有芍药。**产后厥痛** 胡洽大羊肉汤：治妇人产后大虚，心腹绞痛，厥逆。用羊肉一斤，当归、芍药、甘草各七钱半，用水一斗煮肉，取七升，入诸药，煮二升服。**产后虚羸** 腹痛，冷气不调，及脑中风汗自出。白羊肉一斤，切治如常，调和食之。**补益虚寒** 用精羊肉一斤，碎白石英三两，以肉包之，外用荷叶裹定，于一石米下蒸熟，取出去石英，和葱、姜作小馄饨子。每日空腹，以冷浆水吞一百枚，甚补益。**壮阳益肾** 用白羊肉半斤切生，以蒜、薤食之。三日一度，甚妙。**五劳七伤** 虚冷。用肥羊肉一腿，密盖煮烂，绞取汁服，并食肉。**骨蒸久冷** 羊肉一斤，山药一斤，各烂煮研如泥，下米煮粥食之。

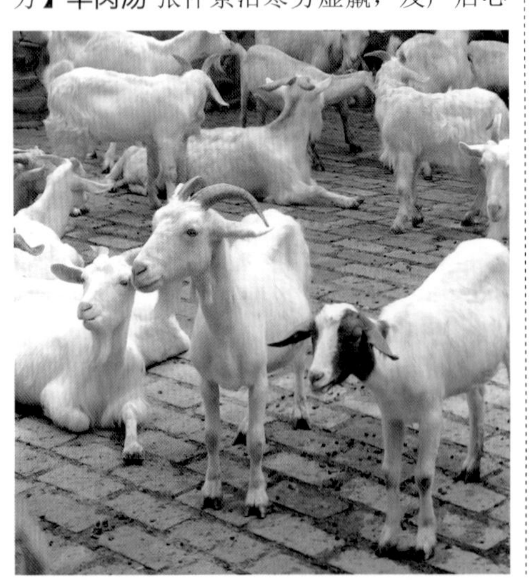

头、蹄 白羊者良。【气味】甘，平，无毒。【主治】风眩瘦疾，小儿惊痫。苏恭|脑热头眩。《日华》|安心止惊，缓中止汗补胃，治丈夫五劳骨热，热病后宜食之，冷病人勿多食。孟诜

皮【主治】一切风，及脚中虚风，补虚劳，去毛作羹、臛食。孟诜|湿皮卧之，散打伤青肿；干皮烧服，治蛊毒下血。时珍

脂 青羊者良。【气味】甘，热，无毒。【主治】生脂：止下痢脱肛，去风毒，产后腹中绞痛。思邈|治鬼疰。苏颂|去游风及黑䵟。日华|熟脂：主贼风痿痹飞尸，辟瘟气，止劳痢，润肌肤，杀虫治疮癣。入膏药，透肌肉经络，彻风热毒气。时珍【附方】**卒汗不止** 牛、羊脂，温酒频化，服之。**小儿口疮** 羊脂煎薏苡根涂之。

乳【气味】甘，温，无毒。【主治】补寒冷虚乏。《别录》|润心肺，治消渴。甄权|疗虚劳，益精气，补肺、肾气，和小肠气。合脂作羹，补肾虚，及男女中风。张鼎|利大肠，治小儿惊痫。含之，治口疮。《日华》|主心卒痛，可温服之。又蠼螋入耳，

灌之即化成水。孟诜|治大人干呕及反胃，小儿哕啘及舌肿，并时时温饮之。时珍|解蜘蛛咬毒。

肾【主治】补肾气虚弱，益精髓。《别录》|补肾虚耳聋阴弱，壮阳益胃，止小便，治虚损盗汗。《日华》|合脂作羹，疗劳痢甚效。蒜、薤食之一升，疗癥瘕。苏恭|治肾虚消渴。时珍

脬【主治】下虚遗溺。以水盛入，炙熟，空腹食之，四五次愈。孙思邈

羖羊角 青色者良。【气味】咸，温，无毒。【主治】青盲，明目，止惊悸寒泄。久服，安心益气轻身。杀疥虫。入山烧之，辟恶鬼虎狼。《本经》|疗百节中结气，风头痛，及蛊毒吐血，妇人产后余痛。《别录》|烧之，辟蛇。灰治漏下，退热，主山障溪毒。《日华》

牛

【释名】〔时珍曰〕按许慎云：牛，件也。牛为大牲，可以件事分理也。其文象角头三、封及尾之形。

【集解】〔藏器曰〕牛有数种，《本经》不言黄牛、乌牛、水牛，但言牛尔。南人以水牛为牛，北人以黄牛、乌牛为牛。牛种既殊，入用当别。

黄牛肉【气味】甘，温，无毒。〔诜曰〕黄牛动病，黑牛尤不可食。牛者稼穑之资，不可多杀。若自死者，血脉已绝，骨髓已竭，不可食之。【主治】安中益气，养脾胃。《别录》|补益腰脚，止消渴及唾涎。孙思邈

水牛肉【气味】甘，平，无毒。〔日华曰〕冷，微毒。宜忌同黄牛。【主治】消渴，止啘泄，安中益气，养脾胃。《别录》|补虚壮健，强筋骨，消水肿，除湿气。藏器

皮 水牛者良。【主治】水气浮肿、小便涩少。以皮蒸熟，切入豉汁食之。《心镜》|熬胶最良。详阿胶。

乳【气味】甘，微寒，无毒。〔藏器曰〕黑牛乳胜黄牛。凡服乳，必煮一二沸，停冷啜之，热食即壅。不欲顿服，与酸物相反，令人腹中结癥，患冷气人忌之。【主治】补虚羸，止渴。《别录》|养心肺，解热毒，润皮肤。《日华》|冷补，下热气。和蒜煎沸食，去冷气痃癖。藏器|患热风人宜食之。孟诜|老人煮食有益。入姜、葱，止小儿吐乳，补劳。思邈|治反胃热哕，补益劳损，润大肠，治气痢，除疸黄，老人煮粥甚宜。时珍【附方】**病后虚弱** 取七岁以下、五岁以上黄牛乳一升，水四升，煎取一升，稍稍饮，至十日止。**补益劳损**《千金翼》崔尚书方：钟乳粉一两，袋盛，以牛乳一升，煎减三分之一，去袋饮乳，日三。**脚气痹弱** 牛乳五升，硫黄三两，煎取三升，每服三合。羊乳亦可。或以牛乳五合，煎调硫黄末一两服，取汗尤良。

血【气味】咸，平，无毒。【主治】解毒利肠，治金疮折伤垂死，又下水蛭。煮拌醋食，治血痢便血。时珍

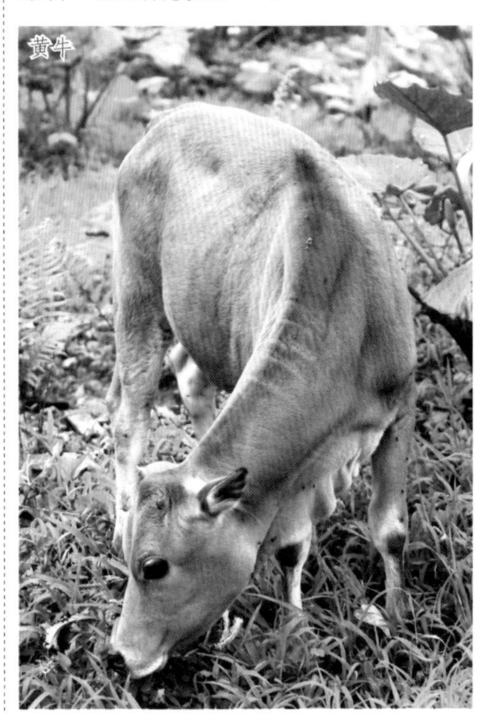

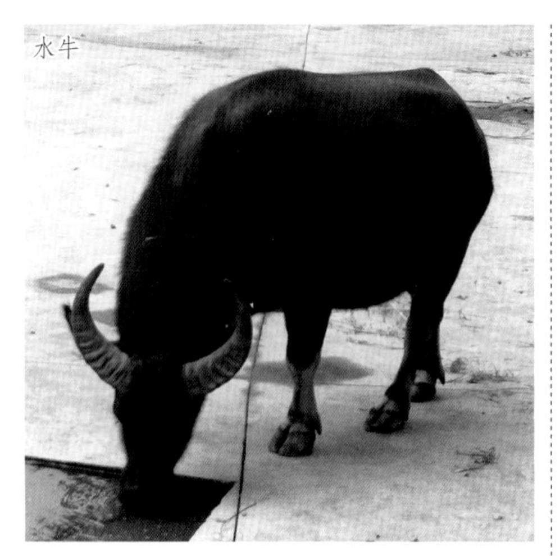

胃 黄牛、水牛俱良。【气味】甘，温，无毒。【主治】消渴风眩，补五脏，醋煮食之。诜|补中益气，解毒，养脾胃。时珍

膍 一名百叶。【主治】热气水气，治痢，解酒毒药毒、丹石毒发热，同肝作生，以姜、醋食之。藏器

角【气味】苦，寒，无毒。【主治】水牛者燔之，治时气寒热头痛。《别录》|煎汁，治热毒风及壮热。《日华》|牸牛者治喉痹肿塞欲死，烧灰，酒服一钱。小儿饮乳不快似喉痹者，取灰涂乳上，咽下即瘥。苏颂。出《崔元亮方》|治淋破血。时珍【附方】**石淋破血** 牛角烧灰，酒服方寸匕，日五服。**赤秃发落** 牛角、羊角烧灰等分，猪脂调涂。

溺【气味】苦、辛，微温，无毒。【主治】水肿，腹胀脚满，利小便。《别录》【附方】**水气喘促** 小便涩。用牸牛尿一斗，诃黎皮末半斤。先以铜器熬尿至三升，入末熬至可丸，丸梧子大。每服茶下三十丸，日三服。当下水及恶物为效。**风毒脚气** 以铜器，取乌犊牛尿三升，饮之。小便利则消。**脚气胀满** 尿涩。取乌犊牛尿一升，一日分服，消乃止。**久患气胀** 乌牛尿一升，空心温服，气散止。

屎 乌牯、黄牯牛者良。【气味】苦，寒，无毒。【主治】水肿恶气。干者燔之，敷鼠瘘恶疮。《别录》|烧灰，敷炙疮不瘥。藏器|敷小儿烂疮烂痘，及痈肿不合，能灭瘢痕。时珍|绞汁，治消渴黄瘅，脚气霍乱，小便不通。苏恭【发明】〔时珍曰〕牛屎散热解毒利溲，故能治肿、疸、霍乱、疟痢、伤损诸疾。烧灰则收湿生肌拔毒，故能治痈疽、疮瘘、烂痘诸疾也。【附方】**水肿溲涩** 黄牛屎一升，绞汁饮，溲利瘥，勿食盐。**湿热黄病** 黄牛粪日干为末，面糊丸梧子大。每食前，白汤下七十丸。**脚跟肿痛** 不能着地。用黄牛屎，入盐炒热，罨之。**小儿夜啼** 牛屎一块安席下，勿令母知。**小儿头疮** 野外久干牛屎不坏者烧灰，入轻粉，麻油调搽。**小儿白秃** 牛屎厚封之。**小儿烂疮** 牛屎烧灰封之。灭瘢痕。**乳痈初起** 牛屎和酒敷之，即消。**燥病疮痒** 热牛屎涂之。**汤火烧灼** 湿牛屎捣涂之。**恶犬咬伤** 洗净毒，以热牛屎封之，即时痛止。**蜂虿螫痛** 牛屎烧灰，苦酒和敷。

马

【释名】〔时珍曰〕按许慎云：马，武也。其字象头、髦、尾、足之形。

【集解】〔弘景曰〕马色类甚多，入药以纯白者为良。〔时珍曰〕《别录》以云中马为良。云中，今大同府也。大抵马以西北方者为胜，东南者劣弱不及。马应月，故十二月而生。其年以齿别之。在畜属火，在辰属午。或云：在卦属乾，属金。马之眼光照人全身者，其齿最少；光愈近，齿愈大。马食杜衡善走，食稻则足重，食鼠屎则腹胀，食鸡粪则生骨眼。以僵蚕、乌梅拭牙则不食，得桑叶乃解。以猪槽饲马，石灰泥马槽，马汗着门，并令马落驹。系猕猴于厩，辟马病。

肉 以纯白牡马者为良。【气味】辛、苦，冷，有毒。【主治】伤中除热下气，长筋骨，强腰脊，壮健，强志轻身，不饥。作

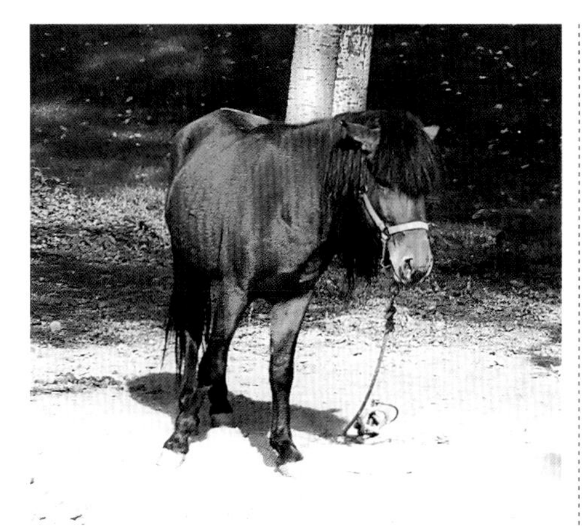

脯，治寒热痿痹。《别录》|煮汁，洗头疮白秃。时珍。出《圣惠》

乳【气味】甘，冷，无毒。【主治】止渴治热。《别录》|作酪，性温，饮之消肉。苏恭

悬蹄【气味】甘，平，无毒。【主治】惊邪瘛疭乳难，辟恶气鬼毒，蛊疰不祥。《本经》|止衄内漏，龋齿。赤马者治妇人赤崩，白马者治漏下白崩。《别录》|主癫痫、齿痛。《蜀本》|疗肠痈，下瘀血，带下，杀虫。又烧灰入盐少许，掺走马疳蚀，甚良。时珍。出《钩玄》诸方|赤马者辟温疟。孟诜

皮【主治】妇人临产，赤马皮催生，良。孟诜|治小儿赤秃，以赤马皮、白马蹄烧灰，和腊猪脂敷之，良。时珍。出《圣惠》

白马溺【气味】辛，微寒，有毒。【主治】消渴，破癥坚积聚，男子伏梁积疝，妇人瘕积，铜器承饮之。《别录》|洗头疮白秃，渍恶刺疮，日十次，愈乃止。孟诜|热饮，治反胃杀虫。时珍

白马通〔时珍曰〕马屎曰通，牛屎曰洞，猪屎曰零，皆讳其名也。【气味】微温，无毒。【主治】止渴，止吐血、下血、鼻衄，金疮出血，妇人崩中。《别录》|敷顶，止衄。徐之才|绞汁服，治产后诸血气，伤寒时疾当吐下者。藏器|治时行病起合阴阳垂死者，绞汁三合，日夜各二服。又治杖疮、打损伤疮中风作痛者，炒热，包熨五十遍，极效。孟诜|绞汁灌之，治卒中恶死。酒服，治产后寒热闷胀。烧灰水服，治久痢赤白。和猪脂，涂马咬人疮，及马汗入疮，剥死马骨刺伤人，毒攻欲死者。时珍。出《小品》诸方

驴

【释名】〔时珍曰〕驴，胪也。胪，腹前也。马力在膊，驴力在胪也。

【集解】〔时珍曰〕驴，长颊广额，磔耳修尾，夜鸣应更，性善驮负。有褐、黑、白三色，入药以黑者为良。女直、辽东出野驴，似驴而色驳，鬃尾长，骨骼大，食之功与驴同。

肉【气味】甘，凉，无毒。【主治】解心烦，止风狂。酿酒，治一切风。《日华》|主风狂，忧愁不乐，能安心气。同五味煮食，或以汁作粥食。孟诜|补血益气，治远年劳损，煮汁空心饮。疗痔引虫。时珍|野驴肉功同。《正要》

脂【主治】敷恶疮疥癣及风肿。《日华》|和酒服三升，治狂癫，不能语，不识人。和乌梅为丸，治多年疟，未发时服二十丸。又生脂和生椒捣熟，绵裹塞耳，治积年聋疾。孟诜|和酒等分服，治卒咳嗽。和盐，涂身体手足风肿。时珍。出《千金》

乳【气味】甘，冷利，无毒。【主治】小

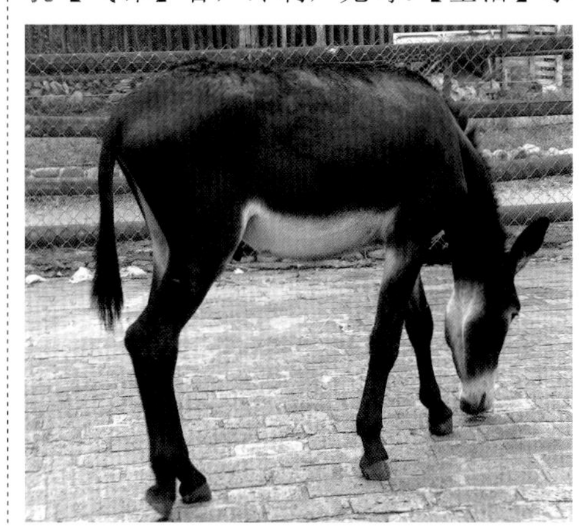

儿热急黄。多服使利。《唐本》|疗大热，止消渴。孙思邈|小儿热，急惊邪赤痢。萧炳|小儿痫疾，客忤天吊风疾。《日华》|卒心痛连腰脐者，热服三升。孟诜|蜘蛛咬疮，器盛浸之。蚰蜒及飞虫入耳，滴之当化成水。藏器|频热饮之，治气郁，解小儿热毒，不生痘疹。浸黄连取汁，点风热赤眼。时珍。出《千金》诸方

阴茎【气味】甘，温，无毒。【主治】强阴壮筋。时珍

皮【主治】煎胶食之，治一切风毒，骨节痛，呻吟不止。和酒服更良。孟诜|煎胶食，主鼻洪吐血，肠风血痢，崩中带下。其生皮，覆疟疾人良。《日华》|详见阿胶。

悬蹄【主治】烧灰，傅痈疽，散脓水。和油，傅小儿解颅，以瘥为度。时珍

溺【气味】辛，寒，有小毒。【主治】浸蜘蛛咬疮，良。藏器|治反胃噎病，狂犬咬伤，癣疬恶疮，并多饮取瘥。风虫牙痛，频含漱之，良。时珍。出《千金》诸方【附方】**白癜风** 驴尿、姜汁等分，和匀频洗。

驼

【释名】橐驼、骆驼。

【集解】〔马志曰〕野驼、家驼生塞北、河西。其脂在两峰内，入药俱可。〔时珍曰〕驼状如马，其头似羊，长项垂耳，脚有三节，背有两肉峰如鞍形，有苍、褐、黄、紫数色，其声曰圔，其食亦龄。其性耐寒恶热，故夏至退毛至尽，毛可为毼。其粪烟亦直上如狼烟。其力能负重，可至千斤，日行二三百里。又能知泉源水脉风候。凡伏流人所不知，驼以足踏处即得之。流沙夏多热风，行旅遇之即死，风将至驼必聚鸣，埋口鼻于沙中，人以为验也。其卧而腹不着地，屈足露明者名明驼，最能行远。于阗有风脚驼，其疾如风，日行千里。

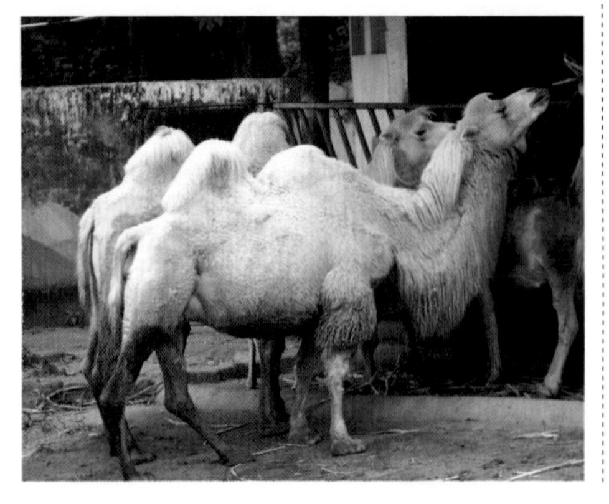

驼脂 即驼峰。【气味】甘，温，无毒。【主治】顽痹风瘙，恶疮毒肿死肌，筋皮挛缩，踠损筋骨。火炙摩之，取热气透肉。亦和米粉作煎饼食之，疗痔《开宝》|治一切风疾，皮肤痹急，及恶疮肿漏烂，并和药傅之。《大明》|主虚劳风，有冷积者，以烧酒调服之。《正要》

肉【气味】甘，温，无毒。【主治】诸风下气，壮筋骨，润肌肤，主恶疮。《大明》

乳【气味】甘，冷，无毒。【主治】补中益气，壮筋骨，令人不饥。《正要》

酪

【释名】潼。

【集解】〔藏器曰〕酪有干、湿，干酪更强。〔时珍曰〕入药以牛酪为胜，盖牛乳亦多尔。按《饮膳正要》云：造法用乳半杓，锅内炒过，入余乳熬数十沸，常以杓纵横搅之，乃倾出罐盛。待冷，掠取浮皮以为酥。入旧酪少许，纸封放之，即成矣。又干酪法：以酪晒结，掠去浮皮再晒，至皮尽，却入釜中炒少时，器盛、曝令可作块，收用。

【气味】甘、酸，寒，无毒。

【主治】热毒，止渴，解散发利，除胸中虚热，身面上热疮、肌疮。《唐本》|止烦渴热闷，心膈热痛。《日华》|润燥利肠，摩肿，生精血，补虚损，壮颜色。时珍

【发明】〔时珍曰〕按戴原礼云：乳酪，血液之属，血燥所宜也。

【附方】**火丹瘾疹** 以酪和盐煮热，摩之即消。

酥

【释名】酥油。

【集解】〔弘景曰〕酥出外国，亦从益州来。本牛、羊乳所作也。〔恭曰〕酥乃酪作，其性与酪异。然牛酥胜羊酥，其犛牛酥复胜家牛也。〔时珍曰〕酥乃酪之浮面所成，今人多以白羊脂杂之，不可不辨。按《臞仙神隐》云：造法以乳入锅煮二三沸，倾入盆内冷定，待面结皮，取皮再煎，油出去渣，入在锅内，即成酥油。一法：以桶盛牛乳，以木安板，捣半日，候沫出，撇取煎，去焦皮，即成酥也。凡入药，以微火熔化滤净用之良。

牿牛、白羊酥【气味】甘，微寒，无毒。

【主治】补五脏，利大小肠，治口疮。《别录》|除胸中客热，益心肺。思邈|除心热肺痿，止渴止嗽，止吐血，润毛发。《日华》|益虚劳，润脏腑，泽肌肤，和血脉，止急痛。治诸疮。温酒化服，良。时珍

犛牛酥【气味】甘，平，无毒。【主治】去诸风湿痹，除热，利大便，去宿食。思邈|合诸膏，摩风肿踠跌血瘀。藏器

【附方】**蜂螫** 用酥涂之，妙。**虫咬** 以酥和盐涂之。**眯目** 以酥少许，随左右纳鼻中。垂头少顷，令流入目中，物与泪同出也。

阿胶

【释名】傅致胶。〔弘景曰〕出东阿，故名阿胶。〔时珍曰〕阿井，在今山东兖州府阳谷县东北六十里，即古之东阿县也。有官舍禁之。郦道元《水经注》云东阿有井大如轮，深六七丈，岁常煮胶以贡天府者，即此也。其井乃济水所注，取井水煮胶，用搅浊水则清。故人服之，下膈疏痰止吐。盖济水清而重，其性趋下，故治淤浊及逆上之痰也。

【集解】〔颂曰〕今郓州亦能作之，以阿县城北井水作煮者为真。其井官禁，真胶极难得，货者多伪。其胶以乌驴皮得阿井水煎成乃佳尔。今时方家用黄明胶，多是牛皮；《本经》阿胶，亦用牛皮，是二皮可通用。但今牛皮胶制作不甚精，止可胶物，故不堪入药也。

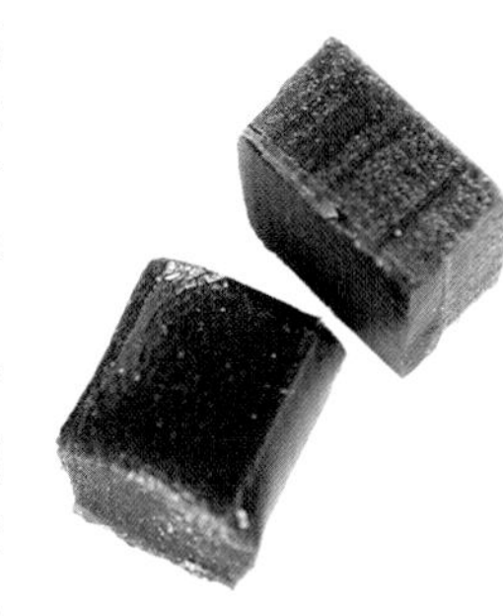

陈藏器言诸胶皆能疗风止泄补虚，而驴皮胶主风为最，此阿胶所以胜诸胶也。〔时珍曰〕凡造诸胶，自十月至二三月间，用牿牛、水牛、驴皮者为上，猪、马、骡、驼皮者次之，其旧皮、鞋、履等物者为下。俱取生皮，水浸四五日，洗刮极净。熬煮，时时搅之，恒添水。至烂，滤汁再熬成胶，倾盆内待凝，近盆底者名坌胶，煎胶水以咸苦者为妙。大抵古方所用多是牛皮，后世乃贵驴皮。若伪者皆杂以马皮、旧革、鞍、靴之类，其气浊臭，不堪入药。当以黄透如琥珀色，或光黑如瑿漆者为真。真者不作皮臭，夏月亦不湿软。

【修治】〔时珍曰〕今方法或炒成珠，或以面炒，或以酥炙，或以蛤粉炒，或以草灰炒，或酒化成膏，或水化膏，当各从本方。

【气味】甘，平，无毒。

【主治】心腹内崩，劳极洒洒（音藓）。如疟状，腰腹痛，四肢酸痛，女子下血，安胎。久服，轻身益气。《本经》|丈夫小腹痛，虚劳羸瘦，阴气不足，脚酸不能久立，养肝气。《别录》|坚筋骨，益气止痢。《药性》〔颂曰〕止泄痢，得黄连、蜡尤佳。疗吐血衄血，血淋尿血，肠风下痢。女人血痛血枯，经水不调，无子，崩中带下，胎前产后诸疾。男女一切风病，骨节疼痛，水气浮肿，虚劳咳嗽喘急，肺痿唾脓血，及痈疽肿毒。和血滋阴，除风润燥，化痰清肺，利小便，调大肠，圣药也。时珍

【发明】〔藏器曰〕诸胶皆主风、止泄、补

虚，而驴皮主风为最。〔宗奭曰〕驴皮煎胶，取其发散皮肤之外也。用乌者，取乌色属水，以制热则生风之义，如乌蛇、乌鸦、乌鸡之类皆然。〔时珍曰〕阿胶大要只是补血与液，故能清肺益阴而治诸证。

【附方】**摊缓偏风** 治摊缓风及诸风，手脚不遂，腰脚无力者。驴皮胶微炙熟。先煮葱豉粥一升，别贮。又以水一升，煮香豉二合，去滓入胶，更煮七沸，胶烊如饧，顿服之乃暖，吃葱豉粥。如此三四剂即止。若冷吃粥，令人呕逆。**肺风喘促** 涎潮眼窜。用透明阿胶切炒，以紫苏、乌梅肉焙研等分，水煎服之。**老人虚秘** 阿胶炒二钱，葱白三根，水煎化，入蜜二匙，温服。**胞转淋闭** 阿胶三两，水二升，煮七合，温服。**赤白痢疾** 黄连阿胶丸：治肠胃气虚，冷热不调，下痢赤白，里急后重，腹痛，小便不利。用阿胶炒过，水化成膏一两，黄连三两，茯苓二两，为末，捣丸梧子大。每服五十丸，粟米汤下，日三。**吐血不止**《千金翼》用阿胶（炒）二两，蒲黄六合，生地黄三升，水五升，煮三升，分服。**月水不调** 阿胶一钱，蛤粉炒成珠，研末，热酒服即安。一方入辰砂末半钱。**月水不止** 阿胶炒焦为末，酒服二钱。**妊娠尿血** 阿胶炒黄为末，食前粥饮下二钱。**妊娠胎动**《删繁》用阿胶炙研二两，香豉一升，葱一升，水三升，煮取一升，入胶化服。《产宝》胶艾汤：用阿胶炒，熟艾叶二两，葱白一升，水四升，煮一升，分服。**久嗽经年** 阿胶（炒）、人参各二两，为末。每用三钱，豉汤一盏，葱白少许，煎服，日三次。

黄明胶

【释名】牛皮胶、水胶、海犀膏。

【正误】〔权曰〕白胶，一名黄明胶。〔颂曰〕今方家所用黄明胶，多是牛皮。〔时珍曰〕案《本经》，白胶一名鹿角胶，煮鹿角作之；阿胶一名傅致胶，煮牛皮作之。其说甚明。黄明胶即今水胶，乃牛皮所作，其色黄明，非白胶也，但非阿井水所作耳。甄权以黄明为鹿角白胶，唐慎微又采黄明诸方附之，并误矣。今正其误，析附阿胶之后。但其功用，亦与阿胶仿佛。苟阿胶难得，则真牛皮胶亦可权用。其性味皆平补，宜于虚热。若鹿角胶则性味热补，非虚热者所宜，不可不致辩也。

【气味】甘，平，无毒。

【主治】吐血、衄血、下血、血淋下痢，妊妇胎动血下，风湿走注疼痛，打扑伤损，汤火灼疮，一切痈疽肿毒，活血止痛，润燥，利大小肠。时珍

【附方】**肺痿吐血** 黄明胶（炙干）、花桑叶（阴干）各二两，研末。每服三钱，生地黄汁调下。**肺破出血** 或嗽血不止。用海犀膏（即水胶）一大片炙黄，涂酥再炙，研末。用白汤化三钱服之，即止。**吐血咯血** 黄明胶一两切片炙黄，新绵一两烧研。每服一钱，食后米饮服，日再。**衄血不止** 黄明胶荡软，贴山根至发际。**咳嗽不瘥** 黄明胶炙研。每服一钱，人参末二钱，薄豉汤二盏，葱白少许，煎沸。嗽时温呷三五口，即止。**肾虚失精** 水胶三两，研末。以酒二碗化服，日三服。**面上木痹** 牛皮胶化，和桂末，厚涂一二分，良。**寒湿脚气** 牛皮胶一块细切，面炒成珠，研末。每服一钱，酒下，其痛立止。**风湿走痛** 牛皮胶一两，姜汁半杯，同化皮膏，摊纸上，热贴之，冷即易，甚效。一加乳香、没药一钱。**脚底木硬** 牛皮胶，生姜汁化开，调南星末涂上，烘物熨之。**跌扑伤损** 真牛皮胶一两，干冬瓜皮一两剉，同炒存性，研末。每服五钱，热酒一钟调服。仍饮酒二三钟，暖卧，微汗痛止，一宿接元如故。**汤火伤灼** 水煎胶如糊，冷扫涂之。**乳疖初发** 黄明水胶，以浓醋化，涂之立消。**小儿痘瘢** 黄明胶炒研末，温酒调服一钱匕。痘已出者，服之无瘢；未出者，服之泻下。

牛黄

【释名】丑宝。〔时珍曰〕牛属丑，故隐其名。

【集解】〔弘景曰〕旧云神牛出入鸣吼者有之，夜视有光走入牛角中，以盆水承而吐之，即堕落水中。今人多就胆中得之。一子大如鸡子黄，相重叠。药中之贵，莫复过此。一子及三二分，好者值五六千至一万也。多出梁州、益州。〔颂曰〕今出登、莱州。他处或有，不甚佳。凡牛有黄者，身上夜有光，眼如血色，时复鸣吼，恐惧人。又好照水，人以盆水承之，伺其吐出，乃喝迫，即堕下水中，取得阴干百日。一子如鸡子黄大，重叠可揭折，轻虚而气香者佳。然人多伪之，试法但揩摩手甲上，透甲黄者为真。〔宗奭曰〕牛黄轻松，自然微香。西戎有犛牛黄，坚而不香。又有骆驼黄，极易得，亦能相乱，不可不审之。

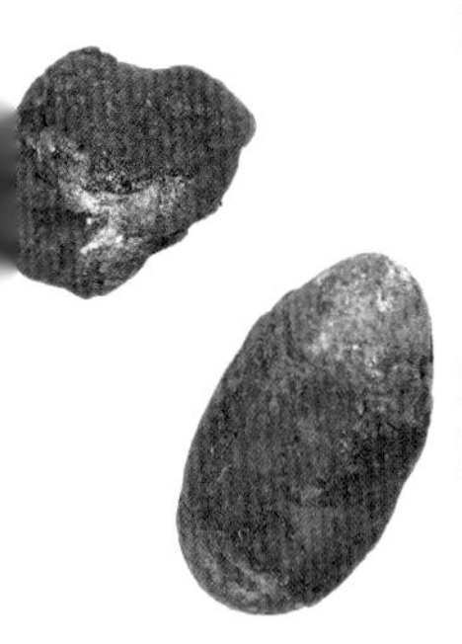

【修治】〔斅曰〕凡用，单捣细研如尘，绢裹定，以黄嫩牛皮裹，悬井中一宿，去水三四尺，明早取之。

【气味】苦，平，有小毒。

【主治】惊痫寒热，热盛狂痓，除邪逐鬼。《本经》|疗小儿百病，诸痫热，口不开，大人狂癫，又堕胎。久服，轻身增年，令人不忘。《别录》|主中风失音口噤，妇人血噤惊悸，天行时疾，健忘虚乏。《日华》|安魂定魄，辟邪魅，卒中恶，小儿夜啼。甄权|益肝胆，定精神，除热，止惊痢，辟恶气，除百病。思邈|清心化热，利痰凉惊。宁源|痘疮紫色，发狂谵语者可用。时珍。出《王氏方》

【发明】〔时珍曰〕牛之黄，牛之病也。故有黄之牛，多病而易死。诸兽皆有黄，人之病黄者亦然。因其病在心及肝胆之间，凝结成黄，故还能治心及肝胆之病。正如人之淋石，复能治淋也。

【附方】**初生三日** 去惊邪，辟恶气。以牛黄一豆许，以赤蜜如酸枣许，研匀，绵蘸令儿吮之，一日令尽。**七日口噤** 牛黄为末，以淡竹沥化一字，灌之。更以猪乳滴之。**初生胎热** 或身体黄者。以真牛黄一豆大，入蜜调膏，乳汁化开，时时滴儿口中。形色不实者，勿多服。**小儿热惊** 牛黄一杏仁大，竹沥、姜汁各一合，和匀与服。**惊痫嚼舌** 迷闷仰目。牛黄一豆许研，和蜜水灌之。**腹痛夜啼** 牛黄一豆许，乳汁化服。仍书田字于脐下。**痘疮黑陷** 牛黄二粒，朱砂一分，研末。蜜浸胭脂，取汁调搽，一日一上。

狗宝

【集解】〔时珍曰〕狗宝生癞狗腹中，状如白石，带青色，其理层叠，亦难得之物也。

【气味】甘、咸，平，有小毒。

【主治】噎食及痈疽疮疡。时珍

【附方】**噎食病** 数月不愈者。用狗宝为末。每服一分，以威灵仙二两，盐二钱，捣如泥，将水一钟搅匀，去滓调服，日二。不过三日愈，后服补剂。**赤疔疮** 狗宝丸：用狗宝八分，蟾酥二钱，龙脑二钱，麝香一钱，为末，好酒和丸麻子大。每服三丸，以生葱三寸同嚼细，用热葱酒送下，暖卧，汗出为度。后服流气追毒药，贴拔毒膏，取愈。

六畜心

【集解】〔时珍曰〕古方多用六畜心治心病，从其类也。而又有杀时惊气入心，怒气入肝、诸心损心、诸肝损肝之说，与之相反。

【主治】心昏多忘，心虚作痛，惊悸恐惑。时珍

【附方】**健忘心孔** 昏塞，多忘喜误。取牛、

马、猪、鸡、羊、犬心，干之为末。向日酒服方寸匕，日三服，闻一知十。

解诸肉毒

中六畜肉毒 六畜干屎末，伏龙肝末，黄檗末，赤小豆烧末，东壁土末，白扁豆，并水服。饮人乳汁，头垢一钱，水服。起死人，豆豉汁服。

马肉毒 芦根汁，甘草汁，嚼杏仁，饮美酒。

马肝毒 猪骨灰，狗屎灰，牡鼠屎，人头垢，豆豉，并水服。

牛马生疔 泽兰根擂水，猪牙灰，水服，生菖蒲擂酒，甘菊根擂水，甘草煎汤服，取汗。

牛肉毒 猪脂化汤饮，甘草汤，猪牙灰，水服。

独肝牛毒 人乳服之。

狗肉毒 杏仁研水服。

羊肉毒 甘草煎水服。

猪肉毒 杏仁研汁，猪屎绞汁，韭菜汁，朴消煎汁，猪骨灰调水，大黄汤。

药箭肉毒 大豆煎汁，盐汤。

诸肉过伤 本畜骨灰水服，生韭汁，芫荽煎汁。

食肉不消 还饮本汁即消，食本兽脑亦消。

第五十一卷　兽部二

兽之二　兽类

狮

【释名】狻猊、虓。〔时珍曰〕狮为百兽长，故谓之狮。虓，象其声也。

【集解】〔时珍曰〕狮子出西域诸国，状如虎而小，黄色，亦如金色猱狗，而头大尾长。亦有青色者，铜头铁额，钩爪锯牙，弭耳昂鼻，目光如电，声吼如雷。有髯髯，牡者尾上茸毛大如斗，日走五百里，为毛虫之长。怒则威在齿，喜则威在尾。每一吼则百兽辟易，马皆溺血。

屎【主治】服之破宿血，杀百虫。烧之去鬼气。藏器

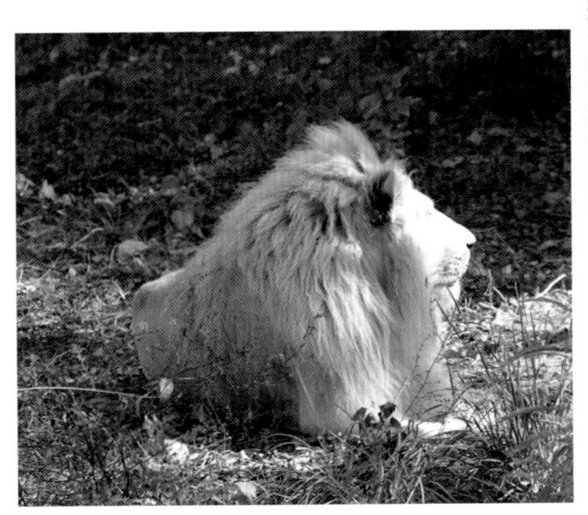

虎

【释名】乌䖘、大虫、李耳。〔时珍曰〕虎，象其声也。

【集解】〔颂曰〕虎，《本经》不载所出，今多山林处皆有之。〔时珍曰〕按《格物论》云：虎，山兽之君也。状如猫而大如牛，黄质黑章，锯牙钩爪，须健而尖，舌大如掌，生倒刺，项短鼻齆。夜视，一目放光，一目看物，声吼如雷，风从而生，百兽震恐。

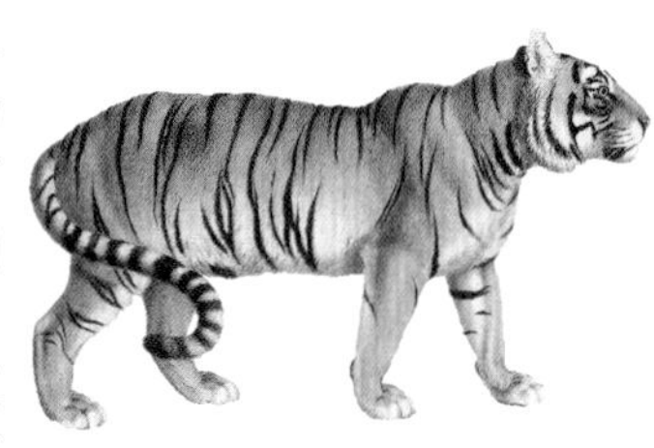

虎骨【气味】辛，微热，无毒。**【主治】**邪恶气，杀鬼疰毒，止惊悸，治恶疮鼠瘘。头骨尤良。《别录》|治筋骨毒风挛急，屈伸不得，走注疼痛，治尸疰腹痛，伤寒温气，温疟，杀犬咬毒。甄权|杂朱画符，疗邪。头骨作枕，辟恶梦魇。置户上，辟鬼。陶弘景|煮汁浴之，去骨节风毒肿。和醋浸膝，止脚痛肿，胫骨尤良。初生小儿煎汤浴之，辟恶气，去疮疥，惊痫鬼疰，长大无病。孟诜|追风定痛健骨，止久痢脱肛，兽骨哽咽。时珍

肉【气味】酸，平，无毒。〔宗奭曰〕微咸。〔弘景曰〕俗方言：热食虎肉，坏人齿。〔诜曰〕正月勿食虎，伤神。〔时珍曰〕虎肉作土气，味不甚佳。盐食稍可。**【主治】**恶心欲呕，益气力，止多唾。《别录》|食之治疟，辟三十六种精魅。入山，虎见畏之。孟诜

膏【主治】狗啮疮。《别录》|纳下部，治五痔下血。孟诜|服之治反胃，煎消，涂小儿头疮白秃。时珍

虎魄〔藏器曰〕凡虎夜视，一目放光，一目看物。猎人候而射之，弩箭才及，目光即堕入地，得之如白石者是也。〔时珍曰〕目光之说，亦犹人缢死则魄入于地，随即

掘之，状如麸炭之义。

豹

【释名】程、失刺孙。〔时珍曰〕豹性暴，故曰豹。

【集解】〔颂曰〕今河洛、唐、郢间或有之。然豹有数种，《山海经》有玄豹；《诗》有赤豹，尾赤而文黑也；《尔雅》有白豹，即貘也，毛白而文黑。〔宗奭曰〕豹毛赤黄，其文黑，如钱而中空，比比相次。〔时珍曰〕豹，辽东及西南诸山时有之。状似虎而小，白面团头，自惜其毛采。其文如钱者，曰金钱豹，宜为裘。如艾叶者，曰艾叶豹，次之。又西域有金线豹，文如金线，海中有水豹，上应箕宿。

肉【气味】酸，平，无毒。【主治】安五脏，补绝伤，轻身益气，久服利人。《别录》|壮筋骨，强志气，耐寒暑，令人猛健。《日华》|辟鬼魅神邪，宜肾。孙思邈

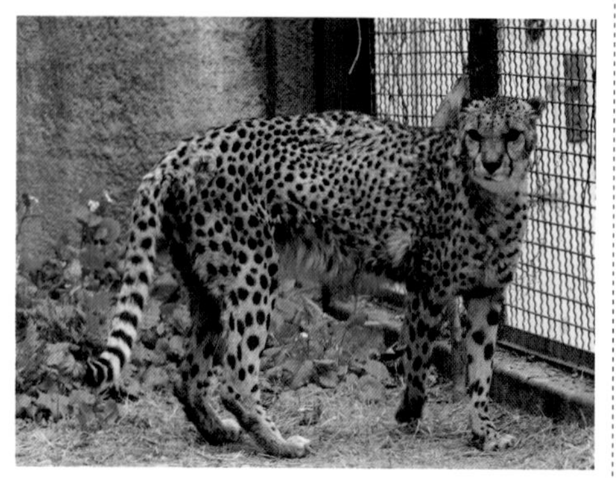

象

【释名】〔时珍曰〕许慎《说文》云：象字篆文，象耳、牙、鼻、足之形。

【集解】〔颂曰〕《尔雅》云：南方之美者，有梁山之犀、象焉。今多出交趾、潮、循诸州。彼人捕得，争食其肉，云肥堪作炙。陈藏器云：象具十二生肖肉，各有分段，惟鼻是其本肉，炙食、糟食更美。又胆不附肝，随月在诸肉间，如正月即在虎肉也。徐铉云：象胆随四时，春在前左足，夏在前右足，秋后左足，冬后右足也。淳化中一象春毙。太宗命取胆不获，使问铉。铉以此对，果得于前左足。世传荆蛮山中亦有野象。然楚、粤之象皆青黑，惟西方拂林、大食诸国，乃多象。樊绰《云南记》皆言其事。〔时珍曰〕象出交、广、云南及西域诸国。野象多至成群。番人皆畜以服重，酋长则饬而乘之。有灰、白二色，形体拥肿，面目丑陋。大者身长丈余，高称之，大六尺许。肉倍数牛，目才若豕，四足如柱，无指而有爪甲，行则先移左足，卧则以臂着地。其头不能俯，其颈不能回，其耳下亸。其鼻大如臂，下垂至地。鼻端甚深，可以开合。中有小肉爪，能拾针芥。食物饮水皆以鼻卷入口，一身之力皆在于鼻，故伤之则死耳。后有穴，薄如鼓皮，刺之亦死。口内有食齿，两吻出两牙夹鼻，雄者长六七尺，雌者才尺余耳。交牝则在水中，以胸相贴，与诸兽不同。许慎云：三年一乳。古训云：五岁始产，六十年骨方足，其性能久识。嗜刍、豆、甘蔗与酒，而畏烟火、狮子、巴蛇。南人杀野象，多设机穽以陷之；或埋象鞋于路，以贯其足。捕生象则以雌象为媒而诱获之，饲而狎之，久则渐解人言。使象奴牧之，制之以钩，左右前后罔不如命也。其皮可作甲鞔鼓，湿

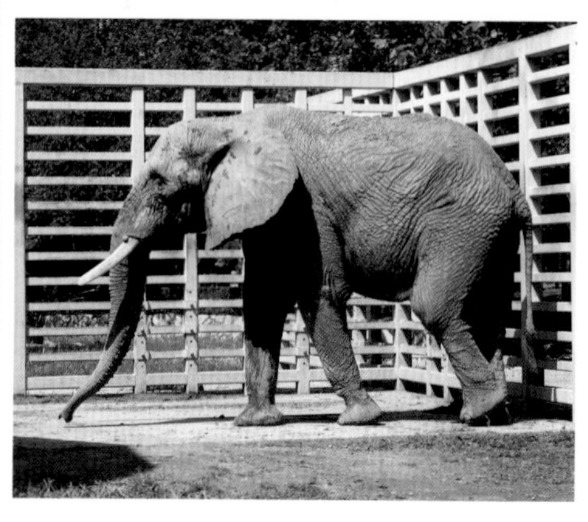

时切条，可贯器物。〔甄权曰〕西域重象牙，用饰床座。中国贵之以为笏。象每蜕牙，自埋藏之，昆仑诸国人以木牙潜易取焉。〔日华曰〕象蹄底似犀，可作带。

牙【气味】甘，寒，无毒。【主治】诸铁及杂物入肉，刮牙屑和水敷之，立出。治痫病。刮齿屑，炒黄研末，饮服。《开宝》|生煮汁服，治小便不通。烧灰饮服，治小便多。《日华》|诸物刺咽中，磨水服之亦出。旧梳屑尤佳。苏颂|主风痫惊悸，一切邪魅精物，热疾骨蒸及诸疮，并宜生屑入药。时珍【发明】〔时珍曰〕世人知然犀可见水怪，而不知沉象可驱水怪。按《周礼》壶涿氏掌水虫，欲杀其神者，以櫜木贯象齿而沉之，则其神死而渊为陵。注云：櫜木，山榆也。以象齿作十字，贯于木而沉之，则龙、罔象之类死也。又按陶贞白云：凡夏月合药，宜置象牙于傍：合丹灶，以象牙夹灶，得雷声乃能发光。观此，则象之辟邪，又不止于驱怪而已，宜乎其能治心肝惊痫、迷惑邪魅之疾也。而昔人罕解用之，何哉？【附方】**小便不通**胀急者。象牙生煎服之。**小便过多**象牙烧灰，饮服之。**痘疹不收**象牙屑，铜铫炒黄红色为末。每服七八分或一钱，白水下。**诸兽骨鲠**象牙磨水吞之。**骨刺入肉**象牙刮末，以水煮白梅肉调涂，自软。**针箭入肉**象牙刮末，水和敷之，即出也。

肉【气味】甘、淡，平，无毒。【主治】烧灰，和油涂秃疮。多食，令人体重。《开宝》【发明】〔时珍曰〕按《吕氏春秋》云：肉之美者，旄象之约。又《尔雅翼》云：象肉肥脆，少类猪肉，味淡而含滑。则其通小便者，亦淡渗滑窍之义。烧之则从火化，故又能缩小便也。

胆【修治】〔敩曰〕凡使勿用杂胆。其象胆干了，上有青竹文斑光腻，其味微带甘。入药勿便和众药，须先捣成粉，乃和众药。【气味】苦，寒，微毒。【主治】明目治疳。《日华》|治疮肿，以水化涂之。治口臭，以绵裹少许贴齿根，平旦漱去，数度即瘥。《海药》【发明】〔时珍曰〕象胆明目，能去尘膜也，与熊胆同功。雷敩《炮炙论》云：象胆挥粘是矣。【附方】**内障目翳**如偃月，或如枣花。用象胆半两，鲤鱼胆七枚，熊胆一分，牛胆半两，麝香一分，石决明末一两，为末，糊丸绿豆大。每茶下十丸，日二。

睛【主治】目疾，和人乳滴目中。藏器

皮【主治】下疳，烧灰和油敷之。又治金疮不合。时珍【发明】〔时珍曰〕象肉臃肿，人以斧刃刺之，半日即合。故近时治金疮不合者，用其皮灰。

骨【主治】解毒。时珍|胸前小横骨，烧灰酒服，令人能浮。《开宝》

【附方】**象骨散**治脾胃虚弱，水谷不消，噫气吞酸，吐食霍乱，泄泻脓血，脐腹疼痛，里急频并，不思饮食诸证。用象骨四两炒，肉豆蔻炮、枳壳炒各一两，诃子肉炮、甘草各二两，干姜半两炮，为末。每服三钱，水一盏半，煎至八分，和滓热服，食前，日三次。

犀

【释名】〔时珍曰〕犀字，篆文象形。

【集解】〔别录曰〕犀出永昌山谷及益州。永昌，即今滇南也。〔时珍曰〕犀出西番、南番、滇南、交州诸处。有山犀、水犀、兕犀三种，又有毛犀似之。山犀居山林，人多得之，水犀出入水中，最为难得。并

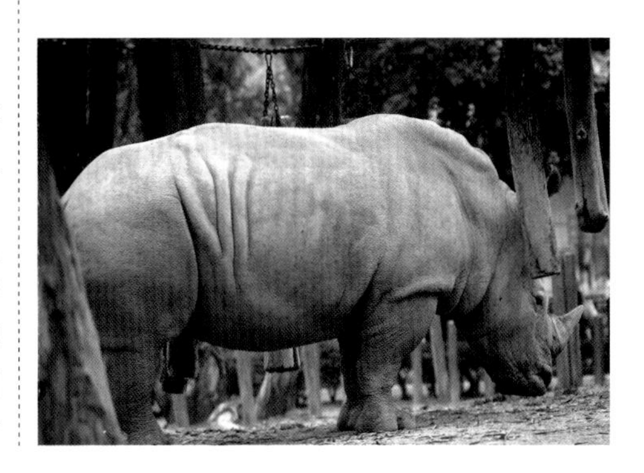

有二角，鼻角长而额角短。水犀皮有珠甲，而山犀无之。兕犀即犀之牸者，亦曰沙犀，止有一角在顶，文理细腻，斑白分明，不可入药。

犀角【气味】苦、酸、咸，寒，无毒。**【主治】**百毒蛊疰，邪鬼瘴气，杀钩吻、鸩羽、蛇毒，除邪，不迷惑魇寐。久服轻身。《本经》|伤寒温疫，头痛寒热，诸毒气。令人骏健。《别录》|辟中恶毒气，镇心神，解大热，散风毒，治发背痈疽疮肿，化脓作水，疗时疾，热如火，烦，毒入心，狂言妄语。《药性》|治心烦，止惊，镇肝明目，安五脏，补虚劳，退热消痰，解山瘴溪毒。《日华》|主风毒攻心，毷氉热闷，赤痢，小儿麸豆，风热惊痫。《海药》|烧灰水服，治卒中恶心痛，饮食中毒，药毒热毒，筋骨中风，心风烦闷，中风失音，皆瘥。以水磨服，治小儿惊热。山犀、水犀，功用相同。孟诜|磨汁，治吐血、衄血、下血，及伤寒畜血，发狂谵语，发黄发斑，痘疮稠密，内热黑陷，或不结痂，泻肝凉心，清胃解毒。时珍

牦牛

【释名】犛牛、犏牛。〔时珍曰〕牦与旄同，或作毛。

【集解】〔时珍曰〕牦牛出甘肃临洮，及西南徼外，野牛也。人多畜养之。状如水牛，体长多力，能载重，迅行如飞，性至粗梗。髀、膝、尾、背、胡下皆有黑毛，长尺许。其尾最长，大如斗，亦自爱护，草木钩之，则止而不动。古人取为旌旄，今人以为缨帽。毛杂白色者，以茜染红色。

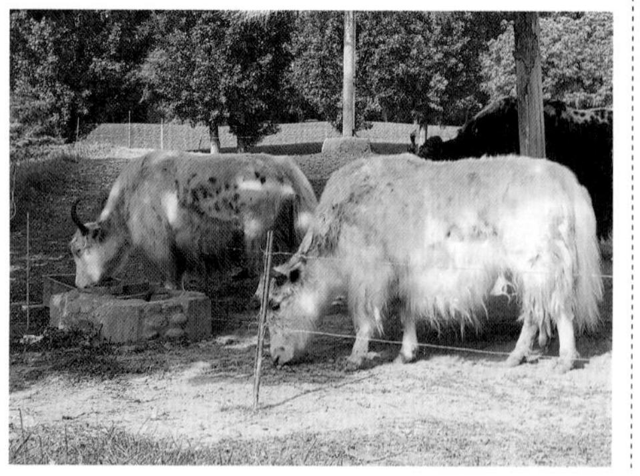

野猪

【集解】〔宗奭曰〕野猪，陕、洛间甚多。形如家猪，但腹小脚长，毛色褐，作群行，猎人惟敢射最后者，若射中前者，则散走伤人。其肉赤色如马肉，食之胜家猪，牝者肉更美。〔诜曰〕冬月在林中食橡子。其黄在胆中，三岁乃有，亦不常得。〔时珍曰〕野猪处处深山中有之，惟关西者时或有黄。其形似猪而大，牙出口外，如象牙。其肉有至二三百斤者。能与虎斗。最害田稼，亦啖蛇虺。

肉【气味】甘，平，无毒。**【主治】**癫痫，补肌肤，益五脏，令人虚肥，不发风虚气。孟诜|炙食，治肠风泻血，不过十顿。《日华》

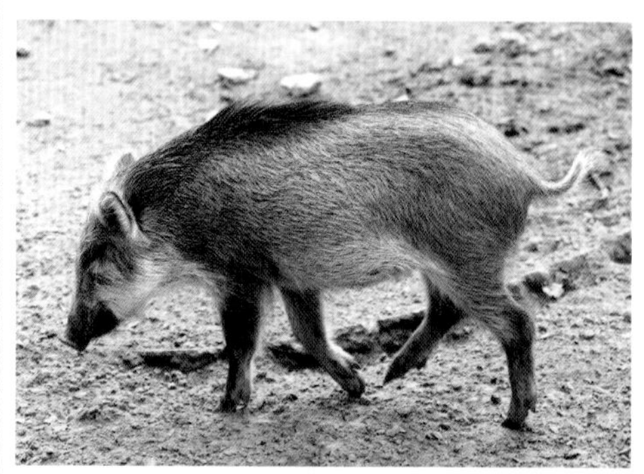

豪猪

【释名】蒿猪、山猪、鸾猪。

【集解】〔颂曰〕豪猪，陕、洛、江东诸山中有之。髦间有豪如箭，能射人。〔时珍曰〕豪猪处处深山中有之，多者成群害稼。状如猪，而项脊有棘鬣，长近尺许，粗如箸，其状似笄及帽刺，白本而黑端。

肉【气味】甘，大寒，有毒。**【主治】**多膏，利大肠。苏颂。

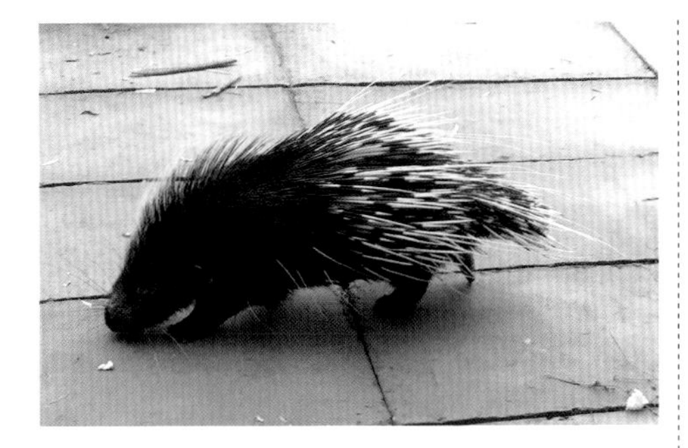

熊

【释名】〔时珍曰〕熊者雄也。熊字篆文象形。俗呼熊为猪熊，罴为人熊、马熊，各因形似以为别也。

【集解】〔别录曰〕熊生雍州山谷。十一月取之。〔颂曰〕今雍、洛、河东及怀庆、卫山中皆有之。形类大豕，而性轻捷，好攀缘，上高木，见人则颠倒自投于地。冬蛰入穴，春月乃出。其足名蹯，为八珍之一，古人重之，然胹之难熟。〔时珍曰〕熊如大豕而竖目，人足黑色。春夏膘肥时，皮厚筋驽，每升木引气，或坠地自快，俗呼跌膘，即《庄子》所谓熊经鸟申也。冬月蛰时不食，饥则舐其掌，故其美在掌，谓之熊蹯。其行山中，虽数十里，必有跧伏之所，在石岩枯木，山中人谓之熊馆。

肉【气味】甘，平，无毒。【主治】风痹，筋骨不仁。功与脂同。孙思邈|补虚羸。孟诜

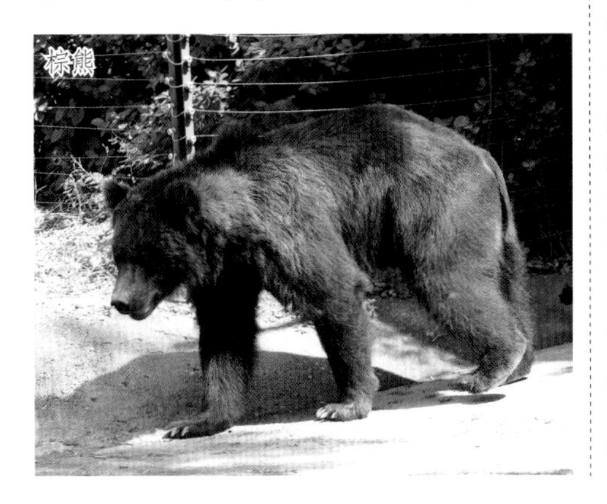

掌【主治】食之可御风寒，益气力。《日华》

胆【气味】苦，寒，无毒。【主治】时气热盛，变为黄疸，暑月久痢，疳䘌心痛，疰忤。苏恭|治诸疳、耳鼻疮、恶疮，杀虫。《日华》|小儿惊痫瘛疭，以竹沥化两豆许服之，去心中涎，甚良。孟诜|退热清心，平肝明目，去翳，杀蛔、蛲虫。时珍

【发明】〔时珍曰〕熊胆，苦入心，寒胜热，手少阴、厥阴、足阳明经药也。故能凉心平肝杀虫，为惊痫疰忤、翳障疳痔、虫牙蛔痛之剂焉。【附方】**赤目障翳** 熊胆丸：每以胆少许化开，入冰片一二片，铜器点之，绝奇。或泪痒，加生姜粉些须。**十年痔疮** 熊胆涂之神效，一切方不及也。**肠风痔漏** 熊胆半两，入片脑少许研，和猪胆汁涂之。**诸疳羸瘦** 熊胆、使君子末等分研匀，瓷器蒸溶，蒸饼丸麻子大。每米饮下二十丸。

麢羊

【释名】羚羊、麙羊、九尾羊。

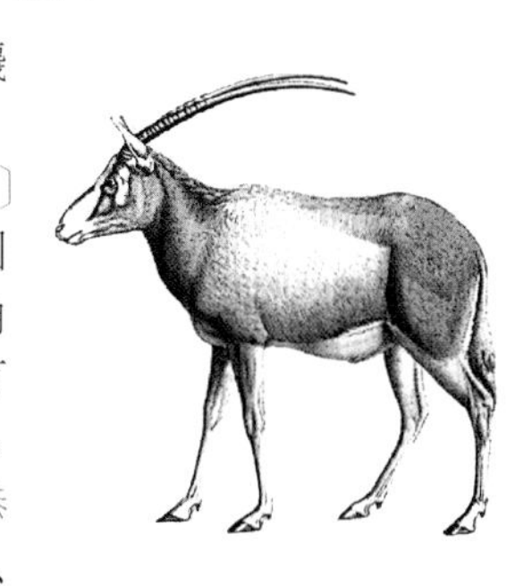

【集解】〔弘景曰〕角多节，蹙蹙圆绕。别有山羊角极长，惟一边有节，节亦疏大，不入药用。〔恭曰〕羚羊，南山、商、洛间大有，今出梁州，真州、洋州亦贡。其角细如人指，长四五寸，而文蹙细。山羊或名野羊，大者如牛，角可为鞍桥，又有山驴，大如鹿，皮可作靴，有两角，大小如山羊角，俗人亦用之。陶氏所谓一边有粗文者是此，非山羊也。〔藏器曰〕山羊、山驴、羚羊，三种相似，而羚羊有神，夜宿防患，以角挂树不着地。但角弯中深锐紧小，有挂痕者为真。〔时珍曰〕羚羊似羊，而青色毛粗，两角短小；羱羊似吴羊，两角长大；山驴，驴之身而羚

之角，但稍大而节疏慢耳。

羚羊角【气味】咸，寒，无毒。【主治】明目，益气起阴，去恶血注下，辟蛊毒恶鬼不祥，常不魇寐。《本经》|除邪气惊梦，狂越僻谬，疗伤寒时气寒热，热在肌肤，温风注毒，伏在骨间，及食噎不通。久服，强筋骨轻身，起阴益气，利丈夫。《别录》|治中风筋挛，附骨疼痛。作末蜜服，治卒热闷及热痢血，疝气。摩水涂肿毒。孟诜|治一切热毒风攻注，中恶毒风，卒死昏乱不识人，散产后恶血冲心烦闷，烧末酒服之。治小儿惊痫，治山瘴及噎塞。《药性》|治惊悸烦闷，心胸恶气，瘰疬恶疮溪毒。藏器|平肝舒筋，定风安魂，散血下气，辟恶解毒，治子痫痉疾。时珍【附方】**噎塞不通** 羚羊角屑为末，饮服方寸匕，并以角摩噎上。**胸胁痛满** 羚羊角烧末，水服方寸匕。**遍身赤丹** 羚羊角烧灰，鸡子清和，涂之，神效。

山羊

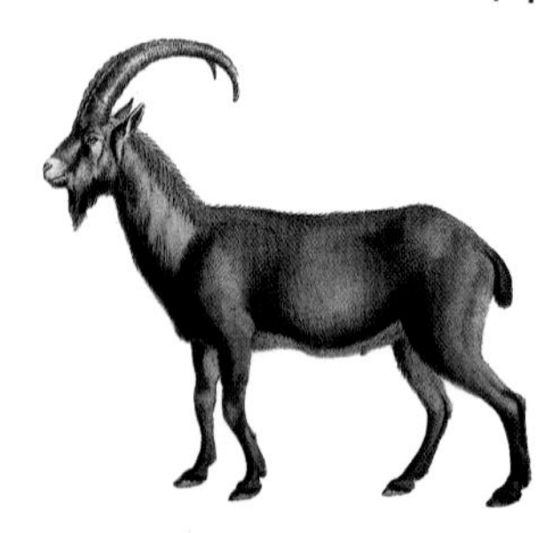

【释名】野羊、羱羊。

【集解】〔弘景曰〕山羊即《尔雅》羱羊，出西夏，似吴羊而大角、角椭者，能陟峻坂，羌夷以为羚羊，角极长，惟一边有节，节亦疏大，不入药用。〔恭曰〕山羊大如牛，或名野羊，善斗至死，角堪为鞍桥。〔颂曰〕闽、广山中一种野羊，彼人谓之羚羊，其皮厚硬，不堪炙食，其肉颇肥。〔吴瑞曰〕山羊似羚羊，色青。其角有挂痕者为羚羊，无者为山羊。

肉【气味】甘，热，无毒。〔颂曰〕南方野羊，多啖石香薷，故肠藏颇热，不宜多食之。【主治】南人食之，肥软益人，治冷劳山岚疟痢，妇人赤白带下。苏颂|疗筋骨急强、虚劳，益气，利产妇，不利时疾人。吴瑞

鹿

【释名】斑龙。〔时珍曰〕鹿字篆文，象其头、角、身、足之形。

【集解】〔时珍曰〕鹿，处处山林中有之。马身羊尾，头侧而长，高脚而行速。牡者有角，夏至则解，大如小马，黄质白斑，俗称马鹿。牝者无角，小而无斑，毛杂黄白色，俗称麀鹿，孕六月而生子。鹿性淫，一牡常交数牝，谓之聚麀。性喜食龟，能别良草。食则相呼，行则同旅，居则环角外向以防害，卧则口朝尾闾，以通督脉。

鹿茸【修治】〔别录曰〕四月、五月解角时取，阴干，使时燥。【气味】甘，温，无毒。【主治】漏下恶血，寒热惊痫，益气强志，生齿不老。《本经》|疗虚劳，洒洒如疟，羸瘦，四肢酸疼，腰脊痛，小便数利，泄精溺血，破瘀血在腹，散石淋痈肿，骨中热疽，养骨，安胎下气，杀鬼精物，久服耐老。不可近丈夫阴，令痿。《别录》|补男子腰肾虚冷，脚膝无力，夜梦鬼交，精溢自出，女人崩中漏血，赤白带下，炙末，空心酒服方寸匕。甄权|壮筋骨。《日华》|生精补髓，养血益阳，强筋健骨，治一切虚损，耳聋目暗，眩运虚痢。时珍【附方】**斑龙丸** 治诸虚。用鹿茸（酥炙，或酒炙亦可）、鹿角胶（炒成珠）、鹿角霜、阳起石（煅红酒淬）、肉苁蓉（酒浸）、酸枣仁、柏子仁、黄芪（蜜炙）各一两，当归、黑附子（炮）、地黄（九蒸九焙）各八钱，辰朱砂半钱，各为末，酒糊丸梧子大。每空心温酒下五十丸。**鹿茸酒** 治阳事虚痿，小便频数，面色无光。用嫩鹿茸一两，去毛切片，山药末一两，绢袋裹，置酒坛中，七日开瓶，日饮三盏。将茸焙作丸服。**肾虚腰痛** 不能反侧。鹿茸炙、兔丝子各一两，舶茴香半两，为末，

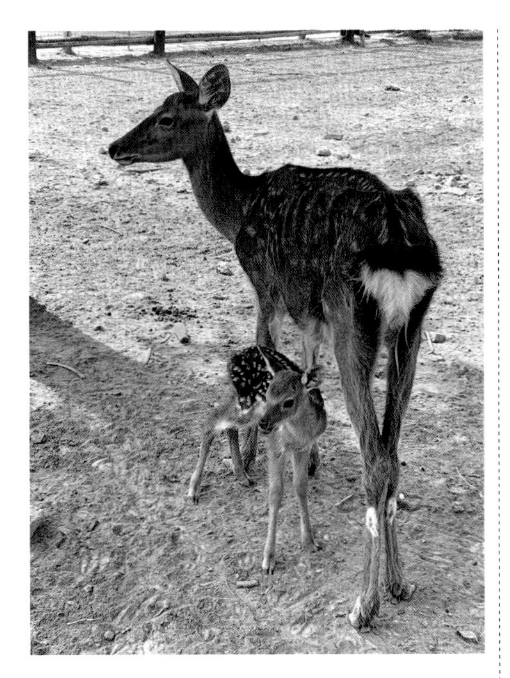

以羊肾二对，法酒煮烂，捣泥和，丸梧子大，阴干。每服三五十丸，温酒下，日三服。**精血耗涸** 面色黧黑，耳聋目昏，口渴腰痛，白浊，上燥下寒，不受峻补者。鹿茸（酒蒸）、当归（酒浸）各一两，焙为末，乌梅肉煮膏捣，丸梧子大。每米饮服五十丸。**小便频数** 鹿茸一对，酥炙为末。每服二钱，温酒下，日三服。

角【气味】咸，温，无毒。【主治】恶疮痈肿，逐邪恶气，留血在阴中。除少腹血痛，腰脊痛，折伤恶血，益气。《别录》|猫鬼中恶，心腹疼痛。苏恭|水磨汁服，治脱精尿血，夜梦鬼交。醋磨汁涂疮痈肿热毒。火炙热，熨小儿重舌、鹅口疮。《日华》|蜜炙研末酒服，轻身强骨髓，补阳道绝伤。又治妇人梦与鬼交者，清酒服一撮，即出鬼精。烧灰，治女子胞中余血不尽欲死，以酒服方寸匕，日三，甚妙。孟诜【附方】**服鹿角法** 鹿角屑十两，生附子三两去皮脐，为末。每服二钱，空心温酒下。令人少睡，益气力，通神明。**肾消尿数** 鹿角一具，炙捣筛，温酒每服方寸匕，日二。**肾虚腰痛** 如锥刺不能动摇。鹿角屑三两，炒黄研末。空心温酒服方寸匕，日三。**妇人腰痛** 鹿角屑熬黄研，酒服方寸匕，日五六服。**妊娠腰痛** 鹿角截五寸长，烧赤，投一升酒中，又烧又浸，如此数次，细研。空心酒服方寸匕。**妇人白浊** 滑数虚冷者。鹿角屑炒黄为末，酒服二钱。**筋骨疼痛** 鹿角烧存性，为末。酒服一钱，日二。**食后喜呕** 鹿角烧末二两，人参一两，为末。姜汤服方寸匕，日三。

白胶 一名鹿角胶，粉名鹿角霜。【气味】甘，平，无毒。【主治】伤中劳绝，腰痛羸瘦，补中益气。妇人血闭无子，止痛安胎。久服，轻身延年。《本经》|疗吐血下血，崩中不止，四肢作痛，多汗淋露，折跌伤损。《别录》|男子肾脏气，气弱劳损，吐血。妇人服之，令有子，安胎去冷，治漏下赤白。《药性》|炙捣酒服，补虚劳，长肌益髓，令人肥健，悦颜色；又治劳嗽，尿精尿血，疮疡肿毒。时珍【附方】**盗汗遗精** 鹿角霜二两，生龙骨炒、牡蛎煅各一两，为末，酒糊丸梧子大。每盐汤下四十丸。**虚劳尿精** 白胶二两，炙为末，酒二升和，温服。**虚损尿血** 白胶三两炙，煮一升四合，分再服。**小便不禁** 上热下寒者，鹿角霜为末，酒糊和丸梧桐子大，每服三四十丸，空心温酒下。**小便频数** 鹿角霜、白茯苓等分，为末，酒糊丸梧子大，每服三十丸，盐汤下。

肉【气味】甘，温，无毒。【主治】补中益气力，强五脏。生者疗中风口僻，割片薄之。《别录》华佗云：中风口偏者，以生肉同生椒捣贴，正即除之。补虚瘦弱，调血脉。孟诜|养血生容，治产后风虚邪僻。时珍

麋

【集解】〔时珍曰〕麋，鹿属也。牡者有角。鹿喜山而属阳，故夏至解角；麋喜泽

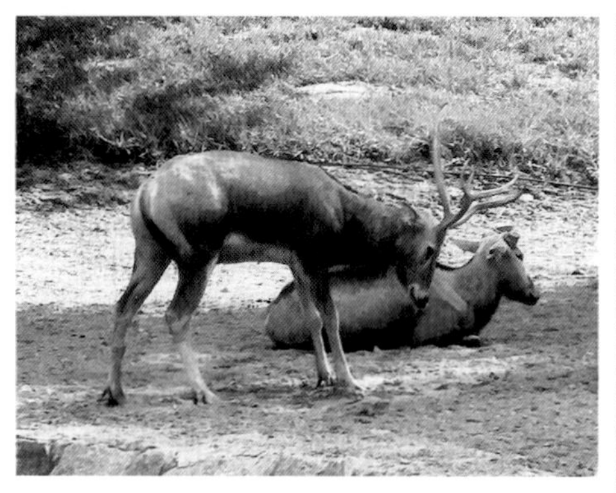

而属阴，故冬至解角。麋似鹿而色青黑，大如小牛，肉蹄，目下有二窍为夜目。

茸【气味】甘，温，无毒。【主治】阴虚劳损，一切血病，筋骨腰膝酸痛，滋阴益肾。时珍

麋角【气味】甘，热，无毒。【主治】风痹，止血，益气力。《别录》|刮屑熬香，酒服，大益人。弘景。出《彭祖传》中|酒服，补虚劳，添精益髓，益血脉，暖腰膝，壮阳悦色。疗风气，偏治丈夫。《日华》|作粉常服，治丈夫冷气及风，筋骨疼痛。若卒心痛，一服立瘥。浆水磨泥涂面，令人光华，赤白如玉可爱。孟诜|滋阴养血，功与茸同。时珍

麂

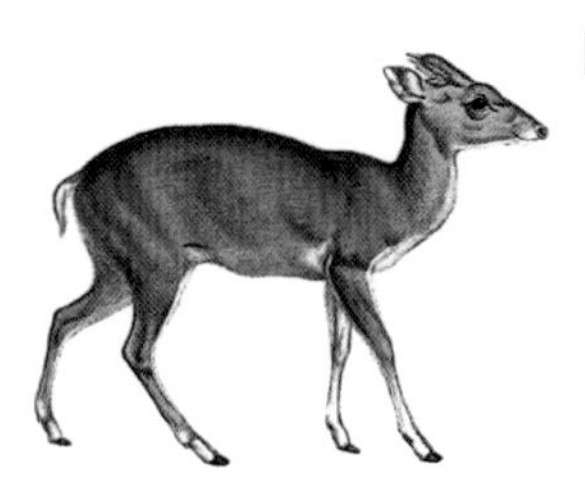

【集解】〔颂曰〕今有山林处皆有之，而均、房、湘、汉间尤多，乃獐类也。〔宗奭曰〕麂，獐属而小于獐。其口两边有长牙，好斗。其皮为第一，无出其右者，但皮多牙伤痕。其声如击破钹。四方皆有，山深处颇多。〔时珍曰〕麂居大山中，似獐而小，牡者有短角，黧色豹脚，脚矮而力劲，善跳越。其行草莽，但循一径。皮极细腻，靴、袜珍之。或云亦好食蛇。

肉【气味】甘，平，无毒。【主治】五痔病。煠熟，以姜、醋进之，大有效。藏器

獐

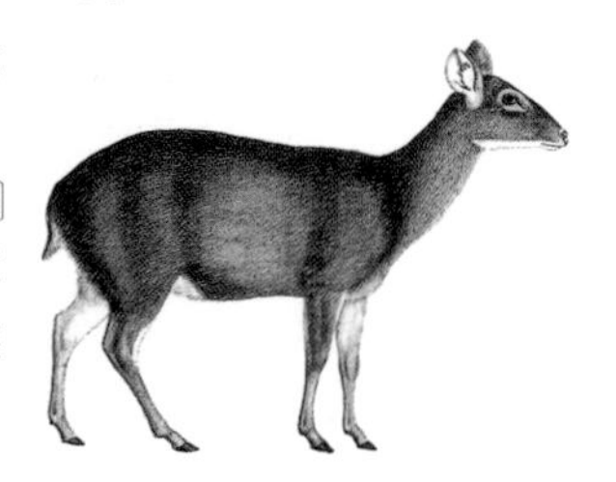

【释名】麕，亦作麞。

【集解】〔颂曰〕獐，今陂泽浅草中多有之。其类甚多，麕乃总名也。有有牙者，有无牙者，其牙不能噬啮。〔时珍曰〕獐秋冬居山，春夏成对。似鹿而小，无角，黄黑色，大者不过二三十斤。雄者有牙出口外，俗称牙獐。其皮细软，胜于鹿皮，夏月毛毨而皮厚，冬月毛多而皮薄也。

肉【气味】甘，温，无毒。【主治】补益五脏。《别录》

麝

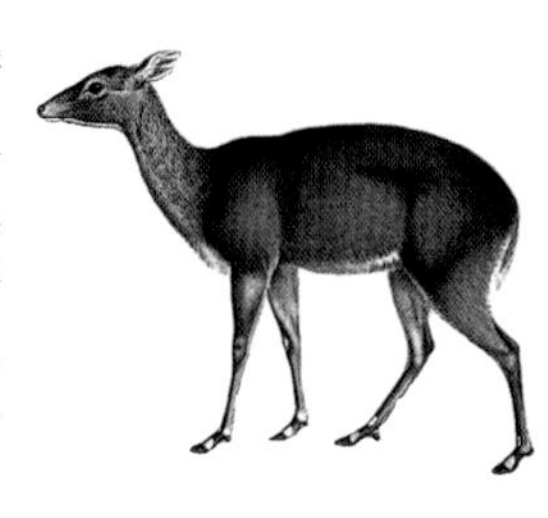

【释名】射父、香獐。〔时珍曰〕麝之香气远射，故谓之麝。或云麝父之香来射，故名，亦通。其形似獐，故俗呼香獐。

【集解】〔别录曰〕麝生中台山谷，及益州、雍州山中。春分取香，生者益良。〔弘景曰〕麝形似獐而小，黑色，常食柏叶，又啖蛇。其香正在阴茎前皮内，别有膜袋裹之。五月得香，往往有蛇皮骨。今人以蛇蜕皮裹香，云弥香，是相使也。麝夏月食蛇、虫多，至寒则香满，入春脐内急痛，自以爪剔出，着屎溺中覆之，常在一处不移。曾有遇得乃至一斗五升者，此香绝胜杀取者。昔人云是精、溺凝作，殊不尔也。今出羌夷者多真好，出随郡、义阳、晋溪诸蛮中者亚之。出益州者形扁，仍以皮膜裹之，多伪。

〔时珍曰〕麝居山，獐居泽，以此为别，麝出西北者香结实，出东南者谓之土麝，亦可用，而力次之。

麝脐香【气味】辛，温，无毒。【主治】辟恶气，杀鬼精物，去三虫蛊毒，温疟惊痫。久服，除邪，不梦寤魇魅。《本经》|疗诸凶邪鬼气，中恶，心腹暴痛，胀急痞满，风毒，去面䵟、目中肤翳，妇人产难堕胎，通神仙。《别录》|佩服及置枕间，辟恶梦，及尸疰鬼气。又疗蛇毒。弘景|治蛇、蚕咬，沙虫溪瘴毒，辟蛊气，杀脏腑虫，治疟疾，吐风痰，疗一切虚损恶病。纳子宫，暖水脏，止冷带下。《日华》|熟水研服一粒，治小儿惊痫客忤，镇心安神，止小便利。又能蚀一切痈疮脓水。《药性》|除百病，治一切恶气及惊怖恍惚。孟诜|疗鼻窒，不闻香臭。好古|通诸窍，开经络，透肌骨，解酒毒，消瓜果食积，治中风、中气、中恶，痰厥，积聚癥瘕。时珍

【发明】〔李杲曰〕麝香入脾治内病。凡风病在骨髓者宜用之，使风邪得出。若在肌肉用之，反引风入骨，如油入面之不能出也。【附方】**中风不省** 麝香二钱研末，入清油二两和匀，灌之，其人自苏也。**中恶客忤** 项强欲死。麝香少许，乳汁涂儿口中取效。醋调亦可。**小儿惊啼** 发歇不定。真麝香一字，清水调服，日三。**中恶霍乱** 麝香一钱，醋半盏，调服。**偏正头痛** 久不除者。晴明时，将发分开，用麝香五分，皂角末一钱，薄纸裹置患处。以布包炒盐于上熨之，冷则易。如此数次，永不再发。

肉【气味】甘，温，无毒。【主治】腹中癥病。时珍

灵猫

【释名】灵狸、香狸、神狸。〔时珍曰〕自为牝牡，又有香气，可谓灵而神矣。

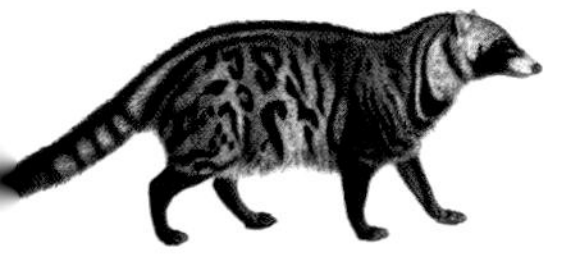

【集解】〔藏器曰〕灵猫生南海山谷，状如狸，自为牝牡。其阴如麝，功亦相似。〔颂曰〕香狸出南方，人以作脍生，如北地狐生法，其气甚香，微有麝气。〔时珍曰〕刘郁《西使记》云：黑契丹出香狸，文似土豹，其肉可食，粪溺皆香如麝气。杨慎《丹铅录》云：予在大理府见香猫如狸，其文如金钱豹。

肉【气味】甘，温，无毒。

阴【气味】辛，温，无毒。【主治】中恶气，飞尸蛊疰，心腹卒痛，狂邪鬼神，鬼疟疫气，梦寐邪魇，镇心安神。藏器

猫

【释名】家狸。〔时珍曰〕猫，苗、茅二音，其名自呼。

【集解】〔时珍曰〕猫，捕鼠小兽也，处处畜之。有黄、黑、白、驳数色，狸身而虎面，柔毛而利齿。以尾长腰短，目如金银，及上颚多棱者为良。或云：其睛可定时：子、午、卯、酉如一线，寅、申、巳、亥如满月，辰、戌、丑、未如枣核也。其鼻端常冷，惟夏至一日则暖。性畏寒而不畏暑，能画地卜食，随月旬上下啮鼠首尾，皆与虎同，阴类之相符如此。其孕也两月而生，一乳数子，恒有自食之者。

肉【气味】甘，酸，温，无毒。【主治】

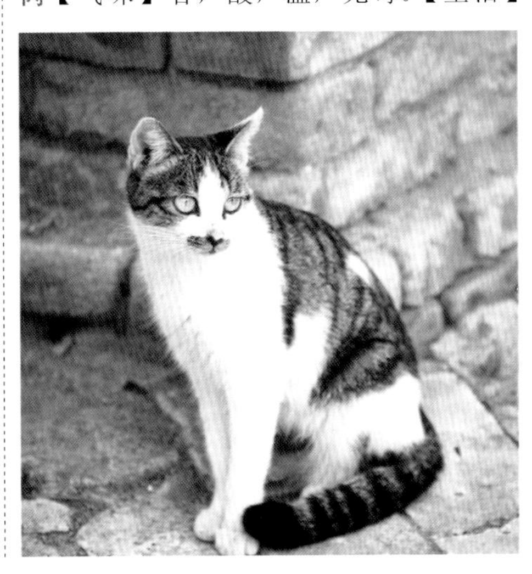

劳疰，鼠瘘蛊毒。【发明】〔时珍曰〕《本草》以猫、狸为一类注解。然狸肉入食，猫肉不佳，亦不入食品。故用之者稀。

狸

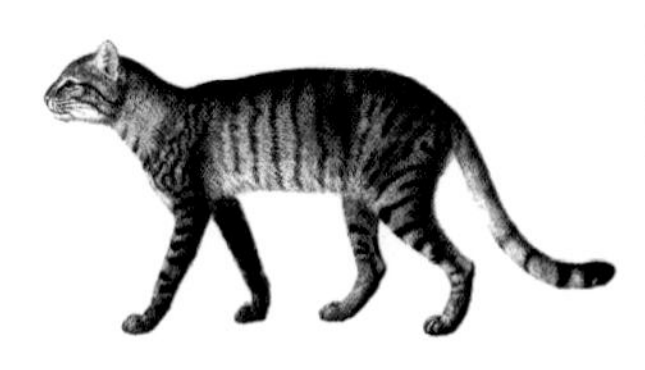

【释名】野猫。

【集解】〔弘景曰〕狸类甚多，今人用虎狸，无用猫狸者，然猫狸亦好。〔颂曰〕狸，处处有之。其类甚多，以虎斑文者堪用，猫斑者不佳。南方一种香狸，其肉甚香，微有麝气。〔时珍曰〕狸有数种：大小如狐，毛杂黄黑有斑，如猫而圆头大尾者为猫狸，善窃鸡鸭，其气臭，肉不可食。有斑如貙虎，而尖头方口者为虎狸，善食虫鼠果实，其肉不臭，可食；似虎狸而有黑白钱文相间者，为九节狸，皮可供裘领。有文如豹，而作麝香气者为香狸，即灵猫也。南方有白面而尾似牛者，为牛尾狸，亦曰玉面狸，专上树木食百果，冬月极肥，人多糟为珍品，大能醒酒。

肉【气味】甘，平，无毒。【主治】诸疰。《别录》|治温鬼毒气，皮中如针刺。时珍。出《太平御览》|作羹臛，治痔及鼠瘘，不过三顿，甚妙。苏颂。出《外台》|补中益气，去游风。孙思邈

狐

【释名】〔时珍曰〕《埤雅》云：狐，孤也。狐性疑，疑则不可以合类，故其字从孤省。或云狐知虚实，以虚击实，实即孤也，故从孤，亦通。

【集解】〔弘景曰〕江东无狐，狐出北方及益州。形似狸而黄，善为魅。〔恭曰〕形似小黄狗，而鼻尖尾大，全不似狸。〔颂曰〕今江南亦时有之，汴、洛尤多。北土作脍生食之。其性多疑审听，故捕者多用罝。〔时珍曰〕狐，南北皆有之，北方最

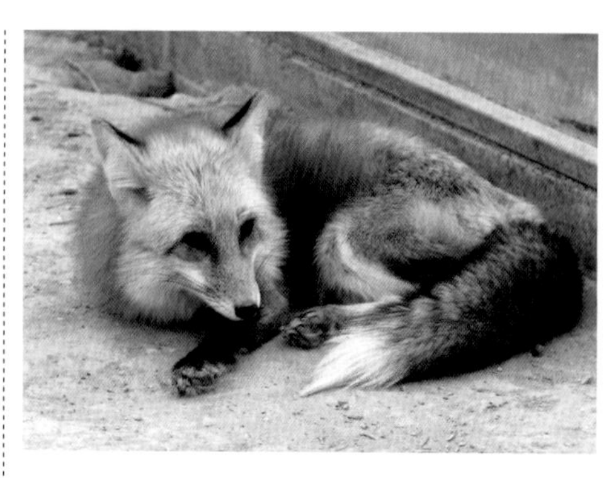

多。有黄、黑、白三种，白色者尤稀。尾有白钱文者亦佳。日伏于穴，夜出窃食。声如婴儿，气极臊烈。毛皮可为裘，其毛纯白，谓之狐白。许慎云：妖兽，鬼所乘也。有三德：其色中和，小前大后，死则首丘。或云狐知上伏，不度阡陌。或云狐善听冰，或云狐有媚珠，或云狐至百岁，礼北斗而变化为男、女、淫妇以惑人。又能击尾出火。或云狐魅畏狗。千年老狐，惟以千年枯木然照，则见真形。或云犀角置穴，狐不敢归。《山海经》云：青丘之山，有狐九尾，能食人，食之不蛊。〔鼎曰〕狐魅之状，见人或叉手有礼，或祗揖无度，或静处独语，或裸形见人也。

肉【气味】甘，温，无毒。【主治】同肠作臛食，治疮疥久不瘥。苏恭|煮炙食，补虚损，又及五脏邪气，患蛊毒寒热者，宜多服之。孟诜|作脍生食，暖中去风，补虚劳。苏颂

貉

【释名】〔时珍曰〕按《字说》云：貉与貛同穴各处，故字从各。

【集解】〔宗奭曰〕貉形如小狐，毛黄褐色。〔时珍曰〕貉生山野间。状如狸，头锐鼻尖，斑色。其毛深厚温滑，可为裘服。与貛同穴而异处，日伏夜出，捕食虫物，出则貛随之。其性好睡，人或畜之，以竹叩醒，已而复寐，故人好睡者谓之貉睡。俗作渴睡，谬矣。俚人又言其非好

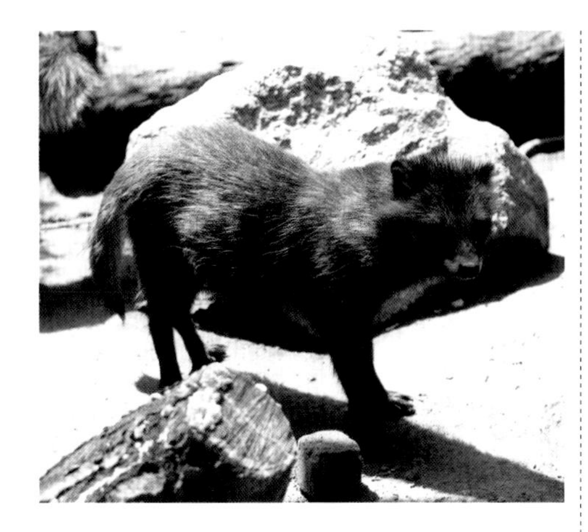

睡，乃耳聋也，故见人乃知趋走。

肉【气味】甘，温，无毒。【主治】元脏虚劳及女子虚惫。苏颂。

獾

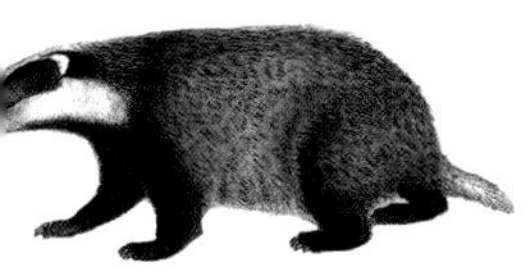

【释名】狗獾、天狗。

【集解】〔汪颖曰〕狗獾，处处山野有之，穴土而居，形如家狗，而脚短，食果实。有数种相似。其肉味甚甘美，皮可为裘。〔时珍曰〕貒，猪獾也；獾，狗獾也，二种相似而略殊。狗獾似小狗而肥，尖喙矮足，短尾深毛，褐色。皮可为裘领。亦食虫蚁瓜果。又辽东女真地面有海獾皮，可供衣裘，亦此类也。

肉【气味】甘、酸，平，无毒。【主治】补中益气，宜人。汪颖|小儿疳瘦，杀蛔虫，宜啖之。苏颂|功与貒同。时珍

狼

【释名】毛狗。

【集解】〔藏器曰〕狼大如狗，苍色，鸣声则诸孔皆沸。〔时珍曰〕狼，豺属也，处处有之。北方尤多，喜食之，南人呼为毛狗是矣。其居有穴。其形大如犬，而锐头尖喙，白颊骈胁，高前广后，脚不甚

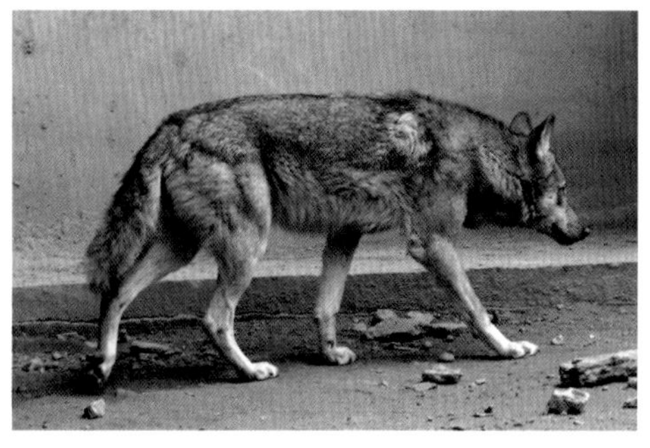

高，能食鸡鸭鼠物。其色杂黄黑，亦有苍灰色者。其声能大能小，能作儿啼以魅人，野俚尤恶其冬鸣。其肠直，故鸣则后窍皆沸，而粪为蜂烟，直上不斜。其性善顾而食戾践藉。老则其胡如袋，所以跋胡疐尾，进退两患。其象上应奎星。〔颖曰〕狈足前短，知食所在；狼足后短，负之而行，故曰狼狈。

肉【气味】咸，热，无毒。味胜狐、犬。【主治】补益五脏，厚肠胃，填精髓，腹有冷积者宜食之。时珍。出《饮膳正要》

膏【主治】补中益气，润燥泽皱，涂诸恶疮。时珍【发明】〔时珍曰〕腊月炼净收之。

兔

【释名】明视。〔时珍曰〕按魏子才《六书精要》云：兔子篆文象形。一云：吐而生子，故曰兔。《礼记》谓之明视，言其目

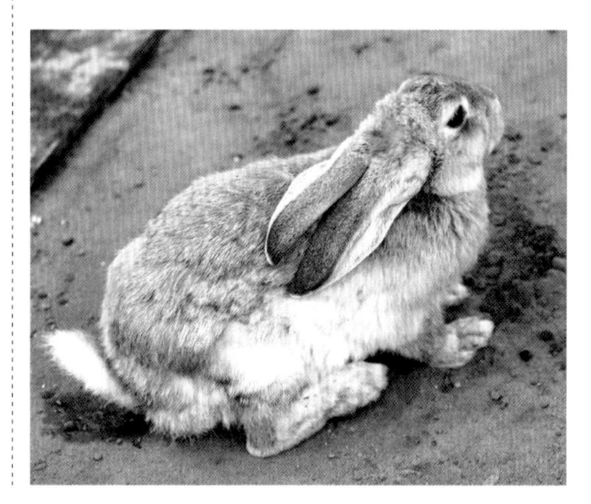

不瞬而了然也。

【集解】〔颂曰〕兔处处有之，为食品之上味。〔时珍曰〕按《事类合璧》云：兔大如狸而毛褐，形如鼠而尾短，耳大而锐。上唇缺而无脾，长须而前足短。尻有九孔，趺居，趫捷善走。舐雄豪而孕，五月而吐子。其大者为㲋，音绰，似兔而大，青色，首与兔同，足与鹿同。故字象形。或谓兔无雄，而中秋望月中顾兔以孕者，不经之说也。今雄兔有二卵，古《乐府》有雄兔脚扑速，雌兔眼迷离，可破其疑矣。

肉【气味】辛，平，无毒。〔诜曰〕酸，冷。〔时珍曰〕甘，寒。【主治】补中益气。《别录》|热气湿痹，止渴健脾。炙食，压丹石毒。《日华》|腊月作酱食，去小儿豌豆疮。《药性》|凉血，解热毒，利大肠。时珍【发明】〔宗奭曰〕兔者，明月之精。有白毛者，得金之气，入药尤效。凡兔至秋深时可食，金气全也，至春、夏则味变矣。〔时珍曰〕兔至冬月龁木皮，已得金气而气内实，故味美；至春食草麦，而金气衰，故不美也。今俗以饲小儿，云令出痘稀，盖亦因其性寒而解热耳。故又能治消渴，压丹石毒。若痘已出，及虚寒者宜戒之。

屎 腊月收之。【释名】明目砂、玩月砂、兔蕈。【主治】目中浮翳，劳瘵五疳，疳疮痔瘘，杀虫解毒。时珍【发明】〔时珍曰〕兔屎能解毒杀虫，故治目疾、疳劳、疮痔方中往往用之。按沈存中《良方》云：江阴万融病劳，四体如焚，寒热烦躁，一夜梦一人腹拥一月，光明使人心骨皆寒。及寤而孙元规使人遗药，服之遂平。扣之，则明月丹也，乃悟所梦。【附方】**明目丹** 治劳瘵，追虫。用兔屎四十九粒，硇砂如兔屎大四十丸粒，为末，生蜜丸梧子大。月望前，以水浸甘草一夜，五更初取汁送下七丸。有虫下，急钳入油锅内煎杀。三日不下，再服。**五疳下痢** 兔屎炒半两，干蛤蟆一枚，烧灰为末，绵裹如莲子大，纳下部，日三易之。**大小便秘** 明月砂一匙安脐中，冷水滴之令透，自通也。**痔疮下血** 不止者。用玩月砂，慢火炒黄为末。每服二钱，入乳香五分，空心温酒下，日三服。**痘疮入目** 生翳。用兔屎日干为末。每服一钱，茶下即安。**痘后目翳** 直往山中东西地上，不许回顾，寻兔屎二七粒，以雌、雄槟榔各一个同磨，不落地，井水调服。百无一失，其效如神。

水獭

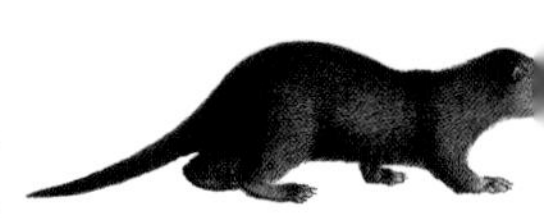

【释名】水狗。

【集解】〔颂曰〕江湖多有之，四足俱短，头与身尾皆褊，毛色若故紫帛。大者身与尾长三尺余。食鱼，居水中，亦休木上。尝縻置大水瓮中，在内旋转如风，水皆成旋涡。西戎以其皮饰毳服领袖，云垢不着染。如风霾翳目，但就拭之即去也。〔时珍曰〕獭状似青狐而小，毛色青黑，似狗，肤如伏翼，长尾四足，水居食鱼。能知水信为穴，乡人以占潦旱，如鹊巢知风也。古有熊食盐而死，獭饮酒而毙之语，物之性也。今川、沔渔舟，往往驯畜，使之捕鱼甚捷。亦有白色者。或云猵獭无雌，以猿为雌，故云猿鸣而獭候。

肉【气味】甘、寒，无毒。【主治】煮汁服，疗疫气温病，及牛马时行病。《别录》|水气胀满，热毒风。《日华》|骨蒸热劳，血脉不行，荣卫虚满，及女子经络不通，血热，大小肠秘。消男子阳气，不宜多食。苏颂

腽肭兽

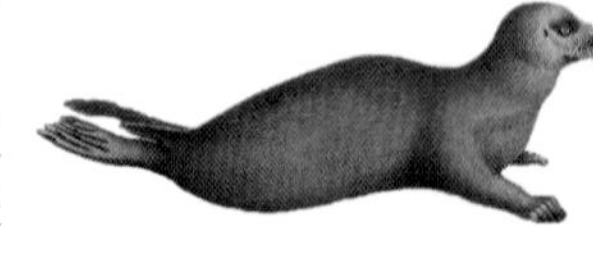

【释名】骨豽、海狗。

【集解】〔甄权曰〕腽肭脐，是新罗国海内狗外肾也。连而取之。〔颂曰〕今东海旁亦有

之。旧说似狐长尾。今沧州所图，乃是鱼类，而豕首两足。其脐红紫色，上有紫斑点，全不相类，医家多用之。〔敩曰〕腽肭脐多伪者。海中有兽号曰水乌龙，海人取其肾，以充腽肭脐，其物自别。真者，有一对则两重薄皮裹丸核；其皮上自有肉黄毛，一穴三茎；收之器中，年年湿润如新；或置睡犬头上，其犬忽惊跳若狂者，为真也。〔宗奭曰〕今出登、莱州。其状非狗非兽，亦非鱼也。但前脚似兽而尾即鱼。身有短密淡青白毛，毛上有深青黑点，久则亦淡，腹胁下全白色。皮厚韧如牛皮，边将多取以饰鞍鞯。其脐治腹脐积冷精衰，脾肾劳极有功，不待别试也。似狐长尾之说，今人多不识之。

腽肭脐 一名海狗肾。【气味】咸，大热，无毒。【主治】鬼气尸疰，梦与鬼交，鬼魅狐魅，心腹痛，中恶邪气，宿血结块，痃癖羸瘦。藏器|治男子宿癥气块，积冷劳气，肾精衰损，多色成劳，瘦悴。《药性》|补中益肾气，暖腰膝，助阳气，破癥结，疗惊狂痫疾。《日华》|五劳七伤，阴痿少力，肾虚，背膊劳闷，面黑精冷，最良。《海药》【发明】〔时珍曰〕《和剂局方》治诸虚损，有腽肭脐丸，今人滋补丸药中多用之，精不足者补之以味也。大抵与苁蓉、琐阳之功相近。亦可同糯米、面酿酒服。

兽之三　鼠类

鼠

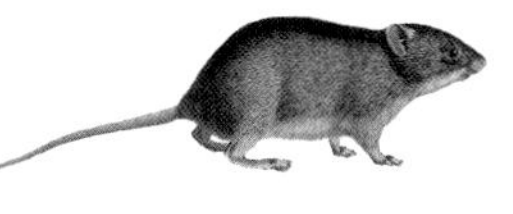

【释名】鼣鼠、老鼠、首鼠、家鹿。〔时珍曰〕此即人家常鼠也。以其尖喙善穴，故南阳人谓之鼣鼠。其寿最长，故俗称老鼠。其性疑而不果，故曰首鼠。岭南人食而讳之，谓为家鹿。【集解】〔弘景曰〕入药用牡鼠，即父鼠也。其胆才死便消，不易得也。〔时珍曰〕鼠形似兔而小，青黑色。有四齿而无牙，长须露眼。前爪四，后爪五。尾文如织而无毛，长与身等。五脏俱全，肝有七叶，胆在肝之短叶间，大如黄豆，正白色，贴而不垂。

鼠肉【气味】甘，热，无毒。【主治】小儿哺露大腹，炙食之。《别录》|小儿疳疾，腹大贪食者，黄泥裹，烧熟去骨，取肉和五味豉汁作羹食之。勿食骨，甚瘦人。孟诜|主骨蒸劳极，四肢劳瘦，杀虫及小儿疳瘦。酒熬入药。苏颂|炙食，治小儿寒热诸疳。时珍

鼫鼠

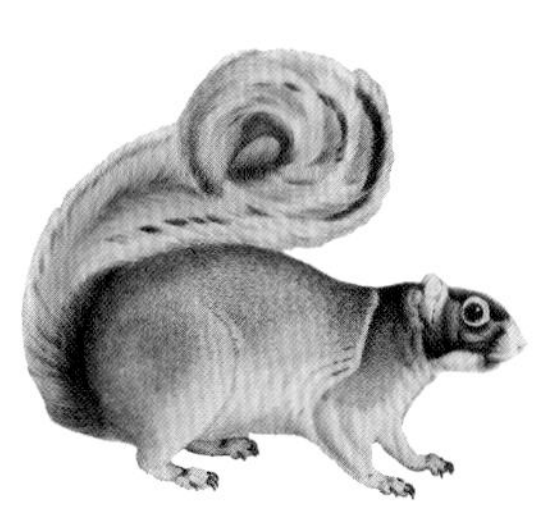

【释名】硕鼠、鼩鼠、雀鼠。〔时珍曰〕硕，大也，似鼠而大也。

【集解】〔时珍曰〕鼫鼠处处有之。居土穴树孔中，形大于鼠，头似兔，尾有毛，青黄色，善鸣，能人立，交前两足而舞。好食粟、豆，与鼩鼠俱为田害。鼩小居田，而鼫大居山也。范成大云：宾州鼫鼠专食山豆根，土人取其腹干之入药，名鼫鼠肚。陆玑谓此亦有五技，与蝼蛄同名者，误矣。

肚【气味】甘，寒，无毒。【主治】咽喉痹痛，一切热气，研末含咽，神效。时珍。出《虞衡志》

土拨鼠

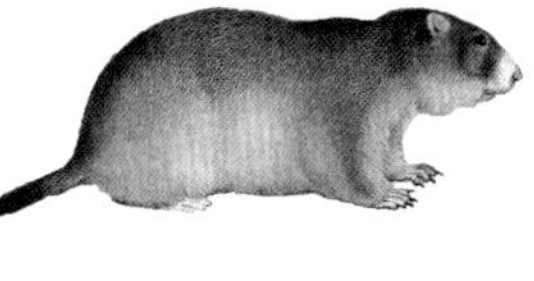

【释名】鼧鼥、答刺不花。

【集解】〔藏器曰〕土拨鼠，生西番山泽间，穴土为窠，形如獭。夷人掘取食之。〔时珍曰〕皮可为裘，甚暖，湿不能透。

肉【气味】甘，平，无毒。〔时珍曰〕按《饮膳正要》云：虽肥而煮之无油，味短，多食难克化，微动风。【主治】野鸡瘘疮，煮食肥美宜人。藏器

黄鼠

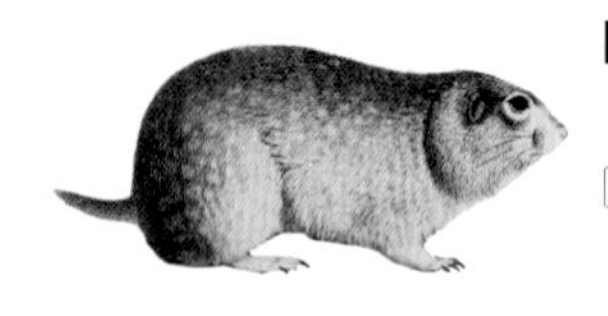

【释名】礼鼠、拱鼠、䶄鼠、貔狸。〔时珍曰〕黄鼠，晴暖则出坐穴口，见人则交其前足，拱而如揖，乃窜入穴。

【集解】〔时珍曰〕黄鼠出太原、大同，延、绥及沙漠诸地皆有之，辽人尤为珍贵。状类大鼠，黄色，而足短善走，极肥。穴居有土窖如床榻之状者，则牝牡所居之处，秋时畜豆、栗、草木之实以御冬，各为小窖，别而贮之。村民以水灌穴而捕之。味极肥美，如豚子而脆。皮可为裘领。辽、金、元时以羊乳饲之，用供上膳，以为珍馔。千里赠遗。今亦不甚重之矣。最畏鼠狼，能入穴衔出也。北胡又有青鼠，皮亦可用。银鼠，白色如银，古名鼲鼠，音吸。

肉【气味】甘平，无毒。【主治】润肺生津。煎膏贴疮肿，解毒止痛。时珍

鼬鼠

【释名】黄鼠狼、鼪鼠、地猴。〔时珍曰〕按《广雅》，鼠狼即鼬也。江东呼为鼪。其色黄赤如柚，故名。此物健于捕鼠及禽畜，又能制蛇虺。

【集解】〔时珍曰〕鼬，处处有之。状似鼠而身长尾大，黄色带赤，其气极臊臭。许慎所谓似貂而大，色黄而赤者，是也。其毫与尾可作笔，严冬用之不折，世所谓鼠须、栗尾者，是也。

肉【气味】甘，臭，温，有小毒。【主治】煎油，涂疮疥，杀虫。时珍

心、肝【气味】臭，微毒。【主治】心腹痛，杀虫。时珍

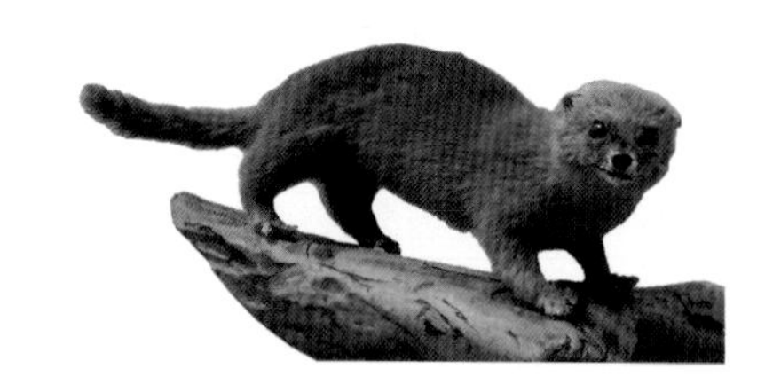

猬

【释名】彙、毛刺、蝟鼠。〔宗奭曰〕蝟皮治胃逆，形胃气有功。其字从虫从胃，深有理焉。

【集解】〔别录曰〕猬生楚山川谷田野，取无时，勿使中湿。〔弘景曰〕处处野中时有此兽。人犯之，便藏头足，毛刺人，不可得。〔时珍曰〕猬之头、觜似鼠，刺毛似豪猪，踡缩则形如芡房及栗房，攒毛外刺，尿之即开。

皮【修治】细剉，炒黑入药。【气味】苦，平，无毒。【主治】五痔阴蚀、下血赤白、五色血汁不止，阴肿，痛引腰背，酒煮杀之。《本经》|疗腹痛疝积，烧灰酒服。《别录》|治肠风泻血，痔痛有头，多年不瘥，

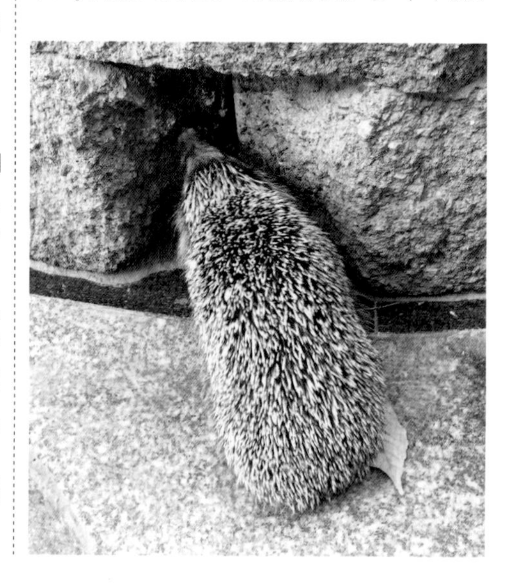

炙末，饮服方寸匕。烧灰吹鼻，止衄血。甚解一切药力。《药性》【附方】**五痔下血** 《衍义》云：用猬皮合穿山甲等分烧存性，入肉豆蔻一半。空腹热米饮服一钱，妙。**肠痔有虫** 猬皮烧末，生油和涂。**肠风下血** 白刺猬皮一枚铫内熝焦，去皮留刺，木贼半两炒黑，为末。每服二钱，热酒调下。**蛊毒下血** 猬皮烧末，水服方寸匕，当吐出毒。**五色痢疾** 猬皮烧灰，酒服二钱。**大肠脱肛** 猬皮一斤烧，慈石（煅）五钱，桂心五钱，为末。每服二钱，米饮下。**塞鼻止衄** 猬皮一枚，烧末。半钱，绵裹塞之。**鼻中息肉** 猬皮炙为末，绵裹塞之三日。**反胃吐食** 猬皮烧灰，酒服。或煮汁，或五味淹炙食。

肉【气味】甘，平，无毒。【主治】反胃，炙黄食之。亦煮汁饮。又主瘘。藏器|炙食，肥下焦，理胃气，令人能食。孟诜

脂【气味】同肉。〔诜曰〕可煮五金八石，伏雄黄，柔铁。【主治】肠风泻血。《日华》|溶滴耳中，治聋。藏器|涂秃疮疥癣，杀虫。时珍【附方】**虎爪伤人** 刺猬脂，日日傅之。内服香油。

脑【主治】狼瘘。时珍

心肝【主治】蚁瘘蜂瘘，瘰疬恶疮，烧灰，酒服一钱。时珍

胆【主治】点目，止泪。化水，涂痔疮。时珍|治鹰食病。寇宗奭【附方】**痘后风眼** 发则两睑红烂眵泪。用刺猬胆汁，用簪点入，痒不可当，二三次即愈。尤胜乌鸦胆也。

兽之四 寓类、怪类

猕猴

【释名】沐猴、为猴、胡孙、王孙、马留。〔时珍曰〕按班固《白虎通》云：猴，候也。见人设食伏机，则凭高四望，善于候者也。猴好拭面如沐，故谓之沐，

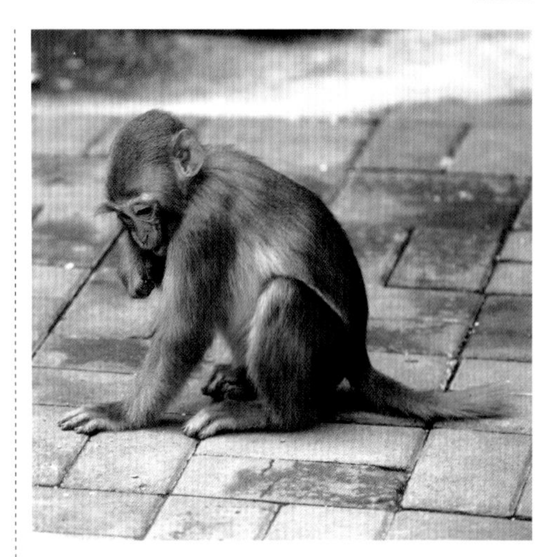

而后人讹为母，又讹母为猕，愈讹愈失矣。

【集解】〔时珍曰〕猴，处处深山有之。状似人，眼如愁胡，而平颊陷嗛，嗛音歉，藏食处也。腹无脾以行消食，尻无毛而尾短。手足如人，亦能竖行。声嗝嗝若咳。孕五月而生子，生子多浴于涧。其性躁动害物，畜之者使坐杙上，鞭掊旬月乃驯也。其类有数种：小而尾短者，猴也；似猴而多髯者，豦也；似猴而大者，玃也；大而尾长赤目者，禺也；小而尾长仰鼻者，狖也；似狖而大者，果然也；似狖而小者，蒙颂也；似狖而善跃越者，獑䳽也；似猴而长臂者，猿也；似猿而金尾者，狨也；似猿而大，能食猿、猴者，独也。

狨

【释名】猱。〔时珍曰〕猱毛柔长如绒，可以藉，可以缉，故谓之狨，而猱字亦从柔也。或云生于西戎，故从戎也。猱古文作夒，象形。今呼长毛狗为猱，取此象。

【集解】〔藏器曰〕狨生山南山谷中，似猴而大，毛长，黄赤色。人将其皮作鞍褥。〔时珍曰〕杨亿《谈苑》云：狨出川峡深山中。其状大小类猿，长尾作金色，俗名金线狨。轻捷善缘木，甚爱其尾。人以药

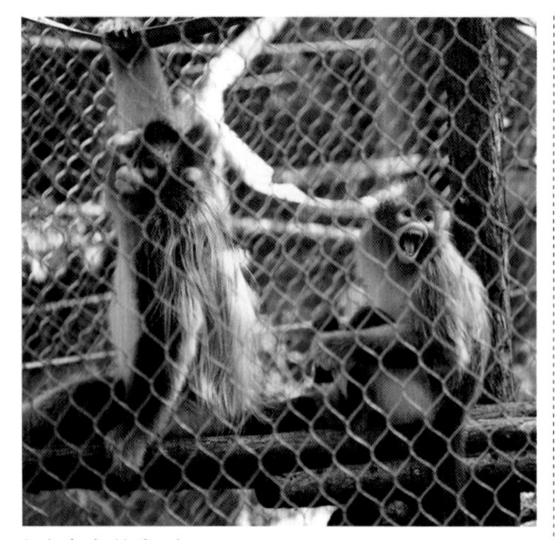
（狨为金丝猴。）

矢射之，中毒即自啮其尾也。宋时文武三品以上许用狨座，以其皮为褥也。

果然

【释名】禺、狖、仙猴。〔时珍曰〕郭璞云：果然，自呼其名，罗愿云：人捕其一，则举群啼而相赴，虽杀之不去也；谓之果然，以来之可必也。大者为然，为禺；小者为狖，为蜼。南人名仙猴，俗作猓然。

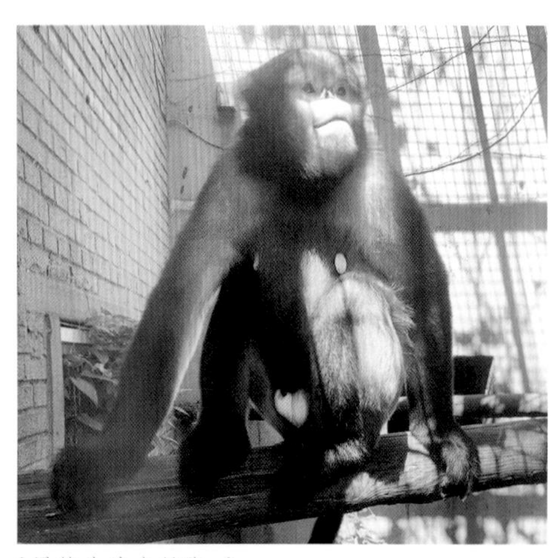
（果然为滇金丝猴。）

【集解】〔藏器曰〕案《南州异物志》云：交州有果然兽，其名自呼。状大于猿，其体不过三尺，而尾长过头。鼻孔向天，雨则挂木上，以尾塞鼻孔。其毛长柔细滑，白质黑文，如苍鸭胁边斑毛之状，集之为裘褥，甚温暖。《尔雅》蜼，仰鼻而长尾，即此也。〔时珍曰〕果然，仁兽也。出西南诸山中。居树上，状如猿，白面黑颊，多髯而毛采斑斓，尾长于身，其末有歧，雨则以歧塞鼻也。喜群行，老者前，少者后。食相让，居相爱，生相聚，死相赴。柳子所谓仁让孝慈者是也。古者画蜼为宗彝，亦取其孝让而有智也。或云犹豫之犹，即狖也。其性多疑，见人则登树，上下不一，甚至奔触，破头折胫。

猩猩

【释名】〔时珍曰〕猩猩能言而知来，犹惺惺也。

【集解】〔时珍曰〕猩猩自《尔雅》《逸周书》以下数十说，今参集之云：出哀牢夷及交趾封溪县山谷中，状如狗及猕猴，黄毛如猿，白耳如豕，人面人足，长发，头颜端正。声如儿啼，亦如犬吠。成群伏行。大抵猩猩略似人形，如猿猴类耳。纵使能言，当若鹦鹉之属，亦不必尽如阮氏所说也。

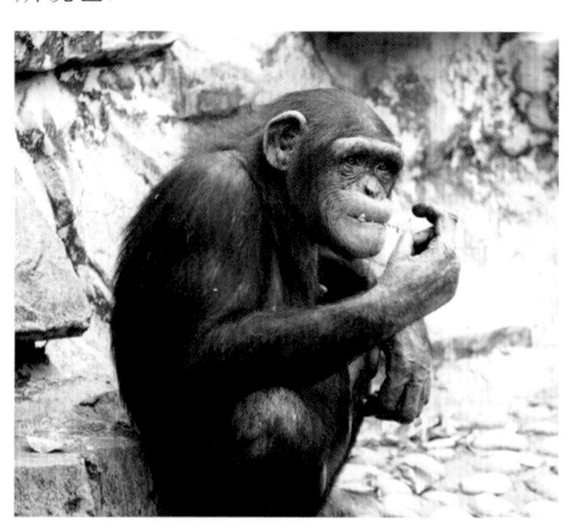

狒狒

【释名】 枭羊、野人、人熊。

【集解】〔藏器曰〕狒狒出西南夷，《尔雅》云：狒狒，如人被发，迅走食人。《山海经》枭羊人面，长唇黑身，有毛反踵，见人则笑，笑则上唇掩目。郭璞云：交广及南康郡山中，亦有此物。大者长丈余，俗呼为山都。宋孝建中，獠人进雌雄二头。帝问土人丁銮。銮曰：其面似人，红赤色，毛似猕猴，有尾。能人言，如鸟声。善知生死，力负千钧。反踵无膝，睡则倚物。获人则先笑而后食之。猎人因以竹筒贯臂诱之，俟其笑时，抽手以锥钉其唇着额，任其奔驰，候死而取之。发极长，可为头髲。血堪染靴及绯，饮之使人见鬼也。帝乃命工图之。〔时珍曰〕按《方舆志》云：狒狒，西蜀及处州山中亦有之，

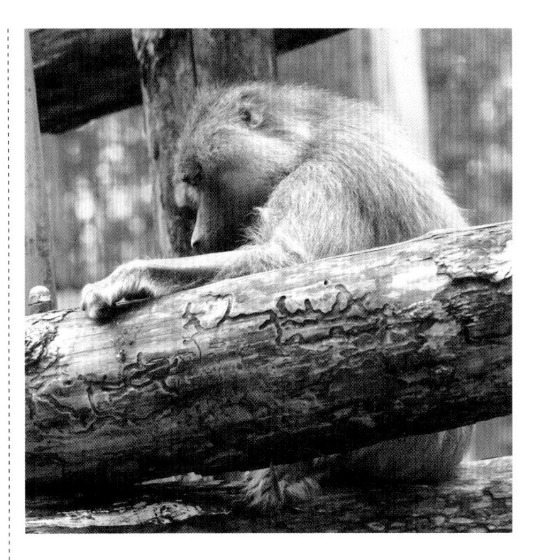

呼为人熊。人亦食其掌，剥其皮。闽中沙县幼山有之，长丈余，逢人则笑，呼为山大人，或曰野人及山魈也。

第五十二卷　人部

乱发

【释名】血余、人退。〔时珍曰〕头上曰发，属足少阴、阳明；耳前曰鬓，属手、足少阳；目上曰眉，属手、足阳明；唇上曰髭，属手阳明；颏下曰须，属足少阴、阳明；两颊曰髯，属足少阳。其经气血盛，则美而长；气多血少，则美而短；气少血多，则少而恶；气血俱少，则其处不生。气血俱热，则黄而赤；气血俱衰，则白而落。《类苑》云：发属心，禀火气而上生；须属肾，禀水气而下生；眉属肝，禀木气而侧生。故男子肾气外行而有须，女子、宦人则无须，而眉发不异也。说虽不同，亦各有理，终不若分经者为的。刘君安云：欲发不落，梳头满千遍。又云：发宜多梳，齿宜数叩。皆摄精益脑之理尔。又昆斋吴玉有《白发辨》，言发之白，虽有迟早老少，皆不系寿之修短，由祖传及随事感应而已。

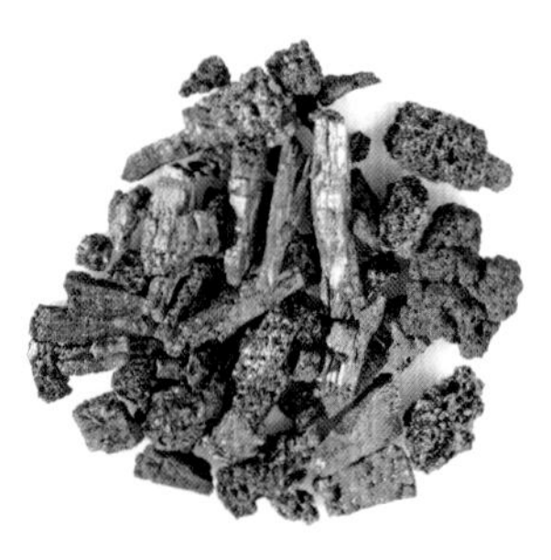

【气味】苦，微温，无毒。

【主治】咳嗽，五淋，大小便不通，小儿惊痫，止血。鼻衄，烧灰吹之立已。《别录》|烧灰，疗转胞，小便不通，赤白痢，哽噎，痈肿，狐尿刺，尸疰，疔肿骨疽杂疮。苏恭|消瘀血，补阴甚捷。震亨

【发明】〔时珍曰〕发乃血余，故能治血病，补阴，疗惊痫，去心窍之血。刘君安以己发合头垢等分烧存性，生服豆许三丸，名曰还精丹，令头不白。又老唐方，亦用自己乱发洗净，每一两入川椒五十粒，泥固，入瓶煅黑研末，每空心酒服一钱，令发长黑。此皆补阴之验也。用椒者，取其下达尔。

【附方】**小儿斑疹** 发灰，饮服三钱。**小儿燕口** 两角生疮。烧乱发，和猪脂涂之。**小儿吻疮** 发灰，和猪脂涂之。**小儿惊啼** 乱发烧研，乳汁或酒服少许，良。**鼻血不止** 血余，烧灰吹之，立止，永不发。**上下诸血** 或吐血，或心衄，或内崩，或舌上出血如簪孔，或鼻衄，或小便出血，并用乱发灰，水服方寸匕，一日三服。**小便尿血** 发灰二钱，醋汤服。

爪甲

【释名】筋退。〔时珍曰〕爪甲者，筋之余，胆之外候也。《灵枢经》云：肝应爪，爪厚色黄者胆厚，爪薄色红者胆薄；爪坚色青者胆急，爪软色赤者胆缓；爪直色白者胆直，爪恶色黑者胆结。

【气味】甘、咸，无毒。

【主治】鼻衄，细刮嗜之，立愈。众人甲亦可。宗奭|催生，下胞衣，利小便，治尿血，及阴阳易病，破伤中风，去目翳。时珍|怀妊妇人爪甲：取末点目，去翳障。藏器

人尿

【释名】溲、小便、轮回酒、还元汤。〔时珍曰〕尿，从尸从水，会意也。方家谓之轮回酒、还元汤，隐语也。饮入于胃，游溢精气，上输于脾；脾气散精，上归于肺，通调水道，下输膀胱。水道者，阑门也。主分泌水谷，糟粕入于大肠，水汁渗

入膀胱。膀胱者，州都之官，津液之府，气化则能出矣。

【气味】咸，寒，无毒。

【主治】寒热头痛，温气。童男者尤良。《别录》|主久嗽上气失声，及癥积满腹。苏恭|明目益声，润肌肤，利大肠，推陈致新，去咳嗽肺痿，鬼气痓病。停久者，服之佳。恐冷，则和热汤服。藏器|止劳渴，润心肺，疗血闷热狂，扑损，瘀血在内运绝，止吐血鼻衄，皮肤皴裂，难产，胎衣不下，蛇犬咬。《大明》|滋阴降火甚速。震亨|杀虫解毒，疗疟中暍。时珍

【发明】〔宗奭曰〕人溺，须童子者佳。〔震亨曰〕小便降火甚速。常见一老妇，年逾八十，貌似四十。询其故。常有恶病，人教服人尿，四十余年矣，且老健无他病，而何谓之性寒不宜多服耶？凡阴虚火动，热蒸如燎，服药无益者，非小便不能除。〔时珍曰〕小便性温不寒，饮之入胃，随脾之气上归于肺，下通水道而入膀胱，乃其旧路也。故能治肺病，引火下行。凡人精气，清者为血，浊者为气；浊之精者为津液，精之浊者为小便，小便与血同类也。故其味咸而走血，治诸血病也。

【附方】**头痛至极** 童便一盏，豉心半合，同煎至五分，温服。**热病咽痛** 童便三合，含之即止。**蜂虿螫伤** 人尿洗之。**劳聋已久** 童子小便，乘热少少频滴之。**腋下狐臭** 自己小便，乘热洗两腋下，日洗数次，久则自愈。

溺白垽

【释名】人中白。〔时珍曰〕滓淀为垽，此乃人溺澄下白垽也。以风日久干者为良。入药并以瓦煅过用。

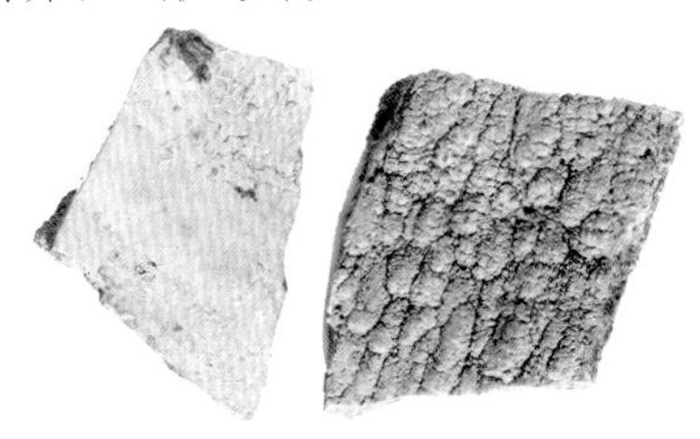

【气味】咸，平，无毒。

【主治】鼻衄，汤火灼疮。《唐本》|烧研，恶疮。苏恭|治传尸热劳，肺痿，心膈热，羸瘦渴疾。《大明》|降火，消瘀血，治咽喉口齿生疮疳䘌，诸窍出血，肌肤汗血。时珍

【发明】〔震亨曰〕人中白，能泻肝火、三焦火并膀胱火，从小便中出，盖膀胱乃此物之故道也。〔时珍曰〕人中白，降相火，消瘀血，盖咸能润下走血故也。今人病口舌诸疮用之有效，降火之验也。

【附方】**鼻衄不止** 五七日不住者。人中白，新瓦焙干，入麝香少许，温酒调服，立效。**偏正头痛** 人中白、地龙炒等分为末，羊胆汁丸芥子大。每新汲水化一丸，注鼻中嗃之。**痘疮倒陷** 腊月收人中白，火煅为末。温水服三钱，陷者自出。

秋石

【释名】秋冰。〔嘉谟曰〕秋石须秋月取童子溺，每缸入石膏末七钱，桑条搅，澄定倾去清液。如此二三次，乃入秋露水一桶，搅澄。如此数次，滓秽涤净，咸味减除。以重纸铺灰上晒干，完全取起，轻清在上者为秋石，重浊在下者刮去。

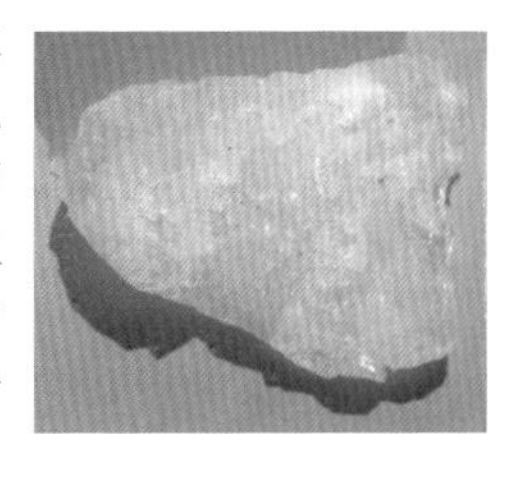

【气味】咸，温，无毒。

【主治】虚劳冷疾，小便遗数，漏精白浊。时珍|滋肾水，养丹田，返本还元，归根复命，安五脏，润三焦，消痰咳，退骨蒸，软坚块，明目清心，延年益寿。嘉谟

【发明】〔时珍曰〕古人惟取人中白、人尿治病，取其散血、滋阴降火、杀虫解毒之功也。王公贵人恶其不洁，方士遂以人中白设法煅炼，治为秋石。

【附方】**直指秋石丸** 治浊气干清，精散而成膏淋，黄白赤黯，如肥膏、蜜、油之状。用秋石、鹿角胶炒、桑螵蛸炙各半

两，白茯苓一两，为末，糕糊丸梧子大。每服五十丸，人参汤下。**秋石交感丹** 治白浊遗精。秋石一两，白茯苓五钱，菟丝子炒五钱，为末。用百沸汤一盏，井华水一盏，煮糊丸梧子大。每服一百丸，盐汤下。**秋石四精丸** 治思虑色欲过度，损伤心气，遗精，小便数。秋石、白茯苓各四两，莲肉、芡实各二两，为末，蒸枣肉和，丸梧子大。每空心盐汤下三十丸。**秋石五精丸** 常服补益。秋石一两，莲肉六两，真川椒红五钱，小茴香五钱，白茯苓二两，为末，枣肉和，丸梧子大。每服三十丸，盐汤、温酒空心下。**噎食反胃** 秋石，每用一钱，白汤下，妙。

乳汁

【释名】奶汁、仙人酒。〔时珍曰〕乳者化之信，故字从孚、化省文也。方家隐其名，谓之仙人酒、生人血、白朱砂，种种名色。善乳乃阴血所化，生于脾胃，摄于冲任。未受孕则下为月水，既受孕则留而养胎，已产则赤变为白，上为乳汁，此造化玄微，自然之妙也。邪术家乃以童女娇揉取乳，及造反经为乳诸说，巧立名谓，以弄贪愚。此皆妖人所为，王法所诛，君子当斥之可也。凡入药并取首生男儿，无病妇人之乳，白而稠者佳。若色黄赤清而腥秽如涎者，并不可用。有孕之乳，谓之忌奶，小儿饮之吐泻，成疳魃之病，最为有毒也。

【气味】甘、咸，平，无毒。

【主治】补五脏，令人肥白悦泽。疗目赤痛多泪，解独肝牛肉毒，合浓豉汁服之，神效。《别录》|和雀屎，去目中弩肉。苏恭|益气，治瘦悴，悦皮肤，润毛发，点眼止泪。《大明》

【发明】〔时珍曰〕人乳无定性。其人和平，饮食冲淡，其乳必平。其人暴躁，饮酒食辛，或有火病，其乳必热，凡服乳，须热饮。若晒曝为粉，入药尤佳。

妇人月水

【释名】月经、天癸、红铅。〔时珍曰〕女子，阴类也，以血为主。其血上应太阴，下应海潮。月有盈亏，潮有朝夕，月事一月一行，与之相符，故谓之月水、月信、月经。经者，常也，有常轨也。天癸者，天一生水也。邪术家谓之红铅，谬名也。女人之经，一月一行，其常也；或先或后，或通或塞，其病也。复有变常而古人并未言及者，不可不知。有行期只吐血衄血，或眼耳出血者，是谓逆行。有三月一行者，是谓居经，俗名按季。有一年一行，是谓避年，有一生不行而受胎者，是谓暗经。有受胎之后，月月行经而产子者，是谓盛胎，俗名垢胎，有受胎数月，血忽大下而胎不陨者，是谓漏胎，此虽以气血有余不足言，而亦异于常矣。女子二七天癸至，七七天癸绝，其常也。有女年十二、十三而产子，如褚记室所载，平江达卿女，十二受孕者。有妇年五十、六十而产子，如《辽史》所载，亟普妻六十余，生二男一女者，此又常之尤者也。学医者之于此类，恐亦宜留心焉。

人血

【集解】〔时珍曰〕血犹水也。水谷入于中焦，泌别熏蒸，化其精微，上注于肺。流溢于中，布散于外。中焦受汁，变化而赤，行于隧道，以奉生身，是之谓血，命曰营气。血之与气，异名同类；清者为营，浊者为卫；营行于阴，卫行于阳；气主呴之，血主濡之。血体属水，以火为用，故曰气者血之帅也。气升则升，气降则降；气热则行，气寒则凝；火活则红，火死则黑。邪犯阳经则上逆，邪犯阴经则下流。盖人身之血，皆生于脾，摄于心，藏于肝，布于肺，而施化于肾也。仙家炼之，化为白汁，阴尽阳纯也。苌弘死忠，血化为碧，人血入土，年久为磷，皆精灵之极也。

人精

【集解】〔时珍曰〕营气之粹，化而为精，聚于命门。命门者，精血之府也。男子二八而精满一升六合。养而充之，可得三升；损而丧之，不及一升。谓精为峻者，精非血不化也；谓精为宝者，精非气不养也。故血盛则精长，气聚则精盈。邪术家蛊惑愚人，取童女交媾，饮女精液；或以己精和其天癸，吞咽服食。呼为铅汞，以为秘方，放恣贪淫，甘食秽滓，促其天年。吁！愚之甚矣，又将谁尤？按鲍景翔云：神为气主，神动则气随；气为水母，气聚则水生。故人之一身，贪心动则津生，哀心动则泪生，愧心动则汗生，欲心动则精生。

【气味】甘，温。

【主治】和鹰屎，灭瘢。弘景|涂金疮血出，汤火疮。时珍

【附方】**面上黡子** 人精和鹰屎白涂之，数日愈。**身上粉瘤** 人精一合，青竹筒盛，于火上烧，以器承取汁，密封器中。数数涂之，取效止。**瘰疬肿毒** 女人精汁，频频涂之。**汤火伤灼** 令不痛，易愈无痕。《肘后》用人精、鹰屎白，日日涂之。《千金》用女人精汁，频频涂之。

口津唾

【释名】灵液、神水、金浆、醴泉。〔时珍曰〕人舌下有四窍：两窍通心气，两窍通肾液。心气流入舌下为神水，肾液流入舌下为灵液。道家谓之金浆玉醴。溢为醴泉，聚为华池，散为津液，降为甘露，所以灌溉脏腑，润泽肢体。故修养家咽津纳气，谓之清水灌灵根。人能终日不唾，则精气常留，颜色不槁；若久唾，则损精气，成肺病，皮肤枯涸。故曰远唾不如近唾，近唾不如不唾。人有病，则心肾不交，肾水不上，故津液干而真气耗也。

【气味】甘、咸，平，无毒。

【主治】疮肿、疥癣、皶疱，五更未语者，频涂擦之。又明目退翳，消肿解毒，辟邪，粉水银。时珍

【发明】〔时珍曰〕唾津，乃人之精气所化。人能每旦漱口擦齿，以津洗目，及常时以舌舐拇指甲，揩目，久久令人光明不昏。又能退翳，凡人有云翳，但每日令人以舌舐数次，久则真气熏及，自然毒散翳退也。

人气

【主治】下元虚冷，日令童男女，以时隔衣进气脐中，甚良。凡人身体骨节痹痛，令人更互呵熨，久久经络通透。又鼻衄金疮，嘘之能令血断。

【发明】〔时珍曰〕医家所谓元气相火，仙家所谓元阳真火，一也。天非此火不能生物，人非此火不能有生。故老人、虚人，与二七以前少阴同寝，借其熏蒸，最为有益，杜甫诗云：暖老须燕玉，正此意也。但不可行淫，以丧宝促生耳。近时术家，令童女以气进入鼻窍、脐中、精门，以通三田，谓之接补。此亦小法，不得其道者，反以致疾。葛洪《抱朴子》云：人在气中，气在人中，天地万物，无不须气以生。善行气者，内以养身，外以却恶。然行之有法：从子至巳为生气之时，从午至亥为死气之时，常以生气时，鼻中引气，入多出少，闭而数之，从九九、八八、七七、六六、五五而止，乃微吐之，勿令耳闻。习之既熟，增至千数，此为胎息。或春食东方青气，夏食南方赤气，秋食西方白气，冬食北方黑气，四季食中央黄气，亦大有效。故善行气者，可以避饥渴，可以延年命，可以行水上，可以居水中，可以治百病，可以入瘟疫。

人胞

【释名】胞衣、胎衣、紫河车、混沌衣、混元母、佛袈裟、仙人衣。〔时珍曰〕人胞，包人如衣，故曰胞衣。

【修治】〔吴球曰〕取得，以清米泔摆净，竹器盛，于长流水中洗去筋膜，再以乳香酒洗过，篾笼盛之，烘干研末，亦有瓦焙研者，酒煮捣烂者，甑蒸捣晒者，以蒸者为佳。

【气味】甘，咸，温，无毒。

【主治】血气羸瘦，妇人劳损，面皯皮黑，腹内诸病渐瘦者，治净，以五味和之，如包饳饵法与食之，勿令妇知。藏器|治男女一切虚损劳极，癫痫失志恍惚，安心养血，益气补精。吴球

【发明】〔震亨曰〕紫河车治虚劳，当以骨蒸药佐之。气虚加补气药，血虚加补血药，以侧柏叶、乌药叶俱酒洒，九蒸九曝，同之为丸，大能补益，名补肾丸。

【附方】**河车丸** 妇人瘵疾劳嗽，虚损骨蒸等证。用紫河车初生男子者一具，以长流水中洗净，熟煮擘细，焙干研，山药二两，人参一两，白茯苓半两，为末，酒糊丸梧子大，麝香养七日。每服三五十丸，温服，盐汤下。**大造丸** 吴球云：紫河车即胞衣也。若无子及多生女，月水不调，小产难产人服之，必主有子。危疾将绝者，一二服，可更活一二日。其补阴之功极重，百发百中，久服耳聪目明，须发乌黑，延年益寿，有夺造化之功，故名大造丸。用紫河车一具，男用女胎，女用男胎，初生者，米泔洗净，新瓦焙干研末，或以淡酒蒸熟，捣晒研末，气力尤全，且无火毒，败龟版年久者，童便浸三日，酥炙黄二两，或以童便浸过，石上磨净，蒸熟晒研，尤妙，黄檗去皮，盐酒浸，炒一两半，杜仲去皮，酥炙一两半，牛膝去苗，酒浸晒，一两二钱，肥生地黄二两半，入砂仁六钱，白茯苓二两，绢袋盛，入瓦罐，酒煮七次，去茯苓、砂仁不用，杵地黄为膏，听用，天门冬去心、麦门冬去心、人参去芦各一两二钱，夏月加五味子七钱，各不犯铁器，为末，同地黄膏入酒，米糊丸如小豆大。每服八九十丸，空心盐汤下，冬月酒下。女人去龟板，加当归二两，以乳煮糊为丸。男子遗精，女子带下，并加牡蛎粉一两。

木乃伊

【集解】〔时珍曰〕按陶九成《辍耕录》云：天方国有人年七八十岁，愿舍身济众者，绝不饮食，惟澡身啖蜜，经月便溺皆蜜。既死，国人殓以石棺，仍满用蜜浸之，镌年月于棺，瘗之。俟百年后起封，则成蜜剂。遇人折伤肢体，服少许立愈。虽彼中亦不多得，亦谓之蜜人。陶氏所载如此，不知果有否。姑附卷末，以俟博识。

方民

〔李时珍曰〕人性于乾坤，而囿形于一气，横目二足，虽则皆同，而风土气习，自然不一。是故虱处头而黑，豕居辽而白。水食者腥，草食者膻。膏粱藜苋，肠胃天渊；葉褐罗纨，肌肤玉石。居养所移，其不能齐者，亦自然之势也。故五方九州，水土各异，其民生长，气息亦殊。乃集方民，附于部末，以备医诊云。东方：海滨傍水，鱼盐之地。其民食鱼而嗜咸，黑色疏理。其病多疮疡，其治宜砭石。西方：陵居多风，水土刚强。其民不衣而褐荐，华食而肥脂，其病生于内，其治宜毒药。北方：地高陵居，风寒冰冽。其民野处而乳食。其病脏寒生满，其治宜灸焫。南方：地下，水土弱，雾露所聚。其民嗜酸而食胕，致理而赤色。其病多挛痹，其治宜微针。中央：地平湿。其民食杂而不劳，其病多痿躄，其治宜导引按蹻。《素问》

九州殊题，水泉各异；风声气习，刚柔不同。青州：其音角羽，其泉咸以酸，其气舒迟，其人声缓。荆扬：其音角徵，其泉酸以苦，其气慓轻，其人声急。梁州：其音商徵，其泉苦以辛，其气刚勇，其人声塞。兖豫：其音宫徵，其泉甘以苦，其气平静，其人声端。雍冀：其音商

羽，其泉辛以咸，其气驶烈，其人声捷。徐州：其音角宫，其泉酸以甘，其气悍劲，其人声雄。出《河图括地象》

坚土之人刚，弱土之人柔，墟土之人大，沙土之人细，息土之人美，耗土之人丑。出《孔子家语》

山林之民毛而瘦，得木气多也。川泽之民黑而津，得水气多也。丘陵之民团而长，得火气多也。坟衍之民皙而方，得金气多也。原隰之民丰而痹，得土气多也。出《宋太史集》

荆州一男二女，扬州二男五女，青州二男二女，充州二男三女，幽州一男三女，并州二男三女，豫州二男三女，雍州三男二女，冀州五男三女。出《周礼》

土地生人，各以类应。故山气多男，泽气多女，水气多喑，风气多聋，林气多癃，木气多伛，石气多力，岸下气多尰，险气多瘿，谷气多痹，丘气多狂，广气多仁，陵气多贪，暑气多夭，寒气多寿，轻土多利，重土多迟，清水音小，浊水音大，湍水人轻，迟水人重，中土多圣贤。出《淮南子·鸿烈解》

人傀

〔李时珍曰〕太初之时，天地细缊。一气生人，乃有男女。男女媾精，乃自化生。如草木之始生子，一气而后有根及子，为种相继也。人之变化，有出常理之外者，亦司命之师所当知，博雅之士所当识，故撰为人傀，附之部末，以备多闻眚咎之征。

《易》曰：一阴一阳之谓道。男女构精，万物化生。乾道成男，坤道成女。此盖言男女生生之机，亦惟阴阳造化之良能焉耳。齐司徒褚澄言：血先至，裹精则生男；精先至，裹血则生女。阴阳均至，非男非女之身；精血散分，骈胎品胎之兆。《道藏经》言：月水止后一、三、五日成男，二、四、六日成女。东垣李杲言：血海始净一二日成男，三、四、五日成女。《圣济经》言：因气而左动，阳资之则成男；因气而右动，阴资之则成女。丹溪朱震亨乃非褚氏而是东垣，主《圣济》左右之说而立论，归于子宫左右之系。诸说可谓悉矣。时珍窃谓褚氏未可非也，东垣未尽是也。盖褚氏以精血之先后言，《道藏》以日数之奇偶言；东垣以女血之盈亏言，《圣济》、丹溪以子宫之左右言，各执一见。会而观之，理自得矣。夫独男独女之胎，则可以日数论；而骈胎品胎之感，亦可以日数论乎？稽之诸史，载一产三子、四子者甚多。其子有半男半女，或男多女少，男少女多。《西樵野记》载国朝天顺时，扬州民家一产五男，皆育成。观此，则一、三、五日为男，二、四、六日为女之说，岂其然哉？焉有一日受男而二日复受女之理乎？此则褚氏、《圣济》、丹溪主精血子宫左右之论为有见，而《道藏》、东垣日数之论为可疑矣。王叔和《脉经》，以脉之左右浮沉，辨猥生之男女；高阳生《脉诀》，以脉之纵横逆顺，别骈品之胎形。恐亦臆度，非确见也。王冰《玄珠密语》言：人生三子，主太平；人生三女，因淫失政；人生十子，诸侯竞位；人生肉块，天下饥荒。此乃就人事而论，则气化所感，又别有所关也。夫乾为父，坤为母，常理也。而有五种非男，不可为父；五种非女，不可为母，何也？岂非男得阳气之亏，而女得阴气之塞耶？五不女：螺、纹、鼓、角、脉也。螺者，牝窍内旋，有物如螺也。纹者，窍小，即实女也。鼓者，无窍如鼓。角者，有物如角，古名阴挺是也。脉者，一生经水不调，及崩带之类是也。五不男：天、犍、漏、怯、变也。天者，阳痿不用，古云天宦是也。犍者，阳势阉去，寺人是也。漏者，精寒不固，常自遗泄也。怯者，举而不强，或见敌不兴也。变者，体兼男女，俗名二形。

附录

附录A　古今度量衡对照表

汉制	宋制
1石=四钧=29760克	1石=120斤=70800克
1钧=三十斤=7440克	1斤=16两=590克
1斤=16两=248克=液体250毫升	1两=36.9克
1两=24铢=15.625克	1钱=10分=3.69克
1斛=10斗=20000毫升	1石=2斛=100000毫升
1斗=10升=2000毫升	1斛=5斗=50000毫升
1升=10合=200毫升	1斗=10升=10000毫升
1合=2龠=20毫升	1升=10合=1000毫升
1龠=5撮=10毫升	1合=10勺=100毫升
1撮=4圭=2毫升	1勺=10撮=10毫升

注：宋朝以前古代方剂用汉制度量衡，宋代以后古代方剂用宋制度量衡。

附录B　古代医家用药剂量对照表

单位	换算值
一方寸匕	约等于7毫升，或金石类药末约2克；草木类药末约1克
一钱匕	约等于5分6厘，或2克强
一刀圭	约等于一方寸匕的十分之一
一撮	约等于四刀圭
一勺	约等于十撮
一合	约等于十勺
一枚	以铜钱中较大者为标准计算
一束	以拳尽量握足，去除多余部分为标准计算
一片	以一钱重量作为一片计算
一字	古铜钱面有四字，将药末填去钱面一字的量
一茶匙	约等于4毫升
一汤匙	约等于15毫升
一茶杯	约等于120毫升
一饭碗	约等于240毫升

品物索引

A

B

C

D

E

F

G

H

J

K

L

M

N

O

P

Q

R

S

T

W

X

Y

Z

常见病证附方索引

一、内科病证

1.呼吸系统

(1)咳嗽

(2)咳血

(3)喘病：以气短喘促为主要表现的疾病。

(4)肺痿：以胸憋气短，咯吐浊唾涎沫为主要表现的疾病。

(5)肺痈：以骤起发热，咳嗽，胸痛，咯腥臭脓血痰为主要表现的疾病。

2.消化系统

(1)恶心、呕吐

(2)反胃:饮食入胃,在胃中停而不化,终至吐出的表现,包括食已则吐、暮食朝吐、朝食暮吐等。

(3)呃逆:气从胃中上逆,喉间频频作声,声音急而短促的表现。

(4)吐血

(5)便秘

(6)便血

(7) 霍乱：泛指有剧烈吐泻、腹痛等症状的胃肠疾患。

(8) 泄泻：以腹泻、便溏为主要表现的疾病。

(9) 痢疾：以腹痛腹泻，里急后重，大便下赤白脓血为主要表现的疾病。

(10) 黄疸：以面目发黄、身黄、小便黄为主要表现的疾病。

3.泌尿生殖系统

（1）淋证：以小便频急，淋漓不尽，尿道涩痛，小腹拘急，痛引腰腹为主要表现的疾病的统称。

（2）尿血

（3）白浊：尿液浑浊不清，色白如泔浆，或初尿不浑，留置稍长，沉淀呈积粉样的表现。

（4）癃闭：以小便量少，点滴而出，甚至闭塞不通为主要表现的疾病。

（5）关格：以小便不通与呕吐并见为主要表现的疾病。小便不通称为关，呕吐不止称为格。

（6）小便频数

（7）遗尿：睡眠或昏迷中不自觉地发生排尿的表现。

（8）阴痿：又称阳痿，以成年男子阴茎不能勃起，或勃起不坚，或坚而短暂，致使不能进行性交为主要表现的疾病。

（9）遗精：以不因性交而精液频繁遗泄为主要表现，并伴有头昏，耳鸣，健忘，心悸，失眠，腰酸腿软，精神萎靡等症状的疾病。

（10）阴囊病证

4.神经及精神系统

（1）中风：以突然昏扑，半身不遂（偏风），语言謇涩或失语，口舌歪斜，偏身麻木为主要表现。

（2）头痛

（3）头风：头痛病经久不愈者。以其痛作止无常，发作则持续不已，愈后遇触复发为主要表现的疾病。

（4）眩晕

（5）不眠

5. 结缔组织和骨关节肌肉

（1）脚气：以腿脚麻木、酸痛、软弱，或挛急、肿胀，或肌肉枯萎等为主要表现的疾病。

（2）痹病：以肌肉、筋骨、关节酸痛、麻木、重着、灼热，或关节肿大、僵直、畸形为主要表现的疾病的统称。

6. 肿瘤

（1）噎膈：以吞咽不利，饮食梗塞难下为主要表现的疾病。

（2）积聚：以腹内结块，或痛或胀为主要表现的疾病。腹内结块，固定不移，并伴胀痛或刺痛为特征者称为积。腹中气聚，攻窜胀痛，时作时止为特征者称为聚。痞指病块居于上腹正中胃脘部的疾病。癖指病块生于腹中两胁肋部的疾病。痃指病块在脐旁，状如弓弦、手指、笔管的疾病。癥瘕为妇女下腹部有结块的疾病。

7.其他病证

(1)消渴：以多饮、多食、多尿为主要表现的疾病。

(2)胸痹心痛：以膻中部位及左胸部疼痛为主要表现的疾病。

(3)伤寒：感受风寒之邪引起的外感热病。或泛指外感热病。

(4)虚劳：以阴阳、气血、脏腑虚损为主要表现的虚衰性疾病。

(5)自汗：以不因劳累，不因天热及穿衣过暖和服用发散药等因素而自然出汗为主要表现的汗证。

(6)发热：体温升高，超出正常范围；虽体温正常，但自觉身热不适的表现。

(7)浮肿

（8）水蛊胀满：为腹腔积液。

（9）中毒

（10）疟疾：感染疟原虫、瘴毒或风寒暑湿之气，以往来寒热，休作有时，反复发作，日久胁下有痞块为主要表现的疾病。

（11）蛔虫病

（12）寸白虫：为绦虫病

二、外伤科病证

（1）痈疽：痈为生于皮肉之间，以局部光软无头，红肿疼痛，发病迅速，易肿、易溃、易敛，或有恶寒、发热、口渴等全身症状为主要表现的急性化脓性疾病。疽为发生于皮肉筋骨的感染性疾病。生于背部的疽称为发背。

（2）疖：以肌肤浅表部位红肿疼痛，范围较小为主要表现的急性化脓性疾病。

（3）疔疮：好发于颜面、四肢，以形小根深、坚硬如钉、肿痛灼热为主要表现的疮疡。

（4）丹毒：以皮肤突然发红，色如涂丹为主要表现的急性感染性疾病。

（5）瘰疬：相当于颈部淋巴结结核。

（6）破伤风

（7）乳痈：乳房的急性化脓性疾病

（14）脱肛：以大便后或劳累、下蹲时直肠黏膜或直肠全层脱出肛外为主要表现的疾病。

（15）疝气：阴囊、小腹疼痛肿起，涉及腰、胁、背以及心窝部、脐周，伴有四肢厥冷，冷气抢心，止作无时为主要表现的疾病。

三、儿童病证

（1）消化系统病证

（2）神经、精神系统病证

四、妇人病证

（1）崩漏：以妇女月经非时而下，突然大量下血不止（崩中），或下血淋漓不净（漏下）为常见症的月经病。

（2）带下病：以带下量明显增多，色、质、气味发生异常为主要表现的疾病。带下以色白为主的带下病称为白带。赤白带：妇女阴道中排出赤白相间的黏液，连绵不断，或时而排出赤色黏液，时而排出白色黏液的表现。

（3）月经异常

（4）孕妇病证

（5）产妇病证

（6）乳汁异常

五、皮肤、毛发病证

（1）漆疮：以皮肤黏膜接触外界物质后，出现红斑、脱屑、瘙痒等为主要表现的皮肤疾病。相当于接触性皮炎。

（2）疬疡癜风：疬疡又称汗斑、紫白癜风，为发生于颈项、躯干、四肢近心端等多汗部位，紫白相兼，有麸皮样鳞屑的癣病。相当于花斑癣。白驳风为以皮肤见大小不一的白斑，周边可有色素沉着变黑，并不痒痛为主要表现的皮肤疾病。

（3）瘾疹：以皮肤出现红色或苍白色风团，时隐时现为主要表现的瘙痒性过敏性皮肤疾病。相当于荨麻疹。

（4）疥疮：由疥螨引起的传染性皮肤病。

（5）癣：发生在皮表、黏膜、毛发、指(趾)甲，以皮损边缘清楚，略高出皮面，边缘周围有丘疹、水疱、脓疱、结痂、鳞屑等，自觉瘙痒为主要表现的浅部真菌性皮肤疾病。

（6）痱子：因汗出不畅，以皮肤出现针头大小红疹或小疱，灼热瘙痒为主要表现的皮肤疾病。

（7）疣痣：黡为黑痣。

（8）毛发脱落

（9）胡臭：又称狐臭。

（10）面部病症

六、眼部病证

（1）赤眼肿痛

（2）翳障：翳狭义专指起于黑睛上的混浊；广义则包括瞳神内晶状体的混浊。

八、耳部病证

（1）聤耳：发生于中耳部的急性或慢性化脓性耳病。

九、鼻部病证

（1）鼻衄：为鼻出血。

（2）鼻息肉：以鼻塞日久，鼻窍内见有表面光滑、触之柔软而不痛的赘生物为主要表现的鼻病。

（3）鼻窒：以经常性鼻塞为主要表现的鼻病。

（5）酒渣鼻：以鼻色紫赤、丘疹，甚则鼻头增大变厚为主要表现的鼻病。

十、咽喉病证

（1）喉痹、喉风：喉痹是指以咽部红肿疼痛，或干燥、异物感不适，吞咽不利等为主要表现的咽喉病。喉风是指以咽喉肿痛、呼吸困难为主要表现的咽喉病。

（2）乳蛾：相当于扁桃体炎。

（3）咽喉肿痛

（4）骨哽：指各种骨类或其他不同的异物哽于咽、喉或食道等部位。